Te Linde
GINECOLOGÍA QUIRÚRGICA

12.ª edición

Te Linde
GINECOLOGÍA QUIRÚRGICA

12.ª edición

Victoria L. Handa, MD, MHS
Professor, Gynecology and Obstetrics
Director, Division of Female Pelvic Medicine and Reconstructive Surgery
Chair, Department of Gynecology and Obstetrics, Johns Hopkins Bayview Medical Center
Deputy Director, Department of Gynecology and Obstetrics
Johns Hopkins University School of Medicine
Baltimore, Maryland

Linda Van Le, MD
Leonard Palumbo Distinguished Professor
Division of Gynecologic Oncology
Department of Obstetrics and Gynecology
University of North Carolina School of Medicine
Chapel Hill, North Carolina

Wolters Kluwer

Philadelphia • Baltimore • New York • London
Buenos Aires • Hong Kong • Sydney • Tokyo

Wolters Kluwer

Av. Carrilet, 3, 9.ª planta, Edificio D - Ciutat de la Justícia
08902 L'Hospitalet de Llobregat, Barcelona (España)
Tel.: 93 344 47 18   Fax: 93 344 47 16   e-mail: consultas@wolterskluwer.com

Revisión científica

Efraín A. Medina Villaseñor
Cirujano Oncólogo, Oncología Ginecológica, Universidad Nacional Autónoma de México
Fellow American College of Surgeons (FACS)

Luis G. Sentíes Cortina
Especialista certificado en Ginecología y Obstetricia y en Uroginecología
Expresidente del Colegio Mexicano de Especialistas en Ginecología y Obstetricia, A.C. (COMEGO)

José María Torres Rincón
Ginecoobstetra HGO4 "Luis Castelazo Ayala"
Docente de la Facultad de Medicina de la Universidad Nacional Autónoma de México (UNAM)

Traducción
Enrique Karim Álvarez Domínguez
Félix García Roig
Luz María Méndez Álvarez
Fernando Mesta Carrillo
Gustavo Arturo Mezzano
Itzel Pérez Campos
Pedro Sánchez Rojas
Néstor Zumaya Cárdenas

Dirección editorial: Carlos Mendoza
Editora de desarrollo: Cristina Segura
Gerente de mercadotecnia: Simon Kears
Cuidado de la edición: Doctores de Palabras
Adaptación de portada: Jesús Esteban Mendoza
Impresión: C&C Offset Printing Co. Ltd. / Impreso en China

Se han adoptado las medidas oportunas para confirmar la exactitud de la información presentada y describir la práctica más aceptada. No obstante, los autores, los redactores y el editor no son responsables de los errores u omisiones del texto ni de las consecuencias que se deriven de la aplicación de la información que incluye, y no dan ninguna garantía, explícita o implícita, sobre la actualidad, integridad o exactitud del contenido de la publicación. Esta publicación contiene información general relacionada con tratamientos y asistencia médica que no debería utilizarse en pacientes individuales sin antes contar con el consejo de un profesional médico, ya que los tratamientos clínicos que se describen no pueden considerarse recomendaciones absolutas y universales.

El editor ha hecho todo lo posible para confirmar y respetar la procedencia del material que se reproduce en este libro y su copyright. En caso de error u omisión, se enmendará en cuanto sea posible. Algunos fármacos y productos sanitarios que se presentan en esta publicación sólo tienen la aprobación de la Food and Drug Administration (FDA) para uso limitado al ámbito experimental. Compete al profesional sanitario averiguar la situación de cada fármaco o producto sanitario que pretenda utilizar en su práctica clínica, por lo que aconsejamos consultar con las autoridades sanitarias competentes.

Derecho a la propiedad intelectual (C. P. Art. 270)
Se considera delito reproducir, plagiar, distribuir o comunicar públicamente, en todo o en parte, con ánimo de lucro y en perjuicio de terceros, una obra literaria, artística o científica, o su transformación, interpretación o ejecución artística fijada en cualquier tipo de soporte o comunicada a través de cualquier medio, sin la autorización de los titulares de los correspondientes derechos de propiedad intelectual o de sus cesionarios.

Reservados todos los derechos.
Copyright de la edición en español © 2020 Wolters Kluwer
ISBN de la edición en español: 978-84-17949-33-4
Depósito legal: M-37725-2020
Edición en español de la obra original en lengua inglesa *Te Linde's Operative Gynecology*, 12.ª edición, editada por Victoria L. Handa y Linda Van Le, publicada por Wolters Kluwer.
Copyright © 2019 Wolters Kluwer

Two Commerce Square
2001 Market Street
Philadelphia, PA 19103
ISBN de la edición original: 978-14-96386-44-1

DEDICATORIA

Durante el proceso de impresión de esta 12.ª edición de *Te Linde. Ginecología Quirúrgica*, nos entristeció enterarnos de la muerte del Dr. Howard W. Jones III el 9 de marzo de 2019 a la edad de 76 años.

El Dr. Jones fue editor de *Te Linde. Ginecología Quirúrgica* de 2003 a 2018. Fue director de división de la Vanderbilt Gynecologic Oncology, luego decano del Department of Obstetrics and Gynecology en la Vanderbilt University de 2009 a 2016 y editor en jefe de *Obstetrical and Gynecological Survey* de 1992 a 2009. Se mantuvo activo a nivel nacional, internacional y local, y se desempeñó como presidente de numerosas sociedades.

Académicamente, compartió su amplia experiencia y conocimiento en 56 artículos en revistas arbitradas, 23 capítulos de libros y 6 libros de texto médicos reconocidos. Como ginecólogo oncólogo, se ocupó de una amplia gama de cánceres y tuvo particular interés en los precánceres y cánceres de cuello uterino. Fue un clínico y educador con igual amor por ambas disciplinas.

Eran bien conocidas su amabilidad, generosidad, disposición para apoyar a docentes de menor experiencia y en general su amor por la especialidad.

Yo (LVL) trabajé con el Dr. Jones en la *Obstetrical and Gynecological Survey* cuando era docente joven. Él escuchó atentamente, ofreció buenos consejos y fue amable y paciente.

El Dr. Jones fue un gran humanista, médico, líder y mentor. Será extrañado por todos.

COLABORADORES

Melinda G. Abernethy, MD, MPH
Associate Professor
Department of Obstetrics and Gynecology
Director, Division of Female Pelvic Medicine and Reconstructive Surgery
Western Michigan University Homer Stryker MD School of Medicine
Kalamazoo, Michigan

Nadeem R. Abu-Rustum, MD
Chief Attending
Gynecology Service, Department of Surgery
Memorial Sloan Kettering Cancer Center
Professor
Department of Surgery
Weill Cornell Medical College
New York, New York

Marisa R. Adelman, MD
Assistant Professor
Division of General Gynecology
Department of Obstetrics and Gynecology
University of Utah School of Medicine
Salt Lake City, Utah

Arnold P. Advincula, MD, FACOG, FACS
Levine Family Professor of Women's Health
Vice-Chair, Department of Obstetrics & Gynecology
Chief of Gynecology, Sloane Hospital for Women
Columbia University Medical Center
New York-Presbyterian Hospital
New York, New York

Ted L. Anderson, MD, PhD
Betty and Lonnie S. Burnett Professor
Vice Chairman for Clinical Operations and Quality
Director, Division of Gynecology
Department of Obstetrics and Gynecology
Vanderbilt University Medical Center
Nashville, Tennessee

Caroline C. Billingsley, MD
Assistant Professor
Division of Gynecology Oncology
Department of Obstetrics and Gynecology
University of Cincinnati College of Medicine
Cincinnati, Ohio

Linda D. Bradley, MD
Professor of Surgery
Vice Chair, OB/GYN & Women's Health Institute
Director, Center of Menstrual Disorders
Cleveland Clinic
Cleveland, Ohio

Vance A. Broach, MD
Assistant Attending
Gynecology Service, Department of Surgery
Memorial Sloan Kettering Cancer Center
Assistant Professor
Department of Surgery
Weill Cornell Medical College
New York, New York

Jubilee Brown, MD
Professor and Associate Director
Gynecologic Oncology
Levine Cancer Institute, Atrium Health
Charlotte, North Carolina

Amy G. Bryant, MD, MSCR
Associate Professor
Division of Family Planning
Department of Obstetrics and Gynecology
University of North Carolina School of Medicine
Chapel Hill, North Carolina

James J. Burke II, MD
Associate Professor
The Donald G. Gallup, MD, Scholar of Gynecologic Oncology
Director Gynecologic Oncology
Mercer University School of Medicine
Savannah, Georgia

Ronald T. Burkman, MD
Professor Emeritus
Department of Obstetrics and Gynecology
Tufts University School of Medicine
Baystate Medical Center
Springfield, Massachusetts

Erin T. Carey, MD
Assistant Professor
Division Director
Division of Minimally Invasive Surgery
Department of Obstetrics and Gynecology
University of North Carolina School of Medicine
Chapel Hill, North Carolina

Paula M. Castaño, MD, MPH
Associate Professor
Department of Obstetrics and Gynecology
Columbia University Irving Medical Center
New York-Presbyterian Hospital
New York, New York

Chi Chiung Grace Chen, MD, MHS
Associate Professor
Department of Gynecology and Obstetrics
Johns Hopkins University School of Medicine
Baltimore, Maryland

Mindy S. Christianson, MD
Assistant Professor
Department of Gynecology and Obstetrics
Johns Hopkins University School of Medicine
Baltimore, Maryland

Leslie H. Clark, MD
Assistant Professor
Division of Gynecologic Oncology
Department of Obstetrics and Gynecology
University of North Carolina School of Medicine
Chapel Hill, North Carolina

Sarah L. Cohen, MD, MPH
Assistant Professor
Harvard Medical School
Director of Research and Fellowship Program
Director, Division of Minimally Invasive Gynecology
Brigham and Women's Hospital
Boston, Massachusetts

Marlene M. Corton, MD, MSCS
Professor
Division of Female Pelvic Medicine and Reconstructive Surgery
Department of Obstetrics and Gynecology
Director, Anatomy Educator and Research
University of Texas Southwestern Medical Center
Dallas, Texas

Geoffrey Cundiff, MD
Dr. Victor Gomel Professor
Head, Obstetrics & Gynaecology
University of British Columbia
Vancouver, British Columbia, Canada

John O. L. DeLancey, MD
Norman F. Miller Professor of Gynecology
Department of Obstetrics and Gynecology
Professor of Urology
University of Michigan
Ann Arbor, Michigan

Jennifer E. Dietrich, MD, MSc
Professor
Department of Obstetrics and Gynecology and Pediatrics
Chief of Pediatric and Adolescent Gynecology Texas Children's Hospital
Division Director Pediatric and Adolescent Gynecology
Baylor College of Medicine
Houston, Texas

Tommaso Falcone, MD
Cleveland Clinic Lerner College of Medicine
Case Western Reserve University
Professor and Chief Academic Officer, Cleveland Clinic London
Department of Obstetrics and Gynecology
Cleveland Clinic
Cleveland, Ohio

Tola B. Fashokun, MD
Assistant Professor
Department of Gynecology and Obstetrics
Johns Hopkins University School of Medicine
Baltimore, Maryland

Rajiv B. Gala, MD
Associate Professor
Department of Obstetrics and Gynecology
University of Queensland/Ochsner Clinical School
Vice-Chairman
Ochsner Health System
New Orleans, Louisiana

Antonio R. Gargiulo, MD
Associate Professor of Obstetrics, Gynecology and Reproductive Biology
Harvard Medical School
Center for Infertility and Reproductive Surgery
Brigham and Women's Hospital
Medical Director of Robotic Surgery
Brigham Health
Boston, Massachusetts

Dana R. Gossett, MD, MSCI
Professor
Director, Obstetrics, Gynecology and Gynecologic Subspecialties
Department of Obstetrics, Gynecology, and Reproductive Sciences
University of California San Francisco
San Francisco, California

Cara Grimes, MD, MAS
Associate Professor
New York Medical College
Chief of Advanced Urogynecology and Female Pelvic Medicine and Reconstructive Surgery
Westchester Medical Center
Valhalla, New York

Robert E. Gutman, MD
Associate Professor
Department of Obstetrics and Gynecology and Urology
Georgetown University
Program Director, Female Pelvic Medicine and Reconstructive Surgery
Department of Obstetrics and Gynecology
Medstar Washington Hospital Center
Washington, District of Columbia

COLABORADORES

Victoria L. Handa, MD, MHS
Professor, Gynecology and Obstetrics
Director, Division of Female Pelvic Medicine and Reconstructive Surgery
Chair, Department of Gynecology and Obstetrics, Johns Hopkins Bayview Medical Center
Deputy Director, Department of Gynecology and Obstetrics
Johns Hopkins University School of Medicine
Baltimore, Maryland

Geri Hewitt, MD
Clinical Professor
Department of Obstetrics and Gynecology
Ohio State University College of Medicine
Section chief, Pediatric and Adolescent Gynecology
Nationwide Children's Hospital
Columbus, Ohio

Mitchel Hoffman, MD
Professor
Department of Oncologic Sciences
Morsani College of Medicine
University of South Florida
Senior Member
Department of Gynecologic Oncology
Moffitt Cancer Center
Tampa, Florida

Howard W. Jones III, MD[†]
Betty and Lonnis S Burnett Professor of Obstetrics and Gynecology
Division of Gynecologic Oncology
Director of Gynecologic Oncology
Vanderbilt University School of Medicine
Nashville, Tennessee

Chava Kahn, MD, MPH
Instructor
Department of Gynecology and Obstetrics
Johns Hopkins University School of Medicine
Baltimore, Maryland

Kimberly Kenton, MD, MS
Professor, Obstetrics & Gynecology and Urology
Chief, Female Pelvic Medicine & Reconstructive Surgery
Northwestern University Feinberg School of Medicine
Chicago, Illinois

Lindsay M. Kuroki, MD
Assistant Professor
Division of Gynecologic Oncology
Department of Obstetrics and Gynecology
Washington University School of Medicine
St. Louis, Missouri

David M. Kushner, MD
John and Jeanne Flesch Professor of Gynecologic Oncology
Department of Obstetrics and Gynecology
University of Wisconsin School of Medicine and Public Health
Madison, Wisconsin

Christina Lewicky-Gaupp, MD
Associate Professor
Medical Director, PEAPOD Perineal Clinic
Director, Resident Surgical Education and Simulation
Department of Obstetrics and Gynecology
Division of Female Pelvic Medicine and Reconstructive Surgery
Northwestern University
Feinberg School of Medicine
Chicago, Illinois

Jaime Bashore Long, MD
Assistant Professor
Department of Obstetrics and Gynecology
Division of Female Pelvic Medicine and Reconstructive Surgery
Pennsylvania State College of Medicine
Hershey, Pennsylvania

Michelle Louie, MD, MSCR
Assistant Professor
Division of Minimally Invasive Gynecologic Surgery
Department of Obstetrics and Gynecology
University of North Carolina School of Medicine
Chapel Hill, North Carolina

Obianuju Sandra Madueke-Laveaux, MD, MPH
Assistant Professor
Department of Obstetrics and Gynecology
The University of Chicago Medicine
Chicago, Illinois

David C. Mayer, MD
Division Chief of Obstetric Anesthesia
Professor Departments of Anesthesiology and OB/GYN
University of North Carolina School of Medicine
Chapel Hill, North Carolina

Christine P. McKenzie, MD
Assistant Professor
Department of Anesthesiology
University of North Carolina School of Medicine
Chapel Hill, North Carolina

Magdy Milad, MD, MS
Professor
Department of Obstetrics and Gynecology
Northwestern University
Chief, Gynecology and Gynecologic Surgery
Department of Obstetrics and Gynecology
Northwestern Memorial Hospital
Chicago, Illinois

Jessica E. Morse, MD, PhD
Assistant Professor
Division of Family Planning
Department of Obstetrics and Gynecology
University of North Carolina School of Medicine
Chapel Hill, North Carolina

[†]Fallecido

Margaret G. Mueller, MD
Assistant Professor
Division of Female Pelvic Medicine and Reconstructive Surgery
Departments of Obstetrics and Gynecology and Urology
Northwestern University Feinberg School of Medicine
Chicago, Illinois

David G. Mutch, MD
Ira C. and Judith Gall Professor
Vice-Chair of Obstetrics and Gynecology
Division of Gynecologic Oncology
Department of Obstetrics and Gynecology
Washington University School of Medicine
St. Louis, Missouri

Kristin E. Patzkowsky, MD
Assistant Professor
Department of Gynecology and Obstetrics
Johns Hopkins University School of Medicine
Baltimore, Maryland

Annette Perez-Delboy, MD, MBA
Associate Professor
Department of Obstetrics and Gynecology
Columbia University College of Physicians and Surgeons
New York, New York

Anna Powell, MD, MS
Assistant Professor
Department of Gynecology and Obstetrics
Johns Hopkins University School of Medicine
Baltimore, Maryland

John A. Rock, MD, MHCM
Senior Vice President, Health Affairs
Founding Dean Emeritus, Herbert Wertheim College of Medicine
Professor of Obstetrics and Gynecology
Department of Obstetrics and Gynecology
Florida International University
Miami, Florida

Ritu Salani, MD, MBA
Associate Professor
Division of Gynecologic Oncology
Department of Obstetrics and Gynecology
The Ohio State University College of Medicine
Columbus, Ohio

Heather Z. Sankey, MD, CPE, MEd
Professor and Chair
Department of Obstetrics and Gynecology
University of Massachusetts Medical School-Baystate
Baystate Health
Springfield, Massachusetts

Howard T. Sharp, MD
Professor
Vice-Chair for Clinical Activities
Department of Obstetrics and Gynecology
University of Utah Health Sciences
Salt Lake City, Utah

Matthew T. Siedhoff, MD, MSCR
Associate Professor
Director, Center for Minimally Invasive Gynecologic Surgery
Department of Obstetrics and Gynecology
Cedars-Sinai–University of California, Los Angeles
Los Angeles, California

David E. Soper, MD
Paul B. Underwood, Jr. Professor
Department of Obstetrics and Gynecology
Medical University of South Carolina
Charleston, South Carolina

John T. Soper, MD
Catherine Sou-Mei Young Distinguished Professor of Gynecologic Oncology
Division of Gynecologic Oncology
Department of Obstetrics and Gynecology
University of North Carolina School of Medicine
Chapel Hill, North Carolina

Ryan J. Spencer, MD, MS
Assistant Professor
Division of Gynecologic Oncology
Department of Obstetrics and Gynecology
University of Wisconsin School of Medicine and Public Health
Madison, Wisconsin

Gretchen S. Stuart, MD, MPHTM
Professor of Obstetrics and Gynecology
Chief, Division of Family Planning
Director, Fellowship in Family Planning
University of North Carolina School of Medicine
Chapel Hill, North Carolina

Laurie S. Swaim, MD
Professor of Obstetrics and Gynecology
Director Division of Gynecologic and Obstetric Specialists
Baylor College of Medicine
Chief of Gynecologic Services
Pavilion for Women at Texas Children's Hospital
Houston, Texas

Edward Tanner, MD
Associate Professor
Chief of Gynecologic Oncology
Northwestern Medicine
Northwestern University Feinberg School of Medicine
Chicago, Illinois

Arthur Jason Vaught, MD
Assistant Professor
Departments of Gynecology and Obstetrics
Johns Hopkins University School of Medicine
Baltimore, Maryland

Karen C. Wang, MD
Assistant Professor
Department of Gynecology and Obstetrics
Johns Hopkins University School of Medicine
Baltimore, Maryland

Renée M. Ward, MD
Assistant Professor
Department of Obstetrics and Gynecology
Vanderbilt University Medical Center
Nashville, Tennessee

Katharine O'Connell White, MD, MPH
Associate Professor
Vice-Chair of Academics
Department of Obstetrics and Gynecology
Boston University School of Medicine
Director, Fellowship in Family Planning
Boston Medical Center
Boston, Massachusetts

E. James Wright, MD
Associate Professor
Department of Urology
Johns Hopkins University School of Medicine
Baltimore, Maryland

Jason D. Wright, MD
Sol Goldman Associate Professor
Chief, Division of Gynecologic Oncology
Vice Chair of Academic Affairs
Department of Obstetrics and Gynecology
Columbia University College of Physicians and Surgeons
New York, New York

Emmanuel E. Zervos, MD
Professor of Surgery
Director of Cancer Services
Division of Surgical Oncology
East Carolina Brody School of Medicine
Greenville, North Carolina

PREFACIO

El Dr. Richard Te Linde escribió personalmente cada página del *Ginecología Quirúrgica* que se publicó por primera vez en 1946. Fue un cirujano y profesor experimentado e innovador que describió no solo la técnica de varios procedimientos quirúrgicos, sino también anatomía, fisiología y patología asociadas con diagnósticos e indicaciones quirúrgicas. La ginecología era una especialidad relativamente nueva. "Ya no es simplemente una rama de la cirugía general. (El ginecólogo) debe ser un cirujano especialista; ... capacitado en los fundamentos de la obstetricia; ... tener habilidades técnicas para investigar afecciones urológicas femeninas; ... tener una comprensión de la endocrinología aplicada a la ginecología; ... estar bien fundamentado en patología ginecológica y, finalmente, debe ser capaz de reconocer y tratar con éxito los problemas psiquiátricos menores que surgen entre las pacientes ginecológicas". En su libro de texto, Te Linde incluyó todos estos aspectos de la especialidad, que son tan necesarios para el cirujano ginecólogo completo y competente. El texto fue escrito principalmente para estudiantes, "cuando sus mentes son rápidas para comprender ideas y sus dedos ágiles". Aunque se apresuró a señalar que las cosas cambian y se deben considerar diferentes puntos de vista y abordajes quirúrgicos. "El personal debe darse cuenta al principio de sus carreras que en medicina nada está resuelto para siempre".

A medida que surgió una nueva comprensión sobre la fisiopatología de las afecciones clínicas y se desarrollaron nuevas tecnologías, las ediciones sucesivas de *Te Linde. Ginecología Quirúrgica* han evolucionado. Se han introducido nuevas técnicas quirúrgicas, mientras que los procedimientos obsoletos se han abandonado o modificado. En su prefacio a la 3.ª edición, Te Linde enfatizó la importancia de esta filosofía quirúrgica holística. "¿De qué le serviría a una mujer que una cirugía sea técnicamente perfecta si el procedimiento fuera innecesario o incluso perjudicial?". La elección de la cirugía correcta para la paciente correcta (e incluso evitar completamente un procedimiento quirúrgico) es más probable cuando el cirujano comprende en su totalidad los diversos factores que constituyen la evaluación exhaustiva de la paciente y sus síntomas, que lo llevan a un diagnóstico correcto. A medida que se expandía el campo de la ginecología, Te Linde invitó a expertos en anestesiología y atención pre- y posquirúrgica para contribuir con capítulos. Finalmente, con la publicación de la 4.ª edición en 1970, el Dr. Richard Mattingly, uno de los antiguos residentes de Te Linde, fue propuesto como coeditor. El texto ha seguido enfatizando la importancia de una comprensión profunda de las afecciones ginecológicas, así como las indicaciones y contraindicaciones para los diversos procedimientos. El concepto de que "una filosofía quirúrgica sólida es quizás más importante que la técnica" todavía se encuentra en cada capítulo.

Te Linde se jubiló después de la 4.ª edición. La laparoscopia reemplazó a la culdoscopia en la 5.ª edición, y otro capítulo nuevo se dedicó al creciente problema de la responsabilidad profesional. Con la publicación de la 6.ª edición en 1985, el Dr. John Thompson, otro expresidente de Te Linde de la Johns Hopkins School of Medicine, se unió al Dr. Mattingly como coeditor. Para ese momento, habían 22 colaboradores, todavía en su mayoría provenientes o entrenados en la escuela del Hopkins. A lo largo del texto, seguimos escuchando ecos de Te Linde o de la filosofía quirúrgica del Hopkins. "El conocimiento que se necesita para formular las indicaciones adecuadas para la cirugía incluye, ante todo, una comprensión profunda de la fisiología y la patología de los órganos reproductores femeninos, así como de las manifestaciones clínicas del proceso de la enfermedad y el desarrollo normal y anómalo del comportamiento sexual, social y psicológico". Se agregó un capítulo completo sobre las implicaciones psicológicas de una cirugía pélvica. En el prefacio también se reconoció formalmente la creciente diversidad dentro de la especialidad de ginecología, que se refiere a "**hombres y mujeres** jóvenes que están aprendiendo cirugía ginecológica ...".

Mientras continuaba la tendencia hacia la cirugía ginecológica mínimamente invasiva, el Dr. John A. Rock, también de la escuela del Hopkins, se unió al Dr. Thompson como coeditor en la 7.ª edición del libro de texto. Hubo capítulos nuevos acerca de la cirugía láser en ginecología y otro que abordaba el dolor pélvico crónico. También se agregó la quimioterapia para el cáncer de ovario, en reconocimiento a que *Te Linde. Ginecología Quirúrgica* fue el único libro de texto que guió la práctica quirúrgica para muchos ginecólogos. Varias otras palabras o frases que ahora son tan conocidas se introdujeron con esa edición. "Calidad en el servicio", "rentabilidad" y "ventaja competitiva" indican un reconocimiento del aspecto comercial de la práctica médica. Se reconoció la importancia cada vez mayor del papel de la paciente en su propia atención y de la sociedad en general en el siguiente aviso: "el cirujano debe respetar la autonomía de la paciente en todas las fases de la atención médica, especialmente a medida que cambia el papel de la mujer en la sociedad".

Para la 9.ª edición, en 2003, había 69 colaboradores y el libro había crecido de 725 a 1568 páginas, lo que refleja el esfuerzo y la complejidad de la cirugía ginecológica en el siglo XXI. Las bellas ilustraciones en blanco y negro, que han sido una parte tan importante del libro desde su inicio, se continuaron utilizando ampliamente. Howard W. Jones III se unió a John A. Rock como coeditor, continuando con las fuertes raíces en el Hopkins. Como reflejo del énfasis en el entrenamiento quirúrgico y las preocupaciones de muchos editores a lo largo de los años, de que la experiencia quirúrgica de los residentes estaba disminuyendo constantemente, se agregó un capítulo sobre *El entrenamiento del cirujano ginecólogo*. En esta sección del libro se hizo una revisión extensa que incorporó nuevos conceptos sobre la anatomía y el tratamiento quirúrgico del soporte pélvico.

En las ediciones 10.ª y 11.ª se agregó un capítulo sobre el uso de robots en cirugía ginecológica y se actualizó la instrumentación electroquirúrgica para incluir técnicas para cierre de vasos. El texto continuó tratando no solo de los procedimientos quirúrgicos ginecológicos comunes, como la histerectomía y la cirugía de prolapso pélvico, sino también las operaciones menos frecuentes, por ejemplo, la exenteración pélvica, las operaciones intestinales y las alteraciones quirúrgicas del embarazo. Se agregó una sección completamente nueva sobre cirugía para la fertilidad, que incluye un capítulo sobre el *impacto de la tecnología de reproducción asistida en la cirugía ginecológica*. El libro de texto fue también "modernizado" al agregar color a las ilustraciones. A la mayoría de los capítulos se les agregaron secciones tituladas "mejores prácticas quirúrgicas" y "definiciones".

Durante más de 70 años y ahora 12 ediciones de este libro de texto, varios procedimientos quirúrgicos han ido y venido, pero los autores y editores se han mantenido fieles a la filosofía adoptada por Te Linde desde la 1.ª edición. Más que un atlas quirúrgico, *Te Linde. Ginecología Quirúrgica* explica claramente la fisiopatología detrás de los diagnósticos para que el ginecólogo pueda seleccionar la cirugía correcta para la paciente adecuada. Debido a que los autores que han contribuido a las diversas ediciones son educadores experimentados y también cirujanos talentosos, han podido transmitir esta filosofía holística. Esta perspectiva ha convertido al libro de texto de Te Linde en la referencia más respetada y ampliamente leída para la cirugía ginecológica en el mundo. Confiamos en que la experiencia, la dedicación y el entusiasmo de los editores y autores continuarán con esta gran tradición y que *Te Linde. Ginecología Quirúrgica* seguirá siendo una referencia insustituible para generaciones de cirujanos ginecólogos.

Dr. Howard W. Jones, III[†]

Dr. John A. Rock

[†]Fallecido

PRÓLOGO

Esta 12.ª edición de *Te Linde. Ginecología Quirúrgica* marca otra evolución en la historia del libro de texto. Desde 2003 hasta la 11.ª edición en 2015, los estimados doctores Rock y Jones han editado el texto y conseguido la información más reciente para los alumnos. Con esta 12.ª edición, la responsabilidad fue cedida a un nuevo grupos de editores. Debido a que *Te Linde. Ginecología Quirúrgica* fue concebido por el Dr. Te Linde en el hospital Johns Hopkins en 1946, es apropiado que uno de los editores también esté en el equipo de enseñanza del Johns Hopkins mientras que el otro está en la University of North Carolina, Chapel Hill.

El lector podrá apreciar algunos cambios en esta 12.ª edición. Primero, reconociendo que hay muchos recursos que abordan el tratamiento médico de los padecimientos ginecológicos, esta nueva edición se reorienta a los aspectos quirúrgicos de la ginecología. Se continúa analizando la ginecología en sus áreas centrales: uroginecología, dolor pélvico, cirugía oncológica y ginecología de alteraciones benignas. Invitamos a nuevos expertos a contribuir con sus conocimientos quirúrgicos. Por primera vez, el libro de texto incluye un manual sobre anestesia que describe cómo nuestras pacientes se someten a su inducción y las diferentes opciones. Esta edición también ofrece un nuevo capítulo sobre la colocación segura de la paciente para la cirugía ginecológica, un tema que se vuelve cada vez más importante a medida que se amplía el alcance de nuestros abordajes quirúrgicos. Se ha agregado un nuevo capítulo sobre instrumentos quirúrgicos para ayudar a los estudiantes sobre la mejor técnica quirúrgica, disección y uso de instrumentos. El capítulo sobre robótica se ha actualizado para reflejar la rápida evolución tecnológica, técnicas e instrumentos robóticos. Esta edición incluye un nuevo capítulo sobre el tratamiento de las anomalías müllerianas, así como un capítulo completamente nuevo sobre el manejo de las alteraciones frecuentes en ginecología pediátrica. Las ilustraciones han sido actualizadas y revisadas. Cuando fue relevante, se incluyeron los pasos esenciales para cada uno de los procedimientos descritos.

Es un honor servir como editores nuevos de este importante libro de texto. Como cirujanos profesionales, tenemos el máximo respeto por la excelencia quirúrgica. Apreciamos la importancia de la innovación quirúrgica y aspiramos a ofrecer la mejor y más nueva atención quirúrgica a nuestros pacientes. El objetivo de *Te Linde. Ginecología Quirúrgica* siempre ha sido presentar lo mejor y más reciente en cirugía ginecológica. Como editores de la 12.ª edición, nuestra misión es educar e informar a los ginecólogos para que, como cirujanos, puedan implementar con facilidad las mejores prácticas quirúrgicas y nuevas técnicas. Esperamos que encuentren este libro de texto completo, informativo y fácil de usar.

Victoria L. Handa, MD, MHS

Linda Van Le, MD

PRÓLOGO DE LA PRIMERA EDICIÓN

La ginecología se ha convertido en una especialidad polifacética. Ya no es simplemente una rama de la cirugía general. Para practicar esta especialidad en sentido amplio, el ginecólogo debe estar capacitado en un campo integral. Debe ser cirujano, experto en su especialidad, estar capacitado en los fundamentos de la obstetricia, tener la habilidad técnica para investigar las alteraciones urológicas femeninas, tener una comprensión de la endocrinología que se aplica a la ginecología, conocer a profundidad la patología ginecológica y, finalmente, ser capaz de reconocer y tratar con éxito los problemas psiquiátricos menores que surgen con tanta frecuencia entre las pacientes ginecológicas. Este libro fue escrito con este concepto de especialidad. Entonces se hace evidente que, cuando se busca una capacitación en ginecología más allá de los fundamentos más simples, como los que se enseñan a los estudiantes de pregrado, se necesita un trabajo especial para capacitar a quienes pretenden practicarla. El autor cree firmemente en el sistema de largas residencias hospitalarias para capacitar a los jóvenes en diversas especialidades quirúrgicas, cuando sus mentes asimilan rápidamente las ideas y sus dedos son ágiles. Este volumen ha sido escrito especialmente para este grupo de jóvenes. Desafortunadamente, en los Estados Unidos hay una escasez de buenas residencias ginecológicas en el sentido que el autor tiene en mente. Muchos lugares tienen el nombre de residencia, pero no le dan al residente suficiente trabajo quirúrgico para justificar el nombre. Otro excelente método de desarrollo para el joven ginecólogo consiste en asistir activamente a un ginecólogo experimentado y bien entrenado. Si se le permite al asistente estar en la mesa quirúrgica frente a su jefe día tras día, con el tiempo adquirirá habilidades y juicio que él mismo podrá utilizar como cirujano. Cuando se practica dicho sistema tutorado, es importante que el asistente tenga a su cargo una cirugía mientras aún es joven. Si uno se ve obligado a pensar en sí mismo como un asistente permanente, este estado de ánimo va a inhibir la capacidad para aceptar una responsabilidad propia. Sin embargo, muchos aprenden ginecología quirúrgica en circunstancias menos favorables que las del afortunado residente o asistente. Este volumen debe ser de utilidad para aquellos que, como autodidactas, deben adquirir un cierto grado de habilidad quirúrgica. Por último, debe admitirse que los cirujanos generales en este país actualmente practican más ginecología que los ginecólogos. Aunque esto no es ideal, las circunstancias lo hacen necesario y gran parte de esta cirugía ginecológica está bien realizada. Se espera que muchos cirujanos generales usen este volumen como libro de referencia.

En relación con la cirugía general, es justo decir que ha llegado mucho a la ginecología a través de los cirujanos generales de la vieja escuela, quienes practicaron la cirugía general en su sentido más amplio. Ahora que la ginecología o la obstetricia se han convertido en una especialidad en sí misma, es adecuado en el entrenamiento quirúrgico no alejarse demasiado de la cirugía abdominal general. A pesar de la investigación preoperatoria más cuidadosa, se cometen errores en el diagnóstico y, a veces, se recurre al ginecólogo para encargarse de afecciones quirúrgicas generales de la región inferior del abdomen y del recto. Con esto en mente, el autor ha incluido en este volumen consideraciones sobre algunas afecciones quirúrgicas generales ocasionalmente encontradas.

Dr. Richard Te Linde
1946

CONTENIDO

Colaboradores vi
Prefacio xi
Prólogo xiii
Prólogo de la primera edición xiv

SECCIÓN I
Preparación para la intervención quirúrgica

1. Anatomía quirúrgica de la pelvis femenina   2
   Marlene M. Corton y John O.L. DeLancey

2. Atención preoperatoria de la paciente ginecológica   43
   Karen C. Wang y Victoria L. Handa

SECCIÓN II
Principios de cirugía ginecológica

3. Principios de anestesia para el ginecólogo   60
   David C. Mayer y Christine P. McKenzie

4. Colocación de la paciente para las cirugías ginecológicas   78
   Kimberly Kenton y Margaret G. Mueller

5. Técnicas, instrumentos y suturas quirúrgicas   91
   John T. Soper

6. Principios de las energías eléctrica y láser aplicadas a la cirugía ginecológica   109
   Ted L. Anderson y Magdy Milad

7. Incisiones para las cirugías ginecológicas   128
   James J. Burke II

8. Detención quirúrgica de la hemorragia pélvica   156
   David G. Mutch y Lindsay M. Kuroki

9. Principios de laparoscopia   173
   Marisa R. Adelman y Howard T. Sharp

10. Principios de cirugía robótica   189
    Arnold P. Advincula y Obianuju Sandra Madueke-Laveaux

SECCIÓN III
Cuidados perioperatorios y postoperatorios de la paciente ginecológica

11. Cuidados postoperatorios de la paciente ginecológica   200
    Rajiv B. Gala

SECCIÓN IV
Procedimientos quirúrgicos de la ginecología moderna

12. Dilatación y legrado   218
    Ronald T. Burkman y Heather Z. Sankey

13. Histeroscopia   228
    Mindy S. Christianson y Kristin E. Patzkowsky

14. Tratamiento quirúrgico del aborto y sus complicaciones   255
    Gretchen S. Stuart y Chava Kahn

15. Cirugía de las enfermedades vulvares benignas   273
    Heather Z. Sankey y Ronald T. Burkman

16. Esterilización tubaria   288
    Amy G. Bryant y Jessica E. Morse

17. Cirugía de los ovarios y de las tubas uterinas   307
    Sarah L. Cohen y Antonio R. Gargiulo

18. Miomectomía   324
    Linda D. Bradley y Tommaso Falcone

19. Histerectomía vaginal   348
    Tola B. Fashokun y Victoria L. Handa

20. Histerectomía abdominal   364
    Laurie S. Swaim

21. Histerectomías laparoscópicas y robóticas   387
    Ted L. Anderson y Jubilee Brown

SECCIÓN V

Oncología ginecológica

22 Cirugía para la enfermedad preinvasora del cuello uterino   406
Leslie H. Clark

23 Cirugía para las enfermedades preinvasoras e invasoras de la vulva y la vagina   414
David M. Kushner y Ryan J. Spencer

24 Cirugía para el cáncer de endometrio   432
Edward Tanner

25 Cirugía para el cáncer de cuello uterino   448
Nadeem R. Abu-Rustum y Vance A. Broach

26 Cirugía para el cáncer de ovario   472
Ritu Salani y Caroline C. Billingsley

SECCIÓN VI

Cirugía para las alteraciones del piso pélvico

27 Suspensiones apicales transvaginales para el prolapso uterino vaginal   492
Robert E. Gutman

28 Colposacropexia   513
Geoffrey Cundiff y Victoria L. Handa

29 Colporrafia y reparación de enterocele   522
Cara Grimes

30 Cirugía para la incontinencia urinaria de esfuerzo y cabestrillos mediouretrales   543
Renée M. Ward

31 Colpocleisis   568
Melinda G. Abernethy

32 Fístulas vesicovaginales y rectovaginales   578
Chi Chiung Grace Chen y Jaime Bashore Long

SECCIÓN VII

Tratamiento de alteraciones ginecológicas específicas

33 Infecciones postoperatorias en la cirugía ginecológica   608
Anna Powell y David E. Soper

34 Choque perioperatorio en la paciente ginecológica   621
Arthur Jason Vaught

35 Atención de las lesiones intraoperatorias de las vías urinarias   633
E. James Wright

36 Complicaciones quirúrgicas del tubo digestivo   651
Mitchel Hoffman y Emmanuel E. Zervos

37 Tratamiento quirúrgico del dolor pélvico y de la endometriosis   671
Matthew T. Siedhoff y Erin T. Carey

38 Tratamiento quirúrgico de la enfermedad pélvica inflamatoria   686
Matthew T. Siedhoff y Michelle Louie

39 Tratamiento quirúrgico del embarazo ectópico   695
Katharine O'Connell White y Paula M. Castaño

40 Tratamiento quirúrgico de las anomalías de las vías reproductivas   714
Jennifer E. Dietrich

41 Cirugía ginecológica pediátrica y de la adolescente   732
Geri Hewitt

SECCIÓN VIII

Cirugía para complicaciones obstétricas

42 Cirugía para hemorragias obstétricas   748
Jason D. Wright y Annette Perez-Delboy

43 Reparación de episiotomías y laceraciones perineales complicadas   765
Dana R. Gossett y Christina Lewicky-Gaupp

Índice alfabético de materias   773

Te Linde
GINECOLOGÍA QUIRÚRGICA

12.ª edición

SECCIÓN I

Preparación para la intervención quirúrgica

1 Anatomía quirúrgica de la pelvis femenina   2
Marlene M. Corton y John O. L. DeLancey

2 Atención preoperatoria de la paciente ginecológica   43
Karen C. Wang y Victoria L. Handa

CAPÍTULO 1

Anatomía quirúrgica de la pelvis femenina

Marlene M. Corton y John O.L. DeLancey

La pared abdominal	Piso de la pelvis	Regiones quirúrgicas extraperitoneales
Piel y tejido subcutáneo	Membrana perineal	Fondos de saco anterior y posterior
Capa miofascial	Cuerpo perineal	Región retropúbica (prevesical)
Suministro neurovascular de la pared abdominal	Triángulo posterior: fosa isquiorrectal	Regiones vesicovaginal y vesicocervical
Otros ramos del plexo lumbar	Esfínteres anales	Región rectovaginal
Estructuras vulvares y eréctiles	Músculos elevadores del ano	Región del ligamento sacrociático menor y agujero ciático mayor
Tejidos subcutáneos de la vulva	**Vísceras pélvicas**	**Regiones retroperitoneales y pared pélvica lateral**
Compartimento superficial	Estructuras genitales	
Nervios y vasos pudendos	Vías urinarias inferiores	Estructuras retroperitoneales por encima del borde pélvico
Ramos terminales del nervio pudendo	Colon sigmoide y recto	Región presacra
Inervación autónoma de las estructuras eréctiles	**Tejido conjuntivo pélvico**	Región retroperitoneal pélvica
Drenaje linfático	Ligamentos uterinos	Ganglios y vasos linfáticos
Compartimento medial del muslo	Anexos del tejido conjuntivo vaginal y regiones quirúrgicas extraperitoneales	
	Soporte uretral	

LA PARED ABDOMINAL

El borde superior de la pared abdominal es el borde inferior de la caja torácica (costillas 7.ª-12.ª). El margen inferior está formado por las crestas ilíacas, los arcos crurales y los huesos púbicos. Termina posterolateralmente en la columna lumbar y sus músculos adyacentes. El conocimiento de la estructura estratificada de la pared abdominal permite al cirujano entrar a la cavidad abdominal con máxima eficacia y seguridad. En la tabla 1-1 se brinda un repaso general de estas capas, que se describen a continuación.

Piel y tejido subcutáneo

Las fibras en la dermis de la piel abdominal están orientadas en una dirección predominantemente transversal, siguiendo una línea curva ligeramente ascendente. Este predominio de fibras orientadas de forma transversal da como resultado más tensión en la piel por una incisión vertical y una cicatriz más ancha.

Debajo de la piel se encuentra el tejido subcutáneo del abdomen. Este tejido está constituido por glóbulos de grasa que se mantienen en su lugar sostenidos por una serie de tabiques fibrosos ramificados. En la porción más superficial del tejido subcutáneo, llamada *capa grasa* (anteriormente *fascia de Camper*), predomina el tejido adiposo y el fibroso es menos evidente. Más cerca de la vaina de los rectos predomina el tejido fibroso sobre el adiposo. Esta porción de la capa subcutánea se denomina *capa membranosa* (anteriormente *fascia de Scarpa*). Las capas grasa y membranosa no están bien definidas, pero representan regiones dentro del tejido subcutáneo. La capa membranosa se desarrolla mejor lateralmente y no se ve bien definida en las incisiones medias verticales. Es más evidente en los bordes laterales de las incisiones transversales bajas, justo por encima de la vaina del recto.

Capa miofascial

Debajo del tejido subcutáneo hay una capa de tejido muscular y fibroso (fascia musculoaponeurótica) que mantiene las vísceras abdominales en su lugar y regula el movimiento de la parte inferior del torso (figs. 1-1 y 1-2). Los músculos de esta capa se pueden considerar en dos grupos: los verticales en la línea media (recto mayor y piramidal) y los de los flancos, más laterales (oblicuo mayor, oblicuo menor y transverso abdominal). La fascia, apropiadamente llamada *vaina de los rectos*, está formada por los tendones anchos en forma de hoja de estos músculos, que forman aponeurosis que se unen con sus contralaterales correspondientes.

TABLA 1-1
Capas de la pared abdominal
Piel

Tejido subcutáneo
    Capa grasa (fascia de Camper)
    Capa membranosa (fascia de Scarpa)

Capa miofascial
Vaina de los rectos, formada por aponeurosis de los músculos oblicuos mayor y menor y el transverso abdominal (músculos del flanco). Cubre los músculos recto mayor y piramidal (músculos verticales). Se fusionan en la línea alba y a los lados en la línea semicircular
    Capa anterior: formada por aponeurosis (separadas) de los oblicuos mayor y menor
    Capa posterior: formada por aponeurosis (separadas) del oblicuo menor y el transverso abdominal
    Línea arqueada: límite inferior de la capa posterior, aproximadamente a un tercio de la distancia entre el ombligo y la cresta púbica. Debajo de esta línea la cara posterior de los músculos del recto mayor entra en contacto con la fascia transversal

Fascia transversal
Grasa preperitoneal
Peritoneo

Músculos recto mayor y piramidal

Cada músculo recto mayor se origina en el esternón y los cartílagos de las costillas 5.ª-7.ª y se inserta en la superficie anterior del hueso púbico. Cada músculo tiene de tres a cuatro intersecciones o inscripciones tendinosas. Estas son interrupciones fibrosas dentro del músculo recto mayor que lo unen firmemente a su vaina. En general se limitan a la región por arriba del ombligo, pero se pueden encontrar debajo. En estas interrupciones fibrosas, la vaina del recto mayor se une al músculo y, por lo tanto, las dos estructuras son difíciles de separar (p. ej., en la incisión de Pfannenstiel).

Los músculos piramidales se originan en los huesos púbicos por delante del recto mayor y se insertan en la línea alba (sobre la línea media), varios centímetros por encima de la sínfisis del pubis. Su desarrollo varía considerablemente entre individuos. Su fuerte unión a la línea media hace que la separación por disección roma sea difícil.

Músculos de los flancos

A los lados de los músculos rectos mayores se encuentran los músculos de los flancos, que son anchos y planos. Sus inserciones aponeuróticas se unen para formar la vaina de los rectos, a los que cubren. Debido a su importancia, la vaina de los rectos se describe más adelante.

El más superficial de estos músculos es el oblicuo mayor. Sus fibras se extienden oblicuamente delante y debajo desde su origen proximal en las ocho costillas inferiores (5.ª-12.ª) hasta las amplias inserciones distales de sus aponeurosis en la cresta ilíaca, la espina del pubis y la línea alba. El margen inferior de la aponeurosis del oblicuo mayor se engrosa y su borde libre posterior forma el arco crural. Las fibras del oblicuo interno se expanden hacia arriba y medialmente desde su origen en los dos tercios anteriores de la cresta ilíaca, la parte lateral del arco crural, y la fascia toracolumbar hasta sus inserciones distales en los bordes inferiores de las costillas 10.ª-12.ª, la cresta pectínea del pubis a través

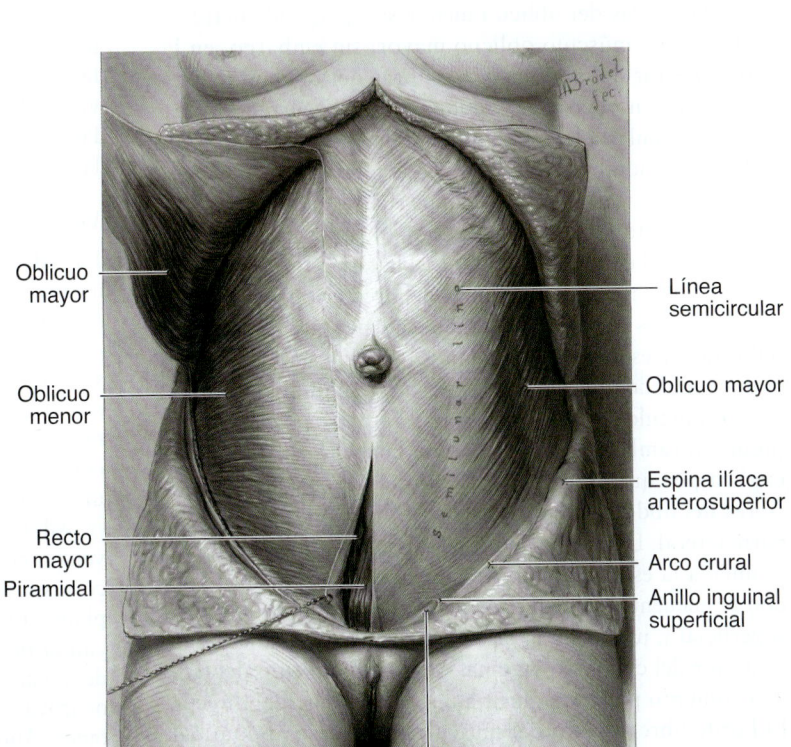

FIGURA 1-1 Músculos oblicuos mayor, menor y piramidal (la ilustración original se encuentra en The Max Brödel Archives en el Department of Art as Applied to Medicine, The Johns Hopkins University School of Medicine, Baltimore, MD, USA. Utilizada con autorización).

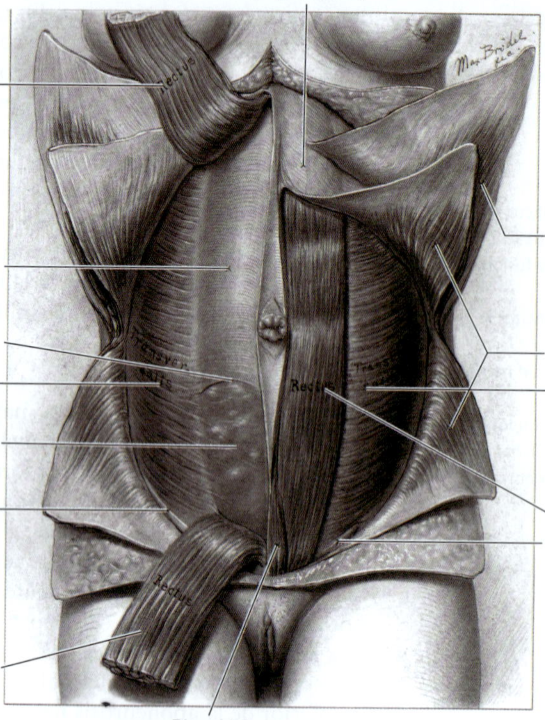

FIGURA 1-2 Músculos de la pared abdominal y vaina de los rectos (la ilustración original se encuentra en The Max Brödel Archives en el Department of Art as Applied to Medicine, The Johns Hopkins University School of Medicine, Baltimore, MD, USA. Utilizada con autorización).

del tendón conjunto y la línea alba. En la mayoría de las áreas, las fibras del oblicuo menor son perpendiculares a las fibras del músculo oblicuo mayor; sin embargo, en la parte inferior del abdomen, las fibras del oblicuo menor se arquean un poco más caudalmente y discurren en una dirección similar a la del músculo oblicuo mayor.

Como el nombre *transverso* sugiere, las fibras más profundas de los tres músculos planos tienen una orientación principalmente transversal. Se originan en los cartílagos de las seis costillas inferiores (7.ª-12.ª), la fascia toracolumbar, la cresta ilíaca y el tercio lateral del arco crural. Sus inserciones distales son en la cresta púbica, la cresta pectínea del pubis (a través del tendón conjunto) y la línea alba. La porción caudal del músculo transverso abdominal se fusiona con el músculo oblicuo menor para formar la aponeurosis inguinal, también llamada *tendón conjunto*. Esta fusión explica por qué, durante las incisiones transversales inferiores del abdomen, solo son discernibles dos capas en la parte lateral. Las fibras aponeuróticas del tendón conjunto se unen a la espina y la cresta pectínea del pubis. Este tendón se encuentra inmediatamente detrás del anillo inguinal superficial y, junto con la fascia transversal, forma la pared posterior del conducto inguinal. Un debilitamiento del tendón conjunto puede conducir a una hernia inguinal directa. El borde libre inferior del músculo transverso abdominal y las fibras del oblicuo menor forman el límite superior (techo) del conducto inguinal.

Aunque las fibras de los músculos de los flancos no son estrictamente paralelas entre sí, su orientación principalmente transversal y el tirón transverso de sus fibras musculares unidas aplican mayor tensión a las líneas de sutura verticales en la vaina de los rectos que a las transversas. Por esta razón, las incisiones verticales son más propensas a la dehiscencia.

Vaina de los rectos

Las fibras musculares del oblicuo mayor se convierten en aponeurosis aproximadamente en la línea medioclavicular. En la parte inferior del abdomen, esta demarcación se desarrolla más lateralmente de manera gradual (fig. 1-3). En su margen inferior, las fibras musculares del oblicuo menor se extienden más hacia la línea media que las del oblicuo mayor. Por ello, las fibras del músculo oblicuo menor se encuentran debajo de la porción aponeurótica del oblicuo mayor en una incisión transversa baja (fig. 1-4).

Además, entre los músculos oblicuo menor y transverso abdominal se encuentra un plano neurovascular, que corresponde a uno similar en los espacios intercostales. Este plano contiene los nervios y las arterias que inervan e irrigan la pared abdominal anterolateral. En la parte anterior de la pared abdominal, estos nervios y vasos salen del plano neurovascular y se ubican principalmente en el tejido subcutáneo. Aunque no siempre es posible, los nervios deben identificarse y conservarse para evitar lesiones dentro del plano neurovascular. Por ejemplo, las incisiones transversales

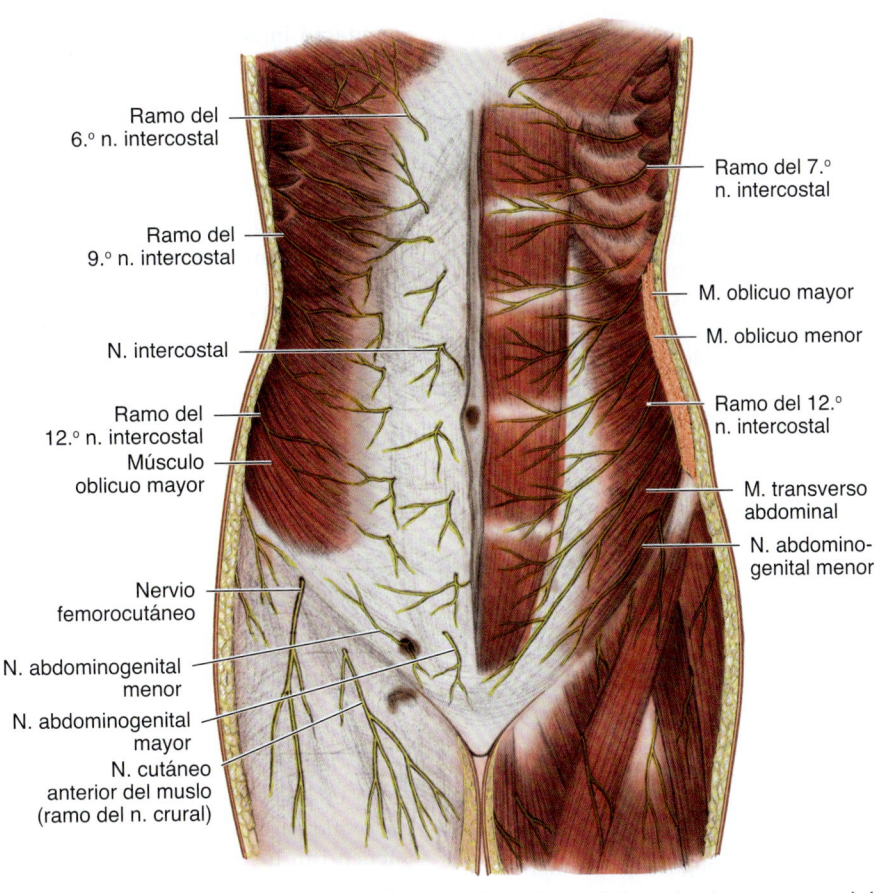

CAPÍTULO 1 **ANATOMÍA QUIRÚRGICA DE LA PELVIS FEMENINA** 5

FIGURA 1-3 Inervación de la pared abdominal. *Derecha*. Inervación profunda de los músculos transverso abdominal, oblicuo menor y recto mayor. *Izquierda*. Distribución superficial, incluyendo nervios cutáneos, después de la penetración e inervación del músculo oblicuo mayor y su fascia. También se muestra la inervación de la ingle y el muslo.

En la parte baja del abdomen, las fibras del m. oblicuo menor (Om) se extienden más hacia la línea media que las del oblicuo mayor (OM)

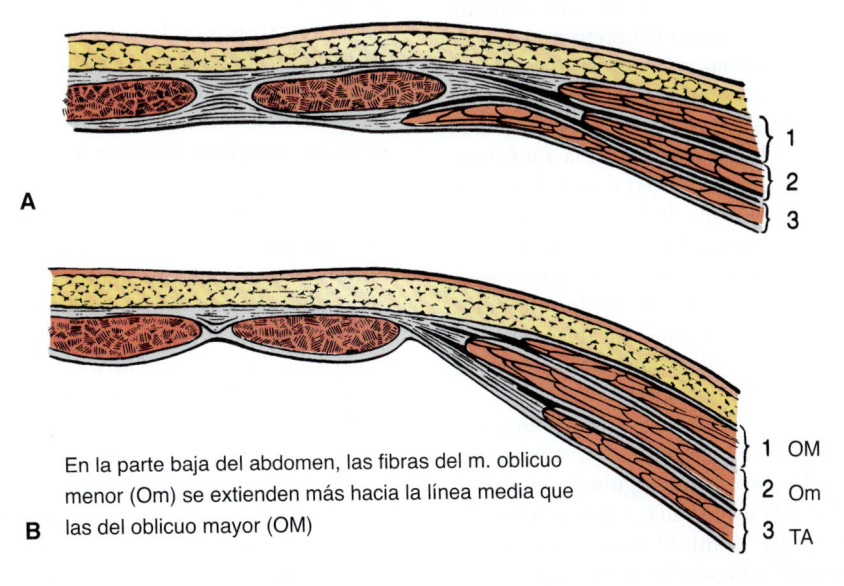

1 OM
2 Om
3 TA

FIGURA 1-4 Cortes transversales de la porción inferior de la pared abdominal, arriba y debajo de la línea arqueada. Músculos *1*, oblicuo mayor; *2*, oblicuo menor; y *3*, transverso abdominal (TA). **A.** Por encima de la línea arqueada (semicircular): la vaina fascial anterior del músculo recto mayor (en *gris*) se deriva de las aponeurosis del músculo oblicuo mayor y se escinde de los músculos oblicuos menores. La vaina posterior está formada por la aponeurosis del músculo transverso abdominal y se escinde del oblicuo menor. **B.** Parte inferior de la pared abdominal, por debajo de la línea arqueada: el músculo recto mayor no tiene una vaina fascial posterior, en tanto que todas las aponeurosis forman su vaina anterior. El músculo recto mayor está en contacto directo con la fascia transversal.

bajas de la aponeurosis, utilizadas a menudo en la cirugía ginecológica, no deben extenderse más allá de los márgenes laterales de los músculos rectos para evitar lesiones nerviosas y de los vasos epigástricos inferiores. Además, se debe evitar extender las suturas lateralmente hacia los bordes de la incisión, ya que pueden atrapar los nervios iliohipogástrico (abdominogenital mayor) e ilioinguinal (abdominogenital menor), o ambos, lo que puede conducir a una lesión de denervación o producir dolor, como se describe más adelante (en las secciones de los nervios abdominogenitales mayor y menor).

Muchos aspectos especializados de la vaina de los rectos son importantes para el cirujano (*véase* fig. 1-4). En su cuarto inferior, la vaina se encuentra completamente por delante de los músculos rectos mayores. Por encima de ese punto, se divide para situarse tanto por delante como por detrás de los músculos rectos mayores, formando así las capas anterior y posterior de la vaina de los rectos. La transición entre estas dos disposiciones ocurre en la línea arqueada, aproximadamente a un tercio de la distancia desde el ombligo hasta el borde anterior del pubis, que se ubica medial a la espina púbica. Por arriba de esta línea, el borde medial de la vaina de los rectos, la línea alba, une sus capas anterior y posterior. Por lo general, se requiere seccionar para separar estas capas en la línea media durante una incisión de Pfannenstiel. Por debajo de la línea arqueada, los músculos rectos mayores están en contacto con la fascia transversal. Por lo tanto, una incisión vertical que se extiende hacia o por encima del ombligo requiere una incisión de la vaina posterior.

El borde lateral del músculo recto mayor está marcado por la línea semicircular, una curva tendinosa que se extiende desde el cartílago de la 9.ª costilla hasta la espina del pubis. Está formada por la aponeurosis oblicua interna en su límite de división para circundar el músculo del recto mayor y se refuerza en la parte anterior por las aponeurosis del oblicuo mayor y el transverso. La línea semicircular no siempre se encuentra donde se fusionan las tres capas de los músculos de los flancos: por encima de la línea arqueada, la aponeurosis del músculo oblicuo menor se divide para contribuir a las capas anterior y posterior de la vaina de los rectos, mientras que, por debajo, la fascia transversal yace inmediatamente detrás de los músculos rectos mayores. Durante una incisión abdominal transversa baja, las aponeurosis de los músculos oblicuos mayor y menor a menudo son separables cerca de la línea media. Una hernia a través de la línea semicircular se llama *hernia de Spiegel* o *hernia ventrolateral*.

El conducto inguinal se encuentra en el borde inferior de la capa miofascial de la pared abdominal. Es superior y paralelo al arco crural. El punto medio inguinal se localiza entre la sínfisis del pubis y la espina ilíaca anterosuperior. El pulso femoral puede palparse ahí. El conducto inguinal tiene dos aberturas, los anillos inguinales superficial y profundo. En la etapa embrionaria, el conducto está revestido por una evaginación de peritoneo (proceso vaginal) y por la musculatura abdominal. Un defecto en la involución del proceso vaginal puede conducir a una hernia inguinal indirecta, donde el saco peritoneal o las asas del intestino ingresan en el conducto inguinal a través del anillo inguinal profundo, en ubicación lateral a los vasos epigástricos. A través del conducto inguinal, en la mujer, el ligamento redondo se extiende hasta su terminación en el labio mayor. Además, el nervio abdominogenital menor y el ramo genital del nervio genitofemoral pasan a través del conducto.

Fascia transversal, peritoneo y retracción vesical

Profunda a las capas musculares y superficial al peritoneo se encuentra la fascia transversal, una capa de tejido fibroso que reviste la cavidad abdominopélvica. Es visible durante las incisiones abdominales, justo debajo de los músculos rectos mayores en la región suprapúbica (*véase* fig. 1-2). Está separada del peritoneo por una capa variable de tejido adiposo extraperitoneal, a veces llamada *grasa preperitoneal*. La fascia transversal con frecuencia se incide o diseca de la vejiga para hacer descender los tejidos de esta región "por planos". Esta es la capa de tejido que se penetra al final para ingresar por vía extraperitoneal al espacio retropúbico.

El peritoneo es una sola capa de células epiteliales y tejido conjuntivo de sostén llamada *serosa*, que reviste la cavidad abdominal y cubre los órganos abdominopélvicos. La parte infraumbilical de la pared abdominal anterolateral se caracteriza por tener cinco pliegues peritoneales (fig. 1-5) que convergen hacia el ombligo. El pliegue umbilical medio único se extiende desde el ápice de la vejiga hasta el ombligo y cubre al ligamento umbilical medio, un remanente fibroso del uraco. A los lados de este se encuentran los pliegues umbilicales mediales pares, que cubren los ligamentos umbilicales mediales formados por la parte ocluida de las arterias umbilicales. Los pliegues umbilicales laterales cubren las arterias y venas epigástricas y, si se cortan transversalmente, pueden provocar una hemorragia copiosa.

La retracción de la vejiga hacia la pared abdominal es de forma triangular, con su ápice que se flexiona en el ligamento umbilical medio. Debido a que el ápice es su porción más alta en la línea media, la incisión en el peritoneo lateral es menos propensa a causar una lesión de la vejiga.

Región umbilical

El ombligo es un punto de referencia quirúrgico importante y el sitio más frecuente de ingreso durante las cirugías endoscópicas. Todas las capas de la pared abdominal anterolateral se fusionan en el ombligo (*véase* fig. 1-5). Por lo general, este se encuentra en un nivel correspondiente a la unión entre la 3.ª y 4.ª vértebras lumbares. Este también es el nivel en el que las venas ilíacas se unen para formar la vena cava y en el que se bifurca la aorta abdominal. La piel alrededor del ombligo está inervada por el décimo nervio espinal torácico (dermatoma T10). El ombligo contiene el anillo umbilical, un defecto en la línea alba a través del cual los vasos umbilicales fetales pasaron hacia y desde el cordón umbilical y la placenta. El anillo umbilical proporciona una ventana mediante la cual se pueden desarrollar hernias umbilicales. El ligamento redondo del hígado y los ligamentos umbilicales medial y uraco se unen de manera variable al anillo con distribuciones variables. La fascia umbilical está formada por un engrosamiento en la fascia transversal detrás del ombligo, con posibles contribuciones desde la

FIGURA 1-5 Vista intraperitoneal de la pared abdominal anterior, que muestra cinco pliegues peritoneales: el pliegue umbilical medio (que cubre el ligamento umbilical medio), los pliegues umbilicales mediales pares (que cubren los ligamentos umbilicales medios) y los pliegues umbilicales (que cubren las arterias y venas epigástricas). Obsérvese que todos los pliegues peritoneales umbilicales (ligamentos) se fusionan en el ombligo.

extensión ascendente de la fascia visceral de la vejiga (fascia umbilicovesical).

Suministro neurovascular de la pared abdominal

Vasos de la pared abdominal

El conocimiento del trayecto de los vasos sanguíneos de la pared abdominal ayuda al cirujano a anticipar su ubicación durante las incisiones abdominales o la inserción de trócares laparoscópicos (**fig. 1-6**). Los vasos sanguíneos que irrigan la pared abdominal se pueden separar en aquellos dirigidos a la piel y los tejidos subcutáneos y en los que irrigan la capa musculofascial.

Hay tres grupos de vasos que irrigan la piel y los tejidos subcutáneos. Los vasos epigástricos superficiales discurren diagonalmente en el tejido subcutáneo desde los vasos femorales hacia el ombligo, comenzando como una sola arteria que se ramifica ampliamente a medida que asciende. Su posición se puede prever a medio camino entre la piel y la capa musculofascial, en una línea entre el pulso femoral palpable y el ombligo. La arteria pudenda externa tiene un trayecto diagonal medial desde la arteria femoral para irrigar la región del monte del pubis (de Venus). Presenta numerosas ramas de línea media y la hemorragia en su territorio de distribución es más intensa que la de los tejidos subcutáneos abdominales. Los vasos circunflejos ilíacos se dirigen lateralmente desde los vasos femorales hacia los flancos.

El suministro de sangre a la capa musculofascial más profunda de la pared abdominal inferior es paralelo a los vasos subcutáneos. Las arterias epigástrica y circunfleja ilíaca se ramifican desde la ilíaca externa y su curso es paralelo al de sus contrapartes superficiales (*véase* fig. 1-6).

La arteria circunfleja ilíaca se encuentra entre los músculos oblicuo menor y transverso abdominal. La arteria epigástrica inferior y sus dos venas se originan lateralmente respecto al músculo recto mayor. Discurren diagonalmente hacia el ombligo e intersectan el borde lateral del músculo a la mitad del trayecto entre el pubis y el ombligo.

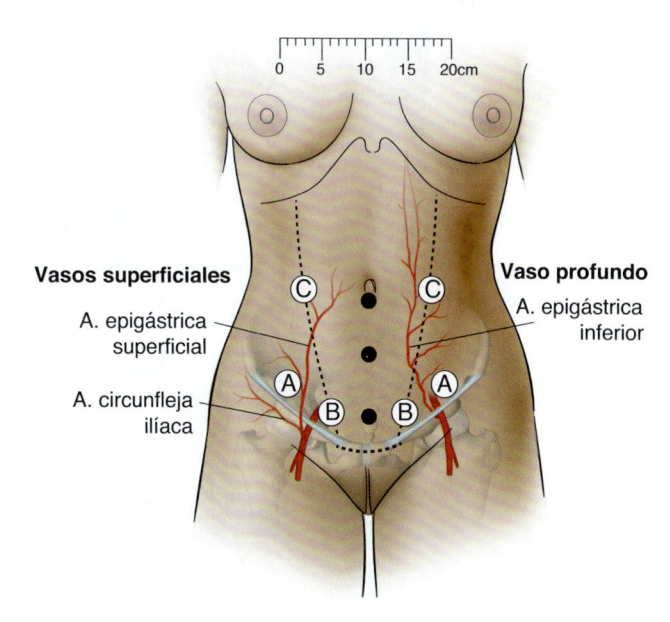

FIGURA 1-6 Variación normal de los vasos epigástricos. *A*, *B*, y *C* designan puntos seguros para la inserción de trócares de laparoscopia. Las *líneas punteadas* indican el borde lateral del músculo recto mayor (Hurd WW, Bude RO, DeLancey JOL, et al. The location of abdominal wall blood vessels in relationship to abdominal landmarks apparent at laparoscopy. *Am J Obstet Gynecol* 1994;171(3):642–646. Copyright © 1994, Elsevier. Reimpreso con autorización).

Se encuentran laterales respecto al músculo recto mayor y bajo la fascia transversal, debajo del punto en el que los vasos pasan detrás del músculo. Después de cruzar el borde lateral del músculo recto mayor, yacen sobre su cara dorsal, entre este y su vaina posterior. A medida que los vasos entran en la vaina de los rectos, se ramifican extensamente, de modo que ya no representan un solo tronco. El ángulo entre los vasos epigástricos y el borde lateral del músculo recto mayor forma el ápice del triángulo inguinal (triángulo de Hesselbach), cuya base es el arco crural. Este triángulo representa el área a través de la cual las hernias inguinales directas sobresalen medialmente respecto a los vasos epigástricos. Alrededor de la zona umbilical, la arteria epigástrica se anastomosa con la epigástrica superior, una rama de la arteria mamaria interna.

Los trócares laparoscópicos laterales se colocan en una región de la parte inferior del abdomen, donde pueden producirse con facilidad lesiones en los vasos epigástricos inferiores y superficiales. Las arterias epigástricas inferiores y las superficiales siguen trayectos similares hacia el ombligo. Conocer la ubicación de estos vasos sanguíneos ayuda a elegir los sitios de inserción que reducen a un mínimo la probabilidad de lesión, lo que aminora el potencial de hemorragias y hematomas. Justo por encima de la sínfisis del pubis, los vasos yacen aproximadamente a 5.5 cm de la línea media, mientras que a nivel del ombligo están a 4.5 cm (*véase* fig. 1-6). Por lo tanto, la inserción lateral o medial, respecto a la línea que conecta estos puntos, previene una posible lesión vascular. Además, la ubicación de los vasos epigástricos a menudo se puede visualizar directamente por laparoscopia a través de la capa peritoneal (*véase* fig. 1-5); durante los procedimientos laparoscópicos, los vasos epigástricos superficiales se suelen identificar en las pacientes delgadas por transiluminación. El ligamento redondo se puede seguir hasta su punto de entrada en el anillo inguinal profundo, reconociendo que los vasos yacen mediales a este punto (**fig. 1-7**).

Nervios de la pared abdominal

La inervación de la pared abdominal (*véase* fig. 1-3) surge de la extensión abdominal de los nervios intercostales 7.º-11.º, el subcostal (T12) y los abdominogenitales mayor y menor (ambos L1). El dermatoma T10 reside en el ombligo.

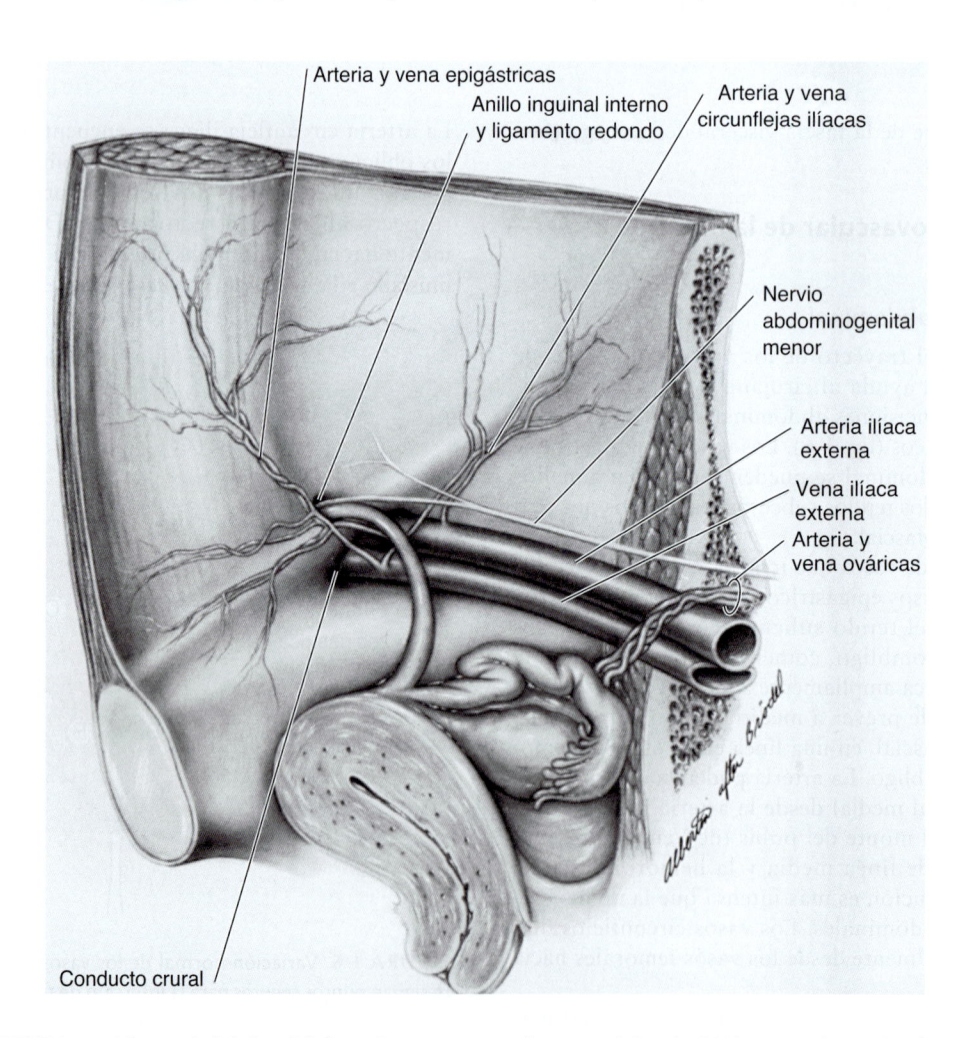

FIGURA 1-7 Vista sagital de la pelvis femenina que muestra la anatomía inguinal. Nótese que la arteria y la vena epigástricas se encuentran en ubicación medial al ligamento redondo a su ingreso al anillo inguinal profundo (la ilustración original se encuentra en The Max Brödel Archives en el Department of Art as Applied to Medicine, The Johns Hopkins University School of Medicine, Baltimore, MD, USA. Utilizada con autorización).

FIGURA 1-8 Ubicaciones de nervios y vasos sanguíneos en la pared abdominal anterior en relación con puntos de referencia quirúrgicamente importantes (Rahn DD, Phelan JN, Roshanravan SM, et al. Anterior abdominal wall nerve and vessel anatomy: clinical implications for gynecologic surgery. *Am J Obstet Gynecol* 2010;202(3):234.e1–234.e5. Copyright © 2010 Elsevier. Redibujada con autorización).

La inervación sensorial cutánea de la pared abdominal se deriva de los nervios intercostales y de los abdominogenitales mayor y menor. Después de emitir un ramo cutáneo abdominal lateral, cada nervio intercostal perfora el borde lateral de la vaina de los rectos. Allí emite un ramo lateral que termina en el músculo recto mayor. Este ramo pasa a través del músculo y perfora su vaina para inervar los tejidos subcutáneos y la piel como ramos cutáneos abdominales anteriores. Las incisiones a lo largo del borde lateral del recto mayor conducen a la denervación del músculo, lo que puede atrofiarlo y debilitar la pared abdominal. Durante la incisión de Pfannenstiel, la disección ascendente de los músculos respecto a su vaina distiende el nervio perforante, que a veces se liga o cauteriza para obtener la hemostasia de la arteria acompañante. Esto puede originar un área de anestesia cutánea.

Los nervios abdominogenitales mayor y menor (**fig. 1-8**) pasan en ubicación medial a la espina ilíaca anterosuperior en la pared abdominal. El primero inerva la piel de la región suprapúbica. El segundo inerva la pared abdominal inferior y, al enviar un ramo a través del conducto inguinal, también las porciones superiores de los labios mayores (nervios labiales anteriores) y las caras mediales de los muslos. Los nervios abdominogenitales mayor y menor pueden atraparse o cortarse durante el cierre de una incisión transversa o la inserción de trócares accesorios en la parte inferior del abdomen. Esto puede llevar a síndromes de dolor crónico que pueden manifestarse meses o años después de la operación. El riesgo de lesión de los nervios abdominogenitales mayor y menor puede reducirse al mínimo si los trócares laterales se colocan por arriba de las espinas ilíacas anterosuperiores y si las incisiones fasciales transversas bajas no se extienden más allá de los bordes laterales de los músculos rectos mayores.

Otros ramos del plexo lumbar

El nervio genitofemoral (L1 y L2) y el femorocutáneo (L2 y L3) pueden lesionarse durante las intervenciones quirúrgicas ginecológicas. El nervio genitofemoral reside en la cara anterior del músculo psoasilíaco (**fig. 1-9**), donde la presión de un separador puede dañarlo y producir anestesia en las caras mediales de los muslos y las laterales de los labios mayores. Este nervio también se puede lesionar durante la linfadenectomía pélvica y la reimplantación ureteral con anclaje al psoasilíaco. El femorocutáneo se extiende sobre el músculo ilíaco y pasa por debajo del arco crural en ubicación medial a la espina ilíaca anterosuperior. Se puede comprimir, ya sea por una valva de separación lateral al psoasilíaco o por una flexión excesiva de la cadera en la posición de litotomía, que causa anestesia sobre las caras anterior y lateral del muslo. *Meralgia parestésica* es la denominación que se utiliza a menudo cuando también se presenta dolor.

El ramo más grande del plexo lumbar, el nervio femoral (L2-L4), también puede lesionarse durante la cirugía ginecológica. En la pelvis mayor (falsa) emerge de la cara inferolateral de los músculos psoasilíacos (*véase* fig. 1-9). A continuación, pasa por debajo del arco crural para inervar los músculos del compartimento anterior del muslo y dar sensibilidad a la cara anterior del muslo y la medial de la pierna (**fig. 1-10**). La lesión del nervio crural durante los procedimientos quirúrgicos abdominales puede ocurrir

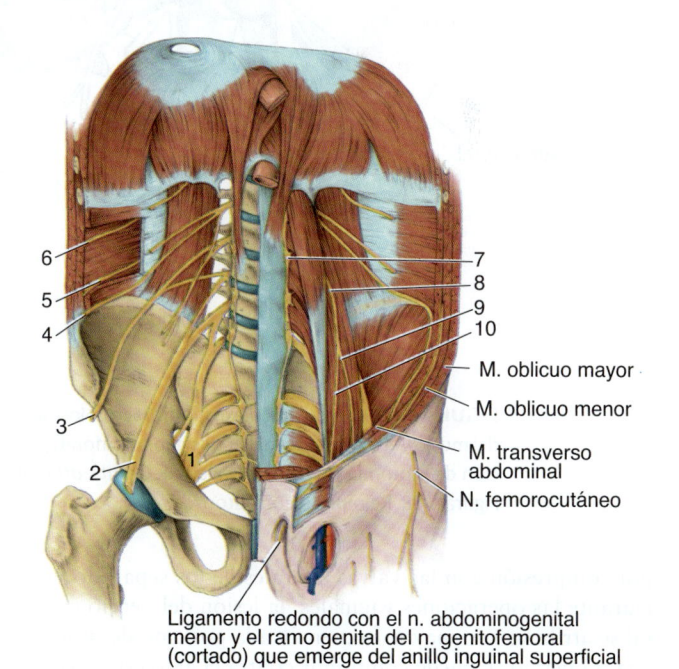

FIGURA 1-9 Nervios del plexo lumbar. *1*, nervio ciático; *2*, nervio crural; *3*, nervio femorocutáneo del muslo; *4*, nervio abdominogenital menor; *5*, nervio abdominogenital mayor; *6*, nervio subcostal; *7*, tronco y ganglio simpáticos; *8*, nervio genitofemoral; *9*, ramo crural del nervio genitofemoral; y *10*, ramo genital del nervio genitofemoral (Bigeleisen PE, Gofeld M, Orebaugh SL. *Ultrasound-guided regional anesthesia and pain medicine*, 2nd ed. Philadelphia, PA: Wolters Kluwer, 2015. Figura 35-9. Reimpresa con autorización).

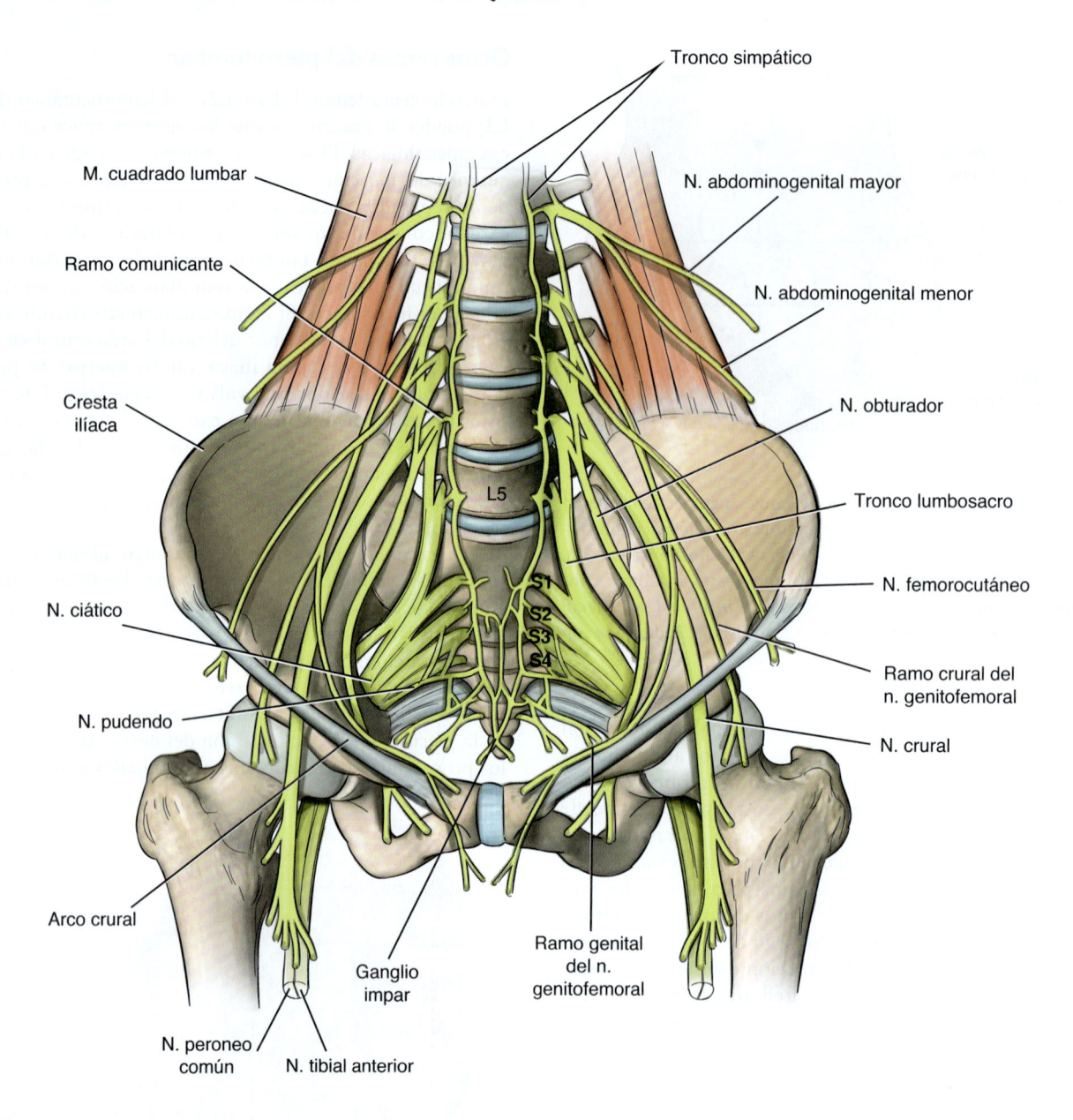

FIGURA 1-10 Nervios del plexo lumbosacro. Nótese que varios ramos (el nervio crural, el nervio femorocutáneo del muslo y el ramo crural del nervio genitofemoral) pasan debajo del arco crural y se pueden comprimir en la posición de litotomía (Agur AM, Dalley AF. *Grant's atlas of anatomy*, 14th ed. Baltimore, MD: Wolters Kluwer, 2016. Figura 4-78. Reimpreso con autorización).

por compresión con las valvas laterales de los separadores. Durante las operaciones vaginales, la lesión del nervio crural se atribuye con mayor frecuencia a la posición de litotomía. El nervio se puede comprimir contra el arco crural con la hiperflexión del muslo (> 90°), la abducción excesiva o la rotación lateral de la cadera. Las manifestaciones clínicas de la lesión del nervio crural pueden incluir dificultad o incapacidad para flexionar el muslo y extender la rodilla, ausencia de reflejos rotulianos y pérdida sensorial sobre el muslo anterior y la región medial de la pierna.

El nervio obturador (L2-L4) es el único ramo del plexo lumbar que discurre por la pelvis menor (verdadera) (**fig. 1-11**). Sale a través del conducto homónimo y entra en el muslo para inervar los músculos aductores y la piel de la cara medial del muslo. El nervio obturador es susceptible a las lesiones durante las linfadenectomías pélvicas o los procedimientos de corrección de la incontinencia o de sostén pélvico, en los que se ingresa al espacio retropúbico o el compartimento del muslo. Las manifestaciones clínicas de lesión del nervio obturador incluyen la dificultad o incapacidad para aducir el muslo y la pérdida sensorial sobre la cara interna de este. Si se detecta el corte transversal transoperatorio del nervio obturador, se justifica realizar la interconsulta apropiada, pues su reparación microquirúrgica puede lograr una recuperación casi completa de la función motora.

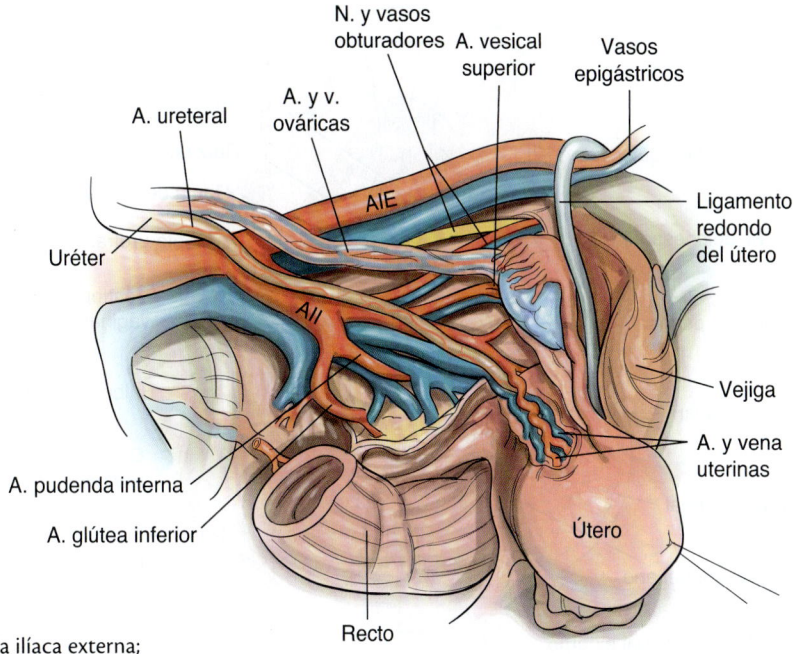

FIGURA 1-11 Arterias y venas de la pelvis. AIE, arteria ilíaca externa; AII, arteria ilíaca interna.

ESTRUCTURAS VULVARES Y ERÉCTILES

La región pudenda, o vulva, es parte de los genitales externos femeninos y se encuentra en el saco superficial del triángulo perineal anterior (figs. 1-12 a 1-14). El perineo se puede dividir en triángulos anterior y posterior, que comparten una base común a lo largo de una línea entre las tuberosidades isquiáticas (véase fig. 1-13). Los límites exteriores de estos triángulos son los de la salida ósea pélvica: anterolateralmente el arco púbico y las ramas isquiopúbicas y posterolateralmente el ligamento sacrociático mayor y el cóccix. Los tejidos que ocupan el triángulo anterior (tabla 1-2) tienen una estructura estratificada similar a la de la pared abdominal. Más específicamente, hay piel y tejido subcutáneo que cubren una capa aponeurótica (la membrana perineal). El límite superior de los triángulos perineales anterior y posterior es la fascia inferior de los músculos elevadores del ano.

Tejidos subcutáneos de la vulva

Las estructuras de la vulva se sustentan sobre los huesos púbicos y se extienden hacia atrás, debajo del arco púbico (véase fig. 1-12). Constan del monte del pubis, los labios mayores y menores, el vestíbulo, el clítoris y las estructuras eréctiles asociadas y sus músculos. El monte del pubis consiste en piel cubierta de vello sobre un cojín de tejido adiposo que se encuentra sobre los huesos púbicos. Extendiéndose en dirección posterior desde el monte del pubis, los labios mayores se constituyen de piel cubierta de vello y tejido adiposo, que contienen la terminación de los ligamentos redondos del útero y el proceso vaginal obliterado (conducto de Nuck). El ligamento redondo puede originar leiomiomas en la región, mientras que el proceso vaginal obliterado es un vestigio embrionario dilatado en el adulto. La obliteración incompleta del conducto puede dar lugar a una hernia inguinal indirecta o un hidrocele, que son afecciones poco frecuentes en las mujeres. Anteriores a la hendidura pudenda, por debajo del monte del pubis, los labios mayores se unen para formar la comisura anterior. La comisura posterior representa la parte anterior o superior de la piel del cuerpo perineal.

Los labios menores, el vestíbulo y el glande del clítoris se pueden visualizar entre los labios mayores. Los labios menores son pliegues de piel sin pelo, cada uno de los cuales se divide en la parte anterior para discurrir por delante y por debajo del glande del clítoris. Los pliegues más anteriores se unen para formar el extremo distal del prepucio del clítoris, que cubre parcial o completamente el glande del clítoris y, a menudo, se llama *prepucio del clítoris*; los pliegues posteriores se insertan en la parte inferior del glande, como el frenillo del clítoris. En la parte posterior, los labios menores se unen en la línea media para formar el frenillo (u horquilla) de los labios menores.

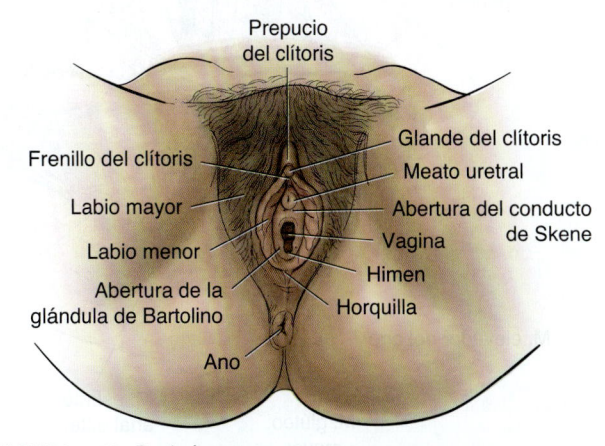

FIGURA 1-12 Genitales externos.

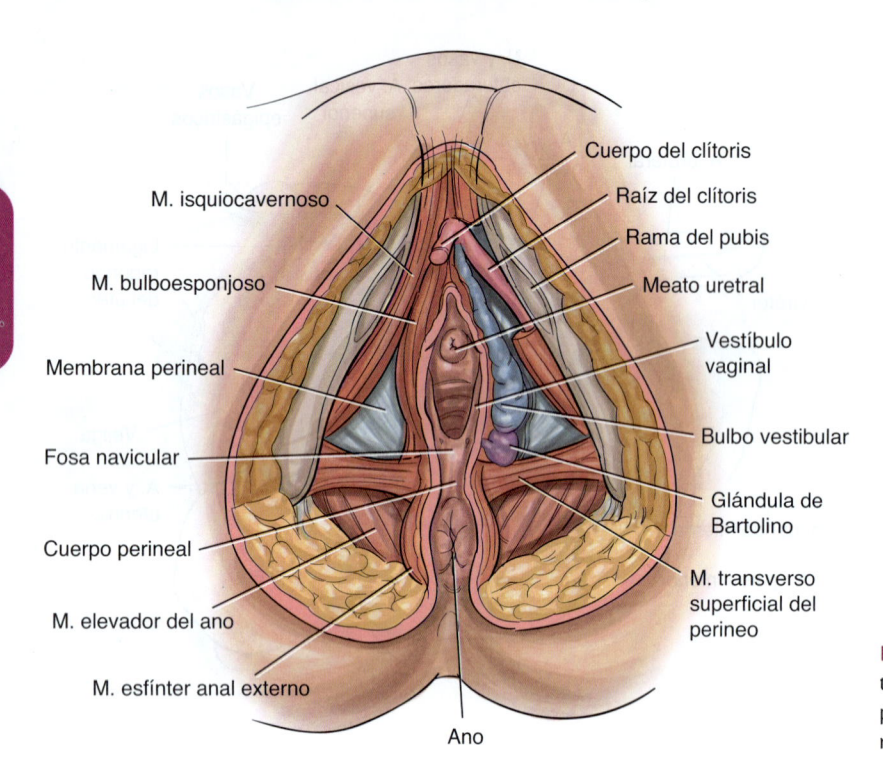

FIGURA 1-13 Triángulos perineales anterior y posterior. Se muestran las estructuras dentro del compartimento superficial del triángulo anterior y su relación con la membrana perineal.

A diferencia de la piel de los labios mayores, las estructuras cutáneas de los labios menores y del vestíbulo no se encuentran sobre una capa adiposa, sino sobre un estrato tisular conjuntivo laxamente organizado que permite la movilidad de la piel durante el coito. Esta adherencia laxa de la piel a los tejidos subyacentes permite una disección fácil respecto al tejido subyacente durante la vulvectomía superficial en el área de los labios menores y el vestíbulo. Los labios menores son estructuras muy sensibles que se encuentran muy cerca del clítoris y los bulbos vestibulares.

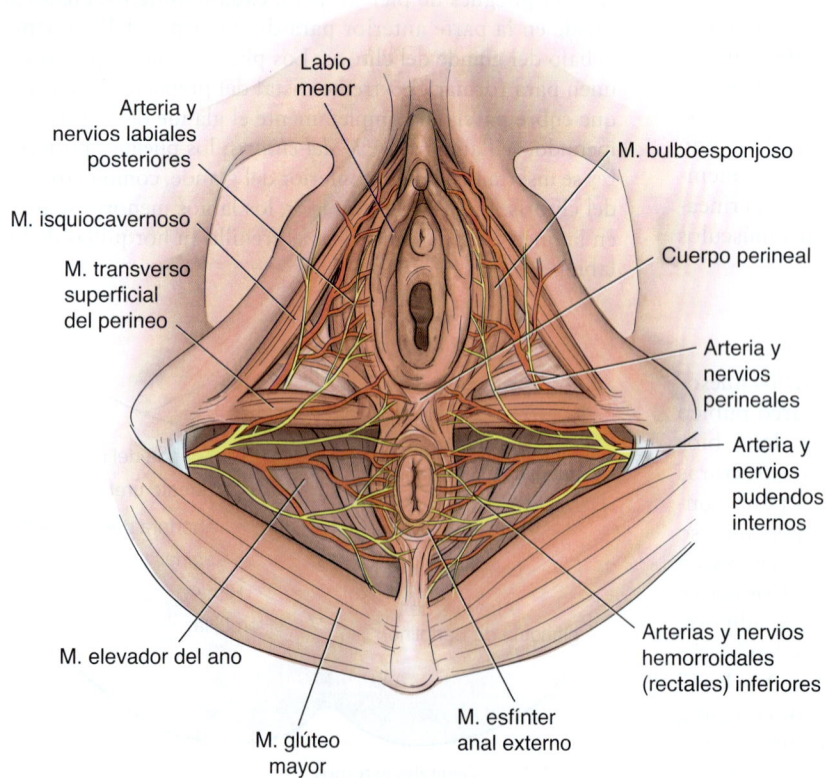

FIGURA 1-14 Nervios y vasos pudendos.

TABLA 1-2
Capas y sacos del triángulo anterior del perineo

Piel

Saco perineal subcutáneo (compartimento, espacio)
    Capa grasa (fascia de Camper)
    Capa membranosa (fascia de Colles)

Saco superficial (compartimento, espacio)
    Capa superficial de la fascia que cubre a los músculos perineales (límite inferior)
    Clítoris y sus raíces
    Bulbo vestibular
    Glándula vestibular mayor (de Bartolino)
    Músculo isquiocavernoso
    Músculo bulbocavernoso
Músculo transverso perineal superficial

Saco perineal profundo (compartimento, espacio)
    Membrana perineal (límite inferior)
    Esfínter uretral externo
    Compresor de la uretra
    Esfínter uretrovaginal

Clínicamente, existe una gran variación en la forma y el tamaño de los labios menores. En algunas mujeres, uno o ambos labios se extienden notablemente más allá de los labios mayores y pueden ser arrastrados hacia la vagina durante el coito u otras actividades. Si en estas circunstancias se asocian con dispareunia o dolor, los labios menores se pueden disminuir de dimensiones quirúrgicamente. Dada la vasta inervación sensitiva de estas estructuras, puede haber complicaciones como hipoestesia y parestesias, entre otras, después de las operaciones de disminución del volumen labial. Además, las enfermedades cutáneas crónicas como el liquen escleroso pueden conducir a una atrofia significativa o la desaparición de los labios menores. Los procedimientos quirúrgicos que conllevan la extirpación del prepucio o de la piel adyacente y el tejido conjuntivo subyacente pueden producir una lesión del nervio dorsal del clítoris. La trayectoria de este nervio se describirá más adelante con otros ramos terminales del nervio pudendo.

En la cara posterolateral del vestíbulo se puede visualizar el conducto de la glándula vestibular mayor (de Bartolino), 3-4 mm fuera del himen o de las carúnculas mirtiformes de su anillo. Las aberturas de las glándulas vestibulares menores se encuentran a lo largo de una línea que se extiende desde este punto, paralela al anillo himeneal, hacia el orificio uretral externo. En ubicación más anterior, la uretra sobresale ligeramente más allá de la piel vestibular circundante, por delante de la vagina y detrás del clítoris. Su orificio está flanqueado a ambos lados por dos pequeños pliegues. Las aberturas de las glándulas parauretrales más distales, a menudo llamadas *conductos de Skene*, se abren en la cara interna de esos pliegues y se pueden ver como pequeñas oquedades puntiformes cuando se expone el meato uretral externo.

Dentro de la piel de la vulva hay glándulas especializadas que pueden aumentar de volumen y requerir su extirpación quirúrgica. Las glándulas sebáceas holocrinas se asocian con los tallos pilosos en los labios mayores; en los labios menores están solas. Se ubican cerca de la superficie, lo que explica su fácil visualización con el mínimo aumento de volumen. Además, a los lados del introito y del ano hay numerosas glándulas sudoríparas apocrinas, junto con las exocrinas normales. Las primeras estructuras experimentan cambios durante el ciclo menstrual, con aumento de su actividad secretora en el período premenstrual. Pueden infectarse crónicamente como en la hidradenitis supurativa o por neoplasias como en los hidradenomas; ambas afecciones requieren de tratamiento quirúrgico. Las glándulas sudoríparas exocrinas en la piel vulvar rara vez presentan anomalías, pero en ocasiones forman masas palpables como los siringomas.

El tejido subcutáneo de los labios mayores es similar en composición al de la pared abdominal. Consiste en glóbulos de grasa entrelazados a tabiques de tejido conjuntivo. Aunque no hay capas bien definidas en el tejido subcutáneo, existen variaciones regionales en la cantidad relativa de grasa y tejido fibroso. La porción superficial de este tejido, donde predomina la grasa, es la capa adiposa, como ocurre en el abdomen. En esta región hay una continuación de la grasa de la pared abdominal anterior que contiene músculo liso y la terminación del ligamento redondo del útero; a este tejido se le llama *prolongación digitiforme de grasa*.

En las capas más profundas de la vulva hay menos grasa y los tabiques entrelazados de tejido conjuntivo fibroso son mucho más evidentes que en la capa grasa. Como ocurre en el abdomen, esta capa más fibrosa se conoce como *capa membranosa* (anteriormente *fascia de Colles*) y es similar a la capa membranosa (*fascia de Scarpa*) del abdomen. Las inserciones de capa membranosa o de esta con otras estructuras tienen importancia clínica. Los tabiques fibrosos entrelazados del tejido subcutáneo se insertan a los lados de las ramas isquiopúbicas y se fusionan detrás con el borde posterior de la membrana perineal (anteriormente *diafragma urogenital*). En la parte anterior, sin embargo, no hay conexión con las ramas del pubis, lo que permite la comunicación entre la región profunda bajo este plano y la pared abdominal. Estas inserciones fibrosas en las ramas isquiopúbicas y en la cara posterior de la membrana perineal limitan la propagación de hematomas o infecciones bajo la capa membranosa posterolateral, pero la permiten hacia el abdomen. Esta observación clínica ha llevado a considerar a la capa membranosa como una entidad separada de la capa grasa superficial, que carece de esas conexiones. También es posible la diseminación de hematomas o infecciones desde la capa subcutánea del abdomen hasta la correspondiente del perineo. La extravasación del dióxido de carbono hacia la capa subcutánea, como puede ocurrir durante la laparoscopia (ya sea por desplazamiento accidental del trócar o en procedimientos prolongados), puede llevar al enfisema subcutáneo que se extiende desde el tejido correspondiente de la pared abdominal hasta la capa subcutánea del perineo.

Compartimento superficial

El espacio entre la capa superficial de la fascia que cubre los músculos y la membrana perineales, que contiene el clítoris, sus raíces, los bulbos vestibulares y los músculos isquiocavernoso y bulbocavernoso, se llama *saco o compartimento perineal superficial* (*véase* fig. 1-13). El compartimento profundo es la región justo debajo de la membrana perineal y se describe más adelante.

Los cuerpos eréctiles (cuerpo y raíces del clítoris y bulbo vestibular) y sus músculos asociados dentro del compartimento superficial están en la cara caudal de la membrana perineal. El clítoris es un órgano eréctil complejo y altamente sensible, homólogo del pene. Se deriva embriológicamente del tubérculo genital. A diferencia del pene, el clítoris no está relacionado funcionalmente con la uretra y, por lo tanto, su principal actividad es de excitación sexual y orgasmo. Se compone de un cuerpo en la línea media, cubierto por el glande, y un par de raíces. El cuerpo se ubica sobre los huesos púbicos, sujetado por los ligamentos subcutáneos suspensorio y fundiforme del clítoris. El ligamento fundiforme del clítoris es la condensación fibrosa del tejido subcutáneo que desciende desde la línea alba por encima de la sínfisis púbica, que se divide y rodea el cuerpo del clítoris, antes de fusionarse con la fascia de este. Junto con el ligamento suspensorio contribuye al soporte y a la ubicación del cuerpo del clítoris. Las raíces pares del clítoris se flexionan hacia abajo desde el cuerpo y se unen firmemente a los huesos púbicos, con continuación dorsal hasta situarse en las caras inferiores de las ramas isquiopúbicas. Se unen en la línea media para formar el cuerpo del clítoris. El cuerpo del clítoris consta de un par de cuerpos cavernosos separados en la línea media por un tabique fibroso, apropiadamente llamado *tabique de los cuerpos cavernosos*. Tanto los cuerpos cavernosos como las raíces pares son revestidos por una capa de tejido conjuntivo fibroso llamada *túnica albugínea*. El nervio y los vasos dorsales del clítoris, descritos más adelante, se encuentran fuera de la túnica albugínea pero dentro de la fascia del clítoris, que se continúa con la porción profunda del ligamento suspensorio del clítoris. Los músculos isquiocavernosos se originan en las tuberosidades isquiáticas y las caras libres de las raíces para insertarse en su parte superior y, a menudo, en el cuerpo del clítoris. Algunas fibras musculares, llamadas *músculos perineales transversales superficiales*, se originan en común con los músculos isquiocavernosos en la tuberosidad isquiática y discurren horizontalmente hacia los bordes laterales del cuerpo perineal.

Los bulbos vestibulares pares son masas de 3-4 cm de largo de tejido eréctil esponjoso ricamente vascularizado que se encuentran inmediatamente debajo de la piel vestibular. Cubren las glándulas vestibulares mayores (de Bartolino) en la parte posterior y los bulbos de cada lado para unirse por delante en una comisura donde el tejido esponjoso se une a la cara inferior del glande y al cuerpo del clítoris. Los bulbos están parcialmente cubiertos por los músculos bulbocavernosos, que se originan en el cuerpo perineal. Estos músculos, junto con los isquiocavernosos, se insertan en el cuerpo del clítoris y sirven para tirar de él hacia abajo. Todos los músculos del triángulo perineal superficial, bulbocavernoso, isquiocavernoso y transverso perineal superficial, están cubiertos por una capa llamada *fascia perineal*, que se continúa con la fascia del clítoris.

La glándula vestibular mayor (de Bartolino) se halla en el extremo de la cola del bulbo vestibular y está conectada a la mucosa vestibular por un conducto revestido por epitelio escamoso. La glándula se encuentra sobre la membrana perineal y debajo del músculo bulbocavernoso. La relación íntima entre el tejido extensamente vascularizado del bulbo vestibular y la glándula de Bartolino es la causa del riesgo de hemorragia asociado con la extirpación de esta última.

La membrana perineal y el cuerpo perineal son importantes para el sostén de los órganos pélvicos. Se describen en la sección dedicada al piso de la pelvis.

Nervios y vasos pudendos

El nervio pudendo interno es el principal nervio sensitivo y motor del perineo. Su trayecto y distribución en este son paralelos a la arteria y las venas pudendas internas que se conectan con los vasos ilíacos internos (*véase* fig. 1-14). La trayectoria y la división del nervio se comprenden al describirse paralelas a los conductos vasculares.

El nervio pudendo interno surge del plexo sacro (S2-S4) y las arterias asociadas se originan de la división anterior de la arteria ilíaca interna. Abandonan la pelvis a través del agujero ciático mayor al pasar detrás del ligamento sacrociático menor, en ubicación medial a la espina ciática (fig. 1-15). Luego entran en el conducto pudendo (de Alcock) a través del agujero ciático menor. El conducto pudendo está formado por una división de la fascia obturatriz que cubre la cara medial del músculo obturador interno. Se extiende desde la espina ciática, proximal, hasta la tuberosidad isquiática, distal.

El nervio y los vasos tienen tres ramos: dorsal del clítoris, perineal superficial y hemorroidal inferior. El trayecto y la distribución de cada ramo nervioso se describen a continuación, en el entendido de que los vasos tienen un curso similar.

Ramos terminales del nervio pudendo

Los tres ramos terminales del nervio pudendo son los nervios dorsal del clítoris, perineal superficial y hemorroidal inferior (rectal). Estos nervios proporcionan sensibilidad a los genitales femeninos externos y la inervación motora a los músculos perineales superficiales, parte de los músculos estriados del esfínter uretral y el músculo esfínter anal externo.

Nervio dorsal del clítoris. Es el principal nervio sensitivo del clítoris (fig. 1-16). Después de salir del conducto pudendo, este nervio permanece dentro del saco profundo del triángulo perineal anterior firmemente adherido a la superficie interna del ramo isquiopúbico. Perfora la membrana perineal adyacente a la cara medial de este ramo para alcanzar la bolsa perineal superficial. Aquí, discurre por la cara profunda del músculo isquiocavernoso y la raíz del clítoris. En esta región, el nervio está rodeado por una densa cápsula fibrosa adherida al periostio del ramo

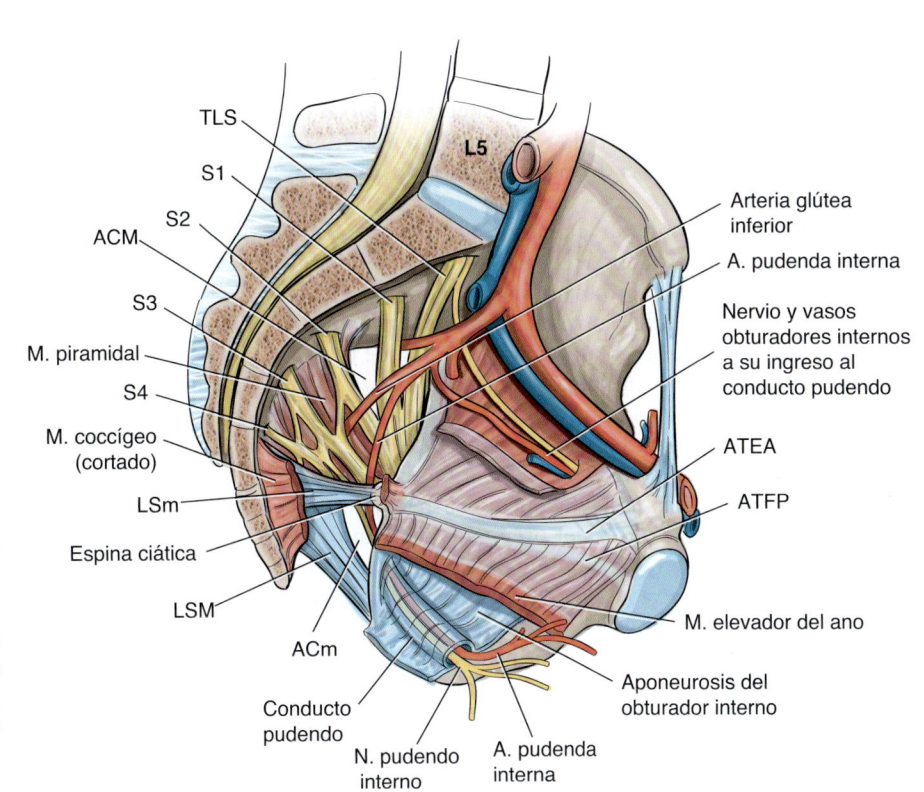

CAPÍTULO 1 **ANATOMÍA QUIRÚRGICA DE LA PELVIS FEMENINA** 15

FIGURA 1-15 Trayectoria del nervio (N) y los vasos pudendos en la pelvis y en el conducto pudendo. ACm, agujero ciático menor; ACM, agujero ciático mayor; ATEA, arco tendinoso del elevador del ano; ATFP, arco tendinoso de la fascia pélvica; LSm, ligamento sacrociático menor; LSM, ligamento sacrociático mayor; TLS, tronco lumbosacro.

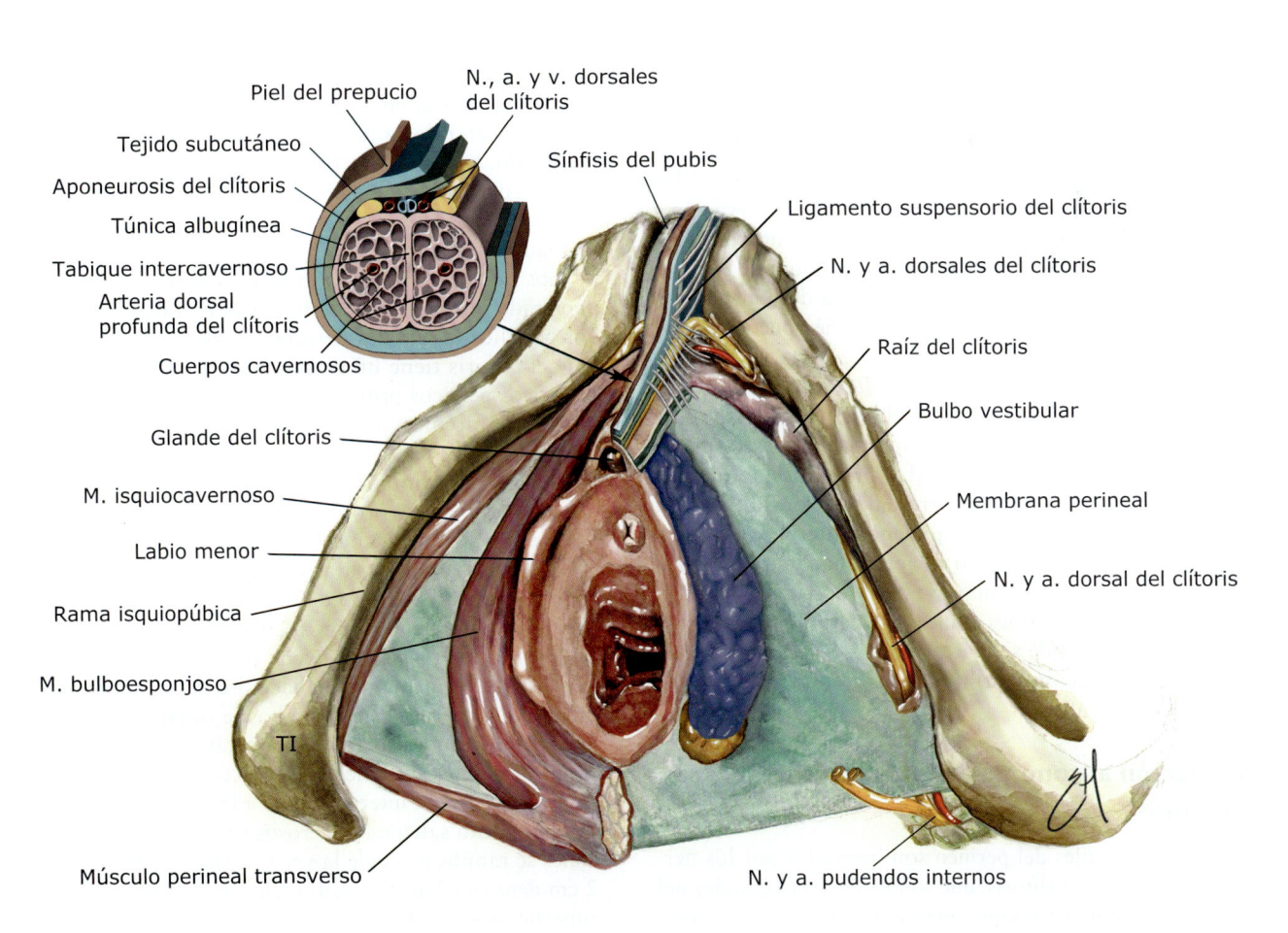

FIGURA 1-16 Anatomía del clítoris, incluyendo su nervio dorsal (ilustración de Elizabeth Han).

isquiopúbico. Aproximadamente 2-3 cm al lado de la sínfisis del pubis emerge de la cara profunda y lateral de la raíz del clítoris, luego se dirige hacia la superficie dorsal de su cuerpo, firmemente insertado en capas de tejido fibroconjuntivo, incluyendo las de los ligamentos suspensorio y fundiforme del clítoris. En esta región, el nervio muestra consistentemente 2-4 mm de diámetro. El nervio de cada lado discurre después a lo largo de la superficie dorsal del cuerpo del clítoris, aproximadamente en las posiciones 11 y 1 de la carátula del reloj. Permanece profundo a la fascia del clítoris, pero superficial a la capa de túnica albugínea que rodea los cuerpos cavernosos. En esta zona emite pequeños ramos a la piel del prepucio y a los cuerpos cavernosos. Termina perforando el glande del clítoris, al que provee inervación sensitiva. La porción de este nervio que discurre debajo del ligamento suspensorio está cubierta por la piel vulvar y del prepucio, así como por su capa subyacente de tejido conjuntivo. Por lo tanto, los procedimientos de resección que se extienden bajo el tejido subcutáneo en esta región, las fracturas pélvicas y algunos procedimientos para corregir la incontinencia urinaria corren el riesgo de lesionar este nervio y pueden afectar la sensibilidad del clítoris y la función sexual.

Nervio perineal (véase fig. 1-14). El nervio perineal es el ramo más grande del nervio pudendo interno. Los ramos de este nervio incluyen los nervios labiales posteriores, que inervan los labios menores y los mayores, menos su parte anterior; ramos que dan inervación motora a los músculos del saco perineal superficial (isquiocavernoso, bulbocavernoso y transverso perineal superficial) y ramos sensitivos que inervan los bulbos vestibulares, el vestíbulo y la porción inferior de la vagina. Aunque los datos son limitados, los ramos del nervio perineal pueden proporcionar inervación a los músculos estriados de la parte distal del esfínter urogenital (compresor de la uretra y uretrovaginal), que se encuentran en el saco perineal profundo por arriba de la membrana perineal. El nervio dorsal del clítoris también puede aportar ramos a estas estructuras.

Nervio hemorroidal inferior (rectal) (véase fig. 1-14). El nervio hemorroidal inferior inerva el esfínter anal externo y la piel perianal. Por lo tanto, la lesión de este nervio puede conducir a la incontinencia fecal y síndromes dolorosos. La trayectoria del nervio hemorroidal inferior difiere de la de los otros ramos del nervio pudendo interno, ya que no entra en el conducto pudendo en aproximadamente el 50% de los especímenes de cadáver estudiados. Este hallazgo puede tener implicaciones clínicas en ciertos procedimientos quirúrgicos donde se ingresa en la fosa isquiorrectal y durante las inyecciones utilizadas para controlar el dolor con guía radiográfica.

Inervación autónoma de las estructuras eréctiles

Los tejidos eréctiles del perineo son inervados por los nervios cavernosos del clítoris, que son extensiones distales del plexo uterovaginal, un componente del plexo hipogástrico inferior. Estas fibras discurren dentro de los tejidos conjuntivos paravaginales y parauretrales; llegan al perineo después de pasar debajo de los huesos púbicos. Las fibras se unen al nervio dorsal del clítoris y proporcionan inervación a los cuerpos cavernosos. A diferencia del nervio dorsal del clítoris, las fibras nerviosas cavernosas son de muy pequeño calibre y su presencia puede confirmarse solo por microscopía. Estos nervios, que constan de componentes simpáticos y parasimpáticos, son críticos para la función sexual. La lesión del plexo hipogástrico inferior durante la histerectomía radical, u otras intervenciones quirúrgicas pélvicas o perineales extensas, puede conducir a diferentes grados de disfunción miccional, sexual y defecatoria. Los procedimientos antiincontinencia, en los que las suturas o trócares se pasan a través del tejido parauretral, también pueden dañar estas fibras dentro del espacio retropúbico.

Drenaje linfático

Los estudios de inyección y la observación clínica han establecido el patrón de los vasos linfáticos vulvares y el drenaje hacia el grupo inguinal superficial de ganglios linfáticos. Esta anatomía es importante para el tratamiento de las neoplasias malignas vulvares; aquí se ofrece un panorama general del sistema. Esta región se describe e ilustra con mayor detalle en el capítulo 23.

Los tejidos externos al anillo himeneal son irrigados por una serie anastomótica de vasos sanguíneos y linfáticos en los tejidos superficiales, que se unen a unos cuantos troncos laterales al clítoris y discurren lateralmente hacia los ganglios inguinales superficiales (fig. 1-17). Los vasos que drenan los labios mayores también corren en dirección anterior, laterales a los de los labios menores y a los del vestíbulo. Estos conductos linfáticos están en una ubicación medial al pliegue labiocrural, estableciéndolo como el borde lateral de la resección quirúrgica de las neoplasias malignas vulvares.

Los estudios de inyección de los linfáticos uretrales han mostrado que el drenaje linfático de esta región termina en los ganglios inguinales derechos o izquierdos. Se ha dicho que el clítoris tiene un drenaje directo hacia los ganglios linfáticos pélvicos profundos, rodeando los ganglios superficiales habituales, pero la importancia clínica de esto al parecer es mínima.

Los ganglios linfáticos inguinales se dividen en dos grupos: superficiales y profundos. Hay 12-20 ganglios superficiales y se encuentran con una distribución en forma de "T" paralela al arco crural y 1 cm por debajo, con el tallo extendiéndose a lo largo de la vena safena. Los ganglios a menudo se dividen en cuatro cuadrantes, con el centro de la división en la abertura safena (fosa oval). El drenaje vulvar discurre principalmente hacia los ganglios mediales del cuadrante superior. Estos ganglios se sitúan profundamente en la capa adiposa de tejido subcutáneo, en la capa membranosa, apenas superficiales respecto a la fascia lata.

La vena safena interna se une a la vena femoral a través de la abertura safena. Numerosos vasos sanguíneos superficiales se ramifican desde la vena safena y la arteria femoral 2 cm dentro del arco crural. Incluyen los vasos epigástricos superficiales que irrigan los tejidos subcutáneos de la parte inferior del abdomen, los vasos ilíacos circunflejos superficiales que corren lateralmente hacia la región de la cresta

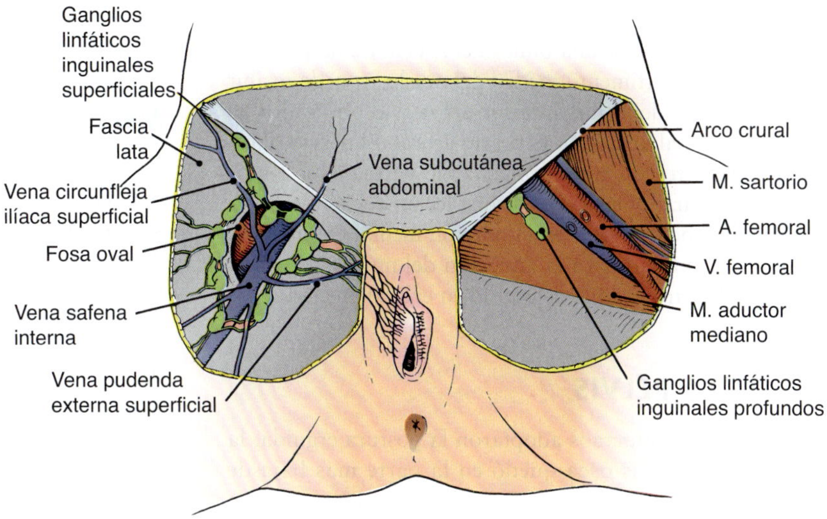

FIGURA 1-17 Drenaje linfático de la vulva y del triángulo femoral. Se muestran los ganglios inguinales superficiales en el muslo derecho y los inguinales profundos en el izquierdo. La fascia lata se retiró en el lado izquierdo.

ilíaca y los vasos pudendos externos superficiales que irrigan el monte del pubis, los labios mayores y el prepucio del clítoris.

Los vasos linfáticos de los ganglios superficiales ingresan en la abertura safena y drenan hacia uno o tres ganglios inguinales profundos, que están en el conducto crural del triángulo femoral. Pasan a través de la abertura safena en la fascia lata, que se encuentra aproximadamente 3 cm por debajo del arco crural, en ubicación lateral a la espina del pubis, junto con la vena safena en su trayecto hacia la vena femoral. La capa membranosa de los tejidos subcutáneos cubre esta abertura como una capa trabeculada llamada *fascia cribiforme*, perforada por vasos linfáticos. Los ganglios profundos se localizan bajo esta fascia en el triángulo femoral.

Compartimento medial del muslo

El compartimento medial del muslo es una de las tres divisiones anatómicas del muslo. Los músculos mediales del muslo actúan principalmente en la articulación de la cadera para su aducción. El músculo aductor más anterior y lateral es el pectíneo, que se origina en la cresta pectínea del pubis y se inserta en el fémur. Este músculo contribuye al piso del triángulo femoral en la parte anterior del muslo y su función principal es la flexión de la cadera. Puesto que este músculo tiene una doble inervación, como se describe a continuación, se considera de transición entre los compartimentos anterior y medial del muslo. En ubicación medial al músculo pectíneo está el aductor mediano o primero, que se origina en la rama superior del pubis y se inserta en el fémur. Forma el borde medial del triángulo femoral. Su principal función es aducir y flexionar el muslo. El músculo recto interno forma el borde medial de esta región y es el más superficial en la porción medial del muslo. Se origina en el cuerpo del pubis y la mitad superior de su rama inferior se inserta en la cara medial proximal de la tibia. Este músculo cruza las articulaciones de la cadera y la rodilla. Su función principal es la aducción del muslo en la cadera y la flexión de la pierna en la rodilla. Entre el aductor mediano y el recto interno se encuentran los músculos aductores mayor o tercero y menor o segundo. El aductor menor está debajo del aductor mediano y entre las ramas anterior y posterior del nervio obturador. Se origina en el cuerpo del pubis y su rama inferior. Su función es aducir el muslo. El aductor mayor es el músculo más grande en el compartimento medial y se ubica detrás de los otros. Tiene una parte aductora, que se origina en la rama isquiopúbica y se inserta a lo largo del eje posterior del fémur, y un vientre isquiotibial, que se origina en la tuberosidad isquiática y se inserta en el epicóndilo medial del fémur. La acción principal de su parte aductora es la aducción; la de su parte isquiotibial es la extensión de la cadera. Debajo de estos tres músculos aductores se encuentra el obturador externo, que se origina en la cara distal de la membrana del obturador y del hueso adyacente y se inserta en el fémur. La acción principal del obturador externo es la misma que la del músculo obturador interno: la rotación lateral de la cadera.

Los músculos del compartimento medial del muslo reciben su irrigación de las arterias femorales y de las arterias del obturador. Aunque existe una variabilidad significativa, el que se presenta aquí es un patrón frecuente de irrigación sanguínea. La femoral profunda es una rama de la arteria femoral que irriga los músculos pectíneo y los aductores mediano, mayor y menor. Una rama más pequeña de este vaso, la arteria femoral circunfleja, perfora los músculos aductor menor, obturador externo y recto interno. La arteria del obturador pasa a través del conducto del obturador y después se divide en las ramas anterior y posterior, que rodean la membrana del obturador. Sus ramas irrigan los músculos pectíneo y obturador externo. Las venas profundas del muslo se corresponden con las principales arterias descritas.

La principal fuente de inervación del muslo medial es el nervio obturador. Este entra al muslo a través del conducto obturador y se divide pronto en sus ramos anterior y posterior, que discurren por las caras anterior y posterior del músculo aductor menor. El ramo anterior inerva los músculos aductores mediano y menor. El ramo posterior inerva los músculos recto interno, aductores menor y mayor, así como el obturador externo. El vientre isquiotibial del aductor mayor recibe inervación del ramo tibial del nervio ciático. De manera notable, aunque anatómicamente el músculo pectíneo es parte del compartimento medial del muslo y puede recibir cierta inervación del ramo anterior del nervio obturador, es inervado principalmente por el nervio crural. El nervio obturador fue descrito con anterioridad como parte de los ramos del plexo lumbar. Los síntomas de una lesión del nervio obturador pueden incluir dolor en la porción medial del muslo o en la ingle, debilidad para la aducción del muslo y pérdida sensitiva en la parte medial del muslo en el lado afectado.

PISO DE LA PELVIS

Cuando los seres humanos adoptaron la postura erguida, la abertura de la pelvis ósea quedó en la parte más baja de la cavidad abdominopélvica. Esto requirió la evolución de un sistema de sostén para evitar que los órganos pélvicos fuesen presionados hacia abajo a través de esta abertura. En la mujer, este sistema debe soportar esas fuerzas descendentes pero permitir el paso del feto humano, cuyo cuerpo y cráneo son de grandes dimensiones. El sistema de sostén que evolucionó para satisfacer estas necesidades consta de un piso fibromuscular que forma una plataforma que abarca la salida pélvica y que contiene una hendidura para el canal del parto y el drenaje excretor. Una serie de ligamentos viscerales y fascias ancla los órganos y mantiene sus posiciones sobre las porciones cerradas de los músculos del diafragma pélvico (elevadores) y las fascias que los rodean. Las aberturas en el diafragma pélvico y en la membrana perineal para el parto y el drenaje excretor requirieron el desarrollo de elementos fibrosos de anclaje que se concentran sobre las áreas abiertas en el piso muscular para sostener las vísceras en estas zonas débiles. En esta sección se describen las estructuras de la parte perineal del piso de la pelvis; el sistema fibroso de sostén se describe en la sección sobre las vísceras pélvicas, los planos de separación y las fascias.

Membrana perineal

La membrana perineal forma la porción inferior del piso pélvico anterior, por debajo de los músculos elevadores y sus fascias. Es una lámina triangular de tejido fibromuscular denso que abarca la mitad anterior de la salida pélvica, separando el compartimento perineal superficial del profundo (*véase* fig. 1-13). Anteriormente se llamaba *diafragma urogenital*. Este cambio de denominación refleja el criterio de que no es una estructura de dos planos con músculo en medio, como se creía antes. Se ubica caudal al músculo esquelético del esfínter urogenital estriado (anteriormente *músculo transverso perineal profundo*). En la mujer, debido a la presencia de la vagina, la membrana perineal no puede formar una hoja continua para cerrar la porción anterior de la pelvis como lo hace en el hombre. Proporciona sostén a la pared vaginal posterior mediante la fijación de la vagina y el cuerpo perineal a las ramas isquiopúbicas, limitando así su descenso. Esta capa del piso surge de la cara interna de las ramas isquiopúbicas, por arriba de los músculos isquiocavernosos y las raíces del clítoris. Las inserciones mediales de la membrana perineal son en la uretra, las paredes de la vagina (aproximadamente a nivel del anillo himeneal) y el cuerpo perineal.

Cefálicos respecto a la membrana perineal, en el saco profundo del triángulo perineal anterior hay dos músculos estriados en forma de arco que se originan detrás y pasan hacia adelante sobre la uretra (**fig. 1-18**). Se trata de los músculos compresor uretral y esfínter uretrovaginal. Estos son parte del músculo esfínter urogenital estriado en la mujer y se continúan con el músculo esfínter estriado de la uretra. Sirven para comprimir la uretra

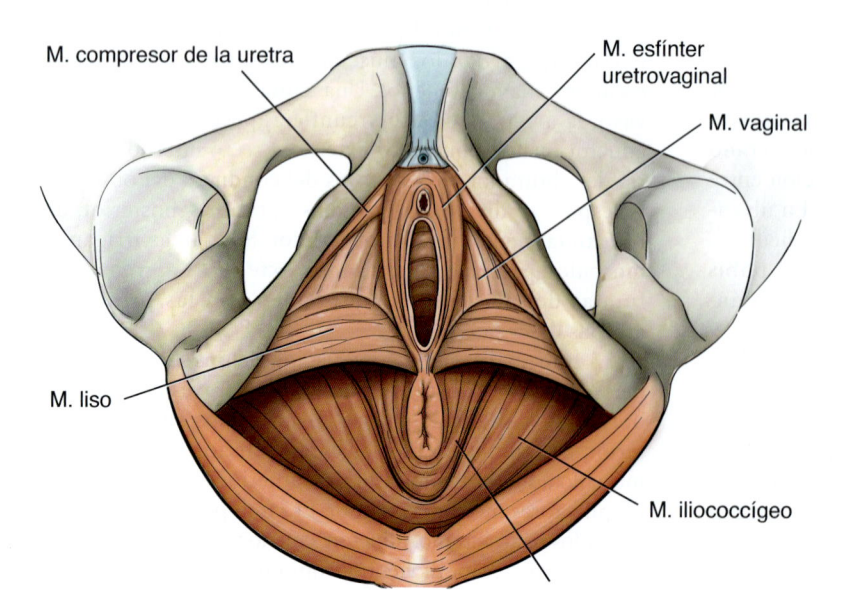

FIGURA 1-18 Estructuras visibles dentro del saco o compartimento perineal profundo después de retirar los músculos perineales superficiales y la membrana perineal.

distal. Posteriormente, entremezcladas en la membrana, hay fibras musculares esqueléticas del músculo vaginal transverso y algunas fibras musculares lisas. Partes del nervio dorsal y profundo, así como vasos del clítoris, también se encuentran dentro de esta membrana y se describieron previamente. La principal función de la membrana perineal está relacionada con su fijación a la vagina y al cuerpo perineal. Al unir estas estructuras a la salida de la pelvis ósea, la membrana perineal sostiene la parte perineal del piso de la pelvis en contra de la gravedad y los efectos del aumento en la presión intraabdominal. La parte anterior de las porciones pubococcígea y puborrectal de los músculos elevadores del ano se halla justo en el margen superior de la membrana perineal en contacto con su cara craneal. La contracción de estos músculos eleva el borde medial de la membrana perineal (junto con la vagina), mientras que la relajación permite su movimiento caudal. El grado de descenso que permiten las conexiones de la membrana perineal con las estructuras de la línea media se puede valorar, durante una exploración con anestesia, colocando un dedo en el recto, enganchándolo hacia adelante y tirando suavemente del cuerpo perineal hacia abajo. Si la membrana perineal se disgregó durante el parto, entonces es detectable un grado anómalo de descenso, el piso pélvico se debilita y el introito se abre.

Cuerpo perineal

Dentro del área delimitada por la parte inferior de la vagina, la piel perineal y el ano, hay una masa de tejido fibromuscular llamada *cuerpo perineal* (*véase* fig. 1-14). La denominación *punto central (tendón) del perineo* que se ha aplicado a esta estructura es muy descriptiva, lo que sugiere el papel del cuerpo perineal como un punto central en el que se insertan muchos músculos.

El cuerpo perineal se une a las ramas púbicas inferiores y a las tuberosidades isquiáticas a través de la membrana perineal y los músculos transversos superficiales del perineo. Anterolateralmente, recibe la inserción de los músculos bulbocavernosos. En sus bordes laterales, las partes superiores del cuerpo perineal se conectan con algunas fibras del diafragma pélvico, la porción puboperineal del músculo pubococcígeo. En la parte posterior, el cuerpo perineal está indirectamente unido al cóccix por el esfínter anal externo. Estas conexiones anclan el cuerpo perineal y sus estructuras circundantes a la pelvis ósea y, por lo tanto, ayudan a mantenerlas en su lugar.

Triángulo posterior: fosa isquiorrectal

En el triángulo posterior de la pelvis, la fosa isquiorrectal está entre el músculo obturador y la capa medial de fascia en las paredes perineales y los músculos elevadores del ano con su capa inferior de fascia (*véase* fig. 1-14). Tiene un hueco anterior que se ubica por arriba de la membrana perineal. Está limitada por los músculos elevadores del ano por arriba y en la línea media, mientras que por el obturador interno a los lados. La parte principal de la fosa es lateral al elevador del ano y al esfínter anal externo; tiene una porción posterior que se extiende por arriba del glúteo máximo. El tronco neurovascular pudendo atraviesa esta fosa. El conducto pudendo con el haz neurovascular se halla en su pared lateral.

Esfínteres anales

El esfínter anal externo se encuentra en el triángulo posterior del perineo (fig. 1-19). Es una sola masa de músculo que tradicionalmente se ha dividido en las porciones subcutánea, superficial y profunda. La parte subcutánea está unida a la piel perianal y forma un anillo envolvente

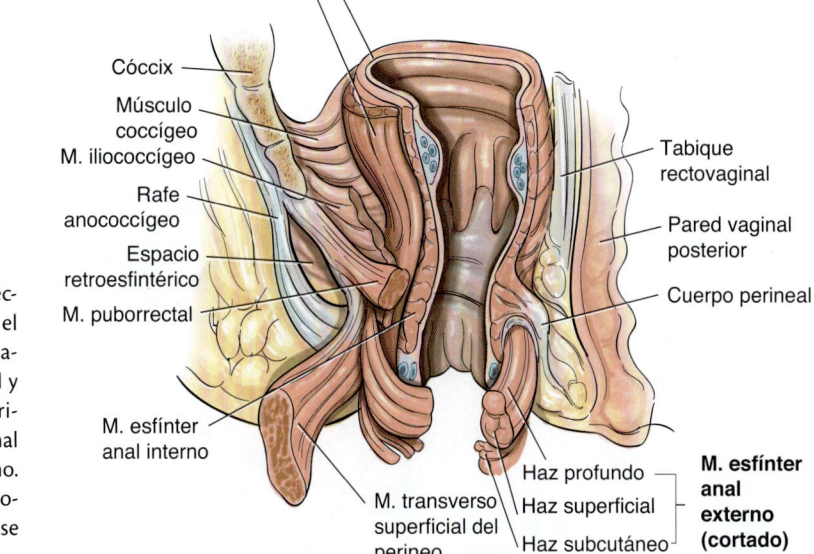

FIGURA 1-19 Vista esquemática de la región anorrectal. El músculo del esfínter externo está cortado en el plano medio sagital anterior y se retrajo. Nótese la relación del haz muscular anterior con el cuerpo perineal y los entrelazamientos con el músculo transverso perineal. Obsérvese el origen y la ubicación del esfínter anal interno en relación con el músculo esfínter anal externo. El origen del haz muscular anterior se aclara y las porciones anterolaterales restantes de los esfínteres externos se entrelazan con el transverso perineal.

alrededor del conducto anal. Se encarga de los pliegues característicos orientados radialmente en la piel perianal. La parte superficial se une a la parte posterior del cóccix, contribuye al cuerpo anococcígeo y envía algunas fibras al cuerpo perineal en la parte anterior. La parte superficial del esfínter anal externo forma la mayor parte del esfínter anal cuando se ve separado en los desgarros obstétricos de tercer grado en la línea media. Las fibras de la parte profunda generalmente rodean el recto y se mezclan de manera indistinguible con el músculo puborrectal, que forma un lazo bajo la superficie dorsal del anorrecto y se une a la parte anterior del pubis (*véase* fig. 1-19).

El *esfínter anal interno* es un engrosamiento del músculo liso circular de la pared anal. Se encuentra justo dentro del esfínter anal externo, del que está separado por un surco interesfintérico visible. Se extiende hacia abajo dentro del esfínter anal externo hasta quedar a unos pocos milímetros de la extensión caudal del esfínter externo. El esfínter interno se puede identificar justo fuera de la submucosa anal en la reparación de una laceración crónica de cuarto grado como una capa blanca gomosa que suele llamarse erróneamente *fascia* durante la reparación obstétrica de una laceración de cuarto grado. La capa longitudinal de músculo liso del intestino, junto con algunas fibras del elevador del ano, separa los esfínteres externo e interno a medida que descienden en el surco interesfintérico.

Músculos elevadores del ano

La representación usual de los músculos elevadores del ano, en los libros de texto de anatomía, desafortunadamente está distorsionada por las presiones abdominales extremas generadas durante el embalsamamiento, que los fuerza hacia abajo. Muchas de esas ilustraciones, por lo tanto, no corresponden a una imagen verdadera de la naturaleza horizontal de esta fuerte plataforma de sostén muscular. La exploración de la paciente en bipedestación normal es la mejor manera de apreciar la naturaleza de este mecanismo de cierre, pues la posición de litotomía provoca cierta relajación de la musculatura. Durante la exploración ginecológica de la paciente nulípara se puede apreciar la eficacia de este cierre, ya que a menudo es difícil insertar un espéculo vaginal si los músculos están contraídos.

La pelvis ósea se extiende por los músculos elevadores del diafragma pélvico. Este diafragma consta de dos componentes: *1)* una capa fina, a manera de plataforma horizontal, formada por el músculo iliococcígeo y *2)* una estructura más gruesa y con forma de "U", a manera de honda, formada por los músculos que rodean el hiato de los elevadores y que incluyen los músculos pubococcígeo y puborrectal (**fig. 1-20**). La zona abierta dentro de la "U" (a través de la cual pasan la uretra, la vagina y el recto) se llama *hiato de los elevadores*, mientras que la porción de este por delante del cuerpo perineal se conoce como *hiato urogenital*.

El músculo pubococcígeo se origina de una adhesión aponeurótica delgada a la cara interna del hueso púbico y se inserta en la porción lateral distal de la vagina, el cuerpo perineal y el ano. Algunas fibras también se unen a la cara superior del cóccix, de ahí el nombre *pubococcígeo*. No obstante, debido a que la mayoría de sus inserciones son en la vagina y el ano, la denominación de *músculo pubovisceral* está reemplazando la denominación más antigua.

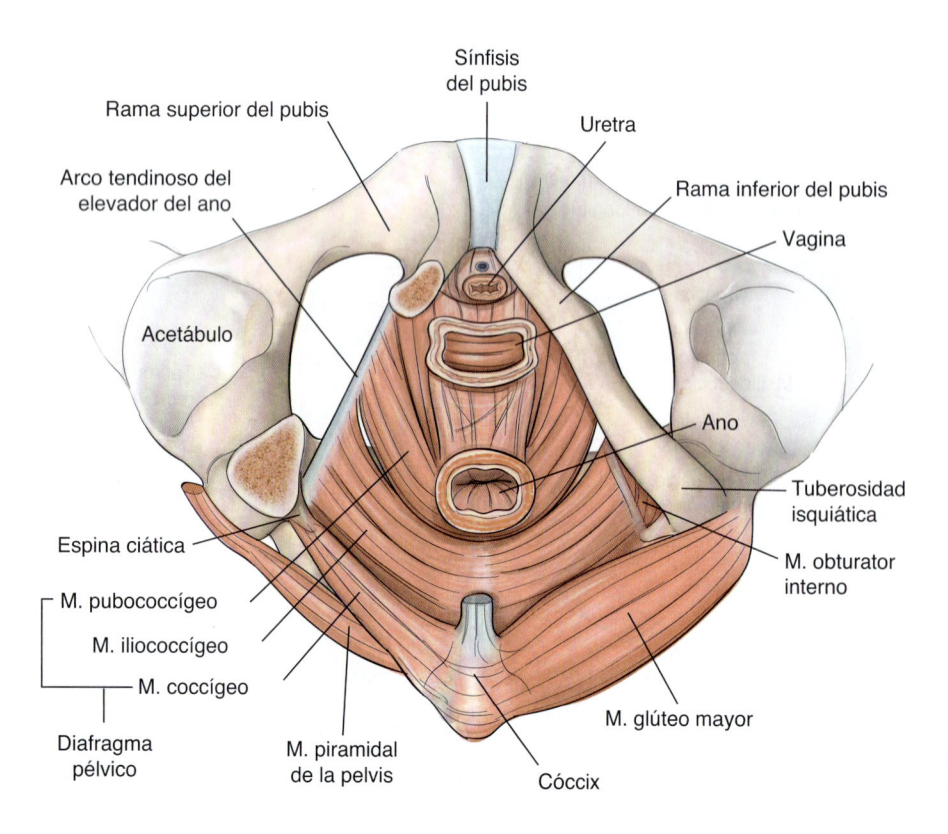

FIGURA 1-20 Anatomía del piso de la pelvis, vista perineal.

El músculo puborrectal es diferente al pubococcígeo y se encuentra en ubicación lateral a este (*véase* fig. 1-20). Algunas de sus fibras se originan en la parte inferior del pubis y otras en la parte superior de la membrana perineal. Las fibras musculares pasan a un lado del recto formando un cabestrillo detrás de la unión anorrectal.

El músculo iliococcígeo se origina en una banda fibrosa que cubre al obturador interno llamada *arco tendinoso del elevador del ano*. Desde estos orígenes amplios, las fibras del iliococcígeo pasan detrás del recto y se insertan en el cuerpo anococcígeo en la línea media, que incluye al rafe iliococcígeo y el cóccix. El músculo isquiococcígeo (coccígeo) se origina en la espina ciática y el ligamento sacrociático menor para insertarse en los bordes del cóccix y el segmento más bajo del sacro.

Estos músculos están cubiertos en sus caras superior e inferior por fascias. Cuando los músculos elevador del ano e isquiococcígeo, así como sus fascias, se consideran juntos, reciben el nombre de *piso de la pelvi*s y no deben confundirse con la membrana perineal (anteriormente llamada *diafragma urogenital*).

El tono normal de los músculos del diafragma pélvico mantiene la base de la "U" en el hiato de los elevadores cerca de la parte posterior de los huesos púbicos, con la vagina y el recto cerrados. La región del elevador del ano entre este y el cóccix, formada por el cuerpo anococcígeo y el rafe iliococcígeo, se denomina, clínicamente, *placa elevadora*. Crea una plataforma de sostén en la que el recto, la porción superior de la vagina y el útero pueden descansar. La posición relativamente horizontal de esta plataforma es determinada por la tracción anterior de los músculos pubococcígeo y puborrectal sobre la placa fibromuscular de los elevadores; además, es importante para los soportes vaginal y uterino.

Los músculos elevadores del ano reciben su inervación de un ramo anterior de los nervios sacros tercero, cuarto y quinto llamado, apropiadamente, *nervio del elevador del ano*, que perfora el músculo desde su cara pélvica. Algunas partes del músculo puborrectal también pueden recibir una pequeña contribución del ramo anal inferior (rectal) del nervio pudendo.

VÍSCERAS PÉLVICAS

En esta sección sobre las vísceras pélvicas se describe la estructura de los órganos pélvicos individuales y se consideran cuestiones específicas de sus interrelaciones (**fig. 1-21**). Aquí se mencionan los aspectos de la irrigación sanguínea, la inervación y el drenaje linfático exclusivos de las vísceras pélvicas específicas. Sin embargo, en la sección sobre el retroperitoneo, donde se ofrece la descripción general de estos sistemas, se consideran la vasculatura, la inervación y el drenaje linfático pélvicos.

Estructuras genitales

Vagina

La *vagina* es una víscera hueca plegable con una forma determinada por las estructuras que la rodean y por sus uniones a la pared pélvica. Estas uniones están en los bordes laterales de la vagina, por lo que su luz es una hendidura transversal, con contacto entre las paredes anterior y poste-

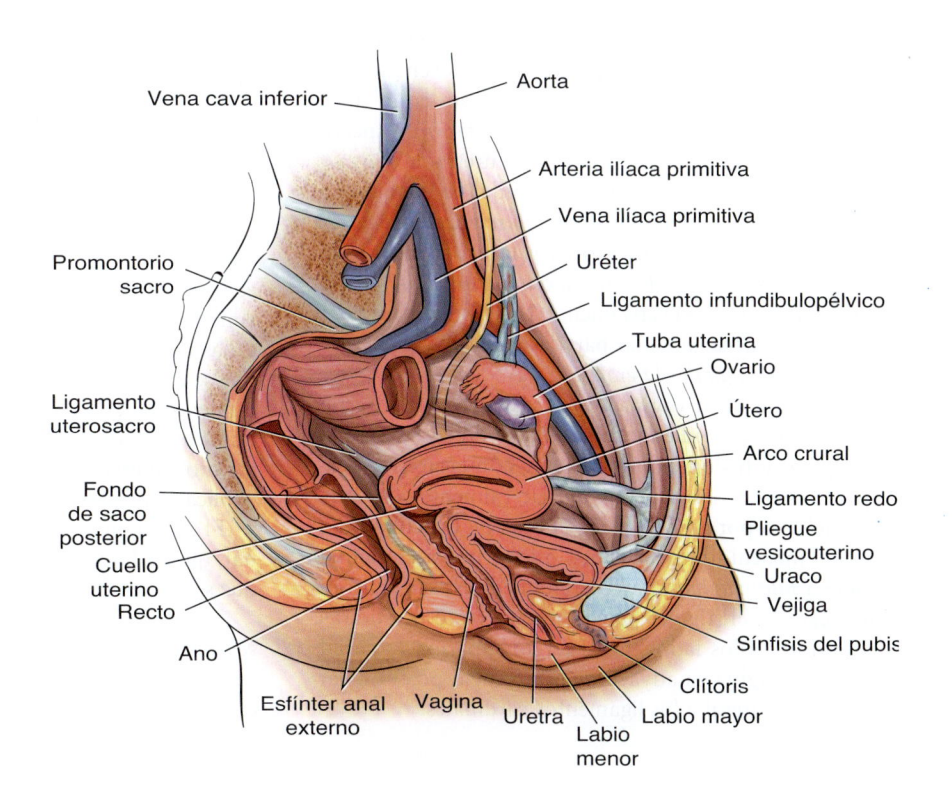

FIGURA 1-21 Vísceras pélvicas.

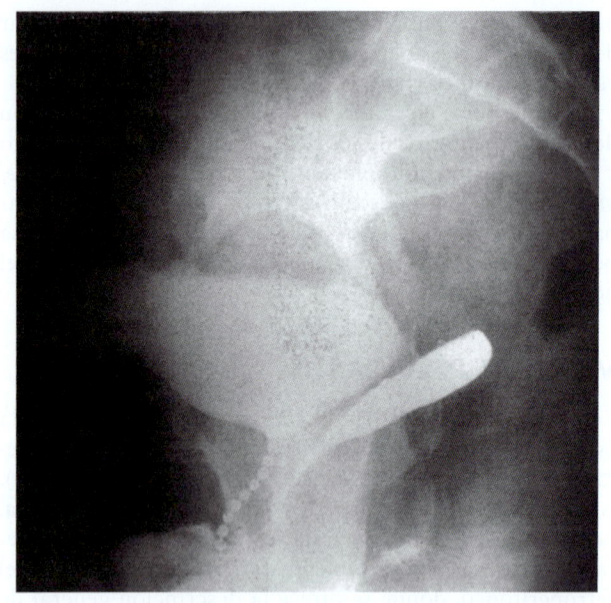

FIGURA 1-22 Cistouretrografía utilizando una "cadena de cuentas" (y bario en la vagina) que muestra el eje vaginal normal de una paciente en bipedestación.

rior. La parte inferior de la vagina se constriñe a su paso por el hiato urogenital. La parte superior es mucho más espaciosa. La vagina se flexiona en un ángulo de 120° por la tracción anterior de los músculos elevadores del ano en la unión de su tercio inferior y sus dos tercios superiores (fig. 1-22). El cuello uterino generalmente se encuentra dentro de la pared vaginal anterior, lo que hace que esta sea 2-3 cm más corta que la posterior. La pared anterior tiene unos 7-9 cm de longitud, aunque esta dimensión varía de manera considerable.

Cuando se inspecciona la luz vaginal a través del introito, se pueden visualizar muchos puntos de referencia. Las paredes anterior y posterior tienen una cresta en la línea media, las llamadas *columnas anterior* y *posterior*, respectivamente. Se originan de la impresión de la uretra, la vejiga y el recto sobre la luz vaginal. La parte caudal de la columna anterior es distinta y se denomina *carina uretral de la vagina*. Los huecos anteriores, posteriores y laterales al cuello uterino se denominan *fondos de saco anterior, posterior* y *laterales de la vagina*, respectivamente. Los pliegues laterales de la vagina, donde se unen las paredes anterior y posterior, se llaman *surcos vaginales laterales*.

Las relaciones de la vagina con otras partes del cuerpo se pueden entender dividiéndola en tercios. En el tercio inferior, la vagina se fusiona anteriormente con la uretra, posteriormente con el cuerpo perineal y lateralmente con cada elevador del ano por medio de las "fibras de Luschka". La porción del músculo pubococcígeo que se une a la vagina se denomina *pubovaginal*. En el tercio medio se encuentran el cuello vesical y el trígono por delante, el recto por detrás y los elevadores a los lados. En el tercio superior, la pared anterior de la vagina es adyacente a la vejiga, posterior al fondo de saco y lateral a los ligamentos cardinales.

La pared vaginal contiene las mismas capas que todas las vísceras huecas (es decir, mucosa, submucosa, muscular y adventicia). La capa adventicia representa la fascia visceral que rodea un órgano pélvico, como se explica a continuación. Excepto por el área cubierta por el fondo de saco, la vagina no tiene cobertura serosa. La mucosa consta de las capas de epitelio y lámina propia. Es del tipo plano, estratificado, no queratinizado y se asienta sobre una submucosa densa, similar a la dermis.

La muscular vaginal se fusiona con la submucosa y su patrón es de disposición bihelicoidal. Fuera de la muscular, la capa adventicia o fascia pélvica visceral tiene grados variables de desarrollo en diversas áreas de la vagina. La fascia pélvica visceral es un componente de la fascia endopélvica y se le ha dado un nombre separado debido a su desarrollo inusual. Cuando se diseca en el quirófano, la muscular suele pegarse a dicha fascia. Esta combinación de adventicia especializada y muscular corresponde a la "fascia" del cirujano, que podría mejor llamarse *capa fibromuscular de la vagina*, como sugirieron Nichols y Randall en su obra *Vaginal Surgery*.

Útero

El útero es un órgano fibromuscular con forma, peso y dimensiones que varían considerablemente, dependiendo tanto de la estimulación estrogénica como de partos anteriores. Tiene dos porciones: un cuerpo muscular superior y un cuello fibroso inferior. En una mujer en edad reproductiva, el cuerpo es considerablemente más grande que el cuello, pero antes de la menarquia y después de la menopausia sus tamaños son similares. Dentro del cuerpo hay una cavidad endometrial triangular rodeada por una gruesa pared muscular. Esa porción del útero que se extiende por encima de la parte superior de la cavidad endometrial (es decir, por encima de las inserciones de las tubas uterinas) recibe el nombre de *fondo*.

Las fibras musculares que componen la mayor parte del cuerpo uterino no están dispuestas en capas de una manera simple, como ocurre en el tubo digestivo, sino en un patrón más complejo. Este patrón refleja el origen del útero a partir de primordios paramesonéfricos pares, con las fibras de cada mitad que se cruzan diagonalmente con las del lado opuesto.

El útero está revestido por una única mucosa, el endometrio. Este tiene un epitelio cilíndrico que forma glándulas y un estroma especializado. La parte superficial de esta capa experimenta un cambio repetitivo con cada ciclo menstrual. El espasmo de las arteriolas espirales hormonalmente sensibles que se encuentran dentro del endometrio provoca el desprendimiento de esta capa después de cada ciclo, pero una capa basal más profunda persiste para generar un nuevo revestimiento. Diferentes arterias irrigan el endometrio basal, lo que explica su preservación al momento de la menstruación.

El cuello uterino se divide en dos porciones: la parte vaginal, que es la que sobresale en la vagina, y la supravaginal, que se encuentra por debajo del cuerpo.

La pared cervical, especialmente su segmento distal, se compone principalmente de tejido conjuntivo denso y fibroso, con solo una pequeña cantidad (aproximadamente el 10%) de músculo liso. Este músculo liso se encuentra periféricamente dentro del cuello uterino y conecta el miometrio con el músculo de la pared vaginal. Este músculo liso y el tejido fibroso que lo acompaña se disecan fácilmente del centro fibroso subyacente del cuello uterino, más denso, y forman la capa que se refleja durante la histerectomía intrafascial. Está dispuesto circularmente alrededor del cuello uterino fibroso y es el tejido donde se unen los ligamentos cardinales y uterosacros.

La parte vaginal está cubierta por un epitelio escamoso no queratinizado. Su conducto está revestido por un epitelio cilíndrico secretor de moco que se distribuye en una serie de pliegues con forma de "V" que semejan las hojas de una palma y, por lo tanto, se llaman *pliegues palmados*. Estas forman hendiduras compuestas en el conducto cervical y no glándulas racimosas tubulares, como se pensaba anteriormente.

El borde superior del conducto cervical es el orificio interno, por encima del cual se ensancha hacia la cavidad endometrial. El borde inferior del conducto es el orificio cervical externo. La transición del epitelio escamoso de la parte vaginal al epitelio cilíndrico del conducto cervical por metaplasia escamosa ocurre cerca del orificio externo. La zona de transformación resultante es variable en relación con el orificio externo y cambia de acuerdo con las variaciones hormonales que se producen durante la vida de la mujer. Es en esta zona activa de transición celular donde el cuello uterino tiene máxima susceptibilidad a la transformación maligna.

Hay poca capa adventicia en el útero, con la serosa peritoneal directamente unida a la mayor parte del cuerpo. La parte anterior del cuello uterino está cubierta por la vejiga y, por lo tanto, no tiene serosa. Del mismo modo, como se explica en la siguiente sección, el ligamento ancho envuelve las caras laterales del cuello y el cuerpo del útero; por lo tanto, ahí no hay cubierta de serosa. La porción posterior del cuello uterino tiene una cubierta serosa, ya que el peritoneo del fondo de saco se repliega hacia la pared vaginal posterior, a varios centímetros de la unión cervicovaginal.

Estructuras anexiales y ligamento ancho

Las tubas uterinas (trompas de Falopio) son estructuras tubulares pares de 7-12 cm de longitud (**fig. 1-23**). Cada una tiene cuatro porciones reconocibles. En el útero, la tuba pasa a través de su pared (parte intramural), también llamada *porción intersticial*. Al salir del cuerpo, una porción ístmica estrecha comienza con una luz escasa y una pared muscular gruesa. Avanzando hacia el extremo abdominal, a continuación se encuentra la ampolla, que tiene una luz en expansión y una mucosa más lobulada. El extremo fimbriado de la tuba tiene muchas proyecciones, a manera de fronda, para proveer una superficie para la captación de óvulos. El extremo distal de la tuba uterina se une al ovario por medio de la fimbria ovárica, una banda muscular lisa encargada de acercar la fimbria al ovario durante la ovulación. La capa externa de la muscular de la tuba se compone de fibras longitudinales; la capa interna tiene una orientación circular.

El polo lateral del ovario está unido a la pared pélvica por el ligamento suspensorio del ovario (ligamento infundibulopélvico), que incluye a la arteria y vena ováricas, linfáticos y el plexo nervioso. Medialmente, el ovario está conectado al útero a través del ligamento del ovario (uteroovárico). Durante la vida reproductiva, el ovario mide alrededor de 2.5-5 cm de largo, 1.5-3 cm de grosor y 0.7-1.5 cm de ancho, con variaciones de acuerdo con su estado de actividad o inhibición, como con los medicamentos anticonceptivos orales. Su superficie es en su mayoría libre, pero tiene

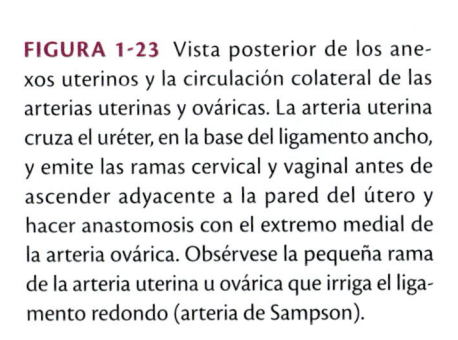

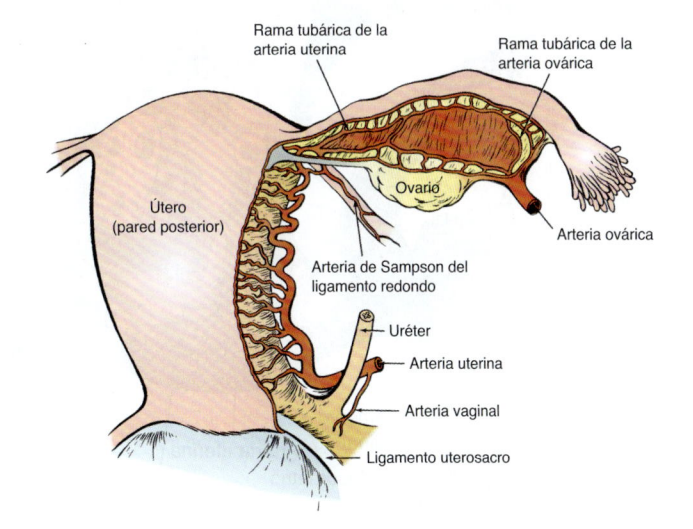

FIGURA 1-23 Vista posterior de los anexos uterinos y la circulación colateral de las arterias uterinas y ováricas. La arteria uterina cruza el uréter, en la base del ligamento ancho, y emite las ramas cervical y vaginal antes de ascender adyacente a la pared del útero y hacer anastomosis con el extremo medial de la arteria ovárica. Obsérvese la pequeña rama de la arteria uterina u ovárica que irriga el ligamento redondo (arteria de Sampson).

una unión al ligamento ancho a través del mesovario, como se explica a continuación.

El ovario tiene una cubierta de cúbica a cilíndrica y consta de corteza y médula. La parte medular es principalmente fibromuscular, con abundantes vasos sanguíneos y tejido conjuntivo. La corteza está compuesta por un estroma más especializado, salpicado de folículos, cuerpos lúteos y blancos.

Los ligamentos redondos del útero son extensiones de la musculatura uterina y son homólogos del gubernáculo testicular. Comienzan como bandas anchas que surgen en cada cara anterolateral del cuerpo. Asumen una forma más cilíndrica antes de entrar en el tejido retroperitoneal, donde pasan lateralmente a los vasos epigástricos inferiores profundos y entran en cada anillo inguinal profundo (interno). Después de atravesar el conducto inguinal, salen a través del anillo inguinal superficial e ingresan al tejido subcutáneo de los labios mayores. Están muy poco relacionados con el soporte uterino.

Los ovarios y las tubas constituyen los anexos uterinos. Están cubiertos por un par especializado de pliegues de peritoneo llamados *ligamentos anchos*. Durante el desarrollo embrionario, los conductos de Müller y los ovarios, emparejados, nacen de las paredes abdominopélvicas laterales. A medida que migran hacia la línea media, se extrae un mesenterio de peritoneo de la pared pélvica, desde el cuello uterino hacia arriba. Esto deja la línea media del útero conectada en ambos lados a la pared pélvica por medio de una doble capa de peritoneo que recibe el nombre de *ligamento ancho*; dicho ligamento se describe en la sección sobre tejidos de soporte y planos de disección.

En el margen superior de estos dos pliegues, llamado *ligamento ancho*, se encuentran las tubas uterinas, los ligamentos redondos y los ovarios (fig. 1-24). Los ligamentos cardinales y uterosacros se ubican en el margen inferior del ligamento ancho. Estas estructuras son ligamentos viscerales; por ello, incluyen diferentes cantidades de músculo liso, vasos, tejido conjuntivo, nervios y otras estructuras. No son los ligamentos puros asociados con las articulaciones en el esqueleto.

El ovario, la tuba y el ligamento redondo tienen cada uno su propio mesenterio separado, llamados *mesovario*, *mesosálpinx* y *meso del ligamento redondo*, respectivamente. Están dispuestos en un patrón, con el ligamento redondo colocado de forma ventral, desde donde este abandona la pelvis a través del arco crural, y el ovario colocado de forma dorsal. La tuba está en la parte media y es la más cefálica de las tres estructuras. En el extremo lateral de la tuba uterina y el ovario, el ligamento ancho termina donde el ligamento infundibulopélvico se funde con la pared de la pelvis.

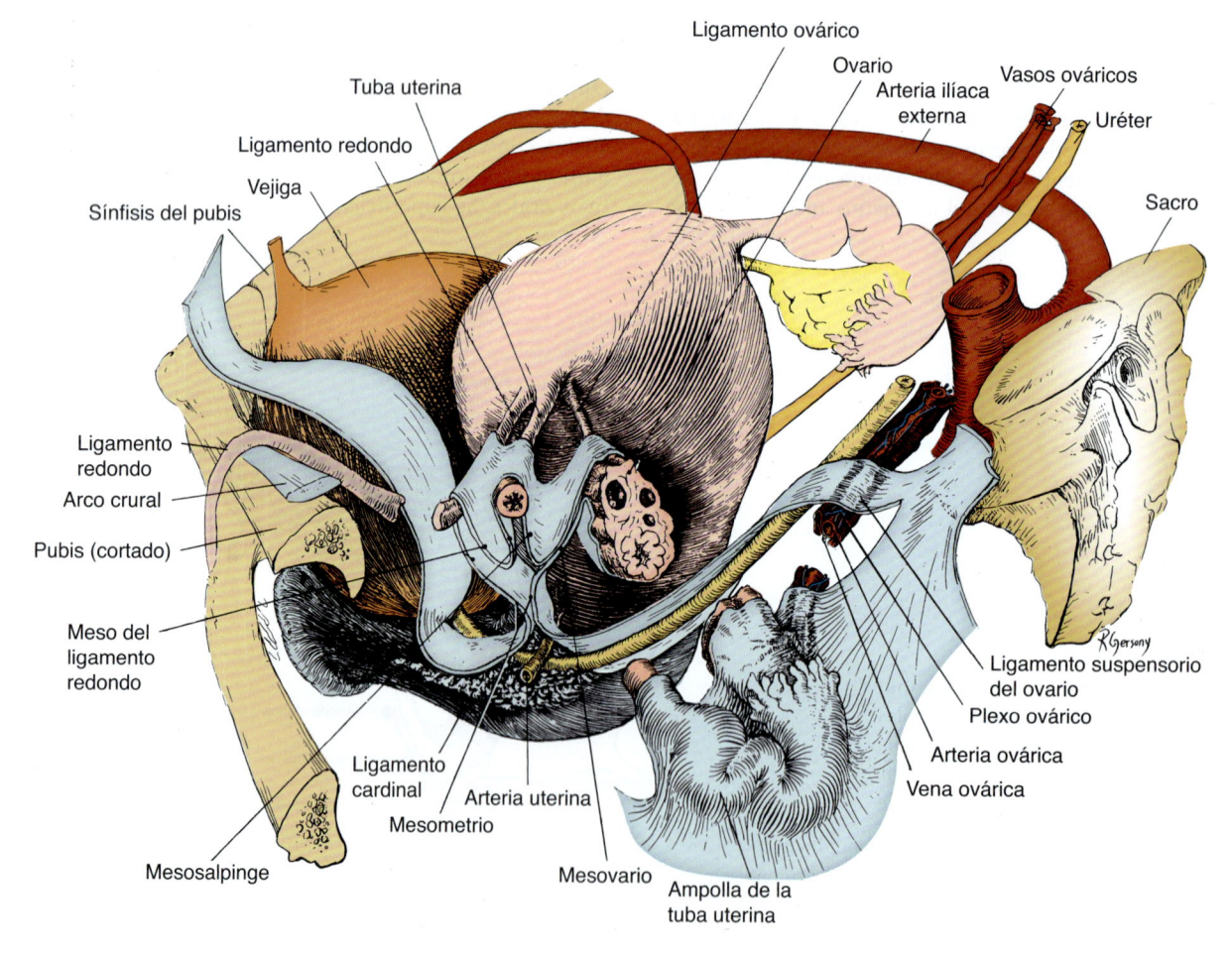

FIGURA 1-24 Composición del ligamento ancho.

Los ligamentos cardinales están en la base del ligamento ancho y se describen en la sección sobre tejidos de soporte y planos de disección.

Irrigación sanguínea y linfáticos del aparato genital

El suministro de sangre a los órganos genitales proviene de las arterias ováricas, las ramas de la aorta abdominal y las ramas uterina y vaginal de las arterias ilíacas internas. Una arcada arterial continua conecta estos vasos sobre el borde lateral de los anexos, el útero y la vagina (*véase* fig. 1-23).

El suministro de sangre de los anexos proviene de las arterias ováricas que nacen de la cara anterior de la aorta, por debajo del nivel de las arterias renales. El plexo venoso acompañante drena hacia la vena cava a la derecha y hacia la vena renal a la izquierda. Las arterias y venas siguen un largo trayecto retroperitoneal antes de llegar al extremo cefálico del ovario. Debido a que la arteria ovárica discurre junto con el hilio del ovario, no solo irriga la gónada, sino que también emite muchos vasos pequeños a través del mesosálpinx para abastecer la tuba uterina, incluyendo una rama de la fimbria prominente en el extremo tubárico lateral.

La arteria uterina nace de la arteria ilíaca interna. A veces comparte un origen común con las arterias pudenda interna o vaginal. Se une al útero cerca de la unión de su cuerpo y cuello, pero esta posición varía considerablemente, tanto entre pacientes como en el grado de tracción ascendente o descendente aplicada al útero. Diversas venas uterinas grandes que drenan el cuerpo y el cuello del útero acompañan a cada arteria uterina.

Al llegar al borde lateral del útero (después de pasar por encima del uréter y emitir una pequeña rama a esta estructura), la arteria uterina discurre a lo largo del borde lateral del útero. Por medio de esta conexión envía sangre hacia arriba en dirección al cuerpo y hacia abajo en dirección al cuello uterino. Debido a que esta rama descendente de la arteria uterina continúa a lo largo de la cara lateral del cuello uterino, eventualmente cruza sobre la unión cervicovaginal y se sitúa a un costado de la vagina.

La vagina recibe suministro de sangre de una extensión hacia abajo de la arteria uterina a lo largo de su surco lateral (la denominada *rama vaginal de la arteria uterina* o *arteria ácigos de la vagina*) y de una rama vaginal de la arteria ilíaca interna. Estas forman una arcada anastomótica en la región lateral de la vagina en las posiciones 3 y 9 del cuadrante. Las ramas de estos vasos también se fusionan a lo largo de las paredes vaginales anterior y posterior. La parte distal de la vagina también recibe irrigación de los vasos pudendos internos, mientras la pared posterior tiene una contribución de las arterias hemorroidales media e inferior.

El drenaje linfático de los dos tercios superiores de la vagina y el útero ocurre, principalmente, hacia los ganglios linfáticos obturador e ilíacos internos y externos; la porción más distal drena con los ganglios linfáticos vulvares hacia los ganglios inguinales. Además, algunos conductos linfáticos del cuerpo uterino se extienden a lo largo del ligamento redondo hasta los ganglios inguinales superficiales, mientras que algunos ganglios se extienden posteriormente a lo largo de los ligamentos uterosacros hasta los ganglios sacros laterales. Estas vías de drenaje se describen más ampliamente en la sección dedicada al retroperitoneo.

El drenaje linfático del ovario sigue los vasos ováricos hasta la región de la aorta abdominal inferior, desde donde drenan hacia la cadena lumbar (ganglios paraaórticos).

El útero recibe su inervación del plexo uterovaginal (ganglio de Frankenhäuser), que está situado en el tejido conjuntivo del ligamento cardinal. Los detalles de la organización de la inervación pélvica se encuentran en la sección sobre las estructuras retroperitoneales.

Vías urinarias inferiores

Uréter

El *uréter* es una víscera tubular de 25-30 cm de extensión y dividida en dos porciones, abdominal y pélvica, de idéntica longitud. Su pequeña luz está rodeada por una capa muscular interna longitudinal y otra circular externa. En el abdomen se encuentra en el tejido conjuntivo extraperitoneal de la pared posterior, cruzado anteriormente por los vasos cólicos izquierdo y derecho, así como por los ováricos. Su trayecto e irrigación se describen en la sección dedicada al retroperitoneo.

Vejiga

La vejiga se puede dividir en dos porciones: el cuerpo (cúpula) y el fondo (base) (fig. 1-25). La musculatura de la vejiga no se compone de capas simples, a semejanza de las paredes musculares de las vísceras tubulares como el intestino y el uréter. Se describe mejor como una malla de paquetes musculares entrelazados. La musculatura de la cúpula es relativamente delgada cuando la vejiga se encuentra distendida. La base de la vejiga, que es más gruesa y varía menos con la distensión, consta del trígono urinario y de un engrosamiento del detrusor que recibe el nombre de *asa*. Esta última es una banda de musculatura en forma de "U", abierta en la parte posterior, que forma la base de la vejiga por delante de la porción intramural del uréter. El trígono está formado por músculo liso que nace de los uréteres que ocupan dos de sus tres ángulos. El asa del detrusor se continúa como músculo del cuello vesical y la uretra. El cuello vesical es la región de la vejiga donde la luz uretral atraviesa su base. Allí descansa sobre la porción media de la vagina. La forma de la vejiga depende de cuán llena esté. Cuando está vacía, es un disco un tanto aplanado y ligeramente cóncavo hacia arriba. A medida que se llena, la cúpula se eleva de la base asumiendo, eventualmente, una forma más esférica.

La distinción entre base y cúpula tiene importancia funcional porque estas dos secciones cuentan con inervaciones diferentes. La base de la vejiga tiene receptores adrenérgicos α que causan contracción cuando son estimulados y, por lo tanto, favorecen la continencia. La cúpula responde a la estimulación β o colinérgica, con contracciones que provocan el vaciamiento vesical.

En la parte anterior, la vejiga descansa sobre los huesos púbicos y la porción inferior de la pared abdominal.

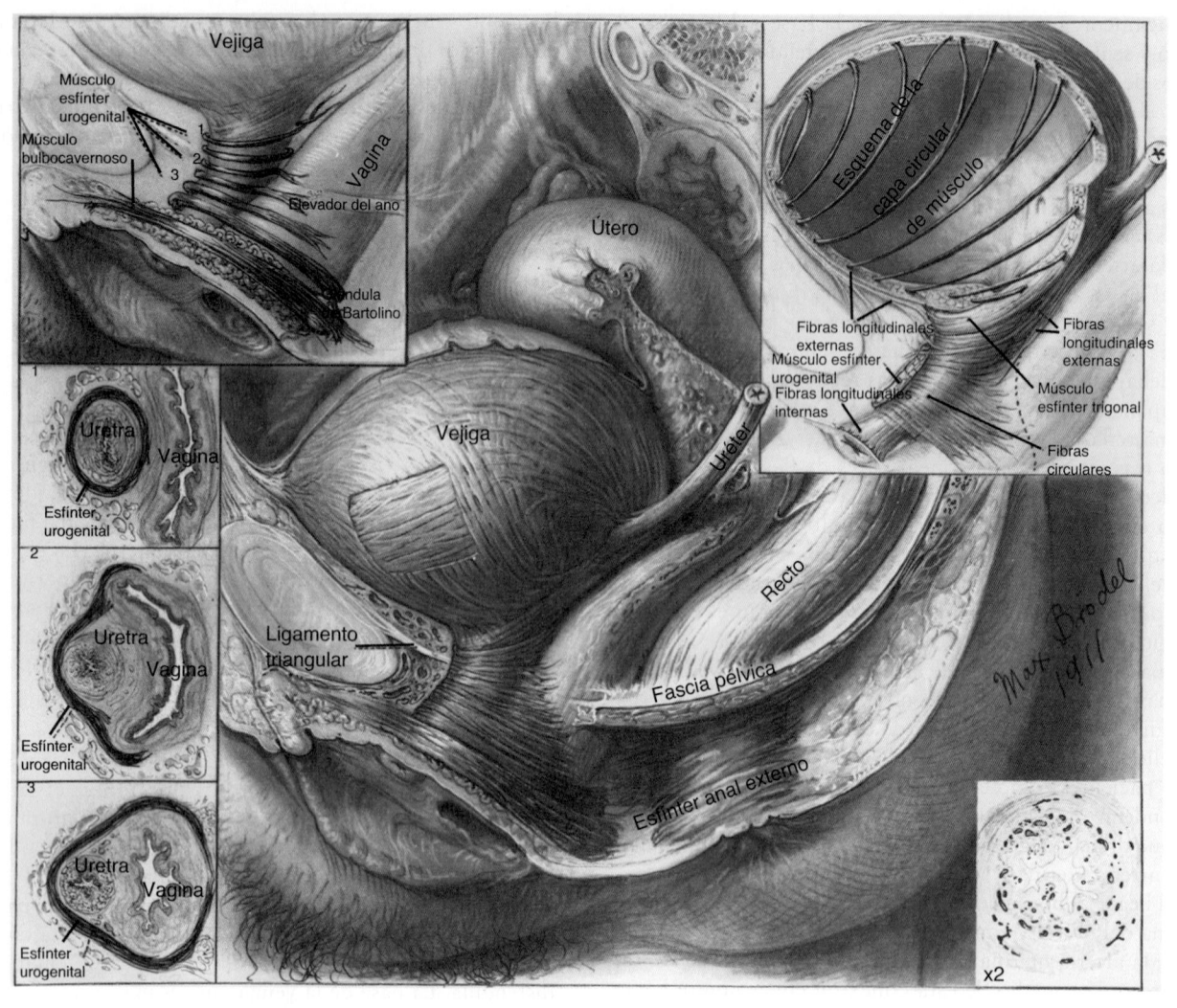

FIGURA 1-25 Vista lateral de los órganos pélvicos en la que se muestra la anatomía detallada tanto de la uretra como de la vejiga. Los *recuadros* muestran la composición de las fibras musculares lisas de la vejiga y su cuello (*arriba a la derecha*) y el complejo esfínter urogenital estriado (*al lado izquierdo*). No se observa el compresor de la uretra (la ilustración original se encuentra en The Max Brödel Archives en el Department of Art as Applied to Medicine, The Johns Hopkins University School of Medicine, Baltimore, MD, USA. Utilizada con autorización).

El ápice de la vejiga es la parte de la cúpula situada en la parte superior; está conectada con el ombligo por el ligamento umbilical medio (vestigio del uraco). La vejiga se reclina contra los huesos púbicos lateral e inferiormente, mientras que colinda con los músculos obturador interno y elevador del ano. En la parte posterior se apoya en la vagina y el cuello uterino. Estas relaciones se abordan con mayor detalle en las consideraciones acerca de los planos y los espacios pélvicos.

La irrigación de la vejiga proviene de la arteria vesical superior (que nace de la parte permeable de la arteria umbilical) y de la arteria vesical inferior (que es una rama independiente de la arteria pudenda o proviene de la arteria vaginal).

La inervación de la vejiga se deriva del plexo vesical, un componente del plexo hipogástrico inferior.

Uretra

La luz uretral comienza en el orificio (meato) uretral interno y tiene una serie de diferencias regionales en su estructura. Pasa a través de la base de la vejiga en una porción intramural en un trayecto de poco menos de un centímetro. La región de la vejiga donde la luz uretral atraviesa su base recibe el nombre de *cuello vesical*.

En sus dos tercios distales, la uretra se fusiona con la vagina (*véase* fig. 1-25), con la que comparte una derivación embrionaria común del seno urogenital. Desde el cuello vesical hasta la membrana perineal, que comienza en la unión de sus tercios medio y distal, la uretra presenta varias capas. Una capa externa de músculo esquelético orientada de forma circular (esfínter urogenital) se mezcla con algunas fibras musculares lisas de orientación circular. Dentro de esta capa hay un estrato longitudinal de músculo liso que rodea una submucosa notablemente vascular, así como un epitelio escamoso no queratinizado que responde a la estimulación estrogénica. La luz uretral proximal está revestida por una capa urotelial.

Dentro de la gruesa lámina propia vascular, o capa submucosa, hay un grupo de glándulas tubulares sobre la cara vaginal de la uretra. Estas glándulas parauretrales se vacían dentro de la luz en varios puntos de la superficie posterolateral de la uretra, pero son más prominentes en los dos tercios distales. Las glándulas de Skene son las más grandes y más distales y drenan fuera de la luz uretral, posterolaterales respecto al orificio uretral externo. La infección crónica de estas glándulas puede originar divertículos uretrales y la obstrucción de sus conductos terminales provoca la formación de quistes.

Los quistes de la glándula de Skene suelen dar lugar a la desviación de la abertura uretral hacia el lado opuesto. Su ubicación en la superficie dorsal de la uretra refleja la distribución de las estructuras de las que se originan. Las glándulas parauretrales, como la porción inferior de la vagina y la uretra, se derivan del seno urogenital y, por lo tanto, los quistes de las glándulas suelen estar revestidos de epitelio plano estratificado.

Justo por encima de la membrana perineal comienza la porción distal del esfínter urogenital. Aquí, el músculo esquelético de la uretra abandona la pared uretral para formar el esfínter uretrovaginal (*véase* fig. 1-18) y el compresor de la uretra (anteriormente llamado *músculo transverso profundo del perineo*). Distal a esta porción, la pared uretral es fibrosa y forma una boquilla para dirigir el flujo urinario. El soporte mecánico del cuello vesical y la uretra, tan importante para la continencia urinaria, se describe en la sección de este capítulo dedicada a los tejidos de soporte del aparato urogenital.

La uretra recibe irrigación tanto de una extensión inferior de los vasos vesicales como de los vasos pudendos.

Los músculos estriados de la uretra son inervados por el sistema nervioso somático a través del nervio pudendo o por ramos directos del plexo sacro; el músculo liso es inervado por el plexo hipogástrico inferior.

Colon sigmoide y recto

El colon sigmoide comienza en la curva de la que deriva su nombre en el borde pélvico. Tiene la estructura característica del colon, con tres tenias que se encuentran sobre una capa circular de músculo liso. A diferencia de gran parte del colon, que es retroperitoneal, el sigmoide tiene un mesenterio definido en su parte media. La longitud del mesenterio y el patrón de curvatura del sigmoide varían considerablemente. Recibe su irrigación de la parte más baja de la arteria mesentérica inferior, por sus ramas denominadas *arterias sigmoideas*.

A medida que entra en la pelvis, el colon endereza su trayecto y se convierte en el recto. Esta porción se extiende desde el borde pélvico hasta que pierde su cubierta peritoneal anterior final por debajo del fondo de saco. Cuenta con dos bandas de músculo liso (anterior y posterior). Su luz presenta tres pliegues rectales transversales que contienen la mucosa, la submucosa y las capas circulares de la pared intestinal. El pliegue más prominente, el medio, se encuentra anteriormente a la derecha unos 8 cm por encima del ano y debe cruzarse durante la exploración rectal alta o la sigmoidoscopia.

A medida que pasa detrás de la vagina, el recto se expande en la ampolla, porción que comienza debajo del fondo de saco peritoneal y llena la pelvis posterior desde un lado. En el extremo distal del recto, la unión anorrectal se flexiona en un ángulo de 90°, donde es atraída en sentido ventral por la inserción de las fibras del músculo puborrectal en el pubis y, posteriormente, por la inserción dorsal del esfínter anal externo en el cóccix. A diferencia de otras porciones del colon, el recto no cuenta con tenias.

Por debajo de este nivel, el intestino se denomina *ano*. Este tiene muchas características distintivas. Hay un engrosamiento del músculo circular involuntario, el llamado *esfínter anal interno*. El conducto presenta una serie de válvulas para ayudar al cierre del ano y, en su borde inferior, la línea pectínea (dentada), la mucosa del colon da paso a una capa de transición de epitelio plano glabro antes de convertirse en la piel perineal pilosa en la línea dentada.

Las relaciones del recto y el ano se pueden inferir mediante su trayecto. Yacen en contra del sacro y la placa de los elevadores detrás y contra la vagina en la parte anterior. Por debajo, cada mitad del elevador del ano linda con su pared lateral y envía fibras para mezclarse con las involuntarias longitudinales correspondientes entre los esfínteres anales interno y externo. Su extremo distal está rodeado por el esfínter anal externo.

El anorrecto obtiene su irrigación de diversas fuentes (fig. 1-26). Desde arriba, la rama hemorroidal superior de la arteria mesentérica inferior se encuentra dentro de las capas del mesocolon sigmoide. A medida que se aproxima al inicio del recto, se divide en dos ramas y termina en la pared del intestino. Una rama directa de la arteria ilíaca interna, la hemorroidal media, surge de la pared pélvica a ambos lados y contribuye a la irrigación sanguínea del recto y su ampolla por arriba del piso de la pelvis. El ano y el esfínter externo reciben irrigación de la rama hemorroidal inferior de la arteria pudenda interna, que alcanza el extremo terminal del tubo digestivo a través de la fosa isquiorrectal.

El esfínter anal externo está inervado por el nervio anal (rectal), que puede ser una rama directa del pudendo interno o surgir de manera independiente del plexo sacro. Este nervio también proporciona inervación cutánea a la piel perianal y a la parte distal del conducto anal a nivel de la línea dentada. El esfínter anal interno está inervado por el plexo hipogástrico inferior.

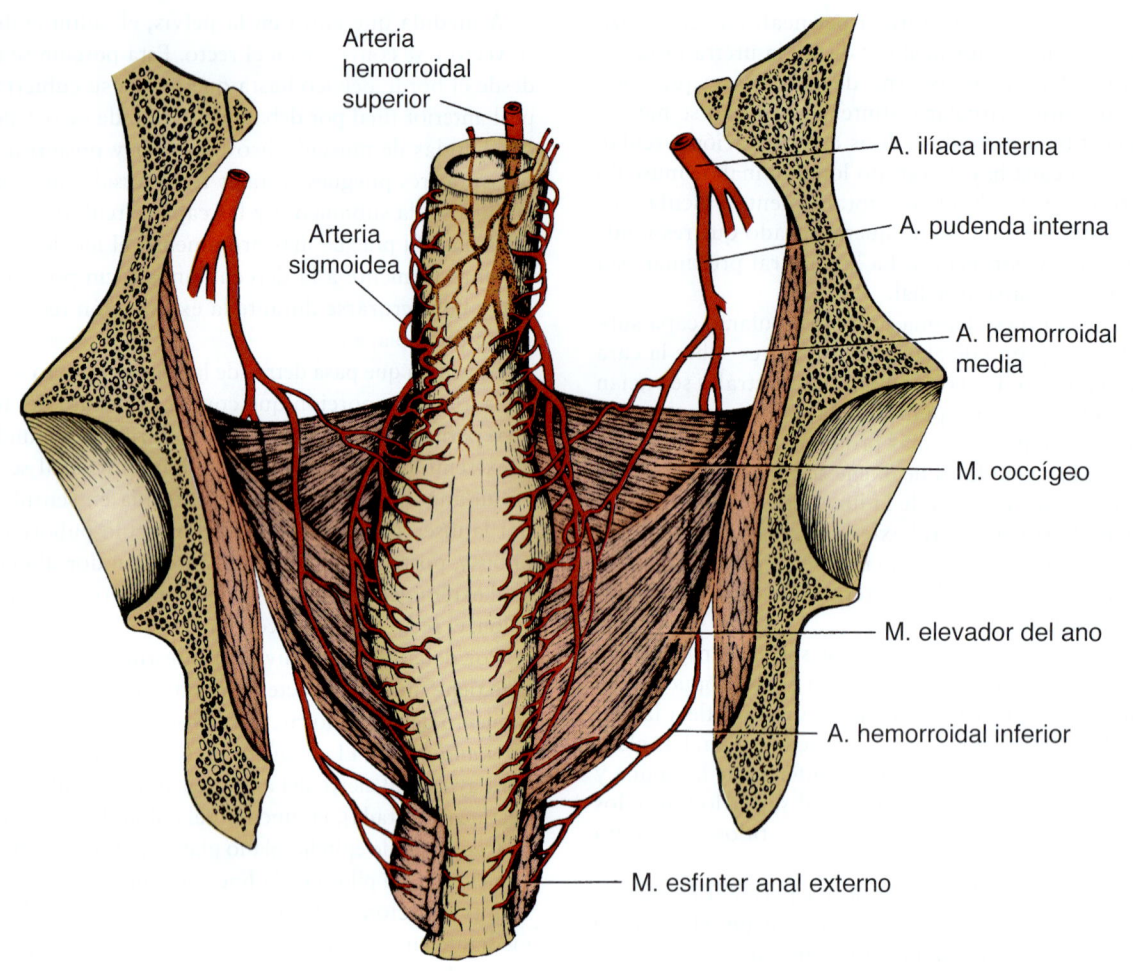

FIGURA 1-26 El recto sigmoide y el conducto anal muestran la circulación colateral de las arterias hemorroidal superior (rama terminal de la mesentérica inferior), hemorroidal media (de la ilíaca interna) y hemorroidal inferior (anal), que son ramas de las arterias pudendas (de la ilíaca interna).

TEJIDO CONJUNTIVO PÉLVICO

La *fascia endopélvica* es una denominación que a veces se utiliza para referirse a las fascias parietal, extraperitoneal y visceral en el abdomen y la pelvis. Sin embargo, la denominación "fascia endopélvica" sigue siendo controvertida. Las fascias pélvicas viscerales (capas adventicias) se continúan con las condensaciones de tejido conjuntivo irregular en las paredes laterales de los órganos, que transmiten vasos y nervios y se unen con los engrosamientos de los tejidos conjuntivos que están sobre los músculos de la pared pélvica. Estas inserciones, así como las de un órgano con otro, separan los diferentes planos de escisión quirúrgica (fig. 1-27). Estas condensaciones de la fascia endopélvica que rodean los órganos pélvicos han asumido funciones de soporte al conectar las vísceras con las paredes pélvicas, además de participar en la transmisión del suministro neurovascular de los órganos desde la pared pélvica. Son algo así como un mesenterio que conecta el intestino, por ejemplo, con la pared del cuerpo. Tienen una función de sostén y un papel en el transporte de vasos y nervios al órgano.

Es importante conocer su ubicación para las intervenciones quirúrgicas vaginales y abdominales.

El tejido que rodea los órganos y los conecta con la pared pélvica ha recibido la designación especial de *fascia endopélvica*. No es una capa similar a la encontrada durante las incisiones abdominales ("fascia" de los rectos mayores abdominales). Se compone de vasos sanguíneos y nervios, intercalados con una malla de sostén de tejido conjuntivo irregular que contiene colágeno y elastina. Estas estructuras conectan la capa muscular de los órganos viscerales con los músculos de la pared pélvica. En algunas áreas hay músculo liso en cantidad considerable dentro de este tejido, como ocurre en el ámbito de los ligamentos uterosacros. Aunque en algunos textos de enseñanza quirúrgica a menudo se habla de esta fascia como una estructura específica separada de las vísceras, esto no es estrictamente cierto. Estas capas se pueden separar de las vísceras justo como las capas superficiales de la pared intestinal se pueden separar artificialmente de las más profundas, pero no son en sí mismas estructuras separadas.

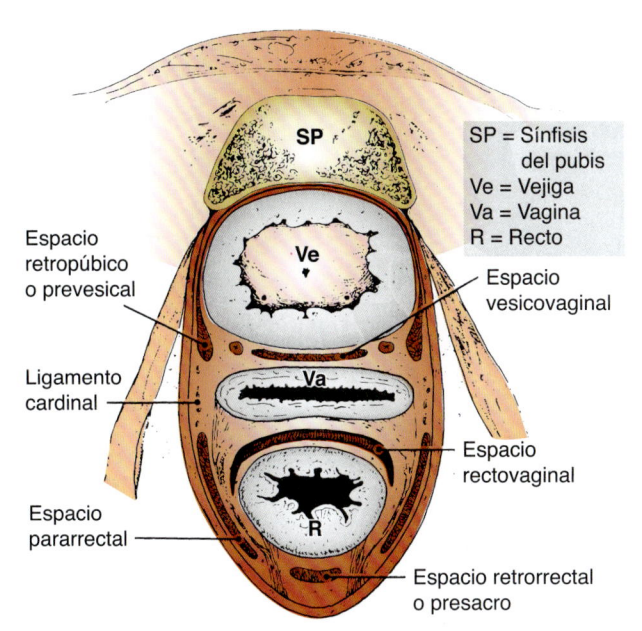

FIGURA 1-27 Corte transversal esquemático de la pelvis que muestra planos de disección natural y espacios, incluidos los retropúbicos (prevesical), vesicovaginal, pararrectal, rectovaginal y retrorrectal.

El término *ligamento* es el más familiar cuando se describe una banda densa de tejido conjuntivo que une dos huesos, pero también cuando se describen crestas en el peritoneo o engrosamientos de la fascia endopélvica. Los ligamentos del aparato genital son diversos. Aunque comparten una designación común (p. ej., ligamento), se componen de muchos tipos de tejidos y tienen diversas funciones.

Ligamentos uterinos

Los ligamentos anchos corresponden a pliegues peritoneales que se extienden lateralmente desde el útero y cubren las estructuras anexiales. No tienen función alguna de soporte y se describieron en la sección dedicada a las vísceras pélvicas.

En la base del ligamento ancho, con inicio en ubicación caudal a las arterias uterinas, hay un engrosamiento en la fascia endopélvica que une el cuello uterino y la parte superior de la vagina con las paredes pélvicas laterales (fig. 1-28); está compuesto por los ligamentos cardinales y uterosacros (parametrio y paracérvix). El uso del término *ligamento* ha causado confusión a lo largo de los años porque significa una estructura separada que conecta dos estructuras óseas. De hecho, son mesenterios que dan paso a vasos y nervios desde las paredes pélvicas hasta el aparato genital.

La denominación *ligamento uterosacro* se refiere a la porción de este tejido que forma los bordes medial y posterior del parametrio y delimita el fondo de saco rectouterino (de Douglas). El nombre *ligamento cardinal* se refiere a la porción que une los bordes laterales del cuello uterino y la vagina a las paredes pélvicas. La trayectoria del uréter, al formar un túnel entre los ligamentos cardinal y uterosacro, da lugar a un punto de división entre estas dos estructuras. El término *parametrio* se refiere a todos los tejidos que se unen al útero (ligamentos cardinales y uterosacros) y el término *paracolpio* se utiliza para describir la porción que se une a la vagina (ligamento cardinal de la vagina).

La porción de ligamento uterosacro del parametrio está compuesta predominantemente de músculo liso, nervios autónomos de los órganos pélvicos y algunos tejidos conjuntivos, así como de vasos sanguíneos entremezclados, mientras que la porción de ligamento cardinal consta principalmente de tejido conjuntivo perivascular, nervios y vasos pélvicos. Aunque a menudo se describe que los ligamentos cardinales se extienden de manera lateral desde el cuello uterino hasta la pared pélvica en la bipedestación, estos son casi verticales, como cabría esperar de un tejido suspensorio. Cerca del cuello uterino, los ligamentos uterosacros están bien definidos, pero se expanden en la capa retroperitoneal para tener un área de unión amplia, aunque no muy bien definida, sobre el segundo, tercer y cuarto segmentos del sacro. Los ligamentos uterosacros sostienen el cuello uterino en la parte posterior de la pelvis, sobre la placa de los elevadores del diafragma pélvico.

El ligamento cardinal se encuentra en el borde inferior del ligamento ancho, entre las hojas peritoneales, con inicio caudal a la arteria uterina. Los ligamentos cardinales se unen al cuello uterino por debajo del istmo y se expanden para adherirse a las paredes pélvicas sobre el músculo piramidal de la pelvis, en el área del agujero ciático mayor. Aunque se sienten como bandas ligamentosas cuando se colocan bajo tensión, se componen tan solo de tejido conjuntivo perivascular y de nervios que rodean las arterias y venas uterinas y vaginales. Sin embargo, estas estructuras tienen una fuerza considerable. Proporcionan sostén no solo al cuello uterino y al útero, sino también a la parte superior de la vagina (paracolpio) para mantener dichas estructuras colocadas posteriormente sobre la placa de los elevadores del diafragma pélvico y lejos del hiato urogenital. Durante las intervenciones quirúrgicas pélvicas radicales, los ligamentos cardinales proporcionan un límite entre el espacio paravesical anterior y el pararrectal posterior.

Anexos del tejido conjuntivo vaginal y regiones quirúrgicas extraperitoneales

Las uniones de la vagina a las paredes pélvicas son importantes para mantener los órganos pélvicos en sus posiciones normales. La disfunción de estas uniones, junto con el daño a los músculos elevadores del ano, puede ocasionar diversos grados de prolapso de los órganos pélvicos.

La capa que se diseca durante las colporrafias, anterior o posterior, a menudo se conoce como *fascia vaginal*. El término *fascia* tiene muchos significados; en este caso la "fascia" de la vagina corresponde a su capa muscular. Múltiples estudios histológicos realizados en los últimos 100 años no han demostrado una verdadera capa de fascia entre la vejiga y la vagina o entre la vagina y el recto. Histológicamente, esta capa tiene una abundancia de tejido conjuntivo intercalado entre el músculo liso. A los lados, las estructuras mesentéricas de los ligamentos cardinales y uterosacros conectan la vagina (y el útero) con los músculos y tejidos conjuntivos que revisten las paredes laterales

FIGURA 1-28 A. Ligamentos suspensorios del aparato genital femenino vistos después de la resección vesical. **B.** Acercamiento de la parte inferior media de la vagina (nivel II) que muestra las uniones laterales de tejido conjuntivo de la parte media de la vagina al arco tendinoso o la fascia pélvica. Se muestran las caras cefálicas de la uretra y la vagina distales en corte transversal (nivel III).

de la pelvis. Los ligamentos cardinales y uterosacros sostienen estas estructuras dentro de la pelvis por su extensión descendente sobre los bordes laterales del aparato genital (*véase* fig. 1-28).

El compartimento vaginal anterior incluye la pared anterior de la vagina y sus inserciones de tejido conjuntivo (fascia endopélvica) en la pared pélvica lateral en el arco tendinoso de la fascia pélvica. Entre la vagina y la vejiga se ubica el espacio vesicovaginal y entre el cuello uterino y la vejiga, el vesicocervical. Estos espacios están separados solo por la unión de la pared vaginal anterior al cuello uterino y por algunas bandas aumentadas de tejido conjuntivo que unen el polo inferior de la vejiga a la porción anterior del cuello uterino; a menudo se conocen como *tabique supravaginal*. La comprensión precisa de esta anatomía quirúrgica es crucial para un desempeño seguro y competente en una colpotomía anterior en el curso de una histerectomía vaginal. Hay una distancia media de disección de aproximadamente 3.4 cm desde la incisión inicial en la unión cervicovaginal hasta el repliegue peritoneal anterior al realizar la colpotomía anterior para la histerectomía vaginal.

El compartimento vaginal posterior es único en su composición tisular y sus relaciones anatómicas con el complejo del esfínter anal adyacente, el recto y el fondo de saco rectouterino (fig. 1-29). La pérdida de soporte del compartimento vaginal posterior puede manifestarse como rectocele, enterocele, protuberancia perineal o como una combinación

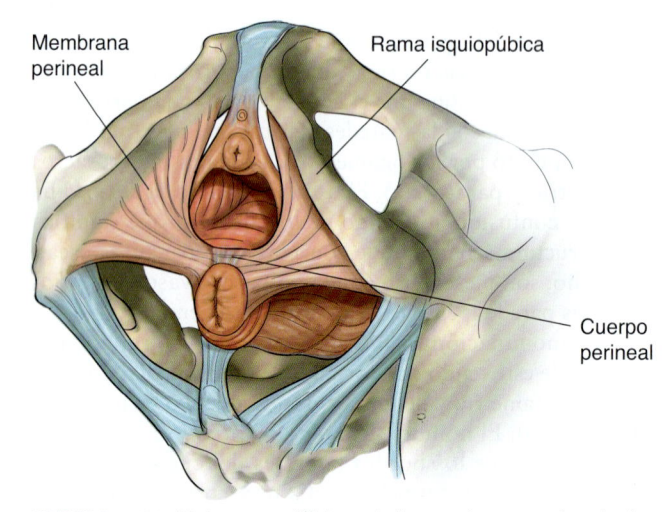

FIGURA 1-29 Uniones periféricas de la membrana perineal a las ramas isquiopúbicas y dirección de la tensión sobre las fibras que se unen a través del cuerpo perineal.

de estos. Las manifestaciones clínicas se explican en parte por la ubicación del defecto y los cambios en los músculos, el tejido conjuntivo y los nervios asociados. Los diversos niveles de soporte vaginal descritos anteriormente proporcionan un ejemplo para entender la red funcional implicada en el sostén del piso pélvico del compartimento posterior. El tercio superior de la pared vaginal posterior está sostenido por los ligamentos uterosacros y limitado por el fondo de saco, descrito más adelante. El espacio rectovaginal comienza distal al peritoneo del fondo de saco y se extiende por debajo hacia el cuerpo perineal. El análisis histológico de este compartimento muestra una capa fibroadiposa laxa con bandas ligeramente intercaladas de tejido fibroso entre la vagina y el recto. Las descripciones de la composición tisular entre la vagina y el recto son variables, pero un consenso creciente señala que no hay una verdadera "fascia rectovaginal" o de Denonvilliers. A pesar de estos hallazgos histológicos, en la *Terminologia Anatomica* todavía se incluye el nombre de "fascia rectovaginal".

El espacio rectovaginal generalmente puede desarrollarse sin esfuerzo, debajo de la reflexión peritoneal posterior, 4-5 cm hasta el nivel del ápice del cuerpo perineal. Aunque no se ha observado una capa fascial separada, se han detectado de forma sistemática proyecciones laterales de adventicia vaginal hacia la fascia endopélvica, el tejido conjuntivo de la pared lateral pélvica y los músculos elevadores del ano. Por lo tanto, el tejido plegado al momento de la colporrafia posterior probablemente se derive de una escisión de la pared vaginal posterior (que incluye las capas muscular y adventicia), de la pared rectal anterior o de ambas. La exploración macroscópica puede ser engañosa, ya que la manipulación del tejido puede crear, artificialmente, una capa que puede malinterpretarse como una de capa de fascia separada.

El tercio distal de la pared vaginal posterior está separado de la pared anal por el cuerpo perineal, que incluye los músculos del esfínter anal. Histológicamente, el cuerpo perineal abarca una conexión fibrosa central entre las dos mitades de la membrana perineal y se extiende en dirección craneal 2-3 cm por arriba del anillo himeneal. En esta sección no hay ningún plano de separación histológica entre la pared vaginal y el ano. La identificación de la pérdida de soporte en uno o más segmentos vaginales (distal, medio, proximal) puede ayudar a los métodos directos de reparación quirúrgica, que incluyen perineorrafia, colporrafia posterior o colposacroperineopexia.

Soporte uretral

El soporte de la uretra proximal desempeña un papel en el mantenimiento de la continencia urinaria durante los momentos de aumento de la presión abdominal. Pese a que ahora se sabe que la incontinencia urinaria de esfuerzo es causada principalmente por un mecanismo de esfínter uretral débil (baja presión de cierre uretral), el soporte uretral tiene una participación importante, aunque secundaria.

La porción distal de la uretra es inseparable de la vagina debido a su derivación embrionaria común del seno urogenital. Estos tejidos se fijan firmemente en su ubicación por medio de conexiones de los tejidos periuretrales y la vagina con los huesos púbicos a través de la membrana perineal. En dirección craneal, a partir de la porción media de la uretra, una capa similar a una hamaca, compuesta por la fascia endopélvica y la pared vaginal anterior, proporciona soporte a la uretra proximal (**fig. 1-30**). Esta capa se estabiliza mediante sus uniones laterales tanto al arco tendinoso de la fascia pélvica como al borde medial de los músculos elevadores del ano. La unión muscular de la fascia endopélvica permite la contracción y la relajación de los músculos elevadores del ano para elevar la uretra y para dejarla descender.

Anteriormente se pensaba que el estado del sistema de soporte uretral era el principal factor determinante para que una mujer presentase incontinencia urinaria de esfuerzo. Sin embargo, algunos estudios recientes mostraron que la fuerza del mecanismo del esfínter uretral es el principal factor determinante, con un papel secundario del soporte de la uretra. La forma en la que el soporte de la uretra participa en la continencia puede entenderse de la siguiente manera.

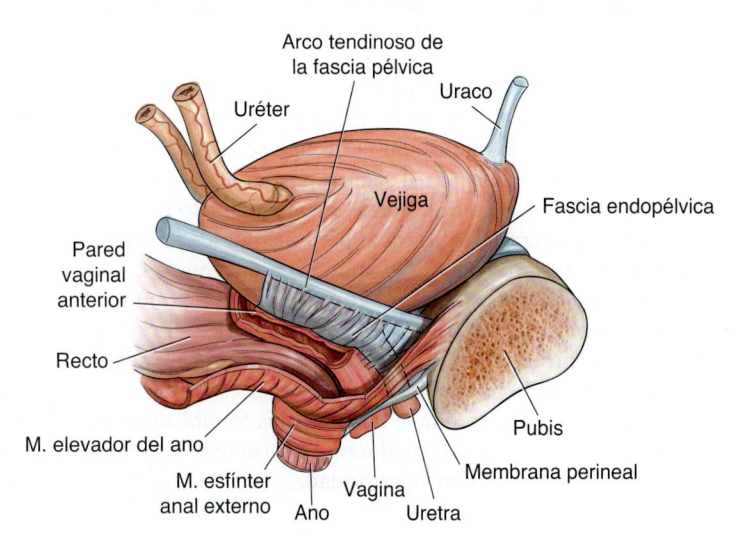

FIGURA 1-30 Vista lateral del mecanismo de soporte uretral en corte transversal lateral a la línea media. Se eliminaron la pared lateral de la vagina y una parte de la fascia endopélvica para mostrar las estructuras más profundas.

Durante el aumento de la presión abdominal, la fuerza descendente resultante en la cara ventral de la uretra comprime la uretra contra la capa de soporte parecida a una hamaca, cerrando así su luz. La estabilidad de la capa de soporte determina la eficacia de este mecanismo de cierre. Si la capa es inflexible, forma un respaldo firme contra el cual la uretra se puede comprimir y cerrar; sin embargo, cuando es inestable, la eficacia del cierre se ve comprometida. Por lo tanto, la integridad de la unión al arco tendinoso de la fascia y los elevadores del ano es fundamental para el mecanismo de continencia ante el esfuerzo.

REGIONES QUIRÚRGICAS EXTRAPERITONEALES

Es una propiedad importante de las vísceras pélvicas que cada una pueda expandirse de forma algo independiente de sus órganos vecinos. La capacidad de hacerlo proviene de la unión relativamente laxa entre estas, lo que permite que la vejiga, por ejemplo, se expanda sin alargamiento del cuello uterino adyacente. Esto permite que las vísceras se separen fácilmente unas de otras a lo largo de estas líneas de división. Estos planos quirúrgicos de escisión se llaman *espacios* aunque no están vacíos, sino llenos de tejido conjuntivo graso o laxo. Los espacios pélvicos están separados uno de otro por las conexiones de las vísceras entre sí y de las paredes pélvicas.

Fondos de saco anterior y posterior

Los fondos de saco (*cul-de-sacs*) anterior y posterior, cuyo nombre apropiado sería *sacos vesicouterino* y *rectouterino*, respectivamente, separan el útero de la vejiga y el recto.

El fondo de saco anterior es una hendidura entre la cúpula de la vejiga y la cara anterior del útero (**fig. 1-31**). El peritoneo se acopla laxamente en la región del fondo de saco anterior, a diferencia de su densa unión a las partes superiores del cuerpo uterino. Esto permite que la vejiga se expanda sin distender su peritoneo de revestimiento. Este peritoneo laxo forma el pliegue vesicouterino, que se puede levantar y cortar fácilmente para crear un "colgajo vesical" durante la histerectomía abdominal o la cesárea. Este es el punto por el que normalmente se accede al espacio vesicocervical durante las intervenciones quirúrgicas abdominales y a la cavidad peritoneal durante la histerectomía vaginal.

El fondo de saco posterior está bordeado por la vagina en la parte anterior, el recto en la posterior y los ligamentos uterosacros a los lados. Su peritoneo se extiende cerca de 4 cm a lo largo de la pared vaginal posterior y por debajo del ápice vaginal posterior, donde se une al cuello uterino. Esto permite la entrada directa al peritoneo desde la vagina durante una histerectomía vaginal, una culdocentesis o una colpotomía. La anatomía aquí contrasta con el fondo de saco anterior antes descrito. En la parte anterior, el peritoneo se encuentra varios centímetros por arriba de la vagina, mientras que en la posterior la cubre. Tener esta diferencia anatómica en mente facilita el ingreso a los fondos de saco, tanto anterior como posterior, durante la histerectomía vaginal, como se describió con anterioridad.

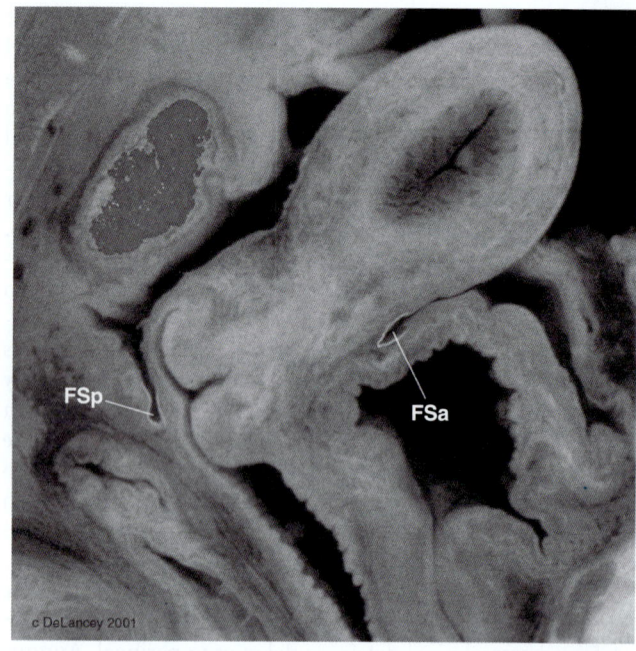

FIGURA 1-31 Corte sagital del cadáver de una mujer de 28 años que muestra los fondos de saco anterior (FSa) y posterior (FSp). Obsérvese cómo el peritoneo del fondo de saco posterior se ubica sobre la pared vaginal, mientras que el anterior se encuentra a varios centímetros de la unión cervicovaginal (peritoneo intensificado digitalmente en la fotografía para mejorar su visibilidad. Copyright © 2001 John O. L. DeLancey. Utilizada con autorización).

Región retropúbica (prevesical)

El espacio retropúbico, también llamado *espacio prevesical* o *de Retzius*, es un sitio quirúrgico potencial lleno de tejido conjuntivo laxo que contiene estructuras neurovasculares importantes (*véase* fig. 1-27). Está separado de la cara inferior de los músculos rectos abdominales mayores por la fascia transversal y se puede ingresar a él perforando esta capa. Está limitado por la pelvis ósea y por los músculos de la pared pélvica ventrolateralmente, mientras que por la pared abdominal en dirección craneal. La uretra proximal y la vejiga se encuentran en ubicación dorsal. El límite dorsolateral de este espacio es la unión de la vejiga al ligamento cardinal y la unión de la fascia endopélvica a la cara interna de los músculos obturador interno, pubococcígeo y puborrectales. Estas uniones al arco tendinoso de la fascia pélvica separan este espacio del vesicovaginocervical antes descrito.

Las estructuras importantes que se encuentran dentro de este espacio incluyen las venas dorsales del clítoris (que pasan bajo el borde inferior de la sínfisis púbica) y el nervio y los vasos obturadores a su ingreso en el conducto del obturador. Por lo general, están presentes las conexiones vasculares entre los sistemas ilíacos externo e interno, que pasan sobre la rama púbica superior y reciben el nombre de *vasos púbicos* o *ramas obturatrices accesorias*. Las conexiones más frecuentes son venosas y se encuentran entre las venas epigástricas inferiores y las obturatrices, pero estos vasos pueden originarse directamente de la ilíaca externa. Por lo tanto, la disección en esta región debe llevarse a cabo con cuidado. A los lados de la vejiga y su cuello se encuentra un plexo denso de vasos llamado el *plexo venoso vesical*, que se asienta en el borde inferior del aparato urinario. Incluye 2-5 hileras de venas que discurren dentro del tejido paravaginal paralelo a la vejiga y drenan hacia las venas ilíacas internas. Las venas dorsales del clítoris drenan hacia el plexo venoso vesical. Estas venas se extienden dentro del tejido paravaginal/paravesical y, aunque sangran cuando se les colocan suturas, dicha fuga venosa generalmente se detiene al apretar las suturas. También dentro de este tejido, a los lados de la vejiga y la uretra, se localizan los nervios de la porción inferior del aparato urinario. El borde superior de los huesos púbicos que forman la cara anterior del espacio retropúbico presenta un pliegue de periostio similar a una cresta denominado *línea pectínea,* al que se anclan suturas durante las intervenciones quirúrgicas por incontinencia de esfuerzo (como la de Burch).

Regiones vesicovaginal y vesicocervical

El espacio entre la porción inferior del aparato urinario y el conducto genital se divide en los espacios vesicovaginal y vesicocervical (*véase* fig. 1-27). La extensión inferior del espacio es la unión del tercio proximal y los dos distales de la uretra, donde se fusionan la uretra y la vagina. Este espacio se extiende hacia arriba hasta quedar bajo el peritoneo en el sitio de repliegue peritoneal vesicocervical. Alcanza a los lados las paredes laterales de la pelvis, separando las caras vesical y genital de los ligamentos cardinales.

Región rectovaginal

En la cara dorsal de la vagina se encuentra el espacio rectovaginal (*véase* fig. 1-27). Comienza en el ápice del cuerpo perineal, unos 2-3 cm por arriba del anillo himeneal. Se extiende hacia arriba hasta el fondo de saco y alrededor del recto hasta la unión de la fascia rectovaginal (tabique) con la fascia endopélvica parietal. Contiene tejido areolar suelto y se abre fácilmente con los dedos mediante disección roma.

A nivel del cuello uterino, algunas fibras del complejo de ligamentos cardinales-uterosacros se extienden hacia abajo detrás de la vagina, conectándola con las paredes laterales del recto y luego con el sacro. Estos son los llamados *pilares rectales*. Los pilares separan el espacio rectovaginal en la línea media de esta región de los espacios pararrectales laterales. Estos espacios pararrectales permiten el acceso al ligamento sacrociático menor (mencionado más adelante); también forman los límites laterales del espacio retrorrectal, entre el recto y el sacro.

Región del ligamento sacrociático menor y agujero ciático mayor

La zona alrededor del ligamento sacrociático menor es otra región que se ha vuelto más importante para el ginecólogo que realiza intervenciones quirúrgicas por problemas de soporte vaginal. El ligamento sacrociático menor se encuentra en la cara dorsal del músculo isquiococcígeo (coccígeo) (fig. 1-32). El ligamento con el músculo suprayacente contribuye a los límites posterior e inferior del espacio pararrectal.

Como su nombre lo indica, el ligamento sacrociático menor discurre desde la cara lateral del sacro hasta

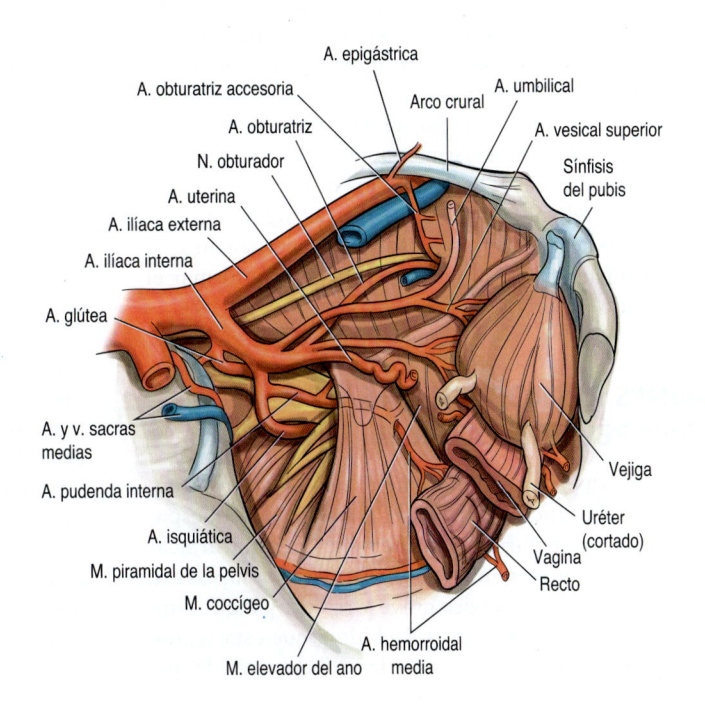

FIGURA 1-32 Estructuras de la pared pélvica.

la espina ciática. En su porción medial se fusiona con el ligamento sacrociático mayor y es una estructura distinta solo a los lados. Se puede alcanzar desde el espacio rectovaginal por perforación del pilar rectal, para entrar en el espacio pararrectal, o por disección directamente debajo del peritoneo del enterocele. También se puede alcanzar desde el espacio paravesical. Los nervios de los músculos coccígeo y elevador del ano, correspondientes a las raíces S3-S5, están asociados con la cara anterior del complejo músculo-ligamento. Esta área se trata con mayor detalle en el capítulo 37.

Muchas estructuras están cerca del ligamento sacrociático y su ubicación debe recordarse durante las intervenciones quirúrgicas en esta región. El plexo sacro se encuentra en ubicación cefálica respecto al ligamento de la cara interna del músculo piramidal. Su ramo principal, el nervio ciático, abandona la pelvis a través de la parte inferior del agujero ciático mayor. El plexo sacro inerva los músculos de la cadera, el diafragma pélvico y el perineo, así como la parte inferior de la pierna (a través del nervio ciático). Justo antes de emerger a través del agujero ciático mayor, el plexo sacro emite el nervio pudendo que, con sus vasos acompañantes, pasa detrás del ligamento sacrociático menor cerca de la espina ciática. El nervio de los músculos elevadores del ano, que surge de las raíces S3-S5, pasa sobre la parte media del músculo coccígeo para inervar los músculos elevadores del ano. El nervio del músculo coccígeo también surge de las raíces S3-S5 y perfora dicho músculo desde su cara pélvica. En el desarrollo de este espacio, los tejidos que se desplazan medial y cranealmente para tener acceso contienen el plexo venoso pélvico de la vena ilíaca interna, así como los vasos hemorroidales medios. Si se desplazan con demasiada fuerza, pueden ocasionar una hemorragia considerable. Los vasos pudendos internos e isquiáticos, así como el tercer nervio sacro y el pudendo, están asociados con el borde superior del ligamento sacrociático menor y pueden lesionarse si el punto de salida o entrada de una aguja se extiende por arriba de este borde. La arteria pudenda interna pasa detrás del tercio lateral del ligamento y la isquiática sale por el agujero ciático mayor a nivel medio del ligamento, generalmente entre los nervios sacros segundo y tercero. Estos nervios discurren por encima y casi paralelos al borde superior del ligamento. El pequeño cuarto nervio sacro pasa sobre la superficie medial del ligamento para unirse al tercer nervio sacro y formar el nervio pudendo (*véase* fig. 1-15).

REGIONES RETROPERITONEALES Y PARED PÉLVICA LATERAL

El espacio retroperitoneal contiene el mayor aporte neural, vascular y linfático de las vísceras pélvicas. Este espacio puede explorarse durante las intervenciones quirúrgicas para identificar el uréter, interrumpir la inervación pélvica, detener una hemorragia pélvica grave y resecar ganglios linfáticos potencialmente malignos. Debido a que esta región por lo general se encuentra libre de las adherencias de una infección pélvica grave o la endometriosis, se puede utilizar como un plano de disección cuando la cavidad peritoneal esté obliterada. Las estructuras que se hallan en estos espacios se describen en un contexto regional, ya que esa es la forma en la que suelen abordarse en el quirófano.

Estructuras retroperitoneales por encima del borde pélvico

La aorta abdominal se sitúa sobre las vértebras lumbares ligeramente a la izquierda de la vena cava, a la que cubre de forma parcial. Los vasos sanguíneos renales nacen en el segundo nivel vertebral lumbar. La vena renal izquierda pasa sobre la cara anterior de la aorta abdominal, justo por debajo de la arteria mesentérica superior. Durante la disección retroperitoneal de los ganglios linfáticos paraaórticos, se encuentran la aorta y la vena cava por debajo de los vasos renales (**fig. 1-33**). Los vasos ováricos también nacen de la cara anterior de la aorta en esta región, justo debajo de los vasos renales. En general, las ramas de la vena cava siguen las de la aorta, a excepción de las intestinales, que fluyen hacia la vena porta, y la vena ovárica izquierda, la cual se vacía en la vena renal de ese lado.

La arteria mesentérica inferior nace de la aorta anterior por debajo del nivel de los vasos renales y justo bajo la tercera porción del duodeno, aproximadamente en el tercer nivel vertebral lumbar. Irriga el tercio distal del colon transverso, el colon descendente, el colon sigmoide y el recto. Emite las ramas ascendentes de la arteria cólica izquierda y continúa en dirección caudal para irrigar el sigmoide a través de las tres o cuatro arterias sigmoideas que se localizan en su mesenterio. Estos vasos siguen el intestino a medida que se ejerce tracción de un lado a otro, por lo que su ubicación puede variar, dependiendo de la retracción.

La arteria hemorroidal superior es la continuación terminal de la arteria mesentérica inferior, que cruza sobre los vasos ilíacos externos izquierdos para situarse sobre el dorso inferior del sigmoide. Irriga el recto como se describe en la sección relativa a esa víscera.

La aorta y la vena cava tienen ramas segmentarias que surgen en cada nivel lumbar y se denominan *arterias* y *venas lumbares*. Están situadas un poco detrás de la aorta y la vena cava, de modo que no son visibles desde el frente. Cuando se desplazan los vasos, como en la resección del tejido linfático en esta región, entran en el campo visual.

A nivel de la cuarta vértebra lumbar, justo debajo del ombligo, la aorta se bifurca en las arterias ilíacas primitivas izquierda y derecha. Después de unos 5 cm y aproximadamente a nivel de la articulación sacroilíaca, las arterias ilíacas primitivas (y las venas de ubicación medial y posterior) emiten los vasos ilíacos internos desde su lado medial y continúan hacia el arco crural como las arterias ilíacas externas. Los vasos ilíacos internos se localizan dentro de la región pélvica retroperitoneal y se describen más adelante.

Los vasos ilíacos externos tienen un trayecto constante en la cara medial de los músculos psoas mayores.

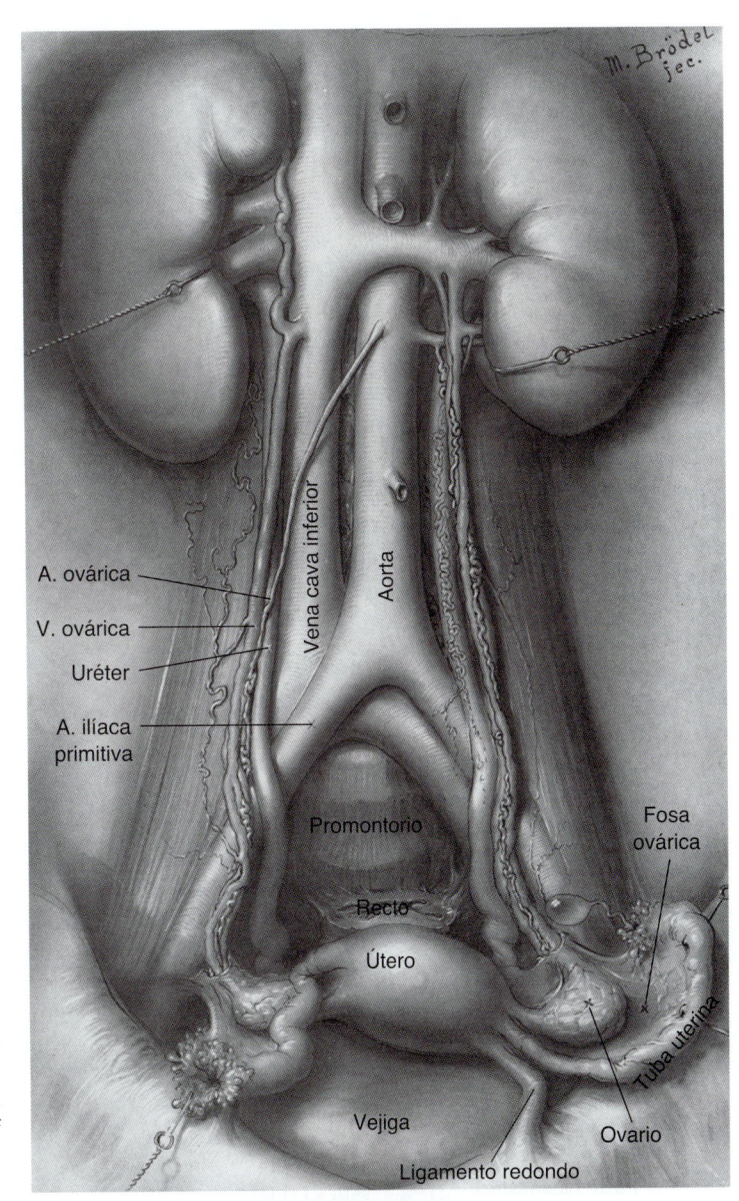

FIGURA 1-33 Estructuras de la pared pélvica. Nótese el origen anómalo de la arteria ovárica izquierda desde la arteria renal izquierda en lugar de desde la aorta (la figura original se encuentra en The Max Brödel Archives en el Department of Art as Applied to Medicine, The Johns Hopkins University School of Medicine, Baltimore, MD, USA. Utilizada con autorización).

Poco antes de que pasen por debajo del arco crural para convertirse en los vasos femorales, estos vasos emiten los vasos epigástricos y circunflejos ilíacos profundos. La vena circunfleja ilíaca profunda generalmente pasa sobre la arteria ilíaca externa y, a menudo, se utiliza como un punto de referencia del límite caudal de la linfadenectomía ilíaca externa.

La aorta y la vena cava están rodeadas de ganglios linfáticos por todos lados. Los cirujanos generalmente se refieren a esta cadena de ganglios lumbares como paraaórticos, reflejo de su posición. Reciben el drenaje de los ganglios ilíacos primitivos y son el drenaje final de las vísceras pélvicas. Además, recogen el drenaje linfático de los ovarios que sigue los vasos ováricos y no pasa a través de los ganglios ilíacos. Los ganglios linfáticos de la cadena lumbar se extienden desde el lado derecho de la vena cava hasta el izquierdo de la aorta y se pueden encontrar tanto delante como detrás de los vasos.

Por encima del borde pélvico, los uréteres se unen laxamente a la pared abdominal posterior. Estos permanecen en la pared del cuerpo cuando se diseca el colon suprayacente. Son cruzados en la parte anterior por los vasos ováricos, que contribuyen con una rama para irrigar el uréter. La irrigación sanguínea adicional de la porción abdominal proviene de los vasos renales y de la arteria ilíaca primitiva.

Región presacra

El espacio presacro se inicia por debajo de la bifurcación de la aorta y está limitado lateralmente por las arterias ilíacas primitivas e internas (figs. 1-34 y 1-35). Se extiende por

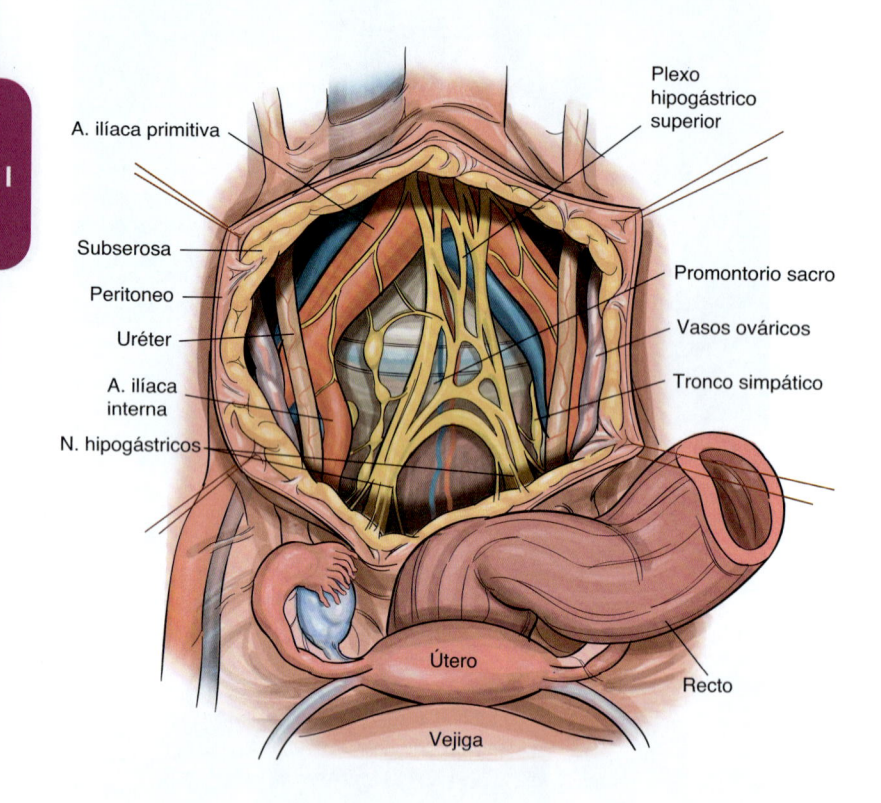

FIGURA 1-34 Plexo hipogástrico superior a su paso sobre la bifurcación de la aorta. Obsérvese la división de dicho plexo en nervios hipogástricos izquierdo y derecho.

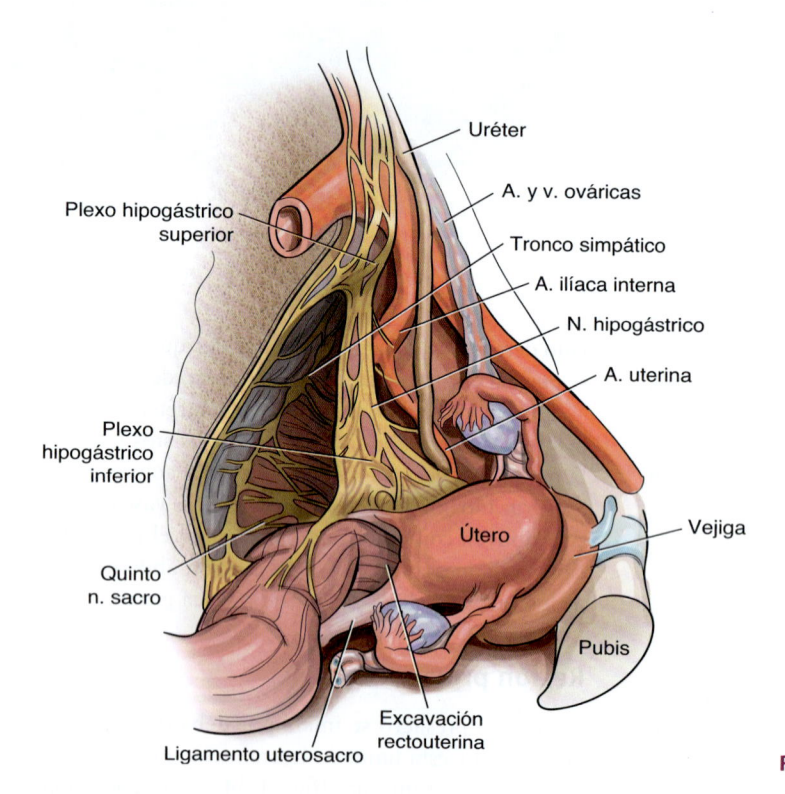

FIGURA 1-35 Plexo hipogástrico inferior.

debajo de la fascia superior de los músculos elevadores y el rafe iliococcígeo en la línea media. El recto y el peritoneo forman el límite anterior; la vértebra lumbar inferior, el sacro y el ligamento longitudinal anterior suprayacente unen el espacio en sentido posterior. Directamente sobre el sacro se encuentran la arteria y la vena sacras medias. La arteria se origina en la cara dorsal de la aorta distal (y no en el punto de bifurcación, como a veces se muestra). La vena (o venas) drena en la vena ilíaca primitiva izquierda o vena cava. Los vasos sacros laterales, que están en ubicaciones caudal y lateral, drenan en la vena ilíaca interna. El plexo venoso sacro está formado principalmente por estos vasos, pero también recibe contribuciones de las venas lumbares de la pared abdominal posterior y de las venas de los cuerpos vertebrales (o venas radiadas) que pasan a través de los agujeros sacros pélvicos. Las venas de los cuerpos vertebrales son vasos de paredes delgadas contenidos en grandes conductos tortuosos en el tejido esponjoso de los cuerpos de las vértebras. El plexo venoso sacro formado por estos vasos es extenso y la hemorragia en él puede ser considerable.

El promontorio sacro representa el punto más alto de la cara anterior de la primera vértebra sacra y es una de las referencias óseas utilizadas con mayor frecuencia durante intervenciones quirúrgicas como la colposacropexia, la neurectomía presacra y la disección de los ganglios linfáticos. La gran variabilidad en la anatomía lumbosacra y el contenido de grasa en el espacio presacro pueden impedir la identificación precisa de este punto de referencia óseo. Los uréteres y los vasos ilíacos primitivos e internos están, todos, a menos de 3 cm del punto medio del promontorio. El vaso principal más cercano al promontorio sacro medio suele ser la vena ilíaca primitiva izquierda. El espacio entre los discos quinto intervertebral lumbar y primero intervertebral sacro se localiza justo por encima del promontorio sacro y es, por lo general, la estructura no vascular más visible en el transoperatorio.

Dentro de esta zona se encuentra la parte más familiar del sistema nervioso autónomo pélvico, el plexo hipogástrico superior o nervio presacro (*véase* fig. 1-34). Los nervios autónomos de las vísceras pélvicas se pueden dividir en un sistema simpático (toracolumbar) y otro parasimpático. La parte parasimpática de la división autonómica en la pelvis surge del segundo al cuarto segmentos del nervio sacro y se llama *raíz parasimpática* (nervios esplácnicos pélvicos). El primer sistema también se llama *adrenérgico*, en tanto que el segundo se conoce como *colinérgico*, según sus neurotransmisores. La estimulación adrenérgica provoca aumento del tono uretral y del cuello vesical, mientras que la estimulación colinérgica aumenta la contractilidad del músculo detrusor. De manera similar, la estimulación adrenérgica del colon y el recto favorece el almacenamiento del contenido intestinal, en tanto que la estimulación colinérgica facilita la evacuación. Los agonistas β, que se usan para tratar la tocólisis, sugieren que estos influyen en la contractilidad del útero. Tal como ocurre en el varón, el daño a los nervios autónomos durante la linfadenectomía pélvica puede tener una influencia significativa en la función orgásmica de la mujer. También son frecuentes grados variables de disfunción en la micción y en la defecación después de las operaciones pélvicas radicales.

La forma en la que estos nervios autónomos alcanzan los órganos que inervan tiene relevancia quirúrgica. La terminología de esta área es algo confusa debido a que muchos autores utilizan términos coloquiales. Sin embargo, la estructura es simple: un solo plexo ganglionar de línea media se superpone a la aorta inferior (plexo hipogástrico superior). Este plexo se divide en dos troncos sin ganglios (nervios hipogástricos), cada uno de los cuales se conecta con un plexo de nervios y ganglios laterales a las vísceras pélvicas conocido como *plexo hipogástrico inferior* (*véase* fig. 1-35).

El plexo hipogástrico superior se encuentra en el tejido conjuntivo retroperitoneal de la superficie ventral de la parte inferior de la aorta y recibe impulsos de ganglios de la cadena simpática a través de los nervios esplácnicos torácicos y lumbares. También contiene importantes fibras aferentes sensitivas al dolor de las vísceras pélvicas, lo que hace que su sección transversal a veces sea eficaz para tratar la dismenorrea primaria. Pasa sobre la bifurcación de la aorta y se extiende sobre la parte proximal del sacro antes de dividirse en dos nervios hipogástricos, que descienden en la pelvis hacia la región de los vasos ilíacos internos. A cada lado de la pelvis, los nervios hipogástricos terminan en el plexo hipogástrico inferior.

Los plexos hipogástricos inferiores son amplias expansiones de los nervios hipogástricos. Sus fibras simpáticas provienen de las extensiones descendentes del plexo hipogástrico superior y de los nervios esplácnicos sacros, una continuación de la cadena o el tronco simpático en la pelvis. Las fibras parasimpáticas provienen de los segmentos sacros 2-4 por medio de la raíz parasimpática de los ganglios pélvicos (nervios esplácnicos pélvicos). Se encuentran en el tejido conjuntivo de la pared pélvica lateral, a los lados del útero y de la vagina.

El plexo hipogástrico inferior (a veces llamado *plexo pélvico*) se divide en tres porciones: el plexo vesical, el plexo uterovaginal (ganglio de Frankenhäuser) y plexo hemorroidal medio. El plexo uterovaginal contiene fibras que derivan de dos fuentes. Recibe fibras simpáticas y sensoriales desde el décimo segmento torácico hasta los primeros lumbares de la médula espinal. El segundo suministro proviene del segundo, tercer y cuarto segmentos sacros y consta, principalmente, de nervios parasimpáticos que alcanzan el plexo hipogástrico inferior a través de los nervios esplácnicos pélvicos. El plexo uterovaginal se encuentra sobre las caras dorsal y medial de los vasos uterinos, a los lados de la inserción de los ligamentos uterosacros (rectouterinos) en el útero. Tiene continuaciones craneales a lo largo del útero y caudales a lo largo de la vagina. Estas últimas extensiones contienen las fibras que inervan los bulbos vestibulares y el clítoris; se conocen como el *nervio cavernoso del clítoris*. Estos nervios se encuentran en el tejido justo al lado del área donde se forman los pedículos de ligamentos uterosacros, cardinales y de arterias uterinas durante una histerectomía por enfermedad benigna, así como dentro de los tejidos extirpados en una histerectomía radical.

Las fibras sensitivas del cuerpo uterino en el plexo hipogástrico superior (el nervio presacro) a veces se seccionan quirúrgicamente, de forma transversal, en un esfuerzo por aliviar el dolor visceral refractario, un procedimiento llamado *neurectomía presacra*. Como el plexo hipogástrico superior no provee inervación sensitiva a las estructuras anexiales o al peritoneo, este procedimiento no es útil para aliviar el dolor que surge en esos sitios. Otro aspecto anatómico importante del sistema nervioso autónomo es el daño al plexo hipogástrico inferior al momento de una histerectomía radical. La extensión del campo quirúrgico a los lados de las vísceras interrumpe la conexión de la vejiga, y a veces del recto, con sus conexiones centrales.

El ovario y la tuba uterina reciben su inervación del plexo nervioso que acompaña a los vasos ováricos y que se origina en el plexo renal, así como del plexo hipogástrico inferior de manera parcial. Estas fibras se originan en el décimo segmento torácico, mientras que las parasimpáticas provienen de extensiones del nervio vago.

Región retroperitoneal pélvica

La división de los vasos ilíacos internos y externos se produce en la región de la articulación sacroilíaca. La trayectoria y las ramas de los vasos ilíacos externos se describieron antes, en la sección del espacio retropúbico.

Vasos ilíacos internos

A diferencia de la arteria ilíaca externa, que es constante y relativamente simple en su morfología, como ya se describió, el patrón de ramificación de las arterias y venas ilíacas internas varía en extremo (fig. 1-36; *véase también* fig. 1-11). La arteria ilíaca interna irriga las vísceras de la pelvis y muchos músculos de la pared pélvica y de la región glútea. Por lo

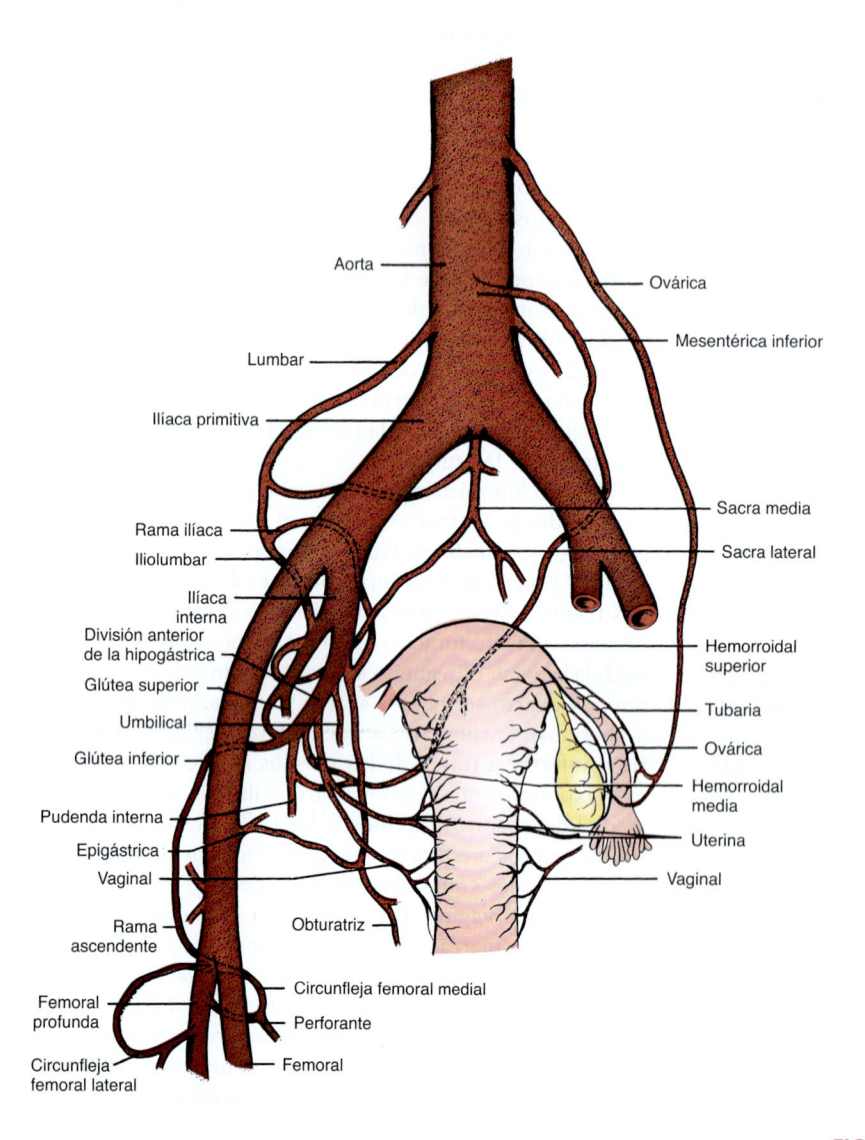

FIGURA 1-36 Circulación colateral de la pelvis.

TABLA 1-3
Circulación colateral después de la ligadura de la arteria ilíaca interna

Anastomosis ilíaca interna y sistémica
Iliolumbar
Sacra lateral
Hemorroidal media
Lumbar
Sacra media
Hemorroidal superior (continuación terminal de la mesentérica inferior)

general, forma las divisiones *anterior* y *posterior* de unos 3-4 cm después de su origen en la arteria ilíaca primitiva (tabla 1-3). Los vasos de la división posterior (iliolumbares, sacros laterales y glúteos) emergen de la cara posterolateral de la arteria ilíaca interna para proporcionar parte de la irrigación sanguínea de la pared pélvica y los músculos glúteos. Se debe evitar el traumatismo de estos vasos ocultos durante la ligadura de la arteria ilíaca interna cuando la sutura se pasa por detrás de ellos.

La división anterior tiene tres ramas parietales y varias viscerales que irrigan las vísceras pélvicas. Los vasos glúteos, obturadores y pudendos irrigan principalmente los músculos, mientras que los vasos uterinos, vesicales superiores, vaginales (vesicales inferiores) y hemorroidales medios irrigan los órganos pélvicos. Las venas ilíacas internas comienzan a un lado y detrás de las arterias. Estas venas forman un plexo extenso y complejo dentro de la pelvis, en lugar de tener ramas únicas como las arterias. Tienden a ser más profundas que las arterias en esta región y su patrón es muy variable.

Se ha demostrado la utilidad de la ligadura de la arteria ilíaca interna en el tratamiento de la hemorragia posparto. Los estudios arteriográficos de Burchell mostraron que las anastomosis fisiológicamente activas entre la irrigación sanguínea arterial sistémica y la pélvica fueron de inmediato permeables después de la ligadura de la arteria ilíaca interna (*véase* fig. 1-36). Estas anastomosis, que se muestran en la tabla 1-3, unieron las arterias del sistema ilíaco interno con vasos sanguíneos originados directamente de la aorta (p. ej., las arterias sacra media y lumbar) o indirectamente a través de la arteria mesentérica inferior (p. ej., vasos hemorroidales superiores). Estas vías *in vivo* resultaron muy diferentes de las anastomosis hipotéticas sugeridas previamente sobre bases puramente anatómicas.

Uréter pélvico

La trayectoria del uréter dentro de la pelvis es importante para los cirujanos ginecólogos y se describe plenamente en el capítulo 35. Aquí se consideran algunos de los puntos de referencia anatómicos importantes. Después de pasar sobre la bifurcación de las arterias ilíacas internas y externas, mediales a los vasos ováricos, el uréter desciende dentro de la pelvis. Aquí se encuentra una vaina especial de tejido conjuntivo que se une al peritoneo de la pared pélvica lateral y a la hoja medial del ligamento ancho. Esto explica por qué el uréter todavía se adhiere al peritoneo y no permanece en ubicación lateral con los vasos cuando ingresa al espacio peritoneal.

El uréter cruza por debajo de la arteria uterina ("como agua bajo un puente") en la base del ligamento ancho, justo antes de que ingrese al ligamento cardinal. Hay un plano areolar laxo alrededor que permite su peristaltismo mientras pasa por el "túnel" dentro de las fibras del ligamento cardinal. En esta región se ubica a lo largo de la superficie anterolateral del cuello uterino, generalmente a 1-2 cm de distancia. A partir de ahí se localiza en la pared vaginal anterior y luego avanza una distancia de aproximadamente 1.5 cm a través de la pared de la vejiga.

Durante su trayectoria pélvica, el uréter recibe sangre de los vasos por donde pasa, específicamente de las arterias ilíacas primitiva, interna, uterina y vesical. Dentro de la pared del uréter, estos vasos se conectan entre sí mediante una intrincada red de vasos que se pueden visualizar discurriendo longitudinalmente por su cara externa.

Ganglios y vasos linfáticos

Los ganglios y los vasos linfáticos que drenan las vísceras pélvicas varían en número y distribución, pero se pueden organizar en grupos relativamente constantes. Debido a la extensa interconexión de los ganglios linfáticos, la propagación del flujo linfático y, por lo tanto, del cáncer es algo impredecible. Sin embargo, todavía son útiles algunas generalizaciones importantes sobre la distribución y el drenaje de estos tejidos. La distribución de los ganglios linfáticos pélvicos se describe adicionalmente en el capítulo 24 y se ilustra en la figura 24-4.

Los ganglios de la pelvis se pueden dividir en ilíacos externos, internos y primitivos; sacros medios, y pararrectales. Los ganglios sacros medios son escasos y siguen la arteria sacra media. Los ganglios pararrectales drenan la parte del recto sigmoide por encima de la reflexión peritoneal que recibe irrigación sanguínea de la arteria hemorroidal superior. La ganglios mediales y pararrectales rara vez están involucrados en las enfermedades ginecológicas.

Los ganglios ilíacos internos y externos se ubican junto a sus respectivos vasos sanguíneos y ambos terminan en la cadena ganglionar ilíaca primitiva, que luego drena hacia los ganglios aórticos. Los ganglios ilíacos externos reciben el drenaje de la pierna a través de los ganglios inguinales. Los ganglios en el grupo ilíaco externo se pueden encontrar en ubicación lateral a la arteria, entre la arteria y la vena o en la cara medial de la vena. Estos grupos se denominan *anterosuperior*, *intermedio* y *posteromedial*, respectivamente. Pueden separarse de la fascia muscular subyacente y el periostio de la pared pélvica junto con los vasos, definiendo así su extensión lateral. Algunos ganglios en el extremo distal de esta cadena se encuentran en relación directa con los vasos epigástricos inferiores y se nombran de acuerdo con estos vasos adyacentes. De manera similar, se llaman *ganglios obturadores* los que se encuentran en el punto donde el nervio obturador y los vasos entran en el conducto obturador.

Los ganglios ilíacos internos drenan las vísceras pélvicas y reciben también algún drenaje de la región glútea a lo largo de la división posterior de los vasos ilíacos internos. Estos ganglios se encuentran dentro del tejido adiposo que se intercala entre las muchas ramas de los vasos. Los ganglios más grandes y numerosos se encuentran en la pared pélvica lateral, pero muchos ganglios más pequeños están junto a las propias vísceras y reciben el nombre del órgano cerca del cual se encuentran (p. ej., *parauterinos*).

En quirófano, no solo es difícil hacer algunas de las diferenciaciones finas mencionadas en esta descripción anatómica, tampoco tiene importancia clínica hacerlo. Los cirujanos generalmente se refieren a los ganglios adyacentes a la arteria ilíaca externa como el *grupo ilíaco externo*, y a los que están al lado de la arteria ilíaca interna como *ganglios ilíacos internos*. Esto no considera a aquellos que se encuentran entre la vena ilíaca externa y la arteria ilíaca interna, denominados *ganglios interilíacos*.

La dirección del flujo linfático desde el útero tiende a seguir sus uniones, drenando al lado de los ligamentos cardinales, uterosacros e incluso los redondos. Esta última conexión puede llevar a metástasis desde el útero hasta los ganglios inguinales superficiales, mientras que las anteriores se dirigen a los ganglios ilíacos internos, con libre comunicación hacia los ilíacos externos y, a veces, hacia los sacros laterales. La conexión anastomótica de los vasos uterinos y ováricos hace posibles las conexiones linfáticas entre estos dos sistemas de drenaje y las metástasis en esta dirección.

La vagina y las vías urinarias inferiores tienen un drenaje linfático dividido. Por arriba (dos tercios superiores de la vagina y la vejiga), el drenaje ocurre a través de los linfáticos uterinos hacia los ganglios ilíacos internos. Por otro lado, el tercio inferior de la vagina y la uretra distal drenan hacia los ganglios inguinales. Sin embargo, dicha demarcación está lejos de ser precisa.

Los ganglios ilíacos primitivos se pueden encontrar desde el borde medial hasta el lateral de los vasos del mismo nombre. Continúan por encima de los vasos pélvicos y se visualizan alrededor de la aorta y de la vena cava. Estos ganglios pueden ser anteriores, laterales o posteriores a los vasos.

PUNTOS CLAVE

- Las relaciones anatómicas importantes del uréter pélvico incluyen las siguientes:
  - Después de pasar sobre la bifurcación de las arterias ilíacas internas y externas, en ubicación medial a los vasos ováricos, el uréter desciende dentro de la pelvis.
  - El uréter desciende en la pelvis unido a la hoja medial del ligamento ancho.
  - Debido a su trayectoria medial sobre la cara interna del peritoneo de la pared pélvica lateral, la irrigación sanguínea llega al uréter desde los vasos ubicados a ambos lados.
  - El uréter discurre debajo de la arteria uterina a aproximadamente 1-2 cm del cuello uterino en ubicación lateral.
  - La porción distal del uréter se encuentra directamente sobre la pared anterior de la vagina, muy cerca del sitio donde se diseca del cuello uterino durante una histerectomía. Por lo tanto, para evitar lesiones son fundamentales la movilización y la retracción suficientes de la vejiga respecto a la pared anterior de la vagina.
- Los nervios abdominogenitales mayor y menor discurren en la región de la pared abdominal anterior involucrada en las incisiones transversas inferiores abdominales y en la inserción de trócares accesorios, por lo que pueden lesionarse y causar síndromes de compresión nerviosa. El riesgo de lesión de los nervios abdominogenitales mayor y menor puede llevarse al mínimo si los trócares laterales se colocan por arriba de las espinas ilíacas anterosuperiores y si las incisiones fasciales transversas bajas no se extienden más allá de los bordes laterales de los músculos rectos mayores.
- El nervio femorocutáneo y los nervios crurales se asocian con la cara anterior del músculo ilíaco y la inferolateral de los músculos psoas, respectivamente. Ingresan en el compartimento del muslo al pasar por debajo del arco crural. Pueden ser comprimidos por las valvas laterales de los separadores abdominales que descansan sobre, o en ubicación lateral a, los músculos psoas, así como por la flexión, la abducción o la rotación lateral del muslo en la posición de litotomía.
- El soporte de los órganos pélvicos proviene de la acción combinada de los músculos elevadores del ano (que cierran el hiato genital y proporcionan una capa de sostén en la que los órganos pueden apoyarse) y las uniones fasciales endopélvicas de la vagina y el útero a las paredes pélvicas laterales.
- Los vasos ilíacos internos irrigan la pared y los órganos pélvicos, así como las regiones glúteas. La complejidad de estas múltiples ramas varía de un individuo a otro, pero la característica clave corresponde a las múltiples zonas de circulación colateral que entran en juego inmediatamente después de la ligadura de la arteria ilíaca interna, de manera que la irrigación sanguínea a los órganos pélvicos presente disminución de la presión del pulso pero continúe con flujo sanguíneo incluso después de la ligadura.
- La irrigación sanguínea del aparato genital femenino es una arcada que comienza en la parte superior con el ingreso de los vasos ováricos, la irrigación lateral por parte de los vasos uterinos y la irrigación distal mediante la arteria vaginal. Hay una arteria anastomótica que se extiende a lo largo de todo el aparato genital. Por esta razón, la ligadura de cualquiera de estas arterias no disminuye la irrigación sanguínea del útero.

BIBLIOGRAFÍA

Balgobin S, Carrick KS, Montoya TI, et al. Surgical dimensions and histology of the vesicocervical space. *Obstet Gynecol* 2016;0:1–5.

Barber MD, Bremer RE, Thor KB, et al. Innervation of the female levator ani muscles. *Am J Obstet Gynecol* 2002;187:64–71.

Bleich AT, Rahn DD, Wieslander CK, et al. Posterior division of the internal iliac artery: anatomic variations and clinical applications. *Am J Obstet Gynecol* 2007;197:658.e1–658.e5.

Burchell RC. Arterial physiology of the human female pelvis. *Obstet Gynecol* 1968;31:855.

Campbell RM. The anatomy and histology of the sacrouterine ligaments. *Am J Obstet Gynecol* 1950;59:1.

Curry SL, Wharton JT, Rutledge F. Positive lymph nodes in vulvar squamous carcinoma. *Gynecol Oncol* 1980;9:63.

Dalley AF. The riddle of the sphincters. *Am Surg* 1987;53:298.

Daseler EH, Anson BJ, Reimann AF. Radical excision of the inguinal and iliac lymph glands. *Surg Gynecol Obstet* 1948;87:679.

DeLancey JOL. Anatomic aspects of vaginal eversion after hysterectomy. *Am J Obstet Gynecol* 1992;166:1717.

DeLancey JOL. Structural support of the urethra as it relates to stress urinary incontinence: the hammock hypothesis. *Am J Obstet Gynecol* 1994;170:1713.

DeLancey JOL. Structural anatomy of the posterior compartment as it relates to rectocele. *Am J Obstet Gynecol* 1999;180:815.

DeLancey JOL, Toglia MR, Perucchini D. Internal and external anal sphincter anatomy as it relates to midline obstetric lacerations. *Obstet Gynecol* 1997;90:924.

Drewes PG, Marinis SI, Schaffer JI, et al. Vascular anatomy over the superior pubic rami in female cadavers. *Am J Obstet Gynecol* 2005;193:2165–2168.

Fathi AH, Soltanian H, Saber AA. Surgical anatomy and morphologic variations of umbilical structures. *Am Surg* 2012;78(5):540–544.

Fernstrom I. Arteriography of the uterine artery. *Acta Radiol* 1955;122(suppl):21.

Florian-Rodriguez ME, Hamner J, Corton MM. First sacral nerve and anterior longitudinal ligament anatomy: clinical applications during sacrocolpopexy. *Am J Obstet Gynecol* 2017;217:607.e1–607.e4.

Florian-Rodriguez ME, Hare A, Chin K, et al. Inferior gluteal and other nerves associated with sacrospinous ligament: a cadaver study. *Am J Obstet Gynecol* 2016;215:646.e1–646.e6.

Forster DS. A note on Scarpa's fascia. *J Anat* 1937;72:130.

Good MM, Abele TA, Balgobin S, et al. L5-S1 Discitis—can it be prevented? *Obstet Gynecol* 2013;121:285–290.

Good MM, Abele TA, Balgobin S, et al. Vascular and ureteral anatomy relative to the midsacral promontory. *Am J Obstet Gynecol* 2013;208:486.e1–486.e7.

Hudson CN. Lymphatics of the pelvis. En: Philipp EE, Barnes J, Newton M, eds. *Scientific foundations of obstetrics and gynecology*, 3rd ed. London, UK: Heinemann, 1986:1.

Huffman J. Detailed anatomy of the paraurethral ducts in the adult human female. *Am J Obstet Gynecol* 1948;55:86.

Hughesdon PE. The fibromuscular structure of the cervix and its changes during pregnancy and labour. *J Obstet Gynaecol Br Emp* 1952;59:763.

Huisman AB. Aspects on the anatomy of the female urethra with special relation to urinary continence. *Contrib Gynecol Obstet* 1983;10:1.

Hurd WW, Bude RO, DeLancey JOL, et al. The location of abdominal wall blood vessels in relationship to abdominal landmarks apparent at laparoscopy. *Am J Obstet Gynecol* 1994;171:642.

Kleeman SD, Westermann C, Karram MM. Rectoceles and the anatomy of the posterior vaginal wall: revisited. *Am J Obstet Gynecol* 2005;193:2050–2055.

Klink EW. Perineal nerve block: an anatomic and clinical study in the female. *Obstet Gynecol* 1953;1:137.

Krantz KE. The anatomy of the urethra and anterior vaginal wall. *Am J Obstet Gynecol* 1951;62:374.

Krantz KE. Innervation of the human uterus. *Ann N Y Acad Sci* 1959;75:770.

Kuhn RJ, Hollyock VE. Observations on the anatomy of the rectovaginal pouch and septum. *Obstet Gynecol* 1982;59:445.

Lawson JO. Pelvic anatomy. I. Pelvic floor muscles. *Ann R Coll Surg Engl* 1974;54:244.

Lawson JO. Pelvic anatomy. II. Anal canal and associated sphincters. *Ann R Coll Surg Engl* 1974;54:288.

Maldonado PA, Chin K, Garcia AA, et al. Anatomic variations of pudendal nerve within pelvis and pudendal canal: clinical applications. *Am J Obstet Gynecol* 2015;213:727.e1–727.e6.

Maldonado PA, Slocum PD, Chin K, et al. Anatomic relationships of psoas muscle: clinical applications to psoas hitch ureteral reimplantation. *Am J Obstet Gynecol* 2014;211:563.e1–563.e6.

Milloy FJ, Anson BJ, McAfee DK. The rectus abdominis muscle and the epigastric arteries. *Surg Gynecol Obstet* 1960;110:293.

Montoya TI, Calver LE, Carrick KS, et al. Anatomic relationships of the pudendal nerve branches: assessment of injury risk with common surgical procedures. *Am J Obstet Gynecol* 2011;205(5):504.e1–504.e5.

O'Connell HE, Hutson JM, Anderson CR, et al. Anatomical relationship between urethra and clitoris. *J Urol* 1998;159:1892.

O'Connell HE, Sanjeevan KV, Hutson JM. Anatomy of the clitoris. *J Urol* 2005;174(4):1189–1195.

Oelrich TM. The striated urogenital sphincter muscle in the female. *Anat Rec* 1983;205:223.

Oh C, Kark AE. Anatomy of the external anal sphincter. *Br J Surg* 1972;59:717.

Oh C, Kark AE. Anatomy of the perineal body. *Dis Colon Rectum* 1973;16:444.

Orda R, Nathan H. Surgical anatomy of the umbilical structures. *Int Surg* 1973;58:458–464.

Pathi SD, Castellanos ME, Corton MM. Variability of the retropubic space anatomy in female cadavers. *Am J Obstet Gynecol* 2009;201(5):524.e1–524.e5.

Plentl AA, Friedman EA. *Lymphatic system of the female genitalia*. Philadelphia, PA: WB Saunders, 1971.

Rahn DD, Bleich AT, Wai CY, et al. Anatomic relationships of the distal third of the pelvic ureter, trigone, and urethra in unembalmed female cadavers. *Am J Obstet Gynecol* 2007;197:668.e1–668.e4.

Rahn DD, Phelan JN, Roshanravan SM, et al. Anterior abdominal wall nerve and vessel anatomy: clinical implications for gynecologic surgery. *Am J Obstet Gynecol* 2010;202(3):234.e1–234.e5.

Ramanah R, Berger MB, Parratte BM, et al. Anatomy and histology of apical support: a literature review concerning cardinal and uterosacral ligaments. *Int Urogynecol J* 2012;23:1483.

Ramsey EM. Vascular anatomy. En: Wynn RM, ed. *Biology of the uterus*. New York: Plenum Press, 1977:60.

Range RL, Woodburne RT. The gross and microscopic anatomy of the transverse cervical ligaments. *Am J Obstet Gynecol* 1964;90:460.

Reiffenstuhl G. The clinical significance of the connective tissue planes and spaces. *Clin Obstet Gynecol* 1982;25:811.

Richardson AC, Edmonds PB, Williams NL. Treatment of stress urinary incontinence due to paravaginal fascial defect. *Obstet Gynecol* 1981;57:357.

Ricci JV, Lisa JR, Thom CH, et al. The relationship of the vagina to adjacent organs in reconstructive surgery. *Am J Surg* 1947;74:387.

Ricci JV, Thom CH. The myth of a surgically useful fascia in vaginal plastic reconstructions. *Q Rev Surg Obstet Gynecol* 1954;2:253.

Ripperda CM, Jackson LA, Phelan JN, et al. Anatomic relationships of the pelvic autonomic nervous system in female cadavers: clinical applications to pelvic surgery. *Am J Obstet Gynecol* 2017;216:388.e1–388.e7.

Roberts WH, Habenicht J, Krishingner G. The pelvic and perineal fasciae and their neural and vascular relationships. *Anat Rec* 1964;149:707.

Roberts WH, Harrison CW, Mitchell DA, et al. The levator ani muscle and the nerve supply of its puborectalis component. *Clin Anat* 1988;1:256.

Roberts WH, Krishingner GL. Comparative study of human internal iliac artery based on Adachi classification. *Anat Rec* 1967;158:191.

Roshanravan SM, Wieslander CK, Schaffer JI, et al. Neurovascular anatomy of the sacrospinous ligament region in female cadavers: implications in sacrospinous ligament fixation. *Am J Obstet Gynecol* 2007;197:660.e1–660.e6.

Sato K. A morphological analysis of the nerve supply of the sphincter ani externus, levator ani and coccygeus. *Kaibogaku Zasshi* 1980;44:187.

Stein TA, DeLancey JOL. Structure of the perineal membrane in females: gross and microscopic anatomy. *Obstet Gynecol* 2008;111:686.

Stulz P, Pfeiffer KM. Peripheral nerve injuries resulting from common surgical procedures in the lower portion of the abdomen. *Arch Surg* 1982;117:324.

Terminologia Anatomica. *Federal International Programme on Anatomical Terminologies*, 2nd ed. Stuttgart, Germany; New York: Georg Thieme Verlag, 2011.

Tobin CE, Benjamin JA. Anatomic and clinical re-evaluation of Camper's, Scarpa's and Colles' fasciae. *Surg Gynecol Obstet* 1949;88:545.

Uhlenhuth E, Nolley GW. Vaginal fascia, a myth? *Obstet Gynecol* 1957;10:349.

Whiteside JL, Barber MD, Walters MD, et al. Anatomy of ilioinguinal and iliohypogastric nerves in relation to trocar placement and low transverse incisions. *Am J Obstet Gynecol* 2003;189:1574–1578.

Wieslander CK, Rahn DD, McIntire DD, et al. Vascular anatomy of the presacral space in unembalmed female cadavers. *Am J Obstet Gynecol* 2006;195:1736–1741.

CAPÍTULO 2

ATENCIÓN PREOPERATORIA DE LA PACIENTE GINECOLÓGICA

Karen C. Wang y Victoria L. Handa

Valoración preoperatoria del riesgo quirúrgico
Características de la paciente
Escalas de riesgo
Factores de riesgo específicos del procedimiento

Pruebas preoperatorias
Pruebas cardíacas
Radiografía de tórax
Hemograma completo (biometría hemática)
Pruebas de coagulación (TP, TTP, recuento de plaquetas, INR)

Electrocardiograma
Electrólitos y creatinina
Pruebas de función hepática
Prueba de embarazo
Pruebas de función pulmonar
Tipo sanguíneo, detección y pruebas cruzadas
Repetición de pruebas recientes

Gestión de los factores de riesgo: estrategias perioperatorias para prevenir eventos adversos específicos
Complicaciones cardíacas graves
Infección

Tromboprofilaxis venosa
Preparación intestinal
Hemorragia y transfusión
Pacientes con dolor crónico
Tratamiento perioperatorio de anticoagulación
Atención de las pacientes en tratamiento antiplaquetario crónico

Utilización de medicamentos de uso crónico en el período perioperatorio
Suplementos herbolarios y alimentarios

Protocolos para la recuperación postoperatoria optimizada

La decisión de realizar una intervención quirúrgica ginecológica debe considerar el tipo de afección, así como las preferencias, la salud y el estado médico de la paciente. El asesoramiento preoperatorio debe incluir las diversas opciones de tratamiento alternativo, como el manejo expectante, el médico y el quirúrgico. Antes de la operación, el proceso de consentimiento informado debe abordar el probable resultado de la intervención, así como sus beneficios en relación con los riesgos y peligros. El cirujano también debe informar acerca de las expectativas postoperatorias. La orientación anticipada durante las consultas preoperatorias reducirá la ansiedad de la paciente, promoverá el cumplimiento en el período postoperatorio y, potencialmente, acortará la estancia hospitalaria.

Una vez que la paciente y el cirujano toman la decisión de proceder con la intervención, las consideraciones perioperatorias se basan en el interrogatorio de la paciente, su exploración física, el procedimiento quirúrgico planificado y la alteración patológica. El objetivo de la planificación preoperatoria es identificar las complicaciones con mayores probabilidades de ocurrir en los períodos transoperatorio y postoperatorio, lo que permite intervenciones oportunas para reducir al mínimo el riesgo y promover la recuperación. En algunos casos la valoración preoperatoria será un esfuerzo de colaboración entre el cirujano, el proveedor de la atención primaria (o el especialista) y el anestesiólogo.

VALORACIÓN PREOPERATORIA DEL RIESGO QUIRÚRGICO

Al valorar el riesgo quirúrgico preoperatorio, es útil tener en cuenta las características tanto de la paciente como del procedimiento quirúrgico.

Características de la paciente

Edad

Con el aumento de la esperanza de vida, la prevalencia de las afecciones ginecológicas asociadas con la edad (como el prolapso y la neoplasia maligna) va en aumento. La edad es un factor de riesgo independiente para las complicaciones perioperatorias y también se asocia con problemas médicos concomitantes que incluyen diabetes, enfermedad pulmonar obstructiva crónica, insuficiencia renal, enfermedad cardiovascular, deterioro cognitivo, desnutrición y debilidad. La valoración preoperatoria de los riesgos de las mujeres en edad avanzada debe incluir su capacidad funcional y los posibles riesgos postoperatorios en función de la presencia de discapacidad, demencia y debilidad.

Enfermedad cardíaca

Los factores de riesgo de complicaciones cardíacas perioperatorias graves incluyen antecedentes de infarto de miocardio, insuficiencia cardíaca, enfermedad cerebrovascular, diabetes dependiente de insulina y creatinina sérica mayor de 2.0 mg/dL; otros factores importantes incluyen la edad, un estado funcional dependiente (definido como la incapacidad para realizar actividades cotidianas sin asistencia) y su clase de acuerdo con la American Society of Anesthesiologists (*véase* cap. 3). Es aconsejable realizar una valoración preoperatoria más detallada a las mujeres consideradas de alto riesgo. Esta puede incluir, por ejemplo, una prueba de esfuerzo al ejercicio y una evaluación cardíaca.

Las pacientes con coronariopatía activa tienen un riesgo significativo de complicaciones. Las mujeres que hayan sufrido una crisis cardíaca reciente deben ingresar al quirófano solo si la afección ginecológica es urgente y si hay probabilidad de que el retraso en el tratamiento tenga consecuencias negativas importantes. Después de la colocación de una endoprótesis (*stent*) coronaria, cualquier otra operación electiva debe retrasarse hasta después de la duración recomendada para el tratamiento antiplaquetario.

La colaboración perioperatoria con un cardiólogo es adecuada para las pacientes con alto riesgo de complicaciones cardíacas (incluidas aquellas con insuficiencia cardíaca conocida o sospechada, antecedentes de infarto de miocardio, enfermedad cerebrovascular, diabetes dependiente de insulina e insuficiencia renal). En estos casos, los objetivos de la atención perioperatoria son evaluar el riesgo perioperatorio de complicaciones cardíacas graves, compatibilizar las afecciones médicas concomitantes e identificar estrategias para disminuir el riesgo de complicaciones mayores (incluyendo edema pulmonar, infarto de miocardio y paro cardíaco).

Diabetes

Datos de la National Cardiovascular Network muestran que las mujeres con diabetes tienen un alto riesgo de complicaciones perioperatorias, incluyendo insuficiencia renal aguda, complicaciones neurológicas, ictus (accidente cerebrovascular) e infarto agudo de miocardio. La diabetes se considera un "equivalente de la enfermedad arterial coronaria". La arteriopatía coronaria es mucho más frecuente en las pacientes con diabetes y puede ser "silenciosa"; por lo tanto, la valoración preoperatoria del riesgo cardiovascular es esencial en mujeres con diabetes de larga duración o dependiente de insulina. También se debe considerar la probabilidad de enfermedades renales y cerebrovasculares no detectadas antes.

Las pacientes con diabetes y una regulación deficiente de la glucosa tienen un mayor riesgo de presentar infección de la herida quirúrgica (IHQ), coronariopatía silenciosa y morbilidad cardiovascular postoperatoria. Por ello, la optimización del control de la glucosa se considera un componente importante de la atención perioperatoria.

Hipertensión

La inducción de la anestesia activa el sistema simpático, lo que puede incrementar en 90 mm Hg la presión arterial y en 40 lpm la frecuencia cardíaca en las personas con hipertensión no tratada. Las pacientes con hipertensión deben continuar con sus medicamentos antihipertensivos orales hasta el día de la operación. En las pacientes en tratamiento con diuréticos se deben vigilar estrechamente la volemia y las concentraciones de potasio, ya que la hipocalemia puede potenciar los efectos de los relajantes musculares utilizados durante la inducción de la anestesia y aumentar el riesgo de arritmia cardíaca e íleo paralítico.

Obesidad

La obesidad es cada vez más frecuente y se asocia con numerosas afecciones médicas comórbidas (incluyendo hipertensión, coronariopatías, apnea obstructiva del sueño, diabetes mellitus y neoplasias ginecológicas). Junto con el síndrome metabólico, la obesidad pone a la paciente en mayor riesgo de complicaciones transoperatorias y postoperatorias, como neumonía, hipoxemia postoperatoria, reintubación no planificada, IHQ, complicaciones de la herida y tromboembolia venosa (TEV). Además, los síndromes de hipoventilación (incluida la apnea del sueño) son más frecuentes en las pacientes con obesidad. Se recomienda la consulta preoperatoria de anestesiología para aquellas pacientes con obesidad y antecedentes conocidos o sospecha de apnea obstructiva del sueño, así como sospecha de una vía aérea alterada. Se debe considerar una consulta preoperatoria de subespecialidad en las mujeres con obesidad y sospecha de arteriopatía coronaria, especialmente en los casos de poca tolerancia al ejercicio.

La obesidad se asocia con un aumento de las IHQ, posiblemente relacionado con un estado nutricional deficiente y con la disminución en la impregnación de los antibióticos y en la oxigenación de los tejidos. Las intervenciones quirúrgicas en las mujeres con obesidad pueden complicarse por desafíos técnicos transoperatorios que incluyen una visibilidad limitada y tiempos quirúrgicos más prolongados. Estos factores aumentan el riesgo de IHQ, dehiscencia de la herida y hernias incisionales. En las secciones posteriores de este capítulo también se harán menciones especiales acerca de la prevención de la TEV, la administración de antibióticos profilácticos y la atención postoperatoria.

Apnea obstructiva del sueño

La apnea obstructiva del sueño es el tipo más frecuente de apnea. Las pacientes con apnea obstructiva del sueño tienen un mayor riesgo de complicaciones respiratorias, crisis cardíacas postoperatorias y necesidad de atención en unidades de cuidados intensivos (UCI). El cuestionario *STOP-Bang* (**tabla 2-1**) es un recurso de selección validado que consta de ocho preguntas. Las pacientes con dos o menos resultados positivos se consideran de bajo riesgo, aquellas con tres a cuatro tienen riesgo intermedio y las que suman cinco o más son de alto riesgo. La puntuación se puede utilizar para predecir un mayor riesgo de complicaciones pulmonares y cardíacas postoperatorias. Las mujeres con sospecha de apnea obstructiva del sueño pueden beneficiarse del envío preoperatorio para una valoración y un tratamiento formales.

Se recomienda a las mujeres con apnea obstructiva del sueño diagnosticada continuar con el tratamiento de presión positiva continua en las vías respiratorias (CPAP, *continuous positive airway pressure*) hasta el día de la operación. Se recomienda un ecocardiograma preoperatorio en aquellas con signos o síntomas de insuficiencia cardíaca derecha u obesidad mórbida. El tratamiento perioperatorio de las mujeres con apnea obstructiva del sueño debe incluir la vigilancia de la concentración de bicarbonato sérico transoperatoria por el riesgo de hipertensión pulmonar asociada. Para aquellas mujeres que podrían ser tratadas como ambulatorias, considérese la recuperación postoperatoria intrahospitalaria si se requieren altas dosis de opiáceos, si las pacientes presentan problemas médicos adicionales o si estas no están dispuestas a usar sus dispositivos de CPAP en sus hogares.

CAPÍTULO 2 ATENCIÓN PREOPERATORIA DE LA PACIENTE GINECOLÓGICA

TABLA 2-1
Cuestionario *STOP-Bang* para la detección de la apnea obstructiva del sueño

		SÍ	NO
Ronquidos (**s**noring)	¿Ronca usted fuerte (suficiente como para ser escuchada a través de puertas cerradas o para que su compañero de cama la codee por hacerlo en la noche)?		
Cansada (**t**ired)	¿A menudo se siente cansada, fatigada o somnolienta durante el día (como para quedarse dormida al conducir un automóvil)?		
Observada (**o**bserved)	¿Alguien ha observado que usted deja de respirar o se atraganta durante el sueño?		
Presión (**p**ressure)	¿Tiene o está siendo tratada por presión arterial alta?		
IMC (**b**ody mass index)	¿Su índice de masa corporal (IMC) es mayor de 35 kg/m^2?		
Edad (**a**ge)	¿Es usted mayor de 50 años?		
Cuello (**n**eck)	En hombres: ¿su cuello de camisa es de 43.5 cm o mayor? (medido alrededor de la manzana de Adán) En mujeres: ¿su cuello de camisa es de 41 cm o mayor?		
Sexo (**g**ender)	¿Es usted varón?		

A cada respuesta "sí" se le asigna 1 punto. Si la puntuación es 0-2, el riesgo es bajo; si es 3-4, el riesgo es intermedio; y si es 5-8, el riesgo es alto.

Chung F, Abdullah HR, Liao P. STOP-Bang Questionnaire: a practical approach to screen for obstructive sleep apnea. *Chest* 2016;149(3):631–638. Copyright © 2016, American College of Chest Physicians. Reimpreso con autorización.

Pacientes en diálisis

Las mujeres con insuficiencia renal tienen un alto riesgo de desarrollar desequilibrios de líquidos y electrólitos, presión arterial no regulada y aumento de las complicaciones hemorrágicas. También pueden presentar arteriopatía coronaria y disfunción miocárdica concomitantes. Como resultado, estas pacientes están en alto riesgo de mortalidad perioperatoria y tienen una propensión incrementada a desarrollar neumonía, intubación no planificada, dependencia de ventilador, necesidad de reintervención en los 30 días siguientes al procedimiento original, complicaciones vasculares y muerte postoperatoria. Los riesgos más altos se dan en pacientes en diálisis mayores de 65 años.

Fumadoras

El uso de tabaco produce isquemia tisular y retraso en la cicatrización de las heridas, lo que aumenta el riesgo de IHQ. Las fumadoras de cigarrillos también tienen un riesgo aumentado de complicaciones pulmonares postoperatorias. Se debe instar a las pacientes a que dejen de fumar varias semanas antes de la operación.

Escalas de riesgo

Valorar la capacidad funcional cardíaca y la debilidad es importante para determinar los riesgos perioperatorios. Se cuenta con diversos recursos de valoración del riesgo cardíaco preoperatorio como medio para evaluar el riesgo de una crisis cardíaca perioperatoria y para optimizar las condiciones con el fin de disminuir la morbilidad y la mortalidad.

Calculadora de riesgo del NSQIP

La calculadora preoperatoria de riesgo cardíaco más utilizada fue desarrollada por el *National Surgical Quality Improvement Program* (NSQIP) del American College of Surgeons para calcular el riesgo de complicaciones perioperatorias con base en el interrogatorio y la exploración física de la paciente, su electrocardiograma (ECG) y el procedimiento quirúrgico planificado. La calculadora se basa en 21 factores preoperatorios de riesgo, con algoritmos diseñados para usarse en pacientes en las que se piensa hacer una histerectomía y otras operaciones ginecológicas seleccionadas. También puede ayudar al cirujano a determinar si están indicadas pruebas cardíacas adicionales. Se puede acceder a la calculadora en línea en https://riskcalculator.facs.org.

Capacidad funcional

La capacidad de ejercitarse es un factor determinante significativo del riesgo perioperatorio general. Esta se puede medir en "equivalentes metabólicos" (MET, *metabolic equivalents*) (tabla 2-2). Un MET es una unidad igual al equivalente metabólico de captación de oxígeno por una paciente sentada y en reposo.

TABLA 2-2
Valoración de la capacidad funcional

1 MET	Puede cuidarse a sí misma, comer, vestirse y usar el inodoro de forma independiente
4 MET	Puede subir un tramo de escaleras, una colina o caminar a ras del suelo a 6 km/h
4-10 MET	Puede hacer tareas domésticas pesadas (fregar pisos, levantar o mover muebles pesados, subir dos tramos de escaleras)
>10 MET	Puede nadar; jugar tenis, fútbol o baloncesto; o esquiar

Fleshier LA, Fleischmann KE, Auerbach AD, et al. 2014 ACC/AHA guideline on perioperative cardiovascular evaluation and management of patients undergoing noncardiac surgery: a report of the American College of Cardiology/American Heart Association Task Force on Practice Guidelines. *J Am Coll Cardiol* 2014;64(22):e77–e137. Adaptado con autorización.

Si una paciente puede realizar cuatro MET de actividad o más sin dolor de tórax o fatiga, el riesgo de complicaciones cardiovasculares postoperatorias es bajo (fig. 2-1). Algunos ejemplos de actividades equivalentes a cuatro MET son subir un tramo de escaleras, subir una colina o caminar a ras del suelo a 6 km/h. Aquellas mujeres con poca capacidad para ejercitarse, definida como la incapacidad para caminar cuatro cuadras o subir dos tramos de escaleras, tienen el doble de probabilidades de experimentar complicaciones postoperatorias graves.

Debilidad

La *debilidad* se define como un estado de reserva fisiológica deteriorada, disminución de la fuerza y menor resistencia para mantener la homeostasis. Se caracteriza por gran vulnerabilidad ante factores leves de estrés y deterioro de la salud, incluyendo dependencia funcional, discapacidad creciente, hospitalizaciones y mortalidad alta. En comparación con las pacientes sin debilidad, las débiles tienen siete veces más probabilidades de sufrir discapacidad en el mes siguiente a la operación. Un estudio de Courtney-Brooks y cols. demostró que la tasa de complicaciones quirúrgicas durante los 30 días posteriores a un procedimiento de estadificación fue del 24% para el cáncer ginecológico en mujeres sin debilidad pero del 67% en las débiles. Las complicaciones postoperatorias relacionadas con la debilidad incluyen septicemia, infecciones del aparato urinario y algunas respiratorias (neumonía o embolia pulmonar) y alteraciones neurológicas (ictus, coma, accidente cerebral), renales o cardíacas (infarto de miocardio y arritmia). La debilidad ocasiona recuperación prolongada y posible necesidad de rehabilitación. La debilidad debe sospecharse en mujeres con al menos tres de las siguientes características: atonía muscular, poca resistencia, escasa actividad física, velocidad de marcha lenta y pérdida significativa de peso. En dicho caso considérese la derivación a un internista o geriatra para una valoración formal. Se recomienda a las pacientes débiles iniciar un entrenamiento de fuerza y acondicionamiento físico, así como tomar suplementos nutricionales para mejorar la recuperación postoperatoria y la supervivencia.

Factores de riesgo específicos del procedimiento

Las características quirúrgicas que modifican el riesgo perioperatorio incluyen el abordaje quirúrgico (vaginal, abdominal, laparoscópico o asistido por robot), el tipo de operación (p. ej., miomectomía frente a histerectomía) y las características asociadas con la enfermedad ginecológica (como la complejidad de la afección, la extensión de la alteración patológica, el cáncer). Las pacientes con antecedentes de varias operaciones abdominopélvicas y aquellas con cáncer o endometriosis avanzada tienen un mayor riesgo de adherencias, distorsión anatómica y pérdida de sangre. Del mismo modo, aquellas con afección patológica pélvica extensa (como fibromas o masas anexiales grandes) pueden presentar una distorsión anatómica significativa que aumente el riesgo de hemorragia o de lesión involuntaria de órganos adyacentes. En tales casos, una planificación apropiada permite al cirujano asegurar la asistencia quirúrgica y el personal adecuados, así como seleccionar los antibióticos profilácticos pertinentes y los probables hemoderivados.

PRUEBAS PREOPERATORIAS

El objetivo de las pruebas preoperatorias es identificar oportunidades para reducir al mínimo el riesgo perioperatorio. Por desgracia, a menudo se ordenan pruebas excesivas o innecesarias con base en el protocolo y no en la necesidad médica. Las pruebas de laboratorio preoperatorias "sistemáticas" en una población sana sometida a operaciones electivas no cambian la atención clínica ni modifican la mortalidad o aminoran la frecuencia de los eventos adversos. Las pruebas preoperatorias selectivas antes de una operación ginecológica deben basarse en la historia clínica de la paciente, sus afecciones concomitantes, los datos de la exploración física y los riesgos potenciales del procedimiento quirúrgico planificado. Las pruebas preoperatorias deben seleccionarse de acuerdo con la situación clínica y los objetivos de estratificar el riesgo, elegir las opciones anestésicas directas y guiar el tratamiento postoperatorio. Algunas recomendaciones de pruebas preoperatorias se basan en la propia enfermedad (tabla 2-3).

Pruebas cardíacas

En las pacientes de alto riesgo, como aquellas con arteriopatía coronaria o cardiopatía valvular conocida o sospechada, el peligro de mortalidad perioperatoria es mayor del 1%. En esta situación se debe considerar la consulta al cardiólogo. Se podrían indicar pruebas adicionales (incluyendo la de esfuerzo, ecocardiograma o vigilancia ambulatoria de 24 h).

Radiografía de tórax

En las pacientes que se someten a una operación ginecológica, las radiografías preoperatorias sistemáticas no están indicadas, a menos que se conozca o sospeche una enfermedad cardiopulmonar.

Hemograma completo (biometría hemática)

La hemoglobina y el hematócrito iniciales son importantes en escenarios donde es probable una anemia (enfermedad renal crónica, enfermedad hepática, cáncer, hemorragia vaginal abundante) y antes de procedimientos donde se prevé una pérdida importante de sangre (adherencias, endometriosis, un útero grande con fibromas). La anemia preoperatoria debe alertar al cirujano sobre la posible necesidad de una transfusión sanguínea. Un hemograma completo rara vez detectará una anomalía de leucocitos o plaquetas insospechada. El recuento de plaquetas preoperatorio es útil cuando se piensa emplear la anestesia neuroaxial.

Pruebas de coagulación (TP, TTP, recuento de plaquetas, INR)

No se recomiendan las pruebas de hemostasia preoperatorias de rutina, a menos que haya sospecha o presencia de una

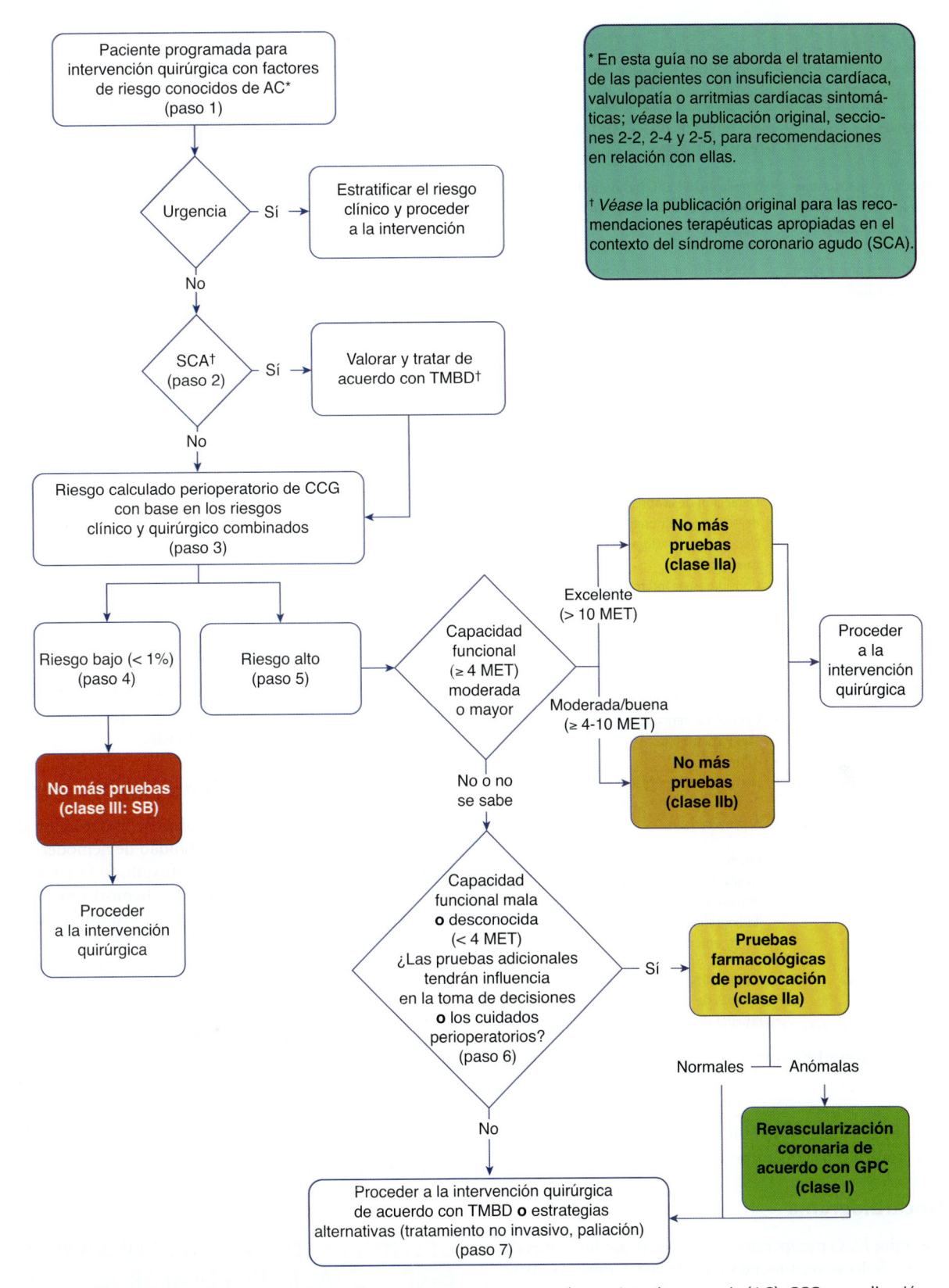

FIGURA 2-1 Abordaje gradual de la valoración cardíaca perioperatoria en caso de arteriopatía coronaria (AC). CCG, complicación cardíaca grave; GPC, guía de práctica clínica; MET, equivalente metabólico; TMBD, tratamiento médico basado en directrices; SB, sin beneficio (Fleshier LA, Fleischmann KE, Auerbach AD, et al. 2014 ACC/AHA guideline on perioperative cardiovascular evaluation and management of patients undergoing non cardiac surgery: executive summary: a report of the American College of Cardiology/American Heart Association Task Force on Practice Guidelines. Circulation 2014;130(24):2215. Copyright © 2014, American College of Cardiology Foundation and the American Heart Association, Inc. Reimpreso con autorización).

TABLA 2-3
Resumen de las pruebas preoperatorias recomendadas para algunos contextos clínicos específicos

AFECCIONES	PRUEBAS PREOPERATORIAS RECOMENDADAS
Cardiopatía (p. ej., arteriopatía coronaria, cardiopatía valvular, infarto de miocardio previo, insuficiencia cardíaca, enfermedad cerebrovascular)	• Puede incluir ECG basal y pruebas de esfuerzo, ecocardiograma, vigilancia ambulatoria durante 24 h • Considérese la radiografía de tórax si hay cardiopatía valvular o congestiva
Diabetes mellitus	• ECG basal • Electrólitos y creatinina séricos • HbA$_1$c dentro de las últimas 4-6 semanas • Pruebas cardíacas no invasivas adicionales si están indicadas
Hipertensión	• Electrólitos y creatinina séricos • Considérese el ECG basal
Obesidad	• Detección de la apnea obstructiva del sueño (cuestionario STOP-BANG) • Considérese la valoración de diabetes, cardiopatía • Considérese la interconsulta de anestesia preoperatoria
Apnea obstructiva del sueño	• Considérese el ecocardiograma • Electrólitos séricos
Diálisis	• Considérese la valoración cardíaca • Electrólitos séricos (incluyendo Ca, PO$_4$, Mg) y creatinina • Albúmina • Hemograma completo • Pruebas de coagulación • Análisis de orina
Enfermedad pulmonar (asma, EPOC)	• Pruebas de función pulmonar (si hay disnea inexplicable o afección respiratoria crónica mal regulada) • Radiografía de tórax (si hay enfermedad pulmonar activa)
Enfermedad hepática	• Hemograma completo • Pruebas de coagulación • Pruebas de función hepática

ECG, electrocardiograma; EPOC, enfermedad pulmonar obstructiva crónica.

alteración hemorrágica o se utilicen tratamientos de anticoagulación crónica o perioperatoria.

Electrocardiograma

No se necesita ECG preoperatorio para los procedimientos de bajo riesgo. Solo se recomienda para las pacientes con arteriopatía coronaria conocida, arritmia significativa, arteriopatía periférica, enfermedad cerebrovascular u otra afección cardíaca estructural de importancia y que se someterán a una operación de alto riesgo. Un ECG inicial puede ser valioso para las mujeres mayores de 50 años en las que se piensa realizar un procedimiento ginecológico importante.

Electrólitos y creatinina

No se recomienda la detección sistemática de alteraciones electrolíticas a menos que existan antecedentes de una anomalía como la enfermedad renal crónica o el uso de medicamentos que afectan los electrólitos (p. ej., diuréticos, inhibidores de la enzima convertidora de la angiotensina o antagonistas de sus receptores). Se recomienda valorar la concentración sérica de creatinina en pacientes con nefropatía subyacente si es probable la hipotensión durante la operación o cuando se espera que se utilicen medicamentos nefrotóxicos.

Pruebas de función hepática

No se recomienda realizar pruebas sistemáticas de enzimas hepáticas como preparación para una operación a menos que se sospeche o presente una enfermedad hepática crónica.

Prueba de embarazo

En todas las mujeres en edad reproductiva con útero y sin esterilización permanente se debe descartar el embarazo. Esto es especialmente importante para aquellas que no usan un método anticonceptivo confiable. La prueba cualitativa de gonadotropina coriónica en orina, idealmente el día de la operación, debería ser suficiente para descartar el embarazo.

Pruebas de función pulmonar

Las pruebas de función pulmonar solo se recomiendan en las pacientes con disnea inexplicable y en aquellas con enfermedad respiratoria crónica mal regulada.

Tipo sanguíneo, detección y pruebas cruzadas

La determinación del tipo sanguíneo y la detección de anticuerpos puede limitar la disponibilidad de hemoderivados en caso de que se necesite una transfusión. Si la paciente presenta anemia antes de la operación, hemorragia activa o el procedimiento planificado conlleva riesgo de pérdida sanguínea significativa, son esenciales la determinación del tipo sanguíneo y las pruebas cruzadas como parte de los estudios preoperatorios.

Repetición de pruebas recientes

A menos que haya habido un cambio en el estado clínico de la paciente, es razonable confiar en los resultados de las pruebas que resultaron normales y se realizaron en los últimos 4 meses. Se deben repetir las pruebas preoperatorias con resultados anómalos.

GESTIÓN DE LOS FACTORES DE RIESGO: ESTRATEGIAS PERIOPERATORIAS PARA PREVENIR EVENTOS ADVERSOS ESPECÍFICOS

Complicaciones cardíacas graves

La mayoría de las mujeres tienen un riesgo bajo de crisis cardíacas asociadas con las intervenciones quirúrgicas ginecológicas. La valoración preoperatoria de los síntomas (angina, disnea, síncope, palpitaciones) y los antecedentes médicos (cardiopatía, hipertensión, diabetes, enfermedad renal crónica y arteriopatía cerebrovascular o periférica), junto con la determinación del estado funcional (equivalentes metabólicos), indicará si se necesitan estudios adicionales (ECG, pruebas de esfuerzo, consulta de cardiología). Para las pacientes con endoprótesis coronarias y vasculares es imprescindible la consulta preoperatoria con el cardiólogo. *Véase* la figura 2-1. Anteriormente se pensaba que los β-bloqueadores disminuían las complicaciones mórbidas cardiovasculares perioperatorias en las pacientes con arteriopatía; sin embargo, datos del estudio POISE (*Perioperative Ischemic Evaluation*) mostraron un mayor riesgo de morbilidad y de ictus. Por ello, se recomienda el uso perioperatorio de β-bloqueadores para las pacientes en tratamiento a largo plazo de hipertensión, fibrilación auricular, angina de pecho, insuficiencia cardíaca o infarto de miocardio previo. Es razonable administrar β-bloqueadores a las pacientes con múltiples factores de riesgo (p. ej., diabetes, insuficiencia cardíaca, arteriopatía coronaria, insuficiencia renal, ictus) o a aquellas programadas para operaciones de alto riesgo, a quienes suele tratarse en colaboración con un especialista. El tratamiento profiláctico perioperatorio con β-bloqueadores debe iniciarse 7-30 días antes de la operación.

Infección

Infección de la herida quirúrgica

Por definición, la IHQ es un proceso infeccioso que está relacionado con la operación y que se presenta en o cerca de la incisión quirúrgica y dentro de los 30 días posteriores a la intervención (o 1 año si se colocó un implante). La mayoría de las IHQ ginecológicas constan de afecciones incisionales superficiales de la piel y el tejido subcutáneo. Los factores que modifican las IHQ incluyen la virulencia, la carga y el tipo bacterianos. En el riesgo de infección también influyen características de la paciente como la resistencia, la presencia de cuerpos extraños, la obesidad, el consumo de tabaco, el estado de regulación de la diabetes, el tiempo quirúrgico y la temperatura. La tasa informada de IHQ después de operaciones ginecológicas (2-5%) corresponde probablemente a una subestimación, ya que muchas infecciones relacionadas ocurren después del alta hospitalaria (y las pacientes pueden buscar atención en otro lugar). Se calcula que cada IHQ relacionada con una histerectomía suma 5 000 USD a los gastos de la paciente. En respuesta, la Joint Commission on the Accreditation of Healthcare Organizations formuló recomendaciones para la disminución de IHQ que incluyen el momento y la selección de antibióticos profilácticos, la importancia de controlar la glucosa y una técnica adecuada de rasurado.

Antibióticos profilácticos

Se recomiendan antibióticos profilácticos de amplio espectro en algunas operaciones específicas. La selección de antibióticos debe considerar la cobertura de la flora vaginal y de la piel que incluya microorganismos grampositivos, gramnegativos y anaerobios. Es mejor administrar la profilaxis

TABLA 2-4
Régimen profiláctico antimicrobiano según el procedimiento

PROCEDIMIENTO	ANTIBIÓTICO Y DOSIS (ÚNICA)
Histerectomía y procedimientos de uroginecología, incluidos los que involucran una malla	Cefazolina, 2 g i.v. en la hora previa al procedimiento (3 g i.v. si el peso es >120 kg)
Alternativas	Cefotetán, cefoxitina, cefuroxima o ampicilina-sulbactam
Si hay antecedente de hipersensibilidad inmediata a la penicilina	Clindamicina, 900 mg i.v. c/6 h + uno de los siguientes: Gentamicina, 5 mg/kg i.v. Quinolona, 400 mg i.v. Aztreonam, 2 mg i.v c/4 h
Alternativas	Metronidazol, 500 mg i.v. + uno de los siguientes: Gentamicina, 5 mg/kg i.v. Quinolona, 400 mg i.v.
Aborto inducido o dilatación y evacuación	Doxiciclina, 200 mg 1 h antes del procedimiento o Metronidazol, 500 mg c/12 h durante 5 días
Histerosalpingografía o cromopertubación con antecedente de EPI o dilatación/anomalía de las tubas uterinas	Doxiciclina, 100 mg al día por vía oral durante 5 días. Si hay antecedente de alteraciones tubarias, puede administrarse doxiciclina antes del procedimiento quirúrgico

No se recomienda ninguna profilaxis sistemática para laparoscopia (diagnóstica, quirúrgica, de esterilización tubaria) o histeroscopia (diagnóstica, quirúrgica, de oclusión de las tubas uterinas, de ablación endometrial). Para laparotomías sin ingreso al intestino o la vagina, las directrices sugieren que se podría considerar la cefazolina, en la misma dosis recomendada para la histerectomía.

EPI, enfermedad pélvica inflamatoria; i.v., intravenosa. ACOG Practice Bulletin No. 195: Prevention of infection after gynecologic procedures. *Obstet Gynecol* 2018;131:e172–e189. Copyright © 2018, The American College of Obstetricians and Gynecologists. Adaptado con autorización.

con antibióticos dentro de los 60 min previos al inicio de la operación para asegurar concentraciones circulantes y tisulares adecuadas del antibiótico antes de la inoculación bacteriana (p. ej., con la incisión cutánea). Para las operaciones ginecológicas, las cefalosporinas son una buena opción debido a su amplia cobertura y baja incidencia de reacciones alérgicas o efectos secundarios. Se recomiendan 1-2 g vía intravenosa (i.v.) de cefazolina, con dosis adicionales cuando la operación dure casi 4 h o si la pérdida de sangre es superior a 1500 mL. Para las pacientes con obesidad y peso mayor de 120 kg, se recomiendan 3 g de cefazolina. En la **tabla 2-4** se incluyen recomendaciones más detalladas.

Procedimientos uroginecológicos

Aunque no se han realizado estudios prospectivos, se recomiendan antibióticos profilácticos para los procedimientos de uroginecología, incluidos los que implican el uso de mallas. En los casos en los que las pacientes son enviadas a casa con una sonda urinaria colocada, también se puede considerar la profilaxis diaria con antibióticos.

Regulación de la glucemia

Las pacientes con diabetes e hiperglucemia tienen un mayor riesgo de padecer IHQ. La American Diabetes Association avala un rango objetivo de glucemia de 80-180 mg/dL para el período perioperatorio. El American College of Obstetricians and Gynecologists (ACOG) recomienda concentraciones objetivas menores de 200 mg/dL de glucosa en sangre. Para los procedimientos que duran menos de 2 h, se puede usar insulina subcutánea perioperatoria para regular las cifras transoperatorias de glucemia.

Preparación y afeitado del sitio quirúrgico

La prevención de infecciones en el sitio quirúrgico incluye la preparación apropiada de la piel abdominal y vaginal para intervenciones ginecológicas. La agencia Centers for Disease Control and Prevention (CDC) recomienda que las pacientes se bañen con jabón o un antiséptico la noche previa a la operación. En algunos servicios sanitarios se proporciona a las pacientes una solución de gluconato de clorhexidina con ese propósito. Se encontró que la combinación de duchas con gluconato de clorhexidina al 4% antes de la operación, la administración de antibióticos profilácticos perioperatorios y la preparación preoperatoria de la piel (con gluconato de clorhexidina al 2% y alcohol isopropílico al 70%) disminuye el riesgo de IHQ en un 82.4% después de una operación mayor por cáncer ginecológico.

En quirófano, la pared abdominal debe prepararse previamente con una solución de gluconato de clorhexidina al 4% y alcohol isopropílico al 70%. En un amplio estudio aleatorizado controlado se mostró que la combinación de clorhexidina-alcohol era significativamente más eficaz que un lavado con povidona yodada para la prevención de infecciones incisionales. La vagina debe prepararse con povidona yodada o gluconato de clorhexidina al 4% y alcohol isopropílico al 70%. Si la paciente es alérgica al yodo y no se puede utilizar clorhexidina, se usa solución salina estéril o un champú para bebés para preparar la vagina.

Según una revisión Cochrane de 2011, en general no se recomienda el afeitado a menos que haya pelo dentro o alrededor del sitio de incisión. Si es necesario eliminar pelo, se debe hacer con tijeras inmediatamente antes de la cirugía. También se pueden usar productos depilatorios en el preoperatorio. Ambas estrategias se prefieren al afeitado con navaja.

Vaginosis bacteriana

La vaginosis bacteriana es un factor de riesgo para la IHQ posthisterectomía. Las pacientes sintomáticas deben valorarse respecto a la vaginosis bacteriana y tratarse antes de la operación. Las pacientes con vaginosis bacteriana deben tratarse durante al menos 4 días antes de la histerectomía para disminuir el riesgo de celulitis de la cúpula vaginal. No está indicada la detección en pacientes asintomáticas.

Clamidiosis y gonorrea

La infección por *Chlamydia trachomatis* o *Neisseria gonorrhea* aumenta el riesgo de endometritis tras la interrupción quirúrgica de un embarazo. Se debe atender a las mujeres que planean la interrupción de un embarazo cuando dan positivo en las pruebas correspondientes. Además, se recomienda el tratamiento empírico de las pacientes en riesgo.

Endocarditis infecciosa

Una revisión de las directrices de la American Heart Association para la prevención de la endocarditis infecciosa realizada en 2007 llevó a la interrupción del uso de antibióticos profilácticos de forma sistemática para prevenir la endocarditis antes de los procedimientos quirúrgicos ginecológicos.

Tromboprofilaxis venosa

De acuerdo con la ley de la tríada de Virchow, los tres factores que contribuyen al riesgo de trombosis son: la hipercoagulabilidad, la estasis y la lesión endotelial o el traumatismo tisular. Las operaciones ginecológicas cumplen con los tres criterios. El mayor riesgo de TEV se vincula con cirugías complicadas que requieren anestesia y convalecencia prolongadas o que están relacionadas con cáncer. Los cirujanos ginecólogos deben tener en cuenta las características de la paciente, los antecedentes médicos y la naturaleza de la operación planificada para determinar qué tipo de profilaxis perioperatoria está indicada.

El American College of Chest Physicians (ACCP) publicó guías para la tromboprofilaxis perioperatoria con base en las categorías de riesgo (puntuación de valoración de riesgo de Caprini). Las recomendaciones para pacientes ginecológicas se extrapolan de las de cirugía general, urología y cirugía colorrectal. La puntuación de Caprini (tabla 2-5), basada en una serie de diversos factores de riesgo, permite determinar la categoría de riesgo de TEV (p. ej., muy bajo, bajo, moderado o alto). Las recomendaciones para la tromboprofilaxis perioperatoria se basan en estas cuatro categorías de riesgo, pero pueden modificarse en función del riesgo de hemorragia perioperatoria (tabla 2-6). La mayoría de las pacientes de cirugía ginecológica entran en la categoría de riesgo moderado; las de cáncer ginecológico están en un grupo de mayor riesgo. Para la categoría de riesgo moderado, las opciones de prevención de TEV incluyen el uso de medias de compresión secuencial, fármacos o ambas cosas.

Con base en datos de cirugías ginecológicas, el Society of Gynecologic Surgeons Systematic Review Group (SGSSRG) desarrolló una guía de práctica clínica para la profilaxis de la TEV (tabla 2-7). En comparación con las directrices del ACCP, las recomendaciones del SGSSRG se basan en un sistema de puntuación de riesgos más simplificado, que hace hincapié en la presencia de cáncer y en el tipo de operación ginecológica.

Preparación intestinal

Algunos estudios recientes han mostrado que la preparación mecánica intestinal tiene un valor limitado en la cirugía ginecológica. En casos en los que se prevén lesiones del intestino delgado o grueso (p. ej., adherencias significativas por operaciones o procesos inflamatorios previos), se pueden considerar antibióticos intestinales para limitar las infecciones. Sin embargo, no hay pruebas que muestren que la preparación

TABLA 2-5
Modelo de valoración de riesgo de Caprini

1 PUNTO	2 PUNTOS	3 PUNTOS	5 PUNTOS
• Edad de 41-60 años • Cirugía menor • IMC > 25 kg/m^2 • Piernas con edema • Várices • Embarazo o puerperio • Antecedentes de aborto no explicado o espontáneo recurrente • Anticonceptivos orales o restitución hormonal • Infección (< 1 mes) • Enfermedad pulmonar grave, incluida la neumonía (< 1 mes) • Función pulmonar anómala • Infarto agudo de miocardio • Insuficiencia cardíaca congestiva (< 1 mes) • Antecedente de enfermedad inflamatoria intestinal • Paciente ambulatorio con reposo en cama	• Edad de 61-74 años • Cirugía artroscópica • Cirugía mayor abierta (> 45 min) • Cirugía laparoscópica (> 45 min) • Cáncer • Confinado a la cama (> 72 h) • Inmovilización con yeso (escayola) • Acceso venoso central	• Edad ≥ 75 años • Antecedente de TEV • Antecedente familiar de TEV • Factor V de Leiden • Protrombina 20210A • Anticoagulante lúpico • Anticuerpos anticardiolipina • Homocisteína sérica elevada • Trombocitopenia inducida por heparina • Otra trombofilia congénita o adquirida	• Ictus (< 1 mes) • Artroplastia electiva • Fractura de cadera, pelvis o pierna • Lesión aguda de la médula espinal (< 1 mes)

IMC, índice de masa corporal; TEV, tromboembolia venosa. Gould MK, Garcia DA, Wren SM, et al. Prevention of VTE in nonorthopedic surgical patients: antithrombotic therapy and prevention of thrombosis. 9th ed: American College of Chest Physicians Evidence-Based Clinical Practice Guidelines. Chest 2012;141(2):e227S–e277S. Copyright © 2012, The American College of Chest Physicians. Utilizada con autorización.

mecánica intestinal, con o sin antibióticos profilácticos, disminuya el riesgo de infección o lesión.

Hemorragia y transfusión

La anemia postoperatoria grave modifica la morbilidad y la mortalidad, con un aumento pronunciado de esta última cuando la concentración de hemoglobina es menor de 7 g/dL. Si la manifestación principal conlleva hemorragia abundante y anómala, tal vez esté indicada la valoración de una afección hemorrágica. En operaciones no urgentes donde haya registro de anemia, el cirujano deberá esforzarse por corregirla en el preoperatorio mediante intervenciones que incluyan el uso de suplementos de hierro (vía oral [v.o.] o i.v.), el tratamiento médico de la hemorragia anómala (agonistas de GnRH, anticonceptivos orales combinados, solo progestágenos, ácido tranexámico) o el uso de estimulantes de la eritropoyesis (eritropoyetina humana recombinante y darbepoetina α). La Food and Drug Administration (FDA) emitió una advertencia sobre el uso de eritropoyetina humana recombinante en pacientes con cáncer debido al riesgo de crisis cardíacas y trombovasculares graves, así como al avance del tumor. Una pequeña serie de casos sugiere que la embolización arterial con esponja de gelatina absorbible antes de una miomectomía o histerectomía puede ser un complemento útil para minimizar la hemorragia durante la cirugía por fibromas grandes.

TABLA 2-6
Recomendaciones para la prevención de tromboembolia venosa con base en la valoración de riesgo de Caprini

CATEGORÍA	PUNTUACIÓN DE CAPRINI	RIESGO CALCULADO DE TEV	RECOMENDACIONES
Riesgo muy bajo	0	< 0.5%	Ambulación temprana y frecuente
Riesgo bajo	1-2	1.5%	Profilaxis mecánica, preferiblemente por compresión neumática intermitente
Riesgo moderado	3-4	3%	Si hay bajo riesgo de hemorragia mayor: utilizar HBPM, DBHNF o profilaxis mecánica (preferiblemente por compresión neumática intermitente) Si hay alto riesgo de hemorragia mayor: utilizar profilaxis mecánica (preferiblemente por compresión neumática intermitente)
Riesgo alto	≥ 5	6%	Métodos farmacológicos y mecánicos combinados; considerar la profilaxis farmacológica de larga duración (4 semanas)

DBHNF, dosis bajas de heparina no fraccionada; HBPM, heparina de bajo peso molecular. Gould MK, Garcia DA, Wren SM, et al. Prevention of VTE in nonorthopedic surgical patients: antithrombotic therapy and prevention of thrombosis. 9th ed: American College of Chest Physicians Evidence-Based Clinical Practice Guidelines. Chest 2012;141(2):e227S–e277S. Copyright © 2012, The American College of Chest Physicians. Utilizada con autorización.

TABLA 2-7
Resumen de las guías clínicas para la prevención de la tromboembolia venosa en cirugías ginecológicas del Society of Gynecologic Surgeons Systematic Review Group

TIPO DE CIRUGÍA GINECOLÓGICA	CÁNCER GINECOLÓGICO	TEV PREVIA	OTROS FACTORES DE RIESGO DE TEV	EDAD	SE SUGIERE	GRADO
Menor	No	No	No	Cualquiera	Movilización temprana y frecuente con o sin compresión neumática intermitente perioperatoria	2C
Mayor	No	No	No	Cualquiera	Usar compresión neumática intermitente antes de la inducción de la anestesia y continuarla hasta el alta	2C
Cualquiera	No	Sí	Sí o no	≥ 60 años	Usar compresión neumática intermitente antes de la inducción de la anestesia y continuarla hasta el alta, con HBPM o DBHNF	2C
Cualquiera	Sí o se sospecha	Sin antecedentes o factores de riesgo de TEV y edad < 60 años			Usar compresión neumática intermitente antes de la inducción de la anestesia y continuarla hasta el alta, con HBPM o DBHNF perioperatorias	2C
Cualquiera	Sí o se sospecha	Antecedentes de TEV o edad ≥ 60 años			Usar compresión neumática intermitente antes de la inducción de la anestesia y continuarla hasta el alta, con HBPM o DBHNF perioperatorias y tratamiento postoperatorio durante 2-4 semanas	2C

DBHNF, dosis bajas de heparina no fraccionada; HBPM, heparina de bajo peso molecular; TEV, tromboembolia venosa. Rahn DD, Mamik MM, Sanses TV, et al. Venous thromboembolism prophylaxis in gynecologic surgery: a systematic review. *Obstet Gynecol* 2011;118(5):1111–1125. Copyright © 2011, The American College of Obstetricians and Gynecologists. Reimpreso con autorización.

Para operaciones que puedan provocar anemia importante, se puede considerar el uso transoperatorio de sangre autógena (rescate celular), la opción preferida por las pacientes testigos de Jehová. El *rescate celular* es el proceso de recolección de la sangre que se pierde durante la operación, su filtrado, procesamiento y retorno a la paciente. Este procedimiento es una alternativa a la donación de sangre autógena preoperatoria o a la transfusión de sangre homóloga. Además, tiene el potencial de eliminar el riesgo de una reacción transfusional. El acceso a él depende de la institución.

Se ha observado que algunos medicamentos transoperatorios, como la vasopresina, el misoprostol y el ácido tranexámico, disminuyen la pérdida de sangre durante una miomectomía, por lo que se pueden utilizar como complementos para reducir al mínimo la pérdida de sangre, siempre y cuando no haya contraindicaciones.

Pacientes con dolor crónico

Debido a la tolerancia asociada con el uso crónico de opiáceos, las pacientes con tal antecedente deben ser instruidas acerca de la necesidad de un abordaje multimodal para el tratamiento del dolor postoperatorio. Es esencial tranquilizar a la paciente y establecer expectativas razonables para el alivio del dolor postoperatorio. Para mejorar la analgesia, se recomienda el uso combinado de fármacos no opiáceos (ácido acetilsalicílico, paracetamol, antiinflamatorios no esteroideos [AINE], inhibidores de la COX-2), tramadol, opiáceos, antidepresivos, antiepilépticos, relajantes musculares, antagonistas de los receptores del ácido N-metil-D-aspártico y anestésicos tópicos o locales, cuando sea posible. Las pruebas de detección de afecciones concomitantes como depresión o ansiedad son importantes para optimizar el tratamiento. El uso de anestesia neuroaxial (epidural) y de la regional transoperatoria (como la inyección local de anestésico, bloqueo del plano transverso abdominal [PTA]) es útil, especialmente en pacientes que se someten a una operación abdominal mayor.

Tratamiento perioperatorio de anticoagulación

Para las pacientes en tratamiento con anticoagulantes, el cirujano debe considerar los riesgos de continuar o suspender el tratamiento antes de la operación. En algunos casos es aconsejable ofrecer a la paciente un "tratamiento de enlace" de acción breve o fácil reversión (tabla 2-8). Algunos ejemplos de tratamiento de enlace son la heparina de bajo peso molecular (HBPM) y la heparina no fraccionada (HNF).

Para las pacientes que toman un antagonista de la vitamina K, como la warfarina, las recomendaciones son dejar de tomarlo 5 días antes de la operación con una transición al tratamiento de enlace para ese intervalo. Para asegurarse de que el efecto anticoagulante se resolvió, el equipo de cirugía

TABLA 2-8
Opciones para la anticoagulación "de enlace"
Dosis terapéutica (el objetivo es mantener el TTP 1.5-2 veces el TTP testigo):
Enoxaparina, 1 mg/kg c/12 h o Dalteparina, 100 UI/kg c/12 h o 200 UI/kg al día o Tinzaparina, 175 UI/kg al día o Heparina no fraccionada i.v.
Dosis profiláctica:
Enoxaparina, 30 mg c/12 h o 40 mg al día o Dalteparina, 5 000 UI al día o Heparina no fraccionada, 5 000-7 500 UI s.c. c/12 h

i.v., intravenosa; s.c., subcutánea; TTP, tiempo de tromboplastina parcial.
Douketis JD, Spyropoulos AC, Spencer FA, et al. Perioperative management of antithrombotic therapy. Antithrombotic therapy and prevention of thrombosis, 9th ed: American College of Chest Physicians Evidence-Based Clinical Practice Guidelines. Chest 2012;141(2 Suppl):e326S–e350S. Copyright © 2012, The American College of Chest Physicians. Reimpreso con autorización.

debe comprobar el índice internacional normalizado (INR, *internatinal normalized ratio*) el día anterior a la operación y, si este no se encuentra normalizado, el cirujano puede prescribir 1-2 mg de vitamina K v.o. y repetir la determinación del INR el día del procedimiento. Por lo general, la paciente puede reanudar la toma del antagonista de la vitamina K 12-24 h después de la operación.

Las pacientes que usan HBPM de forma crónica pueden reiniciarla vía subcutánea 48-72 h después de concluida la operación.

Se sabe menos sobre el uso perioperatorio de nuevos tratamientos anticoagulantes orales (los inhibidores directos del factor Xa, rivaroxabán y apixabán, así como el inhibidor de trombina, dabigatrán). Sin un recurso para reversión disponible, es difícil el uso de estos medicamentos en operaciones emergentes o urgentes. En la actualidad se han propuesto dos esquemas: suspender el medicamento 5 días antes de la operación e iniciar el tratamiento de enlace, o interrumpirlo 1-5 días antes de la operación sin el tratamiento. El manejo perioperatorio de estos medicamentos debe darse con la colaboración del cardiólogo de la paciente y el médico de atención primaria o un hematólogo.

Para el tratamiento de enlace, el cirujano debe administrar la última dosis de HBPM 24 h antes de la operación, mientras que la de HNF i.v. 4-6 h antes. Este tratamiento debe continuarse en el postoperatorio hasta que el INR alcance las cifras terapéuticas, lo que suele ocurrir en 5 días.

Atención de las pacientes en tratamiento antiplaquetario crónico

Los riesgos asociados con la interrupción del tratamiento antitrombótico crónico son diferentes a los de la TEV postoperatoria. Los tratamientos antiplaquetarios (antitrombóticos) están destinados a prevenir las tromboembolias arteriales.

Las guías del ACCP del 2012 proveen recomendaciones para las pacientes sobre el tratamiento antitrombótico crónico. Estas pautas incluyen indicaciones del tratamiento de enlace, las opciones terapéuticas y cuándo reanudar la anticoagulación crónica en el postoperatorio (con base en el riesgo individual de tromboembolias y el de una hemorragia mayor relacionada con la operación prevista). El riesgo de hemorragia asociado con la cirugía debe considerarse y contrastarse con el de complicaciones tromboembólicas, con el objetivo de limitar al mínimo la pérdida descontrolada de sangre durante la intervención y evitar un episodio tromboembólico.

Para las pacientes con una válvula cardíaca mecánica o con fibrilación auricular, se recomienda el tratamiento de enlace. Aquellas que reciban ácido acetilsalicílico como tratamiento antiplaquetario no deben interrumpirlo en el período perioperatorio.

UTILIZACIÓN DE MEDICAMENTOS DE USO CRÓNICO EN EL PERÍODO PERIOPERATORIO

Se puede continuar con la mayoría de los medicamentos en el período perioperatorio. Sin embargo, faltan datos sobre el manejo perioperatorio óptimo de los medicamentos de uso crónico. A continuación se resumen las mejores prácticas seleccionadas:

- *β-bloqueadores*. En las mujeres que usan β-bloqueadores de forma crónica (p. ej., para regular la angina de pecho o las arritmias) es esencial continuar el uso de estos medicamentos en el perioperatorio. Además, en las mujeres con mayor riesgo de crisis cardíacas perioperatorias, el uso de β-bloqueadores en el preoperatorio, iniciados al menos 7-30 días antes de la cirugía, se asocia con una disminución de tales crisis. Se cree que los β-bloqueadores reducen la isquemia al disminuir la demanda miocárdica de oxígeno debido al aumento de la liberación de catecolaminas y a la prevención o control de las arritmias.
- *Inhibidores de la enzima convertidora de la angiotensina (ECA), antagonistas del receptor de angiotensina II*. Su uso perioperatorio genera preocupación debido a la hipotensión prolongada, pero estos medicamentos también podrían disminuir la hipertensión postoperatoria. Es seguro continuarlos durante el perioperatorio en pacientes con insuficiencia cardíaca congestiva o hipertensión; en otros casos deben interrumpirse 24 h antes de la operación. La administración de antagonistas del receptor de angiotensina II debe reanudarse dentro de las 48 h posteriores a la cirugía para reducir al mínimo la mortalidad a 30 días.
- *Agonistas α$_2$*. Continuar su uso durante el perioperatorio debido al riesgo de abstinencia o hipertensión de rebote.
- *Antagonistas de los canales de calcio*. No es necesario interrumpir el uso de estos medicamentos para la operación.
- *Antiasmáticos*. No es necesario interrumpir su uso para la operación.
- *Clopidogrel*. Se recomienda suspender su uso 5-7 días antes de la operación y reiniciarlo 12-15 h después. Se debe iniciar con la dosis de carga y luego reanudar la dosis terapéutica 12-24 h después de la operación.
- *Corticoesteroides*. Los esteroides preoperatorios en dosis de estrés están indicados para dos grupos de mujeres. En primer lugar, las pacientes en tratamiento con esteroides de

TABLA 2-9
Recomendaciones para esteroides en dosis de estrés en cirugía

COMPLEJIDAD DE LA OPERACIÓN	RECOMENDACIONES
Procedimiento menor o anestesia local (p. ej., herniorrafia inguinal)	Administrar la dosis habitual de esteroides por la mañana
Estrés quirúrgico moderado (p. ej., revascularización de las extremidades inferiores, reemplazo total de una articulación)	Administrar la dosis habitual de esteroides por la mañana + 50 mg de hidrocortisona i.v. justo antes de la operación y 25 mg de hidrocortisona cada 8 h durante 24 h; después reanudar la dosis diaria normal
Estrés quirúrgico mayor (p. ej., proctocolectomía total, cirugía cardíaca transesternal)	Tomar la dosis habitual de esteroides por la mañana + 100 mg de hidrocortisona i.v. antes de la inducción + 50 mg de hidrocortisona cada 8 h durante 24 h; a continuación, disminuir la dosis gradualmente a la mitad cada día hasta alcanzar la dosis de mantenimiento

Hamrahian AH, Roman S, Milan S. The management of the surgical patient taking glucocorticoids. En: UpToDate, Post TW (ed.), UpToDate, Waltham, MA. (Consultada el 26 de enero de 2018.) Copyright © 2019, UpToDate, Inc. Reproducida con autorización. Para obtener más información, visite www.uptodate.com.

forma crónica (> 3 semanas) están en riesgo de insuficiencia suprarrenal perioperatoria si se interrumpe la terapia. Por lo tanto, en esta situación los glucocorticoesteroides deben continuarse durante el perioperatorio, en combinación con la dosificación de estrés al momento de la operación (tabla 2-9). Además, deben considerarse con posible insuficiencia suprarrenal las mujeres que no estén tomando esteroides al momento de la operación pero que han recibido un ciclo de estos en dosis altas (definido como > 20 mg de prednisona o su equivalente durante 5 o más días) en los 2 meses siguientes a la cirugía. Estas pacientes también deben recibir esteroides en dosis de estrés (véase tabla 2-9). Los esteroides en dosis de estrés no están indicados para las pacientes que toman cualquier dosis de glucocorticoides durante menos de 3 semanas y aquellas que reciben menos de 5 mg al día de prednisona o su equivalente.

- *Digoxina*. No es necesario suspender su uso para la cirugía.
- *Diuréticos*. Suspender el uso de diuréticos la mañana del día de la operación debido al riesgo de hipocalemia (que teóricamente puede aumentar el riesgo de arritmias cardíacas perioperatorias, potenciar los efectos de los relajantes musculares o provocar íleo paralítico) e hipovolemia. Este tratamiento se puede reanudar cuando la paciente ya ingiera líquidos. El cirujano puede considerar el uso parenteral perioperatorio de un diurético si la paciente lo está tomando por insuficiencia cardíaca.
- *Estatinas*. No es necesario suspender el uso de estos medicamentos para la operación.
- *Hipoglucemiantes orales*. Todos los hipoglucemiantes orales (sulfonilureas, metformina, tiazolidinedionas, inhibidores del cotransportador de sodio-glucosa 2 y dipeptidil peptidasa i.v.) deben continuarse hasta la mañana de la operación y suspenderse entonces. Las sulfonilureas pueden aumentar el riesgo de hipoglucemia. La metformina está contraindicada cuando puedan ocurrir hipoxia tisular, acumulación de lactato e hipoperfusión renal. Mientras que la mayoría de los hipoglucemiantes orales se pueden reiniciar después de la operación, una vez que la paciente esté comiendo, la metformina debe retrasarse en aquellas mujeres con sospecha de hipoperfusión renal, insuficiencia hepática significativa o insuficiencia cardíaca congestiva. La metformina se puede reanudar al restablecerse la función renal adecuada.
- *Hipolipemiantes diferentes a las estatinas (niacina, gemfibrozilo y fenofibrato)*. Se recomienda suspender su uso el día antes de la operación. Esta clase de medicamentos puede causar miopatía y rabdomiólisis, quizás con mayor riesgo durante el perioperatorio. La colestiramina y el colestipol también pueden interferir con la absorción intestinal de estos medicamentos. Se desconocen los riesgos perioperatorios de la ezetimiba.
- *Insulina*. Si la paciente está recibiendo dosis una vez al día o cuenta con una bomba de insulina, puede continuar con su dosis habitual. Idealmente, las operaciones de pacientes con diabetes dependiente de insulina deben programarse para la primera hora de la mañana. Para las cirugías en horarios posteriores, debe disminuirse la concentración de insulina el día de la operación. La dosificación debe reducirse 50-66% si la paciente está recibiendo una dosis diaria, y 33-50% si está recibiendo dos o más. Es obligatorio vigilar cuidadosamente la glucosa sérica perioperatoria.
- *AINE*. Cuando sea posible, se recomienda interrumpir su uso 3 días antes de la operación (excepto cuando las pacientes requieran el medicamento para un alivio adecuado del dolor). El ibuprofeno afecta la función plaquetaria solo durante 24 h, por lo que se puede interrumpir 24 h antes de la operación.
- *Anticonceptivos orales u hormonoterapia de reposición*. Para los procedimientos quirúrgicos de bajo riesgo (y si se prevé una deambulación temprana), los estrógenos pueden continuarse durante el perioperatorio. Para la intervenciones electivas de riesgo moderado o alto, algunos autores recomiendan suspender el medicamento 4-6 semanas antes de la operación para evitar episodios tromboembólicos. Si no hay tiempo suficiente para interrumpir el medicamento para un procedimiento de alto riesgo (< 4-6 semanas), está indicada la tromboprofilaxis. El mayor riesgo de TEV debe sopesarse frente a las posibles secuelas de la interrupción de estos medicamentos, incluidos el embarazo no deseado y los síntomas climatéricos (sofocos o bochornos).
- *Antihistamínicos H_2, inhibidores de la bomba de protones*. No es necesario interrumpir su uso para la operación.

Suplementos herbolarios y alimentarios

Se debe evitar el uso de efedra (*ma huang*) al menos 24 h antes de la operación debido al mayor riesgo de ataque cardíaco e ictus. Los complementos de ajo pueden aumentar el riesgo de hemorragia y deben interrumpirse al menos 7 días antes de la cirugía. El *ginkgo* también puede aumentar la pérdida sanguínea y debe interrumpirse al menos 36 h antes de la operación. El *ginseng* reduce la glucemia y puede aumentar el riesgo de hemorragia; se debe interrumpir al menos 7 días antes del procedimiento. La kava (*Piper methysticum*) puede intensificar el efecto sedante de los anestésicos y se ha asociado con hepatotoxicidad mortal, por lo que se debe interrumpir al menos 24 h antes de la intervención. El hipérico o hierba de San Juan puede acelerar el metabolismo de algunos fármacos (inducción del citocromo P450) y se debe interrumpir al menos 5 días antes de la cirugía. La valeriana se asocia con un síndrome de abstinencia similar al de las benzodiazepinas y puede aumentar los efectos sedantes de los anestésicos; debe disminuirse de manera gradual semanas antes de la operación. La equinácea se asocia con reacciones alérgicas y estimulación inmunitaria. No hay datos actuales sobre su interrupción preoperatoria.

PROTOCOLOS PARA LA RECUPERACIÓN POSTOPERATORIA OPTIMIZADA

El sistema de recuperación optimizada es un protocolo multidisciplinario integrado para acelerar la recuperación postoperatoria. Su uso, evaluado por primera vez en las cirugías colorrectales, demostró una menor duración de la estancia hospitalaria, decremento significativo de las complicaciones y ahorro financiero significativo. Las guías para la recuperación postoperatoria optimizada (ERAS, *enhanced recovery after surgery*) para cirugía oncológica en ginecología se publicaron en 2016 y se resumen en la **tabla 2-10**. Los componentes esenciales de la vía quirúrgica incluyen la información detallada a la paciente acerca de los objetivos y las expectativas postoperatorias, el ayuno preoperatorio limitado, el uso de hidratos de carbono y electrólitos orales

TABLA 2-10
Guía de recuperación posquirúrgica optimizada para la cirugía oncológica en ginecología

APARTADO	RECOMENDACIÓN	GRADO DE CERTIDUMBRE	GRADO DE RECOMENDACIÓN
Preoperatorio			
Instrucción y asesoría a la paciente	Asesoramiento preoperatorio especializado	Bajo	Alto
Optimización preoperatoria	El hábito tabáquico y el consumo de alcohol (dipsomanía) deben interrumpirse 4 semanas antes de la operación La anemia debe identificarse, investigarse y corregirse de manera activa en el preoperatorio	Tabaquismo: alto Alcohol: moderado Anemia: alto	Alto
Preparación intestinal preoperatoria	La preparación mecánica intestinal no debe utilizarse de forma sistemática (incluso cuando se prevea una resección intestinal)	Moderado	Alto
Ayuno preoperatorio y tratamiento con hidratos de carbono	Se debe permitir ingerir líquidos transparentes hasta 2 h y sólidos hasta 6 h antes de la inducción de la anestesia La carga de hidratos de carbono reduce la resistencia postoperatoria a la insulina y debe utilizarse de forma sistemática	Sólidos/líquidos: alto Carga de hidratos de carbono: moderado	Alto
Medicamentos previos a la anestesia	Debe evitarse la administración sistemática de sedantes (para disminuir la ansiedad preoperatoria)	Bajo	Alto
Profilaxis para tromboembolias	Las pacientes en riesgo de TEV deben recibir profilaxis (*véase* tabla 2-6) Las pacientes en hormonoterapia de reposición o anticonceptivos orales deben interrumpir la medicación o considerar alternativas antes de la operación	TEV: alto HR: bajo AO: alto	Alto
Profilaxis antimicrobiana y preparación de la piel	Los antibióticos intravenosos deben administrarse sistemáticamente en los 60 min previos a la incisión cutánea; se deben administrar dosis adicionales durante operaciones prolongadas o si se producen grandes pérdidas de sangre Se prefiere el afeitado cuando es necesario Se prefiere la combinación clorhexidina-alcohol a la solución acuosa de povidona-yodada para la limpieza de la piel	Alto	Alto Alto Alto
Transoperatorio			
Protocolo anestésico estándar	Se deben utilizar agentes anestésicos de acción corta para permitir un despertar rápido Se debe emplear una estrategia de ventilación con volúmenes de ventilación pulmonar de 5-7 mL/kg con una presión telespiratoria positiva (PEEP, *positive end-expiratory pressure*) de 4-6 cm H$_2$O para disminuir las complicaciones pulmonares postoperatorias	Bajo Moderado	Alto
Náuseas y vómitos postoperatorios	Se debe tener un abordaje multimodal utilizando más de dos medicamentos antieméticos para las náuseas y vómitos postoperatorios	Moderado	Alto

(continúa)

TABLA 2-10 (CONTINUACIÓN)
Guía de recuperación posquirúrgica optimizada para la cirugía oncológica en ginecología

APARTADO	RECOMENDACIÓN	GRADO DE CERTIDUMBRE	GRADO DE RECOMENDACIÓN
Cirugía mínimamente invasiva	Cuando sea posible, se recomienda la cirugía mínimamente invasiva para las pacientes adecuadas y si se cuenta con la experiencia y los recursos	Morbilidad: bajo Recuperación: alto	Alto
Intubación nasogástrica	Debe evitarse la intubación nasogástrica sistemática	Alto	Alto
	Las sondas nasogástricas, si se insertan durante la operación, deben extraerse antes de la reversión de la anestesia	Alto	
Prevención de la hipotermia intraoperatoria	Debe procurarse, de forma sistemática, el mantenimiento de la normotermia con dispositivos de calefacción adecuados	Alto	Alto
Manejo perioperatorio de líquidos	Deben evitarse regímenes de irrigación muy restrictivos o excesivos en favor de la euvolemia	Alto	Alto
	En la cirugía abierta mayor y para pacientes de alto riesgo donde hay una gran pérdida de sangre (> 7 mL/kg) o SRIS, se recomienda el uso de vigilancia hemodinámica avanzada para facilitar la administración individualizada de líquidos y optimizar el suministro de oxígeno	Moderado	
Postoperatorio			
Profilaxis contra tromboembolia	Las pacientes deben usar medias de compresión neumática intermitente	Alto	Alto
	Se debe administrar profilaxis de TEV extensa (28 días) a las pacientes después de laparotomía por neoplasias malignas abdominales o pélvicas	Alto	
Administración postoperatoria de líquidos	Los líquidos intravenosos deben concluir dentro de las primeras 24 h; se prefieren soluciones cristaloides equilibradas en lugar de solución salina isotónica	Moderado	Alto
Cuidado nutricional perioperatorio	Se recomienda dieta regular dentro de las primeras 24 h	Alto	Alto
Prevención del íleo postoperatorio	Se debe ponderar el uso de laxantes en el postoperatorio	Bajo	Bajo
	Se debe considerar el uso de goma de mascar	Moderado	Bajo
Regulación postoperatoria de glucemia	Mantener los valores de glucemia < 180-200 mg/dL. Las concentraciones > 200 mg/dL deben tratarse mediante infusiones de insulina	Alto	Alto
	Se debe vigilar la glucemia para evitar la hipoglucemia	Alto	
Analgesia del dolor postoperatorio	Se debe adoptar un abordaje multimodal en la analgesia (AINE, paracetamol, gabapentina, dexametasona) a menos que existan contraindicaciones	Multimodal: alto AINE/paracetamol: alto Gabapentina: moderado Dexametasona: bajo	Alto
Drenaje peritoneal	No se recomienda en las pacientes sometidas a linfadenectomía o procedimientos de cirugía intestinal	Moderado	Alto
Drenaje urinario	Las sondas urinarias deben utilizarse durante un período corto (p. ej., < 24 h)	Bajo	Alto
Movilización temprana	Se debe alentar a las pacientes a caminar dentro de las 24 h siguientes a la operación	Bajo	Alto

AINE, antiinflamatorios no esteroideos; AO, anticonceptivos orales; HR, hormonoterapia de reposición; SRIS, síndrome de respuesta inflamatoria sistémica; TEV, tromboembolia venosa. Nelson G, Altman AD, Meyer LA, et al. Guidelines for pre- and intra-operative care in gynecologic/oncology surgery: Enhanced Recovery After Surgery (ERAS) society recommendations-part I. *Gynecol Oncol* 2016;140(2):313–322. Copyright © 2015, Los autores. Utilizada con autorización de Elsevier.

antes de la cirugía, el alivio multimodal del dolor (incluyendo analgésicos no opiáceos y anestesia regional), así como la reanudación de la alimentación y actividad normales inmediatamente después de la operación. Los estudios de cirugía ginecológica han demostrado una reducción significativa en la estancia hospitalaria, mayor satisfacción de las pacientes y disminución de costos.

PUNTOS CLAVE

- Una vez que la paciente y el cirujano toman conjuntamente la decisión de proceder con la operación, el facultativo debe valorar la alteración patológica y las afecciones concomitantes presentes para estimar el riesgo de complicaciones transoperatorias y postoperatorias.
- La valoración preoperatoria puede requerir de la colaboración entre el cirujano, el anestesiólogo, el proveedor de atención primaria y los especialistas médicos para optimizar el estado general de la paciente antes de la operación.
- Es poco probable que las pruebas de laboratorio preoperatorias de rutina, en una población sana sometida a intervenciones electivas, cambien la atención clínica. Las pruebas preoperatorias selectivas antes de la operación ginecológica deben individualizarse con respecto a la paciente y el procedimiento quirúrgico planificado.
- La mayoría de los medicamentos se pueden continuar hasta el día de la operación. Es necesario interrumpir algunos de ellos para evitar complicaciones transoperatorias o postoperatorias.
- Todos los complementos herbolarios deben evitarse cerca del momento de la operación.
- Se recomienda mejorar los protocolos de recuperación postoperatoria para mejorar los resultados y acelerar la recuperación.

BIBLIOGRAFÍA

Abdullah Agha MM, Argent V, Reginald P. Gynecologic surgery in the elderly population: an increasing trend over two decades. *Aging Clin Exp Res* 2015;27(3):383–385.

ACOG Practice Bulletin number 84: Prevención de trombosis venosa profunda y embolia pulmonar. *Obstet Gynecol* 2007;110(2 Pt 1):429–440.

ACOG Practice Bulletin Number 195: Prevention of infection after gynecologic procedures. *Obstet Gynecol* 2018;131(6):e172–e189.

ACOG Committee Opinion Number 619: Gynecologic surgery in the obese woman. *Obstet Gynecol* 2015;125(1):275–278.

Al-Niaimi AN, Ahmed M, Burish N, et al. Intensive postoperative glucose control reduces the surgical site infection rates in gynecologic oncology patients. *Gynecol Oncol* 2015;136:71–76.

Ang-Lee MK, Moss J, Yuan CS. Herbal medicines and perioperative care. *JAMA* 2001;286(2):208.

Bettelli G. Preoperative evaluation in geriatric surgery: comorbidity, functional status, and pharmacological history. *Minerva Anestesiol* 2011;77(6):637–646.

Bilimoria KY, Liu Y, Paruch JL, et al. Development and evaluation of the universal ACS NSQIP surgical risk calculator: a decision aid and informed consent tool for patients and surgeons. *J Am Coll Surg* 2013;217(5):833–842.

Butori N, Tixier H, Filipuzzi L, et al. Interest of uterine artery embolization with gelatin sponge particles prior to myomectomy for large and/or multiple fibroids. *Eur J Radiol* 2011;79(1):1–6.

Chung F, Abdullah HR, Liao P. STOP-Bang Questionnaire: a practical approach to screen for obstructive sleep apnea. *Chest* 2016;149(3):631–638.

Chung F, Yuan H, Yin L, et al. Elimination of preoperative testing in ambulatory surgery. *Anesth Analg* 2009;108(2):467.

Clegg A, Young J, Iliffe S, et al. Frailty in elderly people. *Lancet* 2013;381(9868):752–762.

Douketis JD, Spyropoulos AC, Spencer FA, et al. Perioperative management of antithrombotic therapy. Antithrombotic therapy and prevention of thrombosis, 9th ed: American College of Chest Physicians Evidence-Based Clinical Practice Guidelines. *Chest* 2012;141(2 Suppl):e326S–e350S.

Espin-Basany E, Sanches-Garcia JL, Lopez-Cano M, et al. Prospective, randomized study on antibiotic prophylaxis in colorectal surgery. Is it really necessary to use oral antibiotics? *Int J Colorectal Dis* 2005;20:542–546.

Fajdos C, Hawn MT, Kile D, et al. Risk of major non-emergent inpatient general surgical procedures in patients on long-term dialysis. *JAMA Surg* 2013;148(2):137–143.

Fanning J, Valea FA. Preoperative bowel management for gynecologic surgery. *Am J Obstet Gynecol* 2011;205(4):309–314.

Feely MA, Collins CS, Daniels PR, et al. Preoperative testing before noncardiac surgery: guidelines and recommendations. *Am Fam Physician* 2013;87(6):414–418.

Fleisher LA, Beckman JA, Brown KA, et al. American College of Cardiology: American Heart Association Task Force on Practice Guidelines; American Society of Echocardiography; American Society of Nuclear Cardiology; Hearth Rhythm Society; Society of Cardiovascular Anesthesiologists; Society for Cardiovascular Angiography and Interventions; Society for Vascular Medicine and Biology; Society for Vascular Surgery/ ACC/AHA 2007 guidelines on perioperative cardiovascular evaluation and care for noncardiac surgery. *J Am Coll Cardiol* 2008;52(9):793–794.

Fleshier LA, Fleischmann KE, Auerbach AD, et al. 2014 ACC/AHA guideline on perioperative cardiovascular evaluation and management of patients undergoing non cardiac surgery: executive summary: a report of the American College of Cardiology/American Heart Association Task Force on Practice Guidelines. *Circulation* 2014;130(24):2215.

Fronkjaer M, Eliasen M, Skov-Ettrup LS, et al. Preoperative smoking status and postoperative complications: a systematic review and meta-analysis. *Ann Surg* 2014;259(1):52.

George EM, Burke WM, Hou JY, et al. Measurement and validation of frailty as a predictor of outcomes in women undergoing major gynecological surgery. *BJOG* 2016; 123(3):455–461.

Gould MK, Garcia DA, Wen SM, et al. Prevention of VTE in nonorthopedic surgical patients: antithrombotic therapy and prevention of thrombosis. 9th ed: American College of Chest Physicians Evidence-Based Clinical Practice Guidelines. *Chest* 2012;141(2):e227S–e277S.

Hamrahian AH, Roman S, Milan S. The management of the surgical patient taking glucocorticoids. *Uptodate*. Waltham, MA: UpToDate Inc. Febrero de 2017.

Hickman LC, Kotlyar A, Shue S, et al. Hemostatic techniques for myomectomy: an evidence-based approach. *J Minim Invasive Gynecol* 2016;23(4):497–504.

Iavazzo C, Mamais I, Gkegkes ID. Use of misoprostol in myomectomy: a systematic review and meta-analysis. *Arch Gynecol Obstet* 2015;292(6):1185–1191.

Johansson T, Fritsch G, Flamm M, et al. Effectiveness of non-cardiac preoperative testing in non-cardiac elective surgery: a systematic review. *Br J Anaesth* 2013;110(6):926–939.

Johnson MP, Kim SJ, Langstraat CL, et al. Using bundled interventions to reduce surgical site infection after major gynecologic cancer surgery. *Obstet Gynecol* 2016;127(6):1135.

Johnson BE, Porter J. Preoperative evaluation of the gynecologic patient: considerations for improved outcomes. *Obstet Gynecol* 2008;111(5):1183–1194.

Kehlet H, Gilmore DW. Multimodal strategies to improve surgical outcome. *Am J Surg* 2002;183(6):630.

Kheterpal S, O'Reilly M, Englesbe MJ, et al. Preoperative and intraoperative predictors of cardiac adverse events after general, vascular, and urological surgery. *Anesthesiology* 2009;110(1):58–66.

Kristensen SD, Knuuti J, Saraste A, et al. 2014 ESC/ESA guidelines on non-cardiac surgery: cardiovascular assessment and management. The Joint Task Force on non-cardiac surgery: cardiovascular assessment and management of the European Society of Cardiology (ESC) and the European Society of Anaesthesiology (ESA). *Eur Heart J* 2014;35(35):2383.

Lefebvre A, Saliou P, Lucet JC, et al. Preoperative hair removal and surgical site infections: network meta-analysis of randomized controlled trials. *J Hosp Infect* 2015;91(2):100–108.

Ljungqvist O, Scott M, Fearon KC. Enhanced recovery after surgery: a review. *JAMA Surg* 2017;152(3):292.

Lockhart EM, Willingham MD, Abdallah AB, et al. Obstructive sleep apnea screening and postoperative mortality in a large surgical cohort. *Sleep Med* 2013;14(5):407–415.

Maeda K, Saiki Y. Reconsideration of frailty in relation to surgical indication. *Gen Thorac Cardiovasc Surg* 2018;66:201–213.

Makers MA, Segev DL, Pronovost PJ, et al. Frailty as a predictor of surgical outcomes in older patients. *J Am Coll Surg* 2010;210:901–908.

McBane RD, Wysokinski WE, Daniels PR, et al. Periprocedural anticoagulation management of patients with venous thromboembolism. *Arterioscler Thromb Vasc Biol* 2010;30:442–448.

McEkkucitt KA, Havrilesky LJ, Myers ER, et al. Preoperative screening strategies for bacterial vaginosis prior to elective hysterectomy: a cost comparison study. *Am J Obstet Gynecol* 2011;205:500.e1.

Miller KL, Baraldi CA. Geriatric gynecology: promoting health and avoiding harm. *Am J Obstet Gynecol* 2012;207(5):355–367.

Modesitt SC, Sarosiek BM, Trowbridge ER, et al. Enhanced recovery implementation in major gynecologic surgeries effect of care standardization. *Obstet Gynecol* 2016;128(3):457–465.

Nagappa M, Patra J, Wong J, et al. Association of STOP-bang questionnaire as a screening tool for sleep apnea and postoperative complications: a systematic review and bayesian meta-analysis of prospective and retrospective cohort studies. *Anesth Analg* 2017;125(4):1301.

Nelson G, Altman AD, Meyer LA, et al. Guidelines for pre- and intra-operative care in gynecologic/oncology surgery: Enhanced Recovery After Surgery (ERAS) society recommendations-part I. *Gynecol Oncol* 2016;140(3):313–322.

Nelson G, Altman AD, Meyer LA, et al. Guidelines for pre- and intra-operative care in gynecologic/oncology surgery: Enhanced Recovery After Surgery (ERAS) society recommendations-part II. *Gynecol Oncol* 2016;140(3):323–332.

Nile-Weise BS, van den Broek PJ, da Silva EM, et al. Urinary catheter policies for long-term bladder drainage. *Cochrane Database Syst Rev* 2012;(8):CD004201.

Rahn DD, Mamik MM, Sanses TV, et al. Venous thromboembolism prophylaxis in gynecologic surgery: a systematic review. *Obstet Gynecol* 2011;118(5):1111–1125.

Sesti F, Ticconi C, Bonifacio S, et al. Preoperative administration of recombinant human erythropoietin in patients undergoing gynecologic surgery. *Gynecol Obstet Invest* 2002;54(1):1.

Steiner HL, Strand EA. Surgical-site infection in gynecologic surgery: pathophysiology and prevention. *Am J Obstet Gynecol* 2017;217:121–128.

Swanton A, Sellathurai A, Reginald P. Gynaecological surgery in the older population: a comparative study between two 3-year samples over a decade. *J Obstet Gynaecol* 2006;26(5):452–453.

Tanner J, Norrie P, Melen K. Preoperative hair removal to reduce surgical site infection. *Cochrane Database Syst Rev* 2011;9(11):1–49.

Turk DC, Wilson HD, Cahana A. Treatment of chronic non-cancer pain. Lancet 2011;377:2226(2235):752–762.

West S, Ruiz R, Parker WH. Abdominal myomectomy in women with very large uterine size. *Fertil Steril* 2006;85(1):36.

SECCIÓN II

Principios de cirugía ginecológica

3 Principios de anestesia para el ginecólogo   60
David C. Mayer y Christine P. McKenzie

4 Colocación de la paciente para las cirugías ginecológicas   78
Kimberly Kenton y Margaret G. Mueller

5 Técnicas, instrumentos y suturas quirúrgicas   91
John T. Soper

6 Principios de las energías eléctrica y láser aplicadas a la cirugía ginecológica   109
Ted L. Anderson y Magdy Milad

7 Incisiones para las cirugías ginecológicas   128
James J. Burke II

8 Detención quirúrgica de la hemorragia pélvica   156
David G. Mutch y Lindsay M. Kuroki

9 Principios de laparoscopia   173
Marisa R. Adelman y Howard T. Sharp

10 Principios de cirugía robótica   189
Arnold P. Advincula y Obianuju Sandra Madueke-Laveaux

CAPÍTULO 3

Principios de anestesia para el ginecólogo

David C. Mayer y Christine P. McKenzie

Conceptos básicos de anestesia Equipo de anestesistas Estándares de vigilancia Continuidad de la consciencia **Valoración y optimización preoperatorias** Valoración de riesgos Evaluación de las vías respiratorias Pautas del ayuno perioperatorio Anestesia para pacientes de alto riesgo	**Aplicación de la anestesia** Vigilancia avanzada Anestesia general Anestesia regional **Manejo de líquidos y tratamiento con componentes sanguíneos** Administración perioperatoria de líquidos Atención de la hemorragia **Consideraciones especiales para procedimientos laparoscópicos o robóticos**	Colocación Cambios relacionados con la insuflación de CO_2 Optimización de la ventilación para las cirugías laparoscópicas y robóticas Complicaciones perioperatorias **Métodos de recuperación postoperatoria optimizada**

Los objetivos de una anestesia individual son garantizar la comodidad y la seguridad de la paciente, así como proporcionar a los equipos quirúrgicos las condiciones necesarias para completar el procedimiento requerido o deseado. Sin embargo, la anestesia en sí misma es un proceso complejo y puede llegar a ser abrumador. Comprender los principios de la anestesia le permitirá preparar mejor a sus pacientes para la operación y expresar sus necesidades e inquietudes al equipo de anestesistas.

CONCEPTOS BÁSICOS DE ANESTESIA

Equipo de anestesistas

La práctica de la anestesiología incluye la consulta perioperatoria, el tratamiento de enfermedades concomitantes y el alivio del dolor agudo y crónico, además de la medicina de cuidados intensivos. En el entorno perioperatorio, la atención de la paciente es proporcionada o dirigida personalmente por un anestesiólogo. Otros proveedores de anestesia no médicos son miembros clave del sistema de atención sanitaria eficaz y segura de las pacientes quirúrgicas. El concepto utilizado para describir el modelo de proveedores no médicos de anestesia dirigidos o supervisados por un anestesiólogo es el publicado en el "Statement on the Anesthesia Care Team" de la American Society of Anesthesiologist (ASA) de 1982, donde se definieron por primera vez los criterios y estándares mínimos para el modelo de equipo de atención (actualizados por última vez en octubre de 2013). En la **tabla 3-1** se describen los tipos de capacitación y las funciones de diversos integrantes del equipo de anestesia, así como otros términos utilizados para los modelos de cuidados perioperatorios. Es requisito de la ASA que el cuidado perioperatorio de cada paciente incluya un anestesiólogo. La delegación de tareas a los proveedores no médicos debe ser definida por el anestesiólogo y estar en cumplimiento de la ley estatal y la política institucional. Un médico es el responsable de realizar una valoración preanestésica, determinar la disposición médica para la anestesia y la intervención quirúrgica, así como de proporcionar la atención de cuidados intensivos para urgencias imprevistas. A lo largo del capítulo, el término *anestesiólogo* se utiliza cuando las tareas que se describen son responsabilidad estándar de un médico. El término *proveedor de anestesia* se utiliza cuando alguien de atención sanitaria que no es médico realiza las tareas descritas.

Estándares de vigilancia

En la declaración de la ASA "Standards for Basic Anesthetic Monitoring" se describen los requisitos mínimos para la vigilancia de la paciente. Como vínculo entre el proveedor de anestesia y la paciente se utilizan sistemas de administración de anestesia (SAA) cada vez más complejos (**fig. 3-1**). La oxigenación de la paciente debe vigilarse de manera continua, independientemente de la técnica anestésica. La ventilación debe regularse durante la anestesia general (AG) utilizando un aparato electrónico para vigilar el volumen de dióxido de carbono espiratorio final ($ETCO_2$, *end-tidal carbon dioxide*). Durante la ventilación controlada debe haber un dispositivo capaz de detectar la desconexión de los componentes respiratorios. Cuando los procedimientos quirúrgicos se completan utilizando anestesia regional o solo local, debe vigilarse la ventilación mediante signos clínicos cualitativos. Si se utiliza sedación moderada o profunda, entonces se requiere vigilar el volumen de dióxido de carbono (CO_2) espirado. Durante todas las anestesias, la vigilancia circulatoria debe incluir un seguimiento por electrocardiograma (ECG) continuo. La presión arterial (PA) y la frecuencia cardíaca (FC) deben evaluarse al menos cada 5 min. Cuando se utiliza AG, la adecuación de la circulación debe vigilarse por palpación continua

TABLA 3-1
Características de un equipo de cuidados de anestesia

FUNCIÓN	DESCRIPCIÓN
Anestesiólogo	Director del equipo de cuidados de anestesia; médico con licencia para ejercer la medicina que ha concluido un programa de capacitación y un entrenamiento de residencia de anestesia acreditado
Enfermera/enfermero anestesista	Personal de enfermería registrado que ha concluido un programa oficial de capacitación en enfermería de anestesia y un examen de certificación
Anestesiólogo asistente	Profesional de la salud que ha completado un programa oficial de formación como asistente de anestesiólogo y un examen de certificación
Anestesista[a]	Enfermera/enfermero anestesista o anestesiólogo asistente
Anestesista estudiante de enfermería[b]	Personal de enfermería registrado que actualmente está inscrito en un programa acreditado de capacitación como enfermera/enfermero anestesista
Enfermera/enfermero de sedación o asistente médico de sedación[c]	Enfermera/enfermero registrado con licencia, enfermera/enfermero de práctica avanzada o asistente médico capacitada de conformidad con todas las normas locales, institucionales, estatales o nacionales para administrar fármacos sedantes y analgésicos prescritos y vigilar a las pacientes durante una sedación mínima o moderada, pero no para grados más profundos de sedación
Dirección médica	Contrato que describe la supervisión por parte de anestesiólogos de los proveedores no médicos de anestesia. Un anestesiólogo puede supervisar un máximo de cuatro anestesias simultáneas
Supervisión médica	Contrato que describe la supervisión por parte de un anestesiólogo de más de cuatro anestesias simultáneas o la supervisión personal por parte de un anestesiólogo de servicios adicionales mientras dirige a otros proveedores de anestesia (p. ej., dando consultas clínicas preoperatorias de anestesia). El término también se puede utilizar para describir la supervisión médica de los proveedores de anestesia no médicos por parte de médicos no anestesiólogos (p. ej., un cirujano)
Técnico de anestesia	Trabajador de atención sanitaria capacitado en diferentes técnicas, instrumentos, suministros y tecnología anestésicos para ayudar a los proveedores de anestesia durante la administración de los cuidados de anestesia

Extracto de la "Statement on the Anesthesia Care Team, 1991" de la American Society of Anesthesiologists, disponible en: http://www.asahq.org/quality-and-practice-management/practice-guidance-resource-documents/statement-on-anesthesia-care-team. Se puede obtener una copia del texto completo de la ASA en 1061 American Lane Schaumburg, Illinois 60173-4973 o en línea en: www.asahq.org.
[a]En países donde quienes no son médicos no administran anestesia, un médico que practica la anestesiología se conoce como "anestesista" o "anestesiólogo".
[b]Los anestesistas enfermeros estudiantes deben ser supervisados por un anestesiólogo o una enfermera anestesista en una proporción de 1:1.
[c]Los proveedores solo pueden trabajar bajo la supervisión directa de un médico debidamente capacitado y certificado.

del pulso, un catéter arterial permanente y el seguimiento del pulso periférico por ultrasonido u oximetría. La temperatura de cada paciente anestesiada deberá regularse cuando se puedan presentar o se esperan cambios significativos. Es importante saber que estas normas básicas pueden modificarse con base en el juicio clínico del anestesiólogo.

Continuidad de la consciencia

Hay una profundidad continua en la sedación o anestesia que las pacientes pueden experimentar y que se utiliza en numerosos procedimientos quirúrgicos. Los procedimientos ginecológicos realizados fuera del ámbito del quirófano y que requieran sedación deben realizarse dentro de los parámetros establecidos por una comisión conjunta (*Joint Commission*). El Center for Medicare and Medicaid Services ha ordenado que toda sedación en un hospital debe ser supervisada por un médico (**tabla 3-2**).

La denominación *anestesia monitorizada* (AM) se utiliza para describir diferentes grados de sedación dependiendo del tipo de procedimiento. La AM es realizada por personal entrenado en anestesia y capaz de proporcionar un grado más profundo de sedación o AG si es necesario. Los tipos de procedimiento, el personal, la duración del procedimiento, su invasividad, la disponibilidad y el entrenamiento de personal adicional, el sitio donde se realiza el procedimiento y el nivel de destreza de la persona que provee la sedación determinan el grado de anestesia y la medicación que se puede utilizar. Los factores de la paciente que deben considerarse incluyen el grado de ansiólisis y la analgesia requerida, los antecedentes medicamentosos (interacciones o tolerancia a fármacos), las afecciones concomitantes y la edad. Si el procedimiento no es muy doloroso, o si el estímulo doloroso puede interrumpirse con anestesia regional o local, se puede intentar bajo sedación. Un ejemplo sería la dilatación y el legrado uterinos bajo bloqueo paracervical. La selección de la paciente también es un factor relevante. Las pacientes con alto riesgo de obstrucción de las vías respiratorias (p. ej., obesidad mórbida o apnea obstructiva del sueño [AOS]) o aquellas con mayor riesgo de broncoaspiración (con > 16 semanas de gestación) son malas candidatas para la sedación profunda.

VALORACIÓN Y OPTIMIZACIÓN PREOPERATORIAS

Valoración de riesgos

La valoración preoperatoria tiene como objetivo disminuir el riesgo de complicaciones perioperatorias y la morbilidad asociada con la operación. Los elementos clave de la valoración preanestésica incluyen una revisión de la intervención quirúrgica prevista y su indicación; el estado clínico presente y pasado; la medicación actual y las alergias a medicamentos; los antecedentes sociales, incluido el consumo de alcohol, tabaco o drogas ilegales; la respuesta previa a anestésicos; y una exploración física dirigida. Los anestesiólogos usan el sistema de clasificación del estado físico de la ASA para resumir el estado de salud de cada paciente (**tabla 3-3**).

Los procedimientos quirúrgicos pueden agruparse en tres niveles de urgencia: programado (sin ningún nivel de urgencia; su retraso conlleva un riesgo mínimo o nulo para la paciente), urgente (intervención quirúrgica por el inicio agudo o deterioro clínico de una afección potencialmente mortal) y emergente (se necesita una intervención inmediata para corregir una afección potencialmente mortal o que amenaza las extremidades). Los procedimientos quirúrgicos realizados para las afecciones urgentes o emergentes se asocian con un mayor riesgo de morbilidad y mortalidad. Otra denominación utilizada es la de *procedimiento sensible al tiempo*. Los procedimientos sensibles al tiempo son aquellos en los que el retraso podría poner a la o el paciente en mayor riesgo (p. ej., operación por cáncer). El procedimiento planificado alertará al anestesiólogo sobre el tipo de anestesia requerido, el grado de dolor postoperatorio esperado, la colocación necesaria de la paciente, la pérdida de sangre esperada y los requisitos de vigilancia. Comprender estos factores, así como el estado de la paciente, permite al proveedor determinar el riesgo perioperatorio.

Evaluación de las vías respiratorias

Un componente crítico de la valoración preanestésica es una revisión exhaustiva de las vías respiratorias, que también incluye la revisión de expedientes anestésicos previos, una exploración física y los antecedentes comunicados por la paciente. El anestesiólogo debe valorar el potencial de dificultad inherente a la ventilación por mascarilla o intubación, así como el riesgo de broncoaspiración, al desarrollar una inducción anestésica y un plan de atención de las vías respiratorias. No hay un solo dato de exploración física por

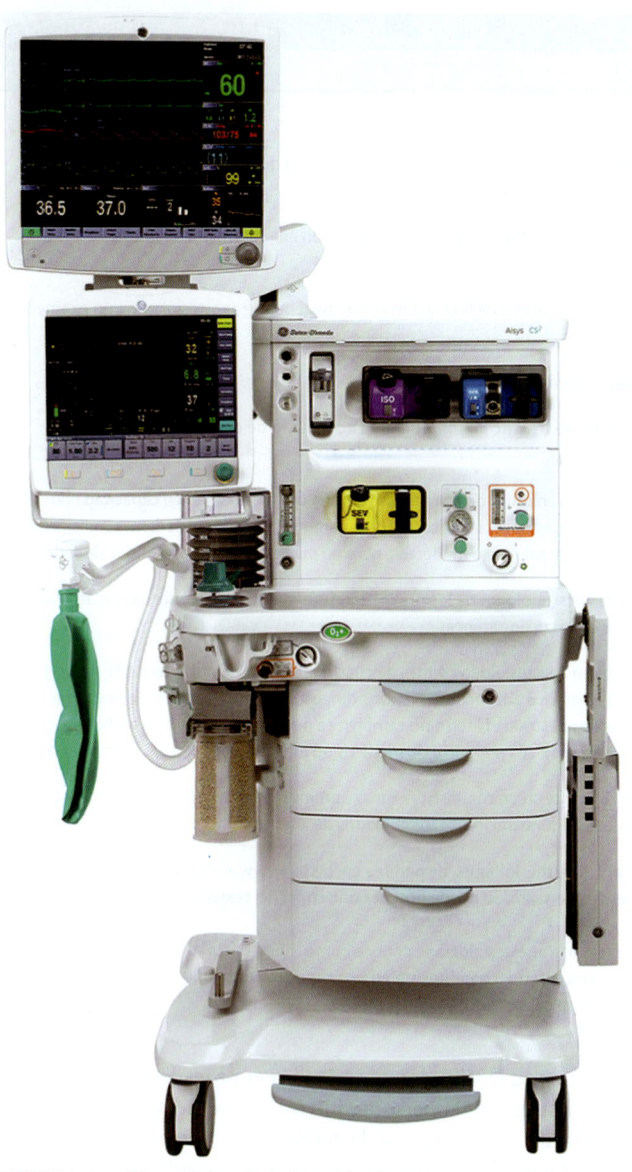

FIGURA 3-1 Sistema de administración de anestesia. Configuración típica con aparatos de vigilancia de los parámetros fisiológicos (imagen del Aisys CS2® cortesía de GE Healthcare).

TABLA 3-2

Profundidad de la sedación

GRADO/SEDACIÓN		RESPUESTA	VÍA AÉREA	VENTILACIÓN ESPONTÁNEA	FUNCIONAMIENTO CARDIOVASCULAR
1	Mínima	Respuesta normal a estímulos verbales	Sin afectación	Sin afectación	Sin afectación
2	Moderada	Respuesta consciente a estímulos verbales o táctiles	No se requiere intervención	Adecuada	Generalmente se mantiene
3	Profunda	Consciente después de un estímulo repetido o doloroso	Puede ser necesaria la intervención	Posiblemente inadecuada	Generalmente se mantiene
4	Anestesia general	No despierta ante estímulos dolorosos	A menudo se requiere intervención	A menudo inadecuada	Puede verse afectada

TABLA 3-3
Sistema de clasificación del estado físico de la American Society of Anesthesiologists

NÚMERO Y DESCRIPCIÓN DEL ESTADO FÍSICO	EJEMPLOS
1 Persona normal y sana	
2 Enfermedad sistémica leve que no produce limitación funcional	Fumadores activos, consumidores sociales de alcohol, obesidad de clases I y II (30 < IMC < 40), neumopatía leve, DM o HT bien reguladas
3 Enfermedad sistémica grave que produce limitación funcional	DM o HT mal reguladas, EPOC, obesidad de clase III (IMC > 40), FS moderadamente disminuida, antecedente de IM (> 3 meses), ACV, AIT y AC/endoprótesis
4 Enfermedad sistémica grave que implica amenaza constante para la vida	IM, ictus, AIT o AC/endoprótesis reciente (hace < 3 meses), isquemia cardíaca en proceso o valvulopatía grave, septicemia, CID o LRA
5 Paciente moribundo con nula esperanza de vida sin la operación planeada	Traumatismo masivo, isquemia intestinal, rotura de AAA
6 Persona con muerte cerebral cuyos órganos están siendo extraídos para donación	
E Calificador para procedimientos emergentes	

AAA, aneurisma de la aorta abdominal; AC, arteriopatía coronaria; AIT, ataque isquémico transitorio; CID, coagulación intravascular diseminada; DM, diabetes mellitus; EPOC, enfermedad pulmonar obstructiva crónica; FS, fracción sistólica; HT, hipertensión; IM, infarto de miocardio; IMC, índice de masa corporal (kg/m^2); LRA, lesión renal aguda.

separado que prediga la probabilidad de que una paciente tenga una vía aérea con complicaciones; sin embargo, el riesgo aumenta al combinarse múltiples factores. Otras causas asociadas con un mayor riesgo de intubación o ventilación con mascarilla incluyen los antecedentes de manejo fallido o traumático de las vías respiratorias, daño odontológico o dolor prolongado en las vías respiratorias después de una anestesia, antecedente de operaciones de cabeza/cuello o radioterapia, AOS, alteración patológica de la columna cervical o rango limitado de movimiento, así como afección de las articulaciones temporomandibulares. Los factores independientes de predicción de ventilación difícil con mascarilla incluyen la presencia de barba, un índice de masa corporal (IMC) superior a 26 kg/m^2, la falta de dientes, edad mayor de 55 años y antecedentes de ronquido. Los factores que aumentan el riesgo de broncoaspiración de una paciente incluyen ingesta reciente, traumatismo agudo, enfermedad gastrointestinal (GI) aguda, tratamiento agudo con opiáceos, reflujo gastroesofágico significativo, ingreso a cuidados intensivos, embarazo (edad gestacional > 16 semanas), puerperio inmediato y enfermedades sistémicas asociadas con gastroparesia (diabetes mellitus [DM], colagenopatía vascular o enfermedad de Parkinson avanzada).

Pautas del ayuno perioperatorio

Se calcula que ocurre aspiración pulmonar en 1 de cada 3 000-6 000 pacientes de operaciones programadas, pero hasta en 1 de cada 600 en urgencias. Para que se produzca la aspiración debe haber un volumen suficiente de contenido gástrico para su regurgitación, el tono protector del esfínter esofágico inferior debe estar ausente y los reflejos de las vías respiratorias superiores que cierran la glotis deben estar suprimidos. Con el uso de medicamentos sedantes o AG, el tono del esfínter esofágico inferior y los reflejos de las vías respiratorias superiores disminuyen. El único factor modificable de las pacientes en el perioperatorio es el volumen de contenido gástrico. Por lo tanto, para reducir al mínimo el riesgo de aspiración pulmonar del contenido gástrico, el ayuno preoperatorio es un pilar en la preparación para la anestesia. En la **tabla 3-4** se muestran las pautas del ayuno perioperatorio de la ASA, publicadas en 2017. Se desconoce el volumen "seguro" de contenido gástrico para reducir el riesgo de broncoaspiración y la duración exacta del ayuno perioperatorio para disminuirlo; sin embargo, estas directrices incorporan las mejores pruebas de la duración necesaria del ayuno para disminuir el riesgo perioperatorio. El uso de una ecografía gástrica preoperatoria inmediata para determinar el volumen gástrico es una manera de cuantificarlo y se está utilizando cada vez con mayor frecuencia.

Anestesia para pacientes de alto riesgo

Una *consulta de anestesia preoperatoria* se refiere a la valoración de un anestesiólogo en los días o semanas anteriores a la operación y por lo general se realiza en una clínica de

TABLA 3-4
Pautas del ayuno perioperatorio

SUSTANCIA INGERIDA	PERÍODO DE AYUNO MÍNIMO (H)
Líquidos claros (agua, bebidas carbonatadas, jugo,[a] té, café negro, bebidas de electrólitos/deportivas)	2
Leche materna	4
Preparado de leche de vaca para lactantes	6
Leche no humana	6
Comida ligera (pan tostado y líquidos claros)	6
Comida pesada (alimentos grasos)	8

[a]Jugos (zumos) de fruta sin pulpa.

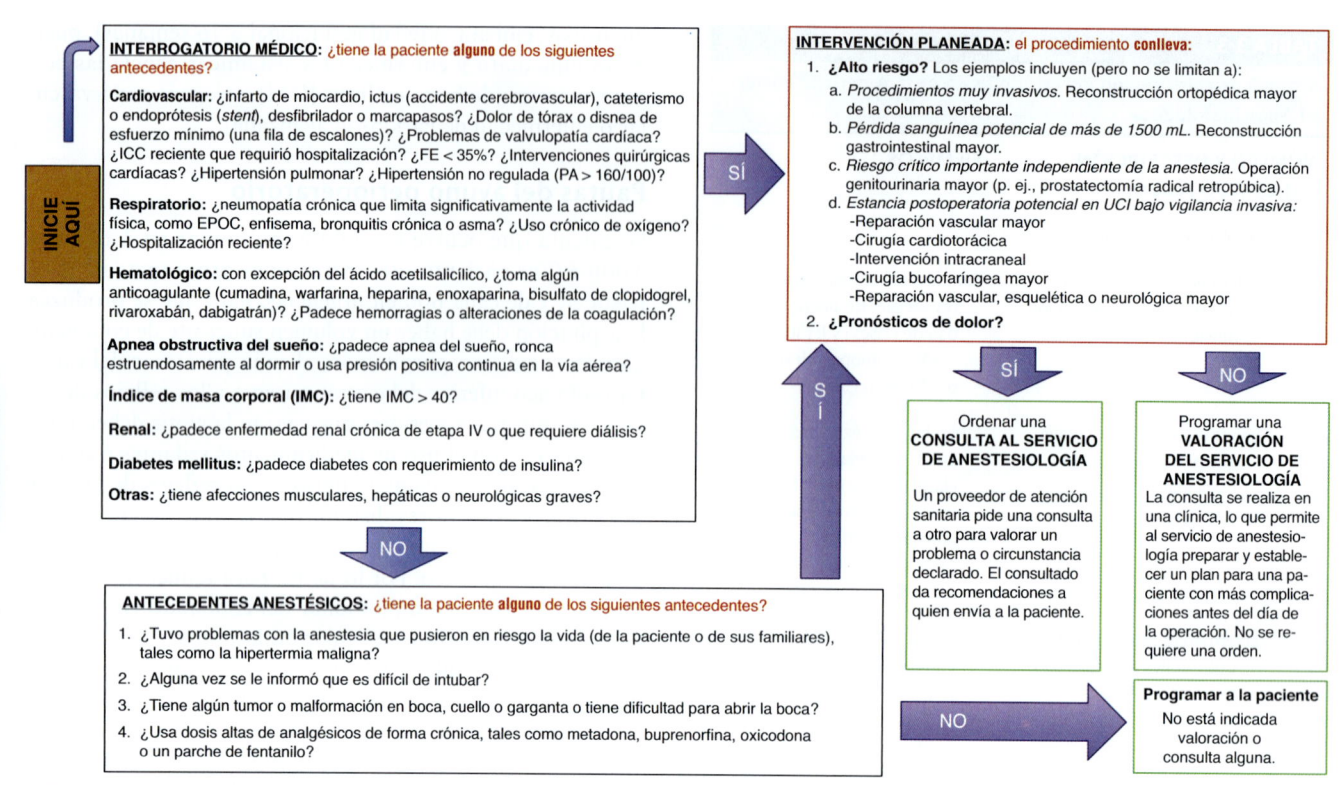

FIGURA 3-2 Algoritmo de atención preoperatoria de la University of North Carolina para determinar la necesidad de una valoración o consulta por parte de un anestesiólogo antes del día de la operación. EPOC, enfermedad pulmonar obstructiva crónica; FE, fracción de eyección; ICC, insuficiencia cardíaca crónica; PA, presión arterial; UCI, unidad de cuidados intensivos.

consulta preoperatoria. La consulta anestésica preoperatoria ofrece muchas oportunidades para modificar y optimizar la atención perioperatoria. En la figura 3-2 se muestra un ejemplo de algoritmo para determinar si está indicada una consulta o valoración preanestésica.

La *hipertermia maligna* (HM) es un síndrome clínico, poco frecuente y potencialmente mortal, que ocurre en individuos susceptibles después de la exposición a la anestesia. Los medicamentos conocidos como desencadenantes de HM son la succinilcolina y los anestésicos inhalados. La susceptibilidad a la HM es genética. En los individuos susceptibles, la exposición a agentes desencadenantes causa una liberación excesiva de iones de calcio dentro de las células musculares, lo que lleva a la contracción muscular y a un estado hipermetabólico. Los signos y síntomas de la HM incluyen aumento de la producción de CO_2 y del consumo de oxígeno (O_2), acidosis, rigidez muscular, taquicardia, hipertermia y rabdomiólisis. El tratamiento incluye cese inmediato de todos los desencadenantes, tratamiento con dantroleno, maniobras de enfriamiento y medidas de sostén. Si existe alguna preocupación por probables antecedentes personales o familiares de HM, la paciente debe ser derivada para una consulta anestésica preoperatoria.

La DM, la enfermedad cardiovascular, la AOS, la enfermedad del hígado graso no alcohólico y la artrosis son afecciones relacionadas con la obesidad. Las intervenciones quirúrgicas en una paciente con obesidad requieren una cuidadosa consideración de dichas afecciones relacionadas, planificación preoperatoria, valoración y optimización del riesgo perioperatorio, estricta adherencia a la prevención de las trombosis venosas y el alivio eficaz del dolor postoperatorio. **En la e-Tabla 3-1, contenido en línea, se muestran las consideraciones anestésicas específicas para las pacientes con obesidad.**

El *envejecimiento* es un proceso gradual y acumulativo de daño y deterioro. Los objetivos de la atención postoperatoria no son diferentes en la paciente mayor; no obstante, pueden ser más difíciles de lograr. **En la e-Tabla 3-2 se muestran los cambios fisiológicos encontrados en los adultos mayores y las implicaciones perioperatorias asociadas.** Una inquietud importante en el período perioperatorio en las pacientes de edad avanzada es el delírium postoperatorio y la disfunción o declive cognitivo. La analgesia inadecuada se ha asociado con delírium, así como con privación del sueño, insuficiencia respiratoria, íleo, inmovilidad, resistencia a la insulina, taquicardia e hipertensión. Las pacientes mayores son propensas a un alivio inadecuado del dolor y a los efectos adversos relacionados. Los programas centrados en la atención perioperatoria amplia, como los de recuperación posquirúrgica optimizada (ERAS, *enhanced recovery after surgery*), pueden mejorar la recuperación y los resultados postoperatorios de todas las pacientes, incluidas las de edad avanzada.

APLICACIÓN DE LA ANESTESIA

Vigilancia avanzada

Para todos los procedimientos, excepto las operaciones realizadas bajo anestesia local sin sedación, se deben seguir los estándares básicos de vigilancia de la ASA. La vigilancia de la PA, en la mayoría de las operaciones ginecológicas, se

TABLA 3-5
Indicación para la vigilancia intraarterial de la presión

Vigilancia continua de la presión arterial latido por latido:
- Indicación para soluciones de fármacos vasoactivos o una necesidad probable de vasopresores en pacientes con comorbilidades cardiovasculares conocidas (p. ej., con incapacidad para tolerar períodos de hipotensión/hipertensión)
- Procedimientos quirúrgicos en los que se esperan grandes cambios de volumen
- Necesidad programada de hipotensión o hipertensión
- Posibilidad de pérdidas de sangre rápida o repentina (p. ej., tumores cercanos o adheridos a los vasos sanguíneos principales)

Toma frecuente de muestras para gasometría arterial:
- Diabetes dependiente de insulina mal controlada
- Determinación de pH, PaO_2 y $PaCO_2$ en pacientes con enfermedad respiratoria sintomática
- Valoración seriada de hemoglobina y del equilibrio acidobásico por pérdidas sanguíneas importantes

Incapacidad para utilizar adecuadamente el esfigmomanómetro:
- Obesidad mórbida

Deseo de utilizar la variación de la presión del pulso para la valoración del volumen intravascular:
- Procedimientos quirúrgicos en los que se esperan grandes cambios de volumen
- Pacientes con estado hídrico frágil

$PaCO_2$, presión parcial de dióxido de carbono en sangre arterial; PaO_2, presión parcial de oxígeno en sangre arterial.

realiza adecuadamente con un esfigmomanómetro oscilométrico no invasivo (EONI) en alguna de las extremidades superiores. En caso de que los brazos estén inmóviles al costado de la paciente, se coloca el brazalete de un EONI de respaldo en el brazo no utilizado, ya que el acceso es difícil. El dispositivo mejorado de vigilancia más utilizado en la cirugía ginecológica mayor es el catéter intraarterial (vía arterial), para el que la incidencia de complicaciones graves, como infección o isquemia y necrosis tisular, es extremadamente baja. Hay varias indicaciones para este dispositivo que se resumen en la **tabla 3-5**. La indicación más recurrente es la necesidad de mediciones de PA más frecuentes que el intervalo de 5 min que se describe en las normas básicas de vigilancia de la ASA. Está indicada en las pacientes con insuficiencia cardíaca descompensada, cardiopatía isquémica significativa o enfermedad cerebrovascular.

La variación de la presión del pulso (VPP) en las pacientes con ventilación mecánica es un índice dinámico del estado de volumen intravascular que tiene orígenes fisiológicos sólidos. Durante la ventilación, los cambios de presión intratorácica tienen impacto en el llenado cardíaco. En la ventilación espontánea, la presión intratorácica es negativa durante la inspiración, con aumento transitorio del retorno venoso y la PA. Durante la ventilación con presión positiva ocurre lo contrario en la inspiración y hay disminución en el retorno venoso. Los aumentos en la VPP indican que la paciente responde al volumen y sugieren la necesidad de reposición del volumen intravascular. El uso de la posición de Trendelenburg y la insuflación intraperitoneal no parecen afectar la VPP. La mayoría de los sistemas de vigilancia electrónica durante la anestesia pueden registrar la VPP; la información mejorada obtenida a través de un catéter arterial no requiere equipo adicional.

Aunque no es necesario regular la profundidad de la anestesia más allá de medir la concentración de todos los anestésicos intravenosos (i.v.) o inhalados que se administran, algunas pacientes se beneficiarán de la utilización de un dispositivo especial de electroencefalografía (EEG). El índice biespectral (IB) es la técnica de EEG más utilizada en América del Norte. Se coloca un sensor de IB a lo largo de la superficie de la frente de la paciente. El sensor emite un número basado en la cuantificación de señales y frecuencias de EEG, que alerta al proveedor de anestesia sobre la profundidad de la sedación. La supervisión del IB puede ser útil para reducir al mínimo el recuerdo transoperatorio y reducir el tiempo de recuperación.

Anestesia general

La *anestesia general* se define como una depresión reversible del sistema nervioso central inducida por fármacos, que conduce a la pérdida de respuesta a (y percepción de) todos los estímulos externos. Sin embargo, esta amplia definición es problemática porque la anestesia no es simplemente un estado sin actividad aferente donde la amnesia tiene una participación importante. Además, no todos los anestésicos producen la misma depresión en la totalidad de los cambios sensoriales. Una definición más práctica del estado anestésico se logra a partir de sus componentes. Los componentes del estado anestésico incluyen inconsciencia, amnesia, analgesia, inmovilidad y atenuación de las respuestas autonómicas ante agentes nocivos. En la **tabla 3-6** se describe la secuencia de pasos para aplicar una anestesia general estándar.

Inducción

La inducción y la reanimación se consideran los dos momentos más decisivos de una anestesia. Al realizar la inducción, el anestesiólogo administra medicamentos para alcanzar la pérdida del estado de vigilia de la paciente. Estos medicamentos pueden tener efectos cardiovasculares significativos, disminuir el tono muscular de las vías respiratorias superiores, lo que conduce a la obstrucción de la ventilación, y deprimir el impulso respiratorio, que da como resultado la apnea. Antes de la inducción, el equipo de anestesistas conectará los aparatos de vigilancia estándar recomendados por la ASA para asegurarse de que todos estén funcionando antes de la inducción y de que se vigile adecuadamente a la paciente.

La inducción suele iniciarse con fármacos i.v. En lactantes y preescolares a menudo se prefiere una inducción por inhalación para evitar el acceso intravenoso en un lactante consciente. Las inducciones por inhalación se completan aumentando progresivamente la concentración de un anestésico, por lo general una combinación de óxido nitroso y sevoflurano, hasta que se alcanza la pérdida del estado de vigilia. Las inducciones inhaladas se pueden utilizar en pacientes adultos con fobia a las agujas o con acceso periférico deficiente; sin embargo, es preferible una inducción intravenosa porque es rápida y confiable.

El propofol es el fármaco de inducción que se utiliza con mayor frecuencia en la práctica anestésica actual. Otros

TABLA 3-6
Secuencia de procedimientos para la anestesia general

	DESCRIPCIÓN
Inducción	1. Comprobar que los dispositivos de vigilancia estándar estén en su lugar y funcionen correctamente 2. Completar una verificación previa a la inducción con el equipo quirúrgico 3. Preoxigenar a la paciente 4. Administrar los medicamentos para inducir la inconsciencia 5. Iniciar la ventilación con ambú 6. Administrar un fármaco bloqueador neuromuscular antes de cualquier intubación[a] 7. Intubar y confirmar la colocación del tubo endotraqueal por auscultación y ETCO$_2$ 8. Colocar cualquier catéter intravenoso o dispositivos invasivos adicionales para vigilancia
Mantenimiento	1. Mantener la profundidad anestésica con una técnica equilibrada o anestesia total intravenosa 2. Vigilar la profundidad del bloqueo neuromuscular en tandas de cuatro 3. Administrar opiáceos y adyuvantes analgésicos para la analgesia postoperatoria 4. Valorar y mantener el volumen intravascular 5. Mantener una ventilación adecuada con valoración del volumen de ventilación pulmonar, las presiones de las vías respiratorias y ETCO$_2$ 6. Vigilar los signos vitales y tratar como esté indicado
Reanimación	1. Asegurar la estabilidad hemodinámica y la normotermia 2. Determinar la disposición y comunicarse con el equipo quirúrgico 3. Disminuir la profundidad anestésica cuando el equipo quirúrgico esté terminando el procedimiento 4. Valorar la tanda de cuatro y revertir el bloqueo neuromuscular 5. Iniciar la ventilación espontánea en preparación para la extubación 6. Extubar a la paciente después de cumplir los criterios de extubación 7. Asegurar ventilación, oxigenación y estabilidad hemodinámica adecuadas después de la extubación 8. Transportar a la paciente a la unidad de recuperación postoperatoria
Recuperación postoperatoria	1. Proporcionar un informe detallado de la valoración preoperatoria, los sucesos transoperatorios y cualquier preocupación postoperatoria a su llegada a la unidad de recuperación 2. Vigilar el estado mental de la paciente, el grado de analgesia, la estabilidad hemodinámica y el volumen intravascular 3. Comunicar al equipo quirúrgico cualquier inquietud respecto a la estabilidad de la paciente o las complicaciones postoperatorias 4. Una vez que se cumplen los criterios de alta, la paciente puede abandonar la unidad de recuperación postoperatoria

[a]Si se utiliza un dispositivo supraglótico para las vías respiratorias, este se colocará después de la pérdida del estado de vigilia, por lo general sin la administración de fármacos de bloqueo neuromuscular.
ETCO$_2$, volumen de dióxido de carbono espiratorio final.

fármacos incluyen etomidato, ketamina y metohexital. Se pueden usar otros barbitúricos y benzodiazepinas para la inducción de la anestesia, pero ya son poco frecuentes en la práctica clínica moderna. El propofol tiene un inicio rápido y una breve duración de acción, por lo que es un fármaco de inducción ideal. Sus efectos secundarios incluyen sensación de ardor en el sitio de la inyección e hipotensión a causa de la dilatación venosa. El propofol no tiene propiedades analgésicas y, por lo tanto, su actividad de bloqueo de la respuesta hemodinámica a la laringoscopia es deficiente. Por ello, en el momento de la inducción suelen usarse adyuvantes, como lidocaína i.v. y opiáceos. La lidocaína i.v. puede disminuir la sensación de ardor experimentada con la inyección de propofol y bloquear la respuesta hemodinámica a la laringoscopia (tabla 3-7).

Si el procedimiento no requiere el abordaje de las vías respiratorias (colocación de un tubo endotraqueal supraglótico [TES]), se mantiene la ventilación espontánea. Si se está utilizando un TES (*véase* más adelante), por lo general se coloca inmediatamente después de alcanzar la pérdida del estado de vigilia. Si se necesita intubación endotraqueal, el anestesiólogo por lo regular administrará un fármaco de bloqueo neuromuscular (BN) para producir relajación muscular esquelética previa (tabla 3-8).

TABLA 3-7
Medicamentos inductores de uso frecuente

Propofol
Ketamina
Metohexital
Etomidato

TABLA 3-8
Bloqueadores neuromusculares

Succinilcolina
Vecuronio
Rocuronio
Cisatracurio
Pancuronio

Abordaje de las vías respiratorias

Los medicamentos anestésicos y sedantes modifican la ventilación de múltiples maneras, como la depresión respiratoria o apnea, la relajación de los músculos bucofaríngeos (que conduce a la obstrucción de las vías respiratorias) y la supresión de los reflejos normales de las vías respiratorias (que aumenta el riesgo de broncoaspiración). Al desarrollar un plan de manejo de las vías respiratorias, el anestesiólogo considera la presunta facilidad de intubación rápida por laringoscopia, directa o indirecta, la de ventilación con mascarilla o un TES, el riesgo de broncoaspiración y la probable morbilidad de las maniobras respiratorias fallidas.

La *preoxigenación* o *desnitrogenación* consiste en desplazar el contenido de nitrógeno de los pulmones mediante la administración de O_2; esto permite mantener una saturación adecuada de O_2 durante los períodos de apnea producidos por la inducción de la anestesia. Una paciente que respira aire ambiental antes de una crisis de apnea puede mantener saturaciones de O_2 por encima del 90% durante un máximo de 2 min, en comparación con los hasta 10 min con una oxigenación previa adecuada. La paciente se considera adecuadamente preoxigenada cuando la concentración de O_2 exhalado es superior al 80%. Esto se logra haciendo que respire O_2 al 100% durante 4 min a través de una mascarilla ajustada. Las pacientes con enfermedad cardiopulmonar significativa, disminución de la capacidad funcional residual (p. ej., obesidad, embarazo) o aumento del consumo de O_2 se desaturan más rápidamente, incluso con una preoxigenación adecuada. En pacientes con sospecha de reserva disminuida o de ventilación difícil con mascarilla o riesgo de broncoaspiración (contraindicación relativa de la ventilación con mascarilla), la preoxigenación adecuada se vuelve aún más importante para mantener una saturación adecuada de O_2 durante los períodos de apnea.

Durante la inducción estándar de AG se produce apnea y el proveedor de la anestesia debe respaldar la ventilación y la oxigenación. Por lo general, a menos que esté contraindicado (ante un mayor riesgo de broncoaspiración), se usa la mascarilla de anestesia para apoyar la ventilación inicialmente. La mascarilla se puede utilizar como el único método de respaldo ventilatorio; sin embargo, solo suele emplearse para procedimientos muy breves. La facilidad de la ventilación con mascarilla puede determinar qué BN se utilizarán para facilitar la intubación. Si la ventilación con mascarilla constituye un reto, la relajación muscular puede mejorar las condiciones y facilitarla; no obstante, si se administra un BN, la paciente perderá la capacidad para ventilar espontáneamente hasta que el BN se fragmente por metabolismo o se someta a la actividad de fármacos de reversión neuromuscular.

La intubación consiste en colocar un tubo endotraqueal (TET) en el interior de la tráquea a través de la laringe. Se puede obtener una visualización de las cuerdas vocales para permitir la inserción directa por laringoscopia directa (LD), videolaringoscopia o un instrumento de fibra óptica. Un TET de adulto, por lo general, tiene un manguito en el extremo para sellar la tráquea desde la faringe, permitir la ventilación con presión positiva y proteger la tráquea de la aspiración del contenido gástrico. Las vistas de laringoscopia se describen mediante el sistema gradual de Cormack-Lehane (**fig. 3-3**). Para optimizar las condiciones del procedimiento, es de suma importancia colocar a las pacientes adecuadamente para la intubación. Una posición en declive es la ideal para las pacientes con obesidad. El uso de la videolaringoscopia proporciona una visión indirecta de la laringe, que puede ayudar con la colocación del TET, especialmente en pacientes con vías respiratorias anteriores o movimiento limitado del cuello (**fig. 3-4**).

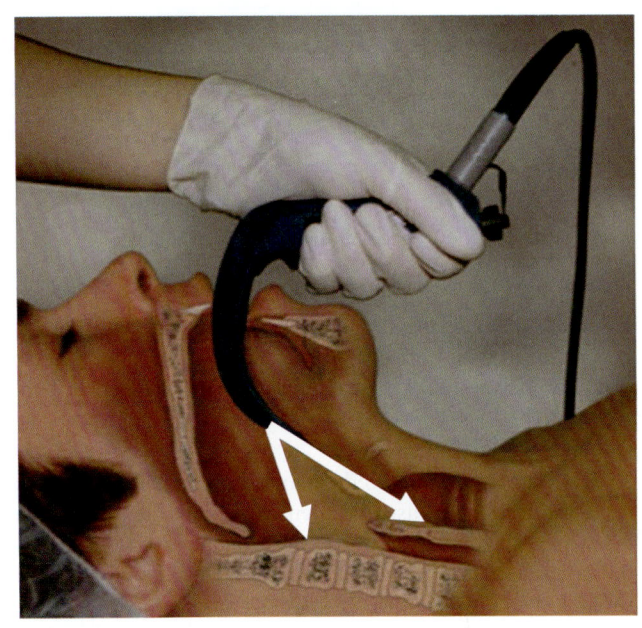

FIGURA 3-4 Representación del eje óptico obtenido mediante videolaringoscopia (Chu LF, Fuller A. *Manual of clinical anesthesiology*, 1st ed. Philadelphia, PA: Wolters Kluwer Health/Lippincott Williams & Wilkins; 2012. Figura 9-1A. Modificada con autorización).

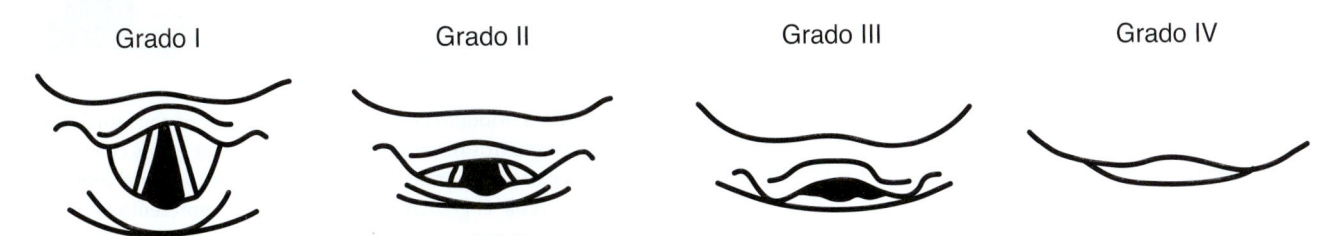

FIGURA 3-3 Sistema gradual de Cormack-Lehane para las vistas por laringoscopia. Grado I, vista completa de la glotis; grado II, vista parcial de la glotis; grado III, solo se visualiza la epiglotis; grado IV, ni la glotis ni la epiglotis se visualizan (Samsoon GL, Young JR. Difficult tracheal intubation: a retrospective study. *Anesthesia* 1987;42:487–490. Copyright © 1987, The Association of Anaesthetists of Gt Britain and Ireland. Reimpreso con autorización de John Wiley & Sons, Inc.).

TABLA 3-9

Anestésicos y adyuvantes de uso común

Inhalados	Óxido nitroso, isoflurano, sevoflurano, desflurano
Anestésicos intravenosos	Propofol, etomidato, ketamina
Adyuvantes	Dexmedetomidina, midazolam, lidocaína

Como cirujano, es útil familiarizarse con el algoritmo de las vías respiratorias difíciles para estar preparado para ayudar al equipo de anestesia en ese momento potencialmente crítico.

Mantenimiento

La fase de mantenimiento de la anestesia comienza después de la inducción y el aseguramiento de la permeabilidad de las vías respiratorias. La anestesia usual es una "técnica balanceada" con diferentes fármacos i.v. e inhalados. En la tabla 3-9 se muestran los fármacos anestésicos inhalados, i.v. y adyuvantes más frecuentemente utilizados. Los fármacos inhalados son los anestésicos de mantenimiento más usados en la AG. El proveedor de la anestesia puede optar por emplear una técnica de anestesia total intravenosa (TIVA, *total intravenous anesthesia*), la cual utiliza propofol como anestésico de mantenimiento. La TIVA se utiliza con mayor frecuencia en pacientes con alto riesgo de náuseas y vómitos postoperatorios (NVPO). La incidencia y la gravedad de estos disminuyen mediante el uso de esa técnica.

Durante los procedimientos quirúrgicos abdominales y torácicos, los cirujanos requieren relajación muscular esquelética con un fármaco mioparalizante para obtener condiciones operatorias óptimas. Los BN producen parálisis pero no tienen propiedades amnésicas o sedantes. El uso inadecuado de los BN puede causar inmovilidad a una paciente que está consciente. El proveedor de anestesia vigila el bloqueo neuromuscular con un estimulador nervioso periférico en tandas de cuatro (TDC). Las pacientes con respuesta de dos o tres fasciculaciones ante una serie de cuatro estímulos eléctricos por lo general se encuentran lo suficientemente relajadas para la mayoría de los procedimientos quirúrgicos, pero el bloqueo neuromuscular no es tan profundo y su reversión al final del procedimiento sigue siendo posible.

Como parte de una técnica equilibrada, los opiáceos se administran para aminorar la respuesta simpática al estímulo quirúrgico. El uso de opiáceos por lo general disminuye la concentración de anestésicos (inhalados o i.v.) necesaria para mantener a la paciente sin respuesta y puede aminorar algunos de los efectos depresores cardíacos observados. Además, en el transoperatorio los opiáceos también pueden proporcionar analgesia postoperatoria. Sin embargo, los opiáceos tienen efectos secundarios postoperatorios significativos como sedación excesiva, depresión respiratoria, náuseas, vómitos, retención urinaria y estreñimiento.

Sumado a los opiáceos o al aumento de la concentración de los anestésicos, la respuesta simpática a la estimulación quirúrgica también puede anularse total o parcialmente mediante anestesia neuroaxial, bloqueo de nervios periféricos, anestesia local por infiltración o bloqueadores simpáticos. El uso de bloqueadores α o β (o ambos) transoperatorios para anular la respuesta simpática puede llevar a disminuir la dosis de opiáceos administrada. Un menor uso de opiáceos transoperatorios puede mejorar el alivio del dolor postoperatorio y limitar algunos de sus efectos secundarios no deseados.

El SAA cuenta con el interruptor del ventilador y el tablero de visualización que se muestran en la **figura 3-5**. Durante la AG, todos los parámetros de ventilación se establecen desde este tablero, incluyendo la concentración inspiratoria de oxígeno, el modo de ventilación, los volúmenes de ventilación pulmonar, la frecuencia respiratoria, la presión teleespiratoria positiva (PEEP, *positive end-expiratory pressure*), la presión inspiratoria y la presión máxima de las vías respiratorias. Además, en este tablero se ajustan todas las alarmas, como la de volúmenes de ventilación pulmonar por debajo de un umbral o la de una presión máxima de las vías respiratorias mayor de la deseada. Esto se revisa constantemente durante el procedimiento, pero especialmente después de intervenciones como la insuflación peritoneal o la colocación en posición de Trendelenburg. Los cambios en la distensibilidad, las variaciones entre el volumen de ventilación pulmonar establecido y el administrado, así como los cambios en la presión máxima de las vías respiratorias y el ETCO$_2$, son los parámetros más importantes a revisar.

Reanimación postanestésica

Cuando el equipo quirúrgico se acerca al final de la operación, el proveedor de anestesia prepara a la paciente para la

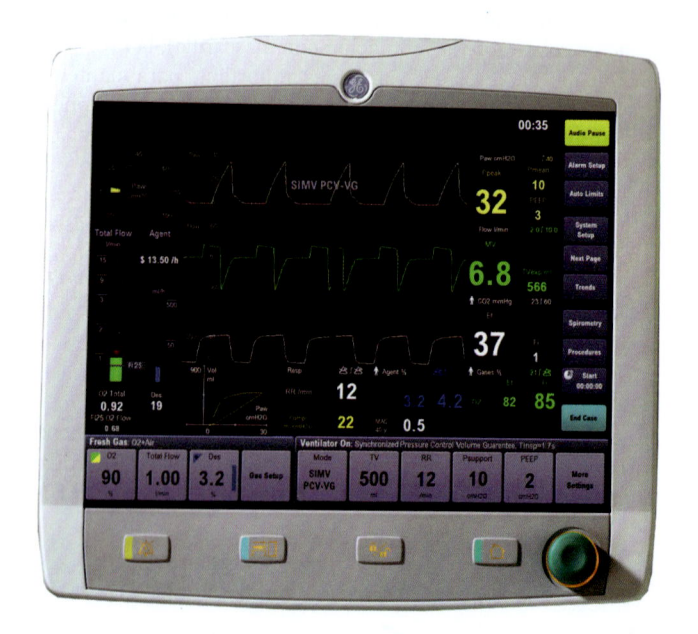

FIGURA 3-5 Módulo de regulación del ventilador con visualización de los parámetros respiratorios. Los parámetros en los cuadros *grises* de la parte inferior de la pantalla son ajustados por el proveedor de la anestesia. El gráfico superior (*amarillo*) representa las presiones de las vías respiratorias; la alarma de presión máxima de las vías respiratorias es ajustada por el proveedor. El gráfico central (*verde*) muestra las velocidades de flujo. El gráfico inferior (*blanco*) indica el volumen corriente final de CO$_2$ (imagen del Avance CS^{2*} cortesía de GE Healthcare).

reanimación y la recuperación postoperatoria. El proveedor se asegurará de que la paciente esté hemodinámicamente estable y normotérmica antes de la reanimación. Una paciente hipotérmica o hemodinámicamente inestable debe mantenerse intubada y sedada para garantizar la ventilación y comodidad adecuadas hasta que sus signos vitales se estabilicen.

El bloqueo neuromuscular debe revertirse al final del procedimiento para garantizar que la paciente tenga la fuerza adecuada para mantener la ventilación, el tono y los reflejos de las vías respiratorias superiores. Por lo general, los efectos de los BN se revierten con anticolinesterásicos (p. ej., neostigmina). Estos fármacos antagonizan a los BN en la unión neuromuscular mediante el aumento de la cantidad de acetilcolina disponible, pero también tienen efectos colinérgicos en otros receptores que provocan efectos secundarios como bradicardia, hipotensión, broncoespasmo, aumento de la salivación o de las secreciones respiratorias, incremento de la movilidad y de las secreciones GI, miosis, náuseas y vómitos. Para evitar estos efectos secundarios, los anticolinesterásicos se combinan con un anticolinérgico (p. ej., glicopirronio o atropina). Cuando se utilizan medicamentos anticolinesterásicos para la reversión, debe haber datos de cierta recuperación del bloqueo neuromuscular (2-4 de 4 fasciculaciones en TDC) para asegurar que la paciente tenga una reversión adecuada.

Una vez que se haya determinado la idoneidad para la reanimación y la extubación, el proveedor de anestesia disminuirá la concentración de los fármacos anestésicos de mantenimiento. El momento de la disminución de los medicamentos depende de sus propiedades farmacocinéticas específicas y la duración de la administración. El concepto *semivida sensible al contexto* se refiere al tiempo de eliminación de un medicamento en función de la duración total de la infusión continua. La solubilidad de un medicamento en grasa modifica su semivida de eliminación. La mayor solubilidad del medicamento o un mayor índice graso de la paciente (p. ej., en la obesidad) conduce a una mayor duración de la reanimación, especialmente en las intervenciones quirúrgicas más prolongadas (> 4 h). La *reanimación retrasada* se define como el fracaso del retorno de la consciencia en los 30-60 min siguientes a la AG. Las causas más frecuentes son medicamentos anestésicos, sedantes o analgésicos residuales. Otras causas potenciales incluyen sobredosis de drogas o alcohol, ingesta preoperatoria, hipotermia, afecciones metabólicas graves, hipoglucemia e ictus perioperatorio.

El momento del retiro del TET es el paso más importante en el proceso de reanimación. En la tabla 3-10 se muestran los criterios para la extubación. Los riesgos de una extubación demasiado temprana incluyen ventilación inadecuada, obstrucción de las vías respiratorias, aspiración y laringoespasmo. Si se realiza una extubación profunda, la paciente permanece intensamente anestesiada y sin respuesta a estímulos externos cuando se retira el TET. Sin embargo, la mayoría de las pacientes serán extubadas cuando estén despiertas y puedan atender indicaciones. El momento más peligroso para extubar a las pacientes (mayor riesgo de laringoespasmo) es cuando no están profundamente anestesiadas ni emergieron completamente de la anestesia (etapa 2 o de excitación). Antes de la extubación pueden presentarse taquicardia e hipertensión, que se resuelven con bloqueadores simpáticos; el esmolol se utiliza, por lo general, con dicho propósito debido a su corta duración de acción. Una vez extubada la paciente, el proveedor de la anestesia debe asegurarse de que esté ventilando adecuadamente antes de transportarla a la unidad de cuidados postanestesia (UCPA).

Recuperación postoperatoria

A la llegada a la UCPA, se debe proporcionar al equipo de enfermería de cuidados postoperatorios un informe detallado de los antecedentes de la paciente, el procedimiento, los acontecimientos transoperatorios y el plan postoperatorio. La comunicación eficaz es fundamental para evitar errores y daños. Los requisitos mínimos para la vigilancia en la UCPA incluyen valoración periódica y documentación de FC, ritmo cardíaco, PA, permeabilidad de las vías respiratorias, saturación de O_2, frecuencia y características ventilatorias, grado de dolor cada 5 min durante los primeros 15 min y después cada 15 min. Cada paciente debe contar con un oxímetro de pulso continuo y un ECG de una sola derivación. Son también estándares mínimos la documentación de la temperatura, el nivel de consciencia, el estado mental, la función neuromuscular, el estado de hidratación y la intensidad de las náuseas al ingresar y al momento del alta médica.

Las complicaciones más frecuentes en la UCPA se enumeran en la tabla 3-11. En las pacientes sometidas a procedimientos laparoscópicos, las NVPO aumentan. Además, el sexo femenino es un factor de riesgo bien establecido. Parece prudente administrar antieméticos profilácticos y utilizar un régimen anestésico que reduzca al mínimo la incidencia de NVPO en los procedimientos laparoscópicos. Las náuseas y vómitos resistentes al tratamiento son una de las principales razones para hospitalizar a pacientes que de otro modo serían dadas de alta después de una operación ambulatoria.

TABLA 3-10
Criterios de extubación

1. Oxigenación adecuada:
   - SpO_2 > 92%, PaO_2 > 60 mm Hg

2. Ventilación adecuada:
   - $ETCO_2$ < 50 mm Hg, $PaCO_2$ < 60 mm Hg
   - VVP > 5 mL/kg, FR > 7

3. Hemodinámicamente estable

4. Ausencia de bloqueo neuromuscular:
   - Tetania sostenida sin decremento, razón (*ratio*) TDC > 0.9
   - Elevación sostenida de la cabeza durante 5 s o sujeción manual

5. Neurológicamente intacta

6. Ausencia de alteraciones acidobásicas o de electrólitos significativas

7. Normotermia

$ETCO_2$, volumen de dióxido de carbono espiratorio final; FR, frecuencia respiratoria; $PaCO_2$, presión parcial de dióxido de carbono en sangre arterial; PaO_2, presión parcial de oxígeno en sangre arterial; SpO_2, saturación periférica de oxígeno capilar; TDC, tandas de cuatro; VVP, volumen de ventilación pulmonar.

TABLA 3-11
Complicaciones en la unidad de cuidados postanestesia

- Isquemia miocárdica
- Hipotensión
- Acidosis respiratoria
- Broncoaspiración
- Retención urinaria
- Oliguria
- Lesiones oculares
- Deficiencia auditiva
- Lesión bucal, faríngea o laríngea
- Lesiones nerviosas, de tejidos blandos y articulares
- Mialgia postoperatoria
- Hipotermia
- Escalofríos
- Sedación persistente
- Reacciones a la reanimación
- Delírium y deterioro cognitivo
- Náuseas y vómitos postoperatorios

Anestesia regional

La *anestesia regional* es la pérdida de sensibilidad en una región del cuerpo mediante la aplicación de un anestésico local a todos los nervios que la abarcan. La anestesia regional puede ser central (p. ej., epidural, raquídea o caudal) o periférica y utilizarse para la anestesia quirúrgica o para la analgesia postoperatoria. La anestesia regional quirúrgica se puede combinar con algún grado de sedación o con AG. Si bien generalmente se administra la sedación, con una anestesia central o periférica adecuada la paciente no la requiere o puede requerirla solo en un grado muy ligero.

Anestesia raquídea

La anestesia raquídea o espinal se logra por inyección de anestésico local, con o sin medicamentos opiáceos, en el espacio subaracnoideo, desde donde provee un bloqueo sensorial completo, por lo regular debajo del dermatoma T4. La anestesia raquídea se puede utilizar para procedimientos abdominales, urológicos, pélvicos, perineales o de las extremidades inferiores. Por lo general, la anestesia raquídea para una intervención quirúrgica se obtiene con una sola inyección y puede durar 2-3 h. La duración de la anestesia depende del anestésico local utilizado, la dosis total y las particularidades de cada paciente. La morfina por vía intratecal se puede agregar a la anestesia raquídea para proporcionar analgesia postoperatoria prolongada (12-24 h), pero son frecuentes efectos secundarios como prurito, náuseas y vómitos. La depresión respiratoria tardía es poco frecuente, pero es una complicación bien reconocida de la morfina intratecal. Dado el potencial de depresión respiratoria, todas las pacientes que reciben morfina raquídea requieren vigilancia respiratoria (valoraciones de la frecuencia respiratoria por hora, del CO_2 espiratorio u oximetría de pulso continua) durante las 24 h siguientes a su administración. El uso de morfina por vía intratecal puede disminuir la necesidad de opiáceos sistémicos y la respuesta al estrés quirúrgico, así como mejorar la recuperación postoperatoria. Dados estos beneficios, algunos planes de cuidados perioperatorios incluyen morfina raquídea en una sola inyección como parte de un esquema analgésico multimodal. Las complicaciones de la anestesia raquídea incluyen hipotensión, bradicardia, anestesia inadecuada, prurito, anestesia raquídea completa o total (bloqueo alto a nivel cervical que conduce a la pérdida de la función del diafragma y requiere intubación), hematoma raquídeo, infección (meningitis o formación de un absceso), lesión nerviosa y dolor de cabeza posterior a la punción de la duramadre.

Anestesia epidural

La anestesia epidural quirúrgica se puede utilizar para los mismos procedimientos que la raquídea. El anestesiólogo puede preferir utilizar una técnica epidural en lugar de una raquídea en pacientes con alto riesgo de hipotensión excesiva (estenosis de la válvula aórtica) con la técnica central o con incapacidad para tolerar la hipotensión (cardiopatía o neumopatía sintomática). Una técnica epidural también se puede combinar con una técnica raquídea (combinación epidural y raquídea [CER]) para una mayor duración de la anestesia quirúrgica. Sin embargo, es más frecuente el uso de catéteres epidurales para regular el dolor postoperatorio. Por lo general, el catéter epidural se coloca y se prueba en el preoperatorio. El catéter epidural se puede utilizar para la analgesia y combinarse con AG en el transoperatorio. El catéter epidural se deja en su lugar para proporcionar analgesia postoperatoria continua. La anestesia epidural provee una analgesia superior a la obtenida con opiáceos intravenosos y puede reducir la respuesta al estrés quirúrgico, promover un retorno más temprano de la función intestinal y disminuir la incidencia de complicaciones cardiovasculares o pulmonares en las pacientes de alto riesgo.

A pesar de los beneficios reconocidos, no se ha demostrado que la anestesia epidural disminuya consistentemente las complicaciones postoperatorias y no acorta la estancia hospitalaria con el protocolo de ERAS. El uso de la anestesia epidural probablemente no brinda beneficio alguno a las pacientes sometidas a procedimientos laparoscópicos o robóticos que reciben analgesia multimodal. Para los procedimientos abiertos, la analgesia epidural proporciona un mejor alivio del dolor en muchos casos, pero dentro de los protocolos de ERAS, que utilizan analgesia multimodal, el mayor alivio del dolor no se traduce necesariamente en una disminución de la tasa de complicaciones o en una estancia hospitalaria más breve. Para las pacientes sometidas a procedimientos abiertos con alto riesgo de alivio difícil del dolor o complicaciones pulmonares, se debe considerar seriamente la analgesia epidural. Las complicaciones de la anestesia epidural son similares a los riesgos asociados con la anestesia raquídea.

Bloqueos nerviosos periféricos

Los bloqueos nerviosos periféricos (BNP) pueden proporcionar anestesia y analgesia duraderas y eficaces. Se pueden utilizar para proporcionar anestesia quirúrgica completa (como analgesia suplementaria a la AG) o para la analgesia postoperatoria. El uso de anestesia regional para el control del dolor postoperatorio puede conducir a un mayor alivio del dolor en comparación con los analgésicos sistémicos, así como reducir los efectos secundarios de los analgésicos sistémicos, particularmente los relacionados con opiáceos. Hay muchas técnicas diferentes para el bloqueo de los nervios periféricos de las extremidades superiores e inferiores que no están relacionadas con los procedimientos ginecológicos. La anestesia raquídea o epidural se utiliza con frecuencia para proporcionar anestesia o analgesia en el abdomen, el tórax o el perineo. Sin embargo, existen múltiples técnicas de BNP que se pueden emplear para brindar analgesia en una franja más estrecha o para disminuir la incidencia del bloqueo motor de los miembros inferiores que se presenta con la anestesia central. Uno de los BNP más utilizados en la práctica clínica para procedimientos de ginecología y oncología es el bloqueo del plano transverso abdominal (PTA). Se pueden realizar BNP mediante técnicas de una sola inyección o insertar catéteres para administrar analgesia durante varios días postoperatorios mediante administración continua de anestésicos locales en solución. Las técnicas de una sola inyección en las que se usan anestésicos locales comunes (como ropivacaína o bupivacaína) proveen 8-12 h de analgesia. La bupivacaína liposómica es una presentación recientemente desarrollada de anestésico local. Las moléculas de bupivacaína se liberan lentamente para proporcionar una mayor duración de la acción en el lugar de la inyección, por lo general de hasta 72 h. El uso de bupivacaína liposómica para la analgesia postoperatoria está en aumento y se incluye en muchas vías dentro de los protocolos de ERAS. Las complicaciones relacionadas con los BNP están vinculadas predominantemente con lesiones en las estructuras circundantes, con lesiones en el nervio o los nervios en sí y con la toxicidad del anestésico local.

MANEJO DE LÍQUIDOS Y TRATAMIENTO CON COMPONENTES SANGUÍNEOS

El estado de los líquidos intravasculares se calcula por medio del interrogatorio de la paciente, sus signos vitales, la exploración física, las cifras de laboratorio, el gasto urinario y probablemente una vigilancia hemodinámica invasiva. Todas estas son mediciones indirectas y se deben tener en cuenta varias de ellas al tomar decisiones clínicas. Por desgracia, los medicamentos anestésicos y la respuesta de estrés neuroendocrino ante los procedimientos quirúrgicos modifican muchos de los signos y síntomas en el transoperatorio y en el período postoperatorio inmediato, lo que hace menos confiables dichas variables. En el transoperatorio, los proveedores de anestesia se basan principalmente en la velocidad del flujo urinario, los cambios de la PA en respuesta a la ventilación con presión positiva, la vasodilatación por los medicamentos anestésicos y vasopresores, así como el equilibrio acidobásico, para determinar el estado de los líquidos corporales.

Administración perioperatoria de líquidos

Un abordaje sencillo para la restitución de líquidos es compensar las pérdidas con un líquido similar al que se perdió. Hay una controversia vigente en cuanto a si los mejores líquidos para la reanimación son los cristaloides o los coloides. Los *cristaloides* son soluciones salinas, con o sin glucosa, que se utilizan con fines de reanimación. Son isotónicos y están diseñados para imitar la composición de electrólitos del cuerpo (p. ej., solución salina normal, Ringer lactato). Sin embargo, también son hipoosmóticos. Por lo tanto, cuando se administran hay un equilibrio rápido con el compartimento de líquidos extravascular y solo el 33% del volumen administrado de soluciones cristaloides permanece dentro de los vasos. Las soluciones coloides contienen sustancias de alto peso molecular como moléculas de proteína o almidón, se utilizan para mantener la presión osmótica y, predominantemente, permanecen dentro de los vasos. Los proveedores que apoyan el uso de soluciones coloides para la reanimación argumentan que son más eficaces (se necesitan volúmenes más pequeños) para restaurar el volumen intravascular y el gasto cardíaco. Los partidarios de los cristaloides sostienen que, cuando se administran en cantidades suficientes, son tan eficaces como los coloides para la restauración del volumen intravascular. Reemplazar el volumen intravascular con soluciones cristaloides requiere de tres a cuatro veces mayor cantidad, en comparación con las coloides. Las deficiencias intravasculares graves se corrigen más rápidamente utilizando soluciones coloides. La rápida administración de grandes cantidades de soluciones cristaloides (> 4-5 L) se asocia con mayor frecuencia con el edema tisular, en comparación con las soluciones coloides.

Los componentes de la fluidoterapia perioperatoria incluyen requisitos de mantenimiento (restituir pérdidas normales), cubrir las insuficiencias de líquidos y de sangre preexistentes, así como reemplazar las pérdidas por la herida quirúrgica. En la **tabla 3-12** se muestran los diferentes componentes de líquidos y los métodos para determinar el volumen necesario para los reemplazos.

Atención de la hemorragia

La valoración de la pérdida de sangre transoperatoria sigue siendo una tarea muy difícil. Los proveedores de anestesia, así como los equipos quirúrgicos, tienden a subestimar la pérdida de sangre. Sin embargo, las imprecisiones ocurren por la dificultad de calcularla visualmente. Medir el líquido total en el recipiente de aspiración quirúrgica y restar los líquidos no sanguíneos como los de irrigación o ascitis es el primer paso para determinar la pérdida de sangre. El resto de la pérdida se valora por el cálculo visual de la sangre en paños, compresas abdominales y el suelo. Una gasa completamente saturada de 10 × 10 cm contiene 10 mL de sangre. Una compresa abdominal completamente saturada contiene 100-150 mL. Pesar gasas y compresas puede mejorar la precisión del cálculo de la pérdida de sangre. No obstante, en

TABLA 3-12
Mantenimiento, insuficiencia y pérdida de líquidos

	TIPOS DE PÉRDIDA DE VOLUMEN	MÉTODOS DE REEMPLAZO
Requisitos de mantenimiento normales	Formación de orina, secreciones gastrointestinales, sudoración, pérdidas imperceptibles por la piel y los pulmones en ausencia de ingesta	Primeros 10 kg, 4 mL/kg/h Segundos 10 kg, añadir 2 mL/kg/h Por cada kg por encima de 20 kg, añadir 1 mL/kg/h
Insuficiencias preexistentes	Ayuno prolongado; hemorragia, vómitos, diarrea o diuresis preoperatorios; secuestro de líquidos por traumatismo, infección o ascitis; pérdidas imperceptibles por hiperventilación, fiebre y sudor	El mantenimiento para el ayuno se puede calcular utilizando la fórmula anterior, aunque por lo general esto sobreestima la insuficiencia Otras pérdidas pueden ser difíciles de cuantificar
Pérdidas quirúrgicas de líquido	Pérdida de sangre	La pérdida de sangre se cuantifica utilizando diferentes métodos y se reemplaza en proporción de 3:1 o 1:1 con soluciones cristaloides o coloides, respectivamente
	Pérdidas por evaporación; redistribución interna (tercer espacio)	Con base en el traumatismo tisular: Mínimo, 0-2 mL/kg/h Moderado, 2-4 mL/kg/h Grave, 4-8 mL/kg/h

el entorno perioperatorio este método se reserva, por lo general, para las pacientes pediátricas. Los hematócritos seriados reflejan la proporción de eritrocitos con respecto al plasma y no necesariamente la pérdida aguda de sangre.

A menudo, se requiere la transfusión de sangre para las pacientes quirúrgicas. La transfusión de hemoderivados no está exenta de peligro y deben sopesarse los riesgos y beneficios de cada unidad individual a la hora de decidir si transfundir o no. La interrogante clínica del umbral de hemoglobina al que debería hacerse una transfusión es un tema ampliamente discutido y revisado. El valor histórico de 10 g/dL ha sido abandonado. Diversos estudios extensos y bien diseñados han mostrado que la morbilidad y la mortalidad de las pacientes no aumentan hasta que las cifras de hemoglobina caen por debajo de los 7 g/dL, así como que las transfusiones ante cifras más altas pueden ser peligrosas para las pacientes y conducir a peores resultados. El umbral para las personas con antecedentes de enfermedad cardiovascular significativa sigue sin determinarse, pero estas mujeres pueden beneficiarse de transfusiones con cifras más altas. En las *Practice Guidelines for Perioperative Blood Management* de la ASA se establece que una transfusión de eritrocitos casi nunca está indicada cuando la concentración de hemoglobina es superior a 10 g/dL, pero casi siempre lo está cuando es inferior a 6 g/dL. "La decisión de si una concentración de hemoglobina entre 6 y 10 g/dL justifica o requiere una transfusión de eritrocitos debe basarse en la hemorragia potencial o real en proceso (velocidad y magnitud), el estado del volumen intravascular, los signos de isquemia de órgano terminal y lo adecuado de la reserva cardiopulmonar".

Dados los peligros de la transfusión de sangre, existen varias técnicas para su conservación. En la **tabla 3-13** se revisan algunas de estas técnicas. Estas se pueden utilizar cuando se prevé una pérdida de sangre importante o en pacientes que se niegan a aceptar hemoderivados por razones religiosas (p. ej., las Testigos de Jehová). Todas las

TABLA 3-13
Complicaciones de la transfusión sanguínea

Complicaciones infecciosas:

- Infecciones víricas:
  - VIH
  - Hepatitis C
  - Hepatitis B
  - Virus del Nilo Occidental
  - Citomegalovirus
  - Virus linfotrópico de linfocitos T humanos
- Infecciones emergentes:
  - Enfermedad de Chagas y paludismo
  - Enfermedad de Creutzfeldt-Jakob
  - Parvovirosis
  - Virus del dengue y especies de *Babesia*
- Contaminación bacteriana:
  - Mayor riesgo con las plaquetas

Complicaciones no infecciosas:

- Reacción de transfusión febril no hemolítica
- Reacciones alérgicas menores (urticaria, rubor)
- Reacciones anafilácticas o anafilactoides
- Reacción aguda de transfusión febril hemolítica
- Reacción tardía de transfusión febril hemolítica
- Aloinmunización
- Lesión pulmonar aguda relacionada con la transfusión (TRALI, *transfusion-related acute lung injury*)
- Enfermedad de injerto contra hospedero
- Púrpura postransfusional
- Inmunorregulación relacionada con transfusiones (TRIM, *transfusion-related immunomodulation*)
- Sobrecarga cardiovascular asociada con transfusiones (TACO, *transfusion-associated cardiovascular overload*)
- Hipercalcemia
- Toxicidad por citrato
- Hipotermia
- Sobrecarga de hierro

pacientes sometidas a procedimientos quirúrgicos con riesgo de pérdidas cuantiosas de sangre (como una miomectomía) se pueden beneficiar del uso de agentes antifibrinolíticos como el ácido tranexámico, el cual, se ha demostrado, disminuye la pérdida de sangre y la necesidad de transfusión en múltiples poblaciones quirúrgicas.

CONSIDERACIONES ESPECIALES PARA PROCEDIMIENTOS LAPAROSCÓPICOS O ROBÓTICOS

Colocación

Una posición de Trendelenburg pronunciada, deseable para muchas operaciones pélvicas laparoscópicas, genera varios desafíos. Hay aspectos físicos de la colocación e implicaciones fisiológicas de la posición de Trendelenburg pronunciada que se exacerban en las pacientes con obesidad mórbida. Pueden producirse cambios físicos como edema facial, laríngeo y conjuntival en los procedimientos más prolongados. Incluso antes de que ocurra un neumoperitoneo es posible que la carina se desplace en dirección cefálica, lo que pueden tener como resultado una intubación endobronquial, situación más probable después de la insuflación de CO_2. El desplazamiento de la paciente sobre la mesa de operaciones es posible y puede conducir a lesiones de nervios periféricos, que muy frecuentemente involucran el plexo braquial. Se han utilizado diversos métodos para disminuir el movimiento de la paciente y la lesión nerviosa, pero es necesario comprobar con frecuencia su posición y el acojinado.

Los cambios fisiológicos resultantes de la posición de Trendelenburg afectan múltiples sistemas orgánicos. La presión intraocular (PIO) puede aumentar y se relaciona con la duración de la operación. La capacidad funcional residual puede disminuir. El volumen sistólico y la presión arterial media aumentan, lo que puede conducir a una disminución de la FC. Se incrementa la presión venosa central. Se ha demostrado también una elevación de la presión intracraneal (PIC) en esta posición. La mayoría de los cambios relacionados con la posición se toleran bien y se resuelven al volver a la posición supina. El edema facial y laríngeo puede tardar más en resolverse. Se recomienda una inclinación de prueba (llamada "prueba de inclinación") hasta la posición máxima de Trendelenburg soportada antes de acoplar el robot. Esto permite al equipo confirmar que la paciente está adecuadamente fijada a la mesa de operaciones y constituye una estimación de que tolerará la posición durante el procedimiento. Además, esto puede ayudar a determinar los ajustes ventilatorios basales en las pacientes con obesidad.

Cambios relacionados con la insuflación de CO_2

El neumoperitoneo resultante de la insuflación de CO_2 se asocia con cambios en una variedad de sistemas orgánicos (tabla 3-14). Estos cambios se resuelven tras la liberación del neumoperitoneo y son bien tolerados por la mayoría de las pacientes. El CO_2 es soluble en la sangre, de tal manera que su acumulación en ella lleva a un aumento del CO_2 arterial, lo que provoca una disminución del pH que se resuelve tras

TABLA 3-14

Cambios fisiológicos con laparoscopia o insuflación

Aumento de la resistencia vascular sistémica y de la presión arterial

Cambios en la frecuencia cardíaca:
- Bradicardia: insuflación, respuesta vagal
- Taquicardia: aumento de la activación del sistema nervioso simpático

Cambios variables (mínimos) en el gasto cardíaco

Posible disminución de la capacidad funcional residual

Mayor desajuste entre la ventilación y la perfusión

Desplazamiento cefálico de la carina y de la posición del diafragma

Aumento del gradiente arterial del CO_2 espiratorio final

Incremento del flujo sanguíneo cerebral y de la presión intracraneal

Disminución de los flujos sanguíneos esplácnico y hepático

Reducción de la perfusión renal y de la producción de orina

la liberación del neumoperitoneo. La duración de la operación no parece influir en el grado de hipercapnia, pero puede ser mayor con la cirugía pélvica que con los procedimientos intraperitoneales. El gradiente de CO_2 arterial al final de la espiración puede permanecer estable o aumentar durante la insuflación. El incremento quizá sea significativamente mayor en las pacientes con enfermedad respiratoria previa y edad avanzada. La capacidad funcional residual disminuye, así como la distensibilidad pulmonar, y los cocientes de ventilación/perfusión pueden cambiar. A medida que el diafragma se impulsa en dirección cefálica, aumentan el cierre de las vías respiratorias pequeñas y el potencial de atelectasias. La posición acentuada de Trendelenburg puede exacerbar estos cambios que conducen a anomalías desfavorables para el intercambio de gases.

Desde el punto de vista cardiovascular, hay un incremento en la actividad del sistema nervioso simpático que conduce a aumentos de la resistencia vascular sistémica y de la presión arterial media. Muchos estudios, mas no todos, han confirmado estos cambios. Probablemente esto sea resultado del aumento del CO_2 arterial y otros factores que conducen a la liberación de catecolaminas. Mientras que la estabilidad del sistema cardiovascular generalmente se mantiene en los individuos sanos, hay muchos informes de descompensación en pacientes con afecciones concomitantes importantes o hipovolemia. No se sabe si la obesidad mórbida acentúa los cambios en el sistema cardiovascular.

Optimización de la ventilación para las cirugías laparoscópicas y robóticas

Mantener los parámetros normales de oxigenación y del aparato respiratorio durante la posición de Trendelenburg pronunciada, así como el neumoperitoneo, puede ser difícil o imposible en algunas pacientes. Aquellas con enfermedad pulmonar subyacente u obesidad mórbida suelen representar desafíos ventilatorios para el equipo de anestesia. Los métodos de ventilación con presión positiva utilizados son la ventilación regulada por volumen (VRV) o la ventilación regulada por presión (VRP). La VRV es la técnica perioperatoria de uso más frecuente, pero la VRP generalmente se recomienda para las operaciones laparoscópicas. Con el método VRV, las presiones máximas de las vías respiratorias pueden aumentar hasta niveles potencialmente lesivos en un intento por alcanzar un volumen de ventilación pulmonar objetivo cuando la distensibilidad disminuye, tal como ocurre durante la laparoscopia. Sin embargo, en la técnica VRP el perfil de presión inspiratoria alcanzado podría no ofrecer los volúmenes de ventilación pulmonar adecuados. La estrategia de ventilación transoperatoria actualmente aceptada sugiere que el volumen óptimo de ventilación pulmonar sea de 6-8 mL/kg. Los objetivos estándar de volumen de ventilación pulmonar son de 5-8 mL/kg de peso corporal magro, pero durante la laparoscopia en posición acentuada de Trendelenburg pueden ser aceptables valores más bajos con una duración breve (3 mL/kg). Las presiones máximas deben mantenerse por debajo de 40 cm H_2O con mesetas de menos de 35 cm H_2O. Cuando se utiliza la VRV en la posición de cabeza hacia abajo y hay neumoperitoneo, no es raro que las presiones inspiratorias máximas (PIM) aumenten a más de 40 cm H_2O. Durante la VRP se observó que las presiones máximas de las vías respiratorias eran más bajas, mientras que la presión media era la misma o mayor, en comparación con la VRV. La presión media más alta de las vías respiratorias es útil para prevenir las atelectasias y promover el emparejamiento entre ventilación y perfusión, mientras que la disminución de la PIM protege contra el barotraumatismo. Independientemente de la estrategia de ventilación empleada, a menudo es necesaria, y bien tolerada, algo de hipercapnia durante la insuflación.

Durante los procedimientos de ginecología laparoscópica es fundamental seguir las tendencias y realizar los cambios apropiados para optimizar la oxigenación y la expulsión del dióxido de carbono. Los objetivos para el $ETCO_2$ generalmente varían entre 35 y 40 mm Hg, pero puede ser necesaria una hipercapnia en el rango de 50-60 mm Hg durante períodos breves. También se ha mostrado que la PEEP mejora la oxigenación durante la laparoscopia y que debe aplicarse. Los grados de PEEP deben ser de al menos 4 cm H_2O, pero el de 10 cm H_2O es óptimo siempre y cuando las presiones máximas de las vías respiratorias permitan valores de PEEP más altos. Se pueden aplicar maniobras adicionales de reclutamiento (aplicación de 40 cm H_2O durante 15-40 s) a la mayoría de las pacientes. Estas podrían ayudar con el intercambio de gases cuando se hagan una o varias veces. El cociente I:E se refiere a la relación entre los tiempos inspiratorio y espiratorio. Inicialmente se establece en 1:2, pero la experimentación con cifras menores (1:1) e incluso la ventilación de relación inversa (I:E < 1) pueden ser de utilidad para optimizar más la oxigenación. Por el contrario, las pacientes con enfermedad pulmonar obstructiva pueden requerir una relación I:E más baja (tiempos espiratorios más prolongados), de 1:2.5 o 1:3, para permitir la exhalación completa y prevenir polipnea.

Hay algunas pacientes en las que el despliegue de estas maniobras para asegurar la oxigenación y la ventilación adecuadas no tiene éxito. Las pacientes con enfermedad respiratoria grave y con PIC o PIO elevada pueden requerir procedimientos quirúrgicos abiertos y beneficiarse de la analgesia epidural y la AG combinadas (utilizando presiones más bajas en las vías respiratorias). Un anestesiólogo debe valorar a las pacientes con estos problemas en una consulta clínica preoperatoria.

Complicaciones perioperatorias

Las complicaciones anestésicas perioperatorias asociadas con los procedimientos ginecológicos robóticos no son mayores que las de los procedimientos abiertos. La mayoría de las complicaciones están relacionadas con la colocación de la paciente y con la insuflación peritoneal (**tabla 3-15**). La alerta respecto a posibles compromisos cardiorrespiratorios graves es fundamental en el período perioperatorio. Los problemas cardiovasculares incluyen disritmia, embolia gaseosa, acidosis respiratoria, capnotórax (neumotórax con CO_2) y capnomediastino. Se sospecha embolia gaseosa venosa de CO_2 cuando se produce hipoxemia, hipotensión, arritmia y disminución del $ETCO_2$ (hipoperfusión) durante la insuflación. El CO_2 se dispersa rápidamente, por lo que la hiperventilación y la liberación del neumoperitoneo deben ser pasos eficaces del tratamiento. Si esas maniobras no restauran la función cardiopulmonar estable, se deben iniciar sin demora medidas de reanimación cardiopulmonar más intensivas. La posición cabeza abajo generalmente se puede mantener.

El capnotórax es una complicación poco frecuente de los procedimientos laparoscópicos y, por lo general, se asocia con cirugías cercanas al diafragma. La entrada de CO_2 al espacio pleural se asocia con un defecto diafragmático, pero también podría ocurrir de forma secundaria a los mecanismos que causan neumotórax a tensión (ampolla pulmonar rota). Podría haber enfisema subcutáneo además de la expansión desigual del tórax y la inestabilidad cardiovascular. Aunque una radiografía de tórax confirmaría el diagnóstico, el tratamiento debe iniciarse sin demora. Debe lograrse la liberación del neumoperitoneo, la cual puede ser eficaz sin necesidad de tratamientos más intensivos. En casos graves, la evacuación de urgencia del gas puede realizarse mediante toracostomía con aguja. Las complicaciones todavía más raras incluyen capnomediastino

---

TABLA 3-15

Complicaciones perioperatorias laparoscópicas y robóticas

Compromiso o colapso cardiovascular:
- Embolia de CO_2
- Capnotórax, capnomediastino, capnopericardio
- Arritmias
- Presión de insuflación alta
- Acidosis respiratoria

Alteraciones visuales

Bloqueos nerviosos periféricos

Enfisema subcutáneo

Hipotermia

Edema de las vías respiratorias

Náuseas y vómito postoperatorios

y capnopericardio, que ocurren cuando el CO_2 insuflado se acumula en el mediastino o el pericardio. Los problemas cardiovasculares pueden ser graves, pero una radiografía de tórax ayuda en el diagnóstico. Debido a la mayor solubilidad del CO_2, muchos de los posibles problemas relacionados con la acumulación de ese gas itinerante se resolverán rápidamente después de la deflación y sin mayor impacto.

El enfisema subcutáneo se nota por la crepitación secundaria a la insuflación extraperitoneal de CO_2. Se puede sentir en el abdomen, el tórax, la ingle y el cuello; por lo general no está asociado con morbilidad adicional alguna. Ocasionalmente puede estar relacionado con hipercapnia. La acidosis respiratoria en una gasometría arterial lo confirmaría. Si se detecta enfisema subcutáneo grave en el postoperatorio en regiones cefálicas como el cuello y la cara, es posible que el gas pueda seguir al interior de la cavidad torácica o el mediastino. En estas circunstancias se indica una radiografía de tórax si hay datos de disfunción cardiorrespiratoria.

La hipotermia durante las cirugías pélvicas laparoscópicas tiene una incidencia similar a la de las intervenciones abiertas. Lo más probable es que se deba a la insuflación de CO_2 no calentado y seco en un entorno de gran superficie. Las corrientes de convección permiten la transferencia de calor desde la paciente y la duración del procedimiento es un factor predisponente. Se requiere regular la temperatura transoperatoria y se deben utilizar dispositivos activos de calentamiento de la paciente (p. ej., mantas de convección de aire caliente y calentadores de soluciones i.v.).

Se han informado complicaciones oculares después de una operación laparoscópica. La más frecuente es la abrasión corneal, pero la más grave es la pérdida visual perioperatoria (PVPO), que puede ser devastadora y conducir a la pérdida permanente de la visión. Se ha comunicado después de operaciones de la columna vertebral y de procedimientos laparoscópicos. La PIO aumenta en la posición de Trendelenburg, que depende del tiempo. Los aumentos de la PIO reducen el riego sanguíneo del nervio óptico por compresión de los vasos sanguíneos. El glaucoma crónico puede ser un factor de riesgo, ya que la PIO a menudo aumenta en estas pacientes. En los casos que se consideran con mayor riesgo de PVPO, evitar la hipotensión y el uso de coloides y mantener la anestesia con propofol (en comparación con los fármacos inhalados) pueden disminuir el riesgo. Los anestésicos inhalados más potentes se asocian con mayores incrementos de la PIO, en comparación con el propofol. Para las intervenciones laparoscópicas prolongadas en posición de Trendelenburg, algunos autores hacen recomendaciones específicas como vigilar la PIO transoperatoria y administrar tratamientos oculares tópicos si esta se encuentra elevada. También es importante durante las operaciones de cirugía robótica para prevenir lesiones oculares directas con los brazos de regulación y otras partes móviles.

MÉTODOS DE RECUPERACIÓN POSTOPERATORIA OPTIMIZADA

Los métodos de ERAS fueron establecidos por un grupo de cirujanos del norte de Europa que conformaron un grupo de investigación destinado a explorar los métodos de atención basados en pruebas para las pacientes sometidas a resecciones de colon. Entre 2001, cuando se creó por primera vez el equipo de colaboración, y 2005, el grupo mostró que existía una gran discrepancia entre las prácticas habituales y las mejores prácticas basadas en los datos disponibles. En 2005, el grupo publicó su primer protocolo de consenso basado en pruebas para las pacientes sometidas a operaciones de colon. En la publicación inicial del grupo se insistió en que los factores que requieren hospitalización (medicamentos opiáceos, soluciones i.v. y reposo en cama) a menudo retrasan la recuperación de la función y prolongan la recuperación. Se acepta que una respuesta de estrés a la intervención quirúrgica es inevitable. La atención postoperatoria convencional se ha centrado en el descanso prolongado de la paciente y de su aparato digestivo para permitir la recuperación respecto a la respuesta al estrés quirúrgico. Los conceptos de ERAS desafían los métodos convencionales y se centran en la aplicación adecuada de técnicas anestésicas, analgésicas y de apoyo metabólico modernas, así como en la movilización temprana y la ingestión para disminuir la respuesta al estrés de la operación y acelerar la recuperación. La implementación sistemática de los protocolos de ERAS ha dado lugar a una disminución en la duración de la estancia hospitalaria postoperatoria, en promedio 2.5 días, a una reducción en las tasas de complicaciones de hasta un 50% y a una tasa de supervivencia a 5 años significativamente mayor después de las operaciones colorrectales. Los protocolos y estudios iniciales de ERAS fueron para la cirugía colorrectal; sin embargo, los principios se aplican ahora en muchas instituciones y disciplinas quirúrgicas diferentes en todo el mundo, mismas que incluyen la ginecología y la oncología ginecológica.

PUNTOS CLAVE

- Una consulta anestésica preoperatoria brinda muchas oportunidades para modificar y optimizar la atención perioperatoria. Un anestesiólogo debe valorar a la paciente quirúrgica en la búsqueda de factores que aumenten el riesgo de un resultado adverso. Por lo general, esto se realiza días o semanas antes de la operación en una consulta clínica preoperatoria.
- Los componentes del estado anestésico incluyen inconsciencia, amnesia, analgesia, inmovilidad y atenuación de las respuestas autonómicas ante la estimulación nociva. No toda anestesia requiere la privación completa de todos los componentes. Los objetivos de una anestesia individual son garantizar la comodidad y seguridad de la paciente, así como proporcionar a los equipos quirúrgicos las condiciones necesarias para concluir el procedimiento requerido o deseado.
- La inducción y la reanimación se consideran los dos momentos más importantes de una anestesia. El retiro del TET y el momento idóneo para hacerlo constituyen los pasos más delicados en el proceso de la reanimación de la anestesia. El momento más peligroso para extubar a una paciente es cuando no está profundamente anestesiada ni ha emergido completamente de la anestesia.

- La incidencia de NVPO es alta en las pacientes sometidas a procedimientos laparoscópicos. Parece prudente administrar antieméticos profilácticos y utilizar un régimen anestésico que reduzca al mínimo su incidencia en este tipo de operaciones. Las náuseas y vómitos resistentes al tratamiento son de las principales razones para hospitalizar a pacientes que, de otro modo, serían dadas de alta después de una operación ambulatoria.
- La anestesia epidural puede proporcionar un excelente control del dolor. Sin embargo, no se ha demostrado que el uso sistemático de la anestesia epidural reduzca consistentemente las complicaciones postoperatorias o la duración de la estancia hospitalaria dentro de los protocolos de ERAS. Para las pacientes sometidas a procedimientos abiertos y con alto riesgo de alivio difícil del dolor o complicaciones pulmonares, se debe considerar seriamente la analgesia epidural.
- La posición de Trendelenburg pronunciada y la insuflación peritoneal con frecuencia aumentan las presiones arterial y venosa centrales. En general, no hay cambios significativos en la función cardíaca. Al finalizar el procedimiento, por lo general hay un rápido retorno a los parámetros cardiovasculares basales.
- La acumulación de CO_2 durante los procedimientos laparoscópicos se debe a la absorción del gas por el peritoneo, a posibles disminuciones de la ventilación por la colocación de la paciente y al hábito corporal. La resolución, por lo general, ocurre rápidamente después de la deflación. En caso de inestabilidad cardiorrespiratoria, debe haber una mayor sospecha de la presencia de gas en el pericardio, el mediastino o la cavidad pleural.

BIBLIOGRAFÍA

Abdalmageed OS, Bedaiwy MA, Falcone T. Nerve injuries in gynecologic laparoscopy. *J Minim Invasive Gynecol* 2017;24(1):16–27.

Abrishami A, Ho J, Wong J, et al. Sugammadex, a selective reversal medication for preventing postoperative residual neuromuscular blockade. *Cochrane Database Syst Rev* 2009;(4):CD007362.

Alakkad H, Kruisselbrink R, Chin K, et al. Point-of-care ultrasound defines gastric content and changes the anesthetic management of elective surgical patients who have not followed fasting instructions: a prospective case series. *Can J Anaesth* 2015;62(11):1188–1195.

Almarakbi WA, Fawzi HM, Alhasehmi JA. Effects of four intraoperative ventilatory strategies on respiratory compliance and gas exchange during laparoscopic gastric banding in obese patients. *Br J Anaesth* 2009;102(6):862–868.

American Society of Anesthesiologist Practice Guidelines for Preoperative Fasting and the Use of Pharmacologic Agents to Reduce the Risk of Pulmonary Aspiration: Application to Healthy Patients Undergoing Elective Procedures: American Society of Anesthesiologist Practice Guidelines for Preoperative Fasting and the Use of Pharmacologic Agents to Reduce the Risk of Pulmonary Aspiration: *Anesthesiology* 2016;126(3):376–393.

American Society of Anesthesiologists Task Force on Perioperative Blood Management. Practice guidelines for perioperative blood management: an updated report by the American Society of Anesthesiologists Task Force on Perioperative Blood Management. *Anesthesiology* 2015;122(2):241–275.

Apfelbaum JL, Silverstein JH, Chung FF, et al. Practice guidelines for postanesthetic care: an updated report by the American Society of Anesthesiologists Task Force on Postanesthetic Care. *Anesthesiology* 2013;118(2):291–307.

Awad H, Santilli S, Ohr M, et al. The effects of steep Trendelenburg positioning on intraocular pressure during robotic radical prostatectomy. *Anesth Analg* 2009;109(2):473–478.

Barash PG. *Clinical anesthesia*, 8th ed. Filadelfia, PA: Wolters Kluwer/Lippincott Williams & Wilkins, 2009.

Borsellino G, Francis NK, Chapuis O, et al. Role of epidural analgesia within an ERAS program after laparoscopic colorectal surgery: a review and meta-analysis of randomized controlled studies. *Surg Res Pract* 2016;2016:7543684.

Butterworth JF, Mackey DC, Wasnick JD, et al. *Morgan & Mikhail's clinical anesthesiology*, 5th ed. New York, NY: McGraw-Hill, 2013.

Chin JH, Lee EH, Hwang GS, et al. Prediction of fluid responsiveness using dynamic preload indices in patients undergoing robot-assisted surgery with pneumoperitoneum in the Trendelenburg position. *Anaesth Intensive Care* 2013;41(4):515–522.

Distinguishing Monitored Anesthesia Care (MAC) from Moderate Sedation/Analgesia (Conscious Sedation)—American Society of Anesthesiologists. 2013. From http://www.asahq.org/quality-and-practice-management/practice-guidance-resource-documents/distinguishing-monitored-anesthesia-care-from-moderate-sedation-analgesia.

Fearon KC, Ljungqvist O, Von Meyenfeldt M, et al. Enhanced recovery after surgery: a consensus review of clinical care for patients undergoing colonic resection. *Clin Nutr* 2005;24(3):466–477.

Ferguson SE, Malhotra T Seshan VE, et al. A prospective randomized trial comparing patient-controlled epidural analgesia to patient-controlled intravenous analgesia on postoperative pain control and recovery after major open gynecologic cancer surgery. *Gynecol Oncol* 2009;114(1):11–116.

Ferschl MB, Tung A, Sweitzer B, et al. Preoperative clinic visits reduce operating room cancellations and delays. *Anesthesiology* 2005;103(4):855–859.

Futier E, Constantin JM, Pelosi P, et al. Intraoperative recruitment maneuver reverses detrimental pneumoperitoneum-induced respiratory effects in healthy weight and obese patients undergoing laparoscopy. *Anesthesiology* 2010;113(6):1310–1319.

Gali B, Bakkum-Gamez JN, Plevak DJ, et al. Perioperative outcomes of robotic-assisted hysterectomy compared with open hysterectomy. *Anesth Analg* 2018;126(1):127–133.

Gan TJ, Diemunsch P, Habib AS, et al. Consensus guidelines for the management of postoperative nausea and vomiting. *Anesth Analg* 2014;118(1):85–113.

Greco M, Capretti G, Beretta L, et al. Enhanced recovery program in colorectal surgery: a meta-analysis of randomized controlled trials. *World J Surg* 2014;38(6):1531–1541.

Gupta A, Stierer T, Zuckerman R, et al. Comparison of recovery profile after ambulatory anesthesia with propofol, isoflurane, sevoflurane and desflurane: a systematic review. *Anesth Analg* 2004;98(3):632–641.

Gustafsson UO, Oppelstrup UO, Thorell A, et al. Adherence to the ERAS protocol is associated with 5-year survival after colorectal cancer surgery: a retrospective cohort study. *World J Surg* 2016;40(7):1741–1747.

Herling SF, Dreijer B, Wrist Lam G, et al. Total intravenous anaesthesia versus inhalational anaesthesia for adults undergoing transabdominal robotic assisted laparoscopic surgery. *Cochrane Database Syst Rev* 2017;(4):CD011387.

Hughes MJ, Ventham NT, McNally S, et al. Analgesia after open abdominal surgery in the setting of enhanced recovery after surgery: a systematic review and meta-analysis. *JAMA Surg* 2014;149(12):1224–1230.

Jaju R, Jaju PB, Dubey M, et al. Comparison of volume controlled ventilation and pressure controlled ventilation in patients undergoing robot-assisted pelvic surgeries: an open-label trial. *Indian J Anaesth* 2017;61(1):17–23.

Kalmar AF, Foubert L, Hendrickx JF, et al. Influence of steep Trendelenburg position and CO_2 pneumoperitoneum on cardiovascular, cerebrovascular, and respiratory homeostasis during robotic prostatectomy. *Br J Anaesth* 2010;104(4):433–439.

Kertai MD, White WD, Gan TJ. Cumulative duration of "triple low" state of low blood pressure, low bispectral index, and low minimum alveolar concentration of volatile anesthesia is not associated with increased mortality. *Anesthesiology* 2014;121(1):18–28.

Kheterpal S, Han R, Tremper KK, et al. Incidence and predictors of difficult and impossible mask ventilation. *Anesthesiology* 2006;105(5):885–891.

Kim JY, Shin CS, Kim HS, et al. Positive end-expiratory pressure in pressure-controlled ventilation improves ventilatory and oxygenation parameters during laparoscopic cholecystectomy. *Surg Endosc* 2010;24(5):1099–1103.

Kwak HJ, Jo YY, Lee KC, et al. Acid-base alterations during laparoscopic abdominal surgery: a comparison with laparotomy. *Br J Anaesth* 2010;105(4):442–447.

Lestar M, Gunnarsson L, Lagerstrand L, et al. Hemodynamic perturbations during robot-assisted laparoscopic radical prostatectomy in 45 degrees Trendelenburg position. *Anesth Analg* 2011;113(5):1069–1075.

Lian M, Zhao X, Wang H, et al. Respiratory dynamics and dead space to tidal volume ratio of volume-controlled versus pressure-controlled ventilation during prolonged gynecological laparoscopic surgery. *Surg Endosc* 2017;31(9):3605–3613.

Ljungqvist O, Young-Fadok T, Demartines N. The history of enhanced recovery after surgery and the ERAS society. *J Laparoendosc Adv Surg Tech A* 2017;27(9):860–862.

Maessen J, Dejong CH, Hausel J, et al. A protocol is not enough to implement an enhanced recovery programme for colorectal resection. *Br J Surg* 2007;94(2):224–231.

Nelson G, Atman AD, Nick A, et al. Guidelines for pre- and intra-operative care in gynecologic/oncology surgery: Enhanced Recovery After Surgery (ERAS) society recommendations-part I. *Gynecol Oncol* 2016;140(2):313–322.

Nelson G, Atman AD, Nick A, et al. *Guidelines for pre- and intra-operative care in gynecologic/oncology surgery:* Enhanced Recovery After Surgery (ERAS) society recommendations-part II. *Gynecol Oncol* 2016;140(2):323–332.

Nuzzi R, Tridico F. Ocular complications in laparoscopic surgery: review of existing literature and possible prevention and treatment. *Semin Ophthalmol* 2016;31(6):584–592.

Perlas A, Arzola C, Van de Putte P. Point-of-care gastric ultrasound and aspiration risk assessment: a narrative review. *Can J Anaesth* 2018;65(4):437–448.

Punjasawadwong Y, Phongchiewboon A, Bunchungmongkoi N. Bispectral index for improving anaesthetic delivery and postoperative recovery. *Cochrane Database Syst Rev* 2014;(6):CD003843.

Rosenblatt WH. Preoperative planning of airway management in critical care patients. *Crit Care Med* 2004;32(4 suppl):S186–S192.

Sessler DI, Sigi JC, Kelley SD, et al. Hospital stay and mortality are increased in patients having a "triple low" of low blood pressure, low bispectral index, and low minimum alveolar concentration of volatile anesthesia. *Anesthesiology* 2012;116(6):1195–1203.

Shiga T, Wajima Z, Inoue T, et al. Predicting difficult intubation in apparently normal patients: a meta-analysis of bedside screening test performance. *Anesthesiology* 2005;103(2):429–437.

Soltanizadeh S, Degett TH, Gogenur I. Outcomes of cancer surgery after inhalational and intravenous anesthesia: a systematic review. *J Clin Anesth* 2017;42:19–25.

Son JS, Oh JY, Ko S. Effects of hypercapnia on postoperative nausea and vomiting after laparoscopic surgery: a double-blind randomized controlled study. *Surg Endosc* 2017;31(11):4576–4582.

Statement on Anesthesia Care Team—American Society of Anesthesiologists. 2013. From http://www.asahq.org/quality-and-practice-management/practice-guidance-resource-documents/distinguishing-monitored-anesthesia-care-from-moderate-sedation-analgesia.

Standards for Basic Anesthetic Monitoring—American Society of Anesthesiologists. 2015. From http://www.asahq.org/quality-and-practice-management/practice-guidance-resource-documents/distinguishing-monitored-anesthesia-care-from-moderate-sedation-analgesia.

Takahata O, Kunisawa T, Nagashima M, et al. Effect of age on pulmonary gas exchange during laparoscopy in the Trendelenburg lithotomy position. *Acta Anaesthesiol Scand* 2007;51(6):687–692.

Van de Putte P, Perlas A. The link between gastric volume and aspiration risk. In search of the Holy Grail? *Anaesthesia* 2018;73(3):274–279.

Whiteley JR, Taylor J, Henry M, et al. Detection of elevated intracranial pressure in robot-assisted laparoscopic radical prostatectomy using ultrasonography of optic nerve sheath diameter. *J Neurosurg Anesthesiol* 2015;27(2):155–159.

Wodlin NB, Nilsson L, Kjolhede P. Health-related quality of life and postoperative recovery in fast-track hysterectomy. *Acta Obstet Gynecol Scand* 2011;90(4):362–368.

CAPÍTULO 4

Colocación de la paciente para las cirugías ginecológicas

Kimberly Kenton y Margaret G. Mueller

> **Incidencia de las lesiones nerviosas**
> Miembros inferiores
> Miembros superiores
> **Anatomía nerviosa básica y su relación con las lesiones**
> Clasificación de Seddon de las lesiones nerviosas
>
> Factores de riesgo
> **Miembros inferiores**
> Anatomía del plexo lumbosacro
> Colocación adecuada para prevenir lesiones nerviosas
> Implicaciones clínicas y tratamiento
>
> **Miembros superiores**
> Anatomía del plexo braquial
> Colocación adecuada para prevenir lesiones nerviosas
> Implicaciones clínicas y tratamiento

Las neuropatías periféricas durante las cirugías ginecológicas tienden a ser transitorias y autolimitadas, pues la mayoría de las pacientes experimentan una resolución completa de los síntomas. Sin embargo, el deterioro motor y sensitivo a largo plazo puede dar lugar a una mala calidad de vida. Por ello, es importante que los cirujanos ginecólogos entiendan los tipos y los riesgos de lesiones en los nervios de los miembros inferiores y superiores para reducir al mínimo sus consecuencias a largo plazo. La mayoría de las lesiones de los nervios periféricos durante la cirugía ginecológica se asocian con la colocación de la paciente (miembros superiores e inferiores), los estribos, el uso de separadores de autosujeción, las incisiones transversales bajas o los sitios de acceso, así como con tiempos quirúrgicos prolongados.

Los plexos lumbosacro y braquial pueden comprimir o distender un nervio periférico y su irrigación, lo que suele culminar con una lesión leve en la vaina de mielina que ocasiona un bloqueo de la conducción local. Esto provoca una pérdida temporal de la función nerviosa con recuperación completa de la lesión en cuestión de horas a meses. A veces se produce una lesión nerviosa más grave, en la que el axón se daña pero la estructura de tejido conjuntivo queda intacta. En estos casos, el axón puede regenerarse con el transcurso del tiempo. En raras ocasiones, un nervio pélvico se secciona de forma transversal, lo que ocasiona la pérdida de continuidad del axón y del tejido conjuntivo y se produce una lesión nerviosa más grave y de peor pronóstico. Para asesorar a las pacientes y planificar la consulta de neurofisiología, es importante conocer estos tipos de lesiones nerviosas y el pronóstico asociado para la recuperación.

Se debe hacer todo lo posible por evitar las lesiones nerviosas, ya que muchas son prevenibles. Por lo tanto, si los cirujanos ginecólogos tienen una sólida comprensión de la anatomía de los plexos braquial y lumbosacro, de los mecanismos por los cuales se producen las lesiones nerviosas y de los factores de riesgo más frecuentes, serán capaces de reducir la incidencia de lesiones y de acelerar la recuperación.

INCIDENCIA DE LAS LESIONES NERVIOSAS

La incidencia de lesión de un nervio periférico en el momento de la cirugía ginecológica es inferior al 2%. Las lesiones de los nervios del plexo lumbosacro son más frecuentes (1.9%) que las del plexo braquial o los nervios periféricos de los miembros superiores (0.16%).

Miembros inferiores

En una sola institución, en un grupo prospectivo de más de 600 mujeres sometidas a cirugías ginecológicas, se observó que la incidencia de lesión de un nervio periférico fue del 1.8% (intervalo de confianza [IC] 95%: 1.0-3.2). La mayoría de los procedimientos de este grupo se realizaron a través de la vía vaginal (43%), seguida de la vía laparoscópica (26%) y laparotomía (22%). La mayoría de las pacientes se colocaron en estribos: el 46% con soportes para los pies y el 47% con estribos de bastón. Aunque no hubo una diferencia significativa en la incidencia de neuropatías por el tipo de estribo, el doble de mujeres colocadas en estribos de bastón experimentaron lesiones en los nervios periféricos, en comparación con quienes usaron soportes para pies. Afortunadamente, el 91% de las pacientes con lesión nerviosa tuvieron una resolución completa de sus síntomas en una media de 32 días (intervalo de 1 día-6 meses). Nueve de las 11 lesiones nerviosas se resolvieron sin tratamiento, una paciente requirió una sola infiltración en el punto neurálgico y otra fue derivada a fisioterapia.

Miembros superiores

En una revisión retrospectiva de 3 200 procedimientos laparoscópicos avanzados en un solo sitio, se informó de cinco lesiones en los nervios de los miembros superiores en un período de 10 años, para una incidencia del 0.16%. En una revisión de 2010 de las publicaciones médicas, Shveiky y cols. encontraron 24 casos de lesión del plexo braquial después de una cirugía laparoscópica. La mayoría de las pacientes se recuperaron en el transcurso de 1 semana a 9 meses. Aunque las neuropatías del plexo braquial y de los miembros superiores son poco frecuentes, y en su mayoría de resolución espontánea, dan lugar a demandas por negligencia durante la anestesia. En una revisión de la American *Society of Anesthesiologists Closed Claims Study Database* se encontró que el 15% de las reclamaciones correspondieron a lesiones nerviosas relacionadas con la anestesia. En las mujeres casi la mitad (46%) de esas reclamaciones correspondieron a lesiones en los miembros superiores: 29% del plexo braquial y 17% del nervio cubital. Esta revisión también mostró que el uso de abrazaderas para hombros se asoció con lesiones del plexo braquial y que se pagó el 40% de dichas reclamaciones, independientemente de que se demostrase o no la negligencia.

ANATOMÍA NERVIOSA BÁSICA Y SU RELACIÓN CON LAS LESIONES

Un *nervio periférico* (fig. 4-1) es la estructura utilizada por los axones eferentes (motores) y aferentes (sensitivos) para transmitir información en el sistema nervioso periférico hacia y desde el sistema nervioso central. Comprender la estructura básica de un nervio periférico permite a los cirujanos identificar los posibles sitios y mecanismos de lesión. Este conocimiento debe aplicarse en la planificación quirúrgica y en la colocación de la paciente para reducir al mínimo el riesgo de neuropatías. Cada fibra nerviosa, o axón, con sus células de Schwann asociadas, está alojada dentro del *endoneuro*, una matriz laxa de colágeno con grandes espacios extracelulares. Los grupos de fibras nerviosas están dispuestos en fascículos y rodeados por el *perineuro*, una vaina de tejido conjuntivo denso y mecánicamente fuerte que protege a las fibras individuales de traumatismos externos. Los grupos de fascículos están contenidos en el *epineuro*, un tejido conjuntivo laxo que proporciona protección durante los movimientos y la compresión. Es importante destacar que el epineuro también contiene elementos de irrigación que cruzan el perineuro para alcanzar la propia fibra nerviosa. Finalmente, una capa superficial, o adventicia, rodea el epineuro y es importante para permitir el movimiento natural del nervio.

La disposición de las fibras nerviosas en fascículos (rodeados de tejido conjuntivo) y la elasticidad del perineuro tienen importantes implicaciones para la protección y flexibilidad de los nervios periféricos. A saber, ayudan a que los nervios periféricos sean resistentes tanto a la *compresión* como a las lesiones por *distensión*. Los nervios con uno o dos fascículos grandes y un epineuro delgado son más vulnerables a la lesión por compresión, en comparación con aquellos que contienen muchos fascículos más pequeños y más epineuro. Cuando se produce una lesión nerviosa por compresión, tanto el grado de presión como su duración tienen consecuencias importantes para la recuperación de los nervios. Una presión de 80 mm Hg aplicada localmente da como resultado una obstrucción vascular completa e isquemia en el segmento del nervio comprimido. Cuando la presión o isquemia se mantiene durante 70 min, provoca una lesión nerviosa irreversible. La compresión a presiones más bajas también puede producir una lesión nerviosa irreversible, tanto por isquemia como por deformación mecánica de la estructura neural. Estas cifras pueden ser útiles para ayudar a los cirujanos ginecólogos a prevenir lesiones en los nervios periféricos. Por ejemplo, si una cirugía se prolonga durante más de 2 h, puede resultar beneficioso ajustar brevemente los separadores de autosujeción o de estribos para permitir la reperfusión.

Del mismo modo, cuando un nervio periférico se *distiende*, la disposición de las fibras nerviosas en fascículos alojados en el epineuro permite su movimiento natural. Por ejemplo, cuando alguien se estira para tomar algo, los nervios se alargan, pero las fibras nerviosas no se dañan por ese efecto telescópico. No obstante, cuando un nervio se estira más allá del 15% de su longitud, el suministro vascular a sus fibras sí se ve afectado, lo que provoca una lesión nerviosa irreversible.

El grado de lesión nerviosa se puede clasificar de acuerdo con su gravedad utilizando la clasificación de Seddon. Esta clasificación ayuda al cirujano a prever el pronóstico y la recuperación de la paciente. Los diferentes grados de lesión de un nervio periférico darán lugar a una variedad de signos y síntomas que van desde la debilidad muscular hasta alteraciones sensitivas, desde dolor y parestesias hasta la ausencia de reflejos. La gravedad de la lesión nerviosa está relacionada con el grado y la duración de la isquemia por compresión o distensión del nervio.

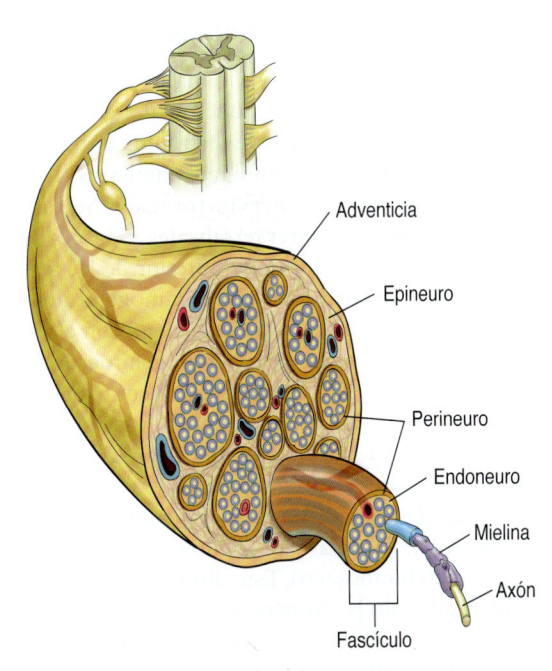

FIGURA 4-1 Nervio periférico. Cada fibra nerviosa, o axón, está alojada en el *endoneuro* y, a continuación, grupos de fibras nerviosas se organizan en fascículos y son rodeados por el *perineuro*. Los grupos de fascículos más superficiales están contenidos en el *epineuro*, que proporciona protección durante los movimientos y la compresión. Cabe destacar que el epineuro también contiene el sistema de irrigación que cruza el perineuro para alcanzar la propia fibra nerviosa. Finalmente, una capa superficial o adventicia rodea el epineuro y es importante para permitir el movimiento natural del nervio.

Clasificación de Seddon de las lesiones nerviosas

Neurapraxia

La *neurapraxia*, o bloqueo local de la conducción, es la forma más leve de lesión nerviosa. El nervio presenta distensión o compresión que causa isquemia nerviosa transitoria y lleva a un bloqueo de conducción focal a través de la porción afectada. No hay interrupción en los axones o las células de Schwann. Este tipo de lesión afecta más a las fibras motoras que a las sensitivas. El bloqueo de conducción transitorio a menudo se resuelve en pocos minutos (como cuando el pie se nos "duerme"). Sin embargo, los períodos más largos de compresión o estiramiento pueden ocasionar edema y desmielinización e impedir la conducción de impulsos. Las lesiones por neurapraxia pueden necesitar días o hasta 6 semanas para resolverse.

Axonotmesis

La compresión o la distensión prolongada o excesiva puede provocar una interrupción en los axones mientras se conserva la célula de soporte de Schwann. Esto origina una lesión axónica y la degeneración walleriana se inicia 24-36 h después. Esta afecta funciones motoras, sensitivas y autonómicas que pueden tardar semanas o meses en restablecerse. A pesar de que el axón se daña, su regeneración por lo general es completa debido a que la célula de soporte de Schwann permanece intacta. Los axones proliferan a una velocidad de 1-2 mm/día, por lo que, si se conoce el sitio de la lesión, el cirujano puede prever e informar a la paciente con respecto al tiempo estimado de recuperación.

Neurotmesis

La *neurotmesis* es la forma más grave de lesión nerviosa e implica la separación neural completa, lo cual incluye la destrucción parcial del axón, de la célula de Schwann y de los elementos del tejido conjuntivo. Por lo general, es resultado de un corte transversal completo del nervio. Como los axones carecen de sus estructuras de soporte, no pueden volver a proliferar sin una intervención quirúrgica que vuelva a conectar las estructuras de soporte de tejido conjuntivo.

Factores de riesgo

Por suerte, muchos factores de riesgo para la lesión de un nervio periférico durante las intervenciones quirúrgicas ginecológicas son modificables y se relacionan con el tipo de intervención y con la posición de la paciente. En el mayor estudio prospectivo de mujeres sometidas a cirugías ginecológicas, los autores no encontraron una asociación entre la lesión a los nervios periféricos y la edad de las pacientes, los índices de masa corporal y de comorbilidad de Charleston, los antecedentes de hábito tabáquico, la enfermedad vascular periférica, neurológica o de la columna vertebral, o la duración de la cirugía. Sin embargo, cabe señalar que la incidencia de lesión nerviosa en dicha cohorte fue baja, lo que aumenta la probabilidad de un error de tipo II. Por el contrario, algunos estudios de bases de datos más grandes que utilizaron el *American College of Surgeons National Surgical Quality Improvement Program* sugieren que las pacientes que fuman están en mayor riesgo y que las técnicas mínimamente invasivas y los tiempos quirúrgicos más breves se asocian con menor riesgo de lesión de los nervios periféricos.

La colocación de la paciente es un importante factor de riesgo modificable para la lesión de un nervio periférico. Las pacientes colocadas en estribos en la posición de litotomía dorsal tienen un mayor riesgo de lesión de los nervios del plexo lumbosacro. Un extenso estudio retrospectivo mostró un aumento de 100 veces en las lesiones nerviosas por cada hora en la posición de litotomía dorsal. Del mismo modo, algunos estudios prospectivos mostraron que la posición de litotomía dorsal durante más de 2 h se asoció con incrementos de las lesiones nerviosas. De manera similar, en diversos estudios se informó una asociación entre la lesión del plexo braquial y una posición de Trendelenburg pronunciada, el uso de soportes para hombros y la extensión de los brazos más de 90° durante procedimientos laparoscópicos, robóticos o ambos. En una revisión de 2010 de la literatura especializada, Shveiky y cols. encontraron 24 casos de lesión del plexo braquial después de una laparoscopia. La duración promedio de las cirugías fue de 215 min, la posición de Trendelenburg se utilizó en todas las operaciones y en el 38% de ellas se emplearon soportes para hombros.

MIEMBROS INFERIORES

Anatomía del plexo lumbosacro

El plexo lumbosacro inerva los miembros inferiores, la porción inferior de la pared abdominal y el perineo.

El plexo lumbar consta de los ramos anteriores de los primeros cuatro nervios raquídeos lumbares (L1-L4), con contribuciones del 12.º nervio torácico. Se forma a los lados de los agujeros intervertebrales y pasa a través del músculo psoas mayor. El ramo anterior de L1 se divide en tres: dos forman los nervios abdominogenitales mayor y menor, mientras que el tercero se fusiona con el ramo anterior de L2 para dar origen al nervio genitocrural. El ramo ventral de L2 se divide en cuatro, con contribuciones a los nervios genitocrural, femorocutáneo, obturador y crural. El ramo ventral de L3 se combina con L2 para contribuir a los nervios femorocutáneo, crural y obturador. El ramo ventral de L4 se divide en tres, que contribuyen a los nervios obturador y crural y se combinan con L5 para constituir el tronco lumbosacro. Este último emerge en ubicación medial al músculo psoas mayor y se combina con los ramos anteriores de los tres primeros nervios sacros para formar el plexo sacro (que se encuentra delante del músculo piramidal) y el plexo pudendo.

El plexo sacro inerva los miembros inferiores y los músculos de la cintura pélvica, en tanto que el plexo pélvico inerva el perineo y las vísceras pélvicas. Los ramos anteriores de S1-S3 y el tronco lumbosacro forman el nervio ciático, que se ramifica en la pierna y da lugar a los nervios tibial y peroneo. El plexo sacro también proporciona ramos a los músculos de la cintura pélvica.

Nervios, raíces nerviosas y puntos de vulnerabilidad

Nervios abdominogenitales mayor y menor

Los nervios abdominogenitales mayor y menor se forman a partir de los ramos anteriores de las raíces nerviosas L1 y contienen solo fibras nerviosas aferentes o sensitivas (tabla 4-1). Los nervios emergen del borde superolateral del músculo psoas mayor y discurren lateralmente sobre el músculo cuadrado lumbar. Cerca de la cresta ilíaca perforan el músculo transverso abdominal y corren en dirección medial e inferior respecto a los músculos oblicuos menores. En estudios con cadáveres, el nervio abdominogenital menor emerge a través del músculo oblicuo menor en ubicación 2.5 cm medial y 2 cm debajo de la espina ilíaca anterosuperior. Por lo tanto, las incisiones transversales bajas y los trócares laparoscópicos colocados debajo de la espina ilíaca anterosuperior pueden ocasionar la compresión o laceración de estos nervios. Del mismo modo, las incisiones transversales bajas que comienzan 2 cm por encima de la sínfisis del pubis pueden comprometer al nervio abdominogenital mayor si la incisión se extiende más de 3.5 cm hacia los lados. Se debe tener cuidado de no colocar la sutura de cierre de la aponeurosis en ubicación lateral al ángulo de la incisión para reducir al mínimo la compresión de los nervios.

La compresión de los nervios abdominogenitales mayor y menor se diagnostica mediante la tríada: dolor agudo y urente en el lugar de la incisión que irradia hacia el área suprapúbica, labios mayores o el muslo; parestesias, y alivio del dolor después de la aplicación de un anestésico local. Las inyecciones únicas o repetidas de un anestésico local de acción prolongada, como la bupivacaína al 0.25%, con frecuencia dan como resultado una resolución completa de los síntomas, aunque a veces es necesaria una intervención quirúrgica con retiro de los puntos de sutura o neurólisis.

En un estudio retrospectivo de grupos que incluyó a 317 mujeres sometidas a laparoscopia ginecológica con puertos de ingreso abdominales inferiores, se informó un riesgo del 5% de lesiones clínicamente significativas en los nervios abdominogenitales mayor, menor o ambos al cerrar el defecto aponeurótico. No hubo lesiones nerviosas en las 173 pacientes que no fueron objeto de cierre aponeurótico.

TABLA 4-1
Nervios lumbosacros, raíces nerviosas y puntos de vulnerabilidad

NERVIO	RAÍZ	TIPO DE FIBRA	INERVACIÓN	SÍNTOMAS	VULNERABILIDAD
Abdominogenital menor Abdominogenital mayor	L1	Aferente	Oblicuo interno Transverso abdominal Labios mayores	Dolor urente, parestesias radiales en la incisión	Incisiones transversales bajas Puertos del cuadrante inferior Separadores con autosujeción
Femorocutáneo	L2-L4	Aferente	Cara lateral del muslo	Dolor y parestesias de la cara anterolateral del muslo a la rodilla	Flexión de la cadera Separadores con autosujeción
Crural	L2-L4	Aferente Eferente	Cuádriceps Cara anterior del muslo Cara medial de la pierna	Incapacidad para: • Flexionar la cadera • Extender la rodilla • Aducir el muslo Hipoestesia de la cara anterior del muslo Reflejo rotuliano ausente	Separadores con autosujeción Flexión excesiva de la cadera
Obturador	L2-L4	Aferente Eferente	Aductores Cara medial del muslo	Incapacidad de aducción del muslo Hipoestesia de la cara medial del muslo	Flexión prolongada de la cadera Disección retropúbica
Ciático	L4-S3	Aferente Eferente	Tendones poplíteos Cara posterior del muslo Cara lateral de la pierna	Dolor en la parte posterior de la pierna Incapacidad para: • Extender el muslo • Flexionar la pierna Hipoestesia de la cara posterior del muslo, la pantorrilla y la planta del pie Reflejo aquíleo ausente	Hiperflexión de la cadera Extensión de la pierna
Ciático poplíteo externo	L4-S2	Aferente Eferente	Cara anterior de la pierna	Pie caído Incapacidad para dorsiflexionar el pie Hipoestesia de la cara lateral de la pierna y el pie	Extensión y rotación de la cadera Extensión de la rodilla Presión lateral del peroné
Pudendo interno	S2-S4	Aferente Eferente	Esfínter uretral estriado Esfínter anal externo Clítoris, piel perineal y perianal	Incontinencia de esfuerzo Incontinencia fecal Dolor pélvico	Parto vaginal

Casi todas las pacientes presentaron dolor agudo y urente localizado en el sitio del puerto de ingreso el día siguiente a la cirugía. El dolor se trató mediante bloqueos nerviosos o con parches de lidocaína seguidos del retiro de la sutura, lo que dio buenos resultados. Otros tratamientos médicos para las neuropatías por compresión incluyen fisioterapia con masaje de las cicatrices, dosis bajas de esteroides orales (para disminuir la inflamación alrededor del nervio) y analgésicos neuropáticos como la gabapentina o dosis bajas de antidepresivos tricíclicos.

Femorocutáneo

El nervio femorocutáneo se origina de las raíces nerviosas L2-L4 y discurre a lo largo del borde externo del músculo psoas mayor para después hacerlo por debajo del arco crural cerca de la espina ilíaca anterosuperior. Proporciona sensibilidad a la cara lateral del muslo. La incidencia de compresión del nervio femorocutáneo por la flexión prolongada de la cadera durante el uso de estribos es del 0.4%. El nervio también puede comprimirse por las valvas largas de algunos separadores de autosujeción en su trayecto a través del músculo psoas mayor. Las pacientes con lesión del nervio femorocutáneo presentan meralgia parestésica o dolor urente, parestesias e hipoestesias sobre la cara anterolateral del muslo hasta la rodilla.

Crural

El nervio crural surge de las divisiones anteriores de L2-L4 como el ramo más grande del plexo lumbar. Emerge del borde lateral del músculo psoas e ingresa al muslo por debajo del arco crural, donde se divide en ramos motores y sensitivos. El nervio crural inerva los músculos cuádriceps y proporciona ramos sensitivos a las caras anterior del muslo y medial de la pierna.

El nervio crural es susceptible de lesión por compresión, ya que corre dentro del músculo psoas mayor y abandona la pelvis bajo el arco crural. Las valvas laterales largas de un separador pueden descansar sobre el músculo psoas mayor y comprimir el nervio crural que discurre en su espesor. Por estas razones, las pacientes delgadas tienen mayor riesgo. Las incisiones transversales bajas también pueden dar lugar a la compresión lateral del psoas mayor y del nervio crural contra la pelvis ósea. En estudios más antiguos se informa una incidencia tan alta como del 11% de lesiones del nervio crural después de la laparotomía con separadores de autosujeción.

Las pacientes sometidas a una intervención quirúrgica con las piernas en estribos también están en riesgo de presentar lesiones en el nervio crural. El nervio crural se puede comprimir a medida que pasa por debajo del arco crural. Se debe tener cuidado para evitar la flexión, abducción y rotación externa excesiva de la cadera en los estribos. Los ayudantes también deben evitar apoyarse en el muslo de la paciente para prevenir la compresión.

Las pacientes con lesión del nervio crural tendrán dificultad con la flexión de la cadera, la extensión de la rodilla y la aducción de la extremidad. La incapacidad para flexionar la cadera causa dificultad para levantarse de la posición sentada, para levantarse de la cama o para subir escaleras. Por lo tanto, estas pacientes a menudo no son capaces de levantarse después de la cirugía. También pueden padecer pérdida sensitiva o parestesias en la cara anterior del muslo y ausencia del reflejo rotuliano.

Obturador

El nervio obturador surge de los ramos anteriores de L2-L4 y luego desciende a través de los músculos psoas mayor y obturador interno para inervar los músculos aductores en el muslo. A diferencia de muchas de las otras lesiones del nervio lumbosacro, es más probable que el nervio obturador se corte transversalmente o se comprima en el espacio del obturador durante la disección retroperitoneal para tratar cánceres ginecológicos o endometriosis. El espacio del obturador se abre aplicando una suave retracción lateral a la arteria y vena ilíacas externas, lo que mejora la identificación del nervio obturador. Si se detecta el corte transversal del nervio obturador durante la cirugía, debe repararse de inmediato el tejido conjuntivo de soporte que lo rodea con una sutura de calibre fino para promover nuevo crecimiento axónico y disminuir al mínimo los efectos adversos a largo plazo.

El nervio obturador también se puede comprimir durante las operaciones uroginecológicas como la colocación de cabestrillo mediouretral transobturador o la reparación de defectos paravaginales. Por lo tanto, al disecar el espacio retropúbico para la reparación paravaginal, los cirujanos deben identificar el surco del obturador y el haz neurovascular antes de colocar las suturas. Por último, el nervio obturador se puede distender durante la colocación inapropiada de la paciente en los estribos. La flexión prolongada de la cadera puede provocar la distensión del nervio obturador en el agujero óseo.

Las pacientes con lesión nerviosa del obturador no tienen aducción del muslo y quizá refieran pérdida sensitiva o parestesias sobre la cara medial del muslo. Estas pacientes suelen tener dificultades para la marcha y para conducir un automóvil. Las lesiones de los nervios obturador y crural a menudo pueden ser difíciles de distinguir en la exploración física; sin embargo, el reflejo rotuliano se conserva en las pacientes con lesión del nervio obturador.

Ciático

El nervio ciático se origina en la división anterior de L4-S3 y abandona la pelvis a través del agujero ciático mayor para ingresar en la región glútea. Desciende sobre la cara posterior del muslo, donde se divide en dos ramos en la parte superior del hueco poplíteo: los nervios ciáticos poplíteos interno y externo. El ciático inerva los músculos isquiotibiales del muslo y el motor y el sensitivo en la pierna.

El nervio ciático se fija entre la escotadura ciática y la cabeza del peroné, lo que lo hace vulnerable a las lesiones por distensión debido a la hiperflexión de la cadera en estribos. La distensión del nervio ciático se exacerba aún más cuando la extensión de la rodilla se combina con la flexión de la cadera, como puede ocurrir en los estribos de bastón y en la posición alta de litotomía. El nervio ciático rara vez se lesiona durante una laparotomía, pero puede quedar atrapado en suturas colocadas para detener una hemorragia en la fosa sacroilíaca.

Muchas veces, la lesión del nervio ciático se presenta con síntomas sensitivos. Cuando el nervio ciático queda prensado o se comprime, las pacientes manifiestan dolor intenso que irradia por la cara posterior de la pierna, situación que a menudo se asocia con debilidad de los músculos isquiotibiales y ausencia del reflejo aquíleo. Estas pacientes con frecuencia padecen hipoestesias o parestesias sobre la cara posterior del muslo, la pantorrilla y la planta del pie, así como debilidad para la extensión de la cadera y la flexión de la rodilla.

Ciático poplíteo externo

El nervio ciático poplíteo externo es una de las dos divisiones terminales del nervio ciático y es el nervio lesionado con mayor frecuencia cuando las pacientes son colocadas en estribos. Pasa por delante rodeando la cabeza del peroné para inervar el compartimento anterior de la pierna, que contiene los músculos encargados de la dorsiflexión y la eversión del pie. También da inervación sensitiva a la cara lateral de la pierna y al dorso del pie.

Un par de características del nervio ciático poplíteo externo lo hacen particularmente susceptible a las lesiones por distensión y compresión. El nervio ciático, del que es ramo el ciático poplíteo externo, se fija entre la escotadura ciática y la cabeza del peroné, lo que predispone al ciático poplíteo externo a lesiones relacionadas con la flexión prolongada de la rodilla y la rotación excesiva de la cadera en estribos de tipo bastón. La forma en la que el nervio ciático poplíteo externo rodea la cabeza del peroné también lo predispone a lesiones por compresión en estribos de tipo bastón. La colocación adecuada en estribos con soportes para los pies aminora este riesgo; sin embargo, el equipo quirúrgico debe asegurarse de no comprimir la cara lateral de la pierna debido a la bota en el estribo. El talón de la paciente debe colocarse firmemente en la parte posterior de la bota para evitar que la cara lateral de la pierna se apoye en su borde externo. Si el talón no está bien colocado en el soporte, la pierna puede apoyarse en su parte superior y comprimir el nervio ciático poplíteo externo entre la bota y la cabeza del peroné. Para prevenir lesiones del nervio ciático poplíteo externo al colocar a las pacientes en los estribos, hay que asegurarse de que la cadera esté moderadamente flexionada y abducida, con flexión de las rodillas. Es necesario evitar la hiperextensión y la rotación externa de la cadera, la hiperextensión de la rodilla y la presión lateral en la cabeza del peroné.

Las pacientes con lesión del nervio ciático poplíteo externo suelen presentar pie caído, que se diagnostica fácilmente durante la marcha. Estas pacientes también experimentan inversión y pérdida sensitiva en las caras laterales de la pierna y del pie.

Pudendo interno

El nervio pudendo interno surge de las raíces anteriores de S2-S4 para fusionarse en la pelvis en ubicación proximal al ligamento sacrociático menor. Sale de la pelvis a través del agujero ciático mayor solo para volver a entrar por medio del agujero ciático menor, punto en el que discurre por la aponeurosis del obturador interno o el conducto pudendo (de Alcock). Finalmente, se divide en sus tres ramos terminales: el nervio dorsal del clítoris (que provee sensibilidad a la región clitorídea), el nervio perineal (que inerva el músculo del esfínter uretral estriado y la piel del perineo) y el nervio anal o hemorroidal (que inerva el esfínter anal externo y la piel perianal).

El nervio pudendo es susceptible a las lesiones por compresión y distensión en su trayecto por el conducto pudendo en la pelvis, así como al atrapamiento. Una causa frecuente de la neuropatía pudenda es el parto vaginal. Diversos estudios han mostrado datos neurofisiológicos de lesión del nervio pudendo en los esfínteres anal externo y uretral estriado después del parto vaginal. Del mismo modo, otros estudios han presentado datos neurofisiológicos de neuropatía pudenda en las mujeres con incontinencias de esfuerzo urinaria y fecal. La disección de la pared vaginal anterior durante las cirugías por prolapso e incontinencia también puede causar lesiones de los ramos del nervio pudendo que la inervan junto con la uretra. Las pacientes con lesión del nervio pudendo pueden padecer incontinencia de esfuerzo urinaria, fecal o ambas.

El nervio pudendo también puede quedar comprimido, lo que provoca una neuralgia del nervio pudendo que implica dolor neuropático en su zona de distribución. El diagnóstico de neuralgia pudenda se facilita mediante el uso de los criterios de Nantes, que incluyen cinco características del síndrome: dolor a lo largo de la distribución del nervio pudendo, dolor perceptible al estar sentada, dolor que no despierta a las pacientes por la noche, ausencia de sensibilidad y alivio de los síntomas con la administración de anestesia local. Los sitios donde el nervio es particularmente vulnerable a las lesiones por compresión incluyen la región entre los ligamentos sacrociáticos mayor y menor, el conducto pudendo y la cara inferior del ramo púbico. De forma general, este síndrome puede ocurrir después de la suspensión del ligamento sacrociático menor cuando una parte del nervio queda atrapada en la sutura. Aunque la modalidad de tratamiento de la neuralgia pudenda es conservadora, con inyección de anestésico local, ocasionalmente se requiere neurólisis para aliviar los síntomas.

Colocación adecuada para prevenir lesiones nerviosas

Muchas lesiones de los nervios periféricos en los miembros inferiores se pueden limitar o prevenir mediante la colocación cuidadosa de las extremidades de la paciente en estribos durante la posición de litotomía dorsal. La colocación exacta dependerá del tipo de cirugía a realizar, por ejemplo, litotomía baja para laparoscopia frente a litotomía alta para vías de acceso vaginal. No obstante, deben seguirse ciertos principios con respecto a la colocación de las piernas de las pacientes. Se recomienda colocar las extremidades de la paciente en los estribos antes de la inducción de la anestesia para garantizar su comodidad, reducir la compresión neural y reducir al mínimo el riesgo de lesiones nerviosas transoperatorias.

Estribos de bota

Cuando se utilizan estribos de bota (fig. 4-2), el peso del talón de la paciente debe reposar sobre la parte proximal

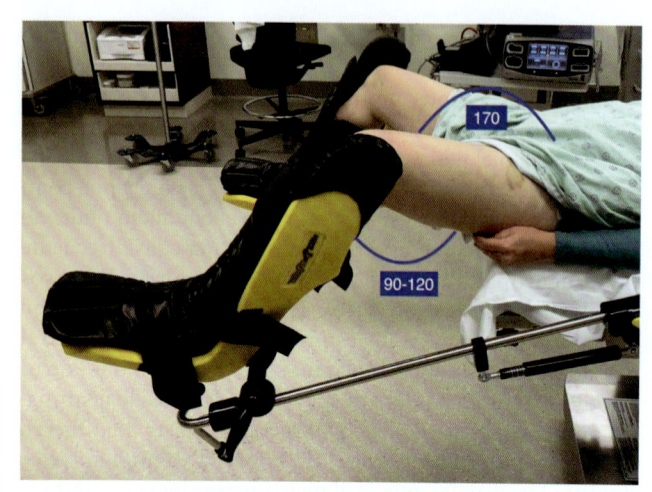

FIGURA 4-2 Estribos de bota. La cadera se flexionó en un ángulo de 170° con el tronco y la rodilla de la paciente flexionados, por lo que el ángulo entre la pantorrilla y el muslo es de 90-120°.

del soporte del pie para evitar la compresión del nervio ciático poplíteo externo entre la cabeza del peroné y la bota. Idealmente, la cadera debe flexionarse en un ángulo de entre 90° y 170° respecto al tronco de la paciente. Una mayor flexión de la cadera (un ángulo más pequeño) puede causar la distensión del nervio obturador, mientras que la extensión de la cadera o un ángulo de esta con relación al tronco mayor de 180° puede producir tensión en la columna lumbar. La cadera no debe flexionarse más de 60° para evitar la compresión del nervio crural debajo del arco crural o el estiramiento del nervio ciático donde se fija en la escotadura ciática. La rodilla debe flexionarse de manera que el ángulo entre la pantorrilla y el muslo sea de 90-120°. No debe haber más de 90° entre las caras internas de los muslos para reducir al mínimo el estiramiento del nervio obturador. Finalmente, debe haber una rotación externa mínima de las caderas.

Estribos de bastón

Los estribos de bastón (fig. 4-3) se reservan, por lo regular, para la posición de litotomía alta en operaciones vaginales. No obstante, rigen principios similares en la colocación de los miembros inferiores tanto en los estribos de bastón como en los de bota. Los estribos de bastón proporcionan poco apoyo a los miembros inferiores en comparación con los de bota y, además, conllevan varios posibles riesgos. La falta de apoyo aumenta el riesgo de abducción mayor de 90° y rotación externa de la cadera. Los cirujanos deben asegurarse de que los pies de la paciente estén firmemente colocados en el soporte y elevados para prevenir la hiperflexión de la cadera, lo que puede causar compresión del nervio crural y estiramiento del nervio ciático. También se debe tener cuidado de evitar que la cara lateral de la pierna descanse sobre el poste del soporte y comprima el nervio ciático poplíteo externo donde rodea la cabeza del peroné. En un estudio extenso se encontró que la incidencia de lesiones de los nervios de los miembros inferiores fue del doble en pacientes que se sometieron a intervención en la posición de litotomía alta

y con las piernas colocadas en estribos de bastón (2.6%), en comparación con las colocadas en estribos de bota (1.3%), aunque esa diferencia no alcanzó significación estadística.

Separadores

En una laparotomía, los cirujanos deben utilizar las valvas más cortas de los separadores de autosujeción para disminuir al mínimo la compresión del nervio crural bajo el separador y el músculo psoas mayor. Las mujeres extremadamente delgadas tienen un mayor riesgo de compresión de los nervios crurales, femorocutáneos o ambos. Asimismo, los cirujanos deben asegurar una exposición adecuada de los bordes aponeuróticos durante su cierre después de las incisiones transversas bajas. Colocar suturas mucho más allá de los bordes aponeuróticos laterales puede predisponer a las pacientes a la compresión de los nervios abdominogenitales mayor y menor.

Implicaciones clínicas y tratamiento

La mayoría de las lesiones de nervios periféricos en los miembros inferiores durante las cirugías ginecológicas son de neurapraxia, se resuelven espontáneamente en unas pocas semanas o meses y no requieren valoración adicional. No obstante, todas las pacientes con sospecha de lesión de un nervio periférico deben someterse a un interrogatorio y una exploración física completos, con especial atención a los componentes neuromusculares. El interrogatorio debe centrarse en los síntomas sensitivos y motores de la paciente, incluyendo disfunción motora, dolor, parestesias o hipoestesias. La exploración física debe incluir la valoración objetiva de la fuerza motora en cada grupo muscular del miembro inferior y la correspondiente sensitiva en las diversas distribuciones nerviosas. Deben analizarse los reflejos de los miembros inferiores para detectar su presencia y simetría; después, los cirujanos deben valorar la marcha de la paciente. Las mujeres que experimentan disfunción motora o dificultad para la marcha pueden beneficiarse de fisioterapia temprana y cuidados de apoyo. Si se sospecha una lesión nerviosa más grave o si los síntomas de una paciente no se alivian en un plazo de 3-4 semanas, se debe considerar el uso de electrodiagnóstico, que puede ayudar a los cirujanos a calcular el tiempo de recuperación y el pronóstico para asesorar a las pacientes y establecer expectativas realistas. Mientras que las lesiones nerviosas aisladas de neurapraxia tienen un buen pronóstico para una recuperación rápida, algunas otras presentan además componentes de axonotmesis. El componente de neurapraxia se resuelve rápidamente, en tanto que el axónico tarda más en recuperarse debido al tiempo requerido para la degeneración walleriana y la regeneración de los axones. Estas pacientes a menudo recuperan cierta función con rapidez a medida que se resuelven el bloqueo de conducción local y la desmielinización, pero no muestran una recuperación completa durante muchos meses conforme se regeneran los axones.

Del mismo modo, los estudios de electrodiagnóstico realizados demasiado pronto después de la lesión de un nervio periférico no permiten diferenciar la neurapraxia de la axonotmesis. Inmediatamente después de la lesión, ambas aportan datos en el electrodiagnóstico compatibles con un bloqueo de conducción local y no se pueden diferenciar. La degeneración

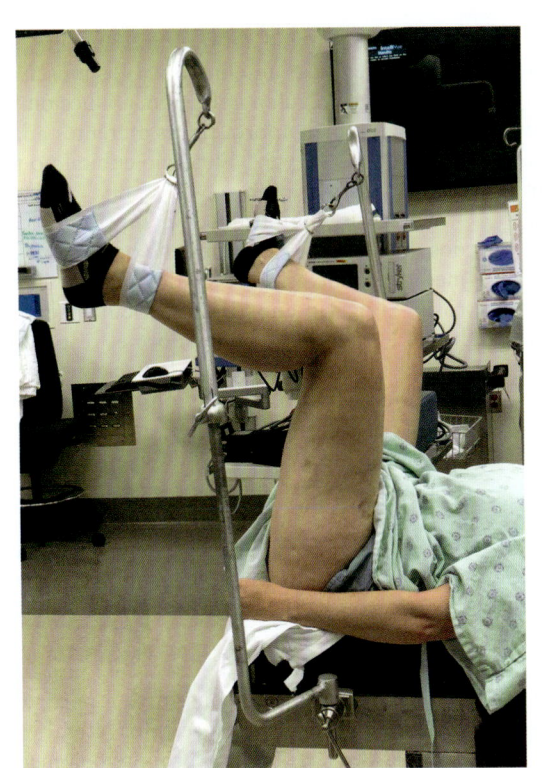

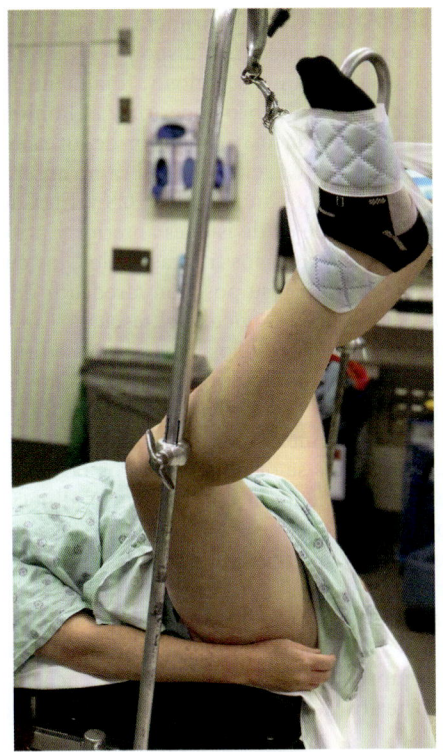

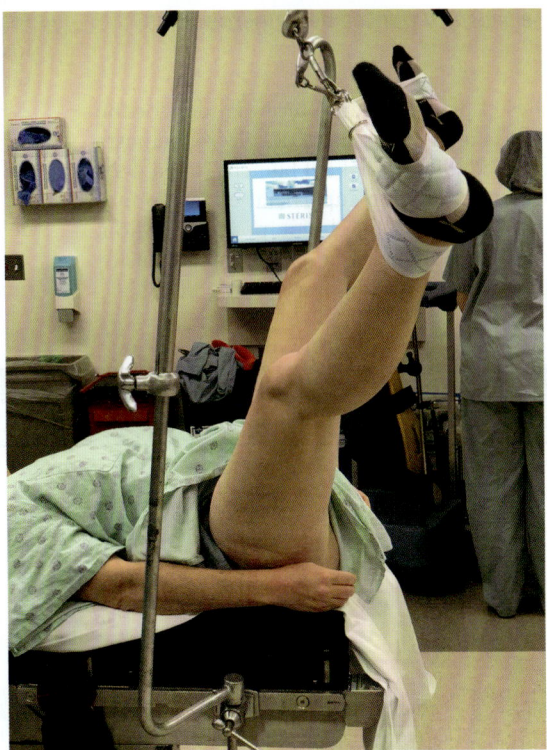

FIGURA 4-3 Estribos de bastón. **A.** Cuando se coloca correctamente en el estribo de bastón, el pie se apoya firmemente en el soporte para evitar la hiperflexión de la cadera. **B.** La extremidad lateral no debe apoyarse en el poste de sostén, como se muestra aquí. **C.** La rodilla no debe extenderse, como se muestra aquí.

walleriana tarda alrededor de 10-30 días en producirse y aporta datos de electrodiagnóstico compatibles con la axonotmesis. Por lo tanto, el electrodiagnóstico realizado demasiado pronto después de una lesión puede llevar a subestimar la gravedad de esta última. Estos estudios en general no deben hacerse antes de 3-4 semanas después de ocurrida la lesión.

MIEMBROS SUPERIORES

Anatomía del plexo braquial

El plexo braquial se encarga de la inervación eferente (motora) y aferente (sensitiva) de los miembros superiores y está formado por los ramos anteriores de las últimas cuatro raíces cervicales (C5-C8) y la primera torácica (T1). Las raíces de los nervios raquídeos se disponen en troncos que se escinden en divisiones y fascículos y, finalmente, en los nervios periféricos del miembro superior y el hombro. Dentro del plexo hay tres troncos: el superior de los ramos anteriores de las raíces C5 y C6, el medio del ramo anterior de C7 y el inferior de los ramos anteriores de C8 y T1. Cada uno de los troncos se escinde en divisiones anterior y posterior, que se combinan para crear los tres fascículos, los cuales se nombran de acuerdo con su posición alrededor de la arteria axilar por debajo de la clavícula: el fascículo lateral de la división anterior de los troncos superior y medio; el fascículo medial de la división anterior del tronco inferior, y el fascículos posterior de las divisiones posteriores de los tres troncos. Los cinco nervios periféricos principales de los miembros superiores se originan en estos fascículos del plexo braquial. El fascículo lateral da origen al nervio musculocutáneo y a partes del nervio mediano; el fascículo medial, a porciones de los nervios mediano y cubital; y el fascículo posterior, a los nervios radial y axilar. Diversas características anatómicas del plexo braquial hacen que estos nervios y raíces nerviosas sean vulnerables a lesiones por distensión y compresión. El plexo braquial se encuentra en el triángulo posterior del cuello, en el ángulo entre los músculos escalenos.

Nervios, raíces nerviosas y puntos de vulnerabilidad

Cubital

El nervio cubital es el principal ramo terminal del cordón medial (C8, T1) y pasa a través del surco del olécranon hasta ubicarse cerca del epicóndilo medial del húmero (**tabla 4-2**). El nervio cubital tiene ubicación superficial en este punto y, por lo tanto, es susceptible a una lesión por compresión, lo que hace que su neuropatía sea la más frecuente en los miembros superiores por la posición quirúrgica.

El nervio cubital aporta fibras eferentes a algunos músculos flexores en el antebrazo y a los músculos intrínsecos de la mano que regulan la flexión, abducción y aducción de los dedos. También aporta fibras aferentes a las caras mediales de los dedos 4.º y 5.º. El nervio cubital no proporciona inervación sensitiva al brazo.

El nervio cubital puede comprimirse contra los respaldos de los brazos o la mesa de operaciones en el epicóndilo medial, donde está protegido solo por la piel y la aponeurosis. El nervio cubital es particularmente vulnerable si el brazo está en pronación sobre el respaldo del brazo o en supinación en el costado de la paciente con acojinado inadecuado en el codo. La flexión del codo a través del tórax predispone al nervio cubital a la distensión alrededor del epicóndilo medial.

Las pacientes con lesión del nervio cubital no pueden cerrar el puño y acuden con abducción y aducción de los dedos debilitadas, lo que ocasiona el fenómeno clínico conocido como "mano en garra". Son frecuentes las hipoestesias y parestesias en el 5.º dedo y en la cara medial del 4.º dedo.

Mediano

El nervio mediano se constituye a partir de las fibras nerviosas raquídeas de los fascículos lateral y medial del plexo braquial (C6-C8, T1). No proporciona inervación a la parte superior del brazo e ingresa en el antebrazo a través de la fosa antecubital. El nervio mediano inerva a la mayoría de los músculos de la cara anterior del antebrazo y a los intrínsecos de la mano que actúan sobre el pulgar y los dedos 2.º y 3.º.

El mecanismo más frecuente de lesión del nervio mediano en las cirugías ginecológicas es la distensión asociada con la hiperextensión prolongada del codo, como cuando el brazo de la paciente se desliza fuera de su respaldo.

Las pacientes con lesión del nervio mediano a menudo muestran flexión débil de la muñeca y de los dedos, debilidad

TABLA 4-2

Nervios del plexo braquial, raíces nerviosas y puntos de vulnerabilidad

NERVIO	RAÍZ	TIPO DE FIBRA	INERVACIÓN	SÍNTOMAS	VULNERABILIDAD
Cubital	C8-T1	Aferente Eferente	Flexores del antebrazo Músculos intrínsecos de la mano para la flexión, la abducción y la aducción de los dedos Sensibilidad en el 5.º dedo y en la cara medial del 4.º dedo	Abducción y aducción de los dedos debilitadas Mano en garra Incapacidad para cerrar el puño Hipoestesia y parestesia en el 5.º dedo y la cara medial del 4.º dedo	Compresión contra el soporte del brazo o la mesa de operaciones
Mediano	C6-C8, T1	Aferente Eferente	Cara anterior del antebrazo Músculos intrínsecos de la mano: pulgar y dedos 2.º y 3.º	Flexión débil de la muñeca y los dedos Pulgar débil Incapacidad para formar una "O" con el pulgar y el índice Hipoestesia del pulgar, de los dedos 2.º y 3.º y de la mitad del 4.º dedo	Hiperextensión del codo en el respaldo del brazo
Radial	C5-T1	Aferente Eferente	Extensores del antebrazo Cara posterior del brazo Sensibilidad a la cara posterior de los dedos 1.º a 3.º y de la mitad del 4.º dedo	Debilidad en la abducción del pulgar, incapacidad para enderezar los dedos y mano caída Hipoestesia de las caras dorsales de los dedos 1.º a 3.º y de la mitad del 4.º dedo	Presión sobre el húmero

en todas las acciones del pulgar e incapacidad para formar una "O" con el pulgar y el índice. Es frecuente la pérdida sensitiva del pulgar, los dedos 2.º y 3.º y la mitad del 4.º dedo.

Radial

El nervio radial se encuentra en el surco espiral del húmero y proporciona inervación motora a los músculos extensores de la muñeca y los dedos e inervación sensitiva a la cara posterior de los dedos 1.º a 3.º y de la mitad del 4.º dedo. Es el ramo más grande del fascículo posterior y está formado por las raíces de C5-T1. El radial inerva principalmente los músculos extensores de las caras posteriores del brazo y el antebrazo, así como la piel subyacente. La presión sobre el húmero durante una cirugía puede conducir a la compresión del nervio radial entre el brazo y la mesa de operaciones.

La lesión del nervio radial conduce a debilidad de los músculos extensores de la muñeca y a hipoestesia o parestesias de los dedos 1.º a 3.º y de la mitad del 4.º dedo. Las pacientes tendrán debilidad en la abducción del pulgar, incapacidad para enderezar los dedos y mano caída.

Lesión del plexo

La ubicación superficial del plexo braquial en la axila y su firme unión proximal a las vértebras y la fascia prevertebral, así como la correspondiente unión distal a la fascia axilar, hacen que sea vulnerable tanto a la compresión como a la lesión por distensión durante las cirugías ginecológicas. La proximidad del plexo a estructuras óseas móviles que incluyen la clavícula, la 1.ª costilla, el húmero y la apófisis coracoides también aumenta su vulnerabilidad.

La abducción excesiva, la rotación externa y el desplazamiento posterior del hombro distienden el plexo braquial. Los soportes para hombros colocados demasiado mediales también pueden causar compresión.

La lesión por distensión durante laparoscopia y la posición de Trendelenburg pronunciada son el mecanismo más frecuente de lesión del plexo braquial. El plexo es vulnerable a la distensión por hiperabducción de los brazos (raíces nerviosas superiores C5-C6) o por posición de Trendelenburg pronunciada que estira las raíces nerviosas inferiores (C8, T1) a medida que la paciente se desplaza en dirección cefálica. Las lesiones en el plexo braquial causan debilidad del brazo, disminución de reflejos y deficiencia sensitiva. La lesión del tronco superior del plexo braquial por distensión produce la parálisis de Erb, que se caracteriza por pérdida de flexión en el codo y antebrazo supino con la clásica "deformidad del camarero que espera una propina". Por el contrario, las lesiones de las raíces inferiores pueden causar pérdida de función de los músculos intrínsecos de la mano y los flexores de la muñeca, lo que produce la clásica "mano en garra". Los aparatos ortopédicos para evitar que las pacientes se desplacen de la posición de Trendelenburg pronunciada se asocian con aumento de las lesiones del plexo, en especial si se extienden los brazos. Deben colocarse soportes directamente sobre la articulación acromioclavicular, en lugar de más mediales o laterales, para evitar la compresión. Las muñequeras también pueden mantener a las pacientes en su lugar y contribuir a la lesión por distensión. Una abducción del brazo de más de 90° estira el plexo entre la 1.ª costilla y la clavícula. Esto empeora si la extremidad superior se encuentra en pronación.

En un pequeño estudio aleatorizado se comparó el grado de desplazamiento de la paciente en Trendelenburg pronunciado con el uso de dos formas de colocación: un cojín de espuma y un almohadón con soporte para hombros. Este último dio como resultado menor desplazamiento; sin embargo, no hubo diferencias significativas en los síntomas neurológicos postoperatorios.

Colocación adecuada para prevenir lesiones nerviosas

Soportes de brazos

Si se usan soportes de brazos (**fig. 4-4**), no debe haber abducción mayor de 90° respecto al cuerpo; los brazos deben yacer supinos o en posición neutra para reducir al mínimo la presión sobre el surco cubital. Un poco de acojinamiento

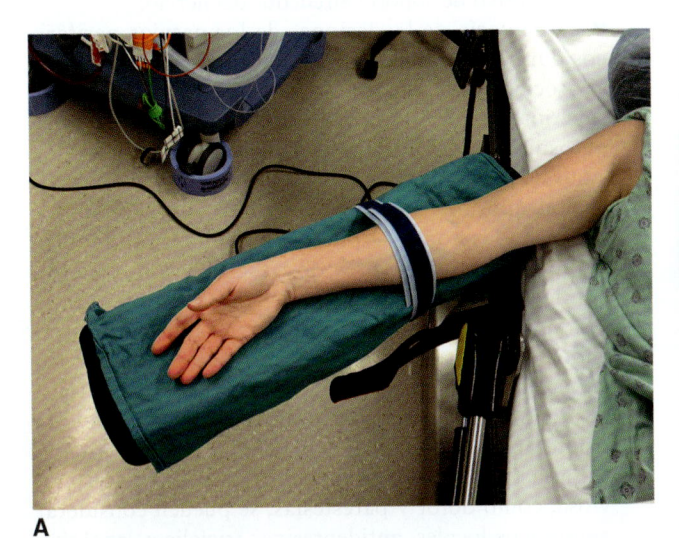

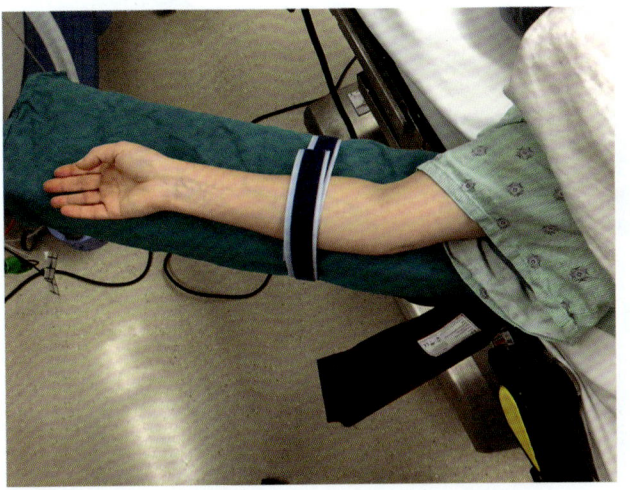

FIGURA 4-4 Soporte de brazo. **A.** El brazo debe estar supino o neutro en el soporte de brazo y en abducción menor de 90°. **B.** El brazo está colocado inapropiadamente en abducción mayor de 90°.

puede ser útil pero no debe ser excesivo. El acojinado complementario, como las cajas tipo huevera y el gel, no ha disminuido las compresiones pero sí ha aumentado la compresión por contacto.

Envoltura de brazos

Cuando se envuelven los brazos de la paciente (fig. 4-5) a sus costados, se debe tener cuidado de asegurar que estén colocados con los antebrazos y las manos en posición neutra. Si el brazo está supino, el surco del olécranon se encuentra en ubicación posteromedial y expone el nervio cubital a una lesión por compresión contra la mesa de operaciones.

Cabeza

Los cirujanos deben evitar la flexión dorsal o la extensión lateral de la cabeza de la paciente durante su colocación. Esta posición aumenta el ángulo entre el hombro y la cabeza y coloca el plexo braquial en distensión, particularmente cuando las pacientes se colocan en una posición de Trendelenburg pronunciada.

Implicaciones clínicas y tratamiento

Al igual que las lesiones de los nervios periféricos de los miembros inferiores, la mayoría de las neuropatías de los miembros superiores durante una cirugía ginecológica son de tipo neurapraxia y se resuelven de forma espontánea sin secuelas. Las pacientes con síntomas de neuropatía en los miembros superiores deben someterse a una valoración exhaustiva de su fuerza motora y sensibilidad, con pruebas de reflejos para determinar la probable causa de sus síntomas. La mayoría de los cirujanos recomiendan cuidados de soporte y fisioterapia temprana para cualquier paciente con discapacidad funcional. La evaluación mediante electrodiagnóstico debe reservarse para las pacientes que no experimenten recuperación sustancial en las primeras 3-4 semanas posteriores a la cirugía (como una neurapraxia).

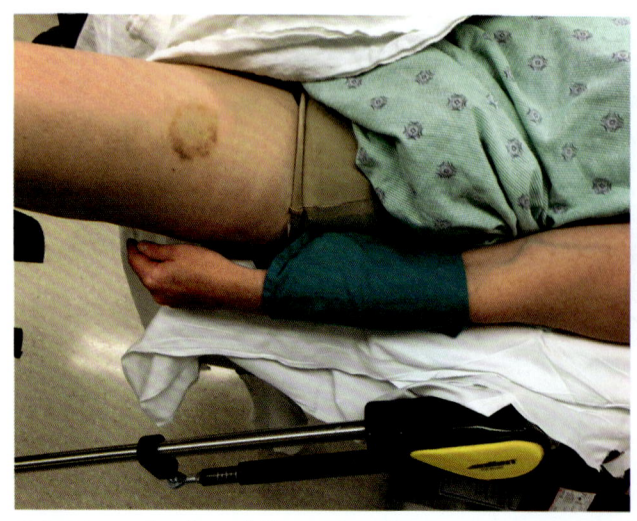

FIGURA 4-5 Envoltura del brazo. Cuando se envuelven los brazos, estos deben ser colocados con los antebrazos y las manos en posición neutra.

PUNTOS CLAVE

- Aunque puede haber una lesión de nervio periférico a pesar de una colocación cuidadosa, el conocimiento integral de la anatomía y la posición adecuada de la paciente deben reducir al mínimo el riesgo de lesión de nervios periféricos durante las cirugías ginecológicas.
- Mientras que la mayoría de las lesiones de los nervios periféricos durante las cirugías ginecológicas son autolimitadas, el deterioro motor y sensitivo puede afectar significativamente la calidad de vida de una mujer. Es imperativo que los cirujanos ginecólogos comprendan los tipos de lesión de los nervios de las extremidades y los riesgos para reducir las consecuencias a largo plazo.
- Los cirujanos ginecólogos deben utilizar la clasificación de las lesiones nerviosas de Seddon para asesorar a las pacientes sobre el pronóstico y la recuperación después de una lesión nerviosa, así como para determinar cuándo indicar pruebas de electrodiagnóstico adicionales:
  - La neurapraxia, o bloqueo de la conducción local, es la forma más leve de lesión nerviosa. Dado que no hay interrupción en el axón o las células de Schwann, las lesiones de neurapraxia se resuelven en cuestión de días o semanas.
  - En los casos en los que el nervio está sujeto a períodos más largos de isquemia o deformación, los axones en sí pueden estar lesionados. En la axonotmesis, la degeneración walleriana comienza dentro de 24-36 h. Sin embargo, dado que la célula de Schwann permanece intacta, los axones volverán a proliferar a una velocidad de 1-2 mm/día. Si los cirujanos conocen el sitio probable de la lesión, pueden calcular el tiempo requerido para la recuperación, que por lo general dura varios meses.
  - La neurotmesis es la forma más grave de lesión nerviosa. Incluye la destrucción parcial del axón, de la célula de Schwann y de los elementos del tejido conjuntivo. Este tipo de lesión nerviosa requiere intervención quirúrgica para volver a conectar el tejido conjuntivo de soporte alrededor del nervio.
- La mayoría de las lesiones de los nervios periféricos durante una intervención quirúrgica ginecológica se asocian con la colocación de la paciente (miembros superiores e inferiores), los estribos, los separadores de autosujeción, las incisiones transversales bajas o los sitios de ingreso, así como con los tiempos quirúrgicos prolongados.
- Muchas lesiones se pueden prevenir con el conocimiento de los factores de riesgo en combinación con los fundamentos de una lesión nerviosa. Para la lesión de un nervio periférico, el tratamiento conservador con seguimiento estrecho resulta satisfactorio en pacientes levemente sintomáticas. No obstante, si se identifican deficiencias motoras, se recomienda la fisioterapia.
- En las pacientes con síntomas de compresión nerviosa, como dolor y parestesias, se pueden considerar anestésicos locales, antidepresivos tricíclicos, analgésicos neuropáticos o esteroides.

BIBLIOGRAFÍA

Abdalmageed OS, Bedaiwy MA, Falcone T. Nerve injuries in gynecologic laparoscopy. *J Minim Invasive Gynecol* 2017;24:16–27.

Akhavan A, Gainsburg DM, Stock JA. Complications associated with patient positioning in urologic surgery. *Urology* 2010;76:1309–1316.

Barnett JC, Hurd WW, Rogers RM Jr, et al. Laparoscopic positioning and nerve injuries. *J Minim Invasive Gynecol* 2007;14:664–672; quiz 73.

Benson JT, McClellan E. The effect of vaginal dissection on the pudendal nerve. *Obstet Gynecol* 1993;82:387–389.

Bohrer JC, Walters MD, Park A, et al. Pelvic nerve injury following gynecologic surgery: a prospective cohort study. *Am J Obstet Gynecol* 2009;201:531.e1–531.e7.

Bradshaw AD, Advincula AP. Optimizing patient positioning and understanding radiofrequency energy in gynecologic surgery. *Clin Obstet Gynecol* 2010;53:511–520.

Cajal S. *Degeneration & regeneration of the nervous system.* New York: Hafner, 1959.

Cardosi RJ, Cox CS, Hoffman MS. Postoperative neuropathies after major pelvic surgery. *Obstet Gynecol* 2002;100:240–244.

Chan JK, Manetta A. Prevention of femoral nerve injuries in gynecologic surgery. *Am J Obstet Gynecol* 2002;186:1–7.

Chaudhry V, Cornblath DR. Wallerian degeneration in human nerves: serial electrophysiological studies. *Muscle Nerve* 1992;15:687–693.

Corona R, De Cicco C, Schonman R, et al. Tension-free vaginal tapes and pelvic nerve neuropathy. *J Minim Invasive Gynecol* 2008;15:262–267.

Dahlin LB, Danielsen N, Ehira T, et al. Mechanical effects of compression of peripheral nerves. *J Biomech Eng* 1986;108:120–122.

Duffy BJ, Tubog TD. The prevention and recognition of ulnar nerve and brachial plexus injuries. *J Perianesth Nurs* 2017;32:636–649.

Farag S, Rosen L, Ascher-Walsh C. Comparison of the memory foam pad versus the bean bag with shoulder braces in preventing patient displacement during gynecologic laparoscopic surgery. *J Minim Invasive Gynecol* 2018;25:153–157.

FitzGerald MP, Kotarinos R. Rehabilitation of the short pelvic floor. II: Treatment of the patient with the short pelvic floor. *Int Urogynecol J Pelvic Floor Dysfunct* 2003a;14:269–275; discusión 75.

FitzGerald MP, Kotarinos R. Rehabilitation of the short pelvic floor. I: Background and patient evaluation. *Int Urogynecol J Pelvic Floor Dysfunct* 2003b;14:261–268.

Gagnon J, Poulin EC. Beware of the Trendelenburg position during prolonged laparoscopic procedures. *Can J Surg* 1993;36:505–506.

Gregory WT, Lou JS, Stuyvesant A, et al. Quantitative electromyography of the anal sphincter after uncomplicated vaginal delivery. *Obstet Gynecol* 2004;104:327–335.

Gregory WT, Lou JS, Simmons K, et al. Quantitative anal sphincter electromyography in primiparous women with anal incontinence. *Am J Obstet Gynecol* 2008;198:550.e1–550.e6.

Harney D, Patijn J. Meralgia paresthetica: diagnosis and management strategies. *Pain Med* 2007;8:669–677.

Hockel M. Laterally extended endopelvic resection: surgical treatment of infrailiac pelvic wall recurrences of gynecologic malignancies. *Am J Obstet Gynecol* 1999;180:306–312.

Hoffman MS, Roberts WS, Cavanagh D. Neuropathies associated with radical pelvic surgery for gynecologic cancer. *Gynecol Oncol* 1988;31:462–466.

Irvin W, Andersen W, Taylor P, et al. Minimizing the risk of neurologic injury in gynecologic surgery. *Obstet Gynecol* 2004;103:374–382.

Kenton K, Mueller E, Brubaker L. Continent women have better urethral neuromuscular function than those with stress incontinence. *Int Urogynecol J* 2011;22:1479.

Korompilias AV, Payatakes AH, Beris AE, et al. Sciatic and peroneal nerve injuries. *Microsurgery* 2006;26:288–294.

Kroll DA, Caplan RA, Posner K, et al. Nerve injury associated with anesthesia. *Anesthesiology* 1990;73:202(207):429–437.

Labat JJ, Riant T, Robert R, et al. Diagnostic criteria for pudendal neuralgia by pudendal nerve entrapment (Nantes criteria). *Neurourol Urodyn* 2008;27:306–310.

Litwiller JP, Wells RE Jr, Halliwill JR, et al. Effect of lithotomy positions on strain of the obturator and lateral femoral cutaneous nerves. *Clin Anat* 2004;17:45.

Lundborg G. Ischemic nerve injury. Experimental studies on intraneural microvascular pathophysiology and nerve function in a limb subjected to temporary circulatory arrest. *Scand J Plast Reconstr Surg Suppl* 1970;6:3–113.

Lundborg G, Rydevik B. Effects of stretching the tibial nerve of the rabbit. A preliminary study of the intraneural circulation and the barrier function of the perineurium. *J Bone Joint Surg Br* 1973;55:390–401.

Mensah-Nyagan AG, Meyer L, Schaeffer V, et al. Evidence for a key role of steroids in the modulation of pain. *Psychoneuroendocrinology* 2009;34(suppl 1):S169–S177.

Morgan K, Thomas EJ. Nerve injury at abdominal hysterectomy. *Br J Obstet Gynaecol* 1995;102:665–666.

Muller-Vahl H, Munte TF, Vahl CF. Postoperative ulnar nerve palsy—is it an unpreventable complication? *Anesth Analg* 1993;77:404–405.

Park AJ, Fisch JM, Walters MD. Transient obturator neuropathy due to local anesthesia during transobturator sling placement. *Int Urogynecol J Pelvic Floor Dysfunct* 2009;20:247–249.

Rahn DD, Phelan JN, Roshanravan SM, et al. Anterior abdominal wall nerve and vessel anatomy: clinical implications for gynecologic surgery. *Am J Obstet Gynecol* 2010;202:234.e1–234.e5.

Robinson LR. Traumatic injury to peripheral nerves. *Muscle Nerve* 2000;23:863–873.

Romanowski L, Reich H, McGlynn F, et al. Brachial plexus neuropathies after advanced laparoscopic surgery. *Fertil Steril* 1993;60:729–732.

Rydevik B, Lundborg G, Bagge U. Effects of graded compression on intraneural blood blow. An in vivo study on rabbit tibial nerve. *J Hand Surg [Am]* 1981;6:3–12.

Seddon HJ. A classification of nerve injuries. *Br Med J* 1942;2:237–239.

Shin JH, Howard FM. Abdominal wall nerve injury during laparoscopic gynecologic surgery: incidence, risk factors, and treatment outcomes. *J Minim Invasive Gynecol* 2012;19:448–453.

Shveiky D, Aseff JN, Iglesia CB. Brachial plexus injury after laparoscopic and robotic surgery. *J Minim Invasive Gynecol* 2010;17:414–420.

Stahl S, Norman D, Zinman C. [Postoperative ulnar nerve palsy of the elbow]. *Harefuah* 1997;133:533–535, 90.

Stoelting RK. Postoperative ulnar nerve palsy—is it an unpreventable complication? *Anesth Analg* 1993;76:7–9.

Stulz P, Pfeiffer KM. Peripheral nerve injuries resulting from common surgical procedures in the lower portion of the abdomen. *Arch Surg* 1982;117:324–327.

Vasilev SA. Obturator nerve injury: a review of management options. *Gynecol Oncol* 1994;53:152–155.

Villafane JH, Pillastrini P, Borboni A. Manual therapy and neurodynamic mobilization in a patient with peroneal nerve paralysis: a case report. *J Chiropr Med* 2013;12:176–181.

Wallis CJD, Peltz S, Byrne J, et al. Peripheral nerve injury during abdominal-pelvic surgery: analysis of the National Surgical Quality Improvement Program Database. *Am Surg* 2017;83:1214–1219.

Warner MA, Martin JT, Schroeder DR, et al. Lower-extremity motor neuropathy associated with surgery performed on patients in a lithotomy position. *Anesthesiology* 1994;81:6–12.

Warner MA, Warner DO, Harper CM, et al. Lower extremity neuropathies associated with lithotomy positions. *Anesthesiology* 2000;93:938(942):429–437.

Watanabe S, Bruera E. Corticosteroids as adjuvant analgesics. *J Pain Symptom Manage* 1994;9:442–445.

Weidner AC, South MM, Sanders DB, et al. Change in urethral sphincter neuromuscular function during pregnancy persists after delivery. *Am J Obstet Gynecol* 2009;201:529.e1–529.e6.

Zivkovic F, Tamussino K, Ralph G, et al. Long-term effects of vaginal dissection on the innervation of the striated urethral sphincter. *Obstet Gynecol* 1996;87:257–260.

CAPÍTULO 5

Técnicas, instrumentos y suturas quirúrgicas

John T. Soper

Instrumentos quirúrgicos	Separadores manuales	Levantar e incidir
Bisturíes	Separadores fijos	Introducir y expandir
Tijeras	**Suturas**	Disección roma
Pinzas	Suturas absorbibles naturales	Hidrodisección
Portaagujas	Suturas permanentes naturales	**Exploración del retroperitoneo pélvico**
Pinzas de forcipresión	Suturas sintéticas	Disección del borde pélvico y del espacio pararrectal
Otras pinzas e instrumentos de disección	Suturas sintéticas permanentes	Ligadura de las arterias ilíacas internas (hipogástricas) y uterinas
Dilatadores cervicales	Suturas metálicas	Disección del espacio presacro
Dispositivos de aspiración	Agujas quirúrgicas	Disección del espacio de Retzius o retropúbico
Dispositivos de engrapado	Nudos quirúrgicos	Disección del espacio paravesical
Dispositivos hemostáticos mecánicos	**Técnicas quirúrgicas**	
Bisturí armónico	Técnicas de disección	

El estudiante de cirugía ginecológica debe conocer los instrumentos y comprender las técnicas manuales quirúrgicas básicas, así como comprender la anatomía quirúrgica desde el punto de vista funcional, pues son la base de la miríada de técnicas mínimamente invasivas utilizadas en la actualidad.

Es importante que los cirujanos ginecólogos aprendan ayudando a los cirujanos experimentados en diversos procedimientos para que puedan presenciar dónde se enfoca la atención en momentos cruciales. ¿Cómo expone el cirujano las estructuras vitales? ¿Cómo se disecan los tejidos y cómo reaccionan estos? ¿Cómo limita el cirujano el aplastamiento y el traumatismo tisulares en el sitio quirúrgico? ¿Qué instrumentos y técnicas se utilizan para mejorar la visibilidad durante los pasos clave del procedimiento? ¿Cómo colabora un ayudante durante el procedimiento para maximizar la eficiencia y la seguridad de la intervención? Estas son circunstancias que deben considerarse a lo largo de la carrera del cirujano, especialmente a medida que se desarrollan nuevos abordajes para procedimientos antiguos, de modo que pueda adaptarse a los cambios en las plataformas y técnicas quirúrgicas en el futuro.

INSTRUMENTOS QUIRÚRGICOS

Bisturíes

El bisturí es el instrumento quirúrgico esencial. Se trata de una hoja metálica afilada que se utiliza para cortar o dividir con mínimo aplastamiento y traumatismo tisulares. Las cuchillas desmontables y desechables de acero inoxidable se montan en mangos de varias longitudes. Es importante cambiar las hojas durante un procedimiento cuando pierden filo para que funcionen de manera predecible (**fig. 5-1A**).

La hoja de bisturí clásica tiene un borde recto acanalado y otro curvo de corte. El bisturí del número 10 se utiliza con mayor frecuencia para incidir la piel, los tejidos subcutáneos y las capas aponeuróticas más profundas, mientras que las cuchillas más pequeñas (núms. 15, 20 y 22) se emplean para disecciones más delicadas. Al seccionar el abdomen, el mango del bisturí no debe sostenerse "como un lápiz"; más bien, el mango se sujeta con el dedo índice extendido presionando sobre el borde recto de la hoja. Esto permite un corte largo sobre la superficie en lugar de incidir en los tejidos solo con la punta. El peso de la mano contribuye a la fuerza

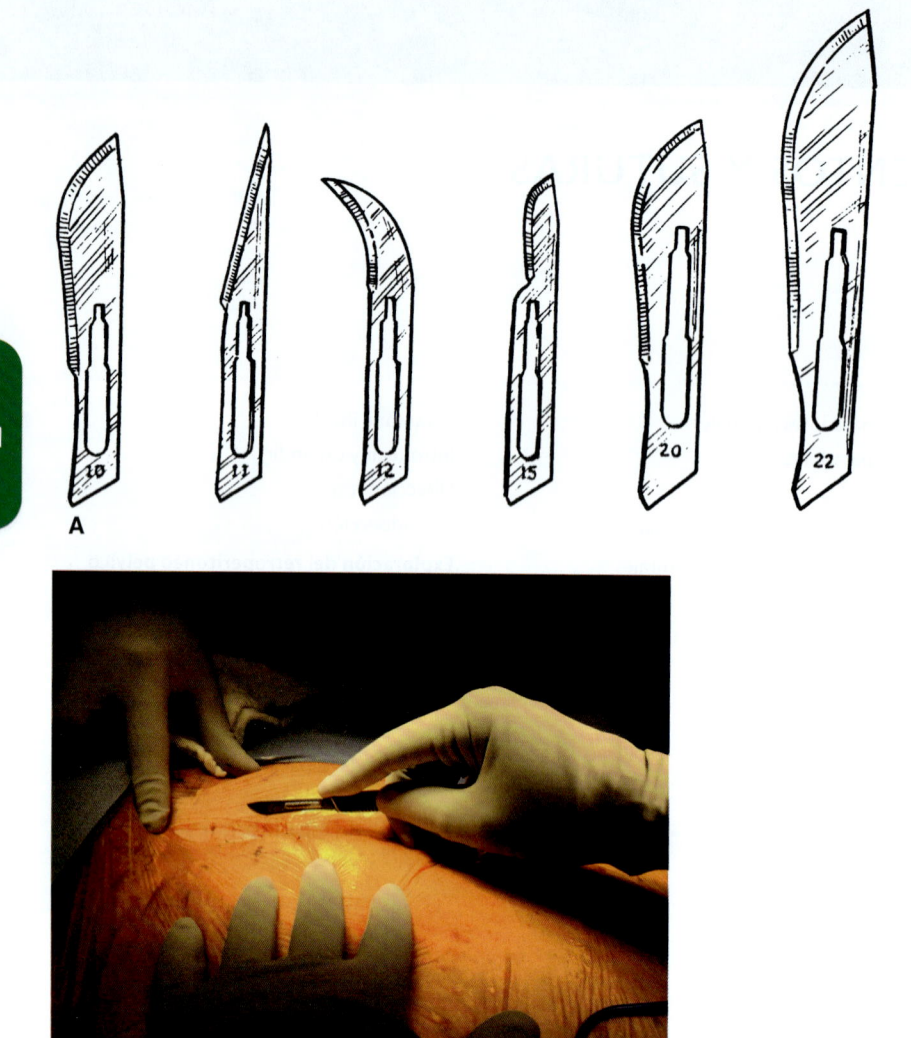

FIGURA 5-1 A y B. Hojas de bisturíes quirúrgicos.

aplicada para la escisión de los tejidos y a que el cirujano perciba información táctil sobre la división del tejido conforme esta se realiza (fig. 5-1B).

Otras formas de bisturí incluyen la hoja triangular número 11, que a diferencia de las otras es puntiaguda y se utiliza con frecuencia en incisiones "punzantes" para la colocación de un tubo de drenaje o en otras pequeñas y profundas para la toma de una muestra para biopsia en cono cervicouterina. La hoja de gancho número 12 se utiliza con poca frecuencia en los procedimientos ginecológicos.

Tijeras

En la cirugía ginecológica se emplea una gran variedad de tijeras. Las tijeras quirúrgicas no solo dividen los tejidos, sino que también se pueden usar para expandir espacios quirúrgicos al introducir sus puntas en un plano quirúrgico y después abrirlas para que la parte posterior (roma) de sus hojas separe los tejidos. Las tijeras se deben sujetar colocando los dedos pulgar y anular en los anillos opuestos y extendiendo los dedos índice y medio a lo largo del eje de sus hojas y bordes cortantes proximales. Esto permite estabilizar las hojas cuando se disecan o cortan tejidos. Las tijeras curvas generalmente deben asirse de modo que la curva refleje la correspondiente de los dedos del cirujano durante la disección de tejidos.

Las tijeras de Mayo tienen hojas gruesas y ligeramente curvas con extremos romos, diseñadas para cortar aponeurosis o pedículos gruesos. Hay diversas variaciones con diferentes longitudes de mangos u hojas. Las tijeras de Jorgenson son una variación de las tijeras de Mayo con hojas marcadamente curvas que se utilizan para incidir el muñón vaginal por debajo del cuello uterino durante una histerectomía. Las tijeras de Metzenbaum tienen mangos más largos y hojas curvas más delgadas, adecuadas para cortar tejidos más delicados como el peritoneo o adherencias. Las tijeras de Potts tienen hojas rectas con puntas agudas anguladas respecto al plano de los mangos. A menudo se utilizan para dividir y espaciar los uréteres (fig. 5-2).

Las tijeras de corte de suturas son similares en diseño a las tijeras de Mayo, pero tienen hojas rectas y puntas romas. Girar las puntas 45° facilita el corte. Las puntas de las tijeras con las que debe hacerse el corte de las suturas se mantienen siempre a la vista para evitar lesiones accidentales. Las tijeras

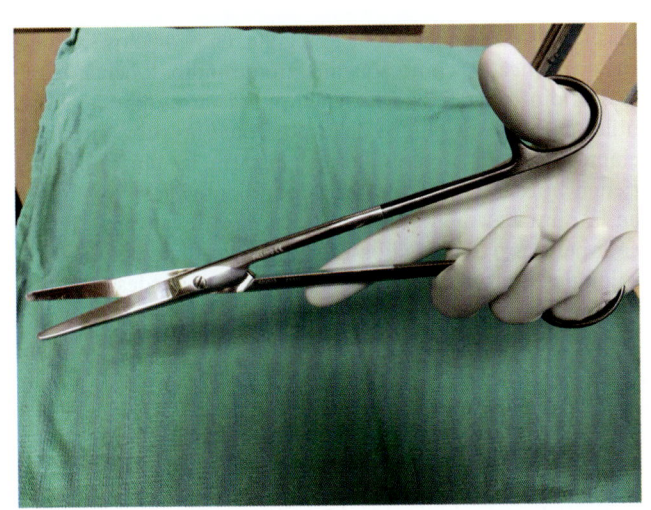

FIGURA 5-2 Tijeras quirúrgicas (imagen cortesía de John T. Soper, MD).

para corte de suturas tienden a ser romas y no deben utilizarse para cortar tejidos.

Pinzas

Las pinzas de disección más básicas (de pulgar) consisten en dos tiras de metal unidas por un extremo (fig. 5-3). Se utilizan para sujetar y manipular los tejidos durante la disección o sutura, así como para la hemostasia temporal.

Las pinzas lisas tienen surcos finos cerca de la punta para sujetar vasos y tejidos altamente vascularizados o delicados. Las pinzas de DeBakey tienen puntas finas diseñadas para sujetar vasos sanguíneos o tejidos delicados; sin embargo, suelen ser ineficaces para los tejidos gruesos o para aplicar una tracción fuerte. Las pinzas romas o lisas tienen puntas más anchas pero no dentadas y son adecuadas para sujetar y manipular tejidos más densos. Las pinzas rusas tienen dientes romos y puntas cóncavas amplias para aumentar la superficie de sujeción de los tejidos. Las pinzas con puntas de anillos cuentan con puntas atraumáticas en forma de aro para aumentar la superficie de sujeción segura de los tejidos.

Las pinzas dentadas tienen en su extremo muescas que "muerden" los tejidos, lo que proporciona una sujeción firme de los tejidos gruesos, como las aponeurosis. Las pinzas de Bonney tienen extremos dentados fuertes y un eje robusto y aserrado. Se utilizan principalmente para sujetar aponeurosis. Las pinzas con dientes de ratón (Kocher) son más delicadas que las de Bonney, tienen puntas opuestas de dos dientes contra uno y son de máxima utilidad para sujetar con seguridad y manipular tejidos resistentes como las aponeurosis y la vagina. Las pinzas de Adson son más ligeras, tienen dientes finos y se utilizan con mayor frecuencia para manipular la piel durante su cierre con grapas o sutura.

Portaagujas

La mayoría de los portaagujas utilizados en la cirugía ginecológica abierta son pinzas de cierre con asas de varias longitudes y mandíbulas cortas (fig. 5-4). Las muescas transversales en sus mandíbulas permiten la sujeción segura de la aguja. La mayoría de las agujas deben sujetarse aproximadamente a un tercio de su extremo. La máxima eficacia se logra dirigiendo la aguja por pronación o rotación interna de la muñeca, en lugar de hacerlo "de atrás hacia adelante" a través de los tejidos. La conducción de la aguja ofrece mayor flexibilidad si los dedos están fuera de los anillos del portaagujas al pasarla a través de los tejidos. Los portaagujas se fabrican con una gran variedad de longitudes de mango para acoplarse a la profundidad del campo quirúrgico.

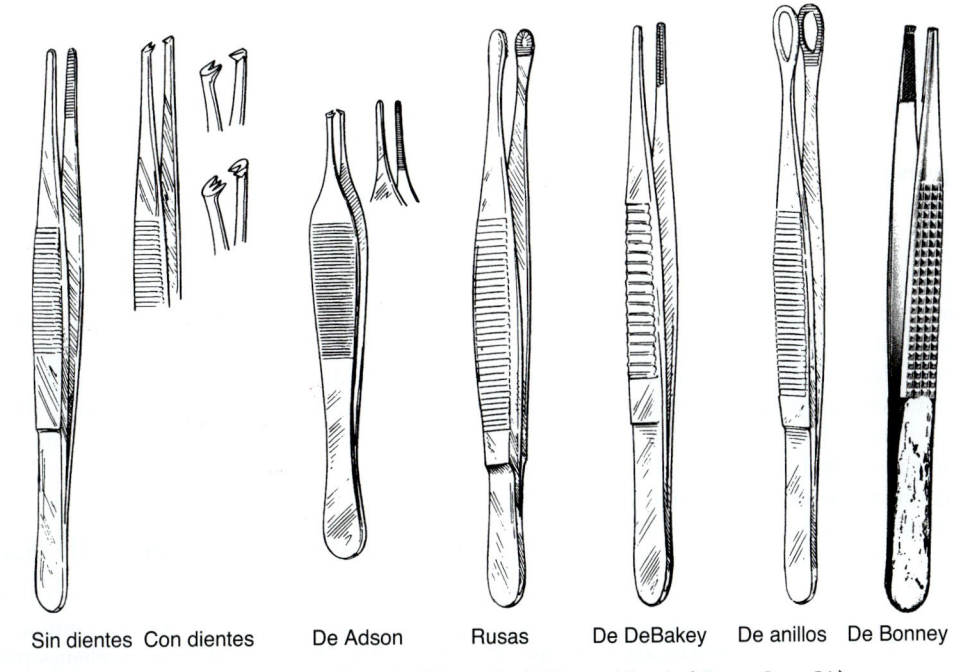

FIGURA 5-3 Pinzas de disección (de pulgar) (cortesía de Zinnanti Surgical, Santa Cruz, CA).

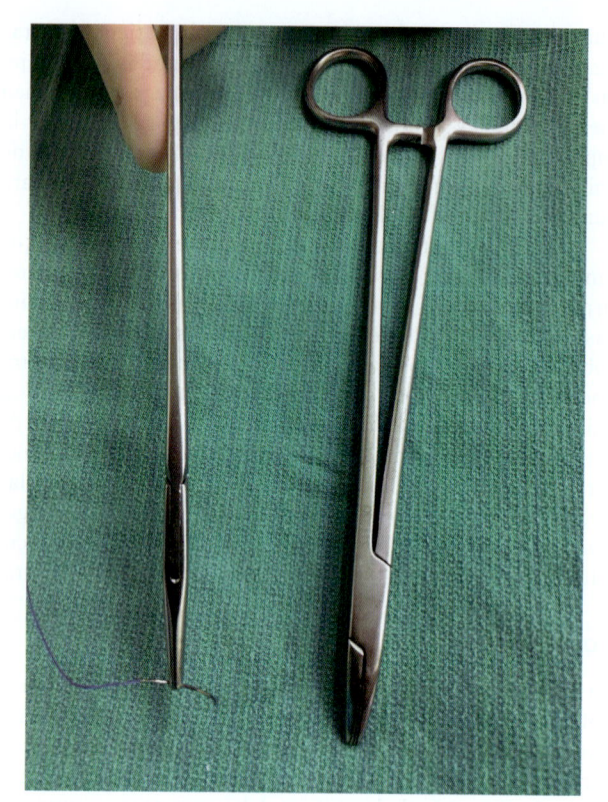

FIGURA 5-4 Portaagujas (cortesía de John T. Soper, MD).

Los portaagujas rectos, como su nombre lo indica, tienen mandíbulas que no son curvas. Las mandíbulas varían en su tamaño y en lo romo de sus puntas. Los portaagujas más pequeños no deben utilizarse con agujas grandes. La aguja se puede sujetar en un ángulo superior a 90° para ajustar la dirección de la aguja en un campo estrecho.

Los portaagujas de Heaney tienen puntas curvas y están diseñados para dirigir la aguja en un campo quirúrgico estrecho. Se utilizan con mayor frecuencia para las cirugías vaginales. Es importante sostener la aguja con la punta orientada a la cara convexa de las mandíbulas por ser ergonómicamente más adecuado.

Pinzas de forcipresión

Las pinzas de forcipresión (*clamps*) están diseñadas para sujetar el tejido y aplicar presión. Hay gran variedad de pinzas para muchas aplicaciones diferentes (**fig. 5-5**). Casi todas las pinzas de forcipresión tisular tienen anillos con un dispositivo de bloqueo (cremallera).

Las pinzas hemostáticas tienen surcos transversales en las mandíbulas. Están diseñadas para ocluir de forma segura los vasos sanguíneos o los tejidos vascularizados y están disponibles en una amplia variedad de tamaños. Las pinzas de Kelly tienen puntas romas. Se utilizan con mayor frecuencia para ocluir los vasos sanguíneos, pero no suelen ser lo suficientemente fuertes para sujetar tejidos gruesos. Las pinzas para amígdalas cuentan con puntas agudas que se pueden usar para la disección, así como para sujetar pedículos vasculares pequeños. Las pinzas de Anderson son similares a las de amígdalas, con puntas agudas, pero tienen mangos más largos y se utilizan, por lo regular, en pedículos vascularizados delicados como el ligamento infundibulopélvico.

Las pinzas de Babcock tienen puntas atraumáticas lisas, útiles para sujetar tejidos delicados como las tubas uterinas, el intestino o los uréteres. Por el contrario, las pinzas de Allis tienen bordes anchos y aserrados (dientes cortos y finos) en la punta. A menudo se utilizan para levantar la fascia endopélvica o los colgajos vaginales, para las reparaciones vaginales (anterior o posterior) y para los bordes cortados del conducto vaginal en la histerectomía.

Las pinzas erinas pueden ser de diente único o de varios, como las pinzas de Lahey. Están diseñadas para perforar y fijar tejidos. A menudo se utilizan para sujetar el cuello uterino y aplicar tracción durante la histerectomía vaginal, así como para sujetar y maniobrar leiomiomas durante la histerectomía abdominal o la miomectomía.

Las pinzas de Kocher tienen surcos transversales a lo largo de las mandíbulas y extremos dentados fuertes para sujetar aponeurosis o tejidos resistentes como los bordes cortados de la vagina. A veces se utilizan en la histerectomía; el tejido dentro de la pinza es poco probable que se deslice, pero los dientes en su extremo pueden producir traumatismo y hemorragia cuando se usan con este propósito.

Existe una amplia gama de pinzas fuertes para sujetar los tejidos parametriales y paracervicales durante la histerectomía (**fig. 5-6**). Las pinzas de Heaney o Heaney-Ballentine son relativamente cortas y fuertes, con surcos y dientes romos a lo largo de sus mandíbulas, que pueden ser curvas o rectas. Las pinzas de Masterson también son fuertes, similares a las de Heaney, pero sin dientes y, por lo general, con asas más largas.

Las pinzas Zeppelin ("Z"), o parametriales, tienen surcos longitudinales y transversales en las mandíbulas con un recorte en cada hoja. Están diseñadas para disminuir la fuerza de las mandíbulas cerradas, por lo que no aplastan y producen menos necrosis tisular que las pinzas de Heaney o las de Masterson.

Cabe señalar que las pinzas curvas para histerectomía deben utilizarse con la cara cóncava orientada hacia el útero. La aplicación de la pinza con la curva cóncava hacia afuera del útero podría permitir que las puntas se desplacen lateralmente a medida que se aplica presión, lo que pone en riesgo el uréter.

Las pinzas intestinales son atraumáticas. Se utilizan para ocluir el intestino durante las intervenciones quirúrgicas y para disminuir el derrame del contenido intestinal. Las pinzas vasculares también son atraumáticas y están disponibles en distintas configuraciones: rectas, anguladas y curvas. Están diseñadas para ocluir grandes vasos sanguíneos, como la vena cava, o arterias principales con alteración mínima de los tejidos o aplastamiento mínimo de la pared e íntima de los vasos sanguíneos.

Otras pinzas e instrumentos de disección

Las pinzas de Mixter de ángulo recto son hemostáticas de oclusión con una punta relativamente afilada en ángulo de aproximadamente 90°. Son excelentes para ocluir pequeños vasos sangrantes en un espacio restringido. A menudo,

CAPÍTULO 5 **TÉCNICAS, INSTRUMENTOS Y SUTURAS QUIRÚRGICAS** 95

De Allis   De Babcock   De Kocher

Para cálculos o pólipos   Para gasas

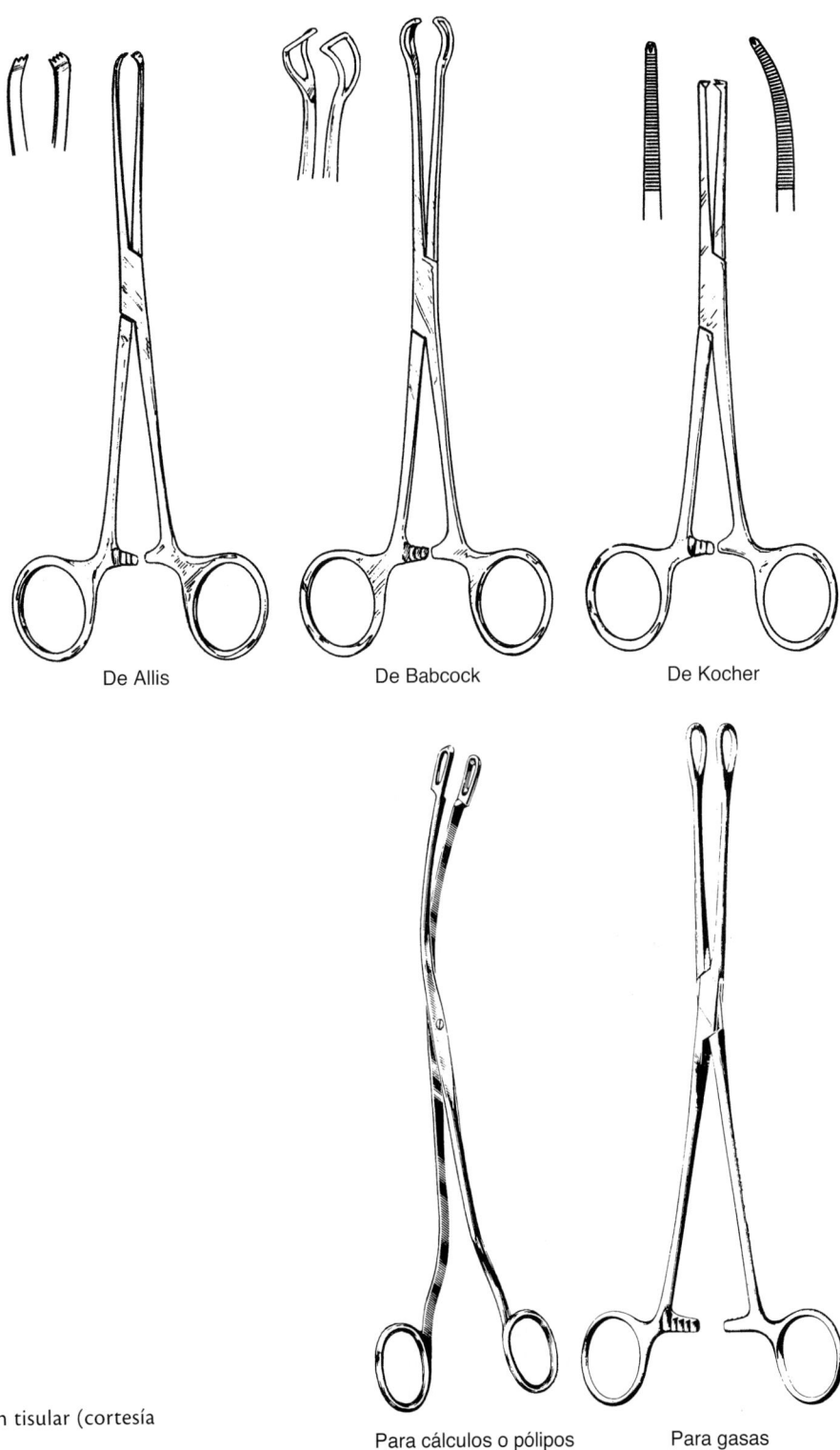

FIGURA 5-5 Pinzas de forcipresión tisular (cortesía de Zinnanti Surgical, Santa Cruz, CA).

también se utilizan para extender y levantar los tejidos durante la disección.

El "peanut" (maní) de Kittner (gasa montada) es un ovillo de gasa que se sujeta con la punta de una pinza, con gran frecuencia una pinza de Kelly o de amígdalas. Dicha gasa montada se utiliza para la disección de los tejidos areolares por inserción y deslizamiento contra el plano de disección. A menudo, se emplea para separar la vejiga de la fascia endopélvica en el espacio vesicovaginal.

Las pinzas para sujetar gasas tienen mangos largos y cremallera. Tienen aros con ranuras poco profundas en sus puntas. Se pueden utilizar para sujetar tejidos, pero muy a menudo se usan para sostener una pequeña gasa doblada. Pueden proporcionar presión en zonas de hemorragia quirúrgica, servir

De Heaney   De Heaney-Ballentine   De Masterson

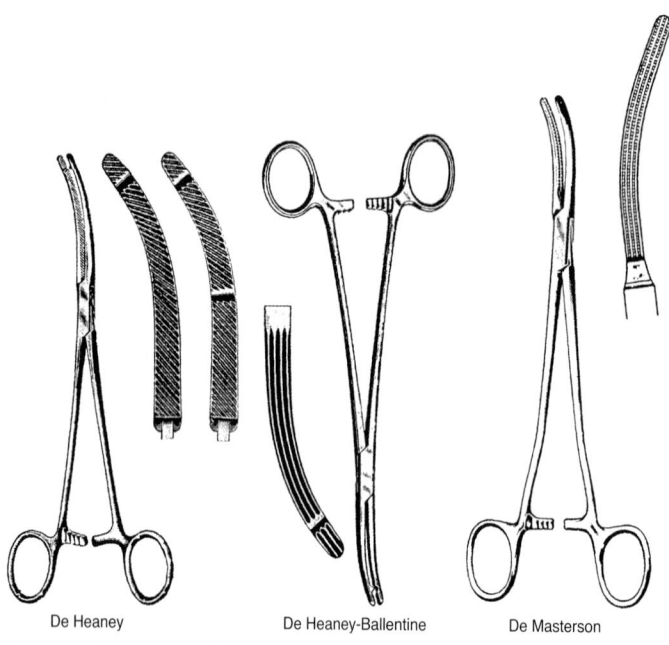

FIGURA 5-6 Pinzas para histerectomía (cortesía de Zinnanti Surgical, Santa Cruz, CA).

para retirar sangre o líquidos, retraer tejidos o aplicar soluciones de preparación en la piel o la vagina.

Las pinzas para cálculos, largas y curvas, tienen un aro elíptico abierto y ranurado en la punta. Fueron diseñadas originalmente para la extracción de cálculos renales o biliares, pero a menudo se utilizan para la exploración de la cavidad uterina durante la dilatación cervical y el legrado uterino. Con este último uso se insertan a través del cuello uterino dilatado, se abren, se hacen girar dentro de la cavidad uterina y luego se cierran para extraer los pólipos uterinos o el material desprendido del legrado uterino.

Las legras cervicales y uterinas están diseñadas para raspar el tejido de revestimiento del conducto cervical o de la cavidad uterina. La legra cervical de Kevorkian es lo suficientemente estrecha para pasar al interior de un cuello uterino no dilatado y obtener muestras de legrado cervical. Las legras uterinas tienen extremo ahusado y están disponibles en gran variedad de tamaños. Las legras uterinas cortantes se utilizan para la dilatación y el legrado diagnósticos, empleando la más grande que pueda pasar a través del cuello uterino dilatado con una presión suave. Las legras para aspiración se usan para las interrupciones del embarazo, así como para la evacuación de abortos espontáneos y de molas hidatiformes.

Dilatadores cervicales

Los dilatadores son instrumentos metálicos o plásticos en forma de varilla que se usan para expandir los orificios cervicales con traumatismo mínimo y permitir el paso de otros instrumentos quirúrgicos, como legras o pinzas para cálculos. Los dilatadores de Pratt tienen extremos cónicos, mientras que los de Hegar tienen puntas redondeadas. Los dilatadores con extremos cónicos requieren un poco menos de fuerza para dilatar el cuello uterino y pueden dilatarse con menos traumatismos tisulares, pero los dilatadores cónicos de menor diámetro pueden producir pasajes falsos en el estroma cervical o el miometrio más fácilmente que los dilatadores con puntas redondeadas. Durante la dilatación cervical, el cuello uterino se estabiliza con una pinza erina y se expande con dilatadores de circunferencia creciente utilizados de forma seriada. El tamaño del dilatador se especifica en unidades French, que corresponden aproximadamente a la circunferencia medida en milímetros. *Véase* el capítulo 12 para una discusión adicional de los instrumentos de dilatación y raspado.

Dispositivos de aspiración

La cánula de Yankauer consiste en un tubo de metal o plástico ligeramente curvo con una gran abertura central y unos cuantos orificios pequeños en su punta roma. Sirve para succionar líquido de un espacio abierto o para succión local dirigida. A menudo se usa como herramienta de disección. El dispositivo de aspiración comprende un dispositivo de succión recto de doble pared con múltiples orificios laterales en la carcasa exterior. Esto permite la aspiración de líquidos acumulados entre estructuras como una ascitis de gran volumen o la irrigación entre asas intestinales.

Hay varios dispositivos reutilizables o desechables que permiten la aspiración e irrigación simultáneas del campo quirúrgico. Estos instrumentos largos están diseñados para pasar a través de puertos laparoscópicos y para ser utilizados durante las cirugías mínimamente invasivas. Se dispone de instrumentos de 5 y 10 mm de diámetro.

El dispositivo Cell Saver® es un sistema de aspiración con un recipiente que utiliza fuerza centrífuga para separar las células sanguíneas extraídas de líquidos de irrigación y del suero. Se usa una pequeña cantidad de heparina para prevenir la formación de coágulos. Las células sanguíneas recuperadas pueden entonces reutilizarse en la misma paciente. Se emplea más a menudo cuando existe la posibilidad de pérdida significativa de sangre, sin contaminación por tejidos infectados o contenido intestinal, en particular en pacientes testigos de Jehová que no aceptan transfusiones. *Véase* el capítulo 8 para una descripción adicional acerca del uso del Cell Saver.

Dispositivos de engrapado

Originalmente diseñados en la Unión Soviética en la década de 1960, las engrapadoras permiten el cierre de intestinos o vasos sanguíneos con una doble fila de grapas, segura y firme. Cada dispositivo tiene un cartucho precargado con grapas y se puede volver a utilizar con nuevos cartuchos para engrapadoras toracoabdominales (TA) y para anastomosis gastrointestinales (GI). Las engrapadoras para anastomosis terminoterminales (TT) no se pueden reutilizar. Las líneas de grapas se aplican con presión constante y se fijan individualmente con una configuración "B" que permite el riego sanguíneo a los bordes del tejido seccionado. También hay diversos tamaños de grapas. Las grapas de 2.5 mm que se cierran hasta 1 mm se usan para las estructuras vasculares. Las grapas de 3.5 mm que se cierran hasta 1.5 mm o de 4.8 mm que cierran hasta 2 mm permiten la perfusión a lo largo de la línea de aplicación y se emplean para dividir el intestino de forma eficaz y rápida en comparación con la sutura hecha a mano. Existen modificaciones de los dispositivos originales para que puedan usarse en cirugías abiertas o laparoscópicas. Hay especificaciones ligeramente diferentes para los modelos de diversos fabricantes (p. ej., Ethicon, Covidien).

La engrapadora TA (**fig. 5-7A**) inserta una doble fila de grapas a través del tejido, pero no lo divide. Se encuentra disponible en varias longitudes (30, 60 y 90 mm). Se ha desarrollado un cartucho con grapas absorbibles para el cierre vaginal.

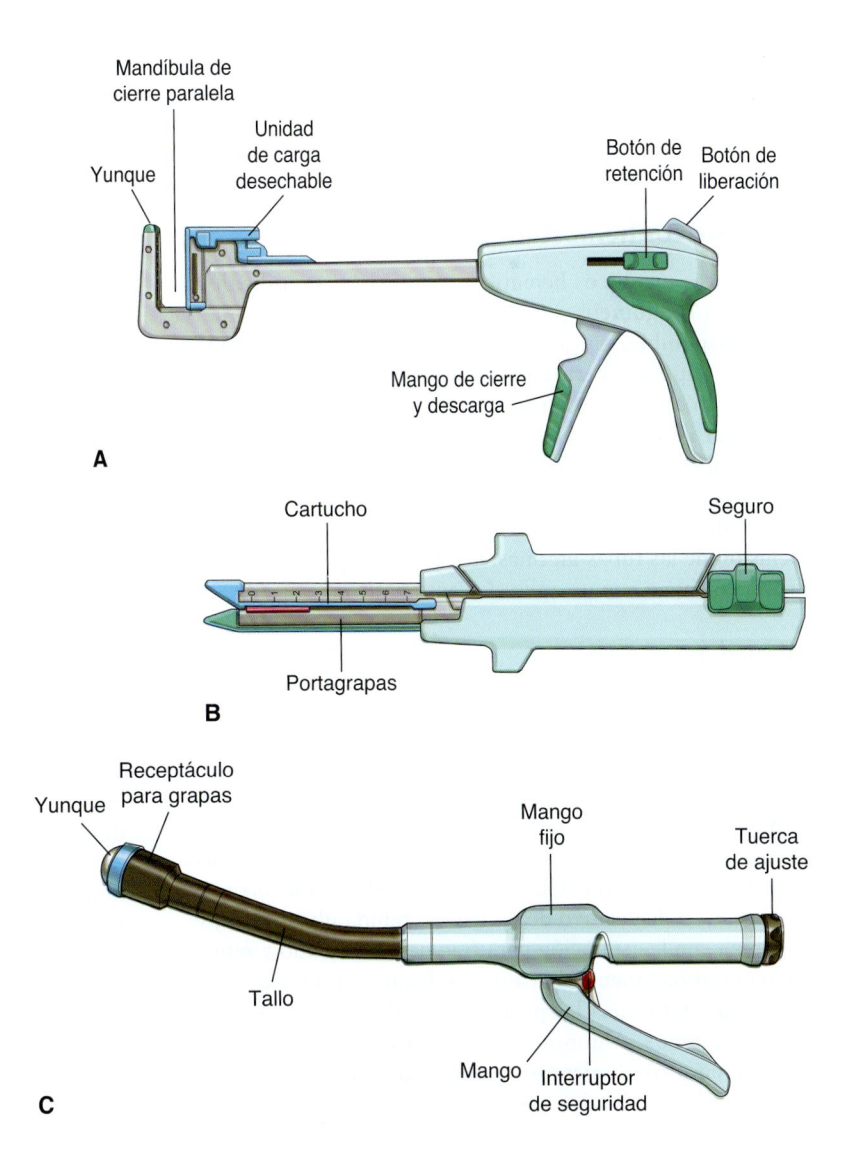

FIGURA 5-7 Engrapadoras quirúrgicas de uso más frecuente en la cirugía ginecológica. **A.** Toracoabdominales. **B.** Gastrointestinales. **C.** De anastomosis terminoterminal.

La engrapadora GI o lineal (fig. 5-7B) está disponible en varias longitudes (60, 80 y 100 mm). Se ha desarrollado un cartucho con grapas absorbibles para el cierre vaginal.

Se aplican dos filas dobles de grapas a medida que se despliega la engrapadora, que simultáneamente hace avanzar una hoja entre las líneas de grapas para dividir el tejido. Esto se utiliza a menudo para dividir el intestino o, en combinación con la engrapadora TA, para lograr una anastomosis intestinal laterolateral (terminoterminal funcional). También se puede utilizar para dividir el ligamento infundibulopélvico o los ligamentos cardinales laterales durante la histerectomía radical empleando grapas vasculares.

El dispositivo TT (fig. 5-7C) tiene un yunque con un poste central "macho" que se inserta en la luz del intestino, cuyos bordes se fijan al poste con una sutura en bolsa de tabaco. El mango del dispositivo se introduce en el otro segmento del intestino, ya sea mediante una enterotomía o por vía anal. Este contiene un poste central "hembra" que se extiende a través de una línea de grapas o de la pared del otro segmento del intestino. Los extremos macho y hembra del poste central se unen. Se retrae el yunque y, cuando tiene contacto suficiente, se activa el dispositivo, que despliega simultáneamente una doble línea de grapas circular y corta ambos segmentos del intestino dentro de la línea de grapas. Esto produce una anastomosis TT. Se utiliza con mayor frecuencia para anastomosis del intestino grueso cuando se ha realizado la resección de la porción distal del colon sigmoide para reducir neoplasias ginecológicas.

Dispositivos hemostáticos mecánicos

Los puntos metálicos hemáticos (*hemoclips*) se utilizan en los vasos sanguíneos para ocluir mecánicamente su luz y están disponibles en diversos tamaños. Los puntos metálicos de titanio son permanentes, no reactivos y no magnéticos, por lo que se pueden realizar estudios de resonancia sin desplazar aquellos aplicados en estructuras vasculares. Los puntos absorbibles se construyen a partir de polímeros similares al material de sutura absorbible, con puntas de cierre. Se han desarrollado puntos similares para procedimientos de oclusión de las tubas uterinas. Los puntos se pueden aplicar manualmente o con un aplicador automático.

Bisturí armónico

El bisturí armónico cuenta con una hoja de metal que ejerce una oscilación mecánica rápida contra una hoja de cerámica, lo que produce fricción y, en última instancia, calor para desnaturalizar proteínas y sellar vasos sanguíneos de hasta 5 mm de diámetro. Con la tensión adecuada en el tejido, como el peritoneo, puede cortarlo. El aspirador quirúrgico ultrasónico cavitrón (CUSA, *cavitron ultrasonic surgical aspirator*), o dispositivo de oscilación rápida ultrasónica, se combina con la aspiración para fragmentar el tejido y retirar el material remanente. El calor producido por la oscilación rápida desnaturaliza las proteínas y sella los vasos sanguíneos pequeños. Algunos cirujanos utilizan estos instrumentos en procedimientos de oncología ginecológica para "retirar" tumores peritoneales.

Separadores manuales

Los separadores (retractores) manuales (fig. 5-8) son los más versátiles y pueden satisfacer la mayoría de las necesidades de retracción. Sin embargo, requieren de un segundo ayudante quirúrgico, que no participa activamente en el procedimiento operatorio y cuya única función es facilitar la exposición del campo quirúrgico.

El separador del ejército y la marina de los Estados Unidos generalmente es delgado, de ángulo recto y poca profundidad, con valvas en ambos extremos para proporcionar retracción de la piel y de tejidos subcutáneos. El separador apendicular tiene una valva cóncava ancha y poco profunda para permitir retracciones de piel y tejido subcutáneo con una exposición más amplia.

Los separadores de Deaver son curvos y están disponibles en diversos anchos y longitudes. La indicación "punta arriba" o "punta abajo" de un separador se refiere a la orden del cirujano de aumentar la presión en su punta para exponer tejidos más profundos o de retraerlo y aumentar el ángulo para exponer un campo más amplio y superficial. El separador de Richardson es de ángulo recto, está disponible en una amplia variedad de anchos y longitudes y es invaluable para retraer y levantar la pared abdominal. Un separador maleable tiene las características de una "cinta" o correa, está disponible en una variedad de anchos y es flexible, por lo que puede ajustarse a las necesidades específicas de cada retracción.

El separador de bayoneta provee una valva profunda y recta para las operaciones vaginales. Un separador vaginal de ángulo recto proporciona una hoja delgada con mangos largos para la retracción vaginal. A menudo se usa un espéculo vaginal lastrado para retraer pasivamente la pared vaginal posterior durante las cirugías por vía vaginal.

Los separadores de venas tienen bordes lisos y una punta con curva aguda. A menudo se utilizan para la retracción de los vasos sanguíneos grandes, como los ilíacos externos durante la disección de los ganglios linfáticos pélvicos o la resección de un tumor pélvico adherido a los vasos de la pared lateral.

Separadores fijos

Estos valiosos recursos quirúrgicos se mantienen en posición mediante la tracción tisular opuesta creada por las valvas de retracción (fig. 5-9). El cirujano debe tener cuidado al usar separadores fijos en el abdomen para evitar la presión sobre los músculos psoas mayores por parte de las valvas laterales. La presión sobre las raíces del nervio crural debajo de los psoas mayores puede causar lesiones, provocando debilidad de flexión en el muslo.

Los separadores de tiroides tienen ganchos para piel con múltiples ganzúas en los extremos de una valva de cierre. Al juntar los anillos se abren los extremos y se expone el tejido. Estos separadores proporcionan exposición superficial para las disecciones y en las cirugías ginecológicas se utilizan con mucha frecuencia para las disecciones de los ganglios inguinales.

El separador de O'Connor-O'Sullivan tiene cuatro valvas y el de Balfour presenta tres. Ambos se utilizan para

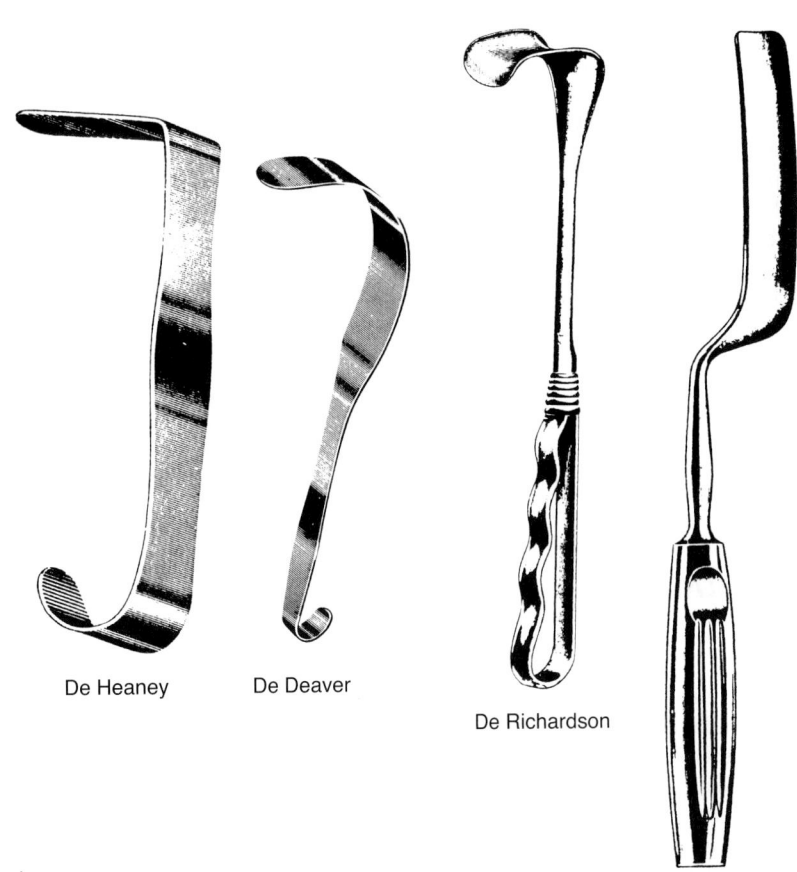

CAPÍTULO 5 **TÉCNICAS, INSTRUMENTOS Y SUTURAS QUIRÚRGICAS** 99

De Heaney   De Deaver   De Richardson   De Breisky

FIGURA 5-8 Separadores (cortesía de Zinnanti Surgical, Santa Cruz, CA).

De Balfour con autosujeción

De Bookwalter

De O'Connor-O'Sullivan con autosujeción

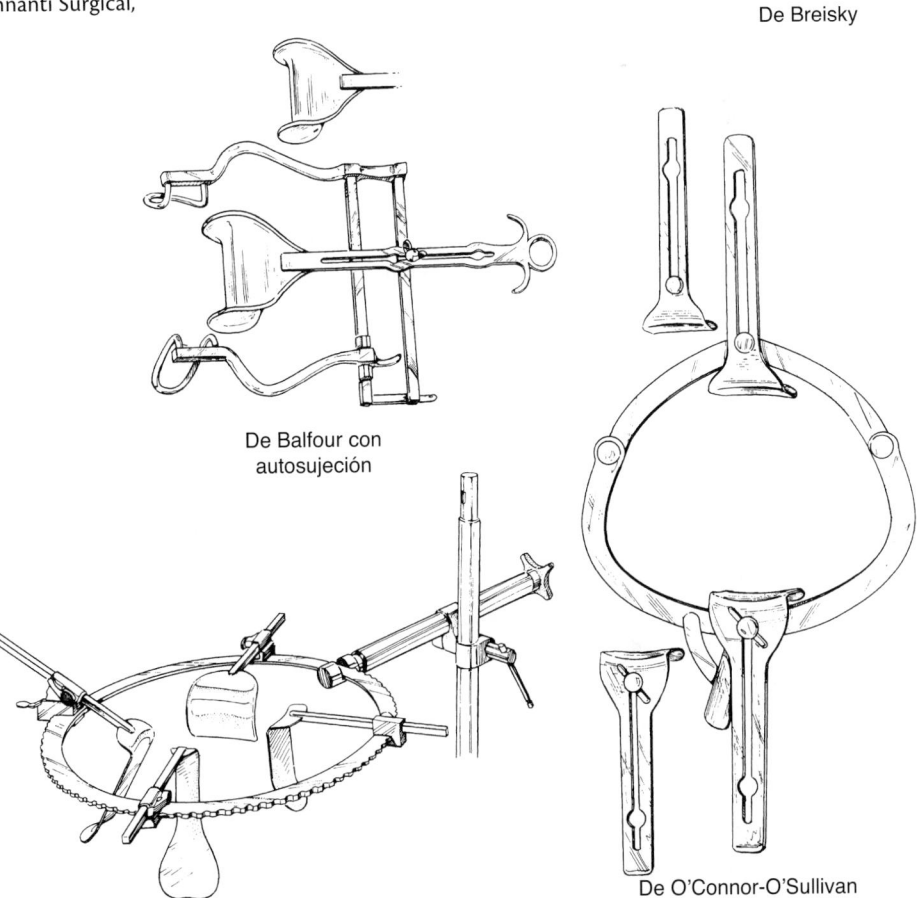

FIGURA 5-9 Separadores abdominales (cortesía de Zinnanti Surgical, Santa Cruz, CA).

realizar procedimientos pélvicos ginecológicos simples. El de O'Connor-O'Sullivan tiene una circunferencia fija cuando se despliega, lo que limita el grado de exposición y es adecuado para aquella limitada a la incisión infraumbilical. El separador de Balfour tiene dos valvas de pared lateral y una de vejiga. Esta configuración permite una excelente exposición pélvica, pero está limitada en su capacidad de aislar los intestinos fuera del campo quirúrgico.

El separador de Bookwalter y sus variaciones son de lo más versátil para los procedimientos quirúrgicos abdominales y pélvicos mayores. Se fija a la mesa de operaciones con un poste estabilizador. Un aro dentado permite acoplar múltiples separadores maleables o de ángulos recto o curvo. El aro está disponible en una gran variedad de tamaños y se puede inclinar para adaptarlo a casi cualquier incisión abdominal, así como para usarlo en cirugías vaginales complejas.

SUTURAS

Se dispone de una gran variedad de materiales naturales y sintéticos para su uso en las intervenciones quirúrgicas. El cirujano ginecólogo debe comprender de forma funcional las propiedades de los diferentes materiales de sutura y sus aplicaciones. Las suturas absorbibles se utilizan para tejidos que no requieren estabilidad a largo plazo. El uso de una sutura permanente en el aparato urinario puede servir como nido para la formación de cálculos. Las suturas absorbibles se utilizan para fijar los pedículos en la histerectomía, de modo que no haya amontonamiento de tejidos alrededor de la porción distal de los uréteres a largo plazo. Las suturas permanentes que penetran la mucosa dan lugar a inflamación crónica y, por lo general, no se emplean para el cierre de las incisiones vaginales. El material de sutura permanente se utiliza a menudo para el cierre de aponeurosis o donde se necesita integridad estructural a largo plazo, por ejemplo, en las suspensiones vaginales en el ligamento sacrociático menor. En el capítulo 7 se proporciona información adicional sobre las suturas y su uso.

En la *Pharmacopeia* de los Estados Unidos (USP, *United stated Pharmacopeia*) se definen varias clases y estándares de resistencia a la tracción, además de diámetros de suturas. La clasificación por tamaño se basa en su diámetro. Las suturas mayores de 0 se numeran en un orden creciente, mientras que las menores se definen aumentando el número de ceros (00, 000, etc.). Las suturas más pequeñas se designan numéricamente como 2-0, 3-0, etcétera, donde la primera cifra designa el número de ceros.

En la USP se clasifica el material de sutura en función de su tasa de absorción en el cuerpo, así como en función de su composición, es decir, si están elaboradas con materiales naturales o sintéticos. Las suturas absorbibles pierden la mayor parte de su resistencia a la tracción en los tejidos corporales en un lapso de 60 días, como se ilustra en la **figura 5-10**. Las suturas no absorbibles conservan su resistencia a la tracción después de los 60 días y se dividen en tres clases. La clase I comprende las hechas de fibras de seda o sintéticas; la II, las de fibras de algodón, lino o recubiertas (el recubrimiento se añade para mejorar la manipulación o para resistir la degradación, pero no para aumentar la resistencia a la tracción); y la III, las de alambre metálico. A continuación se detallan diversos tipos de sutura.

Suturas absorbibles naturales

Aunque estas suturas se conocen comúnmente como de "cátgut", se fabrican utilizando hebras purificadas de colágeno obtenido de la submucosa de los intestinos de ovejas o ganado vacuno. Se derivan de proteínas extrañas y se degradan por una respuesta inflamatoria, produciendo digestión enzimática debido a los leucocitos. Se degradan más rápidamente en los tejidos infectados. Estas suturas no deben utilizarse en la piel, ya que la respuesta inflamatoria puede causar cicatrices y servir como foco de infecciones. Existe una preocupación teórica por la transmisión de priones (causantes de la "enfermedad de las vacas locas") que ha aumentado su costo de producción. Debido a dicha preocupación, estos materiales se retiraron del mercado en Europa y Japón.

El "cátgut simple" se degrada rápidamente y pierde más del 70% de su resistencia a la tracción a la semana de su colocación, con una degradación total en unos 70 días. Este material de sutura todavía se utiliza en la ligadura de Pomeroy de

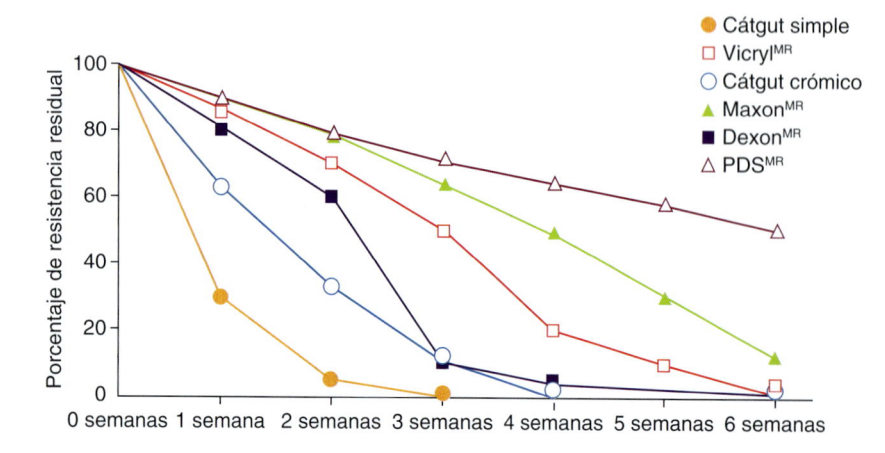

FIGURA 5-10 Porcentaje de resistencia residual a la tracción *in vivo* de suturas absorbibles en diversos momentos postoperatorios.

tubas uterinas porque se degrada rápidamente, lo que permite que los extremos cortados de las tubas se separen. Esto da lugar a menos fístulas que cuando se utilizan suturas de absorción tardía o permanentes.

Las suturas de "cátgut crómico" se tratan con sales de ácido crómico que se unen a los sitios antigénicos del material. Esto da lugar a una menor respuesta inflamatoria y absorción tardía en comparación con el cátgut simple. Las suturas cromáticas retienen una resistencia a la tracción superior al 50% a la semana de su colocación y siguen teniendo un efecto mensurable a los 21 días.

Suturas permanentes naturales

En el pasado se utilizaban muchas fibras trenzadas (seda, algodón, lino) para el cierre de la aponeurosis o para otros procedimientos donde se deseaba un material más permanente. En la actualidad, la mayoría de la veces se utiliza seda trenzada. Este material de sutura tiene buenas características de maniobrabilidad y atado de nudos, incluyendo su seguridad. Sin embargo, la seda es una proteína extraña que produce respuesta inflamatoria y que se degrada con lentitud. Pierde más del 50% de su resistencia a la tracción en aproximadamente 1 año y con frecuencia se absorbe o pierde toda su resistencia a los 2-3 años. Debido a que es una sutura trenzada de filamentos múltiples, absorbe el líquido tisular adyacente por acción capilar, por lo que no es adecuada para tejidos muy contaminados o infectados.

Suturas sintéticas

Los avances en la química de polímeros desde la década de 1970 han dado como resultado una gran variedad de materiales de sutura absorbibles y permanentes diseñados para imitar e incluso mejorar el rendimiento de los naturales. A diferencia de las suturas absorbibles naturales, las sintéticas se degradan por hidrólisis, en lugar de una respuesta inflamatoria, por lo que provocan mucha menos reacción tisular.

Suturas trenzadas absorbibles sintéticas

El ácido poliglicólico (Dexon®, Sherwood/Davis & Geck, St. Louis, MO), un polímero de ácido glicólico, y la poliglactina 910 (Vicryl®, Ethicon, Somerville, NJ), un copolímero de los ácidos láctico y glicólico, son los más frecuentemente utilizados en los procedimientos quirúrgicos ginecológicos. Tienen propiedades biológicas muy similares y su degradación ocurre por hidrólisis, con una velocidad de absorción muy constante y proceso inflamatorio limitado. Mantienen esencialmente el 100% de su resistencia a la tracción durante 7-10 días, el 50-60% a los 14 días y el 20-30% a los 21 días; su absorción es completa a los 28 días. La resistencia a la tracción inicial de estas suturas es superior a la del cátgut crómico de igual calibre.

El Lactomer 9-1® (Polysorb®, Covidien, Mansfield, MA) se compone de glicólido y láctido. Para disminuir su coeficiente de fricción, este material de sutura está recubierto con una mezcla de copolímero de glicólido y caprolactona y estearil-lactilato cálcico. La resistencia a la tracción a las 2 semanas de su colocación es de alrededor del 80% y a las 3 semanas es del 30%; su absorción total se produce en 56-70 días.

La sutura de poliglactina 910 (Vicryl Rapide®) se compone de poliglactina de bajo peso molecular tratada con rayos gamma para acelerar su absorción. Al igual que el cátgut simple, pierde un 70% de la resistencia a la tracción en 7 días y toda entre 10 y 14 días. Puede sustituir al cátgut simple y se absorbe sin inflamación, por lo que se puede utilizar para el cierre de la piel.

Suturas de monofilamento absorbible sintético

Este tipo de sutura se utiliza con mayor frecuencia en campos potencialmente contaminados y para el cierre de la aponeurosis. En comparación con el material de sutura permanente, las suturas de absorción tardía producen menos abscesos y fístulas crónicos, al tiempo que proporcionan una resistencia equivalente al cierre de la aponeurosis.

La poliglitona 6211 (Caprosyn®, Covidien) es un polímero complejo con glicólido, caprolactona, trimetilcarbonato y láctido. Sus características de absorción son similares a las de la poliglactina 910.

La poliglecaprona 25 (Monocryl®, Ethicon) tiene características de absorción similares a las del cátgut: 50-60% de resistencia a la tracción a los 7 días de su colocación, 20-30% a los 14 y pérdida de casi toda la resistencia a los 21 días.

El glicómero 631 (Biosyn®, Covidien) es un bloque triple de polímero de glicólido, dioxanona y carbonato de trimetileno. Es un monofilamento de resistencia equivalente a la de los copolímeros de ácido glicólico trenzado. La resistencia a la tracción es de aproximadamente el 75% a las 2 semanas y del 40% a las 3 semanas.

El poligliconato (Maxon®, Covidien) y la polidioxanona (PDS[MR], Ethicon) tienen muy poca reactividad, absorción lenta y resistencia a la tracción superior al 90% a la semana de colocación, al 80% a las 2 semanas, al 50% a las 4 semanas y al 25% a las 6 semanas. Estas suturas se utilizan más a menudo para el cierre de aponeurosis.

Suturas sintéticas permanentes

El nailon está disponible como sutura trenzada (Nurolon®, Surgilon®) o como monofilamento (Dermalon®, Ethilon®). En general hay mayor seguridad de anudado con el nailon trenzado. Es relativamente inerte y provoca reacción tisular mínima. Se degrada por hidrólisis lenta en los tejidos, con pérdida del 15-20% de su resistencia a la tracción por año.

La sutura de poliéster solo está disponible en la forma trenzada. Las suturas sin recubrimiento (Mersilene®, Dacron®) tienen mayor seguridad de anudado que las recubiertas. El recubrimiento mejora las características de manipulación. Son suturas similares las de politetrafluoroetileno o teflón (Polydek®, Ethiflex®, Tevdek®), polibutilato (Ethibond®) y silicona (Tri-Cron®).

El polipropileno (Prolene®, Surgilon®) está disponible como sutura monofilamento compuesta por un polímero hidrocarbonado lineal. Estas suturas tienen buena memoria pero poca flexibilidad. Por lo tanto, su aplanamiento ayuda a fijar los nudos en su lugar mejor que el nailon.

Suturas sintéticas barbadas

Las suturas barbadas se utilizan para proporcionar una sujeción segura en el tejido y para distribuir la tensión uniformemente a lo largo de la línea de sutura sin necesidad de hacer nudos. Se emplean con frecuencia para el cierre del muñón vaginal, para reparaciones de hernias por laparoscopia y para algunos procedimientos de cirugía plástica. Cabe señalar que los tamaños de las suturas barbadas se miden en diámetro desde las puntas de las barbas; por lo tanto, una sutura barbada del 0 tiene un núcleo equivalente a una sutura de 2-0 no barbada.

Las suturas Quill® (Angiotech, Vancouver, BC, Canadá) tienen barbas bidireccionales con agujas incorporadas en cada extremo. Están disponibles en materiales de poliglecaprona 25, polidioxanona (ambos absorbibles), nailon y polipropileno (ambos permanentes). Las suturas V-Loc® (Covidien) tienen barbas unidireccionales con una sola aguja y extremo en asa. Las suturas absorbibles V-Loc tienen una designación numérica para indicar el tiempo en días para completar su absorción: V-Loc 90® (glicómero 631) y V-Loc 180® (poligliconato). V-Loc PBT® es un polibutéster que proporciona un cierre permanente.

Suturas metálicas

Las suturas metálicas pueden ser de monofilamento o monocatenarias. No son reactivas y tienen la mayor resistencia a la tracción comparadas con las de otros materiales de sutura. No obstante, se utilizan con poca frecuencia en cirugías abdominales debido a la disponibilidad de materiales de sutura permanente más fáciles de usar, con adecuada resistencia a la tracción y baja reactividad.

Agujas quirúrgicas

Las agujas quirúrgicas pueden estar incorporadas (permanentemente unidas al extremo de la sutura) o estar diseñadas para desprenderse con una tracción mínima. Las agujas incorporadas generalmente se utilizan cuando se requiere más de un paso por el tejido, como una línea de sutura continua. Se debe tener cuidado de proteger el extremo con dicha aguja al atar los nudos con una mano. Las agujas "desprendibles" generalmente se emplean para suturas simples o en 8 y deben usarse con precaución en los pedículos profundos, ya que su liberación involuntaria sin protección puede conllevar riesgo de lesión por pinchazo. Existe una gran variedad de formas y características de agujas para los procedimientos quirúrgicos (**fig. 5-11**).

Las agujas lisas tienen una superficie de corte transversal redonda y están diseñadas para pasar a través del tejido vascular o aponeurótico con el menor grado de traumatismo. Teóricamente, la superficie de corte redonda empuja los vasos pequeños y las fibras tisulares hacia los lados. Están disponibles en muchos tamaños y estructuras. Las agujas CTX son grandes y fuertes. A menudo se utilizan para el cierre de las aponeurosis. Las agujas CT-1 y CT-2 son semicirculares y resistentes. Se usan con frecuencia para suturar tejidos parametriales y paracervicales durante la histerectomía, así como para el cierre vaginal y de aponeurosis. Las agujas SH tienen una superficie de corte transversal

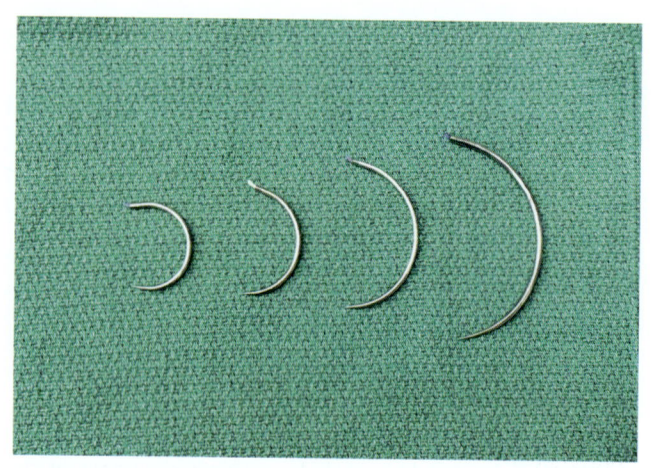

FIGURA 5-11 Formas habituales del cuerpo de las agujas curvas. *De izquierda a derecha:* aguja UR-6, aguja CT-2, aguja CT-1 y aguja CTX.

más pequeña y una curva menos pronunciada. La mayoría de las veces se utilizan para intervenciones GI o urológicas. Las agujas UR son muy fuertes y se arquean de forma pronunciada para dirigirse dentro de un área con acceso restringido. Se utilizan para operaciones de suspensión paravaginal y vesical o para el cierre de aponeurosis en grandes puertos de ingreso abdominales después de procedimientos laparoscópicos. Las agujas RB tienen una curva muy poco pronunciada y una superficie de corte transversal muy pequeña, útiles para cerrar laceraciones vasculares.

Las agujas cortantes tienen una superficie de corte transversal triangular que tiende a lacerar vasos en lugar de empujarlos hacia los lados. Se dispone de una amplia variedad de perfiles curvos. Se utilizan principalmente para suturar la piel. A veces se usan agujas rectas con superficie de corte transverso cortante para el cierre de la piel. Debido a que las agujas rectas generalmente se emplean sin un portaagujas, deben manipularse con cuidado para evitar lesiones por pinchazo. Cuando se usen estas agujas, se debe suturar alejándose de 0 a 90° del cirujano.

Nudos quirúrgicos

Los nudos quirúrgicos son un componente importante del conjunto de habilidades del cirujano. Aunque parece una habilidad aparentemente trivial, es importante practicar el atado de nudos con diversos materiales de sutura. Las técnicas de nudo a dos manos o con una sola mano deben dominarse utilizando tanto la dominante como la que no lo es para que se pueda lograr un nudo seguro durante la operación y bajo cualquier situación, incluso ante una exposición limitada.

Los nudos planos tienen mayor resistencia a la tracción durante las primeras 2-3 ataduras que los nudos deslizantes y se recomiendan para el cierre de aponeurosis. Como ventaja, estos nudos son menos propensos a fallar cuando se utiliza sutura monofilamento. Una desventaja singular de los nudos planos es que son difíciles de colocar profundamente en la pelvis o en escenarios con acceso lateral restringido. Los nudos cuadrados alternan la dirección de las ataduras

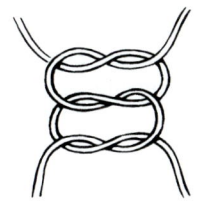

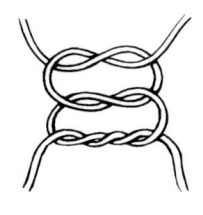

FIGURA 5-12 Nudos planos y corredizos.

sobre y debajo de la mano. No son propensos a fallar porque la tensión lateral aumenta su seguridad. En el nudo de cirujano, dos vueltas comprenden la primera atadura, seguida por las de los nudos cuadrados. La vuelta adicional en la primera atadura proporciona seguridad con menos deslizamiento. Un nudo corredizo se hace con dos ataduras idénticas, ya sea sobre o debajo de la mano. Una de sus ventajas es la capacidad para apretar el nudo con la segunda atadura. Aunque no es tan seguro como el nudo cuadrado o el nudo del cirujano después de las primeras 2-3 ataduras, la fuerza óptima después de 4-5 es aproximadamente equivalente a la de un nudo cuadrado.

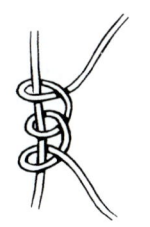

Los nudos corredizos se forman con ataduras alternas de media vuelta alrededor de una sutura. Las ataduras alternativas son más seguras que las idénticas. Las ventajas de un nudo corredizo sobre uno plano incluyen la capacidad para mantener la tensión en el pedículo después de la primera atadura. Además, se pueden atar profundamente en espacios quirúrgicos estrechos. La principal desventaja de los nudos corredizos es que tienen menos resistencia a la tracción que los planos, a menos que se utilicen más de tres ataduras. Muy a menudo estos se emplean para los pedículos vasculares profundos de la pelvis.

Cabe señalar que el uso de cualquiera de estas técnicas para unir dos suturas de diámetro desigual o para atar una sola a una doble asa de la misma sutura da como resultado un nudo con poca resistencia a la tracción. Esto es especialmente importante cuando se cierra la aponeurosis con una sutura continua (fig. 5-12). *Véase* el capítulo 7 para una descripción adicional de los nudos quirúrgicos.

TÉCNICAS QUIRÚRGICAS

Técnicas de disección

El residente de cirugía requiere una base de conocimientos de anatomía quirúrgica antes de realizar una operación. Muchos procedimientos quirúrgicos precisan tareas mecánicas repetitivas como escindir varios tejidos, atar nudos o dirigir agujas a través de capas tisulares. La memoria muscular para realizar la mecánica de estas tareas repetitivas se interioriza por repetición.

Cada procedimiento se puede separar en pasos u objetivos definidos. Durante los años de aprendizaje, el residente observa procedimientos quirúrgicos para interiorizar los pasos necesarios para llevar a cabo procesos específicos. También observa las maniobras realizadas por cirujanos experimentados, la mayoría de las veces mientras ayuda al cirujano principal. En la actualidad, hay muchos videos de aprendizaje y, en algunas plataformas, simulaciones de habilidades quirúrgicas que se pueden revisar antes de que el residente efectúe una cirugía en una paciente.

La disección quirúrgica es el proceso mecánico de exponer la anatomía pertinente para que se pueda realizar un procedimiento determinado sin causar riesgos innecesarios de hemorragia y daño a las estructuras vitales, pero produciendo un traumatismo tisular o desvitalización mínimos. Es importante recordar que la mayoría de las estructuras abdominales y pélvicas están rodeadas por una fina capa de fascia visceral. En las regiones retroperitoneales hay tejido areolar laxo entre estos revestimientos de fascia visceral que definen espacios potenciales. El conocimiento de los espacios retroperitoneales potenciales y de sus límites es vital para la cirugía pélvica, porque no hay estructuras importantes que pasen por dichos espacios.

En algunos procedimientos, la anatomía quirúrgica es sencilla, mientras que en otros casos hay distorsión causada por inflamación, operaciones previas, radiación o cáncer. Especialmente en los procedimientos difíciles, la disección quirúrgica debe avanzar milímetro a milímetro para restablecer unas relaciones anatómicas relativamente normales. Es importante evitar las disecciones a ciegas o cortar tejidos opacos densos sin asegurarse de que estén protegidas las estructuras vitales. Los cirujanos experimentados combinan un conocimiento de la anatomía y los objetivos quirúrgicos de cada procedimiento para disecar de manera eficiente y segura. Además, han aprendido a otorgar sentido a un campo visual que a menudo resulta confuso, con estructuras clave solo parcialmente visibles u ocultas debido a la sangre o las cicatrices.

Levantar e incidir

Esta técnica consiste en levantar una porción de un plano de tejido horizontal, generalmente aponeurosis o peritoneo, entre dos instrumentos de sujeción para tensar la estructura. El tejido se incide con un bisturí o con tijeras para permitir la entrada al espacio por debajo del plano tisular (fig. 5-13).

Esta técnica se utiliza al entrar en el peritoneo durante una incisión abdominal después de abrir la piel, los tejidos subcutáneos y la aponeurosis. El cirujano sujeta y levanta el peritoneo con una pinza atraumática. Entonces, otro cirujano sujeta y levanta el peritoneo. El primer cirujano libera el peritoneo y lo vuelve a asir y levantar antes de incidirlo por entre las pinzas. Esto permite que cualquier asa intestinal tomada en el levantamiento inicial se suelte y descienda. El resto del peritoneo se puede incidir después de levantar los bordes opuestos para permitir la visualización directa.

Al entrar en los espacios retroperitoneales, inicialmente se hace una incisión peritoneal de una manera similar. Es importante recordar que un plano delgado de aponeurosis visceral subyace al peritoneo y debe incidirse antes de poder desarrollar con facilidad los espacios retroperitoneales.

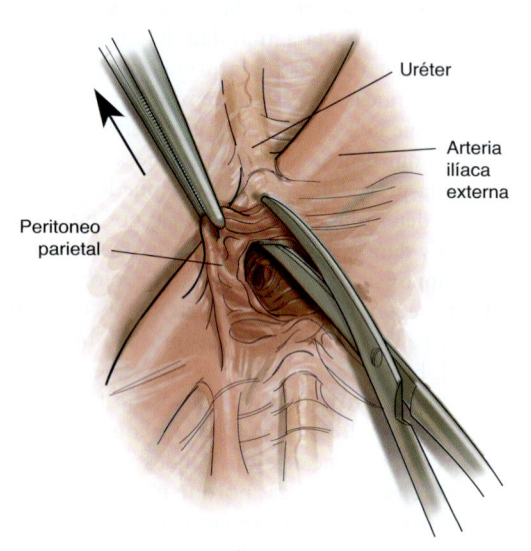

FIGURA 5-13 Técnica de levantamiento e incisión con el objetivo de ingresar en el peritoneo (Rogers RM, Taylor RH. The core of a competent surgeon: a working knowledge of surgical anatomy and safe dissection techniques. *Obstet Gynecol Clin North Am* 2011;38(4):777–788. 777–788. Copyright © 2011 Elsevier. Redibujada con autorización).

Introducir y expandir

En esta maniobra se introducen las puntas de un instrumento, como tijeras o una pinza de disección de ángulo recto, en un espacio potencial y se abren (fig. 5-14). Esto abre el espacio parcialmente, lo que permite las acciones repetidas para agrandarlo de manera gradual. A menudo los cirujanos novatos tienden a recargarse en el instrumento de disección mientras abren la cavidad por temor a dañar las estructuras subyacentes. También pueden utilizarse dos instrumentos (p. ej., pinzas y tijeras) para separar suavemente los tejidos cuando se abre parcialmente un espacio.

Tracción y contratracción

Se retraen con cuidado los tejidos en direcciones opuestas (fig. 5-15). Esto se puede realizar jalando de los bordes de una incisión en direcciones opuestas o después de que un espacio se ha disecado parcialmente con dos instrumentos de disección más largos, como pinzas, para levantar suavemente el tejido abierto. A menudo la tracción simple en ángulo recto a un plano de tejidos puede permitir separar el areolar laxo. Esto es útil para identificar pequeños vasos sanguíneos perforantes que atraviesan un espacio para que puedan ser cauterizados.

Disección roma

Puede introducirse un instrumento de disección a través de un plano de fascia visceral para desarrollar un espacio potencial (fig. 5-16). A menudo se usa un "peanut" de Kittner (gasa montada) para desarrollar el espacio vesicovaginal. Si el tejido está densamente adherido al plano aponeurótico, se pueden disecar los tejidos lejos del plano usando pequeños cortes de tijera, avanzando simultáneamente la disección milímetro a milímetro, hasta que se puedan hacer maniobras de desplazamiento sin instrumentos de corte.

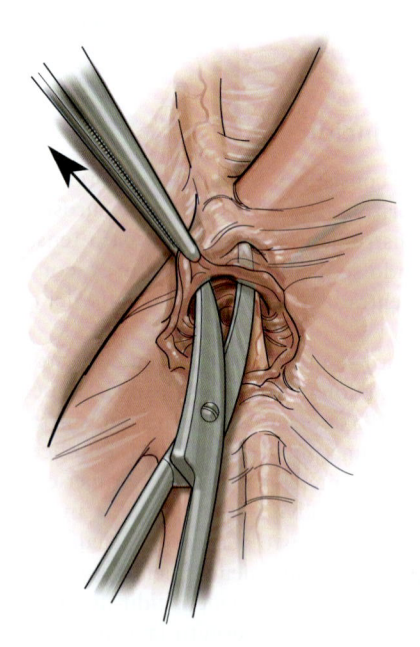

FIGURA 5-14 Técnica de introducir y expandir (Rogers RM, Taylor RH. The core of a competent surgeon: a working knowledge of surgical anatomy and safe dissection techniques. *Obstet Gynecol Clin North Am* 2011;38(4):777–788. Copyright © 2011 Elsevier. Redibujada con autorización).

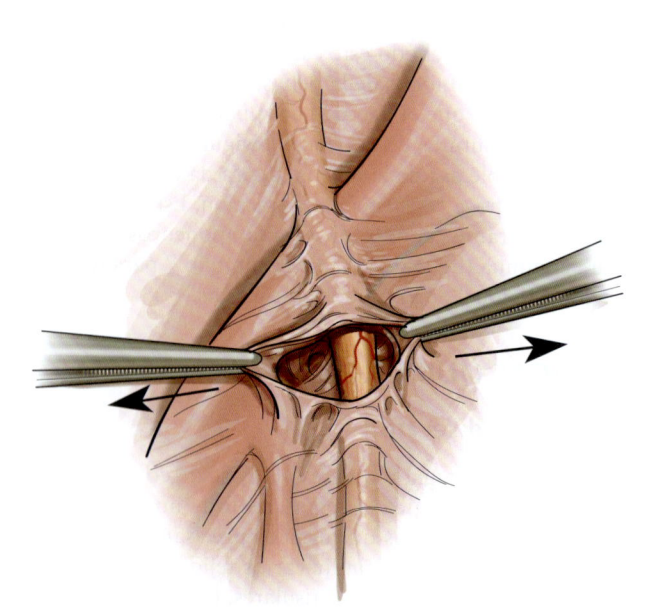

FIGURA 5-15 Técnica de tracción y contratracción (Rogers RM, Taylor RH. The core of a competent surgeon: a working knowledge of surgical anatomy and safe dissection techniques. *Obstet Gynecol Clin North Am* 2011;38(4):777–788. Copyright © 2011 Elsevier. Redibujada con autorización).

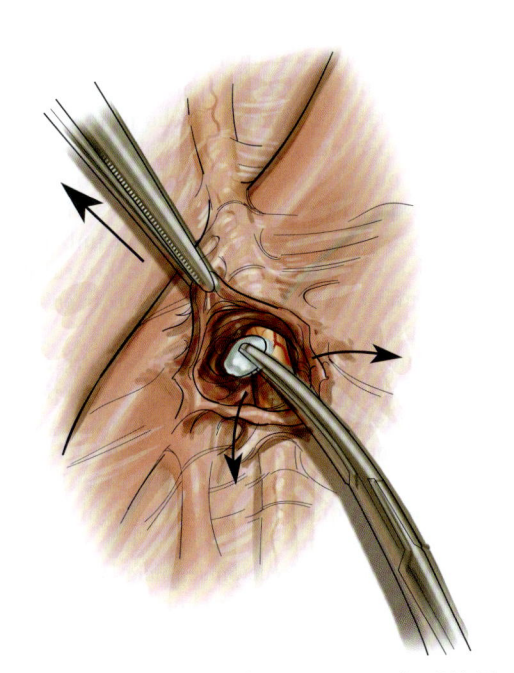

FIGURA 5-16 Disección roma (Rogers RM, Taylor RH. The core of a competent surgeon: a working knowledge of surgical anatomy and safe dissection techniques. *Obstet Gynecol Clin North Am* 2011;38(4):777–788. Copyright © 2011 Elsevier. Redibujada con autorización).

Hidrodisección

Se llena un espacio potencial con solución salina o un líquido similar usando la presión hidrostática para abrirlo. Algunos cirujanos hacen esto para desarrollar espacios retroperitoneales durante cirugías laparoscópicas, pero también se utiliza para levantar el tejido de la pared vaginal, anterior o posterior, durante las reparaciones anterior y posterior.

A menudo se utilizan diferentes técnicas en combinación. Por ejemplo, se pueden emplear las puntas de las tijeras para la disección de un espacio usando primero la técnica de introducir y expandir y después mediante disección roma dentro del espacio que se ha abierto para ampliarlo aún más. La experiencia permite al cirujano reconocer las características de los tejidos mediante estímulos visuales y táctiles.

EXPLORACIÓN DEL RETROPERITONEO PÉLVICO

Se requieren conocimientos básicos de anatomía quirúrgica de la pelvis para poder realizar procedimientos ginecológicos importantes como la histerectomía u ooforectomía, incluyendo la ubicación y los límites de los principales espacios retroperitoneales y las relaciones anatómicas de las estructuras vitales en varios planos de la pelvis (**fig. 5-17**). A menudo, la anatomía intraperitoneal está distorsionada y la disección retroperitoneal es la única manera de establecer relaciones anatómicas cruciales.

Disección del borde pélvico y del espacio pararrectal

El uréter migra medialmente detrás del ligamento infundibulopélvico y la arteria ilíaca primitiva se divide en arterias ilíacas interna y externa inmediatamente laterales. El aislamiento del ligamento infundibulopélvico del uréter y de los vasos de la pared lateral es importante cuando se realiza la ooforectomía, especialmente cuando la anatomía está distorsionada por un proceso inflamatorio, endometriosis o un tumor.

En el borde pélvico hay tres planos quirúrgicos principales que se encuentran al disecar en dirección de medial a lateral: la hoja medial del ligamento ancho con el uréter y

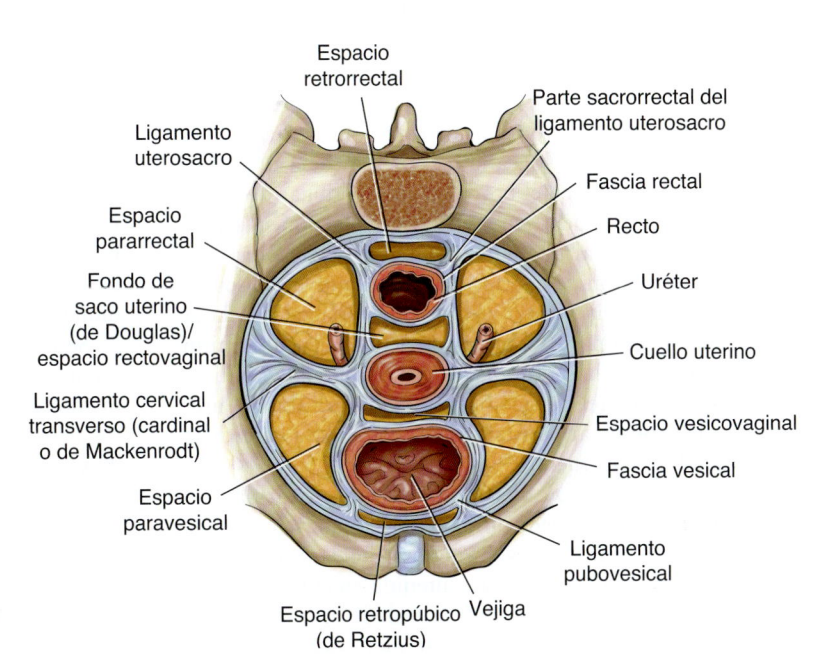

FIGURA 5-17 Relación de la cavidad pélvica avascular y las principales estructuras anatómicas.

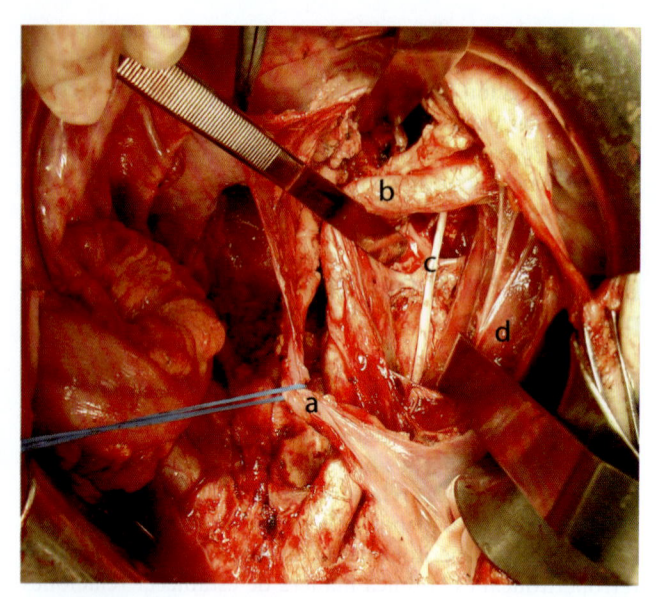

FIGURA 5-18 Disección lateral derecha de los espacios pararrectal y paravesical. **a.** Uréter derecho; **b.** arteria ilíaca externa derecha; **c.** nervio obturador; **d.** grasa en el espacio obturador derecho (Wexner SD, Fleshman JW. *Colon and Rectal Surgery: Abdominal Operations*, 2nd ed. Philadelphia, PA: Wolters Kluwer, 2018. Figura 41-3. Reimpresa con autorización).

su vaina visceral periureteral unida, los vasos ilíacos internos y afluentes anteriores con linfáticos, así como los vasos y ganglios linfáticos ilíacos externos (**fig. 5-18**). El nervio y los vasos obturadores están posteriores a los vasos ilíacos externos, apenas mediales a los músculos psoas mayor (anterior) y obturador.

La técnica más confiable para identificar el uréter es abrir el espacio retroperitoneal mediante la incisión de la hoja posterior del ligamento ancho en ubicación lateral y paralela a la tuba uterina y el ligamento infundibulopélvico. Esta incisión peritoneal se puede extender por la corredera parietocólica lateral hasta el colon. El uso de tracción y contratracción con aplicación de la mayor parte de la presión contra el plano de la hoja medial del ligamento ancho lo abrirá hacia el espacio retroperitoneal. La tracción en ángulo recto a los vasos laterales es el método más eficaz para desarrollar el espacio pararrectal. Se logra la máxima eficacia ubicando inicialmente el uréter en el borde pélvico, en lugar de tratar de hacerlo profundamente en la pelvis a medida que discurre hacia el túnel ureteral. El uréter entra en la pelvis 1 cm dentro de la bifurcación de la arteria ilíaca primitiva y discurre medialmente y hacia atrás a medida que desciende hacia la vejiga. El espacio pararrectal se puede abrir en ubicación lateral a la arteria ilíaca interna, lo que permite la visualización de todo el uréter pélvico hasta que ingresa al túnel ureteral. Se debe observar peristaltismo ureteral para confirmar la identidad de la estructura.

En las pacientes con obesidad, una gran cantidad de grasa retroperitoneal puede dificultar la visualización de las estructuras retroperitoneales. Es importante darse cuenta de que gran parte de la grasa está contenida en el tejido linfático y envuelta en la fina fascia visceral. Se inicia abriendo el ligamento ancho lateralmente y se identifica el músculo psoas mayor en ubicación lateral a los vasos. A menudo, levantar el ligamento infundibulopélvico, con tracción contra la cara interna del ligamento ancho justo debajo de los vasos ováricos, permitirá que se abra el espacio. De forma alternativa, se puede disecar medialmente con técnicas de introducir y expandir y de tracción sobre el haz de grasa que se superpone a los vasos para luego cambiar la dirección de la disección, de la orientación lateral a medial por otra de anterior a posterior, para entrar en el espacio pararrectal superior.

A veces es necesaria la movilización del uréter. El objetivo es hacer la disección sin desgarrar el tejido periureteral de un segmento largo que desvascularizaría una porción del uréter. La hoja medial del ligamento ancho debe sujetarse y levantarse por encima del uréter. Con la técnica de introducir y expandir, se diseca el uréter en ángulo recto hasta que se movilice un segmento corto. Si hay fibrosis densa que incluya al uréter, la disección se inicia lejos de la región más densa. Para evitar comprimir el uréter, se sujeta el tejido periureteral en lugar del uréter en sí. Deben utilizarse separadores maleables, las asas vasculares u otros instrumentos para retraer el uréter, en lugar de sujetarlo con pinzas durante períodos prolongados.

Ligadura de las arterias ilíacas internas (hipogástricas) y uterinas

A veces se realiza la ligadura de la arteria hipogástrica, también llamada *arteria ilíaca interna*, para detener la hemorragia quirúrgica y posparto. La vena ilíaca interna se encuentra en ubicación lateral y ligeramente posterior a la arteria ilíaca interna. Hay una marcada variabilidad en el trayecto, la ubicación y los ramos del plexo venoso hipogástrico. Al intentar ligar la arteria hipogástrica, se abre el espacio paravesical en ubicación lateral a la arteria vesical superior y medial a los vasos ilíacos externos. Se retira el tejido areolar de la cara lateral de la arteria vesical superior y se sigue en dirección retrógrada a la pelvis. Se coloca la arteria en tensión y se sigue en dirección de distal a proximal. Usando una pinza de ángulo recto, se introduce y expande desde la cara anterior hasta la posterior para aislar la arteria ilíaca interna en ubicación distal a donde cruza la vena ilíaca interna; luego se pasa la sutura para hacer su ligadura. La disección en esta dirección es menos propensa a lacerar el plexo venoso ilíaco interno, en comparación con la disección de posterior a anterior. Por lo general se pasan dos suturas y luego se anudan, sin cortar la arteria. Para más detalles del procedimiento, *véanse* el capítulo 8 y la figura 8-3.

Se requiere aislamiento de la arteria uterina y del ligamento cardinal para la histerectomía radical. Este aislamiento es útil para controlar la irrigación del útero durante los procedimientos de citorreducción o cuando el fondo de saco posterior es obliterado por endometriosis. El ligamento cardinal incluye los vasos y el tejido parametriales debajo de la arteria uterina. Esta es la "red" de tejidos entre los espacios pararrectales y paravesicales. La porción distal de la arteria vesical superior debe aislarse lateralmente a la vejiga después de abrir el espacio paravesical. Este se puede colocar bajo tracción paralela a los vasos ilíacos externos.

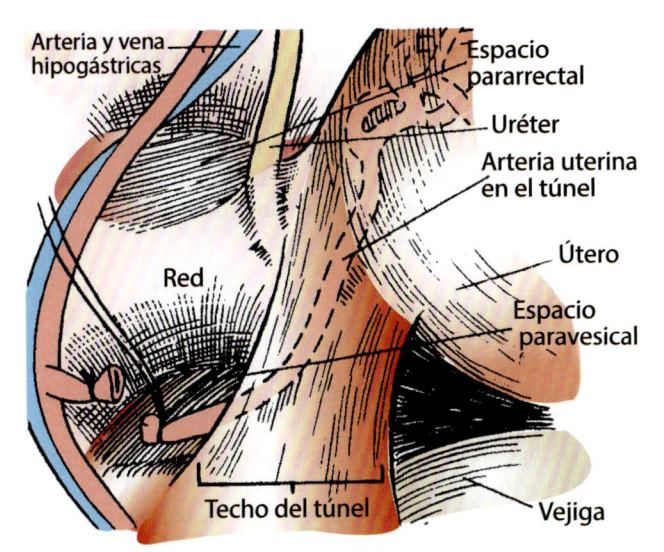

FIGURA 5-19 Estructuras anatómicas en los espacios laterales paravesical y pararrectal de la pelvis (Jaffe RA, Schmiesing CA, Golianu B. *Anesthesiologists Manual of Surgical Procedures*, 5th ed. Philadelphia, PA: Wolters Kluwer Health, 2014. Figura 8-1-9. Reimpresa con autorización).

La arteria uterina se puede identificar disecando cuidadosamente en dirección retrógrada a lo largo de la arteria vesical superior hacia la pelvis. La sutura se puede pasar alrededor de la arteria uterina y después anudar; también se puede ligar la arteria (**fig. 5-19**). Para mayor información, *véanse* el capítulo 8 y el cuadro 8-1.

Disección del espacio presacro

Se ingresa en la extensión superior de este espacio durante los procedimientos de colposuspensión sacra y de resección de los ganglios linfáticos presacros. En realidad, esta se inicia como un espacio "prelumbar" inferior. A veces se ingresa al espacio presacro más profundo y se diseca a nivel del cóccix para ayudar a desplazar el rectosigma para disecciones difíciles o durante la resección en bloque en cirugías de citorreducción del cáncer ginecológico (*véanse* cap. 1 y fig. 1-33 para la anatomía del espacio presacro).

Para entrar en este espacio, el colon sigmoide se aparta hacia la izquierda y se abre el peritoneo por encima del promontorio sacro a la derecha del colon en o por encima del nivel de la arteria ilíaca primitiva derecha. Se debe tener cuidado para evitar el uréter derecho. Las técnicas de tracción y contratracción y de disección roma se utilizan inicialmente para levantar el peritoneo anterior. Esto expondrá la bifurcación de la aorta y las venas ilíacas primitivas. Debe evitarse la disección posterior excesiva, ya que la arteria y vena sacras medias descienden desde la unión de los vasos ilíacos primitivos y discurren delante del ligamento anterior de las vértebras lumbares más bajas y el promontorio sacro, hacia cuya cavidad se dirige. La interrupción de las venas perforantes que desembocan en la vena sacra media puede causar una hemorragia difícil de detener debido a que las venas cortadas se retraen por debajo del nivel del periostio.

El tejido areolar entre el sacro y los vasos, así como entre el mesenterio distal del sigmoide y el recto, se puede abrir aún más extendiéndose por debajo de los ligamentos uterosacros hasta la punta del cóccix. Durante la disección, en su mayor parte suave, se toma la dirección anterior para levantar el sigmoide distal y el recto proximal desde el ligamento anterior del sacro.

Disección del espacio de Retzius o retropúbico

El desarrollo de este espacio (*véase* fig. 5-17) es clave para los procedimientos de suspensión retropúbica, la disección de la vejiga para el reimplante ureteral y las exenteraciones pélvicas que requieren la extirpación de la vejiga. Se abre el peritoneo por arriba de la vejiga y se realiza una disección suave a lo largo de la superficie del pubis, inicialmente en la línea media. Deben evitarse los traumatismos a lo largo del plexo vascular bilateral prominente y en ubicación lateral a la uretra y la base de la vejiga. La disección generalmente se continúa por debajo del cuello de la vejiga y expone la fascia endopélvica en ubicación lateral a la uretra. La disección puede hacerse en toda la longitud de la uretra si se va a realizar una cistectomía.

Disección del espacio paravesical

Hay dos abordajes para el espacio paravesical: *1)* disección lateral desde el espacio de Retzius (*véase* fig. 5-17), empleada con mucha frecuencia durante la reparación paravaginal, y *2)* disección transperitoneal, usada más frecuentemente durante la histerectomía radical o la linfadenectomía pélvica.

Al disecar desde el espacio de Retzius, la arteria vesical superior está adelante. Su extensión suave abre el espacio siguiendo inicialmente la curva cóncava de las ramas superior e inferior del pubis. A medida que se desarrolla el espacio, la parte anterior de la vagina se retrae hacia atrás y ligeramente al lado opuesto. La placa de los elevadores se encontrará a lo largo de la rama posterior. La disección a lo largo del músculo elevador del ano permitirá la exposición de su tendón, muy por debajo del nervio obturador y los vasos de la pared lateral.

El abordaje transperitoneal comienza con el corte del ligamento redondo, medial a los vasos ilíacos externos, y con la abertura del ligamento ancho por delante y detrás del ligamento redondo. Muy a menudo se puede identificar una cresta que se arquea sobre la pared interna del abdomen en ubicación lateral a la vejiga, la continuación de la arteria vesical superior. Se puede sujetar a través del peritoneo y retraer medialmente, lo que abrirá parcialmente el espacio. En una paciente con obesidad, este punto de referencia puede ser imposible de identificar. En estos casos, la extensión del tejido areolar medial al tejido linfático graso adherido a la parte distal de los vasos ilíacos externos distales comenzará a abrir el espacio. La extensión con tracción medial contra la arteria vesical superior, por lo general, producirá la disección más eficaz. El tejido graso adherido a la arteria vesical superior se puede disecar directamente. La disección profunda continúa hasta que se identifica la placa del elevador y, posteriormente, hasta que se exponen los vasos ilíacos externos y la arteria ilíaca interna. *Véase* el capítulo 25 para una descripción adicional del desarrollo de los espacios pélvicos.

PUNTOS CLAVE

- La posición de litotomía baja es ideal para la mayoría de los procedimientos pélvicos abiertos. Permite a un segundo ayudante, que estará de pie entre las piernas de la paciente, mejorar el acceso al campo quirúrgico. Hay acceso fácil a la vagina y al ano para las disecciones difíciles donde la colocación de una gasa montada en la vagina o una sonda en el recto puede ayudar en la identificación de estas estructuras. Además, la paciente está en posición para la cistoscopia si se necesita verificar la permeabilidad ureteral o colocar una endoprótesis.
- Una buena iluminación en el campo quirúrgico es vital para cualquier procedimiento quirúrgico. Las luces superiores deben colocarse donde no sean obstruidas por las cabezas del equipo quirúrgico y pueden necesitar cambiarse dinámicamente durante el transcurso del procedimiento. A menudo, una lámpara frontal es útil para iluminar los campos quirúrgicos pélvicos profundos.
- Las cirugías abiertas prolongadas pueden ser físicamente agotadoras. La postura más ergonómica evitará la tensión y la fatiga innecesarias durante un solo procedimiento y, finalmente, durante la carrera de un cirujano ginecólogo. La espalda del cirujano debe permanecer recta, sus hombros hacia atrás y los pies ligeramente separados hasta el ancho de los hombros, con el peso corporal distribuido uniformemente entre los pies.
- La mesa de operaciones debe estar a una altura donde la superficie abdominal de la paciente esté ligeramente por debajo del nivel del cinturón. Esto permite una vista panorámica de la pelvis y que los brazos del cirujano se encuentren a los lados, extendidos ligeramente más de 90° en los codos. Si la mesa es mucho más alta, el cirujano levantará los codos, lo que pondrá tensión en sus hombros y aumentará el gasto de energía durante la operación.
- Durante un procedimiento prolongado, no es raro descubrir que la mala exposición del campo quirúrgico ha requerido torsiones de la postura para visualizar estructuras críticas o retraer los tejidos adyacentes. El cirujano debe estar consciente de estas situaciones y tratar de variar su postura para evitar la tensión en la parte superior e inferior de la espalda.
- Los nudos quirúrgicos son un componente importante del conjunto de habilidades del cirujano. Aunque es una habilidad aparentemente trivial, es importante practicar el atado de nudos con una variedad de materiales de sutura.
- Se requiere un conocimiento básico de la anatomía quirúrgica de la pelvis para realizar procedimientos ginecológicos importantes, como histerectomía u ooforectomía, incluyendo la ubicación y los límites de los principales espacios retroperitoneales y las relaciones anatómicas de las estructuras vitales en varios planos de la pelvis.

BIBLIOGRAFÍA

Balgobin S, Hamid SA, Wal CY. Mechanical performance of surgical knots in a vaginal surgery model. *J Surg Educ* 2013;70(3):340–344.

Behm T, Unger JB, Ivy JJ, et al. Flat square knots: are 3 throws enough? *Am J Obstet Gynecol* 2007;97(2):172–175.

Bogliolo S, Masacchi V, Dominari M, et al. Barbed suture in minimally invasive hysterectomy: a systematic review and meta-analysis *Arch Gynecol Obstet* 2015;292(3):489–497.

Duefias-Garcia OF, Sullivan GM, Leung K, et al. Knot integrity using different suture types and different knot-tying techniques for reconstructive pelvic floor procedures. *Int Urogynecol J* 2018;29(7):979–985.

Galczynski K, Chauvet P, Ferreira H, et al. Surgical film: laparoscopic dissection of female pelvis in 10 steps. *Gynecol Oncol* 2017;147(1):189.

Gingold JA, Falcone T. Retroperitoneal pelvic anatomy during excision of pelvic sidewall endometriosis. *J Endometr Pelvic Pain Disord* 2016;8(2):62–66.

Hurt J, Unger JB, Ivy JJ, et al. Tying a loop-to-strand suture: is it safe? *Am J Obstet Gynecol* 2005;192(4):1094–1097.

Ivy JJ, Unger JB, Mulkherjee B. Knot integrity with non-identical and parallel sliding knots. *Am J Obstet Gynecol* 2004;190(1):83–86.

Kadar N. Surgical anatomy and dissection techniques for laparoscopic surgery. *Curr Opin Obstet Gynecol* 1996;8(4):266–277.

Patel SV, Paskar DD, Vedule SS, et al. Closure methods for laparotomy incisions for preventing incisional hernias and other wound complications. *Cochrane Database Syst Rev* 2017;11:CD005661.

Reich H. Pelvic sidewall dissection. *Clin Obstet Gynecol* 1991;34(2)412–422.

Rogers RM, Pasic R. Pelvic retroperitoneal dissection: a hands-on primer. *J Minim Invasive Gynecol* 2017;24(4):546–551.

Rogers RM, Taylor RH. The core of a competent surgeon: a working knowledge of surgical anatomy and safe dissection techniques. *Obstet Gynecol Clin North Am* 2011;38(4):777–788.

Van Leeuwen N, Trimbos JB. Strength of sliding knots in mulifilament resorbable suture materials. *Gynecol Surg* 2012;9(4):433–437.

CAPÍTULO 6

Principios de las energías eléctrica y láser aplicadas a la cirugía ginecológica

Ted L. Anderson y Magdy Milad

Historia y desarrollo de la electrocirugía
Principios básicos de electrocirugía
Unidades electroquirúrgicas (generadores)
Potencia de salida de la unidad electroquirúrgica
Electrodos dispersivos ("cojinetes de retorno")
Circuitos electroquirúrgicos, formas de onda y efectos tisulares
Circuitos monopolares frente a bipolares
Formas de onda continuas frente a intermitentes
Efectos tisulares

Consideraciones de seguridad con circuitos monopolares
Activación abierta
Acoplamiento directo
Fallas del aislamiento
Acoplamiento capacitivo
Monitorización del electrodo activo
Coagulador con haz de argón
Instrumentos bipolares
Primera generación
Segunda generación
Aplicaciones electroquirúrgicas en la histeroscopia operatoria
Monopolares
Bipolares

Tecnología ultrasónica
Tecnología láser
Perspectiva histórica y antecedentes
Principios de la tecnología láser
Tipos de láser y sus aplicaciones
Seguridad del láser
Situaciones quirúrgicas especiales
Embarazo
Perforaciones ornamentales y prótesis
Dispositivos implantables
Riesgos de la electrocirugía en el quirófano
Incendio
Humo quirúrgico

Desde finales del siglo XIX, la práctica de la medicina y la cirugía se ha basado cada vez más en el uso de energía. De hecho, la mayoría de los procedimientos quirúrgicos ginecológicos realizados hoy en día incorporan algún tipo de uso de energía. Desafortunadamente, muchos cirujanos no entienden por completo los principios físicos que rigen los efectos biológicos deseados o no comprenden cómo manipular los ajustes y las técnicas de manera eficaz para lograr dichos efectos. El residente o ayudante en proceso de formación en un programa de obstetricia y ginecología ha recibido un entrenamiento formal escaso en cuanto a los principios y la aplicación de la electrocirugía. Es importante destacar que las limitaciones de un cirujano respecto al conocimiento de los principios electroquirúrgicos pueden conducir a la emisión no intencionada de energía que podría provocar complicaciones inmediatas o tardías.

En las últimas tres décadas, los instrumentos y generadores electroquirúrgicos han evolucionado hasta convertirse en sistemas complejos que pueden interactuar con los tejidos para regular, limitar e, incluso, interrumpir la emisión de energía en respuesta a los rápidos cambios de la impedancia tisular. En algunos casos, el mismo instrumento emite una variedad de modalidades de energía. Para utilizar estos dispositivos y sistemas de manera eficaz y segura, es imperativo que el cirujano ginecólogo contemporáneo tenga un conocimiento práctico de la generación de energía, de su emisión y de sus efectos tisulares.

El objetivo en este capítulo es proveer los principios fundamentales de electrocirugía y tecnología láser. Más específicamente, se desea proporcionar un enfoque práctico que ilustre cómo se aplican estas tecnologías dentro del campo de la cirugía ginecológica para promover un uso seguro de los instrumentos disponibles.

HISTORIA Y DESARROLLO DE LA ELECTROCIRUGÍA

Ya desde el siglo IV a. C., los egipcios describieron el tratamiento de las heridas utilizando un dispositivo llamado "taladro de fuego", que emanaba calor rápidamente a lo largo de su eje. En el mismo siglo se pensaba que un pez conocido como el "estruendo del mar", capaz de emitir descargas eléctricas, tenía poderes curativos potenciales cuando se tocaba. En los primeros escritos de los tratados hipocráticos (alrededor del año 400 a. C.), los seguidores de Hipócrates describieron el tratamiento de diversos tumores, así como de las hemorroides, con la aplicación directa de calor. En esa época, el uso de calor se logró con frecuencia a través del calentamiento específico de un dispositivo de metal y su colocación directa sobre la herida, básicamente infligiendo quemaduras de tercer grado por la incapacidad de regular el efecto tisular. Por consiguiente, la palabra *cauterio* proviene del término griego *kauterion*, que significa "hierro caliente". Alrededor de 1600, el médico y científico inglés William Gilbert introdujo el término *electricus*, que significa "como el ámbar", cuando descubrió la atracción de objetos entre sí después de frotarlos contra una varilla de ámbar. Una vez que la electricidad estuvo ampliamente disponible, este concepto se amplió a *electrocauterización*, que describe el uso de electricidad para calentar la punta metálica de un dispositivo y posteriormente aplicar calor directo a los tejidos.

Fueron los experimentos de Benjamin Franklin con la electricidad en el siglo XVIII los que llevaron a la idea de que la aplicación directa de corriente eléctrica a los tejidos podría utilizarse para su aprovechamiento en la medicina. Mientras que John Wesley (Inglaterra), Johann Kruger (Alemania) y Jean-Antoine Nollet (Francia) experimentaban en pacientes con parálisis, Franklin y su colega holandés Jan Ingenhousz describieron un "estado de gran elación" después de varias descargas eléctricas no intencionales o letales en la cabeza y propusieron este tratamiento para la melancolía.

Dos importantes descubrimientos allanaron el camino para la aplicación moderna de la electricidad en la medicina. El primero fue la comprensión de la inducción electromagnética por Michael Faraday y Robert Todd, lo que condujo a la capacidad para aprovechar y almacenar energía eléctrica de forma confiable. Esto dio lugar al desarrollo de generadores electroquirúrgicos. El segundo descubrimiento fue una ampliación del trabajo de Luigi Galvani, quien demostró que la electricidad aplicada a las patas de una rana inducía su contracción muscular.

William Morton y Arsenne D'Arsonval notaron que la aplicación de electricidad con una frecuencia superior a 100 kHz permitía que esta pasara a través del cuerpo sin inducir dolor, quemaduras o espasmos musculares (incluidos los cardíacos), el llamado *efecto farádico*. D'Arsonval señaló además que la corriente influía directamente en la temperatura corporal, la absorción de oxígeno y la eliminación de dióxido de carbono, cada una en aumento a medida que la corriente atravesaba el cuerpo. Cabe destacar que se determinó que la temperatura aumentaba de manera proporcional al cuadrado de la "intensidad de la corriente".

El cirujano francés Joseph Rivière, a principios del siglo XX, fue quizá el primero en usar la electricidad en la clínica en forma de una descarga eléctrica para tratar la úlcera en la mano de un paciente. Sin embargo, en la década de 1920, fue Grant Ward quien mostró que una forma de onda eléctrica sinusoidal continua era superior para el corte de tejidos y que una forma intermitente causaba una coagulación más eficaz. Esto condujo a la ahora famosa colaboración entre el neurocirujano Harvey Cushing y el Dr. William Bovie para fabricar una unidad electroquirúrgica (también conocida como *generador*) diseñada para lograr la hemostasia transoperatoria en la neurocirugía. Ellos publicaron los resultados de una serie de casos de resección de tumores intracraneales en 1928, con un extracto del Dr. Bovie donde describe los principios de la deshidratación superficial (desecación), el corte y la coagulación de los tejidos. Estos sucesos de referencia condujeron a la era de las aplicaciones modernas de la electricidad en la medicina. Por desgracia, Bovie fue censurado debido a su invento; se le dijo que solo un charlatán usaría electricidad durante las intervenciones quirúrgicas. A la larga, Bovie vendió la patente por un dólar y murió en la miseria.

PRINCIPIOS BÁSICOS DE ELECTROCIRUGÍA

"Electrocauterización" y "electrocirugía" no son sinónimos. La *electrocauterización* se refiere a la aplicación de corriente directa a un instrumento de alta resistencia (p. ej., un alambre) para producir calor y, después, aplicarlo directamente al tejido con el fin de destruirlo. Esto sería como quemar la piel con un alambre caliente (el tejido de la paciente no se incluye en el circuito eléctrico). Un uso frecuente de la electrocauterización ocurre en los servicios de urgencias para aliviar los hematomas subungueales. No puede dejarse de mencionar que las unidades de electrocauterización no se utilizan cotidianamente en el quirófano. Por el contrario, la *electrocirugía* es el empleo de energía cinética en forma de radiofrecuencia de corriente alterna (CA) que se transfiere a los tejidos, aumenta la temperatura intracelular y es susceptible de regulación para lograr los efectos tisulares deseados (los tejidos de la paciente sí están incluidos en el circuito eléctrico).

Hay tres elementos específicos requeridos en la electrocirugía. En primer lugar, debe haber una unidad electroquirúrgica o un generador para regular la electricidad suministrada desde la toma de corriente del quirófano (con una frecuencia de 60 Hz) hasta una frecuencia mucho mayor (> 200 000 Hz) y emitirla en la conformación requerida. En segundo lugar, debe haber un electrodo activo para aplicar electricidad al tejido de interés en la forma requerida. En tercer lugar, debe haber un cojinete de retorno, o electrodo dispersivo, para completar el circuito eléctrico.

El flujo de electricidad hacia y desde una unidad electroquirúrgica a través de los tejidos sigue los principios básicos de la física. La corriente alterna fuerza a las partículas de energía (*electrones*) a través del tejido entre polos de carga negativa y positiva con una rápida inversión de su dirección. El término *circuito* se utiliza para describir la trayectoria que toman los electrones. En los circuitos eléctricos, la electricidad generalmente se transporta a través de conductores (como los alambres), pero también lo puede hacer por medio de los tejidos vivos. El flujo de electrones a través de las células crea cambios en la polaridad de sus electrólitos (Na^+, Ca^{2+}, K^+, Cl^-, etc.). La energía electromagnética hace que los aniones migren hacia el electrodo positivo y los cationes hacia el negativo, lo que se conoce como *efecto galvánico*. Es importante destacar que el flujo de alta frecuencia de los electrones en el espectro de radiofrecuencia supera al necesario para la despolarización de la membrana celular (100 kHz) y no afecta la apertura de los canales de sodio o de calcio. Más bien, las fuerzas de fricción de estos iones intracelulares cargados crean una excitación cinética y el posterior calentamiento térmico intracelular como resultado de los cambios termodinámicos.

$$\text{Corriente }(I) \text{ (amperios)} = \frac{\text{Voltaje }(V) \text{ (voltios)}}{\text{Resistencia }(R) \text{ (ohmios)}}$$

FIGURA 6-1 La ley de Ohm describe el flujo de electrones a través de un circuito.

El flujo de electrones a través de un conductor se llama *corriente*, que se rige por dos fuerzas opuestas, a saber, el *voltaje* (la que impulsa los electrones por un circuito) y la *resistencia* (la oposición al libre flujo de electrones). Esta relación está definida por la ley de Ohm que se ilustra en la **figura 6-1**. De esta relación se puede apreciar que, para aumentar el flujo de electrones (corriente), se debe incrementar la fuerza electromotriz (voltaje) o disminuir la impedancia (resistencia) al flujo libre de electrones. Algunas personas consideran útil comparar esto con el agua que fluye a través de una manguera en su jardín. Si se dobla la manguera (aumenta la impedancia), el flujo de agua (corriente) disminuirá. La única manera de evitar esto conservando la manguera doblada es aumentar la presión del agua (voltaje) proporcionalmente.

Se puede explorar más a fondo la relación entre resistencia y voltaje mediante la revisión del concepto de *potencia*, definida como la energía instantánea requerida por unidad de tiempo para realizar una función medida en vatios. Específicamente, la potencia se define por la fuerza electromotriz (voltaje) multiplicada por el flujo de electrones (corriente) o $W = V \times I$. Con la sustitución matemática de la ley de Ohm ($I = V / R$), se puede derivar que la potencia (vatios) está relacionada con el voltaje al cuadrado, dividido entre la resistencia, o $W = V^2 / R$. En términos prácticos esto significa que, a medida que aumenta la resistencia, para mantener la potencia necesaria para realizar una función, el voltaje también debe aumentar. Es importante destacar que es el voltaje el que se debe aprovechar y regular para realizar tareas electroquirúrgicas de manera eficaz y segura. Si se vuelve a la analogía de la manguera, esto significa que si aumenta la resistencia (doblez de la manguera), para mantener los vatios o la energía instantánea requerida por unidad de tiempo para realizar una función de trabajo (para regar el jardín), se debe aumentar el voltaje (la presión del agua). Esas son las bases matemáticas y físicas básicas para la electrocirugía aplicada.

UNIDADES ELECTROQUIRÚRGICAS (GENERADORES)

Potencia de salida de la unidad electroquirúrgica

La corriente entre la unidad electroquirúrgica y los tejidos del campo operatorio se aplica mediante un instrumento electroquirúrgico (electrodo activo) con una frecuencia entre 200 000 y 3 millones de ciclos por segundo (hercios, Hz). Estas frecuencias representan una parte del espectro de radiofrecuencia, que incluye las utilizadas en electrodomésticos comunes (60 Hz), desde la televisión abierta (108 Hz) hasta los aparatos de microondas (1010 Hz) y de rayos gamma (1024 Hz), como se muestra en la **figura 6-2**. Las frecuencias por debajo de 100 000 ciclos por segundo pueden causar contracción muscular tetánica (efecto farádico). Rara vez durante el uso de la electrocirugía llegan a ocurrir fasciculaciones musculares o estimulación nerviosa por desregulación de la frecuencia de la corriente hasta menos de 100 000 Hz, presumiblemente por vías de circuitos múltiples que interactúan dentro del entorno biofísico.

La mayoría de las unidades electroquirúrgicas modernas de estado sólido puede producir más de 8 000 V. Sin embargo, la mayoría de las salidas de uso común están en el rango de 500-3 000 V, con una frecuencia mayor de 500 000 Hz. Además, la mayoría de los generadores actuales están calibrados para la potencia de salida; la potencia establecida por el personal del quirófano refleja la disponible al inicio de la aplicación electroquirúrgica. A medida que aumenta la impedancia tisular con el calentamiento en respuesta a la energía aplicada, se sabe por cálculos previos que la potencia disminuye. Más aún, muchas unidades electroquirúrgicas modernas se describen mejor como "generadores adaptativos". A menudo diseñadas para trabajar en conjunto con instrumentos específicos, pueden ajustar la potencia de salida de inmediato mediante un sistema informático. Miden la impedancia del tejido en el sitio quirúrgico y regulan la potencia de salida de manera acorde. Asimismo, las unidades electroquirúrgicas suelen tener herramientas para limitar el voltaje pico, lo que reduce los efectos no intencionales de la "energía fugada".

Electrodos dispersivos ("cojinetes de retorno")

Históricamente, los generadores estaban conectados a tierra, lo que significa que la "tierra" era parte del circuito.

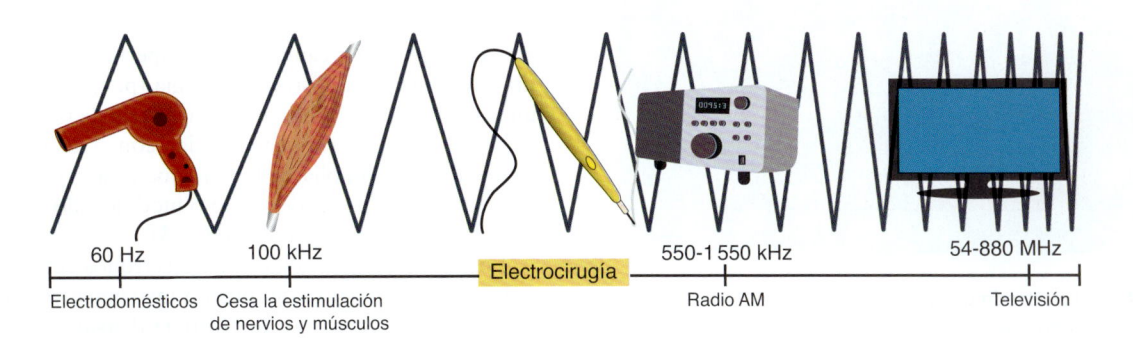

FIGURA 6-2 Espectro de radiofrecuencias. La frecuencia producida por los generadores electroquirúrgicos se superpone con el rango de las ondas de radio AM y, por lo tanto, se conoce como "radiofrecuencia" (RF).

60 Hz — Electrodomésticos
100 kHz — Cesa la estimulación de nervios y músculos
Electrocirugía
550-1 550 kHz — Radio AM
54-880 MHz — Televisión

Desafortunadamente, esto implicó que el circuito se completase evitando el cojinete dispersivo (a veces llamado *cojinete de conexión a tierra*) a través de vías alternativas hacia el suelo, lo que a su vez ocasionó lesiones térmicas no intencionales al paciente en sitios como una derivación de electrocardiografía (ECG). Las unidades electroquirúrgicas de circuito aislado se introdujeron a finales de la década de 1960, por lo que la corriente suministrada por la unidad se devuelve a esta (no a "tierra") para completar el circuito. Además, la corriente que alcanza al paciente se genera en transformadores aislados del gabinete de la unidad electroquirúrgica. Por lo tanto, cuando se interrumpe el circuito eléctrico, los electrones no buscan tierra y no hay flujo de corriente. Esto introdujo el concepto de *electrodo de retorno* en lugar del de "cojinete de conexión a tierra", aunque las dos denominaciones se utilizan a menudo (incorrectamente) como sinónimos. Técnicamente, incluso la denominación de "electrodo de retorno" es errónea dado que la corriente se alterna en él a la misma frecuencia y con la misma potencia que en el electrodo "activo". El nombre *electrodo dispersivo* describe con mayor precisión al cojinete aplicado a un sitio remoto del campo quirúrgico; prácticamente elimina el riesgo de lesiones dada su gran superficie que disemina la corriente. Sin embargo, si un electrodo dispersivo está mal colocado o se despega parcialmente en el transoperatorio, puede haber suficiente intensidad de corriente en algún punto del electrodo como para provocar una quemadura.

La monitorización de los electrodos de retorno se introdujo en la década de 1980 y está en uso hoy en día. En este sistema, un electrodo dispersivo consta de dos superficies conductoras lado a lado, separadas por un aislante, todas contenidas dentro del mismo cojinete (**fig. 6-3**). Los dispositivos de monitorización incorporados en la unidad electroquirúrgica miden la integridad del contacto del cojinete con la piel a través de una corriente corroboradora de baja impedancia. La impedancia entre los dos cojinetes debe permanecer entre 20 y 100 ohmios, lo que se logra mediante el contacto uniforme con la piel. Si hay un contacto deficiente, se desencadena una alarma y la potencia de salida del generador se interrumpe automáticamente. El electrodo dispersivo debe permanecer seco y colocarse con el borde largo lo más cercano posible al campo quirúrgico, lo que facilita la máxima dispersión de la corriente a lo largo del borde frontal. Los tamaños de los cojinetes varían, incluyendo los apropiados para los pacientes neonatales, pediátricos y adultos; los dos primeros con un suministro de energía limitado para seguridad del paciente.

CIRCUITOS ELECTROQUIRÚRGICOS, FORMAS DE ONDA Y EFECTOS TISULARES

Circuitos monopolares frente a bipolares

Todas las unidades electroquirúrgicas modernas ofrecen la capacidad de regular la corriente eléctrica con la emisión de radiofrecuencia en circuitos *monopolares* o *bipolares* y un patrón de forma de onda continua o intermitente. Por convención, se suele hacer referencia a estos dos patrones como *CUT* y *COAG* (*CORTE* y *COAGULACIÓN*, respectivamente), en honor a la descripción de los efectos tisulares de Ward y Bovie en la década de 1920. Sin embargo, los términos CUT y COAG son erróneos, pues se refieren a efectos tisulares y no a una forma de onda, lo que se describe con detalle a continuación. Además, el nombre *corriente monopolar* también es erróneo debido a que, técnicamente, todos los circuitos eléctricos deben ser bipolares.

La distinción más apropiada entre los circuitos electroquirúrgicos sería la ubicación entre los electrodos activo y dispersivo. En los circuitos monopolares, el electrodo activo (instrumento que crea el efecto tisular) se encuentra lejos del electrodo dispersivo. Así, la energía de radiofrecuencia entra al cuerpo por el electrodo activo y se dispersa a través de una miríada de rutas, siguiendo el camino de menor resistencia, hacia el electrodo dispersivo para completar el circuito eléctrico, alternando su dirección miles de veces cada segundo (**fig. 6-4**). La concentración de la energía de radiofrecuencia en el electrodo activo (alta intensidad de corriente) se encarga del efecto tisular local (p. ej., combustión). Por el contrario, la naturaleza difusa de la energía de radiofrecuencia a través del cuerpo y en el sitio del electrodo dispersivo (baja intensidad de corriente) explica por qué no hay efecto reconocible alguno. Con el uso de este principio, el cirujano puede modificar los efectos tisulares del electrodo activo simplemente cambiando la superficie del instrumento utilizado para suministrar la energía (p. ej., modificando la intensidad de la corriente mediante el uso de un electrodo de espátula electroquirúrgica estándar, con el ancho del borde frente a la cara amplia de la hoja que ve al tejido, o usando un electrodo de punta de aguja) o modificando la configuración de potencia del aparato (**fig. 6-5**).

En los circuitos bipolares, los electrodos activo y dispersivo son componentes del mismo instrumento y presentan superficies similares. Por lo tanto, la densidad de corriente es básicamente idéntica en ambos electrodos. Es importante destacar que la única parte del paciente involucrada en el circuito bipolar es el tejido que se encuentra directamente

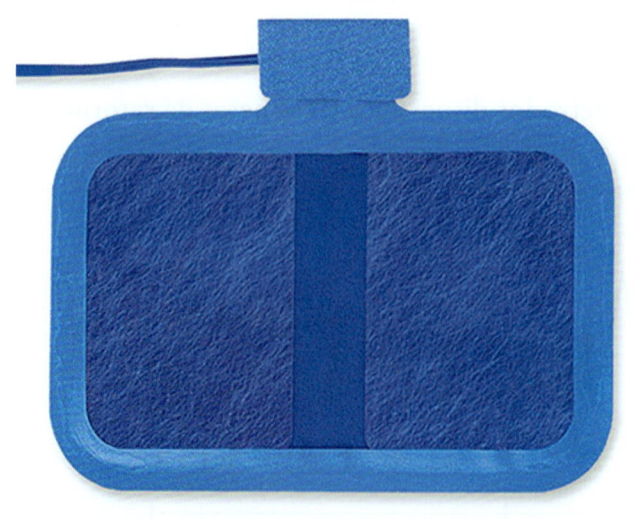

FIGURA 6-3 El electrodo dispersivo o de "retorno" se compone de dos electrodos, uno al lado del otro, contenidos dentro del cojinete. Un circuito de indagación determina la impedancia entre los dos y no permitirá que el generador se active a menos que la impedancia imite al tejido (20-100 ohmios).

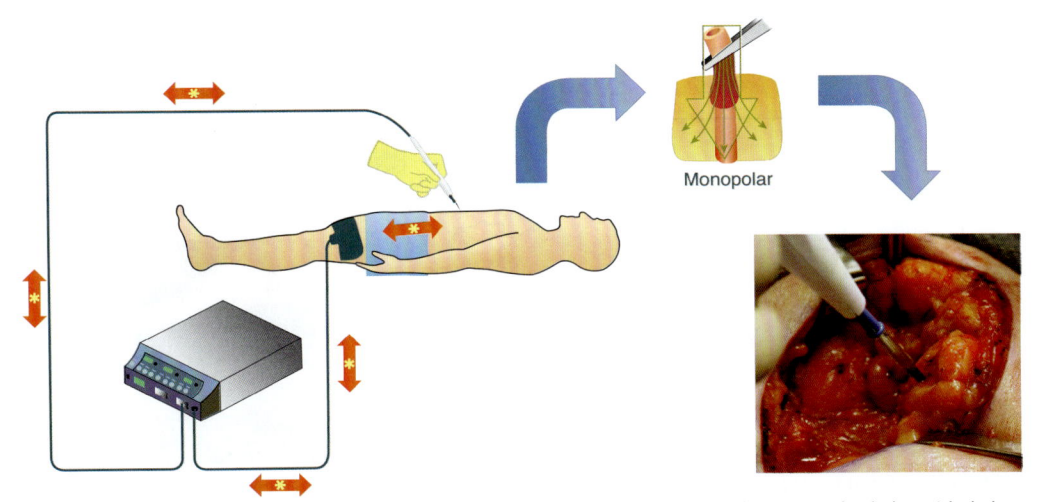

FIGURA 6-4 Circuito eléctrico monopolar. La radiofrecuencia se emite hacia el paciente desde la unidad electroquirúrgica a través de un electrodo activo, se dispersa a través de él y se devuelve a la unidad electroquirúrgica por un electrodo de retorno colocado remotamente para completar el circuito.

entre los electrodos (fig. 6-6). Sin embargo, el calor puede extenderse más allá de los bordes de los electrodos, fenómeno conocido como *propagación térmica lateral*.

Formas de onda continuas frente a intermitentes

En los circuitos monopolares, la energía de radiofrecuencia puede suministrarse en forma de onda continua (CUT) o de pulsos intermitentes (COAG) de corriente eléctrica. En el modo CUT hay una emisión con forma de onda sinusoidal ininterrumpida a través del electrodo activo (ciclo de servicio continuo). Como alternativa, en el modo COAG la energía de radiofrecuencia se emite en pulsos, por lo que durante un período determinado esto se hace aproximadamente el 6% del tiempo (ciclo de servicio intermitente). Durante la fase de reposo, el tejido desecado, enfriado y coagulado con proteínas desnaturalizadas aumenta la resistencia y, por lo tanto, también el voltaje necesario para la emisión continua de energía. La mayoría de las unidades electroquirúrgicas ofrecen un modo "BLEND" (MEZCLA) en el que se modifica el ciclo de servicio, que oscila entre el 40 y 80%, lo que permite una mezcla de las propiedades de corte y coagulación (fig. 6-7). Se debe tener en cuenta que, cuando se utiliza el modo BLEND, la potencia entregada se basa en el modo CUT. Por ejemplo, si el ajuste CUT es de 60 W y el de COAG es de 40 W, un 50% de BLEND emitiría 60 W durante el 50% del tiempo y 0 W durante el 50% restante (es decir, el modo COAG no tiene ningún impacto en la emisión de energía cuando se selecciona el modo BLEND).

Todos los dispositivos bipolares suministran energía de radiofrecuencia utilizando una forma de onda sinusoidal continua (CUT). Los instrumentos modernos disponibles para su uso en el modo bipolar también emplean la fuerza de compresión para disminuir la presión del pulso vascular y, posteriormente, la irrigación sanguínea a través del tejido interpuesto, así como para asegurar la fusión de las paredes vasculares (coaptación). Esto ayuda aún más a que la energía se mantenga concentrada entre los electrodos para lograr el máximo efecto tisular deseado. Además, a menudo se incorporan mecanismos de retroalimentación para determinar cuándo el tejido interpuesto está suficientemente desecado. Esta tecnología de respuesta tisular permite que una unidad electroquirúrgica adaptativa mida la impedancia del tejido miles de veces e interrumpa la emisión de energía cuando ya se haya logrado el efecto tisular completo.

Aunque los términos *CUT* y *COAG* se han arraigado en nuestro léxico electroquirúrgico, es más útil pensar en la forma de onda y en la técnica con respecto al efecto tisular logrado. La energía de radiofrecuencia se puede utilizar para cortar el tejido mediante un rápido aumento de la temperatura en el modo sin contacto (vaporización), así como para

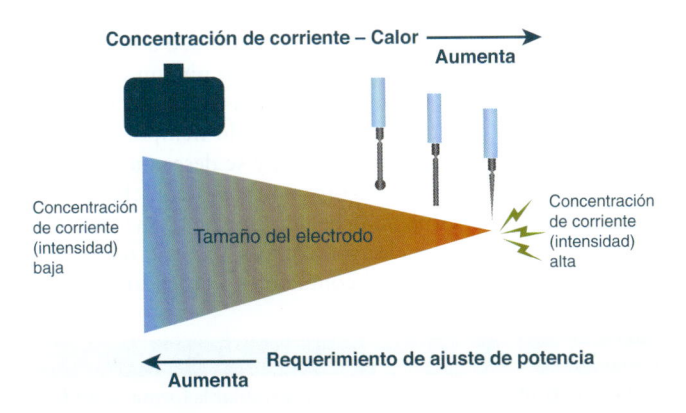

FIGURA 6-5 Intensidad de corriente. El mayor grado de energía de radiofrecuencia en el electrodo activo (alta intensidad de corriente) se encarga del efecto tisular local. Aumentar el tamaño del electrodo disminuye la intensidad de la carga y el efecto local. Además, a medida que la corriente eléctrica se propaga lejos del electrodo activo, el efecto tisular disminuye notoriamente.

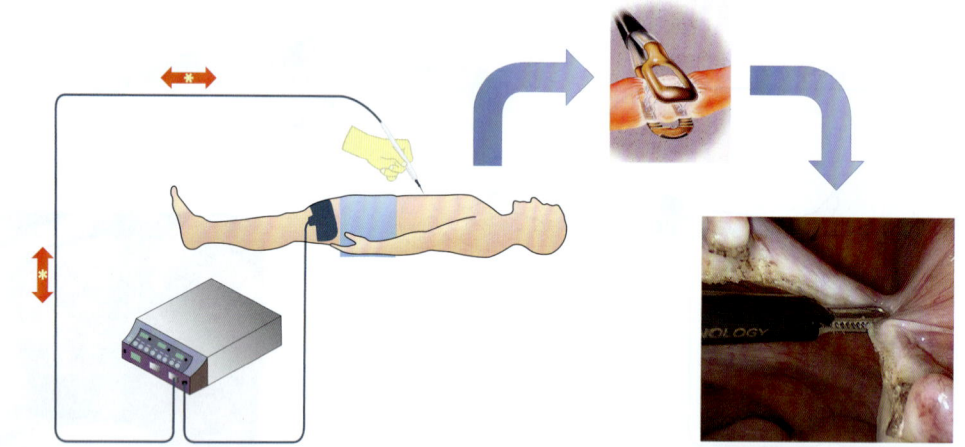

FIGURA 6-6 Circuito eléctrico bipolar. La radiofrecuencia se emite hacia el paciente desde la unidad electroquirúrgica a través de un electrodo activo, y se devuelve a dicha unidad por medio de un electrodo dispersivo colocado ahí para completar el circuito. Solo el tejido situado entre los electrodos participa en el circuito.

coagularlo a través de la deshidratación y desnaturalización intensa y lenta de las proteínas (desecación) o por el arco de un aerosol superficial de electrones (fulguración), cuyo resultado suele ser la carbonización tisular (tabla 6-1). Se han identificado cambios de temperatura con cada uno de estos efectos. Si bien la muerte celular es función del tiempo, la temperatura y la presión, se sabe que, en general, puede haber daño irreversible en los tejidos a 60 °C o más por desnaturalización y coagulación intracelulares de las proteínas. Hay deshidratación (evaporación de agua) cuando el tejido se calienta a 90 °C o más, lo que se conoce como *desecación*. El rápido aumento de la temperatura hasta 100 °C o más causará la rotura de las paredes celulares al formarse gas a partir del agua líquida por un proceso conocido como *vaporización*.

A temperaturas de 250 °C o más, los tejidos empiezan a carbonizarse, lo que lleva al efecto de *fulguración*.

Efectos tisulares

Efectos de la forma de onda y el contacto con los tejidos

Como se mencionó anteriormente, el modo CUT emite una forma de onda sinusoidal continua que cambia de dirección ante la alta frecuencia determinada por la unidad electroquirúrgica. Si esta radiofrecuencia se administra a través de un pequeño electrodo activo (alta intensidad de corriente) y con una técnica sin contacto, se genera un calor intracelular rápido e intenso, que vaporiza las células afectadas. El vapor ocupa un espacio mucho mayor que el agua de la célula, lo que tiene dos efectos. En primer lugar, literalmente las hace explotar. En segundo, e igualmente importante, disipa el calor generado para disminuir el daño térmico a los tejidos adyacentes. En consecuencia, hay poco o ningún efecto de coagulación. Si el electrodo activo se mueve muy lentamente o se deja en un punto durante demasiado tiempo, el tejido se deshidrata, aumenta la resistencia y se deseca más lentamente. Por lo tanto, para lograr una separación eficiente y eficaz del tejido, el cirujano debe utilizar una forma de onda continua (CUT) con un electrodo activo pequeño o delgado que se activa justo antes del contacto con el tejido. Con un

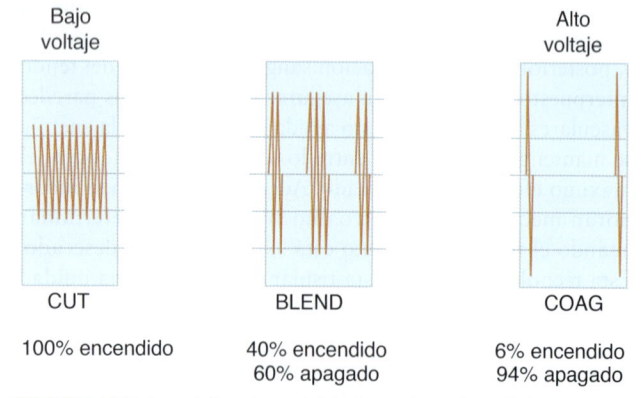

FIGURA 6-7 Los ciclos de actividad continua (CUT) frente a los intermitentes (COAG) difieren en la duración de la emisión de energía de radiofrecuencia y el voltaje necesario para generarla. La mayoría de los generadores ofrecen un modo BLEND con algunas características de ambos extremos al variar la duración del ciclo de actividad.

Bajo voltaje — CUT — 100% encendido
BLEND — 40% encendido 60% apagado
Alto voltaje — COAG — 6% encendido 94% apagado

TABLA 6-1

El efecto tisular se puede modificar al cambiar la forma de onda y utilizar el electrodo activo con una técnica con o sin contacto

	SIN CONTACTO	CON CONTACTO
CUT (continuo)	Vaporización	Desecación
COAG (intermitente)	Fulguración	Desecación

voltaje pico de aproximadamente 200 V, el aire ionizado forma una capa de vapor mientras el electrodo se desliza con explosión de las células y calor o coagulación tisular circundantes mínimos.

En el modo COAG, con una frecuencia de 500 kHz, se producen emisiones de energía de radiofrecuencia más de 31 000 veces por segundo. Sin embargo, esto representa menos del 5% del tiempo en modo COAG puro. Durante los intervalos de "apagado", el tejido se enfría y desnaturaliza (coagula), lo que aumenta la resistencia. Si la forma de onda COAG tuviese el mismo voltaje pico que la de CUT, la potencia media emitida por unidad de tiempo sería menor, porque la energía de radiofrecuencia estaría desactivada la mayor parte del tiempo. Para entregar la misma potencia, la forma de onda COAG debe emitir el mismo voltaje promedio que la de CUT. Para ello, debe haber grandes voltajes pico durante el porcentaje del tiempo en el que se emite la energía de radiofrecuencia (fig. 6-8). Las chispas de alto voltaje creadas están más ampliamente dispersas y, debido al efecto de calentamiento intermitente, la temperatura de las células no aumenta rápidamente o no lo suficiente para vaporizarlas. En consecuencia, las células se deshidratan con mayor lentitud y no explotan, lo que crea una incisión en el tejido, con mayor resistencia tisular. Debido al mayor voltaje pico (fuerza electromotriz más alta), las formas de onda COAG pueden conducir la corriente a través de resistencias mayores, lo que permite la fulguración superficial y la desecación de los tejidos más profundos, incluso después de que se ha producido la deshidratación.

La fulguración y la desecación son formas de coagulación tisular. En la desecación, la concentración de la corriente tiene relación con la superficie de contacto entre el tejido y el electrodo activo. Esto crea una penetración profunda del calor y una carbonización mínima de la superficie del tejido. Por otro lado, se produce la fulguración cuando se generan chispas superficiales (sin contacto). Debido al alto voltaje pico y a la alta intensidad de corriente, las chispas se dispersan de manera aleatoria en ciclos intermitentes repetidos con necrosis y carbonización tisular. Dada la misma intensidad de corriente, la fulguración sin contacto es más eficaz para producir necrosis y carbonización superficiales. Sin embargo, la desecación por contacto origina una mayor profundidad de deshidratación tisular.

La velocidad con la que se desplaza el electrodo activo también puede contribuir significativamente al efecto tisular. Cabe recordar que, a una velocidad ideal, el electrodo activo se desliza a través de un camino de células en proceso de vaporización para cortar tejidos con efectos colaterales mínimos. Por otro lado, desplazar el electrodo muy lentamente (aumento del tiempo de permanencia) generará un aumento de calor en los tejidos circundantes, lo que produce un grado proporcional de coagulación tisular. Una vez que el tejido superficial se fulgura, actúa como su propio aislante. Permanecer sobre el mismo tejido más tiempo que el requerido para el efecto de fulguración puede causar lesiones en tejidos más profundos, con posibles vías de fuga del flujo de electrones. Del mismo modo, desplazar el electrodo activo demasiado rápido dará lugar a un modo de contacto

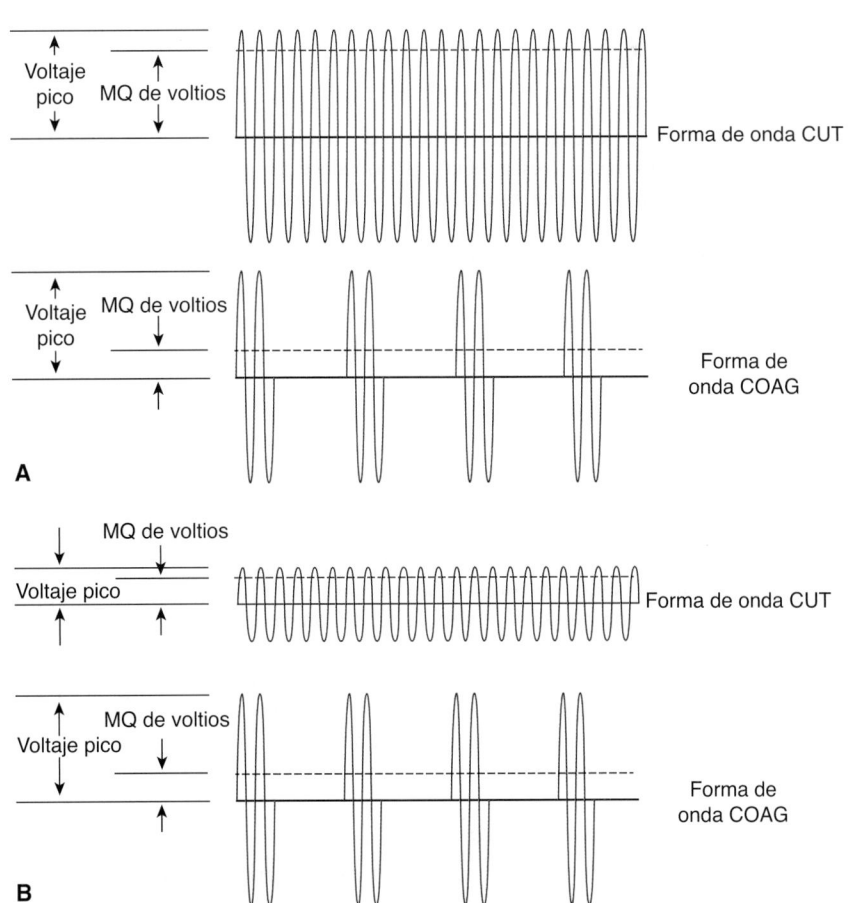

FIGURA 6-8 Cuando el *voltaje pico* es igual entre las corrientes CUT y COAG puras (**A**), la cantidad de potencia emitida en COAG es de solo un tercio de la de CUT. Por el contrario, cuando la *potencia máxima* es la misma entre las corrientes CUT y COAG puras (**B**), el voltaje pico de COAG es aproximadamente tres veces mayor que el de CUT. MQ, media cuadrática.

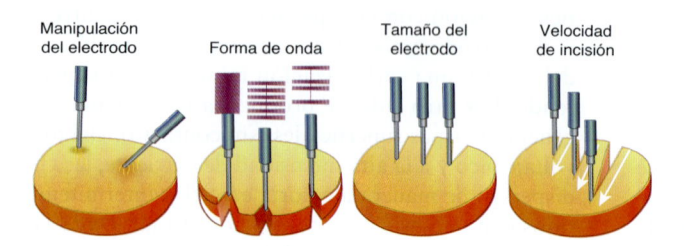

FIGURA 6-9 Las variables que moderan los efectos tisulares incluyen la manipulación de los electrodos (con o sin contacto), la forma de onda (CUT frente a COAG o BLEND), el tamaño del electrodo (intensidad de corriente) y la velocidad de desplazamiento del electrodo activo.

de forma de onda continua (desecación), ya que excede el microambiente de aire ionizado que crea una capa de vapor a partir de las células evaporadas.

Formas de los electrodos

El cirujano puede utilizar una combinación de formas de onda, las características de los electrodos activos y la técnica quirúrgica para lograr efectos tisulares (fig. 6-9). Adicionalmente, se pueden manipular los efectos tisulares al modificar el tamaño del electrodo que regula la intensidad de corriente. Un electrodo con punta de aguja emitirá una mayor intensidad de corriente que la amplia superficie de un electrodo electroquirúrgico de hoja. Por lo tanto, el electrodo de punta de aguja producirá temperaturas más rápidas y altas que favorecen la vaporización (corte), mientras que la hoja ancha emitirá una intensidad de corriente más baja y producirá un aumento menor y más lento de la temperatura, lo que favorece la desecación de tejidos.

Impedancia tisular

Finalmente, con el fin de lograr el efecto tisular deseado, el cirujano debe tener en cuenta la constitución del tejido objetivo. La impedancia tisular (resistencia), que obedece principalmente al contenido de agua, también afectará el resultado electroquirúrgico. La impedancia es alta en los tejidos desecados y cicatrizados, moderada en los adiposos y muy baja en los vasculares, con mayor contenido de agua. La impedancia de los tejidos es dinámica durante la electrocirugía. Además, la potencia necesaria para lograr un efecto electroquirúrgico particular puede variar de una paciente a otra. Por lo general, las pacientes delgadas y musculosas resultan mejores conductoras de electricidad. Las pacientes con obesidad o delgadez extrema pueden presentar mayor impedancia tisular a la corriente eléctrica y, por lo tanto, requerir la aplicación de mayor potencia para lograr el mismo efecto. Los requisitos de potencia para lograr un efecto electroquirúrgico determinado serán mayores cada vez que se aplique un electrodo a una zona de mayor impedancia. Con mayor resistencia, hay una probabilidad más alta de que la corriente en fuga busque sitios alternativos de acción. Por ejemplo, a medida que el agua se evapora y el tejido se coagula, la impedancia aumenta, a veces hasta el punto de inhibir el flujo de la corriente que lo atraviesa.

Ubicación del electrodo dispersivo

La colocación del electrodo dispersivo también es una variable. Cuanto más lejos del sitio quirúrgico, más resistencia habrá y mayor será la potencia necesaria para el efecto quirúrgico. Si el cirujano aumenta por reflejo la potencia y, en consecuencia, el voltaje emitido, es más probable que la corriente supere la resistencia del tejido y busque una vía alternativa de menor resistencia hacia el suelo, lo que puede conducir a lesiones térmicas no intencionales.

CONSIDERACIONES DE SEGURIDAD CON CIRCUITOS MONOPOLARES

Como se ha visto, los principios de la ley de Ohm junto con las reglas: "la electricidad debe completar un circuito o no fluirá", "la electricidad se dirige hacia tierra" y "la electricidad sigue la vía de menor resistencia", proporcionan la base del uso predecible de la energía de radiofrecuencia en las aplicaciones quirúrgicas. Sin embargo, estos mismos principios ilustran los peligros potenciales de las trayectorias no deseadas de energía. Las complicaciones surgen cuando los principios electroquirúrgicos no se entienden y los dispositivos no se ajustan o utilizan correctamente. Se han informado frecuencias de lesión por dispositivos electroquirúrgicos de 2.2-5 por cada 1 000 pacientes. Cabe destacar que estas lesiones no siempre se reconocen durante la cirugía; las intervenciones electroquirúrgicas con frecuencia provocan complicaciones entre los 3 y 7 días posteriores al procedimiento. Se cree que hay un mayor número de lesiones no reconocidas, algunas de las cuales no se vuelven sustanciales y, por lo tanto, no se comunican. La lesión térmica no intencional de los tejidos puede estar relacionada con muchos factores, incluyendo la aplicación directa e indirecta de energía. Aquí se brindan ejemplos de las fuentes más habituales de aplicación de energía no intencional que pueden causar lesiones a las pacientes ginecológicas.

Activación abierta

Al activar deliberadamente el electrodo activo antes del contacto con el tejido (activación abierta), el cirujano puede crear un efecto de fulguración (ya descrito). Tal vez el mejor ejemplo de esto es el uso de un electrodo de esfera para fulgurar el lecho de un procedimiento de escisión electroquirúrgica con asa (LEEP, *loop electrosurgical excision procedure*) en el cuello uterino. Si bien esto puede ser una técnica intencional, en algunos casos se convierte en un riesgo potencial cuando el electrodo activo está lo suficientemente lejos del tejido objetivo (p. ej., descargar la energía de radiofrecuencia en una incisión de laparotomía cuando el electrodo activo está lo suficientemente alejado del objetivo). La carga de energía se acumula en la punta del electrodo a medida que se encuentra con la altísima resistencia del aire. Con suficiente potencia, la fuerza electromotriz (voltaje) puede hacer que la energía de radiofrecuencia se descargue a través de la resistencia del aislante hacia el sitio más cercano, lo que puede crear circuitos de fuga y lesiones tisulares no intencionadas. Además, si hay algún metal presente en el campo, la energía puede formar un arco hacia la vía de menor resistencia.

Acoplamiento directo

El acoplamiento directo se produce cuando un electrodo activo entra en contacto con un instrumento conductor que canaliza la energía de radiofrecuencia a otro sitio (tejido) con el que esté en contacto. Un uso intencional de este principio sería hacer pasar la corriente de un electrodo activo a través de una pinza hemostática que está sujetando un vaso sanguíneo en el sitio quirúrgico. Colocar la punta de la pieza de mano cerca del tejido y activarla después de hacer contacto, lo que evita una activación abierta, provee una desecación más completa. Además, la persona que sostiene la pinza hemostática debe mantener un contacto uniforme para evitar la concentración de la corriente y la quemadura resultante cuando se convierte en la vía de menor resistencia a medida que el tejido se deseca. Un ejemplo frecuente de acoplamiento directo accidental en laparoscopia es el de unas tijeras monopolares activadas que tocan pinzas intestinales adyacentes y causan la transferencia directa de energía de radiofrecuencia al sitio no deseado (intestino). Esto también puede ocurrir cuando el electrodo activo toca el laparoscopio que está en contacto con el intestino.

Fallas del aislamiento

Este tipo de "fuga de energía" posiblemente ocurra con mayor frecuencia en una laparoscopia que en una laparotomía. Muchas veces no se reconoce debido al hecho de que menos del 15% del campo quirúrgico es visible cuando se utiliza una videocámara y un laparoscopio. Los instrumentos laparoscópicos están cubiertos por un aislante para proteger el tejido circundante. El aislamiento que cubre el cuerpo del instrumento se puede romper mediante varios mecanismos, como desplazar el instrumento de manera repetida a través de un trócar o limpiarlo y procesarlo para su reutilización, lo que potencialmente podría provocar una descarga de energía de radiofrecuencia con efectos como los descritos en la activación abierta. El intestino es un objetivo afectado de manera constante por la energía de radiofrecuencia que se fuga debido a fallas en el aislamiento. Por lo general, se produce un blanqueo de la pared del sigmoide (u otro tejido), por lo que el cirujano deberá asumir que la destrucción tisular es más profunda de lo que parece. Este tipo de lesión tisular (palidez, blanqueamiento) tiene una mayor probabilidad de producir fragmentación en el futuro. Si se produce tal lesión intestinal, una estrategia terapéutica frecuente consiste en la resección con reparación. Una lesión intestinal no reconocida conlleva una mortalidad del 3%.

Acoplamiento capacitivo

La *capacitancia* es la capacidad de un objeto para almacenar una carga eléctrica. El acoplamiento capacitivo puede ocurrir cuando dos conductores cercanos entre sí están separados por un aislante. Se describe mejor como un mecanismo por el que la corriente eléctrica en el electrodo activo induce una corriente en otro conductor cercano (de forma accidental) a pesar de un aislamiento intacto. Por ejemplo, cuando se utiliza un laparoscopio quirúrgico, el electrodo activo aislado (p. ej., tijeras) se hace pasar a través de un conducto dentro del instrumento. Esto produce la situación ideal para el acoplamiento capacitivo del laparoscopio por parte del electrodo activo (**fig. 6-10**).

Con todos los instrumentos electroquirúrgicos monopolares estándar se produce cierto grado de acoplamiento capacitivo, pero esto rara vez constituye un peligro. Las lesiones clínicas causadas por la "energía que se fuga" debido al acoplamiento capacitivo dependen de: *1)* la cantidad total de corriente transferida, *2)* la capacidad para prevenir la descarga de arco de la energía acumulada hacia un objetivo tisular no pretendido y *3)* la concentración de la corriente (es decir, la intensidad de corriente) a medida que regresa al electrodo dispersivo. Las alteraciones en el voltaje o la frecuencia pueden producir acoplamiento capacitivo. El modo CUT de bajo voltaje ocasiona menos acoplamiento capacitivo que el COAG. El aislamiento fino disminuye la separación eficaz del electrodo respecto al conductor circundante y aumenta la cantidad de corriente inducida.

Con frecuencia hay situaciones en las que el acoplamiento capacitivo puede originar una corriente suficiente para causar una lesión. Cuando se utiliza un trócar metálico, este se puede acoplar de manera capacitiva al electrodo activo. Además, cuando un electrodo con aislamiento convencional se pasa a través de un dispositivo metálico de irrigación-aspiración, este puede inducir aproximadamente el 70% de la corriente. La misma situación puede ocurrir cuando un electrodo activo se pasa a través del conducto quirúrgico de un laparoscopio. Una cánula totalmente metálica que atraviesa la pared abdominal dispersará la corriente de fuga a través de la pared a medida que se descarga la energía de radiofrecuencia sobre una superficie

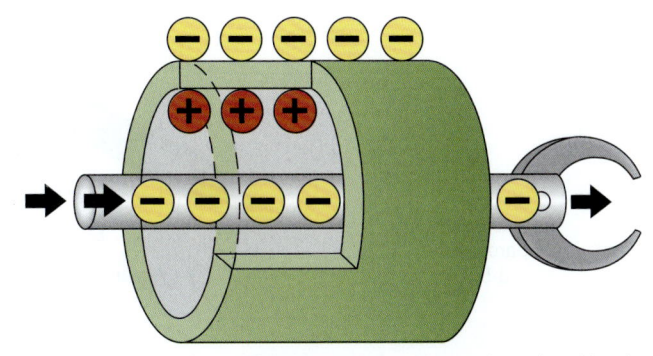

FIGURA 6-10 El *acoplamiento capacitivo* es la inducción de corriente eléctrica entre dos conductores separados por un aislante. El electrodo activo conduce corriente activa e induce una corriente separada en un conductor cercano.

más grande en su trayecto hacia el electrodo dispersivo, con un efecto mínimo o nulo. Sin embargo, si el trócar de metal del primer ejemplo está anclado por una funda de plástico, o si se utiliza un trócar de plástico, entonces la energía de radiofrecuencia puede acumularse hasta superar la impedancia del aire circundante para descargarse a través de la vía de menor resistencia hacia un objetivo tisular no pretendido. Otro ejemplo frecuente y poco reconocido ocurre cuando el cable de un instrumento electroquirúrgico monopolar se enrolla en una pinza hemostática unida a una cinta quirúrgica para fines de estabilización (**fig. 6-11**). Con el uso prolongado del instrumento electroquirúrgico, la pinza hemostática puede cargarse por medio de un acoplamiento capacitivo y la energía eléctrica puede descargarse en busca de tierra a través de la vía de menor resistencia, lo que causa la ignición de la cinta o una quemadura a la paciente.

Monitorización del electrodo activo

La probabilidad de lesiones por corrientes de acoplamiento capacitivo durante la electrocirugía monopolar puede disminuirse gracias a la comprensión de la biofísica. No obstante, también puede eliminarse mediante sistemas de vigilancia de electrodos activos que "recolectan" la corriente fugada y confinan el acoplamiento capacitivo al instrumento quirúrgico. Tales dispositivos se encuentran disponibles en el mercado y eliminan el riesgo de capacitancia independientemente del tipo de cubierta del trócar utilizado (Encision®, Inc., Boulder, CO). Este dispositivo consta de una cubierta sobre el eje del electrodo activo que deriva toda la corriente por capacitancia y acoplamiento a través de un electrodo de retorno a la unidad electroquirúrgica, lo que evita la descarga accidental de

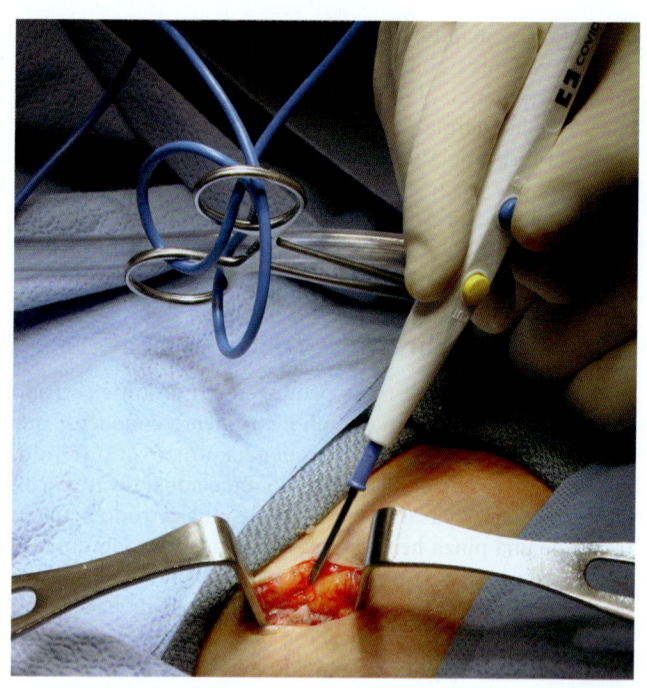

FIGURA 6-11 Ilustración de un error frecuente. Asegurar el cable de un instrumento electroquirúrgico a la vestimenta con una pinza hemostática facilita un acoplamiento capacitivo. La descarga de la energía acumulada puede propiciar la ignición de lienzos quirúrgicos o una quemadura en la paciente. Este es un problema de seguridad y debe evitarse.

energía de radiofrecuencia. Además, si hay alguna brecha en el aislamiento del electrodo activo que pudiese promover el acoplamiento directo a otros instrumentos metálicos o tejidos adyacentes, una alarma audible alerta al cirujano (**fig. 6-12**).

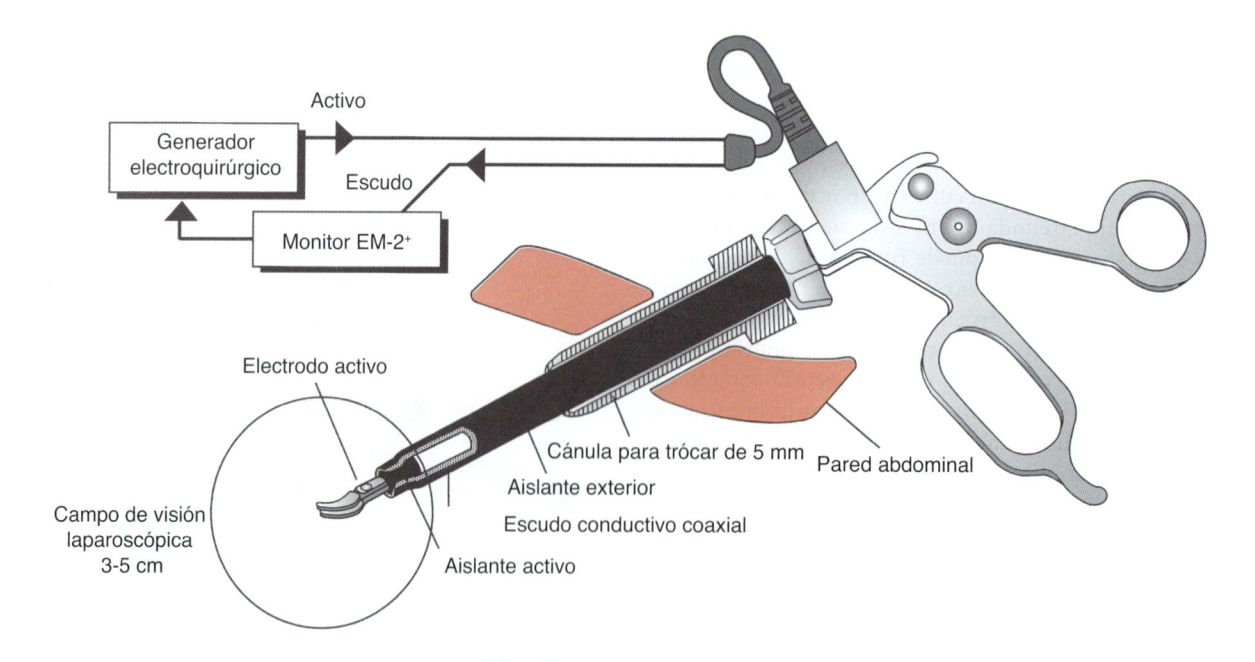

FIGURA 6-12 El sistema Encision® (anteriormente ElectroShield®) elimina la amenaza de lesiones por capacitancia involuntaria, durante la laparoscopia con instrumentos monopolares, al devolver al generador la corriente inducida por capacitancia. Si se produce una avería del aislamiento, el dispositivo alerta al cirujano.

COAGULADOR CON HAZ DE ARGÓN

El coagulador con haz de argón es un electrodo activo monopolar alojado en una cánula aislada a través de la cual el gas argón se disipa a razón de 12 L/min (laparotomía) o 4 L/min (laparoscopia). No es un tipo de láser, como se cree con frecuencia. Este instrumento es ideal para la fulguración superficial regulada sin contacto con los tejidos debido a dos propiedades únicas del gas argón. En primer lugar, los electrones prefieren seguir una corriente de gas argón que pasa a través del aire ambiente o el dióxido de carbono (CO_2), ya que cada uno de estos ofrece una mayor resistencia al flujo de electrones. En consecuencia, debido a que los electrones fluyen por la vía de menor resistencia, permanecen colimados (en alineación paralela) dentro el flujo de argón, por lo que las chispas se pueden dirigir con eficacia. En segundo lugar, las propiedades de ionización del gas argón que fluye sobre el electrodo activo mejoran la distancia que la chispa puede viajar para cerrar el circuito hasta la superficie del tejido. Estas propiedades dan un tono azulado brillante a las chispas, lo que hace que el haz sea fácil de visualizar y dirigir adecuadamente. Este instrumento tiene mayor utilidad para la coagulación en la superficie de los tejidos (fig. 6-13). El gas expulsado bajo presión impulsa la sangre agrupada lejos de los vasos superficiales sangrantes, lo que hace la coagulación más precisa y eficaz. Para crear el efecto de fulguración deseado, el instrumento debe desplazarse como un pincel para prevenir daños en los tejidos profundos.

INSTRUMENTOS BIPOLARES

Primera generación

Los instrumentos electroquirúrgicos bipolares se hicieron populares a mediados de la década de 1970 como una alternativa a los monopolares, con la esperanza de evitar complicaciones de fuga de corriente, como se describió antes. Aunque los instrumentos electroquirúrgicos bipolares se consideran, por lo general, más seguros que los monopolares con respecto a lesiones por fuga de radiofrecuencia, no carecen de complicaciones. Es importante recordar que la zona de daño térmico se extiende más allá de la de los electrodos en la punta y los costados del instrumento. Una vez que el tejido está suficientemente desecado, la aplicación adicional de electricidad puede propagar el agua caliente y el vapor subsecuente al tejido cercano, lo que causa un efecto de propagación térmica. Con el fin de limitar este potencial, el cirujano debe dejar de desecar cuando ya no observa vapor y el tejido adquiere un color blanco.

La desecación excesiva puede causar adhesión del tejido como resultado de la carbonización, a menudo conocida como una "amalgama". Además, el electrodo activo puede llegar a adherirse al tejido, debido a la fragmentación molecular del contenido celular en azúcares, si se usa la función COAG durante un período prolongado. Cuando se requiere la desecación de tejidos profundos, se debe utilizar la función CUT para asegurar una penetración suficiente. Si en su lugar se usa la función COAG, por ejemplo en la esterilización tubaria, se puede causar carbonización superficial inmediata y el cese del flujo de electrones al tiempo que aumentan la impedancia tisular y la propagación térmica lateral y se conserva la permeabilidad de la luz de las tubas uterinas. El uso del modo CUT permite una propagación más precisa y regulada de la energía dentro de los tejidos por su forma de onda continua de bajo voltaje.

Cuando se utilizan instrumentos bipolares, se recomienda el uso de un "amperímetro en línea" para ayudar a regular el aumento de la resistencia tisular que indica la desecación completa.

Segunda generación

Después de la introducción de los dispositivos electroquirúrgicos bipolares simples, se desarrollaron instrumentos más versátiles, que combinan la desecación y la vaporización tisulares en el mismo instrumento. La combinación de estas funciones en un instrumento mejora su eficiencia, pues el cirujano no necesita cambiar de instrumento quirúrgico para lograr diversos efectos tisulares. Había un deseo simultáneo de disminuir la propagación térmica, la carbonización tisular y la formación de "volutas de humo" que se generaban con el uso de los instrumentos bipolares convencionales. Diversos instrumentos bipolares, conocidos como "dispositivos de sellado", ahora se encuentran disponibles y se pueden utilizar para sujetar, disecar y sellar vasos sanguíneos de hasta 7 mm de diámetro o para cortar tejidos transversalmente. Todos emplean los componentes de presión, temperatura y tiempo usando la tecnología de retroalimentación tisular para unir los bordes opuestos. Desnaturalizan y desplazan el colágeno y otras proteínas dentro de los tejidos a temperaturas elevadas para fijar o reorganizar las fibras de colágeno en un sello tisular. Después se utiliza algún mecanismo para el corte transversal del tejido sellado.

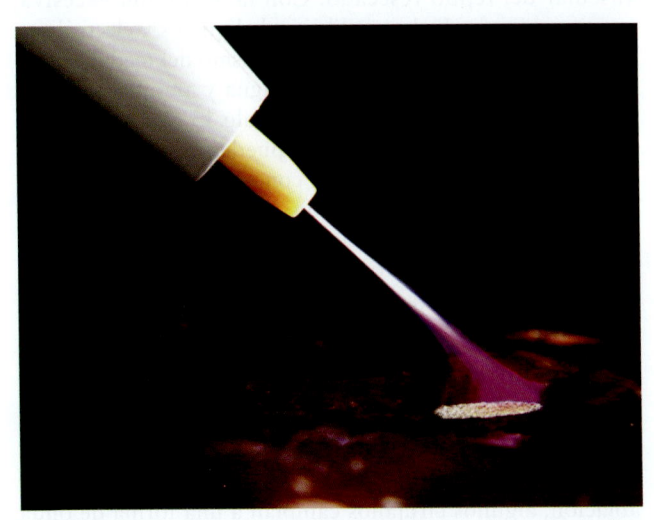

FIGURA 6-13 Coagulador con haz de argón. Los electrones se desplazan de manera colimada por la trayectoria del gas argón, que se expande y dirige la chispa hacia la superficie del tejido. El gas ionizado tiene su propio color, que hace que las chispas sean fácilmente visibles para lograr una fulguración precisa.

Tecnología Plasma Kinetic®

La plataforma Plasma Kinetic® (Olympus America, Center Valley, PA) emite energía de radiofrecuencia pulsada a través de una pieza de mano bipolar con monitorización continua de la impedancia tisular. Este dispositivo está diseñado para emitir menos calor general y al mismo tiempo asegurar una temperatura adecuada para la desnaturalización eficaz del colágeno sin desecación rápida. A medida que el generador proporciona un pulso de energía de radiofrecuencia, se mide la impedancia del tejido y se modifica (disminuye) el voltaje para que corresponda con la impedancia. Entre cada pulso, el tejido se enfría, lo que permite la renaturalización (fijación) del colágeno. Este ciclo continúa hasta que se logran el sellado y la desecación completos de los tejidos. Algunos dispositivos de este tipo incluyen una cuchilla que puede hacerse avanzar para el corte. Se dispone de varios dispositivos relacionados que usan esta plataforma de energía para aplicaciones en procedimientos de laparotomía, laparoscópicos y vaginales. Hay por lo menos un dispositivo Plasma Kinetic® que también incorpora tecnología ultrasónica para el sellado y el corte simultáneos de los tejidos.

Tecnología LigaSure®

El dispositivo LigaSure® (Medtronic, Boulder, CO) es de tipo bipolar y combina tanto alta presión como energía pulsada. El tejido a sellar se sujeta con las mandíbulas del instrumento y se aplica una fuerza calibrada a los tejidos durante la emisión de energía. La impedancia tisular se regula mientras se emite la cantidad adecuada de energía de radiofrecuencia continua necesaria para sellar los tejidos. Durante el proceso, la elastina y el colágeno se desnaturalizan, lo que crea un sello permanente que resiste la deformación y puede soportar más de 360 mm Hg de presión. A continuación, se despliega una cuchilla para cortar el tejido sellado. Se dispone de instrumentos con esta tecnología para usarse en intervenciones por laparoscopia, laparotomía y vaginales. Activar el dispositivo más de una vez no brinda ningún beneficio durante los sellados. Paradójicamente, una segunda activación demasiado cerca del sitio inicial puede verse afectada por el vapor, que estira y debilita cualquier sellado.

Tecnología EnSeal®

El sistema laparoscópico de fusión de vasos EnSeal® (Ethicon Endo-Surgery, Cincinnati, OH) es un dispositivo de sellado bipolar. La temperatura del pedículo tisular es determinada por la conductividad local de las mandíbulas de alta compresión del dispositivo. Una matriz cristalina de carbono limita la temperatura del tejido a lo largo de la línea de sellado mediante la creación de una cadena de polímeros conductores a temperaturas inferiores a 100 °C, ya que estos se disocian a temperaturas superiores, limitando así la emisión de energía y la propagación térmica lateral. El dispositivo tiene una cuchilla mecánica central que comprime simultáneamente el tejido para forzar la salida de agua de las células, lo que limita el exceso de vapor dentro del tejido y sirve para cortar.

Tecnología VIO®

La tecnología VIO® (Erbe, Marietta, GA) está diseñada para ofrecer la potencia más baja ajustada en ambos modos, CUT y COAG. El dispositivo detecta automáticamente la formación de arcos microeléctricos (chispas) y está diseñado para lograr resultados de corte en gran medida independientes de su velocidad, la forma del electrodo y el tipo de tejido. También está diseñado para proporcionar coagulación reproducible con una potencia de salida ajustada de manera óptima. Además de las aplicaciones monopolares y bipolares estándar, esta tecnología incluye la opción de una forma de onda monopolar de voltaje ultrabajo, que sella y fusiona vasos sanguíneos de hasta 7 mm a través de la regulación del voltaje y la dosificación de la potencia de salida patentadas. Para aplicaciones monopolares, esta tecnología está equipada con un sistema de seguridad de electrodos neutros (NESSY, *Neutral Electrode Safety System*) que vigila no solo la conexión eléctrica entre la unidad y el electrodo, sino también la dispersión de la corriente de alta frecuencia.

APLICACIONES ELECTROQUIRÚRGICAS EN LA HISTEROSCOPIA OPERATORIA

Monopolares

Los mismos principios electroquirúrgicos que se han descrito anteriormente en este capítulo también se aplican a la histeroscopia, con una notable excepción, a saber, la necesidad de crear distensión de la cavidad uterina y proporcionar un entorno con aislamiento eléctrico (en sustitución del aislamiento del aire durante la laparotomía o del gas CO_2 durante la laparoscopia). Para la resección monopolar, esto se logra mediante el uso de líquidos no iónicos, como glicina, manitol o sorbitol. Estos medios se absorben en diferentes grados dependiendo de factores como el tiempo de funcionamiento, la presión intracavitaria y la naturaleza vascular del tejido resecado. Con la absorción excesiva, aparecen riesgos de desequilibrios de líquidos y electrólitos, así como complicaciones del metabolismo del medio mismo (p. ej., la glicina se fragmenta en agua y amoníaco). Estas cuestiones se profundizan en el capítulo 13.

Las técnicas histeroscópicas pueden incluir resección endometrial con asa y ablación con esferas. La variabilidad en la técnica también incluye los vatios utilizados, la velocidad de desplazamiento del electrodo e, incluso, la presión aplicada al revestimiento uterino (una mayor presión conlleva un mayor contacto con el electrodo activo y menor intensidad de corriente). Algunos cirujanos utilizan solo la forma de onda COAG, mientras que otros emplean la CUT o, incluso, alguna combinación, secuencial o espacial, de las dos. Sin embargo, se sabe que al usar la forma de onda CUT hay menos generación y acumulación de burbujas en la cara anterior de la cavidad. Al final del procedimiento de ablación, algunos cirujanos cambian a una forma de onda COAG a 75 W. Con el aumento del voltaje pico de esta forma de onda, los electrones impulsados por una fuerza electromotriz más alta "buscan" zonas subtratadas de menor impedancia, lo que asegura la coagulación completa del tejido.

Hay tres complicaciones electroquirúrgicas frecuentes, si no es que únicas, asociadas con la histeroscopia quirúrgica, además del problema de manejo de líquidos descrito brevemente con anterioridad. La primera se debe a la perforación uterina con un electrodo activo durante la aplicación de energía de radiofrecuencia. Esto se puede limitar *1)* evitando avanzar el histeroscopio con el electrodo desplegado y *2)* energizando el electrodo activo solo mientras se retrae hacia el histeroscopio. Si se produce este tipo de complicaciones, puede ser necesario realizar laparoscopia o laparotomía (dependiendo del grado de habilidad del cirujano) para valorar una posible lesión en los órganos pélvicos o abdominales. La segunda complicación está relacionada con quemaduras accidentales en la vagina o el perineo a través del acoplamiento capacitivo de la vaina externa del histeroscopio resectoscópico. Debido a que las cubiertas interna y externa del resectoscopio (conductores) están separadas del electrodo activo por líquido no iónico (aislante), puede ocurrir un acoplamiento capacitivo. La intensidad de corriente relativamente alta en la vaina externa, que toca pequeñas zonas de tejido genital, puede crear una lesión por quemadura. Por último, también pueden producirse lesiones por defectos en el aislamiento de los electrodos, en especial cuando se utiliza corriente de COAG intermitente y el cuello uterino está sobredilatado y en contacto con menos de 2 cm de la vaina externa. La alta densidad de corriente creada por la activación prolongada a lo largo del tejido ya desecado (mayor resistencia) y la posterior desviación de corriente son causas de este tipo de lesión.

Bipolares

Para histeroscopias está disponible un conjunto de instrumentos que utilizan tecnología bipolar para lograr el efecto electroquirúrgico deseado. Una ventaja de la electrocirugía bipolar es su capacidad para usarse en un ambiente salino, lo que mitiga los riesgos potenciales de la absorción de líquidos no iónicos. Además, el circuito eléctrico está aislado entre un conjunto de electrodos estrechamente separados por un aislante cerámico. El rendimiento es similar a su contraparte monopolar al proveer vaporización y desecación de tejidos y al mismo tiempo conservar todas las características de seguridad inherentes a la electrocirugía bipolar. Sin embargo, la generación de gas es probablemente mayor (debido a los necesarios ajustes de potencia más altos), lo que da lugar a riesgos de embolia gaseosa.

Los dispositivos histeroscópicos de resección bipolar son fabricados por diversas compañías de instrumentos quirúrgicos (Karl Storz Endoscopy America, El Segundo, CA; Richard Wolf Medical Instruments, Vernon Hills, IL; Olympus America, Center Valley, PA; y Ethicon Women's Health and Urology, Somerville, NJ) que los ofrecen en distintas medidas (7-9 mm de diámetro exterior). Todos ellos constan de un generador electroquirúrgico bipolar y una variedad de electrodos bipolares histeroscópicos especializados para lograr diferentes efectos tisulares. Una característica clave del sistema es su capacidad para ajustarse automáticamente a una potencia óptima, dependiendo del tipo de electrodo. El generador varía la potencia de salida en respuesta a los cambios de impedancia locales en el electrodo activo. Se crea un saco de vapor de alta impedancia que rodea y aísla el electrodo activo del cierre del circuito a través de la solución salina normal hasta que se hace contacto con el tejido. Una vez que se produce el contacto, la corriente fluye a través del tejido y, al buscar la vía de menor resistencia, regresa a través de la solución salina al electrodo de retorno proximal, situado cerca del electrodo activo y, finalmente, de vuelta al generador.

La ablación endometrial bipolar no resectoscópica es posible mediante el uso del sistema de ablación endometrial total NovaSure® (Hologic, Marlborough, MA). Este sistema incluye un dispositivo bipolar tridimensional de un solo uso y un generador adaptativo de radiofrecuencia que produce una destrucción controlada del endometrio en un promedio de 90 s. Después de insertar el dispositivo por vía transcervical en la cavidad uterina, se asienta al retraer una vaina protectora para desplegar un electrodo bipolar en forma de abanico que se ajusta a la cavidad uterina. Durante el despliegue se ingresan al generador la longitud y el ancho medidos de la cavidad endometrial, lo que permite calcular la potencia de salida necesaria para garantizar la ablación de la cavidad uterina. Durante la activación, se utiliza un vacío para garantizar un buen contacto del electrodo con el tejido, así como para eliminar la sangre, los detritos endometriales y el vapor, excluyendo así cualquier efecto de ablación por vapor incontrolable. El término *total* se refiere al hecho de que toda la cavidad se trata simultáneamente (fig. 6-14).

Usando un generador de salida de energía constante, la potencia máxima emitida es de 180 W. La profundidad de la ablación se regula mediante la vigilancia de la impedancia del tejido durante el procedimiento. Una distancia más corta de centro a centro de los electrodos provee una profundidad de desecación menor en las caras de la cavidad y el segmento inferior del útero. Una distancia más amplia de centro a centro de los electrodos brinda una ablación más profunda en el cuerpo uterino. El endometrio no requiere tratamiento o adelgazamiento previos. La emisión de energía de radiofrecuencia continúa hasta que la impedancia medida del tejido alcanza los 50 ohmios (que representa la diferencia entre la menor resistencia del endometrio y la mayor del miometrio) o después de 2 min, momento en el que el sistema NovaSure® interrumpe la emisión de energía.

TECNOLOGÍA ULTRASÓNICA

Los dispositivos ultrasónicos tienen efectos tisulares similares a los de los bipolares avanzados, pero no emplean principios electroquirúrgicos. La fuente de energía térmica es la vibración de las mandíbulas ultrasónicas que calientan el tejido por energía mecánica (fricción). La energía que oscila entre las mandíbulas a través del tejido excita las moléculas de agua, lo que genera calor que es absorbido por

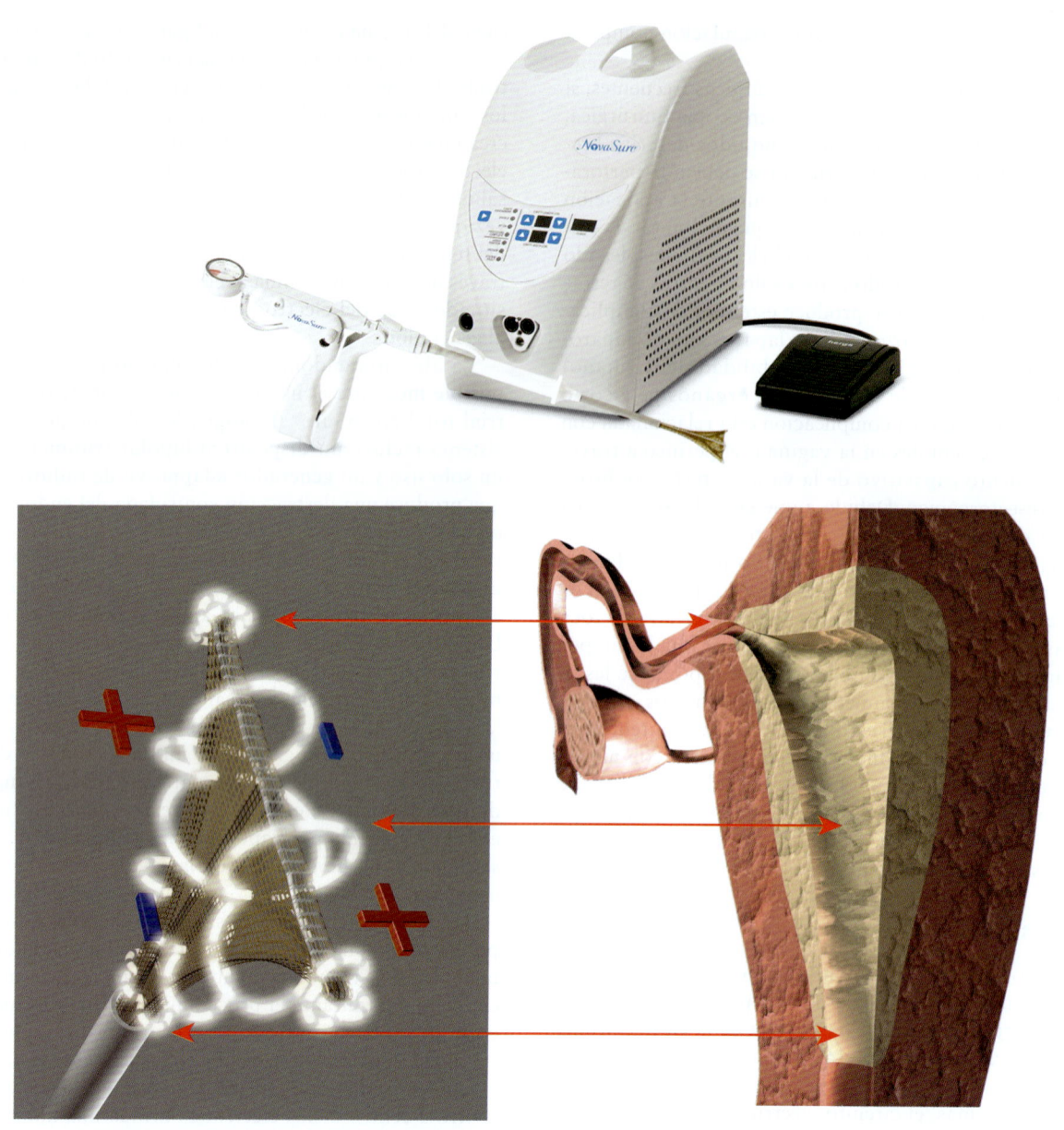

FIGURA 6-14 El NovaSure® Global Endometrial Ablation System es un dispositivo bipolar para la ablación endometrial que usa un electrodo de malla metalizada, vacío para un contacto tisular firme y un generador regulado por impedancia diseñado para crear una profundidad de desecación más superficial en el área cornual y en el segmento uterino inferior, además de una ablación más profunda en la parte media del cuerpo uterino (cortesía de HOLOGIC, Inc. y afiliados).

las propias mandíbulas al actuar como disipadoras. Por lo regular, la energía mecánica se emite a frecuencias entre 23 y 55 kHz.

Se pueden lograr diferentes efectos tisulares al variar el desplazamiento de la mandíbula activa. El ajuste de mayor desplazamiento (100 µ) es mejor para el corte transversal de los tejidos, que reduce al mínimo la propagación térmica lateral pero disminuye la eficacia de la coagulación de tejidos y vasos sanguíneos. Como alternativa, una oscilación más corta (50 µ) es superior para la hemostasia tisular; no obstante, da lugar a un mayor potencial de propagación térmica lateral y cavitación.

La cavitación ocurre cuando el vapor liberado por las células vaporizadas expande los planos tisulares. Aunque esto ocurre en cierta medida con la vaporización monopolar, se produce a temperaturas más bajas con la energía ultrasónica debido a la punta oscilante. Por lo tanto, los dispositivos ultrasónicos son similares a los dispositivos bipolares avanzados, pues ambos convierten secuencialmente la energía eléctrica en mecánica y térmica para facilitar los efectos tisulares. Sin embargo, con los dispositivos bipolares, la fuente de fricción es intracelular (molecular), mientras que los dispositivos ultrasónicos crean fricción extracelular desde el eje oscilante, seguida de calentamiento intracelular, sin paso de corriente eléctrica a través de los tejidos. Es importante recordar que los dispositivos armónicos tienden a permanecer calientes durante varios segundos después de la finalización del sellado, lo que puede causar una lesión no intencional si la punta toca vísceras cercanas.

Hay múltiples dispositivos ultrasónicos disponibles en la actualidad, incluyendo los bisturíes armónicos Harmonic ACE+7® y HD1000i® (Ethicon Endo-Surgery, Cincinnati, OH); AutoSonix® y Sonicision® (Medtronic, Boulder, CO), y SonoSurg® (Olympus America, Center Valley, PA). Hoy en día, la mayoría de los dispositivos armónicos están aprobados para sellar vasos sanguíneos de 7 mm, a semejanza de los dispositivos bipolares antes descritos.

TECNOLOGÍA LÁSER

Perspectiva histórica y antecedentes

Aunque la base de la tecnología láser fue descrita por primera vez por Albert Einstein en 1917, los láseres funcionales aparecieron hasta 1960 y no se aplicaron en la medicina hasta 5 años más tarde. LASER son las siglas de *light amplification by stimulated emission of radiation* (amplificación de la luz por la emisión estimulada de radiación). La energía de los láseres se deriva de la capacidad para generar emisiones de luz que son altamente colimadas (rayos paralelos) y coherentes (en fase, longitudes de onda sin interferencia) y que pueden ser emitidas hacia el sitio quirúrgico por una serie de espejos o fibras sin degradación importante de esas propiedades. Al hacerlo, prácticamente cualquier procedimiento quirúrgico que requiera vaporización, ablación, incisión, escisión o coagulación de los tejidos se puede realizar con el uso de láseres. La energía láser puede destruir los tejidos capa por capa, sin tocarlos y con daño térmico mínimo.

Los láseres generan energía luminosa a través de la liberación de fotones a partir de átomos excitados en un medio contenido dentro de una cámara de resonancia óptica. El nombre del tipo de láser se deriva de la naturaleza del medio activo, una colección de átomos por lo general en forma de cristales o gas. Cuando el medio es estimulado por una fuente externa (p. ej., electricidad), los átomos que circundan el núcleo del medio son estimulados hacia niveles de mayor energía. A medida que los electrones se degradan a niveles menores, se libera energía luminosa en forma de fotones, proceso que se conoce como *emisión espontánea*. Los electrones no solo pueden ser estimulados por una fuente de energía externa, sino que también pueden ser bombardeados por fotones vecinos, lo que causa su degradación y la emisión de fotones de fase idéntica (coherentes) y la misma longitud de onda (monocromáticos) que viajan en una sola dirección y sin divergencia (colimados), proceso denominado *emisión estimulada*.

La cavidad óptica donde residen los electrones y se producen los fotones está revestida por dos espejos. Uno de los espejos es completamente reflectante, el otro es semitransparente y está ubicado en un extremo del eje lineal de la cavidad óptica. La dirección en la que se emiten los fotones es totalmente aleatoria. Estos son enfocados por los espejos para que la mayoría resuene por avance y retroceso a lo largo del eje de la cámara óptica. Los fotones que están alineados con el eje óptico de la cámara se liberan cuando el láser es "activado", emergen a través del espejo semitransparente y son emitidos como un haz paralelo, monocromático y coherente.

Los generadores de láser tienen accesorios de enfoque para la emisión de energía lumínica para uso superficial (p. ej., visualización colposcópica o de la porción inferior del aparato genital), reconstrucción fraccionada intravaginal, laparotomía y laparoscopia. Históricamente, todos los láseres han tenido la capacidad de transmitir energía a través de una fibra de cuarzo flexible. La excepción es el láser de CO_2, que se transmite a lo largo de tubos rígidos, con reflexión por espejos. Sin embargo, recientemente se desarrolló un sistema de emisión a través de fibras flexibles con centro hueco para el láser de CO_2 (OmniGuide®, Cambridge, MA y Lumenis®, Yokneam, Israel) con adaptadores para uso externo, laparoscópico y robótico.

Principios de la tecnología láser

Tres parámetros modifican la cantidad de energía láser emitida. La primera variable es la potencia, que depende de la velocidad de la mano y la técnica quirúrgica. Conforme gana experiencia en el uso de su plataforma de láser, el médico aumenta la potencia con el fin de tratar más tejidos en menos tiempo. A diferencia de la electrocirugía, una mayor potencia da como resultado un menor daño térmico; sin embargo, si el tiempo de permanencia es demasiado alto, la energía penetrará más profundamente de lo previsto. Esta es la razón por la que, a potencias más altas, la velocidad de la mano es mayor para acoplarse al efecto tisular.

El segundo parámetro es el tiempo. En pocas palabras, cuanto más tiempo permanezca enfocado el láser en un punto, más energía se aplica a esa zona. Esto se puede modificar al desplazar el haz de láser dentro de la zona de tratamiento deseada o al emitir la energía en pulsos. Dado que el tiempo de relajación térmica de los tejidos blandos es de aproximadamente 0.8 ms, los láseres pulsados con este tiempo o uno menor reducen al mínimo la conducción de calor.

El tercer parámetro que se puede controlar es el tamaño del punto de incidencia. Esto es análogo a cambiar la intensidad de corriente de energía de radiofrecuencia en la punta del electrodo activo para modificar los efectos tisulares. La intensidad de potencia, expresada en W/cm^2, es inversamente proporcional a la superficie del punto de enfoque, de modo que duplicar el diámetro del haz disminuye la intensidad de la potencia a una cuarta parte. Por el contrario, la disminución del tamaño del punto a la mitad da lugar a un aumento cuádruple en la intensidad de la potencia.

Como se mencionó antes, la energía de láser emerge del generador de una manera coherente y paralela, que hipotéticamente podría viajar así de manera infinita. Sin embargo, la luz láser se centra a una distancia focal fija, dependiendo de la aplicación del dispositivo (para uso externo, laparotomía o laparoscopia). El cirujano puede alterar aún más el enfoque con lentes o dispositivos mecánicos adicionales. Enfocar o desenfocar la energía del láser permite utilizarlo para el corte o para la coagulación.

Tipos de láser y sus aplicaciones

La primera aplicación ginecológica de la tecnología láser se informó en 1973, cuando Kaplan y cols. utilizaron el láser de CO_2 para tratar lesiones cervicales. Los láseres de titanilofosfato de potasio (KTP, *potassium titanyl phosphate*) y de granate de itrio y aluminio con neodimio (Nd:YAG, *yttrium aluminium garnet*) se hicieron cada vez más populares para aplicaciones laparoscópicas, en especial con relación al tratamiento de pacientes con endometriosis e infecundidad, en parte debido a sus propiedades específicas pero también porque el sistema de emisión con fibra flexible era comparativamente más fácil de usar que el sistema de espejos rígidos del láser de CO_2. Sin embargo, debido al aumento creciente de la consciencia sobre los costos y a la disponibilidad de dispositivos avanzados con base en radiofrecuencia, a finales de la década de 1990 el uso de la tecnología láser disminuyó notoriamente para todas las enfermedades, excepto las externas de la porción inferior del aparato genital.

Hay tres posibles zonas de daño a los tejidos ocasionado por el láser: *1)* la causada por vaporización, *2)* la de muerte tisular resultante de calentar el tejido sin llegar a la vaporización y *3)* la de daño tisular producido por la conducción del calor lejos del sitio tratado. Debido a que se elimina tejido por medio de vaporización y evacuación, la voluta de humo aspirada permite que la base del tejido sane sin una cubierta desvitalizada. El dolor postoperatorio disminuye porque el haz sella las terminales nerviosas.

En la cirugía ginecológica, los láseres más utilizados son de CO_2, argón, KTP y Nd:YAG (**tabla 6-2**). Los láseres de argón y KTP producen ondas luminosas de una longitud de onda específica y un color característico. Los láseres de Nd:YAG y de CO_2 tienen longitudes de onda en el espectro no visible. En consecuencia, se suele acoplar un láser de helio-neón o diodo (de 632 nm, rojo) con ellos a fin de utilizarlo como una haz guía para ayudar en el enfoque.

Láser de CO_2

El láser de CO_2 es el más versátil y utilizado. Toda la energía láser se absorbe (produciendo un efecto tisular), dispersa, transmite o refleja. El tejido blando contiene cerca de 80% de agua por volumen, que absorbe la energía del láser de CO_2 fácilmente y limita su penetración. La energía del láser de CO_2 tiene una profundidad de absorción de aproximadamente 0.1 mm, lo que significa que toda la energía se extingue a ese nivel. Por lo tanto, lo que se observa es lo que se ha logrado. Así, el láser de CO_2 es relativamente seguro y se puede utilizar en áreas delicadas donde la aplicación de la energía de radiofrecuencia sería más peligrosa, como cerca de la vejiga, en la pared lateral cerca del uréter y en la serosa intestinal. Un haz de láser con enfoque agudo produce una vaporización estrecha del tejido, comparable con la incisión por bisturí. Sin embargo, al desenfocar el haz se agranda el punto de incidencia y, con los mismos ajustes, la intensidad de energía disminuye para tratar una superficie delgada. Por ello, el láser de CO_2 proporciona una vaporización y un corte excelentes mediante el aumento de la intensidad de energía, así como una coagulación excepcional mediante el desenfoque del haz. El grado de daño causado por la conducción de calor es directamente proporcional al tiempo de uso del láser. Las desventajas del láser de CO_2 incluyen la producción de volutas de humo que necesitan retirarse con frecuencia para permitir una visualización adecuada del objetivo.

Láser de granate de itrio y aluminio con neodimio

A semejanza de los láseres de CO_2, los de Nd:YAG emiten un haz invisible que requiere otro como guía. Sin embargo, esta energía penetra en el tejido a mayores profundidades (de 3-4 mm) y, debido a que la energía de Nd:YAG se dispersa en el tejido antes de ser absorbida por el objetivo, el daño térmico es mayor que con el láser de CO_2. Al ser mal absorbida por el agua, esta energía no es tan buena para la vaporización, pero tiene propiedades de coagulación mucho mejores. Debido a su profundidad de penetración y su desempeño en un entorno líquido, se aprovechó en los primeros días de los procedimientos histeroscópicos, incluso en la ablación endometrial. Aunque esta opción láser se utiliza habitualmente con una técnica sin contacto, con la adición de una punta de zafiro al extremo de la fibra la energía láser se puede enfocar y transformar en calor para emplearse en un modo de contacto. Esto mejora sus capacidades de vaporización, pero las puntas necesitan enfriarse con gas o líquido aplicados a través de la fibra.

Láseres de titanilofosfato de potasio y de argón

Los láseres de KTP y de argón tienen longitudes de onda similares en el espectro de luz visible y se emiten a través de fibra óptica. Las ventajas de estos láseres sobre las del

TABLA 6-2

Características del láser

TIPO	MEDIO DE APLICACIÓN	LONGITUD DE ONDA	COLOR	PROFUNDIDAD DE PENETRACIÓN
Argón	Argón gaseoso	488-512 nm	Azul-verde	0.5 mm
KTP	Titanilofosfato de potasio	532 nm	Verde	1-2 mm
Nd:YAG	Granate de itrio y aluminio con neodimio	1064 nm	Casi infrarrojo	3-4 mm
CO_2	CO_2 gaseoso	10 600 nm	Infrarrojo	0.1-4 mm

de CO_2 incluyen su absorción selectiva por la hemoglobina y tejidos pigmentados diversos, así como su menor generación de humo. Estos láseres producen una dispersión moderada, 100 veces la del CO_2, lo que da como resultado una capacidad de corte significativamente menor pero una mejoría sustancial en la eficacia para coagular.

Su desventaja principal radica en la necesidad de usar gafas especiales que distorsionan la visión de la pelvis y dificultan la visualización de pequeños implantes de endometriosis.

Seguridad del láser

Los láseres se han utilizado en la cirugía ginecológica durante casi 40 años. Aunque, por lo general, su historial de seguridad es bueno, hay un gran potencial de lesiones. Se recomienda que los cirujanos que deseen usar la tecnología láser se sometan a capacitación teórica y práctica sobre su uso. También hay algunas pautas que deben tenerse en mente con relación al uso de la tecnología láser:

- Todo el personal del quirófano debe usar gafas de seguridad diseñadas para la longitud de onda del láser utilizado, incluyendo cualquier haz guía.
- Se debe colocar una señal de advertencia apropiada en la puerta del quirófano que indique cuando se estén utilizando láseres.
- Cuando el láser no esté activo, debe colocarse en modo de espera.
- Las cortinas cerca del campo quirúrgico deben ser resistentes al fuego y mantenerse húmedas, de ser posible.
- Debe contarse con un dispositivo de aspiración apropiado para eliminar todo el humo producido por el uso de láser.
- Comprender las interacciones específicas de los tejidos con el láser que se está utilizando. Es mucho más fácil causar daño a un vaso sanguíneo o uréter cuando se usa energía de penetración profunda, como la del láser de Nd:YAG, que con la del láser de CO_2.
- Las fibras empleadas para transmitir energía láser son delicadas y pueden romperse, emitir energía en el punto de interrupción y potencialmente herir a la paciente, a personal del quirófano o a ambos.

SITUACIONES QUIRÚRGICAS ESPECIALES

Embarazo

Se cree que el uso de dispositivos electroquirúrgicos en una paciente embarazada no tiene efecto negativo alguno en el feto en cualquier etapa de su desarrollo. A consecuencia del efecto de dispersión del líquido amniótico rico en electrólitos en el que se baña el feto, se cree que este se encuentra protegido debido a la baja intensidad de corriente. Puesto que la frecuencia de salida de todos los generadores electroquirúrgicos está por arriba del efecto farádico (el nivel que estimula la contracción muscular) para la electrocirugía en el adulto, lo mismo es válido para el feto.

Durante una cesárea, la única preocupación es el contacto accidental de un electrodo activado con el feto, lo que causa calentamiento de los tejidos. Esto no significa que la técnica habitual para hacer una incisión en el útero impida el uso de una incisión electroquirúrgica, sino más bien que debe haber un "límite de profundidad" debajo de la línea de incisión, entre la membrana amniótica y la pared muscular. Aunque el uso de un material no conductor, como una punta de aspiración de plástico, puede parecer prudente, también se puede utilizar un separador de cinta metálica, ya que tiene una superficie extensa que sirve para propagar la intensidad de corriente. Se debe tener precaución al usar el dedo enguantado del cirujano como límite de profundidad porque, si se emplea la activación abierta, el voltaje acumulado en la punta puede emitir chispas a través del guante, crear un agujero y causar una lesión accidental.

Perforaciones ornamentales y prótesis

En las publicaciones especializadas no se han informado lesiones electroquirúrgicas documentadas en relación con perforaciones ornamentales. Sin embargo, el aislamiento defectuoso del instrumento teóricamente puede transmitir la corriente del electrodo quirúrgico activo al objeto metálico y causar una quemadura en la piel. Por lo tanto, en las pautas de las organizaciones de enfermería, entre otras, se recomienda el retiro de perforaciones umbilicales y labiales antes de realizar un procedimiento quirúrgico, cuando sea posible. No es necesario retirar perforaciones u otras joyas metálicas distantes del sitio quirúrgico. Estos objetos están demasiado lejos del electrodo activo y fuera del circuito como para lograr una intensidad de corriente sustancial. Si no se desea o no es posible retirar anillos o perforaciones, la fijación con cinta del objeto metálico a la piel para crear mayor contacto superficial disminuirá la intensidad de corriente y limitará cualquier riesgo potencial.

Los mismos principios se aplican a las prótesis metálicas implantadas. La extensa superficie reduciría al mínimo el potencial de quemadura de la paciente; además, no se han informado eventos adversos relacionados con prótesis y la electrocirugía. Cabe destacar que la cicatriz que sobresale tiene un mayor potencial de afectar el circuito eléctrico debido a una mayor resistencia, que también es mínima. Las preocupaciones por perforaciones y joyas solo son aplicables a la electrocirugía monopolar y nunca deben inquietar cuando se utilizan dispositivos bipolares o armónicos.

Dispositivos implantables

Cualquier marcapasos cardíaco implantado, desfibrilador automático implantable, dispositivo de resincronización o de asistencia ventricular se conoce como un *dispositivo electrónico cardíaco implantable* (DECI). La naturaleza de cualquiera de estos dispositivos y la dependencia de la paciente a ellos deben investigarse en el preoperatorio. La mayoría de los hospitales tienen recursos que pueden ayudar a distinguir y manejar estos dispositivos cuando las pacientes se presentan para una intervención quirúrgica. Intervenir sin conocer por completo el dispositivo y las recomendaciones del fabricante puede conducir a resultados adversos. El potencial de interferencia electromagnética de los DECI depende de la distancia desde el circuito (del electrodo activo al dispersivo), de la forma de onda y del tipo de radiofrecuencia utilizada, así como del tipo de aislamiento del DECI. Se debe prestar atención para colocar el electrodo dispersivo en un lugar de tal manera que la vía entre los electrodos activo y dispersivo no quede cerca del generador o de los cables del DECI. Con esta precaución, el riesgo de interferencia es bajo (aunque hay al menos cierto potencial de interferencia, ya que el circuito de radiofrecuencia no tiene trayectoria lineal entre el electrodo activo y el dispersivo).

Los posibles efectos adversos de los DECI en la electrocirugía incluyen daño permanente del dispositivo, imposibilidad de que este funcione correctamente, necesidad de reiniciar el dispositivo y la aplicación inapropiada del desfibrilador cardíaco implantable (DCI) (que puede llevar a complicaciones como hipotensión, taquiarritmia o bradiarritmia, daño del tejido e isquemia o infarto miocárdicos). Al planificar un procedimiento quirúrgico en una paciente que depende en gran medida de un DECI, deben considerarse los dispositivos bipolares en lugar de los monopolares (donde el circuito se limita al tejido entre las puntas de las pinzas y la fuga de energía de radiofrecuencia es poco usual).

El manejo preoperatorio de los DECI puede incluir la reprogramación o desactivación de algoritmos y la suspensión de las funciones antitaquiarrítmicas. Los imanes clínicos colocados sobre los DECI pueden cambiar el ritmo a un modo asíncrono en el marcapasos e interrumpir los tratamientos de la taquicardia en los DCI. Sin embargo, los imanes no deben utilizarse de manera sistemática sobre un desfibrilador cardioversor implantable. El equipo de desfibrilación y marcapasos temporal debe estar disponible inmediatamente antes, durante y después del procedimiento.

Aunque la monitorización continua por ECG es esencial, la señal también puede estar sujeta a interferencias electromagnéticas, lo que quizá complique la detección de un mal funcionamiento de los DECI. Por lo tanto, también se debe vigilar la perfusión periférica por oximetría de pulso o una forma de onda arterial invasiva.

Hay dispositivos no cardíacos que utilizan corriente eléctrica y que podrían verse afectados por la energía de radiofrecuencia durante la electrocirugía. Estos incluyen estimuladores neuronales y los neuroestimuladores gástricos empleados para tratar la gastroparesia. Es deseable limitar la interferencia con estos dispositivos. Sin embargo, las consecuencias de su mal funcionamiento no son una amenaza inmediata para la vida, como ocurre con los DECI.

RIESGOS DE LA ELECTROCIRUGÍA EN EL QUIRÓFANO

Incendio

El entorno del quirófano es más susceptible a los incendios debido a la proximidad de la trilogía de riesgo: una fuente de ignición (electrodo activo), comburentes (oxígeno puro comprimido o el aire ambiente, que contiene 21% de oxígeno) y una fuente combustible. Hay una gran cantidad de fuentes combustibles en el espacio quirúrgico, incluyendo alcohol, preparaciones quirúrgicas, lienzos, batas, gasas quirúrgicas y la piel o el cabello de la o el paciente. Además, en el contexto de la anestesia supervisada, los gases administrados a través de máscara o cánula nasal, que son más pesados que el aire de la habitación, pueden acumularse bajo los lienzos cercanos al campo quirúrgico. Una chispa que salta desde un electrodo activo en el caso de la activación abierta o del acoplamiento capacitivo, así como las interrupciones del aislamiento del cable o simplemente un aerosol iónico intencional durante la fulguración superficial, pueden incendiar cualquiera de estas fuentes combustibles potenciales. Por lo tanto, es imperativo hacer una inspección de la integridad de los instrumentos electroquirúrgicos, dar tiempo para que las soluciones de preparación del sitio quirúrgico se sequen por completo y utilizar una buena técnica electroquirúrgica para reducir al mínimo el riesgo de un incendio.

En caso de un incendio en el quirófano, la "pérdida del ambiente estéril" debería ser la última preocupación. Es crucial que el incendio se extinga lo más rápido y seguro posible. Se deben apagar todas las fuentes electroquirúrgicas y retirar de la paciente los elementos inflamables (lienzos, gasas, etc.), además de activar un extintor de incendios adecuado. Cabe destacar que los extintores de incendios de base líquida no deben utilizarse en caso de incendio eléctrico y que los que usan polvo ignífugo no deben activarse cerca de una herida abierta. El extintor de elección en este contexto es uno que suministre un gas ignífugo no tóxico.

Humo quirúrgico

Sin duda, la naturaleza térmica de la electrocirugía crea humo quirúrgico por calentamiento, vaporización, fulguración o desecación de los tejidos. El aerosol resultante contiene una gran cantidad de sustancias químicas tóxicas y residuos de hidrocarburos, muchos de los cuales son considerados "contaminantes prioritarios" por la Environmental Protection Agency (EPA) de Estados Unidos. Además, se han identificado contaminantes biológicos en el humo quirúrgico, como la sangre, el ADN vírico y las bacterias, especialmente cuando son generados por láser. Si bien la viabilidad y el potencial infeccioso de los contaminantes víricos o bacterianos así transmitidos es discutible, tales entidades se han identificado dentro de las volutas de humo electroquirúrgico. En particular, la concentración de contaminantes en el aerosol es proporcional a la intensidad de la corriente, la duración de uso del electrodo activo y la cantidad de tejido destruido.

Todas las personas dentro del quirófano están expuestos a alguna concentración de humo quirúrgico a intervalos variables durante la laparotomía y en los procedimientos quirúrgicos vaginales. Sin duda, hay exposición cada vez que los instrumentos laparoscópicos se introducen a los trócares o se retiran, y aún más con la liberación del neumoperitoneo durante o después de un procedimiento. Las máscaras quirúrgicas están diseñadas más bien para proteger al paciente del personal del quirófano que para dar protección al personal quirúrgico. De hecho, más del 75% de las partículas en el humo quirúrgico tienen 1.1 μ o menos de diámetro, bastante inferior a la capacidad de filtrado de 5 μ de la mascarilla quirúrgica estándar. Sería poco realista (por no hablar de incómodo) usar un respirador N95 durante los procedimientos quirúrgicos; incluso en ese caso quizá persistan interrogantes respecto a su ajuste constante apropiado. Por lo tanto, nunca debe considerarse a la mascarilla quirúrgica como protección primaria contra el humo generado en la electrocirugía.

Hay un número cada vez mayor de sistemas de eliminación de humo, activos y pasivos, disponibles para los procedimientos quirúrgicos abiertos y laparoscópicos. Sin embargo, por lo general se brinda muy poca atención a las consideraciones de eliminación de humos, cuya planificación debe ser parte de la preparación preoperatoria de cada procedimiento quirúrgico.

PUNTOS CLAVE

- La corriente electroquirúrgica (flujo de electrones) está relacionada directamente con el voltaje (fuerza electromotriz) e inversamente con la impedancia (resistencia al flujo de electrones). Esta sigue tres reglas: *1)* la electricidad debe completar un circuito o no fluirá, *2)* la electricidad se dirige a tierra y *3)* la electricidad sigue la vía de menor resistencia.
- Los generadores electroquirúrgicos proporcionan formas de onda de corriente sinusoidal con variantes de corriente y voltaje, como de emisión continua (CUT), altamente intermitente (COAG) o de intermitencia moderada (BLEND).
- Se pueden lograr efectos tisulares específicos mediante el uso de variantes de forma de onda, contacto tisular o ausencia de este, tamaño y forma del electrodo activo, así como de la velocidad de desplazamiento del electrodo activo (tiempo de acción). El cirujano instruido puede integrar estas variables para lograr el resultado deseado.
- Con los sistemas monopolares debe utilizarse un sistema de vigilancia de electrodos de retorno, con el dispersivo cerca del sitio quirúrgico y el borde más largo orientado hacia este, en una zona limpia, seca y afeitada, evitando las prominencias óseas y el tejido cicatricial.
- Para evitar el acoplamiento capacitivo, los cables de los instrumentos no deben fijarse a las pinzas metálicas, debe evitarse la activación abierta de los electrodos y activarlos por períodos breves (de casi 3 s).
- Se debe considerar el uso de métodos bipolares, que ofrecen una forma de onda intermitente, y el de un medidor de flujo de corriente para confirmar la desecación completa del tejido.
- Se debe tener en mente el uso de energía bipolar para las pacientes con marcapasos y otros dispositivos cardíacos implantados. Si se necesita utilizar un instrumento monopolar, hay que seguir las recomendaciones de seguridad del fabricante del implante.
- Cuando se usen láseres transoperatorios, hay que verificar que todas las personas en la sala tengan una protección ocular adecuada para los tipos de láser y haz guía que se utilicen.
- Se debe inspeccionar la integridad de los instrumentos electroquirúrgicos, permitir que las soluciones de preparación quirúrgica se sequen por completo, tener disponible un extintor de gas ignífugo y utilizar una buena técnica quirúrgica para reducir al mínimo el riesgo de incendios en el quirófano.
- Se debe considerar un plan de eliminación del humo para proteger al personal quirúrgico de contaminantes biológicos e inorgánicos en las volutas de humo generadas por la vaporización.

BIBLIOGRAFÍA

Alkatout I, Schollmeyer T, Hawaldar NA, et al. Principles and safety measures of electrosurgery in laparoscopy. *JSLS* 2012;16:130.

Azadgoli B, Baker RY. Laser applications in surgery. *Ann Transl Med* 2016;4:452.

Chekan EG, Davidson MA, Singleton DW, et al. Consistency and sealing of advanced bipolar tissue sealers. *Med Devices (Auckl)* 2015;8:193.

Cushing H, Bovie W. Electrosurgery as an aid to the removal of intracranial tumors. *Surg Gynecol Obstet* 1928;47:751.

Feldman LS, Brunt LM, Fuchshuber P, et al. Rationale for the fundamental use of surgical energy (FUSE) curriculum assessment: focus on safety. *Surg Endosc* 2013;27:4054.

Jones SB, Munro MG, Feldman LS, et al. Fundamental use of surgical energy (FUSE): an essential educational program for operating room safety. *Perm J* 2017;21:16.

Lamberton GR, Hsi RS, Jin DH, et al. Prospective comparison of four laparoscopic vessel ligation devices. *J Endourol* 2008;22:2307.

Licht SH. *The history of therapeutic heat*, 2nd ed. New Haven, CT: Elizabeth Licht Publications, 1965.

Llarena NC, Shah AB, Milad MP. Bowel injury in gynecologic laparoscopy: a systematic review. *Obstet Gynecol* 2015;125(6):1407–1417.

Massarweh NN, Cosgriff N, Slakey DP. Electrosurgery: history, principles, and current and future uses. *J Am Coll Surg* 2006;202:520.

Mayooran Z, Pearce S, Tsaltas J, et al. Ignorance of electrosurgery among obstetricians and gynaecologists. *BJOG* 2004;111:1413.

Odell RC. Pearls, pitfalls, and advancement in the delivery of electrosurgical energy during laparoscopy. En: Amaral JF, ed. *Problems in general surgery*. Philadelphia, PA: Lippincott Williams & Wilkins, 2002:5.

Sutton C, Abbott J. History of power sources in endoscopic surgery. *J Minim Invasive Gynecol* 2013;20:271.

Vilos GA, Rajakumar C. Electrosurgical generators and monopolar and bipolar electrosurgery. *J Minim Invasive Gynecol* 2013;20:279.

Wu MP, Chen SL, Yen EY, et al. Complications and recommended practices for electrosurgery in laparoscopy. *Am J Surg* 2000;179:67.

CAPÍTULO 7

INCISIONES PARA LAS CIRUGÍAS GINECOLÓGICAS

James J. Burke II

Fisiología de la cicatrización de las heridas	Incisión media en pacientes con obesidad	Cierres primario y secundario diferidos
Hemostasia	Paniculectomía y abdominoplastia	Cierre de heridas asistido por vacío
Inflamación	**Incisiones de perineotomía**	Cierre de heridas asistido por vacío cerrado
Proliferación	Incisión de Schuchardt	**Dehiscencia de heridas y evisceración**
Remodelado	**Suturas y nudos**	**Hernia incisional**
Incisiones abdominales	Suturas	
Incisiones transversas bajas	Nudos	
Incisiones verticales	**Cierre de incisiones verticales**	
Incisiones en pacientes con obesidad	Uso de drenajes	

Una de las marcas duraderas de cualquier cirugía abdominal, y la más notoria para la paciente, es la cicatriz de una incisión. Al seleccionar una incisión, el ginecólogo debe tener en cuenta la alteración patológica subyacente que hace necesaria la operación, la sospecha de cáncer, la ausencia o presencia de enfermedad abdominal alta y el estado de comorbilidad subyacente de la paciente. Aunque hay muchos tipos de incisión para las cirugías ginecológicas, la selección de cualquiera de ellas debe ser altamente individualizada.

La selección de una incisión no debe verse afectada por la intención de la paciente de conservar la estética si esto compromete el abordaje quirúrgico. Por otro lado, las incisiones excesivamente grandes o mal ubicadas pueden aumentar la probabilidad de infección, hernia o dehiscencia, así como producir una cicatriz antiestética. Durante el proceso de consentimiento quirúrgico, se debe aconsejar a la paciente sobre la ubicación de la incisión, la justificación de una en particular y cualquier posible complicación que pueda surgir debido a la incisión planificada.

FISIOLOGÍA DE LA CICATRIZACIÓN DE LAS HERIDAS

Al hacer una incisión quirúrgica, se violentan los tejidos para tener acceso a los órganos enfermos y se causa una herida aguda, que rompe la barrera que protege a los seres humanos de bacterias y otros organismos patógenos. La cicatrización de las heridas es un proceso biológico regulado y coordinado, que emplea múltiples vías celulares y extracelulares para restaurar la integridad de los tejidos y, por lo tanto, dicha barrera. Estas heridas agudas reguladas sanan en un proceso de reparación progresivo, sistemático y equilibrado que consta de cuatro fases: hemostasia, inflamación, proliferación y remodelado tisular (**fig. 7-1**).

Hemostasia

La fase hemostática se inicia inmediatamente después de una lesión vascular durante la incisión quirúrgica. El músculo liso en la capa circular de los vasos arteriales se contrae, mediado por el aumento de la concentración citoplasmática de calcio. Esta menor perfusión conduce a la hipoxia tisular y a la acidosis por la producción de metabolitos vasoactivos como la adenosina y el óxido nítrico. Luego, los vasos arteriales se dilatarán y relajarán. Simultáneamente, la histamina se libera desde las células cebadas aumentando la vasodilatación y la permeabilidad vascular, lo que permite que las células inflamatorias ingresen al espacio extracelular que rodea la herida.

Debido a la lesión del endotelio, se crea un coágulo sanguíneo, con lo que se inician las cascadas de coagulación intrínseca y extrínseca y se produce la activación plaquetaria. La vía intrínseca comienza cuando el daño endotelial expone los tejidos subendoteliales a la sangre, lo que tiene como resultado la activación del factor XII (de Hageman). A través de una serie de pasos, el factor X se activa y la protrombina y todo el fibrinógeno se convierten en trombina y en fibrina, respectivamente, lo que ocasiona el desarrollo de un tapón de fibrina. Simultáneamente, la vía extrínseca comienza cuando el daño endotelial provoca que el factor tisular se exponga a la circulación, exposición que activa el factor VII y el resto de la vía extrínseca que conduce a la activación de la trombina.

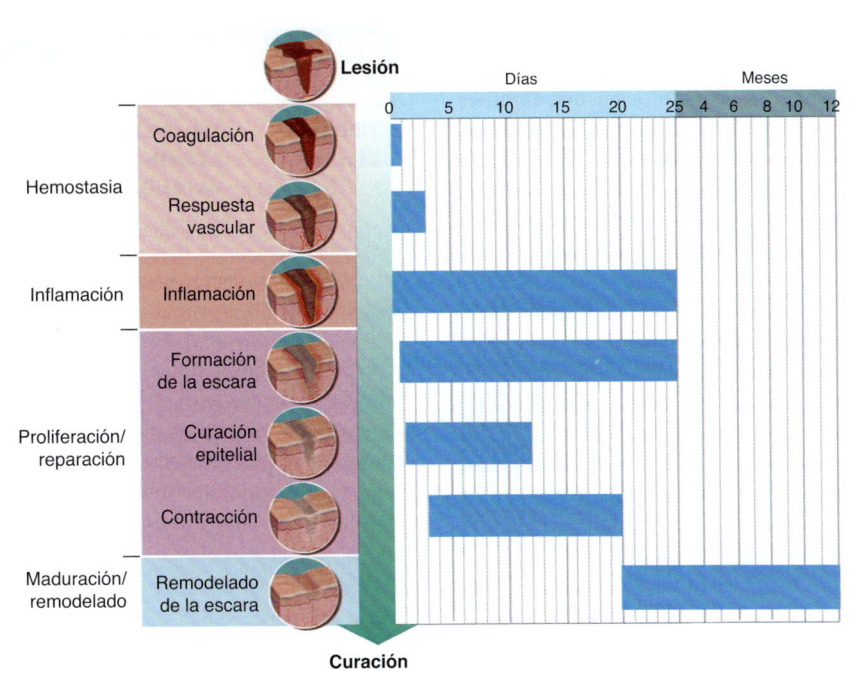

FIGURA 7-1 Pasos para la cicatrización de las heridas.

Finalmente, las plaquetas cambian su morfología debido a la activación de trombina, tromboxano o difosfato de adenosina (ADP, *adenosine diphosphate*). Este cambio de conformación hace que las plaquetas secreten el contenido de sus gránulos densos y α, que contienen múltiples factores de crecimiento y citocinas necesarios para la regulación de la cicatrización de las heridas, de la que la activación plaquetaria es un paso esencial. Las plaquetas activadas se adhieren y se aglomeran donde el colágeno quedó expuesto, creando un tapón para detener la hemorragia que se fortalece aún más con fibrina, factor de von Willebrand y filamentos de actina y miosina contenidos en su interior. Las plaquetas activadas son fundamentales para la cicatrización de las heridas, ya que secretan más de 300 moléculas de señalización que influyen en la función y la regulación de las propias plaquetas, leucocitos, células endoteliales y otras líneas celulares necesarias para cerrar la herida. Además del proceso hemostático aquí descrito, durante esta fase de cicatrización de las heridas, las membranas celulares lesionadas conducen a la degradación del ácido araquidónico que origina potentes moléculas de señalización como prostaglandinas, leucotrienos y tromboxanos que estimulan la respuesta inflamatoria. En la **tabla 7-1** se señalan algunos de los factores de crecimiento más importantes para la cicatrización de las heridas.

Inflamación

La fase inflamatoria comienza inmediatamente después de la hemostasia y se caracteriza por una infiltración de la herida por parte de células inflamatorias para prevenir la infección y retirar los detritos. Los neutrófilos son células altamente móviles que se infiltran en la herida en la hora siguiente a la lesión y continúan la migración hacia su interior en grados sostenidos durante las primeras 48 h. Los neutrófilos son conducidos a la herida por múltiples mecanismos de señalización como la cascada del complemento y la activación de las interleucinas y del factor de crecimiento transformante β (TGF-β, *transforming growth factor β*). Este rastro de sustancias activadas, que semeja un camino de migas de pan, crea un gradiente hacia la herida que los neutrófilos siguen y se llama *quimiotaxis*. Los neutrófilos son necesarios para eliminar bacterias y detritos de la herida. Logran la limpieza de estos a través de diversos mecanismos. Por fagocitosis, los neutrófilos pueden ingerir y destruir directamente partículas extrañas. Además, contienen una variedad de sustancias tóxicas (lactoferrina, proteasas,

TABLA 7-1	
Factores de crecimiento involucrados en las etapas de cicatrización de las heridas	
FASES DE LA CICATRIZACIÓN	**FACTORES DE CRECIMIENTO**
Fase inflamatoria	G-CSF, TGF-β1, TGF-β2
Fase proliferativa	PDGF, FGF, VEGF
Fase de epitelización	EGF, KGF, GM-CSF
Fase de remodelado	TGF-β3

EGF, *epidermal growth factor* (factor de crecimiento epidérmico); FGF, *fibroblast growth factor* (factor de crecimiento de fibroblastos); G-CSF, *granulocyte colony-stimulating factor* (factor estimulante de colonias de granulocitos); GM-CSF, *granulocyte-macrophage colony growth factor* (factor de crecimiento de colonias de granulocitos-macrófagos); KGF, *keratinocyte growth factor* (factor de crecimiento de queratinocitos); PDGF, *platelet-derived growth factor* (factor de crecimiento derivado de plaquetas); TGF, *transforming growth factor* (factor de crecimiento transformante); VEGF, *vascular endothelial growth factor* (factor de crecimiento del endotelio vascular). Chicharro-Alcántara D, Rubio-Zaragoza M, Damiá-Giménez E, et al. Platelet rich plasma: new insights for cutaneous wound healing management. *J Funct Biomater* 2018;9(1):10. doi:10.3390/jfb9010010. https://creativecommons.org/licenses/by/4.0/. Utilizada con autorización.

elastasa de neutrófilos y catepsina) que se liberan por desgranulación, eliminan directamente las bacterias y destruyen el tejido necrosado. Finalmente, los neutrófilos pueden eliminar las bacterias mediante "trampas" de cromatina y proteasas producto de la producción de radicales libres del oxígeno que se combinan con cloro para esterilizar la herida. Una vez que han completado su tarea, los neutrófilos experimentan apoptosis y se descaman de la herida o son fagocitados por los macrófagos.

Los macrófagos llegan a la herida 48-72 h después de la lesión, atraídos por mensajes químicos enviados por las plaquetas y las células dañadas. Estas células son las coordinadoras esenciales para la transición a la fase proliferativa de la cicatrización mediante la liberación de factores adicionales de crecimiento, la mediación de la angiogénesis, la fibroplasia y la síntesis de óxido nítrico. Los linfocitos aparecen en la herida después de 72 h y son clave para regular la cicatrización mediante la producción de matriz extracelular (MEC) y el remodelado de colágeno. Esta fase de la cicatrización de las heridas durará el tiempo que sea necesario para que su lecho esté limpio y libre de bacterias. Sin embargo, la inflamación prolongada puede conducir a un daño tisular extenso y al retraso en la proliferación para dar lugar a la formación de una herida crónica (tabla 7-2).

Proliferación

Una vez que se ha logrado la hemostasia y se han eliminado detritos y bacterias de la herida, puede comenzar la reparación del defecto. Esta proliferación se produce a través de un complejo proceso de angiogénesis, formación de tejido de granulación, depósito de colágeno, epitelización y retracción de heridas. La angiogénesis se inicia en cuanto se forma el tapón hemostático con la liberación del TGF-β, del factor de crecimiento derivado de plaquetas (PDGF, *platelet-derived growth factor*) y del factor de crecimiento de fibroblastos (FGF, *fibroblast growth factor*). En respuesta a la hipoxia, se libera el factor de crecimiento del endotelio vascular (VEGF, *vascular endothelial growth factor*), que actúa junto con otras citocinas para reparar los vasos sanguíneos dañados por neovascularización. Las metaloproteinasas mixtas (MPM) forman una familia de enzimas activadas por la invasión de neutrófilos en el tejido hipóxico. Estas enzimas median la angiogénesis a través de la liberación de VEGF y la remodelación de la MEC. A medida que avanza el proceso de angiogénesis, se forma una extensa red de nuevos capilares. Estos vasos tienen "fugas" y son débiles, por lo que dan lugar a un aumento del edema en la herida, lo que otorga una apariencia rosada al tejido de granulación cicatricial.

Para proliferar, los fibroblastos son estimulados por factores de crecimiento liberados del coágulo hemostático inmediatamente después de la producción de la herida. Estos fibroblastos migran hacia la herida por señales de TGF-β y PDGF; una vez que alcanzan un número adecuado, por lo general cerca del tercer día, empiezan a depositar proteínas en la MEC (ácido hialurónico, fibronectinas, proteoglucanos) y posteriormente producen colágeno. El tejido de granulación formado en ese momento consiste en una amplia variedad de tipos de colágeno, pero en su mayoría estos son

TABLA 7-2
Células involucradas en la cicatrización de las heridas

TIPO DE CÉLULA	TIEMPO DE ACCIÓN DESDE LA LESIÓN	FUNCIÓN
Plaquetas	Segundos	Formación del trombo Activación de la cascada de coagulación Liberación de mediadores inflamatorios
Neutrófilos	Máximo a las 24 h	Fagocitosis de bacterias Desbridamiento de la herida Liberación de enzimas proteolíticas Generación de radicales libres de oxígeno Aumento de la permeabilidad vascular
Queratinocitos	8 h	Liberación de mediadores inflamatorios Estimulación de la migración de los queratinocitos Neovascularización
Macrófagos	48 h	Fagocitosis de neutrófilos Liberación de mediadores inflamatorios Neovascularización Liberación del factor de crecimiento
Linfocitos	72 h	Regulación de la fase proliferativa de la cicatrización de las heridas Depósito de colágeno
Fibroblastos	120 h	Síntesis del tejido de granulación Síntesis de colágeno Producción de MEC Liberación de proteasas Liberación de mediadores inflamatorios

MEC, matriz extracelular. Singh S, Young A, McNaught C. The physiology of wound healing. *Surgery* 2017;35(9):473–477. Copyright © 2017 Elsevier. Reimpresa con autorización.

de tipo III inmaduro, que es débil en comparación con el tipo I más maduro. Esta producción de colágeno es necesaria para proporcionar la fuerza inicial al tejido y la herida. Una vez que se ha establecido una MEC adecuada, los fibroblastos cambian a miofibroblastos y desarrollan seudópodos que les permiten conectarse con las proteínas circundantes, fibronectina y colágeno para ayudar a la contracción de la herida. Estos miofibroblastos también promueven la angiogénesis a través de la mediación de la actividad de MPM.

Cuando la herida se cierra por primera intención (la mayoría de las heridas quirúrgicas), la producción de colágeno alcanza su máximo para el quinto día y se puede palpar debajo de la piel como la "protuberancia de la herida". Las células epiteliales migran desde los bordes de la herida muy poco después de la lesión inicial. La transición de epitelio a mesénquima, un proceso embriológico, permite que las células epiteliales ganen motilidad para viajar por la superficie de la herida. En las heridas que se cierran por primera intención, esta fase de epitelización puede ocurrir en 24 h. Los cambios en la cantidad de citocinas hacen que las células epiteliales se conviertan de un fenotipo móvil a uno proliferativo a fin de recuperar su concentración para completar la reparación de la herida. En la cicatrización de las heridas por segunda intención, el defecto puede ser grande y el proceso de epitelización requerirá que primero haya una contracción considerable de la herida. Siete días después de la lesión, la herida comenzará a contraerse por el impulso de los miofibroblastos. La contracción puede ocurrir a una velocidad de 0.75 mm/día, lo que provoca cicatrices cortas. La forma de la herida contribuye a la velocidad a la que se contrae, con cicatrices lineales, que son las más rápidas, y circulares, que son las más lentas.

Remodelado

Desde el octavo día hasta el segundo año se producen el remodelado y la maduración de la herida mediante un equilibrio de síntesis y degradación. El depósito inicial de colágeno es desordenado y, con el tiempo, su remodelación en las zonas de mayor tensión otorga mayor resistencia a la tracción. Para la tercera semana, el colágeno tipo III ha sido reemplazado por el de tipo I, que es el más abundante en el cuerpo humano. A pesar de este remodelado, las heridas nunca alcanzarán el mismo grado de fuerza que los tejidos originales, con solo el 50% de la resistencia a la tracción original a los 3 meses y el 80% después de concluir el remodelado. El grado de vascularización disminuye a medida que la cicatriz madura, cambiando con el tiempo de un color rosa a uno gris.

La interrupción de una o más de estas fases puede tener dos consecuencias perjudiciales distintas: el desarrollo de una herida crónica o la formación de una cicatriz hipertrófica o queloide. Las heridas *crónicas* se definen como defectos de barrera que no han tenido una reparación ordenada y oportuna para recuperar la integridad estructural y funcional y que han rebasado las 12 semanas después de la lesión original. Las cicatrices hipertróficas y la formación de queloides son formas de cicatrización excesiva caracterizadas por un proceso inflamatorio inicial, aumento regulado de la función de los fibroblastos y depósito excesivo de MEC. Las cicatrices hipertróficas tienden a no rebasar los límites originales de la herida y suelen ser autolimitadas al desvanecerse con el tiempo. Estas cicatrices están formadas principalmente por colágeno tipo III dispuesto en paralelo a la superficie de la piel. Por el contrario, la formación de queloides es una cicatrización anormalmente vigorosa que tiende a extenderse más allá de los bordes de la herida original y no retrocede. Estas cicatrices pueden causar hiperestesia y prurito. Además, se presentan con mayor frecuencia entre afroamericanos, asiáticos e individuos de piel oscura. Estas cicatrices consisten en depósitos desorganizados de colágeno tipos I y III.

Los factores que afectan negativamente la cicatrización adecuada de la herida incluyen la edad, enfermedades concomitantes como las cardíacas y hepáticas, afecciones del tejido conjuntivo y diabetes, así como factores relacionados con el estilo de vida, como el estado nutricional, la obesidad, el hábito tabáquico y el consumo de drogas. La radioterapia, la quimioterapia y el uso de esteroides y antiinflamatorios no esteroideos (AINE) también perjudican la cicatrización adecuada. Además de estos factores, la carga bacteriana puede afectar la cicatrización de las heridas e interrumpir el proceso de reparación progresivo y ordenado. Las bacterias colonizan una herida dentro de las primeras 48 h, tienen baja virulencia y no invaden los tejidos. Se ha propuesto un umbral crítico de 10^5 bacterias para declarar la colonización bacteriana como una infección clínicamente relevante que puede impedir la cicatrización de la herida. La *contaminación* dentro de una herida se define como la infección por bacterias sin replicación, mientras que la *colonización* se define como la presencia de bacterias con replicación que se adhieren a la herida sin causar daño tisular; ninguno de estos procesos retrasa la cicatrización. Sin embargo, la colonización masiva sí puede retrasar la cicatrización de la herida. En las heridas agudas, las bacterias pululan como organismos de tipo plancton de flotación libre y deben eliminarse rápidamente para prevenir la destrucción de tejidos y la infección. Las bacterias en las heridas crónicas no son organismos tipo plancton, sino, más bien, biopelículas capaces de resistir la cascada inflamatoria del hospedero y el tratamiento antibiótico.

Las heridas quirúrgicas son formas controladas de traumatismo que se pueden clasificar con base en su grado de contaminación para predecir el riesgo de infección de la herida después de la intervención quirúrgica. El riesgo de infección de la herida está directamente relacionado con su clasificación (**tabla 7-3**). La mayoría de los procedimientos quirúrgicos abdominales realizados por ginecólogos incluyen la histerectomía; cada vez que se ingresa a la vagina, el procedimiento se clasifica como limpio pero contaminado.

INCISIONES ABDOMINALES

Las incisiones abdominales utilizadas para la mayoría de los procedimientos quirúrgicos ginecológicos se pueden dividir en transversas o verticales. Para las incisiones extraperitoneales y el acceso a órganos no asociados con el aparato genital femenino, a veces se usan modificaciones de las incisiones oblicuas. Debido a la facilidad y rápido ingreso, el abdomen fue abierto, tradicionalmente, mediante una incisión media en la línea alba. Una de las primeras operaciones abdominales exitosas fue realizada por McDowell en 1809. En los primeros días de la cirugía abdominal, las incisiones transversas, por lo general, se evitaban porque consumían más tiempo. Un temor infundado era que el corte transverso del músculo recto mayor dejaría un defecto debido a su retracción. Sin embargo, este no es el caso y ahora se sabe que la adhesión de los músculos rectos a la hoja anterior de su aponeurosis impide la retracción mediante diversos entramados transversales. A finales del siglo xix y principios del xx, se desarrollaron varias incisiones transversas como las de Küstner, Pfannenstiel, Maylard y Cherney. La mayoría de las incisiones transversas utilizadas para la cirugía pélvica se identifican por el nombre del cirujano que las describió por primera vez, mientras que las pocas incisiones abdominales verticales no incluyen tales epónimos.

TABLA 7-3
Clasificación de las heridas

CLASE	CATEGORÍA	DEFINICIÓN	ÍNDICE DE INFECCIÓN DE LAS HERIDAS (%)
I	Limpias	Las heridas se realizan en condiciones quirúrgicas ideales. Los procedimientos son, por lo general, electivos y no se ingresa a la cavidad bucofaríngea o la luz del sistema respiratorio, tubo digestivo o genitourinario. No hay inflamación y no se produce interrupción alguna de la técnica. Las heridas siempre se cierran por primera intención y rara vez se drenan. Casi el 75% de las operaciones están incluidas en este grupo	1-5
II	Limpia pero contaminada	Herida con ingreso a la cavidad bucofaríngea o el sistema respiratorio, tubo digestivo o genitourinario sin derrame significativo. Las heridas limpias se incluyen en esta categoría cuando hay una transgresión menor en la técnica quirúrgica. Comprenden alrededor del 16% de todas las cirugías	3-11
III	Contaminada	Esta categoría incluye heridas abiertas, frescas y traumáticas; cirugías con una transgresión importante de la técnica estéril; e incisiones que encuentran inflamación aguda y no purulenta como en la colecistitis o cistitis	4-17
IV	Sucia	En esta categoría se incluyen heridas traumáticas antiguas (> 4 h), vísceras perforadas o cirugías que impliquen infecciones clínicamente evidentes. Las heridas que contienen cuerpos extraños o tejido debilitado también se consideran sucias	5-27

Ortega G, Rhee DS, Papandria DJ, et al. An evaluation of surgical site infections by wound classification system using the ACS-NSQIP. *J Surg Res* 2012;174:33; Cruse PJE, Foord R. The epidemiology of wound infection: a 10-year prospective study of 62,939 wounds. *Surg Clin North Am* 1980;60:27; Culver DH, Horan TC, Gaynes RP, et al. Surgical wound infection rates by wound class, operative procedure and patient risk index. National Nosocomial Infections Surveillance System. *Am J Med* 1991;91:152S. Utilizada con autorización.

Debido a las inquietudes sobre las complicaciones de la herida, un dictamen previo fue que las incisiones de la piel abdominal no se hiciesen con métodos de electrocirugía. En un metaanálisis reciente en el que se revisaron las tasas de complicaciones de la herida quirúrgica entre las incisiones realizadas con un bisturí o por métodos de electrocirugía, no se encontró diferencia alguna, independientemente del método de incisión. Los autores determinaron que las pruebas actuales sugieren que hacer una incisión abdominal por electrocirugía puede ser tan seguro como usar un bisturí.

La práctica más antigua apoyaba el uso de un bisturí diferente para las incisiones cutáneas y otro al continuar en planos más profundos. No se ha demostrado que desechar la hoja de bisturí usada en la piel (considerada hoy en día una práctica arcaica) disminuya las tasas de infección de la herida quirúrgica, pero sí que hacerlo deja en el campo quirúrgico un objeto "filoso" adicional que puede lesionar a los miembros del equipo de atención sanitaria. En un estudio prospectivo aleatorizado, la tasa de infecciones postoperatorias de la herida no fue diferente después del uso de uno o dos bisturíes para la incisión. El mismo bisturí utilizado en la piel se puede usar de forma segura para las incisiones subcutáneas y profundas.

Incisiones transversas bajas

Las incisiones transversas para la cirugía pélvica son atractivas porque producen los mejores resultados estéticos. Además, las incisiones transversas bajas son hasta 30 veces más fuertes que las de la línea media, menos dolorosas para las pacientes y de menor interferencia con la respiración postoperatoria. La dehiscencia de la herida quirúrgica es presuntamente más frecuente con las incisiones verticales. Las publicaciones médicas más antiguas sugieren que la evisceración a través de la herida quirúrgica era de tres a cinco veces más habitual y que la formación de hernia era de dos a tres veces más frecuente con las incisiones verticales. Algunos estudios recientes, sin embargo, no han mostrado diferencia alguna en el riesgo de dehiscencia de la herida quirúrgica o, incluso, una ligera ventaja de las de la línea media. En un extenso estudio realizado en el Hospital Hutzel de Detroit por Hendrix y cols., se encontró que no había diferencia en la dehiscencia aponeurótica entre las incisiones transversas (Pfannenstiel) y las verticales.

Las incisiones transversas tienen ciertas desventajas asociadas. Requieren más tiempo para realizarse y conllevan, relativamente, una mayor pérdida de sangre. En algunas ocasiones se escinden los nervios; la disección de múltiples capas de aponeurosis y músculo puede dar lugar a la formación de espacios potenciales con posterior hematoma o seroma. La capacidad para explorar adecuadamente la cavidad abdominal superior se ve comprometida en la mayoría de las incisiones transversas bajas.

Incisión de Pfannenstiel

La mayoría de los cirujanos estarían de acuerdo en que, de todas las incisiones ginecológicas, la de Pfannenstiel es la que proporciona la mejor seguridad de la herida. Los resultados estéticos son excelentes, pero la exposición es limitada (especialmente de la parte superior del abdomen). Este tipo de incisión se debe utilizar en pacientes seleccionadas con ciertos cánceres ginecológicos. Del mismo modo, esta incisión debe utilizarse de forma selectiva en pacientes donde se requiera exposición pélvica ante afecciones no oncológicas, como la endometriosis grave y leiomiomas grandes con distorsión del segmento uterino inferior, así como cuando se reintervenga a una paciente debido a hemorragia postoperatoria.

La original y verdadera incisión de Pfannenstiel se describe como una transversa ligeramente curvada (concavidad hacia arriba) a cualquier altura adecuada para el cirujano. Esta incisión suele ser de 10-15 cm de longitud. Los detalles para realizar esta incisión se describen en la **figura 7-2A-D**. Separar el recto en la línea media permite evitar la necesidad de disecar la grasa subcutánea lejos de la aponeurosis del recto mayor, como se hace en la incisión de Küstner. Esta separa los nervios perforantes y los pequeños vasos sanguíneos que ingresan a la aponeurosis desde los músculos subyacentes para irrigar la fascia, aunque posiblemente debilite la incisión.

Si la incisión de Pfannenstiel se extiende lateralmente más allá del borde de los músculos rectos mayores y en la sustancia de los músculos oblicuos mayor y menor, puede producirse una lesión en los nervios abdominogenitales mayor y menor, con la formación de un neuroma como resultado. Además, el cierre de esta incisión aponeurótica ampliada puede atrapar estos nervios en la sutura de cierre o el tejido cicatricial circundante. Para evitar estas lesiones nerviosas en incisiones con extensión lateral, incluyendo las de Cherney o Maylard, se sutura solo la aponeurosis del oblicuo mayor.

La fascia puede cerrarse con una técnica continua en las pacientes con heridas limpias o limpias pero contaminadas. Se puede utilizar ácido poliglicólico, poliglactina 910 (como Vicryl®) o una sutura de absorción tardía. Las suturas subcutáneas suelen ser innecesarias; la piel se cierra con una técnica subcuticular (preferiblemente con material monofilamento) reforzada con cinta quirúrgica (p. ej., Steri-Strips®), pegamento cutáneo o grapas.

Incisión de Küstner

Algunos cirujanos abogan por una incisión de Küstner, erróneamente conocida como "de Pfannenstiel modificada". La incisión cutánea transversa ligeramente curva comienza por debajo del nivel de la cresta ilíaca anterosuperior y se extiende justo debajo de la línea del vello púbico, a través de la grasa subcutánea, hasta la aponeurosis del músculo oblicuo mayor y la vaina anterior de los músculos rectos mayores, de la misma manera que todas las otras incisiones transversas (**fig. 7-3A**). Las ramas superficiales de la arteria y la vena epigástricas se pueden encontrar en la grasa subcutánea del margen lateral de la incisión. Cuando se encuentran, pueden ligarse o sellarse por electrocauterización. La aponeurosis se diseca arriba y abajo de la incisión hasta que se expone una superficie suficiente, desde el ombligo hasta la sínfisis del pubis, para permitir una incisión vertical adecuada en la línea alba. La disección excesiva de la grasa respecto a la aponeurosis en los bordes laterales de la incisión es innecesaria y puede dar origen a sitios propicios para la aparición de pequeños hematomas o seromas postoperatorios.

La separación de los músculos rectos mayores y la entrada a la cavidad peritoneal se realizan de la misma manera en la incisión ordinaria de la línea media (**fig. 7-3B**). Debido a la importancia de una hemostasia adecuada en la grasa subcutánea de los colgajos cutáneos, esta incisión definitivamente es más prolongada que la media baja o la de Pfannenstiel. Ofrece poca o ninguna ventaja de resistencia a la tracción y su extensibilidad es muy limitada. Si se utiliza esta incisión, se debe considerar el drenaje de aspiración subcutáneo y cerrado debido a la gran cantidad de "espacio muerto" creado, aunque esta práctica es controvertida.

Incisión de Cherney

La incisión de Cherney difiere de la de Maylard porque escinde los músculos cerca del sitio del corte transverso de los rectos mayores. En ambas incisiones, la piel y la aponeurosis se dividen transversalmente como en la incisión de Pfannenstiel, pero Cherney recomendó liberar los músculos rectos mayores de su inserción tendinosa en la sínfisis del pubis. Los músculos rectos mayores se retraen entonces en dirección cefálica para mejorar la exposición. La incisión transversal de Cherney es cerca de un 25% más larga que una media desde el ombligo hasta la sínfisis del pubis.

La incisión de Cherney proporciona un excelente acceso al espacio de Retzius y una inmejorable exposición de la pared pélvica lateral. Ocasionalmente, el cirujano que utiliza una incisión de Pfannenstiel percibe que es inadecuada para la exposición a la hemostasia o no lo suficientemente grande como para exponer zonas de estructuras anómalas asociadas en las profundidades de la pelvis. En estas circunstancias, el abordaje más seguro no consiste en cortar transversalmente los músculos rectos mayores a la mitad de su trayecto, sino en realizar una incisión de Cherney. La incisión parcial del músculo recto mayor puede llevar a la lesión de los vasos epigástricos en su borde lateral. Si se intenta la conversión a una incisión de Maylard después de una de Pfannenstiel, la vaina del recto mayor ya habrá sido ampliamente separada de los músculos subyacentes. En este caso, es probable que los extremos del músculo se retraigan y no se reúnan cuando los bordes de la aponeurosis se vuelvan a aproximar más tarde. Puede ser necesario volver a aproximar los extremos del músculo recto con suturas de colchonero horizontales, que quizá sean difíciles de lograr debido a su retracción, además de que se corre el riesgo de la formación de un hematoma en los extremos musculares.

Incluso si el peritoneo ya está abierto, el espacio de Retzius se puede disecar de forma roma a fin de proveer la exposición suficiente para una incisión de Cherney (**fig. 7-4A**). Se identifican los vasos epigástricos, cuya trayectoria es más lateral respecto a los músculos rectos mayores. Los músculos piramidales se disecan de manera cortante. Se disecan entonces del mismo modo los tendones fibrosos de los músculos rectos mayores de su inserción en la sínfisis del pubis (**fig. 7-4B**), lo que también se puede realizar con cauterio. La hemorragia es insignificante en esta zona y los vasos epigástricos no necesitan ligarse. La incisión peritoneal se puede extender lateralmente unos 2 cm por arriba de la vejiga mientras se visualizan los vasos.

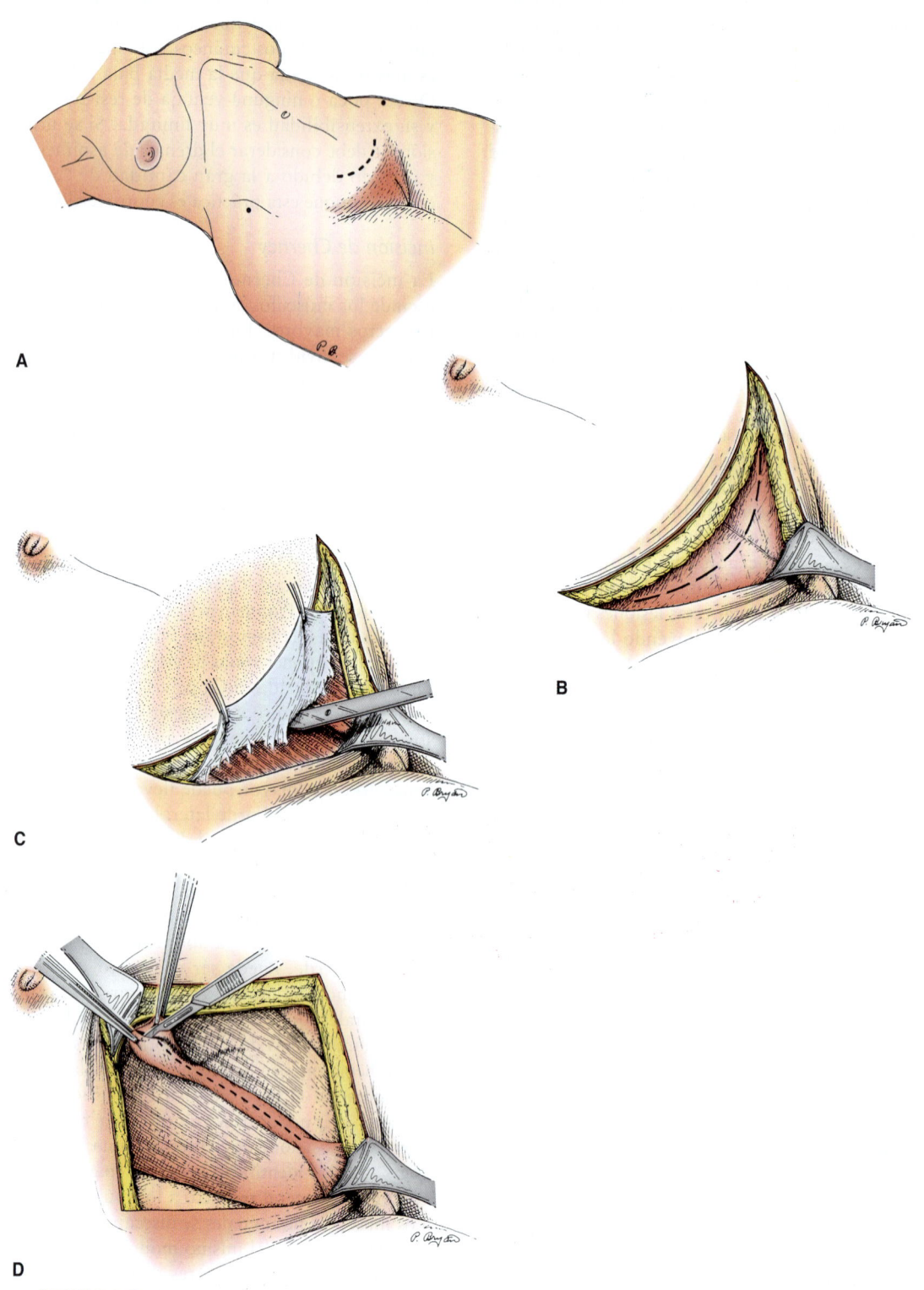

FIGURA 7-2 A. La incisión cutánea de Pfannenstiel es elíptica, justo por encima de la sínfisis del pubis. **B.** La piel, la grasa subcutánea y la aponeurosis de la pared abdominal se inciden de forma transversa. **C.** La aponeurosis se separa del músculo recto mayor en sus partes superior, inferior y lateral. Los vasos perforantes pequeños requieren ligadura o coagulación. **D.** Los músculos rectos mayores se separan y el peritoneo se incide en la línea media.

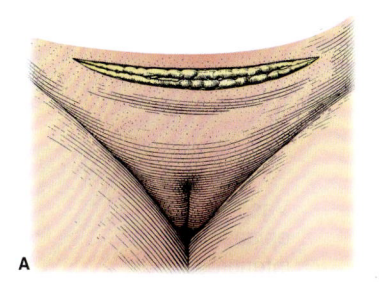

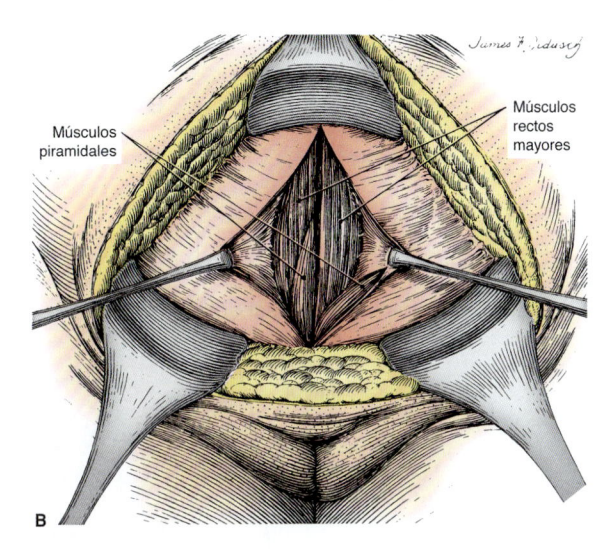

FIGURA 7-3 Incisión de Küstner. **A.** Incisión cutánea justo debajo de la línea del vello. **B.** Incisión media a través de la aponeurosis con exposición de los músculos recto mayor y piramidal. Los músculos rectos mayores se retraen lateralmente y el peritoneo se incide en la línea media.

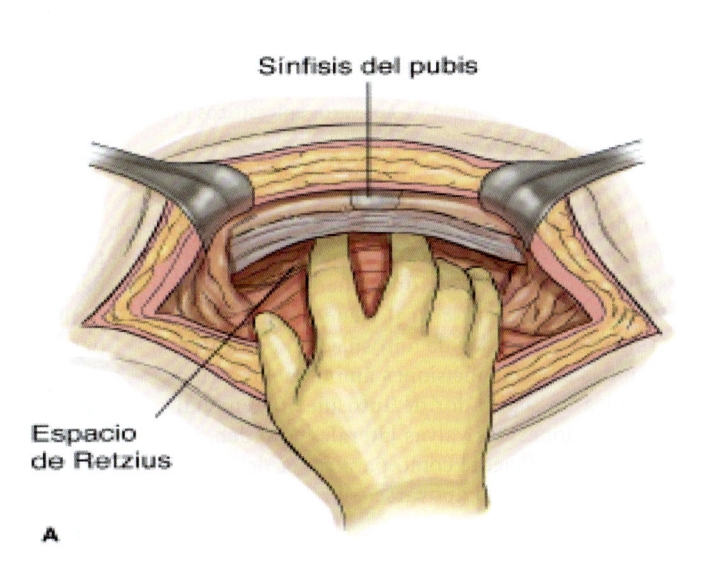

FIGURA 7-4 A. Desarrollo del espacio de Retzius. El peso de la mano del cirujano separa fácilmente la vejiga de la sínfisis suprayacente en la línea media de forma relativamente exangüe.

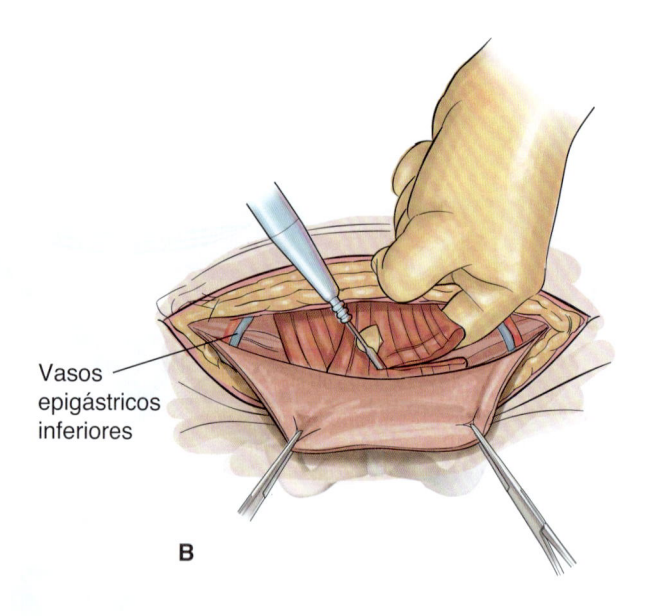

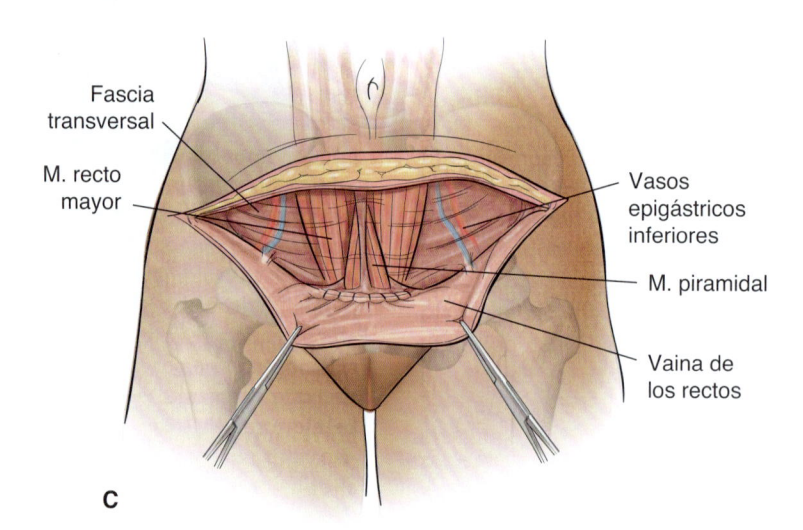

FIGURA 7-4 (*Continuación*) **B.** El cirujano coloca un dedo detrás del músculo recto mayor y, con una tracción suave, tira de él en dirección cefálica. El músculo recto mayor puede disecarse de su inserción en la sínfisis del pubis con el dispositivo Bovie. La incisión peritoneal se puede extender lateralmente, evitando los vasos epigástricos, que se ubican a los lados. **C.** Reunión de los tendones del recto mayor con la parte baja de los colgajos inferiores. Los vasos epigástricos profundos yacen a lo largo del borde lateral de los músculos rectos mayores.

Como se indicó anteriormente, las incisiones transversas, particularmente en las de Cherney y en las de Maylard (que se describirán a continuación), pueden ocasionar lesiones nerviosas. El nervio crural tiene mayor riesgo cuando se utiliza un separador de autosujeción con valvas laterales profundas en estas incisiones ampliamente extendidas. Si se emplea un separador de autosujeción en cualquiera de estas incisiones, las valvas laterales solo deberán tener la profundidad suficiente como para caber debajo de los bordes de la incisión y no apoyarse sobre los músculos psoas mayores.

Para cerrar una incisión de Cherney, los extremos de los tendones de los rectos mayores se unen a la parte inferior del colgajo inferior de la vaina de los rectos con cinco o seis puntos horizontales y separados de material absorbible o permanente con configuración de colchonero (**fig. 7-4C**). Para evitar la osteomielitis, los músculos rectos mayores no deben suturarse al periostio de la sínfisis del pubis. El cierre aponeurótico se hace entonces con una sutura continua de material calibre 0 o 1 de absorción tardía, como en la incisión de Pfannenstiel. El resto del cierre es similar al de esta, dependiendo de la preferencia del cirujano.

Incisión de Maylard

La incisión de Maylard fue descrita originalmente por Ernest Maylard en 1907. Es una verdadera incisión de corte muscular transversal en la que todos los planos de la porción inferior de la pared abdominal se inciden de forma transversa. La incisión provee una excelente exposición pélvica y es utilizada por muchos cirujanos para las cirugías radicales, incluyendo la histerectomía radical con disección y la resección de los ganglios linfáticos pélvicos. Aunque las incisiones medias son preferibles para las pacientes con masas anexiales sospechosas, algunas pueden ser candidatas a esta incisión más estética. Se debe informar a las pacientes que, si se encuentra cáncer, la incisión transversal tomará la forma de un "bastón de hockey" o de una "J" (fig. 7-5), o que se utilizará una incisión abdominal superior separada para valorar la porción superior de la cavidad abdominal y los ganglios paraaórticos retroperitoneales.

La incisión de Maylard (también llamada *de Maylard-Bardenheuer*) ha sido modificada en varios aspectos desde su descripción original. Antes de realizar la incisión cutánea, se traza una serie de tres a cuatro marcas perpendiculares con un marcador estéril a través de la línea planeada de incisión. Estas marcas ayudarán después para volver a aproximar los bordes cutáneos. La incisión transversal de la piel se realiza aproximadamente 3-8 cm por encima de la sínfisis del pubis, según las indicaciones para la cirugía, la edad y el peso de la paciente. La incisión cutánea nunca debe hacerse en un pliegue profundo de la piel o debajo de un panículo grande debido al ambiente anaerobio en este sitio y al mayor riesgo de complicaciones de la herida. La aponeurosis se incide de forma transversa y no se separa del músculo subyacente.

Una vez que la incisión de la fascia transversal se extiende lateralmente hasta los bordes de los músculos rectos mayores, se identifican los vasos epigástricos, que están en el borde posterolateral de cada uno (algunos cirujanos sugieren la conservación de estos vasos incluso cuando los músculos rectos mayores se corten de forma transversa). Los vasos se "separan" de sus inserciones por disección roma instrumental o digital suave. Los vasos se ligan antes de incidir los músculos rectos mayores para evitar su desgarro y retracción y la formación de hematomas (fig. 7-6). Los dedos del cirujano separan el músculo recto mayor suprayacente del peritoneo; luego, se cortan los músculos entre los dedos mediante electrocauterización.

Para una mejor aproximación de los músculos durante el cierre, se sutura el músculo subyacente a la aponeurosis antes de ingresar al peritoneo. Se utiliza una sutura de

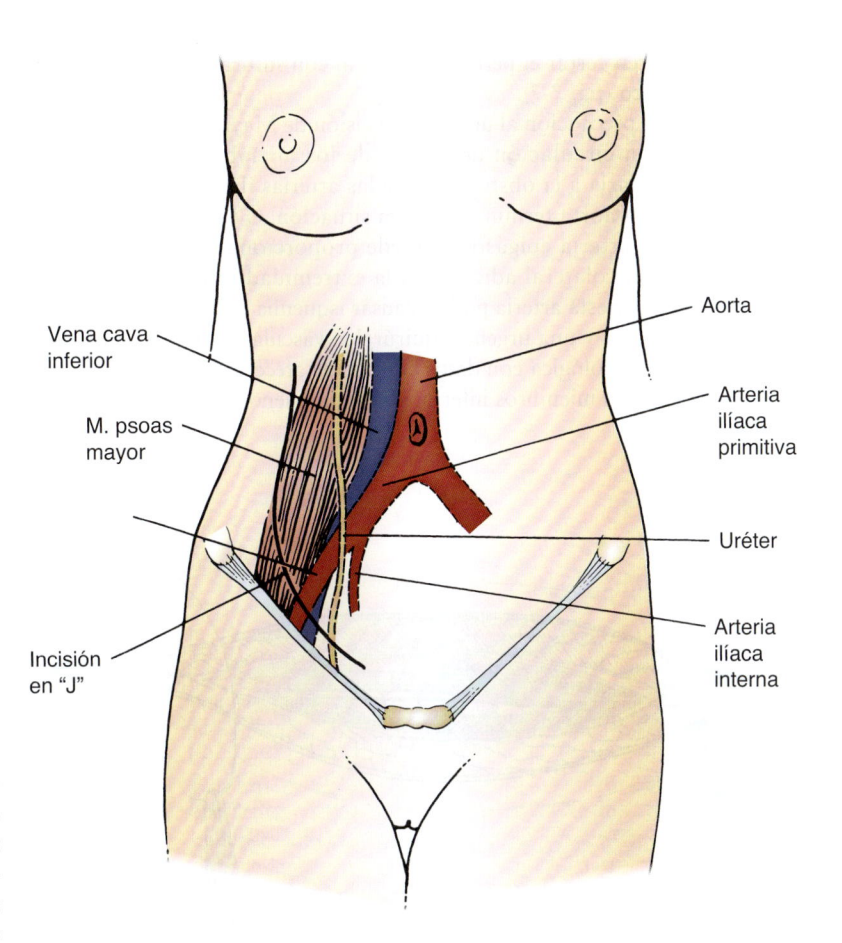

FIGURA 7-5 A la derecha, incisión en forma de "J" en relación con estructuras más profundas, el uréter, los vasos ilíacos y los grandes vasos. Se inicia alrededor de 3 cm en ubicación cefálica respecto al ombligo y se dirige en descenso paralelo hacia el ligamento redondo (Gallup DG. Abdominal incisions and closures. En: Gallup DG, Talledo OE, eds. *Surgical atlas of gynecologic oncology*, 1st ed. Philadelphia, PA: WB Saunders; 1994:43. Copyright © 1994 Elsevier. Reimpresa con autorización).

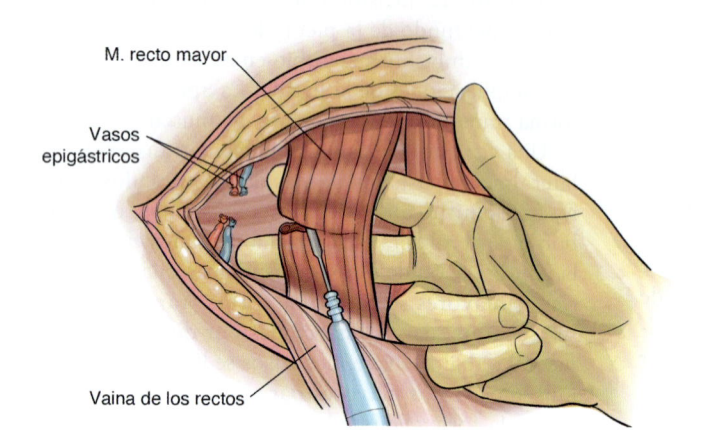

FIGURA 7-6 Incisión de Maylard. Los músculos rectos mayores se inciden con un bisturí o un dispositivo Bovie. El cirujano retira la mano a medida que corta el músculo. Los vasos epigástricos se aislaron, ligaron y cortaron de forma transversa previamente.

absorción tardía calibre 2-0 y los nudos se ubican delante de la aponeurosis. El peritoneo se incide de forma transversa.

El cierre de la aponeurosis es similar a la técnica de sutura continua para otras incisiones transversas. Los músculos no necesitan ser reaproximados con suturas individuales (excepto en el caso antes mencionado), aunque algunos cirujanos prefieren cerrar el peritoneo parietal con sutura de ácido poliglicólico (fig. 7-7).

Se debe tener precaución al utilizar la incisión de Maylard en pacientes con circulación deficiente de los miembros inferiores secundaria a la obstrucción de las arterias ilíacas primitivas o de la aorta terminal. En esta situación, el flujo sanguíneo de la arteria epigástrica puede proporcionar la única circulación colateral adicional a la extremidad inferior. La ligadura de esta arteria podría causar isquemia en los miembros inferiores y una urgencia quirúrgica vascular real. En la paciente ginecológica con datos clínicos de afección de la circulación en los miembros inferiores, se recomienda una incisión media.

Incisiones verticales

Generalmente, las incisiones verticales ofrecen una excelente exposición, se pueden extender fácilmente y proveen una entrada rápida a la cavidad abdominal. Si la incisión se hace en la línea media o en ubicación paramedial, la cicatriz resultante puede ser ancha.

Incisión en la línea media (mediana)

La incisión en la línea media es la menos hemorrágica y permite una rápida entrada a la cavidad abdominal, la pélvica o ambas. La exposición es excelente y el daño a los nervios es mínimo. Sin embargo, la dehiscencia y las hernias son más frecuentes. La incisión en la línea media es la más fácilmente dominada, pues la zona aponeurótica es relativamente exangüe y los músculos rectos suelen estar separados en las mujeres con partos previos. Si la paciente presenta una incisión media previa, el cirujano debe incidir la piel y el peritoneo en ubicación más cefálica respecto a la incisión anterior para evitar

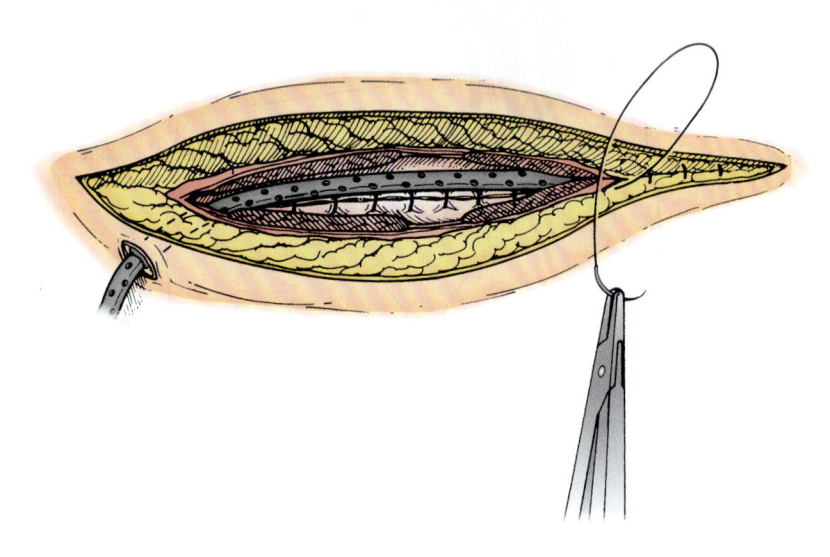

FIGURA 7-7 El peritoneo se cerró con suturas de ácido poliglicólico 2-0. Se utiliza un sistema de drenaje cerrado si la hemostasia no es absoluta. Se emplea una sutura de absorción tardía colocando los puntos a 1.5 cm del borde aponeurótico (Gallup DG. Abdominal incisions and closures. En: Gallup DG, Talledo OE, eds. Surgical atlas of gynecologic oncology, 1st ed. Philadelphia, PA: WB Saunders; 1994:43. Copyright © 1994 Elsevier. Reimpresa con autorización).

CAPÍTULO 7 **INCISIONES PARA LAS CIRUGÍAS GINECOLÓGICAS** 139

lesiones de intestino posiblemente adherido. En las pacientes nulíparas, la separación de los músculos rectos mayores en la línea media puede no ser evidente. En estos casos, los músculos piramidales de la pelvis son puntos de referencia útiles para dirigir al cirujano hacia la separación de los músculos rectos en la parte inferior de la línea media. Dado que esta incisión se puede extender fácilmente, es la más versátil de todas las utilizadas por los ginecólogos (fig. 7-8A-D).

La hemostasia de las capas anteriores del abdomen siempre debe concluirse antes de ingresar al peritoneo. Una vez

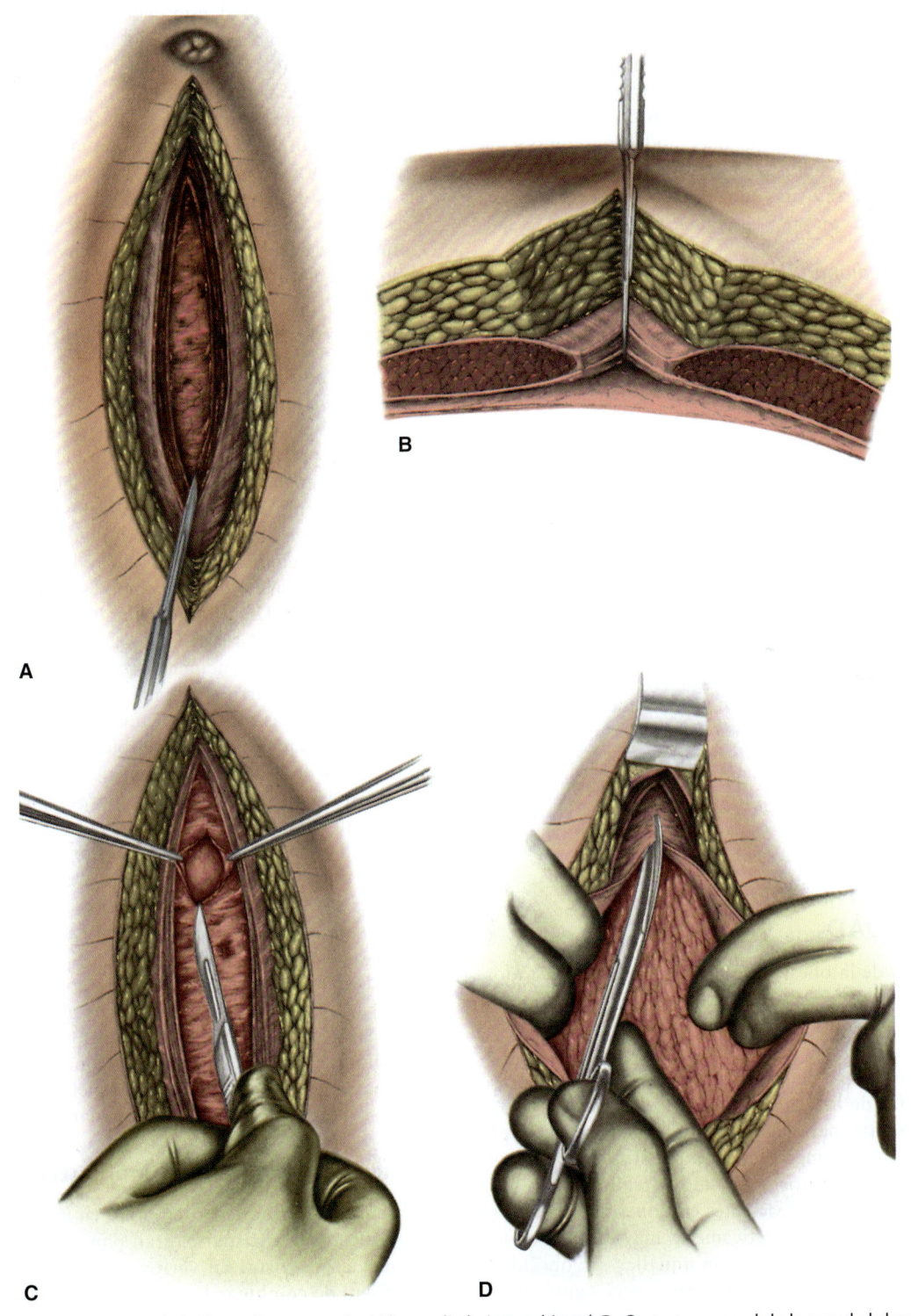

FIGURA 7-8 **A.** Corte de la línea alba en una incisión media baja con bisturí. **B.** Corte transversal de la pared abdominal que muestra la piel, la grasa subcutánea, las hojas anterior y posterior de la vaina de los rectos y el peritoneo subyacente. **C.** Abertura del peritoneo con bisturí y demostración del intestino delgado que sobresale hacia la abertura peritoneal. **D.** Ampliación de la abertura peritoneal hasta la región umbilical con tijeras de Mayo.

que se explora de manera sistemática el abdomen, el intestino se separa fuera de la pelvis con compresas. Rara vez se requieren más de dos o tres compresas húmedas de laparotomía para lograr la exposición de la pelvis. Si se requieren más compresas o hay dificultad para separar el contenido abdominal superior, la anestesia puede ser inadecuada; además, en las pacientes con cirugías abdominales previas, las adherencias pueden estar obstruyendo el desplazamiento. Mientras más compresas se utilicen, más probable será que las terminaciones nerviosas finales del intestino delgado se dañen, lo que ocasiona un íleo adinámico postoperatorio. El uso de separadores fijos más modernos, como el de Bookwalter, no solo mejora la exposición en las incisiones verticales y transversas, sino que también limita el uso excesivo de compresas.

Incisión paramediana

La verdadera incisión paramediana se emplaza por fuera de la línea media y separa las fibras del músculo recto de forma longitudinal. Al igual que la incisión mediana, la paramediana cuenta con excelente distensibilidad y exposición, particularmente en el lado de la pelvis donde se realiza. Sin embargo, debido a que escinde al músculo recto mayor, el riesgo de hemorragia y lesión nerviosa aumenta en comparación con la incisión mediana. En una incisión paramediana modificada, se diseca lateralmente el músculo recto mayor antes de incidir su vaina posterior y el peritoneo. Este abordaje evita los riesgos potenciales asociados con la escisión del músculo recto mayor. Se han recomendado las incisiones paramedianas en lugar de las medianas por su supuesta mayor fortaleza. En un metaanálisis reciente donde se compararon los resultados de las incisiones medianas con los de las transversas y paramedianas, se mostró que las incisiones medianas tenían tasas de herniación más altas en comparación con las transversas (riesgo relativo [RR] 1.77, intervalo de confianza [IC] del 95%: 1.09-2.87) y las paramedianas (RR 3.41, IC 95%: 1.02-11.45).

INCISIONES EN PACIENTES CON OBESIDAD

La prevalencia de la obesidad es epidémica en los Estados Unidos. Más del 30% de los adultos tienen obesidad y un índice de masa corporal (IMC) de 30 kg/m² o más; el 20% tiene obesidad extrema y un IMC de 40 kg/m² o más. La obesidad es un factor de riesgo reconocido de infecciones postoperatorias de herida quirúrgica; por lo tanto, hacer una incisión abdominal puede ser difícil en estas pacientes. Pitkin detectó por primera vez un aumento de los riesgos operatorios y postoperatorios cuando se realizaba una histerectomía abdominal en pacientes con obesidad. Observó fiebre postoperatoria significativamente mayor en las mujeres con obesidad comparadas con aquellas sin obesidad (59% frente a 36%), así como una diferencia significativa en las complicaciones de la herida (tasa de complicaciones de la herida de 29% frente a 4%). Krebs y Helmkamp informaron una tasa de infección de las heridas quirúrgicas del 24% en pacientes con obesidad masiva cuando se utilizó una incisión transversa periumbilical. Debido a que se requiere el corte muscular para esta incisión transversa, el tiempo de ingreso puede ser prolongado y relativamente hemorrágico. Si se elige una incisión transversa para una paciente con obesidad, esta debe hacerse lejos del ambiente húmedo anaerobio del pliegue subpanicular.

En 1977, Morrow y cols. sugirieron modificaciones en la atención preoperatoria, las técnicas transoperatorias y la atención postoperatoria para las pacientes ginecológicas con obesidad; con ello, observaron una tasa de infección de la herida quirúrgica de solo el 13%. Después, Gallup modificó las técnicas de Morrow. Cuando se trató a pacientes con obesidad mediante el protocolo modificado, la tasa de infecciones de la herida quirúrgica disminuyó al 3% en comparación con el 42% de las pacientes fuera del protocolo.

Incisión media en pacientes con obesidad

Si se elige una incisión media para una paciente con obesidad, se recomienda que el ombligo se retraiga en dirección caudal en un eje vertical en las posiciones supina y de litotomía dorsal hacia o por debajo del nivel de la sínfisis del pubis, dependiendo del tamaño del panículo adiposo. La incisión cutánea es periumbilical porque, por lo general, se extiende alrededor del ombligo y en una ubicación más cefálica debido a la posición caudalmente desviada del ombligo. La incisión de la aponeurosis siempre se extiende hacia la sínfisis. Una incisión longitudinal supraumbilical, como la describen Greer y Gal, es una variación donde toda la incisión está por encima del ombligo, en la zona plana del abdomen por arriba del panículo adiposo. Existen otras opciones para las incisiones en el abdomen de las pacientes con obesidad. Querleu describió una incisión transversa similar a la de Maylard antes mencionada. Las incisiones no deben hacerse en el pliegue suprapúbico después de elevar el panículo adiposo debido a la mala vascularización de la piel, que suele ser delgada y estar sujeta a maceración intensa por el ambiente anaerobio cálido y húmedo que promueve la proliferación de numerosos microorganismos. La incisión media parece ser la ideal para la mayoría de los cirujanos (fig. 7-9).

Una vez finalizada la cirugía, la aponeurosis abdominal se cierra con una sutura de monofilamento de absorción tardía (ocasionalmente monofilamento no absorbible) como la de polidioxanona (PDS) en sutura continua. No se utilizan suturas o drenajes subcutáneos. La piel se cierra con grapas que se dejan en su sitio durante 2 semanas.

Paniculectomía y abdominoplastia

Un abordaje quirúrgico alternativo en la paciente con obesidad masiva es extirpar el gran panículo antes de la cirugía pélvica prevista. En varios grupos se notó la relativa seguridad de combinar la abdominoplastia con otros procedimientos quirúrgicos. Hopkins y cols. realizaron una revisión retrospectiva de pacientes que se sometieron a

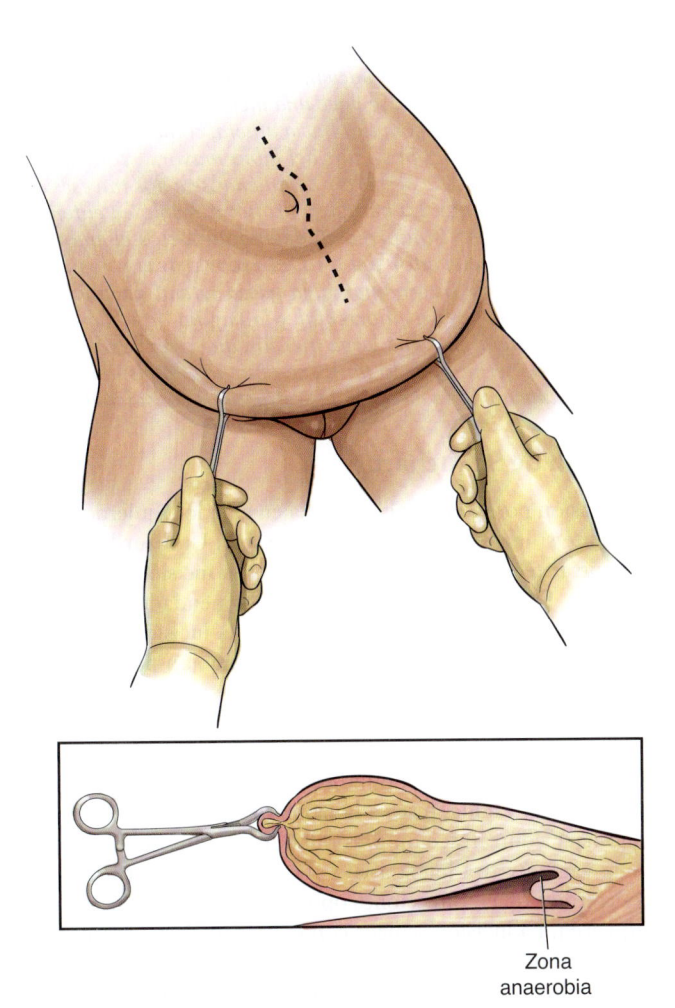

FIGURA 7-9 Incisión media en una paciente con obesidad. El panículo se retrae hacia abajo y la incisión evita el ambiente anaerobio húmedo (*recuadro*) debajo del pliegue subpanicular.

paniculectomía durante la cirugía ginecológica. Identificaron a 78 pacientes (con peso promedio de 126 kg) en las que se realizó el procedimiento. Su tasa de infección fue de un loable 2.6% con una pérdida de sangre promedio igualmente impresionante de 71 mL. Cuatro de las pacientes sufrieron dehiscencias incisionales mínimas.

Aunque la eliminación de un panículo grande brinda una mejor exposición, la selección de la paciente para este tipo de procedimiento potencialmente mórbido debe considerarse con cuidado. Además, la paciente debe ser asesorada y estar muy motivada para bajar de peso y cambiar sus hábitos nutricionales. Si la paciente no está comprometida con estos cambios en su estilo de vida, parece poco práctico realizar una abdominoplastia extensa e incurrir en la morbilidad asociada. Si el procedimiento quirúrgico no es urgente, una alternativa sería aplazarlo hasta que la paciente haya alcanzado el 40-50% de la pérdida de peso planificada.

De las diversas técnicas quirúrgicas disponibles para la paniculectomía y la abdominoplastia, la incisión transversa elíptica, originalmente descrita por Kelly, mostró ser el procedimiento ideal. Dos modificaciones de la paniculectomía transversa pueden ser útiles. El procedimiento más común incluye una incisión elíptica en forma de "sandía", que se extiende desde la cara lateral de las regiones lumbares hasta unos 3-4 cm por encima del ombligo. Si la paciente solicita conservar el ombligo, puede extirparse y trasplantarse al pedículo superior de piel. Sin embargo, como mostraron Cosin y cols., dicho trasplante puede conducir a un aumento de las complicaciones de la herida. En la parte inferior, la incisión transversa sigue el pliegue cóncavo de piel que separa el panículo que sobresale de la piel suprapúbica. La grasa subyacente se extirpa profundamente de una manera algo acuñada, con la porción profunda de grasa extendiéndose hacia afuera y ligeramente más allá del borde cutáneo para evitar su isquemia. Se debe prestar atención meticulosa a la hemostasia absoluta (un procedimiento que consume mucho tiempo) para evitar hematomas e infección postoperatorios. Debe evitarse el uso excesivo del cauterio, ya que produce un ambiente favorable para la proliferación bacteriana en el tejido debilitado. Los ángulos laterales de la incisión pueden requerir cortes en "V" separados para evitar los pliegues antiestéticos de grasa redundante. Cuando se cierran estas cuñas en forma de "V", el ángulo de la incisión adquiere una configuración en "Y", lo que elimina la piel excesiva en las caras laterales de la pared abdominal. Después de la extracción del panículo grande, se puede ingresar al abdomen transversal o verticalmente. Se recomienda una incisión vertical para mejorar la exposición (**fig. 7-10A-F**).

INCISIONES DE PERINEOTOMÍA

Una exposición adecuada es tan importante para la cirugía vaginal como lo es para la abdominal. Cuando la exposición no es adecuada en las cirugías abdominales, la incisión se extiende o se utiliza alguna otra medida para mejorarla. Ciertas medidas también pueden mejorar la exposición en las operaciones vaginales. Un introito vaginal estrecho puede restringir la exposición de la porción superior de la vagina, pero se puede ampliar con una incisión de episiotomía media o mediolateral al iniciar la cirugía. Se puede hacer una incisión mediolateral en uno o ambos lados del introito vaginal. Si se hace una episiotomía media y se cierra transversalmente, el introito vaginal se puede hacer más grande que antes si se considera aconsejable. Estas incisiones se pueden cerrar con sutura de absorción tardía 2-0 o 3-0.

A veces, toda la vagina es de pequeño calibre debido a la falta de actividad sexual o nuliparidad, una mucosa vaginal atrófica, antecedente de colporrafia o antecedente de irradiación por cáncer. La cúpula vaginal puede fijarse en una posición alta, con relativamente poco descenso. Debido a que la exposición adecuada a través de la vagina puede ser imposible, algunas cirugías quizá requieran abordaje abdominal. Por otro lado, la exposición requerida se puede obtener con una incisión de Schuchardt. Toda la vagina se puede ampliar con esta incisión logrando una notable mejoría en la exposición de su parte superior. Por lo tanto, una paciente cuyo problema podría haber necesitado un

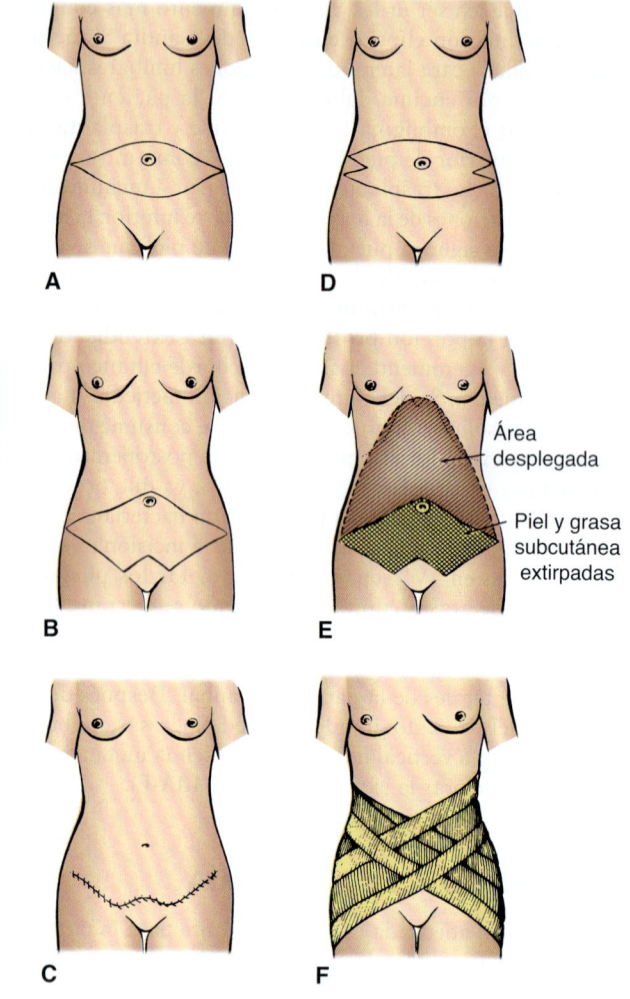

FIGURA 7-10 Incisiones para paniculectomía. **A.** La incisión transversa elíptica que se extiende desde la región de la cresta ilíaca pasa por encima y por debajo del ombligo. **B.** La incisión en forma de "V" en los ángulos laterales elimina los pliegues de la piel en la pared abdominal. **C.** La incisión en "W" sobre el monte del pubis se extiende a lo largo del arco crural hasta la cresta ilíaca. **D.** La incisión superior pasa por encima del ombligo. Se desplaza ampliamente el colgajo cutáneo superior hasta el esternón y los bordes costales. **E.** Después de la eliminación del panículo y la piel, el colgajo cutáneo superior de la piel se sutura sin tensión al borde cutáneo inferior. **F.** Se aplica un vendaje elástico firme cruzado sobre la pared abdominal para su soporte y prevenir la formación de seromas.

abordaje abdominal puede tener la ventaja de una cirugía vaginal perfectamente satisfactoria si se hace una incisión de Schuchardt.

De acuerdo con Speert (1958), Langenbeck hizo una profunda incisión relajante en el cuerpo perineal al intentar la histerectomía vaginal para tratar un cáncer uterino en 1828. Olshausen, en 1881, y Duhrssen, en 1891, usaron incisiones similares. Karl Schuchardt describió la incisión que lleva su nombre en 1893:

Para hacer más accesible desde abajo un útero cuya movilidad es limitada... con la paciente en la posición de litotomía y sus glúteos elevados, se hace una incisión grande, esencialmente sagital, algo convexa hacia afuera, comenzando entre los tercios medio y posterior del labio mayor,... con extensión posterior hacia el sacro y deteniéndose a dos traveses de dedo [sic] del ano. La herida se profundiza solo en el tejido graso de la fosa isquiorrectal, dejando intactos el embudo del músculo elevador del ano, el recto detrás y los ligamentos sacros. Internamente, la pared lateral de la vagina se abre en la fosa isquiorrectal y la vagina dividida en su aspecto lateral por una larga incisión que se extiende hasta el cuello uterino. Por lo tanto, se obtiene una visualización notoriamente libre de todas las estructuras consideradas.

Incisión de Schuchardt

La incisión por lo general se realiza en el lado izquierdo de la paciente si la efectúa un cirujano diestro. Uno zurdo puede encontrar técnicamente más fácil hacer la incisión en el lado derecho. En casos extremos, se han recomendado incisiones bilaterales. El lado en el que se emplaza la incisión puede ser determinado por la ubicación de la alteración patológica a eliminar. La inyección de solución salina estéril en los tejidos a incidir puede ser útil, especialmente debajo de la mucosa vaginal en la línea de incisión. El asistente tira hacia arriba a la izquierda con el dedo índice colocado lo más profundo posible en la vagina, justo a la izquierda de la uretra. El cirujano hace contratracción presionando con dos dedos dentro de la vagina y tira hacia abajo a la derecha. Esta tracción y contratracción en direcciones opuestas estira la pared vaginal izquierda. La incisión se hace con la unidad electroquirúrgica comenzando en la posición de las 4 en punto en el introito y extendiéndose hacia abajo en la piel del glúteo hasta el nivel del ano. La incisión se continúa hacia arriba a través de la mucosa en el tercio superior de la vagina. A medida que se profundiza la incisión, el cirujano usa los dedos de la mano izquierda para desplazar el recto medialmente para protegerlo de lesiones. La grasa de la fosa isquiorrectal es visible debajo del músculo puborrectal que se incide con el bisturí electroquirúrgico. Si es necesario, se puede desarrollar el espacio paravesical izquierdo. Para obtener la mejor exposición posible, el ápice de la incisión vaginal debe intersectar cualquier incisión realizada alrededor del cuello uterino, logrando hemostasia mediante coagulación o ligadura.

Al final de la cirugía, la incisión de Schuchardt se cierra con suturas de absorción tardía de calibres 2-0 y 3-0, tratando de volver a aproximar los bordes del músculo puborrectal y de obliterar el espacio muerto en la fosa isquiorrectal. Por lo general, no es necesario el drenaje en estas incisiones.

La incisión de Schuchardt se utiliza más para la histerectomía vaginal extensa por cáncer de cuello uterino invasor temprano. También se ha usado en las disecciones extensas para eliminar la endometriosis de la cúpula vaginal, obtener una mejor exposición en la histerectomía vaginal difícil o la reparación de una fístula vesicovaginal, reparar lesiones en la porción inferior del uréter, eliminar hematomas organizados justo por encima del músculo puborrectal, drenar los linfoceles por vía vaginal o extirpar teratomas quísticos benignos

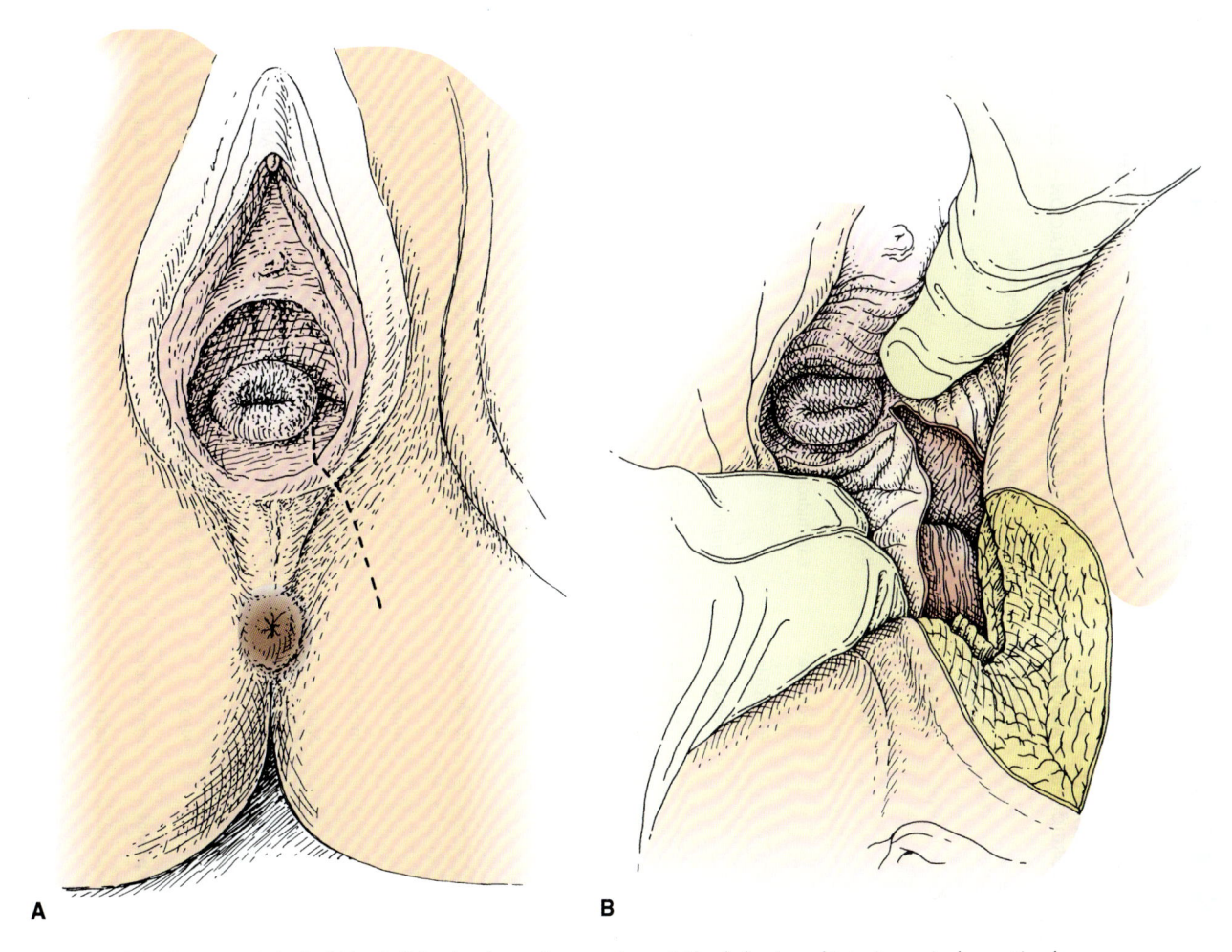

FIGURA 7-11 A. La incisión de Schuchardt comienza en la posición de las 4 en el introito vaginal; se extiende en el glúteo y hasta la pared posterolateral de la vagina hacia el cuello uterino. **B.** Se expone la grasa de la fosa isquiorrectal. Se corta el músculo puborrectal. Se pueden exponer los espacios paravesical y pararrectal izquierdos a través de la incisión.

en la zona presacra inferior, detrás del recto. Puede convertir una cirugía vaginal técnicamente difícil, complicada y peligrosa en una simple, fácil y segura. Es difícil entender por qué las incisiones de perineotomía se realizan de manera tan precipitada para las cirugías obstétricas y de forma tan renuente para las ginecológicas (**fig. 7-11A,B**).

SUTURAS Y NUDOS

Suturas

Se han usado muchos tipos de sutura al paso de los años para el cierre de heridas quirúrgicas a fin de inhibir las fuerzas disruptivas sobre los tejidos en reparación. Algunos de ellos incluyen lino, algodón, seda; alambres de oro, plata, hierro y acero; intestino seco, pelo de animales, corteza de árbol y otras fibras vegetales. En los últimos años, con los avances en la tecnología de polímeros, surgió una amplia gama de compuestos sintéticos como materiales de sutura. Hasta la fecha, sin embargo, ningún estudio o cirujano ha demostrado definitivamente que haya una sutura perfecta para toda situación.

El material de sutura ideal debe tener las siguientes características: seguridad en el anudado, inercia, resistencia adecuada a la tracción, flexibilidad, facilidad de manejo, paso suave a través del tejido, hipoalergénico, resistencia a la infección y capacidad de absorción a tasa predecible. A pesar de estos atributos ideales, la presencia de material de sutura (cuerpos extraños) en las heridas induce una respuesta inflamatoria excesiva del tejido que reduce el mecanismo de defensa del cuerpo contra la infección e interfiere con la fase proliferativa de la cicatrización de heridas (*véanse* líneas previas), lo que en última instancia lleva a una resistencia inferior de la herida debido a la formación excesiva de tejido cicatricial.

El material de sutura disponible hoy en día se puede clasificar por calibre, resistencia a la tracción, absorción, número de filamentos, rigidez, flexibilidad y forma (liso o barbado). En la **tabla 7-4** se incluyen las suturas que se usan con mayor frecuencia en las cirugías obstétricas y ginecológicas,

TABLA 7-4
Suturas disponibles y sus características (absorbibles y no absorbibles)

SUTURA	FUERZA DE TENSIÓN/ABSORCIÓN					CARACTERÍSTICAS	
MULTIFILAMENTO ABSORBIBLE	TTP 50% (días)	TTP 100% (días)	TIEMPO PARA COMPLETAR LA ABSORCIÓN (d)	TASA DE ABSORCIÓN	REACCIÓN TISULAR/ DEGRADACIÓN	MANIPULACIÓN	MEMORIA
Cátgut simple (trenzado)	3-5	14-21	70	Impredecible	Alta/proteolítica	Aceptable	Baja
Cátgut crómico (trenzado)	7-10	14-21	90-120	Impredecible	Alta/proteolítica	Aceptable	Baja
Poliglactina recubierta de absorción rápida 910 (trenzada) (Vicryl Rapide®)	5	14	42	Predecible	Baja/hidrolítica	Mejor	Baja
Poliglactina recubierta de absorción rápida 910 (trenzada) (Vicryl®)	21	28	56-70	Predecible	Baja/hidrolítica	Mejor	Baja
Poligliconato cubierto (Dexon II®) (monofilamento)	14-21	28	60-90	Predecible	Baja/hidrolítica	Mejor	Baja
Poliglitona 6211 (Caprosyn®)	5-7	21	56	Predecible	Baja/hidrolítica	Buena	Baja
Poliglecaprona 25 (Monocryl®)	7	21	91-119	Predecible	Baja/hidrolítica	Buena	Baja
Glicómero 631 (Biosyn®)	14-21	28	90-110	Predecible	Baja/hidrolítica	Buena	Baja
Poligliconato (Maxon®)	28-35	56	180	Predecible	Baja/hidrolítica	Aceptable	Alta
Polidioxanona (PDS II®) (de púas)	28-42	90	183-238	Predecible	Baja/hidrolítica	Aceptable	Alta
Poliglecaprona 25 (Monocryl®)	7-10	21	90-120	Predecible	Baja/hidrolítica	Buena	Baja
Polidioxanona (PDO®) (multifilamento no absorbible)	28-42	90	180	Predecible	Baja/hidrolítica	Aceptable	Alta
Seda (trenzada)	180	365	730	Impredecible	Alta/proteolítica	Mejor	Baja
Algodón (trenzado)	180	> 730	Año 1, 89%; año 2, 72%; año 11, 66%	Impredecible	Alta/proteolítica	Mejor	Baja
Poliéster (trenzado)	N/D	N/D	N/D	N/D	Baja/ninguna	Buena	Intermedia
Nailon (trenzado) (Nurolon®, Surgilon®) (monofilamento)	N/D	N/D	N/D	Impredecible	Baja/hidrolítica	Buena	Alta
Polipropileno (Prolene®, Surgilene®)	N/D	N/D	N/D	N/D	De baja a ninguna/ninguna	Pobre	Alta
Nailon (Ethilon®, Dermalon®, Monomid®)	Véanse líneas previas	Véanse líneas previas	Véanse líneas previas	Impredecible	Baja/hidrolítica	Pobre	Alta
Polibutéster (Novafil®)	N/D	N/D	N/D	N/D	Baja/ninguna	Buena	Baja
Acero inoxidable	N/D	N/D	N/D	N/D	De baja a ninguna/ninguna	Aceptable	Alta

N/D, no hay dato; TTP, tiempo para perder tanto por ciento de la fuerza de tensión. Translated from the original English edition. Greenberg JA, Clark RM. Advances in suture material for obstetrics and gynecologic surgery. Rev Obstet Gynecol. 2009;2:146-158. Reprinted with permission of MedReviews®, LLC. All rights reserved. Responsibility for the translation into Spanish lies entirely with Wolters Kluwer Health. Traducida de la versión original en inglés. Greenberg JA, Clark RM. Advances in suture material for obstetrics and gynecologic surgery. Rev Obstet Gynecol. 2009;2:146-158. Reimpresa con la autorización de MedReviews®, LLC. Todos los derechos reservados. La responsabilidad por la traducción al español recae enteramente en Wolters Kluwer Health.

su resistencia a la tracción relativa, el tipo de degradación (si acaso) y las características de su manejo.

Hay dos estándares para describir el calibre del material de sutura: el de la *Pharmacopeia* de los Estados Unidos (USP, *United States Pharmacopeia*) y el de la *Pharmacopeia* europea (EP, *European Pharmacopeia*). La USP es la norma más utilizada, establecida en 1937 para la normalización y comparación de los materiales de sutura, que se corresponde con las medidas métricas. Esta estandarización establece límites en el diámetro promedio y en las resistencias mínimas de tracción del nudo de las tres clases de sutura: de colágeno, sintética absorbible y no absorbible. El *calibre* se refiere al diámetro de la hebra de sutura y se denota con ceros. Cuantos más ceros tenga un calibre de sutura, menor será el diámetro de la hebra resultante (p. ej., 4-0 es mayor que 5-0). Intuitivamente, cuanto menor sea el tamaño de la hebra, menor será la resistencia a la tracción de la sutura. Sin embargo, la resistencia a la tracción también depende de la composición de la sutura.

La resistencia a la tracción de una sutura dependerá de su diámetro y del material que la compone; corresponde simplemente a la fuerza (medida en peso [libras o kilogramos]) necesaria para hacer que la sutura se rompa. Este parámetro se presenta a menudo en dos formas: de tirón recto y de nudo. Una medida de tracción recta es la tensión que causa la rotura de la sutura cuando esa fuerza se aplica a cada extremo; una medida de tracción de nudo es la fuerza necesaria para romper la sutura después de que se ata un nudo en el centro.

Los materiales de sutura se clasifican como absorbibles o no absorbibles en función de que pierdan toda su resistencia a la tracción en un plazo de 2-3 meses o la conserven durante un período mayor. La degradación del material de sutura depende de si el material es de origen natural (como las suturas quirúrgicas de colágeno intestinal de oveja o ganado vacuno) o sintético (como la poliglactina 910 o la polidioxanona), donde el primero se degrada por proteólisis y el segundo por hidrólisis. Aunque ambos procesos de degradación produzcan respuestas inflamatorias intensas en el tejido, la respuesta a los materiales sintéticos es mucho menor que aquella observada en sus análogos de proteínas naturales.

Si una sutura se fabrica con más de una fibra, se considera que es *multifilamento*. Con respecto a la cicatrización de heridas, no hay ventajas de una sutura multifilamento sobre una monofilamento o viceversa. Sin embargo, las suturas multifilamento infligen más microtraumatismos al tejido, inducen una respuesta inflamatoria más intensa, presentan mayor capilaridad (más grietas y espacios) con aumento en la propagación de microorganismos y contribuyen a que haya un tamaño de nudo más grande que con las suturas monofilamento de calibres iguales. No obstante, las mejores características de manejo y flexibilidad del material de sutura multifilamento pueden resultar más ventajosas y superar cualquier perjuicio en la cicatrización de heridas en comparación con el material de sutura de monofilamento.

La rigidez o la flexibilidad de la sutura pueden ser tan importantes como la resistencia y la absorción a la hora de clasificarlas, en la medida que estos rasgos determinan qué tan manejables son. La *rigidez* describe si una sutura es suave o dura, le da memoria o retracción y determina la facilidad con la que se pueden atar los nudos. Además, la rigidez se asocia con la presencia o ausencia de irritación mecánica de la sutura debido a su capacidad o incapacidad para adaptarse a la topología de los tejidos circundantes.

Nudos

Teniendo en cuenta todas las características mencionadas con anterioridad, atar los nudos de sutura es casi tan importante para la cirugía como la propia sutura. Se necesita un nudo a manera de anclaje al tejido con el objetivo de evitar el deslizamiento de la sutura y las complicaciones agudas y crónicas de la herida (dehiscencia y formación de hernias). Sin embargo, puede haber una distribución desigual de la tensión sobre los nudos, en lugar de sobre la longitud de la línea de sutura, lo cual puede interferir sutilmente con la cicatrización uniforme y la remodelación de la herida. Independientemente de la configuración del nudo y el material de sutura, el punto más débil a lo largo de la sutura siempre es el nudo. El segundo es la porción inmediatamente adyacente, con disminuciones en la resistencia a la tracción del 35-95% dependiendo del estudio consultado y del material de sutura utilizado. Son estas áreas débiles las que generalmente representan el lugar de fracaso de una sutura. Finalmente, la seguridad del nudo dependerá tanto del tamaño de la sutura como del tejido que necesite la aproximación. Aunque los nudos corredizos, también conocidos como *nudos deslizables no idénticos*, se pueden utilizar con seguridad para los procedimientos sobre las vísceras pélvicas, las suturas empleadas para cerrar la aponeurosis de la pared abdominal deben atarse con nudos cuadrados y el número de lazadas dependerá del material de sutura.

Además de comprender las propiedades físicas y características de la variedad de materiales de sutura disponibles, el cirujano debe considerar el tejido y el entorno fisiológico en el que se colocarán, antes de seleccionarlas. Sin embargo, ya que todos los materiales inducen algún grado de reacción inflamatoria no deseada, resulta clave guardar un equilibrio entre la fuerza y la inflamación para seleccionar una sutura particular para el cierre de un tejido específico. Por ejemplo, debido a las altas fuerzas disruptivas en la aponeurosis del recto mayor, la reparación de estas heridas necesita material de sutura que tenga una resistencia a la tracción relativamente más prolongada que los materiales de sutura utilizados en otras áreas de la ginecología. En condiciones típicas, la selección de una sutura para cerrar la fascia abdominal para las cirugías ginecológicas parecería ser una de las suturas monofilamento de absorción tardía, como la polidioxanona o el poligliconato, aunque las suturas con base de ácido poliglicólico no son descartables (especialmente para el cierre de incisiones fasciales transversales) dado su largo historial de seguridad en obstetricia y ginecología.

CIERRE DE INCISIONES VERTICALES

Aunque las incisiones en la línea media permiten una entrada rápida a la cavidad abdominal y proporcionan una excelente exposición de la anatomía abdominal y pélvica, su naturaleza relativamente avascular, así como las fuerzas de tracción laterales, hacen que estos tipos de incisiones sean más débiles y propensos a complicaciones postoperatorias tempranas y tardías. La hernia incisional (HI) es una complicación tardía frecuente de las cirugías abdominales a través de la incisión media, con una incidencia comunicada del 10-23% (hasta un 38% en algunos grupos de alto riesgo), y, por lo general, da lugar a una intervención quirúrgica futura, aumenta la morbilidad de la paciente y deteriora su calidad de vida. La mayoría de las HI se desarrollan durante el período postoperatorio temprano y están relacionadas con la separación temprana de los bordes aponeuróticos. Debido a que la capacidad regenerativa de la aponeurosis es limitada, es primordial la capacidad de cierre de la línea de sutura para mantener estos bordes juntos durante el período postoperatorio temprano. La aponeurosis sana muy lentamente y necesita apoyo de la sutura para lograr una recuperación completa durante por lo menos 6 semanas para disminuir el riesgo de formación de HI. El cirujano puede controlar diversas variables (p. ej., limitar las infecciones en la herida quirúrgica [IHQ], elegir una sutura adecuada para el cierre, emplear una técnica de sutura adecuada, etc.) para reducir la tasa de formación de hernias.

La selección de una sutura para cerrar las incisiones abdominales medias es prerrogativa del cirujano; aunque hay una infinidad de opciones, no hay consenso sobre la elección del material de sutura o, incluso, de la técnica de cierre. Durante las últimas dos décadas se han completado múltiples estudios clínicos aleatorizados y prospectivos de comparación de suturas y valoración de las complicaciones de la herida, como formación de hernias, infección, formación de trayectos fistulosos, dolor y dehiscencias. Aunque algunas clases de sutura superaron a otras, hasta la fecha ninguna ha surgido como la única y mejor opción para el cierre de las incisiones en la línea media. Como se mencionó antes, uno de los factores más importantes del cierre de la incisión en la línea media es que los bordes aponeuróticos necesitan aproximarse durante por lo menos 6 semanas para disminuir la formación de hernias. El material de sutura de monofilamento no absorbible y el de absorción tardía (p. ej., PDS; *véase* tabla 7-4) producen tasas bajas de HI en comparación con la sutura de absorción rápida, que ofrece soporte a la aponeurosis durante menos de 6 semanas.

La tasa de IHQ puede ser menor con la sutura de monofilamento en comparación con la multifilamento debido a los espacios intersticiales donde las bacterias pueden evadir la fagocitosis. Diener y cols. realizaron un metaanálisis de los cierres de laparotomía media y encontraron que las tasas de hernias eran significativamente más bajas con la sutura absorbible frente a la no absorbible (razón de probabilidades (OR, *odds ratio*) 0.41, IC 95%: 0.43-0.82, $p = 0.001$) y de la sutura de absorción tardía frente a la rápidamente absorbible (OR 0.65, IC 95%: 0.19-0.88, $p = 0.02$). No se observaron diferencias estadísticas entre los criterios secundarios de valoración de la dehiscencia de la herida, la formación de fístulas, la infección y el dolor de la herida, ya sea que se cerraran con material no absorbible frente al lentamente absorbible o de este último frente al de absorción rápida. Los autores concluyeron que, para la laparotomía primaria o secundaria electiva por incisión media, las aponeurosis abdominales deben cerrarse con material de sutura de absorción lenta (monofilamento) en sutura continua. Los autores no hicieron recomendación alguna para el cierre de las aponeurosis abdominales en situaciones de urgencia. Recientemente, sin embargo, en una revisión de Cochrane se concluyó que la absorción de la sutura (absorbible frente a no absorbible y de absorción tardía frente a de absorción rápida), el método de cierre (en masa frente a por planos) o la técnica de cierre (continua frente a puntos separados) no mostraron diferencia alguna en la tasa de formación de hernias. No hubo diferencia en las infecciones o dehiscencias de la herida por tipo de absorción de sutura ni por método o técnica de cierre.

Una buena técnica de sutura va de la mano con la elección del mejor material para el cierre en las laparotomías de línea media. Aunque las pruebas muestran que ningún material o técnica superior de sutura se asocian con una menor formación de HI, la técnica de cierre continuo es significativamente más fácil, más rápida de concluir y preferible en comparación con el cierre con puntos separados (**fig. 7-12**).

Es difícil la estandarización de la tensión aplicada a las suturas en el entorno clínico durante el cierre del abdomen. Sin embargo, una tensión más alta se correlaciona más con tasas mayores de IHQ que una tensión más baja. La razón puede deberse a que se incluye tejido blando en la puntada, que se comprime y debilita, lo que conduce a la necrosis tisular y al aumento de la tasa de IHQ. Para el cierre continuo, la relación *longitud de la sutura-longitud de la herida* está directamente vinculada con la formación de HI (menos hernias con una relación de 4 o superior), pero depende del número de puntos de sutura, el tamaño de los puntos, la tensión en la línea de sutura y la longitud de la herida.

Cálculo de la relación de longitudes: $(A - [B + C]) / D$

Donde:

A = longitud de sutura utilizada
B = longitud de la sutura remanente en el nudo inicial
C = longitud de la sutura remanente en el nudo final
D = longitud de la incisión en la piel

Se puede obtener una relación de longitudes alta por medio de puntos de sutura grandes ("tomas grandes") o puntos de sutura pequeños ("tomas pequeñas") (**fig. 7-13**) colocados a intervalos más cercanos. Durante varias décadas se recomendó colocar puntadas grandes a por lo menos 1-1.5 cm del borde de la aponeurosis y con 1 cm de intervalo. Esta directriz quirúrgica se basó puramente en datos empíricos. Sin embargo, algunos datos experimentales recientes de Cengiz y cols. mostraron que los puntos más pequeños, colocados a 5-8 mm del borde de la herida y con intervalos cercanos a 4-5 mm, lograron una herida más fuerte 4 días después del cierre en comparación con las heridas cerradas con puntos más grandes, situados a 10 mm del borde y con intervalo de 10-15 mm.

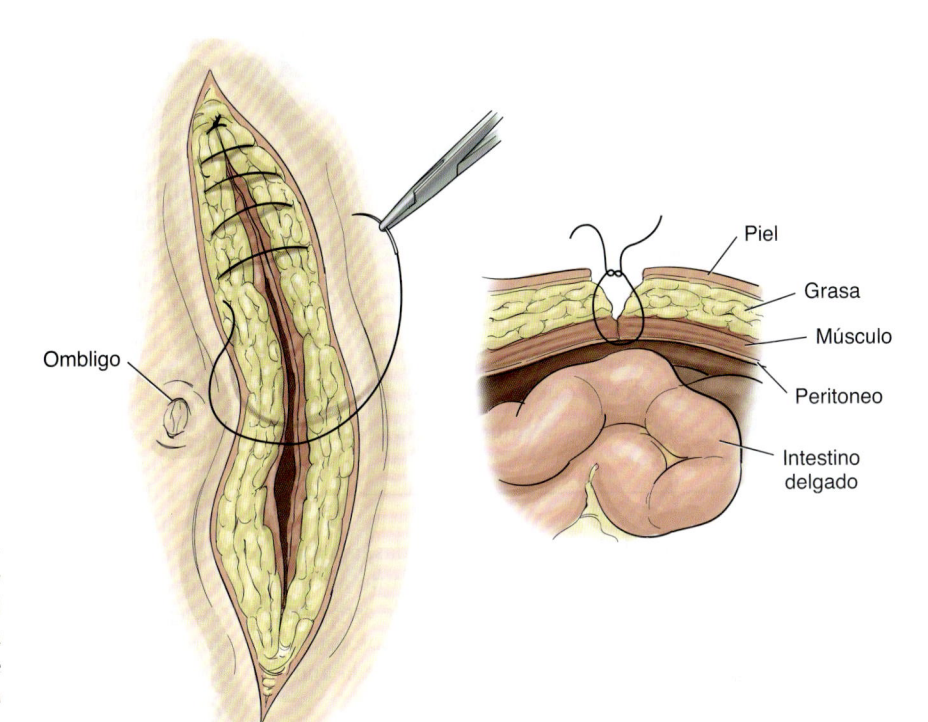

FIGURA 7-12 Cierre continuo de una incisión media en bloque. Las hojas anterior y posterior de la aponeurosis, el músculo y el peritoneo se incluyen en puntos de sutura (*recuadro*) que se emplazan a 5-8 mm de distancia del borde aponeurótico y con intervalos de 5-8 mm ("tomas pequeñas").

La técnica de cierre intermitente de Smead-Jones (**fig. 7-14**) no ha mostrado ser superior a una de cierre continuo en las pacientes con alto riesgo de reapertura de la herida. Esta técnica es una de cierre masivo de lejos-lejos, cerca-cerca, con puntos separados. La primera toma (lejos-lejos) incluye tanto la aponeurosis como el peritoneo a cada lado; la hoja anterior solo se incluye en la toma cerca-cerca. El paso inicial, ampliamente espaciado, elimina la tensión de la incisión en proceso de curación, mientras que

FIGURA 7-13 Puntos pequeños para obtener una relación de longitudes sutura-herida de por lo menos 4:1 para cerrar una incisión abdominal media.

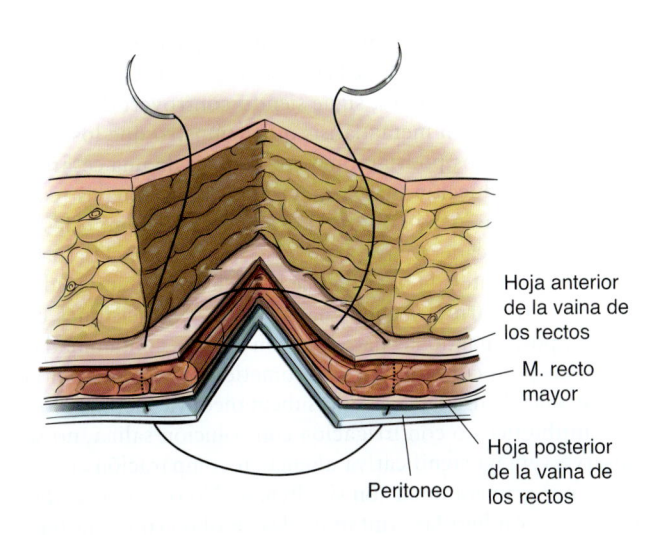

FIGURA 7-14 Cierre de Smead-Jones por planos. Esta es una técnica de sutura lejos-lejos, cerca-cerca, con la hoja anterior de la aponeurosis incluida en la toma cerca-cerca. Se usa una sutura 1-0 de nailon o polipropileno (o alguna otra de absorción tardía), cuya clave de éxito es de tomas lejos-lejos muy espaciadas (a por lo menos 1.5-2 cm de los bordes aponeuróticos). Esta técnica de cierre se puede realizar con puntos separados o mediante sutura continua.

> **CUADRO 7-1 PASOS DEL PROCEDIMIENTO**
>
> **Recomendaciones para el cierre de heridas**
>
> - Utilizar un material de sutura de monofilamento de absorción tardía.
> - Realizar una técnica de sutura continua.
> - Cerrar la herida en un plano.
> - Evitar mucha tensión en la sutura: adaptar los bordes de la aponeurosis pero sin comprimir.
> - Colocar los puntos solo en la aponeurosis, a 5-8 mm del borde y a intervalos cercanos a 5-8 mm.
> - La relación de longitudes de la sutura y de la herida debe ser de 4 o mayor.

las tomas cerca-cerca, cuidadosamente emplazadas, aproximan los bordes aponeuróticos. Se usa una sutura no absorbible o de absorción tardía. La clave del éxito de este tipo de cierre consiste en estar ampliamente espaciado con tomas lejos-lejos (a por lo menos 1.5-2 cm de los bordes de la aponeurosis) (cuadro 7-1).

Uso de drenajes

A veces es necesario dejar un drenaje en la cavidad abdominal tras una cirugía por un absceso tuboovárico u otro tipo de infección pélvica. Además, el drenaje intraperitoneal puede ser necesario si quedan superficies peritoneales después de histerectomías complicadas u otras cirugías pélvicas. Aunque en el pasado los drenajes retroperitoneales se utilizaban para la prevención de linfoceles o fístulas ureterales, en la actualidad no se recurre a ellos sistemáticamente después de la cirugía pélvica radical.

El uso de drenajes profilácticos en el espacio subcutáneo para inhibir la formación de hematomas y seromas, así como de abscesos e infecciones, sigue siendo controvertido. Hace poco se publicó un metaanálisis que demostró que los drenajes subcutáneos podrían omitirse después de una cesárea, cirugías de reducción mamaria, cirugías abdominales (con heridas limpias pero contaminadas), heridas femorales y reemplazos de cadera y rodilla. No se recomienda el drenaje debido solamente a la obesidad de la paciente. En un estudio prospectivo, Farnell y cols. analizaron 3 282 incisiones de varios tipos. Cuando las pacientes con heridas contaminadas o limpias pero contaminadas se sometieron a la colocación de sistemas de drenaje cerrado subcutáneo, ya fueran solos, con antibióticos o con irrigación con solución salina, no se observó ventaja significativa alguna en comparación con el cierre por primera intención sin drenaje. No obstante, en las pacientes con heridas contaminadas se observó cierta tendencia a favor de la colocación de drenajes subcutáneos y la irrigación con antibióticos.

Los drenajes se pueden clasificar en dos categorías: pasivos y activos. El drenaje pasivo funciona principalmente como una "válvula" de desbordamiento asistida por la gravedad, mientras que el activo tiene conexión con algún tipo de dispositivo de succión. Si se llega a utilizar un drenaje, el sistema preferido es uno cerrado como el de Jackson-Pratt o el de Blake. Ambos tienen pequeños reservorios (100 mL) que son relativamente fáciles de manejar por personal paramédico en servicio y en el domicilio de la paciente. El drenaje de Blake, con sus surcos longitudinales, tiene menos probabilidades de obstrucción ocasionada por pequeños fragmentos de tejido o coágulos que el de Jackson-Pratt. Sin embargo, no se han realizado estudios prospectivos y aleatorizados extensos que comparen estos dos sistemas para fundamentar dicha aseveración. Para evitar la formación de coágulos y la obstrucción, el drenaje se coloca en modo aspiración desde el principio, generalmente mientras se completa el cierre de la incisión. Además, se debe indicar al personal de enfermería (y a otros proveedores de atención sanitaria) que "desconecten" el catéter de drenaje cada turno (o varias veces durante el día) mientras esté colocado el sistema. Los drenajes en los espacios subaponeuróticos o subcutáneos deben retirarse por completo, no por etapas. Una vez que el drenaje produce menos de 50 mL en 24 h, por lo general al segundo o tercer día postoperatorio, se puede retirar de forma segura.

Cierres primario y secundario diferidos

La mayoría de las incisiones para cirugías ginecológicas sanan por primera intención. En otras palabras, la incisión se cierra fijando los bordes con suturas, grapas, adhesivo o clips. Sin embargo, algunas heridas se dejarán abiertas para sanar por su cuenta cuando haya un alto riesgo de infección o cuando ha habido una pérdida significativa de tejidos blandos. La cicatrización de estas heridas se produce a través del crecimiento de nuevo tejido, hacia arriba desde la base de la incisión, en un proceso llamado *curación por segunda intención*. A veces, las heridas que se cierran por primera intención presentan dehiscencia debido a IHQ superficiales, hematomas o seromas, lo cual provoca la separación parcial o total de los bordes de la herida. Estas heridas generalmente se dejan sanar por segunda intención o se resuelven por cierre secundario diferido. El valor del cierre tardío de la herida primaria en el tratamiento de las heridas posiblemente contaminadas fue reconocido originalmente por los cirujanos militares durante muchos años y, más recientemente, por los traumatólogos para resolver la infección abdominal. Del mismo modo, en pacientes de alto riesgo (incluidas aquellas con obesidad, cáncer y contaminación por procedimientos abdominales y vaginales, infección o contenido intestinal) hubo una marcada disminución en las tasas de infección de heridas cuando se retrasó el cierre primario, en comparación con el cierre inmediato en otras pacientes de condiciones similares. La tasa de infección en el primer grupo fue del 2.1% y en el segundo fue del 23.3%.

Un método de cierre diferido utiliza cambios de apósitos húmedos por secos. Después del cierre de la aponeurosis, se puede colocar un punto de sutura no absorbible cada 2 cm, en forma de colchonero vertical (lejos-lejos; cerca-cerca) pero sin atar. La herida se riega con cantidades copiosas de solución salina y luego se cubre con solución de Dakin (hipoclorito de sodio) al 0.25% entre las suturas. Los apósitos de gasa para heridas se cambian dos veces al día con una técnica de seco por húmedo utilizando solución salina estéril o de Dakin al 0.25%. Una vez resueltos los signos de infección, se debe interrumpir la solución de Dakin, ya que podría impedir la epitelización. En 4-5 días, dependiendo de la aparición de tejido de granulación en los planos subcutáneos, las suturas previamente colocadas se anudan para aproximar los bordes de la piel. Se aplica tintura de benzoína en los bordes laterales de la incisión cerrada y se usan bandas estériles (Steri-Strips®) para aproximar los bordes desiguales de la piel.

Como alternativa, los bordes de piel de la incisión se pueden cerrar con grapas ampliamente espaciadas, "cubriendo" los espacios intermedios con gasa (p. ej., tiras Nu Gauze® o Kerlix®) empapada en solución salina (solución Dakin ante una infección). Una vez que hay tejido de granulación adecuado, los bordes de la piel se pueden volver a aproximar con suturas monofilamento no absorbibles, después de la infiltración con lidocaína local, al lado de la cama de la paciente antes de su alta del hospital.

Después del cierre primario de la herida y pasados varios días desde la cirugía, algunas pacientes desarrollarán un hematoma, un seroma o una infección superficial de la herida, que requerirá abrirla mediante la extracción de grapas o el corte de la sutura subcuticular. En más de la mitad de los casos, la herida tendrá que ser abierta en su totalidad para permitir un drenaje adecuado y, posiblemente, desbridar cualquier tejido necrosado. Se obtienen muestras para cultivos bacterianos con el fin de ayudar en la selección de antibióticos. La herida se deja abierta para permitir la cicatrización por segunda intención, con cambios de apósito una o dos veces al día con gasas empapadas en solución salina o de Dakin. Aunque gran parte de la limpieza durante la cicatrización de la herida por segunda intención es llevada a cabo por el personal de atención sanitaria en el hogar, las pacientes se sienten incómodas con este método de curación. Una tendencia en muchos centros hospitalarios ha sido realizar el cierre diferido después de un período de 2-5 días.

En un grupo grande de pacientes de un servicio de obstetricia y ginecología, Walters y cols. encontraron una ventaja similar en el cierre diferido de las heridas. En 35 pacientes que se sometieron a un nuevo cierre, el 85.7% tuvo éxito. Las pacientes en este estudio presentaron incisiones abdominales que se habían abierto por infección, hematoma o seroma. La aponeurosis estuvo intacta en todas las pacientes y todas se sometieron a desbridamiento y limpieza de la herida durante un período mínimo de 4 días. Todas las pacientes de este grupo tuvieron un nuevo cierre en el quirófano y recibieron tres dosis del antibiótico cefazolina. El cierre se realizó utilizando una técnica en bloque, con la colocación de suturas de nailon monofilamento 2-0. Sin embargo, el cierre en bloque requirió más tiempo para concluir y las pacientes experimentaron más dolor.

Cierre de heridas asistido por vacío

Para las pacientes de alto riesgo, se recomienda el cierre de la herida asistido por vacío (VAC, *vacuum assisted closure*) en lugar de dejar la incisión abierta para cicatrizar por segunda intención. Este dispositivo se puede emplear en una herida abierta (VAC abierto) (fig. 7-15) o colocándolo sobre la herida después de su cierre primario (VAC cerrado o incisional) (fig. 7-16). Desde los primeros informes de este tipo de tratamiento para heridas crónicas en 1997, el VAC

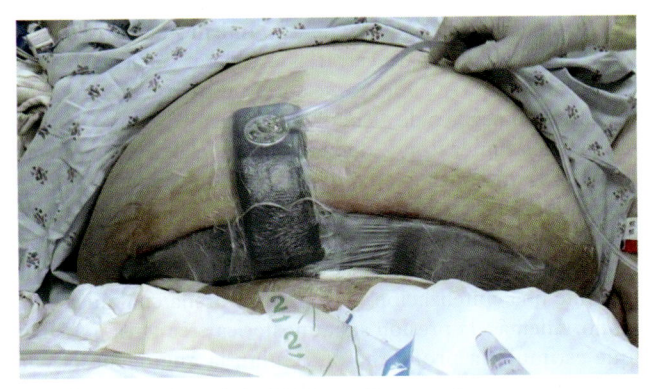

FIGURA 7-15 Cierre de incisiones mediante vacío.

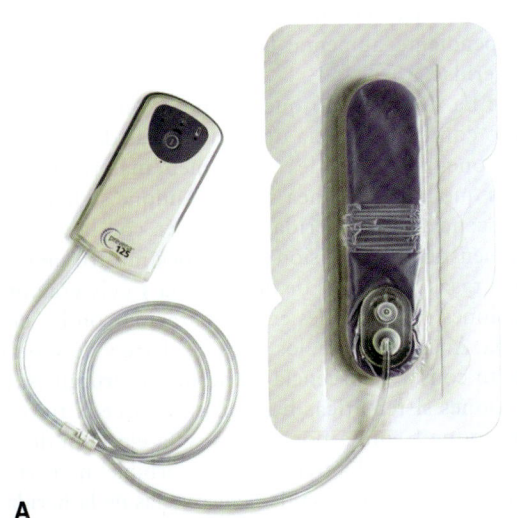

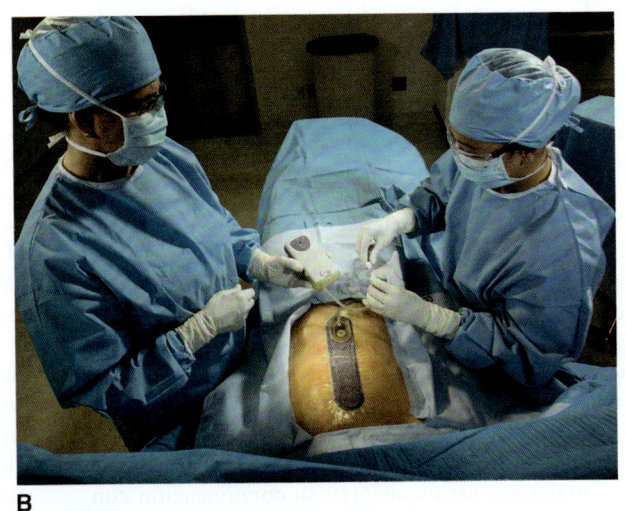

FIGURA 7-16 A. Un apósito de 20 cm con bomba. **B.** Sistema de tratamiento de las incisiones PREVENA® (cortesía de KCI, una compañía de Acelity. Utilizada con autorización).

ha revolucionado el mundo del tratamiento de heridas gracias a su capacidad para cerrarlas y acelerar su cicatrización. Para el uso del VAC abierto, se corta un trozo de espuma de poliuretano negro o de alcohol polivinílico blanco para ajustarlo a las dimensiones de la herida, se sella y se conecta con tubos que lo acoplan a una bomba que produce presiones subatmosféricas (50-125 mm Hg). El modo de la bomba puede estar en intermitente o continuo. El mecanismo de acción consiste en que la espuma ocluya la herida, lo que permite una epitelización más rápida y drena cualquier exudado. Además, la presión subatmosférica crea tensión tisular que estimula la proliferación celular, la angiogénesis y la elaboración del factor de crecimiento. Más aún, la inflamación y el edema disminuyen, junto con todos los mediadores asociados, al igual que la carga bacteriana en la herida. La espuma negra, que tiene los poros más grandes, se considera más eficaz para estimular la contracción de la herida y la formación de tejido de granulación. La espuma blanca tiene poros más pequeños y se utiliza para restringir el crecimiento del tejido de granulación. Las contraindicaciones del VAC incluyen vasos expuestos, sitios anastomóticos, órganos, nervios, cánceres, osteomielitis no tratada, fístulas no intestinales e inexploradas, así como tejido necrosado. La presencia de tejido necrosado requiere desbridamiento intensivo antes de aplicar el VAC. Este tipo de tratamiento de las heridas se puede utilizar en el quirófano inmediatamente después del cierre de la aponeurosis o como método para volver a cerrar una herida abierta debido a la formación superficial de IHQ, hematoma o seroma.

Cierre de heridas asistido por vacío cerrado

El mecanismo de acción del VAC cerrado conlleva el aumento del flujo sanguíneo hacia la incisión, la disminución de las tensiones lateral y de cizallamiento en las líneas de sutura (lo que conduce a un menor riesgo de dehiscencia de la herida) y el aumento de la depuración linfática con menor formación de hematoma y seroma. En un metaanálisis reciente, se revisó el uso del VAC cerrado comparado con el cuidado estándar de la herida y se encontró que el VAC cerrado se asoció con una disminución significativa de la infección (RR 0.54, IC 95%: 0.33-0.89) y de la formación de seroma (RR 0.48, IC 95%: 0.27-0.84) en comparación con la atención estándar. No hubo diferencia en las tasas de dehiscencia de la herida. Este abordaje no ha sido bien estudiado en pacientes de cirugía ginecológica.

Para las heridas que sanan por segunda intención, independientemente del método de cierre, o de su repetición, esta forma de curación impactará significativamente en los dominios físico, social y psicológico de la paciente. Un estudio reciente sobre la percepción de las heridas quirúrgicas abiertas por parte de las pacientes mostró que el proceso de cicatrización por segunda intención disminuye la confianza de las pacientes, produce incapacidad para cumplir con sus ocupaciones y obligaciones sociales e inhibe sus actividades sociales normales. El estudio recalcó la necesidad de que los profesionales sanitarios mejoren su comunicación con la paciente proporcionando información coherente sobre el tratamiento de la herida y estableciendo metas realistas sobre el tiempo necesario para completar su cicatrización.

DEHISCENCIA DE HERIDAS Y EVISCERACIÓN

La dehiscencia de la herida es una de las complicaciones postoperatorias más temidas y graves asociadas con las cirugías abdominales abiertas. La incidencia de dehiscencia de la herida (*evisceración* o *eventración*) en la cirugía ginecológica es del 0.3-0.7% y se produce en el 0.4-3.5% de todas las cirugías abdominales. Por desgracia, la mortalidad por esta afección sigue siendo del 10-44%. A pesar de una mejor atención perioperatoria, así como de la disponibilidad de nuevos materiales de sutura y mejores técnicas de cierre, las tasas de dehiscencia de la herida se han mantenido constantes durante los últimos 40 años.

Técnicamente, la *dehiscencia de la herida* significa la separación de todos los planos de la incisión abdominal, pero se ha llamado de manera diferente en función de qué planos de tejidos se ven afectados. La *dehiscencia superficial* significa la separación de la piel y todos los planos de tejidos posteriores a la piel hasta el aponeurótico. Si el plano aponeurótico se interrumpe parcialmente, esta forma de dehiscencia se denomina *incompleta* o *parcial*. Sin embargo, si la interrupción incluye el peritoneo, se le denomina *dehiscencia completa de la herida*. Finalmente, si el intestino sobresale a través de la herida, se utiliza el término *evisceración* (también referido como *estallido abdominal*).

La patogenia de la dehiscencia de la herida se divide en los factores relacionados con el cirujano y con la paciente. El tipo de incisión, la técnica de cierre, la elección del material de sutura y los intentos de evitar una infección perioperatoria son responsabilidad del cirujano. Los factores relacionados con la paciente incluyen edad mayor de 65 años, mal estado nutricional y factores mecánicos como hematomas de heridas, tos paroxística y problemas gastrointestinales (arcadas, vómitos, íleo), así como la rápida acumulación de ascitis maligna, enfermedades pulmonares crónicas, uso crónico de esteroides, inestabilidad hemodinámica, una intervención quirúrgica de urgencia y la infección de la herida. Curiosamente, el coito, tener cuerpos extraños en la herida o padecer diabetes no han demostrado, de manera independiente, aumentar la probabilidad de dehiscencias de las heridas.

Se ha demostrado que el tipo de incisión sí está asociado con la incidencia de dehiscencias de las heridas. Las incisiones transversales y paramedianas tienen tasas más bajas que las de la línea media. Aunque se han informado dehiscencias de la herida quirúrgica con las incisiones de Pfannenstiel, una revisión sistemática mostró una tendencia hacia tasas más bajas de dehiscencia y evisceración con las incisiones transversales en comparación con las de la línea media. Anteriormente, los tipos de cierre y de sutura se asociaban con la dehiscencia de heridas quirúrgicas. Diversas revisiones sistemáticas han mostrado que el tipo de cierre (en bloque frente a por planos) y la elección de la sutura (de absorción tardía frente a no absorbible) no tuvieron ningún efecto sobre la tasa de dehiscencias de la herida quirúrgica. Cuando la dehiscencia de la herida ocurre al principio del postoperatorio, la causa más frecuente es la calidad de la técnica de sutura. Mantener una relación de longitudes de la sutura y la herida por arriba de 4, así como la utilización de un cierre continuo frente al de puntos separados, se asocia con bajas tasas de dehiscencia y evisceración. La dehiscencia y la evisceración completas de la herida pueden tratarse de problemas asociados con el fracaso tisular y no de la sutura (por corte del tejido con la sutura). Si los tejidos que retiene la sutura se desintegran debido a una infección necrosante, usualmente esto sucede entre 7 y 10 días después del cierre de la herida, puesto que se necesita tiempo para que se desarrolle una infección. Sin embargo, las tasas de IHQ grave, que causa dehiscencia o evisceración, son bastante bajas (0.1%).

Por lo general, las evisceraciones ocurren desde el quinto hasta el décimo cuarto días después de la cirugía, con una media de aproximadamente 8 días. Uno de los primeros signos de dehiscencia completa y evisceración inminente es la filtración de secreción rosada serosanguinolenta de una herida aparentemente intacta. Este signo se produce en el 23-84% de los casos y puede estar presente durante varios días antes de que aparezca la evisceración. Aunque los hematomas ocultos suelen ser la causa de dicha secreción, estas heridas deben examinarse cuidadosamente mediante la comprobación de las heridas entre grapas o puntos de sutura con ayuda de un hisopo con punta de algodón para evaluar la integridad del cierre aponeurótico. Con frecuencia, la paciente está consciente de que algo está cediendo, "desgarrándose" o "reventándose" inmediatamente antes de que el estallido del abdomen se haga clínicamente evidente.

Cuando sucede la evisceración, se puede reintroducir el intestino a través de la incisión con el uso de guantes estériles, empacándolo suavemente en su lugar con compresas abdominales empapadas en solución salina y asegurándolo con un vendaje abdominal. Se deben iniciar antibióticos de amplio espectro y obtener hemogramas completos basales y estudios de electrólitos séricos con la intención de llevar a la paciente al quirófano con urgencia. Debido a la rareza de esta situación, es prudente consultar a un cirujano con experiencia en el manejo de complicaciones complejas de las heridas (p. ej., cirujano de traumatología o cirujano general con especialización en hernias).

Actualmente, la guías para tratar el estallido abdominal son muy escuetas. En una revisión hecha por van Ramshorst y cols. se encontró que las opciones de tratamiento referidas en las publicaciones no estaban basadas en estudios prospectivos y que los resultados comunicados eran variables o no existían. El tratamiento no quirúrgico es una opción para las pacientes con pequeños defectos o cuyo estado de salud es débil y no permite una cirugía inmediata. Esta opción incluye cubrir la herida con gasas empapadas con solución salina, con cambios diarios de los apósitos húmedos por secos. Como alternativa, se puede emplear el VAC con cierre diferido una vez que mejore el estado de la paciente. Si la herida está limpia o limpia pero contaminada y los bordes aponeuróticos se encuentran limpios y tienen la consistencia adecuada, la causa del estallido abdominal es una mala técnica de sutura. Se puede intentar el cierre de primera intención utilizando una sutura de monofilamento de absorción lenta (con una técnica de sutura continua en bloque con tomas pequeñas) y manteniendo una relación de longitudes de la sutura y la herida 4:1 o superior. Si la presión intraabdominal (PIA) es alta, o esta así prevista, o los bordes de la aponeurosis están desiguales o retraídos, es probable que su cierre primario falle o no sea posible. Estas situaciones probablemente requerirán la colocación de una malla sintética en las heridas limpias o malla biológica, con o sin VAC, en caso de infección. Si la causa del estallido abdominal es una infección, debe identificarse su origen (absceso intraabdominal o fuga anastomótica) y resolverse. Otras técnicas quirúrgicas incluyen incisiones aponeuróticas relajantes y colgajos de tejido para cerrar la incisión. El tejido subcutáneo y la piel generalmente se dejan abiertos y cubiertos para el cierre diferido posterior o para la aplicación del VAC.

El uso de suturas de contención es controvertido. Sin embargo, si los bordes de la herida están desiguales o el estado de la paciente es malo, se utiliza una sutura de contención en bloque de nailon o polipropileno 2-0. Los puntos de sutura se colocan a por lo menos 2.5-3 cm de los bordes de la piel y se pasan a través de todos los planos. Para permitir la evacuación del edema, se colocan con un intervalo de 2 cm (**fig. 7-17**). Para evitar la inclusión del intestino subyacente en una sutura, todas las suturas se sostienen elevadas antes de que se anude el primer punto. Los bordes de la piel sin oposición entre las suturas en bloque se pueden aproximar

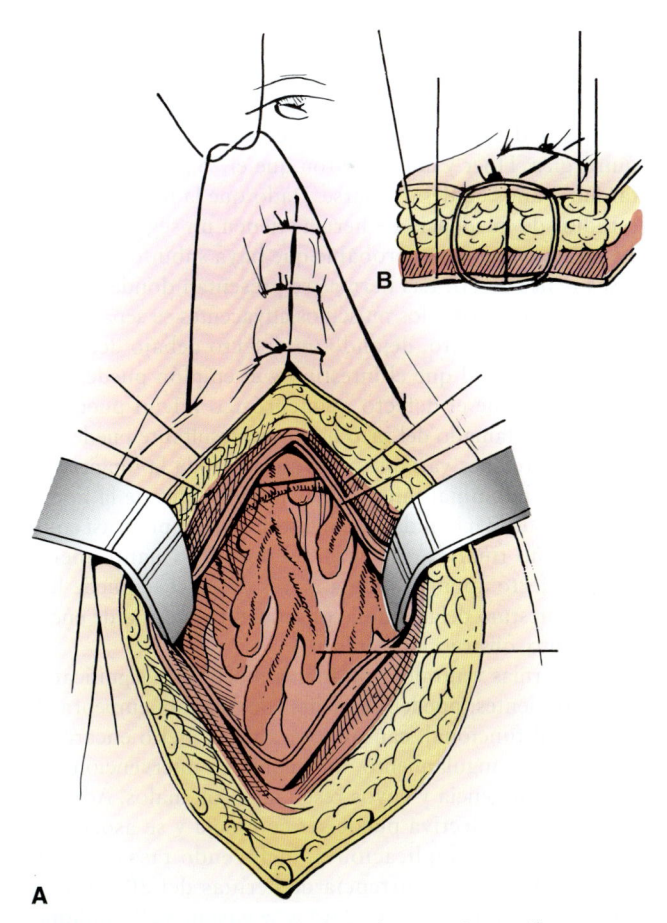

FIGURA 7-17 A. Cierre secundario de una evisceración con puntos de sutura de retención (usualmente de polipropileno 1; pueden incluirse protectores de goma) y preferiblemente de polipropileno 2. **B.** Se toman todos los planos.

con polipropileno 3-0 en puntos separados. Las suturas en bloque deben dejarse en su lugar durante 3 semanas. Se debe utilizar una sonda nasogástrica en el postoperatorio inmediato para evitar la distensión abdominal, continuar con los antibióticos de amplio espectro y modificarlos de acuerdo con los resultados del cultivo.

Las complicaciones de un estallido abdominal incluyen su recurrencia, la formación de HI, la mortalidad y la formación de una fístula enterocutánea. Debido a que la aponeurosis ya está dañada por el cierre quirúrgico inicial y la dehiscencia, el fracaso del cierre es alto y las tasas de recurrencia son del 0-35%. A pesar de las intervenciones mencionadas anteriormente, la mortalidad por un estallido abdominal sigue siendo del 10-44% y se debe, principalmente, a complicaciones cardiopulmonares e infección. La formación de una HI es muy alta entre pacientes con estallido abdominal, incluso si se repara de forma primaria.

HERNIA INCISIONAL

La HI es una complicación tardía frecuente en las incisiones medias (con menor frecuencia en las transversas) para cirugías ginecológicas. Se calculan tasas de HI después de operaciones abdominales del 11-20% y, más específicamente, del 8-16.9% en las histerectomías. Estas tasas son aún más altas para poblaciones de pacientes específicas de alto riesgo, alcanzando tasas superiores al 30%. Diversos estudios han mostrado que las hernias tardan en producirse. Mudge y Hughes informaron que menos del 50% de las hernias se desarrollan en el año que sigue a la intervención quirúrgica. Höer y cols. notaron que el 75% de las hernias tardan 2 años en desarrollarse. Dado que la mayoría de los estudios de incidencia de hernias tienen un seguimiento de 12 meses o menos, es probable que haya subinforme de las tasas reales de HI. Las hernias se presentan donde los bordes aponeuróticos y los músculos adyacentes se separan con el peritoneo intacto, dejando un defecto debajo del tejido subcutáneo en el que el intestino y el epiplón pueden herniarse. Aunque el defecto aponeurótico inicial puede ser pequeño, el tamaño del saco herniario resultante puede asumir proporciones variables e involucrar toda la longitud de la pared abdominal inferior. Las dimensiones de la hernia dependen de la movilidad del intestino y el epiplón, así como del tamaño final de abertura del defecto. Cuanto menor sea el defecto aponeurótico a través del cual se puede herniar el intestino delgado, mayor será su frecuencia de encarcelamiento, obstrucción e infarto.

Las hernias ventrales causan una morbilidad significativa en las pacientes: pueden aumentar de tamaño, empeorar la capacidad funcional, causar rotura de la piel o encarcelamiento y estrangulamiento, que requieren intervención quirúrgica de urgencia y cuyos resultados son malos. Además, la reparación electiva puede ser compleja y se asocia con altas tasas de complicaciones, incluyendo tasas de IHQ del 20-30% y de recurrencia de hernias del 20-30%. Se estima que en los Estados Unidos se gastan 3 200 millones de dólares anuales en el tratamiento quirúrgico de las hernias ventrales. Cada complicación importante después del tratamiento quirúrgico de reparación de una hernia ventral cuesta al sistema de atención sanitaria USD 30 000-210 000.

La elección de la incisión influye en la tasa de HI, con menos hernias causadas por las incisiones transversas. A pesar de la extensa investigación sobre el material de sutura (absorción tardía frente a no absorbible) para cerrar las incisiones de línea media, así como sobre el tipo de cierre (sutura continua frente a puntos separados), no ha surgido ningún material o método de cierre para disminuir las tasas de HI. Sin embargo, se ha mostrado que asegurar una relación de longitudes de la sutura y de la herida superior a 4:1 haciendo tomas pequeñas (5 mm hacia atrás y 5 mm de intervalo) disminuye la tasa de HI.

Los factores de riesgo de la paciente que se han asociado con el desarrollo de HI incluyen obesidad (IMC ≥ 30 kg/m^2), diástasis de rectos mayores superior a 25 mm, anemia, diabetes, caquexia, edad avanzada, cirugía de urgencia, arteriopatía coronaria, hábito tabáquico, enfermedad pulmonar obstructiva crónica, antecedente de intervención quirúrgica por aneurisma aórtico abdominal, uso de corticoesteroides y uremia preoperatoria. Otros factores de riesgo para el desarrollo de una hernia postoperatoria incluyen incisión vertical, ascitis relacionada con enfermedad hepática, obesidad, cánceres ginecológicos, un proceso inflamatorio intraabdominal agudo y hábito tabáquico.

El 50% de las pacientes con hernias ventrales refieren síntomas de malestar en el abdomen bajo y un grado variable de distensión abdominal. Las pacientes con hernias grandes podrían notar el peristaltismo intestinal bajo la piel e informar que la protuberancia se hace más pequeña cuando están en una posición reclinada. La hernia es más notable durante la tos y el esfuerzo; además, puede aumentar de tamaño con el tiempo debido al agrandamiento del anillo herniario o la incorporación de segmentos adicionales del intestino en el saco herniario. Con frecuencia, el diagnóstico de la HI se basa en una exploración física producto de los síntomas de la paciente; la exploración incluye la inspección y la palpación de la pared abdominal en posición supina y de pie, con y sin maniobra de Valsalva. Si la hernia es grande o evidente, la exploración física es adecuada para el diagnóstico, pero la detección de la HI en una paciente con obesidad a menudo es difícil. La exploración con tomografía computarizada (TC) se considera el procedimiento no invasivo ideal para diagnosticar la HI. Sin embargo, la exposición a la radiación ionizante, la valoración de la paciente en una posición supina estática y el costo del estudio son inconvenientes importantes a tomar en cuenta. Beck y cols. compararon la TC con la ecografía abdominal dinámica (EAD) para detectar hernias y encontraron que la EAD tenía alta sensibilidad (98%) y especificidad (88%), así como valores predictivos positivo (91%) y negativo (97%) altos. Las ventajas de la EAD incluyen la capacidad de obtener resultados al instante y de realizar la prueba junto a la cama con la paciente en varias posiciones, así como la completa ausencia de exposición a la radiación ionizante.

PUNTOS CLAVE

- El asesoramiento preoperatorio debe incluir la definición del sitio de la incisión, la justificación de dicha elección y cualquier posible complicación.
- Los cierres de aponeurosis (en la incisión media y en algunas transversales) deben realizarse con sutura de monofilamento de absorción tardía. *Nunca* debe usarse cátgut simple o crómico para el cierre de una aponeurosis.
- Los sistemas de drenaje cerrados (p. ej., los de Jackson-Pratt o Blake) deben utilizarse cuando se consideren necesarios. No se deben usar drenajes pasivos como los de Penrose.
- Las suturas de monofilamento deben atarse con tres nudos cuadrados (seis lazadas) o con un nudo de cirujano y dos cuadrados (cuatro lazadas).
- Para la dehiscencia superficial, considere el cierre diferido o el VAC sobre el cierre de segunda intención con cambio de apósitos húmedos por secos para mejorar la cicatrización de la paciente. El cierre diferido en el consultorio puede ser menos costoso y más conveniente para la paciente que el VAC.

BIBLIOGRAFÍA

Altman AD, Nelson G, Nation J, et al. Vacuum assisted wound closures in gynecologic surgery. *J Obstet Gynaecol Can* 2011;33:1031.

Baucom RB, Beck WC, Holzman MD, et al. Prospective evaluation of surgeon physical examination for detection of incisional hernias. *J Am Coll Surg* 2014;218:363–366.

Beale EW, Hoxworth RE, Livingston EH, et al. The role of biological mesh in abdominal wall reconstruction: a systematic review of the current literature. *Am J Surg* 2012;204:510.

Beck WC, Holzman MD, Sharp KW, et al. Comparative effectiveness of dynamic abdominal sonography for hernia vs computed tomography in the diagnosis of incisional hernia. *J Am Coll Surg* 2013;216:447–453.

Bickenbach KA, Karanicolas PJ, Ammori JB, et al. Up and down or side to side? A systematic review and meta-analysis examining the impact of incision on outcomes after abdominal surgery. *Am J Surg* 2013;206:400–409.

Bosanquet DC, Ansell J, Abdelrahman T, et al. Systematic review and meta-regression of factors affecting midline incisional hernia rates: analysis of 14,618 patients. *PLoS One* 2015;10(9):e0138745. doi:10.1371/journal.pone.0138745.

Brown SR, Goodfellow PB. Transverse versus midline incisions in abdominal surgery (review). *Cochrane Database Syst Rev* 2005;(4):CD005199. doi:10.1002/14651858.CD005199.pub2.

Bucknall TE, Cox PJ, Ellis H. Burst abdomen and incisional hernia: a prospective study of 1129 major laparotomies. *Br Med J* 1982;284:931.

Burger JW, Lange JF, Halm JA, et al. Incisional hernia: early complications of abdominal surgery. *World J Surg* 2005;29:1608. doi:10.1007/s00268-005-7929-3.

Campbell JA, Temple WJ, Frank CB, et al. A biomechanical study of suture pullout in linea alba. *Surgery* 1989;106:888.

Charoenkwan K, Chotirosniramit N, Rerkasem K. Scalpel versus electrosurgery for abdominal incisions. *Cochrane Database Syst Rev* 2012;(6):CD005987. doi:10.1002/14651858.CD005987.pub2.

Cherney LS. A modified transverse incision for low abdominal operations. *Surg Gynecol Obstet* 1941;72:92.

Chicharro-Alcántra D, Rubio-Zaragoza M, Damiá-Giménez E, et al. Platelet rich plasma: new insights for cutaneous wound healing management. *J Funct Biomater* 2018;9(10). doi:10.3390/jfb9010010.

Deerenberg EB, Harlaar JJ, Steyerberg EW, et al. Small bites versus large bites for closure of abdominal midline incisions (STITCH): a double-blind, multicenter, randomized controlled trial. *Lancet* 2015;386:1254–1260.

Desai KK, Hahn E, Pulikkotill B, et al. Negative pressure wound therapy: an algorithm. *Clin Plast Surg* 2012;39:311.

Diener MK, Voss S, Jensen K, et al. Elective midline laparotomy closure: the INLINE systemic review and meta-analysis. *Ann Surg* 2010;251:843.

Dodson MK, Magann EF, Sullivan DL, et al. Extrafascial wound dehiscence: deep en bloc closure versus superficial skin closure. *Obstet Gynecol* 1994;83:142.

Durai R, Mownah A, Ng PC. Use of drains in surgery: a review. *J Perioper Pract* 2009;19(6):180–186.

El-Nashar SA, Diehl CL, Swanson CL, et al. Extended antibiotic prophylaxis for prevention of surgical site infections in morbidly obese women who undergo combined hysterectomy and medically indicated panniculectomy: a cohort study. *Am J Obstet Gynecol* 2010;202:e1.

Eke N, Jebbin NJ. Abdominal wound dehiscence: a review. *Int Surg* 2006;91:276–287.

Esmat ME. A new technique in closure of burst abdomen: TI, TIE and TIES incisions. *World J Surg* 2006;30:1063–1073.

Flegal KM, Carroll MD, Kit BK, et al. Prevalence of obesity and trends in the distribution of body mass index among US adults, 1999–2010. *JAMA* 2012;307:491.

Fink C, Baumann P, Wente MN, et al. Incisional hernia rate 3 years after midline laparotomy. *Br J Surg* 2014;101:51–54.

Frazee R, Manning A, Abernathy S, et al. Open vs closed negative pressure wound therapy for contaminated and dirty surgical wounds: a prospective randomized comparison. *J Am Coll Surg* 2018;226:507–512. doi:10.1016/j.jamcollsurg.2017.12.008.

Gal D. A supraumbilical incision for gynecologic neoplasm in the morbidly obese patients. *J Am Coll Surg* 1994;179:18.

Gallup DG. Modification of celiotomy techniques to decrease morbidity in obese gynecologic patients. *Am J Obstet Gynecol* 1984;150:171.

Goldberg SR, Diegelmann RF. Wound healing primer. *Surg Clin North Am* 2010;90:1133.

Goodenough CJ, Ko TC, Kao LS, et al. Development and validation of a risk stratification score for ventral incisional hernia after abdominal surgery: Hernia Expectation rates in intra-abdominal surgery (The HERNIA project). *J Am Coll Surg* 2015;220:405–413.

Greenberg JA, Clark RM. Advances in suture material for obstetric and gynecologic surgery. *Rev Obstet Gynecol* 2009;2:146.

Hasselgren AO, Harbery E, Malmer H, et al. One instead of two knifes for surgical incision. *Arch Surg* 1984;118:917.

Hendrix SL, Schimp V, Martin J, et al. The legendary superior strength of Pfannenstiel incision: a myth? *Am J Obstet Gynecol* 2000;182:1446.

Henriksen NA, Deerenberg EB, Venclauskas L, et al. Meta-analysis on materials and techniques for laparotomy closure: the MATCH review. *World J Surg* 2018;42:1666. https://doi.org/10.1007/s00268-017-4393-9

Hermann GG, Bagi P, Christofferson I. Early secondary suture versus healing by second intention of incisional abscesses. *Surg Gynecol Obstet* 1988;167:16.

Hurt J, Unger JB, Ivy JJ, et al. Tying a loop-to-strand suture: is it safe? *Am J Obstet Gynecol* 2005;192:1094.

Hyldig N, Birke-Sorensen H, Kruse M, et al. Meta-analysis of negative-pressure wound therapy for closed surgical incisions. *Br J Surg* 2016;103:477–486.

Israelsson LA, Millbourn D. Closing midline abdominal incisions. *Langenbecks Arch Surg* 2012;397:1201.

Israelsson LA, Millbourn D. Prevention of incisional hernias: how to close a midline incision. *Surg Clin North Am* 2013;93:1027.

Ivy JJ, Unger JB, Hurt J, et al. The effect of number of throws on knot security with non-identical sliding knots. *Am J Obstet Gynecol* 2004;191:1618.

Kalan LR, Brennan MB. The role of the microbiome in nonhealing diabetic wounds. *Ann N Y Acad Sci* 2018. doi:10.1111/nyas.13926.

Kim JC, Lee YK, Lim BS, et al. Comparison of tensile and knot security properties of surgical sutures. *J Mater Sci Mater Med* 2007;18:2363.

Kosins AM, Scholz T, Cetinkaya M, et al. Evidence-based value of subcutaneous surgical wound drainage: the largest systematic review and meta-analysis. *Plast Reconstr Surg* 2013;132:443.

Krasner DL, Rodeheaver GT, Sibbald RG. *Chronic wound care: a clinical source book for healthcare professionals.* Malvern, PA: HMP Communications, 2007.

Küstner O. Der suprasymphysare kreuzschnitt, eine methode der coeliotomie bei wenig umfanglichen affektioen der weiblichen beckenorgane. *Monatsschr Geburtsh Gynakol* 1896;4:197.

Landis SJ. Chronic wound infection and antimicrobial use. *Adv Skin Wound Care* 2008;21:531.

Langer K. Cleavage of the cutis (the anatomy and physiology of the skin): presented at the Meeting of the Royal Academy of Sciences, April 25, 1861. *Clin Orthop* 1973;91:3.

Matindale RG, Deveney CW. Preoperative risk reduction: strategies to optimize outcomes. *Surg Clin North Am* 2013;93:1041.

Maylard AE. Direction of abdominal incision. *Br Med J* 1907;2:895.

McBurney C. The incision made in the abdominal wall in cases of appendicitis, with a description of a new method of operating. *Ann Surg* 1894;20:38.

McCaughan D, Sheard L, Cullum N, et al. Patient's perceptions and experiences of living with a surgical wound healing by secondary intention: a qualitative study. *Int J Nurs Stud* 2018;77:29–38.

Millbourn D, Cengiz Y, Israelsson LA. Effect of stitch length on wound complications after closure of midline incisions: a randomized controlled trial. *Arch Surg* 2009; 144:1056.

Molokova OA, Kecherukov AI, Aliev FSh, et al. Tissue reactions to modern suturing material in colorectal surgery. *Bull Exp Biol Med* 2007;143:767.

Nho RLH, Mege D, Ouaïssi M, et al. Incidence and prevention of ventral incisional hernia. *J Visc Surg* 2012;149:e3–e14.

Ortega G, Rhee DS, Papandria DJ, et al. An evaluation of surgical site infections by wound classification system using the ACS-NSQIP. *J Surg Res* 2012;174:33.

Papadia A, Ragni N, Salom EM. The impact of obesity on surgery in gynecological oncology: a review. *Int J Gynecol Cancer* 2006;16:944.

Patel SV, Paskar DD, Nelson RL, et al. Closure methods for laparotomy incisions for preventing incisional hernias and other wound complications. *Cochrane Database Syst Rev* 2017;(11):CD005661. doi:10.1002/14651858.CD005661.pub2.

Pearl ML, Rayburn WF. Choosing abdominal incision and closure techniques. *J Reprod Med* 2004;49:662.

Pfannenstiel JH. Uber die vortheile des suprasymphysaren fascienguerschnitt fur die gynaekologischen koeliotomien. *Samml Klin Vortr Gynaekol (Leipzig) Nr 268* 1900;97:1735.

Pharmacopoeia. *Pharmacopoeia web site.* http://www.pharmacopoeia.com.cn.html. (Consultada el 14 de abril de 2013.)

Pitkin RM. Abdominal hysterectomy in obese women. *Surg Gynecol Obstet* 1976;142:532.

Pillai CK, Sharma CP. Review paper: absorbable polymeric surgical sutures: chemistry, production, properties, biodegradability and performance. *J Biomater Appl* 2010;25(4):291–366.

Poussier M, Denève E, Blanc P, et al. A review of available prosthetic material for abdominal wall repair. *J Visc Surg* 2013;150:52. http://dx.doi.org/10.1016/j.jviscsurg.2012.10.002

Rasmussen RW, Patibandla JR, Hoplins MP. Evaluation of indicated non-cosmetic panniculectomy at time of gynecologic surgery. *Int J Gynaecol Obstet* 2017;138(2):207–211.

Rees VL, Coller FA. Anatomic and clinical study of the transverse abdominal incision. *Arch Surg* 1943;47:136.

Sandy-Hodgetts K, Carville K, Leslie GD. Determining risk factors for surgical wound dehiscence: a literature review. *Int Wound J* 2015;12(3):265–275.

Schuchardt K. Eine neue Methode der Gebarmuter-exstirpation. *Sentralbl Chir* 1893;20:1121.

Seiler CM, Bruckner T, Diener MK, et al. Interrupted or continuous slowly absorbable sutures for closure of primary elective midline abdominal incisions: a multicenter randomized trial (INSECT). *Ann Surg* 2009;249:576.

Singh S, Young A, McNaught CE. The physiology of wound healing. *Surgery* 2017;35(9):473–477.

Smid MC, Dotters-Katz SK, Grace M, et al. Prophylactic negative pressure wound therapy for obese women after cesarean section: a systematic review and meta-analysis. *Obstet Gynecol* 2017;130:969–978.

Tecce MG, Basta MN, Shubinets V, et al. A risk model and cost analysis of post-operative incisional hernia following 2,145 open hysterectomies-defining indications and opportunities for risk reduction. *Am J Surg* 2017;213:1083–1090.

van Ramshorst GH, Eker HH, Harlaar JJ, et al. Therapeutic alternatives for burst abdomen. *Surg Technol Int* 2010; 19:111.

van Rissel EJC, Trimbos BJ, Booster MH. Mechanical performance of square knots and sliding knots in surgery: a comparative study. *Am J Obstet Gynecol* 1990;162:93.

Wang PH, Huang BS, Horng HC, et al. Wound healing *J Chin Med Assoc* 2018;81:94. https://doi.org/10.1016/j.jcma.2017.11.002

Webster J, Osborne S. Preoperative bathing or showering with skin antiseptics to prevent surgical site infections. *Cochrane Database Syst Rev* 2012;(9):CD004985. doi:10.1002/14651858.CD004985.pub4.

Wright JD, Herzog TJ, Tsui J, et al. Nationwide trends in the performance of inpatient hysterectomy in the United States. *Obstet Gynecol* 2013;122(201):233–241. doi:10.1097/AOB.0b013e318299a6cf.

Yu L, Kronen RJ, Simon LE, et al. Prophylactic negative-pressure wound therapy after cesarean is associated with reduced risk of surgical site infection: a systematic review and meta-analysis. *Am J Obstet Gynecol* 2018;218:200.e1. https://doi.org/10.1016/j.ajog.2017.09.017

CAPÍTULO 8

Detención quirúrgica de la hemorragia pélvica

David G. Mutch y Lindsay M. Kuroki

Valoración preoperatoria del riesgo de hemorragia
Cirugía electiva
Transfusiones de hemoderivados durante la cirugía
Vigilancia postoperatoria después de una hemorragia intraoperatoria
Transfusión sanguínea

Transfusión sanguínea autóloga
Detención de la hemorragia intraoperatoria
Preparación para la cirugía
Tratamiento quirúrgico
Uso de hemostáticos para el control de la hemorragia
Procedimientos de ligadura vascular

Áreas de alto riesgo susceptibles de hemorragia
Atención de la hemorragia postoperatoria
Embolización arterial como tratamiento de la hemorragia
Resumen

Los diseños de las intervenciones quirúrgicas buscan evitar o detener hemorragias. No obstante, en algún momento todos los cirujanos se enfrentarán con un sangrado incontrolado. El cirujano debe anticiparse al próximo paso, contar con un conocimiento profundo acerca de las técnicas quirúrgicas necesarias para evaluar rápidamente el escenario clínico y dirigir el equipo quirúrgico para lograr la detención rápida y eficaz de una hemorragia.

VALORACIÓN PREOPERATORIA DEL RIESGO DE HEMORRAGIA

Cirugía electiva

Cuando se prepara a una paciente para una cirugía, es obligatorio determinar si existe alguna alteración hemorrágica, pues de esta manera se puede evaluar el efecto potencial de esta sobre la hemorragia quirúrgica (tabla 8-1). La anamnesis y la exploración física deben complementarse con la valoración del estado de la coagulación (tabla 8-2), que debe ser individualizada según los factores de riesgo detectados (p. ej., antecedentes de cirugía urgente, antecedentes personales o familiares de hemorragia espontánea o equimosis de aparición fácil, consumo de fármacos que alteran el estado de la coagulación como los antiplaquetarios, deficiencia adquirida de vitamina K y tratamiento fibrinolítico) (eTabla 8-1, contenido en línea).

Las solicitudes estándar de estudios de laboratorio requieren que se conozcan las necesidades específicas de la paciente y la indicación para la cirugía. Para los procedimientos ginecológicos habituales, como una histerectomía simple en una mujer sana, solo es necesario obtener pruebas cruzadas y tipificación sanguínea. El banco de sangre debe notificar al médico cuando se detecten anticuerpos inesperados y reservar dos paquetes de sangre compatible, cruzada y negativa para los antígenos. En casos de urgencia, el banco de sangre puede disponer inmediatamente de sangre de donante universal O negativa. En los procedimientos de mayor complejidad, como la cirugía por cáncer, o en los procedimientos en los que se anticipa una gran pérdida de sangre, pueden solicitarse mayor cantidad de sangre, plasma fresco congelado y plaquetas.

TRANSFUSIONES DE HEMODERIVADOS DURANTE LA CIRUGÍA

La transfusión sanguínea debe considerarse cuando la pérdida intraoperatoria de sangre sobrepase el 15% del volumen total estimado de la paciente para reponer la pérdida aguda de sangre. Como regla general, el 15% del volumen sanguíneo de un adulto (en mL) es equivalente al peso de la paciente en kg × 10. Por ejemplo, el 15% del volumen sanguíneo de una mujer de 75 kg es 750 mL (75 × 10). Al momento de considerar los riesgos y los beneficios de la transfusión sanguínea, es pertinente tener en cuenta el volumen sanguíneo estimado, la hemoglobina y el hematócrito antes de la cirugía, la hemorragia intraoperatoria estimada, las pérdidas adicionales y el riesgo de complicaciones hipóxicas y metabólicas.

También se debe recordar que una paciente con hemorragia durante una cirugía presenta una mayor demanda de factores de la coagulación y plaquetas en comparación con una paciente en reposo. Los objetivos del tratamiento de una hemorragia masiva con sangre y hemoderivados son tres:

1. Mantener un volumen de sangre y eritrocitos suficiente para oxigenar los tejidos.
2. Reponer la sangre en cantidad suficiente para obtener coagulación y hemostasia adecuadas.
3. Prevenir la coagulopatía por consumo que conduce a mayor hemorragia como consecuencia de insuficiencia de los factores de la coagulación y de las plaquetas.

TABLA 8-1
Factores de riesgo para las anomalías de la coagulación

Antecedentes de equimosis o hemorragia espontáneas
Antecedentes de equimosis anómala o hemorragia excesiva tras la cirugía
Antecedentes familiares de equimosis o hemorragia tras la cirugía
Medicamentos asociados con equimosis o hemorragia
Medicamentos actuales asociados con alteraciones de la coagulación dentro de la última semana
Pruebas de coagulación previas
Pruebas de coagulación actuales

Estos objetivos deben valorarse continuamente durante la cirugía y es indispensable mantener una comunicación clara al respecto, tanto con el equipo de anestesia como con el resto del personal quirúrgico.

Corregir la pérdida de sangre con cristaloides expansores de volumen suele mantener la estabilidad hemodinámica, mientras que la transfusión de paquetes eritrocitarios mejora y mantiene la oxigenación tisular. Cada paquete eritrocitario contiene cerca de 250 mL de eritrocitos que, en un adulto, aumenta el hematócrito en alrededor de 3% a menos que la hemorragia continúe. El desarrollo de protocolos para hemorragias masivas ha mejorado los resultados quirúrgicos y disminuido la mortalidad. La mayoría de los protocolos se centran en administrar hemoderivados en una razón mínima de 2 paquetes (500 mL) de plasma fresco congelado y 1 paquete de plaquetas (300 mL) por cada 5 paquetes de eritrocitos. La reposición de hemoderivados se ve influida por el tamaño y la edad de la paciente (tabla 8-3).

Las plaquetas deben administrarse siempre que los recuentos sean menores de 100 000/mL durante una hemorragia masiva. Cuando se espera que un procedimiento sea prolongado o cuando se administren más de 6 paquetes de sangre, es indispensable administrar 6 unidades de plaquetas en un volumen de 300 mL durante la parte final de la cirugía o cuando se logre la hemostasia. Esta cantidad debe administrarse en una sola dosis para obtener un efecto de bolo óptimo. Conseguir y transportar las plaquetas puede tomar bastante tiempo, por lo que el banco de sangre debe estar al tanto de la cirugía con suficiente antelación. Al valorar la coagulación de la paciente, es importante recordar que los factores de la coagulación cambian constantemente.

TABLA 8-3
Protocolo de transfusión masiva (PTM)

Criterios para la activación del PTM

- Choque de clase IV y requerimientos estimados en por lo menos 10 unidades de sangre
- Hemorragia aguda considerable o inminente o probabilidad de que la hemorragia continúe en el corto plazo y los requerimientos se estimen en por lo menos 10 unidades de sangre

Administración inicial de los hemoderivados

- Si se activa el PTM, deben tomarse muestras para tipificación y pruebas cruzadas y enviarlas al banco de sangre. El ciclo 1 es completado por el personal del banco de sangre dentro de los primeros 30 min tras la activación para transportar los hemoderivados a la unidad respectiva
- El ciclo 1 incluye:
  - 10 unidades de paquetes eritrocitarios
  - 6 unidades de plasma fresco congelado
  - 1 unidad de plaquetas

Continuación del PTM

- El banco de sangre continúa con la preparación de ciclos subsecuentes cada 30 min hasta que se detenga el protocolo
- El ciclo 2 y todos los ciclos subsecuentes incluyen:
  - 6 unidades de paquetes eritrocitarios
  - 6 unidades de plasma fresco congelado
  - 1 unidad de plaquetas

Cese del PTM

- El cirujano o el anestesiólogo son quienes pueden tomar la decisión de detener el PTM
- Los indicadores de la paciente para el cese del PTM incluyen:
  - Muerte
  - Estabilidad hemodinámica
  - Criterio del cirujano o el anestesiólogo

TABLA 8-2
Pruebas para valorar el estado de la coagulación

PRUEBA	RANGO DE REFERENCIA[a]	RESULTADOS ANÓMALOS	SIGNIFICADO
Hematócrito (%)	37-47	25	Anoxia tisular
Recuento leucocitario (mL)	4×10^3 a 12×10^3	3×10^3 a 25×10^3	Susceptibilidad a la infección, leucemia
Recuento plaquetario (mL)	140×10^3 a 400×10^3	100×10^3 a 700×10^3	Hemorragia, enfermedad mieloproliferativa
Fibrinógeno (mg/dL)	150-400	100	Hemorragia, hepatopatía, consumo intravascular
Tiempo de protrombina (s)	10-13	14	Insuficiencia de factores de la coagulación
Tiempo activado de tromboplastina parcial (s)	28-38	40	Insuficiencia de factores de la coagulación, inhibidor
PFA-100 (*Platelet Function Analizer-100*)	Colágeno-epinefrina	Tiempo de cierre prolongado	Valorar el efecto de los medicamentos

[a] Los rangos de referencia pueden variar de acuerdo con el laboratorio, el método, el instrumento y el reactivo.

TABLA 8-4
Hemoderivados

HEMODERIVADO	VOLUMEN (ML)	FACTORES ADICIONALES	RESPUESTA ESPERADA	INDICACIONES FRECUENTES
PE 1 unidad	200-250	Fibrinógeno: 10-75 mg	Aumento: 1 mg/dL Hb 3% Hct	Anemia aguda por hemorragia PTM Pérdida quirúrgica
Plaquetas PDU PDA[a]	300-500 50 por unidad	Fibrinógeno: 2-4 mg/mL (360-900 mg) Factores de la coagulación: equivalente a 200-250 mL de plasma 6 paquetes de PDA, similar a PDU	Aumento: 30 000-60 000/mm^3	Recuento plaquetario <10 000 PTM Hemorragia con defecto plaquetario cualitativo reconocido
PFC[b] 1 unidad	180-300	Fibrinógeno: 400 mg Factores de la coagulación: 1 mL contiene 1 unidad activa de cada factor	Disminución: TP/INR TTP	Coagulopatía Sobredosis de warfarina CID
Crioprecipitado 10 paquetes		Fibrinógeno: 1200-1500 Factores de la coagulación: VIII, FvW, XII	Disminución: TP/INR TTP Aumento: fibrinógeno	FvW CID Hemofilia A

[a] 4-10 unidades de PDA juntas antes de la transfusión.
[b] El efecto del PFC dura cerca de 6 h.
CID, coagulación intravascular diseminada; FvW, factor de von Willebrand; Hb, hemoglobina; Hct, hematócrito; INR, *international normalized ratio* (índice internacional normalizado); PDA, plaquetas de donador aleatorio; PDU, plaquetas de donador único; PE, paquetes eritrocitarios; PFC, plasma fresco congelado; PTM, protocolo de transfusión masiva; TP, tiempo de protrombina; TTP, tiempo de tromboplastina parcial. Klingensmith ME, Abdulhameed A, Bharat A, et al., eds. *The Washington manual of surgery*, 6th ed. Philadelphia, PA: Wolters Kluwer Health/Lippincott Williams & Wilkins; 2012:133. Reimpreso con autorización.

Cuando haya evidencia de que el tiempo de protrombina (TP) y el tiempo de tromboplastina parcial activada (TTPa) son prolongados (mayores de 14 y 40 s, respectivamente), una vez que se ha comenzado la transfusión, debe considerarse que existe alguna enfermedad intrínseca, aunque se descarte en etapas subsiguientes. Una paciente con sospecha de hemofilia o con alguna hepatopatía puede tener hemorragia excesiva a causa de estrés, traumatismos o transfusiones sanguíneas, pues todo esto aumenta la necesidad de los factores de la coagulación. Por lo tanto, es importante comenzar la administración de plasma fresco congelado en incrementos de 2 unidades (500 mL) para corregir las deficiencias derivadas de la transfusión masiva de eritrocitos. Si la hemorragia continúa aun después de la transfusión rápida de 6 unidades de plasma fresco congelado, es importante sospechar de una alteración hemorrágica.

La administración de 20 unidades de crioprecipitado repone el fibrinógeno cuando las concentraciones de este descienden por debajo de los 100 mg/dL. Debe sospecharse de hepatopatía o consumo intravascular cuando las concentraciones iniciales de fibrinógeno son menores de 100 mg/dL y se mantienen de esta manera durante la cirugía y la recuperación. Administrar 20 unidades de crioprecipitado permite obtener rápidamente las concentraciones terapéuticas de fibrinógeno y mantener la vigilancia de estas durante varias horas. El objetivo intraoperatorio es obtener un TP menor de 14 s, un TPPa menor de 40 s, concentraciones de fibrinógeno mayores de 100 mg/mL y plaquetas por arriba de 80 × 10^3/mL (tabla 8-4).

VIGILANCIA POSTOPERATORIA DESPUÉS DE UNA HEMORRAGIA INTRAOPERATORIA

Los objetivos de la vigilancia postoperatoria después de una hemorragia intraoperatoria son valorar cualquier coagulopatía y la necesidad de reponer sangre u otros hemoderivados. Después de la reanimación intraoperatoria, se requiere de vigilancia posquirúrgica. Durante el tratamiento con transfusiones, es necesario considerar la monitorización atenta de las presiones venosa y arterial, así como del gasto cardíaco. A menudo es posible evitar la sobrecarga cardiovascular y lograr la hemostasia mediante una tasa de administración un tanto más lenta. Cuando se obtienen concentraciones normales de los factores de la coagulación, pero la hemorragia persiste, es necesario considerar que la hemorragia puede tener un origen quirúrgico. Algunos de los datos hematológicos que requieren vigilancia continua son:

- El recuento plaquetario puede ser bajo a causa de la transfusión cuando solo se utilizan paquetes eritrocitarios o plasma fresco congelado.
- El TP y el TTPa pueden prolongarse cuando se administran paquetes eritrocitarios sin plasma fresco congelado.

- El fibrinógeno puede estar disminuido como consecuencia de la dilución con expansores del plasma o el desarrollo concomitante de coagulación intravascular diseminada (CID).

La vigilancia postoperatoria, sin importar si la paciente sangra o no, permite cumplir estos objetivos con la intención de reconocer y atender las anomalías de la coagulación oportunamente.

TRANSFUSIÓN SANGUÍNEA

Es importante que los cirujanos ginecólogos comenten con las pacientes la posible necesidad de transfusiones de hemoderivados, así como los riesgos, los beneficios y las alternativas de esta clase de tratamiento. La infección vírica más frecuentemente asociada con la transfusión es la hepatitis no A, no B, que corresponde al 90-95% de los casos de hepatitis relacionada con la transfusión y es la causa de 3 000 muertes anuales en los Estados Unidos. Cuando la transfusión deriva en mortalidad o morbilidad relevante, el cirujano debe ser capaz de demostrar que existían indicaciones para la transfusión.

Al planificar la transfusión de paquetes eritrocitarios en el período perioperatorio, es importante comparar los beneficios de una mejor oxigenación con los posibles efectos adversos en el corto y largo plazos. Las desventajas suelen ser de dos tipos: transmisión de infección y efectos adversos relacionados con los mecanismos inmunitarios (**tabla 8-5**). Además, la transfusión masiva (reposición de más del 50% del volumen sanguíneo en 12-24 h) puede causar diversas complicaciones hemostáticas y metabólicas. Los riesgos de la transfusión se comentan en la tabla 8-5.

TRANSFUSIÓN SANGUÍNEA AUTÓLOGA

La sangre *autóloga* (autógena) es aquella recolectada de una paciente para poder utilizarla después. Las transfusiones autólogas corresponden a más del 5% de la sangre donada en los Estados Unidos y se obtienen como una donación preoperatoria. La transfusión autóloga está avalada por el Council on Scientific Affairs de la American Medical Association y el Committee on Hospital Transfusion Practice de la American Association of Blood Banks.

Los estándares de la American Association of Blood Banks para la donación autóloga preoperatoria de sangre son los siguientes:

- Hemoglobina no menor de 11 g/dL o un hematócrito no menor del 34%
- Flebotomía con una frecuencia no mayor de 3 días y no menos de 72 h antes de la cirugía

La donación autóloga suele desaconsejarse en las pacientes mayores de 80 años de edad y está completamente contraindicada en aquellas personas con infección activa. Cualquiera de las siguientes alteraciones son contraindicaciones de la donación autóloga preoperatoria: angina inestable o en reposo, infarto de miocardio dentro de los últimos 3 meses, insuficiencia cardíaca, estenosis aórtica, arritmias ventriculares, ataques isquémicos transitorios o hipertensión grave.

La transfusión autóloga tiene el potencial de ser el tipo de transfusión más seguro. Disminuye los riesgos de desarrollar reacciones hemolíticas o alérgicas mediadas por el sistema inmunitario y reduce el riesgo de transmisión de paludismo y enfermedades víricas como hepatitis, citomegalovirus y VIH. Es posible que sea la única opción de transfusión para algunas pacientes con tipos de sangre poco frecuentes o que presentan anticuerpos contra antígenos habituales de la sangre. Es posible que las testigos de Jehová acepten la transfusión sanguínea autóloga, por lo que debe ofrecerse antes de la cirugía si la paciente cumple con los requisitos para la donación de sangre.

Según la edad y la probabilidad de transfusión de la paciente, la rentabilidad de la transfusión autóloga es de USD 235 000 a USD 23 millones por cada año de vida ajustado para la calidad de vida. Al considerar las desventajas y que solo el 2% de las pacientes a quienes se les practica una histerectomía programada requieren una transfusión sanguínea, no es posible recomendar la donación autóloga de rutina para estos casos.

Otra alternativa a la transfusión sanguínea autóloga es la recuperación de sangre intraoperatoria. Un recuperador de sangre funciona mediante un catéter de succión con doble luz impregnado con heparina. La sangre se almacena en un recipiente para cardiotomía que elimina las partículas de gran tamaño. La sangre se bombea hacia una centrífuga donde los eritrocitos se separan y lavan con solución salina hasta obtener un hematócrito del 50%. El desecho restante contiene

TABLA 8-5
Riesgos de reacción o infección por transfusión sanguínea

ENFERMEDAD O SITUACIÓN	RIESGO
Infección vírica	
Hepatitis B	1:300 000
Virus del Nilo occidental	1:350 000
Hepatitis C	1:1 500 000
VIH	1:2 000 000
VLTH	1:4 400 000
Reacciones inmediatas a la transfusión	
Alergia (leve, urticaria)	1:20
Fiebre/escalofríos (no hemolíticas)	1:50
SCRT	1:100
LPART	1:12 000
Hemolítica aguda (error de transfusión)	1:40 000
Hemolítica aguda (plasma incompatible)	1:50 000
Reacción hemolítica tardía	1:50 000
Reacción séptica (plaquetas por aféresis)	1:100 000
Reacción anafiláctica	1:500 000

LPART, lesión pulmonar aguda relacionada con la transfusión; SCRT, sobrecarga circulatoria relacionada con la transfusión; VIH, virus de la inmunodeficiencia humana; VLTH, virus linfotrópico de los linfocitos T humanos.
A compendium of transfusion practice guidelines, 3rd ed. American Red Cross, 2017. © 2017 American National Red Cross. All rights reserved. Reimpreso con autorización.

TABLA 8-6
Criterios para la donación electiva preoperatoria de sangre autóloga

- Hemoglobina ≥ 11 g/dL o un hematócrito > 34%
- Flebotomía con una frecuencia no mayor de 3 días y no dentro de las 72 h previas a la cirugía
- Edad < 80 años (indicación relativa)
- Ausencia de infección activa
- Ausencia de angina
- Ausencia de infarto de miocardio en los últimos 3 meses
- Ausencia de insuficiencia cardíaca congestiva
- Ausencia de estenosis aórtica
- Ausencia de hipertensión

solución salina, anticoagulantes, factores de la coagulación activados, plaquetas, leucocitos y hemoglobina libre, entre otros pequeños desechos. Los eritrocitos lavados se introducen en una bolsa de reinfusión y se administran a la paciente a través de un filtro. Procesar cerca de 250 mL de eritrocitos toma unos 8-10 min. Las contraindicaciones de este procedimiento en la cirugía ginecológica incluyen la contaminación del sitio a través del muñón vaginal o los intestinos, con el contenido de una masa ovárica benigna o maligna, además de otros factores clínicos. Los criterios para la transfusión sanguínea autóloga se presentan en la **tabla 8-6**.

DETENCIÓN DE LA HEMORRAGIA INTRAOPERATORIA

Preparación para la cirugía

Entre las múltiples contribuciones hechas por William S. Halsted (primer jefe de cirugía del Johns Hopkins Hospital) a la cirugía, se encuentra una técnica quirúrgica que se centró en la disección meticulosa, la manipulación cuidadosa de los tejidos, la precisión de la hemostasia, la aproximación exacta a la herida y la asepsia. El conocimiento de la anatomía básica y la técnica quirúrgica precisa son las bases para evitar una hemorragia. Para disminuir la pérdida intraoperatoria de sangre, son necesarias una buena exposición, una correcta disposición de pinzas y una cuidadosa colocación de suturas.

La exposición óptima es indispensable para disminuir la pérdida de sangre. Se prefiere la succión a las esponjas, pues estas son capaces de dañar los tejidos serosos frágiles y dificultan identificar con precisión la gravedad de la hemorragia. El volumen de sangre perdido se determina con mayor precisión cuando se utiliza la succión hacia un recipiente calibrado. También es importante la iluminación adecuada. Además de las luces quirúrgicas estándar, es posible obtener iluminación en la pelvis profunda mediante una lámpara frontal en la cabeza del cirujano o de alguno de los ayudantes. Asimismo, se encuentran disponibles separadores con iluminación e irrigadores desechables iluminados con fibra óptica capaces de aumentar la iluminación en las cirugías vaginales.

En los casos de laparotomía pélvica, la paciente suele colocarse en posición de Trendelenburg y los intestinos se desplazan con esponjas para laparotomía húmedas a fin de mejorar la visualización de la pelvis. Los separadores de Bookwalter o de Balfour con un brazo en "C" son excelentes para lograr la exposición. Es importante mantener al mínimo el número de pinzas dentro del campo quirúrgico para no ocultar la causa de la hemorragia. La longitud del instrumental quirúrgico varía según el grosor de la pared abdominal, el tamaño de la paciente y la profundidad de la pelvis. Los mangos de los instrumentos deben sobresalir por arriba del nivel de la incisión. El cirujano debe estar colocado lo suficientemente arriba como para observar la pelvis; la pared abdominal de la paciente debe estar a un nivel cercano al nivel umbilical del cirujano.

En 1911, el Dr. Cushing implementó el uso del clip hemostático de plata para ocluir los vasos craneales imposibles de ligar. Los clips actuales están fabricados con acero inoxidable, titanio y un polímero sintético absorbible traslúcido de polidioxanona. Este polímero tiene la ventaja de no crear artefactos lineales en las tomografías computarizadas (TC). Los clips quirúrgicos causan una reacción tisular leve, están disponibles en diversos tamaños, se colocan fácilmente y controlan de manera segura el sangrado de aquellos vasos relativamente inaccesibles dentro de la pelvis donde es más complicado realizar la ligadura, en especial en los casos de disección retroperitoneal. La hemostasia de un vaso pequeño puede realizarse mediante pinzas de DeBakey y por lo menos dos clips. Se encuentran disponibles aplicadores desechables cargados con múltiples clips, lo que permite un uso más rápido, pues no es necesario recargar. Cuando se utilizan de manera correcta, los clips pueden disminuir la pérdida de sangre, facilitar la disección y reducir el tiempo de cirugía.

Los dispositivos electroquirúrgicos modernos son generadores de radiofrecuencia que suministran 500 000-2 000 000 Hz de corriente alterna a la punta del electrodo. Los instrumentos electroquirúrgicos pueden utilizarse para la coagulación de vasos pequeños o para cortar grasa o músculo. Si se utiliza el modo mixto (BLEND), entonces el instrumento coagula los pequeños vasos a la vez que separa el tejido. Se pueden usar electrodos de aguja para realizar incisiones precisas con mínima lesión tisular adyacente por efecto térmico. La coagulación superficial de pequeños vasos se lleva a cabo colocando el electrodo cerca del tejido y presionando el botón de coagulación para que las chispas salten hacia el tejido superficial. Es importante no dejar que se acumule la sangre, pues las superficies secas responden mejor a la coagulación con instrumental electroquirúrgico. Si la hemorragia es profusa y rápida, el vaso debe tomarse con una pinza de punta fina, la cual debe entrar en contacto con el instrumento electroquirúrgico para aplicar corriente a través de esta y así lograr la hemostasia. Los electrodos bipolares incluidos en algunas pinzas de tejido también son eficaces para la coagulación de pequeños vasos durante las disecciones prolongadas. Se requiere experiencia con el equipo de electrocirugía para obtener la mayor eficiencia con el menor daño tisular.

El cirujano debe conocer a profundidad la anatomía de la pelvis y comprender los planos pélvicos y los espacios avasculares. La colocación precisa de las suturas es una de las habilidades fundamentales de la cirugía, por lo que el cirujano debe ser capaz de utilizarlas eficientemente durante momentos de gran estrés, como en una hemorragia pélvica. Todos los pedículos principales deben ligarse individualmente. Es necesario emplear suturas absorbibles y nudos cuadrados atados firmemente. Los pedículos vasculares deben ser pequeños y los vasos deben aislarse tanto como sea posible para que las suturas se puedan fijar de manera segura.

La elección de las suturas es un paso importante para lograr la hemostasia. Si se seleccionan incorrectamente, las suturas pueden romperse o cortar el tejido cuando se aplica demasiada tensión. Las agujas finas con suturas delgadas son útiles para controlar las hemorragias venosas o arteriales localizadas, pero colocar suturas de mayor tamaño y que atraviesen más tejido evita que estas rompan tejido infectado o maligno.

Tratamiento quirúrgico

Aun con las técnicas adecuadas y la disección atenta, las hemorragias pueden complicar cualquier procedimiento quirúrgico. La hemorragia excesiva mancha los tejidos, obstruye la visibilidad, disminuye la libertad técnica y, cuando no se controla, requiere de transfusiones. Los resultados de este tipo de situaciones dependen del tiempo de reacción, los conocimientos, la habilidad técnica y el liderazgo del cirujano para obtener un desenlace seguro. Cuando se presente una hemorragia profusa inesperada, debe colocarse un dedo sobre el punto de la hemorragia para intentar controlarla de manera atraumática. Cuando la sangre se haya succionado y pueda verse el dedo que obstruye su salida, este puede retirarse mientras se coloca una pinza fina para comprimir el vaso hemorrágico y la succión está lista para otorgar visibilidad. De acuerdo con la ubicación de la hemorragia y las estructuras circundantes, puede utilizarse el dispositivo Bovie® para tocar la pinza con la punta del instrumento electroquirúrgico y aplicar corriente. En la mayoría de los casos, esta técnica detiene la hemorragia, aunque a menudo es necesario colocar otra pinza, clip o sutura junto a la primera para detener la hemorragia del otro lado del vaso lesionado. Es importante evitar colocar demasiadas pinzas en el área, pues ello dificulta la visibilidad y puede causar mayor daño al vaso. La colocación de múltiples suturas o clips puede conducir a más hemorragia y lesionar las estructuras adyacentes, como los uréteres, la vejiga, los vasos pélvicos y los nervios.

Si la hemorragia no se controla con éxito en primera instancia mediante métodos simples, el sangrado debe detenerse con presión, ya sea con la yema del dedo o una gasa en una pinza, o por medio de taponamiento. El cirujano debe detenerse, tomar un respiro y considerar la situación cuidadosamente. El anestesiólogo debe estar al tanto de la hemorragia. Es necesario consultar con este la estabilidad de la paciente, la pérdida acumulada de sangre, la disponibilidad de hemoderivados para la transfusión y las vías intravenosas disponibles. El anestesiólogo es el responsable de la reposición hídrica y sanguínea, así como de la vigilancia de los factores de la coagulación. Por lo tanto, es importante que el anestesiólogo esté al tanto de la gravedad y de la continuidad de la hemorragia. Es primordial valorar continuamente cualquier dificultad en el control de la hemorragia y comunicarla con el equipo quirúrgico. Siempre que sea necesario, el cirujano debe solicitar ayuda para controlar la hemorragia, ya sea mediante la solicitud de instrumental de succión adicional u otro material específico, mayor cantidad de personal de enfermería e, incluso, ayuda más especializada y experimentada como un ginecólogo, oncólogo, urólogo, cirujano colorrectal, cirujano general o cirujano vascular. Anticipar estas necesidades es útil para considerar el tiempo que tardará en llegar la ayuda. Si la paciente está estable y se ha preparado el equipo necesario, es prudente reconsiderar la anatomía, obtener una buena exposición y volver a intentar detener la hemorragia. A menudo, los 10 min que se dedican a controlar la hemorragia con presión conducen a una disminución importante de la pérdida de sangre. En este momento, el vaso o el área de hemorragia puede verse claramente y pinzarse, suturarse o cerrarse con un clip (**cuadro 8-1**).

El abordaje de la hemorragia pélvica debe ser individualizado en función de que la fuente sea venosa o arterial. La hemorragia arterial de la pelvis a menudo tiene un flujo vigoroso. Las laceraciones arteriales son más fáciles de controlar, ya que los vasos tienen paredes gruesas que evitan que se extiendan las roturas. Las arterias pequeñas pueden pinzarse, ligarse o cerrarse con un clip. Si una arteria no logra observarse por completo y solo es posible ver uno de sus bordes, este puede tomarse con una pinza y enrollarse para disminuir la cantidad de sangre a un punto en el que sea posible usar clip o ligadura.

Las hemorragias venosas de la pelvis son más complicadas. La hemorragia puede ser de gravedad variable, desde un flujo leve hasta una hemorragia potencialmente mortal. Las venas pélvicas pueden ser frágiles, tortuosas y estar ocultas y distendidas. Las laceraciones de venas que causan hemorragia pueden originarse en diversos puntos a los que no puede accederse mediante ligadura. Es peligroso colocar pinzas y suturas a ciegas, ya que pueden lesionarse accidentalmente las estructuras circundantes y se puede causar una hemorragia mayor. Se debe evitar la electrocoagulación de una vena grande lacerada, pues esto crea un agujero de mayor tamaño y más difícil de cerrar. Si la hemorragia es consecuencia de la lesión de una vena de gran tamaño, es necesario controlar la pérdida de sangre con pinzas de DeBakey. Se debe colocar un clip quirúrgico cuando sea posible; de lo contrario, se debe ligar el área de la hemorragia con poliglecaprona (Monocryl®) 5-0 sin estrechar la luz de la vena. Según el tamaño de la lesión vascular y

CUADRO 8-1 PASOS DEL PROCEDIMIENTO
Control quirúrgico de la hemorragia pélvica

Valoración inicial y tratamiento
- Ejercer presión con un dedo y una esponja para laparotomía.
- Succionar las áreas cercanas para mejorar la visibilidad.
- Retirar con cuidado la esponja para exponer el pedículo. Si es posible, tomar el pedículo con una pinza de DeBakey o una pinza de ángulo recto.
- De acuerdo con el tamaño del pedículo y la proximidad con las estructuras adyacentes, se puede colocar un clip quirúrgico, utilizar el instrumento electroquirúrgico (en caso de una lesión pequeña) o ligar con sutura.

Hemorragia persistente o excesiva
- Ejercer presión continua (tener precaución para no desprender cualquier clip quirúrgico previamente colocado). Valorar si la hemorragia es susceptible de tratamiento con sustancias hemostáticas y aplicarlas cuando estén indicadas.
- Informar al equipo de anestesia o enfermería quirúrgica de la hemorragia grave; vigilar la estabilidad de la paciente y mantenerla cálida. Valorar la pérdida de sangre actual, verificar que las vías intravenosas sean adecuadas, tomar muestras para laboratorio y notificar al banco de sangre para poder disponer de hemoderivados. Activar el protocolo de transfusión masiva según la necesidad.
- Solicitar ayuda adicional:
  - Succión adicional con Yankauer u otros instrumentos específicos
  - Mayor cantidad de personal de enfermería quirúrgico o circulante
  - Interconsultas intraoperatorias (p. ej., oncología ginecológica, urología, cirugía colorrectal, cirugía general, cirugía vascular)

la cantidad de la hemorragia, puede ser necesario consultar al equipo de cirugía vascular (**fig. 8-1**).

En algunas ocasiones, la mejor medida para controlar la hemorragia venosa es colocar un dedo o una compresa sobre la ubicación del sangrado durante por lo menos 5 min. Después de este tiempo, es posible que la hemorragia se detenga o aumente, lo que permite identificar el vaso y controlarlo con un clip o una sutura. La presión con los dedos es útil dado que las venas pélvicas tienen presiones bajas, por lo que la compresión atraumática tiene menor probabilidad de causar mayor daño a la vena. Se requiere de disección atenta para liberar el vaso por arriba y debajo del nivel de la hemorragia, lo que permite que la ligadura o el clip sean más precisos. Cuando sea posible disecar un vaso lo suficiente, se coloca otro instrumento por debajo del primero para dejar libre el borde del vaso. Se aplica una ligadura con sutura delgada alrededor de la pinza. De ser necesario, se pueden colocar clips a cada lado del nudo.

Si la hemorragia no se ha logrado controlar hasta este punto o no disminuye con la presión sobre la región, es necesario consultar con algún experto. Se deben reponer la sangre y los factores de la coagulación; además, se debe reevaluar la situación con la opinión de todos los miembros del equipo. Es necesario evitar la acidosis y la hipotermia, pues ambas tienen el potencial de interferir con la función normal del sistema de coagulación. El cirujano debe mantenerse concentrado y utilizar su buen juicio y liderazgo. Ello incluye poner en práctica las habilidades y las ideas de todos los miembros del equipo quirúrgico.

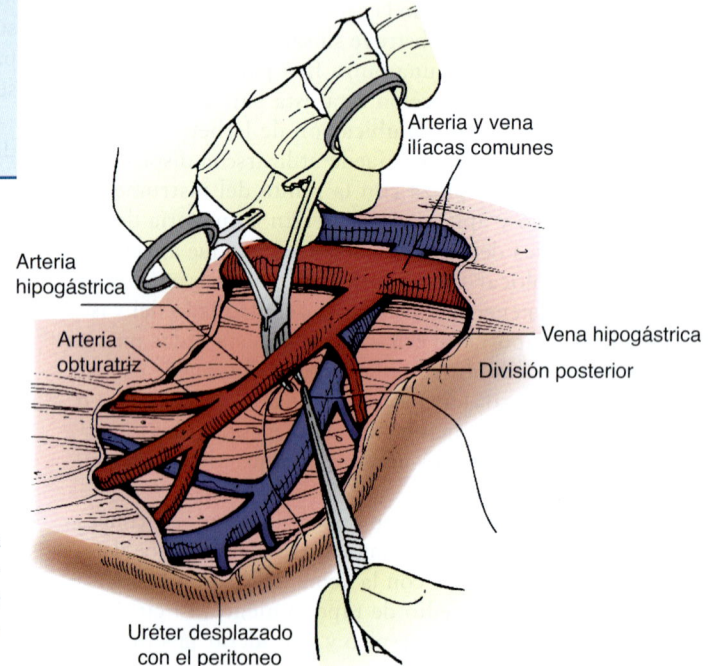

FIGURA 8-1 Ligadura de la arteria hipogástrica derecha. La pinza se cruza de lateral a medial y la ligadura se coloca alrededor de la división anterior de la arteria hipogástrica. Obsérvese que el uréter está unido al peritoneo, que se encuentra desplazado medialmente.

Uso de hemostáticos para el control de la hemorragia

Las neoplasias, la inflamación o la lisis extensa de adherencias pueden causar sangrado lento inespecífico, que suele controlarse con electrocauterio o empaquetamiento durante 5-15 min. Cuando estas técnicas no sean eficaces, deberá considerarse el uso de un hemostático. En la **tabla 8-7** se brinda un resumen de este tipo de sustancias, pero no es una lista exhaustiva. Es importante recordar que los factores de la coagulación deben ser normales para que estas sustancias sean eficaces.

Los métodos físicos como la cera y la masilla óseas promueven la hemostasia al activar las plaquetas y servir como armadura para el depósito de trombos. La cera de hueso se compone de cera de abeja, parafina y sustancias ablandadoras de ceras, por lo que es eficaz y económica. Debe aplicarse sobre la superficie de la zona de hemorragia sin dejar protuberancias. Las complicaciones asociadas con esta técnica son la infección y la formación de granulomas.

La matriz seca es otro tipo de sustancia hemostática que activa la cascada de la coagulación, pero es menos eficaz cuando la hemorragia es rápida y profusa. Esta sustancia se aplica sobre la región de la hemorragia; luego se ejerce una presión leve con una esponja quirúrgica. Algunos fármacos más antiguos, como la celulosa regenerada oxidada, vienen en una presentación de hoja delgada, tejida y flexible (Surgicel NuKnit®, Johnson & Johnson, USA) o en un cojinete suave de múltiples capas que puede separarse en hojas delgadas o como cojinete flexible (Surgicel Fibrillar®, Johnson & Johnson, USA). Estas sustancias tienen actividad bactericida frente a grampositivos y gramnegativos; además, demoran cerca de 14 días en absorberse por completo. Existen cojinetes de gelatina absorbible (Gelfoam®, Pharmacia and Upjohn, USA) en diferentes tamaños que también pueden cortarse al tamaño que se requiera. Estas esponjas rígidas pueden colocarse secas o humedecerse con solución salina para hacerlas más flexibles. Tanto las hojas como los cojinetes pueden emplearse en superficies hemorrágicas y cubrirse con una compresa de presión durante unos 5 min para asegurar que se forme un coágulo sobre la celulosa o la matriz gelatinosa.

La "harina" de microfibras de colágeno (Avitene®, Davol, USA o InStat®, Johnson & Johnson, USA) es un material

TABLA 8-7
Selladores tisulares y sustancias hemostáticas

	SUSTANCIA	COMPONENTES
Agentes mecánicos		
	Cera ósea	Cera de abeja, parafina, palmitato de isopropilo
Matriz seca (tópica absorbible)		
	Instat®	Polvo de colágeno bovino en microfibras
	Avitene®, Helistat®, Ultrafoam®	Colágeno en microfibras
	Surgicel®, Surgicel Fibrillar®, Surgicel Nu-Knit®	Celulosa oxidada regenerada
	Surgicel Snow®	
	Arista®, Vitasure®	Esferas de polisacáridos
	Surgifoam®, Gelfoam®	Gelatina porcina
Sustancias biológicamente activas		
	Thrombin-JMI®	Trombina bovina
	Evithrom®	Trombina humana combinada
	Recothrom®	Trombina recombinante
Líquidas	Floseal®	Matriz de gelatina bovina y trombina humana combinada
	Surgiflo®	Gelatina bovina (y trombina)
Selladores de fibrina	Tisseel®	Plasma humano combinado (fibrinógeno humano, trombina, aprotinina)
	Crosseal®	Fibrinógeno humano, trombina, ácido tranexámico
	Parche sellador de fibrina Evarrest®	Fibrinógeno humano y trombina humana dentro de un parche de plástico flexible
	Vitagel®	Plasma propio de la paciente y trombina humana
	CryoSeal®	Plasma propio de la paciente
	Evicel®	Fibrinógeno y trombina
Selladores sintéticos	CoSeal®	Polietilenglicol sintético
	BioGlue®	Albúmina sérica bovina, glutaraldehído

suave y granular que puede colocarse en una superficie semiseca o en una pequeña herida para la hemostasia. Este material de origen bovino funciona como un nido de fibrina para acelerar la formación del trombo en la superficie del vaso. Solo controla las hemorragias que se originan en una arteriola o vénula. Debe tenerse precaución cuando se utiliza, ya que puede producir fibrosis secundaria en la pelvis e, incluso, una masa palpable persistente. Existen informes de fibrosis retroperitoneal y obstrucción ureteral como consecuencia del empleo de este material hemostático.

Las sustancias hemostáticas biológicamente activas aprovechan los mecanismos hemostáticos ya existentes y son eficaces a los 10 min después de su aplicación. En la actualidad, hay tres tipos de trombina disponibles (bovina, humana y recombinante). La trombina tópica puede aplicarse con un aerosol para distribuirla a lo largo de una región amplia de tejido.

Las sustancias hemostáticas líquidas se adaptan fácilmente al área de la hemorragia y tienen un componente pasivo y otro activo. El componente pasivo es una matriz gelatinosa, bovina o porcina, a la que se le añade trombina activa o se incluye como un componente separado. Los hemostáticos líquidos (Floseal®, Baxter Pharma, USA o Surgiflo®, Ethicon, USA) requieren reconstitución y su costo suele ser mayor que el de las alternativas mecánicas o activas. También se puede optar por una preparación combinada, como Gelfoam® y Avitene®, que se colocan una sobre la otra en las zonas de hemorragia. Si se han agotado los factores de la coagulación por una cantidad excesiva de transfusiones, la Gelfoam® puede empaparse en trombina. Cuando se coloque el material, el campo deberá estar lo más seco posible.

A diferencia de los productos con trombina, los selladores con fibrina se componen de trombina y fibrinógeno concentrado, por lo que no dependen del fibrinógeno sanguíneo. El pegamento de fibrina (Tisseel®, Baxter Pharma, USA o Crosseal®, Ethicon, USA) es un sellador adhesivo de tejidos biodegradable y una sustancia hemostática. Se ha utilizado con éxito para el control de las hemorragias potencialmente mortales en las cirugías pélvicas, así como en las cirugías cardiovasculares, microvasculares y torácicas. Recientemente, se ha empleado para el control del sangrado en el trasplante de hígado. El pegamento de fibrina está compuesto por partes iguales de crioprecipitado (fibrinógeno humano concentrado) y trombina bovina, por lo que imita las etapas tardías de la coagulación fisiológica. Está disponible en forma de aerosol o en un sistema de dos jeringas.

Cuando los métodos quirúrgicos estándar de hemostasia son ineficaces, el parche sellador de fibrina Evarrest® (Ethicon, USA) está aprobado para la compresión manual como adyuvante para la hemostasia de las hemorragias de tejidos blandos durante las cirugías retroperitoneal, intraabdominal, pélvica o torácica no cardíaca abiertas. Se ha demostrado que cuenta con mayor eficacia hemostática como primera medida, pues las tasas de éxito alcanzan hasta el 98% en comparación con los métodos adyuvantes convencionales en una gran gama de situaciones quirúrgicas complejas, como las pacientes con coagulopatías o en anticoagulación. El parche sellador de fibrina Evarrest® de 5 × 10 cm o de 10 × 10 cm contiene fibrinógeno y trombina humanos dentro de un parche de plástico flexible que brinda soporte mecánico y adhesivo al sitio de la lesión. Una vez colocado, se debe mantener presión manual continua durante 3 min. Este producto puede controlar hemorragias profusas originadas en agujeros vasculares de gran tamaño. También puede ser un sustituto para el empaquetamiento quirúrgico con una bolsa en paracaídas (*véanse* "Empaquetamiento quirúrgico", p. 166, y **fig. 8-2**).

Los cirujanos ginecólogos no suelen tener la posibilidad de utilizar torniquetes pare detener la hemorragia. No obstante, sí existen dos procedimientos específicos en los que se pueden utilizar torniquetes: la miomectomía y la unificación uterina. El torniquete es empleado por los cirujanos vasculares, torácicos y traumatólogos para obstruir vasos grandes. Se pueden colocar cintas de retracción (Vesseloop®) o un catéter pediátrico (Silastic®) alrededor del istmo uterino a través de un pequeño agujero hecho en el ligamento ancho, lateral a los vasos uterinos. Las asas pueden colocarse alrededor de los ligamentos infundibulopélvicos a través del mismo agujero en el ligamento ancho. Cuando estos se atan firmemente y se sostienen con pinzas de Kelly, es posible obstruir por completo el flujo sanguíneo uterino. Esta técnica puede disminuir la pérdida de sangre durante los dos procedimientos mencionados. De manera similar, las asas y los clips vasculares se colocan por arriba y debajo de la lesión cuando esta es de un tamaño considerable y se encuentra en una vena o arteria que no puede sacrificarse.

Procedimientos de ligadura vascular

Ligadura de la arteria hipogástrica

Uno de los métodos para el control de las hemorragias pélvicas graves es la ligadura de ambas arterias hipogástricas. En 1893, en el Johns Hopkins Hospital, el Dr. Howard Kelly realizó la ligadura bilateral de las arterias hipogástricas para detener la hemorragia durante una histerectomía derivada de cáncer de útero. La ligadura de la arteria hipogástrica fue reintroducida por Mengert y cols. Después fue investigada por Burchell, quien mostró que la presión arterial distal al punto de ligadura aumenta en un 77% en el mismo lado. Si ambas arterias son ligadas, la presión aumenta en un 85%, lo que probablemente permita la formación de coágulos en el lugar de la hemorragia. El flujo sanguíneo dentro de los vasos distales al punto de ligadura aumenta, pero solo en un 48%.

Dado que es importante mantener cierta circulación colateral hacia la pelvis (arterias lumbar, iliolumbar, sacra media, sacra lateral, hemorroidales superior e inferior y glúteas), es necesario ligar la división anterior de la arteria hipogástrica distal al origen de la rama parietal, como se muestra en la figura 8-1. Para ligar la arteria hipogástrica, se abre el peritoneo sobre la arteria ilíaca externa, desde el ligamento redondo hasta el ligamento infundibulopélvico, y se identifica la arteria hipogástrica para disecarla completamente con

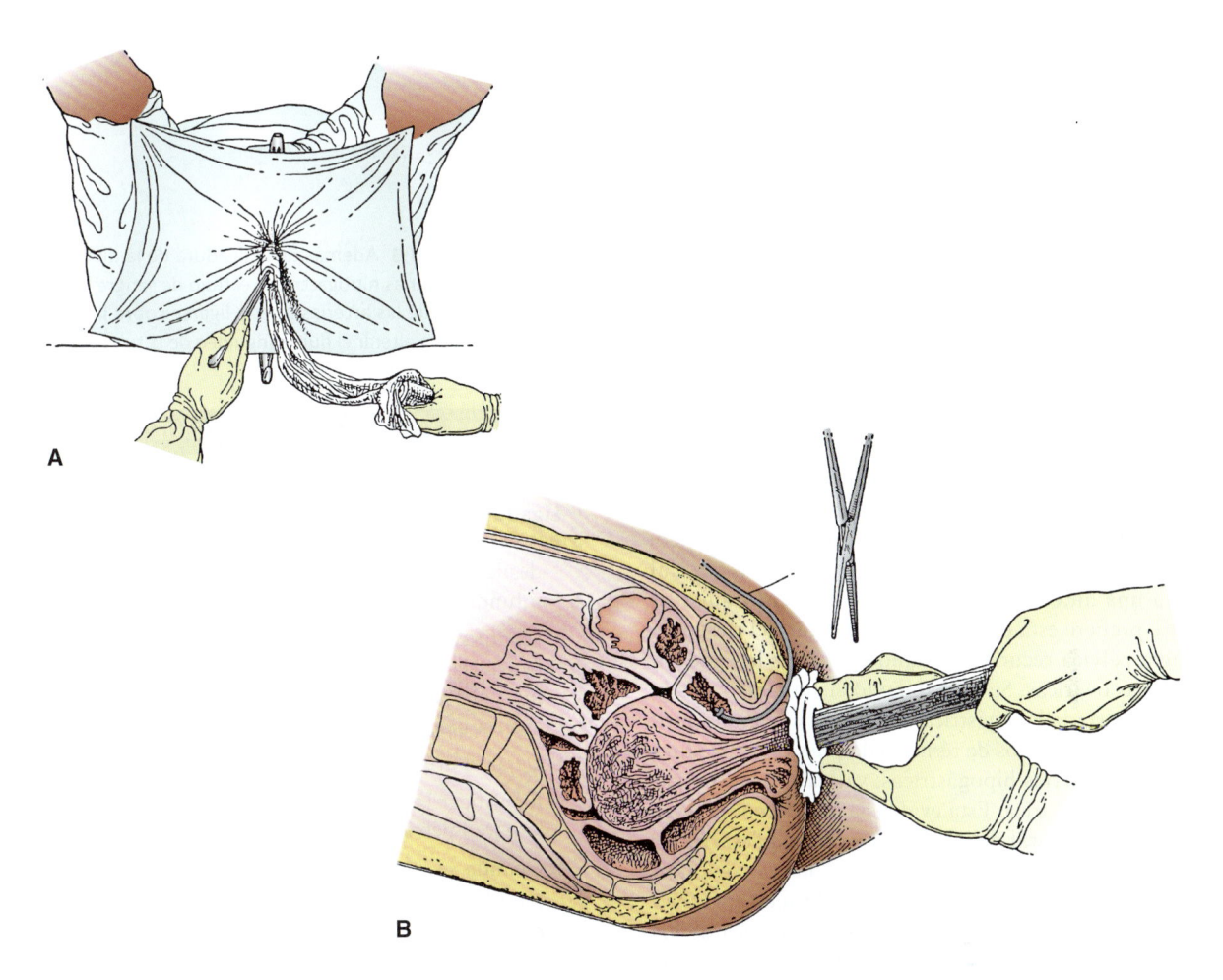

FIGURA 8-2 La compresa en paracaídas puede utilizarse para el control de la hemorragia de las venas pélvicas profundas después de la evisceración pélvica. **A.** Una hoja plástica o toalla se llena de gasas para colocarla en la abertura vagina o perineal. **B.** El paquete de gasas se jala hacia abajo para ejercer presión contra los vasos del piso pélvico.

cuidado. El uréter se deja unido al pliegue peritoneal medial para evitar alterar la irrigación. Cuando sea posible, también se identifica la vena hipogástrica sobre la pared pélvica lateral, pero solo cuando la arteria sea visible y esté separada de la pared lateral, pues es innecesario arriesgarse a provocar mayor hemorragia. La rama posterior de la arteria hipogástrica debe identificarse claramente antes de ligar ambas ramas anteriores. Para ello, se coloca sutura no absorbible alrededor de la arteria con una pinza de ángulo recto de lateral a medial y se ata cerca de 2 cm distales a la bifurcación de la arteria ilíaca común. Se coloca una sutura sin nudo distalmente a la ligadura inicial para evitar la recanalización. No se recomienda la transfixión o la división del vaso durante este procedimiento.

Cuando sea posible, las arterias hipogástricas deben ligarse en ambos lados para obtener los mejores resultados. Además, la rama arterial más cercana al origen del sangrado debe ligarse, si es factible hacerlo, sin aumentar el riesgo de hemorragia o poner en riesgo alguna otra estructura pélvica.

Por ejemplo, dado que la arteria uterina es la primera rama visceral de la arteria hipogástrica, es posible identificarla y ligarla por separado cuando la hemorragia se origina en el útero. Ello puede ser más complicado que ligar la división anterior de la arteria hipogástrica y no debe intentarse ante hemorragias masivas, anatomía anómala o choque.

Ligadura ovárica

Cuando se presenta una hemorragia masiva pero no hay indicación de extirpar el útero (p. ej., algunas cirugías obstétricas), es importante ligar ambas arterias uterinas, así como ambas arterias hipogástricas. Este procedimiento se lleva a cabo mediante la extensión de la incisión peritoneal lateral en sentido paralelo a los ligamentos infundibulopélvicos. Es indispensable identificar primero el uréter. La arteria ovárica debe ligarse con una sola sutura permanente, pero la arteria no debe cortarse. Ello evita que se utilicen múltiples ligaduras y elimina el riesgo de retracción y hemorragia retroperitoneal. También puede usarse un solo clip hemostático en

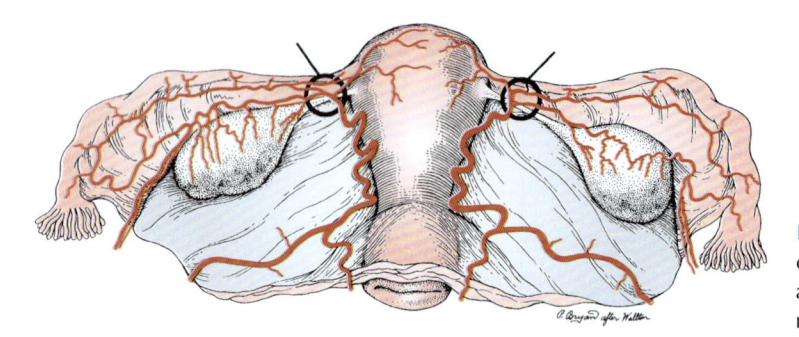

FIGURA 8-3 Además de la ligadura de la división anterior de las arterias hipogástricas, el flujo de sangre hacia el útero a través de las arterias puede ligarse sobre la mesosálpinx medial sin alterar el flujo sanguíneo de la tuba y el ovario.

cada una de las arterias ováricas, pues es un método más rápido de obstrucción. Debe prestarse atención para evitar dañar la vena ovárica. En caso de dificultad para distinguir la arteria de la vena ovárica, es aceptable realizar la ligadura de ambos vasos dentro del ligamento infundibulopélvico. Aunque la ligadura de las circulaciones venosa y arterial conduce a una alta incidencia de agrandamiento quístico ovárico, se prefiere esta complicación en lugar del riesgo de hemorragia pélvica recurrente cuando se omite la ligadura de las arterias ováricas. Se ha estudiado el embarazo tras la ligadura de la arteria hipogástrica y se cuenta con gran cantidad de informes de partos de término después de la ligadura bilateral de las arterias hipogástricas, ya sea con o sin ligadura de la arteria ovárica. Esta evidencia es testimonio de la gran irrigación colateral del útero que se puede desarrollar a lo largo del tiempo. De acuerdo con Burchell, la ligadura de ambas fuentes de irrigación disminuye el flujo sanguíneo en hasta un 50%; no obstante, la necrosis isquémica de los tejidos pélvicos no es un problema cuando se preservan las vías colaterales.

Ligadura de las arterias ovárica y uterina

Como alternativa a la ligadura de la arteria uterina en el ligamento infundibulopélvico, Cruikshank y Stoelk describieron una técnica de ligadura de la arteria ovárica en el lugar de su anastomosis con la arteria uterina en la mesosálpinx medial. Este punto de ligadura permite que se mantenga el flujo sanguíneo hacia la tuba y el ovario, pero detiene el flujo sanguíneo de la arteria ovárica hacia el útero (**fig. 8-3**). Debido a que esta técnica preserva la irrigación de los ovarios, es probable que sea una mejor opción (**cuadro 8-2**).

Empaquetamiento quirúrgico

En algunos casos poco frecuentes en los que no son exitosos los métodos estándar (p. ej., la presión, el clip, la ligadura o la aplicación de sustancias hemostáticas), será necesario considerar el empaquetamiento. En los casos en los que se presenta hemorragia en una cirugía prolongada de una paciente inestable, el empaquetamiento pélvico puede detener el sangrado y permitir la estabilización. Posteriormente, la paciente regresa al quirófano una vez que han transcurrido 24-48 h y se explora la cavidad tras haber repuesto los factores de la coagulación y el volumen sanguíneo. Si la hemorragia aún está presente, la siguiente opción consiste en la embolización vascular por medio de radiología intervencionista.

CUADRO 8-2 PASOS DEL PROCEDIMIENTO
Control quirúrgico de la hemorragia pélvica

Ligadura de la arteria hipogástrica
- Abrir el peritoneo sobre la arteria ilíaca externa desde el ligamento redondo hasta el ligamento infundibulopélvico.
- Identificar la arteria hipogástrica en su origen, desde la arteria ilíaca común o en el margen medial del músculo psoas, y seguirla hasta la bifurcación de la arteria ilíaca común.
- Dejar el uréter unido a la retracción peritoneal medial.
- Identificar la vena hipogástrica lateralmente sobre la pared pélvica.
- Cuando sea posible, identificar las ramas anterior y posterior de la arteria hipogástrica.
- Cerca de 2 cm distales al origen de la arteria hipogástrica, pasar una sutura no absorbible con unas pinzas de ángulo recto alrededor de la arteria de lateral a medial.
- Colocar una segunda sutura sin nudo distalmente a la primera sutura para evitar la recanalización. Atar la sutura.
- No seccionar el vaso.

Ligadura de los vasos ováricos
- Extender superiormente la incisión peritoneal lateral, en sentido paralelo a los ligamentos infundibulopélvicos.
- Identificar el uréter.
- Ligar el vaso ovárico con una sola sutura permanente; evitar la vena ovárica.
- También puede utilizarse un solo clip en cada una de las arterias ováricas, pues es un método más rápido de obstrucción.

Ligadura de la arteria uterina
- El útero debe levantarse y alejarse de la arteria uterina de interés.
- Identificar la arteria uterina mediante inspección o palpación.
- Pasar a través del miometrio una sutura 0 medial e inferiormente a los vasos uterinos. Sacar la aguja a través de un área avascular del ligamento ancho, por arriba y lateralmente a los vasos uterinos. Atar la sutura.

Algunos cirujanos consideran que el paquete vaginal en paracaídas, o paraguas, es útil como último recurso para controlar la hemorragia venosa persistente del piso pélvico. Esta área está bastante profunda en la pelvis, por lo que es probable que la exposición, ya sea desde arriba o desde abajo, no sea óptima. Esta técnica conlleva la formación de un gran paquete de gasas dentro de una gasa abierta y estirada o dentro de una lámina plástica. El centro de dicha lámina es introducido en la vagina y se coloca en la cavidad pélvica desde arriba. El paquete se llena desde abajo con múltiples gasas (*véase* fig. 8-2A). Cuando se logra un volumen adecuado, se tuercen las esquinas de la lámina contenedora para retrotraer las gasas internas contra el piso pélvico, mientras que el extremo del paquete se pasa a través de la vagina para comprimir los vasos de los músculos del piso pélvico y los tejidos paravaginales (*véase* fig. 8-2B). Con la ayuda de varias pinzas resistentes, se mantiene tracción inferior mediante el pinzado y el giro de la lámina a nivel del introito vaginal. Las pinzas deben contar con cojinetes de gasa o goma, pues se encuentran en estrecho contacto con el perineo. Las pinzas deben cerrarse con cinta; sin embargo, de vez en cuando, se aseguran para volver a ejercer presión sobre la compresa a medida que esta se estira. Se coloca un drenaje en la pelvis para vigilar la hemorragia y se coloca una sonda para evitar la obstrucción urinaria y vigilar el gasto urinario. El empaquetamiento debe permanecer en su lugar con tracción perineal durante 24-48 h hasta que la hemorragia haya disminuido y los factores de la coagulación y otros parámetros se hayan normalizado. El empaquetado se retira por vía vaginal empezando con el contenido y terminando con la compresa o lámina plástica externa.

Cuando se requiere de una segunda intervención para lograr la reparación definitiva, el abdomen se deja abierto intencionalmente para facilitar la nueva exploración. Se vigila estrechamente a la paciente en una unidad de cuidados intensivos para corregir el choque hipovolémico, la hipotermia, las anomalías metabólicas y cualquier coagulopatía. Las alternativas para el cierre temporal de la pared abdominal incluyen la bolsa de Bogotá, los sistemas de presión negativa (con compresas y esponjas), apósitos y el parche de Wittmann o las cintas de velcro. Sea cual sea la técnica utilizada, se consideran como cierres libres de tensión (**fig. 8-4**).

La bolsa de Bogotá fue descrita por primera vez por Oswaldo Borráez en Bogotá, Colombia. Se trata de una bolsa estéril de plástico (por lo general, una bolsa de irrigación urinaria de 3 L) que se coloca sobre la herida abdominal y se sutura a la piel o la fascia de la pared abdominal anterior. Sirve como una barrera hermética para eliminar la pérdida de líquidos, evitar la evisceración y prevenir la necrosis musculoaponeurótica; tiene el beneficio potencial de permitir la visualización directa del contenido abdominal en aquellos casos en los que existe el riesgo de isquemia intestinal. También puede utilizarse sobre la pared abdominal una capa plástica con perforaciones para cubrir el contenido de esta cavidad; dicha cobertura se introduce en los surcos paracólicos. Se colocan drenajes de Jackson-Pratt por arriba y por debajo; posteriormente se cubre el área con un campo quirúrgico estéril. Se coloca un parche

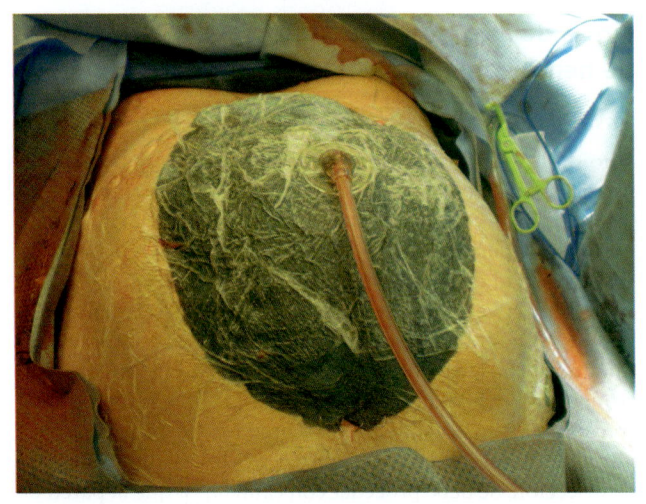

FIGURA 8-4 El sistema de presión negativa abdominal abierto sirve como un cierre temporal cuando no es posible el cierre por primera intención o se anticipan nuevas intervenciones. El objetivo es retirar el líquido abdominal, disminuir el edema, proteger el contenido abdominal y brindar acceso rápido para un nuevo ingreso (Mulholland MW. *Greenfield's surgery*, 6th ed. Philadelphia, PA: Wolters Kluwer, 2016. Figura 25-3. Reimpreso con autorización).

Ioban® sobre la herida a fin de cerrarla eficazmente. Es posible utilizar velcro para facilitar el cierre de aquellas heridas que pueden aproximarse. Este material se sutura a la fascia y se avanza cada 4-6 h con el propósito de unir las fascias. Esta técnica presenta menor riesgo de causar síndrome compartimental debido a que el velcro se desprende cuando aumenta la presión intraabdominal. Además, tiene la ventaja de permitir un nuevo ingreso fácil hacia el abdomen, ya que solo se requiere desprender el velcro de la línea media.

Es importante mantener un alto grado de sospecha y reconocer los signos del síndrome compartimental (oliguria, presiones máximas de la vía aérea aumentadas e incremento de la presión intraabdominal). Una de las primeras oportunidades en las que se puede valorar la presión intraabdominal es dentro del quirófano durante el cierre abdominal. Si la presión inspiratoria en el ventilador aumenta en 15-20 mm Hg, es probable que las vísceras abdominales estén comprimiendo el diafragma. Si la presión retroperitoneal supera la presión dentro de la vena cava inferior (VCI), el retorno venoso se ve afectado y provoca hipotensión por disminución del gasto cardíaco. La medición de la presión intravesical constituye el método estándar para detectar la hipertensión intraabdominal (> 25 mm Hg) y el síndrome compartimental abdominal. Además del empaquetamiento abdominal, otras posibles causas relevantes del síndrome compartimental que se observan en las pacientes ginecológicas son los traumatismos abdominales penetrantes o contusos, la hemorragia retroperitoneal, la ascitis masiva, el edema de la pared abdominal y el movimiento posquirúrgico de líquidos al tercer espacio a causa de choque.

Áreas de alto riesgo susceptibles de hemorragia

Vasos ilíacos

Uno de los sitios más peligrosos para realizar disecciones dentro de la pelvis es la zona de bifurcación de la arteria y la vena ilíacas comunes. Este punto de referencia sirve como el borde superior para la linfadenectomía pélvica en una gran variedad de procedimientos de estadificación ginecooncológica. La vena hipogástrica y sus ramas están en riesgo de lesión cuando se diseca entre la arteria ilíaca común y el músculo psoas, así como en la profundidad del área de los troncos del nervio lumbosacro. Cuando un cirujano aplica tracción leve en el tejido areolar circundante, se podría tirar y romper una vena libre y de paredes delgadas con las tijeras de disección. Se debe proceder con cautela, ya que la pared de la vena podría no ser evidente. Las laceraciones de las venas ilíaca externa o hipogástrica, o cualquiera de sus ramas principales, pueden desencadenar una hemorragia grave capaz de producir desangramiento. En la cara medial de estas venas, las venas sacras laterales desaparecen en los agujeros sacros. La hemorragia también puede derivarse de la laceración de estos vasos, en especial cuando se lesionan en el punto donde ingresan a los agujeros, pues la exposición es mala y las venas son inaccesibles. En ocasiones se requieren medidas extremas para controlar este tipo de hemorragia. El empaquetamiento de los agujeros con cera ósea no siempre es exitoso. Se pueden colocar múltiples capas (sándwiches) de esponja gelatinosa absorbente (Gelfoam®) y microfibras de colágeno (Avitene®). Estas se sostienen con gran presión durante 20 min para después fijarlas con suturas. La reputación de esta área le ha ganado el nombre de *corona pélvica de la muerte* (*corona mortis*) (fig. 8-5).

Fosa obturatriz

Al disecar la fosa obturatriz, se encuentran diversas variaciones de las ramas de la vena y la arteria hipogástricas, en especial en el piso de la fosa. La red de tejido paracervical que separa los espacios paravesical y pararrectal contiene ramas de la arteria y la vena hipogástricas. Estos vasos deben ser ligados con cautela, con clips o suturas, durante la histerectomía radical. Esta disección entre los espacios paravesical y pararrectal puede realizarse ligando o recortando cuidadosamente cada vaso encontrado, uniendo así esos dos espacios. La arteria y la vena obturatrices suelen localizarse justo por debajo del nervio obturador. Cuando se lesionan, deben ser ligadas o unidas con clip. En caso de que estos vasos se retraigan a través del agujero obturador hacia el muslo superior sin haber sido ligados, la hemorragia se dirige hacia el muslo.

Espacio pararrectal

La creación del espacio pararrectal entre el uréter y la arteria hipogástrica debe realizarse con cautela debido al riesgo de lesionar las arterias ilíacas internas que se encuentran en contacto con la pared pélvica lateral. La disección se dirige posteriormente, pero evoluciona a una dirección caudal. Cuando no se realiza este cambio de dirección, pueden presentarse laceración y hemorragia de las venas en el fondo del espacio. Si la creación del espacio pararrectal es complicada, como en los casos de radioterapia pélvica, entonces primero debe abrirse el espacio paravesical, lo que permite que el ligamento cardinal sea identificado y disecado progresivamente desde el origen de los vasos uterinos. Es necesario abrir gradualmente el espacio pararrectal hacia abajo e identificar el uréter en la cara medial, así como las venas ilíacas en la cara lateral. El espacio pararrectal puede extenderse mediante disección cortante o roma.

Espacio retropúbico

El espacio retropúbico, o de Retzius, es un espacio potencial entre la vejiga y la sínfisis del pubis. Sus bordes laterales son el arco tendinoso de la fascia pélvica y las espinas isquiáticas. Es posible encontrar el plexo venoso de Santorini durante los procedimientos de colposuspensión. Otras estructuras vasculares que pueden estar presentes en este espacio incluyen el haz neurovascular obturador, la arteria y la vena obturatrices anómalas, así como la arteria y la vena ilíacas externas. La hemorragia suele presentarse durante la colocación de una cinta vaginal libre de tensión y puede controlarse con presión digital. No obstante, existen casos en los que se ha utilizado una sonda de Foley a través de la vagina para detener el sangrado en el espacio retropúbico.

Aorta y vena cava

Aunque la vena cava suele poder ligarse sin mayor problema, deben repararse las laceraciones en este vaso. La hemorragia

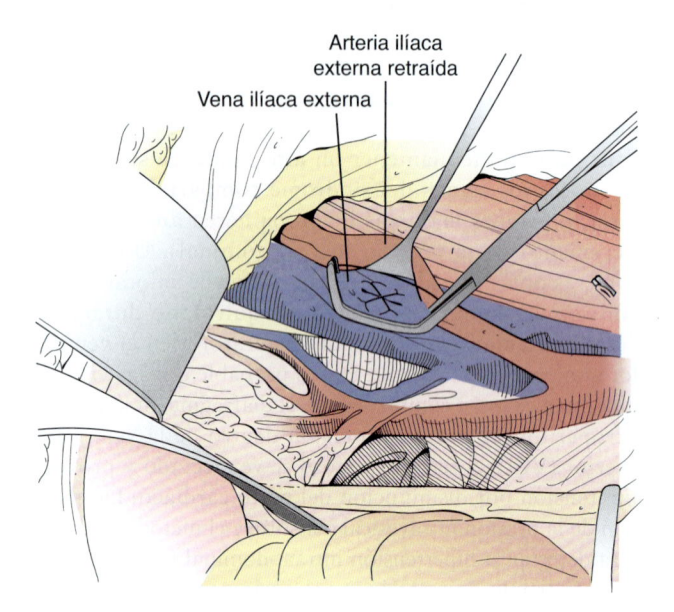

FIGURA 8-5 Colocación de la pinza en una laceración venosa como preparación para la reparación (Cundiff GW, Azziz R, Bristow RE. *Te Linde's atlas of gynecologic surgery*, 1st ed. Philadelphia, PA: Wolters Kluwer Health/Lippincott Williams & Wilkins; 2013. Reimpreso con autorización).

se controla colocando un dedo sobre el sitio de la lesión y exponiendo el área mediante retracción o succión. Se utiliza una sutura continua con Prolene® 5-0 con una aguja vascular pequeña para cerrar la laceración de un lado a otro mientras se retira el dedo. La misma técnica puede aplicarse para reparar las laceraciones en otras venas de gran tamaño, como las venas ilíacas comunes y externas. No suele haber complicaciones y debe preferirse la reparación de las laceraciones. Puede suturarse un parche Gore-Tex® u otros de materiales diferentes sobre el agujero. Dado que las venas tienen baja presión, este método suele ser exitoso y mantiene la función de la vena. En contraste, las laceraciones de las arterias ilíacas comunes y externas siempre deben repararse. Estos vasos no pueden ligarse sin consecuencias graves; si no se repara la lesión, debe reemplazarse la arteria. La reparación de las laceraciones de la vena cava debe ser llevada a cabo por cirujanos familiarizados con la reparación vascular o por especialistas en cirugía vascular. *Véase* el capítulo 1 para conocer la vasculatura aórtica.

Espacio presacro

Al abrir la región presacra, es posible evitar hemorragias mediante la disección de un plano superficial a la arteria y la vena sacras anteriores. Puede ingresarse fácilmente al espacio retrorrectal mediante disección roma para permanecer en el plano superficial a la fascia presacra y los vasos que revisten el periostio del sacro. Cuando se hace correctamente, este plano puede extenderse inferiormente hasta la punta y los márgenes laterales del sacro sin causar hemorragia considerable. Timmons y cols., así como Khan y cols., recomiendan utilizar chinchetas metálicas para controlar la hemorragia presacra cuando fracasan los métodos habituales. Las chinchetas metálicas estériles se colocan directamente sobre el punto de hemorragia en la fascia presacra y se introducen en el sacro con el pulgar. También se ha utilizado con éxito una combinación de cera ósea, chinchetas, compresas y sustancias hemostáticas. Debe prestarse atención cuando se usen clips, ligaduras o electrocauterio, pues el empleo inadecuado de estas técnicas puede desencadenar un mayor sangrado venoso (**fig. 8-6**). *Véase* la anatomía del espacio presacro en el capítulo 1.

ATENCIÓN DE LA HEMORRAGIA POSTOPERATORIA

Aquellas pacientes hemodinámicamente inestables o con aumento progresivo del volumen abdominal deben ser exploradas nuevamente. En los casos de hemorragia postoperatoria, los factores que deben considerarse para decidir si se requiere una nueva intervención son el momento de presentación y la estabilidad de la paciente. Las TC sirven para determinar si la hemorragia es intraperitoneal o retroperitoneal. Los resultados de este estudio de imagen deben tenerse en mente para identificar posibles ligaduras débiles o cualquier área problemática que pudiera seguir sangrando.

No todos los tipos de hemorragia postoperatoria requieren de una nueva intervención; en ocasiones pueden controlarse con abordajes conservadores con hemoderivados. Sin embargo, un hematoma pélvico postoperatorio puede causar morbilidad grave, en especial si es grande y se infecta. Los hematomas se desarrollan sobre la cúpula vaginal, a lo largo de la pared abdominal lateral en el retroperitoneo, extendiéndose hasta los riñones, el espacio paravesical, la pared abdominal, la fosa isquiorrectal y la vulva. Los hematomas en la fosa isquiorrectal y la vulva pueden ser evidentes durante la exploración si la paciente informa molestias en la zona. Si el hematoma se encuentra por debajo del nivel de la unión del músculo puborrectal con la vagina, este no avanzará hacia la pelvis, sino que se limitará al perineo y las nalgas. Es posible detectar un hematoma pélvico en las pacientes con molestias posquirúrgicas y anemia mayor de la esperada, con una temperatura en aumento o con distensión abdominal que se resuelve lentamente. El diagnóstico definitivo se logra con ecografía o TC, que son útiles para identificar el tamaño y la ubicación exactos. Los hematomas grandes deben ser drenados mediante un drenaje pequeño de succión cerrada colocado con ayuda de radiología intervencionista. No obstante, en algunos casos específicos la colocación del drenaje puede ser complicada e, incluso, estar contraindicada. En estos casos suele preferirse permitir que el hematoma se resuelva de manera paulatina a lo largo de algunos meses. Por desgracia, en algunas ocasiones el hematoma no desaparece por completo, lo que conduce a fibrosis persistente y a la continuidad de los síntomas.

Si se decide reintervenir a la paciente, esta debe estar lo más estable posible, con transfusión de sangre activa o al menos disponible en la sala. Debe haber dos vías de succión utilizables y personal adecuado, además de suficiente personal asistente. Si la paciente ha sido sometida a cirugía abdominal previa, debe usarse la misma incisión. Cuando se abra

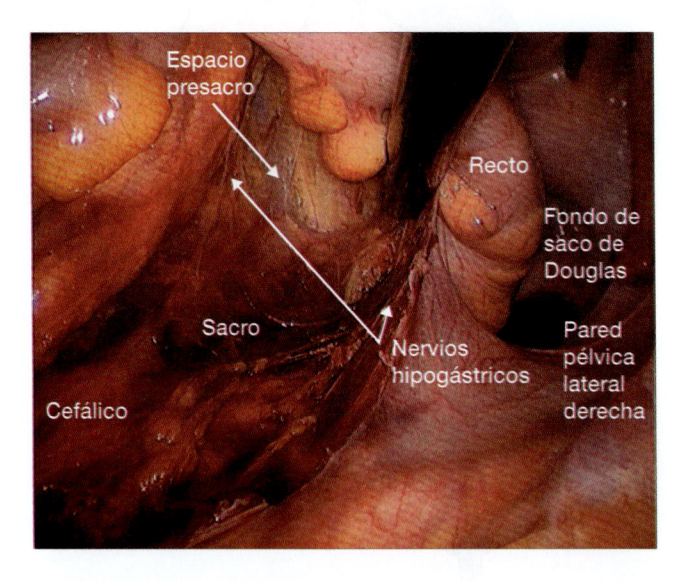

FIGURA 8-6 Espacio presacro (Mulholland MW, Albo D, Dalman R, et al. *Operative techniques in surgery*, 1st ed. Philadelphia, PA: Wolters Kluwer Health, 2014. Reimpreso con autorización).

el abdomen, se debe realizar la evacuación de los coágulos y comenzar la búsqueda de las áreas hemorrágicas, comenzando por aquellas que son más probables. Debe tenerse cuidado al eliminar los coágulos del área pélvica.

Las zonas de hemorragia deben ligarse, suturarse o cerrarse con clips de forma cuidadosa. No es algo fuera de lo ordinario volver a abrir el abdomen y no encontrar hemorragias activas. Es desconcertante porque implica la posibilidad de que el problema vuelva a presentarse una vez que se cierre el abdomen. Deben realizarse todas las medidas para identificar el origen de la hemorragia, incluida la irrigación con agua estéril caliente para permitir una mejor visibilidad.

Durante una reintervención, las pacientes tienen mayor riesgo de lesiones ureterales. Además de tener precaución durante el pinzamiento y la ligadura de los tejidos teñidos con sangre, que alteran el aspecto anatómico de la región, es prudente confirmar la integridad ureteral al final de la cirugía. Ello también puede evaluarse mediante la inyección intravenosa de 5 mL de índigo carmín para observar la salida del pigmento a través del cistoscopio mediante visualización directa si el domo vesical se encuentra abierto. Después de una nueva intervención, las pacientes tienen mayor riesgo de desarrollar complicaciones postoperatorias como atelectasias, íleo, infección postoperatoria, complicaciones incisionales y alteraciones de la coagulación derivadas de las numerosas transfusiones. La anticipación a estas complicaciones permite la implementación de medidas para prevenirlas o corregirlas cuando se presenten.

Embolización arterial como tratamiento de la hemorragia

En 1969, Nusbaum y cols. describieron la embolización arterial para controlar una hemorragia derivada de venas varicosas esofágicas mediante la canulación selectiva de la arteria mesentérica superior y la infusión de dosis bajas de vasopresina en los vasos terminales. Rápidamente se desarrolló el uso de partículas para lograr la hemostasia dentro de las vísceras con hemorragia. La embolización arterial angiográfica se ha utilizado para controlar la hemorragia después de la histerectomía vaginal o abdominal (entre otras cirugías ginecológicas), el cáncer de cuello uterino, la enfermedad trofoblástica gestacional, la hemorragia posparto, la hemorragia derivada del embarazo abdominal y la hemorragia retroperitoneal. La experiencia ha mostrado que la embolización arterial pélvica selectiva es un procedimiento comparativamente simple y seguro. Puede brindar excelentes resultados. Las tasas de éxito suelen ser mayores del 90% cuando se utiliza la embolización en las hemorragias posquirúrgicas y postraumáticas. Por lo tanto, en lugar de la ligadura quirúrgica, la embolización es el método de elección para controlar la hemorragia cuando las pacientes están estables o cuando no tolerarían una nueva intervención.

La embolización intravascular requiere la experiencia de un radiólogo intervencionista hábil. El cateterismo percutáneo de la arteria femoral bajo anestesia local brinda acceso por vía retrógrada a la arteria hipogástrica (**fig. 8-7**). La arteria braquial también puede ser útil para acceder al sistema vascular. Si esta vía ya se encuentra obstruida por una ligadura previa de la arteria hipogástrica, es posible localizar los vasos con hemorragia mediante la arteriografía de la vasculatura pélvica a través de una de las arterias colaterales, aunque con mayor dificultad. El lugar de hemorragia puede identificarse con precisión mediante la angiografía y la fluoroscopia si la tasa de sangrado es de 2-3 mL/min o mayor. Se canaliza la arteria hipogástrica o la arteria colateral específica para la inyección del material. Es posible utilizar una gran variedad de materiales para la embolización, incluidas pequeñas piezas de Gelfoam®, resortes metálicos, esferas pequeñas de Silastic®, coágulos autólogos o tejido subcutáneo, entre otros. Uno de los materiales más prácticos y fáciles de inyectar es Gelfoam®. Es estéril y no antigénico, permanece en el vaso durante 20-50 días y forma una red de fibrina sobre la que puede formarse un coágulo. Su efecto inmediato es obstruir la arteria o la arteriola distales para disminuir la presión del pulso en el vaso hemorrágico, lo que permite que se forme un coágulo y se detenga la hemorragia. El material se inyecta bajo observación angiográfica. Cuando se confirma con otra angiografía que el vaso ha sido obstruido, se retira el catéter y se vigila a la paciente para detectar cualquier tipo de pérdida de sangre.

Después de una embolización, las pacientes no suelen tener complicaciones o mostrar evidencia de efectos de isquemia local. Aquellas a quienes no se les ha practicado una histerectomía vuelven a menstruar con normalidad. Algunas pacientes muestran signos leves del síndrome postembolización, incluidos dolor, fiebre y leucocitosis que derivan de la trombosis vascular y la necrosis tisular. Se han registrado algunos casos aislados de problemas más graves

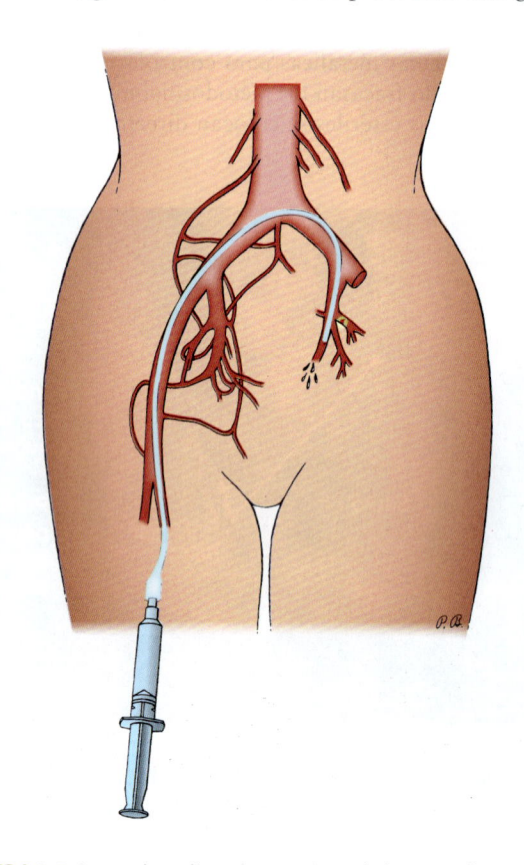

FIGURA 8-7 Se puede realizar el cateterismo de la arteria femoral bajo anestesia local para brindar acceso a la arteria hipogástrica y sus ramas.

como necrosis vesical, fístula vesicovaginal, neuropatías y toxicidad renal a causa del medio de contraste. La tasa general de complicaciones se estima en 10%.

RESUMEN

La evaluación preoperatoria atenta de la paciente y la planificación preoperatoria exhaustiva por parte del cirujano y su equipo son útiles para prevenir o disminuir la pérdida de sangre intraoperatoria. Cuando se presente una hemorragia importante, el cirujano deberá tomar el control de la situación, organizar un plan de atención de la hemorragia, comunicarse claramente con el equipo quirúrgico y realizar los pasos técnicos necesarios para lograr la hemostasia.

PUNTOS CLAVE

- La preparación para prevenir y controlar la hemorragia intraoperatoria comienza antes de que se inicie la cirugía. Es necesario evaluar cuidadosamente los factores de riesgo de la paciente que podrían aumentar la probabilidad de una hemorragia. El abordaje quirúrgico es individualizado según el estado de la paciente, los objetivos del tratamiento y las capacidades del equipo quirúrgico.
- La posibilidad y los riesgos de la transfusión sanguínea siempre deben ser comentados con la paciente como parte del consentimiento informado antes de la cirugía. El riesgo de reacción febril ante la transfusión es de cerca del 1%. La transmisión de hepatitis B mediante la transfusión sucede en cerca de 1 por cada 180 000 transfusiones, mientras que el riesgo de transmisión de VIH utilizando los métodos modernos de banco de sangre es de 1 en 1.9 millones.
- Durante la cirugía, es importante contar con una buena exposición, conocimiento de la anatomía y disección, así como pinzamiento y suturas cautelosas para disminuir el riesgo de hemorragia difícil de controlar. En última instancia, deben utilizarse un buen juicio clínico y un excelente liderazgo para lograr el mejor desenlace para la paciente.
- Cuando se presente una hemorragia intraoperatoria que ponga en peligro la vida, el cirujano debe identificar la fuente, ejercer presión, movilizar al personal y solicitar el equipo necesario. Es una de las urgencias que representan un mayor reto y requiere liderazgo, juicio claro, conocimiento, habilidades técnicas eficientes y buena comunicación.
- Debe considerarse la transfusión cuando la pérdida intraoperatoria de sangre supere el 15% del volumen de sangre de la paciente (500-1 000 mL). La historia clínica de la paciente, los signos vitales, la probabilidad de mayor pérdida de sangre y la evolución esperada deben determinar qué tan urgente es comenzar la transfusión de un hemoderivado específico (p. ej., paquetes eritrocitarios, plaquetas, crioprecipitado).
- El hematócrito, los factores de la coagulación, el calcio sérico, los electrólitos y la glucosa deben ser vigilados por lo menos cada 120 min o después de 10 unidades transfundidas. Aunque es mejor utilizar las concentraciones séricas reales de los factores de la coagulación, puede emplearse como guía general la administración de 2 unidades de plasma fresco congelado cada 6-8 unidades de paquetes eritrocitarios. Si las concentraciones de fibrinógeno son menores de 100 mg/dL, deben administrarse 20 unidades de crioprecipitado. Debe suministrarse un bolo de 6 unidades de plaquetas cuando los recuentos de estas desciendan por debajo de 100 000 y la paciente tenga hemorragia activa.
- Las medidas hemostáticas, como el empaquetamiento, las sustancias trombóticas y la ligadura de la arteria hipogástrica, son algunas de las estrategias para detener la hemorragia.
- Diagnosticar la hemorragia postoperatoria puede ser complicado. Prestar atención a los signos clínicos, incluyendo los signos vitales, el gasto urinario, el gasto de los drenajes pélvicos y la hemorragia incisional o vaginal facilitan el reconocimiento y la atención adecuada. La ecografía pélvica y la TC son los estudios clave para ayudar en el diagnóstico de la hemorragia persistente.
- La embolización de las arterias hemorrágicas con ayuda de radiología intervencionista y la reintervención son dos técnicas eficaces para el tratamiento de la hemorragia postoperatoria. Cuando una paciente está relativamente estable y se cuenta con un equipo de radiología intervencionista experimentado, la embolización suele ser la opción preferida, pues tiene menor morbilidad.

BIBLIOGRAFÍA

Achneck H, Sileshi B, Jamiolkowski R, et al. A comprehensive review of topical hemostatic agents: efficacy and recommendations for use. *Ann Surg* 2010;251(2):217–228.

Camuzcuoglu H, Toy H, Vural M, et al. Internal iliac arty ligation for severe postpartum hemorrhage and severe hemorrhage after postpartum hysterectomy. *J Obstet Gynaecol Res* 2010;36(30):538–543.

Celentano V, Ausobsky J, Vowden P. Surgical management of presacral bleeding. *Ann R Coll Surg Engl* 2014; 96(4):261–265.

Charoenkwan K. Effective use of the Bakri postpartum balloon for posthysterectomy pelvic floor hemorrhage. *Am J Obstet Gynecol* 2014;210(6):586.e1–586.e3.

Christos S, Naples R. Anticoagulation reversal and treatment strategies in major bleeding: update 2016. *West J Emerg Med* 2016;17(3):264–270.

Domingo S, Perales-Puchalt A, Soler I, et al. Clinical outcome, fertility and uterine artery doppler scans in women with obstetric bilateral internal iliac artery ligation or embolization. *J Obstet Gynaecol* 2013;33(7):701–704.

Duckett J, Tamilselvi A, Jain S. Foley catheter tamponade of bleeding in the cave of Retzius after a tension free vaginal tape procedure. *J Obstet Gynaecol* 2005;25(1):80–81.

Echave M, Oyagüez I, Casado M. Use of Floseal®, a human gelatine-thrombin matrix sealant, in surgery: a systematic review. *BMC Surg* 2014;14:111–124.

El-Sedfy A, Chamberlain RS. Surgeons and their tools: a history of surgical instruments and their innovators. Part V: pass me the hemostat/clamp. *Am Surg* 2015;81(3):232.

Fischer CP, Bochicchio G, Shen J, et al. A prospective, randomized, controlled trial of the efficacy and safety of fibrin pad as an adjunct to control soft tissue bleeding during abdominal, retroperitoneal, pelvic, and thoracic surgery. *J Am Coll Surg* 2013;217(3):385–393.

Gunter O, Au B, Isbell J, et al. Optimizing outcomes in damage control resuscitation: identifying blood product ratios associated with improved survival. *J Trauma* 2008;65(3):527–534.

Katz M, Sugay S, Walker D, et al. Beyond hemostasis: spectrum of gynecologic and obstetric indications for transcatheter embolization. *Radiographics* 2012;32(6):1713–1731.

Klingensmith M, Abdulhameed A, Bharat A, et al., eds. *The Washington manual of surgery*, 6th ed. Philadelphia: Lippincott Williams & Wilkins, 2012:133.

Koea J, Batiller J, Aguirre N, et al. A multicenter, prospective, randomized, controlled trial comparing EVARREST fibrin sealant patch to standard of care in controlling bleeding following elective hepatectomy: anatomic versus non-anatomic resection. *HPB (Oxford)* 2016;18(3):221–228.

Kumar S, Malhotra N, Chumber S, et al. Control of presacral venous bleeding, using thumbtacks. *Arch Gynecol Obstet* 2007;276(4):385–386.

Lier H, Krep H, Schroeder S, Stuber F. Preconditions of hemostasis in trauma: a review. The influence of acidosis, hypocalcemia, anemia, and hypothermia on functional hemostasis in trauma. *J Trauma* 2008;65:951–960.

Mannucci P, Levi M. Prevention and treatment of major blood loss. *N Engl J Med* 2007;356:2301–2311.

McBeth P, Weinberg J, Sarani B, et al. Surgeon's guide to anticoagulant and antiplatelet medications part one: warfarin and new direct oral anticoagulant medications. *Trauma Surg Acute Care Open* 2016;1:1–5.

McQuilten Z, Crighton G, Brunskill S, et al. Optimal dose, timing and ratio of blood products in massive transfusion: results from a systematic review. *Transfus Med Rev* 2018;32(1):6–15.

Piccini J, Garg J, Patel M, et al. Management of major bleeding events in patients treated with rivaroxaban vs. warfarin. Results from the ROCKET AF trial. *Eur Heart J* 2014;35(28):1873–1880.

Rock W, Meeks G. Managing anemia and blood loss in elective gynecologic surgery patients. *J Reprod Med* 2001;46(5 suppl):507–514.

Rutherford E, Skeete D, Brasel K. Management of the patient with an open abdomen: techniques in temporary and definitive closure. *Curr Probl Surg* 2004;41(10):815–876.

Stramer S, Dodd R; AABB Transfusion-Transmitted Diseases Emerging Infectious Diseases Subgroup. Transfusion-transmitted emerging infectious diseases: 30 years of challenges and progress. *Transfusion* 2013;53(10 Pt 2):2375–2383.

Vassallo R, Goldman M, Germain M, Lozano M; BEST Collaborative. Preoperative autologous blood donation: Waning indications in an era of improved blood safety. *Transfus Med Rev* 2015;29(4)268–275.

Wysham W, Roque D, Soper J. Use of topical hemostatic agents in gynecologic surgery. *Obstet Gynecol Surv* 2014;69(9):557–563.

Yeung L, Sarani B, Weinberg J, et al. Surgeon's guide to anticoagulant and antiplatelet medications part two: antiplatelet agents and perioperative management of long-term anticoagulation. *Trauma Surg Acute Care Open* 2016;1:1–7.

Yu S, Cohen J, Parker W. Management of hemorrhage during gynecologic surgery. *Clin Obstet Gynecol* 2015;58(4):718–731.

Zou S, Stramer S, Dodd R. Donor testing and risk: current prevalence, incidence, and residual risk of transfusion-transmissible agents in the US allogeneic donations. *Transfus Med Rev* 2012;26(2):119–128.

CAPÍTULO 9

Principios de laparoscopia

Marisa R. Adelman y Howard T. Sharp

Laparoscopia diagnóstica: abordaje sistemático
Laparoscopia quirúrgica
Sistemas de imagen
Sistemas de insuflación
Instrumentación quirúrgica
Dispositivos endomecánicos
Dispositivos de suministro de energía
Sitio quirúrgico
Colocación de la paciente para la cirugía laparoscópica

Abordaje abdominal
Abordaje umbilical
Sitio de entrada alternativo
Colocación de trócares secundarios
Extracción de tejido
Sutura laparoscópica
Cierre de la fascia
Procedimientos quirúrgicos laparoscópicos
Adherenciólisis

Disección de la pared lateral y el retroperitoneo
Disección del fondo de saco posterior
Complicaciones asociadas con la cirugía laparoscópica
Lesiones vasculares
Lesiones de las vías urinarias
Lesiones gastrointestinales
Lesiones nerviosas
Hernia de la herida del trócar

La técnica laparoscópica ha evolucionado desde ser una herramienta primitiva con aplicaciones diagnósticas y para cirugías simples, como la esterilización tubaria, hasta ser un sistema coordinado para la reparación o la extracción de los órganos abdominales y pélvicos. A medida que la laparoscopia quirúrgica se ha hecho más compleja y la tecnología ha avanzado, se han reconocido nuevos retos y complicaciones. El uso de equipo y técnica adecuados aumenta la seguridad y la satisfacción de las pacientes. El propósito de este capítulo es revisar los equipos, la técnica quirúrgica y las estrategias actuales para evitar o atender las complicaciones asociadas con la laparoscopia quirúrgica.

En 1910, el sueco Hans Christian Jacobaeus realizó por primera vez una laparoscopia mediante un cistoscopio de Nitze compuesto por un tubo hueco y una luz con la que iluminó la cavidad abdominal. Para el final de la década de 1930, la laparoscopia ya era utilizada para diagnosticar el embarazo ectópico y llevar a cabo la esterilización tubaria. La luz "fría" y la fibra óptica fueron innovaciones determinantes. Para 1960, la electrocirugía monopolar ya era empleada para la esterilización tubaria. Los procedimientos laparoscópicos avanzados, como la salpingectomía, la miomectomía, la ooforectomía, la cistectomía ovárica y la salpingostomía, ya eran practicados en Alemania para el año 1970. Los pioneros de la cirugía endoscópica cimentaron el trabajo inicial que permitió que los cirujanos ginecológicos modernos realizaran laparoscopias quirúrgicas avanzadas de manera rutinaria usando una gran variedad de sistemas de energía y en condiciones cada vez más ergonómicas y eficientes.

LAPAROSCOPIA DIAGNÓSTICA: ABORDAJE SISTEMÁTICO

La laparoscopia puede aportar información clínica invaluable en una gran cantidad de circunstancias. Puede ayudar en la valoración de las pacientes con dolores pélvicos y abdominales agudos por causas como la torsión ovárica, la rotura de un quiste ovárico, el embarazo ectópico, la apendicitis y la enfermedad pélvica inflamatoria. En la evaluación de situaciones menos urgentes, como el dolor pélvico crónico y la infertilidad, es útil para identificar la presencia de adherencias pélvicas, endometriosis, hernias, miomas uterinos y masas anexiales. Antes de llevar a cabo una laparoscopia diagnóstica, es necesario realizar una historia clínica detallada y una exploración física exhaustiva, así como obtener los estudios de imagen adecuados. Las pacientes que atraviesan por una laparoscopia diagnóstica a causa de estados crónicos o infertilidad generalmente ya han probado el tratamiento médico conservador, por lo que la laparoscopia se utiliza para obtener mayor información y para guiar el tratamiento.

El abordaje con laparoscopia diagnóstica es útil para registrar detalladamente los hallazgos anómalos. El cirujano debe explorar ambos ovarios y ambas tubas uterinas y evaluar la forma del útero, cualquier mioma, los fondos de saco anterior y posterior, la presencia de endometriosis a lo largo de las superficies peritoneales, posibles adherencias, el aspecto del apéndice y la anatomía abdominal superior, incluyendo el borde hepático, la vesícula biliar y las superficies diafragmáticas. Tras la introducción del laparoscopio, debe explorarse el contenido abdominal directamente debajo del trócar y en la trayectoria de la aguja de Veress para detectar cualquier lesión vascular o visceral accidental. Se utiliza la posición de Trendelenburg para observar la cavidad y los órganos pélvicos.

Los ovarios se revisan completamente. Ello se puede realizar al voltear el ovario superiormente con una sonda o con algún instrumento romo; también puede tomarse el ligamento uteroovárico con una pinza atraumática desde el puerto contralateral y rotarse para levantar el ovario. Ello brinda una excelente vista de la superficie del ovario que puede usarse para la inspección de la fosa ovárica y la pared pélvica lateral. Con el ovario levantado, debe inspeccionarse el trayecto del uréter. El uréter se localiza al observar el peristaltismo a medida que pasa sobre la arteria ilíaca común en el borde pélvico. Una de las ventajas de identificar el uréter al comienzo de la cirugía es que el peritoneo suprayacente se inflama a medida que avanza la cirugía, pues el contacto con el dióxido de carbono y la manipulación son prolongados. La tuba uterina debe manipularse cuidadosamente para disminuir la hemorragia y el traumatismo. Existen pinzas para las tubas uterinas que permiten rodear la tuba y tomarla por la mesosálpinx. La porción proximal de la tuba debe examinarse para detectar nódulos, que pueden indicar la presencia de salpingitis ístmica nodosa. Es necesario visualizar las fimbrias con delicadeza y detectar cualquier signo de fimosis. Los ligamentos redondos se observan y siguen lateralmente para identificar si existen hernias.

El fondo de saco anterior se valora mediante un manipulador uterino para colocar el útero en posición retrovertida. En esta posición, la superficie anterior del útero y el peritoneo vesical parietal pueden visualizarse. Debe observarse la pared abdominal anterior para detectar la presencia de endometriosis o hernias. El fondo de saco posterior puede observarse mediante un manipulador uterino para colocar el útero en anteversión. Es necesario buscar ventanas peritoneales o defectos en el fondo de saco posterior, así como alteraciones en el ligamento uterosacro. Es necesario introducir un instrumento romo, como una sonda roma o una pinza atraumática, en el fondo de saco posterior para palpar cualquier nódulo oculto que pueda haber en el tabique rectovaginal. Un fondo de saco posterior poco profundo puede ser en realidad un fondo de saco obliterado por endometriosis con una superficie peritoneal aparentemente normal. Los ligamentos uterosacros deben tener el aspecto de una "V" con el ápice en el cuello uterino. Los ligamentos redondos deben inspeccionarse para detectar endometriosis, adherencias o miomas.

Debe inspeccionarse el apéndice para detectar signos de inflamación, endometriosis o fecalitos. Ello se logra con una pinza atraumática. También es necesario inspeccionar el abdomen superior y observar las superficies del hígado, la vesícula biliar y el diafragma. De ser necesario, también pueden valorarse los intestinos delgado y grueso al pasar dos pinzas atraumáticas a lo largo de las paredes. La valoración panorámica de 360° ayuda a verificar que no existan adherencias abdominales superiores que pudieran haber

TABLA 9-1
Valoración mediante laparoscopia diagnóstica

- Ovarios
- Tubas uterinas
- Útero
- Ligamentos uterosacros
- Ligamento redondo
- Uréteres
- Apéndice
- Órganos abdominales superiores
- Hernia
- Endometriosis
- Adherencias

causado que el intestino estuviera unido a la pared abdominal anterior. Cuando existan estas adherencias, se tiene el riesgo de atravesar accidentalmente el intestino con el trócar. Debe descartarse esta anomalía al colocar el laparoscopio a través de uno de los puertos inferiores para visualizar el puerto umbilical (**tabla 9-1**).

De estar indicado, puede utilizarse la cromopertubación (cromotubación) para instilar una solución diluida de azul de metileno o índigo carmín a través del manipulador uterino a fin de evaluar la permeabilidad tubaria. La ausencia de derrame puede deberse a obstrucción, espasmo tubárico o filtración por el cuello uterino. Por lo tanto, es importante colocar una sonda de sello uterino dentro del cuello uterino.

LAPAROSCOPIA QUIRÚRGICA

La mayoría de las cirugías tradicionalmente realizadas con abordaje abdominal o vaginal ya pueden efectuarse mediante laparoscopia. La experiencia del operador es un elemento de suma importancia. Los procedimientos laparoscópicos frecuentemente realizados incluyen adherenciólisis, tratamiento de la endometriosis, esterilización tubaria, cistectomía ovárica, ooforectomía, salpingectomía, salpingostomía e histerectomía. Los procedimientos más avanzados comprenden reparación del prolapso de órganos pélvicos, reanastomosis tubaria, miomectomía, histerectomía radical y linfadenectomía. La elección de las pacientes es esencial para el éxito de la cirugía. Las enfermedades que contraindican la posición de Trendelenburg pronunciada o la adiposidad central extrema, que limita el acceso a los órganos pélvicos, pueden ser un factor que complique el procedimiento. El equipo contemporáneo de laparoscopia consiste en un sistema de imagen, un sistema de insuflación e instrumentos quirúrgicos especializados.

Sistemas de imagen

Los sistemas de imagen incluyen laparoscopio, fuente de luz, cámara y monitores. Las cámaras digitales de alta definición son compatibles con la capacidad de resolución de los monitores planos de alta definición. La mayoría de los sistemas de imagen también están equipados con una impresora y una videograbadora para grabar la cirugía. El laparoscopio es en esencia un telescopio. Los laparoscopios están disponibles en diámetros de 1.8-12 mm, con el extremo distal (objetivo) también disponible en diversos ángulos de visión (fig. 9-1). Los tamaños de laparoscopio más frecuentes son 5 y 10 mm. Aunque el equipo de 10 mm brinda mejor resolución, esta diferencia es mínima cuando se toman en cuenta los avances del equipo de alta definición. Puede utilizarse una sonda de 10 mm cuando se cuenta con puertos de 12-15 mm, que causan menor empañamiento en comparación con una sonda de 5 mm a través de un puerto de mayor tamaño. El ángulo que se utiliza con mayor frecuencia es el de 0°, que brinda una vista directa, mientras que un lente con un ángulo de 30° permite una visión frontal amplia, pero debe redirigirse constantemente para mantener la orientación del campo. La fuente de luz en laparoscopia suele ser un cable de fibra óptica que cuenta con fuentes de alta intensidad, como xenón o halógeno. El cable de fibra óptica puede transmitir suficiente calor como para quemar papel y causar quemaduras cutáneas, por lo que debe utilizarse con precaución. La sección de la cámara está compuesta por la cámara, el cable y el control de la cámara. La cámara se conecta al lente laparoscópico y captura las imágenes transmitidas por el laparoscopio. La mayoría de las cámaras de laparoscopia proyectan imágenes de alta resolución (250 000-2 073 600 píxeles). Los monitores de alta resolución, con 1080 líneas, son indispensables para brindar una visualización óptima.

Sistemas de insuflación

Los insufladores están diseñados para introducir gas y distender la cavidad abdominal, lo que mejora la visualización de los órganos pélvicos. La insuflación se realiza mediante la inserción de una aguja de Veress o de un trócar de Hasson unido a vías con filtros, un insuflador y una fuente de gas. Se recomiendan las vías de insuflación con filtros de 0.3 μm para prevenir la contaminación intraperitoneal con bacterias, micropartículas y desechos de la fuente de gas del insuflador.

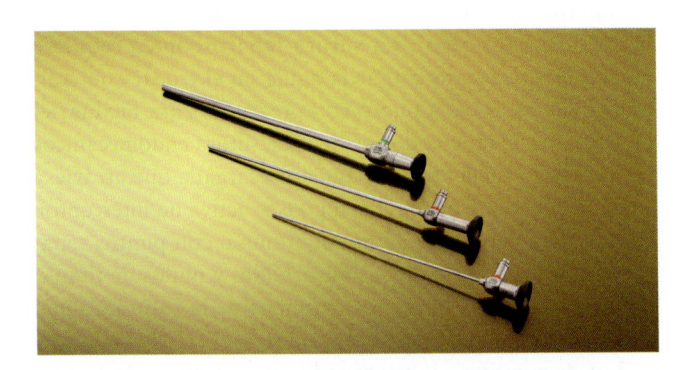

FIGURA 9-1 Telescopios utilizados en laparoscopia. *Abajo*: laparoscopio de 5 mm con ángulo de visión de 45°. *Centro*: laparoscopio de 5 mm con ángulo de visión de 0°. *Arriba*: laparoscopio de 10 mm con ángulo de visión de 0° (© KARL STORZ SE & Co. KG, Alemania).

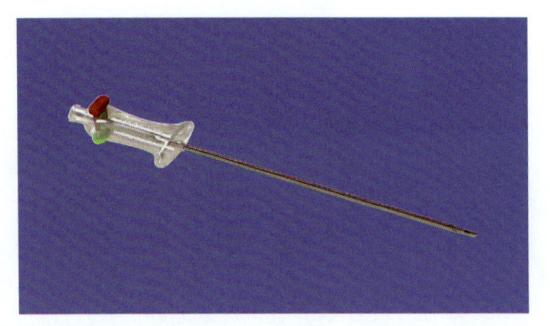

FIGURA 9-2 Aguja de Veress desechable.

La aguja de Veress está disponible en presentaciones reutilizables o desechables que contienen una punta con resorte que se retrae a medida que penetra la pared abdominal, lo que hace que la punta sea roma cuando ingresa a la cavidad peritoneal (fig. 9-2). Este diseño evita el daño a los intestinos o a cualquier otro órgano intraabdominal.

El dióxido de carbono es el gas que se utiliza con mayor frecuencia en la actualidad. El dióxido de carbono tiene la ventaja de absorberse rápidamente en la sangre. No obstante, se convierte en ácido carbónico en las superficies peritoneales húmedas, lo que provoca dolor. Se ha promovido el uso de gases tibios o hidratados para prevenir la hipotermia durante los procedimientos de laparoscopia. Una revisión Cochrane concluyó que la insuflación con gas tibio, humidificado o no, tiene un beneficio escaso en los resultados de las pacientes. En concreto, no se demostraron efectos sobre el dolor postoperatorio, los cambios de la temperatura central o la duración de la hospitalización. Ello se debe en parte a que los insufladores que contienen una unidad térmica tienen un efecto escaso para cuando el gas ha viajado 50-100 cm dentro de las vías. En las cirugías de mayor duración, la prevención de la hipotermia puede hacerse más eficientemente utilizando una sábana corporal térmica.

Instrumentación quirúrgica

Se utilizan trócares y mangas para penetrar la pared abdominal e introducir el laparoscopio y los instrumentos quirúrgicos (fig. 9-3). Las mangas de trócar están disponibles en una gama de 3-15 mm de diámetro, con versiones reutilizables y desechables. Los sistemas de un solo uso consisten en trócares y mangas desechables. Estos brindan la ventaja de tener filo en cada uso, pero son más costosos. Los trócares reutilizables tienen la ventaja de ser más rentables, pero debe darse mantenimiento al equipo para mantener el filo. Otra alternativa es el sistema de trócar desechable con manga reutilizable. Todas son alternativas adecuadas. La mayoría de las mangas contienen un puerto Luer-Lok® que se une a las vías de insuflación. Las puntas de los trócares pueden ser piramidales, cónicas, con cuchilla o romas, e incluso pueden contar con una vía óptica. Los trócares cónicos y romos tienen la ventaja de crear lesiones fasciales de menor tamaño, pero requieren mayor fuerza para colocarse. Los trócares con vía óptica permiten que el cirujano visualice las capas

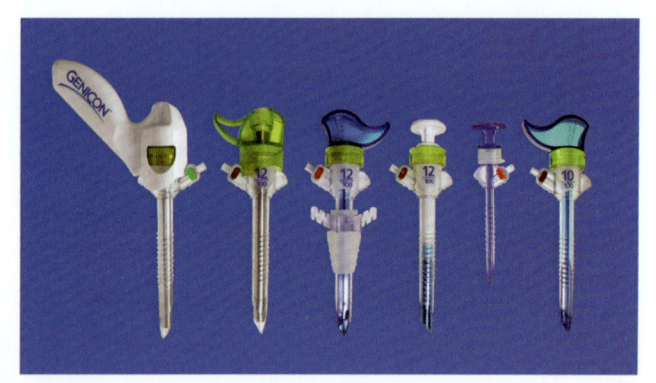

FIGURA 9-3 Trócares y camisas. De *izquierda* a *derecha*: punta óptica roma de 12 mm, punta roma de Hasson de 12 mm, punta cubierta de 12 mm, punta piramidal de 5 mm y punta de 5 mm sin cuchilla (cortesía de Genicon®). La punta óptica es transparente y puede colocarse sobre el laparoscopio para permitir la visualización de las estructuras a medida que se introduce el puerto.

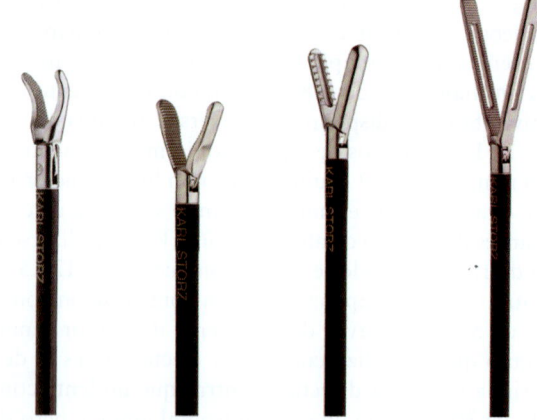

FIGURA 9-4 Instrumentos accesorios para la cirugía laparoscópica. De *izquierda* a *derecha*: disector de Maryland, pinzas atraumáticas, pinzas para biopsia y pinzas intestinales. El disector de Maryland se utiliza cuando se requiere tomar pequeñas porciones de tejido o al momento de separar planos, como en la cistectomía ovárica. Las pinzas atraumáticas brindan un agarre excelente y no dañan el tejido. Las pinzas para biopsia tienen pequeños dientes afilados que brindan mayor agarre, pero ocasionan pequeñas lesiones. Las pinzas intestinales permiten la manipulación atraumática del intestino y pueden utilizarse para una disección roma (© KARL STORZ SE & Co. KG, Alemania).

de la pared abdominal durante la colocación. Las mangas expandibles de trócar se colocan inicialmente a través de la pared abdominal con una aguja de Veress y después se expanden a un tamaño suficiente como para albergar un puerto de 5-12 mm. Estas mangas tienen la ventaja de producir lesiones abdominales de menor tamaño, por lo que disminuyen el riesgo de hernias y lesiones a los vasos epigástricos inferiores.

Los instrumentos accesorios se colocan a través de los puertos secundarios (**fig. 9-4**). Estos instrumentos incluyen sondas romas; una gran variedad de pinzas, incluyendo pinzas atraumáticas y con dientes; tijeras; trócares para agujas; deslizadores de nudos; instrumentos con fuente de energía; pinzas de biopsia; irrigadores con succión; bolsas de recolección de muestras y trituradores de tejidos. Se coloca un manipulador uterino para mejorar el acceso al útero, las tubas uterinas, los ovarios y los fondos de saco anterior y posterior. Estos pueden conseguirse en modelos reutilizables o desechables. Algunos manipuladores se introducen en una posición fija, por lo que solo permiten una mínima movilidad uterina, mientras que otros modelos tienen bisagras y permiten que el útero se mueva anterior, posterior y lateralmente. Algunos de estos son capaces de realizar la cromopertubación para valorar la permeabilidad de las tubas uterinas. Puede unirse una copa de colpotomizador a la mayoría de los manipuladores uterinos y delinear los fondos de saco vaginales para facilitar la colpotomía durante la histerectomía laparoscópica. Algunos dispositivos incluyen un balón (neumooclusor) que se infla para prevenir que el neumoperitoneo salga por la vagina durante la colpotomía. Puede utilizarse una esponja o una pinza de anastomosis terminoterminal.

Dispositivos endomecánicos

Los dispositivos endomecánicos son un grupo de instrumentos que dividen tejidos y suturan, engrapan y aplican clips para detener la hemorragia. La ligadura laparoscópica más fácil de utilizar es el asa preanudada, misma que está disponible como un nudo corredizo sobre una varilla con la que se desliza un asa de sutura alrededor de un pedículo tisular para lograr la hemostasia. El asa de Roeder es una alternativa al asa preanudada que, esencialmente, es un nudo deslizante con un bajanudos cerrado (**fig. 9-5**). Es posible realizar la sutura laparoscópica con una sutura estándar, idealmente de 90-120 cm de longitud. Se utilizan trócares para agujas para suturar y los nudos pueden atarse por fuera del puerto de laparoscopia (nudo extracorpóreo) o dentro del cuerpo (nudo intracorpóreo). La sutura laparoscópica requiere mucha práctica para cargar la aguja en el trócar con confianza y colocar cada punto con precisión. Para facilitar el proceso, se cuenta con dispositivos de sutura endomecánicos en los que se encuentra una aguja precargada que atraviesa el tejido cuando se cierra el mango o se activa un interruptor. Esta técnica permite la sutura continua o con puntos separados. También existen clips absorbibles y nudos de titanio que sirven para asegurar los extremos de la sutura, lo que elimina la necesidad de realizar nudos.

Los dispositivos de engrapado, que en un inicio fueron diseñados para las anastomosis gastrointestinales, pueden utilizarse en la laparoscopia ginecológica para fijar y dividir tejidos. Los clips endoscópicos pueden colocarse en los vasos y pedículos hemorrágicos para lograr la hemostasia.

CAPÍTULO 9 PRINCIPIOS DE LAPAROSCOPIA 177

instrumentos electroquirúrgicos monopolares son los electrodos de aguja, los ganchos en "L" y la mayoría de las tijeras endoscópicas. Los instrumentos bipolares, como las pinzas de Kleppinger y los sistemas bipolares más recientes, controlados por impedancia, utilizan corriente que fluye desde un electrodo activo a través del tejido y de vuelta a la UEQ mediante un electrodo de retorno dentro del mismo instrumento. La energía ultrasónica emite vibraciones que rompen los enlaces de hidrógeno del tejido, lo que conduce a la unión de los vasos y el corte. La energía láser tiene la capacidad de vaporizar, cortar y, en diversos grados, coagular los tejidos. La energía electroquirúrgica se comenta con detalle en el capítulo 6.

Sitio quirúrgico

La orientación eficaz del sitio quirúrgico es esencial para el éxito de la cirugía laparoscópica. En general, un cirujano diestro se coloca en el lado derecho de la paciente, mientras que el asistente se ubica a la izquierda; no obstante, algunos cirujanos prefieren colocarse en el lado izquierdo. El monitor suele situarse entre las piernas de la paciente cuando solo se cuenta con un equipo. Cuando existen dos monitores, estos suelen ponerse cerca de las piernas de la paciente en un lugar donde los cirujanos tengan visión directa. Los equipos quirúrgicos más nuevos cuentan con pantallas móviles y ergonómicas fijadas al techo (**fig. 9-6A,B**). El monitor de insuflación debe estar visible para que el cirujano pueda dar seguimiento a los cambios en la presión intraabdominal. Las vías de insuflación, los cables de luz, los cables electroquirúrgicos y las vías de irrigación y succión deben estar claramente organizados. Debe tenerse cuidado para evitar que los cables se enreden y así asegurar que los instrumentos estén disponibles en caso de que se presente una hemorragia repentina. El personal quirúrgico capacitado también es importante para la cirugía laparoscópica. El técnico quirúrgico suele

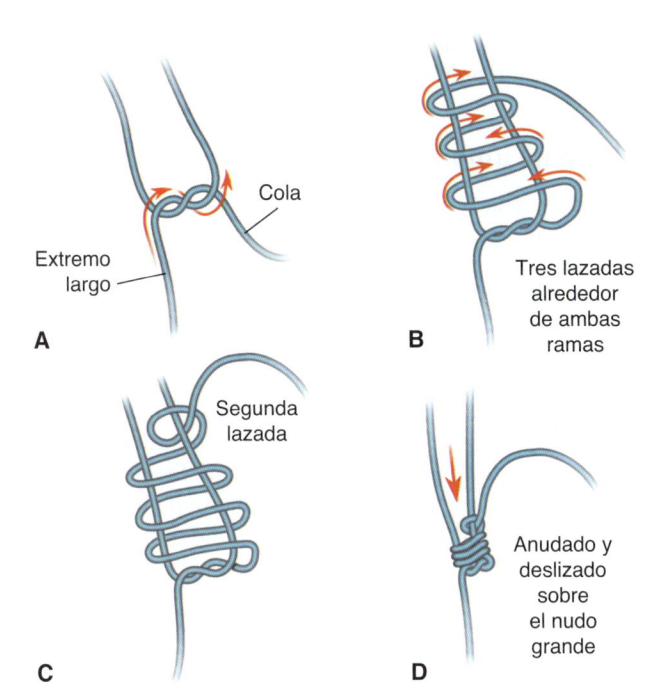

FIGURA 9-5 A-D. Asa de Roeder. Este es un nudo deslizante que se puede atar con una sutura estándar. Se coloca en su lugar con un bajanudos de nudos cerrados y es una alternativa a las asas preatadas.

Dispositivos de suministro de energía

Los dispositivos de suministro de energía incluyen equipos electroquirúrgicos (monopolares y bipolares), ultrasónicos y láser. Los instrumentos monopolares utilizar corriente que fluye desde un electrodo activo a través del tejido de la paciente y sale por un electrodo de retorno hacia la unidad electroquirúrgica (UEQ). Algunos ejemplos de los

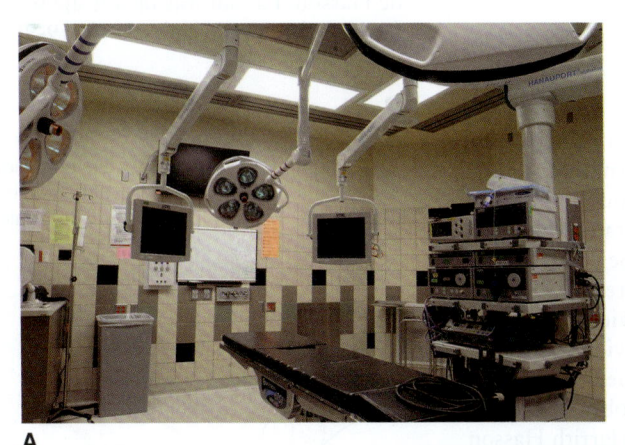

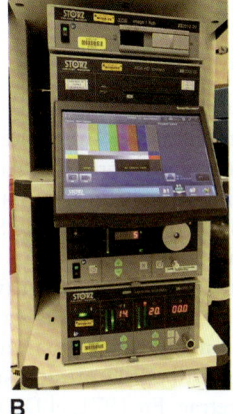

FIGURA 9-6 A. Equipo quirúrgico ergonómico con pantallas planas móviles montadas en el techo. **B.** Acercamiento a la torre que incluye el puerto de la cámara (*arriba*), la fuente de luz (*en medio*) y el control de insuflación (*abajo*).

colocarse caudalmente al cirujano o, en ocasiones, entre las piernas de la paciente para ayudar con la manipulación uterina. Un circulante ayuda a resolver problemas con el tejido y a obtener suministros.

Colocación de la paciente para la cirugía laparoscópica

La paciente debe situarse en la mesa quirúrgica en la posición de litotomía, con los glúteos sobre o ligeramente fuera del borde de la mesa para permitir que se coloque un manipulador uterino y poder tener acceso al perineo durante la cirugía. Los muslos de la paciente deben estar en el mismo plano que el abdomen para permitir el movimiento libre de los instrumentos quirúrgicos. Cuando las rodillas están dobladas y levantadas sobre el plano de la pared abdominal, es complicado acceder al borde pélvico y al abdomen superior, pues las piernas interfieren con el movimiento de los mangos de los instrumentos laparoscópicos en los puertos inferiores. Los estribos deben estar muy bien acolchados para sostener la pierna sin crear puntos de presión (*véase* cap. 4 para conocer la colocación segura). Debe prestarse atención para prevenir la lesión del nervio peroneo, que es especialmente vulnerable a la lesión por compresión en esta posición. Es preferible utilizar un estribo que pueda levantarse sin tener que descubrir a la paciente, de manera que pueda cambiarse a la posición de litotomía alta para un mejor acceso vaginal cuando se necesite. Para evitar la lesión por estiramiento de los nervios femoral, ciático y obturador, el muslo no debe flexionarse más de 90° y la cadera no debe estar en abducción mayor de 45°. Debe evitarse la rotación externa. Los sistemas para prevenir el deslizamiento durante una posición de Trendelenburg pronunciada incluyen cojines antideslizantes, bolsas de semillas y soportes para hombros. Casi todas estas medidas requieren que los brazos estén colocados a los lados y en posición supina (pulgares hacia arriba) para evitar la compresión del nervio cubital. Debe tenerse precaución al utilizar los soportes para hombros, pues se han informado lesiones del plexo braquial cuando se colocan demasiado medialmente.

Abordaje abdominal

A la cavidad abdominal puede accederse, en primera instancia, a través del ombligo o de sitios alternativos con la aguja de Veress, laparoscopia abierta o introducción directa del trócar. Se coloca una aguja de Veress para establecer el neumoperitoneo antes de colocar un trócar. Se pueden apreciar las capas en el ombligo o los músculos rectos seguidas del peritoneo a medida que la aguja atraviesa las capas de la pared abdominal. La entrada a la cavidad abdominal está indicada por un chasquido final que corresponde al momento en el que se libera la presión sobre la aguja y la porción con filo se retrae. En 1971, el Dr. Harrith Hasson desarrolló la técnica de laparoscopia abierta como una manera de evitar la colocación a ciegas del trócar. El abordaje abierto de Hasson utiliza una pequeña incisión fascial para obtener acceso a la cavidad peritoneal. También se ha descrito la colocación directa del trócar a través del ombligo sin insuflación previa.

Abordaje umbilical

Cuando se elige el acceso umbilical con aguja de Veress, se emplea un bisturí para hacer una pequeña incisión en la base del ombligo, según el tamaño del trócar a utilizar. Debe levantarse la piel y la incisión debe realizarse paralela al eje largo de la paciente. Ello ayuda a que el cirujano oculte la incisión en la base del ombligo, donde hay una confluencia natural de tejidos que proporciona excelentes resultados estéticos. Debe tenerse precaución para incidir solo la piel y evitar lacerar grandes vasos accidentalmente, pues hay vasculatura en la cercanía del ombligo. El anestesiólogo debe descomprimir el estómago con una sonda nasogástrica para disminuir el riesgo de introducir la aguja de Veress o el trócar en un estómago sobredistendido. El abdomen de la paciente debe estar bajo bloqueo neuromuscular. La paciente debe estar en decúbito en la mesa quirúrgica, pues la posición de Trendelenburg puede causar que la trayectoria de la aguja de Veress o el trócar esté más cercana a los grandes vasos de lo que se anticipaba. En las pacientes delgadas, la aguja de Veress o el trócar debe dirigirse hacia el sacro para evitar los grandes vasos (**fig. 9-7**). En la paciente con obesidad, la aorta suele estar sobre el nivel del ombligo, por lo que la aguja de Veress o el trócar puede introducirse en un ángulo de 90°, siempre y cuando la pared abdominal se haya levantado de manera adecuada (**fig. 9-8**). Es posible percibir diversos chasquidos a medida que la aguja atraviesa la fascia fusionada de los músculos rectos y después el peritoneo.

Cuando se planifica el acceso mediante la técnica de Hasson, se realiza una pequeña incisión en el ombligo y la disección se efectúa hasta que se logre visualizar la fascia. La fascia (con el peritoneo adherido) se sujeta con pinzas de Allis o de Kocher y se incide con tijeras. Se accede al peritoneo mediante visualización directa. Se coloca una sutura en cada ángulo de la incisión de la fascia y se ancla a la cánula de Hasson. Las suturas de anclaje se utilizan más tarde para facilitar el cierre de la fascia (**fig. 9-9**).

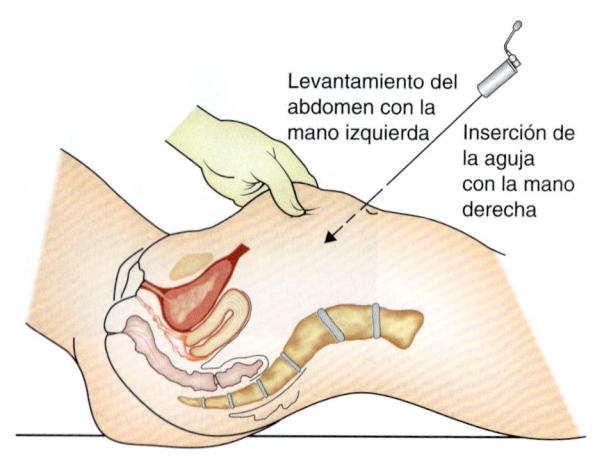

FIGURA 9-7 Introducción de la aguja de Veress.

CAPÍTULO 9 **PRINCIPIOS DE LAPAROSCOPIA** 179

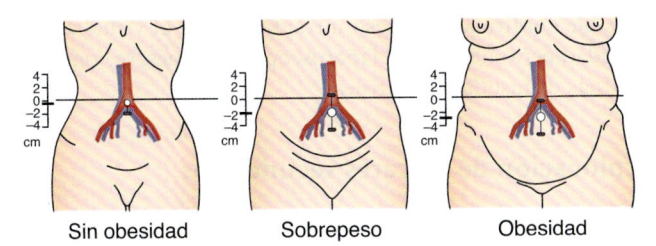

FIGURA 9-8 Ubicación del ombligo y sus relaciones con los principales vasos en pacientes sin obesidad, con sobrepeso y con obesidad (Hurd WW, Bude RO, DeLancey JO, et al. The relationship of the umbilicus to the aortic bifurcation: implications for laparoscopic technique. *Obstet Gynecol* 1992;80(1):48–51. Copyright © 1992 by The American Congress of Obstetricians and Gynecologists. Modificado con autorización).

Sitio de entrada alternativo

Cuando no se tiene éxito con la insuflación mediante la aguja de Veress, o cuando se espera que existan adherencias cerca del ombligo, se designa una región de entrada en el cuadrante superior izquierdo (punto de Palmer). Esta también es la técnica preferida en las pacientes que han atravesado por una abdominoplastia, pues el ombligo ya no cuenta con las relaciones anatómicas habituales. Las dos alternativas habituales al ombligo son el punto de Palmer y el noveno espacio intercostal. El punto de Palmer se encuentra 3 cm por debajo del borde costal izquierdo, en el plano medioclavicular (**fig. 9-10A**). La aguja se angula 15° en dirección cefálica después de que la piel se estira caudalmente (**fig. 9-10B**). Ello ayuda a dirigir la aguja de Veress en un ángulo de 90° con respecto al peritoneo, lo que facilita el acceso. Cuando se utiliza el noveno espacio intercostal, la aguja de Veress debe colocarse entre la novena y la décima costillas, apenas

FIGURA 9-9 Colocación del trócar de Hasson. Se realiza un incisión en la piel en la base del ombligo, ya sea paralela o perpendicular al eje de la paciente. Se disecan los tejidos hasta que se observa la fascia. Esto suele realizarse mediante técnica roma con separadores en "S" o separador de Parker-Langenbeck. La fascia se toma desde los bordes laterales con pinzas de Allis o de Kocher, se estira y se punciona con tijeras. Se ingresa al peritoneo bajo visualización directa. Se coloca una sutura en ambos ángulos de la incisión sobre la fascia. Después se introduce el trócar de Hasson en la incisión de la fascia y se ancla con suturas laterales. Las suturas de anclaje se usan más tarde para facilitar el cierre de la fascia.

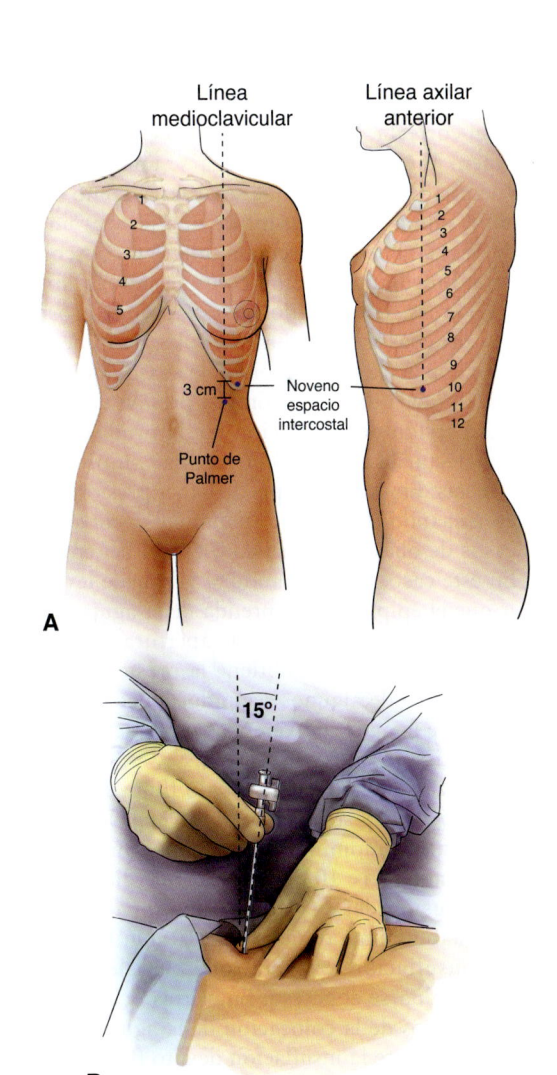

FIGURA 9-10 A. El punto de Palmer se localiza 3 cm por debajo del borde costal izquierdo, sobre el plano medioclavicular. **B.** La aguja de Veress se introduce superiormente en un ángulo de 15° con relación al eje mayor de la paciente.

tocando el borde superior de la décima costilla. Ello disminuye el riesgo de dañar el haz neurovascular intercostal. La caja torácica sirve como un espacio natural libre de intestino, sin importar el peso de la persona. Aunque raro, hay riesgo de causar neumotórax con esta técnica. Antes de realizar cualquiera de estas técnicas, debe llevarse a cabo la palpación del bazo para detectar esplenomegalia e instalarse una sonda nasogástrica. Después de la colocación de la aguja de Veress, puede utilizarse un trócar de 5 mm.

El uso de la aguja de Veress, la técnica abierta (de Hasson) y la técnica directa (introducción del trócar sin neumoperitoneo) fueron evaluados en una revisión Cochrane de técnicas de acceso laparoscópico. No hay evidencia que indique alguna ventaja con cualquiera de las técnicas para prevenir complicaciones vasculares o viscerales graves, aunque sí hay menor riesgo de fallo de entrada con la técnica abierta.

Puede confirmarse la colocación correcta de la aguja de Veress mediante diversas técnicas. La presencia de una presión intraabdominal de apertura menor de 10 mm Hg sugiere la colocación correcta. La técnica de "gota colgante" consiste en aplicar una pequeña cantidad de solución salina estéril sobre la aguja de Veress. Si la aguja está en la posición correcta, la gota de solución es absorbida hacia el abdomen. También puede realizarse una prueba con el cuerpo de una jeringa en la que se observa cómo desciende la solución salina en el interior de una jeringa unida a la aguja de Veress. Puede detectarse sangre o contenido gastrointestinal mediante succión con una jeringa unida a la aguja de Veress. Un estudio observacional prospectivo de cuatro pruebas para valorar la colocación de la aguja de Veress comparó la prueba del doble chasquido, la de gota colgante, la prueba de aspiración y la presión de insuflación inicial. La presión de insuflación fue la prueba más sensible para detectar la colocación e insuflación preperitoneales incorrectas. En ocasiones puede haber presiones altas de insuflación cuando el abordaje abdominal es correcto, como en los casos de obesidad mórbida o cuando el epiplón está cerca. En este caso, la pared abdominal puede levantarse y permitir que el epiplón se desprenda de la aguja de Veress, con lo que se percibe la presión de apertura correcta. Si al levantar el abdomen no se obtiene la presión de apertura apropiada dentro de algunos segundos, debe asumirse que la ubicación de la aguja de Veress es incorrecta y debe volver a introducirse.

Debe realizarse insuflación de bajo flujo, con una velocidad de 1 L/min, hasta que se confirmen los signos de la posición intraabdominal de la aguja como la presión intraabdominal baja (< 10 mm Hg) o la pérdida de la matidez a la percusión del cuadrante superior derecho. Si la presión intraabdominal es mayor de 10 mm Hg, la probabilidad de insuflación extraperitoneal es elevada, por lo que debe reevaluarse el acceso. En ciertas ocasiones, como cuando los signos de la colocación de la aguja son favorables, puede utilizarse la insuflación de alto flujo. Durante la insuflación, las presiones intraabdominales no deben superar los 20-25 mm Hg para evitar interferir con la compresión diafragmática y el retorno venoso central por compresión de la cava. Después de haber establecido el neumoperitoneo, de 1-5 L según la composición corporal, se introduce un trócar en una de las ubicaciones previamente descritas. Es posible confirmar el acceso intraabdominal al visualizar la cavidad peritoneal con el laparoscopio. Después, se conectan las vías de insuflación al trócar.

Colocación de trócares secundarios

Suelen instalarse uno o dos puertos secundarios en la mayoría de los procedimientos de laparoscopia. Las cirugías más complicadas suelen requerir hasta cinco puertos. Estos pueden colocarse lateralmente a la arteria epigástrica inferior o en la línea media sobre la vejiga. El tamaño y la cantidad de los trócares dependen de la cirugía y del equipo utilizado. Los trócares de 3-5 mm suelen emplearse para laparoscopia diagnóstica, navegar los órganos pélvicos y obtener visualización adecuada. La mayoría de estos instrumentos caben en un puerto de 5 mm. Algunos dispositivos de administración de energía y recuperación de tejidos requieren puertos de mayor tamaño (8-15 mm). Anticipar la necesidad de puertos de mayor tamaño puede disminuir los costos derivados del uso de trócares desechables. Los trócares secundarios deben colocarse de manera controlada y bajo visión directa.

La colocación de los trócares laterales puede desencadenar lesiones en los vasos epigástricos inferiores. Antes de la colocación de un trócar lateral, suele ser posible visualizar estos vasos a lo largo de la pared abdominal anterior a medida que se ramifican a partir de los vasos ilíacos externos. También pueden encontrarse en el triángulo de la pared abdominal anterior, que está delimitado por el ligamento umbilical medial y la inserción del ligamento redondo lateralmente (fig. 9-11). Se ha establecido que la visualización laparoscópica de los vasos es exitosa en el 88% de las mujeres con peso adecuado, mientras que es del 63% en aquellas

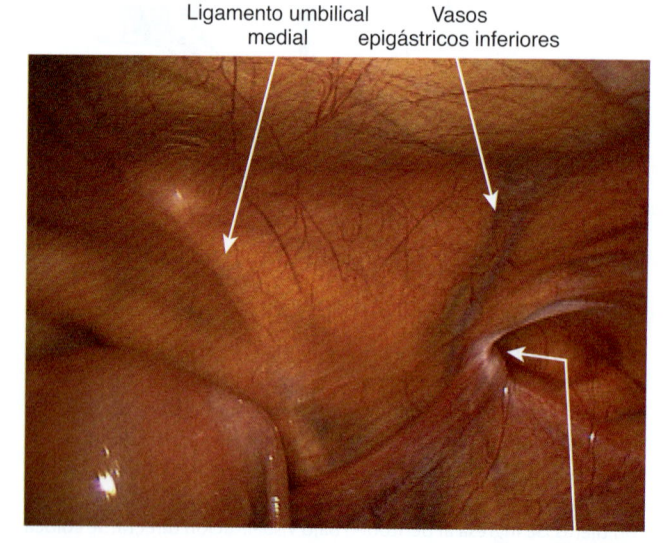

FIGURA 9-11 Obsérvese la relación de los vasos epigástricos inferiores con el ligamento umbilical medial y la inserción del ligamento redondo.

con obesidad. La capacidad de visualizar los vasos epigástricos superficiales con transiluminación depende en mayor medida del peso; la identificación es exitosa en el 84% de las mujeres con peso adecuado y solo del 23% en aquellas con obesidad. La introducción de una aguja raquídea a través de la pared abdominal en la región donde se pretende colocar un trócar puede ayudar a encontrar una vía segura lejos de los vasos epigástricos inferiores. Si no es posible visualizar los vasos, debe encontrarse una ubicación segura midiendo 5 cm por arriba de la sínfisis del pubis y 8 cm lateralmente. En un estudio que utilizó la ecografía para medir la distancia entre la arteria epigástrica inferior y el ombligo, se observó una distancia media de 4.75 cm. Además, la distancia que hay entre los vasos epigástricos inferiores y la línea media a nivel del ombligo nunca supera los 6 cm. Por lo tanto, 6 cm es la distancia mínima segura a partir de la línea media.

Los nervios iliohipogástrico e ilioinguinal pueden lesionarse durante la colocación de los trócares laterales, las ligaduras o el pinzamiento por fibrosis. Debe prestarse especial atención para evitar la colocación extremadamente lateral de los trócares; no obstante, hay variación anatómica considerable en el trayecto de estos nervios, por lo que no siempre es posible evitar las lesiones. El mapeo (cartografía) de los nervios en cadáveres frescos congelados muestra que el nervio ilioinguinal ingresa en la pared abdominal, en promedio, 3.1 cm lateral y 3.7 cm inferiormente a la espina ilíaca anterosuperior (EIAS) y que el nervio iliohipogástrico ingresa en la pared abdominal, en promedio, 2.1 cm medial y 0.9 cm inferiormente a la EIAS. La colocación de los trócares 2 cm por arriba de la EIAS, en cualquier ubicación medial, debe evitar casi todos los nervios iliohipogástricos e ilioinguinales identificados en el estudio, aunque no siempre es posible esta colocación.

Los trócares suprapúbicos secundarios deben colocarse bastante por arriba de la vejiga. El estándar de colocación del trócar medial consiste en medir dos traveses de dedo sobre la sínfisis del pubis. Dadas las grandes diferencias de tamaño entre los traveses de dedo de los diferentes cirujanos y tomando en cuenta el riesgo de lesión vesical durante la colocación suprapúbica, es prudente colocar una aguja raquídea a través de la línea media de la pared abdominal anterior para garantizar que el puerto esté suficientemente por arriba de la vejiga. Si la paciente ha sido sometida a una laparotomía previa, la vejiga puede estar desplazada superiormente, por lo que es necesario una ubicación más arriba del trócar. Llenar la vejiga ayuda a delimitar mejor sus bordes.

Extracción de tejido

Los fragmentos de tejido pequeños, como las muestras para biopsia peritoneales, pueden extraerse a través de mangas de trócar de 5 mm. Las muestras de mayor tamaño requieren puertos de diámetros mayores (10-15 mm). Las muestras llenas de líquido, como los quistes ováricos, pueden colocarse en una bolsa de recuperación de muestras (**fig. 9-12**) y drenarse dentro de la bolsa para evitar derrames. También puede realizarse una colpotomía posterior para la extracción

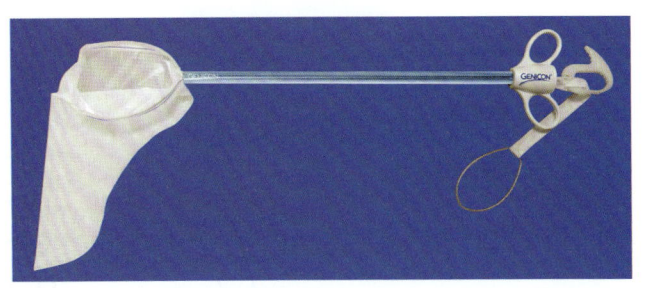

FIGURA 9-12 Bolsa de recuperación de muestras (cortesía de Genicon®). La bolsa suele introducirse a través de un puerto de 10 mm. Se activa el émbolo para que el operador pueda colocar la muestra en la bolsa. La bolsa se cierra al tirar del anillo y se extrae el asa bajo visualización directa mediante la retracción del émbolo.

de muestras. La colpotomía puede efectuarse por vía vaginal, como se realiza para la histerectomía vaginal, o por vía laparoscópica. La colpotomía laparoscópica comienza con la introducción de una esponja lubricada en el fondo de saco posterior para levantarlo. A continuación, se realiza una incisión en los ligamentos uterosacros hacia el fondo de saco vaginal posterior, donde la esponja actúa como un tope. La muestra puede extraerse directamente a través de la colpotomía o con la ayuda de una bolsa de muestras endoscópica. La colpotomía puede cerrarse por vía vaginal o laparoscópica. También puede utilizarse una minilaparotomía para la extracción de las muestras. La fragmentación es posible por métodos manuales o con un dispositivo electromecánico. Los cambios recientes en los estándares quirúrgicos han conducido a la práctica de la fragmentación contenida, que facilita la extracción completa de la muestra y es útil para el diagnóstico postoperatorio de cáncer en muestras que se asume que son benignas.

Sutura laparoscópica

Los nudos extracorpóreos suelen ser nudos cuadrados deslizantes que atraviesan la manga del trócar hacia los tejidos mediante el bajanudos, que hace las veces del dedo del cirujano (**figs. 9-13A-D** y **9-14**). Los nudos intracorpóreos se completan dentro del abdomen al lazar la sutura alrededor de la aguja con la misma técnica utilizada para un nudo simple (**fig. 9-15A,B**).

Cierre de la fascia

Los defectos de la fascia mayores de 10 mm deben cerrarse para prevenir el desarrollo de hernias incisionales. Estos pueden cerrarse mediante la visualización de la fascia y asegurándola con sutura continua o en 8 con una aguja UR6. También puede emplearse un dispositivo de cierre fascial que es especialmente útil en los casos de pacientes con una pared abdominal anterior y cuando la fascia es difícil de visualizar (**fig. 9-16A-D**). Estos dispositivos de cierre se usan bajo visualización laparoscópica directa y son de ayuda en la colocación de suturas a través de la fascia a una distancia

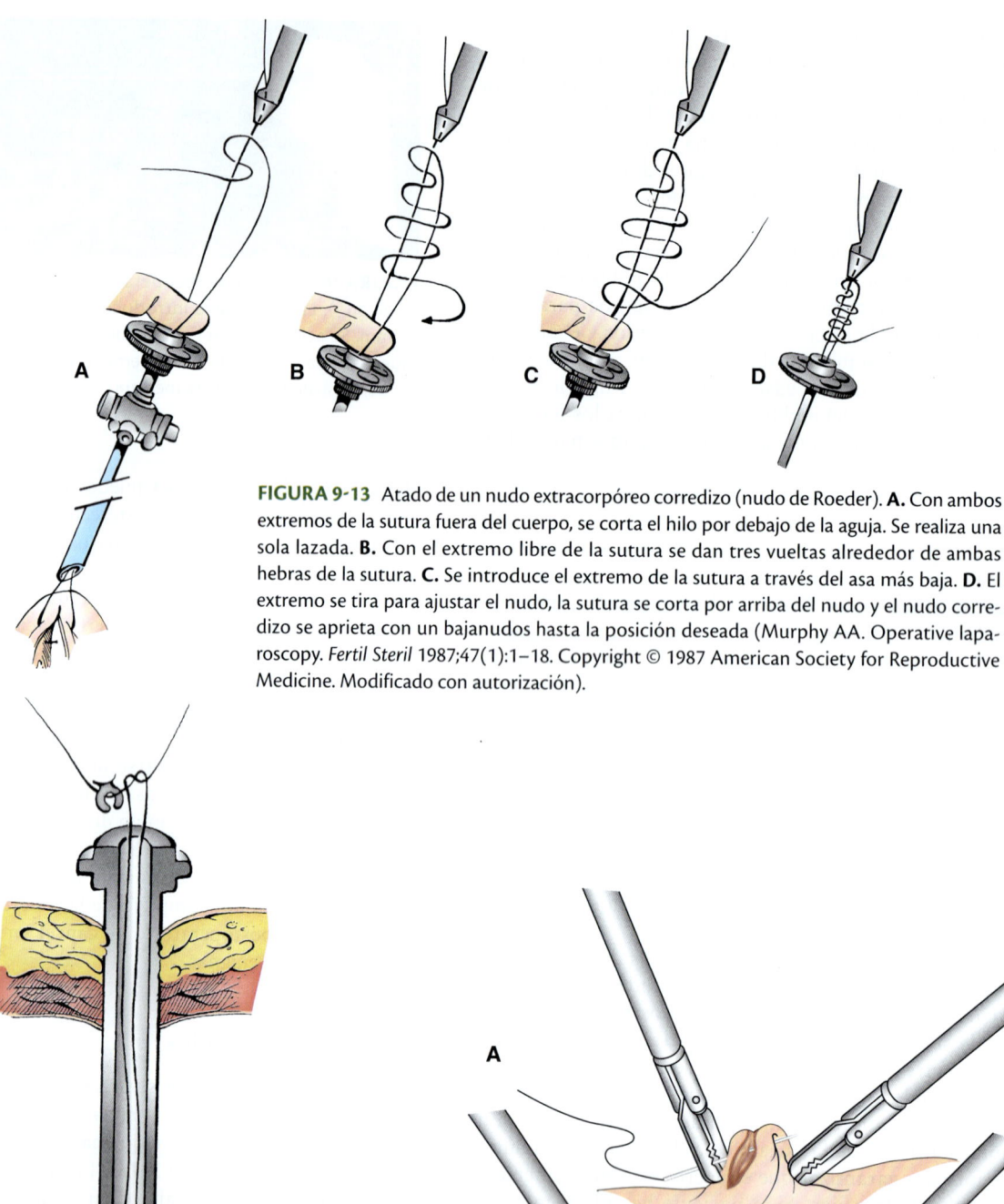

FIGURA 9-13 Atado de un nudo extracorpóreo corredizo (nudo de Roeder). **A.** Con ambos extremos de la sutura fuera del cuerpo, se corta el hilo por debajo de la aguja. Se realiza una sola lazada. **B.** Con el extremo libre de la sutura se dan tres vueltas alrededor de ambas hebras de la sutura. **C.** Se introduce el extremo de la sutura a través del asa más baja. **D.** El extremo se tira para ajustar el nudo, la sutura se corta por arriba del nudo y el nudo corredizo se aprieta con un bajanudos hasta la posición deseada (Murphy AA. Operative laparoscopy. *Fertil Steril* 1987;47(1):1–18. Copyright © 1987 American Society for Reproductive Medicine. Modificado con autorización).

FIGURA 9-14 Atado de un nudo extracorpóreo con el bajanudos de Clarke. Con ambos extremos de la sutura fuera del cuerpo se corta el hilo por debajo de la aguja. Se realiza una sola lazada y el bajanudos se coloca en cualquiera de los dos extremos. La primera lazada del primer nudo se tira hacia el tejido hasta que esté ajustado. Se retira el bajanudos y se repite el proceso con la segunda lazada del primer nudo. Una vez que el nudo esté ajustado, se realizan más lazadas que se bajan hasta el tejido (Hulka JF, Reich H. *Textbook of laparoscopy*, 2nd ed. Philadelphia, PA: WB Saunders, 1994:202. Copyright © 1994 Elsevier. Modificado con autorización).

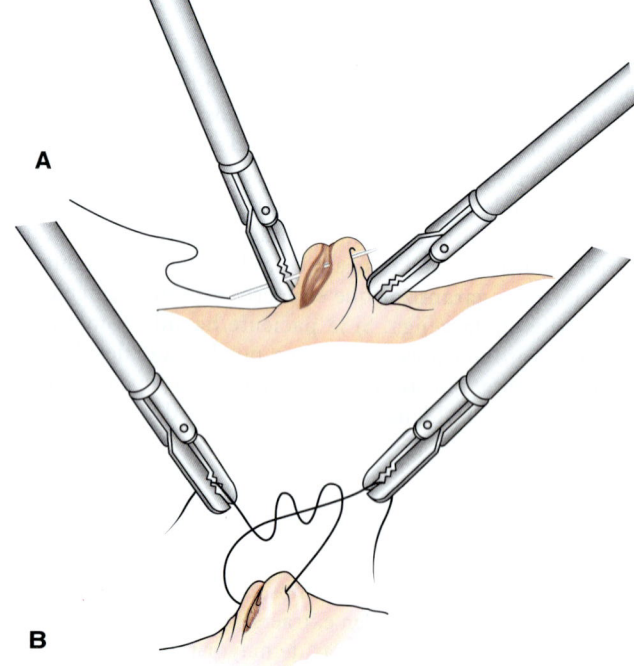

FIGURA 9-15 Anudado intracorpóreo. **A.** La aguja pasa a través del tejido. **B.** Con los instrumentos se realiza un nudo de cirujano, que se ajusta posteriormente.

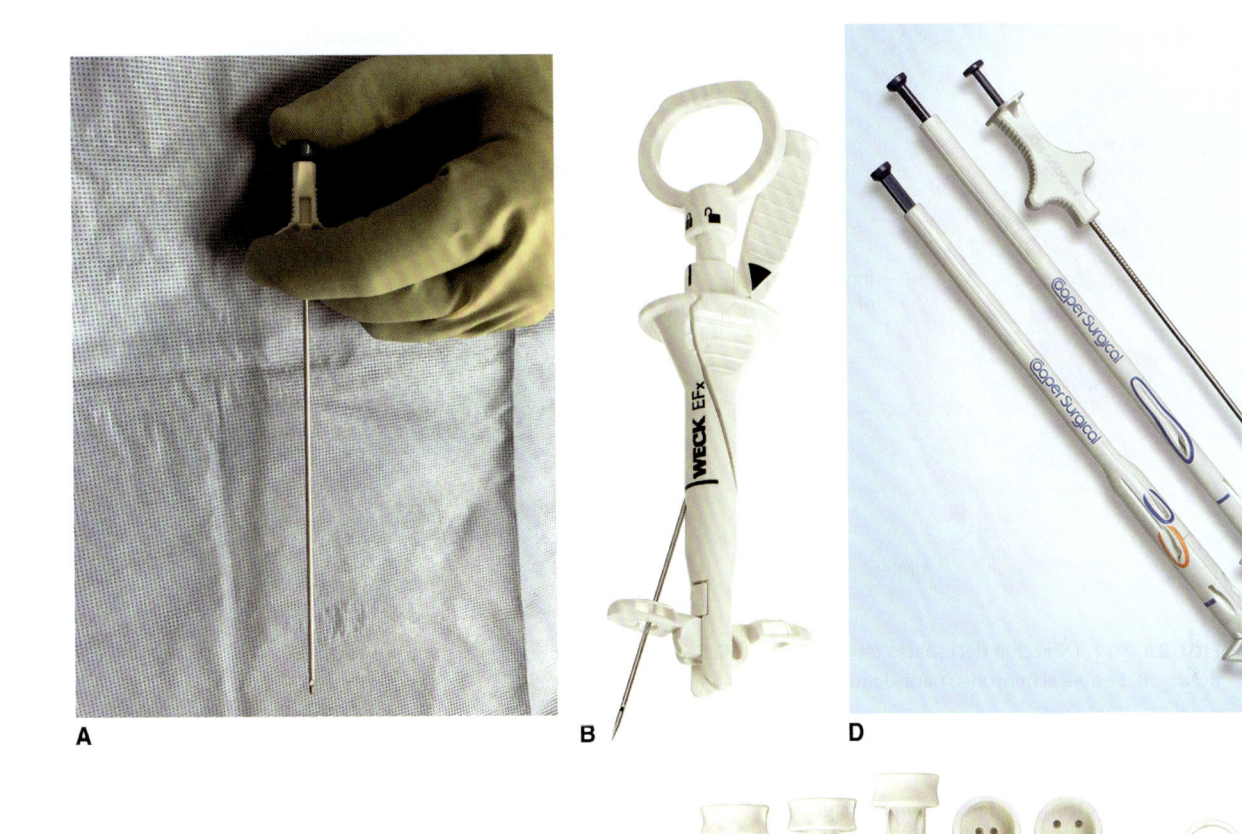

FIGURA 9-16 Dispositivos de cierre fascial. **A.** Endo Close®. **B.** Weck EFX® (cortesía de Teleflex, Inc. Research Triangle Park, NC). **C.** Carter-Thomason® (cortesía de CooperSurgical). **D.** Carter-Thomason II® (cortesía de CooperSurgical).

adecuada de la incisión (1 cm). Algunos diseños requieren la recuperación del asa de sutura, mientras que otros recuperan automáticamente el extremo de la sutura. Además, algunos de los diseños permiten el cierre de cualquier grosor fascial, mientras que otros aseguran solo un grosor de fascia predeterminado. La elección del dispositivo se guía principalmente por las preferencias personales y por la disponibilidad. Ya sea que el abordaje sea abdominal o laparoscópico, es importante asegurar el grosor adecuado de fascia para confirmar la aproximación completa y evitar el desarrollo de hernias.

PROCEDIMIENTOS QUIRÚRGICOS LAPAROSCÓPICOS

Adherenciólisis

Las adherencias pélvicas se han asociado con infertilidad y dolor pélvico crónico. Debe reconocerse que el dolor pélvico crónico suele ser una alteración compleja y que la adherenciólisis no elimina el dolor cuando no existen síntomas gastrointestinales obstructivos. Cuando se realiza la adherenciólisis, los resultados óptimos dependen de la técnica microquirúrgica, de la manipulación delicada del tejido y de la hemostasia meticulosa con escasa fulguración. La adherenciólisis se puede realizar mediante diversas técnicas, incluidas las disecciones cortante y roma, la electrodisección, la hidrodisección y la disección con láser. La disección roma es la forma más simple de las adherenciólisis. Aunque no se recomienda, esta técnica suele utilizarse para el tratamiento de las adherencias delgadas y avasculares. Casi cualquier tipo de instrumento laparoscópico puede usarse para ejercer tracción en una adherencia y separarla. Cuando se presenta hemorragia o resistencia intensa, es necesario detener el procedimiento.

La disección cortante es la predilecta para el tratamiento de todos los tipos de adherencia, en especial las adherencias gruesas avasculares. La ventaja de la disección cortante sobre la electrodisección es el menor riesgo de lesión electroquirúrgica accidental. Se ejerce tensión en las adherencias mediante una pinza atraumática y se utilizan tijeras para cortar la banda adherente. Es importante girar la punta de las tijeras hacia arriba para obtener un ángulo de visión óptimo y evitar una lesión vascular o intestinal.

Se puede utilizar la hidrodisección para liberar las adherencias de la pared pélvica y así evitar las lesiones de los uréteres y los vasos grandes. También es una técnica útil para tratar los nódulos endometriósicos. Con esta técnica se toma el peritoneo y se realiza una incisión de gran tamaño

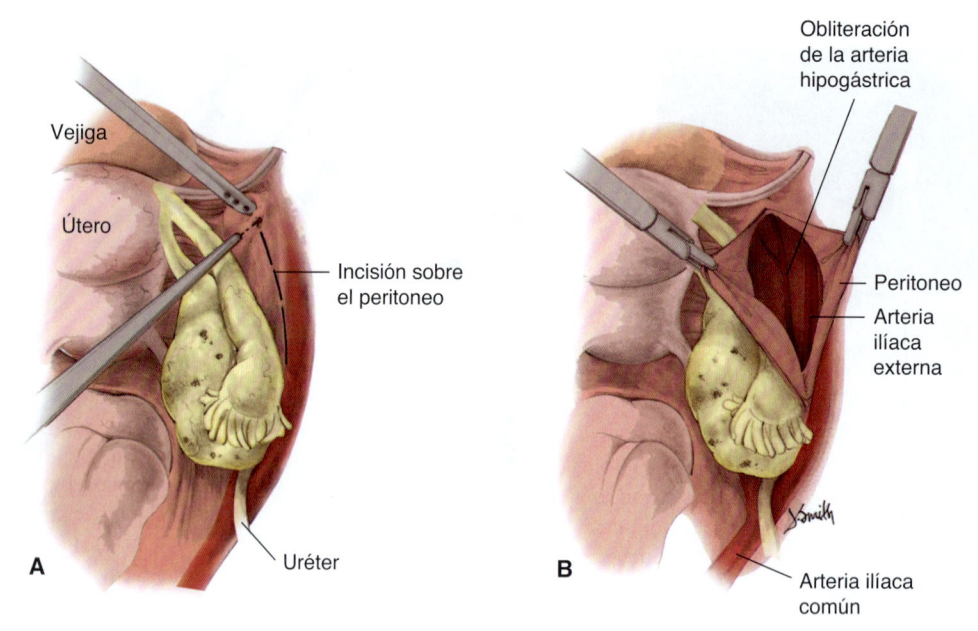

FIGURA 9-17 Disección del espacio retroperitoneal. **A.** Se realiza una incisión en el peritoneo sobre la pared pélvica. **B.** Se abre el peritoneo para identificar los vasos y el uréter.

para colocar el dispositivo eléctrico de succión o irrigación. La irrigación es útil para forzar el ingreso del líquido debajo del peritoneo, lo que hace que protruya sobre los tejidos más profundos. Entonces puede liberarse la adherencia o el peritoneo.

Suele utilizarse instrumental eléctrico monopolar y bipolar para eliminar las adherencias vasculares de mayor tamaño. Cuando se recurre a la electrocirugía, es importante tener precaución para evitar las lesiones del intestino. Los instrumentos monopolares, como las tijeras y los electrodos de aguja, son ideales para la lisis de adherencias. Pueden utilizarse instrumentos bipolares como las pinzas de Kleppinger, las tijeras bipolares o los instrumentos más actuales controlados por retroalimentación tisular capaces de sellar vasos. La energía ultrasónica no usa la electrocirugía y cuenta con la ventaja de no esparcir energía térmica lateralmente.

La disección láser es exitosa cuando se emplea en procedimientos laparoscópicos debido a que su diseminación térmica lateral es escasa. El pequeño punto de láser hace que esta sea una herramienta útil para la adherenciólisis. El láser de CO_2 tiene una profundidad de penetración de 0.1 mm y es excelente para el corte. Con la adherencia bajo tensión, se introduce el láser de CO_2 a través de un puerto quirúrgico del laparoscopio o mediante un puerto secundario.

Disección de la pared lateral y el retroperitoneo

Suele utilizarse para determinar el trayecto del uréter y los vasos ilíacos cuando existen adherencias de la pared pélvica lateral o endometriosis. Cuando es posible identificar el uréter en el borde pélvico, pero este está oculto por adherencias, endometriosis o una masa ovárica en su trayecto caudado, puede tomarse y abrirse el peritoneo suprayacente en la pared (**fig. 9-17A,B**). Puede emplearse un disector de Maryland para extender ligeramente el peritoneo y visualizar el uréter. Si existen alteraciones de la anatomía, puede ser necesario comenzar la disección sobre el borde pélvico o mediante la apertura del ligamento redondo. Si es necesario abrir el ligamento redondo, este debe dividirse con una fuente de energía en un punto lo más lateral posible. Puede usarse una pinza roma para disecar el espacio retroperitoneal, prestando atención a la ubicación del uréter sobre la hoja medial del ligamento ancho para evitar los vasos ilíacos. La disección del espacio pararrectal para delimitar los puntos de referencia anatómicos evita las lesiones vasculares o ureterales accidentales. En ocasiones es necesaria la ureterólisis para separar el uréter de la vasculatura, el ligamento uterosacro o los nódulos endometriósicos.

Disección del fondo de saco posterior

La obliteración del fondo de saco debida a endometriosis suele incluir el recto, el tabique rectovaginal o los ligamentos uterosacros. En ocasiones es necesaria la disección del fondo de saco posterior y puede ser realizada vía laparoscópica por cirujanos experimentados. El objetivo es destruir las adherencias, extraer las lesiones endometriósicas grandes o profundas y resecar o vaporizar las lesiones superficiales pequeñas.

Se utiliza un manipulador uterino para mover el útero a la posición antevertida y se coloca una sonda en el recto para delimitarlo y retraerlo posteriormente. Para separar el recto de la vagina, se utiliza una copa de colpotomía sobre el manipulador o una esponja en la vagina (**fig. 9-18**). El recto anterior se diseca con cautela, desde la cara posterior del útero o la vagina, ya sea con tijeras, láser, bisturí armónico o un sistema electroquirúrgico bipolar controlado con retroalimentación tisular. El uso de los sistemas bipolares tradicionales y monopolares supone un gran riesgo de lesión térmica en

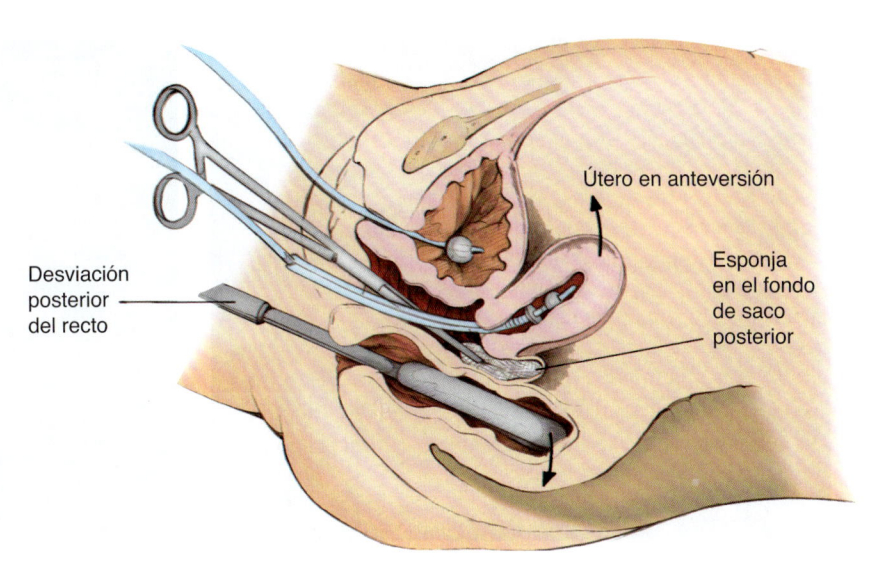

FIGURA 9-18 Disección del fondo de saco posterior. Los instrumentos en el útero, el fondo de saco posterior de la vagina y el recto ayudan a delimitar la anatomía.

el recto. Si se recurre a la hidrodisección, la disección debe continuar hasta encontrar el tejido areolar laxo del espacio rectovaginal. Si el uréter está cerca del lugar de disección, es importante confirmar la posición y realizar la ureterólisis antes de la disección del fondo de saco posterior. Entonces, las endometriosis fibróticas pueden extraerse desde la vagina posterior o los ligamentos uterosacros. Si la endometriosis se extiende a la mucosa vaginal, se extirpa y la vagina posterior se cierra por vía vaginal o laparoscópica. La palpación de un nódulo endometriósico, antes y después de la extracción, es útil para asegurar la escisión completa.

Véanse los capítulos 17, 18 y 21 para mayor detalle acerca de la salpingectomía, la salpingooforectomía, la miomectomía y la histerectomía laparoscópicas.

COMPLICACIONES ASOCIADAS CON LA CIRUGÍA LAPAROSCÓPICA

Lesiones vasculares

De todas las lesiones asociadas con los procedimientos laparoscópicos, las vasculares son las que ponen en peligro la vida, en especial las lesiones de la aorta, la vena cava y los vasos ilíacos. La lesión puede producirse durante la introducción de la aguja de Veress o del trócar o durante la disección tisular. Las lesiones de los vasos menores pueden atenderse con los dispositivos electroquirúrgicos bipolares, los clips hemostáticos o las técnicas laparoscópicas de sutura. Las lesiones de los vasos epigástricos inferiores pueden presentarse durante la colocación del trócar lateral. Es posible visualizar la arteria epigástrica inferior a medida que se ramifica desde la arteria ilíaca externa que discurre superiormente a lo largo del peritoneo de la pared abdominal. Si se encuentra lesionada, puede taponarse mediante una sonda de Foley introducida por el puerto del trócar, inflando el balón, aplicando tensión y asegurándola con una pinza a la pared abdominal (**fig. 9-19A,B**). Se puede colocar una pinza bipolar a través del puerto contralateral en un intento por conseguir la hemostasia. Como alternativa, los dispositivos de cierre fascial pueden utilizarse para colocar suturas a cada lado del vaso con el fin de lograr la obstrucción vascular. Esta lesión también puede atenderse mediante la extensión del lugar de ingreso del trócar para visualizar, pinzar y ligar el vaso hemorrágico. La lesión de los vasos mayores requiere laparotomía inmediata, compresión manual, reparación y, por lo general, transfusión. Es posible que se requiera un cirujano vascular para reparar la lesión de los vasos mayores.

Lesiones de las vías urinarias

La lesión del uréter se presenta, por lo general, durante la histerectomía y la ooforectomía cuando los vasos uterinos y ováricos se ligan y cortan. La lesión de la vejiga suele presentarse cuando esta se aleja del cuello uterino y del segmento uterino inferior. Las lesiones ureterales se presentan en el 0.02-0.4% de las histerectomías laparoscópicas y suelen diagnosticarse durante la cirugía. Las lesiones vesicales ocurren en el 0.05-0.66% de las histerectomías laparoscópicas y a menudo se diagnostican durante las cirugías. A pesar de la variabilidad entre los tipos de procedimiento, la tasa de lesiones es menor que las tasas establecidas previamente para los procedimientos laparoscópicos.

Los factores de riesgo de las lesiones ureterales incluyen cirugía previa con alteración de la anatomía, endometriosis obliterante del fondo de saco posterior o endometriosis que afecta los ligamentos uterosacros. Cuando se diagnostican intraoperatoriamente, las lesiones ureterales pueden atenderse mediante la colocación de una endoprótesis, la reimplantación de la vejiga o las anastomosis terminoterminales. El tiempo hasta el diagnóstico postoperatorio en las pacientes con lesión de uréter suele ser de 2-7 días, pero es posible realizar diagnósticos tardíos años después cuando se detecta insuficiencia renal. En la mayoría de los casos, las técnicas de endoprótesis percutánea o cistoscópica son suficientes para atender la lesión o se utilizan durante un intervalo hasta que pueda realizarse la reparación quirúrgica. La laparotomía suele ser útil para reimplantar el uréter en la vejiga o para efectuar una anastomosis, pero las manos experimentadas

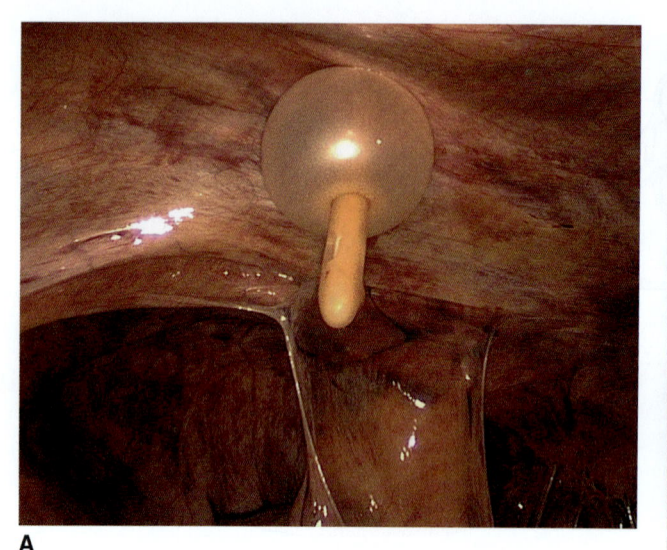

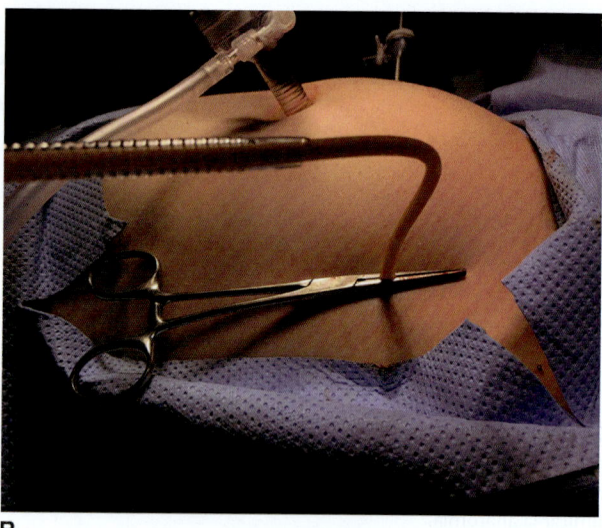

FIGURA 9-19 Uso del balón de la sonda de Foley para taponamiento de la hemorragia de la arteria epigástrica anterior. **A.** Vista desde la cavidad abdominal. El balón se introduce firmemente en la pared abdominal. **B.** Se ejerce tensión externa al tirar de la sonda y pinzarla a la pared abdominal.

son capaces de llevar a cabo la reparación mediante laparoscopia o por cirugía robótica.

Los factores de riesgo de lesión vesical incluyen una vejiga distendida, cirugía previa con alteración de la anatomía y endometriosis obliterante del fondo de saco anterior. La introducción de una sonda de Foley en la vejiga antes de colocar el trócar, así como el uso de trócares laterales, disminuye el riesgo de lesión vesical. En los casos en los que se utiliza un trócar suprapúbico o en la línea media, pero no se puede localizar la cara superior de la vejiga, es posible definir los bordes de la vejiga mediante la introducción de 300 mL de agua o solución salina. Los signos de lesión vesical incluyen líquido claro en el campo quirúrgico, laceración vesical visible y distensión gaseosa de la bolsa de Foley. Para realizar un diagnóstico adecuado, la vejiga puede inspeccionarse directamente o se puede instilar azul de metileno diluido con solución salina normal a través de una sonda de Foley. Puede hacerse una cistotomía o cistoscopia para inspeccionar la extensión de la lesión y para asegurar que no se hayan afectado los uréteres.

En los casos de urgencia, las lesiones vesicales pueden tratarse con drenaje por sonda cuando la lesión es pequeña (< 1 cm), no complicada y aislada. Se debe realizar la reparación quirúrgica cuando la sonda de Foley no brinde el drenaje adecuado o cuando exista lesión uretral o ureteral concomitante. Debe hacerse el cierre por cistotomía con una técnica de múltiples capas impermeables con suturas absorbibles. La reparación suele llevarse a cabo mediante laparoscopia en los casos de lesiones pequeñas con exposición adecuada y cuando se cuente con la experiencia quirúrgica, siempre que los uréteres y el cuello de la vejiga no estén afectados.

Las pacientes con lesiones urinarias pueden tener síntomas postoperatorios de dolor abdominal, fiebre, hematuria, dolor en los flancos o peritonitis. La leucocitosis es uno de los hallazgos más frecuentes. El retraso en el diagnóstico puede conducir a que se requiera un procedimiento quirúrgico secundario o la formación de una fístula. La cistoscopia intraoperatoria diagnóstica debe realizarse después de la cirugía vaginal, laparoscópica o pélvica abdominal complicadas para valorar la posible lesión de las vías urinarias.

Lesiones gastrointestinales

La gastrointestinal es la lesión más mortal asociada con procedimientos laparoscópicos, pues tiene una mortalidad muy alta, del 3.6%. Las lesiones pueden ser consecuencia de la colocación de la aguja de Veress o del trócar, la adherenciólisis, la disección tisular, la lesión por desvascularización o la lesión térmica. Como regla general, las lesiones por la aguja de Veress no necesitan reparación siempre y cuando la punción no haya causado hemorragia o daño derivado de la manipulación de tejidos. En el caso de la punción colónica sin desgarro, se han sugerido medidas no quirúrgicas: el uso de antibióticos, irrigación abundante y succión.

Los factores de riesgo de la lesión en el estómago incluyen antecedentes de cirugía abdominal superior e inducción anestésica difícil, ya que la distensión gaseosa del estómago puede extenderse hasta el nivel por debajo del ombligo. La colocación de succión orogástrica o nasogástrica antes de introducir la aguja de Veress o el trócar disminuye el riesgo de lesión. La reparación de la lesión gástrica se realiza en dos capas. Después de la reparación, la cavidad abdominal debe irrigarse y succionarse con la intención de eliminar cualquier partícula alimenticia y los jugos gástricos. La succión nasogástrica suele continuarse después de la cirugía hasta que se presente el peristaltismo normal.

La lesión del intestino delgado puede no ser evidente, pues se trata de una estructura redundante y suele salir del campo de visión. Además, las lesiones penetrantes completas por trócar pueden estar ocultas por fuera del campo laparoscópico. Debe investigarse toda posible lesión cuando la pared abdominal anterior tenga múltiples adherencias. Puede instalarse un puerto secundario en el cuadrante inferior para visualizar el puerto umbilical. Si no hay adherencias en la pared abdominal, pero se sospecha de una lesión intestinal, el intestino se evalúa con pinzas laparoscópicas atraumáticas o con las manos mediante laparotomía. Las lesiones del grosor completo del intestino delgado de 5 mm o mayores deben repararse en dos capas. Si la laceración del intestino delgado es mayor de la mitad del diámetro de la luz, se recomienda la resección segmentaria.

La lesión no detectada del intestino grueso conduce a gran morbilidad, en comparación con la lesión del intestino delgado y el estómago, pues contiene grandes cantidades de bacterias coliformes. Por lo tanto, si se sospecha de lesiones en el colon, el área debe inspeccionarse atentamente con pinzas atraumáticas para intestinos o mediante laparotomía. El tratamiento de las lesiones intestinales grandes depende del tamaño, la ubicación y el tiempo transcurrido desde la lesión hasta el diagnóstico. En general, una vez que se establece el diagnóstico de lesión colónica, es imperativo administrar antibióticos de amplio espectro; debe consultarse a un cirujano con experiencia en caso de lesiones intestinales. En el caso de una lesión pequeña con secreción escasa, puede cerrarse el defecto en dos capas e irrigarse profusamente. Es posible detectar las filtraciones al llenar el fondo de saco posterior con solución salina normal, al inyectar aire en el recto con un proctoscopio rígido o una jeringa de bulbo y cerrar el colon sigmoideo proximalmente con pinzas, pues en caso de filtración se observarán burbujas.

Las lesiones térmicas son histológicamente diferentes a las traumáticas, por lo que deben recibir tratamiento distinto. Las lesiones intestinales térmicas pueden diferenciarse histológicamente de las lesiones traumáticas por la presencia de necrosis coagulativa, la ausencia de crecimiento capilar y la presencia de infiltrado leucocitario. Debido a esta necrosis coagulativa, las lesiones térmicas requieren una resección más amplia, aunque el intestino puede conservar un aspecto normal junto a la lesión, ya que puede tomar días para que la extensión de la lesión sea evidente. *Véase* el capítulo 36 para mayores comentarios acerca de las lesiones térmicas intestinales.

Lesiones nerviosas

La mayoría de las lesiones nerviosas durante las cirugías laparoscópicas se deben a la compresión o contusión nerviosa. Por lo general, se resuelven espontáneamente en el período postoperatorio. La forma más grave de lesión nerviosa es la sección completa del nervio, que a menudo causa discapacidad permanente. La colocación intraoperatoria y preoperatoria de la paciente es una de las partes relevantes para brindar un entorno seguro para la cirugía laparoscópica. El factor de riesgo más importante para el desarrollo de la neuropatía en los miembros inferiores es el tiempo en la posición de litotomía. Por lo tanto, disminuir la cantidad de tiempo en esta posición debe ser la principal estrategia preventiva.

La neuropatía femoral que se presenta durante cirugías laparoscópicas puede estar asociada con la excesiva flexión de la cadera, la abducción excesiva y la cirugía prolongada. Cuando se utiliza la posición de litotomía durante la cirugía vaginal o laparoscópica, debe evitarse una flexión del muslo mayor de 90° y una abducción mayor de 45°. Si durante la cirugía la posición de la paciente cambia de litotomía baja a litotomía alta, deben mantenerse las mismas relaciones anatómicas.

La neuropatía del obturador suele asociarse con la lesión directa durante la cirugía pélvica radical o la linfadenectomía, pero también puede presentarse como consecuencia de la flexión excesiva de la cadera. A medida que el nervio obturador abandona el agujero obturador, se encuentra directamente en contra del hueso, por lo que puede angularse y deformarse momentáneamente cuando se flexionan en exceso las caderas, en especial durante las cirugías prolongadas. El haz neurovascular obturador también es vulnerable durante la disección retropúbica laparoscópica, en especial mientras se realiza la reparación paravaginal de los defectos laterales de la pared vaginal anterior. Los cirujanos que operan en estos espacios deben conocer a fondo la anatomía del nervio obturador.

La neuropatía ciática se debe al estiramiento del nervio. La lesión del nervio ciático se ha presentado ya en los procedimientos muy breves (35 min) con estribos colgantes. La división peronea del nervio ciático es la que está bajo menor presión cuando la rodilla y la cadera están flexionadas, pues el nervio está fijo en la escotadura ciática y en la cabeza fibular. La tensión a lo largo del nervio aumenta con la flexión de la cadera cuando la articulación de la rodilla se estira o se rota hacia el exterior. Las pacientes que tienen mayor riesgo de lesión del nervio ciático son las que presentan miembros inferiores largos, obesidad o estatura baja. Cuando se utilizan estribos colgantes, las pacientes con obesidad o extremidades inferiores largas suelen mostrar rotación externa de la cadera, mientras que las pacientes de menor estatura tienen menor flexión de la rodilla. En estos casos resultan más adecuados los estribos que sostienen el tobillo y la pantorrilla.

La mayoría de las neuropatías del miembro inferior se resuelven espontáneamente dentro de los primeros 3 meses después de la cirugía. De estas pacientes, cerca del 50% con neuropatía peronea común y femoral recuperan la totalidad de la función motora dentro de los 12 meses después de la cirugía. No obstante, las pacientes con lesiones del nervio ciático pueden tener una recuperación prolongada y nunca recuperar por completo la función motora. Una vez que se sospecha de las lesiones del nervio ciático, debe considerarse la interconsulta con neurología e iniciarse la fisioterapia.

La incidencia de las lesiones del plexo braquial es del 0.16%. Estas pueden ser especialmente devastadoras cuando son bilaterales. El plexo braquial emerge de las raíces nerviosas anteriores de C5-T1. Este plexo pasa por detrás de la clavícula, sobre la primera costilla; está parcialmente fijado a la fascia del brazo. Las raíces superiores pueden estirarse cuando la paciente está en la posición de Trendelenburg pronunciada y el cuerpo se desliza mientras los brazos están estirados o los soportes para hombros están demasiado mediales. Ello conduce a debilidad del brazo superior y a una constelación de secuelas conocidas como *parálisis de Erb*. Las raíces inferiores pueden comprimirse entre la clavícula y la primera costilla cuando los brazos se abducen más allá de 90°. Lo anterior conduce a la debilidad del antebrazo distal y de la mano, así como a una gama de secuelas conocidas como *parálisis de Klumpke*. De la misma manera que en las neuropatías del miembro inferior, debe considerarse consultar con el departamento de neurología y comenzar la fisioterapia.

Hernia de la herida del trócar

Las hernias incisionales por laparoscopia son infrecuentes (0.15%). Los defectos fasciales mayores o iguales a 10 mm de diámetro deben cerrarse durante la cirugía. No obstante, cerrar la fascia puede no prevenir por completo la formación de hernias. Las hernias de la herida del trócar pueden presentarse como hernias ocultas. Por lo general, es posible palpar el defecto sobre la incisión de entrada del trócar con la maniobra de Valsalva; en ocasiones se observa una masa.

PUNTOS CLAVE

- El cirujano laparoscópico debe conocer sus limitaciones y no dudar en pedir ayuda cuando la necesite.
- La primera clave para el éxito de la cirugía es la elección cuidadosa de las pacientes.
- La colocación de la paciente y la disminución del tiempo de cirugía evitan las lesiones nerviosas.
- Son importantes la tracción y la contratracción, así como la exposición en las cirugías abiertas y laparoscópicas. Para maximizarlas, suele ser útil la colocación de un trócar adicional.
- Es prudente considerar la cistoscopia intraoperatoria con índigo carmín o fluoresceína de sodio en las cirugías pélvicas complejas.
- Las complicaciones son poco frecuentes pero pueden ser graves y poner en riesgo la vida. Durante la introducción del trócar, en especial, son posibles las lesiones vasculares de vasos mayores.
- Es esencial la evaluación cuidadosa y sistemática al momento de la colocación inicial del laparoscopio para comprender la causa de los síntomas de la paciente.

BIBLIOGRAFÍA

Abdalmageed OS, Bedaiwy MA, Falcone T. Nerve injuries in gynecologic laparoscopy. *J Minim Invasive Gynecol* 2017;24:16.

Adelman MA, Bardsley MS, Sharp HT. Urinary tract injuries in laparoscopic hysterectomy: a systematic review. *J Minim Invasive Gynecol* 2014;21:558.

Ahmad G, Gent D, Henderson D, et al. Laparoscopic entry techniques. *Cochrane Database Syst Rev* 2015;8:CD006583.

Alkatout I. Complications of laparoscopy in connection with entry techniques. *J Gynecol Surg* 2017;33:8.

Alkatout I, Mettler L, Maass N, et al. Abdominal anatomy in the context of port placement and trocars. *J Turk Ger Gynecol Assoc* 2015;16:241–251.

Birch DW, Manouchehri N, Shi X, et al. Heated CO_2 with or without humidification for minimally invasive abdominal surgery. *Cochrane Database Syst Rev* 2011;(1):CD007821.

Clarke-Pearson DL, Geller EJ. Complications of hysterectomy. *Obstet Gynecol* 2013;121:654.

Cohen A, Tulandi T. Long-term sequelae of unconfined morcellation during laparoscopic gynecological surgery. *Maturitas* 2017;97:1.

Gingold JA, Falcone T. The retroperitoneal approach to endometriosis. *J Minim Invasive Gynecol* 2017;24:896.

Gomez RG, Ceballos L, Coburn M, et al. Consensus statement on bladder injuries. *BJU Int* 2004;94:27.

Holihan JL, Chen JS, Greenberg J, et al. Incidence of port-site hernias: a survey and literature review. *Surg Laparosc Endosc Percutan Tech* 2016;26:425.

Hulka JF, Reich H. *Textbook of laparoscopy*, 2nd ed. Philadelphia, PA: WB Saunders, 1994:202.

Hurd WW, Amesse LS, Gruber JS, et al. Visualization of the epigastric vessels and bladder before laparoscopic trocar placement. *Fertil Steril* 2003;80:209.

Hurd WW, Bude RO, DeLancey JO, et al. The relationship of the umbilicus to the aortic bifurcation: implications for laparoscopic technique. *Obstet Gynecol* 1992;80:48.

Llarena NC, Shah AB, Milad MP. Bowel injury in gynecologic laparoscopy: a systematic review. *Obstet Gynecol* 2015;125:1407.

Oliveira MA, Pereira TR, Gilbert A, et al. Bowel complications in endometriosis surgery. *Best Pract Res Clin Obstet Gynaecol* 2016;35:51.

Owens M, Barry M, Janjua AZ, Winter DC. A systematic review of laparoscopic port site hernias in gastrointestinal surgery. *Surgeon* 2011;9:218.

Sandadi S, Johannigman JA, Wong VL, et al. Recognition and management of major vessel injury during laparoscopy. *J Minim Invasive Gynecol* 2010;17:692.

Sharp HT, Adelman MR. Prevention, recognition, and management of urologic injuries during gynecologic surgery. *Obstet Gynecol* 2016;127:1085.

Siprasad S, Yu DF, Muir GH, et al. Positional anatomy of vessels that may be damaged at laparoscopy: new access criteria based on CT and ultrasonography to avoid vascular injury. *J Endourol* 2006;20:498.

Siufi Neto J, Santos Siufi DF, Magrina JF. Trocar in conventional laparoscopic and robotic-assisted surgery as a major cause of iatrogenic trauma to the patient. *Best Pract Res Clin Obstet Gynaecol* 2016;35:13.

Sukhu T, Krupski TL. Patient positioning and prevention of injuries in patients undergoing laparoscopic and robot-assisted urologic procedures. *Curr Urol Rep* 2014;15:398.

Taylan E, Sahin C, Zeybek B, Akdemir A. Contained morcellation: review of current methods and future directions. *Front Surg* 2017;4:15.

Ulker K, Anuk T, Bozkurt M, Karasu Y. Large bowel injuries during gynecological laparoscopy. *World J Clin Cases* 2014;2:846.

Whiteside JJ, Barber MD, Walters MD, et al. Anatomy of ilioinguinal and iliohypogastric nerves in relation to trocar placement and low transverse incisions. *Am J Obstet Gynecol* 2003;189:1574.

CAPÍTULO 10

Principios de cirugía robótica

Arnold P. Advincula y Obianuju Sandra Madueke-Laveaux

Equipo	**Plataformas de acoplamiento Si y Xi**	Procedimientos dependientes de sutura
Sistema quirúrgico da Vinci	**Simulador integrado de alta fidelidad**	Procedimientos que requieren disección fina
Consola quirúrgica	**Extracción de tejidos**	Pacientes y enfermedad de gran tamaño
Carro de cabecera	**Cierre fascial**	**Resumen**
Instrumental EndoWrist	**Papel de la robótica en ginecología**	
Sistema Vision		

El abordaje de mínima invasión para la cirugía ya es el estándar aceptado en los Estados Unidos. Hay gran cantidad de innovaciones que han participado directamente en esta evolución, en especial la tecnología novedosa conocida como *robótica*. La robótica, considerada por muchos como una evolución de la laparoscopia convencional, cuenta con instrumentos articulados, en contraste con los instrumentos rígidos. Además, se acompaña de imágenes en tercera dimensión y brinda mejor ergonomía para la comodidad del cirujano. Todas estas medidas tienen un papel clave en el cambio del paradigma que representa la robótica. La combinación de instrumentos articulados y una mejor percepción de la profundidad brindan cierto potencial de destreza y precisión que conduce a una ventaja incomparable al momento de realizar tareas quirúrgicas complejas, como las suturas y la disección finas. Las mejoras ergonómicas aumentan la comodidad del cirujano, un aspecto que a menudo se pasa por alto, pero con un papel importante en la seguridad de la paciente y la longevidad del cirujano.

En conjunto, estas características de la cirugía robótica permiten que los cirujanos superen algunas de las limitaciones de la laparoscopia convencional, como los movimientos contraintuitivos, la visualización en dos dimensiones y la limitada amplitud de movimiento de los instrumentos dentro del campo quirúrgico. La cirugía robótica se asocia con una curva de aprendizaje más corta en comparación con la laparoscopia convencional.

Las limitaciones del uso de la cirugía robótica incluyen la ausencia de retroalimentación táctil, la ubicación remota del cirujano y el costo, que aún es un gran tema de debate.

Aunque se han introducido nuevos robots quirúrgicos desde los comienzos de la cirugía robótica en los inicios de la década de 2000, solo se ha utilizado el sistema quirúrgico da Vinci® en la cirugía ginecológica. Por lo tanto, este capítulo se centra en el uso de las dos versiones actuales, da Vinci Si® y Xi®. Los componentes, la instalación y los instrumentos necesarios se comentan junto con la integración de la simulación virtual y la realidad aumentada.

EQUIPO

Sistema quirúrgico da Vinci

El sistema quirúrgico da Vinci tiene cuatro componentes principales:

1. Consola quirúrgica
2. Carro de cabecera
3. Instrumental EndoWrist®
4. Sistema Vision®

Consola quirúrgica

A menudo se conoce como la *estación de trabajo* o la *cabina*, pues la consola es donde el cirujano se sienta para realizar la cirugía laparoscópica asistida por robot mientras mira un campo quirúrgico tridimensional de alta definición. Al estar sentado, el cirujano toma un par de controles maestros con sus manos, lo que permite que las muñecas y los hombros se coloquen en la posición que tomarían al realizar una cirugía abierta. Todos los movimientos de los dedos, las muñecas y las manos del cirujano son traducidos en movimientos precisos en tiempo real de los instrumentos quirúrgicos montados en el carro de cabecera. La consola incluye un micrófono que facilita la comunicación clara y eficaz con el asistente de cabecera. La opción de integrar una segunda consola permite que dos cirujanos controlen simultáneamente los brazos robóticos, ya sea en un ámbito de enseñanza o sinérgico.

Dentro de la consola del cirujano también se encuentran pedales que realizan una serie de funciones, como la activación de diversas fuentes de energía (radiofrecuencias monopolar y bipolar), y alternan entre el movimiento de los brazos y la cámara. Un panel táctil permite la personalización de los

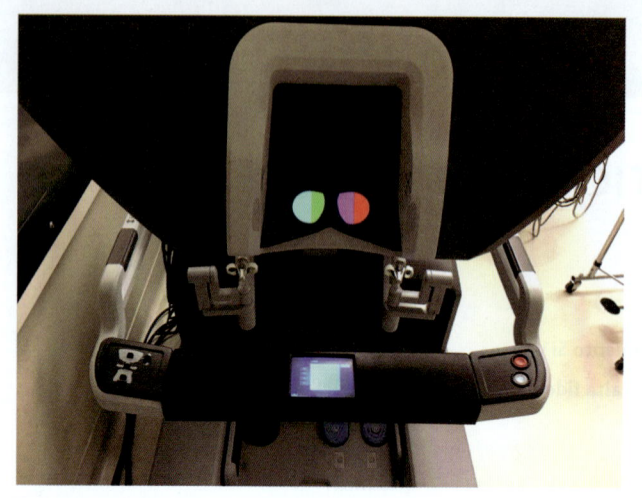

FIGURA 10-1 Consola quirúrgica con visor estereoscópico, controles maestros y pedales.

ajustes del robot, así como la optimización de la ergonomía del cirujano (fig. 10-1).

Carro de cabecera

Este es el componente del sistema da Vinci que tiene contacto directo con la paciente. El carro de cabecera cuenta con cuatro brazos robóticos montados en cada lado de una columna estática (sistema Si) o en una base rotatoria (sistema Xi) que se mueve en respuesta a los comandos del cirujano en la consola. Estos brazos robóticos se anclan a la paciente mediante trócares robóticos en un proceso que se conoce como *acoplamiento*. Pueden configurarse para la cirugía robótica de uno o varios puertos. No es necesario contar con el cuarto brazo robótico para todas las configuraciones, por lo que puede guardarse, según las preferencias del cirujano. Una vez anclado, los instrumentos Endowrist se unen a los brazos robóticos. Los brazos robóticos están bajo el control directo del cirujano. De acuerdo con la plataforma que se utilice, puede obtenerse acceso al campo quirúrgico por diversos cuadrantes. El movimiento aleatorio de los instrumentos o los brazos robóticos puede evitarse mediante verificaciones de seguridad del sistema quirúrgico (fig. 10-2).

Instrumental EndoWrist

Estos instrumentos son específicos para el sistema quirúrgico da Vinci. Están diseñados para permitir fluidez y destreza con 7° de movimiento y 90° de articulación. Ello permite que los movimientos con las yemas de los dedos sean intuitivos, a la vez que escalan el movimiento y disminuyen el temblor del cirujano. Todos los instrumentos EndoWrist están diseñados con propósitos específicos, ya sea cortar, disecar, pinzar, coagular, suturar o manipular tejidos. Una característica de estos instrumentos es la falta de retroalimentación táctil. Aunque esta característica suele citarse como un punto negativo, los cirujanos robóticos con experiencia han aprendido a compensar la falta de retroalimentación táctil mediante la identificación de pistas visuales derivadas de la reflexión y la tensión de los tejidos.

La gama de instrumentos es amplia y equivalente a la gran cantidad de opciones disponibles para las plataformas laparoscópica y abierta, como los portaagujas, los aplicadores de clips, diversas pinzas, los irrigadores y las engrapadoras. La siguiente lista brinda una muestra de opciones de los instrumentos disponibles, en especial los dispositivos de energía del sistema quirúrgico da Vinci (fig. 10-3).

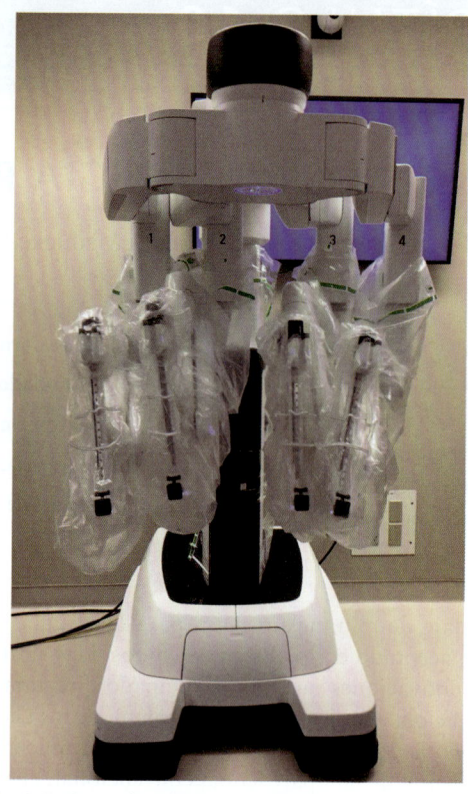

FIGURA 10-2 Carro de cabecera con los brazos robóticos cubiertos (plataforma Xi).

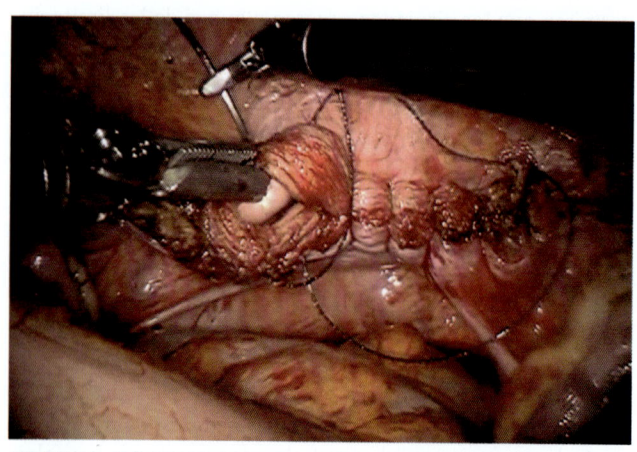

FIGURA 10-3 Ejemplo de los instrumentos EndoWrist (pinzas Cobra® y portaagujas Mega Suture Cut®) que se utilizan en el cierre del muñón vaginal.

Instrumentos de cauterización monopolares (Si/Xi)

- Tijeras calientes
- Gancho de cauterización permanente
- Espátula de cauterización permanente

Instrumentos de cauterización bipolares (Si/Xi)

- Pinzas bipolares de Maryland®
- Pinzas *PK*® de disección (solo Si)
- Pinzas bipolares fenestradas
- Disector bipolar curvo
- Pinza bipolar larga
- Micropinzas bipolares
- Sellador de vasos

Instrumentos de energía ultrasónica (Si/Xi)

- Tijeras ACE® *armónicas* curvas

Sistema Vision

El endoscopio tridimensional brinda imágenes de alta definición del campo quirúrgico que se transmiten a la consola quirúrgica. El corazón del sistema de visibilidad se encuentra dentro de un carro con ruedas que tiene un monitor con pantalla táctil. En los sistemas Vision también están disponibles las opciones avanzadas de marcado de imágenes y fluorescencia. Las imágenes de fluorescencia brindan visualización en tiempo real para la valoración de vasos linfáticos, conductos linfáticos y perfusión tras la administración de verde de indocianina. La tecnología guiada por fluorescencia tiene utilidad en la resección de la endometriosis y en la estadificación oncológica.

PLATAFORMAS DE ACOPLAMIENTO SI Y XI

De igual manera que en la laparoscopia convencional, la paciente se coloca en la posición de litotomía dorsal baja con la ayuda de estribos Allen Yellofins®. Después, la paciente se prepara y se cubre con la técnica estéril. La colocación de la paciente es un paso inicial importante en la cirugía robótica pues, a diferencia de la laparoscopia convencional, una vez que se ha acoplado el robot, es bastante complicado reconocer los errores en la posición y corregirlos. Se coloca el acolchado adecuado en los miembros de la paciente y se evitan la extensión y la abducción extremas para no causar neuropatías. Se utiliza una mesa quirúrgica motorizada estándar en una inclinación de por lo menos 30°. Las plataformas quirúrgicas más recientes pueden sincronizar el movimiento de una mesa especial con el sistema quirúrgico anclado a la paciente (un proceso que no suele ser posible sin desanclar el carro de cabecera). Es importante tomar medidas antideslizantes para prevenir que la paciente cambie de lugar durante la posición de Trendelenburg pronunciada.

Después de que se ha anestesiado a la paciente y se le ha colocado en una posición segura, se introducen los trócares. Aunque hay gran variación en la colocación de los trócares, se recomienda el proceso reproducible y simplificado que proponen los autores de esta obra. Después de la administración de 2 mL de bupivacaína al 0.25% en el ombligo, se realiza una incisión para luego introducir la aguja de Veress. Se crea un neumoperitoneo con presión de 20 mm Hg. A continuación se coloca el trócar auxiliar de 5-8 mm en el cuadrante izquierdo o el derecho (según la preferencia del cirujano para el anclaje del carro de cabecera). Se coloca el trócar a lo largo de la línea medioclavicular, a por lo menos 2-3 cm o más abajo del borde costal. Este aspecto de la colocación del trócar se realiza bajo visualización directa con un laparoscopio de 0° de 5 mm en el puerto umbilical. Con el trócar auxiliar en su lugar, se obtiene la inclinación de Trendelenburg adecuada y se coloca un trócar robótico de 8 o 12 mm a través del ombligo. Este funciona como el trócar endoscópico (C). Para la cirugía robótica convencional con tres brazos, dos de los trócares se colocan a la derecha y a la izquierda del abdomen al nivel del ombligo y medialmente a la línea vertical dibujada sobre la espina ilíaca anterosuperior. Estos trócares laterales pueden colocarse a 1 o 2 cm caudal o cefálicamente en relación con el ombligo para una afección pequeña o grande, respectivamente (fig. 10-4). Durante la cirugía robótica tradicional con cuatro brazos, se coloca un tercer trócar en el cuadrante superior contralateral al lado del trócar auxiliar (fig. 10-5). Todos los trócares se colocan bajo guía laparoscópica. Después de que se completa la colocación del trócar, se disminuye la presión del neumoperitoneo a 15 mm Hg y el personal circulante acerca el carro de cabecera a la paciente para comenzar el proceso de acoplamiento. Si se realiza una cirugía robótica de un solo puerto, se utiliza un puerto umbilical especial capaz de albergar tres trócares robóticos

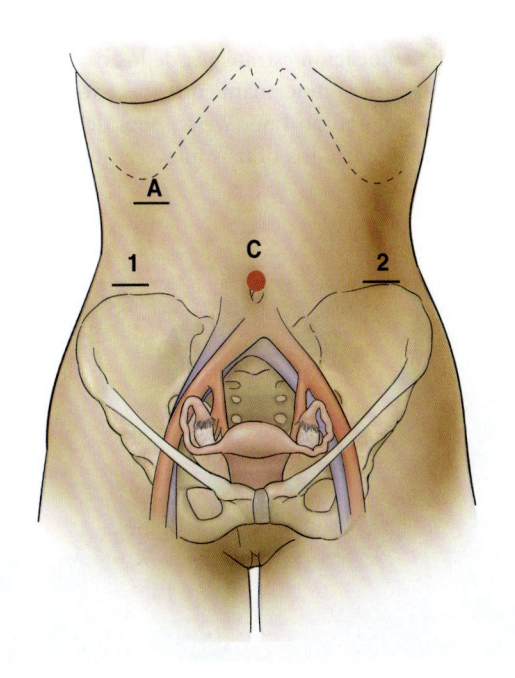

FIGURA 10-4 Colocación de trócares para los tres brazos robóticos (da Vinci Si o Xi). *A.* Trócar asistente. *C.* Trócar para cámara (endoscopio). *1.* Brazo 1. *2.* Brazo 2.

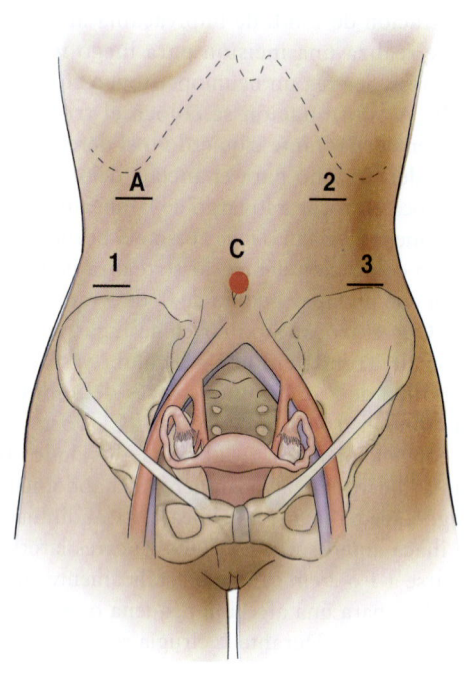

FIGURA 10-5 Colocación de los puertos para los cuatro brazos robóticos (da Vinci Si o Xi). *A.* Trócar asistente. *C.* Trócar para cámara (endoscopio). *1.* Brazo 1. 2. Brazo 2. 3. Brazo 3.

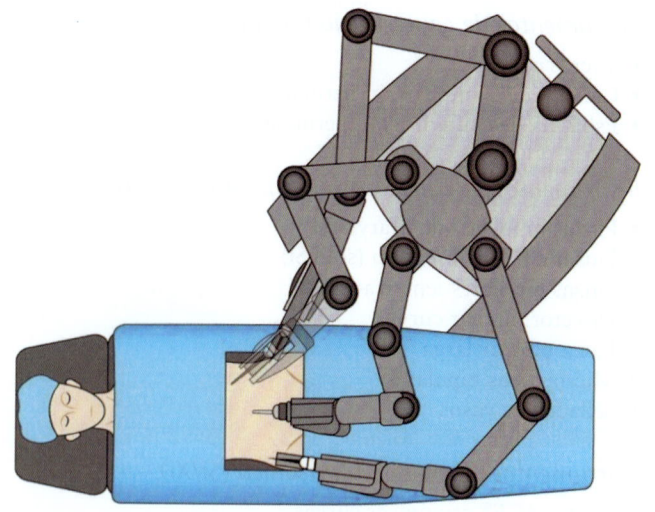

FIGURA 10-7 Ejemplo de acoplamiento en el lado izquierdo (da Vinci Si) (cortesía del Dr. Arnold P. Advincula).

y una cánula auxiliar (**fig. 10-6**). La colocación es similar a la cirugía laparoscópica de incisión única (CLIU).

El proceso de acoplamiento consiste en anclar los brazos robóticos del carro de cabecera a los trócares robóticos dentro de la paciente, con la excepción del trócar auxiliar (**fig. 10-7**). La colocación estratégica de los trócares robóticos es esencial para el funcionamiento adecuado de los brazos robóticos y el equipo EndoWrist, pues debe evitarse el contacto externo entre los brazos una vez que se complete el acoplamiento. Un aspecto que debe tenerse en cuenta durante la colocación de los trócares es que se requiere un espacio entre trócares robóticos adyacentes para evitar la colisión externa. La única excepción a esta regla es la cirugía robótica de puerto único. Según la plataforma de cirugía robótica utilizada, la preferencia del cirujano y el tipo de cirugía ginecológica, se ancla el carro de cabecera angulado a un lado de la cadera izquierda o derecha de la paciente (acoplamiento lateral con Si), perpendicular a la izquierda o la derecha del torso (acoplamiento lateral con Xi) o entre las piernas de la paciente (acoplamiento central con Si o Xi). Los autores de esta publicación recomiendan el acoplamiento lateral derecho o izquierdo para acceder al perineo durante los procedimientos ginecológicos cuando se realiza la cirugía robótica triangulada multipuerto. Ello facilita al asistente de cabecera la manipulación uterina transvaginal cuando sea necesaria. La cirugía robótica de puerto único suele utilizar el acoplamiento central, que es una orientación menos complicada para el carro de cabecera. No obstante, el acceso al perineo es menor.

La plataforma da Vinci más reciente introduce un nuevo diseño de carro de cabecera con modificaciones que simplifican y agilizan el proceso de acoplamiento del robot. Los brazos robóticos son más delgados y tienen un mayor alcance que la plataforma Si. También cuentan con una tecnología que agiliza y hace más eficiente el proceso de manipulación de los brazos durante el acoplamiento. Los brazos robóticos se montan en un soporte desde donde emergen con la activación de un botón en la interfaz del carro de cabecera. Esta interfaz es fácil de aprender e incluye un tutorial, asistencia por voz y ajustes precisos. El sistema externo de puntería láser permite la colocación precisa de los brazos robóticos, mientras que un sistema endoscópico de puntería mejora aún más la posición del soporte y los brazos robóticos. Se aconseja aplicar un proceso similar para la colocación de los trócares cuando se utilizan las plataformas Si o Xi.

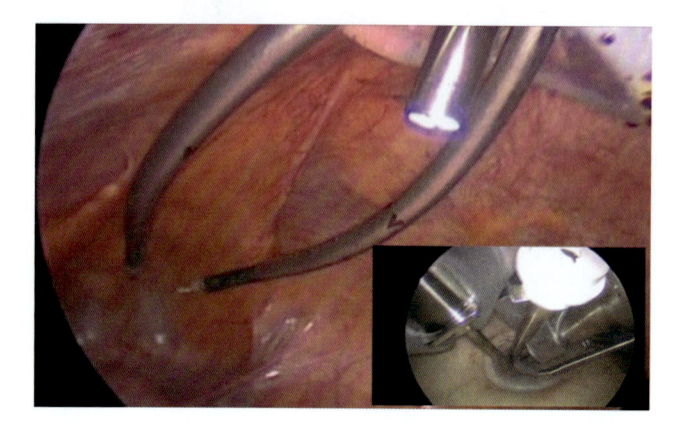

FIGURA 10-6 Vista del aparato de cirugía robótica de puerto único. **Recuadro:** vista abdominal de la colocación del trócar para CLIU.

SIMULADOR INTEGRADO DE ALTA FIDELIDAD

El sistema da Vinci cuenta con un sistema de simulación robótica de realidad virtual de alta fidelidad. El componente modular opcional, junto con el software, está integrado a la consola quirúrgica para aumentar el realismo. La capacitación del cirujano se lleva a cabo a través del uso de videograbaciones y ejercicios de desarrollo de habilidades. Los ejercicios del simulador van de un nivel básico a uno avanzado para permitir que practiquen residentes, asistentes y médicos adscritos con diversos grados de habilidad. Todos los ejercicios abarcan una de las siguientes categorías de habilidades: manipulación de instrumentos EndoWrist, movimiento de la cámara, control y movimiento de la aguja, energía y disección, ajustes del sistema e integración del cuarto brazo. Hay cursos preinstalados que pueden personalizarse, según la experiencia con el simulador, para permitir que estos se adapten a las necesidades del usuario. También existen simuladores independientes como el RobotiX Mentor® (3D Systems, Littleton, CO) y el dV-Trainer® (Mimic Technologies, Inc, Seattle, WA) (**fig. 10-8**).

Cada vez hay más información acerca del uso de la simulación para obtener las habilidades necesarias para realizar la cirugía robótica. Hay evidencia que indica la validez predictiva de un protocolo de adiestramiento con un simulador robótico. En un estudio, Culligan y cols. fueron capaces de mostrar que las habilidades recién adquiridas mediante simulación robótica se trasladan a las cirugías *in vivo*, lo que da lugar a un excelente desempeño. Esta evidencia apoya la capacidad de la simulación robótica para disminuir el tiempo de la curva de aprendizaje de los usuarios novatos.

EXTRACCIÓN DE TEJIDOS

Dado que la cirugía robótica ha aumentado la capacidad de atender alteraciones de gran tamaño a través de un abordaje mínimamente invasivo, la extracción de tejidos cada vez es más importante, en especial ante la controversia que ha desencadenado el uso de trituradores. Uno de los abordajes para la extracción de muestras es la extracción extracorpórea de tejidos con incisión en "C" (ExCITE, *Extracorporeal C-Incision Tissue Extraction*). Esta técnica puede realizarse por vía umbilical o transvaginal a través de un manguito abierto. El robot no suele estar acoplado durante la extracción de tejidos.

El proceso de sustracción de tejidos implica la colocación de la muestra en una bolsa de tamaño adecuado y su extracción a través del ombligo o el muñón vaginal. Si se utiliza el abordaje abdominal, debe extenderse la incisión del trócar umbilical hasta unos 3 cm y colocarse un separador desechable dentro de la bolsa de extracción para facilitar la retracción de la fascia y la estabilización del sistema de contención (**figs. 10-9** y **10-10**). Con el uso de una hoja de bisturí del número 11, se enuclea la muestra en piezas de gran diámetro que después son extraídas. Siempre debe tenerse precaución de no alterar el sistema de contención. Una vez que se ha completado la extracción, se cierra la herida extendida del trócar umbilical con sutura trenzada absorbible bajo visualización directa. En los casos en los que se extrae el tejido por vía vaginal, la muestra también se empaqueta y después se extrae a través del muñón vaginal abierto. Se colocan separadores vaginales tradicionales dentro de la bolsa de extracción y se extrae la muestra con una técnica similar a la que ya se ha comentado. Una vez que se completa el procedimiento, es posible cerrar por debajo, manualmente, el muñón vaginal o por arriba con la ayuda del robot.

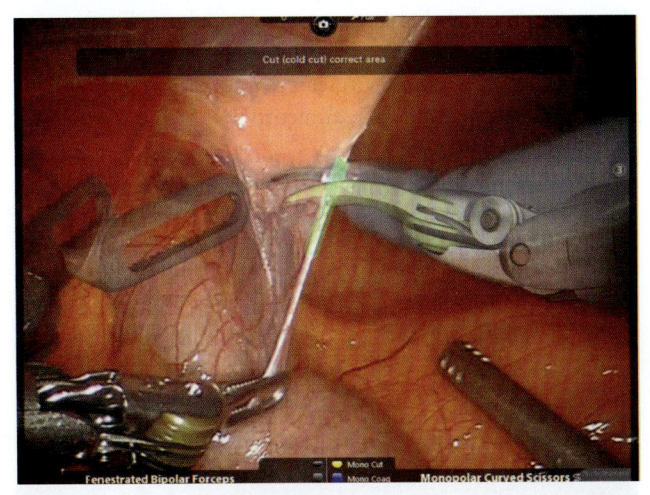

FIGURA 10-8 Ejercicio de simulación de alta fidelidad con el dV-Trainer®.

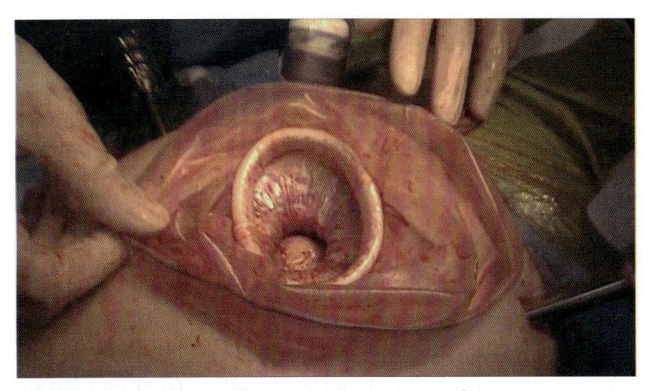

FIGURA 10-9 Disposición para la técnica ExCITE®.

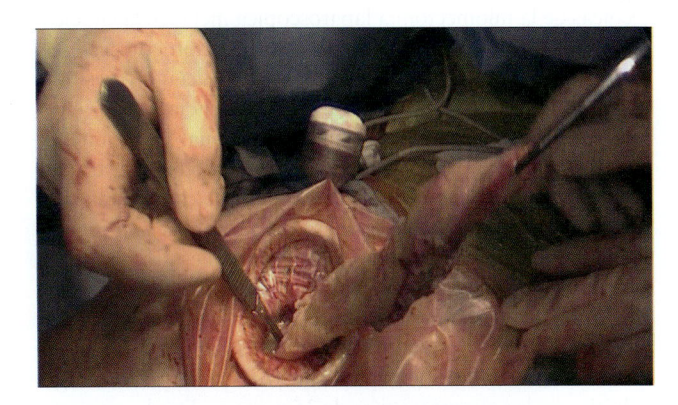

FIGURA 10-10 Extracción de miomas mediante la técnica ExCITE.

CIERRE FASCIAL

La incidencia de las hernias de las heridas ante la colocación de puertos laparoscópicos es del 1-6%; el riesgo es más grande en los puertos mayores de 1 cm. Durante la cirugía robótica, los trócares son de 8 mm, a menos que se requiera un trócar de 12 mm para el endoscopio o un trócar auxiliar de mayor tamaño. La cirugía robótica de un solo puerto y la extracción de tejidos transumbilical requieren de incisiones de por lo menos 25-30 mm. Cualquier región de acceso peritoneal mayor de 1 cm se cierra con suturas trenzadas absorbibles. El uso de los dispositivos de cierre de puertos laparoscópicos facilita el cierre fascial, pero el empleo de las técnicas tradicionales de cierre con agujas curvas es suficiente y más rentable.

PAPEL DE LA ROBÓTICA EN GINECOLOGÍA

Para poder brindar una breve introducción a los procedimientos ginecológicos que pueden aprovechar las características únicas de los sistemas robóticos actuales, las dividiremos en tres categorías con algunos ejemplos:

1. Procedimientos *dependientes de sutura* (miomectomía, reanastomosis tubaria, sacrocolpopexia)
2. Procedimientos que requieren *disección fina* (endometriosis infiltrante profunda, oncología)
3. Procedimientos en *pacientes de gran tamaño o con enfermedad*

Procedimientos dependientes de sutura

Las articulaciones con 7° de libertad y con 90° de articulación de los instrumentos EndoWrist hacen que el robot sea una excelente herramienta para realizar procedimientos que requieren gran cantidad de suturas. La miomectomía, un procedimiento que se lleva a cabo frecuentemente para el tratamiento de los miomas en pacientes que desean conservar la fertilidad, es una intervención con suturas extensas que se beneficia del uso de robots. Aunque de manera tradicional se ha realizado mediante laparotomía, la cirugía mínimamente invasiva condujo a que la miomectomía laparoscópica se considerara el procedimiento de referencia. Las dificultades técnicas de la miomectomía laparoscópica incluyen la enucleación de los miomas sobre el plano de disección correcto y el cierre en capas de la histerotomía. La rotura del útero gestante después de la miomectomía es la consecuencia más grave y temida del cierre deficiente de la histerotomía. En un intento por disminuir el riesgo de rotura en el segundo o tercer trimestre, las recomendaciones para la elección de candidatas eran estrictas y excluían a las pacientes con miomas mayores de 5 cm, miomas múltiples y miomas intramurales profundos.

El uso de la robótica para la miomectomía laparoscópica, conocida como *miomectomía laparoscópica robótica*, es una alternativa que supera las limitaciones convencionales de la miomectomía. En 2004, los autores utilizaron la cirugía robótica en las miomectomías de 35 mujeres. Desde entonces, diversos estudios retrospectivos han verificado la seguridad, la viabilidad y la eficacia de la miomectomía laparoscópica robótica. De manera más reciente, se han publicado estudios

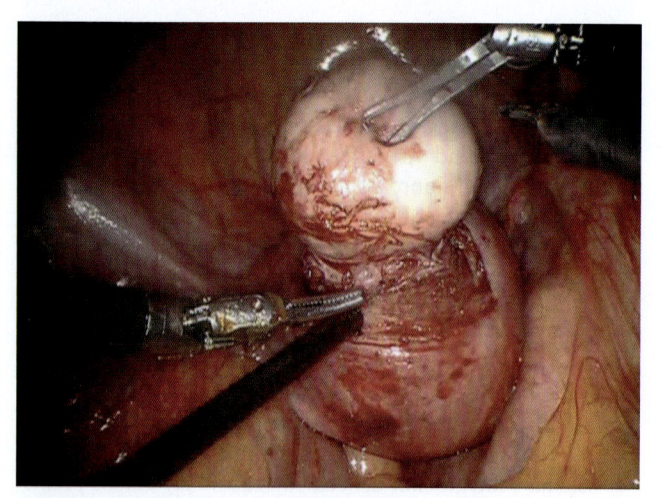

FIGURA 10-11 Enucleación de un mioma intramural.

que valoran la viabilidad y la seguridad de utilizar menos puertos para este tipo de técnica (fig. 10-11).

Aunque hay suficiente evidencia para avalar la miomectomía laparoscópica robótica como la mejor alternativa a la laparotomía, no hay evidencia suficiente para considerarla mejor que la miomectomía laparoscópica. En una revisión sistemática de 2016 realizada por Lavazzo y cols., la comparación entre laparotomía o miomectomía laparoscópica frente a la técnica robótica no reveló diferencias significativas entre la técnica robótica y la laparoscopia convencional. Si bien hay evidencia que avala fuertemente el papel de la miomectomía laparoscópica robótica, como la menor tasa de conversión a laparotomía respecto a la miomectomía laparoscópica (0-3% frente a 11.3%), aún se requieren más estudios comparativos para definir el papel de la técnica robótica, en especial en cuanto a la elección de las candidatas, los resultados y la rentabilidad.

La reanastomosis tubaria suele utilizarse como alternativa a la fertilización *in vitro*. Requiere de manipulación cuidadosa de las tubas uterinas previamente seccionadas y la disección atenta de los segmentos proximales y distales para lograr reconectarlos mediante suturas finas. Para lograr facilitar las tareas microquirúrgicas, se requiere de mayor percepción de la profundidad, aumento del campo quirúrgico,

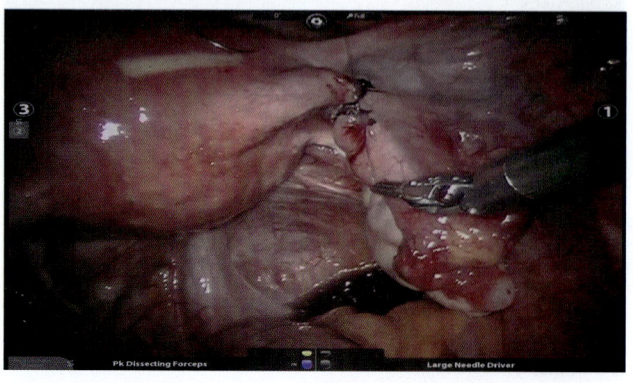

FIGURA 10-12 Atado intracorpóreo de nudos durante la reanastomosis tubaria. *1.* Brazo 1. *3.* Brazo 3.

filtración del temblor, escalamiento del movimiento e instrumentos articulados (fig. 10-12).

La sacrocolpopexia abdominal se describió por primera vez en 1962. Rápidamente se convirtió en la cirugía predilecta para el prolapso. Aunque tenía ventajas en comparación con diversas cirugías vaginales para la reparación de prolapsos, como la fijación del ligamento sacroespinoso y la suspensión del ligamento uterosacro y la malla vaginal, también contaba con desventajas, como el tiempo de cirugía prolongado, el mayor tiempo de convalecencia y el mayor costo. En un esfuerzo por superar estos aspectos negativos, se describió y adoptó un abordaje laparoscópico. Si bien la sacrocolpopexia laparoscópica requiere menor estancia hospitalaria y provoca menor pérdida de sangre, los tiempos de cirugía son muy diversos. A pesar de los beneficios comprobados de la laparoscopia frente al abordaje abdominal, la aceptación global por parte de los uroginecólogos está limitada por una curva de aprendizaje difícil, en especial debido a la gran cantidad de sutura que se requiere para la colocación de la malla. Estas son las razones por las que evolucionó la sacrocolpopexia asistida por robot (SAR) (fig. 10-13).

La SAR se ha aceptado como una alternativa segura, eficaz y confiable para el tratamiento del prolapso apical; no obstante, aún está en debate su ventaja sobre la laparoscopia convencional. Los estudios que comparan la laparoscopia convencional frente a la SAR no arrojan resultados concluyentes. Un metaanálisis de 2015 mostró que las ventajas de la SAR en cuanto a complicaciones y los resultados anatómicos no son claros. Un metaanálisis de 2016 comprobó las ventajas de la cirugía robótica y la posibilidad de aumentar las capacidades quirúrgicas, pero advirtió que los costos de la cirugía robótica son altos y enfatizó la necesidad de disminuirlos.

Procedimientos que requieren disección fina

Los procedimientos ginecológicos que requieren disección se benefician del escalamiento del movimiento y la filtración del temblor que brindan los sistemas utilizados en la plataforma robótica quirúrgica. Estos, en combinación con las imágenes de alta definición, mejoran la habilidad del cirujano al manipular el campo quirúrgico durante la identificación y la delimitación de los planos tisulares. Las cirugías específicas que entran en esta categoría incluyen el procedimiento por endometriosis infiltrante profunda, la adherenciólisis extensa, así como los procedimientos oncológicos que requieren disección radical y extirpación de ganglios linfáticos.

La endometriosis infiltrante *profunda* es una forma grave de la enfermedad que se define como *lesiones que se extienden más de 5 mm por debajo del peritoneo*. Estas lesiones pueden presentarse en el tabique rectovaginal, el recto, el colon sigmoideo, la vejiga y la vagina. La correcta resección de la endometriosis infiltrante profunda requiere un conocimiento amplio de la anatomía de la pelvis, grandes habilidades quirúrgicas para identificar los planos tisulares y capacidad para realizar disección extremadamente fina. Por todo lo anterior, la endometriosis infiltrante profunda es especialmente susceptible de tratarse con un abordaje quirúrgico robótico (fig. 10-14).

Es interesante que el papel de la robótica para la cirugía por endometriosis aún sea controvertido. Hasta la fecha no se han realizado estudios aleatorizados y controlados para valorar los beneficios potenciales frente al abordaje laparoscópico. La información disponible consiste principalmente en reportes de caso y estudios retrospectivos que sugieren la utilidad de la robótica en la cirugía de la endometriosis avanzada. Los tiempos prolongados de cirugía han sido el mayor punto de debate para la resección de endometriosis infiltrante profunda con robot.

A pesar de la controversia que rodea esta técnica y la falta de estudios aleatorizados bien diseñados para valorar su uso, cada vez más especialistas en fertilidad abogan por el uso de la robótica en la cirugía reproductiva, pues es complicado obtener destreza quirúrgica en las malas condiciones ergonómicas de la laparoscopia convencional, además de las ventajas de la tecnología robótica. Aunque el papel de la robótica en la cirugía por endometriosis aún es controvertido, la información disponible es suficiente como para concluir que la laparoscopia asistida por robot es segura, viable y eficaz para la resección de la endometriosis infiltrante profunda.

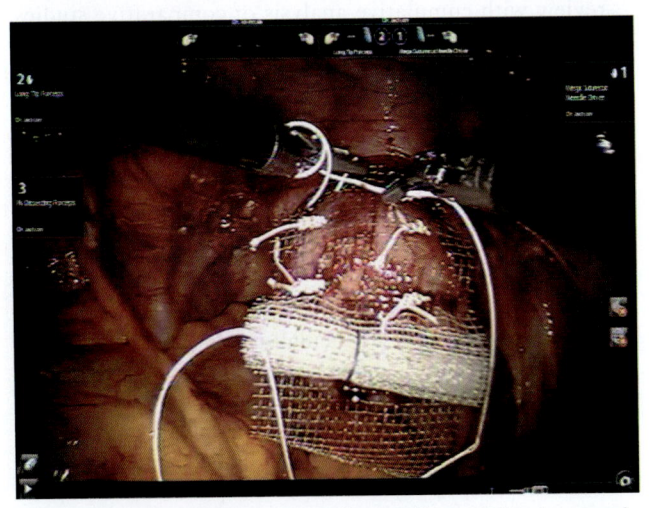

FIGURA 10-13 Fijación de malla mediante SAR durante la sacrocolpopexia.

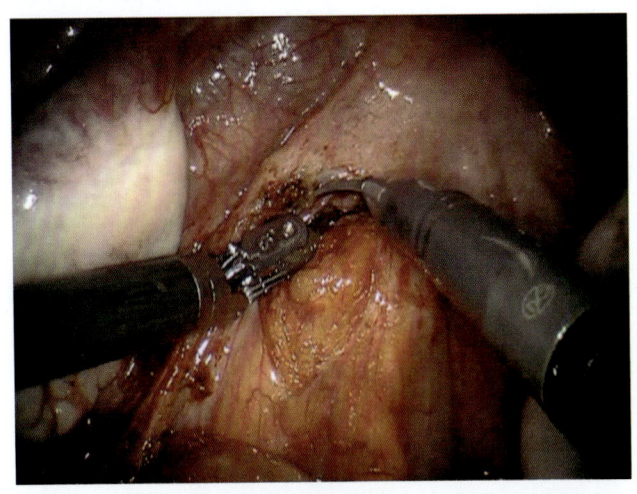

FIGURA 10-14 Resección de endometriosis infiltrante profunda que afecta el ligamento uterosacro izquierdo.

La adherenciólisis de enfermedad extensa y las disecciones oncológicas radicales, incluida la linfadenectomía, son algunos de los procedimientos que también se benefician de la cirugía robótica, en especial cuando se trata de las capacidades de disección fina. En el pasado, las adherencias pélvicas se consideraban una contraindicación de la cirugía laparoscópica y un factor de riesgo para la conversión a laparotomía y de rehospitalización. Chiu y cols. informaron menores tiempos quirúrgicos y menor pérdida de sangre durante la histerectomía robótica, en comparación con la histerectomía laparoscópica, en presencia de adherencias graves. Los autores de este estudio concluyeron que la facilidad de la adherenciólisis se debe a la mayor destreza que permiten los instrumentos articulados, lo que facilita la disección en ángulos difíciles y el uso de un tercer brazo robótico para la contratracción.

Pacientes y enfermedad de gran tamaño

Sin importar si la laparoscopia se realiza con procedimientos convencionales o con asistencia robótica, existen limitaciones y desafíos con ambas técnicas. Estas limitaciones son mayores cuando la paciente o la enfermedad a tratar son de gran tamaño. El abordaje robótico permite que el cirujano realice histerectomías en úteros grandes en comparación con la laparoscopia convencional. Los estudios han mostrado un perfil de costo y tiempo de cirugía favorable al uso de histerectomía robótica en los úteros mayores de 750 g.

La obesidad es una epidemia en los Estados Unidos y una causa importante de preocupación para los cirujanos, pues sus tasas de incidencia han aumentando continuamente a lo largo de los años. Las pacientes con obesidad tienen mayores riesgos quirúrgicos de mala cicatrización de la herida, infección y conversión a laparotomía. La importancia de la cirugía mínimamente invasiva en la población con obesidad se deriva de los mejores resultados postoperatorios. El uso de instrumentos articulados para alcanzar los ángulos difíciles, la incorporación del tercer brazo robótico para facilitar la contratracción, así como la mejor exposición mediante la retracción del intestino y el tejido adiposo redundantes, son otras de las características importantes que hacen de la cirugía robótica una herramienta excelente para los procedimientos complicados por obesidad o por enfermedad de gran tamaño. La cirugía robótica ofrece una alternativa segura y viable a la laparotomía y a la laparoscopia convencionales cuando las pacientes tienen obesidad o enfermedad compleja o de gran tamaño.

RESUMEN

Las mejoras que ofrece la robótica al arsenal del cirujano son especialmente beneficiosas. Inciden directamente en la capacidad para mejorar los resultados de la paciente y amplían las opciones terapéuticas disponibles en la actualidad. Los diversos componentes han evolucionado a lo largo de los años y se centran especialmente en los instrumentos articulados, los sistemas de visión y la ergonomía. Al mismo tiempo que ha evolucionado, esta tecnología se ha acompañado de simulación de alta fidelidad que facilita la obtención de las habilidades necesarias. Una vez que lo dominaron, los cirujanos ginecológicos intentaron aplicar este abordaje a una gran variedad de procedimientos que aprovechan las capacidades para superar las limitaciones frecuentemente asociadas con la laparoscopia convencional.

PUNTOS CLAVE

- Los instrumentos articulados con filtración del temblor y escalonamiento del movimiento, las imágenes tridimensionales y la ergonomía son algunas de las características de la cirugía robótica.
- La colocación del trócar y el acoplamiento son esenciales para el éxito del abordaje quirúrgico.
- Los ejercicios de alta fidelidad facilitan el desarrollo de habilidades psicomotoras para la robótica.
- La plataforma robótica permite el tratamiento quirúrgico de las enfermedades de gran tamaño. Se dispone de métodos de extracción para muestras grandes.

BIBLIOGRAFÍA

AAGL Advancing Minimally Invasive Gynecology Worldwide. AAGL practice report: morcellation during uterine tissue extraction. *J Minim Invasive Gynecol* 2014;21(4):517–530.

Advincula AP, Song A, Burke W, Reynolds KR. Preliminary experience with robot-assisted laparoscopic myomectomy. *J Am Assoc Gynecol Laparosc* 2004;11:511–518.

Anger JT, Mueller ER, Tarnay C, et al. Robotic compared with laparoscopic sacrocolpopexy: a randomized controlled trial. *Obstet Gynecol* 2014;123(1):5–12.

Ascher-Walsh CJ, Capes TL. Robot-assisted laparoscopic myomectomy is an improvement over laparotomy in women with a limited number of myomas. *J Minim Invasive Gynecol* 2010;17:306–310.

Barakat EE, Bedaiwy MA, Zimberg S, et al. Robotic-assisted, laparoscopic, and abdominal myomectomy: a comparison of surgical outcomes. *Obstet Gynecol* 2011;117:256–265.

Bikkendaal MD, Schepers EM, van Zwet EW. Hysterectomy in very obese and morbidly obese patients: a systematic review with cumulative analysis of comparative studies. *Arch Gynecol Obstet* 2015;292(4):723–738.

Callewaert G, Bosteels J, Housmans S, et al. Laparoscopic versus robotic-assisted sacrocolpopexy for pelvic organ prolapse: a systematic review. *Gynecol Surg* 2016;13(2):115–123.

Chiu LH, Chen CH, Tu PC. Comparison of robotic surgery and laparoscopy to perform total hysterectomy with pelvic adhesions or large uterus. *J Minim Access Surg* 2015;11(1):87–93.

Cho HY, Kim HB, Kang SW, Park SH. When do we need to perform laparotomy for benign uterine disease? Factors involved with conversion in vaginal hysterectomy. *J Obstet Gynaecol Res* 2012;38:31–34.

Coolen AL, van Oudheusden AM, van Eijndhoven HW, et al. A comparison of complications between open abdominal sacrocolpopexy and laparoscopic sacrocolpopexy for the treatment of vault prolapse. *Obstet Gynecol Int* 2013;2013:528636.

Coronado PJ, Herraiz MA, Magrina JF, et al. Comparison of perioperative outcomes and cost of robotic-assisted laparoscopy, laparoscopy and laparotomy for endometrial cancer. *Eur J Obstet Gynecol Reprod Biol* 2012;165:289–294.

Costantini E, Mearini L, Lazzeri M, et al. Laparoscopic versus abdominal sacrocolpopexy: a randomized controlled trial. *J Urol* 2016;196(1):159–165.

Culligan P, Gurshumov E, Lewis C, et al. Predictive validity of a training protocol using a robotic surgery simulator. *Female Pelvic Med Reconstr Surg* 2014;20:48–51.

Fleming ND, Ramirez PT. Robotic surgery in gynecologic oncology. *Curr Opin Oncol* 2012;24:547–553.

Freeman RM, Pantazis K, Thomson A, et al. A randomized controlled trial of abdominal versus laparoscopic sacrocolpopexy for the treatment of post-hysterectomy vaginal vault prolapse: LAS study I. *Int Urogynecol J* 2013;24:377–384.

Gargiulo AR. Computer-assisted reproductive surgery: why it matters to reproductive endocrinology and infertility subspecialists. *Fertil Steril* 2014;102(4):911–921.

Gargiulo AR, Nezhat C. Robot-assisted myomectomy: broadening the laparoscopists's armamentarium. In: Tinelli AA, Malvasi A, eds. *Uterine myoma, myomectomy and minimally invasive treatments*. Switzerland: © Springer International Publishing, 2015:193.

Goud JG, Gottapu K, Kumar V. Robotic versus total laparoscopic radical hysterectomy with pelvic lymphadenectomy for the treatment of early cervical cancer. *Int J Reprod Contracept Obstet Gynecol* 2014;3(1):34–39.

Hanafi MM, Hsu YS, Fomo AN. Comparative study between robotic laparoscopic myomectomy and abdominal myomectomy and factors affecting short-term surgical outcomes. *J Reprod Med Endocrinol* 2010;7:258.

Herrmann A, De Wilde RL. Laparoscopic myomectomy—the gold standard. *Gynecol Minim Invasive Ther* 2014;3(2):31–38.

Jategaonkar PA, Yadav SP. A quick and simple method of laparoscopic port closure. *Hellenic J Surg* 2014;86(2): 114–115.

la Chapelle CF, Bemelman WA, Bongers MY, et al. A multidisciplinary evidence-based guideline for minimally invasive surgery: part 2—laparoscopic port instruments, trocar site closure, and electrosurgical techniques. *Gynecol Surg* 2013;10(1):11–23.

Lane FE. Modified technique of sacral colpopexy. *Am J Obstet Gynecol* 1982;142:933.

Lavazzo C, Mamais I, Gkegkes ID. Robotic assisted vs laparoscopic and/or open myomectomy: systematic review and meta-analysis of the clinical evidence. *Arch Gynecol Obstet* 2016;294:5.

Leigh SG, Bryant SA, Rheaume PS. Comprehensive surgical staging for endometrial cancer in obese patients: comparing robotics and laparotomy. *Obstet Gynecol* 2009;114(1):16–21.

Lim CS, Mower EL, Mahnert N, et al. Risk factors and outcomes for conversion to laparotomy of laparoscopic hysterectomy in benign gynecology. *Obstet Gynecol* 2016;128(6):1295–1305.

Lue JR, Pyrzak A, Allen J. Improving accuracy of intraoperative diagnosis of endometriosis: role of firefly in minimal access robotic surgery. *J Minim Access Surg* 2016;12(2):186–189.

Maher C, Feiner B, Baessler K, Schmid C. Surgical management of pelvic organ prolapse in women. *Cochrane Database Syst Rev* 2013;(14):CD004014.

Medeiros LR, Rosa MI, Silva BR, et al. Accuracy of magnetic resonance in deeply infiltrating endometriosis: a systematic review and meta-analysis. *Arch Gynecol Obstet* 2015;291:611.

Moawad GN, Abi Khalil ED, Tyan P, et al. Comparison of cost and operative outcomes of robotic hysterectomy compared to laparoscopic hysterectomy across different uterine weights. *J Robot Surg* 2017;11(4):433–439.

Mowat A, Maher C, Pelecanos A. Can the learning curve of laparoscopic sacrocolpopexy be reduced by a structured training program? *Female Pelvic Med Reconstr Surg* 2018;24(4):272–276.

Neme RM, Schraibman V, Okazaki S, et al. Deep infiltrating colorectal endometriosis treated with robotic-assisted rectosigmoidectomy. *JSLS* 2013;17(2):227–234.

Nezhat FR, Sirota I. Perioperative outcomes of robotic assisted laparoscopic surgery versus conventional laparoscopic surgery for advanced-stage endometriosis. *JSLS* 2014;18(4).

Oliver JL, Kim JH. Robotic sacrocolpopexy—Is it the treatment of choice for advanced apical pelvic organ prolapse? *Curr Urol Rep* 2017;18:66.

Pana K, Zhangb Y, Wanga Y, et al. A systematic review and meta-analysis of conventional laparoscopic sacrocolpopexy versus robot-assisted laparoscopic sacrocolpopexy. *Int J Gynecol Obstet* 2016;132(3):284–291.

Paraiso MF, Jelovsek JE, Frick A, et al. Laparoscopic compared with robotic sacrocolpopexy for vaginal prolapse: a randomized controlled trial. *Obstet Gynecol* 2011;118(5):1005–1013.

Park JH, Cho S, Choi YS, et al. Robot-assisted segmental resection of tubal pregnancy followed by end-to-end reanastomosis for preserving tubal patency and fertility: an initial report. *Medicine (Baltimore)* 2016;95(41):e4714.

Parker WH, Iacampo K, Long T. Uterine rupture after laparoscopic removal of a pedunculated myoma. *J Minim Invasive Gynecol* 2007;14(3):362–364.

Payne TN, Dauterive FR, Pitter MC, et al. Robotically assisted hysterectomy in patients with large uteri: outcomes in five community practices. *Obstet Gynecol* 2010;115(3):535–542.

Pellegrino A, Damiani GR, Trio C, et al. Robotic shaving technique in 25 patients affected by deep infiltrating endometriosis of the rectovaginal space. *J Minim Invasive Gynecol* 2015;22(7):1287–1292.

Pitter MC, Srouji SS, Gargiulo AR, et al. Fertility and symptom relief following robot-assisted laparoscopic myomectomy. *Obstet Gynecol Int* 2015;2015:967568.

Pluchino N, Litta P, Freschi L, et al. Comparison of the initial surgical experience with robotic and laparoscopic myomectomy. *Int J Med Robot* 2014;10:208–212.

Pundir J, Pundir V, Walavalkar R, et al. Robotic-assisted laparoscopic vs abdominal and laparoscopic myomectomy: systematic review and meta-analysis. *J Minim Invasive Gynecol* 2013;20:335–345.

Rassweiler J, Gözen AS, Frede T, Teber D. Laparoscopy vs. robotics: ergonomics—Does it matter? In: Hemal A, Menon M, eds. *Robotics in genitourinary surgery*. Switzerland: Springer, 2011:63.

Rosero EB, Kho KA, Joshi GP, et al. Comparison of robotic and laparoscopic hysterectomy for benign gynecologic disease. *Obstet Gynecol Surv* 2014;69(1):18–19.

Sánchez A, Rodríguez O, Jara G, et al. Robot-assisted surgery and incisional hernia: a comparative study of ergonomics in a training model. *J Robotic Surg* 2018;12:523–527.

Sandberg EM, Cohen SL, Jansen FW, Einarsson JI. Analysis of risk factors for intraoperative conversion of laparoscopic myomectomy. *J Minim Invasive Gynecol* 2016;23(3):352–357.

Siesto G, Ieda N, Rosati R, Vitobello D. Robotic surgery for deep endometriosis: a paradigm shift. *Int J Med Robot* 2014;10(2):140–146.

Sinha R, Sanjay M, Rupa B, Kumari S. Robotic surgery in gynecology. *J Minim Access Surg* 2015;11(1):50–59.

Soliman PT, Westin SN, Dioun S, et al. A prospective validation study of sentinel lymph node mapping for high-risk endometrial cancer. *Gynecol Oncol* 2017;146(2):234–239.

Soto E, Lo Y, Friedman K, et al. Total laparoscopic hysterectomy versus da Vinci robotic hysterectomy: is using the robot beneficial? *J Gynecol Oncol* 2011;22:253–259.

Stephan JM, Goodheart MJ, McDonald M. Robotic surgery in supermorbidly obese patients with endometrial cancer. *Am J Obstet Gynecol* 2015;213:49.e1–49.e8.

Sung HH, Ko KJ, Suh YS, et al. Surgical outcomes and safety of robotic sacrocolpopexy in women with apical pelvic organ prolapse. *Int Neurourol J* 2017;21(1):68–74.

Supe AN, Kulkarni GV, Supe PA. Ergonomics in laparoscopic surgery. *J Minim Access Surg* 2010;6(2):31–36.

Tanaka A, Graddy C, Simpson K, et al. Robotic surgery simulation validity and usability comparative analysis. *Surg Endosc* 2016;30(9):3720–3729.

Truong MD, Advincula AP. The Extracorporeal C-Incision Tissue Extraction (ExCITE) technique. *OBG Manag* 2014;26(11):56.

Unger CA, Lachiewicz MP, Ridgeway B. Risk factors for robotic gynecologic procedures requiring conversion to other surgical procedures. *Int J Gynaecol Obstet* 2016;135:299–303.

Wright JD, Ananth CV, Lewin SN, et al. Robotically assisted vs laparoscopic hysterectomy among women with benign gynecologic disease. *JAMA* 2013;309:689–698.

Young H, Tyan P, Khalil A, et al. Reduced port robotic myomectomy: feasibility and safety. *Fertil Steril* 2017;108(3):e206.

SECCIÓN III

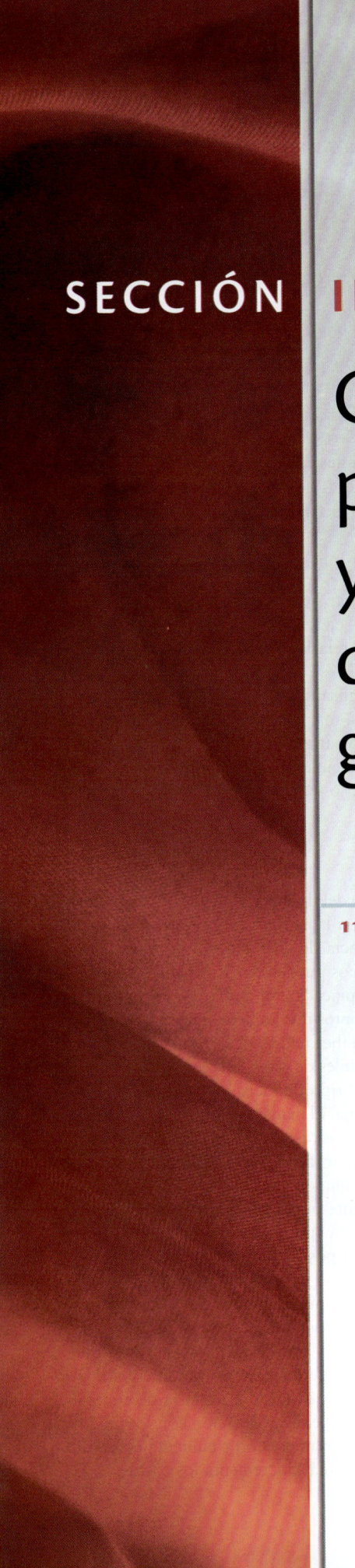

Cuidados perioperatorios y postoperatorios de la paciente ginecológica

11 CUIDADOS POSTOPERATORIOS DE LA PACIENTE GINECOLÓGICA 200
Rajiv B. Gala

CAPÍTULO 11

Cuidados postoperatorios de la paciente ginecológica

Rajiv B. Gala

Cuidados en el postoperatorio inmediato	Cuidados postoperatorios intermedios	Complicaciones renales y desequilibrio electrolítico
Control del dolor	Delírium postoperatorio	Transfusión postoperatoria
Dieta	Complicaciones cardíacas	Cuidado de heridas
Líquidos y electrólitos	Complicaciones pulmonares	Tromboembolia venosa
	Complicaciones gastrointestinales	

Las complicaciones postoperatorias son los factores más importantes para definir los resultados a corto plazo en la cirugía ginecológica. La morbilidad postoperatoria puede reducirse al mínimo por medio de una planificación preoperatoria adecuada (con evaluación del riesgo) y cuidados postoperatorios minuciosos. Algunos ejemplos de la importancia de la preparación preoperatoria incluyen la identificación de la paciente en riesgo de complicaciones por trombosis venosa y, con ello, la administración profiláctica de anticoagulantes. La optimización del estado y los apoyos nutricionales también han demostrado mejorar la cicatrización de heridas, así como disminuir el tiempo de recuperación postoperatoria y la estancia hospitalaria.

CUIDADOS EN EL POSTOPERATORIO INMEDIATO

Las indicaciones de los cuidados postoperatorios son necesarias para dirigir el cuidado y deben incluir las siguientes: signos vitales, cuidados respiratorios, control del dolor, dieta y estudios de laboratorio. La presión arterial, las frecuencias cardíaca y respiratoria, así como la saturación de oxígeno, deben ser monitorizadas de forma estricta en el período postoperatorio inmediato. En la sala de recuperación postanestésica, la frecuencia en la medición de estos signos vitales depende de la complejidad de la cirugía y de la estabilidad de la paciente. Todas las desviaciones significativas en los signos vitales deben ser comunicadas al anestesiólogo y al cirujano.

Los registros de la anestesia intraoperatoria ayudan a documentar todos los líquidos suministrados (cristaloides, coloides y cualquier derivado de la sangre) y la pérdida de líquidos, incluyendo de la sangre y el gasto urinario. Continuar con los registros en el período postoperatorio será de ayuda para determinar apropiadamente el reemplazo de líquidos y controlar la hidratación. Una vez que se retira la sonda de Foley, el cirujano debe ser notificado si la paciente no logra orinar dentro de las 4-6 h siguientes.

La expansión pulmonar intensiva por medio de espirometría de incentivo y los ejercicios de respiración profunda pueden reducir el riesgo relativo de complicaciones pulmonares en hasta un 50%.

La deambulación temprana evita la atelectasia y la acumulación de secreciones, mientras que la posición erguida distribuye mejor el flujo sanguíneo y limita la derivación. Las pacientes deben ser alentadas a colgar sus piernas en la orilla de la cama, caminar o sentarse en una silla desde el día postoperatorio 0.

Control del dolor

El control postoperatorio del dolor, como en todos los cuidados quirúrgicos, inicia con la evaluación preoperatoria. Las pacientes con preexistencia de síndromes dolorosos y con historial de uso de opiáceos pueden tener una tolerancia elevada a los analgésicos opiáceos. Sin embargo, las pacientes pueden experimentar distintos niveles de dolor postoperatorio independientemente de haber tenido procedimientos similares. Los factores responsables de estas diferencias incluyen la duración de la cirugía, el tipo de incisión y la magnitud de la retracción intraoperatoria. El manejo delicado de los tejidos, los abordajes mínimamente invasivos y la adecuada relajación muscular ayudan a disminuir la intensidad del dolor postoperatorio. La ansiedad y el componente emocional de la percepción de dolor de la paciente pueden disiparse mediante una explicación adecuada de las expectativas antes de la cirugía.

La prevención del dolor postoperatorio es importante por motivos que van más allá de la comodidad de la paciente. El control eficaz del dolor puede mejorar el resultado de la propia cirugía. El dolor postoperatorio puede llevar a la liberación de catecolaminas y otras hormonas de estrés que ocasionan vasoespasmo e hipertensión, causando complicaciones como infartos, ictus y sangrado. La falta de control adecuado del dolor disminuye la satisfacción con los cuidados, prolonga el tiempo de recuperación y aumenta el uso de los recursos y cuidados; además, incrementa los costos.

La fisiología del dolor postoperatorio implica la transmisión de impulsos dolorosos a través de las fibras esplácnicas aferentes hacia el sistema nervioso central, donde inician los reflejos medulares, troncoencefálicos y corticales. La estimulación de las neuronas de las astas anteriores ocasiona espasmos del músculo esquelético, vasoespasmo e íleo intestinal. Las respuestas del tronco cerebral al dolor incluyen alteraciones en la presión arterial, la ventilación y las funciones endocrinas. Los movimientos voluntarios y los cambios psicológicos, como miedo y ansiedad, son respuestas corticales. Estas respuestas emocionales reducen el umbral para la percepción del dolor y perpetúan su experimentación.

En general, las opciones multimodales para el control del dolor se pueden clasificar en no opiáceas y medicamentos basados en opiáceos (**tabla 11-1**).

Opciones no opiáceas de tratamiento

Las dos principales clases de tratamiento no opiáceo son el paracetamol y los antiinflamatorios no esteroideos (AINE). El control multimodal del dolor postoperatorio por medio de AINE intravenosos (i.v.) y paracetamol puede mejorar la analgesia, disminuir el requerimiento de opiáceos y reducir la incidencia de náuseas y vómitos postoperatorios en hasta un 30%. El paracetamol es hepatotóxico en dosis elevadas, por lo que la dosis total diaria no debe exceder 4 000 mg/día. Los AINE pueden ser nefrotóxicos y se deben utilizar con precaución en pacientes con enfermedad renal crónica.

Opciones opiáceas de tratamiento

El dolor de moderado a intenso se puede manejar primordialmente con opiáceos. Los tres opiáceos parenterales que se prescriben con mayor frecuencia después de la cirugía ginecológica son la morfina, la hidromorfona y el fentanilo.

La morfina se prescribe con mayor frecuencia después de la cirugía ginecológica y es un potente agonista de los receptores opioides μ, que conducen a euforia, depresión respiratoria y disminución de motilidad gastrointestinal. El pico de actividad ocurre dentro de los 20 min de la administración i.v. y dura 3-4 h. El prurito es un efecto secundario frecuente y puede controlarse con antihistamínicos.

La hidromorfona es un análogo semisintético de la morfina. Se encuentra disponible para administrarse por múltiples vías, incluyendo la oral, la intramuscular (i.m.), la i.v., la rectal y la subcutánea (s.c.). La hidromorfona alcanza su efecto máximo alrededor de los 15 min posteriores a la administración i.v. y su efecto dura 3-4 h. La hidromorfona es una alternativa adecuada de analgesia controlada por la paciente (ACP) en mujeres con alergia a la morfina.

El fentanilo, un potente opiáceo sintético, es más lipófilo que la morfina y tiene tiempo de acción y semivida más cortos. El pico máximo de analgesia se alcanza en minutos con la administración i.v. y dura solo 30-60 min.

Dieta

Después de la cirugía, las pacientes deben reiniciar la alimentación con sólidos y líquidos tan pronto como sea posible. Se pueden ofrecer líquidos claros 2 h después de la cirugía si la paciente se encuentra despierta, alerta y con capacidad para deglutir. En la mayoría de los casos, los alimentos sólidos no se deberían iniciar después del día postoperatorio 1. En 2014, Cochrane Collaborative realizó una revisión acerca de la alimentación temprana después de la cirugía ginecológica y concluyó que es segura y no aumenta las consecuencias negativas como náuseas y vómitos postoperatorios, distensión abdominal o requerimiento de sonda nasogástrica postoperatoria.

TABLA 11-1
Analgésicos opiáceos y no opiáceos orales y parenterales para el tratamiento del dolor

NOMBRE GENÉRICO	VÍA	DOSIS INICIAL (mg)	DOSIS ANALGÉSICA EQUIVALENTE (mg)	DURACIÓN (h)	SEMIVIDA (h)
Analgésicos opiáceos					
Morfina	i.v./i.m.		10	3-4	1.5-2
	v.o.		30	8-12	
Hidromorfona	i.v./i.m.		1.3-1.5	3-4	2-3
	v.o.		7.5		
Fentanilo	i.m.		0.1	0.5-1	2-4
Hidrocodona	v.o.	5-10	30	4-5	2-3
Oxicodona	v.o.	5-10	15-30	3-6	4-5
Analgésicos no opiáceos					
Paracetamol	v.o./i.v.	100-325 mg c/4-6 h (4 000 mg/24 h máx.)			2-4
Ibuprofeno	v.o./i.v.	400-600 mg c/6 h (2 400 mg/24 h máx.)		4-8	2-4
Naproxeno sódico	v.o.	550 mg c/12 h (1 100 mg/24 h máx.)		12	13

i.m., intramuscular; i.v., intravenosa; v.o, vía oral.

Líquidos y electrólitos

La preparación postoperatoria del reemplazo de líquidos debe cubrir la pérdida intraoperatoria de sangre, las pérdidas imperceptibles, así como el mantenimiento de los requerimientos basales y las pérdidas en drenajes y en terceros espacios como edema tisular, ascitis e íleo. Se puede obtener un aproximado de los requerimientos diarios de pérdidas perceptibles e imperceptibles al multiplicar el peso de la paciente (en kilogramos) por 30 (p. ej., 1800 mL/24 h en una paciente de 60 kg). La fiebre y la hiperventilación pueden incrementar las necesidades de mantenimiento. La septicemia y las obstrucciones intestinales pueden requerir el reemplazo de líquidos más allá del mantenimiento. Los requerimientos hídricos deben reevaluarse constantemente y las indicaciones deben revisarse cada 24 h o antes si se indica por circunstancias especiales.

Después de una cirugía extensa, las necesidades de líquidos en el primer día deben reevaluarse cada 4-6 h. El manejo de líquidos en las pacientes con funcionamiento renal adecuado se puede guiar por signos clínicos como el gasto urinario, la frecuencia cardíaca y la presión arterial. El período de recuperación inicial se caracteriza por la retención de líquidos. Una vez que desaparece la respuesta al estrés, la retención de líquidos también lo hace y estos son movilizados desde la periferia. En este punto los líquidos suplementarios se vuelven innecesarios. La movilización de líquidos es evidente por la disminución del edema periférico y el aumento en el gasto urinario. Los diuréticos se deben administrar con precaución en el período de secuestro de líquidos, ya que puede ocurrir una reducción del volumen intravascular e hipovolemia sintomática.

El manejo quirúrgico tradicional incluye el suministro de líquidos intravenosos con glucosa. La meta de este tratamiento no es proveer calorías de apoyo nutricional, sino proporcionar suficientes hidratos de carbono para evitar el uso de masa magra como fuente de energía. Si el consumo es insuficiente para los requerimientos orgánicos vitales, el cuerpo metaboliza el glucógeno hepático para proveer glucosa. Una vez que el glucógeno hepático almacenado se agota (alrededor de 1 día sin ingesta), la masa muscular magra es convertida a glucosa por medio de la gluconeogénesis. La provisión de solo 100 g de glucosa exógena al día es suficiente para evitar el uso de masa muscular en personas sanas.

En general, se brindan diariamente 1750-2 000 mL de glucosa al 5% en solución salina o en Ringer lactato. La suplementación con potasio no es necesaria en el período postoperatorio inmediato debido a que el potasio entra en la circulación a causa del traumatismo quirúrgico; la actividad incrementada de la aldosterona reduce su excreción. El tipo de terapia hídrica postoperatoria depende de las comorbilidades de la paciente, el tipo de cirugía y otras situaciones que afectan su equilibrio hídrico (tabla 11-2).

Medición de electrólitos séricos

La medición rutinaria de electrólitos séricos no es necesaria en las pacientes que requieren reemplazo de líquidos en un período breve. Las pacientes con comorbilidades médicas significativas, como diabetes mellitus de tipo 1, nefropatía crónica u otras alteraciones postoperatorias complicadas (como pérdida adicional de líquidos, septicemia, anomalías preexistentes de electrólitos u otros factores), pueden justificar las determinaciones de electrólitos.

CUIDADOS POSTOPERATORIOS INTERMEDIOS

Delírium postoperatorio

Diagnóstico de delírium

El *delírium* es una disfunción cognitiva aguda caracterizada por desorientación fluctuante, alteración sensorial y disminución de la atención. El delírium ocurre en cerca del 10-25% de todas las pacientes postoperatorias, pero el impacto es mayor en la población de la tercera edad.

Riesgos de delírium

El dolor y el delírium coexisten frecuentemente y pueden potenciar entre sí el desarrollo del otro. El plan quirúrgico debe determinar con regularidad la eficacia del control del dolor y vigilar los signos tempranos de delírium. La fase postoperatoria expone a la paciente a una amplia cantidad de factores que precipitan o exacerban el delírium (tabla 11-3). Estos factores pueden aumentarse entre sí y ocasionar un círculo vicioso. Por ejemplo, el dolor postoperatorio puede disminuir la movilidad, lo que ocasiona compromiso respiratorio, atelectasia e hipoxemia. Las dosis escaladas de opiáceos para el tratamiento del dolor pueden ocasionar depresión y acidosis respiratorias. La hipoxemia y el delírium pueden provocar agitación y, con ello, hacer necesario el uso de benzodiazepinas, lo que lleva a una peor función respiratoria y delírium. Si este ciclo vicioso no es interrumpido, se pueden producir complicaciones graves o incluso la muerte.

TABLA 11-2
Composición de líquidos intravenosos

	(mOsm/L)	Na⁺ (mEq/L)	Cl⁻ (mEq/L)	K⁺ (mEq/L)	Ca²⁺ (mEq/L)	GLUCOSA (g/L)	pH
Plasma normal	290	140	103	4	2.2	0.7-1	7.4
NaCl 0.9%	308	154	154				5.5
Ringer lactato	270	130	109	5	2		6.5
Glucosa 5%, NaCl 0.45%	415	77	77	0	0	50	4

TABLA 11-3
Factores de riesgo para delírium postoperatorio

FACTORES INTRÍNSECOS	FACTORES EXTRÍNSECOS
• Edad (> 65 años) • Demencia • Alcoholismo • Antecedentes de delírium postoperatorio • Uso de medicamentos psiquiátricos • Depresión • Anemia • Diabetes mellitus	• Pérdida de sangre • Tiempo quirúrgico • Profundidad de la anestesia • Admisión a la unidad de cuidados intensivos • Infección • Dolor • Alteraciones del sueño • Uso de restricción física

Schenning KJ, Deiner SG. Postoperative delirium in the geriatric patient. *Anesthesiol Clin* 2015;33(3):505–516. Copyright © 2015 Elsevier. Adaptado con autorización.

Evaluación de la paciente con delírium

Una vez establecido el diagnóstico de delírium postoperatorio, es importante reconocer que algunas de las causas de este trastorno pueden poner en riesgo la vida, por lo que requieren acción inmediata. La historia clínica se debe centrar en los acontecimientos que precipitaron su aparición, como caídas o cambios repentinos en la medicación (opiáceos y sedación). El cirujano debe considerar siempre la probabilidad de síndrome de abstinencia al alcohol, ya que su consumo suele informarse poco. La revisión de los signos vitales y valores de laboratorio o la hipoxemia pueden sugerir septicemia, hipovolemia, anemia o deshidratación. La exploración física debe centrarse en los sitios más frecuentes de infección (pulmones, heridas y catéteres). La retención urinaria puede presentarse como resultado de la medicación o infección. Los estudios de laboratorio más útiles incluyen la glucosa sérica, la química sanguínea, la biometría hemática (hemograma completo) y la búsqueda consciente de anemia. En pacientes con signos vitales inestables se debe preservar, primordialmente, el ABC básico (control de vía aérea, oxígeno suplementario y expansión de volumen de líquidos).

Tratamiento del delírium

En el tratamiento del delírium postoperatorio, se debe atender primero a las causas subyacentes. Una vez que han sido corregidas, es importante recordar que la resolución del delírium se puede retrasar. Las pacientes de edad avanzada o con enfermedad grave recuperan los ciclos del sueño y la orientación con mayor lentitud. Se debe solicitar a los familiares y amigos que ayuden a favorecer la estimulación diurna y promuevan el descanso nocturno. Los alimentos en intervalos regulares y la comunicación para la orientación de la paciente son simples y eficaces. Una habitación oscura y silenciosa durante la noche y la disminución de las interrupciones ayudan a promover el sueño. Si la paciente requiere sedación, los neurolépticos como el haloperidol, neurolépticos atípicos como la olanzapina o dosis bajas de inhibidores de la recaptación de serotonina, como la trazodona, son mejor tolerados que las benzodiazepinas.

Complicaciones cardíacas

Enfermedad hipertensiva

Las pacientes con hipertensión no controlada en el preoperatorio (presión diastólica > 110 mm Hg) tienden a tener más labilidad en la presión arterial después de la cirugía, en comparación con aquellas con hipertensión controlada adecuadamente. Existe una serie de detonantes que pueden elevar la presión arterial en las primeras 24 h posteriores a la cirugía. Primero, el retiro abrupto de los β-bloqueadores o de fármacos antiadrenérgicos de acción central, como la clonidina, puede ocasionar hipertensión por rebote. En la recuperación postoperatoria tardía, la hiperactividad adrenérgica puede ser detonada por un control inadecuado del dolor o por abstinencia al alcohol. Finalmente, la sobrecarga de líquidos y la hipertensión se pueden observar cuando hay retorno del exceso de líquido intersticial hacia el espacio intravascular. En el control agudo de la presión arterial, la presión arterial media no debe disminuir más del 20% o a un nivel menor de 160/100 mm Hg.

Enfermedad valvular

Las pacientes con defectos cardíacos estructurales subyacentes se caracterizan por un aumento en el riesgo de desarrollar endocarditis después de un procedimiento invasivo. Las anomalías valvulares, endocárdicas o del endotelio pueden albergar bacterias transmisibles por sangre durante un período más largo y causar infecciones e inflamación. La American Heart Association acepta que la profilaxis antibiótica es razonable en pacientes con alto riesgo de endocarditis, como en las mujeres con prótesis valvular, enfermedades congénitas cardíacas cianóticas o con antecedentes de endocarditis (incluso sin anomalías estructurales). Por otra parte, no hay evidencia de la profilaxis para endocarditis infecciosa en procedimientos genitourinarios ni en los gastrointestinales.

Se debe sospechar de enfermedad valvular en pacientes que experimentan síntomas de insuficiencia cardíaca congestiva o síncope en el postoperatorio, así como en aquellas con antecedentes de enfermedad reumática cardíaca (ERC).

Estenosis aórtica

La *estenosis aórtica* (EA) es una obstrucción fija del conducto de salida del ventrículo izquierdo, lo que limita la reserva cardíaca y la adecuada respuesta al estrés. El volumen sistólico puede permanecer fijo debido a la obstrucción del flujo de salida y, por lo tanto, la bradicardia disminuirá el gasto cardíaco. De esta manera, las pacientes con EA toleran poco la hipotensión. Las mujeres con enfermedad valvular aórtica tienen un mayor riesgo de isquemia miocárdica.

Insuficiencia aórtica

La insuficiencia aórtica se asocia con flujo retrógrado hacia el ventrículo izquierdo durante la diástole y volumen sistólico reducido. La bradicardia facilita la insuficiencia por incremento en el tiempo diastólico. El tratamiento médico incluye el control de la frecuencia cardíaca y la reducción de la poscarga por medio de nifedipino.

Estenosis mitral

La estenosis mitral es una obstrucción en la entrada que evita el adecuado llenado del ventrículo izquierdo. La presencia de taquicardia disminuye el tiempo de llenado y puede ocasionar congestión pulmonar. Los diuréticos y agentes reductores de la poscarga favorecen el flujo hacia adelante y limitan la congestión cardiopulmonar. La insuficiencia mitral también puede afectar la función ventricular izquierda, lo que ocasiona disminución en la fracción de eyección e insuficiencia cardíaca congestiva. La disminución en la resistencia vascular sistémica y el incremento en la contribución auricular a la fracción de eyección pueden mejorar el flujo anterógrado y reducir la cantidad de regurgitación. La insuficiencia mitral también se asocia con hipertensión pulmonar congestiva, ya que la válvula patológica evita el flujo anterógrado y ocasiona dilatación de la aurícula izquierda.

Prolapso de la válvula mitral

El prolapso de la válvula mitral (PVM) se presenta en hasta el 15% de las pacientes y se asocia por lo general con chasquido mesosistólico y soplo telesistólico durante la auscultación. La morbilidad relacionada con cardiopatías, como los episodios tromboembólicos, endocarditis y desarrollo de insuficiencia cardíaca, fue más predecible debido a la presencia de PVM asociada con insuficiencia de la válvula mitral y disfunción ventricular izquierda. Se recomienda reducir al mínimo la precarga durante el período perioperatorio, ya que puede agravar el PVM. Las pacientes con PVM tienen riesgo de arritmias ventriculares a causa de la estimulación simpática, pero este riesgo puede limitarse con un adecuado control del dolor.

Infarto de miocardio

El infarto de miocardio (IM) es raro, aunque la incidencia puede ser de hasta el 37% en pacientes a quienes se les realiza una cirugía dentro de los 3 meses siguientes a un IM. La disminución en el suministro de oxígeno y el incremento en la demanda pueden aumentar el riesgo de isquemia coronaria perioperatoria. Las alteraciones que reducen la demanda de oxígeno incluyen hipotensión, disminución de la perfusión coronaria o baja capacidad de transporte de oxígeno ocasionada por anemia. El incremento en la poscarga y la taquicardia, así como el aumento de la contractilidad cardíaca, pueden elevar la demanda miocárdica de oxígeno.

La mayoría de las pacientes con IM postoperatorio no presentan los síntomas clásicos de dolor o presión precordial. Estos en parte se encuentran enmascarados por los analgésicos postoperatorios. La molestia más frecuente es la disnea. Los cambios en el electrocardiograma del IM postoperatorio no siempre muestran los hallazgos clásicos, como cambios en el segmento ST y las ondas Q patológicas, y tienden a ser menos definidos. Las alteraciones en la isoenzima CK (CK-MB) se observan dentro de las primeras 6 h y las troponinas cardíacas I y T son muy específicas después para el diagnóstico de IM. El tratamiento del IM postoperatorio difiere del de las pacientes no quirúrgicas y su tarea principal se centra en permitir la liberación y el uso del equilibrio de oxígeno. Se da especial atención a la corrección de la arritmia y a la mejoría del estado hemodinámico. La unidad de cuidados intensivos es la mejor opción para proveer la vigilancia continua, el soporte cardiopulmonar y la consulta en cardiología.

Complicaciones pulmonares

Las complicaciones pulmonares postoperatorias después de una cirugía ginecológica permanecen como una causa de aumento en la morbilidad, la mortalidad y el reingreso. La atelectasia, la neumonía y la embolia pulmonar continúan ocurriendo después de la cirugía abdominal a pesar de los avances en la anestesia, la cirugía y los tratamientos postoperatorios. Esto puede ser ocasionado porque la cirugía ginecológica se realiza cada vez más en pacientes de edad avanzada, con múltiples comorbilidades y con riesgo aumentado para el desarrollo de complicaciones pulmonares postoperatorias. Los factores de riesgo para complicaciones pulmonares postoperatorias en las pacientes en las que se llevó a cabo una cirugía ginecológica varían entre estudios, pero son congruentes con las de otras pacientes en las que se realizan procedimientos quirúrgicos abdominales.

Efectos de la anestesia

La anestesia general ocasiona alteraciones importantes en la fisiología respiratoria (**tabla 11-4**). Los fármacos anestésicos influyen no solo en la respuesta ventilatoria al oxígeno y al dióxido de carbono, sino también en el patrón respiratorio. Los fármacos inhalados e intravenosos ocasionan la reducción en la respuesta ventilatoria, pero difieren en sus efectos sobre los patrones respiratorios. El patrón respiratorio clásico ocasionado por anestésicos inhalados es rítmico, rápido y superficial con espiraciones prolongadas, mientras que la anestesia intravenosa se asocia con respiraciones lentas y profundas. Durante la cirugía hay poco metabolismo de los anestésicos inhalados y la mayor parte de estos se almacena en tejidos como el músculo y en la grasa.

Al final de la anestesia, la mayor parte del fármaco anestésico se elimina por medio de los pulmones. Los largos períodos de anestesia pueden ocasionar concentraciones significativas del anestésico, lo que lleva a más almacenamiento tisular y a una fase de recuperación más prolongada. Este efecto prolongado de la anestesia puede causar depresión respiratoria clínicamente significativa en el período postoperatorio.

TABLA 11-4
Efectos de la anestesia en la fisiología respiratoria
Respuesta ventilatoria reducida al oxígeno y al dióxido de carbono
Patrón respiratorio rápido, rítmico y superficial
Capacidad residual funcional reducida
Disfunción diafragmática
Atelectasia
Desfase ventilación-perfusión
Atenuación de la vasoconstricción hipóxica
Deterioro en la eliminación mucociliar

Los cambios en la función pulmonar observados después de la anestesia y la cirugía son resultado principalmente de la disminución en la capacidad vital y en la capacidad residual funcional, así como del edema pulmonar. Estos cambios se acentúan en las pacientes con obesidad, tabaquismo intenso o enfermedad pulmonar preexistente. El número de unidades alveolares funcionales que participan activamente en el intercambio gaseoso se relaciona directamente con la capacidad funcional residual. Las pacientes de edad avanzada son particularmente vulnerables debido a la disminución en la distensibilidad pulmonar y al aumento en el volumen de cierre, en el volumen residual y en el espacio muerto; todos ellos favorecen el riesgo postoperatorio de atelectasia.

La disminución postoperatoria de la capacidad residual funcional es ocasionada por respiraciones superficiales del volumen corriente sin expansiones máximas periódicas, lo que puede ser causado en parte por el dolor. En la respiración normal del humano, la insuflación de la capacidad pulmonar total ocurre varias veces por hora. Si se eliminan estas insuflaciones máximas, comienza a ocurrir colapso alveolar dentro de las pocas horas, lo que lleva a derivación transpulmonar y atelectasia. Un cambio importante en el seguimiento de la cirugía es el cambio en la función del bombeo respiratorio del diafragma a los músculos accesorios de la inspiración y la espiración. Esto ocasiona un patrón respiratorio rápido y superficial. La función contráctil del diafragma se altera por la inhibición de las señales del nervio frénico debido a la estimulación de las vías nerviosas viscerales y somáticas durante la manipulación de las vísceras y el peritoneo visceral. La reducción en la capacidad funcional residual puede generar eventos adversos notables en el intercambio gaseoso postoperatorio, especialmente el desarrollo de hipoxemia.

Atelectasia

La *atelectasia* es, conceptualmente, la ausencia de gas en una parte o en la totalidad de los pulmones debido a la dificultad en la expansión o reabsorción de gas desde el alvéolo. Sin embargo, la definición de atelectasia no es uniforme entre estudios clínicos; la mayor parte de estos catalogan la atelectasia dentro de la definición general de complicaciones pulmonares postoperatorias. Los criterios usualmente aceptados para el diagnóstico de atelectasia incluyen la alteración en la oxigenación en un contexto clínico en el que es probable la atelectasia, temperatura inexplicable mayor de 38 °C y radiografía de tórax con datos de pérdida de volumen o nuevas opacificaciones en el espacio aéreo.

Los efectos fisiopatológicos de las atelectasias incluyen disminución de la distensibilidad respiratoria, aumento de la resistencia vascular pulmonar, predisposición a daño pulmonar agudo e hipoxemia. Esto ocurre dependiendo de la áreas pulmonares afectadas dentro de los primeros 5 min de la inducción anestésica en una paciente con pulmones sanos y lleva a una derivación fisiológica. Aunque la mayoría de las cirugías ginecológicas se realizan en la pelvis, la extensión de las incisiones quirúrgicas y los procedimientos operatorios hacia el abdomen superior incrementan los efectos respiratorios (**tabla 11-5**). Las atelectasias también pueden ser precursoras de otras complicaciones postoperatorias más graves como la neumonía postoperatoria.

TABLA 11-5
Efectos de la cirugía abdominal superior en la fisiología respiratoria

Reducción en los volúmenes pulmonares: volumen residual, capacidad pulmonar total, capacidad residual funcional y capacidad vital

Inhibición refleja de la actividad del nervio frénico, lo que ocasiona disminución de la función diafragmática

Incremento en el uso de los músculos intercostales y cervicales accesorios de la inspiración

Contracción tónica y fásica de los músculos abdominales espiratorios

Los factores de riesgo implicados en el desarrollo de atelectasias después de una cirugía abdominal incluyen edad avanzada, obesidad, sepsis intraperitoneal, tiempo de anestesia prolongado, colocación de sonda nasogástrica y hábito tabáquico. El uso rutinario de sonda nasogástrica incrementa significativamente la tasa de atelectasias sin reducir el riesgo de broncoaspiración en comparación con la descompresión selectiva.

La medio principal para reducir al mínimo las atelectasias es la respiración profunda. La movilización temprana y la incitación a tomar respiraciones profundas (especialmente en bipedestación) suelen ser suficientes en la mayoría de las pacientes. Los ejercicios voluntarios de insuflación permiten la redistribución de gas en las áreas de poca distensibilidad. Los ejercicios eficaces de respiración profunda requieren que la paciente esté consciente y cooperativa. No se recomienda la fisioterapia pulmonar de rutina después de una cirugía abdominal, ya que puede extenuar a la paciente e inducir broncoespasmo, lo que puede llevar a hipoxemia transitoria. La hiperinsuflación respiratoria puede facilitarse por medio del uso de un espirómetro de incentivo. Esto es particularmente útil en pacientes con mayor riesgo de complicaciones pulmonares (p. ej., edad avanzada, debilidad y obesidad mórbida).

El riesgo de atelectasia se puede reducir en ciertas intervenciones. Se observan menos atelectasias después de los procedimientos laparoscópicos, en comparación con las cirugías abiertas, ya que disminuye el dolor postoperatorio y, por lo tanto, los efectos adversos en la función respiratoria muscular posquirúrgica. También la suspensión del tabaquismo es eficaz si esta se inicia con antelación a la cirugía (6-8 semanas antes de la operación). Si la suspensión del tabaquismo se lleva a cabo muy próxima a la intervención, la mejoría en la depuración mucociliar, en combinación con la reducción en la capacidad para toser, puede acumular secreciones y llevar paradójicamente a incrementar el riesgo de complicaciones pulmonares postoperatorias.

Edema pulmonar

El edema pulmonar es ocasionado por una presión hidrostática elevada (debido a insuficiencia ventricular izquierda o sobrecarga de líquido, incremento en la permeabilidad capilar o ambas). El edema del parénquima pulmonar estrecha los bronquios e incrementa la resistencia en la vasculatura pulmonar. Además, el edema pulmonar puede aumentar el riesgo de infección pulmonar. La sepsis sistémica incrementa significativamente la permeabilidad capilar. En ausencia de una fuente evidente, el desarrollo del edema pulmonar postoperatorio debe considerarse como evidencia de septicemia. El manejo adecuado de líquidos en el período postoperatorio y la atención oportuna de la insuficiencia cardíaca son medidas preventivas importantes.

Neumonía

La neumonía adquirida en la comunidad es la segunda infección intrahospitalaria más frecuente en los Estados Unidos, con alta tasa de morbilidad y mortalidad asociada. Su incidencia en las pacientes quirúrgicas varía según el procedimiento quirúrgico y el hospital encuestado (1-19%). Los patógenos bacterianos que ocasionan neumonía intrahospitalaria más frecuentemente incluyen bacilos aerobios gramnegativos como *Pseudomonas aeruginosa*, *Escherichia coli*, *Klebsiella pneumoniae* y las especies de *Acinetobacter*.

El diagnóstico de la neumonía intrahospitalaria es difícil debido a la presentación clínica inespecífica. Las guías de 2016 de la Infectious Diseases Society of America y la American Thoracic Society para el tratamiento de la neumonía intrahospitalaria continúan con la recomendación del diagnóstico clínico con base en los hallazgos de infiltrado pulmonar nuevo, con evidencia de que el origen de este es infeccioso, lo que incluye la aparición de fiebre mayor de 38 °C, esputo purulento, leucocitosis y disminución en la oxigenación. La neumonía intrahospitalaria se desarrolla en 48 h o más después de la admisión hospitalaria y es ocasionada por un microorganismo que no estaba en incubación al momento de la hospitalización.

Se recomiendan los regímenes antibióticos de amplio espectro en el tratamiento de la neumonía no intrahospitalaria (tabla 11-6). Si se tiene alta sospecha de broncoaspiración, se debe considerar tratamiento para anaerobios (con metronidazol o clindamicina). El algoritmo apoyado por la American Thoracic Society se muestra en la figura 11-1.

El tratamiento inicial es intravenoso, con cambio a la vía entérica en algunas pacientes con respuesta clínica favorable y sistema digestivo funcional. El tratamiento combinado se debe utilizar de forma inicial si la paciente se encuentra en alto riesgo de infección por algún patógeno con resistencia múltiple a antibióticos. La monoterapia es apropiada en las pacientes de bajo riesgo. La duración del tratamiento, regularmente de 8 días, se debe basar en la respuesta clínica. Si la etiología es *Pseudomonas aeruginosa*, se requiere un período más largo, alrededor de 15 días. La mejoría clínica toma por lo general 48-72 h y el tratamiento no debe cambiarse durante este lapso a menos que haya un rápido deterioro clínico. El tratamiento debe ajustarse a la respuesta de la paciente y centrarse en el mejor régimen posible basado en estudios microbiológicos. Las pacientes que no responden al tratamiento deben ser evaluadas buscando organismos resistentes a antibióticos, complicaciones de neumonía (p. ej., derrame pleural o empiema), sitios extrapulmonares de infección o causas infecciosas de síntomas y signos de neumonía (p. ej., fiebre medicamentosa con daño pulmonar inducida por medicamentos).

TABLA 11-6
Tratamiento de la neumonía intrahospitalaria fuera de la unidad de cuidados intensivos

Betalactámico/inhibidor de betalactamasa o Cefalosporina de tercera generación o Fluoroquinolonas	**Neumonía intrahospitalaria de aparición temprana** < 5 días
Cefalosporina activa contra *Pseudomonas* o Fluoroquinolonas	**Neumonía intrahospitalaria de aparición tardía** > 5 días
Betalactámicos + Aminoglucósido o Quinolona	**Neumonía intrahospitalaria grave con factores de riesgo para** *P. aeruginosa* Bacilos gramnegativos
Carbapenémicos o Betalactámico/inhibidor de betalactamasa	**Anaerobios**
Vancomicina o Linezolid	**SARM** (*S. aureus* resistente a meticilina)

Kalil AC, Metersky ML, Klompas M, et al. Management of adults with hospital-acquired and ventilator-associated pneumonia: 2016 clinical practice guidelines by the Infectious Diseases Society of America and the American Thoracic Society. *Clin Infect Dis* 2016;63(5):e61–e111; Di Pasquale M, Aliberti S, Mantero M, et al. Non-intensive care unit acquired pneumonia: a new clinical entity? *Int J Mol Sci* 2016;17(3):287. Adaptado con autorización.

Insuficiencia respiratoria

La mayoría de las pacientes toleran los cambios postoperatorios en la función pulmonar sin dificultad. Las pacientes que tienen función pulmonar preoperatoria reducida pueden estar imposibilitadas para mantener ventilación adecuada en el período postoperatorio inmediato y pueden desarrollar insuficiencia respiratoria.

Los factores de riesgo para insuficiencia respiratoria temprana son cirugía abdominal superior, traumatismo grave y enfermedad pulmonar preexistente. En la mayoría de las pacientes afectadas por esta alteración, la insuficiencia respiratoria se desarrolla en un lapso breve de tiempo (en hasta 2 h), sin evidencia de una causa precipitante. En contraste, la insuficiencia respiratoria en el postoperatorio tardío (que se desarrolla más allá de las 48 h después de la cirugía) generalmente es detonada por algún acontecimiento como embolia pulmonar, distensión abdominal o sobredosis de opiáceos.

La insuficiencia respiratoria se presenta con taquipnea (p. ej., 25-30 respiraciones por minuto) con bajo volumen corriente. Las evidencias de laboratorio son la elevación aguda de PCO_2 por encima de 45 mm Hg y la disminución de PO_2 por debajo de 60 mm Hg.

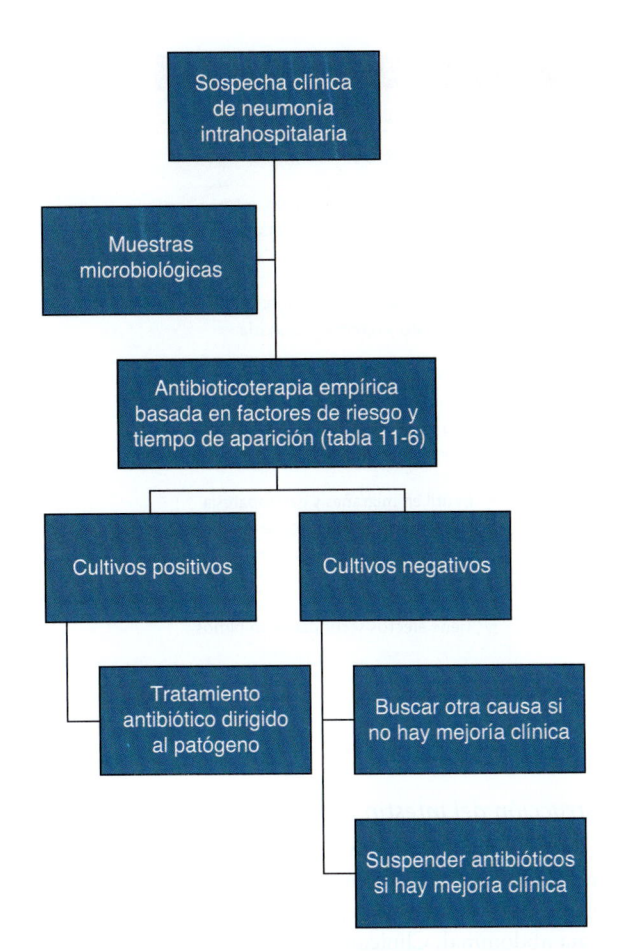

FIGURA 11-1 Algoritmo para el tratamiento de neumonía intrahospitalaria (Di Pasquale M, Aliberti S, Mantero M, et al. Non-intensive care unit acquired pneumonia: a new clinical entity? *Int J Mol Sci* 2016;17(3):287. doi: 10.3390/ijms17030287. https://creativecommons.org/licenses/by/4.0/. Adaptado con autorización).

El tratamiento inicial consiste en intubación endotraqueal y apoyo ventilatorio para asegurar la ventilación alveolar adecuada. Después de la intubación, es importante determinar si existe algún otro problema pulmonar que requiera tratamiento inmediato, como atelectasia, neumonía de nueva aparición o neumotórax.

La prevención de insuficiencia respiratoria requiere cuidados pulmonares postoperatorios estrictos. Es importante evitar la deshidratación en las pacientes con neumopatía preexistente. La compensación de la insuficiencia pulmonar ocurre por medio de la hiperventilación. Este trabajo adicional ocasiona más evaporación de agua y deshidratación. La hipovolemia conlleva secreciones más secas y esputo espeso, lo que dificulta la limpieza de la vía aérea. Por otra parte, el colapso alveolar puede ocurrir por desplazamiento del gas estabilizador (nitrógeno) del alvéolo debido a la alta fracción inspirada de O_2 (FIO_2). Finalmente, la FIO_2 alta puede alterar la función del centro respiratorio, lo que ocasiona hipoxemia relativa y, con ello, descenso en la ventilación.

Complicaciones gastrointestinales

Después de los procedimientos laparoscópicos, el peristaltismo gastrointestinal disminuye temporalmente. Este reaparece en el intestino delgado dentro de las primeras 24 h, pero el peristaltismo gástrico puede regresar más lentamente. El funcionamiento del colon derecho ocurre dentro de las 48 h y el del colon izquierdo dentro de las 72 h.

Náuseas y vómitos postoperatorios

Las náuseas y vómitos postoperatorios son algunas de las quejas más frecuentes después de una cirugía, con incidencia del 30-70% en pacientes de alto riesgo. Entre las pacientes con riesgo incrementado de náuseas y vómitos postoperatorios se encuentran las no fumadoras, mujeres con antecedentes de cinetosis (mareos) o náuseas y vómitos postoperatorios, así como aquellas con cirugías prolongadas.

La prevención farmacológica de las náuseas y vómitos postoperatorios se debe ajustar al grado de riesgo de la paciente. El tiempo de recuperación se reduce mediante el uso combinado de fármacos antieméticos profilácticos en pacientes con riesgo de moderado a alto de desarrollar náuseas y vómitos postoperatorios. Los elementos clave para mejorar la recuperación después de la cirugía también incluyen técnicas analgésicas alternativas a los opiáceos e hidratación apropiada. Las náuseas persistentes pueden disminuir con la combinación de fármacos de distintas clases (**tabla 11-7**).

Íleo

El íleo postoperatorio es una alteración transitoria de la motilidad gastrointestinal normal que ocurre después de una cirugía abdominal. Se caracteriza por náuseas, vómitos, distensión abdominal, dolor, estreñimiento y ausencia de emisión de gases rectales, así como acumulación de gas y líquido en el intestino, además de poca tolerancia a la vía oral. El íleo prolongado es una complicación frecuente tras los procedimientos laparoscópicos que se observa en hasta el 40% de las pacientes, incluso si los intestinos no fueron manipulados.

El mecanismo exacto del íleo postoperatorio no se ha logrado explicar en su totalidad. Algunos estudios sugieren que pueden estar implicados mecanismos neurológicos e inflamatorios. Las paredes intestinales albergan reflejos inhibitorios dentro del plexo neural, entre el conducto gastrointestinal y la médula espinal. Estas vías neurales pueden contribuir al desarrollo del íleo durante la laparotomía sin manipulación de intestinos. Además, algunos mediadores inflamatorios, como el óxido nítrico, presentes en intestinos manipulados y en la peritonitis, pueden tener un papel en el desarrollo del íleo. Las causas no quirúrgicas del íleo incluyen medicamentos y alteraciones electrolíticas.

Se sabe que la deambulación temprana suele ser útil en la prevención del íleo postoperatorio. Mientras que se ha comprobado que caminar y estar de pie en el período postoperatorio temprano tiene importantes beneficios en la función pulmonar y en la prevención de la neumonía, la movilización no ha demostrado efectos en el íleo postoperatorio.

TABLA 11-7
Medicamentos antieméticos

NOMBRE	CLASE	DOSIS	COMENTARIOS
Difenhidramina	Antihistamínico	25-50 mg v.o c/6 h 25 mg i.v./i.m c/6 h	• Puede ocasionar sedación, estreñimiento y retención urinaria
Hidroxizina	Antihistamínico	25-100 mg v.o./i.m. c/6 h	• No para uso i.v. • Puede ocasionar sedación, estreñimiento y retención urinaria
Prometazina	Derivado de la fenotiazina	12.5-25 mg v.o./i.v./i.m. c/6 h	• Tiene actividad anticolinérgica • Puede ocasionar síndrome neuroléptico maligno, síntomas extrapiramidales y convulsiones
Metoclopramida	Antagonista de la dopamina	5-10 mg v.o. c/6 h 10-20 mg i.m. c/6 h	• Es útil en migrañas y gastroparesia • Puede ocasionar síndrome neuroléptico maligno, síntomas extrapiramidales y convulsiones
Ondansetrón	Antagonista de la serotonina	4-8 mg v.o./i.v./i.m. c/6-12 h	• Tiene efectos secundarios mínimos

i.m., intramuscular; i.v., intravenosa; v.o, vía oral.

De acuerdo con la literatura especializada sobre el colon y el recto, masticar goma de mascar puede reducir los tiempos para el primer flato y la primera defecación. También alvimopán, un antagonista de los receptores opioides μ del tubo digestivo, puede prevenir la formación del íleo. El abordaje quirúrgico mínimamente invasivo y el uso de analgésicos no opiáceos se reconocen como una estrategia bien establecida para reducir la incidencia del íleo. Se ha demostrado que la analgesia con opiáceos, si bien es eficaz para disminuir el dolor postoperatorio, aumenta la duración del íleo postoperatorio, especialmente cuando se utiliza en forma de infusión continua o como ACP. Se han llevado a cabo numerosos estudios para comparar varios tipos de analgésicos opiáceos con el objetivo de encontrar alguno que no prolongue el íleo. Hasta el momento no se ha encontrado ningún medicamento superior; todos los disponibles ocasionan íleo.

Se puede reconocer el íleo a partir de signos clínicos como la distensión abdominal, náuseas y la ausencia de ruidos intestinales y gases, lo que debe acelerar el diagnóstico. Las imágenes de rayos X habitualmente muestran asas dilatadas de intestino delgado y colon. Por otra parte, no hay un estudio de laboratorio específico para determinar el íleo mecánico, pero puede ser útil evaluar los electrólitos séricos para asegurar las concentraciones normales de potasio.

El tratamiento de la paciente con íleo debe iniciarse con líquidos intravenosos para reemplazar la deficiencia de volumen y corregir las alteraciones electrolíticas y del equilibrio acidobásico. Se puede considerar la descompresión gastrointestinal selectiva (por sonda nasogástrica) en pacientes con vómitos. Si hay evidencia de infección o septicemia, se deben brindar antibióticos oportunamente. El tratamiento conservador se puede continuar por algunos días con observación clínica estrecha y vigilancia de los electrólitos.

Obstrucción del intestino delgado

La obstrucción intestinal postoperatoria *temprana* se define como la obstrucción mecánica del intestino, principalmente el delgado, que ocurre en los primeros 30 días después de una cirugía abdominal. Clínicamente puede confundirse con íleo; estas entidades pueden superponerse (**tabla 11-8**). La obstrucción intestinal también debe considerarse cuando hay hallazgos similares a los del íleo; sin embargo, puede requerirse una tomografía computarizada (TC) o algún estudio con medio de contraste para descartar la obstrucción. La presentación clínica de la obstrucción intestinal postoperatoria temprana incluye cólicos intestinales, vómitos, distensión abdominal y estreñimiento. La incidencia de la obstrucción intestinal postoperatoria temprana varía entre los estudios publicados debido a la dificultad para diferenciar el íleo de esta afección. La incidencia informada varía del 0.7 al 9.5% de las cirugías abdominales.

Numerosas series de estudios retrospectivos indican que cerca del 90% de los casos de obstrucción intestinal postoperatoria temprana son ocasionados por adherencias inflamatorias. Esto ocurre como resultado de una lesión en la superficie del intestino y el peritoneo durante la manipulación quirúrgica. La liberación de mediadores de la inflamación después de una lesión lleva a la formación de adherencias fibrinosas entre la superficie serosa y la peritoneal. Conforme los mediadores inflamatorios son disipados y la lesión disminuye, las adherencias eventualmente maduran a estructuras con forma de banda, firmes y fibrosas. En el período postoperatorio temprano, las adherencias se encuentran en forma inflamatoria fibrinosa; por ello, habitualmente no ocasionan obstrucción mecánica completa.

La hernia interna, que puede ser difícil de diagnosticar antes de la siguiente laparotomía, es la causa más frecuente de obstrucción intestinal postoperatoria temprana. La

TABLA 11-8
Diagnóstico diferencial entre el íleo postoperatorio y la obstrucción postoperatoria

CARACTERÍSTICA CLÍNICA	ÍLEO POSTOPERATORIO	OBSTRUCCIÓN POSTOPERATORIA
Dolor abdominal	Molestia por distensión pero no cólico intestinal	Cólico intestinal progresivamente intenso
Relación con cirugía reciente	Habitual dentro de las 48-72 h posquirúrgicas	Aparición tardía: 5-7 días posquirúrgicos
Náuseas y vómitos	Presentes	Presentes
Distensión	Presente	Presente
Ruidos intestinales	Ausentes o hipoactivos	Borborigmos con ruidos peristálticos aumentados y de tono agudo
Fiebre	Solo si se asocia con peritonitis	Se presenta rara vez a menos que haya necrosis intestinal
Radiografía abdominal	Asas distendidas de intestino delgado y colon; habitualmente presencia de gas en colon	Asas simples o múltiples de intestino distendido (principalmente intestino delgado) con niveles hidroaéreos
Tratamiento	Conservador con succión nasogástrica, enemas y estimulación colinérgica	Tratamiento conservador con descompresión nasogástrica. Exploración quirúrgica

hernia interna ocurre cuando se dejan brechas o defectos en el mesenterio o el epiplón, así como cuando se dejan sacos en el sitio de la cirugía abdominal. Por fortuna, la hernia interna es rara en el período postoperatorio temprano. Sin embargo, debe sospecharse en casos donde se han realizado anastomosis de intestino o colostomías. Los defectos en el cierre de la fascia durante una cirugía abierta pueden ocasionar obstrucción por una hernia postoperatoria encarcelada en la pared abdominal. A diferencia de las obstrucciones por adherencias, las hernias internas requieren de intervención quirúrgica debido al alto potencial de obstrucción completa y estrangulación del intestino.

El tratamiento de la obstrucción intestinal postoperatoria temprana depende de diferenciar la obstrucción por adhesión de una hernia interna, de otras causas y del íleo. Los médicos generalmente se basan en las imágenes radiológicas para distinguir el íleo de la obstrucción. La placa simple de abdomen suele mostrar niveles hidroaéreos y distensión en ambas condiciones, por lo que la discriminación entre íleo y obstrucción puede ser confusa. Los estudios de contraste del tubo digestivo superior utilizan un medio soluble en agua para brindar mayor precisión. Se ha demostrado que la TC con medio de contraste oral tiene 100% de sensibilidad y especificidad en la diferenciación del íleo postoperatorio frente a la obstrucción postoperatoria.

Una vez que se ha realizado el diagnóstico, el tratamiento debe ajustarse a las necesidades específicas de la paciente. Por lo general, se indica descompresión por sonda nasogástrica. Las claves son el reposo, la descompresión y el mantenimiento del volumen adecuado. La obstrucción intestinal por adherencias requiere de un período de tratamiento expectante y cuidados de apoyo, ya que la mayor parte de estos problemas se resuelven espontáneamente de esta manera. No hay evidencia que indique cuánto tiempo se debe brindar en el manejo conservador en la obstrucción de intestino delgado. En pacientes seleccionadas de manera apropiada, es razonable aguardar 2-5 días. Después de 14 días de manejo conservador, menos del 10% de las pacientes tendrán resolución espontánea y, por lo tanto, se debe considerar la exploración quirúrgica. Se recomienda la corrección quirúrgica expedita en los casos de obstrucción completa y ante la evidencia de TC que sugiere hernia interna u obstrucción intestinal completa.

Alimentación parenteral total

Después de un procedimiento abdominal o pélvico, cabe esperar un ingreso nutricional deficiente durante un lapso breve, generalmente bien tolerado. Sin embargo, en las pacientes que ya presentan deficiencia con retraso en el retorno del funcionamiento intestinal normal tras una cirugía (mayor de 7 días), se debe iniciar apoyo nutricional.

Aunque algunas pacientes pueden requerir apoyo parenteral después de la cirugía ginecológica, se prefiere la vía entérica, ya que se asocia con menor morbilidad. El apoyo nutricional entérico es eficaz en pacientes con intestino delgado funcional. Si la paciente no puede deglutir, se puede utilizar sonda nasogástrica para brindar el apoyo. Las pacientes que requieren apoyo entérico a largo plazo se benefician más de la gastrostomía o la yeyunostomía.

Algunas pacientes hospitalizadas pueden requerir de alimentación parenteral total (APT) en enfermedades como obstrucción gastrointestinal, íleo prolongado, síndrome del intestino corto, enteritis por radiación, absceso intraabdominal, pancreatitis, enteritis regional y fístula enterocutánea. Una paciente con cualquier alteración que no le permita el adecuado ingreso nutricional oral durante más de 7-10 días probablemente requiera alimentación parenteral central. Dado que es más sencillo mantener un estado nutricional adecuado que mejorar uno en malas condiciones, no debe retrasarse la decisión de utilizar APT. Esta puede ser administrada por acceso venoso periférico o central, según el estado nutricional inicial y el tiempo requerido de la APT.

Sin tener en cuenta la vía de administración, en toda paciente con apoyo nutricional se debe evaluar periódicamente el requerimiento para verificar que se esté proporcionando la nutrición adecuada. La determinación del requerimiento comienza con las necesidades calóricas y proteínicas por medio de fórmulas y normogramas para estimar el gasto energético basal. Hay que tomar en cuenta la estatura, el peso, la edad, el sexo, los factores estresantes y la actividad. En las pacientes posquirúrgicas, el requerimiento calórico basal para mantener el peso, con base en el peso corporal ajustado (PCA), es de 25 kcal/kg/día; el de proteínas es de aproximadamente 1-1.5 g/kg/d. Este objetivo debe ajustarse a mayores niveles en las pacientes con demanda metabólica extrema. Se debe tener en cuenta que algunas estimaciones pueden estar por debajo o por encima del requerimiento en algunos grupos, especialmente en los que tienen obesidad.

Independientemente de la vía de apoyo parenteral, también se deben brindar componentes nutricionales esenciales. Entre estos se incluyen hidratos de carbono, grasas, proteínas, vitaminas liposolubles e hidrosolubles, electrólitos, oligoelementos, aminoácidos y ácidos grasos esenciales. Los oligoelementos se proveen en abundancia en todas las alimentaciones entéricas y son parte de los aditivos estandarizados de las fórmulas parenterales.

En algunos hospitales, la administración de APT es facilitada por un equipo especializado de médicos, personal de enfermería y otros profesionales de la salud. Aunque la composición y la función exactas de los miembros de este equipo varían entre hospitales, la mayor parte consiste en un médico, una enfermera o enfermero, un farmacéutico y un nutriólogo. El rol del equipo varía en cada institución, desde consultas puntuales hasta el tratamiento completo de las necesidades nutricionales de la paciente. El abordaje en equipo en cualquiera de las formas es muy beneficioso para la paciente, porque provee un gran número de personal calificado, con experiencia y comunicación interdisciplinaria. Los miembros del equipo pueden proveer capacitación continua acerca de terapia nutricional, auditar con frecuencia, recolectar información sobre la calidad del proceso e investigar la manera de mejorar la eficacia y seguridad de la APT como modalidad de tratamiento. La mayoría de los equipos operan con protocolos estandarizados que cubren la evaluación de la paciente, las técnicas de inserción de catéteres, las soluciones a utilizar y la vigilancia del funcionamiento.

Una vez que la paciente pueda tolerar una dieta entérica que provea calorías suficientes, el cirujano puede descontinuar la APT. Sin embargo, la suspensión abrupta de la alimentación parenteral central puede ocasionar hipoglucemia de rebote. Se recomienda disminuir gradualmente la solución de hiperalimentación a 42 mL/h antes de descontinuarla. Algunas instituciones recomiendan que la paciente reciba glucosa al 10% durante 12 h adicionales una vez que se ha suspendido la alimentación parenteral central.

Complicaciones renales y desequilibrio electrolítico

El control postoperatorio del aparato genitourinario requiere vigilar de manera estrecha el gasto urinario y los electrólitos, evitar o usar cautelosamente medicamentos nefrotóxicos, conocer el peso diario y ajustar los medicamentos que son eliminados a través del riñón. La mortalidad posquirúrgica aumenta en caso de insuficiencia renal postoperatoria. La deshidratación previa a la cirugía puede ocasionar hipovolemia o hipotensión durante la intervención; ambas situaciones incrementan el riesgo de insuficiencia renal postoperatoria. Los medicamentos nefrotóxicos y la nefropatía por medio de contraste son causas frecuentes de insuficiencia renal por iatrogenia.

El aumento de la concentración sérica de nitrógeno ureico y creatinina, acompañados de oliguria (< 0.5 mL/kg/h), indican insuficiencia renal postoperatoria. El abordaje sistemático puede ser de gran ayuda para diferenciar la causa de la insuficiencia renal aguda en tres categorías: daño prerrenal, intrarrenal o posrenal.

Oliguria

La oliguria prerrenal es una respuesta fisiológica a la hipovolemia y es frecuente en el período postoperatorio. La disminución en la perfusión renal puede ser causada por hipovolemia, que a su vez es ocasionada por hemorragia aguda, vómitos, diarrea grave y reemplazo inadecuado de volumen durante la cirugía. La disminución de volumen se refleja como taquicardia e hipotensión ortostática. En respuesta a la hipovolemia, el sistema renina-angiotensina se activa y la hormona antidiurética es liberada para favorecer la reabsorción de sodio y agua en los túbulos renales. El suministro del volumen requerido es la clave del tratamiento principal. Entonces, es indispensable la adecuada evaluación de la deficiencia de líquidos en la paciente.

Las lesiones isquémicas pueden ocasionar necrosis de los túbulos renales y disminución en la filtración. Este daño puede ser más frecuente en los casos prerrenales, en los que los túbulos renales son más vulnerables a daño por agentes nefrotóxicos como los AINE, los aminoglucósidos y el medio de contraste. El cálculo de la fracción de excreción de sodio (FE_{Na}) por medio de las concentraciones de sodio (Na^+) y creatinina (Cr) séricos y urinarios puede ayudar a diferenciar entre oliguria prerrenal e intrarrenal (tabla 11-9). Una relación menor de 1 sugiere causa prerrenal, mientras que

TABLA 11-9
Fracción de excreción de sodio (FE_{Na})

$$FE_{Na} = \frac{Orina_{Na} \times Suero_{Cr}}{Orina_{Cr} \times Suero_{Na}} \times 100$$

	ORINA$_{Na}$	FE$_{Na}$
Prerrenal	< 20 mEq/L	< 1%
Intrarrenal	> 40 mEq/L	> 1%
Posrenal	> 40 mEq/L	> 3%

una mayor de 3 indica daño posrenal. También se observan las diferencias entre las concentraciones de sodio urinario. Una concentración menor de 20 mEq/L sugiere oliguria prerrenal, mientras que un valor mayor de 40 mEq/L indica estado intrarrenal.

La causa más frecuente de oliguria posrenal es la oclusión de la sonda de Foley. En las pacientes sin sonda es más probable la retención urinaria. Algunas causas más graves incluyen la ligadura o laceración del uréter o la vejiga. Cabe recordar que se puede observar producción normal de orina en las obstrucciones parciales o unilaterales. La presencia de hematuria, dolor en flanco o íleo amerita considerar una lesión de las vías urinarias. La presencia de hidronefrosis en la ecografía renal es altamente sensible y específica para confirmar obstrucción ureteral. Otros estudios de imagen que ayudan a identificar la obstrucción ureteral incluyen la TC con medio de contraste o la pielografía retrógrada. Sin embargo, el medio de contraste puede ser nefrotóxico y, por ello, la opción menos ideal en pacientes con creatinina elevada.

Desequilibrio electrolítico

Las anomalías electrolíticas son frecuentes en el período postoperatorio. La *hiponatremia* se define como la concentración sérica de sodio menor de 135 mEq/L y puede convertirse en sintomática si se encuentra debajo de 125 mmEq/L. La reanimación intensiva con cristaloides i.v., con soluciones hipotónicas, es la causa más frecuente. El síndrome de secreción inadecuada de hormona antidiurética (SIADH), ocasionado por dolor o medicamentos, también puede ocasionar hiponatremia por retención de agua. Finalmente, la pérdida de sodio puede ser provocada por diarrea, vómitos o succión nasogástrica. La hiponatremia puede producir encefalopatía metabólica asociada con edema cerebral, convulsiones, aumento de la presión intracraneal e incluso paro respiratorio. Sin embargo, los síntomas no se correlacionan con concentraciones específicas de sodio sérico. La velocidad de corrección ideal no excede de 0.5 mEq/L/h, con una meta de 130 mEq/L. La corrección intensiva puede ocasionar síndrome de desmielinización osmótica. La mayoría de los casos se subsanan con líquidos isotónicos y corrección de las alteraciones subyacentes.

Por el contrario, la *hipernatremia* se define como la concentración sérica de sodio superior a 145 mEq/L. Las causas frecuentes son pérdidas de líquidos corporales hipotónicos, como la diarrea, las secreciones gástricas y el sudor. La *diabetes insípida* es una enfermedad en la que se produce pérdida renal excesiva de agua libre de solutos. Esto ocasiona deshidratación en las células debido al esfuerzo de mantener el volumen del líquido en el compartimento intravascular. La retracción de las células encefálicas puede ocasionar sangrado vascular y daño neurológico permanente. El reemplazo de líquidos para corregir la inestabilidad hemodinámica se inicia con líquidos isotónicos o coloides. La retracción celular del encéfalo se corrige de forma intrínseca mediante la formación de compuestos compensatorios llamados *osmoles idiogénicos*. Por lo tanto, se debe evitar el tratamiento agresivo, ya que puede ocasionar edema cerebral, convulsiones, coma e, incluso, la muerte.

La *hipocalemia* se define como la concentración sérica de potasio por debajo de 3.5 mEq/L. Es ocasionada habitualmente por diarrea o pérdida renal anómala secundaria a alcalosis metabólica. Por lo general, la hipocalemia leve es asintomática, pero se pueden presentar algunos síntomas inespecíficos con la progresión, como astenia y estreñimiento. Puede haber necrosis muscular si las concentraciones caen por debajo de 2.5 mEq/L y desarrollar parálisis ascendente si disminuye por debajo de 2 mEq/L. El reemplazo de potasio puede ser oral o i.v. En comparación con la vía i.v., el potasio oral es más seguro, ya que entra a la circulación de forma más lenta y reduce el riesgo de hipercalemia iatrógena. La tasa máxima de potasio i.v. para reemplazo es de 20 mEq/h. Se debe recordar que la disminución de magnesio puede ocasionar hipocalemia resistente al tratamiento de reemplazo.

La *hipercalemia* se define como la concentración sérica de potasio mayor de 5.5 mEq/L. La hipercalemia se observa con más frecuencia en las pacientes con nefropatía. También es frecuente en la mionecrosis, la hemólisis y la acidosis. La seudohipercalemia puede ser ocasionada por hemólisis traumática o liberación de las células de una muestra coagulada. En hallazgos inesperados en una paciente asintomática, se deben repetir las mediciones a la brevedad. Las arritmias cardíacas aparecen en concentraciones superiores a 6.5 mEq/L, y la muerte se asocia con concentraciones mayores de 8 mEq/L. En estas pacientes se debe llevar a cabo monitorización cardíaca hasta que las concentraciones se normalicen. El tratamiento de la hipercalemia debe centrarse en regresar el potasio a las células por medio de insulina i.v., albuterol nebulizado o bicarbonato de sodio (si la paciente está en acidosis). El gluconato de calcio i.v. protege los cardiomiocitos y es antagonista del efecto del potasio en el sistema de conducción cardíaco. Se pueden administrar resinas de intercambio iónico por v.o. o rectal para secuestrar iones en el tubo digestivo y facilitar su excreción. Si las medidas anteriores fallan, se puede utilizar diálisis.

Transfusión postoperatoria

Cada año, más de 4 millones de personas reciben transfusiones sanguíneas. Existen distintos tipos de sangre y componentes sanguíneos para satisfacer cada indicación de transfusión.

Antes de la transfusión, es necesario confirmar la compatibilidad mediante pruebas cruzadas, que consisten en mezclar una muestra de la sangre de la paciente con la del donante para confirmar la ausencia de aglutinación. Se puede considerar la preparación para el tratamiento por medio de paracetamol y difenhidramina. Los signos y síntomas de reacción hemolítica a la transfusión pueden incluir dolor en flancos, hematuria, fiebre, escalofríos o dificultad respiratoria. Aunque las reacciones ocurren habitualmente durante la transfusión o inmediatamente después, pueden transcurrir varios días antes de que ocurra. El tratamiento incluye suspensión de la transfusión y control de los síntomas con líquidos i.v. y paracetamol.

Eritrocitos

La transfusión de eritrocitos, o paquetes globulares, se indica para incrementar la capacidad de transporte de oxígeno en pacientes anémicas. La mayoría de las pacientes asintomáticas pueden tolerar concentraciones de hemoglobina de 7-9 g/dL. Aunque la mayoría utiliza transfusiones a partir de 7 g/dL, las pacientes con cardiopatías, neumopatías o enfermedades cerebrovasculares pueden requerir transfusiones en concentraciones más altas. Se puede anticipar un aumento en la concentración de hemoglobina de 1 g/dL, o de un 3% en el hematócrito, por cada paquete globular transfundido.

Los paquetes globulares se obtienen mediante centrifugación de sangre total para retirar el plasma y agregando 100 mL de solución nutritiva de eritrocitos. Esto brinda una solución de 300-350 mL con hematócrito del 55-60%. En cambio, el paquete globular lavado se obtiene tras el uso de solución salina para retirar más del 98% de las proteínas plasmáticas en sangre total; primero se precipita y luego se reconstituye en 180 mL de solución salina. Las pacientes con reacciones alérgicas graves o recurrentes se pueden beneficiar de paquetes globulares lavados. Existen filtros para la reducción de leucocitos; estos eliminan más del 99.9% de los leucocitos contaminantes. La leucorreducción en especímenes almacenados es más eficaz que la filtración directa desde la paciente. Esta opción se puede ofrecer a las pacientes que presentan reacciones febriles recurrentes no hemolíticas con paquetes globulares y plaquetas. La leucorreducción también disminuye el riesgo de transmisión de citomegalovirus en pacientes inmunocomprometidas seronegativas a este virus.

Plaquetas

La transfusión de plaquetas está indicada para el control del sangrado activo en pacientes con trombocitopenia o en pacientes sin esta pero con enfermedades congénitas o adquiridas del funcionamiento plaquetario. La transfusión plaquetaria también se otorga de forma profiláctica a pacientes con recuentos menores de 55 000/µL que requieren procedimientos invasivos, incluyendo cirugías. El concentrado de plaquetas es un preparado a partir de sangre total. Se requiere la combinación de 6 unidades de sangre total para proveer la dosis de un adulto. Las indicaciones clínicas para el uso de plaquetas lavadas, irradiadas y leucorreducidas son similares a las mencionadas anteriormente. Un paquete de concentrado plaquetario eleva el recuento plaquetario en 30 000-60 000/µL. La vida útil de las plaquetas es corta, por lo que se requieren nuevas dosis cada 3-4 días.

El plasma fresco congelado (PFC) contiene concentraciones normales de todos los factores de la coagulación, albúmina y fibrinógeno. El PFC está indicado en el reemplazo de los factores de la coagulación en pacientes con deficiencia de estos, como se observa en la coagulación intravascular diseminada (CID) y en las transfusiones masivas. Un mililitro de PFC contiene una unidad de actividad de factor de coagulación. Se deben realizar pruebas de coagulación para determinar la eficacia y los intervalos apropiados de dosis. El PFC se indica solo en sangrado activo o si existe riesgo de sangrado en alguna cirugía emergente.

El crioprecipitado es el precipitado frío insoluble que se forma cuando el PFC es descongelado a 1-6 °C. Contiene 150 mg más de fibrinógeno, 80 UI o más de factor VIII, 40-70% más de factor de von Willebrand (FvW) y 20-30% más del factor XIII en comparación con la unidad habitual de PFC. Cada unidad (bolsa) de crioprecipitado aumenta la concentración de fibrinógeno en 5-10 mg/dL. Los crioprecipitados están indicados para la corrección de hipofibrinogenemia en la coagulopatía por dilución y la CID. Los crioprecipitados también mejoran la agregación y la adhesiones plaquetarias; además, ayudan a disminuir el sangrado en pacientes urémicas.

Cuidado de heridas

Durante las primeras horas tras el cierre de una herida, los espacios de esta se llenan con exudado inflamatorio. Las células epidérmicas de los bordes de la herida comienzan a dividirse y a migrar sobre su superficie. Cerca de 48 h después del cierre de la herida, las estructuras más profundas se encuentran completamente aisladas del ambiente externo. El vendaje que se aplica en el quirófano provee protección durante este lapso. Si la herida se encuentra seca, no se requiere aplicar vendajes nuevamente. Los vendajes húmedos deben ser retirados con mayor anticipación, ya que favorecen la contaminación bacteriana de la herida. El retiro de vendajes y el tratamiento de la herida durante las primeras 24 h se debe realizar con técnica aséptica. En caso de haberse utilizado grapas, estas pueden ser extraídas al quinto día postoperatorio y reemplazadas con cintas adhesivas. Deberá considerarse mantener durante más tiempo las grapas o los puntos en incisiones con mayor tensión o en zonas de movimiento (p. ej., región poplítea o axilas). Un estudio de revisión reciente realizado por Cochrane indica que bañar a la paciente posquirúrgica en las primeras 48 h no implica diferencia en la probabilidad de infección de la herida quirúrgica, en comparación con pacientes que se bañaron después de este lapso.

Tromboembolia venosa

Cada año ocurren cerca de 3 millones de episodios trombóticos venosos, o tromboembolia venosa (TEV), en los Estados Unidos. Cerca de 2 millones de esos casos corresponden a trombosis venosa profunda (TVP) en hospitales, con cerca de 250 000 embolias pulmonares (EP) mortales y 230 000 no mortales. El 25% de los episodios de EP son mortales y se ha reconocido que la TEV es la mayor causa prevenible de morbilidad y mortalidad en los Estados Unidos. El 10% de las muertes hospitalarias en aquel país se deben a EP, y algunos grupos de pacientes, especialmente las mujeres con malignidades ginecológicas, presentan mayor riesgo del habitual para desarrollar TEV, con una incidencia general del 15-20%. Sin tratamiento profiláctico, el riesgo de EP postoperatorio mortal entre estas pacientes puede ser de hasta el 40%. Más del 90% de las pacientes con EP tienen una TVP concomitante en miembro inferior o superior.

Diagnóstico de tromboembolia venosa

La presentación clínica de la TEV varía con base en la localización y extensión del trombo. Los signos y síntomas cardinales de la TVP son dolor, aumento de temperatura o edema asimétrico de un miembro. Las pacientes con riesgo alto, como las

TABLA 11-10
Escala de Ginebra revisada

FACTORES DE RIESGO	PUNTUACIÓN
Características de la paciente	
Edad mayor de 65 años	1
TVP o EP previa	3
Cirugía con anestesia general en el mes previo	2
Condición maligna activa (actualmente o considerada curada hace menos de 1 año)	2
Síntomas	
Dolor unilateral de miembro pélvico	3
Hemoptisis	2
Signos clínicos	
Frecuencia cardíaca de 75-94 lpm	3
Frecuencia cardíaca > 95 lpm	5
Dolor a la palpación profunda de venas en miembros inferiores o edema unilateral	4
PROBABILIDAD CLÍNICA	**PUNTUACIÓN TOTAL**
Baja	0-3
Intermedia	4-10
Alta	11 o mayor

Le Gal G, Righini M, Roy PM, et al. Prediction of pulmonary embolism in the emergency department: the revised Geneva score. *Ann Intern Med* 2006;144(3):165–171. Copyright © 2006 American College of Physicians. Todos los derechos reservados. Reimpreso con el permiso del American College of Physicians, Inc. Adaptado con autorización.

pueden alertar de forma anticipada para evitar que esta complicación convierta una cirugía exitosa en un deceso postoperatorio. Solo el 70% de las pacientes que mueren de EP tienen considerado este diagnóstico como diferencial, ya que los síntomas son inespecíficos y pueden mimetizar otras alteraciones cardíacas o pulmonares.

Los esfuerzos diagnósticos de radiología se centran en alcanzar un nivel aceptable de certeza diagnóstica de la EP para garantizar la terapia anticoagulante, con pruebas cada vez menos invasivas que permitan descartar otras causas de los síntomas de la paciente. A lo largo del tiempo, la probabilidad posprueba de una paciente se calculaba por medio de la combinación de la probabilidad preprueba de la condición evaluada (EP) y modificando los resultados del procedimiento radiológico. Este abordaje ha evolucionado en la última década. Se han desarrollado y validado en pacientes no quirúrgicas nuevos algoritmos de decisión clínica, basados en los criterios de Wells y la escala de Ginebra revisada (**tabla 11-10**). También hay grandes avances en las pruebas diagnósticas, principalmente la TC y la resonancia magnética (RM). Múltiples estudios han evaluado estas modalidades y el uso de estudios de imagen sumados a los criterios clínicos y las pruebas de laboratorio de dímero D (**fig. 11-2**). La prueba de alta sensibilidad de dímero D ha mejorado la especificidad del diagnóstico de la EP. Sin embargo, en el período postoperatorio esta prueba tiene menor valor, ya que las concentraciones de dímero D estarán elevadas por cualquier proceso trombótico significativo (p. ej., embarazo, recuperación de una cirugía y estado postraumático). En quienes se ha determinado por criterios clínicos que tienen alto riesgo de EP, la prueba agrega poco valor. En cualquier otra situación, el resultado negativo de la prueba de dímero D puede descartar de forma eficaz la EP o la TVP.

Radiografía de tórax

Las radiografías posteroanterior y lateral de tórax son estudios iniciales importantes en la evaluación de una probable EP. El descubrimiento de un motivo adicional para los síntomas agudos, como neumonía o derrame pleural, puede eliminar la necesidad de procedimientos radiológicos adicionales. Sin embargo, una radiografía de tórax normal no descarta la presencia de EP.

que tienen obesidad, cáncer o embarazo, se deben evaluar con especial cuidado. La EP tiene características definidas, pero la aparición de la deficiencia respiratoria puede venir precedida por hipotensión, dolor torácico y arritmia cardíaca. Estos

FIGURA 11-2 Propuesta de algoritmo de diagnóstico para la sospecha de trombosis venosa profunda o embolia pulmonar (TVP/EP). APTC, angiografía pulmonar por tomografía computarizada (Bates SM, Jaeschke R, Stevens SM, et al. Diagnosis of DVT: antithrombotic therapy and prevention of thrombosis, 9th ed: American College of Chest Physicians Evidence-Based Clinical Practice Guidelines. *Chest* 2012;141(2 suppl):e351S–e418S; Ryu JH, Swensen SJ, Olson EJ, Pellikka PA. Diagnosis of pulmonary embolism with use of computed tomographic angiography. *Mayo Clin Proc* 2001;76(1):59. Adaptado con autorización).

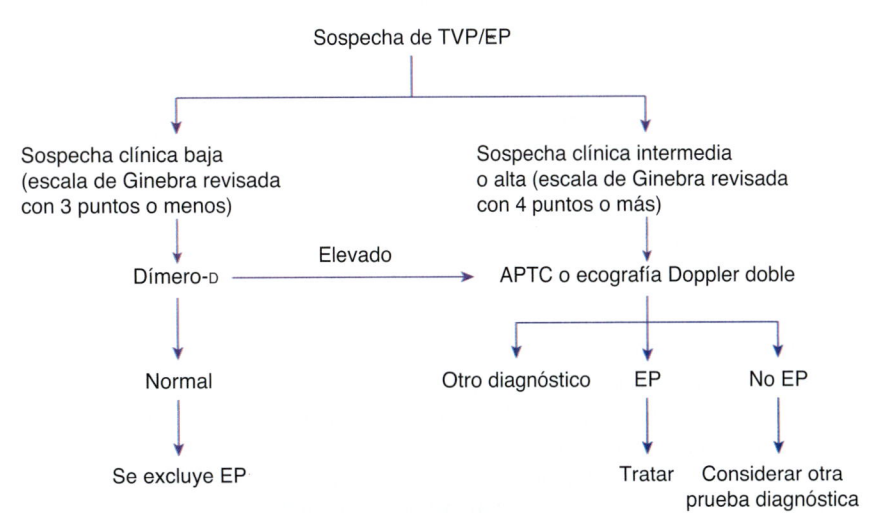

Ecografía Doppler doble

Esta es una técnica combinada que utiliza el método Doppler en tiempo real en un procedimiento conocido como *modo B* o *imagen Doppler doble*. Permite visualizar un vaso con un trombo en el interior. La alta sensibilidad y especificidad de la imagen en modo B o doble la han convertido en el método de imagen no invasivo de elección, por lo que reemplaza a la venografía como el estudio práctico estandarizado en el diagnóstico de TVP.

Tomografía computarizada

Hoy en día, la angiografía pulmonar por TC (APTC) con multidetectores es la modalidad de imagen de primera elección para evaluar pacientes con sospecha de EP. Según el American College of Radiography, la APTC utiliza un corte delgado obtenido por TC y lo reprograma para que coincida con el pico arterial o el reforzamiento venoso. Esto produce una base de datos volumétrica que es interpretada con reconstrucciones transversales y reacomodo de planos múltiples. El hecho de requerir procesamiento tridimensional de las imágenes es la principal diferencia entre la TC y la tomografía axial computarizada (TAC). La exactitud general de la APTC parece ser muy alta, y lo es aún más cuando se combina con la evaluación clínica y la prueba sérica de dímero D. El resultado positivo de la APTC combinado con sospecha alta o intermedia en la evaluación clínica brinda un alto valor predictivo positivo.

Debido a la alta asociación de la TVP con la EP, puede estar indicada la evaluación del drenaje venoso de los miembros inferiores mediante ecografía, especialmente en pacientes con signos y síntomas de TVP. La presencia de TVP no garantiza la presencia de EP pero incrementa su probabilidad. Además, los estudios positivos para TVP pueden identificar pacientes con mayor riesgo de EP subsecuente. Sin embargo, en la mayoría de las pacientes la TVP y la EP se tratan de forma idéntica. Por ello, cuando se identifica TVP no se requieren más estudios diagnósticos para EP. Una ecografía negativa en una extremidad no descarta EP, aunque su probabilidad disminuye notablemente.

Tratamiento de la trombosis venosa

A menos de que exista una contraindicación, se debe considerar la anticoagulación ante la sospecha de TEV. Las consideraciones terapéuticas se clasifican en tres fases: aguda (primeros 7 días), largo plazo (7 días a 3 meses) y extendida (> 3 meses). Aunque las opciones terapéuticas tradicionales incluyen heparina no fraccionada (HNF), heparina de bajo peso molecular (HBPM) y antagonistas de la vitamina K (AVK, p. ej., warfarina), los nuevos anticoagulantes orales directos (ACOD) brindan más alternativas. La elección del anticoagulante depende de las indicaciones, las afecciones subyacentes de la paciente y el riesgo de sangrado posterior.

Opciones anticoagulantes

Heparina no fraccionada. La HNF se puede utilizar en la prevención y el tratamiento inicial de la TEV. Las ventajas de la HNF incluyen la corta semivida de eliminación (aproximadamente 1 h), la posibilidad de reversión completa y la seguridad que brinda en pacientes con insuficiencia renal. En comparación con la HBPM, existe un incremento del riesgo de trombocitopenia inducida por heparina de 8-10 veces con la HNF. Esta última se administra por vía parenteral o subcutánea.

Heparina de bajo peso molecular. La enoxaparina es la HBPM más utilizada en los Estados Unidos. La dosis de administración s.c. depende del peso y se indica para la prevención y tratamiento inicial de la TEV aguda. La HBPM también es el fármaco puente de elección para la transición a warfarina, dabigatrán o edoxabán. Aunque no se requiere más seguimiento, se pueden utilizar los ensayos anti-Xa si se considera necesario. La HBPM es el tratamiento de elección en las pacientes embarazadas o con cáncer.

Fondaparinux. El fondaparinux consiste en una inyección subcutánea al día y se utiliza en el tratamiento agudo de TEV en combinación con AVK, dabigatrán o edoxabán. Las contraindicaciones para el uso de fondaparinux son insuficiencia renal grave y endocarditis bacteriana. Tiene una semivida prolongada (de aproximadamente 17-21 h) y carece de fármacos que reviertan su efecto, por lo que se ha limitado su uso.

Warfarina. La warfarina es un AVK y ha sido el fármaco de elección en el tratamiento a largo plazo y extendido de la TEV. La dosis para administración oral requiere de evaluación cercana del cociente internacional normalizado (INR, *international normalized ratio*) del tiempo de protrombina.

Anticoagulantes orales directos. La clase más nueva de anticoagulantes, los ACOD, es una alternativa atractiva a los AVK para el tratamiento de la TEV. Múltiples estudios clínicos aleatorizados indican que los ACOD no son inferiores a los AVK y actualmente son recomendados por la American College of Chest Physicians (ACCP) para el tratamiento a largo plazo de la TEV. La principal ventaja de los ACOD sobre los AVK incluye menor interacción medicamentosa, administración oral que no necesita tratamiento puente, no requiere evaluación continua de INR y tiene dosis fija con inicio rápido de acción.

El rivaroxabán y el apixabán son inhibidores directos del factor Xa y pueden ser utilizados como monoterapia en el tratamiento inicial de la TEV. El estudio EINSTEIN PE determinó que el rivaroxabán es tan eficaz como la warfarina en el tratamiento de la EP sintomática. Con el rivaroxabán existe un leve incremento en el riesgo de sangrado gastrointestinal en pacientes mayores de 75 años, mientras que el apixabán no ha sido asociado con problemas similares.

El dabigatrán y el edoxabán son inhibidores directos de la trombina. En un amplio metaanálisis, el dabigatrán mostró ser tan eficaz como la warfarina en el tratamiento a corto y a largo plazos de la TVP, pero con aumento en el riesgo de sangrado gastrointestinal en pacientes con fibrilación auricular y aumento en el riesgo de IM o síndrome coronario agudo. Tanto el dabigatrán como el edoxabán requieren tratamiento puente durante 5-7 días con anticoagulación parenteral. En la actualidad, el dabigatrán es el único ACOD con fármaco que revierte su efecto anticoagulante (idarucizumab).

Tratamiento médico de la TEV

La HNF o la HBPM se utilizan como fármacos puente en la fase aguda cuando se piensa utilizar un AVK. Una vez que se ha alcanzado la concentración terapéutica, con base en el tiempo de tromboplastina parcial activada (TTPa) o la concentración anti-Xa, se puede iniciar el tratamiento con AVK. El tratamiento puente se debe continuar por lo menos durante 5 días y hasta que el INR se mantenga en un valor mayor de 2 por 24 h. La monoterapia con el rivaroxabán y el apixabán es razonable en el tratamiento de la TEV en pacientes seleccionadas. El rivaroxabán se indica en dosis de 15 mg durante 21 días, seguidos por 20 mg al día durante el resto del tratamiento. El apixabán se indica en dosis de 10 mg dos veces al día durante la fase aguda (primeros 7 días), seguido de 5 mg al día en el tratamiento a largo plazo.

PUNTOS CLAVE

- La morbilidad postoperatoria puede ser reducida al mínimo por medio de la evaluación preoperatoria de la paciente quirúrgica con el control adecuado de los factores de riesgo.
- Es recomendable implementar las estrategias multimodales para el control del dolor a fin de favorecer la recuperación y limitar a un mínimo el uso de opiáceos.
- La alimentación precoz (< 24 h) acelera la recuperación del aparato gastrointestinal y disminuye la estancia hospitalaria.
- Se recomienda descontinuar los líquidos intravenosos en el período postoperatorio temprano y brindar líquidos claros tan pronto como sean tolerados después de la cirugía.
- En ausencia de una causa notoria, el desarrollo del edema pulmonar postoperatorio debe ser considerado como evidencia de septicemia.
- La TEV ha sido reconocida como la mayor causa prevenible de morbilidad y mortalidad en los hospitales de los Estados Unidos. La estratificación de la paciente con base en el riesgo puede resultar de ayuda para proporcionar el régimen profiláctico más apropiado para la TEV.

BIBLIOGRAFÍA

Abbas S, Bissett IP, Parry BR. Oral water soluble contrast for the management of adhesive small bowel obstruction. *Cochrane Database Syst Rev* 2007;(3):CD004651.

Al-Sunaidi M, Tulandi T. Adhesion-related bowel obstruction after hysterectomy for benign conditions. *Obstet Gynecol* 2006;108(5):1162–1166.

American Geriatrics Society Expert Panel on Postoperative Delirium in Older Adults. Postoperative delirium in older adults: best practice statement from the American Geriatrics Society. *J Am Coll Surg* 2015;220(2):136–148.e1.

American Thoracic Society; Infectious Diseases Society of America. Guidelines for the management of adults with hospital-acquired, ventilator-associated, and health-care-associated pneumonia. *Am J Respir Crit Care Med* 2005;171(4):388–416.

Barber EL, Clarke-Pearson DL. Prevention of venous thromboembolism in gynecologic oncology surgery. *Gynecol Oncol* 2017;144(2):420–427.

Barber EL, Van Le L. Enhanced recovery pathways in gynecology and gynecologic oncology. *Obstet Gynecol Surv* 2015;70(12):780–792.

Bates SM, Jaeschke R, Stevens SM, et al. Diagnosis of DVT: antithrombotic therapy and prevention of thrombosis, 9th ed: American College of Chest Physicians Evidence-Based Clinical Practice Guidelines. *Chest* 2012;141(2 suppl):e351S.

Bilotta F, Lauretta MP, Borozdina A, et al. Postoperative delirium: risk factors, diagnosis and perioperative care. *Minerva Anestesiol* 2013;79(9):1066–1076.

Charoenkwan K, Matovinovic E. Early versus delayed oral fluids and food for reducing complications after major abdominal gynaecologic surgery. *Cochrane Database Syst Rev* 2014;(12):CD004508.

Committee on Practice Bulletins—Gynecology, American College of Obstetricians and Gynecologists. ACOG Practice Bulletin No. 84: prevention of deep vein thrombosis and pulmonary embolism. *Obstet Gynecol* 2007;110(2 Pt 1):429–440.

Correia MI, da Silva RG. The impact of early nutrition on metabolic response and postoperative ileus. *Curr Opin Clin Nutr Metab Care* 2004;7(5):577–583.

Di Pasquale M, Aliberti S, Mantero M, et al. Non-intensive care unit acquired pneumonia: a new clinical entity? *Int J Mol Sci* 2016;17(3):287.

Drake TM, Ward AE. Pharmacological management to prevent ileus in major abdominal surgery: a systematic review and meta-analysis. *J Gastrointest Surg* 2016;20(6):1253–1264.

Ertas IE, Gungorduk K, Ozdemir A, et al. Influence of gum chewing on postoperative bowel activity after complete staging surgery for gynecological malignancies: a randomized controlled trial. *Gynecol Oncol* 2013;131(1):118–122.

Expert Panels on Cardiac and Thoracic Imaging; Kirsch J, Brown RKJ, Henry TS, et al. ACR Appropriateness Criteria® acute chest pain-suspected pulmonary embolism. *J Am Coll Radiol* 2017;14(5S):S2–S12.

Fabian TS, Kaufman HJ, Lett ED, et al. The evaluation of subatmospheric pressure and hyperbaric oxygen in ischemic full-thickness wound healing. *Am Surg* 2000;66(12):1136–1143.

Ferrer M, Liapikou A, Valencia M, et al. Validation of the American Thoracic Society-Infectious Diseases Society of America guidelines for hospital-acquired pneumonia in the intensive care unit. *Clin Infect Dis* 2010;50(7):945–952.

Ganai S, Lee KF, Merrill A, et al. Adverse outcomes of geriatric patients undergoing abdominal surgery who are at high risk for delirium. *Arch Surg* 2007;142(11):1072–1078.

Gould MK, Garcia DA, Wren SM, et al. Prevention of VTE in nonorthopedic surgical patients: Antithrombotic Therapy and Prevention of Thrombosis, 9th ed: American College of Chest Physicians Evidence-Based Clinical Practice Guidelines. *Chest* 2012;141(2 suppl):e227S–e277S.

Guldner A, Pelosi P, de Abreu MG. Nonventilatory strategies to prevent postoperative pulmonary complications. *Curr Opin Anaesthesiol* 2013;26(2):141–151.

Guyatt GH, Eikelboom JW, Gould MK, et al. Approach to outcome measurement in the prevention of thrombosis in surgical and medical patients: Antithrombotic Therapy and Prevention of Thrombosis, 9th ed: American College of Chest Physicians Evidence-Based Clinical Practice Guidelines. *Chest* 2012;141(2 suppl):e185S–e194S.

Hemmes SN, Serpa Neto A, Schultz MJ. Intraoperative ventilatory strategies to prevent postoperative pulmonary complications: a meta-analysis. *Curr Opin Anaesthesiol* 2013;26(2):126–133.

Hodges KR, Davis BR, Swaim LS. Prevention and management of hysterectomy complications. *Clin Obstet Gynecol* 2014;57(1):43–57.

Jernigan AM, Chen CC, Sewell C. A randomized trial of chewing gum to prevent postoperative ileus after laparotomy for benign gynecologic surgery. *Int J Gynaecol Obstet* 2014;127(3):279–282.

Kalil AC, Metersky ML, Klompas M, et al. Management of adults with hospital-acquired and ventilator-associated pneumonia: 2016 clinical practice guidelines by the Infectious Diseases Society of America and the American Thoracic Society. *Clin Infect Dis* 2016;63(5):e61–e111.

Kalogera E, Dowdy SC. Enhanced recovery pathway in gynecologic surgery: improving outcomes through evidence-based medicine. *Obstet Gynecol Clin North Am* 2016;43(3):551–573.

Kearon C, Akl EA, Comerota AJ, et al. Antithrombotic therapy for VTE disease: antithrombotic therapy and prevention of thrombosis, 9th ed: American College of Chest Physicians Evidence-Based Clinical Practice Guidelines. *Chest* 2012;141(2 suppl):e419S–e496S.

Klein HG, Spahn DR, Carson JL. Red blood cell transfusion in clinical practice. *Lancet* 2007;370(9585):415–426.

Kushnir CL, Diaz-Montes TP. Perioperative care in gynecologic oncology. *Curr Opin Obstet Gynecol* 2013;25(1):23–28.

Lamvu G, Feranec J, Blanton E. Perioperative pain management: an update for obstetrician-gynecologists. *Am J Obstet Gynecol* 2018;218(2):193–199.

Le Gal G, Righini M, Roy PM, et al. Prediction of pulmonary embolism in the emergency department: the revised Geneva score. *Ann Intern Med* 2006;144(3):165–171.

Li J, Chen J, Kirsner R. Pathophysiology of acute wound healing. *Clin Dermatol* 2007;25(1):9–18.

Mavros MN, Velmahos GC, Falagas ME. Atelectasis as a cause of postoperative fever: where is the clinical evidence? *Chest* 2011;140(2):418–424.

Miralpeix E, Nick AM, Meyer LA, et al. A call for new standard of care in perioperative gynecologic oncology practice: impact of enhanced recovery after surgery (ERAS) programs. *Gynecol Oncol* 2016;141(2):371–378.

Nagler EV, Vanmassenhove J, van der Veer SN, et al. Diagnosis and treatment of hyponatremia: a systematic review of clinical practice guidelines and consensus statements. *BMC Med* 2014;12:1.

Nehra V. Fluid electrolyte and nutritional problems in the postoperative period. *Clin Obstet Gynecol* 2002;45(2):537–544.

Nelson R, Edwards S, Tse B. Prophylactic nasogastric decompression after abdominal surgery. *Cochrane Database Syst Rev* 2007;(3):CD004929.

Nishimura RA, Otto CM, Bonow RO, et al. 2017 AHA/ACC focused update of the 2014 AHA/ACC guideline for the management of patients with valvular heart disease: a report of the American College of Cardiology/American Heart Association Task Force on Clinical Practice Guidelines. *J Am Coll Cardiol* 2017;70(2):252–289.

Nunley JC, FitzHarris GP. Postoperative ileus. *Curr Surg* 2004;61(4):341–345.

Raja AS, Greenberg JO, Qaseem A, et al.; Clinical Guidelines Committee of the American College of Physicians. Evaluation of patients with suspected acute pulmonary embolism: best practice advice from the Clinical Guidelines Committee of the American College of Physicians. *Ann Intern Med* 2015;163(9):701–711.

Ryu JH, Swensen SJ, Olson EJ, Pellikka PA. Diagnosis of pulmonary embolism with use of computed tomographic angiography. *Mayo Clin Proc* 2001;76(1):59–65.

Sanders RD, Pandharipande PP, Davidson AJ, et al. Anticipating and managing postoperative delirium and cognitive decline in adults. *BMJ* 2011;343:d4331.

Santoso JT, Ulm MA, Jennings PW, Wan JY. Multimodal pain control is associated with reduced hospital stay following open abdominal hysterectomy. *Eur J Obstet Gynecol Reprod Biol* 2014;183:48–51.

Schenning KJ, Deiner SG. Postoperative delirium in the geriatric patient. *Anesthesiol Clin* 2015;33(3):505–516.

Verbalis JG, Goldsmith SR, Greenberg A, et al. Diagnosis, evaluation, and treatment of hyponatremia: expert panel recommendations. *Am J Med* 2013;126(10 suppl 1):S1–42.

Witte MB, Barbul A. General principles of wound healing. *Surg Clin North Am* 1997;77(3):509–528.

SECCIÓN IV

Procedimientos quirúrgicos de la ginecología moderna

12 Dilatación y legrado 218
Ronald T. Burkman y Heather Z. Sankey

13 Histeroscopia 228
Mindy S. Christianson y Kristin E. Patzkowsky

14 Tratamiento quirúrgico del aborto y sus complicaciones 255
Gretchen S. Stuart y Chava Kahn

15 Cirugía de las enfermedades vulvares benignas 273
Heather Z. Sankey y Ronald T. Burkman

16 Esterilización tubaria 288
Amy G. Bryant y Jessica E. Morse

17 Cirugía de los ovarios y de las tubas uterinas 307
Sarah L. Cohen y Antonio R. Gargiulo

18 Miomectomía 324
Linda D. Bradley y Tommaso Falcone

19 Histerectomía vaginal 348
Tola B. Fashokun y Victoria L. Handa

20 Histerectomía abdominal 364
Laurie S. Swaim

21 Histerectomías laparoscópicas y robóticas 387
Ted L. Anderson y Jubilee Brown

CAPÍTULO 12

Dilatación y legrado

Ronald T. Burkman y Heather Z. Sankey

Indicaciones
Contraindicaciones
Evaluación preoperatoria
Antecedentes
Exploración física
Otros preparativos para dilatación y legrado
Papel de los estudios de imagen
Anestesia local

Anestesias regional y general
Procedimiento de dilatación y legrado
Colocación
Exploración pélvica
Preparación y visualización
Dilatación cervical
Legrado
Biopsia endometrial
Papel de la histeroscopia

Complicaciones inmediatas
Hemorragia
Perforación uterina
Lesión cervical
Complicaciones tardías
Hemorragia
Infección
Tratamiento de pacientes en anticoagulación

La dilatación y legrado es el procedimiento ginecológico más antiguo que se conoce. Se usaron formas rudimentarias de espéculo y sonda uterina desde el año 300 a. C. Los dilatadores uterinos se describieron desde el siglo XVII, pero no fue sino hasta 1843 que Recamier introdujo un pequeño instrumento con forma de cuchara, que llamó *legra*. Hasta la segunda mitad del siglo XX, el procedimiento de dilatación y legrado era el único utilizado para diagnosticar anomalías presentes en la cavidad uterina. Sin embargo, con el advenimiento de nuevas técnicas practicables en el consultorio, como la biopsia endometrial, la histeroscopia y la ecografía transvaginal, el uso del procedimiento como método diagnóstico ha sido menor. Esta técnica aún es importante para el diagnóstico de algunas alteraciones y el tratamiento de numerosas enfermedades.

INDICACIONES

Las indicaciones terapéuticas de la dilatación y legrado incluyen las relacionadas con el embarazo, como el aborto electivo y el aborto con indicación médica, así como el control de la hemorragia posparto y la retención de productos de la concepción (p. ej., placenta). Por otra parte, la dilatación y legrado se usa de forma inicial para el control del sangrado que no responde al tratamiento hormonal y para tratar la enfermedad trofoblástica gestacional. Hay una serie de indicaciones diagnósticas para el muestreo endometrial o la dilatación y legrado. En la tabla 12-1 se muestran las indicaciones diagnósticas para el muestreo endometrial en consultorio y la dilatación y legrado en quirófano. En la tabla 12-2 se muestran las indicaciones específicas para la dilatación y legrado.

CONTRAINDICACIONES

Son pocas las contraindicaciones para la dilatación y legrado. En las pacientes con comorbilidades significativas o reacciones previas a la anestesia, es conveniente la consulta con el anestesiólogo antes de la cirugía. En caso de una infección pélvica, se debe evitar la instrumentación de la cavidad endometrial hasta que el tratamiento antibiótico se haya completado. Una excepción a esto es el procedimiento de succión para el tratamiento del aborto séptico. Estos casos se han asociado con un riesgo más alto de perforación uterina, por lo que se debe tener especial precaución.

Las mujeres con alteraciones de la coagulación, como la enfermedad de von Willebrand, o las que están en anticoagulación habitualmente toleran el muestreo ambulatorio mediante dispositivos de aspiración. Si se contempla realizar dilatación y legrado para diagnóstico o tratamiento, es apropiado consultar con el hematólogo para decidir el manejo del sangrado excesivo en caso de diátesis hemorrágica o el abordaje adecuado en caso de no poder suspender el tratamiento anticoagulante. En ocasiones se puede requerir el muestreo endometrial en una mujer con dispositivo intrauterino (DIU) implantado. Esto se realiza con mayor frecuencia en la vigilancia de las pacientes diagnosticadas con hiperplasia compleja y tratadas con DIU liberador de progestágenos. Aunque la dilatación y legrado por lo general requiere retirar el DIU, la toma cuidadosa de la muestra se puede llevar a cabo mediante un dispositivo de aspiración sin necesidad de extraerlo. Si la paciente tiene antecedentes de reacciones vasovagales con procedimientos menores, como inserción o retiro de DIU o la colposcopia, es una contraindicación relativa para hacerlo un procedimiento de consultorio.

EVALUACIÓN PREOPERATORIA

Antecedentes

Los antecedentes se deben centrar en información detallada que apoye el diagnóstico y justifique el procedimiento de

TABLA 12-1
Indicaciones para muestreo endometrial[a]

Sangrado uterino anómalo

- Posmenopausia: cualquier sangrado, incluido hemorragia leve o manchado color café
- De 45 años de edad a la menopausia: sangrado que es más frecuente, abundante o más prolongado de lo habitual
- Menores de 45 años de edad: sangrado anómalo en mujeres de alto riesgo (obesidad, estados de anovulación crónica como síndrome de ovario poliquístico o sangrado después de amenorrea secundaria, presencia del síndrome de Lynch), sangrado persistente a pesar del tratamiento médico
- Seguimiento de mujer con sangrado uterino debido a hiperplasia endometrial
- Previo a la realización de procedimiento de ablación endometrial

Citología cervical anómala

- Células glandulares atípicas (CGA) si son endometriales y CGA de todas las subcategorías en mujeres de 35 años de edad o más o con factores de riesgo para cáncer de endometrio
- Presencia de células endometriales en mujeres de 45 años de edad o más con sangrado anómalo

[a]Muestreo en consultorio o dilatación y legrado.

muestreo endometrial o dilatación y legrado. Además, se debe determinar si existen contraindicaciones para el procedimiento y si se requiere valoración preoperatoria por parte del proveedor primario de atención de la paciente. En particular, se debe corroborar si la paciente ha tenido procedimientos previos en el útero o el cuello uterino y si hubo alguna complicación durante ellos. En caso de que se considere algún procedimiento ambulatorio en consultorio, es importante evaluar si hay alguna condición médica como obesidad grado III, enfermedad pulmonar obstructiva crónica (EPOC) significativa o alergias a anestésicos locales, lo que sería una contraindicación relativa. Aunado a esto, se debe determinar si se han realizado en la paciente otros procedimientos ambulatorios, como biopsia endometrial, inserción de DIU o colposcopia, y qué tan bien toleró la paciente las molestias propias de tales procedimientos.

Exploración física

Además de evaluar el estado general de salud de la paciente, la exploración pélvica provee información importante para realizar la selección apropiada del procedimiento.

TABLA 12-2
Indicaciones específicas para dilatación y legrado

- Incapacidad para realizar el procedimiento en consultorio (paciente sin tolerancia o con estenosis cervical)
- Tejido insuficiente para análisis en procedimiento realizado en consultorio o muestra no diagnóstica en mujer con alto riesgo de cáncer de endometrio
- Sangrado anómalo persistente un mujeres después de hallazgos en un procedimiento realizado en consultorio
- Procedimientos concomitantes, como histeroscopia o laparoscopia

Se recomienda notar si el cuello uterino se encuentra alterado de forma significativa por partos previos o procedimientos como la conización. Aunque la apariencia externa no siempre predice si hay presencia de algún grado de estenosis cervical, permite al médico orientar a la paciente sobre la necesidad de dilatación o de brindar tratamiento previo con misoprostol. Conviene evaluar la posición del útero, ya que el sondaje o dilatación del cuello del útero en anteflexión o retroflexión se debe realizar con mayor precaución para evitar perforarlo. El aumento en el tamaño del útero puede sugerir algún diagnóstico de sangrado anómalo como leiomioma, si el crecimiento es irregular, o adenomiosis, si es regular. Si se tiene planificado un procedimiento de succión relacionado con el embarazo, determinar el tamaño del útero permite precisar la localización más apropiada para realizar la cirugía de forma segura. La secreción purulenta acompañada de dolor a la palpación del útero o anexos sugiere la presencia de infección. Si se sospecha de infección, los procedimientos no relacionados con el embarazo deben postergarse hasta que se complete el tratamiento. No obstante, en el diagnóstico de aborto séptico se puede llevar a cabo el procedimiento, ya que es, junto con los antibióticos, clave en el tratamiento.

Otros preparativos para dilatación y legrado

Las recomendaciones preoperatorias deben incluir información acerca del procedimiento planificado, las indicaciones de este, los posibles hallazgos y cómo serían manejados estos en general, así como los efectos adversos, los riesgos y las complicaciones. Es recomendable comentar, según los riesgos y beneficios, las ventajas de los procedimientos ambulatorios en consultorio o en quirófano. También se deben mencionar las opciones de anestesia. Se debe brindar tiempo suficiente para responder preguntas. Al final de la charla, es importante la firma del consentimiento informado con testigos. Las principales recomendaciones deben incluirse en el formato de consentimiento informado o en el expediente clínico.

Para la mayoría de los procedimientos de biopsia endometrial en consultorio, no se requieren estudios de laboratorio. Las mujeres que precisen de procedimientos en quirófano deben contar solo con las pruebas necesarias para su edad y condición a tratar.

No se requiere de antibióticos profilácticos para la biopsia endometrial o la dilatación y el legrado. Sin embargo, se usan frecuentemente en los procedimientos relacionados con el embarazo.

Papel de los estudios de imagen

Hay varias indicaciones para los estudios de imagen antes de la biopsia endometrial o la dilatación y el legrado. Las mujeres en período posmenopáusico con oligometrorragia o sangrado leve y que desean evitar un procedimiento son candidatas para la ecografía transvaginal. Si el grosor del endometrio es de 4 mm o menos, la probabilidad de cáncer de endometrio es extremadamente baja, con un valor predictivo negativo del 99.8-100%. La ecografía transvaginal o histerosonografía está indicada en pacientes con sangrado recurrente o persistente que no responde a tratamiento médico, en particular si se sospecha de la presencia de pólipos o leiomiomas submucosos. Cabe destacar que, ante la sospecha de lesiones que invaden la cavidad uterina, la histerosonografía define mejor las lesiones que la ecografía transvaginal. En el caso de sangrado anómalo subsecuente a una ablación endometrial, la histerosonografía muestra una mejor definición de los contornos de la cavidad uterina, aunque la presencia de cicatrices puede dificultar la inserción del catéter en la cavidad uterina. La biopsia de endometrio puede requerir el uso de ecografía para guiar la localización de los acúmulos de tejido. El uso de ecografía transvaginal es útil cuando la dilatación y el legrado se realizan en condiciones relacionadas con el embarazo, por ejemplo, para determinar la edad gestacional o la localización del tejido retenido. La ecografía también es útil en el diagnóstico de otras entidades además del embarazo intrauterino, como la sospecha de embarazo molar, y permite brindar recomendaciones más específicas. Por último, el apoyo de la ecografía transvaginal durante el procedimiento es útil cuando el cuello uterino está estenosado y no hay certeza del trayecto del conducto.

Anestesia local

Por lo general, las pacientes a las que se les practica biopsia endometrial en consultorio toleran el procedimiento sin analgesia si son orientadas con anticipación, mediante la explicación de los pasos del procedimiento conforme suceden, y si se evita la dilatación cervical o el uso de pinzas de Pozzi. Las mujeres que toman antiinflamatorios no esteroideos (AINE) 30 min antes del procedimiento suelen presentar menos cólicos. La aplicación de bloqueo paracervical con 10-20 mL de lidocaína al 1% o cloroprocaína al 1% de forma circunferencial alrededor del cuello uterino, 2-3 cm por debajo del orificio externo en la unión cervicovaginal o en las posiciones 2, 4, 8 y 10 de las manecillas del reloj, provee alivio. La aplicación de 1-2 cc de anestésico local en el sitio de colocación de pinzas de Pozzi reduce el dolor. Algunos datos recientes sugieren que la instilación de anestesia local en la cavidad uterina es más eficaz. Se inyectan 5 cc de lidocaína al 1% durante 1 min dentro de la cavidad uterina, justo debajo del fondo uterino. La inyección puede llevarse a cabo mediante una cánula de aspiración endometrial o un catéter intravenoso del número 18. Antes de realizar la biopsia, el operador deja la cánula o el catéter en el lugar durante 3-5 min para bloquear la salida del fármaco a través del conducto cervical. Otra forma de abordaje es utilizar la sedación, que consiste en la administración de sedantes, con o sin analgesia, para reducir las molestias del procedimiento mientras se mantiene la función cardiopulmonar. Esta técnica puede emplearse en el consultorio si se cuenta con el equipo necesario para monitorizar de forma adecuada a la paciente durante y después del procedimiento, así como con personal capacitado y los medicamentos suficientes para realizar reanimación cardiopulmonar avanzada en caso de que fuera necesario. En caso contrario, el procedimiento debería llevarse a cabo en una sala especializada o en quirófano con apoyo del servicio de anestesiología.

Anestesias regional y general

Las pacientes con úteros de mayor tamaño suelen requerir anestesia regional o general para la realización de dilatación y legrado terapéuticos. En las mujeres en las que se efectúan dilatación y legrado diagnósticos puede ser necesaria la relajación si se requiere retracción significativa para visualizar el cuello uterino, por lo que es relevante el tipo de anestesia a elegir. Debido a que en este tipo de abordaje los riesgos anestésicos son mayores, puede ser necesario efectuar con anticipación una evaluación preoperatoria y estudios de laboratorio en mujeres con enfermedades subyacentes, como alguna enfermedad cardiopulmonar.

PROCEDIMIENTO DE DILATACIÓN Y LEGRADO

Colocación

Para llevar a cabo el procedimiento de dilatación y legrado, se coloca a las pacientes en posición de litotomía dorsal. Se debe tener cuidado en la colocación, ya que la abducción excesiva de la cadera puede ocasionar dolor postoperatorio e, incluso, lesión del nervio femoral. La parte lateral del sostén de las piernas, cercana a la cabeza del peroneo, debe estar acolchada para evitar la presión en el nervio peroneo (**cuadro 12-1**). *Véase* el capítulo 4, *Colocación de la paciente*.

CUADRO 12-1 PASOS DEL PROCEDIMIENTO

Dilatación y legrado

- Ubicar a la paciente en posición de litotomía; preparar y colocar campos.
- Realizar exploración pélvica para determinar la posición y el tamaño del útero.
- Efectuar bloqueo paracervical en conjunto con sedación consciente o utilizar otras técnicas anestésicas.
- Colocar las pinzas de Pozzi en el cuello uterino y ejercer tracción para alinear el conducto cervical.
- Si el procedimiento no se relaciona con embarazo, realizar sondaje para orientar el conducto cervical; también se puede determinar la profundidad del útero.
- Dilatar gradualmente el cuello uterino con dilatadores de Pratt o de Hegar.
- Para el procedimiento diagnóstico, medir la circunferencia de la cavidad uterina con una legra afilada.
- Si el procedimiento es para placenta retenida o hemorragia posparto, usar pinzas de anillos para extraer el tejido y evitar legrado vigoroso de la pared uterina. La ecografía ayuda a localizar el tejido retenido; si este continúa, el legrado es necesario.
- Realizar sondaje con pinzas de anillos si se sospecha de pólipo durante el procedimiento diagnóstico.

Exploración pélvica

La exploración pélvica se realiza hasta que se lleva a cabo la inducción de la anestesia para comprobar la posición adecuada y determinar la dirección del conducto cervical y el tamaño del útero. Se deben palpar los anexos para determinar su tamaño y consistencia. El cuello uterino también se visualiza para determinar si hay evidencia de cicatrices o infección. En años anteriores, la exploración pélvica detallada con anestesia era un componente importante de la dilatación y el legrado. Sin embargo, con los avances en la ecografía pélvica, el uso de estas imágenes provee mejor valoración que la exploración bimanual. Por ello, si existiera alguna preocupación acerca de la anatomía pélvica que potencialmente altere la práctica de dilatación y legrado, se debe realizar una ecografía antes del procedimiento.

Preparación y visualización

La vulva, la vagina y el cuello uterino se preparan con solución antiséptica y los campos se colocan sobre las piernas y el perineo. Con frecuencia se utiliza solución de yodo como antiséptico; no obstante, estudios recientes indican que la clorhexidina provee mejor protección frente a infecciones.

La mayoría de los procedimientos de dilatación y legrado y de biopsia endometrial se pueden llevar a cabo con el espéculo de Graves con el fin de visualizar el cuello uterino. En la mujer multípara con tejido vaginal redundante, se puede utilizar un espéculo de Graves más amplio y largo. En posiciones uterinas de anteflexión o retroflexión muy pronunciadas, los separadores laterales o de Sims, sujetados por un asistente, pueden permitir la visualización. Algunos cirujanos prefieren emplear espéculos ponderados (con peso) en combinación con los separadores laterales o de Sims, particularmente cuando el espéculo de Graves es insuficiente para la visualización y la manipulación de los instrumentos.

En el procedimiento de dilatación y legrado se utilizan las pinzas de Pozzi para sujetar el labio anterior del cuello uterino y después traccionarlo. Si se usa bloqueo paracervical, se puede aplicar en este momento. En ocasiones será necesario traccionar el labio posterior si el labio anterior se encuentra obliterado por cicatrices de cirugías o traumatismos obstétricos previos. Las pinzas de Pozzi de un diente son ampliamente utilizadas, pero pueden lacerar el cuello uterino en la mujer en posmenopausia o con cicatrices cervicales. Por ello, puede haber sangrado en los sitios de punción una vez que se retiran las pinzas de Pozzi. Para evitar este problema, se pueden emplear las pinzas multidentadas o, incluso, pinzas de Allis largas. Otra opción es usar las pinzas de Pozzi de un diente con puntas sin filo (fig. 12-1).

Ocasionalmente habrá pacientes en quienes es extremadamente difícil visualizar el cuello uterino, incluso con el uso de separadores, como en las pacientes con vagina larga o con obesidad. En esos casos, se pueden insertar los dedos de una mano para palpar el cuello uterino y seguirlos con las pinzas de Pozzi para sujetar el labio anterior o el superior del cuello uterino. Para ello, suele requerirse apoyo de un asistente en la tracción, con separadores laterales, para permitir al cirujano realizar el procedimiento de forma segura.

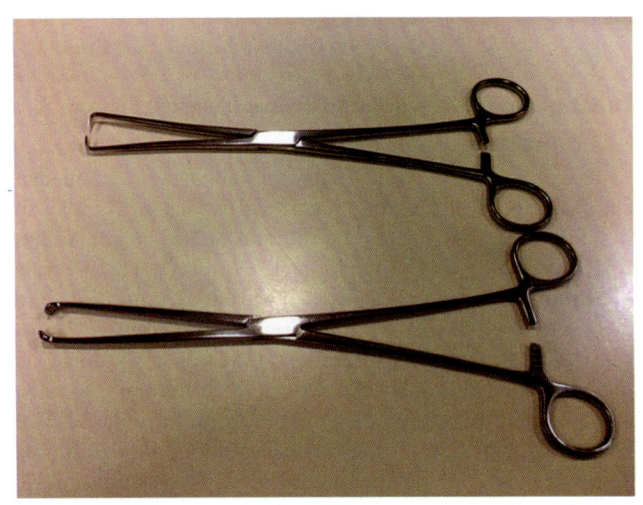

FIGURA 12-1 *Arriba*: pinzas de Pozzi de un diente. *Abajo*: pinzas de Allis largas con múltiples dientes romos.

Dilatación cervical

Previo a la dilatación del conducto cervical, se deben determinar la permeabilidad y la dirección. En la mayoría de los casos se utiliza una sonda metálica maleable con este propósito. Como alternativa, hay sondas desechables como Flexisound® (fig. 12-2), que tienen diámetros más pequeños que la mayoría de las sondas metálicas y pueden moldearse para confirmar la dirección del conducto cervical. Previo al sondaje, se aplica tracción del cuello uterino con las pinzas de Pozzi para reducir la angulación del conducto y evitar la perforación durante la inserción, así como para estabilizarlo. Con la sonda se determinan la dirección y la profundidad del conducto uterino. Si el cuello uterino se encuentra estenosado, se puede utilizar una navaja de bisturí del número 11 para puncionar la marca de la estenosis. Cuando hay dificultad para sondear el conducto cervical (suele encontrarse resistencia a 2-3 cm de profundidad), se puede introducir una sonda lagrimal, un dilatador de Hegar delgado (1-4 mm) o un dilatador Os Finder® (fig. 12-3) para encontrar la apertura y la dirección del conducto cervical. El dilatador Os Finder® es desechable y tiene un diámetro de 2-4 mm. Si aun así se encuentra resistencia, es importante no utilizar fuerza para evitar perforar o crear un falso conducto. En este punto es necesario llevar a cabo una ecografía para identificar el conducto cervical y guiar la inserción de los dilatadores. Si se sospecha con anterioridad la presencia de estenosis en el conducto, se puede utilizar algún fármaco para la maduración del cuello uterino, como el misoprostol 400 µg vía oral, algunas horas antes del procedimiento.

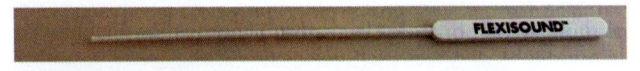

FIGURA 12-2 Flexisound® (cortesía de CooperSurgical).

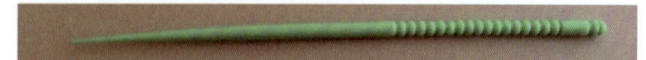

FIGURA 12-3 Os Finder® (cortesía de CooperSurgical).

Existe una variedad de dilatadores cervicales que pueden emplearse para dilatación y legrado. Los más utilizados son los de Hegar y de Pratt. Los dilatadores de Hegar tienen puntas romas y un diámetro de 1-26 mm (fig. 12-4). Los dilatadores de Pratt tienen puntas afiladas y un diámetro de 13-43 French (3 unidades French equivalen a 1 mm) (fig. 12-5). Ambos tipos tienen diámetros distintos entre las puntas, lo que permite cambiar de diámetro en un solo paso sin necesidad de cambiar de dilatador. En la tabla 12-3 se brinda información acerca de los diámetros de los dilatadores de Pratt y de Hegar, así como de las legras uterinas de Sims. Para llevar a cabo la dilatación, la mano no dominante ejerce tracción en las pinzas de Pozzi colocadas en el cuello uterino para enderezar el conducto tanto como sea posible. Tomar el dilatador a manera de un lápiz en la parte media permite controlarlo con mayor precisión. Se inicia con el dilatador de menor tamaño, y luego se inserta en el orificio cervical siguiendo la dirección correspondiente. El dilatador apenas debe atravesar el orificio cervical interno. La parte lateral de la mano que sostiene el dilatador puede funcionar como un freno para evitar insertarlo demasiado. En la mayoría de los procedimientos diagnósticos de dilatación y legrado, el uso de dilatadores de Pratt de 19-21 French o de dilatadores de Hegar de 5-7 mm provee espacio suficiente para insertar una legra de Sims del número 1 o un histeroscopio de 5 mm de diámetro. Si la legra deseada no pasa libremente a través del conducto, este se puede dilatar con uno o dos tamaños adicionales para permitir la introducción de la legra.

Legrado

Existen numerosos tipos de instrumentos que pueden utilizarse para hacer legrado o muestreo, evacuación de productos de la concepción y embarazos molares, así como manejo de aborto incompleto o placenta retenida.

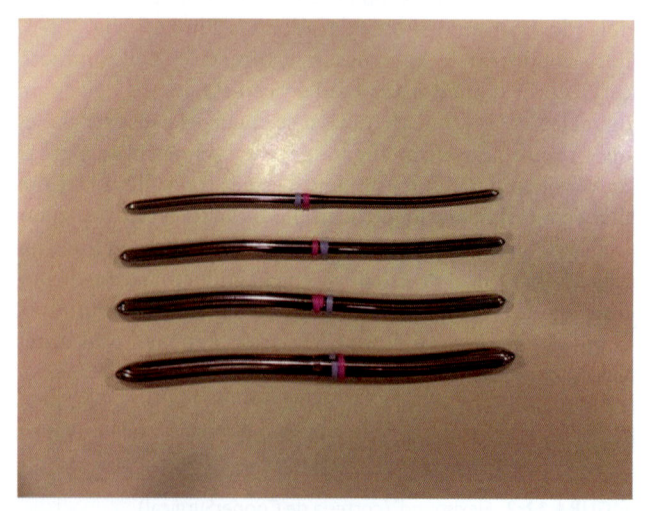

FIGURA 12-4 Dilatadores de Hegar.

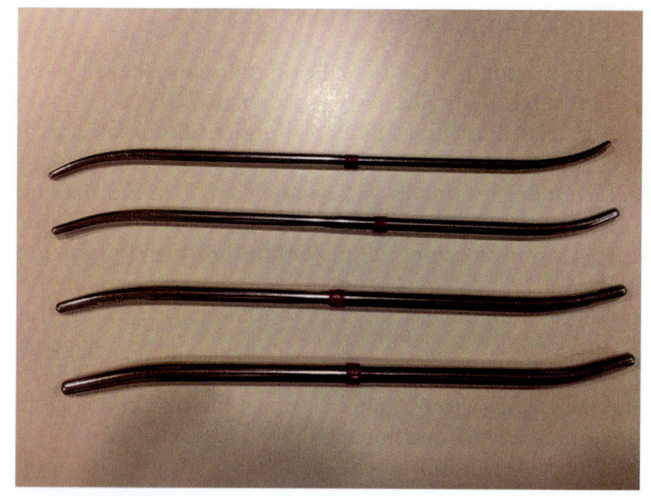

FIGURA 12-5 Dilatadores de Pratt.

Las legras de succión utilizan una cánula de plástico conectada a una máquina de succión. Su uso es más frecuente en situaciones relacionadas con el embarazo y el tratamiento del embarazo molar.

Las legras tradicionales para dilatación y legrado son metálicas. Su mástil es maleable y puede doblarse para optimizar el ángulo de abordaje durante el procedimiento de dilatación y legrado (fig. 12-6). La legra se toma del mango con una posición de saludo de manos (fig. 12-7). Se inserta hacia el fondo y, con presión ejercida por la parte externa del dedo o con inclinación de la muñeca, se tira hacia abajo y hacia el orificio cervical interno. El apósito Telfa® es colocado en la vagina para recolectar el tejido endometrial. La legra es rotada alrededor de la circunferencia del útero para obtener tanto tejido como sea posible. A pesar de hacer esta actividad de forma sistemática, un estudio de 50 mujeres en quienes se realizó dilatación y legrado antes de la histerectomía indicó que menos de tres cuartas partes de la cavidad endometrial eran muestreadas de forma adecuada el 84% de las veces. Sin embargo, las enfermedades endometriales que tienden a ser globales, como el cáncer de endometrio, son detectadas de forma satisfactoria la mayoría de las veces. Las pinzas para pólipos se insertan para retirar posibles pólipos (fig. 12-8). De forma ocasional, hay pacientes en quienes no se observa el cuello uterino a pesar de múltiples intentos y el uso de la técnica descrita en la sección de preparación y visualización del cuello uterino. En estas pacientes se puede intentar introducir un pequeño dispositivo de aspiración con la mano no dominante, palpar el orificio externo del cuello uterino e insertar el dispositivo en la cavidad uterina para aspirar el tejido.

Biopsia endometrial

La biopsia endometrial en consultorio ha reducido notablemente el uso de la dilatación y legrado con propósitos de diagnóstico. Para la biopsia de endometrio, la paciente se coloca sobre la mesa de exploración en posición ginecológica con las nalgas en el borde de la mesa para facilitar la colocación del espéculo y otros instrumentos. Después de la exploración bimanual, se inserta el espéculo para

TABLA 12-3
Diámetros de legras de Sims y dilatadores cervicales utilizados con mayor frecuencia

LEGRAS UTERINAS DE SIMS	
TAMAÑO	DIÁMETRO DE PUNTA (mm)
No. 1	7
No. 2	8
No. 3	9
No. 4	11
No. 5	14

DILATADORES DE PRATT[a]	
TAMAÑO (FRENCH)	DIÁMETRO DE PUNTA (mm)
9/11	3.0/3.7
13/15	4.3/5.0
17/19	5.7/6.3
21/23	7.0/7.3
25/27	8.3/9.0
29/31	9.7/10.3
33/35	11.0/11.7
37/39	12.3/13.0
41/43	13.7/14.3

DILATADORES DE HEGAR[a]	
TAMAÑO	DIÁMETRO DE PUNTA (mm)
3/4	3.0/4.0
5/6	5.0/6.0
7/8	7.0/8.0
9/10	9.0/10.0
11/12	11.0/12.0
13/14	13.0/14.0
15/16	15.0/16.0
17/18	17.0/18.0

[a]Los dilatadores tienen distintos diámetros en cada punta.

visualizar el cuello uterino; luego se prepara con solución antiséptica. En la biopsia endometrial se pueden utilizar dispositivos de plástico de diámetro pequeño para succionar el tejido. Algunos consisten en una pequeña vaina que rodea un émbolo, como el dispositivo Pipelle® (fig. 12-9). Este

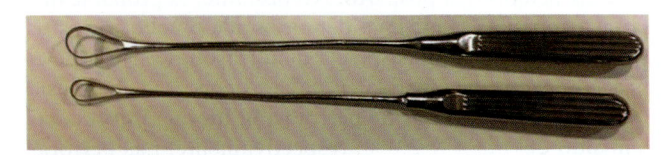

FIGURA 12-6 Legras uterinas de Sims, tamaños 1 y 2.

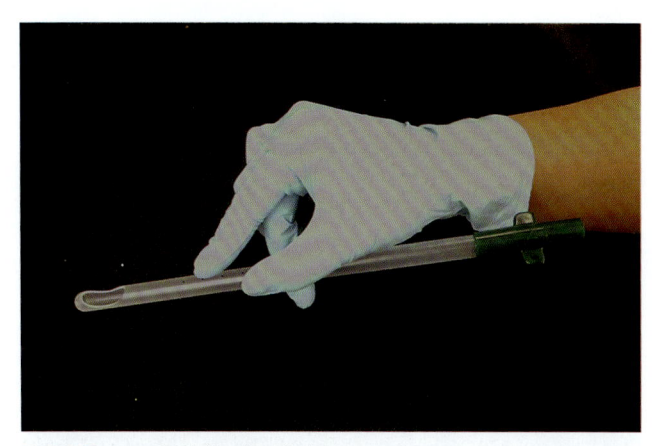

FIGURA 12-7 Posición de saludo de manos.

dispositivo habitualmente se inserta en la cavidad uterina sin dilatación cervical previa y, con frecuencia, sin uso de pinzas o sonda, ya que el dispositivo tiene marcas que permiten determinar la profundidad de la cavidad. Una vez insertado más allá del orificio cervical interno, debe empujarse gentilmente hasta el fondo uterino. Con ello se puede observar la profundidad de la cavidad. El cirujano retrae el émbolo para crear succión y, con un movimiento hacia atrás y hacia delante de forma repetitiva mientras se rota el dispositivo, obtiene muestras de la circunferencia de la pared uterina. Es importante mantener el dispositivo en la cavidad uterina para mantener la succión. Siempre y cuando se mantenga estéril, el dispositivo puede reinsertarse si la cantidad de tejido parece ser insuficiente en el primer paso. Hay otros dispositivos que utilizan jeringas para succionar y recolectar tejido. Por ejemplo, el EndoSampler® (fig. 12-10) consiste en un tubo de plástico semirrígido de 3 mm de diámetro con una terminal afilada y unida a una jeringa. Este dispositivo, por lo general, no requiere dilatación cervical previa o pinzas. Una vez insertado en el fondo uterino, la operación consiste en jalar hacia atrás el émbolo de la jeringa para crear succión; luego se utiliza un movimiento de atrás hacia adelante y viceversa para extraer el tejido, verificando que la circunferencia sea muestreada por completo. Otros tipos de dispositivos cuentan con un cepillo o escobilla para tomar

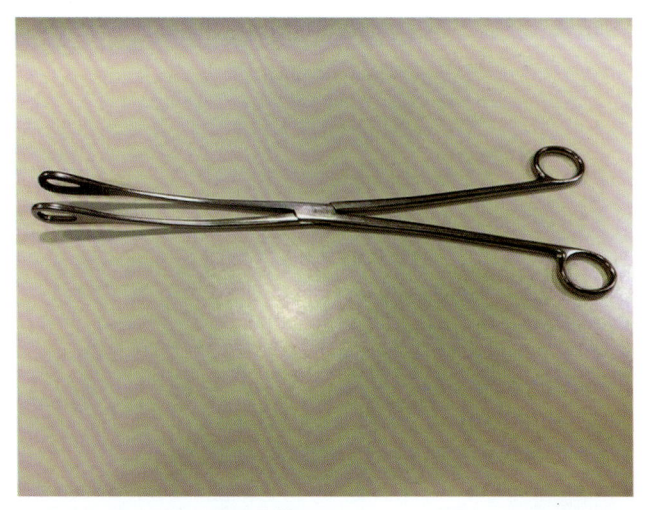

FIGURA 12-8 Pinzas para pólipos.

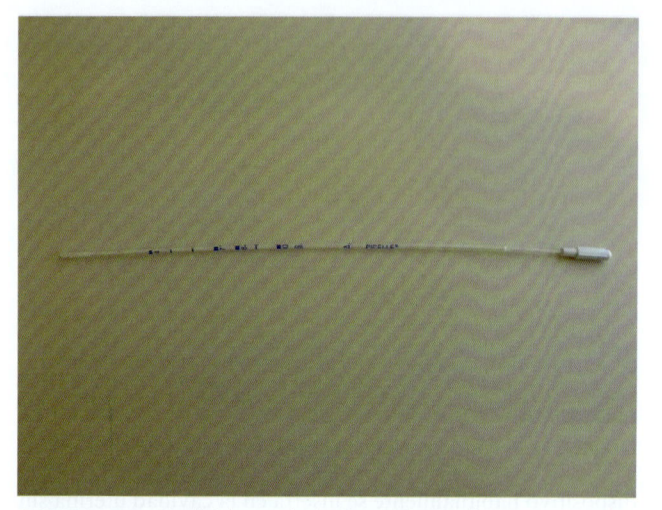

FIGURA 12-9 Pipelle® (cortesía de CooperSurgical).

la muestra de endometrio, por ejemplo, el Tao Brush®. Este dispositivo tiene una vaina que rodea el cepillo localizado en la punta. Se inserta hasta que la punta se encuentra en el fondo; después se retrae la vaina y el cepillo se rota varias veces para obtener la muestra endometrial. Luego se rota la vaina a su posición original y se retira el dispositivo. Si se presenta dificultad para la inserción de alguno de los dispositivos más allá del orificio interno del conducto cervical, como se mencionó anteriormente, se pueden utilizar instrumentos como el Os Finder® o algún otro instrumento de diámetro pequeño. Al final del procedimiento, la paciente permanece en observación durante un período para detectar alguna reacción vasovagal antes de que deje el consultorio. Algunas reacciones vasovagales que ocurren con el procedimiento pueden ocasionar síntomas como mareos, sudoración y náuseas, pero en raras ocasiones progresan a síncope. Cuando esto sucede, se debe valorar la presión arterial mientras se coloca a la paciente en supino hasta que los síntomas desaparezcan. Por lo general, no se requiere más tratamiento. Se pueden utilizar AINE para tratar los cólicos uterinos, que duran alrededor de 1 día.

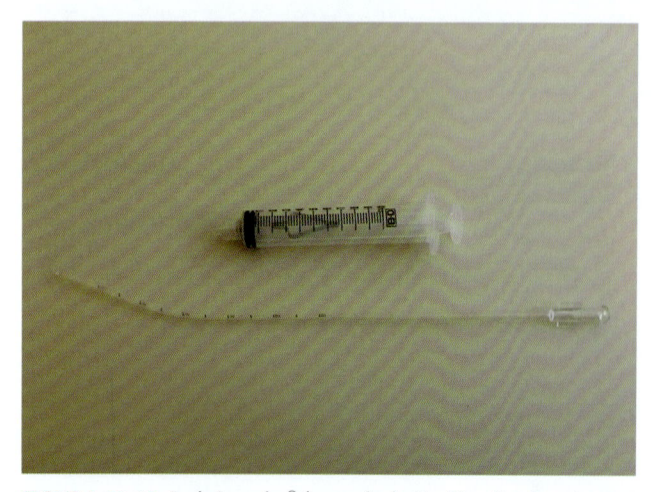

FIGURA 12-10 EndoSampler® (cortesía de MedGyn Products).

PAPEL DE LA HISTEROSCOPIA

La histeroscopia, en conjunto con el procedimiento de dilatación y legrado, se debe practicar en mujeres con riesgo aumentado de cáncer de endometrio. Esto debe incluir, en particular, a las mujeres de riesgo cuyo sangrado persiste después de alguna biopsia endometrial no diagnóstica y que presentan sangrado persistente con endometrio delgado según ecografía. La histeroscopia, a diferencia de las exploraciones habituales, permite identificar y efectuar biopsias de lesiones focalizadas. La histeroscopia también ayuda a determinar si un pólipo o leiomioma submucoso es la causa más probable de sangrado anómalo. Debido a que estas lesiones pueden tratarse al mismo tiempo, el procedimiento por lo general tiene que llevarse a cabo en instalaciones donde haya anestesia general disponible.

COMPLICACIONES INMEDIATAS

Hemorragia

La hemorragia significativa asociada con la dilatación y legrado ocurre cuando el procedimiento se realiza para problemas relacionados con el embarazo o en el tratamiento de embarazo molar. Usar medicamentos uterotónicos y verificar que todos los tejidos placentarios o trofoblásticos han sido retirados permitirá disminuir el riesgo de sangrado grave. Por lo general, el sangrado se detiene al final del procedimiento, pero en ocasiones puede ser necesario recurrir a estrógenos intravenosos, como los estrógenos equinos conjugados (25 mg vía intravenosa con repetición de dosis cada 4 h según la respuesta) para controlar el sangrado. En raras ocasiones puede ser necesario empaquetar el útero o proveer taponamiento con el balón de una sonda de Foley para controlar la hemorragia.

Perforación uterina

La perforación uterina, aunque poco habitual, es la complicación más frecuentemente asociada con el procedimiento de dilatación y legrado. Los factores de riesgo por perforación incluyen embarazo, menopausia, anomalías cervicales (como estenosis cervical, distorsión del conducto endocervical), retroversión o anteversión uterina pronunciada, distorsión de la cavidad uterina debido a lesiones como miomas, adhesiones o anomalías congénitas, e histeroscopia o ablación endometrial realizadas en conjunto con dilatación y legrado. En cuanto a los procedimientos relacionados con el embarazo, el riesgo de perforación es del 0.5% cuando la terminación o aborto es incompleto o realizado en el primer o segundo trimestre. Datos más antiguos indican que la tasa de perforación puede ser de hasta el 5% cuando se trata de hemorragia posparto. No obstante, es probable que la tasa actual sea más baja debido a que muchos de estos casos se realizan con asistencia de ultrasonido. Durante el procedimiento diagnóstico en mujeres con premenopausia y menopausia, las tasas de perforación uterina informadas han sido del 0.3% y 2.6%, respectivamente. Las perforaciones ocurridas durante la dilatación cervical o el sondaje no suelen requerir hospitalización o control adicional, a menos que ocurra hemorragia. Es importante completar el procedimiento si se sospecha de sangrado significativo en el sitio de la perforación. Se puede realizar laparoscopia para observar y potencialmente cauterizar el sitio de perforación uterina, así como para evaluar otros sitios con potencial perforación mientras se termina el procedimiento de legrado. Si se nota perforación durante el legrado, ya sea con instrumentos cortantes o de succión, o durante el uso de dispositivos de cauterización, se lleva a cabo una laparoscopia para detectar si hubo daño intestinal. Si no hay certeza respecto a la adecuada visualización, particularmente de intestinos, por medio de laparoscopia, está indicada la realización de laparotomía. Esto es sumamente importante si existe la preocupación de un posible daño intestinal que no se puede descartar mediante evaluación laparoscópica.

En el cuadro 12-2 se resumen las recomendaciones para el tratamiento si la perforación ocurre en el fondo. En el cuadro 12-3 se resumen las recomendaciones para el manejo si la perforación es lateral.

Lesión cervical

Puede haber daño al cuello uterino durante la tracción de este o con la creación de un falso conducto durante la dilatación. El exceso de tracción, en particular con las pinzas de Pozzi de un solo diente, puede lacerar el cuello uterino. Por lo general, el sangrado a partir de pequeñas laceraciones puede controlarse con presión o aplicación de nitrato de plata o solución de Monsel. Las laceraciones de mayor tamaño requieren sutura. La creación de falsos conductos puede ocurrir cuando se aplica fuerza excesiva durante la dilatación, cuando se falla en la tracción del cuello uterino para alinear el conducto cervical o ante la falla de la dirección indicada por la sonda uterina. Cuando la biopsia de tejido endometrial es inadecuada, se debe sospechar que los instrumentos no han atravesado más allá del orificio cervical interno o que se ha creado un falso conducto. En raras ocasiones, en particular con los procedimientos abortivos de succión, la creación de un conducto falso puede lacerar las ramas de las arterias o venas uterinas, lo que produce hemorragia significativa. El tratamiento incluye la colocación de suturas similares al cerclaje o altas a lo largo de la parte lateral del cuello uterino. Es importante evitar colocar suturas laterales amplias, ya que pueden ligar el uréter de forma inadvertida. El diagnóstico laparoscópico se puede utilizar para acceder al sangrado y, si es necesario, para colocar suturas y lograr la hemostasia.

COMPLICACIONES TARDÍAS

Hemorragia

La hemorragia tardía ocurre cuando hay evacuación incompleta de tejido placentario durante el procedimiento de dilatación y legrado realizado para la terminación del embarazo, aborto incompleto o tratamiento de placenta retenida. El tratamiento inicial incluye el uso de fármacos uterotónicos como el misoprostol o la metilergonovina. En ocasiones, las mujeres con conducto falso vuelven a sangrar y requieren cirugía posterior para controlar la hemorragia.

Infección

La infección después de la dilatación y el legrado es extremadamente infrecuente, de tal manera que la profilaxis antibiótica no se recomienda de rutina. El desarrollo de endometriosis es raro. Algunos factores que aumentan el riesgo son la retención de tejido placentario después de la dilatación y el legrado para el tratamiento de alguna alteración relacionada con el embarazo, como el aborto séptico.

CUADRO 12-3 TRATAMIENTO DE SOSPECHA DE PERFORACIÓN LATERAL

- Alertar inmediatamente al equipo de quirófano y evaluar signos vitales para detectar señales tempranas de choque.
- Llamar al equipo de respaldo si no hay asistente quirúrgico presente.
- Solicitar equipo de laparoscopia y de laparotomía.
- Proceder con la laparoscopia.
- Determinar la viabilidad de la cirugía vascular.
- Si la paciente parece estar inestable, llevar a cabo laparotomía en caso de posible lesión vascular.
- La laparoscopia debe ser el primer paso en la evaluación si la paciente se encuentra relativamente estable y tanto el cirujano como el equipo cuentan con la experiencia para realizar dicho procedimiento. Si el abordaje laparoscópico no controla la situación, proceder con laparotomía.

CUADRO 12-2 TRATAMIENTO DE SOSPECHA DE PERFORACIÓN EN EL FONDO UTERINO

- Alertar al equipo de cirugía sobre la posible perforación.
- Solicitar el equipo de laparoscopia para disponibilidad inmediata.
- Evaluar signos vitales en búsqueda de disminución de la presión arterial, aumento de la frecuencia cardíaca y hemorragia uterina.
- Explorar el tejido en busca de tejido intestinal o grasa que pudiera indicar daño a otros órganos.
- Si la paciente se encuentra estable y el procedimiento se completó, el caso se puede manejar de forma expectante.
- Considerar el uso de laparoscopia diagnóstica para determinar si hay sangrado o daño a otros órganos o para guiar el resto del procedimiento. La laparoscopia diagnóstica se debe llevar a cabo si hay alguna preocupación de posible sangrado o lesión a otros órganos o si se requiere guía para terminar el procedimiento.

Adherencias intrauterinas

Las adherencias intrauterinas, también conocidas como *síndrome de Asherman*, se desarrollan como resultado de la denudación de la capa basal del endometrio durante la realización de la dilatación y legrado. La mayoría de los casos ocurren cuando este procedimiento se efectúa para alguna alteración relacionada con el embarazo. Evitar el legrado vigoroso o el uso de dispositivos de succión o legras desafiladas reduce la probabilidad de esta complicación. Además, el uso de ecografía puede ayudar a identificar los tejidos placentarios remanentes para evitar el legrado innecesario.

TRATAMIENTO DE PACIENTES EN ANTICOAGULACIÓN

En general, las mujeres en tratamiento con anticoagulantes como la warfarina o los nuevos anticoagulantes orales directos (ACOD), como dabigatrán, rivaroxabán, apixabán y edoxabán, no requieren descontinuar el tratamiento antes de una biopsia endometrial o de dilatación y legrado. El riesgo de sangrado significativo con estos procedimientos es bajo en comparación con el riesgo y morbilidad por tromboembolia si se detiene la anticoagulación. En las mujeres en tratamiento con warfarina se debe verificar el cociente internacional normalizado (INR, *international normalized ratio*) para confirmar que no se excede el rango terapéutico habitual. Sin embargo, ya que las pruebas de coagulación estándar no han mostrado predecir el nivel del efecto anticoagulante en las pacientes que toman ACOD, estas pruebas no se deben realizar en estas mujeres. En el raro caso de que ocurra sangrado uterino persistente o significativo, puede efectuarse empaquetamiento de la cavidad endometrial con gasas o taponamiento mediante la inserción del balón de una sonda de Foley. Si estas medidas son ineficaces, se puede considerar la administración de ácido tranexámico y suspender temporalmente el tratamiento anticoagulante.

PUNTOS CLAVE

- El procedimiento de dilatación y legrado se utiliza cuando otras técnicas como la biopsia en consultorio no proveen tejido adecuado para el diagnóstico o no se pueden llevar a cabo.
- La mayoría de los procedimientos se pueden realizar mediante bloqueo paracervical con sedación.
- El uso apropiado de instrumentos y el cuidado en la aplicación de la técnica quirúrgica reducen el riesgo de alguna complicación.
- Cuando se realiza un procedimiento de dilatación y legrado difícil, el cirujano debe estar alerta ante una perforación uterina y listo para efectuar laparoscopia a fin de determinar complicaciones intraabdominales.
- Se puede utilizar la navaja del número 11 para puncionar un orificio cervical estenosado.

BIBLIOGRAFÍA

Allen RH, Micks E, Edelman A. Pain relief for obstetric and gynecologic ambulatory procedures. *Obstet Gynecol Clin North Am* 2013;40:625–646.

Arora A, Shukla A, Saha SC. Effectiveness of intrauterine lignocaine in addition to paracervical block for pain relief during dilatation and curettage, and fractional curettage. *J Obstet Gynecol India* 2016;66(3):174–179. doi:10.1007/s13224-014-0670-9.

Ates S, Sevket O, Sudolmus S, et al. The value of transvaginal sonography in detecting endometrial pathologies in postmenopausal women with or without bleeding. *Minerva Ginecol* 2014;66(4):335–340.

Committee on Practice Bulletins—Gynecology. ACOG Practice Bulletin No. 128. Diagnosis of abnormal uterine bleeding in reproductive-aged women. *Obstet Gynecol* 2012;120(1):197–206. (Reafirmado en 2016).

de Godoy Borges PC, Dias R, Bonassi Machado R, et al. Transvaginal ultrasonography and hysteroscopy as predictors of endometrial polyps in postmenopause. *Womens Health (Lond)* 2015;11(1):29–33. doi:10.2217/whe.14.50.

Du J, Li Y, Lv S, et al. Endometrial sampling devices for early diagnosis of endometrial lesions. *J Cancer Res Clin Oncol* 2016;142(12):2515–2522. doi:10.1007/s00432-016-2215-3.

Epstein E, Ramirez A, Skoog L, et al. Dilation and curettage fails to detect most focal lesions in the uterine cavity in women with postmenopausal bleeding. *Acta Obstet Gynecol Scand* 2001;80:1131–1136.

Gambadauro P, Martínez-Maestre MÁ, Schneider J, Torrejón R. Endometrial polyp or neoplasia? A case–control study in women with polyps at ultrasound. *Climacteric* 2015;18(3):399. doi:10.3109/13697137.2014.967673.

Gebauer G, Hafner A, Siebzehnrubi E, et al. Role of hysteroscopy in detection and extraction of endometrial polyps: results of a prospective study. *Am J Obstet Gynecol* 2001;2184:59–63.

Hefler L, Lemach A, Seebacher V, et al. The intraoperative complication rate of nonobstetric dilation and curettage. *Obstet Gynecol* 2009;113:1268–1271.

Maheux-Lacroix S, Li F, Laberge PY, Abbott J. Imaging for polyps and leiomyomas in women with abnormal uterine bleeding: a systematic review. *Obstet Gynecol* 2016;128:1425–1436.

McElin TW, Bird CC, Reeves BD, et al. Diagnostic dilatation and curettage: a 20 year survey. *Obstet Gynecol* 1969;33:807–812.

Mohammadian S, Tavana A, Tavana S, et al. Cervical priming by misoprostol before diagnostic dilatation and curettage: a randomized clinical trial. *J Reprod Infertil* 2015;16(3):162–166.

Moradan S, Ghorbani R, Lotfi A. Agreement of histopathological findings of uterine curettage and hysterectomy specimens in women with abnormal uterine bleeding. *Saudi Med J* 2017;38(5):497–502. doi:10.15537/smj.2017.5.19368.

Munro M; Southern California Permanente Medical Group's Abnormal Uterine Bleeding Working Group. Investigation of women with postmenopausal uterine bleeding: clinical practice recommendations. *Perm J* 2013;18(1):55–70. doi:10.7812/TPP/13-072.

Sarvi F, Alleyassin A, Aghahosseini M, et al. Hysteroscopy: a necessary method for detecting uterine pathologies in post-menopausal women with abnormal uterine bleeding or increased endometrial thickness. *Obstet Gynecol* 2016;13(4):183–188. doi:10.4274/tjod.66674.

Soleymani E. Ziari K, Rahmani O, et al. Histopathological findings of endometrial specimens in abnormal uterine bleeding. *Arch Gynecol Obstet* 2014;289:845–849.

Unlu BS, Yilmazer M, Koken G, et al. Comparison of four different pain relief methods during hysterosalpingography: a randomized controlled study. *Pain Res Manag* 2015;20(2):107–111.

Visser NCM, Reijnen C, Massuger LFAG, et al. Accuracy of endometrial sampling in endometrial carcinoma: a systematic review and meta-analysis. *Obstet Gynecol* 2017;130(4):803–813. doi:10.1097/AOG.000000000000-2261. Revisión.

Yang X, Ma K, Chen R, et al. Liquid-based endometrial cytology associated with curettage in the investigation of endometrial carcinoma in a population of 1987 women. *Arch Gynecol Obstet* 2017;296(1):99–105. doi:10.1007/s00404-017-4400-2.

CAPÍTULO 13

HISTEROSCOPIA

Mindy S. Christianson y Kristin E. Patzkowsky

Introducción	**Histeroscopia en el consultorio**	Ablación endometrial
Instrumentación	**Histeroscopia diagnóstica**	Otros procedimientos
Endoscopios	**Histeroscopia operatoria**	**Complicaciones**
Cámara	Dispositivos electroquirúrgicos y láseres	Perforación uterina
Generadores de luz	**Procedimientos específicos en cirugía histeroscópica**	Tratamiento de la sobrecarga hídrica
Camisas diagnósticas y operatorias	Miomectomía histeroscópica	Hemorragias intraoperatorias y postoperatorias
Histeroscopio flexible	Pólipos uterinos	Poca visibilidad en el campo operatorio
Medio de distensión y control de líquidos	Útero tabicado	Embolia gaseosa
Medios líquidos	Adherencias intrauterinas	Infección
Medio gaseoso	Canulación de la tuba uterina	Fallas del equipo
Consideraciones preoperatorias	Esterilización	**Consideraciones postoperatorias**

INTRODUCCIÓN

Derivada de las palabras griegas *hystera* (útero) y *skopeo* ("ver"), la *histeroscopia* es la exploración visual del cuello uterino y del útero por medio de un endoscopio. Pantaleoni realizó la primera histeroscopia en 1869 cuando utilizó un tubo con fuente de luz externa para diagnosticar el crecimiento de un pólipo uterino en una mujer de 60 años con sangrado posmenopáusico. Hoy en día, la histeroscopia es la técnica quirúrgica que permite la visualización del conducto cervical y la cavidad uterina por medio de un instrumento que habitualmente consiste en una cubierta metálica y un telescopio que recibe luz a través de un haz de fibra óptica que proviene de una fuente de luz externa. Durante el procedimiento se expande la cavidad uterina a través de algún medio. En los últimos 150 años, los avances en la óptica, la instrumentación y los medios de distensión han permitido nuevas técnicas de histeroscopia para el diagnóstico y tratamiento de las enfermedades de la cavidad uterina.

Con la aparición de la cirugía ginecológica mínimamente invasiva, como clave en el beneficio del cuidado de la paciente, la histeroscopia quirúrgica ha obtenido un papel importante. Como técnica diagnóstica, la histeroscopia permite la visualización directa y la localización precisa del sitio de toma de biopsia. Algunos procedimientos que se llevan a cabo por medio de histeroscopia incluyen la histeroscopia diagnóstica, la esterilización tubaria, la polipectomía, la miomectomía y la escisión del tabique uterino. En un gran número de casos, los miomas submucosos no requieren histerectomía debido a que pueden ser extirpados por histeroscopia.

La enseñanza de la histeroscopia instrumentada es un aspecto clave en el entrenamiento durante la residencia y los seminarios de posgrado. La cirugía histeroscópica requiere práctica y habilidades. Los métodos tradicionales para obtener habilidades endoscópicas se han centrado en la asistencia a los cursos, el adiestramiento tutelado y la práctica. Desde finales de la década de 1990 hasta la actualidad, los sistemas de simulación de histeroscopia han evolucionado para facilitar el desarrollo de la coordinación entre manos y ojos y la orientación espacial. Algunos modelos basados en programas informáticos, con gráficos avanzados interactivos, brindan sofisticados modelos a los aprendices sobre escisión de miomas, ablación de endometrio e inserción de cánulas en el orificio tubárico (**fig. 13-1**). Sin embargo, la simulación no provee experiencia con las habilidades más básicas necesarias para el histeroscopista: la inserción segura del histeroscopio después de la distensión satisfactoria de la cavidad. Esto se debe aprender *in vivo*. Sin dichas habilidades, la histeroscopia no puede llevarse a cabo de forma segura y exitosa.

INSTRUMENTACIÓN

Los componentes esenciales de un sistema de histeroscopia incluyen telescopio, cámara, fuente de luz, camisas operatorias y gas de distensión. Los histeroscopios se clasifican en rígidos y flexibles, con enfoque fijo o variable y para uso diagnóstico o quirúrgico. Las características principales que influyen en la instrumentación incluyen el diámetro y la compensación de la lente, el diámetro de los instrumentos

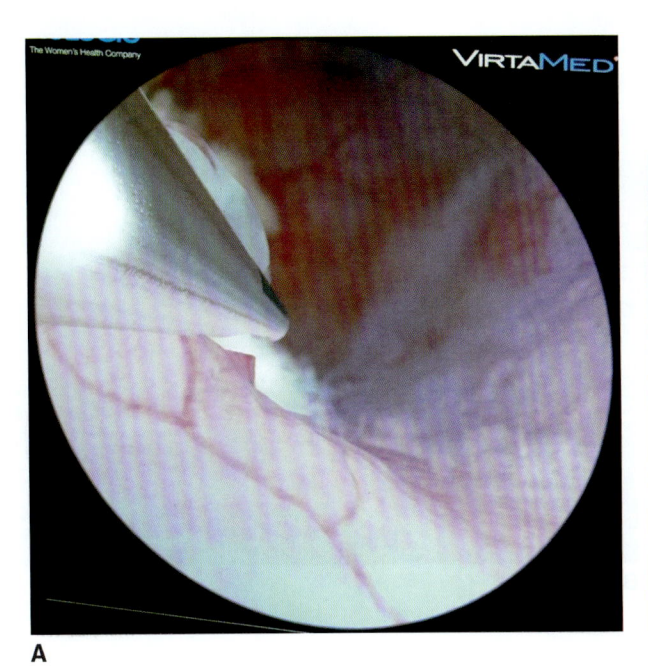

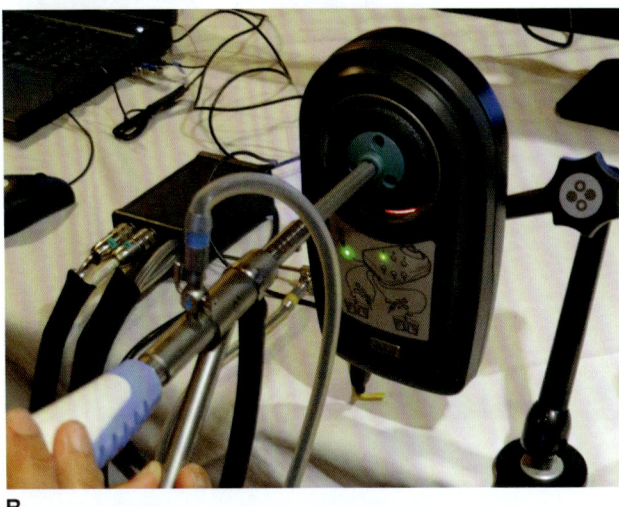

FIGURA 13-1 A. La simulación en cirugías virtuales permite al ginecólogo interactuar mediante la manipulación de un resectoscopio y extirpar un mioma submucoso o un pólipo imaginarios (**A.** Baggish MS, Valle RF, Guedj H. *Hysteroscopy: visual perspectives of uterine anatomy, physiology and pathology*, 3rd ed. Philadelphia, PA: Wolters Kluwer Health/Lippincott Williams & Wilkins; 2007. Reimpreso con autorización). **B.** El simulador utiliza equipo que se manipula de forma similar a los histeroscopios reales.

y la posibilidad de utilizar cauterio bipolar o monopolar. Aunque la visualización a través del telescopio histeroscópico aún se puede llevar a cabo directamente con el ojo, en la actualidad se utilizan más las cámaras y pantallas.

Endoscopios

El endoscopio incluye tres partes: el ocular, el cuerpo y los objetivos. El endoscopio (lente) de 4 mm es la opción más popular; provee una imagen clara, nítida y tiene diámetro pequeño (**fig. 13-2**). Las mejores lentes proveen un amplio campo de visión que abarca un ángulo cercano a los 105°. Algunos endoscopios similares, de 3 mm de diámetro, proveen vistas similares. Los endoscopios de 3 mm de diámetro, acoplados a sistemas de videograbación endoscópica con lentes de acercamiento, son altamente satisfactorios tanto para la histeroscopia diagnóstica como para la instrumentada.

Los endoscopios se encuentran disponibles en una amplia variedad de ángulos; los más utilizados son los de 0° (rectos) o de terminación oblicua de 30° (**fig. 13-3**). Otros ángulos de visión disponibles incluyen 12°, 15° y 70°. La principal ventaja de los endoscopios rectos es que permiten visualizar el interior del útero de forma panorámica, algo que no es posible con los de 30°. Sin embargo, las lentes de 30° facilitan la visualización del orificio tubárico.

Cámara

En la actualidad, la mayoría de las histeroscopias emplean una cámara con microcircuitos acoplada directamente al endoscopio y con grabadora digital. El rango focal de las lentes endoscópicas varía de 25 a 38 mm. Las lentes de 28-30 mm proveen una ampliación satisfactoria. La vista por medio de una cámara acoplada provee ampliación comparable a la que se obtiene durante la microcirugía.

Generadores de luz

La calidad y potencia de la luz suministrada al endoscopio se determina por tres factores: potencia en vatios, el generador de luz remoto y el cable de fibra óptica. En general, hay tres tipos de generadores de luz disponibles: de tungsteno, halogenuro metálico y de xenón. El generador de luz de xenón provee mejor iluminación en las técnicas videoasistidas, aunque otras fuentes de luz más económicas pueden ser satisfactorias cuando se acoplan a cámaras más modernas, ya que tienen mayor sensibilidad a la luz. Los cables de fibra óptica son un componente importante: el cable debe estar intacto para transmitir de forma óptima la luz desde el generador al endoscopio. Las fibras rotas se pueden identificar fácilmente si se observa un cable extendido contra un fondo oscuro y se detectan fugas de luz a sus costados.

Camisas diagnósticas y operatorias

Se requiere una camisa diagnóstica para introducir el medio de distensión en la cavidad uterina. El endoscopio encaja en la camisa y se asegura con un sello impermeable que se fija en el lugar. La camisa mide 4-5 mm de diámetro, según el diámetro externo del endoscopio, con un espacio de 1 mm entre la pared interna y el endoscopio a través del cual se introduce dióxido de carbono (CO_2) o un medio de distensión. La carga del medio en la camisa se controla con una

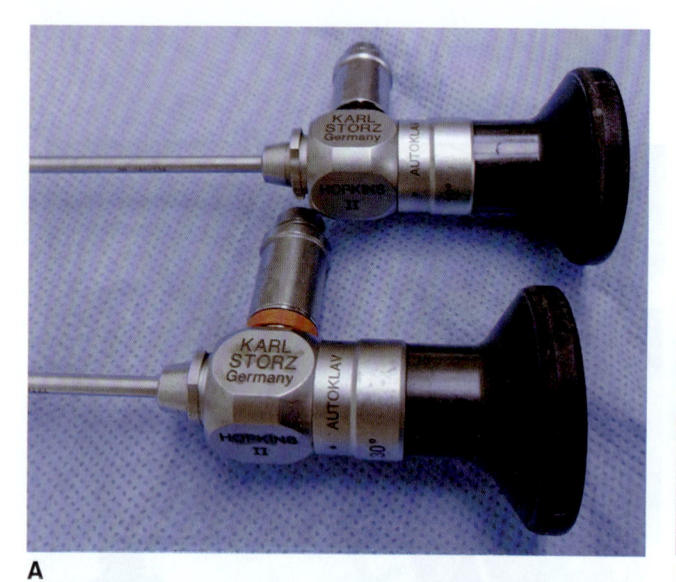

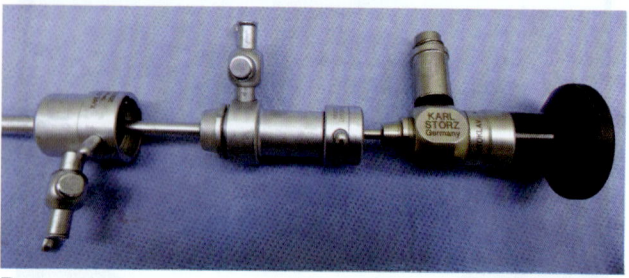

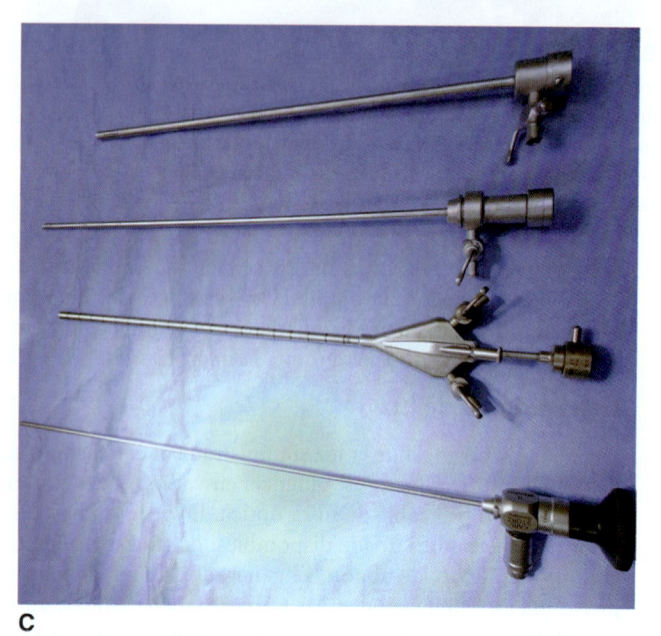

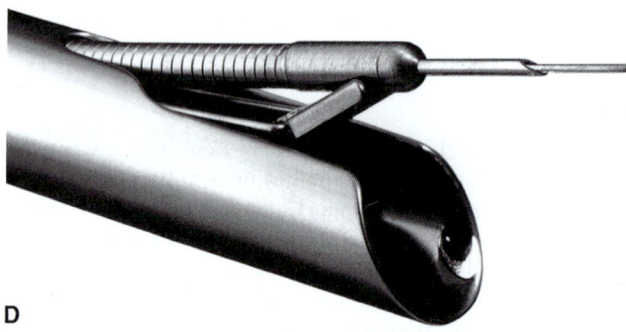

FIGURA 13-2 A. Se muestran dos endoscopios tradicionales de 4 mm. El de *arriba* es un endoscopio de 12° y el de *abajo* es un endoscopio de 30°. **B.** Los endoscopios deben acoplarse a una camisa de 5 mm para ser funcionales. El medio de distensión llega a la cavidad uterina a través de la camisa interna y el líquido (o gas) sale a través de la camisa externa (**A, B.** © KARL STORZ SE & Co. KG, Alemania). **C.** Instrumental para procedimientos histeroscópicos. De *arriba abajo*: camisa externa, camisa interna de un endoscopio diagnóstico (no acoplado), camisa operatoria que incluye puertos de ingreso, egreso e instrumentación, endoscopio de 4 mm apto para insertarse en camisa operatoria o diagnóstica. **D.** El puente terminal le da un ángulo a la cánula para facilitar su entrada en el orificio tubario (**C, D.** Baggish MS, Valle RF, Guedj H. *Hysteroscopy: visual perspectives of uterine anatomy, physiology and pathology*, 3rd ed. Philadelphia, PA: Wolters Kluwer Health/Lippincott Williams & Wilkins; 2007. Reimpreso con autorización).

válvula externa. El acoplamiento inadecuado o flojo entre el endoscopio y la camisa puede ocasionar la fuga del medio de distensión.

Las camisas operatorias tienen un diámetro más amplio que las diagnósticas y varían de 7 a 10 mm. Las camisas operatorias tienen espacio para la carga del medio de distensión, el endoscopio de 3-4 mm y los instrumentos quirúrgicos. El canal operatorio se sella con juntas o empaques de goma para evitar fugas del medio de distensión (**fig. 13-4A,B**). La desventaja de este tipo de camisa es que la cavidad uterina no se puede irrigar con el medio de distensión y a la vez manipular los instrumentos dentro de la cavidad. Los

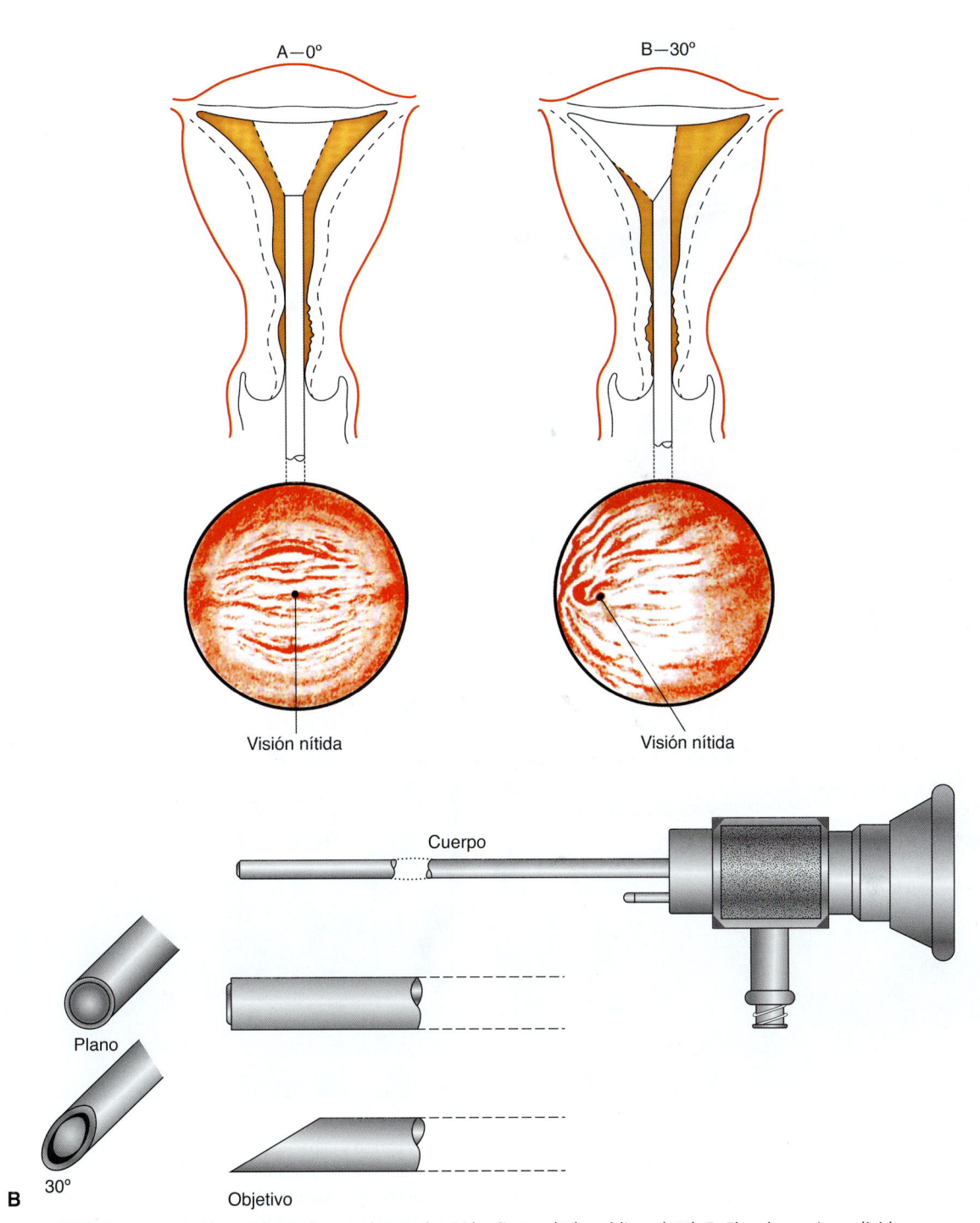

FIGURA 13-3 A. Hay endoscopios con lentes de visión directa (0°) u oblicua (30°). **B.** El endoscopio se divide en tres partes: ocular, cuerpo y objetivos (Baggish MS, Valle RF, Guedj H. *Hysteroscopy: visual perspectives of uterine anatomy, physiology and pathology*, 3rd ed. Philadelphia, PA: Wolters Kluwer Health/Lippincott Williams & Wilkins; 2007. Reimpreso con autorización).

histeroscopios con canales operatorios dobles permiten irrigar la cavidad y manipular los accesorios quirúrgicos con mayor precisión. Un modelo popular hoy en día es la camisa de canal aislado, la cual está compuesta por una camisa de irrigación doble que permite cargar el medio a través de la camisa interna y su regreso a través de la camisa externa perforada (**fig. 13-4C,D**). El flujo constante del medio de distensión hacia el interior o el exterior de la cavidad permite un espacio quirúrgico muy limpio. El canal operatorio único y aislado tiene un diámetro lo suficientemente grande (3 mm) como para permitir el uso de instrumentos quirúrgicos más grandes y robustos.

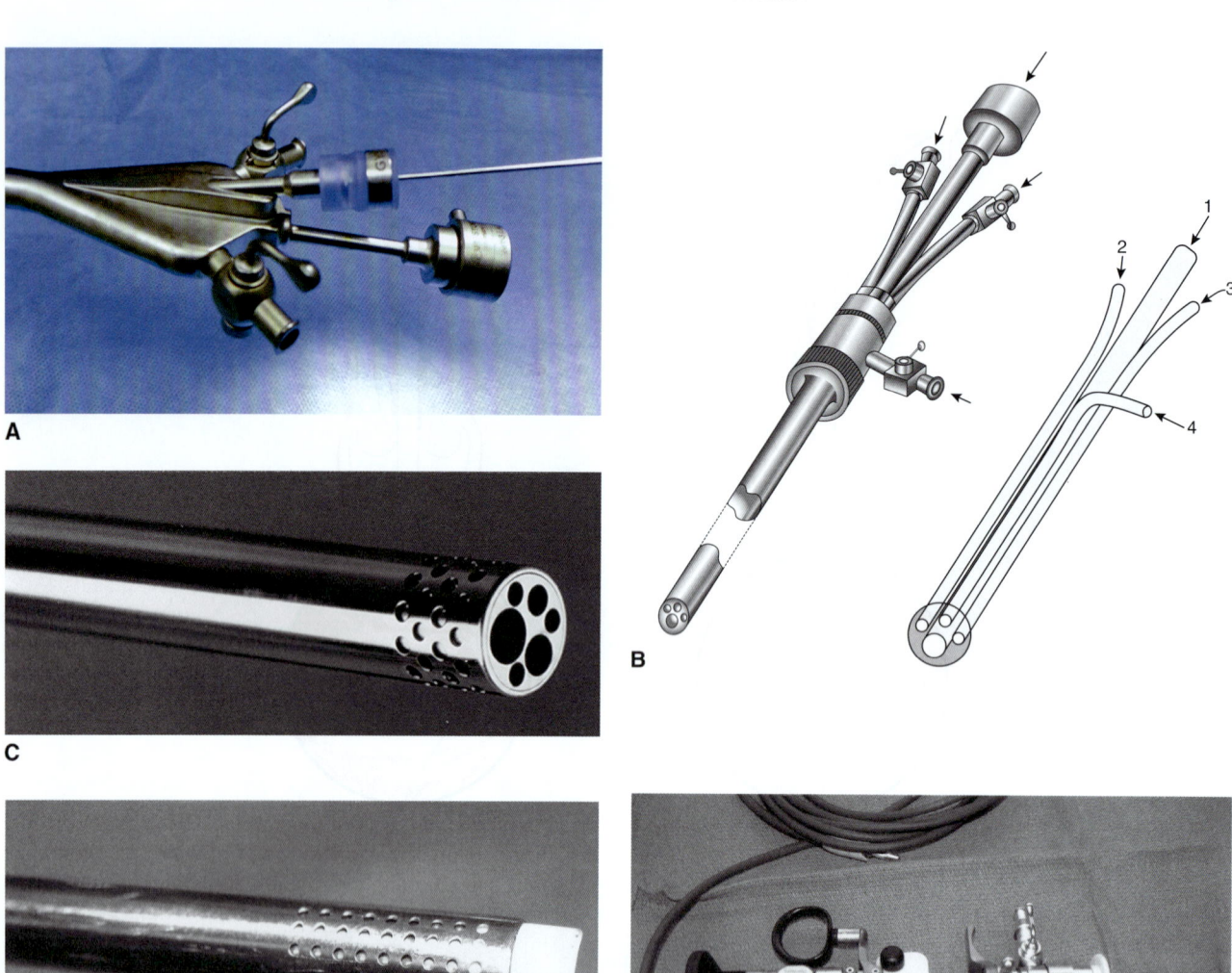

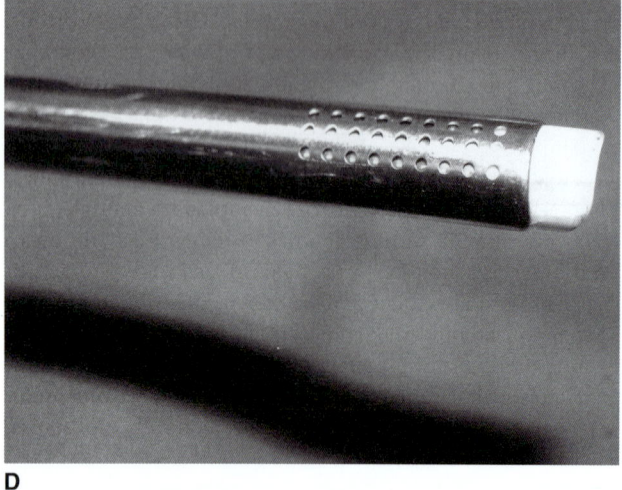

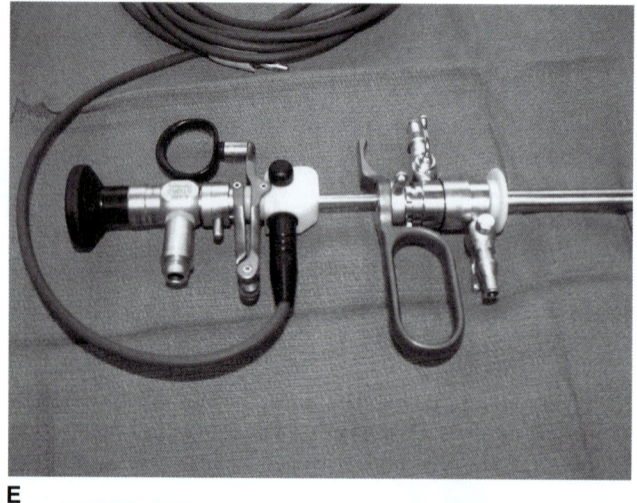

FIGURA 13-4 A. Camisa operatoria con conductos de ingreso y egreso y capacidad de lavado. El conducto de lavado se sella con empaques de goma y tiene insertado un instrumento de 7 Fr. **B.** Camisa operatoria doble ensamblada con canales: 1) aislado para el endoscopio, 2-3) para dispositivos operatorios y 4) para medio de distensión. **C.** Mecanismo de doble camisa en un histeroscopio de canales aislados. Las perforaciones de la camisa externa sirven para el retorno del medio. El útero es irrigado continuamente. **D.** La porción terminal muestra los orificios de salida de la camisa externa. El líquido entra a través de la camisa interna (extremo blanco). **E.** Endoscopio de 30° acoplado a la camisa. El cable eléctrico conduce la corriente que se transmite al electrodo.

El resectoscopio (fig. 13-4E) es un endoscopio electroquirúrgico especializado (monopolar o bipolar) compuesto por un electrodo de doble brazo con función retráctil. Los instrumentos quirúrgicos son cuatro electrodos básicos: un asa de corte, uno de tipo cilindro, uno de tipo botón y una aguja angulada (fig. 13-5A-D). El resectoscopio posee una camisa interna con un conducto común para el endoscopio, el medio de distensión y el electrodo. La camisa externa permite que el medio retorne, como se describió anteriormente. La mayoría de los resectoscopios se encuentran equipados con endoscopio de 30° y con lente angulada hacia el electrodo, lo que permite una visión clara del campo de operación. La visión del electrodo se pierde cuando el electrodo está completamente extendido hacia afuera. La mayoría de las camisas

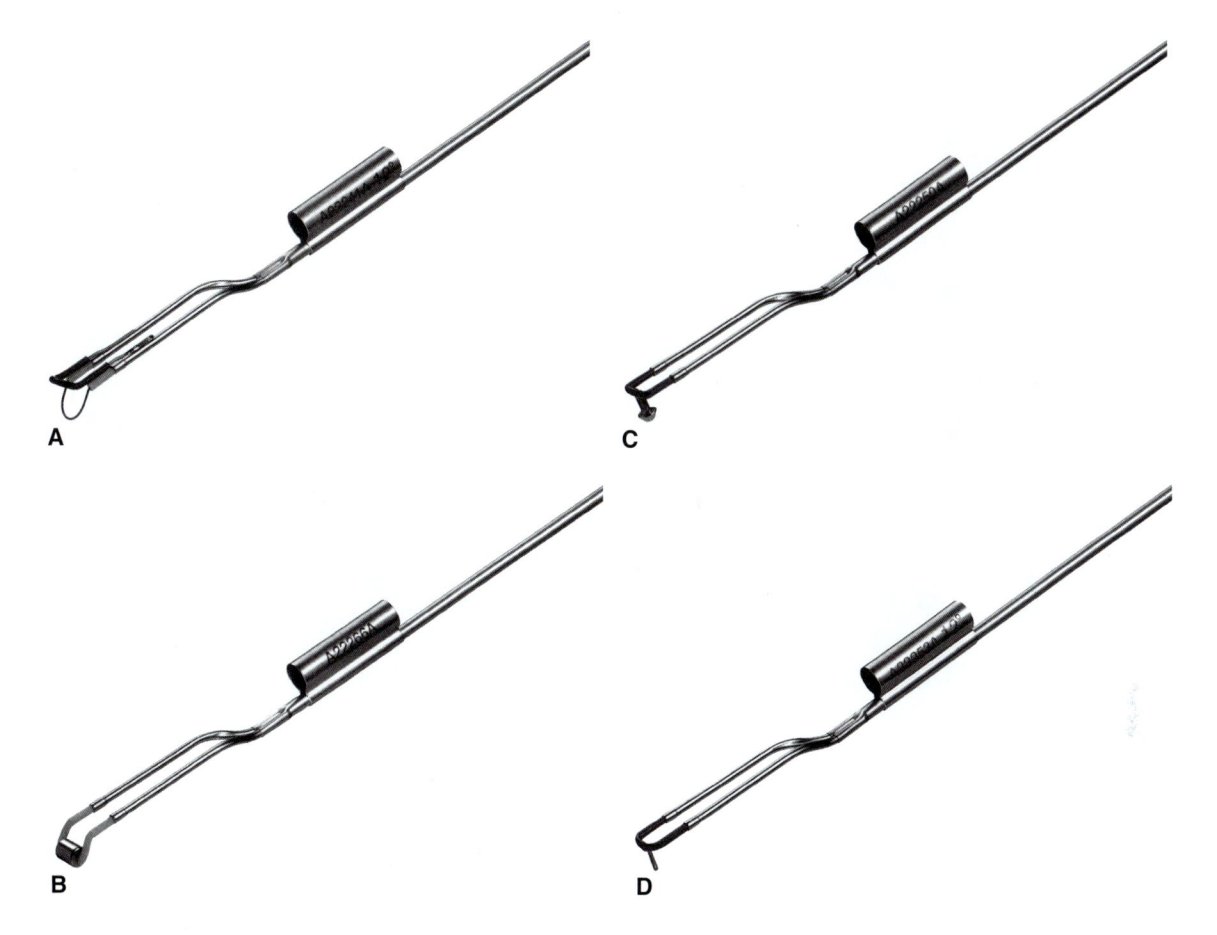

FIGURA 13-5 A. El electrodo de asa cortante se utiliza para el rasurado de miomas submucosos. **B.** El electrodo de cilindro (o bola) es el más utilizado para la ablación endometrial. **C.** El electrodo de botón se utiliza específicamente para la coagulación puntual. **D.** El electrodo con aguja angulada es mejor para cortes finos como los de las adherencias o los miomas pediculados.

miden 8 mm o más en su diámetro externo; por ello generalmente se requiere dilatación cervical para su inserción. Los resectoscopios actuales de diámetro pequeño utilizan endoscopios de 3 mm y camisas de 7-7.5 mm.

Los instrumentos de histeroscopia incluyen pinzas de sujeción o caimán, pinzas para biopsia y tijeras de 7 Fr (2.3 mm) (**fig. 13-6**). El diminuto tamaño de estos instrumentos semirrígidos los hace particularmente frágiles, por lo que un exceso de fuerza de torsión en la unión del eje con el mango tiende a dañarlos. Los dispositivos flexibles tienden a fracturarse menos y son tan sencillos de usar como los semirrígidos. El desarrollo de una camisa con un solo canal grande ha permitido el empleo de instrumental quirúrgico de 3 mm completamente flexible. Las tijeras y las pinzas son mucho más robustas y tienden a romperse menos.

Existen diversos electrodos monopolares y bipolares para la histeroscopia operatoria. A través de un canal operatorio grande se pueden introducir bolas monopolares, agujas, asas rasuradoras (de 3 mm) y asas con surcos (para vaporización). Otras opciones disponibles son los electrodos de aguja bipolares para miólisis, así como electrodos bipolares de tipo cilindro y de corte, junto con tijeras y agujas bipolares. La camisa histeroscópica tiene una ventaja sobre la resectoscópica: permite la introducción de una cánula aspiradora (de 2.3 o 3 mm) para que el cirujano pueda mantener el campo libre de burbujas y detritos que no es posible eliminar a través de la segunda camisa de retorno.

Un sistema bipolar completo, comercializado bajo el nombre de Versapoint® (Gynecare, Ethicon, Somerville, NJ), permite el corte y la ablación a través de un histeroscopio operatorio o de un resectoscopio bipolar especializado. El mecanismo del flujo de corriente bipolar a través del electrodo, así como los instrumentos utilizados con mayor frecuencia, se ilustran en la **figura 13-7**. Los electrodos miden 5 Fr de diámetro (2 mm) y, en consecuencia, pueden adaptarse a canales histeroscópicos estándares e individuales. La mayor ventaja de esta tecnología bipolar es que se puede utilizar solución salina como medio de distensión para la histeroscopia operatoria, lo que reduce el riesgo de hiponatremia (*véase* la sección sobre medios y complicaciones).

También se han desarrollado resectoscopios histeroscópicos como una alternativa para resecar miomas submucosos uterinos. Dos de estos sistemas son el resectoscopio histeroscópico TruClear® (Smith & Nephew, Andover, MA) y el sistema de

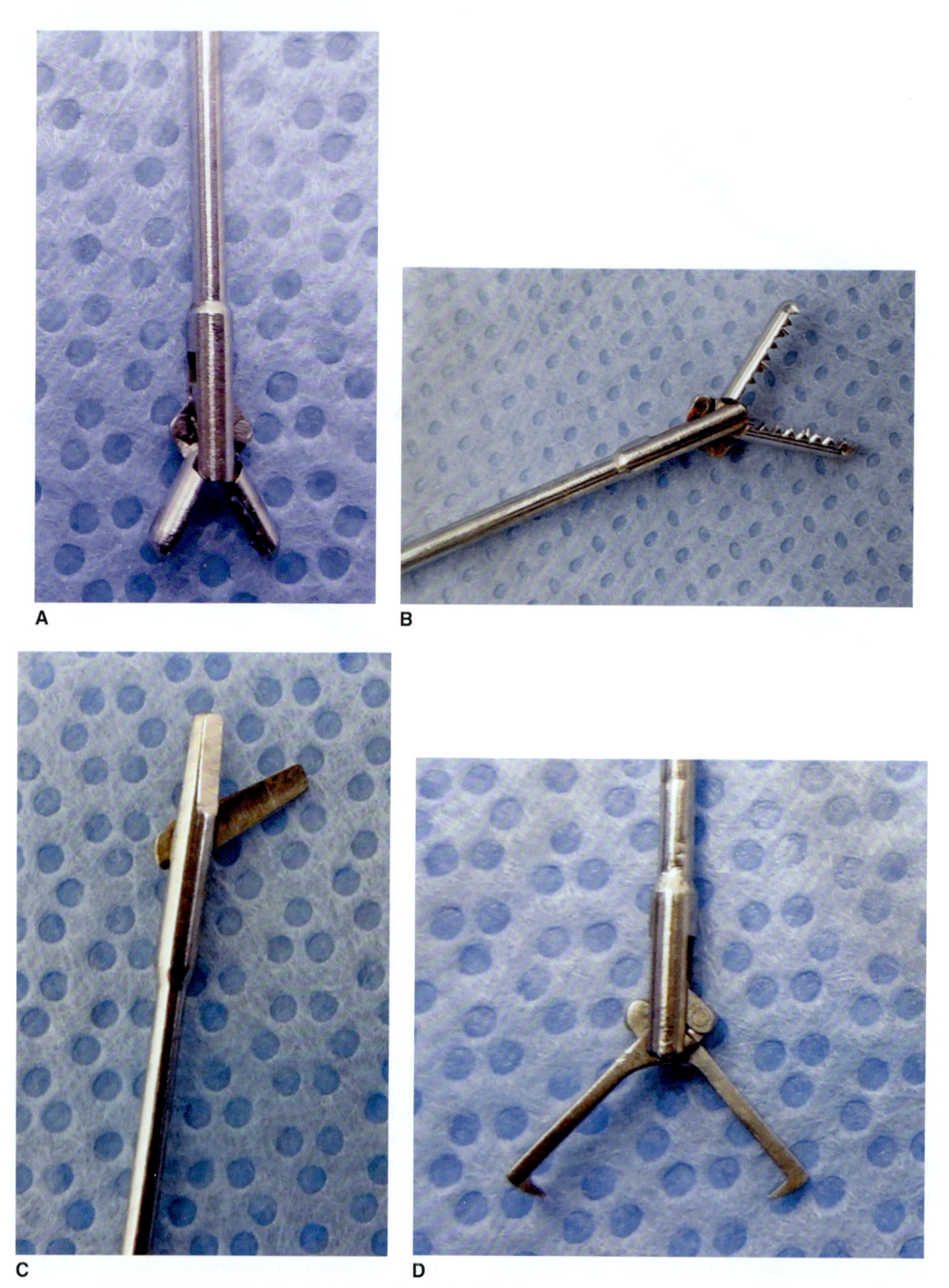

FIGURA 13-6 A. Las biopsias intrauterinas bajo visión directa se pueden realizar con pinzas para biopsia. **B.** Las pinzas con dientes de cocodrilo son ideales para sujetar y retener dispositivos o tejido dentro de la cavidad uterina. **C.** Las tijeras tienen variedad de aplicaciones intrauterinas, incluyendo corte de adherencias y tabiques. **D.** Las pinzas de agarre o forcipresión permiten una sujeción puntual que es más segura que la de las pinzas con dientes de cocodrilo.

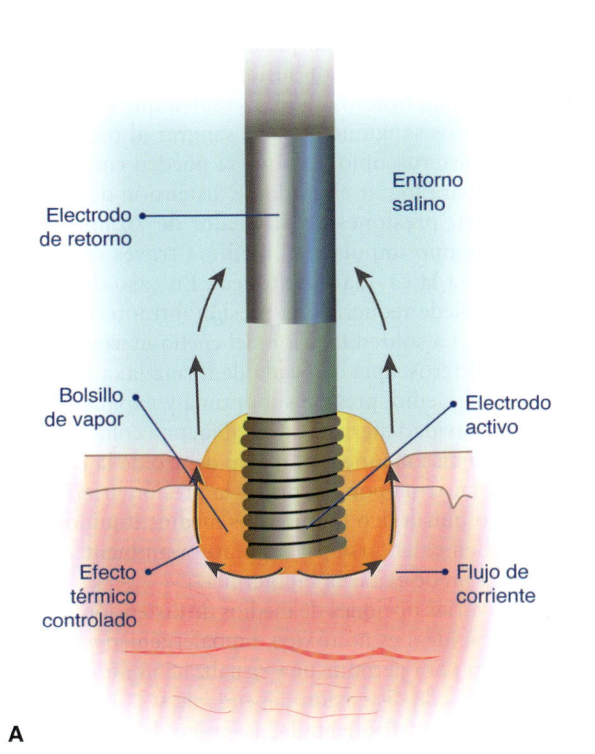

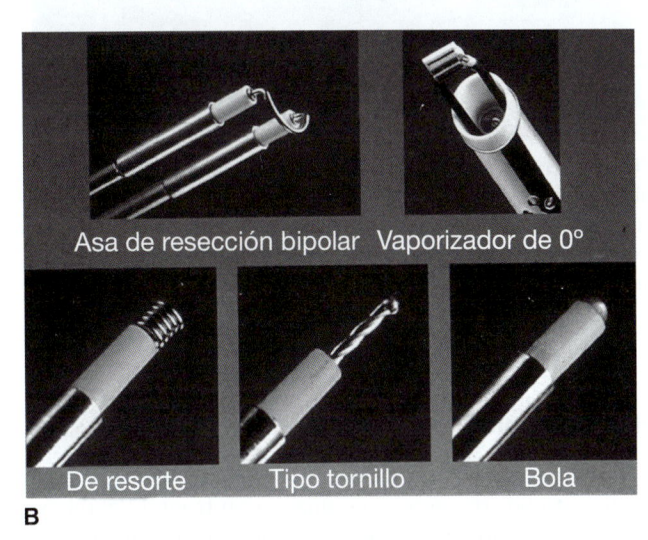

FIGURA 13-7 A. En esta figura se ilustra el mecanismo de acción del electrodo bipolar Versapoint®. La porción inferior en forma de espiral es el electrodo activo y la porción metálica superior (ilustrada por separado) sirve como electrodo de retorno. El medio de solución salina favorece la conducción de la corriente entre los dos polos (© Ethicon, Inc. 2019. Reimpreso con autorización). **B.** Diversos electrodos bipolares. La principal ventaja de los dispositivos bipolares es la capacidad para utilizar solución salina como medio líquido de distensión.

extracción de tejidos MyoSure® (Hologic, Bedford, MA) (**figs. 13-8** y 18-8). Ambos sistemas utilizan un corte tubular rotativo basado en la energía mecánica de la aspiración más que en la energía eléctrica de alta frecuencia empleada por los resectoscopios. Los beneficios de estos sistemas incluyen la posibilidad de usar un medio de distensión isotónico, como la solución salina normal, y tener un mayor campo visual a medida que los trozos de mioma se van extrayendo.

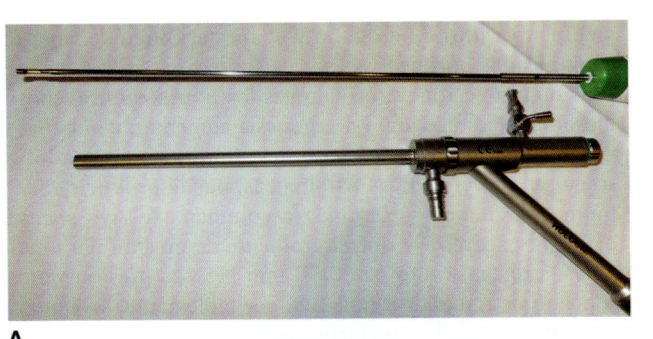

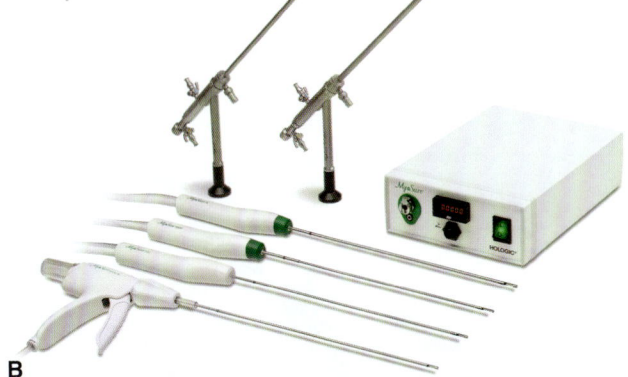

FIGURA 13-8 A. Montaje de un resectoscopio histeroscópico. Nótese la porción angulada del endoscopio, la cual permite el ensamble de una cámara. El dispositivo desechable se inserta en uno de los canales operatorios (Copyright © 2018 Hologic Inc. Todos los derechos reservados). **B.** Montaje del resectoscopio histeroscópico MyoSure®. En la *parte superior* se muestra el endoscopio angulado con el conducto operatorio y el puerto de ingreso del medio de distensión. La camisa externa (*segunda de arriba abajo*) incluye un obturador articulado que permite la entrada a ciegas si así lo prefiere el cirujano. El motor se une a la pieza resectoscópica desechable de succión (Copyright © 2018 Hologic Inc. Todos los derechos reservados).

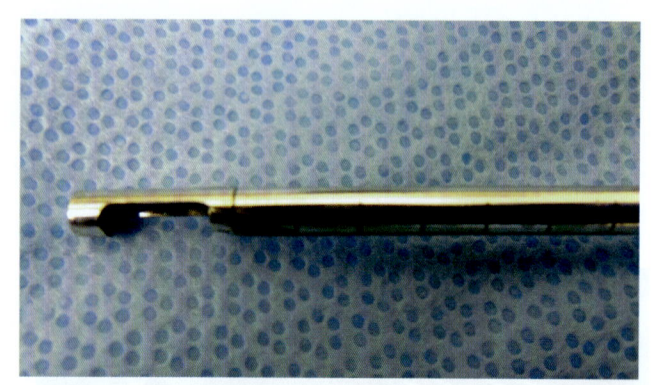

FIGURA 13-8 (*Continuación*) **C.** Parte distal de corte del resectoscopio. Nótese la punta roma con navaja rotatoria, protegida dentro de la curvatura, la cual oscila cortando el tejido y jalando las porciones cortadas hacia la luz del instrumento para su extracción. El corte puede llevarse a cabo solo por la parte lateral de la apertura.

Histeroscopio flexible

El histeroscopio de fibra óptica de 4.8 mm de diámetro está compuesto por tres secciones: una región frontal flexible y blanda, una región media rotatoria rígida y una región posterior semirrígida. Varios fabricantes producen histeroscopios flexibles de fibra óptica (fig. 13-9). En la actualidad, existen histeroscopios de fibra óptica con camisas estériles de un solo uso que eliminan la necesidad de esterilizar los equipos entre cada procedimiento.

MEDIO DE DISTENSIÓN Y CONTROL DE LÍQUIDOS

En circunstancias normales, la cavidad uterina es un espacio potencial con las paredes anterior y posterior en estrecha proximidad. Para obtener una vista panorámica dentro del útero, las paredes deben separarse. El grueso músculo de la pared uterina requiere una presión mínima de 40 mm Hg para distender de manera suficiente la cavidad a fin de poder ver con un histeroscopio. Debido a que el endometrio es rico en vasos sanguíneos, suele sangrar al tocarlo con la camisa del histeroscopio. Aunque se pueden emplear diversos medios para lograr el grado de distensión deseado, esto suele requerir presiones de alrededor de 70 mm Hg, que al mismo tiempo impulsan el medio a través de las tubas uterinas hacia la cavidad peritoneal. En caso de sangrado uterino, se puede requerir una presión intrauterina de 125-150 mm Hg. La sobredilatación del cuello uterino mediante camisa de histeroscopia colocada de forma laxa ocasiona la filtración del medio, presión subóptima y expansión insuficiente de la cavidad uterina. En cambio, una colocación ajustada de la camisa mantiene el medio dentro de la cavidad, la presión intrauterina por encima de la presión arterial media y un campo quirúrgico limpio. Los medios líquidos de distensión deben calentarse a temperatura ambiente antes de utilizarlos a fin de evitar la hipotermia.

Existen varias opciones de medios de distensión. El medio de distensión ideal es no tóxico, hipoalergénico y de rápido aclaramiento para permitir una visualización nítida. La elección del medio de distensión depende de si la histeroscopia es diagnóstica o instrumentada, así como del tipo de instrumentos a utilizar. Los medios pueden clasificarse de manera general en líquidos y gases. A su vez, los medios líquidos se subdividen en viscosidad baja o alta. Los líquidos de baja viscosidad se clasifican según su contenido de electrólitos. En la tabla 13-1 se muestra una revisión de los medios de distensión disponibles para histeroscopia.

Es el cirujano, en última instancia, el responsable de evaluar el volumen de distensión insuflado y de cotejarlo con el volumen recolectado. Una diferencia positiva de infusión requiere que el procedimiento se interrumpa en un rango de déficit de 750 mL (en los líquidos hipoosmolares) a 2500 mL (en los líquidos isoosmolares). El mejor campo quirúrgico para la histeroscopia es el que tiene reservorio urinario (metido debajo de los glúteos), que es un saco de plástico en el que se puede recolectar y cuantificar el líquido que sale para determinar la pérdida (la diferencia entre el líquido ingresado y el recuperado). El cirujano y el anestesiólogo deben estar comunicados porque los casos de sobrecarga hídrica pueden ocasionar afecciones graves, pues los líquidos intravenosos infundidos por el equipo de anestesia aumentarán aún más el volumen circulatorio. Cualquier líquido, incluyendo las soluciones electrolíticas fisiológicas, puede producir edema pulmonar cuando se suministra volumen excesivo a través del histeroscopio, ya que el gradiente de presión para mantener la distensión es de 60-70 mm Hg y la presión venosa subendometrial es de 4 mm Hg. Inevitablemente, los líquidos difundirán hacia la circulación venosa.

Un medio de distensión de baja viscosidad puede suministrarse sosteniendo una bolsa de 2-3 L o un envase de solución a 1.8-2.4 m por encima de la mesa de operación, lo que permite que el líquido sea infundido por la fuerza de gravedad. Una alternativa es la bomba giratoria. Algunas bombas pesan el líquido en tiempo real y permiten al cirujano la supervisión constante de la velocidad de flujo y el volumen total de líquido infundido. El American Congress of

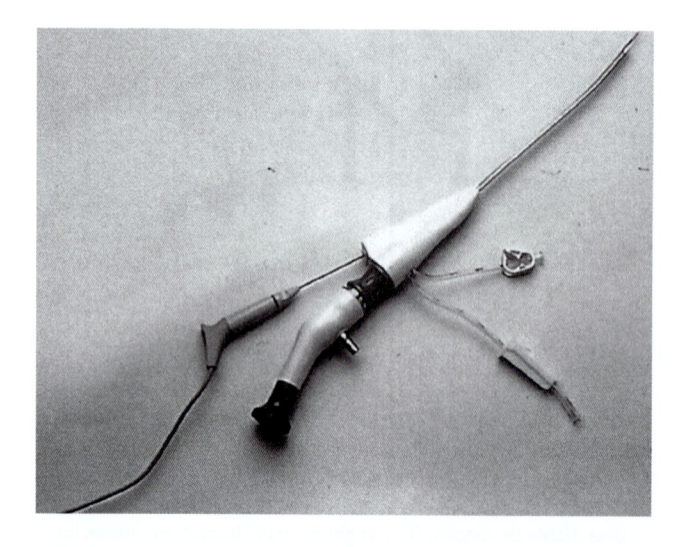

FIGURA 13-9 Los histeroscopios flexibles de fibra óptica pueden ser manipulados para colocarse en prácticamente cualquier ángulo.

TABLA 13-1
Revisión general de los tipos de medio de distensión

MEDIO	CARACTERÍSTICAS	USOS EN HISTEROSCOPIA	RIESGOS POTENCIALES	PRECAUCIONES DE SEGURIDAD/ COMENTARIOS
Baja viscosidad (ricos en electrólitos)				
Solución salina	Solución salina al 0.9% Isotónica 308 mOsm/L	Diagnóstico Operatorio Electrocauterio bipolar	Sobrecarga hídrica	Detener el procedimiento cuando el déficit de líquido sea de 2 500 mL
Ringer lactato	Agua, cloruro de sodio, potasio, calcio Isotónico 273 mOsm/L	Diagnóstico Operatorio Electrocauterio bipolar	Sobrecarga hídrica	
Baja viscosidad (con pocos electrólitos)				
Manitol al 5%	Glúcido de 6 carbonos Isotónico 285 mOsm/L	Operatorio Electrocauterio monopolar	Sobrecarga hídrica Hiponatremia	Detener el procedimiento cuando el déficit de líquido sea de 1000 mL En pacientes de edad avanzada o con complicaciones médicas, interrumpir el procedimiento cuando el déficit de líquido sea de 750 mL
Sorbitol al 3%	Forma reducida de la glucosa Hipotónico 178 mOsm/L	Operatorio Electrocauterio monopolar	Sobrecarga hídrica Hiponatremia Hiperglucemia	
Glicina al 1.5%	Aminoácido Metabolizada a serina y amoníaco Hipotónica 200 mOsm/L	Operatorio Electrocauterio monopolar	Sobrecarga hídrica Hiponatremia Hiperamonemia	
Alta viscosidad (con pocos electrólitos)				
Dextrano 70 al 32% (Hyskon®)	Dextrano 70 al 32% en glucosa al 10% Hipertónico	Diagnóstico Operatorio	Sobrecarga hídrica Anafilaxis Diátesis hemorrágica	Uso raro en la actualidad Puede dañar el equipo
Gaseosos				
Dióxido de carbono	Gas incoloro	Solo diagnóstico	Embolia gaseosa Dolor de hombro	Siempre utilizar insuflador histeroscópico y NO laparoscópico Mantener el influjo a <100 mL/min Mantener la presión uterina a <100 mm Hg Evitar la posición de Trendelenburg

Obstetricians and Gynecologists y la American Association of Gynecologic Laparoscopists recomiendan el uso de una bomba de líquidos automática y un sistema de vigilancia para verificar con mayor precisión el ingreso y el egreso, así como para prevenir las complicaciones asociadas con la sobrecarga de líquidos.

Medios líquidos

Baja viscosidad

Los de baja viscosidad son los medios de distensión más utilizados en la actualidad. Estos líquidos deben recambiarse constantemente en la cavidad uterina para obtener una vista clara. Las camisas diagnósticas estandarizadas *no* permiten descarga de líquido. Por ello, si se utiliza un líquido de baja viscosidad para distender, la visualización puede ser subóptima, ya que la sangre puede mezclarse con el líquido, lo que cambia su color y obstaculiza la visión del campo. El medio de distensión seguro es isotónico con contenido electrolítico de 300 mOsm. Además, el contenido de sodio aproximado del líquido debe ser de 140 mEq/L.

Solución salina y Ringer lactato

La solución salina normal (fisiológica) (cloruro de sodio al 0.9%) es quizá el medio histeroscópico más seguro. Las complicaciones de la absorción vascular excesiva son la sobrecarga hídrica y el edema pulmonar, que se tratan mediante diuresis y medidas sintomáticas. Como la solución salina es un conductor eficiente de electrones, no permite que la densidad de corriente sea lo suficientemente alta para actuar con el tejido cuando se usa un sistema monopolar. Así, la solución salina no es adecuada para la electrocirugía monopolar, aunque es eficaz cuando se eligen como accesorios el láser, los electrodos bipolares y dispositivos mecánicos, por ejemplo, tijeras. El personal de enfermería o el ayudante quirúrgico debe informar continuamente al cirujano el volumen de líquido suministrado, que se calcula restando el volumen de líquido que retorna, en litros, del líquido introducido. Siempre que haya un déficit importante de líquidos, por lo general de 2.5 L para la solución salina isotónica, se debe suspender el procedimiento y terminarlo en fecha posterior. El Ringer lactato (una mezcla de cloruro de sodio, lactato de sodio, cloruro de potasio y cloruro de calcio en agua) posee propiedades similares a las de la solución salina, y se cree que provee un perfil de riesgo similar.

Glicina al 1.5%, sorbitol al 3% y manitol al 5%

Las soluciones de glicina (1.5%) y sorbitol (3%) se emplearon primero en la cirugía urológica. Más tarde, fueron adoptadas por los ginecólogos para utilizarlas con dispositivos de electrocirugía monopolar, como el resectoscopio. Tanto la glicina como el sorbitol sirven para la distensión histeroscópica, pero ambos tienen numerosas desventajas inherentes a su composición. Ya que estas soluciones son hipoosmolares (sorbitol, 178 mOsm/L; glicina, 200 mOsm/L), el problema principal se relaciona con la absorción vascular excesiva, lo que lleva a un estado hipotónico con hiponatremia. Una diferencia de líquido igual o superior a 750 mL debe alertar al cirujano acerca de la posibilidad de hiponatremia e hipoosmolalidad. En este caso, se deben solicitar determinaciones séricas de sodio durante la cirugía y 4 h después de ella. La hiponatremia es preocupante porque produce un gradiente entre la sangre circulante y las células cerebrales. En respuesta a lo anterior, las células cerebrales bombean cationes al exterior para disminuir la infusión positiva de agua hacia el encéfalo. Sin embargo, este mecanismo de bombeo de cationes está disminuido en las mujeres, probablemente debido a la progesterona, por lo que tienen mayor riesgo de desarrollar edema cerebral, que pone en riesgo la vida durante los estados hipoosmolares. Un único riesgo adicional de la glicina es que puede ser metabolizada a amoníaco y ocasionar daño neurológico.

El manitol (5%) puede usarse con dispositivos electroquirúrgicos y es casi isoosmolar. El manitol tiene un osmolalidad de 285 mOsm y es un diurético osmótico. Sus características ópticas son equivalentes a las de la glicina y el sorbitol; sin embargo, el manitol es menos propenso a ocasionar hiponatremia debido a sus características diuréticas.

Alta viscosidad

Hyskon® (CooperSurgical Inc., Trumbull, CT), dextrano 70 al 32% en dextrosa, es una solución viscosa incolora que rara vez se utiliza hoy en día en la histeroscopia. Sin embargo, una de sus ventajas es su inmiscibilidad con la sangre, lo que permite una excelente visualización. Su desventaja es que los residuos secos tienden a endurecerse y a obstruir los canales de la camisa histeroscópica. Además, se han informado dos tipos de reacciones propias del medio: una reacción anafilactoide idiosincrática y una diátesis hemorrágica. Este líquido también pone a la paciente en riesgo de sobrecarga hídrica. La actividad osmótica del dextrano es tal que, por cada gramo de Hyskon® suministrado al espacio vascular, 20 mL de agua intersticial serán arrastrados a la circulación.

Medio gaseoso

El CO_2 es un gas incoloro altamente soluble cuando se mezcla con la sangre. Puede utilizarse para distender de forma segura el útero cuando se suministra con el equipo de insuflación adecuado. El CO_2 es ideal para la histeroscopia diagnóstica. El insuflador para histeroscopia administra CO_2 al útero con una velocidad de flujo que se mide en centímetros cúbicos por minuto, a diferencia del insuflador laparoscópico, en el cual la velocidad del flujo de CO_2 se mide en litros por minuto. El insuflador laparoscópico es inadecuado e inseguro para la insuflación histeroscópica. La velocidad de flujo de CO_2 en el útero nunca debe exceder los 100 mL/min y será necesario ajustar la presión por debajo de los 100 mm Hg. Antes de administrar el CO_2, tiene que purgarse el aire de la sonda y del histeroscopio. Además, se debe evitar colocar a la paciente en posición de Trendelenburg. Cuando el flujo de CO_2 es excesivo, aparecen burbujas que enturbian el campo. El CO_2 tiende a aplanar el endometrio, y este artefacto puede ocultar enfermedades. Cuando el CO_2 se insufla de manera inapropiada, se forman émbolos que pueden producir alteraciones graves de la fisiología cardiovascular. Las ventajas del CO_2 como medio de distensión incluyen una visualización nítida, incluyendo la evaluación de entrada al conducto endocervical. La principal desventaja del CO_2 es que no puede emplearse para la histeroscopia operatoria debido al riesgo de embolia por CO_2. Además, se ha asociado con mayor dolor relacionado con el procedimiento, incluyendo dolor de hombro.

CONSIDERACIONES PREOPERATORIAS

Antes del procedimiento histeroscópico, se debe solicitar el consentimiento informado, el cual incluye la revisión de los riesgos, beneficios y alternativas. La revisión de algunos riesgos importantes incluye la posibilidad de perforación uterina, sangrado, infección, sobrecarga hídrica y, en circunstancias extremadamente raras, lesión de intestinos, vejiga, vasos o nervios. Por lo general, el riesgo de perforación uterina es del 1-3%. También se debe comentar el riesgo de necesidad de repetir el procedimiento o la imposibilidad de realizarlo. Las contraindicaciones para llevar a cabo una histeroscopia incluyen dolor pélvico agudo o infección vaginal, embarazo y perforación uterina reciente. La presencia conocida de cáncer de cuello uterino o de útero es una contraindicación relativa; en esos casos, es posible emplear la histeroscopia en algunas ocasiones (generalmente, por un ginecólogo oncólogo) con fines diagnósticos. El sangrado activo es una contraindicación relativa, ya que puede limitar la visualización. Para optimizar la visualización y disminuir el riesgo de llevar a cabo una histeroscopia durante un embarazo temprano, es mejor realizar el procedimiento al inicio de la fase folicular, poco después del término de la menstruación (los días 6-10 del ciclo). Si resultara difícil programar una histeroscopia, particularmente la instrumentada, durante la fase folicular temprana, otra opción es tratar a la paciente con anticonceptivos orales a fin de asegurar un revestimiento delgado en el útero, lo que permitirá una mejor visualización.

Atravesar el conducto cervical es un momento clave de la cirugía histeroscópica. En algunas pacientes, la estenosis cervical puede aumentar el riesgo de complicaciones, como la creación de un falso conducto o perforación uterina. La anticipación a la estenosis uterina puede permitir intervenciones preoperatorias para reducir estos riesgos. El misoprostol, una prostaglandina E₁ sintética, se ha estudiado ampliamente como dilatador cervical previo a la histeroscopia para prevenir complicaciones asociadas con la dilatación. Aunque la dosis óptima y el modo de administración (oral frente a vaginal) aún no han sido determinados, la dosis más utilizada es de 200-400 mg vía vaginal de 12 a 18 h antes del procedimiento (la administración oral es una opción). En 2015, un metaanálisis y revisión sistemática llevados a cabo por Cochrane incluyó 19 estudios que evaluaron la maduración cervical con misoprostol previa a la histeroscopia instrumentada. El grupo informó que las mujeres tanto en la premenopausia como en la posmenopausia, tratadas con misoprostol, tuvieron menor probabilidad (frente a placebo) de requerir dilatación mecánica adicional y experimentaron menores complicaciones, incluyendo la formación de un falso conducto. Los efectos adversos del misoprostol incluyen cólicos y dolor abdominal leve, sangrado vaginal e incremento de la temperatura corporal. En la posmenopausia, los efectos beneficiosos del misoprostol fueron mayores con un tratamiento previo con estrógenos (tabletas de 25 mg de estradiol vía vaginal durante al menos 2 semanas antes del procedimiento). Los dilatadores osmóticos, como la laminaria, son una opción en aquellas mujeres en quienes las prostaglandinas están contraindicadas. Una desventaja es que la paciente requiere de una valoración en consultorio antes del procedimiento de inserción.

Además del misoprostol, la vasopresina diluida a 4 unidades de 0.05 UI/mL en 80 mL de solución salina normal e inyectada en el estroma cervical en las posiciones 4 y 8 del reloj (volumen total inyectado de 20 mL) puede ser de ayuda. Phillips y cols. (1997) demostraron que el tratamiento con vasopresina antes de la histeroscopia reduce significativamente la fuerza requerida para dilatar el cuello uterino. Además, se debe contar con ecografía transabdominal cuando se anticipen dificultades para penetrar el conducto cervical. Si la ecografía se lleva a cabo con la vejiga llena, esto permite la visualización de la vía y puede vigilarse de forma continua, conforme avanzan los dilatadores mecánicos.

HISTEROSCOPIA EN EL CONSULTORIO

Aunque se estima que el 15-25% de los ginecólogos en los Estados Unidos llevan a cabo histeroscopias en el consultorio, se espera que el porcentaje aumente debido a los avances tecnológicos, las facilidades para la paciente y las mejoras en los reembolsos. Los procedimientos histeroscópicos que pueden realizarse en el consultorio varían desde los más simples (como la histeroscopia diagnóstica, la biopsia endometrial con visualización directa, la polipectomía y la extracción de dispositivos intrauterinos [DIU] desplazados) hasta algunos más complejos, como la resección de pequeños miomas, la escisión de tabiques y la esterilización tubaria. La selección de la paciente al momento de planificar una histeroscopia en el consultorio es muy importante. A las pacientes en quienes se anticipa estenosis cervical o incapacidad para tolerar el procedimiento no se les debe ofrecer la histeroscopia en consultorio. Se deben seleccionar procedimientos cortos, de 30 min o menos.

En la histeroscopia diagnóstica se utilizan habitualmente endoscopios de pequeño diámetro con conducto simple. Entre estos hay histeroscopios flexibles de fibra óptica y digitales, como el Endosee® (CooperSurgical Inc., Trumbull, CT). Los histeroscopios flexibles miden 3.2-3.5 mm de diámetro, tienen una punta que se desvía 90-120° y no requieren dilatación cervical. En la histeroscopia instrumentada se puede utilizar en el consultorio un histeroscopio rígido de conducto sencillo con camisa externa de 4-5 mm, con instrumentos semirrígidos como tijeras, pinzas para biopsia y sujetadores. Además de las técnicas estandarizadas de histeroscopia, se ha descrito el abordaje colposcópico sin el uso de espéculo o pinzas para la sujeción del cuello uterino. En este procedimiento, el histeroscopio se inserta en la vagina con ayuda de un medio de distensión. El orificio externo del conducto cervical es penetrado con el endoscopio, y el conducto es atravesado para entrar en la cavidad. Cooper y cols. (2010) informaron en una revisión sistemática que esta técnica se asocia significativamente con menos dolor y molestias en comparación con la entrada tradicional en el conducto cervical.

Con respecto a la analgesia, las pacientes habitualmente toleran bien la histeroscopia en consultorio. Un metaanálisis de 15 estudios no detectó beneficios del pretratamiento con opiáceos o ansiolíticos. Aunque el estudio no encontró beneficios derivados del pretratamiento con antiinflamatorios no esteroideos, con frecuencia se recomienda a las pacientes tomar 400-600 mg de ibuprofeno (o el equivalente) aproximadamente 1 h antes del procedimiento. El bloqueo paracervical ha demostrado disminuir el dolor asociado con la histeroscopia. La inyección de lidocaína al 1%, 10-15 mL directamente en el cuello uterino, produce anestesia apropiada.

El ginecólogo debe dominar primero los procedimientos de histeroscopia en el quirófano, con pacientes bajo anestesia, para después llevar a cabo histeroscopias en consultorio con casos específicos seguidos de casos instrumentados simples. Los pasos esenciales para llevar a cabo los procedimientos en el consultorio son similares a los del quirófano.

HISTEROSCOPIA DIAGNÓSTICA

La histeroscopia diagnóstica se puede llevar a cabo en el consultorio bajo anestesia local, o en la sala de operaciones si se anticipa la posibilidad de un procedimiento quirúrgico. El conocimiento preciso de la posición del útero es esencial para facilitar el procedimiento. Una vez colocada la paciente en posición ginecológica, se limpia con suavidad el perineo y la vagina con yodopovidona u otra solución antiséptica apropiada. Se coloca un separador de Sims o un espéculo articulado para permitir la visualización del cuello uterino.

CUADRO 13-1 PASOS DEL PROCEDIMIENTO

Histeroscopia diagnóstica

- Posición ginecológica, exploración bimanual: útero en anteversión o retroversión.
- Vaciar vejiga; empapar el perineo con líquido estéril.
- Colocar bolsa de recolección de líquido debajo de los glúteos.
- Verificar que el equipo de histeroscopia y el medio de distensión sean correctos.
- Visualizar el cuello uterino con espéculo de doble valva o separador de Sims.
- Colocar unas pinzas de Pozzi en el labio anterior del cuello uterino.
- Distender el cuello uterino si es necesario (no se requiere dilatación en el abordaje diagnóstico); no distender en exceso.
- Colocar el histeroscopio en el orificio externo, con el medio de distensión fluyendo; insertar bajo visualización directa; la tracción en el sentido opuesto se realiza con las pinzas de Pozzi.
- Inspeccionar el conducto cervical durante la entrada del histeroscopio.
- Una vez dentro de la cavidad uterina, se debe retirar el espéculo, o el retractor de Sims, con el histeroscopio en su lugar.
- Verificar y orientarse en la posición identificando los orificios tubarios.
- La inspección debe incluir el conducto cervical, la vista panorámica de la cavidad, los orificios tubarios bilaterales y las paredes anterior y posterior del útero.

En la posición de las 12 h según el reloj, se toma con unas pinzas de Pozzi el borde del cuello uterino. Se selecciona un endoscopio adecuado, y el cirujano comprueba la claridad del ocular y del objetivo. Si es necesario, se limpia la lente con una gasa empapada con solución salina o agua. Se enciende el generador de luz y se conecta el cable de fibra óptica al endoscopio. Se introduce el endoscopio en la camisa diagnóstica y se suministra el medio elegido a través de la camisa para purgar el aire que tenga adentro (cuadro 13-1).

Se debe evitar la dilatación sistemática del cuello uterino porque incluso la introducción cuidadosa y delicada de los dilatadores cervicales puede traumatizar el endocérvix y el endometrio. Si se inserta el histeroscopio en el conducto bajo visión directa, y si el eje del conducto cervical y uterino se sigue de forma cuidadosa hasta llegar al cuerpo, no debe haber riesgo de crear un falso conducto o una perforación. Por lo general, el canal endocervical muestra pliegues longitudinales, papilas y hendiduras. El orificio cervical interno aparece como una constricción estrecha en el fondo del canal endocervical. El istmo es una extensión cilíndrica por encima del orificio, y el cuerpo es una cavidad grande sobre el istmo. En la figura 13-10A se muestra una cavidad uterina normal vista mediante histeroscopia. Los orificios de las tubas son visibles en los extremos superiores de los cuernos uterinos y muestran un aspecto y un ángulo de entrada en la cavidad uterina muy variables. El endometrio uterino es liso y de color blanco rosado durante la fase proliferativa. Las aberturas glandulares parecen elevaciones blanquecinas anulares rodeadas por una red vascular. Como se mencionó, la histeroscopia se debe llevar a cabo, si es posible, durante la fase folicular. Durante la fase secretora del ciclo, el endometrio se observa pleno y sedoso, protruye de manera irregular en la cavidad y a veces se confunde con facilidad con pequeños pólipos. Aunque los cuernos son fácilmente reconocibles, en ocasiones no se pueden ver los orificios de las tubas durante la última fase del ciclo menstrual.

HISTEROSCOPIA OPERATORIA

El endoscopio se introduce en la camisa operatoria o del resectoscopio. Si se emplea una camisa operatoria, se selecciona el

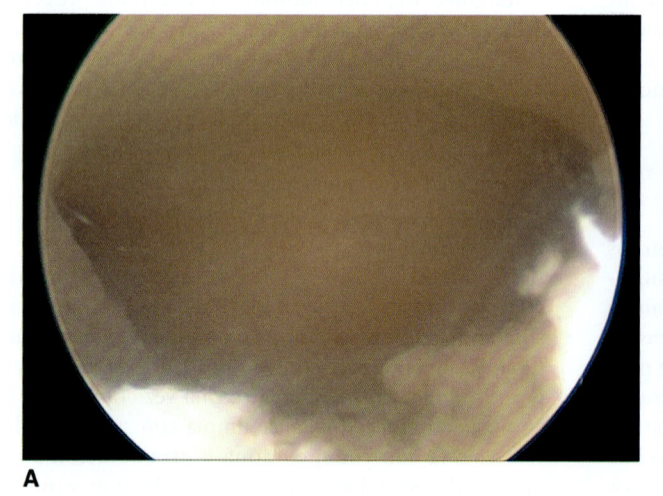

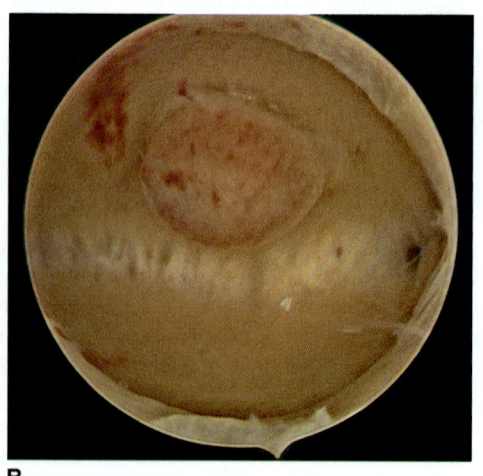

FIGURA 13-10 A. Apariencia normal de las cavidades uterinas en la histeroscopia diagnóstica. **B.** Un pólipo en el fondo uterino.

> **CUADRO 13-2 PASOS DEL PROCEDIMIENTO**
>
> **Histeroscopia operatoria**
>
> - Seguir los pasos iniciales para la histeroscopia diagnóstica.
> - Si la visión es borrosa, abrir la válvula de salida para limpiar, y cerrarla nuevamente; dejarla ligeramente abierta para que el líquido circule si es necesario.
> - Evaluar constantemente el déficit de líquidos: detener el procedimiento si el déficit es de 750 mL (no electrólitos) o de 2 500 mL (electrólitos) según la distensión.
>
> **Miomectomía**
>
> - *Resectoscopio:* electrocauterio de asa de 90° de onda continua (corte) a 80-100 W; rasurar progresivamente el mioma con extracción ocasional de los segmentos; el asa siempre se jala hacia el histeroscopio al momento de cortar.
> - *Pieza manual:* la pieza se coloca a través del conducto operatorio con la punta distal adyacente al borde del mioma. La acción de corte se activa mediante un pedal, por lo que la pieza manual es estacionaria.
>
> **Polipectomía**
>
> - Insertar las tijeras histeroscópicas y cortar el pólipo en la base.
> - Insertar las pinzas histeroscópicas para retener el pólipo y escindir.
> - Métodos alternativos: resectoscopio o pieza manual (similar a la miomectomía).
>
> **Escisión de tabique**
>
> - Identificar ambas cámaras uterinas y los orificios tubarios bilaterales.
> - Por medio de las tijeras histeroscópicas u otro dispositivo de corte, dividir el tabique en la porción media.
> - Tener cuidado al momento de acercarse al fondo para evitar perforación o sangrado.
>
> **Lisis de adherencias**
>
> - Llevar a cabo una histeroscopia diagnóstica exhaustiva para identificar las referencias anatómicas.
> - Con el uso de tijeras u otro dispositivo de corte, cortar primero las adherencias finas y centrales.
> - Las adherencias marginales y gruesas deben seccionarse al final, siempre desde abajo hacia arriba.
> - Mantener el histeroscopio en el canal medio con relación a las paredes uterinas.

acople adecuado que se ajuste con la abertura del canal operatorio. Se lava la camisa con el medio de distensión y se conecta el cable de la luz.

Debe efectuarse una dilatación cuidadosa con dilatadores de Pratt hasta que la camisa operatoria atraviese de forma ajustada el cuello uterino. Cuando el medio fluya, se puede introducir el histeroscopio en la cavidad uterina bajo visión directa. Se examina la cavidad uterina y el cirujano identifica los rasgos anatómicos (p. ej., los orificios tubarios, la profundidad de los cuernos, la localización y las adherencias de la lesión, la proximidad del orificio cervical interno). Si existen dificultades para observar con claridad la cavidad uterina, es probable que se haya introducido el histeroscopio a demasiada profundidad y que el endoscopio esté en contacto con la pared uterina. Cuando la visión esté bloqueada, la maniobra más prudente es sacar un poco el instrumento con el medio fluyendo hacia el útero (cuadro 13-2).

Una vez que se obtiene una visión clara, se introduce el instrumento operatorio en la cavidad (p. ej., un electrodo o una tijera) y se hace avanzar para que entre en contacto con el tejido diana. Con el flujo constante a través de la camisa, la cavidad puede ser distendida posteriormente mediante el cierre de la válvula de retorno. Después, la válvula se abre y la cavidad se limpia. En ciertos casos resulta útil realizar una laparoscopia simultánea para permitir que un ayudante vea la superficie serosa del útero y verifique que no haya una perforación inadvertida. Los escenarios clínicos en los que la laparoscopia simultánea puede ser de utilidad incluyen la resección del tabique, la lisis de adherencias uterinas y la resección de miomas submucosos grandes.

Dispositivos electroquirúrgicos y láseres

Los dispositivos electroquirúrgicos y los láseres actúan de manera similar sobre los tejidos. Ambos producen coagulación a 60-70 °C y vaporización a 100 °C. Se pueden lograr acciones similares en los tejidos si se eleva la densidad de la potencia o si se mantiene una potencia constante, pero aumenta el tiempo de exposición del tejido. Una fibra láser de 1 mm que aplica 30 W de potencia en el tejido aumentará la densidad de la potencia hasta 3 000 W/cm^2. Un electrodo de bola de 3 mm deberá generar una potencia de 300 W para alcanzar una densidad de potencia similar. El láser de granate de itrio y aluminio con neodimio (Nd:YAG, *yttrium aluminium garnet*), que trabaja con energía térmica, es el láser preferido para la cirugía histeroscópica. Este haz puede transmitirse igual de bien en cualquier medio, mientras que los dispositivos electroquirúrgicos monopolares operan con mayor eficacia en un medio sin electrólitos.

El cirujano debe estar familiarizado con la física que gobierna las acciones de las herramientas electroquirúrgicas y los láseres, así como con las acciones tisulares de estos dispositivos energizados. Un cirujano experto no usaría un dispositivo de bola para cortar o un electrodo de asa para coagular tejido. La selección apropiada de los vatios depende de la enfermedad y de su ubicación. La aplicación de una potencia alta durante un período prolongado incrementa la probabilidad de una lesión tisular considerable.

Más allá de que el cirujano utilice un resectoscopio, un electrodo manual o un láser, la profundidad de la acción tisular es sumamente importante. La lesión transmural es posible con las densidades de potencia altas o con exposición prolongada. Se debe recordar que el espesor de la pared uterina distendida (0.5-1 cm) es considerablemente menor que el de la pared uterina no distendida (1.5-2 cm). La perforación uterina ocasionada por un láser o por un electrodo es mucho más grave que la producida por tijeras u otros dispositivos mecánicos, pues la energía térmica puede infligir gran daño en las estructuras aledañas (p. ej., el intestino o la vejiga). La lesión puede no alcanzar el daño máximo sino hasta 2-3 días después de la cirugía. Por lo tanto, en tales casos está indicada una laparoscopia o una laparotomía para determinar la extensión de la lesión.

PROCEDIMIENTOS ESPECÍFICOS EN CIRUGÍA HISTEROSCÓPICA

Miomectomía histeroscópica

Por lo regular, los miomas submucosos se ven como masas blancas esféricas cubiertas por una red de vasos frágiles, con paredes delgadas, cuando se visualizan por histeroscopia. Antes de la cirugía se recomienda realizar un estudio de imagen, como el histerosonografía con solución salina o una resonancia magnética. Los miomas suelen ser sésiles o pediculados. La European Society for Gynaecological Endoscopy clasifica los miomas submucosos como tipos 0, 1 o 2. Los miomas tipo 0 se localizan 100% dentro de la cavidad uterina, en tanto que los tipo 1 tienen un componente intramural menor al 50%; por su parte, los tipo 2 tienen un componente intramural mayor al 50%. En general, los miomas tipos 0 y 1 son candidatos para resección, mientras que los de tipo 2 es mejor resecarlos por técnica laparoscópica o abierta.

Técnica de histeroscopia

Existen muchas variaciones de los procedimientos histeroscópicos para tratar los miomas submucosos. En la actualidad, la instrumentación resectoscópica se utiliza mediante cauterio monopolar y medio de distensión no electrolítico; los resectoscopios bipolares se pueden emplear con medio electrolítico. Para escindir el mioma, habitualmente se utiliza un electrodo curvo de 90° con electrocauterio de onda continua (corte) a 80-100 W. Bajo videovigilancia, la técnica resectoscópica consiste en cortar el mioma progresivamente, a manera de rastrillo, y retirar las piezas de tejido para su posterior evaluación histológica. Para los miomas uterinos, el electrodo recto es el dispositivo más eficaz, mientras que el electrodo angulado es el preferido para las lesiones ubicadas en las paredes anterior o posterior (**fig. 13-11**). El electrodo debe activarse solo cuando se regresa hacia el histeroscopio, nunca mientras se aleja de la lente. La principal desventaja de esta técnica es la necesidad de retirar de manera continua los fragmentos rasurados de tejido.

Pueden utilizarse otras técnicas electroquirúrgicas junto con el histeroscopio irrigador con canal individual grande. Se pueden emplear agujas de 3 mm, asas rasuradoras y electrodos bipolares para realizar todas las operaciones opcionales descritas antes para el resectoscopio. El asa de corte retráctil de 3 mm es útil para los procedimientos de rasurado de forma similar al resectoscopio. Las agujas bipolares pueden introducirse muchas veces en el parénquima de un mioma submucoso, de cualquier tamaño, para coagular su interior (miólisis).

En la actualidad, los resectoscopios histeroscópicos se utilizan con frecuencia para escindir miomas submucosos. Con estos dispositivos, la pieza manual se sitúa a través del conducto operatorio del histeroscopio con la punta distal adyacente hacia el borde del mioma. La acción de corte se activa mediante un pedal, por lo que la pieza manual permanece estacionaria. El mioma se fragmenta hasta que el lecho del fibroma uterino está al ras del miometrio adyacente, y entonces se succionan los fragmentos de fibroma. La ventaja de usar un resectoscopio histeroscópico es que es más rápido que con la pieza manual y no hay fragmentos flotantes en el campo operatorio durante el proceso.

Cuando se resecan y extraen miomas grandes (3-5 cm), es prudente llevar a cabo una laparoscopia simultánea si hay preocupación acerca del riesgo de perforación uterina. Los miomas uterinos centrales se asocian con mayor riesgo de perforación uterina. Respecto al riesgo de malignidad

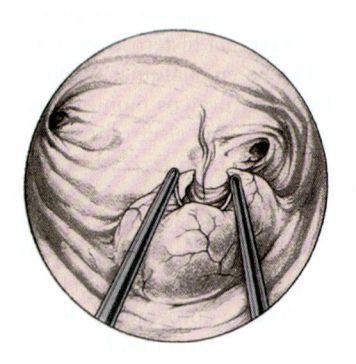

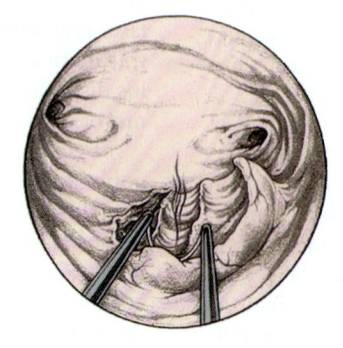

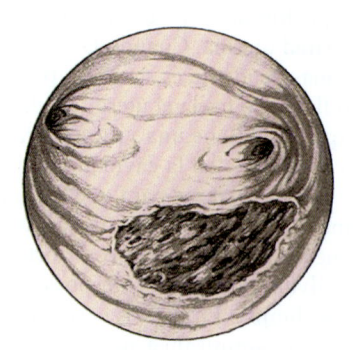

FIGURA 13-11 Técnica de rasurado para la eliminación de un mioma submucoso con electrodo de asa angulado utilizando un resectoscopio (Baggish MS, Barbot J, Valle RF. *Diagnostic and operative hysteroscopy*, 2nd ed. St. Louis, MO: Mosby-Year Book, 1999. Reimpreso con autorización).

de los miomas submucosos, el riesgo de leiomiosarcoma es menor al 1%. Sin embargo, cualquier mioma (o parte de un mioma) resecado debe enviarse a evaluación por patología.

Pólipos uterinos

Los pólipos funcionales y no funcionales son causa frecuente de sangrado uterino anómalo (*véase* fig. 13-10B). Los pólipos funcionales tienden a ser más pequeños que los no funcionales. Los pólipos funcionales tienen una superficie idéntica al endometrio circundante. Un pólipo no funcional se presenta como una protuberancia blanca cubierta por vasos superficiales ramificados. Los pólipos son relativamente más fáciles de diagnosticar por histerosonografía con solución salina o histerosalpingografía, con histeroscopia, en comparación con las técnicas a ciegas para la extirpación quirúrgica. Gebauer y cols. compararon la resección a ciegas de pólipos uterinos (con legrado y pinzas para pólipos) con la histeroscopia. Los pólipos fueron diagnosticados por legrado en el 43% de los casos, y el 68% de los intentos de resección del pólipo con pinzas tuvieron pólipo residual.

Técnica de histeroscopia

Hay varias técnicas histeroscópicas para la escisión de los pólipos uterinos. Un método utilizado habitualmente implica cortar el pólipo en la base con tijeras histeroscópicas, seguido de la sujeción del pólipo con pinzas con dientes de cocodrilo. Esto se puede llevar a cabo con un histeroscopio de canal simple o de doble canal. Se retira el histeroscopio junto con el pólipo liberado, el cual se envía al laboratorio de anatomía patológica para su evaluación histológica. El sitio de la resección es inspeccionado nuevamente y se termina el procedimiento. En otro método, el pólipo puede ser simplemente tomado con las pinzas para pólipos y extraído mediante movimientos giratorios (fig. 13-12). Si se observa sangrado, se aplica un electrodo de bola de 3 mm sobre el sitio sangrante para coagularlo (40-50 W). Como alternativa, es posible cortar el pólipo en su base con una trampa eléctrica retráctil, un electrodo aguja o una fibra láser. El pólipo también puede rasurarse con una pieza manual o con un resectoscopio histeroscópico, de manera similar al mioma.

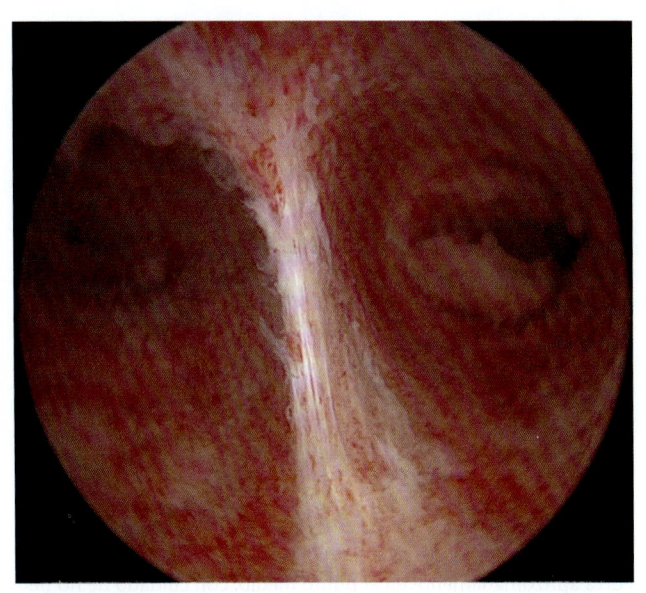

FIGURA 13-13 Tabique uterino visto por histeroscopio que se extiende a más del 75% de la cavidad uterina (cortesía de la Dra. Samantha Pfeifer).

Útero tabicado

Los tabiques uterinos son una afección clínica tratable que contribuye a la pérdida de embarazos, en general por aborto espontáneo. Casi todos se pueden tratar mediante histeroscopia. Por lo general, el diagnóstico se lleva a cabo mediante histerosalpingografía o histerosonografía con solución salina en 3D; ambas muestran defectos en el llenado uterino. La resonancia magnética también se puede utilizar para confirmar el diagnóstico. March y cols. informaron la técnica estándar por primera vez, y consiste en cortar el tabique con tijeras bajo visión histeroscópica directa.

Técnica de histeroscopia

El tabique uterino se observa desde el orificio cervical interno (fig. 13-13). Se introduce el endoscopio en cada cámara de la cavidad uterina dividida y se localizan los orificios tubarios. Se vuelve a retirar el histeroscopio hasta que se encuentra justo por encima del orificio interno. Se introduce el

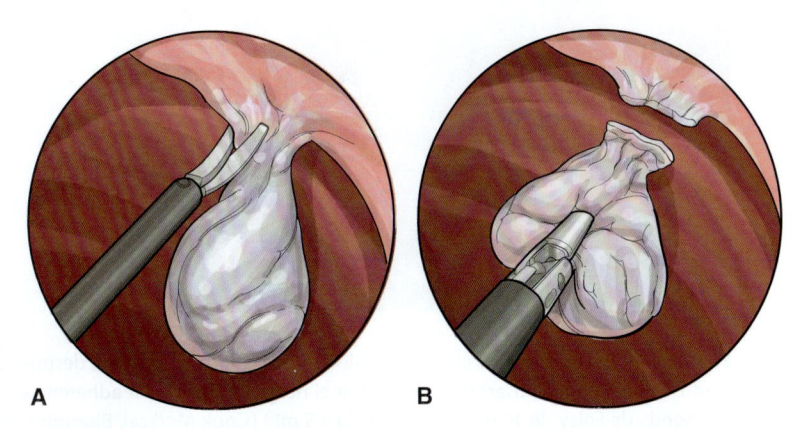

FIGURA 13-12 A. Histeroscopio de canal simple o de doble canal utilizado para resecar un pólipo cortándolo en su base con tijeras y después sujetándolo con pinzas. **B.** Pinzas sosteniendo el pólipo escindido.

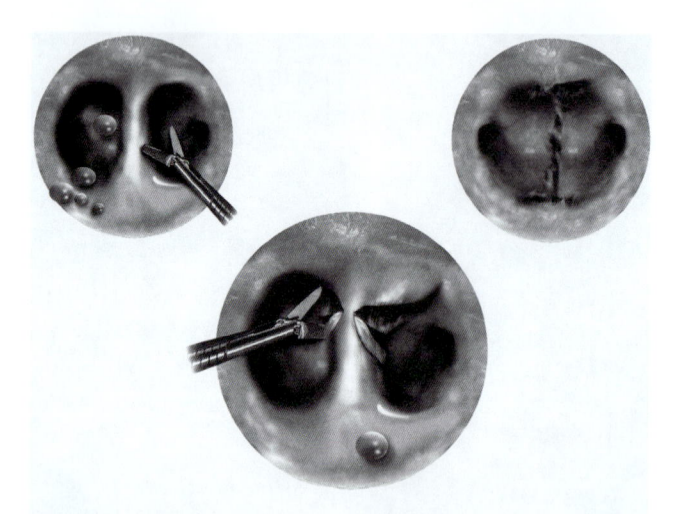

FIGURA 13-14 *Superior izquierda:* vista histeroscópica de un útero tabicado inmediatamente antes de cortarlo. *Centro:* el tabique se corta aproximadamente en el punto medio, con cuidado de no perforar a demasiada profundidad. Los tabiques más gruesos se cortan desde la periferia hasta el centro. *Superior derecha:* el tabique ha sido incidido por completo (Baggish MS, Valle RF, Guedj H. *Hysteroscopy: visual perspectives of uterine anatomy, physiology and pathology*, 3rd ed. Philadelphia, PA: Wolters Kluwer Health/Lippincott Williams & Wilkins; 2007. Reimpreso con autorización).

instrumento quirúrgico apropiado a través de la camisa, por lo general tijeras, y se secciona el tabique en su porción media (fig. 13-14). En general, no hay necesidad de eliminación tisular porque el tejido del tabique se retrae una vez incidido. En muchos casos es útil realizar una laparoscopia simultánea. Cuando se acerca al fondo, el cirujano depende de una señal del ayudante, quien realiza la laparoscopia y le indica cuando la luz del histeroscopio se transmite a través de la pared uterina intacta. Una técnica alternativa permite al cirujano explorar el útero por vía ecográfica para determinar si ha ingresado en el miometrio y para vigilar la cantidad de espacio entre el dispositivo operatorio y la superficie serosa del útero. El cirujano debe estar atento a la tendencia habitual del instrumento cortante a derivar en dirección posterior, y debe cortar el tabique por la mitad y de manera uniforme. Cuando no se advierte este desvío, el instrumento quirúrgico corta invariablemente el miometrio y causa un sangrado pulsátil. De manera similar, la corrección demasiado agresiva del tabique a la altura del fondo hará que se penetre profundamente en el miometrio, con la consiguiente hemorragia. Si se usa un histeroscopio con varios canales, se puede emplear un electrodo de bola de 3 mm para coagular el vaso sangrante. El electrodo bipolar con doble aguja es un método alternativo seguro para la electrocoagulación. En general, después de la cirugía se indica a las pacientes que tomen estrógenos equinos conjugados (2.5 mg al día por vía oral) o estradiol (4 mg al día por vía oral) durante 2-4 semanas. En los casos más complejos, como la repetición de una escisión por formación de adhesiones, puede ayudar la colocación de una endoprótesis uterina o una sonda de Foley (fig. 13-15).

Adherencias intrauterinas

Las adherencias se forman entre las paredes anterior y posterior del útero a causa de un traumatismo o infección en un contexto de privación de estrógenos. La formación de adherencias intrauterinas o sinequias también se conoce como *síndrome de Asherman*. Los factores de riesgo incluyen infección uterina o hemorragia posparto en quienes se ha realizado un legrado vigoroso, así como legrados uterinos repetidos. La presentación incluye amenorrea o sangrado escaso durante la menstruación. El diagnóstico se realiza habitualmente por histerosalpingografía o histerosonografía con solución salina simple en 3D; ambas muestran defectos del llenado uterino. Anteriormente, el tratamiento de las sinequias uterinas consistía en un legrado a ciegas con malos resultados. Con el advenimiento de la histeroscopia operatoria panorámica, el tratamiento ha progresado a la identificación de las adherencias y su incisión con tijeras (fig. 13-16). La adherenciólisis probablemente es la

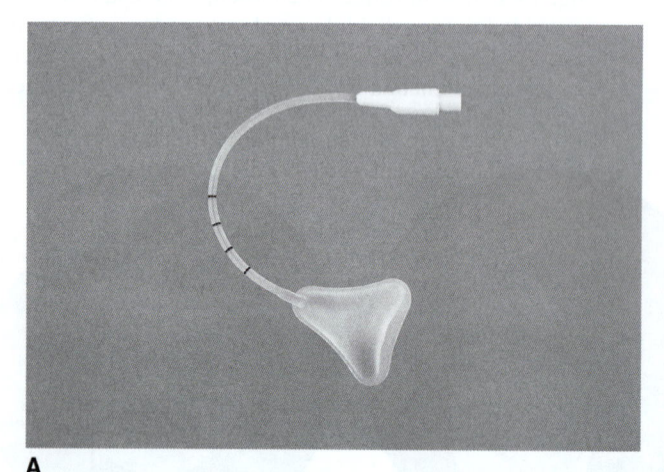

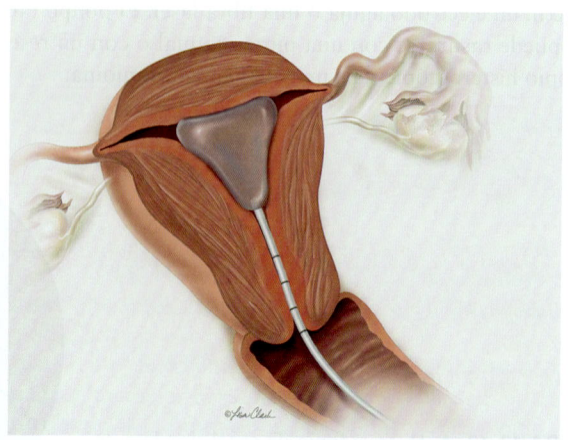

FIGURA 13-5 Endoprótesis uterina de balón que se coloca en el útero, después de un procedimiento quirúrgico, para reducir el sangrado. También puede usarse para disminuir el riesgo de desarrollar adherencias intrauterinas. Con el mismo propósito se puede usar una sonda de Foley de 10 mL (balón inflado a 5 mL) (Cook Medical, Bloomington, Indiana. Ilustración anatómica: © 2013 Lisa Clark, cortesía de Cook Medical. Instrumentos: utilizado con autorización).

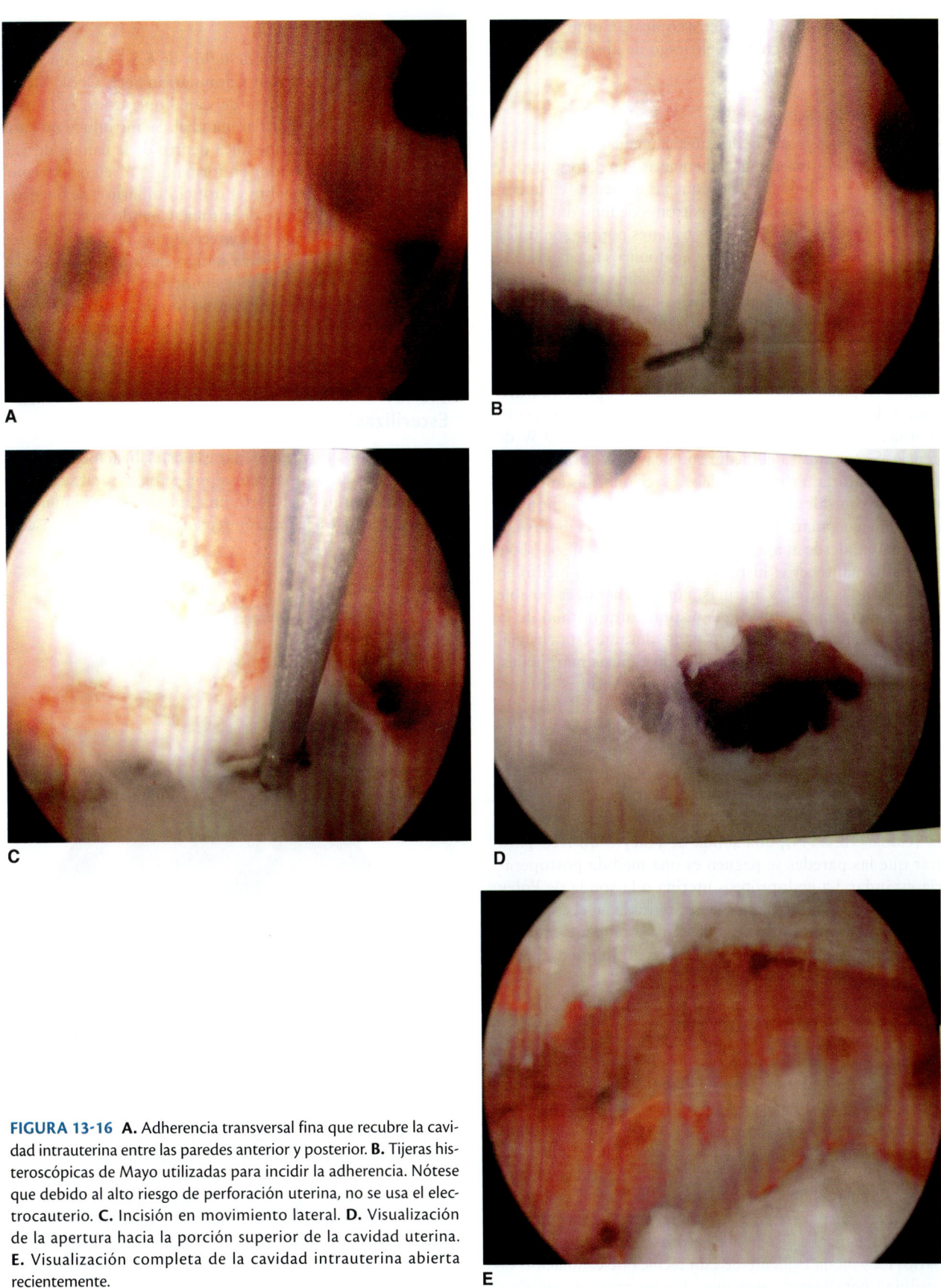

FIGURA 13-16 **A.** Adherencia transversal fina que recubre la cavidad intrauterina entre las paredes anterior y posterior. **B.** Tijeras histeroscópicas de Mayo utilizadas para incidir la adherencia. Nótese que debido al alto riesgo de perforación uterina, no se usa el electrocauterio. **C.** Incisión en movimiento lateral. **D.** Visualización de la apertura hacia la porción superior de la cavidad uterina. **E.** Visualización completa de la cavidad intrauterina abierta recientemente.

más difícil de las cirugías histeroscópicas. Como se abren muchos conductos vasculares, el riesgo de absorción intravascular del medio es alto.

Técnica de histeroscopia

Se realiza una histeroscopia diagnóstica meticulosa para evaluar el grado de formación de adherencias y la deformidad de la cavidad. Deben buscarse las pequeñas aberturas en la cortina de adherencia en las que hay patrones de flujo de diminutos fragmentos de sangre y detritos tisulares porque son útiles, ya que son los puntos de referencia anatómicos normales.

La laparoscopia simultánea es una medida prudente para prevenir las perforaciones del útero y para tratarlas de inmediato. Las tijeras flexibles o semirrígidas, el resectoscopio, el electrodo bipolar Versapoint® y el láser de Nd:YAG son los instrumentos quirúrgicos de elección, aunque algunos cirujanos emplean el electrodo de aguja monopolar con una potencia de corte de 40-50 W, BLEND 1 o 2. Cuando se utiliza el láser Nd:YAG, se ajusta inicialmente a 30-50 W de potencia. Se suministra el medio en la cavidad a través de la camisa operatoria. Primero se deben seccionar las adherencias finas y centrales, siguiendo siempre el flujo del líquido. Las adherencias marginales y gruesas deben seccionarse al final, siempre desde abajo hacia arriba. Una estrategia clave consiste en mantener el histeroscopio en el canal medio en relación con las paredes uterinas. Por lo general, es posible restaurar de forma razonable la arquitectura normal de la cavidad. El sangrado no es infrecuente durante esta cirugía, especialmente cuando se seccionan adherencias marginales, pues el límite entre las adherencias y el miometrio es difuso.

Salvo en los casos con una o dos adherencias finas, la paciente debe ser tratada con estrógenos durante la recuperación postoperatoria. El tiempo recomendado es de 14-28 días postoperatorios. La dosis sugerida es de estrógenos conjugados (2.5 mg al día por vía oral) o estradiol (6 mg al día por vía oral). La colocación de una endoprótesis uterina (Cook OB/GYN), una sonda de Foley o un DIU para evitar que las paredes se peguen es una medida postoperatoria estándar. La endoprótesis uterina o la sonda de Foley dura 7-10 días en el sitio antes de ser retirada en el consultorio. Mientras la endoprótesis o la sonda estén en el sitio, se debe brindar a la paciente profilaxis con antibióticos, como doxiciclina (100 mg vía oral 2 veces al día).

Canulación de la tuba uterina

La histeroscopia, a menudo con laparoscopia simultánea, puede servir para tratar la obstrucción de la tuba uterina. Novy y cols. (1988) describieron una técnica para pasar un catéter especial a través del orificio tubario y de la porción intersticial de la tuba obstruida. Dumesic y Dhillon informaron sobre un procedimiento de canulación tubaria en el cual usaron una guía flexible para facilitar el pasaje del catéter de canulación cornual. Estas técnicas son útiles para tratar la obstrucción intersticial causada por detritos celulares y espasmo tubario. La ventaja evidente de esta técnica de canulación es su utilidad para tratar casos que, de otra manera, podrían requerir fertilización *in vitro* o anastomosis tubocornual.

Técnica de histeroscopia

Se introduce una cánula de teflón de 5.5 Fr con un mandril metálico (Novy Cornual Cannulation Set®, Cook Medical, Bloomington, IN) a través del canal operatorio de la camisa histeroscópica. Se retira el mandril. Se introduce un catéter de 3 Fr con una guía metálica dentro de la cánula de 5.5 Fr a través de un adaptador en forma de "Y" en el extremo de la cánula, el cual enhebra el orificio tubario y se hace avanzar con suavidad dentro de la tuba. Cuando se supera la porción cornual de la tuba o aparece alguna resistencia, se retira la guía metálica y se inyecta índigo carmín a través del catéter de 3 Fr. Una laparoscopia simultánea permite ver cómo el colorante sale del extremo fimbriado de la tuba para confirmar su permeabilidad (fig. 13-17). De manera alternativa, se puede colocar una placa radiológica debajo de la paciente e inyectar un colorante radioopaco.

Esterilización

Los métodos quirúrgicos para la esterilización femenina a partir de ligadura tubaria o salpingectomía total se describen en otros capítulos del libro. En el pasado hubo intentos por establecer una esterilización femenina por vía histeroscópica

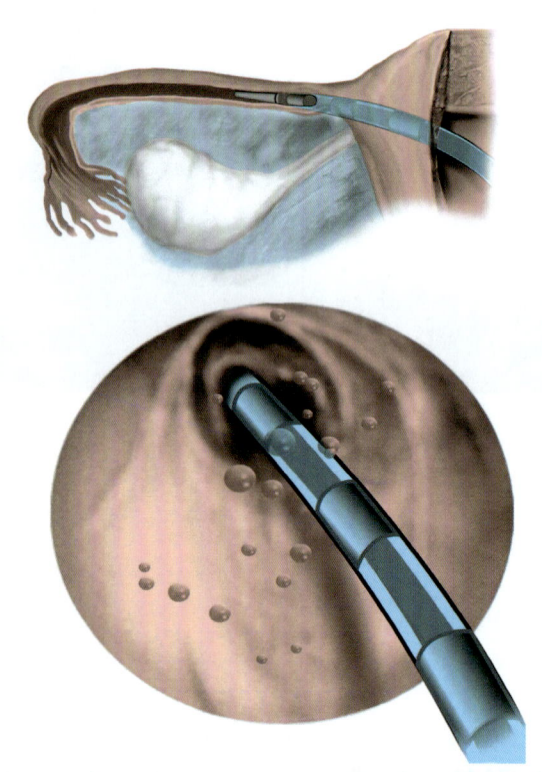

FIGURA 13-17 Se inserta una sonda interna bajo visión histeroscópica directa en el orificio tubario. Después se empuja una cánula exterior a través de la sonda. La inyección de índigo carmín puede demostrar la permeabilidad de la tuba a un asistente con visión desde la parte cefálica por medio de laparoscopia (Baggish MS, Valle RF, Guedj H. *Hysteroscopy: visual perspectives of uterine anatomy, physiology and pathology*, 3rd ed. Philadelphia, PA: Wolters Kluwer Health/Lippincott Williams & Wilkins; 2007. Reimpreso con autorización).

con tapones o la obstrucción proximal por medios eléctricos o químicos. Las altas tasas de complicaciones y fracasos hicieron que no se utilizaran más estas técnicas. En noviembre de 2002 la Food and Drug Administration (FDA) aprobó el uso del microinserto Essure®, que se introducía por vía histeroscópica. Aunque fue muy utilizado, surgieron problemas de seguridad y el fabricante cesó las ventas en 2018.

Ablación endometrial

La ablación endometrial es la destrucción quirúrgica del endometrio hasta su capa basal, a una profundidad de 4-6 mm. El procedimiento se lleva a cabo de forma ideal en pacientes con sangrado menstrual ovulatorio, crónico y abundante. La ablación también se ha utilizado para tratar sangrado uterino anómalo agudo en mujeres que tienen contraindicaciones para tratamiento farmacológico. La ablación endometrial no es una opción terapéutica para las mujeres que desean embarazarse en un futuro, en mujeres con cáncer o hiperplasia de endometrio, así como con sangrado posmenopáusico.

Se debe llevar a cabo una biopsia endometrial en las mujeres que se realizan ablación a fin de descartar hiperplasia o carcinoma. Se recomienda la evaluación preoperatoria mediante histerosonografía con solución salina, histeroscopia diagnóstica en el consultorio o resonancia magnética para evaluar otras causas de patología, como pólipos, miomas submucosos o adenomiosis, ya que estas afecciones pueden alterar las recomendaciones de tratamiento, los resultados o el asesoramiento.

La ablación endometrial de primera generación se refiere a las técnicas laparoscópicas de ablación o resección del endometrio. Estos procedimientos se llevan a cabo bajo visualización histeroscópica con electrodo de bola, asa o vaporización, o láser.

En la ablación endometrial de segunda generación, los dispositivos son desechables y se utilizan técnicas no resectoscópicas. Los dispositivos aprobados actualmente por la FDA son la radiofrecuencia bipolar (NovaSure®, Hologic Inc., Marlborough, MA), la crioablación (Her Option®, CooperSurgical, Trumbull, CT), el líquido caliente circulante (Genesys Hydrothermal Ablation®, Boston Scientific, Marlborough, MA) y la radiofrecuencia térmica y bipolar combinadas (Minerva®, Minerva Surgical, Redwood City, CA). *Véase* la tabla 13-2 para conocer los mecanismos de acción y las especificaciones de cada dispositivo.

Estos dispositivos están diseñados para quienes cuentan con menos habilidades quirúrgicas necesarias para las técnicas resectoscópicas de primera generación. Salvo la

TABLA 13-2
Métodos de ablación endometrial de segunda generación, no resectoscópicos, aprobados por la FDA en los Estados Unidos

	RADIOFRECUENCIA BIPOLAR (NOVASURE®)	CRIOABLACIÓN (HER OPTION®)	ABLACIÓN HIDROTÉRMICA (HYDROTHERMABLATOR®)	COMBINACIÓN DE ABLACIÓN TÉRMICA CON RADIOFRECUENCIA (MINERVA®)
Mecanismo	La sonda de red bipolar libera corriente de radiofrecuencia al endometrio circundante hasta que alcanza la impedancia específica del tejido	Se forma una bola de hielo alrededor de la punta de una sonda enfriada por nitrógeno líquido o intercambio diferencial de gas. La temperatura llega a −20 °C, 3-5 mm a partir del borde de la bola de hielo, lo que destruye permanentemente el tejido	Se administra solución salina calentada a 90 °C en la cavidad uterina a través de la camisa histeroscópica, lo que induce destrucción térmica del tejido circundante	La corriente eléctrica ioniza argón en plasma, lo que calienta la membrana de silicona circundante. Este calor, junto con la corriente de radiofrecuencia, se conduce al tejido endometrial
Diámetro del dispositivo (mm)	7.5	5.5	7.8	7.0
Longitud de la cavidad uterina (cm)	≥ 6 a ≤ 10	≥ 4 a ≤ 10	≥ 6 a ≤ 10.5	≥ 4
Ancho de la cavidad uterina (cm)	≥ 2.5	No especificada	No especificada	≥ 2.5
Duración de liberación de energía	90-120 s	10 min	10 min	120 s
Pretratamiento endometrial	No aplica	Agonista de gonadoliberina (GnRH)	Dilatación y legrado o agonista GnRH	No aplica
Equipo adicional	No aplica	Ecografía	Histeroscopio	No aplica

ablación hidrotérmica, los dispositivos de segunda generación no requieren histeroscopio. Sin embargo, se debe considerar la histeroscopia cuando se utiliza cualquiera de estos dispositivos si la cavidad uterina no se ha evaluado de forma preoperatoria o si la evaluación preoperatoria sugiere un pólipo o mioma (con la intención de tratar). Además de los dispositivos con radiofrecuencia bipolar, que miden el efecto por impedancia tisular, se recomienda el pretratamiento con agonistas de la hormona liberadora de gonadotropinas o gonadoliberina (GnRH, *gonadotropin-releasing hormone*) para optimizar el efecto del tratamiento.

Eficacia y complicaciones

Con la selección apropiada de las pacientes, todas las técnicas de ablación se asocian con altas tasas de éxito y bajas tasas de ineficacia. La mayoría de los estudios han informado hasta 90% de inhibición del sangrado y tasas de amenorrea del 20-70%. Sin embargo, hasta el 25% terminan con histerectomía en 2-5 años. Hay varios factores identificables en la paciente que pueden influir en el resultado exitoso y se deben tener en consideración cuando se escoge una candidata para la ablación.

Hay escenarios específicos de pacientes que merecen atención especial antes del procedimiento:

1. En las pacientes con riesgo de cáncer de endometrio hay preocupación de que la ablación pueda enmascarar los síntomas (sangrado) o llevar a retraso en el diagnóstico debido a la dificultad de la biopsia. Por consiguiente, el tratamiento con progesterona se prefiere para el sangrado uterino anómalo secundario a anovulación crónica.
2. La ablación endometrial no es un tratamiento para los miomas o pólipos. No hay un tamaño acordado de miomas o pólipos que excluya el tratamiento con ablación. Aparte de los miomas pequeños (< 3 cm), tipo 2, cualquier pólipo o mioma se debe retirar antes o durante la ablación endometrial.
3. El aumento del tamaño de la cavidad uterina debe aumentar la sospecha de otra afección, como miomas o adenomiosis. En el contexto de un útero grande, debe considerarse el procedimiento de primera generación o la ablación hidrotérmica para asegurar el tratamiento de toda la superficie. La adenomiosis no es una contraindicación para la ablación endometrial. Sin embargo, el riesgo de fracaso es mayor, ya que la ablación no trata la enfermedad subyacente y es un factor de riesgo para dolor posterior a la ablación.
4. Las pacientes con esterilización tubaria tienen riesgo de síndrome de esterilización tubaria postoperatorio, que se presenta como dolor cíclico secundario a sangrado oculto en las tubas obstruidas. Se estima que ocurre en hasta el 10% de las pacientes en quienes se realiza ablación con esterilización tubaria previa.
5. En las mujeres menores de 45 años de edad al momento del procedimiento parece haber más riesgo de fracaso y necesidad de intervención adicional, en comparación con las mujeres mayores.

Todos los riesgos de una histeroscopia son aplicables a la ablación endometrial. La incidencia general de complicaciones es baja y las complicaciones mayores son raras. Las complicaciones más frecuentes, específicas de la ablación endometrial, incluyen perforación uterina (< 1.3%), hemorragia (< 3%), hematometra (< 2.4%) e infección pélvica (< 2%). Respecto al sistema de ablación hidrotérmica, se han descrito quemaduras de la piel y la vagina. El riesgo de perforación uterina es mayor con la ablación resectoscópica (1.3%) que con las técnicas no resectoscópicas (0.3%). Muchos de los dispositivos de segunda generación tienen alguna función de seguridad para que no se libere energía si hay algún dato que sugiera perforación o fuga. Puede presentarse hematometra cuando hay cicatrices en el útero o el cuello uterino después de la ablación. El riesgo en general es bajo (0.3-2.4%), pero aumenta en la ablación resectoscópica. Por este motivo, se debe evitar el cérvix y las uniones cervicouterinas cuando se lleva a cabo la ablación.

Técnica de histeroscopia

Todas las candidatas a ablación endometrial deben ser tratadas previamente con fármacos hormonales, con el objetivo de controlar un sangrado uterino anómalo. Si esta estrategia falla, y si la mujer no desea tener hijos, entonces es candidata a la ablación endometrial. Se deben llevar a cabo una histeroscopia diagnóstica preoperatoria, una biopsia endometrial, o ambos, para descartar carcinoma endometrial o hiperplasia atípica, así como todos los estudios hematológicos pertinentes. Todas las pacientes son preparadas con fármacos agonistas de GnRH para inducir atrofia del endometrio previo al procedimiento.

No se lleva a cabo laparoscopia simultánea durante la ablación endometrial, a menos que se sospeche de perforación u otra lesión transmural. Según la técnica seleccionada, se utiliza manitol al 5% o solución salina al 0.9% como medio de distensión. Se introduce el histeroscopio operatorio o el resectoscopio en la cavidad uterina. Un método para tratar el fondo es pasar la fibra láser o el electrodo tipo bola en el fondo de un lado a otro (de cuerno a cuerno) (fig. 13-18). Después, se destruyen las paredes anterior y laterales antes de la pared posterior. La ablación no debe extenderse por debajo del orificio cervical interno hacia el cuello uterino. La potencia del generador electroquirúrgico debe quedar entre 50 y 150 W según el tamaño del electrodo de bola, el cilindro o el asa. La potencia del láser se ajusta entre 40 y 60 W. El propósito de la ablación es destruir el endometrio visible, incluido el endometrio cornual hasta una profundidad de 1-2 mm. En realidad, el calor se conducirá a mayor profundidad, por lo general hasta 3-5 mm, en función del tiempo que permanezca el dispositivo en el tejido. Esta penetración se traduce en una destrucción amplia de la superficie del endometrio y en la coagulación de las ramas radiadas de la cavidad uterina. Cuando se necrosa el endometrio, se impide su regeneración debido a que las arteriolas basales y espirales no sobreviven a la exposición a una temperatura de 100 °C. Durante un período que va de 6 a 8 semanas, la pared uterina cicatriza y se contrae. Se puede llevar

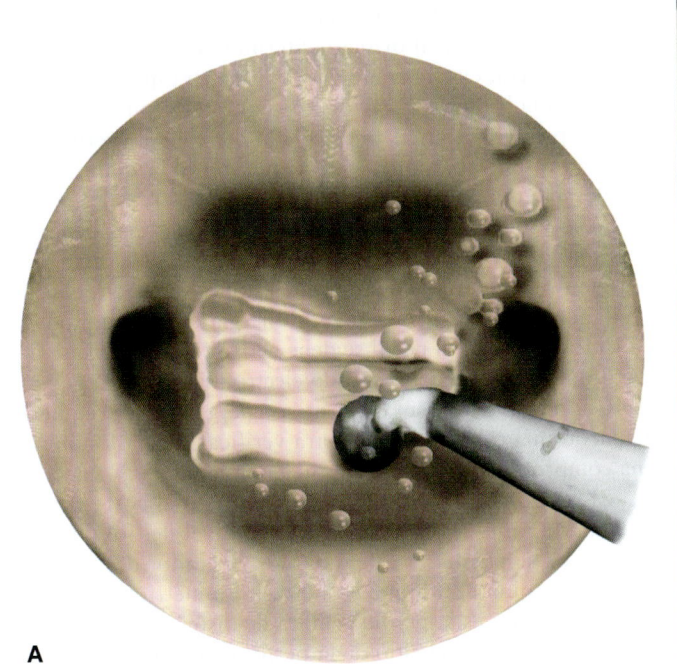

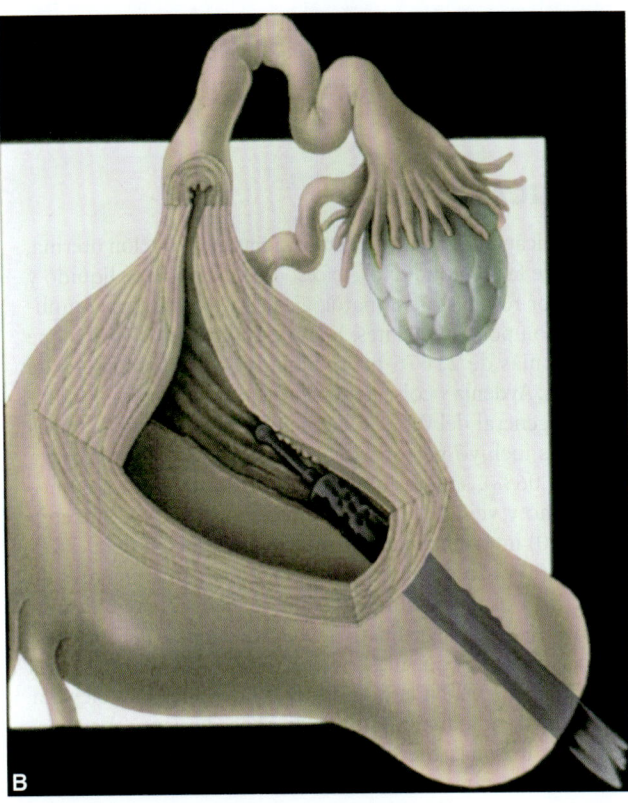

FIGURA 3-18 **A.** La bola del electrodo barre de lado a lado mediante la movilización completa del histeroscopio y, por lo tanto, la resección del fondo uterino. **B.** La ablación de las paredes anterior y posterior se realiza mediante el barrido de la bola energizada del electrodo, desde arriba hacia abajo. Esto crea surcos de 2-3 mm en el endometrio. El daño por la conducción de calor puede extenderse 1-2 mm adicionales (Baggish MS, Valle RF, Guedj H. *Hysteroscopy: visual perspectives of uterine anatomy, physiology and pathology*, 3rd ed. Philadelphia, PA: Wolters Kluwer Health/Lippincott Williams & Wilkins; 2007. Reimpreso con autorización).

a cabo una biopsia o una histeroscopia después de la ablación endometrial. El tiempo promedio que dura la cirugía es de aproximadamente 30 min. Por lo regular, las pacientes regresan a sus hogares el mismo día en el que se practicó la cirugía. En general, la operación finaliza con una pérdida de sangre escasa o nula.

Otros procedimientos

Extracción del dispositivo intrauterino

En ocasiones se solicita a un ginecólogo que busque y retire un DIU cuyo hilo indicador no sea visible en el cuello uterino. En estas circunstancias, el histeroscopio operatorio es una herramienta vital para localizar el dispositivo y extraerlo bajo visión directa. Se introduce el histeroscopio y se visualiza el dispositivo. Si se descubre el hilo, se introduce una pinza con dientes de cocodrilo; después se toma. Se retira el histeroscopio y el dispositivo es arrastrado a través de la cavidad y el cuello uterinos hacia el exterior. Si el DIU está incrustado en la pared, entonces se requieren pinzas de prensión rígida. Se localiza el DIU y las mandíbulas grandes del instrumento rígido toman la porción del dispositivo que sale de la pared. Se ejerce presión firme con las mandíbulas mientras se retira la camisa del histeroscopio lentamente a través del útero, el cuello uterino y la vagina hacia el exterior.

Biopsia de lesiones intrauterinas

La histeroscopia ha evolucionado hasta ser un método que permite tomar biopsias directamente de la cavidad uterina para descartar malignidad. Cuando se sospecha un tumor, se introduce el histeroscopio operatorio en la cavidad, se dirige una pinza para biopsia de 9 Fr hacia el sitio del tumor y se obtienen múltiples biopsias de manera similar a la que se emplea cuando se toman biopsias colposcópicas. Se introduce una cánula de plástico de 9 Fr a través del canal operatorio y se aspira con fuerza la boca de la cánula con una jeringa de 30 mL. Se retira la cánula y se lava el contenido con solución salina, depositándolo en un frasco con fijador. De modo similar, se puede introducir una legra de 9 Fr bajo visión directa. Otra alternativa es introducir un histeroscopio diagnóstico en el útero. Se marca la localización de la afección. Se retira el endoscopio, se introduce una legra de Novak en la cavidad y se toman las muestras para biopsia del sitio que se marcó antes. Por último, se retira el histeroscopio hasta la altura del orificio cervical interno, se introduce una pequeña legra de Novak junto al histeroscopio y se obtiene una pieza de biopsia dirigida.

COMPLICACIONES

Las complicaciones incluyen hemorragias, perforación uterina, creación de falsos conductos, exceso de absorción de líquido y la posterior respuesta fisiopatológica. En general, las complicaciones son poco frecuentes. En un estudio multicéntrico que incluyó a más de 21 676 procedimientos histeroscópicos de 92 centros, Aydeniz y cols. (2002) informaron una tasa de complicación general del 0.22%. La incidencia de complicaciones específicas incluyó perforación uterina (0.12%), sobrecarga hídrica (0.06%), sangrado intraoperatorio (0.03%), lesiones en intestino y vejiga (0.02%) e infección (0.01%). Jansen y cols. (2000) informaron una tasa de complicación del 0.28% entre 13 600 procedimientos histeroscópicos provenientes de 82 centros. Los procedimientos diagnósticos tienen una tasa de complicaciones significativamente más baja (0.13%) que los procedimientos quirúrgicos (0.95%); las lisis de adherencias son las que tienen la tasa de complicaciones más elevada (4.48%) entre los distintos tipos de procedimiento. Las perforaciones uterinas fueron la complicación quirúrgica más frecuente, con una tasa del 0.76%, de las cuales el 54.5% ocurrieron durante el acceso.

Perforación uterina

La perforación uterina puede ocurrir durante cualquier procedimiento de histeroscopia operatoria; sin embargo, es más frecuente en la resección de tabique, la miomectomía y la lisis de adherencias. Se puede realizar laparoscopia simultánea, como anticipación en los casos complejos, para ayudar a prevenir esta complicación. Ya que la perforación uterina ocurre con frecuencia durante la dilatación, antes de la colocación del histeroscopio, ha habido interés en optimizar el proceso de dilatación para evitar la perforación y otras complicaciones, como un falso conducto o la laceración cervical. Para ayudar a prevenir perforaciones, la entrada al cuello uterino y al orificio externo debe realizarse bajo visión directa, exactamente de igual manera que el ingreso a la cavidad. La exploración bajo anestesia puede ser de ayuda para determinar la dirección del eje del útero, y la ecografía transabdominal puede auxiliar al cirujano en la exploración de un conducto cervical difícil.

Como se ha mencionado, las perforaciones más peligrosas son las asociadas con láseres y dispositivos electroquirúrgicos. El riesgo de este tipo de lesiones se puede reducir evitando activar el dispositivo de energía durante un movimiento vigoroso. El pedal se debe activar solo en la fase de retorno del láser o del electrodo electroquirúrgico. Si la perforación ocurre con un dispositivo energizado, se requiere laparotomía o laparoscopia para verificar que la lesión no ha comprometido intestinos, vejiga o uréteres.

El riesgo de perforación es más alto en el corte transversal del tabique en su fase final, al nivel del fondo uterino, ya que puede ser difícil para el operador determinar dónde termina el tabique e inicia el miometrio. Un signo de perforación es la pérdida súbita de distensión, ya que el medio se fuga por el sitio de la perforación (fig. 13-19). Si la perforación pasa inadvertida y no se lleva a cabo laparoscopia simultánea, puede haber una grave complicación, incluso con instrumental no energizado, aunque es menos frecuente de las que ocurren con láseres y electrodos. Si se sospecha de perforación, las opciones incluyen laparoscopia frente a observación postoperatoria extendida. Puede haber lesión de los vasos ilíacos como resultado de la perforación uterina. Una caída inexplicable de la presión arterial con fuga del medio de distensión debe alertar al cirujano de esta posibilidad. La perforación uterina durante la histeroscopia

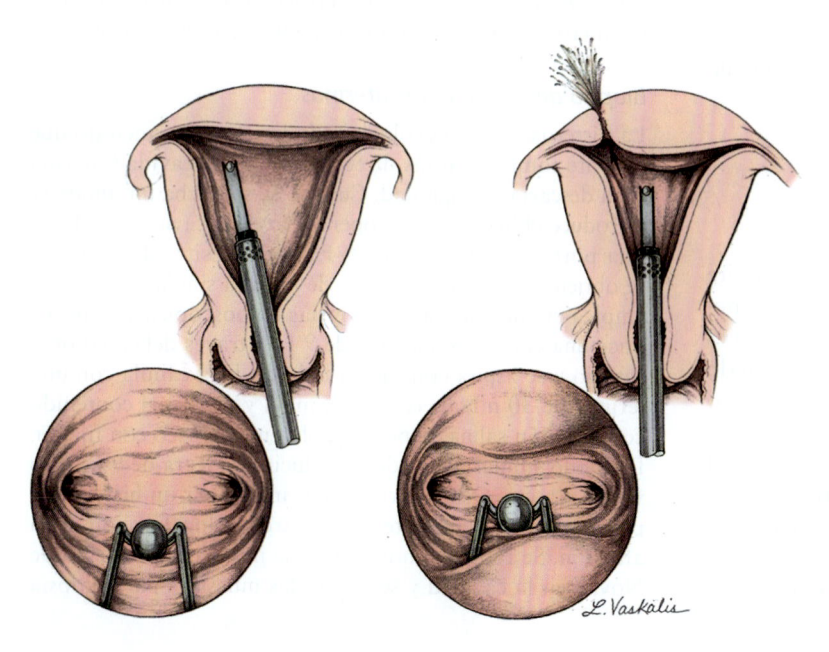

FIGURA 13-19 Se debe sospechar inmediatamente de perforación cuando la cavidad endometrial se despresurice y colapse alrededor del histeroscopio, lo que crea problemas de visualización (Baggish MS, Valle RF, Guedj H. *Hysteroscopy: visual perspectives of uterine anatomy, physiology and pathology*, 3rd ed. Philadelphia, PA: Wolters Kluwer Health/Lippincott Williams & Wilkins; 2007. Reimpreso con autorización).

puede situar a la paciente en un mayor de riesgo de rotura uterina durante un embarazo futuro.

Tratamiento de la sobrecarga hídrica

Las ramificaciones fisiopatológicas para la paciente pueden ser graves y poner en riesgo la vida. Por lo tanto, el cirujano ginecólogo debe estar atento y evitar esta importante complicación. El riesgo varía según el medio de distensión.

Los métodos para evitar la sobrecarga de líquidos incluyen: *1)* utilizar líquidos isotónicos, como solución salina, cada vez que sea posible, *2)* vigilar cuidadosamente el déficit de líquidos, *3)* mantener la presión intrauterina en 70-80 mm Hg y *4)* limitar el tiempo quirúrgico a 1 h o menos. Se han informado complicaciones graves a causa de hiponatremia por usar líquidos hipoosmolares, como el sorbitol y la glicina. Por ejemplo, la absorción de 1000 mL de medio de distensión de glicina durante la histeroscopia se asocia con una reducción en el sodio sérico de aproximadamente 10 mEq/L. El American Congress of Obstetricians and Gynecologists' Committee on Gynecologic Practice recomienda detener la intervención cuando haya un déficit de 750 mL, con líquidos hipoosmolares, en pacientes mayores o con enfermedades concomitantes. El procedimiento también debe detenerse, en cualquier paciente, si hay un déficit de 1000 mL. Cuando se use un medio de distensión isotónico, la intervención deberá suspenderse si el déficit alcanza los 2 500 mL. Con este hallazgo, además de suspender la intervención, se debe tomar una muestra para confirmar la cifra de sodio y administrar un diurético de asa, como la furosemida. La hiponatremia grave implica el ingreso a cuidados intensivos y debe tratarse con un especialista intensivista; asimismo, la paciente debe ser vigilada estrechamente y puede requerir solución salina hipertónica.

Hemorragias intraoperatorias y postoperatorias

Las hemorragias intraoperatorias y postoperatorias son complicaciones frecuentes de la cirugía histeroscópica. La hemorragia intraoperatoria puede solucionarse aspirando la sangre y aumentando la presión del medio de distensión, de manera que exceda la presión arterial y comprima las paredes del útero lo suficiente como para detener la hemorragia. Luego se puede coagular el vaso sangrante mediante un electrodo de bola de 3 mm empleando coagulación forzada con una potencia de 30-40 W o múltiples punciones con agujas bipolares a una potencia de 20-30 W con el generador ajustado para energía bipolar automática. Si continúa el sangrado cuando disminuye la contrapresión del medio (al finalizar el procedimiento), se tendrá un mejor control introduciendo un balón dentro del útero e inflándolo con 2-5 mL. Si esta presión no detiene rápidamente la hemorragia, se puede inflar un balón más grande, de 10 mL, hasta que cese el sangrado. A veces se requiere mayor distensión en los úteros más grandes. Se debe tener cuidado, pues el inflado excesivo de un balón intrauterino puede provocar, por sí mismo, la rotura del útero. El balón permanece colocado entre 6 y 8 h, se desinfla parcialmente durante 6 h y, por último, se desinfla por completo antes de extraerlo.

Cuando el sangrado es pulsátil, su origen es más arterial que venoso. Si este tipo de hemorragia no se controla de inmediato mediante compresión con balón, por lo general será necesaria una histerectomía o una embolización de la arteria uterina. La hemorragia postoperatoria tardía se asocia más frecuentemente con el necrosamiento endometrial (después de la ablación), la endometriosis crónica o la expulsión espontánea de una porción intramiometrial de un mioma submucoso previamente resecado.

Poca visibilidad en el campo operatorio

La poca visibilidad en el campo operatorio es un problema frecuente. Una causa habitual es la introducción demasiado profunda del histeroscopio, de manera que el endoscopio se apoya directamente sobre el endometrio. La tendencia natural es empujar el histeroscopio más profundamente, lo que puede llevar a la perforación. Otra causa de los problemas de visibilidad es la presencia de sangre dentro de la cavidad uterina debido a la dilatación. La manera óptima de tratar una cavidad llena de sangre es enjuagar rápidamente con el medio histeroscópico combinando con aspiración.

La dilatación excesiva del cuello uterino constituye un error igual de frecuente que provoca la pérdida excesiva del medio de distensión y la incapacidad para mantener la distensión, lo que no permite llevar a cabo una histeroscopia operatoria. La sangre y los detritos pueden enturbiar el campo hasta tal punto que resulte imposible efectuar una endoscopia operatoria precisa. Si el operador no puede ver el campo con claridad, lo mejor es suspender el procedimiento y no continuar. Es fácil desorientarse en la cavidad uterina si no se pueden reconocer los puntos de referencia anatómicos normales.

Embolia gaseosa

La embolia gaseosa es una complicación bien documentada de la histeroscopia operatoria cuando se utiliza CO_2 como medio de distensión. Brandner y cols. (1999) evaluaron 3 932 casos y encontraron una incidencia del 0.51% de eventos subclínicos, así como una incidencia del 0.03% de incremento en los eventos sintomáticos relacionados con embolia gaseosa. Una embolia gaseosa mortal de CO_2 es especialmente probable si se conecta un insuflador laparoscópico de CO_2 al histeroscopio operatorio; por ello, el cirujano debe estar atento a esta posibilidad.

La embolia también puede ocurrir durante la histeroscopia operatoria cuando se emplea un medio de distensión líquido. Los hallazgos que sugieren esta complicación incluyen disminución en el volumen de CO_2 espiratorio final, que no es específico, y soplo en rueda de molino. La ecocardiografía transesofágica parece ser el método de monitorización más sensible y específico. Se cree que la introducción de aire ambiente en la cavidad uterina debido a la inserción repetida del histeroscopio o a la creación de vapores por el uso de electrocirugía es responsable de la embolia gaseosa. El aire pasa a los senos venosos del útero, pasiva o activamente, por la presión del medio líquido. Si se sospecha de una embolia gaseosa, el procedimiento debe suspenderse inmediatamente. Se ha sugerido que evitar la posición de Trendelenburg durante la histeroscopia operatoria reduce el riesgo de una embolia gaseosa.

Infección

La infección es una complicación improbable asociada con la histeroscopia. El American Congress of Obstetricians and Gynecologists no recomienda usar antibióticos profilácticos al momento de la histeroscopia diagnóstica u operatoria. Se debe evitar la histeroscopia ante la presencia de infecciones cervicales o uterinas, así como de salpingitis. Por otra parte, la infección es poco frecuente incluso después de cirugías intrauterinas extensas (p. ej., adherenciólisis o miomectomía). Baggish y cols. (1999) observaron solo 13 infecciones en 5 000 casos que podrían relacionarse causalmente con la histeroscopia. Salat-Baroux y cols. (1984) informaron siete infecciones leves en 4 000 exploraciones histeroscópicas. Finalmente, Agostini y cols. (2002) informaron 30 infecciones asociadas en 2 116 histeroscopias realizadas, de las cuales 18 fueron casos de endometritis.

Fallas del equipo

Los procedimientos histeroscópicos diagnósticos y operatorios usan equipamiento complejo que requiere atención para el montaje correcto de los instrumentos, la conexión con las fuentes de energía eléctricas o láser, así como las conexiones de las videocámaras y los monitores para la administración del medio de distensión. En un estudio observacional prospectivo realizado por Courdier y cols. (2009), las fallas de los equipos se dividieron en cuatro categorías: imágenes, transmisión de líquidos y luz, circuitos eléctricos e instrumentos quirúrgicos. Durante 51 histeroscopias operatorias, el 37.3% (19) se complicaron por desperfectos en el equipo. Los problemas más frecuentes incluyen conexiones y ajustes histeroscópicos no disponibles o dañados, conexiones defectuosas o una configuración incorrecta del sistema de aspiración. Las equivocaciones del cirujano y del personal contribuyeron a muchos de los errores documentados. Los cirujanos que realizan histeroscopias operatorias y diagnósticas deben saber cómo montar y desmontar los sistemas de monitorización audiovisuales; además, deben ser capaces de operar los sistemas de control de líquidos histeroscópicos. Puede ser de ayuda crear listas de verificación, para cirujanos y para sus asistentes, con el fin de hacer una revisión antes de realizar el procedimiento histeroscópico.

CONSIDERACIONES POSTOPERATORIAS

El estado postoperatorio de las pacientes después de una histeroscopia diagnóstica u operatoria, por lo general, no implica complicaciones. Cuando se lleva a cabo una cirugía ambulatoria con anestesia, las pacientes suelen ser dadas de alta el mismo día después de un breve período de recuperación. Las pacientes pueden restablecer su dieta y su actividad de forma regular conforme lo toleren. Por lo regular, se recomienda descanso pélvico, que incluye evitar relaciones sexuales o el uso de tampones. A las pacientes con endoprótesis o balón uterinos se les debe informar sobre las precauciones acerca de infección o expulsión. Las pacientes en quienes se realizó una miomectomía amplia pueden padecer cólicos y ligero manchado o sangrado vaginal durante 1-2 semanas.

Las pacientes que desean ejercer su fertilidad pueden comenzar sus intentos de concepción al siguiente ciclo menstrual después de una polipectomía o escisión de mioma pedunculado. A aquellas con resección de miomas con componente intramural se les recomienda, habitualmente, esperar 3 meses antes de intentar el embarazo. El tiempo para iniciar los intentos de concepción después de una lisis de adherencias o tabique depende del curso postoperatorio, pero estos se deben iniciar solo después de que los estudios de imagen demuestren que la cavidad está abierta y sin formación de adherencias.

PUNTOS CLAVE

- Cuando se detecta estenosis cervical, el pretratamiento con misoprostol puede facilitar la entrada a través del conducto endocervical.
- Se requiere una visión clara y sin obstrucciones en la cavidad intrauterina antes de iniciar cualquier procedimiento histeroscópico.
- La infusión de medio de distensión líquido de baja viscosidad durante la histeroscopia operatoria se debe medir y registrar de forma precisa, especialmente los medios hipoosmolares como la glicina o el sorbitol.
- Una diferencia positiva de infusión requiere que el procedimiento sea detenido cuando la tasa de déficit está en un rango de 750 mL (líquidos hipoosmolares) a 2 500 mL (líquidos isoosmolares).
- La absorción del medio de distensión hipoosmolar puede ocasionar una hiponatremia capaz de poner en riesgo la vida; por ello, el cirujano debe vigilar el déficit de líquidos cuando usa este tipo de medios.
- El dióxido de carbono puede usarse como medio de distensión solo en los casos diagnósticos, y el insuflador debe ser histeroscópico, no laparoscópico, para reducir el riesgo de embolia gaseosa.
- La perforación durante la histeroscopia operatoria con dispositivo energizado requiere laparoscopia o laparotomía para inspeccionar las estructuras intraabdominales en busca de una lesión térmica. La elección entre laparoscopia o laparotomía puede verse influida por el índice de sospecha de lesión térmica.

BIBLIOGRAFÍA

AAGL Advancing Minimally Invasive Gynecology Worldwide; Munro MG, Storz K, Abbott JA, et al. AAGL practice report: practice guidelines for the management of hysteroscopic distending media. *J Minim Invasive Gynecol* 2013;20:137.

ACOG Committee on Practice Bulletins—Gynecology. ACOG practice bulletin No. 104: antibiotic prophylaxis for gynecologic procedures. *Obstet Gynecol* 2009;113(5):1180.

ACOG Committee on Practice Bulletins. ACOG Practice Bulletin. Clinical management guidelines for obstetrician gynecologists. Number 81: Endometrial Ablation. May 2007. *Obstet Gynecol* 2007;109:1233–1248.

AlHilli MM, Hopkins MR, Famuyide AO. Endometrial cancer after endometrial ablation: systematic review of medical literature. *J Minim Invasive Gynecol* 2011;18:393–400.

Agostini A, Cravello L, Shojai R, et al. Postoperative infection and surgical hysteroscopy. *Fertil Steril* 2002;77:766.

Al-Fozan H, Firwana B, Al Kadri H, et al. Preoperative ripening of the cervix before operative hysteroscopy. *Cochrane Database Syst Rev* 2015;(4):CD005998.

Ahmad G, Attarbashi S, O'Flynn H, et al. Pain relief in office gynaecology: a systematic review and meta-analysis. *Eur J Obstet Gynecol Reprod Biol* 2011;155:3–13.

American Congress of Obstetricians and Gynecologists. Technology assessment in obstetrics and gynecology No. 7: hysteroscopy. *Obstet Gynecol* 2011;117:1486.

Aydeniz B, Gruber IV, Schauf B, et al. A multicenter survey of complications associated with 21,676 operative hysteroscopies. *Eur J Obstet Gynecol Reprod Biol* 2002;104:160.

Baggish MS, Valle RF, Guedj H. *Hysteroscopy: visual perspectives of uterine anatomy, physiology and pathology*, 3rd ed. Philadelphia, PA: Lippincott Williams & Wilkins, 2007.

Batukan C, Ozgun MT, Ozcelik B, et al. Cervical ripening before operative hysteroscopy in premenopausal women: a randomized, double-blind, placebo-controlled comparison of vaginal and oral misoprostol. *Fertil Steril* 2008; 89(4):966.

Berman JM. Intrauterine adhesions. *Semin Reprod Med* 2008;26(4):349–355.

Brandner P, Neis KJ, Ehmer C. The etiology, frequency, and prevention of gas embolism during CO(2) hysteroscopy. *J Am Assoc Gynecol Laparosc* 1999;6(4):421–428.

Brown J, Blank K. Minimally invasive endometrial ablation device complications and use outside of the manufacturers instructions. *Obstet Gynecol* 2012;120:865–870.

Christianson MS, Barker MA, Lindheim SR. Overcoming the challenging cervix: techniques to access the uterine cavity. *J Low Genit Tract Dis* 2008;12:24.

Chudnoff S, Einstein M, Levie M. Paracervical block efficacy in office hysteroscopic sterilization: a randomized controlled trial. *Obstet Gynecol* 2010;115(1):26–34.

Cooper NA, Smith P, Khan KS, et al. Vaginoscopic approach to outpatient hysteroscopy: a systematic review of the effect on pain. *BJOG* 2010;117(5):532.

Courdier S, Garbin O, Hummel M, et al. Equipment failure: causes and consequences in endoscopic gynecologic surgery. *J Minim Invasive Gynecol* 2009;16:28.

da Costa AR, Pinto-Neto AM, Amorim M, et al. Use of misoprostol prior to hysteroscopy in postmenopausal women: a randomized, placebo-controlled clinical trial. *J Minim Invasive Gynecol* 2008;15(1):67.

Daniels JP, Middleton LJ, Champaneria R, et al.; International Heavy Menstrual Bleeding IPD Meta-Analysis Collaborative Group. Second generation endometrial ablation techniques for heavy menstrual bleeding: network meta-analysis. *BMJ* 2012;344:e2564.

Della Badia C, Nyirjesy P, Atogho A. Endometrial ablation devices; review of a manufacturer and user facility device experience database. *J Minim Invasive Gynecol* 2007;14(4):436–441.

Di Spiezio Sardo A, Mazzon I, Bramante S, et al. Hysteroscopic myomectomy: a comprehensive review of surgical techniques. *Hum Reprod Update* 2008;14(2):101–119.

Dumesic DA, Dhillon SS. A new approach to hysteroscopic cannulation of the fallopian tube. *J Gynecol Surg* 1991;7:7.

Dyrbye BA, Overdijk LE, van Kesteren PJ, et al. Gas embolism during hysteroscopic surgery using bipolar or monopolar diathermia: a randomized controlled trial. *Am J Obstet Gynecol* 2012;207(4):271.e1–e6.

El-Nashar SA, Hopkins MR, Creedon DJ, et al. Prediction of treatment outcomes after global endometrial ablation. *Obstet Gynecol* 2009;113:97–106.

Fouda UM, Gad Allah SH, Elshaer HS. Optimal timing of misoprostol administration in nulliparous women undergoing office hysteroscopy: a randomized double-blind placebo-controlled study. *Fertil Steril* 2016;106(1):196.

Furst SN, Phillipsen T, Joergensen JC. Ten year follow up of endometrial ablation. *Acta Obstet Gynecol Scand* 2007; 86:334–338.

Gebauer G, Hafner A, Siebzehnrubl E, et al. Role of hysteroscopy in detection and extraction of endometrial polyps: results of a prospective study. *Am J Obstet Gynecol* 2002;186:1104.

Glasser MH, Zimmerman JD. The HydroThermablator system for management of menorrhagia in women with submucous myomas: 12–20 month follow-up. *J Am Assoc Gynecol Laparosc* 2003;10(4):521–527.

Glasser MH, Heinlein PK, Hung YY. Office endometrial ablation with local anesthesia using the HydroThermAblator system: comparison of outcomes in patients with submucous myomas with those with normal cavities in 246 cases performed over 5(1/2) years. *J Minim Invasive Gynecol* 2009;16:700–707.

Groenman FA, Peters LW, Rademaker BM, et al. Embolism of air and gas in hysteroscopic procedures: pathophysiology and implication for daily practice. *J Minim Invasive Gynecol* 2008;15:241.

Hamerlynck TW, Dietz V, Schoot BC. Clinical implementation of the hysteroscopic morcellator for removal of intrauterine myomas and polyps. A retrospective descriptive study. *Gynecol Surg* 2011;8(2):193–196.

http://minervasurgical.com/health-care-professionals/technology-overview/. Acceso: diciembre 30, 2017.

http://novasure.com/hcp/about-novasure/how-it-works. Acceso: diciembre 30, 2017.

https://www.heroption.com/professionals/about/HowItWorks.aspx. Acceso: diciembre 30, 2017.

http://www.bostonscientific.com/en-US/products/endometrial-ablation-system/genesys-hta.html. Acceso: diciembre 30, 2017.

Jansen FW, Vredevoogd CB, van Ulzen K, et al. Complications of hysteroscopy: a prospective, multicenter study. *Obstet Gynecol* 2000;96:266.

Laberge P. Garza-Leal J, Fortin C, et al. A randomized controlled multicenter US Food and Drug Administration trial of the safety and efficacy of the minerva endometrial ablation system: one-year follow up results. *J Minim Invasive Gynecol* 2017;24(1):124–132.

Leibowitz D, Benshalom N, Kaganov Y, et al. The incidence and haemodynamic significance of gas emboli during operative hysteroscopy: a prospective echocardiographic study. *Eur J Echocardiogr* 2010;11(5):429.

Lethaby A, Penninx J, Hickey M, et al. Endometrial resection and ablation techniques for heavy menstrual bleeding. *Cochrane Database Syst Rev* 2013;(8):CD001501.

Longinotti MK, Jacobson GF, Hung YY, Learman LA. Probability of hysterectomy after endometrial ablation. *Obstet Gynecol* 2008;112:1214–1220.

March CM, Israel R. Hysteroscopic management of recurrent abortion caused by septate uterus. *Am J Obstet Gynecol* 1987;156:834.

Nada AM, Elzayat AR, Awad MH, et al. Cervical priming by vaginal or oral misoprostol before operative hysteroscopy: a double-blind, randomized controlled trial. *J Minim Invasive Gynecol* 2016;23(7):1107.

Novy MJ, Thurmond AS, Patton P, et al. Diagnosis of cannula obstruction by transcervical fallopian tube cannulation. *Fertil Steril* 1988;50:434.

Oppegaard KS, Lieng M, Berg A, et al. A combination of misoprostol and estradiol for preoperative cervical ripening in postmenopausal women: a randomised controlled trial. *BJOG* 2010;117(1):53.

Pantaleoni D. On endoscopic examination of the cavity of the womb. *Med Press Circ* 1869;8:26.

Pellicano M, Guida M, Zullo F, et al. Carbon dioxide versus normal saline as a uterine distension medium for diagnostic vaginoscopic hysteroscopy in infertile patients: a prospective, randomized, multicenter study. *Fertil Steril* 2003;79:418–421.

Phillips DR, Nathanson HG, Milim SJ, et al. The effect of dilute vasopressin solution on the force needed for cervical dilatation: a randomized controlled trial. *Obstet Gynecol* 1997;89(4):507–511.

Practice Committee of American Society for Reproductive Medicine. Indications and options for endometrial ablation. *Fertil Steril* 2008;90(5):S236–S240.

Prabhakaran S, Chuang A. In-office retrieval of intrauterine contraceptive devices with missing strings. *Contraception* 2011;83(2):102–106.

Ruiz JM, Neuwirth RS. The incidence of complications associated with the use of Hyskon during hysteroscopy: experience in 1793 consecutive patients. *J Gynecol Surg* 1992;8:219.

Sabbah R, Desaulniers G. Use of the NovaSure impedance controlled endometrial ablation system in patients with intracavitary disease: 12-month follow up results of a prospective, single arm clinical study. *J Minim Invasive Gynecol* 2006;13(5):467–471.

Salat-Baroux J, Hamou JE, Maillard G, et al. Complications from micro-hysteroscopy. In: Siegler A, Lindemann H, eds. *Hysteroscopy*. Philadelphia, PA: JB Lippincott Co., 1984.

Sharp HT. Endometrial ablation; postoperative complications. *Am J Obstet Gynecol* 2012;207:242–247.

Shveiky D, Rojansky N, Revel A, et al. Complications of hysteroscopic surgery: "Beyond the learning curve". *J Minim Invasive Gynecol* 2007;14(2):218.

Townsend DE, McCausland V, McCausland A, et al. Post ablation tubal sterilization syndrome. *Obstet Gynecol* 1993;82:422–424.

van Dongen H, Emanuel MH, Wolterbeek R, et al. Hysteroscopic morcellator for removal of intrauterine polyps and myomas: a randomized controlled pilot study among residents in training. *J Minim Invasive Gynecol* 2008;15(4):466–471.

Wamsteker K, Emanuel MH, de Kruif JH. Transcervical hysteroscopic resection of submucous fibroids for abnormal uterine bleeding: results regarding the degree of intramural extension. *Obstet Gynecol* 1993;82(5):736–740.

Wishall KM, Price J, Pereira N, et al. Postablation risk factors for pain and subsequent hysterectomy. *Obstet Gynecol* 2014;124(5):904–910.

Yang JH, Chen MJ, Chen CD, et al. Optimal waiting period for subsequent fertility treatment after various hysteroscopic surgeries. *Fertil Steril* 2013;99(7):2092–2096.

CAPÍTULO 14

Tratamiento quirúrgico del aborto y sus complicaciones

Gretchen S. Stuart y Chava Kahn

Aborto espontáneo en el primer trimestre
Epidemiología del aborto espontáneo en el primer trimestre
Diagnóstico del aborto espontáneo en el primer trimestre
Tratamiento del aborto espontáneo en el primer trimestre
Aborto inducido en el primer trimestre
Epidemiología
Marco legal del aborto inducido

Asesoramiento previo al aborto inducido
Evaluación preoperatoria
Fármacos profilácticos para la aspiración uterina
Aspiración uterina quirúrgica
Aborto farmacológico
Tratamiento quirúrgico de la pérdida del embarazo en el segundo trimestre y aborto inducido
Epidemiología

Asesoramiento y opciones de tratamiento
Fármacos y preparación preoperatorios
Procedimiento de dilatación y evacuación
Complicaciones del aborto instrumentado
Complicaciones inmediatas
Complicaciones diferidas
Complicaciones tardías
Aborto en un contexto de restricción legal

Este capítulo se centra en el tratamiento quirúrgico y en las complicaciones asociadas con la evacuación uterina en la pérdida del embarazo y el aborto inducido. Se hace una breve revisión del abordaje médico. Sin embargo, la información detallada sale de los alcances de este texto orientado a la cirugía ginecológica.

ABORTO ESPONTÁNEO EN EL PRIMER TRIMESTRE

Epidemiología del aborto espontáneo en el primer trimestre

El aborto espontáneo en el primer trimestre se refiere a un embarazo intrauterino con saco gestacional vacío o un saco gestacional que contiene un embrión sin actividad cardíaca fetal dentro de las primeras 13 semanas y 6 días de gestación. En el primer trimestre, los términos *aborto espontáneo* y *aborto temprano* se utilizan de forma intercambiable sin que haya un consenso de la terminología en la literatura especializada. Para propósitos de este capítulo se usarán las definiciones de ReVITALize (Gynecology Data Definitions, American College of Obstetricians and Gynecologists [ACOG]). La mejor forma de describir un aborto, o la pérdida de un embarazo intrauterino, es establecer correctamente el número de semanas de amenorrea, medir al embrión o feto en el útero (o corroborar su ausencia), así como el tamaño del saco si se trata de un embarazo anembriónico.

Los abortos del primer trimestre ocurren en un estimado del 10-15% de los embarazos diagnosticados clínicamente. Los factores de riesgo y las causas de los abortos en el primer trimestre son genéticos, ambientales o multifactoriales. Las causas más frecuentes de los abortos en el primer trimestre son las anomalías cromosómicas. Las trisomías autosómicas son las alteraciones cromosómicas más frecuentes, seguidas por las poliploides y después las monosomías X.

Los factores ambientales asociados con el aborto en el primer trimestre incluyen consumo de alcohol, hábito tabáquico y dieta. Algunos estudios han demostrado que el consumo moderado de alcohol, en cantidades mayores a tres copas por semana, duplica el riesgo de aborto en el primer trimestre. Sin embargo, no se ha establecido ningún nivel de consumo de alcohol seguro para ninguna etapa del embarazo, por lo que debe evitarse. De la misma forma, el consumo de tabaco en el embarazo temprano ocasiona un modesto incremento de abortos en el primer trimestre; es posible un efecto relacionado con la dosis, aunque existe poca evidencia. Los informes de asociación entre el consumo de cafeína y el aborto en el primer trimestre son controvertidos. No obstante, algunos datos recientes sugieren que el consumo de más de dos bebidas con cafeína al día pueden casi duplicar el riesgo de aborto en el primer trimestre.

Algunos factores demográficos y las condiciones de salud de la madre también se asocian con el riesgo de aborto. Los factores de riesgo más frecuentes son edad avanzada de la madre y antecedentes de aborto en el primer trimestre. La tasa de abortos a los 35 años de edad es del 20%, que se incrementa notablemente al 40% a los 40 años de edad y al

80% a los 45 de edad. De forma similar, el riesgo de aborto en el primer trimestre se incrementa con cada pérdida documentada: desde el 20% después de la primera hasta el 43% después de la tercera o posteriores. Las alteraciones maternas asociadas con el aumento de riesgo de aborto en el primer trimestre incluyen enfermedades endocrinas como diabetes no controlada y enfermedad tiroidea, enfermedades autoinmunitarias, coagulopatías e infecciones crónicas.

Diagnóstico del aborto espontáneo en el primer trimestre

El aborto en el primer trimestre puede presentarse con sangrado vaginal y cólicos uterinos, y en algunos casos hay disminución de los síntomas habituales del embarazo. La evaluación comienza con un interrogatorio y una exploración física centrados en el ciclo menstrual y los factores de riesgo de la paciente (p. ej., embarazo ectópico, infecciones de transmisión sexual y cirugías pélvicas o abdominales). La exploración física se orienta a la presencia o ausencia de dolor abdominal, sangrado en el conducto vaginal y presencia de productos de la concepción en el cuello uterino. Es muy importante la exploración bimanual para descartar dolor cervical o uterino, lo que puede indicar aborto séptico, masas anexiales o plenitud; esto último podría ser indicio de embarazo ectópico.

La ecografía puede ser sumamente útil para el diagnóstico de aborto en el primer trimestre. Muchas veces el diagnóstico es inmediato, como cuando se identifica mediante ecografía un embrión intrauterino o feto con longitud cefalocaudal de 7 mm o más sin latido cardíaco. En ausencia de embrión, un saco gestacional de al menos 25 mm de diámetro promedio tiene alta especificidad para aborto del primer trimestre. En ocasiones, se requiere más de una ecografía para confirmar que el embarazo no continúa desarrollándose.

La medición seriada de la fracción β de la gonadotropina coriónica humana (β-hCG, *beta human chorionic gonadotropin*) puede ser una herramienta útil en el diagnóstico de embarazo normal o anómalo, ya que este último incluye el diagnóstico del aborto del primer trimestre o el embarazo ectópico. El punto de corte es la concentración sérica de β-hCG por encima de la cual la presencia de un posible saco gestacional sería visible en ecografía, por lo que su ausencia podría sugerir un aborto del primer trimestre o un embarazo ectópico. Cuando el punto de corte de la β-hCG se utiliza como herramienta diagnóstica, su valor debería ser de por lo menos 3 500 mIU/mL para evitar la posible recomendación de interrupción de un embarazo intrauterino normal. Una vez que la concentración de β-hCG se encuentra por encima del punto de corte, la repetición del estudio tiene un valor limitado.

Tratamiento del aborto espontáneo en el primer trimestre

El tratamiento clínico del aborto incluye el manejo conservador, médico o quirúrgico. El abordaje específico varía según la edad gestacional del feto o embrión. En general, la preferencia de la paciente debería determinar el tipo de tratamiento, siempre y cuando se encuentre hemodinámicamente estable y se haya descartado una infección. En esta sección se describen los tratamientos conservador y médico. El tratamiento médico del aborto del primer trimestre se aborda en la misma sección que el tratamiento quirúrgico del aborto inducido en el primer trimestre.

El asesoramiento preoperatorio y el proceso de consentimiento informado son tan importantes en el tratamiento quirúrgico del aborto como en cualquier otro procedimiento. El asesoramiento incluye la explicación y las opciones del tratamiento conservador, médico y quirúrgico, una revisión de las condiciones médicas y quirúrgicas, así como los planes futuros en cuanto a la fertilidad.

Tratamiento conservador del aborto espontáneo en el primer trimestre

La expulsión espontánea es una opción segura en la mayoría de las mujeres con aborto en el primer trimestre. Antes de la octava semana de gestación, el tratamiento conservador es exitoso en aproximadamente el 80% de los casos. Algunas evidencias limitadas sugieren que las tasas de éxito en la octava semana no mejoran significativamente después de esperar 2 semanas más. Por lo tanto, la mayoría de los médicos intervienen si no ha ocurrido la expulsión completa a las 2 semanas a partir del diagnóstico de aborto espontáneo.

En comparación con el tratamiento quirúrgico, algunos estudios han encontrado que el tratamiento conservador se ha asociado con mayores incidencias de admisión hospitalaria y cirugía no planificadas para finalizar el aborto espontáneo en el primer trimestre. Sin embargo, las tasas de complicaciones en general son similares y la preferencia de la paciente debe guiar la elección de la intervención. Gran cantidad de médicos indican consulta de seguimiento para confirmar la expulsión completa y para determinar un posible impacto psicológico, ya que para buena parte de las pacientes el aborto puede ser un proceso extremadamente emotivo.

Tratamiento farmacológico del aborto espontáneo en el primer trimestre

En las mujeres que desean acortar el período de expulsión, pero quieren evitar la intervención quirúrgica, el tratamiento médico es una opción segura y eficaz. El tratamiento médico del aborto en el primer trimestre es similar al aborto farmacológico, que se explica con mayor detalle en la siguiente sección. A diferencia del aborto farmacológico, el tratamiento médico del aborto en el primer trimestre se puede llevar a cabo con misoprostol con o sin mifepristona. El misoprostol es un análogo de la prostaglandina E_1. La mifepristona es un esteroide derivado del progestágeno 19-noretindrona, que actúa como antagonista de los receptores de progesterona y favorece la actividad de las prostaglandinas en el miometrio y en el cuello uterino.

El éxito del tratamiento médico en el aborto del primer trimestre depende de la edad gestacional y del régimen de medicamento. Cuando se administran 200 mg de mifepristona en mujeres con aborto a las 12 semanas completas de embarazo, 24 h antes de la administración de 800 μg de misoprostol vía vaginal, la expulsión completa se logra en el 84% de los casos. Cuando se utilizan 800 μg de misoprostol vía vaginal únicamente, la expulsión completa al tercer día ocurre en el 71% de las mujeres con embarazo de 12 semanas de gestación. La tasa de éxito aumenta al 84% cuando se administra una segunda dosis de 800 µg de misoprostol, según la necesidad, dentro de los siguientes 7 días. La adición de mifepristona permite una tasa de éxito casi 20% mayor que la tasa de expulsión solo con misoprostol; por ello, se debe considerar ese régimen como primera línea en el tratamiento médico del aborto espontáneo.

Tratamiento quirúrgico del aborto espontáneo en el primer trimestre

El tratamiento quirúrgico o instrumentado del aborto en el primer trimestre se puede llevar a cabo mediante aspiración uterina, con aspiradora manual o eléctrica. El uso de la legra cortante es un abordaje anticuado que conlleva más riesgos que el legrado solo por succión y no se debe utilizar. El procedimiento para la aspiración en el aborto del primer trimestre es casi idéntico al procedimiento del aborto inducido en el primer trimestre. La técnica de aspiración uterina se describe posteriormente en este capítulo.

ABORTO INDUCIDO EN EL PRIMER TRIMESTRE

Epidemiología

El aborto inducido es uno de los procedimientos que se llevan a cabo con mayor frecuencia en los Estados Unidos. El aborto inducido es también uno de los procedimientos más seguros, con una tasa estimada de mortalidad menor a 1 por cada 100 000. En 2014 se informaron 926 000 abortos inducidos en los Estados Unidos. La tasa nacional de abortos fue de 14.6 abortos por cada 1 000 mujeres de 15-44 años.

Marco legal del aborto inducido

Desde la decisión de la suprema corte de *Roe v. Wade*, en 1973, que legalizó el aborto en los Estados Unidos, los estados han autorizado 1 193 leyes que restringen el acceso al procedimiento. Un tercio de esas leyes fueron decretadas en los últimos 7 años. Como resultado, la cantidad de servicios que proveen abortos en aquel país está disminuyendo constantemente. En 2018, el 40% de las mujeres en edad reproductiva residían en un condado sin proveedor de abortos y 25 estados tienen cinco o menos clínicas para este fin. Hay seis estados en los que queda solo una clínica para abortos.

Un informe reciente acerca de la seguridad y la calidad de los cuidados durante los abortos en los Estados Unidos, publicado por las National Academies of Sciences, Engineering, and Medicine, concluyó que aunque el aborto legal es seguro y eficaz, la probabilidad de que el tipo de servicio que reciba sea acorde con las necesidades varía según el lugar donde se reside. Esto es importante debido a que la falta de acceso a un aborto legal y seguro es el factor de riesgo más fuerte para tener un procedimiento abortivo inseguro, lo que puede ocasionar alta morbilidad y mortalidad materna. De hecho, en una encuesta realizada a mujeres que viven en Texas en el año 2012, después de que hubo recortes drásticos a los fondos de planificación familiar, el 7% informaron que habían intentado inducirse solas el aborto. Esto es significativamente más alto que el 2% de las mujeres que mencionaron haber intentado terminar ellas mismas su embarazo en una encuesta nacional, en los Estados Unidos, en 2008.

Los profesionales de la salud que brindan servicios a la mujer deben estar familiarizados con las restricciones legales en sus estados. Este conocimiento es importante para los profesionales que derivan pacientes a los proveedores de abortos, así como para los que los llevan a cabo. Tener la posibilidad de derivar rápidamente a la paciente a un proveedor reduce el daño, ya que se aseguran los cuidados correspondientes tan pronto como sea posible según las leyes que apliquen en cada estado. Este conocimiento facilita la mayor calidad posible de atención a la mujer.

Asesoramiento previo al aborto inducido

El asesoramiento preoperatorio incluye la revisión detallada de las opciones de embarazo y la determinación de las condiciones médicas y quirúrgicas. Las opciones del tratamiento médico y quirúrgico se deben evaluar con la paciente, al igual que el tema del aborto, la revisión de los sistemas de apoyo, los planes futuros de fertilidad y cualquier necesidad o deseo anticonceptivo.

El asesoramiento preoperatorio, antes del aborto inducido en el primer trimestre, incluye la explicación de los riesgos, beneficios y alternativas al procedimiento planificado. Antes del aborto inducido, se debe incluir información sobre los deseos de la paciente acerca de la terminación del embarazo y las alternativas de adopción o de llevar el embarazo a término. Algunos estados tienen contenido obligatorio para el asesoramiento. Por ejemplo, en el estado de Carolina del Norte, la mujer debe tener asesoría telefónica 72 h antes de iniciar cualquier procedimiento abortivo. El contenido de la consulta por vía telefónica está estipulado por el estado.

Algunas mujeres pueden solicitar más información acerca de los recursos disponibles en grupos de ayuda para el manejo del duelo. Las mujeres pueden obtener estos recursos a partir de una serie de opciones de su entorno, incluyendo la iglesia o su propia familia. Para las mujeres que no tienen acceso a estos recursos, hay servicios en línea o por vía telefónica que los médicos pueden recomendar a sus pacientes.

Algunas pacientes pueden desear anticonceptivos inmediatamente después del aborto inducido, y a todas se les debe ofrecer esta opción. Los anticonceptivos intrauterinos y los implantes subdérmicos se pueden colocar inmediatamente después del procedimiento. Las mujeres que desean anticonceptivos hormonales deben iniciarlos el mismo día o al día siguiente del procedimiento abortivo. La explicación de los métodos anticonceptivos a las pacientes que buscan un aborto se debe brindar sin prejuicios. Algunas mujeres pueden preferir esperar y tener esta conversación acerca de los anticonceptivos con su médico de primer contacto.

El aborto inducido en el primer trimestre puede llevarse a cabo con tratamiento farmacológico o quirúrgico. El tratamiento médico del aborto, según la evidencia, es eficaz hasta las 10 semanas. El aborto inducido en el primer trimestre se puede realizar mediante aspiración uterina en una clínica o quirófano. El lugar del procedimiento debería basarse, idealmente, en los deseos de la paciente sobre la anestesia, a menos que se disponga otra cosa debido a comorbilidades graves. Lamentablemente, las amplias restricciones estatales y económicas pueden reducir las opciones.

Evaluación preoperatoria

La evaluación preoperatoria de la paciente embarazada a quien se realiza tratamiento quirúrgico del aborto espontáneo del primer trimestre es similar a la evaluación preoperatoria del aborto inducido.

Por lo general, se utiliza ecografía antes de la aspiración uterina en el primer trimestre. El propósito de la ecografía es confirmar el embarazo intrauterino y la edad gestacional. La ecografía es necesaria si hay discrepancia entre la edad gestacional estimada según la fecha de la última menstruación y la exploración física, o cuando la posición uterina no es clara.

Es importante conocer el hematócrito o la hemoglobina y el tipo de sangre de la paciente antes del procedimiento. Con base en los factores de riesgo, síntomas y exploración física, se pueden considerar las pruebas para gonorrea y clamidia.

Fármacos profilácticos para la aspiración uterina

No se requieren antibióticos profilácticos antes de la aspiración uterina para el aborto espontáneo. Por el contrario, sí se recomiendan en el aborto inducido. En un metaanálisis realizado por Sawaya y cols. en 1996, se informó que los antibióticos profilácticos disminuyen el riesgo de infección postaborto en cerca del 50% de los casos. El antibiótico y la dosis específicos son menos importantes que asegurarse de que el antibiótico se reciba de forma oportuna. Se utilizan varios esquemas que incluyen doxiciclina (100 mg antes de la cirugía y 100 mg después de ella), doxiciclina (100 mg) únicamente antes del procedimiento y azitromicina (500 mg) después del procedimiento. Algunos fármacos alternativos son la tetraciclina, el nitroimidazol y los antibióticos macrólidos.

En el tratamiento quirúrgico del aborto espontáneo la preparación del cuello uterino puede o no ser necesaria. Si el cuello uterino se encuentra cerrado, el abordaje de la preparación cervical sería el mismo que en el aborto inducido. Antes de inducir el aborto, la preparación uterina puede llevarse a cabo con misoprostol o dilatador cervical osmótico para facilitar la dilatación cervical y reducir el riesgo de perforación uterina (tabla 14-1).

Aspiración uterina quirúrgica

Preparación cervical

La *preparación cervical* se refiere a la administración de fármacos para el reblandecimiento cervical o a la inserción de dilatadores osmóticos, dentro del cuello uterino, antes del procedimiento de aspiración uterina. La adecuada preparación disminuye el riesgo de perforación uterina y de laceración cervical. Además, la dilatación cervical debe ser la adecuada para el tamaño de la cánula que se utilizará

TABLA 14-1
Esquemas sugeridos de preparación cervical para procedimientos de aspiración, dilatación y evacuación

EDAD GESTACIONAL ESTIMADA	PREPARACIÓN CERVICAL
Hasta 11 semanas y 6 días	La preparación puede no ser necesaria; considerar misoprostol 400 µg vía oral 3 h antes del procedimiento si se trata de una paciente: 1. < 20 años 2. Nulípara 3. Sin parto vaginal previo
De 12 semanas a 14 semanas y 6 días	Misoprostol 400 µg vía oral 3 h antes del procedimiento
De 15 semanas a 16 semanas y 6 días	Dilatadores osmóticos o misoprostol: Dilatadores osmóticos: 1. Dilapan-S® (cantidad: 1-2, por lo menos 4 h antes del procedimiento) 2. Laminaria (cantidad: 1-3, por lo menos 4 h antes del procedimiento) Misoprostol 400 µg vía oral por lo menos 3 h antes del procedimiento
De 17 semanas a 19 semanas y 6 días	Dilatadores osmóticos: 1. Dilapan-S® (cantidad: 2-5 durante por lo menos 4 h) MÁS Laminaria (1 barra para facilitar la extracción de los dilatadores) Laminaria (cantidad: 6-10, habitualmente durante la noche) Se puede agregar misoprostol 400 µg vía oral por lo menos 3 h antes del procedimiento; se pueden requerir dosis repetidas (la preparación cervical solo con misoprostol debe ser considerada únicamente por cirujanos altamente experimentados)
> 20 semanas	Se puede requerir una serie de múltiples juegos de dilatadores osmóticos, con o sin mifepristona o misoprostol

y para garantizar la completa evacuación de los productos uterinos. Una dilatación cervical apropiada antes de iniciar el procedimiento también disminuye su duración y las molestias de la paciente. A diferencia del aborto inducido, posiblemente no se requiera la preparación cervical en el tratamiento quirúrgico del aborto espontáneo en el primer trimestre, ya que podría estar dilatado en esos casos.

El tipo de preparación cervical y el tiempo de preparación varían según el médico, la paciente y el contexto clínico. La evidencia indica que se debe considerar la preparación cervical en mujeres con mayores riesgos de complicaciones debidas a la dilatación cervical, lo que incluye a adolescentes, tener poca experiencia en el procedimiento y operaciones que se llevan a cabo al final del primer trimestre. Para lograr el reblandecimiento cervical y limitar la extensión de la dilatación mecánica requerida, se administran 400 µg de misoprostol por vía oral por lo menos 3 h antes del procedimiento. En general, no se requiere el uso de dilatadores osmóticos en la aspiración osmótica durante el primer trimestre; esta técnica se describe posteriormente en este capítulo.

Control del dolor

Las opciones para el control del dolor incluyen ansiolíticos y opiáceos orales, sedación moderada intravenosa (i.v.) y anestesia general. La sedación moderada por vía i.v. con fármaco ansiolítico y opiáceo ha demostrado disminuir el dolor durante el procedimiento, aunque se ha asociado con náuseas y vómitos postoperatorios. Los ansiolíticos y los opiáceos orales son inferiores a los administrados por vía i.v., y es posible que no brinden beneficio sobre el bloqueo paracervical solo. La anestesia general se asocia con incremento en los riesgos de hemorragia, transfusión sanguínea y laceración cervical. Con base en lo anterior, las guías para el aborto de la Organización Mundial de la Salud (OMS) restringen el uso rutinario de anestesia general en el aborto.

Bloqueo paracervical

Antes de iniciar el procedimiento quirúrgico, se debe llevar a cabo la exploración bimanual con el propósito de determinar el tamaño y la posición del útero.

El espéculo se coloca con el objeto de favorecer una mejor visualización del cuello uterino y permitir el trayecto libre para la entrada del dilatador en el cuello uterino. Un espéculo con hojas de longitud estándar puede limitar el descenso del cuello uterino al traccionar y, por lo tanto, dificultar el procedimiento. Algunos médicos prefieren un espéculo con hojas más cortas, como las modificaciones comercialmente disponibles de Moore y Klopfer para el espéculo de Graves. Estos tienen hojas 2.54 cm más cortas que las estándar.

La anestesia local para la aspiración se lleva a cabo con bloqueo paracervical (fig. 14-1). Con frecuencia se utiliza lidocaína en concentraciones al 1 o 0.5%. La dosis total de lidocaína no debe exceder los 5 mg/kg o los 300 mg, la que sea menor. Algunos médicos utilizan solución de lidocaína con bicarbonato de sodio para disminuir la molestia. El cuello uterino debe ser infiltrado en la posición 12 de las manecillas del reloj (para la colocación de las pinzas de Pozzi), seguido de inyección, en dos sitios o más, de la unión entre el cuello uterino y la vagina (*véase* fig. 14-1).

Colocación de las pinzas de Pozzi

La tracción del cuello uterino con pinzas de Pozzi durante la evacuación con aspiración uterina estabiliza el útero y rectifica el ángulo entre el cuello uterino y el cuerpo, lo que reduce el riesgo de perforación. Debe sujetarse con firmeza el cuello uterino usando las pinzas. Algunos médicos prefieren pinzas atraumáticas para reducir el riesgo de laceración paracervical, aunque estas pueden resbalarse con mayor facilidad que las de dientes. Cuando se presenta sangrado en el sitio de la punción al momento de retirar las pinzas, una presión directa suele ser suficiente para detenerlo. Si no se logra la hemostasia, se puede usar nitrato de plata o solución de Monsel (subsulfato férrico).

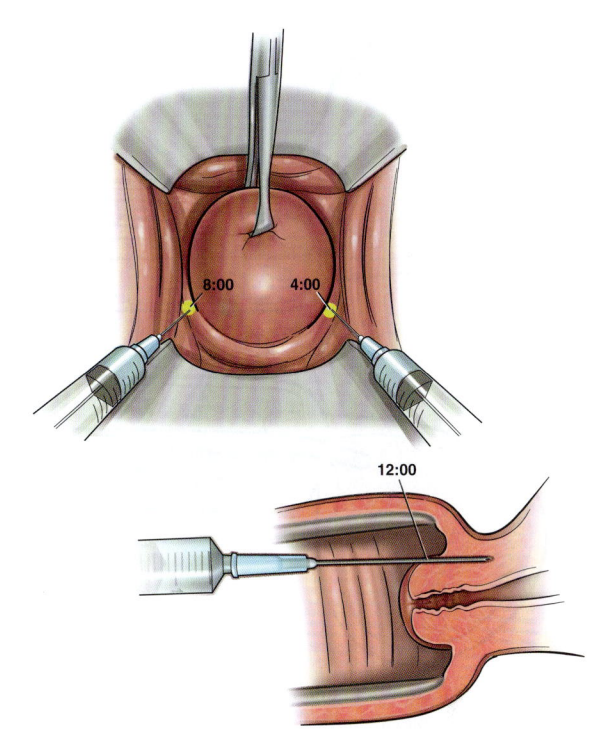

FIGURA 14-1 Bloqueo paracervical. La primera inyección se realiza en la posición 12 de las manecillas del reloj, antes de colocar la pinza de Pozzi. Se inyecta en al menos otros dos lugares. El anestésico se puede administrar a una profundidad de 2.5-5 cm para impregnar los vasos uterinos y los plexos nerviosos.

El método de colocación de las pinzas se debe basar en la preferencia y habilidad del médico. Si se coloca en posición vertical alta, a las 12 de las manecillas del reloj, con un diente en el conducto y otro en el cuello uterino anterior, casi se elimina el riesgo de laceración por compresión durante la dilatación. Sin embargo, la aplicación superficial horizontal dificulta la visión y la movilización de los instrumentos. Si el útero está en retroversión, algunos médicos prefieren colocar las pinzas de Pozzi en la posición 6 de las manecillas del reloj en el cuello uterino (fig. 14-2).

Guía ecográfica

La imagen por ecografía durante el procedimiento puede ser de utilidad en el contexto de la enseñanza médica, así como en pacientes con anomalías uterinas (como los leiomiomas). La guía ecográfica no es indispensable para la aspiración uterina en el primer trimestre.

Dilatación cervical mecánica (activa)

La dilatación cervical mecánica y todos los pasos subsecuentes del procedimiento deben emplear una técnica de "no tocar". Esta técnica asegura que las puntas de los instrumentos que ingresan a la cavidad uterina permanezcan estériles (para reducir el riesgo de infección). Las directrices incluyen lo siguiente:

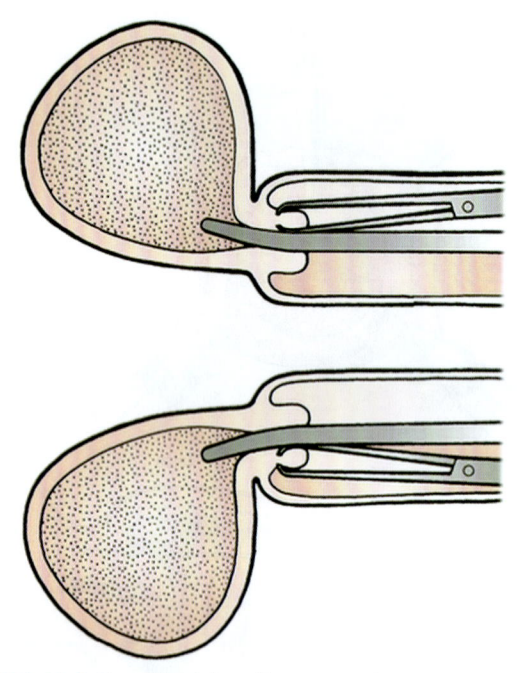

FIGURA 14-2 Tracción del cuello uterino durante la dilatación. *Arriba*: las pinzas se colocan verticalmente en el labio anterior. *Abajo*: las pinzas se colocan verticalmente en el labio posterior cuando el útero está en retroversión. Nótese la dirección posterior del dilatador en el útero retrovertido.

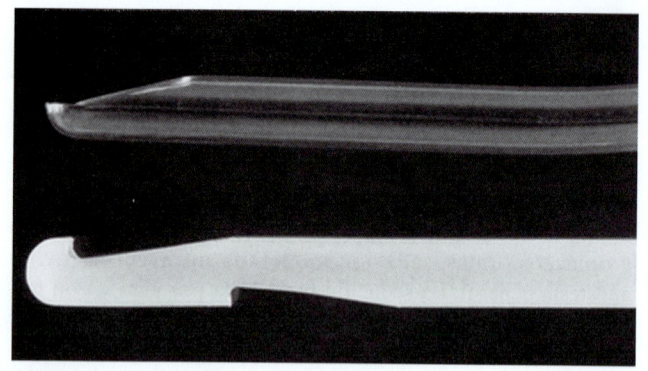

FIGURA 14-3 Comparación de puntas de legra rígida (*arriba*) y flexible (*abajo*).

- Mantener separados los campos de los instrumentos estériles y de los contaminados.
- Obtener todo el material necesario antes de colocar el espéculo.
- Sostener solo el centro de los dilatadores y evitar tocar las puntas.
- Ensamblar la cánula estéril a la aspiradora sin tocar la punta de la cánula.
- Evitar la contaminación vaginal de los instrumentos uterinos.
- Cambiar los instrumentos que entrarán en el útero si fueron contaminados de forma inadvertida.

Se necesitará que el cuello uterino esté dilatado adecuadamente para acomodar la cánula de succión. Si la preparación cervical se lleva a cabo de forma previa al procedimiento, la dilatación mecánica requerida por lo regular será mínima.

No se recomienda sondear la cavidad uterina antes del procedimiento. Este paso incrementa el riesgo de perforación y debe evitarse.

La dilatación se debe llevar a cabo a un diámetro que permita la inserción y rotación de la cánula elegida. El tamaño apropiado de la cánula se determina principalmente por el tamaño del útero. En general, el diámetro de la cánula, en milímetros, suele ser igual a las semanas estimadas de gestación, con una semana de más o de menos. Por ejemplo, una cánula de 8 mm podría ser adecuada para evacuar un embarazo de 9 semanas de gestación. Los médicos más experimentados suelen preferir cánulas más pequeñas; el médico debe considerar la ventaja de requerir menos dilatación contra las desventajas potenciales de prolongar el tiempo del procedimiento y aumentar el riesgo de aborto incompleto. Las cánulas que se utilizan con mayor frecuencia en los Estados Unidos son de plástico transparente, con una ligera angulación, y las hay rígidas y flexibles (**fig. 14-3**).

La dilatación mecánica se puede realizar con dilatadores de Pratt, cuya circunferencia se mide en unidades French (Fr) o en milímetros. Para determinar el tamaño de la cánula (en mm) correspondiente a la del tamaño del dilatador de Pratt (en Fr), el tamaño del dilatador (en Fr) se divide aproximadamente entre 3. Por ejemplo, una cánula de 8 mm requeriría dilatación con dilatadores de Pratt de 25 Fr.

Para dilatar el cuello uterino, el médico debe sostener el centro del dilatador de Pratt entre los dedos pulgar e índice. Los otros dedos pueden permanecer extendidos para evitar introducir de forma excesiva el instrumento en caso de pérdida súbita de resistencia. La dilatación puede iniciarse con la medida que pasa más fácilmente, incluso si no es la más pequeña del juego (p. ej., 17 Fr en vez de 13 o 15 Fr); esto puede reducir el riesgo de perforación del útero o la creación de un falso conducto.

Algunas veces puede resultar difícil la dilatación del cuello uterino. Si se requiere fuerza excesiva para pasar el dilatador de Pratt a través del cuello uterino, el médico debe detenerse y reacomodar en vez de arriesgarse a lesionar el cuello uterino con una dilatación forzada. Una opción es utilizar una cánula más pequeña que la planteada originalmente, limitando con ello la extensión de la dilatación requerida. Como alternativas, el médico puede insertar uno o más dilatadores osmóticos, administrar misoprostol por vía oral, sublingual o vaginal, así como interrumpir el procedimiento y completarlo algunas horas después, cuando se haya logrado la dilatación adecuada.

Aspiración uterina

La aspiración uterina implica dilatación cervical seguida por aspiración manual (AM) o por aspiración eléctrica (AE). Estas son las técnicas utilizadas con mayor frecuencia en el aborto inducido y en el manejo instrumentado de la pérdida temprana del embarazo. Para la AM se usa una jeringa con autobloqueo de 50-60 mL como medio de succión (**fig. 14-4**),

CUADRO 14-1 PASOS DEL PROCEDIMIENTO

Aspiración uterina

- Realizar preparación cervical preoperatoria si está indicada.
- Administrar antibióticos profilácticos si el aborto es inducido. Los antibióticos no se recomiendan de forma rutinaria en el tratamiento quirúrgico del aborto.
- Administrar analgesia y sedación según lo planificado con la paciente.
- La paciente deberá vaciar la vejiga antes del procedimiento.
- Después de colocar a la paciente en posición de litotomía dorsal, se puede realizar una exploración bimanual.
- Insertar el espéculo y aplicar antiséptico al cuello uterino.
- Colocar las pinzas de Pozzi en el cuello uterino y administrar bloqueo paracervical.
- Realizar dilatación cervical con suavidad según lo apropiado para la edad gestacional y el tamaño de cánula seleccionado. Utilizar técnica aséptica para dilatar y también en los pasos siguientes.
- Insertar con cuidado la cánula de succión, ensamblar la jeringa o tubo de succión y succionar. Iniciar movimientos rotatorios suaves y de entrada y salida para evacuar el tejido.
- Limitar el número de movimientos a través del cuello uterino.
- El procedimiento está completo cuando el endometrio se siente arenoso en todos sus cuadrantes, no hay evacuación de más tejido y aparecen burbujas rosadas en la cánula.
- Explorar el aspirado y asegurarse de que coincida con los hallazgos esperados para la edad gestacional.
- Retirar las pinzas y evaluar la hemostasia.

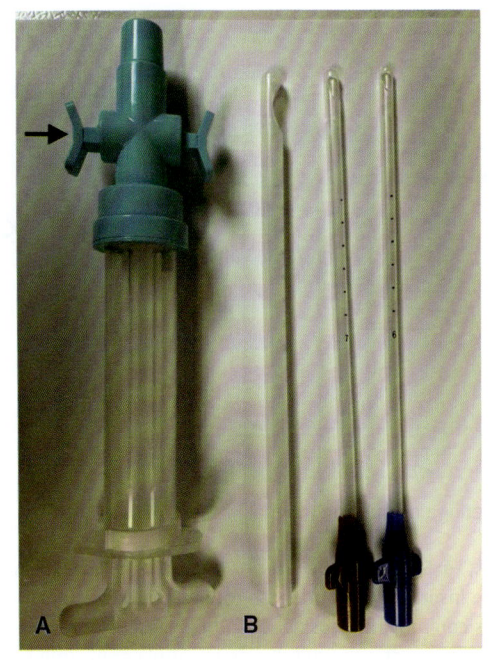

FIGURA 14-4 A. Jeringa para aspiración manual. La *flecha* indica las "válvulas de emergencia" que controlan la succión. **B.** Ejemplos de distintos tamaños de cánula, de 12 mm (*izquierda*) a 6 mm (*derecha*).

mientras que en la AE se utiliza un tubo ensamblado a una máquina eléctrica de succión. La AM es tan segura y eficaz como la AE hasta las 10 semanas de gestación. Hay algunas diferencias menores entre ambos tipos de instrumentación y serán mencionadas en esta sección. Los pasos siguientes en el procedimiento de aspiración uterina son los mismos (cuadro 14-1).

Aspiración manual

El equipo utilizado para la AM es portátil, económico y práctico para el uso ambulatorio. Algunos estudios han demostrado la seguridad, aceptabilidad y rentabilidad del abordaje quirúrgico con AM en la pérdida temprana del embarazo. Este procedimiento permite la atención en el consultorio de pacientes de bajo riesgo. Como otros procedimientos en el consultorio, la AM es más apropiada en mujeres clínicamente estables sin múltiples comorbilidades. Los médicos que estén considerando ofrecer AM en el consultorio podrían sentirse más cómodos aplicando inicialmente el procedimiento a mujeres con aborto incompleto o con una edad gestacional temprana, para luego aumentar el rango de la oferta según su grado de confianza.

Cuando se lleva a cabo la AM, el médico inserta la cánula en la cavidad uterina, conecta la jeringa y libera la válvula (*véase* fig. 14-4A) para crear un vacío. Como alternativa, algunos médicos conectan la cánula a la jeringa antes de la inserción. La aspiración uterina implica movimientos rotatorios y de entrada y salida, lo que permite que la sangre y el tejido fluyan hacia la jeringa (fig. 14-5). El procedimiento continúa hasta que el endometrio se siente arenoso y aparecen pequeñas burbujas en la jeringa, lo que indica que se ha completado el proceso. El operador también sentirá que el útero se reduce de tamaño una vez vacío. El médico no debe retirar la cánula del útero mientras se activa la succión porque eso incrementa el riesgo de lesiones cervicales y vaginales. De la misma forma, se debe evitar avanzar el émbolo de la jeringa mientras la cánula está conectada y en el útero a fin de evitar una posible embolia gaseosa. La jeringa y la cánula son desechables aunque, según el material y el modelo, hay instrucciones estandarizadas para que el médico pueda desinfectar le jeringa y utilizarla varias veces.

Aspiración eléctrica

En la AE, un tubo de plástico con un mango giratorio se une a la cánula, por un lado, y a la máquina aspiradora por el otro. Después de que se ha insertado la cánula y de que el tubo de succión se ha conectado, el médico enciende la máquina de succión y aspira el contenido uterino con

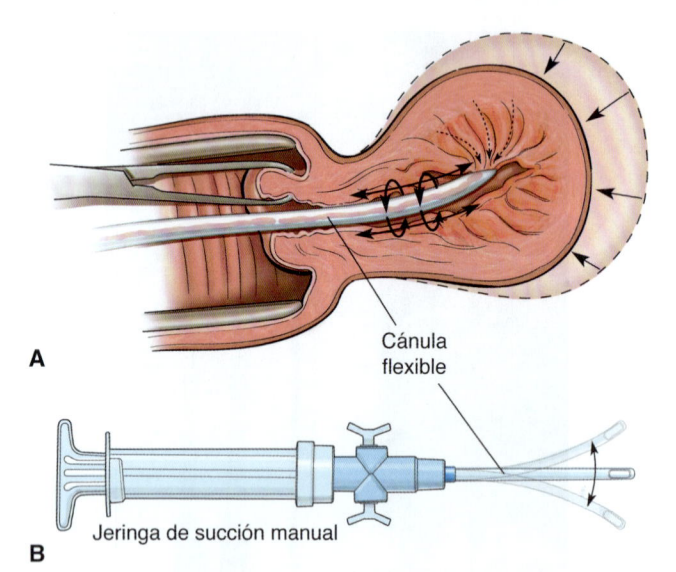

262 SECCIÓN IV PROCEDIMIENTOS QUIRÚRGICOS DE LA GINECOLOGÍA MODERNA

FIGURA 14-5 Aspiración uterina. **A.** La legra flexible habitualmente se inserta en el fondo y se rota; después, los productos son extraídos con movimientos de rotación y hacia delante y hacia atrás. **B.** El útero se contrae alrededor de la cánula conforme se aspiran los productos.

la cánula, utilizando los principios y la técnica de la AM (*véase* fig. 14-5). Uno de tales principios de la técnica del aborto es operar en el segmento uterino inferior. El contenido del fondo del útero es atraído por la succión y el útero involuciona conforme se vacía. Esta técnica reduce los riesgos de perforación, retención de productos de la concepción y hemorragia.

Valoración de la finalización del procedimiento

La cánula flexible de plástico (*véase* fig. 14-3) succiona de forma simultánea los lados opuestos de la cavidad y produce una sensación arenosa cuando se ha completado la aspiración; no obstante, en ocasiones puede ser difícil apreciar esta sensación con la cánula de plástico rígido. Cuando el procedimiento se haya completado, aparecerán también pequeñas burbujas en el tubo de succión. Al final del procedimiento, algunos médicos utilizan una legra cortante para verificar que este se ha completado; sin embargo, no es necesario el uso rutinario de la legra cortante, y podría aumentar el riesgo de perforación. La ecografía puede ser de ayuda para confirmar que el útero está vacío. Si existiese duda de que el procedimiento ha concluido, puede utilizarse una cánula de menor tamaño, lo que permite que las paredes uterinas se contraigan aún más; esto podría ayudar a identificar la textura arenosa.

Completar el procedimiento incluye la valoración del tejido aspirado. Esto se realiza para confirmar la presencia de la cantidad apropiada de tejido fetal, lo que por lo general descarta la posibilidad de un embarazo ectópico y de retención de productos de la concepción. Los embarazos de 10 semanas de gestación o más tendrán partes fetales reconocibles; es posible que los más tempranos no. Es esencial la identificación de las vellosidades coriónicas y de las membranas en los embarazos más tempranos. El tejido aspirado debe ser lavado con agua corriente en un colador fino para retirar la sangre y los coágulos. Es útil un plato de vidrio para examinar el tejido suspendido en agua. En los embarazos tempranos, el vinagre blanco, en vez de agua, puede facilitar el reconocimiento de las vellosidades. Es muy útil la luz de un negatoscopio horizontal. Las vellosidades tienen una apariencia suave, sedosa y plumosa, con proyecciones digitales; por el contrario, la decidua se ve densa y enmarañada (fig. 14-6).

No poder identificar las vellosidades en presencia de una prueba de embarazo positiva tiene varias explicaciones: aborto espontáneo reciente, intento fallido de aborto, perforación con tejido fetal fuera del útero, estado gestacional muy reciente o embarazo ectópico. El médico debe tener sumo cuidado al evaluar estas posibilidades. Si no puede identificar vellosidades o partes fetales en el tejido aspirado, el médico u otro colega debe volver a evaluar a la paciente, con especial atención a la posibilidad de un embarazo ectópico. La ecografía puede mostrar partes fetales o el saco gestacional retenidos, por lo que se debe considerar la repetición de la aspiración uterina (con o sin guía ecográfica). Si aun así no se pueden identificar tejidos fetales después de repetir la aspiración y no hay evidencia de embarazo ectópico o retención de productos de la concepción en la ecografía, el cirujano debe considerar la medición cuantitativa de la

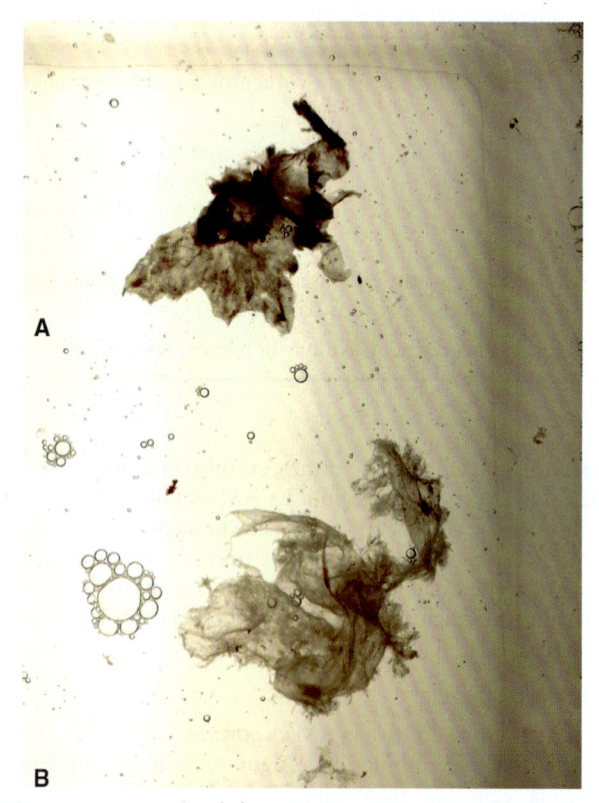

FIGURA 14-6 Decidua (**A**) y saco con vellosidades (**B**) después de una aspiración a edad gestacional temprana.

β-hCG sérica y repetir la medición en 24-48 h para verificar que disminuye apropiadamente.

En las mujeres con anomalías uterinas, como el útero bicorne, hay mayor riesgo de fracaso en el intento de aborto. El médico puede tener dificultades para colocar la cánula en el cuerno que contiene el embarazo, y la guía ecográfica puede ser de utilidad. Aunque no se utiliza de forma rutinaria, en estas circunstancias el médico puede colocar una sonda dentro de una cánula flexible de 8 mm a manera de guía. Después, con la guía ecográfica, el médico inserta la cánula en la cavidad y retira la sonda, conecta el adaptador y después aspira la cavidad. En raras ocasiones se requiere histerotomía si la aspiración y el aborto farmacológico fracasan en un contexto de anomalías müllerianas u otras alteraciones anatómicas.

Aborto farmacológico

En el embarazo temprano, el aborto farmacológico es una alternativa para las mujeres que no desean la aspiración uterina. Hay estudios que demuestran que se puede llevar a cabo de forma segura en casa, y que es tolerado y eficaz hasta los 70 días de gestación, con una tasa de ineficacia del 2-5%. En 2014, los abortos farmacológicos constituyeron el 31% de los abortos no hospitalarios y el 45% de los abortos antes de la novena semana de gestación.

Por lo general, el aborto farmacológico se realiza con una combinación de mifepristona y misoprostol. En marzo de 2016, la Food and Drug Administration (FDA) de los Estados Unidos actualizó el etiquetado de la mifepristona para cumplir con los esquemas basados en la evidencia. El etiquetado recomienda una dosis única de mifepristona (200 mg administrados en el consultorio) seguida de misoprostol (800 μg a las 24-48 h) por vía oral, sublingual o vaginal. El misoprostol se puede administrar en casa. El esquema puede ser recomendado para el aborto farmacológico hasta los 70 días de gestación. La paciente es valorada nuevamente 7-14 días después para verificar que se completó el aborto. Las mujeres que eligen este tipo de aborto deben ser asesoradas sobre la posibilidad de aspiración uterina, que podría estar indicada ante la permanencia del embarazo o la retención de productos. En el excepcional caso de que un embarazo continúe después de un aborto farmacológico, se recomienda la aspiración uterina debido a los potenciales efectos teratógenos del misoprostol. Las mujeres que no experimentan sangrado uterino dentro de las 24 h posteriores a la administración de misoprostol deben ser evaluadas para embarazo ectópico o intento fallido de aborto. El seguimiento se puede realizar con ecografía o β-hCG sérica para descartar la persistencia del embarazo.

Las contraindicaciones médicas del aborto farmacológico incluyen enfermedades de la coagulación o uso crónico de esteroides. Las mujeres con anemia deben ser valoradas cuidadosamente. Su plan debe basarse en los riesgos y beneficios, así como en un asesoramiento individualizado. Los estudios de laboratorio incluyen hematócrito (o hemoglobina) y tipo de sangre. La ecografía es un componente rutinario del aborto farmacológico temprano en la mayoría de los casos. Antes del aborto, el médico debe confirmar que la mujer será capaz de acudir al seguimiento según lo planeado, por ecografía o β-hCG, para confirmar el aborto completo.

Durante el aborto farmacológico, muchas mujeres informan cólicos dolorosos y efectos secundarios desagradables por el misoprostol, como náuseas, diarrea y fiebre. Se prescriben antiinflamatorios no esteroideos, antieméticos y antidiarreicos para disminuir los efectos secundarios. Se pueden prescribir también opiáceos para lograr un alivio adicional del dolor, aunque se deben administrar con precaución, a la dosis mínima y durante el tiempo estrictamente necesario.

Si no hay mifepristona, el aborto farmacológico se puede lograr solo con misoprostol. Sin embargo, se suelen requerir múltiples dosis, lo que prolonga los efectos adversos del misoprostol. El esquema recomendado hasta las 9 semanas de gestación son tres dosis, de 800 μg cada una, con espacio de 3-12 h, por vía vaginal, sublingual u oral. Las tasas de éxito con las dosis múltiples llegan a ser del 93%.

TRATAMIENTO QUIRÚRGICO DE LA PÉRDIDA DEL EMBARAZO EN EL SEGUNDO TRIMESTRE Y ABORTO INDUCIDO

Epidemiología

De acuerdo con los Centers for Disease Control and Prevention de los Estados Unidos, en 2013, el 7.1% de los abortos inducidos en ese país se llevaron a cabo entre las semanas 14 y 20 de la gestación. Solo el 1-3% de los abortos inducidos fueron de 21 semanas o más de gestación.

Hay mayor probabilidad de que las mujeres en quienes se realiza un aborto inducido en el segundo trimestre hayan retrasado el aborto porque no sospechaban el embarazo o por problemas logísticos, como localizar un proveedor del servicio, problemas de transporte o que hayan sido derivadas inicialmente a otro lado. En los Estados Unidos, muchas regiones han establecido límites superiores de la edad gestacional que limitan el acceso al procedimiento y obligan a gran cantidad de mujeres a viajar a otros estados para realizarse un aborto. Los abortos inducidos en el segundo trimestre pueden ocurrir por razones maternas o fetales. Por ejemplo, las mujeres pueden buscar aborto en el segundo trimestre debido al diagnóstico de anomalías fetales en una evaluación ecográfica o ante la rotura prematura de membranas.

Asesoramiento y opciones de tratamiento

En los Estados Unidos, la dilatación y la evacuación son el método más frecuente para vaciar el útero entre las semanas 14 y 24 (**cuadro 14-2**). Los métodos de inducción del trabajo de parto ofrecen una alternativa; sin embargo, en manos de médicos experimentados, la dilatación y la evacuación son más seguras, con menos riesgo de infección y

CUADRO 14-2 PASOS DEL PROCEDIMIENTO

Dilatación y evacuación

- Brindar preparación cervical preoperatoria con dilatadores osmóticos o fármacos (con misoprostol y mifepristona).
- Administrar antibióticos profilácticos antes de los procedimientos de aborto inducido.
- Administrar analgesia y sedación de acuerdo con lo planificado con la paciente.
- La paciente deberá vaciar su vejiga antes del procedimiento.
- Después de colocar a la paciente en litotomía dorsal, retirar los dilatadores cervicales (si los hay) y verificar que el número de estos coincida con el de los colocados.
- Realizar exploración bimanual y determinar si la dilatación cervical es adecuada.
- Insertar el espéculo, colocar las pinzas de Pozzi en el labio anterior del cuello uterino y administrar bloqueo paracervical con vasopresina.
- Utilizar dilatación mecánica si es necesario.
- Insertar la cánula (generalmente, de 12, 14 o 16 mm), conectar el aparato de succión y drenar el líquido amniótico.
- Insertar las pinzas (preferentemente bajo guía ecográfica) y retirar el tejido. La evacuación se debe realizar desde el segmento uterino inferior (cuando sea posible) y con la menor cantidad de movimientos a través del cuello uterino, para reducir al mínimo el riesgo de perforación y traumatismo cervicales.
- Completar la evacuación con un movimiento de introducción de la cánula.
- Explorar el tejido para confirmar la extracción completa de las partes fetales.
- Asegurar la hemostasia y retirar las pinzas y el espéculo.

transfusión sanguínea. La dilatación y la evacuación también se asocian con disminución del riesgo de requerir cirugía adicional (p. ej., en retención de productos) frente a la inducción del trabajo de parto.

Algunas mujeres pueden solicitar cargar al feto después de la evacuación uterina. En este caso se prefiere la inducción del trabajo de parto. Los detalles de la inducción del trabajo de parto están fuera de los alcances de este texto con orientación quirúrgica.

La histerotomía es una alternativa para el aborto, pero solo se debe utilizar cuando fracasen las opciones médicas y quirúrgicas habituales. La histerectomía planificada es adecuada en pocos casos, como cuando la paciente no desea fertilidad a futuro o cuando hay enfermedad preexistente (como leiomioma de grandes elementos o cáncer cervicouterino *in situ*). La decisión de llevar a cabo una histerectomía para aborto en una mujer embarazada debe incluir asesoramiento sobre la pérdida de la fertilidad a futuro y el incremento en el riesgo de complicaciones.

Fármacos y preparación preoperatorios

Antibióticos

Como se mencionó anteriormente, los antibióticos profilácticos deben ser parte de la rutina en los procedimientos para inducción del aborto.

Prevención de la tromboembolia venosa

No hay estudios específicos sobre la tromboembolia venosa (TEV) asociada con el tratamiento quirúrgico del aborto inducido y la pérdida del embarazo. Una revisión sistemática de la Society of Gynecologic Surgeons concluyó que, además de la deambulación temprana, no se requiere otro tratamiento profiláctico en cirugías menores en mujeres sin factores de riesgo significativos para TEV. Sin embargo, las mujeres con cirugía menor que presentan dos o más factores de riesgo para TEV (p. ej., TEV previo, trombofilia, cáncer) tienen riesgo moderado. En estos casos se puede brindar profilaxis con dispositivos de compresión intermitente, además de heparina si el riesgo es particularmente alto. Estas recomendaciones se pueden aplicar en el manejo de mujeres que buscan aborto y que serán tratadas en quirófano.

Ayuno

Las recomendaciones preoperatorias son muy variadas y por lo general dependen de la institución. En 2013, Wiebe y cols. determinaron que el ayuno probablemente sea innecesario antes de los procedimientos abortivos que utilizan analgesia i.v. y sedación, asumiendo que la paciente podrá responder a las indicaciones verbales. El riesgo de aspiración estimado es del 0.00006%. Sin embargo, muchas instituciones recomiendan no consumir sólidos 6 h antes de un procedimiento y líquidos claros solo 2 h antes.

Control del dolor y la ansiedad

Las opciones para el tratamiento del dolor incluyen no administrar sedación o anestesia, así como la anestesia local con bloqueo paracervical, sedación y analgesia administrada por el médico o sedación profunda (anestesia general) bajo el cuidado de un anestesiólogo. Los planes para el control del dolor durante la dilatación y la evacuación deben abordarse durante la consulta preoperatoria y estar orientados a las decisiones de la paciente, con fuerte consideración de la edad gestacional y de la duración esperada del procedimiento.

La anestesia local para la dilatación y la aspiración se lleva a cabo con bloqueo paracervical. El procedimiento se describió anteriormente en este capítulo (*véase* fig. 14-1).

La sedación moderada por vía i.v. con fármacos ansiolítico y opiáceos ha demostrado disminuir el dolor durante el procedimiento, aunque se le ha asociado con náuseas y vómitos postoperatorios.

Algunas mujeres pueden elegir, o requerir, sedación profunda con monitorización anestésica. La anestesia general se asocia con aumento en los riesgos de hemorragia, transfusión sanguínea y laceración cervical. Por ello, las guías para el aborto de la OMS restringen el uso rutinario de la anestesia general en el aborto. Un asesoramiento adecuado antes del procedimiento puede mejorar la satisfacción con la sedación i.v. moderada.

Preparación para reducir al mínimo la pérdida de sangre

La administración de vasopresina con bloqueo paracervical disminuye significativamente la pérdida de sangre en la dilatación y la evacuación, y su uso rutinario es recomendado por la Society of Family Planning. El sangrado se reduce de manera importante con cuatro unidades de vasopresina (0.2 mL) mezcladas con el anestésico utilizado en el bloqueo paracervical. En un estudio aleatorizado, la vasopresina redujo cuatro veces el riesgo de hemorragia de 500 mL o más.

Aunque es poca la evidencia de que la profilaxis con fármacos uterotónicos disminuya el sangrado durante la dilatación y la evacuación, algunos médicos administran de forma rutinaria misoprostol y maleato de metilergometrina u oxitocina en la evacuación uterina del primer o segundo trimestre. Se encontró que la dosis de 400 μg de misoprostol, estudiada sola o con dilatadores osmóticos en la preparación cervical preoperatoria, tiene poco o ningún efecto en la hemorragia. Administrar oxitocina durante los procedimientos de dilatación y evacuación después de la semana 20 de gestación, cuando hay receptores de oxitocina, puede ser de ayuda en la prevención de la hemorragia excesiva. Sin embargo, no se ha demostrado el beneficio de administrarla antes de la semana 20. Los uterotónicos se deben utilizar para el tratamiento de la hemorragia.

Procedimiento de dilatación y evacuación

La dilatación y la evacuación implican la dilatación mecánica cervical (con o sin preparación cervical preoperatoria), seguida de la evacuación del feto y la placenta a través de una combinación de pinzas y succión. La dilatación y evacuación difieren de la aspiración uterina en dos aspectos principales: requiere dilatación cervical más amplia y uso de pinzas. La dilatación manual rápida puede lesionar el cuello uterino. Por lo tanto, para la dilatación y la evacuación después de la semana 14 de gestación se deben emplear dilatadores osmóticos, misoprostol y mifepristona para la preparación cervical. Los pasos para el procedimiento de dilatación y evacuación se describen a continuación.

Preparación cervical

Es muy importante la preparación cervical previa a la dilatación y la evacuación en el segundo trimestre. Hay amplia evidencia que compara distintos abordajes de preparación cervical antes de la dilatación y la evacuación. En la tabla 4-1 se muestran ejemplos de los regímenes utilizados habitualmente. La dilatación cervical adecuada es importante para reducir el riesgo de perforación uterina y otras complicaciones quirúrgicas. Las mujeres menores de 20 años de edad pueden ser las más beneficiadas de la preparación cervical. Algunas consideraciones adicionales al seleccionar el régimen incluyen la presencia de aprendices y el nivel de sedación que se utilizará durante la dilatación y evacuación.

El procedimiento de dilatación y evacuación inicia con la preparación cervical, que en algunos casos puede ser hasta 48 h antes. El tiempo dependerá de la edad gestacional y del contexto clínico. Es importante informar enfáticamente a la paciente que, en el aborto inducido, una vez que se ha insertado el dilatador osmótico, ha iniciado el procedimiento de evacuación uterina, y la dilatación y la evacuación deben completarse. En consecuencia, la paciente debe estar convencida de su decisión antes de iniciar. En contadas ocasiones, la paciente cambia de opinión una vez iniciada la dilatación cervical. Aunque eventualmente algunas mujeres han continuado el embarazo después de retirar el dilatador, otras han desarrollado infecciones, abortos espontáneos o parto pretérmino.

Algunos dilatadores osmóticos disponibles en los Estados Unidos son Laminaria® y Dilapan® (fig. 14-7). Los dilatadores osmóticos se pueden usar de forma ambulatoria. Algunas instituciones utilizan el protocolo de 1 día, en el cual los dilatadores se colocan algunas horas antes del procedimiento planificado, que se completa después el mismo día. Como alternativa, los dilatadores osmóticos se pueden colocar a la paciente 1 día antes del procedimiento. Con toda seguridad, se puede enviar a la paciente a casa con el dilatador colocado para que actúe durante la noche. El uso de dilatadores osmóticos reduce drásticamente los riesgos de lesión cervical y de perforación uterina.

Los dilatadores Laminaria® son barras higroscópicas de algas que dilatan el cuello uterino durante varias horas. El mecanismo principal parece ser la desecación del cuello uterino, lo que ocasiona expansión de los dilatadores conforme absorben la humedad y se hinchan, de manera que dilatan

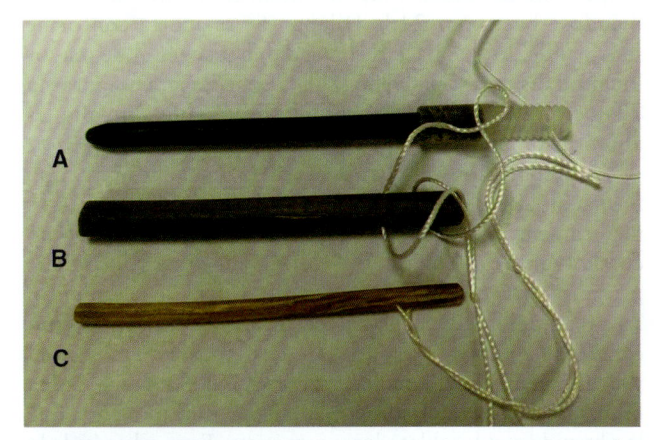

FIGURA 14-7 Dilatadores cervicales osmóticos (Laminaria® y Dilapan-S®). **A.** Dilapan-S®. **B.** Laminaria® de 8 mm. **C.** Laminaria® de 3 mm. (**B** y **C** cortesía de MedGyn Products).

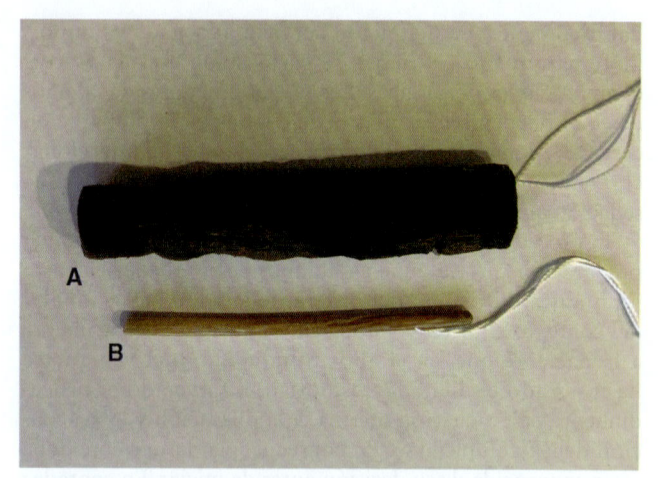

FIGURA 14-8 Comparación de dos dilatadores cervicales Laminaria® después y antes de su colocación en el cuello uterino. **A.** Dilatador usado en comparación con el mismo dilatador antes de usar **(B)** (cortesía de MedGyn Products).

gradualmente el cuello uterino (fig. 14-8). La desecación del cuello uterino también altera la proporción de colágeno y sustancia fundamental, lo que cambia la disposición cruzada del colágeno. De forma adicional, Laminaria® puede alterar la elaboración, liberación o degradación de las prostaglandinas uterinas, lo que ocasiona que el cuello uterino se dilate aun en áreas que no están en contacto directo con la barra. La dilatación máxima se alcanza 24 h después de la colocación. Laminaria® está elaborada con material orgánico natural; aunque existen preocupaciones por una posible infección, los estudios demuestran que no hay aumento del riesgo en este sentido.

Dilapan-S® es un dilatador osmótico sintético, hecho de un hidrogel patentado elaborado a base de poliacrilato. El dilatador osmótico se encuentra disponible en diámetros de 3 y 4 mm con longitudes de 55 y 65 mm. Dilapan-S® se hincha rápidamente y muestra dilatación significativa a las 2 h. La mayor parte de la dilatación se obtiene 4-6 h después de la colocación; sin embargo, continúa expandiéndose hasta por 24 h. Dilapan-S® se acorta conforme se expande, lo que hace recomendable escoger el de mayor longitud. Es necesaria la longitud adecuada para asegurar la dilatación del orificio cervical interno y evitar dificultades al retirarlo.

La preparación cervical también se puede llevar a cabo farmacológicamente con misoprostol o mifepristona. Estos medicamentos se pueden utilizar solos o en conjunto como coadyuvantes de los dilatadores. El misoprostol se debe proporcionar por lo menos 3 h antes del procedimiento. La preparación cervical solo con misoprostol puede ser un excelente abordaje en manos de cirujanos expertos en el procedimiento de dilatación y evacuación. Sin embargo, la dilatación proporcionada por el misoprostol es menor que la obtenida con los dilatadores osmóticos. Esto, además de la contracción uterina ocasionada por el fármaco, determinan que este abordaje sea menos utilizado.

Regreso al quirófano o sala de procedimientos

La evacuación uterina se lleva a cabo cuando se determina que la preparación cervical es adecuada. Por lo general, el tiempo está preestablecido cuando se utilizan dilatadores osmóticos. Como en todos los procedimientos quirúrgicos, primero deben verificarse todos los puntos de seguridad, como confirmar la identidad de la paciente y corroborar el procedimiento, así como las alergias y las comorbilidades médicas relevantes.

Si se utiliza anestesia i.v. o profunda, muchos médicos suelen aplicarla antes de colocar a la paciente en posición. La paciente se sitúa en litotomía dorsal. Se lleva a cabo la exploración bimanual para extraer el dilatador osmótico (si está presente) y se evalúan la dilatación cervical, la posición y el tamaño del útero.

La mayoría de los médicos prefieren utilizar un espéculo doble. El cuello uterino debe limpiarse con yodopovidona o gluconato de clorhexidina con alcohol isopropílico al 4%. Se administra el bloqueo paracervical, como se describió con anterioridad, con 20 mL de lidocaína al 0.5 o 1% combinada con vasopresina.

Colocación de las pinzas de Pozzi

Las pinzas de Pozzi deben sujetarse fuertemente y con tracción estable para acercar el cuello uterino al introito vaginal, estabilizar el útero y rectificar el ángulo entre el cuello y el cuerpo uterinos. Si el cuello uterino está firme y poco dilatado, muchos médicos prefieren utilizar pinzas dentadas. Con un cuello uterino suave y dilatado, se puede reducir el riesgo de laceración cervical mediante el uso de pinzas de Allis o de puntas en anillo. Por lo general, las laceraciones cervicales y el sangrado por punción con las pinzas pueden tratarse fácilmente con taponamiento, algún cauterizador (p. ej., nitrato de plata o subsulfato férrico) o mediante suturas absorbibles.

Guía ecográfica

Una gran cantidad de médicos realizan la dilatación y los procedimientos de evacuación, de manera rutinaria, con el apoyo de la guía ecográfica. En los contextos de formación, el uso de una guía ecográfica se relaciona con menores tasas de perforación y con disminución del tiempo quirúrgico. Aun cuando la ecografía no se utilice de forma rutinaria, debe estar disponible rápidamente en el sitio donde se realicen la dilatación y la evacuación. Además, el médico debe tener buena disposición para emplearla. Se recomienda bastante considerar la guía ecográfica en pacientes con anomalías uterinas (como leiomiomas), y cuando existan fallas repetidas en la inserción de las pinzas para sujetar o extraer las partes fetales. Sin embargo, cuando se recurra a la ecografía, es importante que el médico preste atención a otros aspectos clínicos importantes, como la sensación de sujetar el tejido con las pinzas y la visualización directa del tejido que emerge del cuello uterino.

Dilatación cervical mecánica (pasiva)

Se requiere una dilatación adecuada del cuello uterino para disminuir los riesgos de perforación y traumatismos cervicales durante el procedimiento. Se puede requerir la dilatación a 55-59 Fr para colocar las pinzas de Bierer o Sopher, así como para extraer de forma segura el contenido uterino sin dañar el cuello. En contadas ocasiones, la preparación y dilatación cervicales pueden ser insuficientes. Puede ser necesario brindar a la paciente un período adicional de preparación con dilatadores osmóticos o fármacos.

El cirujano debe utilizar la técnica estéril o de "no tocar" durante la dilatación mecánica y también en los pasos subsecuentes (como se describió con anterioridad). Esto asegura que las porciones de los instrumentos que se introduzcan en la cavidad uterina permanezcan estériles y así minimizar la entrada de bacterias.

Evacuación

La evacuación o vaciado del útero incluye el empleo de aspiración y pinzas. Por lo general, se aplica primero la aspiración, con la intención de drenar el líquido amniótico y atraer el tejido hacia la parte uterina inferior para la evacuación con pinzas. Se utilizan pinzas de Bierer o de Sopher para extraer el tejido, ya que están diseñadas para causar el menor traumatismo posible en el endometrio circundante. Así como en la aspiración, la evacuación debe llevarse a cabo desde la parte inferior del útero a fin de reducir al mínimo el riesgo de perforación. Algunos médicos usan una cánula con succión al final del procedimiento con el propósito de confirmar la evacuación completa.

Si no se puede completar la evacuación uterina con facilidad, el médico debe interrumpir el procedimiento. Si la paciente está hemodinámicamente estable, es razonable interrumpir temporalmente el procedimiento y administrar misoprostol u oxitocina durante 2-3 h en la sala de recuperación. Cuando la paciente regresa a la sala de operación, el médico, por lo general, encuentra los tejidos retenidos en el orificio cervical interno, desde donde pueden ser extraídos con facilidad.

Inspección de los productos

El médico debe confirmar que se ha completado el procedimiento mediante la identificación de todas las partes fetales principales (cuatro miembros, médula y cabeza). Por lo general, la exploración suave con pinzas de las áreas cornuales y fúndica permite localizar y retirar cualquier remanente. La ecografía intraoperatoria también puede ser de ayuda. Si esta última no está disponible, el médico debe estar adiestrado para extraer el espéculo y localizar con un dedo el material residual en la cavidad uterina.

COMPLICACIONES DEL ABORTO INSTRUMENTADO

La aspiración, dilatación y evacuación uterinas se asocian con tasas muy bajas de morbilidad y mortalidad. Una consideración importante es que el riesgo de complicaciones por aborto inducido se incrementa de manera proporcional a la edad gestacional. Precisamente por eso, la morbilidad relacionada con el aborto es menor en las mujeres con acceso al aborto temprano.

Complicaciones inmediatas

Hemorragia

Las tasas informadas de hemorragia varían a causa de la diversidad de su definición (100-1000 mL de sangre perdida) y a la imprecisión en la estimación del volumen. En los estudios de casos más extensos, la incidencia de hemorragia varía del 0.05 al 4.9%. Sin embargo, en un amplio estudio multicéntrico la tasa de transfusión asociada con aspiración uterina, que es una aproximación más clínicamente significativa, fue de solo 0.06 por cada 100 abortos. En la dilatación y la evacuación de abortos realizados de forma tardía, las investigaciones han reportado tasas de hemorragia y transfusión de hasta 1% y 0.26%, respectivamente.

Cuando la hemorragia se presenta después de la aspiración uterina, el diagnóstico diferencial incluye atonía uterina, laceración cervical o perforación uterina. En la atonía uterina, el tratamiento debe incluir administración de fármacos uterotónicos, vaciado de vejiga y compresión manual. Por lo general, estas medidas son eficaces. Se puede inyectar vasopresina de forma intracervical o paracervical. Es posible administrar maleato de metilergometrina (0.2 mg vía i.m.), así como prostaglandinas (carboprost 250 µg vía i.m. o misoprostol 1000 µg vía rectal). La administración de oxitocina puede ser útil para controlar la hemorragia después de la semana 20 de gestación. Si el sangrado persiste, se debe evaluar nuevamente la cavidad endometrial mediante aspiración uterina guiada por ecografía para descartar la retención de tejidos. Si la fuente del sangrado es incierta, la "prueba de la cánula" puede ser útil. La cánula de succión se inserta en el útero. El sangrado a través de la cánula sugiere que la fuente es intrauterina, como atonía, mientras el sangrado alrededor de la cánula sugiere laceración cervical. En algunas ocasiones, la compresión de la cavidad con el balón de una sonda de Foley o de Bakri puede ser de utilidad.

Si estas medidas fallan, se puede considerar la embolización de la arteria uterina, asumiendo que la paciente permanece hemodinámicamente estable. Esto resuelve con frecuencia el sangrado, aunque sus efectos en la fertilidad a futuro son inciertos. La histerectomía debe ser la última opción; sin embargo se puede indicar en casos de hemorragia grave.

El sangrado de una placenta acreta puede conducir a hemorragia postaborto. Con el aumento de las cesáreas, también se incrementa el riesgo de encontrar placenta acreta durante el aborto. En un estudio de más de 16 000 abortos por dilatación y evacuación, la incidencia de placenta acreta que condujo a histerectomía fue de 4 por cada 10 000 casos.

Lesión cervical

El tipo más frecuente de lesión cervical es la laceración superficial causada por las pinzas durante la dilatación. Esta se puede reparar fácilmente con compresión o suturas. El traumatismo por la introducción repetitiva de instrumentos también puede producir lesión al conducto cervical. Las lesiones cervicovaginales más difíciles de detectar y reparar son las laceraciones longitudinales ascendentes a nivel de los vasos uterinos. Las lesiones visibles del conducto cervical deben inspeccionarse y repararse por vía vaginal siempre y cuando sean visibles por completo. La colocación de una sonda de Foley puede taponar las laceraciones cervicales pequeñas en el orificio cervical interno. En las laceraciones más grandes, cuando la extensión no puede establecerse desde el campo vaginal, pueden requerirse exploración y reparación por vía abdominal.

Las tasas de lesión cervical varían de 0.01 a 1.6 por cada 100 abortos por aspiración, y se incrementan hasta el 3% en la dilatación y la evacuación. Han surgido varios factores de riesgo para lesión cervical durante la aspiración uterina. El uso de Laminaria® y la experiencia del médico se asocian con disminución significativa del riesgo. En gestaciones más tempranas, la preparación cervical con misoprostol puede ofrecer un beneficio similar al de la Laminaria®. El uso de anestesia general puede aumentar el riesgo de lesión cervical, aunque los estudios son contradictorios. Entre los factores que escapan al control del médico, pero que incrementan el riesgo, están una edad gestacional tardía, cesáreas previas, anomalías müllerianas, conización cervical previa y edad igual o menor a 17 años.

Hematometra

La hematometra aguda, conocida históricamente como *síndrome postaborto*, ocurre en el 0.1-1.0% de los abortos por aspiración uterina. Los síntomas incluyen cólicos intensos, con o sin presión rectal (por lo general, dentro de las 2 h posteriores al procedimiento) y menor sangrado vaginal al esperado. La paciente puede tener diaforesis y un útero más grande y doloroso a la exploración. En la ecografía, el útero está crecido y la cavidad endometrial está distendida y con líquido equiparable a sangre. El tratamiento consiste en la repetición inmediata del aspirado uterino; por lo general, no se requiere anestesia ni dilatación. La evacuación del útero lleva a la rápida resolución de los síntomas. Se puede considerar la administración de uterotónicos profilácticos, como metilergometrina, después de repetir la evacuación, aunque la tasa de recurrencia es muy baja. Se desconoce si la administración rutinaria de un uterotónico profiláctico antes del aborto quirúrgico reduce la incidencia de hematometra aguda.

Perforación uterina

La perforación es una complicación potencialmente grave pero poco frecuente del aborto. La incidencia de perforación es de cerca de 0.9 por cada 1000 abortos. Los factores de riesgo para perforación incluyen edad gestacional avanzada y antecedente de parto vaginal, aunque el riesgo absoluto permanece bajo. El desempeño del médico con menor experiencia durante el aborto con aspiración uterina puede incrementar el riesgo más de cinco veces; por otra parte, la dilatación cervical con Laminaria® lo reduce cerca de cinco veces. La guía ecográfica, especialmente en un contexto de enseñanza, puede reducir el riesgo de perforación.

Los dos principales peligros de la perforación son la hemorragia y la lesión al contenido abdominal. Las perforaciones laterales en la región istmicocervical son particularmente peligrosas debido a la proximidad con los vasos uterinos. Las perforaciones del fondo tienden a ser más inocuas. Por lo tanto, se cree que la mayoría de las perforaciones no se sospechan o detectan. En un estudio de mujeres con aborto y esterilización combinados por laparoscopia se encontró una tasa seis veces más alta de perforación uterina respecto a la clínicamente esperada (20 frente a 3 por cada 1000 abortos).

La mayoría de las perforaciones no requieren tratamiento. Numerosas perforaciones sospechadas o documentadas necesitan solo de observación, particularmente si la paciente está hemodinámicamente estable y no hay sangrado activo. Es poco probable que la perforación reconocida con dilatador o sonda lesione el contenido abdominal; sin embargo, la perforación con cánula de succión o pinzas amerita evaluación posterior (p. ej., laparoscopia) para descartar lesión orgánica. Si el médico sospecha de perforación, se debe detener inmediatamente la evacuación uterina. Si se sospecha de expansión de hematoma retroperitoneal o lesión al contenido abdominal, debe considerarse inmediatamente la laparotomía. En la perforación documentada, la laparoscopia puede ser útil para la evaluación del daño si la paciente está estable. Además, el médico puede completar el aborto bajo visualización directa si es necesario. Cualquier paciente con dolor intenso en las horas posteriores al aborto debe ser valorada por posible perforación con lesión intestinal. Si la perforación ocurre antes de la succión, el procedimiento puede completarse por medio de guía ecográfica o laparoscópica con observación adicional después del procedimiento.

Complicaciones diferidas

Tejido retenido

La incidencia de tejido retenido después del aborto por aspiración uterina es menor al 1%. Aunque la retención de tejido después del aborto puede pasar inadvertida, puede ocasionar hemorragia, infección, o ambas. Por lo general, esta complicación se manifiesta después de varios días del aborto. Las pacientes padecen cólicos, sangrado y posiblemente fiebre. Las concentraciones de β-hCG en general no son útiles para diagnosticar una vez que se ha descartado el embarazo. Si los síntomas clínicos y los hallazgos del ultrasonido sugieren la necesidad de una nueva aspiración, esta se debe llevar a cabo rápidamente. Se deben suministrar antibióticos si hay evidencia de infección. El grosor del endometrio es variable después de un aborto exitoso. Por ello, los hallazgos ecográficos por sí solos, sin la presencia de síntomas clínicos, no deben asumirse como diagnóstico de tejido retenido.

Infección

La probabilidad de morbilidad febril es baja después del aborto inducido. La incidencia de fiebre de 38 °C o más durante uno o más días es menor de 1 por cada 100 abortos realizados por aspiración uterina y de 1.5 por cada 100 abortos por dilatación y evacuación. Los factores de riesgo para infección incluyen gonorrea endocervical no tratada o infección por clamidia, así como edad gestacional avanzada al momento del aborto. Los antibióticos profilácticos preoperatorios disminuyen la incidencia de infección.

La infección postaborto puede ser ocasionada por el procedimiento o por la retención de tejidos. Los microorganismos responsables de la infección postaborto son similares a los responsables de otras infecciones ginecológicas. Los pilares del tratamiento son la administración de antibióticos de amplio espectro y una nueva aspiración uterina si hay retención de tejidos. La infección o aborto séptico puede ser una complicación poco frecuente del aborto espontáneo temprano; en esos casos, la evacuación uterina del tejido retenido es clave en el tratamiento.

Complicaciones tardías

Sensibilización al factor Rh

El aborto es una causa potencial de sensibilización al factor Rh en las mujeres con riesgo. La probabilidad de sensibilización es muy baja en el embarazo e incrementa con la edad gestacional avanzada, es decir, con volúmenes más grandes de eritrocitos fetales. Un estudio calculó el riesgo de sensibilización al factor Rh entre mujeres con Rh negativo después del aborto con aspiración uterina, y fue del 2.6%. Por ello, el impacto a escala poblacional puede ser sustancial.

La dosis de inmunoglobulina anti-Rh (RhIG) depende de la edad gestacional en el momento del aborto. Las mujeres con Rh negativo deben recibir 50 µg después del aborto del primer trimestre. La dosis apropiada en los abortos que se realizan en embarazos tardíos es de 300 µg.

Resultados adversos sobre la función reproductiva

Algunos estudios de informes de caso y observacionales han relacionado al aborto inducido con resultados reproductivos adversos, como adherencias intrauterinas, infertilidad, parto pretérmino, productos con bajo peso al nacer y embarazo ectópico. Sin embargo, gran cantidad de los informes publicados carecen de metodología adecuada. La mayoría de los estudios y las revisiones sistemáticas concluyeron que los abortos del primer trimestre (medicados y por aspiración) no causan infertilidad, embarazo ectópico, incompetencia cervical o parto pretérmino en los embarazos subsecuentes. Por el contrario, los estudios observacionales sugieren que el legrado cortante y la succión repetida con legrado se asocian con síndrome de Asherman y con bajo peso al nacer en los embarazos subsecuentes. En una revisión sistemática reciente publicada en 2016 se encontró un pequeño incremento (pero estadísticamente significativo) en el parto pretérmino en los embarazos subsecuentes de mujeres que tuvieron un aborto por aspiración en el primer trimestre. Se requiere de más investigaciones para determinar si el aborto es un riesgo significativo para el parto pretérmino.

Impacto en la salud mental

Una gran cantidad de estudios han demostrado que el aborto inducido no afecta de forma negativa la salud mental de la mujer. Un estudio prospectivo longitudinal llamado *The Turnaway Study* dio seguimiento a 500 mujeres durante 5 años después de haber tenido (o habérseles negado) un aborto. Encontraron que el aborto inducido no aumentó el riesgo de experimentar síntomas de estrés postraumático, depresión, ansiedad o sensación de baja autoestima e insatisfacción con la vida. Los efectos de negar un aborto pueden ser más perjudiciales en el bienestar psicológico de la mujer que permitirle el procedimiento solicitado.

Cáncer

Dos grandes estudios de cohorte han mostrado que no hay efecto, o hay efecto protector, con el aborto inducido en el desarrollo de cáncer de mama. Los hallazgos anticipados de estudios de caso y controles que sugerían una relación entre el aborto y el cáncer de mama fueron interrumpidos debido a sesgos de informe. Específicamente, las mujeres con historial de una enfermedad o complicación (como cáncer de mama) tienen más probabilidad de recordar e informar su aborto que las mujeres que se encuentran bien.

Mortalidad

Desde 1972, cuando los Centers for Disease Control and Prevention comenzaron la vigilancia de las muertes por aborto en los Estados Unidos, la seguridad del aborto ha mejorado drásticamente. En una extensa revisión en 2012, Raymond y Grimes encontraron que la tasa de mortalidad asociada con el embarazo en mujeres que se realizaron un aborto fue de 0.6 muertes maternas por cada 100 000 abortos legales en los Estados Unidos. Esta, en comparación con las 8.8 muertes maternas por cada 100 000 nacidos vivos, representa una diferencia de 14 veces. El riesgo de muerte por aborto se incrementa con la edad gestacional. Ya que los abortos en estadios gestacionales más tempranos son más seguros, los factores que influyen en la capacidad de la paciente para acceder a un aborto legal a tiempo son médicamente relevantes. En los Estados Unidos, estos factores incluyen el número de médicos entrenados, el costo y las restricciones para el aborto.

Inmediatamente después de que el aborto se legalizara en 1973, las muertes relacionadas con el aborto se redujeron, debido en parte al incremento en las habilidades de los médicos. Desde entonces, las muertes asociadas con aborto continúan disminuyendo debido a las mejoras en la seguridad de las técnicas y procedimientos. Por ejemplo, la instilación de soluciones hipertónicas para la inducción del aborto ha disminuido significativamente desde la década de 1990. De la misma forma, el uso rutinario de anestesia general en todos los abortos quirúrgicos se ha reducido. De 1998 a 2005, las principales causas de muerte por aborto fueron hemorragia, infección y complicaciones de la anestesia.

ABORTO EN UN CONTEXTO DE RESTRICCIÓN LEGAL

En los países de escasos recursos y con leyes altamente restrictivas para el aborto, el aborto inseguro contribuye con cerca del 13% de todas las muertes maternas. Alrededor del mundo se utiliza una amplia variedad de métodos abortivos inseguros. Los dos abordajes predominantes han sido los abortivos orales y la instrumentación uterina, como inyección de sustancias tóxicas o inserción de objetos extraños. La complicación del aborto ilegal informada con mayor frecuencia es la retención de productos de la concepción, aunque la incidencia de complicaciones es incierta. También puede presentarse infección o aborto séptico, así como hemorragia. En un contexto donde el aborto electivo es ilegal o altamente restringido, el aumento de la disponibilidad de misoprostol (algunas veces mediante vías fuera de la ley) ha favorecido la seguridad del aborto. Una encuesta nacional de aborto en los Estados Unidos demostró que el 2.6% de las pacientes reportaron el uso de misoprostol u otras sustancias para inducirse a sí mismas el aborto.

PUNTOS CLAVE

- La terapia clínica del aborto incluye el tratamiento conservador, farmacológico (con misoprostol) o quirúrgico. La aspiración uterina se puede realizar de forma manual o eléctrica en el embarazo temprano. Las preferencias de cada mujer deben ser consideradas en el plan de tratamiento en la mayoría de los casos.
- El aborto farmacológico con mifepristona y misoprostol es seguro para la terminación de embarazos de hasta 10 semanas y 6 días. Las mujeres pueden administrarse misoprostol de forma segura en casa. El asesoramiento minucioso aumenta la satisfacción de la mujer y disminuye las complicaciones. Para ser candidata al aborto farmacológico, la paciente debe ser capaz de entender el esquema, tener acceso a cuidados de urgencia (si fueran necesarios) y poder acudir al seguimiento para verificar que el procedimiento fue satisfactorio.
- La aspiración uterina puede realizarse con seguridad de manera ambulatoria.
- En la mayoría de los abortos quirúrgicos, en el primer trimestre no se requiere preparación cervical previa. Las mujeres menores de 20 años de edad pueden ser las más beneficiadas con la preparación cervical.
- Por lo general, la dilatación y la evacuación son más rápidas que la inducción del trabajo de parto para la evacuación en los embarazos en el segundo trimestre.
- Es esencial la adecuada preparación cervical preoperatoria antes de la dilatación y la evacuación. Se puede llevar a cabo con dilatadores osmóticos, mifepristona y misoprostol.
- Para la dilatación y la evacuación en el segundo trimestre, la ecografía intraoperatoria puede disminuir el tiempo quirúrgico y las complicaciones, especialmente en contextos de enseñanza. En la gestación tardía, el uso de pinzas especializadas favorece la evacuación.
- El uso de antibióticos profilácticos está indicado en el tratamiento quirúrgico del aborto inducido.
- El empleo de vasopresina en el bloqueo paracervical disminuye el riesgo de hemorragia durante la dilatación y la evacuación.
- El control del dolor es muy importante durante los procedimientos abortivos. Los métodos anestésicos incluyen el bloqueo paracervical (con o sin sedación) o la anestesia general. Se deben considerar los riesgos y beneficios de todas las opciones con respecto al estado físico y emocional de la paciente.
- Las complicaciones del aborto incluyen hemorragia, lesión cervical, perforación uterina, retención de tejido, infección, complicaciones anestésicas y sensibilización al factor Rh. La morbilidad y la mortalidad por aborto son poco frecuentes cuando el procedimiento es realizado por médicos experimentados.

BIBLIOGRAFÍA

Allen RH, Fitzmaurice G, Lifford KL, et al. Oral compared with intravenous sedation for first-trimester surgical abortion: a randomized controlled trial. *Obstet Gynecol* 2009;113:276–283.

American College of Obstetricians and Gynecologists. https://www.acog.org/About-ACOG/ACOG-Departments/Patient-Safety-and-Quality-Improvement/reVITALize-Gynecology-Data-Definitions

American College of Obstetricians and Gynecologists. Practice Bulletin No. 150. Early pregnancy loss. *Obstet Gynecol* 2015; 125:1258–1267.

American College of Obstetricians and Gynecologists. Practice Bulletin No. 193. Tubal ectopic pregnancy. *Obstet Gynecol* 2018;131:e91–e103.

American Society for Reproductive Medicine. Practice Committee. Evaluation and treatment of recurrent pregnancy loss: a committee opinion. *Fertil Steril* 2012;98(5): 1103–1111.

Avalos LA, Roberts SC, Kaskutas LA, et al. Volume and type of alcohol during early pregnancy and the risk of miscarriage. *Subst Use Misuse* 2014;49(11):1437–1445.

Barnhart KT, Guo W, Cary MS, et al. Differences in serum human chorionic gonadotropin rise in early pregnancy by race and value at presentation. *Obstet Gynecol* 2016;128(3): 504–511.

Behren J, Fenster L, et al. Moderate maternal alcohol consumption and risk of spontaneous abortion. *Epidemiology* 1997;8(5):509–514.

Biggs MA, Upadhyay UD, McCulloch CE, Foster DG. Women's mental health and well-being 5 years after receiving or being denied an abortion: a prospective, longitudinal cohort study. *JAMA Psychiat* 2017;74:169–178.

Borgatta L, Roncari D, Sonalkar S, et al. Mifepristone vs. osmotic dilator insertion for cervical preparation prior to surgical abortion at 14–16 weeks: a randomized trial. *Contraception* 2012;86:567–571.

Buck Louis GM, Sapra KJ, Schisterman EF, et al. Lifestyle and pregnancy loss in a contemporary cohort of women recruited before conception: the LIFE Study. *Fertil Steril* 2016;106(1):180–188.

Carbonell JL, Gallego FG, Llorente MP, et al. Vaginal vs. sublingual misoprostol with mifepristone for cervical priming in second-trimester abortion by dilation and evacuation: a randomized clinical trial. *Contraception* 2007;75:230–237.

Crawford JT, Edelman AB, Pereira L, et al. The effects of vasopressin injection on uterine artery blood flow during dilation and evacuation. *Am J Obstet Gynecol* 2007;196:e38–e39.

Darney PD, Sweet RL. Routine intraoperative ultrasonography for second trimester abortion reduces incidence of uterine perforation. *J Ultrasound Med* 1989;8(2):71–75.

Doubilet PM, Benson CB, Bourne T, et al. Diagnostic criteria for nonviable pregnancy early in the first trimester. *N Engl J Med* 2013;369(15):1443–1451.

Drey EA, Foster DG, Jackson RA, et al. Risk factors associated with presenting for abortion in the second trimester. *Obstet Gynecol* 2006;107(1):128–135.

Fox MC, Krajewski CM. Cervical preparation for second-trimester surgical abortion prior to 20 weeks' gestation: SFP Guideline #2013-4. *Contraception* 2014;89:75–84.

Goldberg AB, Drey E, Whitaker AK, et al. Misoprostol compared with laminaria before early second-trimester surgical abortion: a randomized trial. *Obstet Gynecol* 2005;106:234–241.

Goldberg AB, Fortin JA, Drey EA, et al. Cervical preparation before dilation and evacuation using adjunctive misoprostol or mifepristone compared with overnight osmotic dilators alone: a randomized controlled trial. *Obstet Gynecol* 2015;126:599–609.

Grossman D, Baum S, Fuentes L, et al. Change in abortion services after implementation of a restrictive law in Texas. *Contraception* 2014;90(5):496–501.

Jatlaoui TC, Ewing A, Mandel MG, et al. Abortion surveillance—United States, 2013. *MMWR Surveill Summ* 2016;65(12):1–44.

Jones RK. How commonly do US abortion patients report attempts to self-induce? *Am J Obstet Gynecol* 2011;204(1):23.e1–23.e4.

Luise C, Jermy K, May C, et al. Outcome of expectant management of spontaneous first trimester miscarriage: observational study. *BMJ* 2002;324(7342):873–875.

Mackay HT, Schulz K, Grimes DA. Safety of local versus general anesthesia for second-trimester dilatation and evacuation abortion. *Obstet Gynecol* 1985;66:661–665.

Mancuso AC, Lee K, Zhang R, et al. Deep sedation without intubation during second trimester surgical termination in an inpatient hospital setting. *Contraception* 2017;95:288–291.

Mark KS, Bragg B, Talaie T, et al. Risk of complication during surgical abortion in obese women. *Am J Obstet Gynecol* 2018;218:238.e1–238.e5.

Nadarajah R, Quek YS, Kuppannan K, et al. A randomised controlled trial of expectant management versus surgical evacuation of early pregnancy loss. *Eur J Obstet Gynecol Reprod Biol* 2014;178:35–41.

Nanda K, Lopez LM, Grimes DA, et al. Expectant care versus surgical treatment for miscarriage. *Cochrane Database Syst Rev* 2012;(3):CD003518.

Nash E, et al. *Policy trends in the states: 2017.* 2018. https://www.guttmacher.org/article/2018/01/policy-trends-states-2017

Neilson JP, Hickey M, Vazquez J. Medical treatment for early fetal death (less than 24 weeks). *Cochrane Database Syst Rev* 2006;(3):CD002253.

Newmann SJ, Dalve-Endres A, Diedrich JT, et al. Cervical preparation for second trimester dilation and evacuation. *Cochrane Database Syst Rev* 2010;(8):CD007310.

Nybo Anderson AM, Wohlfahrt J, Christens P, et al. Maternal age and fetal loss: population based register linkage study. *BMJ* 2000;320(7251):1708–1712.

Ohno M, Maeda T, Matsunobu A. A cytogenetic study of spontaneous abortions with direct analysis of chorionic villi. *Obstet Gynecol* 1991;77(3):394–398.

Pineles BL, Park E, Samet JM. Systematic review and meta-analysis of miscarriage and maternal exposure to tobacco smoke during pregnancy. *Am J Epidemiol* 2014;179(7):807–823.

Prabhu M, Bortoletto P, Bateman BT. Perioperative pain management strategies among women having reproductive surgeries. *Fertil Steril* 2017;108:200–206.

Prine LW, MacNaughton H. Office management of early pregnancy loss. *Am Fam Physician* 2011;84:75–82.

Renner RM, Nichols MD, Jensen JT, et al. Paracervical block for pain control in first-trimester surgical abortion: a randomized controlled trial. *Obstet Gynecol* 2012;119:1030–1037.

Sawaya GF, Grady D, Kerlikowske K, et al. Antibiotics at the time of induced abortion: the case for universal prophylaxis based on a meta-analysis. *Obstet Gynecol* 1996;87(5 Pt 2):884–890.

Schreiber CA, Creinin MD, Atrio J, et al. Mifepristone pretreatment for the medical management of early pregnancy loss. *N Engl J Med* 2018;378(23):2161–2170.

Schulz KF, Grimes DA, Christensen DD. Vasopressin reduces blood loss from second-trimester dilatation and evacuation abortion. *Lancet* 1985;2(8451):353–356.

Shaw KA, Shaw JG, Hugin M, et al. Adjunct mifepristone for cervical preparation prior to dilation and evacuation: a randomized trial. *Contraception* 2015;91:313–319.

Society of Family Planning Clinical Guidelines. Cervical preparation for surgical abortion from 20 to 24 weeks' gestation. *Contraception* 2008;77:308–314.

Society of Family Planning Clinical Guidelines. Cervical preparation for second-trimester surgical abortion prior to 20 weeks' gestation. *Contraception* 2014;89:75–84.

Society of Family Planning Clinical Guidelines. Cervical dilation before first-trimester surgical abortion (<14 weeks' gestation). *Contraception* 2016;93:277–291.

The National Academies of Sciences, Engineering, Medicine, Committee on Reproductive Health Services. *The safety and quality of abortion care in the United States.* Washington, DC: The National Academies Press, 2018.

Trinder J, Brocklehurst, P, Porter R, et al. Management of miscarriage: expectant, medical, or surgical? Results of randomised controlled trial (miscarriage treatment [MIST] trial). *BMJ* 2006;332(7552):1235–1240.

Upadhyay UD, Desai S, Zlidar V, et al. Incidence of emergency department visits and complications after abortion. *Obstet Gynecol* 2015;125:175–183.

Wiebe ER, Byczko B, Kaczorowski J, et al. Can we safely avoid fasting before abortions with low-dose procedural sedation? A retrospective cohort chart review of anesthesia-related complications in 47,748 abortions. *Contraception* 2013;87(1):51–54.

Wilcox AJ, Weinberg CR, O'Connor JF, et al. Incidence of early loss of pregnancy. *N Engl J Med* 1988;319(4): 189–194.

World Health Organization. *Clinical practice handbook for safe abortion*. Geneva, Switzerland: WHO Press, 2014.

Wu HL, Marwah S, Wang P, et al. Misoprostol for medical treatment of missed abortion: a systematic review and network meta-analysis. *Sci Rep* 2017;7:1664.

Zane S, Creanga AA, Berg CJ, et al. Abortion-Related Mortality in the United States: 1998-2010. *Obstet Gynecol* 2015;126: 258–265.

Zhang J, Gilles JM, Barnhart K, et al. A comparison of medical management with misoprostol and surgical management for early pregnancy failure. *N Engl J Med* 2005;353(8):761–769.

CAPÍTULO 15

CIRUGÍA DE LAS ENFERMEDADES VULVARES BENIGNAS

Heather Z. Sankey y Ronald T. Burkman

Biopsia vulvar
Biopsia en sacabocado
Biopsia por afeitado
Biopsia excisional
Complicaciones por biopsia
Cuidados postoperatorios

Cirugía para absceso y quiste de glándulas de Bartolino

Incisión y drenaje con catéter de Word
Marsupialización
Resección

Procedimientos ablativos
Crioterapia
Láser de dióxido de carbono

Cirugía para alteraciones vestibulares
Resección

Labioplastia
Resección de bordes
Resección en cuña
Cuidados postoperatorios

Perineoplastia
Técnica

El tratamiento de la enfermedad vulvar benigna requiere comprender la diversidad de las posibles lesiones benignas. Esto puede ser desafiante debido a la amplia variedad de lesiones posibles. Las lesiones vulvares pueden ser blancas, rojas, hiperpigmentadas, con forma de placa, parches, pápulas, nódulos, ampollas o erosiones. Esto da lugar a una amplia lista de posibles diagnósticos que dificultan al ginecólogo brindar el diagnóstico correcto. En particular, es importante diferenciar las lesiones benignas de las neoplasias vulvares preinvasoras o invasoras. La técnica apropiada en la toma de biopsia es esencial para confirmar el diagnóstico cuando es incierto o cuando la lesión persiste a pesar del tratamiento. Además del diagnóstico de la biopsia, el ginecólogo necesita comprender los abordajes quirúrgicos para tratar infecciones o quistes de la vulva, así como las lesiones ocasionales, adquiridas o congénitas.

BIOPSIA VULVAR

La biopsia vulvar es valiosa como herramienta diagnóstica y puede ser eficaz para el tratamiento de alteraciones benignas. El término "biopsia vulvar" se refiere a la escisión de piel y la dermis circundante que, en general, es una muestra de una lesión más grande o la resección total de una lesión más pequeña. La biopsia vulvar se puede llevar a cabo fácilmente de forma ambulatoria, bajo anestesia local, y se debe realizar siempre que haya preocupación acerca de la afección y con base en la exploración de los síntomas.

La indicación más frecuente para la biopsia es realizar el diagnóstico de un tumor o una lesión particular si se sospecha una enfermedad invasora. También se indica cuando la paciente experimenta síntomas persistentes que no mejoran con medidas conservadoras, en la intención de detectar alguna dermatosis subyacente o confirmar un diagnóstico antes del tratamiento. De forma ocasional, las lesiones benignas, como el papiloma cutáneo o la queratosis actínica, pueden causar irritación a lo largo de la línea de la ropa interior, por lo que pueden retirarse por biopsia excisional. Mientras que algunas dermatosis, como el liquen escleroso, tienen una presentación clínica clásica, la biopsia es necesaria para confirmar y documentar la dermatosis, ayudar en el tratamiento y descartar alguna malignidad subyacente (tabla 15-1).

No hay contraindicaciones para una biopsia vulvar. Se puede llevar a cabo en mujeres con alteraciones de la coagulación o pacientes con tratamiento anticoagulante, siempre y cuando la biopsia no sea muy extensa. En las mujeres con inmunodeficiencias graves podría ser indispensable el retraso de la biopsia, a menos que esta sea necesaria para el tratamiento en general.

Antes de iniciar el procedimiento de biopsia, es necesario verificar que todos los materiales y equipo necesarios estén en la sala. Es importante contar con un asistente para pasar

---

TABLA 15-1

Indicaciones para biopsia

- Lesión visible que no puede ser diagnosticada clínicamente de forma definitiva
- Lesión persistente o úlcera que no sana
- Síntomas vulvares con sospecha de dermatosis vulvar
- Tumor sintomático
- Cualquier lesión que aumente de tamaño, cambie de color o se torne de forma irregular puede hacer pensar en melanoma. Aplicar la evaluación ABCDE de la lesión

Signos de alerta ABCDE
Asimetría
Bordes irregulares
Color variable
Diámetro mayor de 6 mm
Evolución (crecimiento o cambio)

TABLA 15-2
Suministros

Necesarios
- Jeringa para anestesia local. En algunos casos, puede ser suficiente una jeringa de 1 mL
- Aguja de calibre 25 o 27 (2.5 cm o menor)
- Gasas estériles (5 × 5 cm y 10 × 10 cm)
- Antisépticos como yodopovidona o clorhexidina
- Anestésico local como lidocaína al 1% con epinefrina (tabla 15-3)
- Instrumentos para biopsia como punzón de Keyes en varios tamaños o pinzas de biopsia para cuello uterino
- Tijeras y pinzas estériles
- Nitrato de plata o solución de Monsel
- Contenedor para la muestra
- Pomada antibiótica

Opcionales
- Portaagujas y suturas
- Bisturí

TABLA 15-4
Técnicas de biopsia vulvar

TIPO DE BIOPSIA	INDICACIÓN
Biopsia en sacabocado	La mayoría de las lesiones, incluidas las inflamatorias, excepto en las que haya sospecha de melanoma
Biopsia por afeitado	Tumores elevados, lesiones que no requieren grosor completo para su diagnóstico
Resección	Melanoma, tratamiento de neoplasia intraepitelial vulvar

el instrumental o ayudar en la retracción para tener buena visibilidad. Se pueden utilizar fármacos anestésicos locales con o sin epinefrina, lo que permite un menor sangrado y es seguro para emplearse en la vulva. El uso de altas concentraciones de anestesia no brinda mayor beneficio. Es posible agregar bicarbonato de sodio al anestésico local en una proporción de 1:10 para aliviar el dolor urente al momento de la inyección. La dilución del anestésico en solución salina también brinda algo de alivio. Si hay alergia a los fármacos anestésicos, una inyección con solución salina sola puede ayudar a aliviar el dolor (tablas 15-2 y 15-3).

La técnica utilizada debe basarse en la localización y el tipo de lesión (tabla 15-4), el equipo disponible y la experiencia con la aplicación de la técnica. La vulva debe ser minuciosamente inspeccionada para ubicar de forma precisa el área más sospechosa. El sitio de la biopsia debe tomar en consideración el ángulo de abordaje y la anatomía específica de la paciente. La muestra óptima de tejido incluye una parte de tejido normal con el área que se ve más extraña, particularmente en las lesiones ulceradas, a menos que la lesión haya sido extraída por completo. En ocasiones se requiere la biopsia de más de un sitio. No están indicados los antibióticos profilácticos. Es necesario limpiar el área con antiséptico e inyectar el anestésico local de forma subcutánea, de manera que se crea un habón debajo del área a escindir. Hay varias técnicas para llevar a cabo la biopsia de la vulva (cuadro 15-1).

Biopsia en sacabocado

En el método tradicional para biopsia vulvar se utiliza un punzón de biopsia de Keyes desechable o reutilizable. Se encuentra disponible en varios tamaños de punta, que varían de 1.5 a 8.0 mm de diámetro. Es importante aplicar tensión en el tejido circundante del sitio de la biopsia con la mano no dominante, manteniendo la piel estirada. Después, se coloca el punzón de Keyes y se ejerce presión suave con un ligero movimiento de giro. No debe insertarse hacia el centro, pero sí en la epidermis y la dermis hasta la capa adiposa. Si se eligió un instrumento reciclable, es importante mantenerlo afilado. La profundidad apropiada es a través de la lesión, incluyendo la epidermis y la dermis con un grosor de 1-2 mm. Una biopsia de más de 3 mm puede ocasionar sangrado y lesión a los nervios circundantes, particularmente cuando hay atrofia vulvar. El tejido separado con el sacabocados puede tomarse con pinzas, tirarse hacia arriba y escindirse con tijeras afiladas (fig. 15-1).

Biopsia por afeitado

Por lo regular, la biopsia por afeitado se utiliza para extirpar lesiones elevadas. Se pueden utilizar pinzas para biopsia de colposcopia, bisturí o tijeras. En general, las pinzas para colposcopia son mejores para las lesiones pequeñas que pueden ser tomadas por completo. Cuando se utilicen pinzas para colposcopia, es importante que el instrumento esté afilado

TABLA 15-3
Límites de la anestesia local con lidocaína

FÁRMACO ANESTÉSICO LOCAL	LÍMITE DE DOSIS	DOSIS TOTAL	INICIO DEL EFECTO	DURACIÓN DEL EFECTO
Lidocaína al 1% sin epinefrina	4 mg/kg	300 mg (30 mL)	2-5 min	30 min a 2 h
Lidocaína al 1% con epinefrina	7 mg/kg	500 mg (50 mL)		Hasta 3 h
Bupivacaína al 0.25% sin epinefrina	2 mg/kg (0.8 mL/kg)	175 mg (70 mL)	5-10 min	Hasta 6 h
Bupivacaína al 0.25% con epinefrina	3 mg/kg (1.2 mL/kg)	225 mg (90 mL)		Hasta 6 h

CUADRO 15-1 PASOS DEL PROCEDIMIENTO
Biopsia vulvar

- Verificar los insumos y el equipo en el quirófano.
- Explorar la vulva para elegir el sitio de la biopsia.
- Escoger el método de biopsia, es decir, punzón de Keyes, rasurado o biopsia excisional.
- Limpiar el área con antiséptico.
- Administrar anestésico local de forma subcutánea (tabla 15-3).
- Realizar la biopsia tomando solo epidermis y dermis.
- Lograr la hemostasia por medio de presión, solución de Monsel o nitrato de plata.
- Si es necesario, suturar con sutura absorbible 4-0.
- Cubrir la incisión con pomada antibiótica y gasa de 5 × 5 cm.

para que el tejido no se aplaste durante la resección. Se debe tener cuidado para obtener la profundidad adecuada, pero sin profundizar demasiado en el tejido subyacente. En este tipo de biopsia, el área circundante a la lesión no debe traccionarse, sino pellizcarse suavemente para crear una mejor base que permita la sujeción con las pinzas. Si se utiliza bisturí o tijeras, se puede sujetar el tejido con pinzas y jalar ligeramente hacia arriba. Se debe tener cuidado de extirpar únicamente la lesión y una pequeña muestra del tejido circundante. Si se abarca mucho tejido, es posible obtener una muestra más grande de la pensada, lo que puede ocasionar sangrado y requerir suturas.

Biopsia excisional

Si la lesión es polipoide, puede sujetarse con pinzas y hacer la escisión a través de la base del pedículo con tijeras o bisturí. Ya que en este tipo de biopsia se obtiene la hemostasia con facilidad, pocas veces se requieren suturas. Si la lesión necesita ser extirpada más que obtener una muestra, se debe utilizar un bisturí para realizar una exéresis en huso. Después de lograr la hemostasia, el sitio de la exéresis en huso se puede cerrar con suturas subcutáneas para reducir al mínimo la irritación (fig. 15-2) y lograr un mejor aspecto. Las cintas adhesivas se sostienen con dificultad; sin embargo, pueden ser una alternativa eficiente cuando se utilizan en los labios mayores. Rara vez es necesario el uso de suturas después de la biopsia por rasurado o con punzón, y deben evitarse en las biopsias pequeñas si no hay sangrado, ya que la sutura es irritante. Si se requieren puntos, se pueden emplear de forma subcutánea suturas absorbibles con aguja pequeña.

Cuando es poco probable que se requiera cierre con sutura, debe aplicarse presión suave con gasa estéril en el sitio para lograr la hemostasia. En las biopsias más profundas se puede aplicar nitrato de plata o solución de Monsel dentro del sitio de la biopsia con el fin de mantener la hemostasia, a menos que haya un electrocauterio disponible. La aplicación de una gasa estéril de 5 × 5 cm empapada con lubricante estéril o pomada antibiótica evita que el nitrato de plata o la solución de Monsel irriten el tejido circundante. Se puede instruir a la paciente acerca de cómo retirarla cuando necesite orinar. En las biopsias más grandes se puede aplicar pomada antibiótica con fármaco analgésico para evitar la irritación con la orina, proteger el área de posible contaminación con heces y prevenir una infección.

Complicaciones por biopsia

Las complicaciones son poco frecuentes en las biopsias vulvares; no obstante, incluyen sangrado persistente, infecciones y cicatrices. Es importante evitar biopsias profundas innecesarias para prevenir esas complicaciones. El sangrado persistente se puede tratar con fármacos hemostáticos, cauterización y suturas. La infección puede requerir cuidados especiales y, en ocasiones, el empleo de antibióticos sistémicos, particularmente cuando hay infecciones significativas en mujeres con diabetes no controlada y otras enfermedades que causan inmunodepresión. En la mayoría de las mujeres, el dolor debería se mínimo y resuelto a la brevedad, aunque el área puede quedar dolorosa al tacto durante 1 semana o más. Se debe instruir a las pacientes que informen cualquier aumento del dolor alrededor del área de la biopsia.

FIGURA 15-1 A-B. Punzón de Keyes (Haefner HK, Margesson LJ. Vulvar lesions: diagnostic evaluation. En: Eckler K, ed. *UpToDate*. Waltham, MA: UpToDate, 2018. www.uptodate.com. Fuente consultada el 27 de septiembre del 2018. Reimpreso con autorización).

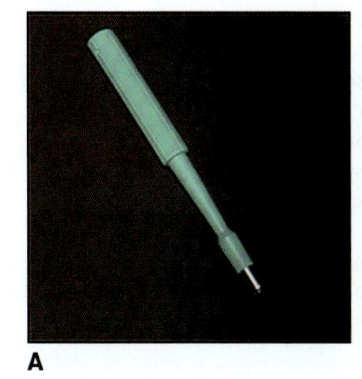

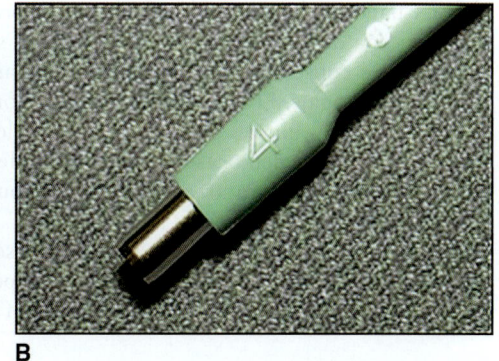

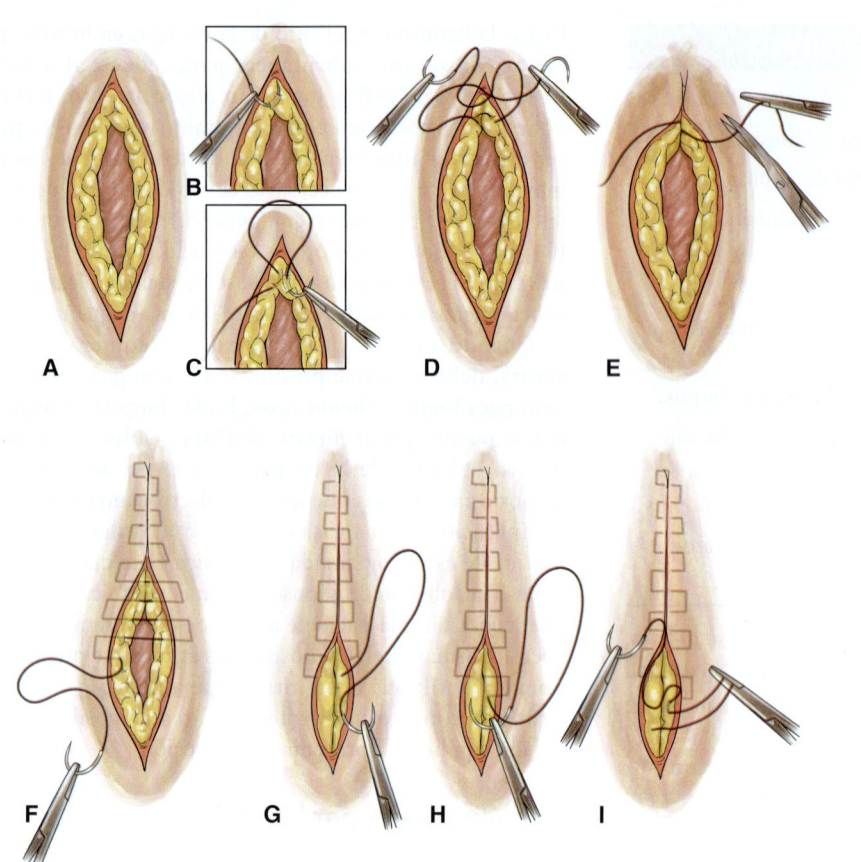

FIGURA 15-2 Cierre subcutáneo. La secuencia de las figuras (**A-H**) ilustra el cierre subcutáneo con sutura continua.

Cuidados postoperatorios

En general, no se requieren visitas de seguimiento para evaluar el sitio de la biopsia, a menos que haya sido grande con suturas amplias. En las pacientes que informan buena evolución, no es necesaria la exploración. Sin embargo, según los resultados, es apropiada una visita para explicar los hallazgos y el tratamiento apropiado.

CIRUGÍA PARA ABSCESO Y QUISTE DE GLÁNDULAS DE BARTOLINO

Las glándulas de Bartolino se localizan bilateralmente en el margen posterior del introito vaginal, con apertura hacia un canal entre el himen y los labios menores en las posiciones 4 y 8 de las manecillas del reloj (**fig. 15-3**). Estas glándulas se localizan justo por debajo de la fascia y drenan hacia el vestíbulo. Cuando se bloquea el conducto, puede presentarse un quiste en una de las glándulas, que en general se soluciona con medidas conservadoras, como baños de asiento, para favorecer el drenaje. El tamaño puede ser menor de 1-5 cm. Por lo regular, los quistes pequeños no son dolorosos, pero los más grandes pueden ocasionar molestia o dispareunia, y estos últimos pueden tratarse como se menciona en la sección de abscesos.

Los abscesos casi siempre son muy dolorosos y pueden asociarse con fiebre, síntomas parecidos a gripe y drenado de la glándula infectada. Cuando se realizan cultivos, el microorganismo que se encuentra con mayor frecuencia es *Escherichia coli*, pero también pueden encontrarse otros aerobios grampositivos, *Staphylococcus aureus* resistente a la meticilina (SARM) y flora normal. En las adolescentes, la gonorrea y la clamidia se asocian con abscesos de Bartolino y requieren tratamiento simultáneo con antibióticos apropiados. Aunque

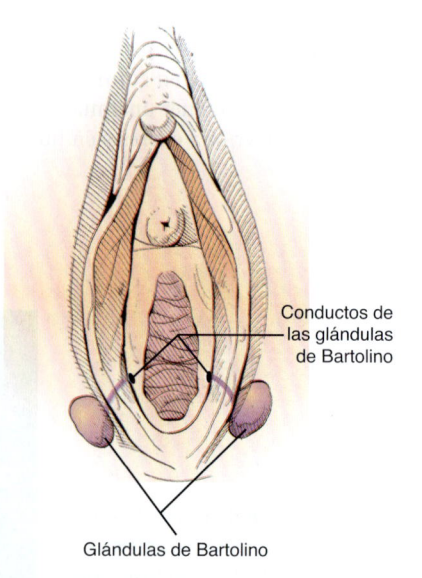

FIGURA 15-3 Localización de las glándulas y los conductos de Bartolino.

la simple incisión y el drenaje brindan alivio, hay una mayor tasa de recurrencia en comparación con el procedimiento de fistulización terapéutica, que consiste en crear una vía de drenaje permanente. En la mayoría de las pacientes es más eficaz colocar un catéter de Word, que puede hacerse fácilmente de forma ambulatoria, o realizar una marsupialización. Esta última puede llevarse a cabo bajo anestesia local, pero puede requerirse sedación, e incluso anestesia general, según la tolerancia de la paciente.

Los carcinomas de las glándulas de Bartolino conforman el 5% de los cánceres vulvares y menos del 1% de los cánceres ginecológicos. En las mujeres en posmenopausia hay más riesgo, aunque en promedio las pacientes que desarrollan estos cánceres son mas jóvenes que las de los cánceres vulvares (edad de 57 años frente a 63 años). Las mujeres afroamericanas probablemente tienen más riesgo. Si hay una masa sólida en la glándula de Bartolino, debe considerarse el cáncer como diagnóstico diferencial.

Incisión y drenaje con catéter de Word

Los abscesos de la glándula de Bartolino se deben tratar con incisión y drenaje debido a la naturaleza dolorosa del absceso y a la posibilidad de obtener alivio. Los quistes sintomáticos debido a la presión, a dispareunia o que causan dificultad para caminar con comodidad deben drenarse.

Es importante verificar que realmente haya algo para drenar. En ocasiones, la celulitis con inflamación se confunde con un absceso. Si no hay fluctuación, debe considerarse la aplicación de ultrasonido para identificar la colección de líquido. Si hay más indicación para resección que para drenado, como en el caso de una lesión sólida, recurrencia múltiple de absceso o aumento recurrente de tamaño en mujer mayor de 40 años de edad, el drenaje puede ser apropiado solo para brindar alivio inmediato antes de programar el procedimiento de extirpación.

Una vez que la paciente ha sido evaluada y se obtenga el consentimiento informado, es importante verificar que se cuenta con el equipo y los suministros necesarios en la sala. Puede ser de ayuda que la paciente tome ibuprofeno, paracetamol o ambos antes de iniciar el procedimiento. Debido al riesgo de exposición, el personal debe utilizar gafas de seguridad y máscara, además de protegerse con campos absorbentes. La paciente se coloca en posición de litotomía dorsal con el campo absorbente debajo de los glúteos. Debe examinarse con cuidado la vulva para identificar la extensión del absceso y verificar que hay líquido. Para la incisión, se debe identificar el área cercana al anillo himeneal (idealmente al lado de la vagina) en la parte posteromedial del vestíbulo. Se limpia el área con antiséptico y se inyectan 1-2 mL de anestésico local por vía subcutánea en el sitio de la incisión y otros 5-10 mL distribuidos ampliamente en bloque alrededor de la base. El anestésico toma cerca de 10 min en hacer efecto (**cuadro 15-2**).

Se retrae la piel con la mano no dominante y se ejerce presión firme con el bisturí para hacer una incisión de 0.5-1 cm en el quiste o absceso hasta encontrar el líquido o pus. Si se hará cultivo en este punto, puede colocarse el hisopo a través de la incisión. Deben usarse pinzas hemostáticas para romper cualquier adherencia e identificar todas las colecciones de líquido. La presión externa suave sobre el absceso o quiste asegurará que el líquido sea drenado.

El catéter de Word (**fig. 15-4**) debe ser probado inyectando 3 mL de líquido estéril (no aire) en el balón antes de insertarlo con el propósito de verificar que no haya fugas. Después se desinfla el balón y se inserta el catéter en la cavidad. Es de ayuda sujetar la punta con pinzas hemostáticas para guiar el catéter hacia la cavidad. Se pueden utilizar

---

CUADRO 15-2 INSUMOS PARA LA COLOCACIÓN DEL CATÉTER DE WORD

- Colocar campos protectores debajo de la paciente para captar el drenado.
- Gasas esponja (5 × 5 cm).
- Tubo de cultivo.
- Antisépticos, como yodopovidona o clorhexidina.
- Fármaco anestésico, como lidocaína al 1% con epinefrina, jeringa de 3 mL con aguja calibre 25 para anestesia local; se puede mezclar con bicarbonato de sodio en una proporción de 1:10 para disminuir el dolor urente por la lidocaína).
- Bisturí (navaja del número 11 o 13).
- Pinzas hemostáticas pequeñas (curvas y rectas).
- Pinzas con dientes.
- Catéter de Word, jeringa de 3 mL, aguja de calibre 22.

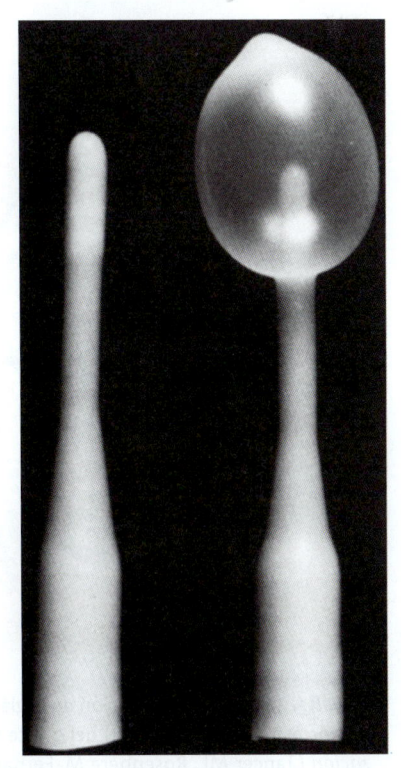

FIGURA 15-4 Catéter de Word.

pinzas de dientes afilados para sujetar el borde de la pared del quiste junto con la piel para asegurar la colocación adecuada. Luego se inyectan hasta 3 mL de solución salina estéril o agua estéril en el bulbo (no utilizar aire). Debe quedarse en el lugar al tirar de él suavemente. La punta contralateral del catéter debe colocarse dentro de la vagina.

El catéter se deja en el lugar durante 4-6 semanas para asegurar la fistulización; de otra manera, la posibilidad de recurrencia es alta. Se deben administrar antibióticos si la paciente está embarazada o inmunodeprimida, presenta SARM, el absceso es recurrente o hay alguna infección concurrente con gonorrea o clamidia.

Las complicaciones primarias son cierre prematuro del conducto o fracaso en la formación de la fístula. Es más probable que esto ocurra si el catéter de Word no se coloca por completo dentro de la cavidad del quiste o absceso. La formación de hematoma o sangrado es poco probable, a menos que la hoja del bisturí haya sido insertada profundamente o si no hay recolección de líquido. La tasa de recurrencia es significativamente menor con la colocación del catéter de Word que con drenaje solo.

Marsupialización

La marsupialización es una alternativa a la colocación del catéter de Word para drenar las glándulas de Bartolino sintomáticas. También está indicada en quistes recurrentes o abscesos con ineficacia de tratamientos previos. La marsupialización de un quiste no infectado se puede llevar a cabo en el consultorio, bajo anestesia local, en pacientes con buena tolerancia al dolor. El procedimiento también puede realizarse en el quirófano con anestesia local y sedación o bloqueo regional. De forma ideal, la marsupialización no se debe practicar en un absceso o cuando el tejido esté inflamado, ya que se puede cerrar la fístula de forma prematura. Los insumos necesarios son similares a los mencionados en la tabla 15-2. Se prefiere el uso de suturas absorbibles no reactivas, como Vicryl®.

Los pasos son idénticos a los que se describen arriba para la incisión del absceso o quiste con colocación de la incisión en la entrada vaginal, más allá del anillo himeneal. Después de que el bisturí entra en la cavidad, la incisión se extiende 1.5-3 cm. Se identifica la pared del quiste y se sujeta con pinzas; luego se colocan suturas continuas en forma de circunferencia uniendo la pared del quiste a la fascia y la piel a fin de crear una apertura permanente (fig. 15-5). En las mujeres en la posmenopausia se debe tomar biopsia de la pared del quiste, ya que el riesgo de malignidad es mayor. No se requieren antibióticos postoperatorios, a menos que la paciente corresponda a una de las categorías mencionadas con anterioridad. Se debe ver a la paciente una semana después para evaluar su evolución. Los baños de asiento después de 24 h pueden ayudar a mantener el área limpia y a aliviar los síntomas. Por lo general, el área termina de sanar en 2 semanas. Para el tratamiento del dolor suele ser suficiente un antiinflamatorio no esteroideo (AINE) y paracetamol.

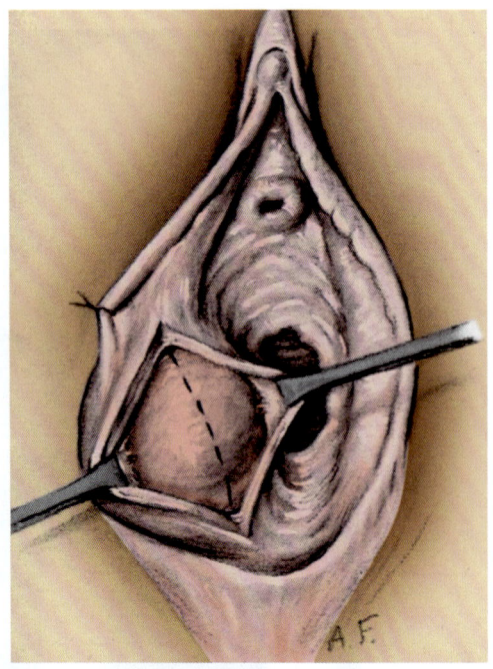

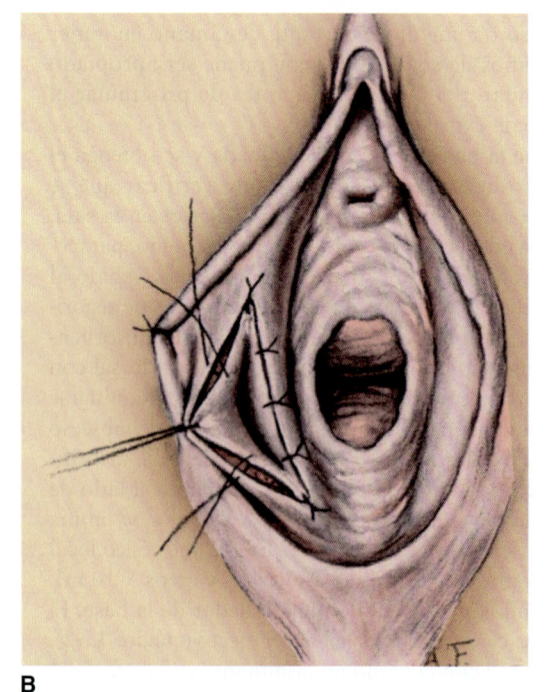

FIGURA 15-5 Marsupialización de la glándula de Bartolino. **A.** Incisión de la piel sobre la glándula de Bartolino. **B.** Aproximación de la pared del quiste y la piel para crear la fístula de drenaje, también llamada *marsupialización* (Tancer ML, Rosenberg M, Fernandez D. Cysts of the vulvovaginal [Bartholin's] gland. *Obstet Gynecol* 1956;7(6):608–610. Copyright © 1956 by The American College of Obstetricians and Gynecologists. Reimpreso con autorización).

La marsupialización presenta un poco más de riesgo de sangrado, formación de hematomas, sobreposición de infecciones y cicatriz, en comparación con la colocación del catéter de Word. Se estima que la tasa de recurrencia varía del 10 al 15%.

Resección

Pocas veces está indicada la resección de la glándula de Bartolino, con excepción de los casos con infección profunda o recurrencias que no responden a otras medidas (incluida la marsupialización) o crecimiento sintomático recurrente de la glándula en la mujer mayor de 40 años de edad, debido a los riesgos. Si se sospecha de malignidad, se debe obtener una biopsia antes de la resección, ya que las lesiones premalignas o malignas de la glándula de Bartolino se tratan generalmente como otras malignidades vulvares (tabla 15-5).

Cuando se indique resección, se debe llevar a cabo bajo anestesia general o regional. Las pacientes con anticoagulación deben interrumpir el tratamiento antes de la cirugía debido al riesgo de sangrado con el procedimiento. En cualquier paciente inmunodeprimida se deben considerar antibióticos profilácticos.

Se coloca a la paciente en posición de litotomía dorsal y se prepara de forma estéril la vulva. La exploración minuciosa bajo anestesia, incluida la exploración rectal, es de ayuda para determinar el tamaño y la delimitación de la glándula. Se debe realizar una incisión en el borde medial de la glándula, pero a través de la piel y la fascia, no en la glándula. Puede extenderse una incisión de 3 cm de longitud si fuera necesario. Se diseca cuidadosamente alrededor de la glándula para separarla del tejido circundante, con atención a la hemostasia, hasta ser extraída en su totalidad. El espacio profundo debe cerrarse en capas con sutura absorbible 3-0 para reducir al mínimo el riesgo de colección de líquido, hematoma o absceso. La piel se cierra con sutura absorbible 4-0 de forma subcutánea. Es opcional la colocación de sonda para permitir el drenaje de material purulento y disminuir el riesgo de hematoma (fig. 15-6).

En el postoperatorio se debe mantener limpio el perineo mediante el uso de un aerosol con agua templada y secando

TABLA 15-5
Indicaciones para biopsia antes del tratamiento

- Ante un diagnóstico incierto
- Pigmentación irregular o no habitual
- Signos de reacción inflamatoria (induración, ulceración, sangrado)
- Crecimiento rápido
- Enfermedad posmenopáusica
- Estado de inmunodepresión
- Lesión vírica (verruga) plana resistente al tratamiento

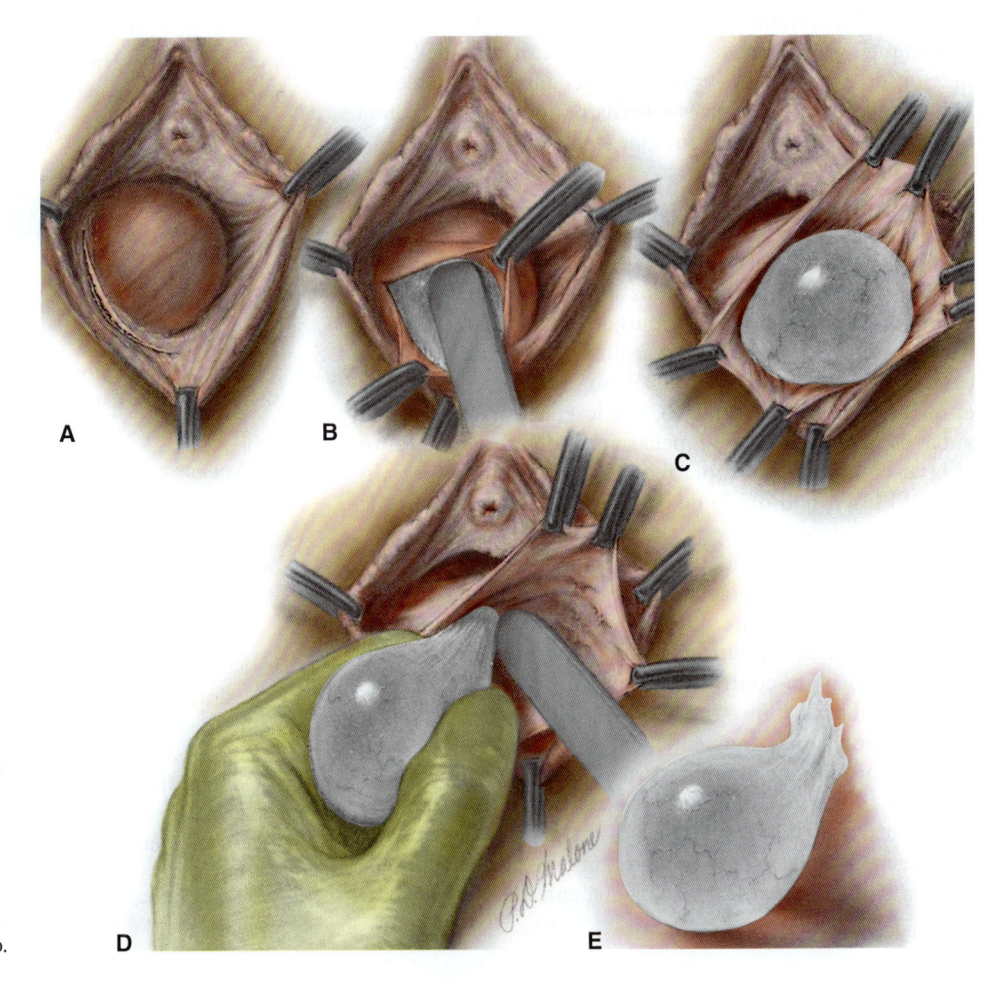

FIGURA 15-6 Resección de la glándula de Bartolino. **A.** Quiste grande de glándula de Bartolino. **B.** Incisión del epitelio que cubre la glándula. **C.** Enucleación de la glándula. **D.** Escisión de la base de la glándula. **E.** Quiste de la glándula de Bartolino.

TABLA 15-6

Riesgos de la extirpación de una glándula de Bartolino

- Extirpación incompleta de la glándula
- Hemorragia
- Hematoma
- Pérdida postoperatoria de lubricación vaginal
- Cicatrices
- Dolor crónico o dispareunia

continuamente (o con secadora de cabello con temperatura tibia). Se puede aplicar hielo cubierto con tela o una toalla en las primeras 24 h. Es importante la consulta de seguimiento en 1-2 semanas para evaluar la cicatrización y el dolor. Con base en las indicaciones clínicas, en esa visita se puede programar otra valoración subsecuente. El dolor puede ser tratado con AINE y paracetamol. Los opiáceos se utilizan en pocos casos. El uso de un cojín con forma de dona o rosquilla puede proporcionar alivio.

La complicación más frecuente de la resección de una glándula de Bartolino es el sangrado durante la cirugía y después de ella. Se debe prestar atención minuciosa para lograr la hemostasia. Los riesgos de sangrado, infección, cicatriz, deformación y dolor persistente deben mencionarse durante la consulta e incluirlos en el consentimiento informado. La glándula de Bartolino es el principal recurso de lubricación de la vagina; por ello, su resección puede ocasionar sequedad vaginal y dispareunia. La resección incompleta es un riesgo importante, ya que puede ocasionar la recurrencia de la formación de un quiste, y repetir el procedimiento puede ser más difícil por las cicatrices y la distorsión de la anatomía ocasionadas por la cirugía anterior (**tabla 15-6**).

PROCEDIMIENTOS ABLATIVOS

Hay una serie de distintos tipos de procedimientos ablativos vulvares. Los más estudiados son el láser de dióxido de carbono, la crioterapia y el nitrato de plata. Todas estas técnicas pueden usarse de forma segura en el consultorio (en casos seleccionados) o en el quirófano. Aunque técnicamente el nitrato de plata es ablativo, por lo general, su uso en la vulva es para controlar pequeñas áreas de sangrado. Tanto el láser como la crioterapia requieren de equipo especializado. El láser de dióxido de carbono puede ser costoso de adquirir y mantener, en especial porque se requieren estrictos protocolos de seguridad y de entrenamiento del personal. Por lo tanto, es poco práctico comprarlo y mantenerlo si su uso será poco frecuente. El equipo de crioterapia consiste en un contenedor con nitrógeno líquido y tuberías, así como un regulador y un control en forma de pistola, lo que permite ensamblar distintos tamaños de puntas.

Las lesiones más frecuentemente tratadas con ablación son los condilomas acuminados, el papiloma cutáneo, el molusco contagioso, la queratosis actínica y la queratosis seborreica. También las neoplasias intraepiteliales pueden tratarse mediante ablación con láser una vez que la colposcopia y la biopsia han descartado alguna enfermedad invasora.

Hay pocas contraindicaciones para el tratamiento ablativo. La más importante es que no debe utilizarse a menos que haya certeza en el diagnóstico de la lesión o la enfermedad, ya que la ablación destruye la lesión y con ello la posibilidad de obtener tejido para evaluación diagnóstica. Para aplicar estos procedimientos de forma ambulatoria, la paciente debe ser capaz de tolerar la anestesia local y permanecer inmóvil el tiempo que dura el procedimiento. Hay riesgo de daño al tejido normal si la paciente se mueve de forma repentina. Por este motivo, las lesiones extensas deben tratarse con anestesia general o regional en el quirófano. La infección activa es una contraindicación absoluta, y la inmunodepresión es una contraindicación relativa. Las pacientes inmunodeprimidas tardarán más en sanar y tienen más riesgo de infección postoperatoria, que de otra manera es rara. Sin embargo, el estado de inmunodepresión puede ser la causa de la proliferación de lesiones víricas, como los condilomas o los moluscos.

Crioterapia

La crioterapia implica el uso de nitrógeno líquido para crear temperaturas extremadamente bajas (−50 a −60 °C). Hay puntas de pulverización abiertas o cerradas que se utilizan con un ciclo de congelamiento y descongelamiento. La longitud del ciclo y la cantidad de ciclos varían en función de la extensión de la lesión y de la profundidad del tratamiento. Por lo general, las lesiones benignas se destruyen a una temperatura de −20 a −30 °C. Esta técnica no requiere de campo estéril, ya que el frío, por sí mismo, matará a los microorganismos. Los pasos para la ablación con crioterapia se describen en el **cuadro 15-3** y en la **tabla 15-7**.

CUADRO 15-3 PASOS DEL PROCEDIMIENTO

Crioterapia

- Limpiar la lesión con agua y retirar la secreción o el moco.
- Retraer los labios si es necesario, manteniendo los dedos y los instrumentos fuera del campo de aspersión si se utiliza ese tipo de punta.
- Aplicar anestésico local debajo de la lesión para formar un habón. Esto puede ser innecesario en tejido poco sensible, como en el monte del pubis.
- Posicionar la punta del pulverizador a 1-1.5 cm de la lesión o la sonda directamente sobre la lesión si se utiliza sistema cerrado.
- Rociar o continuar sosteniendo la sonda contra la lesión hasta que se forme un anillo de hielo de 2 mm alrededor de la lesión; después continuar durante otros 5-30 s según las características de la lesión (tabla 15-7). Si se utiliza una sonda, puede tomar 1-2 min descongelar para poder retirarla de la piel. Algunos sistemas de crioterapia tienen un componente de descongelamiento que acelera el proceso.

TABLA 15-7
Tiempos de congelamiento para criocirugía

TIPO DE LESIÓN	TIEMPO DE CONGELAMIENTO
Queratosis actínica	5-20 s
Queratosis seborreica	5-10 s
Condiloma o molusco	10 s
Papiloma cutáneo	5 s

Láser de dióxido de carbono

La ablación con láser de dióxido de carbono para el tratamiento de lesiones vulvares se puede realizar con visualización directa o a través de un colposcopio, lo que permite magnificar el área diana y tener mayor precisión. También se puede llevar a cabo manualmente en lesiones más grandes o claramente visibles a simple vista. La seguridad es una consideración importante: la paciente y los operadores deben utilizar máscaras y gafas especiales de seguridad durante el procedimiento. Hay un riesgo teórico de que se liberen partículas víricas hacia el aire y sean inhaladas, lo que puede ocasionar condilomas en la boca y la garganta. Las máscaras bloquean esas pequeñas partículas. Se debe utilizar un sistema para desalojar el humo y aspirar las partículas de virus. La paciente puede tener una gasa húmeda sobre los ojos o gafas de seguridad, a menos que se coloque una barrera con paños quirúrgicos. Los anteojos no son protección suficiente. Las complicaciones son más frecuentes si la ablación alcanza la dermis; por ello, es importante estar consciente de la profundidad del tratamiento y no sobrepasar los 3 mm. Con las lesiones más grandes y elevadas puede ser mayor el riesgo, ya que resulta más difícil detectar la profundidad (cuadro 15-4).

El dolor postoperatorio se puede controlar con paracetamol o AINE. La aplicación regular de pomada antibacteriana ayuda a prevenir la infección y las adherencias de las capas de los labios cuando el tratamiento es amplio. Algunos preparados farmacológicos contienen anestésico local que ayuda con las molestias. Si la irritación aumenta con la pomada, puede ser preferible el uso de vaselina, particularmente si se sospecha de una reacción alérgica. Los baños de asiento 2-3 veces al día (después de las primeras 24 h) en la primera semana pueden ser de ayuda en la cicatrización, mantienen limpia la vulva y proporcionan algo de alivio. Se debe programar seguimiento en 1-4 semanas según el estado inmunitario de la paciente para confirmar que no hay adherencias de los labios (según la localización y extensión de la ablación) y para determinar si hay indicación para más tratamiento.

Los riesgos primarios asociados con el tratamiento de ablación incluyen complicaciones menores, como eritema, quemaduras, formación de ampollas, hiperpigmentación temporal en el sitio (que suele desaparecer en 6 semanas) y dolores o molestias. El sangrado es una complicación muy poco frecuente. Algunas complicaciones más graves incluyen infección, cicatrices, retraso en la cicatrización e hipopigmentación prolongada, que ocurre habitualmente en personas con piel más oscura. Se ha descrito vulvodinia postoperatoria después de la ablación con láser y se debe mencionar durante la obtención del consentimiento informado.

CUADRO 15-4 PASOS DEL PROCEDIMIENTO
Ablación con láser de dióxido de carbono

- Explorar cuidadosamente la zona con colposcopio y aplicar ácido acético para definir el área.
- Colocar toallas húmedas alrededor del área de la cirugía para absorber posibles haces láser errantes.
- El operador, el asistente y la paciente deben utilizar máscara protectora y gafas de seguridad.
- Configurar y encender el extractor de humo.
- Probar el láser en un depresor lingual húmedo.
- Ajustar la potencia (10 W para la mayoría de las lesiones, 4-6 W para las verrugas planas).
- Ajustar el tamaño del punto a configuración difusa. En el láser de mano libre se controla por la distancia desde el área de tratamiento.
- El área de ablación se debe delimitar inicialmente con el láser y luego rellenarla para completar el procedimiento.
- Realizar la ablación de 2-3 cm de profundidad con margen de hasta 1 cm.

CIRUGÍA PARA ALTERACIONES VESTIBULARES

El vestíbulo es el área de la vulva entre el himen y la línea de Hart, que es la línea visible que divide la piel más queratinizada de los labios menores. Se extiende posteriormente hasta la horquilla vulvar y anteriormente hasta el frenillo del clítoris. Esta zona contiene las glándulas vestibulares y la uretra. Se ha descrito una amplia variedad de procedimientos que implican la resección completa o parcial del vestíbulo, en general para aliviar la vulvodinia, un proceso doloroso vulvar crónico que con frecuencia es idiopático. Se considera que la cirugía es el último recurso después de que los tratamientos médicos han fracasado, y se utiliza con mayor frecuencia en la de tipo idiopático, que se caracteriza por dolor ante la presión puntual. Los procedimientos se conocen como *vestibulectomía* (incluyendo la modificada o vestibulectomía posterior) y *vestibuloplastia*. Goetsch describió una vestibulectomía simplificada que ha demostrado eficacia en la vulvodinia, particularmente cuando se combina con tratamiento del piso pélvico.

La indicación primaria para vestibulectomía es la vulvodinia que persiste después de tratamientos conservadores, como la rehabilitación del piso pélvico y el tratamiento médico. La vulvodinia es un diagnóstico de exclusión, ya que se deben descartar las causas tratables. Se debe reservar la vestibulectomía para las mujeres con dolor que interfiere con su capacidad para tener relaciones sexuales y que no han respondido a otros tratamientos. La tasa de éxito con el abordaje quirúrgico es de solo un 50-60%. Se debe utilizar un hisopo para localizar las áreas de dolor y su intensidad, para con ello propiciar que la vestibulectomía incluya todas las áreas dolorosas.

La vestibulectomía es un procedimiento electivo que intenta aliviar el dolor y permitir a la paciente tener relaciones sexuales placenteras. Por ello, el estado preoperatorio de la paciente debe ser óptimo. No debe haber signos de inflamación o infección y la paciente debe estar médicamente estable y sin tratamiento anticoagulante. Las mujeres inmunodeprimidas tienen mayor riesgo de complicaciones, por lo que se debe tener precaución antes de proponer el abordaje quirúrgico para ellas.

Resección

Para llevar a cabo la vestibulectomía, se coloca a la paciente en posición de litotomía dorsal. Se localizan las áreas de dolor por medio de un hisopo mientras la paciente continúa despierta. Se debe utilizar un marcador, primero para identificar los puntos de dolor y después para marcar el área de resección. Posteriormente, se limpia y se prepara la vulva con técnica estéril. La vestibulectomía se lleva a cabo como procedimiento ambulatorio. En ocasiones, se puede realizar en el consultorio cuando el área es pequeña, pero en áreas más grandes se recomienda anestesia general o regional. Incluso con anestesia general o regional, se recomienda infiltración local con lidocaína y epinefrina, ya que esto brinda alivio del dolor postoperatorio y ayuda con la hemostasia durante el procedimiento. Se utiliza un bisturí con hoja del número 15 para escindir el área marcada, a una profundidad de 2-5 mm, con sumo cuidado alrededor de la uretra si se requiere disección anterior. La piel debajo del himen (si no fue resecada) y la vagina deben socavarse para formar un colgajo y permitir el cierre. El cierre se realiza con una capa profunda de puntos separados utilizando Vicryl® 3-0, seguidos de suturas continuas o separadas para cerrar la mucosa con Vicryl® 4-0 (**cuadro 15-5**).

Se deben aplicar compresas de hielo en el perineo durante el postoperatorio, durante 24-48 h, y se pueden iniciar baños de asiento para aliviar el dolor después de 24 h. Se debe instruir a la paciente para que evite las relaciones sexuales o la inserción de cualquier objeto en la vagina, como tampones, hasta que sea autorizado por el cirujano. Durante las primeras 2 semanas debe evitar cualquier actividad vigorosa que pueda ocasionar roce o presión excesiva en la región vulvar. La paciente debe ser capaz de tener relaciones sexuales cuando la incisión haya sanado en 6-8 semanas. No se indican antibióticos en este procedimiento. Se debe programar la consulta postoperatoria a las 4-6 semanas para evaluar la cicatrización y los síntomas.

Las complicaciones de la vestibulectomía incluyen sangrado, formación de hematomas, infección, aparición de cicatrices, dehiscencia de la herida y necesidad de cirugía adicional para reparaciones. Asimismo, puede formarse un quiste de Bartolino en hasta el 9% de las pacientes,

---

CUADRO 15-5 PASOS DEL PROCEDIMIENTO

Vestibulectomía

- Localizar las áreas de dolor con un hisopo.
- Infiltrar anestesia local (lidocaína con epinefrina) (tabla 15-3).
- Realizar disección del área con navaja de bisturí del número 15.
- Retirar el tejido (profundidad de 2-5 mm).
- Cerrar la capa profunda con puntos separados utilizando sutura absorbible 3-0.
- Cerrar la mucosa con puntos separados o continuos utilizando sutura absorbible 4-0.

---

generalmente dentro de los primeros meses después de la cirugía. Es posible que la paciente no esté conforme con el resultado estético, por lo que debe recibir asesoramiento preoperatorio al respecto. La disminución de la lubricación puede requerir del uso de lubricantes vaginales para las relaciones sexuales en hasta la cuarta parte de las pacientes. La recurrencia después de la cirugía satisfactoria es relativamente rara, con incidencias informadas del 0-13%.

LABIOPLASTIA

La *labioplastia* (también *ninfoplastia*) es la reducción del tamaño de los labios menores. Ha habido un gran debate acerca de si es apropiado realizar esta cirugía cuando se solicita por motivos puramente estéticos. Sin embargo, hay algunas indicaciones médicas que exigen el procedimiento. La mayoría de las técnicas son muy sencillas, pero algunas son algo complejas, y es mejor que sean realizadas por un cirujano experimentado en el procedimiento. Estas técnicas incluyen la labioplastia de colgajos, la de forma de "W" y por desepitelización. Los procedimientos descritos en este texto son las técnicas de resección de bordes y la resección en cuña, que deben estar dentro de las habilidades de la mayoría de los ginecólogos.

Las indicaciones médicas para labioplastia incluyen hipertrofia de los labios menores que ocasione síntomas como dispareunia, irritación crónica, problemas en el ejercicio o problemas con higiene e infecciones. Además, algunas mujeres pueden tener asimetrías por lesiones durante el parto u otros traumatismos, que pueden repararse mediante cirugía.

Las contraindicaciones relativas para llevar a cabo el procedimiento incluyen inmunodepresión, coagulopatías y tratamiento anticoagulante. Se lleva a cabo habitualmente en quirófano bajo anestesia general o regional. Es un procedimiento electivo y se debe llevar a cabo en mujeres sanas con pocas comorbilidades.

Resección de bordes

Para realizar la técnica de resección de bordes, se coloca a la paciente en posición de litotomía dorsal y se prepara la vulva con técnica estéril. Esta técnica se lleva a cabo después

CAPÍTULO 15 **CIRUGÍA DE LAS ENFERMEDADES VULVARES BENIGNAS** 283

de marcar bilateralmente la línea de la escisión para asegurar proporciones simétricas. La planificación cuidadosa y el marcado correcto son las partes más importantes del procedimiento. La anestesia local con lidocaína al 1% con epinefrina y bicarbonato de sodio en proporción de 1:10 puede inyectarse por vía subcutánea a lo largo de la línea de escisión. Se deben inyectar alrededor de 5-7 mL en cada labio para brindar anestesia sin distorsionar los labios con el habón. La escisión se puede realizar con tijeras de Metzenbaum y cuidando de dejar bordes uniformes, no irregulares (fig. 15-7). El uso de puntos separados subcutáneos con Vicryl® 4-0 libera la tensión de los bordes, que pueden cerrarse después con suturas subcutáneas utilizando el mismo material. A menos que el marcado se haga con extremo cuidado, existe un gran riesgo de retirar demasiado tejido, ya que es engañoso a la vista y se pueden crear "orejas de perro" (fig. 15-8). Si el cirujano se da cuenta durante la cirugía, se deben cortar de inmediato. Esta técnica es funcional cuando se repara un borde irregular por lesión, aunque puede ser necesario cortar tejido en la parte contralateral sana para lograr simetría. Con esta técnica hay riesgo de desarrollar parestesias postoperatorias.

Resección en cuña

La técnica de resección en cuña implica la escisión de un área de los labios en forma de cuña. Así como en la técnica anterior, se delimita con un marcador y luego se inyecta anestésico local. Por lo general, la cuña se retira del centro del labio, pero se han descrito modificaciones con base en la forma de los labios y en la localización del exceso de tejido. Después de la resección de la cuña, se cierran los bordes con dos capas. Primero una capa de puntos separados subcutáneos de Vicryl® 4-0 para disminuir la tensión, y después puntos subcutáneos con Vicryl® 4-0 o Monocryl® 5-0. Esta técnica resulta más útil en labios hipertrofiados, cuando la protrusión se extiende 2 cm o más por encima de la horquilla. La técnica permite la reaproximación de los bordes expuestos con la creación de un borde más natural de los labios. Hay una serie de modificaciones para llevar a cabo estos procedimientos en función del tamaño y la forma de los labios implicados, pero con los mismos pasos básicos (fig. 15-9; cuadro 15-6).

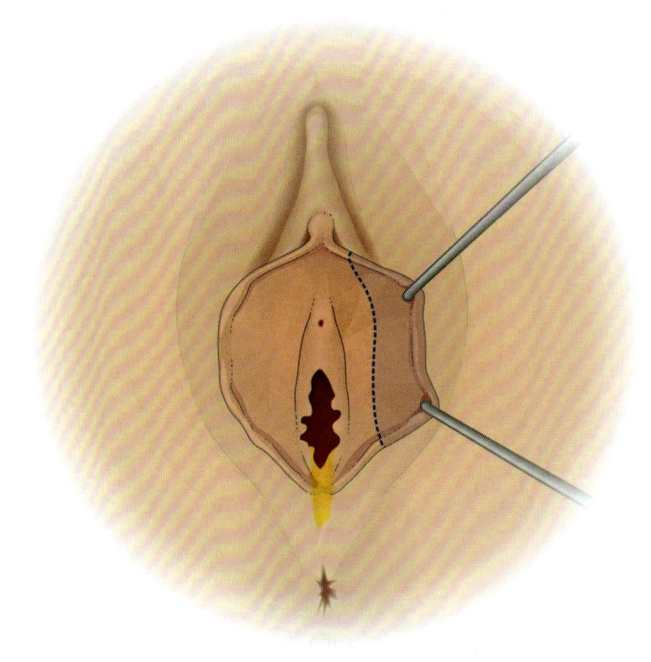

FIGURA 15-7 Resección de bordes de los labios (Oranges CM, Sisti A, Sisti G. Labia minora reduction techniques: a comprehensive literature review. *Aesthetic Surg J* 2015;35(4):419–431. The American Society for Aesthetic Plastic Surgery, Inc. Reimpreso con autorización).

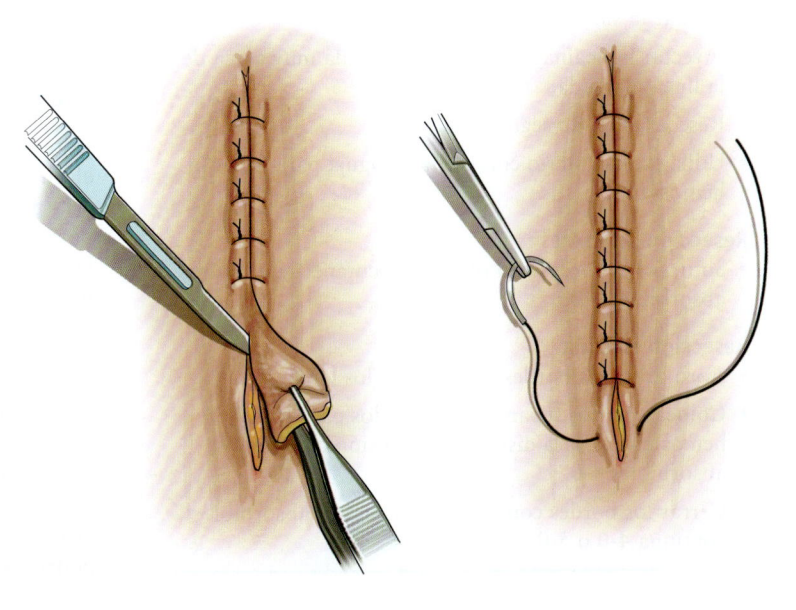

FIGURA 15-8 Reparación de una "oreja de perro" (Blackbourne LH. *Advanced Surgical Recall*, 2nd ed. Philadelphia, PA: Lippincott Williams & Wilkins; 2003. Figura 14.1. Reimpreso con autorización).

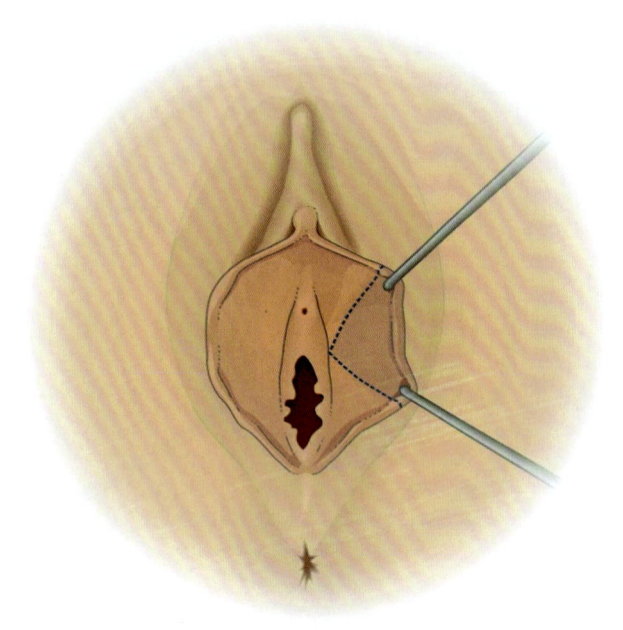

FIGURA 15-9 Resección en cuña de los labios (Oranges CM, Sisti A, Sisti G. Labia minora reduction techniques: a comprehensive literature review. *Aesthetic Surg J* 2015;35(4):419–431. The American Society for Aesthetic Plastic Surgery, Inc. Reproducido con autorización).

Cuidados postoperatorios

Se pueden utilizar AINE o paracetamol para el dolor. Las pomadas antibióticas con anestésico también pueden ser útiles. El uso de compresas de hielo en las primeras 24-48 h puede ayudar a reducir la inflamación y la molestia, aunque la inflamación de la herida quirúrgica puede durar hasta 4 semanas.

CUADRO 15-6 PASOS DEL PROCEDIMIENTO

Labioplastia

- Explorar los labios y marcar las líneas de escisión.
- Cuidar la simetría.
- Inyectar lidocaína al 1% con epinefrina muy cerca de la línea marcada.
- Resecar el tejido según lo marcado.
- Utilizar un cauterio con punta de aguja para hacer la hemostasia.

Resección de bordes
- Suturar los bordes con puntos subcutáneos de suturas absorbibles 4-0.

Resección en cuña
- Aproximar los bordes cortados de los labios.
- Colocar puntos separados profundos para hacer hemostasia y para disminuir la tensión con puntos absorbibles 4-0.
- Cerrar los bordes con sutura subcutánea absorbible continua 4-0 o 5-0.

Los baños de asiento después de las primeras 24 h ayudan a aliviar el dolor. Se debe instruir a la paciente que informe si hay aumento de dolor, eritema, material purulento en el sitio o fiebre. La consulta subsecuente en 1-2 semanas puede ayudar a evaluar la cicatrización y verificar que el proceso ocurra de forma adecuada. Se deben evitar las relaciones sexuales hasta que las incisiones hayan sanado por completo.

Es frecuente un edema pronunciado en los labios, y no se debe considerar como una complicación. El sangrado, la dehiscencia y la infección son posibles, pero poco frecuentes. Pueden presentarse hematomas que deben drenarse de inmediato para aliviar el dolor y permitir la reabsorción.

PERINEOPLASTIA

Anatómicamente, el perineo es la parte externa entera debajo de los músculos y la fascia de soporte. El cuerpo perineal es la posición del perineo que se sitúa entre la vagina y el ano. Aunque hay una amplia variedad de técnicas de perineoplastia que implican al cuerpo perineal y las estructuras adyacentes para tratar laceraciones obstétricas, incontinencia y prolapso, este texto se centrará en la revisión de la perineoplastia utilizada para aliviar el dolor persistente o la dispareunia relacionada con el introito vaginal.

La principal indicación para considerar la perineoplastia es el dolor persistente o la dispareunia después de un parto vaginal. La cirugía se reserva para tratar a las pacientes con dispareunia significativa a pesar de una terapia no quirúrgica, como el tratamiento muscular del piso pélvico. También se utiliza si hay cicatrización significativa o rotura de la piel en el introito relacionada con una lesión obstétrica previa, traumatismo o tratamiento de otras lesiones vulvares.

No se debe realizar la perineoplastia en el puerperio, antes de que el tejido normal haya sanado, en presencia de laceraciones perineales de tercer o cuarto grado, reparadas de forma inadecuada, ni en casos de persistencia de incontinencia rectal significativa. Más aún, no debe realizarse si el cirujano no determina adecuadamente otros problemas, como cistocele o rectocele. Como se mencionó en secciones previas, la paciente no debe presentar ninguna otra alteración médica que contraindique la cirugía o el uso de anestesia general o regional.

Técnica

Se trata de un procedimiento ambulatorio que se realiza en el quirófano. Para llevar a cabo la intervención, se coloca a la paciente en posición de litotomía dorsal y se le prepara. Se emplaza una incisión a cada lado del introito, en la piel del perineo hacia el ano, uniéndolas hacia la línea media. Luego, se hace una apertura en la vagina para permitir la exteriorización sin mucha tensión. Después de completar la incisión triangular a través de la vagina, a nivel del introito, retirando la pieza triangular de piel y vagina, se aproximan los bordes de la vagina hacia la piel perineal con puntos separados con Vicryl® de los números 3-0 a 4-0 (**fig. 15-10**). En ocasiones, el tejido subcutáneo subyacente se aproxima para reducir la tensión; sin embargo, se debe evitar forzar el tejido en la línea media, ya que eso también podría ocasionar dispareunia. Asimismo, es importante que

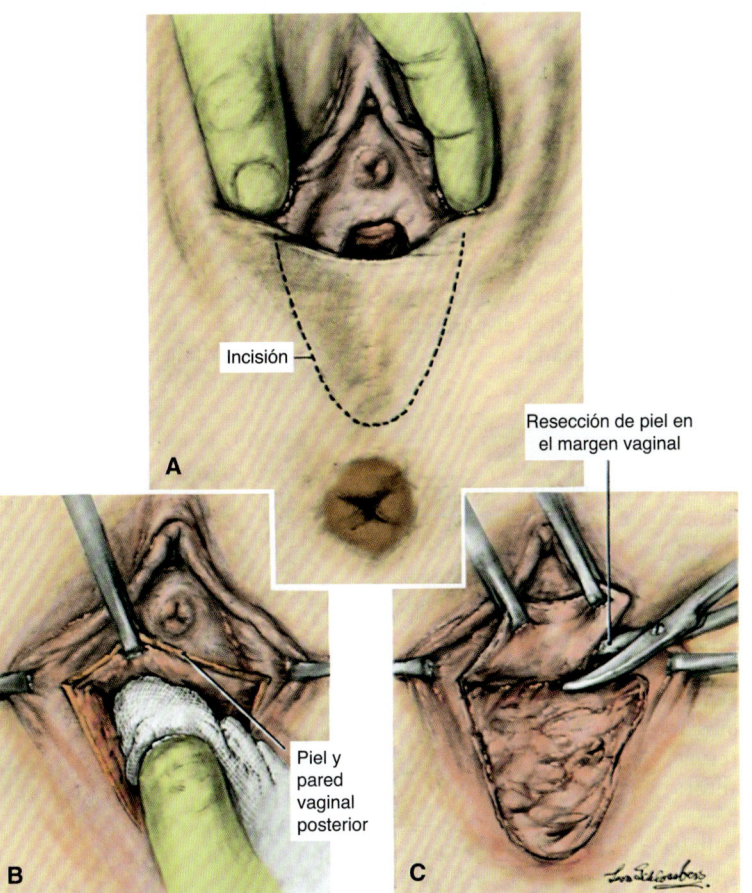

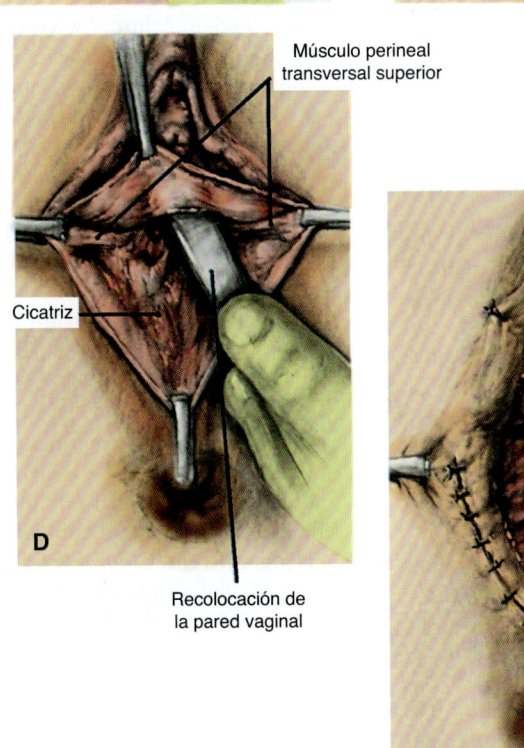

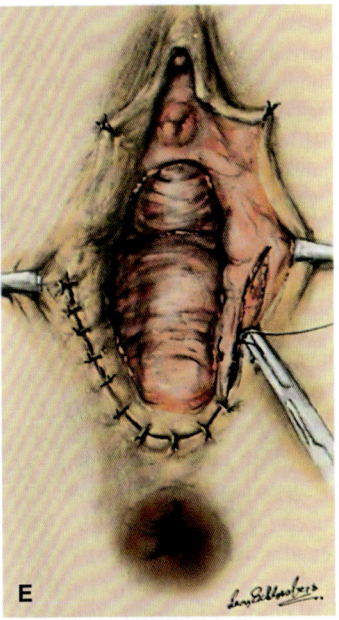

CAPÍTULO 15 **CIRUGÍA DE LAS ENFERMEDADES VULVARES BENIGNAS** 285

FIGURA 15-10 A-E. Perineoplastia.

la piel y el tejido vaginal extirpados incluyan cualquier cicatriz o área de ulceración.

Por lo general, el dolor se trata con AINE o paracetamol, así como con baños de asiento. La cicatrización tarda 6-8 semanas. Hasta entonces, se deben evitar las relaciones sexuales o el uso de tampones. Se recomienda una visita de seguimiento a las 4-6 semanas.

El sangrado, la dehiscencia y la infección son posibles pero poco habituales en este procedimiento. Evitar las relaciones sexuales y los tampones reduce la frecuencia de estas complicaciones. En raras ocasiones puede haber dispareunia persistente con motivo de las cicatrices derivadas.

PUNTOS CLAVE

- La mayoría de los procedimientos vulvares menores se pueden realizar de forma segura en el consultorio.
- Se debe tener sensibilidad para pensar en tomar biopsia de lesiones con causas inciertas o con cambios recientes.
- Se debe crear una fístula en los quistes y abscesos de Bartolino al momento del drenaje para reducir al mínimo el riesgo de recurrencia, ya sea con la colocación de un catéter de Word o mediante marsupialización.
- Las técnicas de ablación se pueden realizar de forma segura en el consultorio y requieren de equipo especializado.
- La vestibulectomía se lleva a cabo como último recurso en los casos de dispareunia que no se alivian con otros tratamientos.
- La labioplastia y la perineoplastia se indican poco para la dispareunia u otros síntomas.

BIBLIOGRAFÍA

American College of Obstetricians and Gynecologists. ACOG Practice Bulletin No. 93: diagnosis and management of vulvar skin disorders. *Obstet Gynecol* 2008;111(5):1243–1253. doi:10.1097/AOG.0b013e31817578ba.

American College of Obstetricians and Gynecologists. Elective surgery and patient choice. Committee Opinion No. 578. *Obstet Gynecol* 2013;122:1134–1138.

American College of Obstetricians and Gynecologists. Management of vulvar intraepithelial neoplasia. *Obstet Gynecol* 2016;128(675):178–182. doi:10.1016/S0140-6736(16)31898-0.

Andrews M. Cryosurgery for common skin conditions. *Am Fam Physician* 2004;69(10):2365–2372.

Bhalwal AB, Nick AM, Reis R, et al. Carcinoma of the Bartholin's gland: a review of 33 cases. *Int J Gynecol Cancer* 2016;26(4):785–789. doi:10.1097/IGC.0000000000000656.

Bhide A, Nama V, Patel S, et al. Microbiology of cysts/abscesses of Bartholin's gland: review of empirical antibiotic therapy against microbial culture. *J Obstet Gynaecol* 2010;30(7):701–703. doi:10.3109/01443615.2010.505672.

Bichakjian CK, Halpern AC, Johnson TM, et al. Guidelines of care for the management of primary cutaneous melanoma. American Academy of Dermatology. *J Am Acad Dermatol* 2011;65(5):1032–1047.

Boama V, Horton J. Word balloon catheter for Bartholin's cyst and abscess as an office procedure: clinical time gained. *BMC Res Notes* 2016;9:13. doi:10.1186/s13104-015-1795-3.

De Andres J, Sanchis-Lopez N, Asensio-Samper M, et al. Vulvodynia—an evidence based literature review and proposed treatment algorithm. *Pain Pract* 2016;16(2):204–236.

Edey KA, Allan E, Murdoch JB, et al. Interventions for the treatment of Paget's disease of the vulva. *Cochrane Database Syst Rev* 2013;(10):CD009245. doi:10.1002/14651858.CD009245.pub2.

Endrizzi B. Dermatologic procedures. In: Soutor C, Hordinsky MK, eds. *Clinical dermatology*. New York, NY: McGraw-Hill. http://accessmedicine.mhmedical.com/content.aspx?bookid=2184&sectionid=165458778. Acceso en noviembre 12, 2017.

Goetsch M. Patients' assessments of a superficial modified vestibulectomy for vestibulodynia. *J Reprod Med* 2008;53(6):407–412.

Habif TP. Dermatologic surgical procedures. In: Welch B, ed. *Clinical dermatology*, 6th ed. Elsevier, 2016:e1.

Heller DS, Bean S. Lesions of the Bartholin gland: a review. *J Low Genit Tract Dis* 2014;18(4):351–357. doi:10.1097/LGT.0000000000000016.

Hexsel D, Pop S, Rusciani A. Rejuvenation of the external female genitalia. In: *Surgery of the Skin*, 3rd Vol., 2015:666–672. http:// www.clinicalkey.com

Kanter G, Jeppson PC, Rogers R, et al. Perineorrhaphy: commonly performed yet poorly understood: a survey of surgeons. *J Minim Invasive Gynecol* 2015;22(3):S36. doi:10.1016/j.jmig.2014.12.076.

Kawada C, Hochner-Celnikier D. Chapter 35. Gynecologic history, examination, & diagnostic procedures. *Current Diagnosis & Treatment: Obstetrics & Gynecology*, 11th ed. 2013:1. http://mhmedical.com/content.aspx?aid=56970832

Lee MY, Dalpiaz A, Schwamb R, et al. Clinical pathology of Bartholin's glands: a review of the literature. *Curr Urol* 2014;8(1):22–25. doi:10.1159/000365683.

Mayeaux EJ, Cooper D. Vulvar procedures: biopsy, Bartholin abscess treatment, and condyloma treatment. *Obstet Gynecol Clin North Am* 2013;40(4):759–772. doi:10.1016/j.ogc.2013.08.009.

McGee DL. Local and topical anesthesia. In: Roberts JR, Hedges JR, eds. *Clinical Procedures in Emergency Medicine*, 5th ed. Philadelphia, PA: Saunders Elsevier, 2010:481.

Onaiwu CO, Salcedo MP, Pessini SA, et al. Paget's disease of the vulva: a review of 89 cases. *Gynecol Oncol Rep* 2017;19:46–49.

Oranges CM, Sisti A, Sisti G. Labia minora reduction techniques: a comprehensive literature review. *Aesthet Surg J* 2015;35(4):419–431. doi:10.1093/asj/sjv023.

Ostrzenski A. Modified posterior perineoplasty in women. *J Reprod Med* 2015;60(3–4):109–116.

Rodríguez VG, De la Fuente García A, Torres MAC, et al. Could cryosurgery be an alternative treatment for basal cell carcinoma of the vulva? *Indian Dermatol Online J* 2014;5(2):160–163.

Rogers RG, Pauls RN, Rardin CR. Should gynecologists provide cosmetic labiaplasty procedures? *Am J Obstet Gynecol* 2014;211(3):218–220, 218.e1. doi:10.1016/j.ajog.2014.06.020.

Siliquini GP, Tuninetti V, Bounous VE, et al. Fractional CO2 laser therapy: a new challenge for vulvovaginal atrophy in postmenopausal women. *Climacteric* 2017;20(4):379–384. doi:10.1080/13697137.2017.1319815.

Speck NM, Boechat KP, Santos GM, Ribalta JC. Treatment of Bartholin gland cyst with CO2 laser. *Einstein* 2016;14(1):25–29.

Times KD, Jun NO. Experts discuss the place for female rejuvenation. *Dermatol Times* 2017;6:57–58.

Tommola P, Unkila-Kallio L, Paavonen J. Surgical treatment of vulvar vestibulitis: a review. *Acta Obstet Gynecol Scand* 2010;89(11):1385–1395. doi:10.3109/00016349.2010.512071.

Ulubay M, Keskin U, Fidan U, et al. Safety, efficiency, and outcomes of perineoplasty: treatment of the sensation of a wide vagina. *Biomed Res Int* 2016;2016:2495105. doi:10.1155/2016/2495105.

Wechter ME, Wu JM, Marzano D, et al. Management of Bartholin duct cysts and abscesses. *Obstet Gynecol Surv* 2009;64(6):395–404. doi:10.1097/OGX.0b013e31819f9c76.

Woodruff JD, Genadry R, Poliakoff S. Treatment of dyspareunia and vaginal outlet distortions by perineoplasty. *Obstet Gynecol* 1981;57:750–754.

Woodward AP, Matthews CA. Outcomes of revision perineoplasty for persistent postpartum dyspareunia. *Female Pelvic Med Reconstr Surg* 2010;16(2):135–139. doi:10.1097/SPV.0b013e3181cc8702.

CAPÍTULO 16

ESTERILIZACIÓN TUBARIA

Amy G. Bryant y Jessica E. Morse

Evaluación preoperatoria
Procedimientos de esterilización tubaria realizados mediante minilaparotomía
Esterilización posparto
Esterilización diferida
Complicaciones asociadas con la esterilización realizada mediante minilaparotomía
Procedimientos de esterilización tubaria realizados mediante laparoscopia
Coagulación bipolar

Coagulación unipolar
Métodos no térmicos de oclusión tubaria
Complicaciones asociadas con la esterilización laparoscópica
Oclusión tubaria mediante histeroscopia
Complicaciones quirúrgicas asociadas con la esterilización histeroscópica
Salpingectomía bilateral
Salpingectomía en la cesárea
Salpingectomía bilateral posparto

Salpingectomía bilateral diferida
Complicaciones quirúrgicas de la salpingectomía bilateral
Eficacia de la esterilización
Seguridad de la esterilización
Complicaciones tardías y a largo plazo de la esterilización tubaria
Cambios menstruales después de la esterilización
Arrepentimiento

La esterilización tubaria ha evolucionado de manera significativa desde que fue descrita por primera vez, no solo en cuanto a la técnica quirúrgica, sino también en el contexto cultural. El primer procedimiento descrito fue realizado por Samuel Smith Lungren en 1880 después de atender un segundo parto por cesárea. Al "ligar ambas tubas uterinas con fuertes suturas de seda a 1 cm del útero", el Dr. Lungren probablemente quería prevenir una futura muerte materna, dada la excesiva morbilidad de la laparotomía en aquella época. Aunque la esterilización continuó realizándose en conjunto con otras cirugías, no se llevó a cabo de manera rutinaria como indicación quirúrgica única debido a la continua morbilidad y mortalidad experimentada en las laparotomías.

Los cambios en la técnica quirúrgica han sido acordes con cambios en los aspectos culturales y éticos del control de la natalidad. Aunque numerosas mujeres eligen la esterilización, lo que la hace el método anticonceptivo utilizado con mayor frecuencia entre las parejas casadas, en numerosas ocasiones no se ha respetado el derecho a elegir otras alternativas de fertilidad. Las mujeres afroamericanas en condiciones económicas desfavorables y muchas mujeres en prisión han sido víctimas de esterilización forzada. En un esfuerzo por reducir a un mínimo estas violaciones a sus derechos reproductivos, el Department of Health, Education, and Welfare de los Estados Unidos, creó regulaciones para la esterilización en la década de 1970, incluyendo el formato de consentimiento informado por escrito y el período de espera de 30 días. Algunos grupos cuestionan la utilidad de dichas políticas, ya que con frecuencia sirven como obstáculos para la esterilización de mujeres a las que, se supone, deberían proteger, especialmente en el puerperio.

Sin embargo, muchos defensores de las mujeres también reconocen la necesidad de estas políticas. Dado que la esterilización posparto es uno de los métodos anticonceptivos más seguros y eficaces, el American College of Obstetricians and Gynecologists ha recomendado que este procedimiento sea considerado urgente y no solo electivo. La esterilización se puede llevar a cabo por medio de minilaparotomía o laparoscopia, en el posparto o después de un intervalo. En la práctica moderna están disponibles numerosos abordajes, incluyendo la interrupción tubaria, la cauterización, la salpingectomía o la oclusión histeroscópica (tabla 16-1).

EVALUACIÓN PREOPERATORIA

La esterilización posparto conforma cerca de la mitad de las esterilizaciones realizadas en los Estados Unidos, de las cuales el 60% se llevan a cabo después del parto vaginal y el 40% al momento de la cesárea. Una gran parte de los cirujanos prefieren esperar por lo menos 6 semanas después del parto para llevar a cabo una esterilización diferida. En el caso de una laparoscopia, se limita principalmente el riesgo de tromboembolia venosa, se asegura la involución uterina completa (reduciendo a un mínimo el daño potencial al útero o a la entrada abdominal) y se permite que se revierta el incremento de vascularización propio del embarazo. A pesar de que esta práctica es habitual, no se ha evaluado rigurosamente si esperar 6 semanas disminuye el riesgo quirúrgico. Debido a la necesidad de una buena visibilidad, los procedimientos histeroscópicos no se llevan a cabo dentro de las primeras 6 semanas después del embarazo, ya sea de término o aborto. En cambio, los procedimientos laparoscópicos sí se pueden realizar con el aborto.

TABLA 16-1
Tasas de embarazo según método de esterilización (métodos permanentes y reversibles)

	PROBABILIDAD ACUMULADA DE EMBARAZO POR 1000 MUJERES EN 1 AÑO	PROBABILIDAD ACUMULADA DE EMBARAZO POR 1000 MUJERES EN 5 AÑOS	PROBABILIDAD ACUMULADA DE EMBARAZO POR 1000 MUJERES EN 10 AÑOS
Salpingectomía parcial posparto	0.6	6.3	7.5
Clip de Hulka	6.9 (combinada) o 9.5 (solo L/S)	31.7	36.5
Clip de Filshie	1.1 (combinada) o 1.9 (solo L/S)		
Banda de silicona	5.9	10	17.7
Coagulación monopolar	0.7	2.3	7.4
Coagulación bipolar	2.3	3.2	24.8
Salpingectomía bilateral	Indeterminada, se considera casi 0	Indeterminada, se considera casi 0	Indeterminada, se considera casi 0
Colocación histeroscópica de microinserto	Indeterminada; 1.5-2.5	Indeterminada; 1.5-2.5	Indeterminada; 1.5-2.5
Métodos de ARLD			
Sistema intrauterino hormonal	0.2	5-11	
Extracción de dispositivo intrauterino	0.8	4	
Implante anticonceptivo hormonal	0.05	0.5	
Vasectomía	0.15	11.3	

ARLD, anticoncepción reversible de larga duración.
Fuentes: Dominik, CREST/Peterson 1996, Peterson 1999, Munro, Cleary, Clark.

No hay contraindicaciones médicas absolutas para la esterilización, aunque se deben determinar cuidadosamente los antecedentes médicos y los riesgos del procedimiento. Con una tasa de mortalidad de 1-2 por cada 100 000 procedimientos, los factores predisponentes de complicaciones incluyen el uso de anestesia general, cirugía pélvica o abdominal previa, obesidad y diabetes. Algunos factores adicionales comprenden enfermedad respiratoria, antecedentes de embolia o medicamentos que afectan los parámetros de la coagulación, así como el nivel de ansiedad de la paciente y su presunta capacidad para tolerar el procedimiento en el consultorio si se considera la esterilización histeroscópica. Ante comorbilidades que incrementen el riesgo quirúrgico, se debe discutir la información acerca de opciones igual de eficaces. Los anticonceptivos reversibles de larga duración, es decir, los dispositivos intrauterinos y los implantes, proveen eficacia anticonceptiva igual que la esterilización quirúrgica, pero con riesgo mínimo. Aunque solo sean eficaces durante 3-12 años, estos dispositivos habitualmente pueden colocarse el mismo día, lo que permite a la mujer dejar el consultorio efectivamente estéril. La vasectomía también ofrece una opción sumamente eficaz para parejas que desean un método de esterilización con riesgos muy limitados.

Es primordial asegurarse de que las pacientes comprendan el carácter definitivo de la esterilización, especialmente si son jóvenes y no han tenido hijos. Aunque el arrepentimiento después de una esterilización es poco frecuente, los factores de riesgo incluyen tener menos de 30 años de edad, nuliparidad y cambios en las relaciones sentimentales. A menudo, los intentos de reversión de la esterilización son costosos, no son cubiertos por el seguro médico y no garantizan el embarazo. No es posible la reversión después de la salpingectomía y el embarazo puede ser buscado solo mediante reproducción asistida. Los deseos de la mujer para controlar su fertilidad son parte integral de su salud en general y esa autonomía debe ser respetada mediante solicitud de esterilización en acuerdo mutuo.

PROCEDIMIENTOS DE ESTERILIZACIÓN TUBARIA REALIZADOS MEDIANTE MINILAPAROTOMÍA

La esterilización tubaria se puede llevar a cabo utilizando procedimientos abiertos en el puerperio o después de pasado un tiempo. La minilaparotomía se usa habitualmente en el posparto, después de un parto vaginal o en la mujer con esterilización diferida cuando el procedimiento laparoscópico no está disponible, está contraindicado o es insatisfactorio.

Las comorbilidades graves de la esterilización tubaria son poco frecuentes; sin embargo, ocurren y varían según el abordaje. Una *morbilidad mayor*, que se define como una complicación que requiere intervención adicional, incluye problemas como lesión intestinal o vascular al entrar a la

TABLA 16-2

Procedimientos de esterilización más frecuentes según la vía

- Minilaparotomía
  - Procedimiento de Pomeroy modificado
  - Procedimiento de Parkland
  - Salpingectomía
- Laparoscopia
  - Clips de titanio
  - Método con banda de silicona
  - Coagulación bipolar
  - Salpingectomía
- Histeroscopia
  - Microinsertos

cavidad abdominal por abordaje laparoscópico, hemorragia que requiere transfusión o complicaciones respiratorias que exigen seguimiento exhaustivo o admisión en una unidad de cuidados intensivos (UCI). En el 0-3% de los métodos de esterilización ocurre una morbilidad mayor. Una *morbilidad menor*, definida como una complicación que no requiere intervención, incluye preocupaciones simples, como dolor postoperatorio o sangrado vaginal, y ocurre en el 0.5-12% de los casos con todos los métodos de esterilización (**tabla 16-2**).

Esterilización posparto

La esterilización tubaria posparto se realiza por medio de pequeñas incisiones abdominales y debe llevarse a cabo dentro de las primeras 48 h del parto vaginal, antes de la involución uterina posparto. Lo habitual es que el fondo del útero sea palpable a la altura del ombligo. Se realiza una incisión infraumbilical de 2-3 cm, vertical o semicircular, sobre la línea media de la pared abdominal, donde es más delgada y es fácil el acceso a ambas tubas uterinas. Después de la incisión en la cavidad abdominal, se utilizan separadores pequeños para ampliar el campo de visión. El fondo uterino se debe palpar, para luego deslizar los dedos sobre este e identificar los cuernos uterinos a cada lado. El cirujano desliza sus dedos debajo del cuerno, por un costado, para levantar la tuba uterina hacia el campo quirúrgico. Se puede usar un gancho para tubas sin filo con el fin de atraer la tuba uterina hacia la incisión. Después, se emplean pinzas para recorrer la tuba hasta su extremo fimbriado, que debe visualizarse para confirmar que se ha identificado correctamente el segmento tubario por ligar. Se coloca una pequeña pinza de Babcock alrededor de la tuba, en la porción ístmica media. Se puede utilizar la posición de Trendelenburg (tanto la derecha como la izquierda) para ayudar a mejorar la vista de las tubas. En general, no se requiere un manipulador uterino en la esterilización posparto debido a que el útero se puede palpar y manipular con facilidad desde arriba. Después se liga la tuba uterina con la técnica de Pomeroy modificada o la de Parkland. También es posible colocar clips de titanio o bandas de silicona, así como realizar la salpingectomía por medio de la incisión de minilaparotomía; sin embargo, es importante saber que estos procedimientos se asocian con tasas más elevadas de fracaso.

Esterilización diferida

La esterilización tubaria diferida, realizada por medio de minilaparotomía, debe iniciar con la evaluación del tamaño uterino por medio de examen bimanual. Se coloca el manipulador en el útero antes del procedimiento para facilitar su movilización. Se hace una incisión suprapúbica, vertical o transversal, de 2-3 cm, justo por encima del fondo uterino. Si se utiliza solo anestésico local, se debe instaurar un bloqueo paracervical antes de colocar el manipulador. Se palpa el fondo uterino a través de la incisión de minilaparotomía y se identifican los cuernos. De forma similar a la esterilización tubaria posparto, se levantan las tubas a través de la incisión y se identifican las fimbrias. Se coloca una pequeña pinza de Babcock alrededor de la tuba, en la porción ístmica media. Luego se lleva a cabo la oclusión por medio de las técnicas de Pomeroy modificada o de Parkland; como alternativa, se puede hacer una salpingectomía. La instilación de lidocaína intraperitoneal directamente en la tuba uterina durante la minilaparotomía puede disminuir el dolor postoperatorio, sobre todo si se practica bajo anestesia local.

La oclusión tubaria requiere del cierre de los lúmenes de forma bilateral por medio de una técnica que permita fibrosis en el lumen y, cuando sea necesario, la peritonealización del extremo expuesto de la luz. En cualquier método (laparoscópico o abierto) de oclusión tubaria, primero es necesario identificar la tuba y después seguirla hasta la fimbria para asegurarse de haberla identificado correctamente. Hay que detectar cualquier anomalía que pueda afectar el objetivo quirúrgico planteado.

Si se elige la oclusión tubaria, se deben dejar 1-2 cm de tuba a partir del cuerno. Esta pequeña cantidad de tuba evita el riesgo teórico de que la presión de las contracciones uterinas genere presión del líquido en el útero y produzca una fístula tuboperitoneal e impida la oclusión, lo que podría resultar en un embarazo.

Procedimiento de Pomeroy modificado

La técnica de Pomeroy fue descrita por primera vez en 1930 por Bishop y Nelms, colegas de Pomeroy. Puntualizaron la importancia de utilizar suturas absorbibles en vez de permanentes. La técnica original de Pomeroy se describió con el empleo de cátgut crómico. El procedimiento "modificado" reemplaza las suturas de cátgut crómico con cátgut simple.

Para este método, se sujeta un doblez de tuba de la porción ístmica media con unas pinzas atraumáticas pequeñas, como las de Babcock. Se levanta la tuba y el asa se mantiene ligando su base con una sutura de absorción rápida 1-0, como cátgut simple o crómico. Después, se coloca de forma similar una segunda sutura, ligeramente por arriba o por debajo de la primera. Las suturas se cortan largas para permitir su rápida identificación si ocurriera un sangrado. Después se perfora el centro del asa con unas tijeras, y se

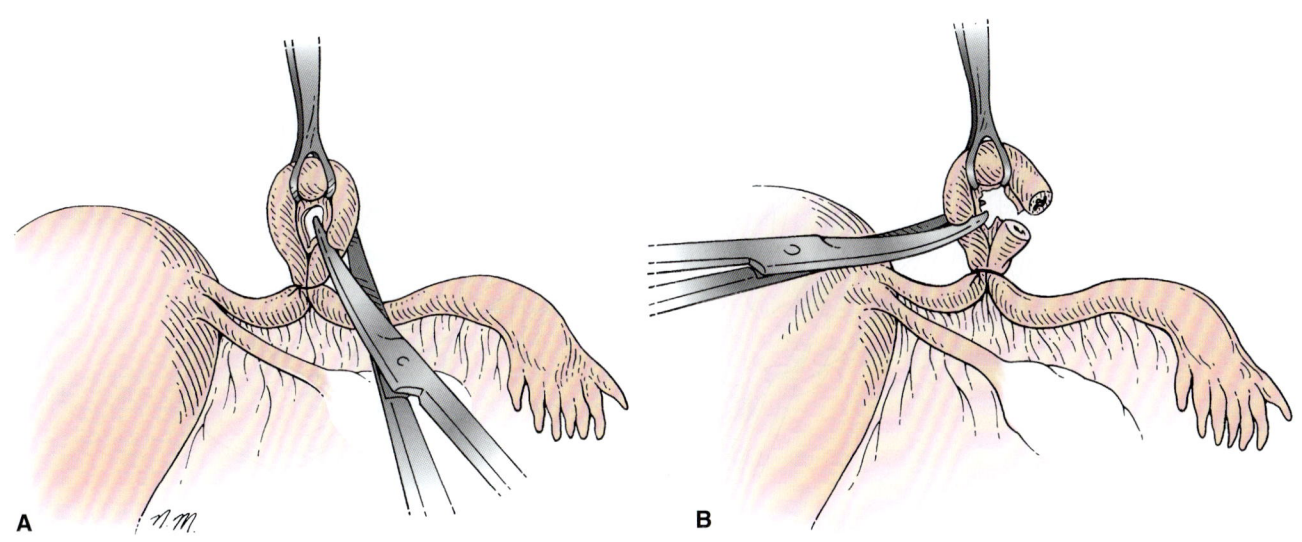

FIGURA 16-1 Método de Pomeroy. **A.** Se forma un asa con la porción ístmica y se liga en su base con uno o dos nudos de sutura cátgut simple 1-0. Si se realiza por incisión de minilaparotomía, se deben dejar largos los nudos para evitar una retracción prematura de los muñones hacia el abdomen cuando se corte el doblez. **B.** Se abre una ventana al centro del asa (a través del mesenterio) y después se corta a cada lado de manera individual. Las terminales cortadas de la tuba se inspeccionan para verificar la hemostasia y entonces se les permite retraerse hacia el abdomen.

resecan aproximadamente 2-3 cm del segmento superior. Es importante resecar de manera adecuada la porción del asa de la tuba. Se deben revisar ambas terminales de la tuba remanente para asegurar que sea visible el lumen y que haya hemostasia. Si la resección es demasiado pequeña, puede ser ineficaz al no cortar transversalmente el lumen tubario. Cortar demasiado es menos preocupante, pero puede hacer imposible la reanastomosis quirúrgica si se desea una reversión en el futuro. Si se deja un muñón muy pequeño de tuba, el nudo se puede deshacer al momento de suturar y ocasionar sangrado tardío. Es importante que la sutura de la ligadura sea lo suficientemente segura para evitar el sangrado inmediato, pero no tan fuerte para que pueda causar estrangulación de las terminales remanentes, ocasionar necrosis y formar una fístula que haga fracasar el procedimiento. Es importante utilizar suturas de absorción, como cátgut simple o crómico, para asegurar que las terminales tubarias se separen rápido entre sí y tengan oportunidad de fibrosarse y peritonealizarse, lo que permite garantizar la oclusión tubaria.

El método modificado de Pomeroy se puede llevar a cabo también mediante laparoscopia. En esta técnica se introduce un laparoscopio operatorio a través del puerto umbilical, así como un puerto suprapúbico de 5 mm. Se identifican las tubas y se coloca un nudo corredizo endoscópico de cátgut a través del puerto suprapúbico. Se inserta una pinza atraumática a través del conducto operatorio del laparoscopio y se utiliza para guiar el asa en la porción uterina media. Después, se aprieta el nudo corredizo, lo que forma un doblez en la tuba. Se introducen tijeras a través del conducto del endoscopio y se corta la sutura. Entonces, se sujeta el asa con pinzas a través del puerto suprapúbico, y las tijeras del conducto operatorio se utilizan para escindir el asa de la tuba por arriba del nudo. Se extrae el asa a través del puerto. Este método está autorizado para la exploración del segmento tubario (fig. 16-1).

Método de Parkland

Este método fue desarrollado en la década de 1960 y se hizo popular en el Parkland Memorial Hospital en Dallas, Texas, en los Estados Unidos. En este método se levanta la tuba con pinzas de Babcock en su porción ístmica. Con tijeras o pinzas hemostáticas, se perfora el mesenterio por debajo de la tuba levantada y se crea una ventana de 2.5 cm en la parte avascular de la mesosálpinx. Se introducen dos suturas a través de la ventana y se anudan de forma proximal y distal. Se debe utilizar sutura de absorción rápida, como cátgut crómico 0. Una vez que se ligan los extremos del segmento, este es resecado. Es importante evitar demasiada tracción en las terminales ligadas, ya que puede desgarrarse la mesosálpinx y provocar sangrado excesivo. Se deben inspeccionar las terminales para detectar cualquier sangrado (fig. 16-2).

Métodos de Irving y Uchida

Debido a la preocupación acerca de la recanalización de las tubas uterinas a través del muñón proximal remanente, así como para evitar un futuro fracaso del método, se han creado algunas técnicas para evitar ese riesgo. Los procedimientos de Irving y Uchida se desarrollaron para intentar disminuir el riesgo de formación de una fístula tuboperitoneal, algo

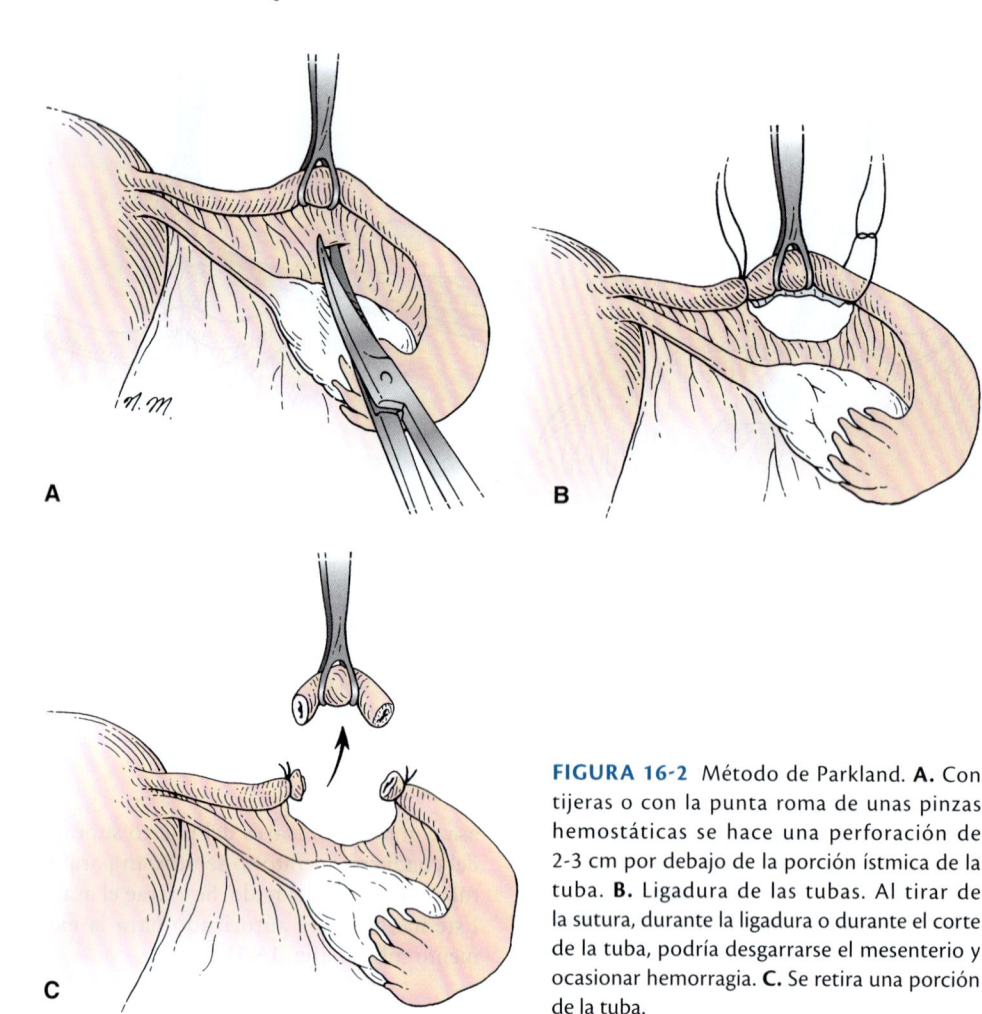

FIGURA 16-2 Método de Parkland. **A.** Con tijeras o con la punta roma de unas pinzas hemostáticas se hace una perforación de 2-3 cm por debajo de la porción ístmica de la tuba. **B.** Ligadura de las tubas. Al tirar de la sutura, durante la ligadura o durante el corte de la tuba, podría desgarrarse el mesenterio y ocasionar hemorragia. **C.** Se retira una porción de la tuba.

que podría contribuir al fracaso de la esterilización. Ambos procedimientos implican pasos adicionales para asegurar el muñón proximal de la tuba y evitar la peritonealización. Sin embargo, estos procedimientos se llevan a cabo con menos frecuencia hoy en día debido a su complejidad. Estos procedimientos pueden ser largos, requieren de más habilidades para llevarse a cabo y, particularmente el procedimiento de Irving, pueden ocasionar más sangrado. La eficacia de la esterilización no mejora con estos complicados procedimientos (figs. 16-3 y 16-4).

Complicaciones asociadas con la esterilización realizada mediante minilaparotomía

Las pacientes en quienes se lleva a cabo esterilización por medio de minilaparotomía tienen los mismos riesgos inherentes a la laparotomía. Estas complicaciones poco frecuentes (lesión intestinal o vascular) no son específicas de la esterilización y se revisan con mayor detalle en el capítulo de laparotomía. Dada la seguridad superior de la esterilización laparoscópica diferida, la esterilización por laparotomía o minilaparotomía se debe reservar para el momento de la cesárea o el período del posparto temprano. Las complicaciones más habituales incluyen sangrado, necesidad de adherenciólisis e incapacidad para identificar las tubas. Se debe tener sumo cuidado para encontrar un área avascular en el mesosálpinx antes de realizar cualquier disección. Si se presenta un sangrado durante la laparotomía, dada la buena exposición visual de las estructuras por la amplia incisión, se pueden utilizar las técnicas habituales (presión, electrocauterio, ligadura, fármacos hemostáticos) para controlarlo. Aunque es ideal mantener una incisión pequeña por comodidad y estética, la necesidad de determinar por completo o controlar cualquier sangrado puede requerir extender la incisión.

Las tubas adheridas, especialmente en las mujeres con múltiples cesáreas, pueden representar un importante reto. En la laparotomía, la disección cuidadosa y lenta permite la exposición adecuada para identificar con confianza las tubas. Esto es más difícil en los procedimientos de exposición limitada, como la minilaparotomía. En ocasiones, inclinar la mesa quirúrgica puede ayudar a identificar las tubas uterinas, ya que los intestinos se mueven del campo quirúrgico y el útero, y las tubas tienden a mantenerse en la línea media. En las mujeres con obesidad, el uso de los separadores apropiados puede ser indispensable para maximizar el campo visual y la exposición al tacto en circunstancias difíciles. Así como en el tratamiento de una

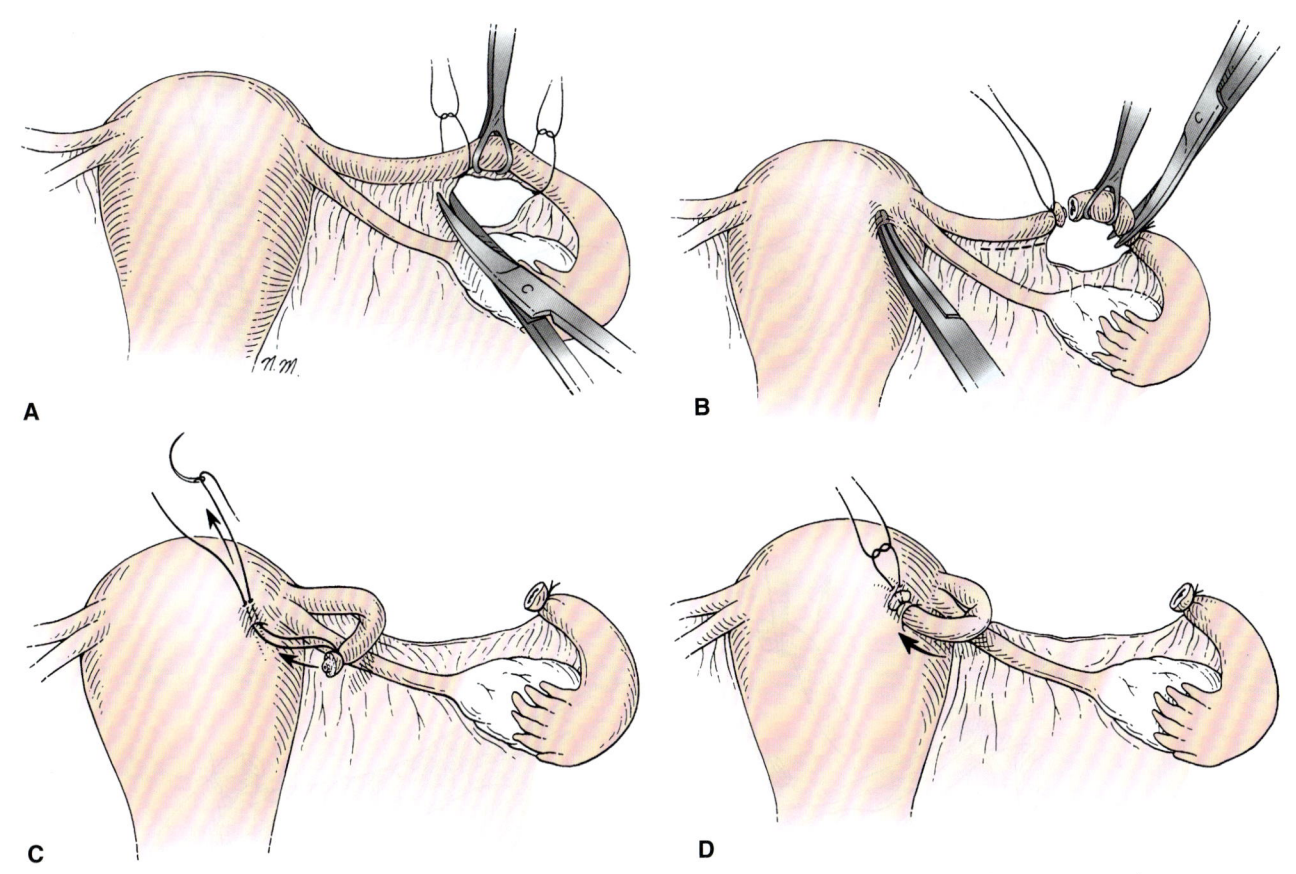

FIGURA 16-3 Método de Irving. **A.** Se hace una perforación debajo de la tuba, aproximadamente a 4 cm de la unión uterotubaria usando tijeras o pinzas hemostáticas. **B.** Después, se liga dos veces la tuba y se reseca la porción. Se crea una bolsa profunda en el miometrio de la parte posterior del útero. La *línea punteada* muestra la línea de incisión, si es necesario agregar movilidad a la tuba proximal, para insertar el extremo de la tuba en el miometrio. **C.** El extremo de la tuba se sutura en la parte profunda del túnel miometrial y sale a través de la serosa uterina. **D.** Al atar estas suturas, el extremo cortado de la tuba proximal se fija en el fondo la bolsa miometrial.

hemorragia, a veces es necesario extender la incisión de la minilaparotomía, especialmente en las mujeres con obesidad (tabla 16-3).

PROCEDIMIENTOS DE ESTERILIZACIÓN TUBARIA REALIZADOS MEDIANTE LAPAROSCOPIA

La gran mayoría de los procedimientos de esterilización tubaria diferida que se llevan a cabo en los Estados Unidos son por laparoscopia. El abordaje laparoscópico permite visualizar con claridad ambas tubas uterinas y puede realizarse en mujeres con cicatrices de cirugías previas. Por lo regular, para efectuar la esterilización laparoscópica, la paciente se encuentra bajo anestesia general. Si es posible, se coloca a la paciente con los brazos a los lados. El cuerpo se fija en la mesa de operación para permitir la posición de Trendelenburg sin deslizarse. Se debe colocar el manipulador uterino en la vagina (palo de esponja) o útero (manipulador transcervical) a fin de permitir la manipulación del útero durante el procedimiento. Se identifica el sitio de entrada en el ombligo y se infiltra con anestésico local, como lidocaína o bupivacaína al 1%. El cirujano utiliza la técnica de ingreso abdominal de su preferencia, teniendo en mente los antecedentes quirúrgicos de la paciente y, en algunos casos, se puede justificar la entrada por el cuadrante superior izquierdo. En la mayoría de los casos se realiza incisión vertical o transversal en la base del ombligo con un bisturí del número 11. Por lo general, se emplea una aguja de Veress para entrar, pero también hay otras opciones.

La laparoscopia realizada para esterilización tubaria se puede llevar a cabo con una incisión de 10-12 mm en el ombligo, o con 2-3 incisiones más pequeñas (de 5 mm) en el ombligo y los cuadrantes superiores derecho e izquierdo. También puede hacerse de forma suprapúbica. Si se utilizan clips de Filshie o anillos de Falope, estos se pueden aplicar a través de un solo puerto, por lo que únicamente se requiere una incisión de 10-12 mm. Si se utiliza coagulación bipolar, será necesaria una segunda incisión para ese puerto. En la salpingectomía bilateral se requieren tres incisiones de 5 mm: una para la cámara y dos para el instrumental. Algunos cirujanos laparoscopistas más avanzados usan puertos percutáneos en uno de los tres sitios para mejorar la estética.

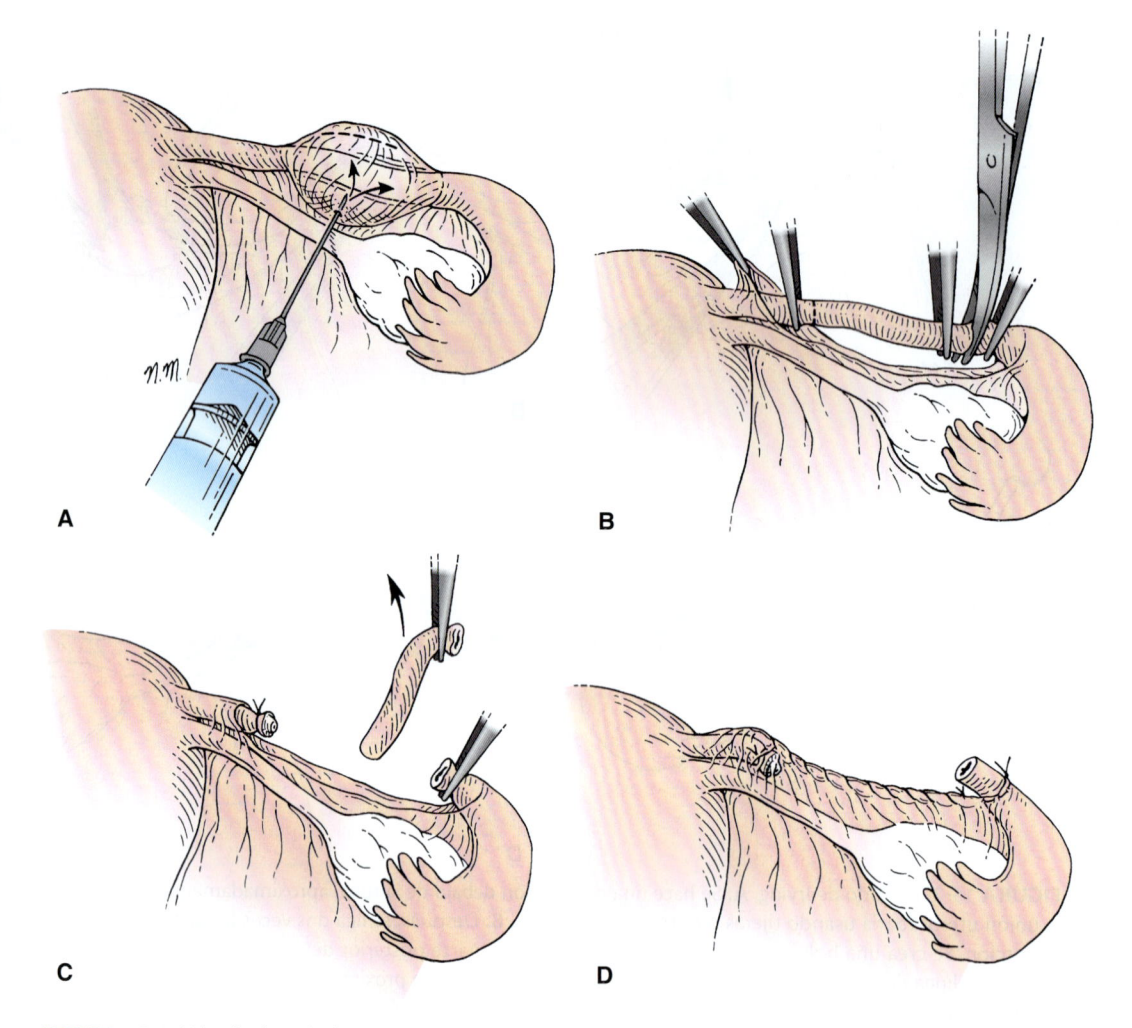

FIGURA 16-4 Método de Uchida. **A.** Se aplica inyección de solución vasoconstrictora debajo de la serosa de la tuba, a 6 cm de la unión uterotubaria. Luego se incide la serosa (*línea discontinua*). **B.** Se retrae el borde antimesentérico de la mesosalpinge hacia el útero, de manera que se exponen cerca de 5 cm de la tuba. **C.** Se liga la tuba en la parte proximal y se corta; luego se anuda el muñón y se permite la retracción hacia la mesosalpinge. Las pinzas hemostáticas del muñón distal permanecen unidas para facilitar la exteriorización de esta porción de la tuba. **D.** Se cierra la mesosalpinge. Se fija la mesosalpinge en una posición abierta hacia el abdomen y con una sutura en bolas de tabaco, alrededor del muñón tubario exteriorizado. El muñón proximal ligado se encierra en la mesosalpinge. Cuando se cierra la sutura en bolsa de tabaco, se pueden retirar las pinzas hemostáticas.

La aguja de Veress se debe colocar de forma muy cuidadosa, con atención especial a la pérdida repentina de resistencia, algunas veces referida como un "pop" o chasquido, cuando el instrumento atraviesa la fascia y el peritoneo. Una vez que se confirma la entrada, se retira la punta del trócar y se coloca la cámara. Se debe explorar el abdomen para verificar que no ocurrió alguna lesión al ingreso y para identificar el útero, las tubas y los ovarios. Se puede utilizar la posición de Trendelenburg para ayudar a exponer el útero y las tubas si están obstruidos por los intestinos.

TABLA 16-3
Complicaciones de los procedimientos por minilaparotomía
Lesión intestinal
Lesión vascular
Hemorragia
Necesidad de adherenciólisis
Dificultad para movilizar tubas adheridas
Incapacidad para identificar las tubas

Coagulación bipolar

La coagulación bipolar fue descrita por Rioux y Cloutier en 1974. Puede ser utilizada para ocluir las tubas uterinas. La energía eléctrica fluye entre las dos puntas de la pinza, cauterizando el tejido sostenido. No se requiere electrodo distante de retorno, como en la coagulación unipolar. Los efectos de campo de energías iguales, pero opuestas, que fluyen desde cada lado de la pinza se cancelan entre sí y no se produce un acoplamiento capacitivo, lo que podría conducir a dispersión térmica.

En la coagulación bipolar, se introducen las pinzas bipolares en la cavidad abdominal por el puerto suprapúbico o lateral de 5 mm. La porción ístmica medial de la tuba uterina se identifica cuidadosamente y se extiende hacia el extremo de la fimbria. Se puede utilizar un instrumento transcervical o transvaginal para manipular el útero y mejorar la visibilidad. Las pinzas se emplean para sujetar la porción media de la tuba uterina, con cuidado de tomar toda la circunferencia y una porción de la mesosálpinx debajo de esta. Se deben evitar los 2 cm proximales de la tuba uterina para evitar la formación de fístulas tuboperitoneales. La tuba es extendida hacia la pared abdominal y lejos de cualquier estructura intraabdominal. Luego se cauteriza la tuba tres veces en una porción de 2-3 cm, hasta que sea visible el tejido blanqueado y desecado. Es importante continuar cauterizando hasta que el dispositivo detenga la descarga, ya que esto indica que no hay más solución electrolítica en el tejido que conduzca energía a través de la tuba. Esto asegura que la porción interna de la tuba haya sido completamente desecada.

Soderstrom y cols. demostraron que la desecación completa de la tuba uterina, con sistemas monopolares, es más eficiente cuando se utiliza la forma de onda de corte (CUT) con potencia de por lo menos 25 W, comparada con una carga de 100 V en forma de onda de coagulación (COAG) o mixta (BLEND) (fig. 16-5 y cuadro 16-1).

Coagulación unipolar

La coagulación unipolar, aunque altamente eficaz, es utilizada con menos frecuencia hoy en día por el mayor riesgo de daño a los intestinos y otras estructuras intraabdominales. En la coagulación unipolar se introduce una pinza aislada y especializada en la cavidad abdominal. Debido al acoplamiento capacitivo que ocurre en la coagulación unipolar, se puede descargar una alta cantidad de energía eléctrica en cualquier punto de la cavidad abdominal de la paciente si no se coloca una "tierra" de forma apropiada en ella (por

> **CUADRO 16-1 PASOS DEL PROCEDIMIENTO**
>
> **Coagulación bipolar**
>
> - Colocar a la paciente en posición de litotomía.
> - Vaciar vejiga.
> - Realizar asepsia y antisepsia de perineo.
> - Efectuar una exploración abdominal minuciosa.
> - Exponer las estructuras anexiales colocando el útero hacia arriba con el separador cervical.
> - Identificar las tubas uterinas en su totalidad.
> - Levantar las tubas en la porción ístmica media.
> - Hacer tres cauterizaciones contiguas utilizando pinzas bipolares, cubriendo 2-3 cm de la tuba uterina, iniciando a 2 cm del cuerno uterino y moviéndose distalmente.
> - Utilizar dispositivo bipolar con por lo menos 25 W de corriente de corte.
> - Desecar el segmento tubario por completo para asegurar la destrucción de su lumen.

lo regular, se coloca un parche para tierra en el muslo). Esto conlleva un riesgo mucho más alto de lesiones ocultas o evidentes. Se pueden cauterizar hasta 5 cm de tejido en una descarga y puede ser difícil detectar la dispersión térmica.

Métodos no térmicos de oclusión tubaria

La preocupación por el riesgo de lesión con métodos térmicos ha llevado a desarrollar métodos oclusivos no térmicos para la esterilización tubaria. En la década de 1970 se desarrollaron las bandas de silicona, los clips de resorte y los de titanio para poder esterilizar sin utilizar electrocauterios. Estos métodos se efectúan mediante laparoscopia a través de un solo canal, por lo que es posible llevarlos a cabo con un solo puerto de 10-12 mm.

Clips con resorte

Inventados en la década de 1970 por Hulka (conocidos también como clips de Hulka), son clips con resorte de acero inoxidable, de 3 mm de ancho, color dorado o plateado. Fueron una opción popular en la década de 1990. En la actualidad no se utilizan tanto como en el pasado. Estos clips se introducen por un puerto operatorio, aunque es preferible que sea a través de un segundo puerto, de tal manera que sea posible jalar la tuba mediante el uso de un manipulador uterino transcervical y unas pinzas atraumáticas. Se utiliza un poco de tracción para asegurar la tuba. Se identifica la porción ístmica media, y después se aplica el clip de forma perpendicular a la tuba, por lo menos a 2 cm del útero. Es importante que el ángulo sea de 90° para que el clip sea eficiente. La bisagra del clip debe presionar la tuba y el extremo del clip debe cubrir una pequeña parte de mesosálpinx, pues esto asegura que la circunferencia entera de la tuba esté encerrada en el clip. El clip se controla con un

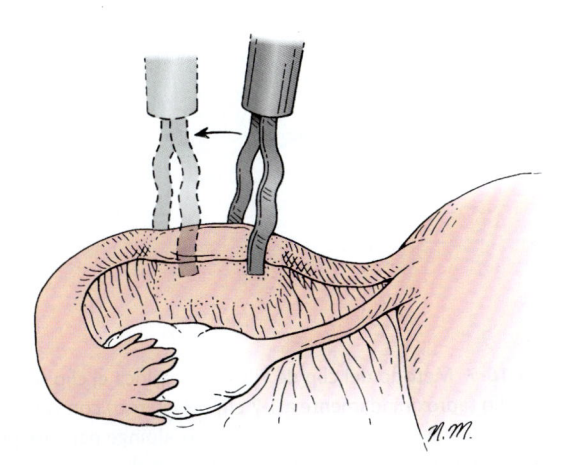

FIGURA 16-5 Método bipolar. Se diseca una zona mínima de 3 cm de la tuba con las pinzas bipolares. Las paletas de las pinzas se extienden a lo largo de la tuba sobre la mesosalpinge.

dispositivo que se activa con el dedo pulgar y puede abrirse y cerrarse hasta obtener el ángulo apropiado. Sin embargo, una vez que el clip ha sido desplegado, no se puede mover. Si la colocación no es ideal, el clip mal colocado debe permanecer, pero se puede introducir un segundo clip y colocarlo de forma apropiada. En este procedimiento no se distiende la tuba uterina.

Las ventajas del clip de resorte incluyen ausencia de riesgo de lesión térmica y un área de lesión tubaria muy pequeña. Algunas anomalías, como las adherencias y la dilatación tubaria, pueden evitar la colocación apropiada del clip de resorte y disminuir su eficacia (fig. 16-6).

Clips de titanio

Los clips de titanio revestidos con silicona, conocidos como clips de Filshie, estuvieron disponibles por primera vez en Europa en 1975. El modelo articulado Mark VI fue aprobado para su uso en los Estados Unidos por la Food and Drug Administration (FDA) en 1996. Estos dispositivos tienen mandíbulas de titanio recubiertas con goma Silastic®. Son asimétricos con la mandíbula inferior más larga que la superior. Se colocan por medio de un aplicador especializado disponible para colocación mediante puerto simple y doble. El clip se coloca en el aplicador y las mandíbulas del clip se cierran suavemente mientras el aplicador se coloca a través de un canal operatorio. Es de ayuda contar con un manipulador uterino transcervical para maximizar el acceso a la tuba. El clip se coloca a 1-2 cm del útero, con cuidado de incluir la circunferencia total de la tuba uterina antes de cerrarlo. La tuba se levanta por medio del clip colocado en el extremo del aplicador. Debido a la bisagra y a la cubierta de silicona, el clip se puede abrir y cerrar a lo largo de la tuba para asegurar su colocación adecuada; sin embargo, una vez liberado, ya no se puede mover. La mandíbula más larga debe estar debajo de la tuba y la más corta, arriba. La mandíbula más larga debe poder verse cubierta por la mesosálpinx antes de cerrar el clip. Una vez que la posición parece ser la correcta, el aplicador se presiona con fuerza, pero se libera de forma suave. Esto permite que la mandíbula superior del clip se aplane y se bloquee en su sitio. Si se utiliza demasiada presión, se puede cortar la tuba uterina. Una vez que el clip es desplegado, no se puede abrir nuevamente. Si se observa que ha sido colocado de forma inapropiada, se debe desplegar un segundo clip, dejando el mal posicionado en el lugar. De igual manera, si se corta la tuba, se puede colocar un clip en cada extremo. Después del cierre, tanto la tuba como la cubierta de silicona del clip son comprimidas. Con el paso del tiempo, 3-5 mm del tejido comprimido experimentarán necrosis avascular y la cubierta de silicona se expandirá. Eventualmente, habrá atenuación y fibrosis de los segmentos tubarios adyacentes, y los clips serán peritonealizados. De la misma forma que los clips de resorte, los clips de titanio tienen mejor desempeño en tubas normales. La dilatación tubaria, las adherencias y otras anomalías pueden dificultar la colocación de los clips para asegurar una apropiada oclusión tubaria (fig. 16-7).

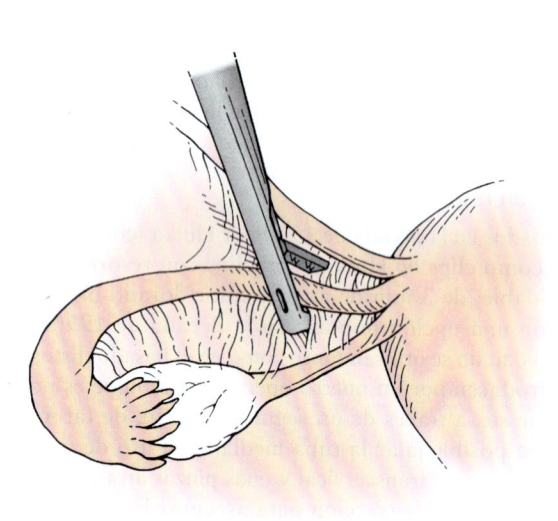

FIGURA 16-6 Método de clip de resorte. El clip se aplica en el istmo medio (aproximadamente a 2 cm del cuerno) en ángulo de 90° a lo largo del eje de la tuba. La bisagra del clip se debe presionar contra la tuba y las puntas se deben extender sobre la mesosalpinge.

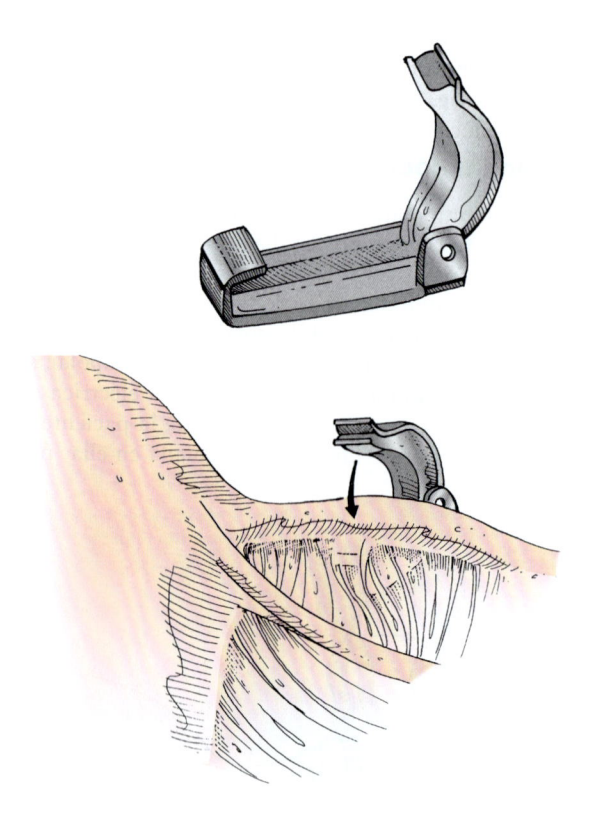

FIGURA 16-7 Método del clip de Filshie. Se coloca el clip sobre el istmo medio (aproximadamente a 1-2 cm del cuerno) con la mandíbula más pequeña del clip visible en la mesosalpinge para asegurar que la circunferencia entera de la tuba haya sido incluida.

Banda de silicona

La banda de silicona fue desarrollada por Yoon y cols. en la década de 1970. La banda se introduce con un aplicador endoscópico especialmente diseñado, el cual puede colocarse a través del canal operatorio de un laparoscopio o por un puerto adicional. Inmediatamente antes de entrar en la cavidad abdominal, la banda se estira sobre la punta distal del cilindro aplicador. Se utiliza un manipulador uterino transcervical para maximizar la exposición de la tuba uterina. Después de que el dispositivo se introduce en la cavidad abdominal, se extienden unas tenazas desde dentro del cilindro de aplicación. Las tenazas se utilizan para enganchar suavemente y levantar la porción ístmica de la tuba, a 3 cm del útero, con cuidado de asegurar que la circunferencia completa de la tuba se encuentre cubierta. Luego, las tenazas se retraen nuevamente hacia el aplicador, el cual cierra ambos brazos de la tenaza alrededor de la tuba retenida mientras tira de un doblez de tuba hacia el interior del cilindro del aplicador. El cirujano debe cerciorarse de que la tuba fue completamente sostenida por las tenazas al entrar al aplicador. Una falla en este paso puede ocasionar que no se ocluya por completo el lumen o se aplique solo en la mesosálpinx. Es importante evitar la tracción excesiva de la tuba durante la retracción de las tenazas. Para evitar una laceración de la mesosálpinx y una hemorragia o laceración tubaria, el cirujano debe mover suavemente el aplicador entero hacia arriba mientras retrae gradualmente las tenazas y la tuba hacia el aplicador. Una vez que la tuba doblada ha sido retraída por completo, el cilindro libera la banda hacia la base del doblez; deben estar contenidos 1.5-2 cm de tuba dentro del cilindro. El asa constreñida se torna blanquecina inmediatamente después de la oclusión. Después de suprimir la vascularización, esta porción se vuelve anóxica y se reabsorbe con el tiempo. Eventualmente, la banda deja de encerrar a la tuba y con frecuencia se le encuentra en la mesosálpinx. Aparte de los 2 cm de tuba introducidos en el cilindro, hay muy poca destrucción tisular con este tipo de bandas. Es difícil aplicar con éxito una banda en tubas uterinas edematosas o de mayor tamaño. Las adherencias tubarias pueden reducir la movilidad de la tuba y, con ello, impedir la toma de un asa adecuada para colocar el aplicador. Se pueden aplicar bandas adicionales en los bordes si hay hemorragia abundante de alguna lesión inadvertida de la mesosálpinx o de la tuba. Se puede utilizar coagulación bipolar o unipolar para obtener hemostasia, o cuando los clips no puedan colocarse de manera apropiada debido a anomalías tubarias (fig. 16-8).

Complicaciones asociadas con la esterilización laparoscópica

Las pacientes en quienes se lleva a cabo una esterilización laparoscópica tienen los mismos riesgos inherentes a cualquier laparoscopia. Los más frecuentes son sangrado, adherencia de tubas uterinas, incapacidad para colocar los clips o pérdida del clip en el abdomen.

El sangrado tubario, que ocurre en menos del 1% de los procedimientos, puede aparecer cuando se utiliza cualquier

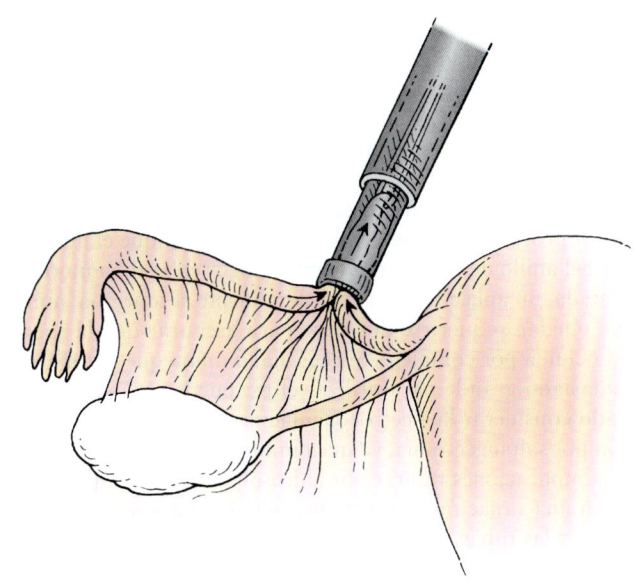

FIGURA 16-8 Método con banda de silicona. Se retrae la porción ístmica de la tuba hacia el cilindro aplicador utilizando unas tenazas que deben rodear por completo la tuba. El cilindro del aplicador se acerca hacia la tuba durante el proceso de retracción para evitar una tracción excesiva en la tuba y en la mesosalpinge.

dispositivo de oclusión tubaria. El aplicador del anillo tiene punta afilada similar a la de las pinzas dentadas utilizadas para retener las tubas. Es frecuente el sangrado de la serosa tubaria cuando la tuba es sujetada, algo que se resuelve con frecuencia una vez que el anillo ha sido colocado y desplegado debido a la presión ejercida. Si el sangrado tubario continúa después de la aplicación del anillo, se puede aplicar presión directa con un disecador o un electrocauterio, procurando alejar la tuba de las estructuras aledañas. Puede haber un sangrado similar después de aplicar el clip de Filshie, que tiene puntas afiladas. En general, se trata de una lesión serosa superficial que no requiere de mayor intervención.

Las adherencias uterinas también pueden complicar los procedimientos laparoscópicos de esterilización. Hacer una revisión exhaustiva de antecedentes quirúrgicos, médicos e infecciosos antes de la cirugía puede ayudar a reducir al mínimo la posibilidad de alguna sorpresa, pero no se puede predecir por completo el hallazgo de adherencias tubarias. Cuando se encuentran adherencias o tubas uterinas grandes, se puede cambiar el abordaje quirúrgico iniciando en el extremo cornual, en vez del fimbriado. Si la anatomía pélvica está ampliamente distorsionada, puede ser de ayuda realizar una cromopertubación con azul de metileno para identificar las tubas cicatrizadas y adheridas. En ocasiones, alterar el procedimiento es la forma más segura de llevar a cabo la esterilización. Si la salpingectomía requiere de una amplia disección que pueda ocasionar sangrado o lesión intestinal, tal vez la mejor opción sea escoger un método diferente (clip, anillo o electrocoagulación). Lo ideal es plantear esta posibilidad a la paciente antes del procedimiento.

Si las tubas se encuentran ampliamente dilatadas, pueden ser demasiado grandes para ocluirlas por medio de un anillo de Falope o un clip de Filshie. Las opciones quirúrgicas en este caso dependen en parte de la conversación preoperatoria. En las pacientes con una clara convicción de que quieren despertar de la anestesia esterilizadas, pero sin preferencia por la forma exacta en que ello se realizará, es más probable que el procedimiento se pueda completar. Aunque el aplicador del anillo de Falope representa riesgos en la tuba uterina dilatada, un aplicador de clip generalmente sí funciona, aunque puedan requerirse dos clips para asegurar que la tuba sea ocluida por completo. Si el cirujano opina que la tuba es demasiado grande para utilizar clips, puede ser más apropiado considerar la electrocoagulación e incluso la extirpación por salpingectomía, ya que también existe la posibilidad de complicaciones futuras por hidrosálpinx (hidrosalpinge).

En una situación de posparto, cuando aún se encuentran grandes las tubas, el uso de clip ha mostrado ser menos eficaz que la salpingectomía parcial, y se sugiere tener esto en cuanta también en la esterilización diferida.

En ocasiones, durante el intento de colocar un clip, este caerá hacia el abdomen. Esta frustrante complicación puede resolverse habitualmente mediante una búsqueda pausada y metódica. Si el clip se cayó durante un intento de colocación, es más probable que haya caído en el fondo de saco posterior. Si de alguna manera se desarticula o entra en el abdomen, según el sitio del puerto, puede ser más difícil de encontrar entre las asas de intestino. Un punto clave es percatarse de la caída y no recolocar a la paciente hasta que se haya identificado su ubicación y se cuente con los instrumentos apropiados. Una gran cantidad de cirujanos llevan a cabo la aplicación del clip con una incisión única a través de un puerto umbilical, por lo que podría ser necesario insertar un puerto adicional para asistir con la retracción de los intestinos. Sin embargo, si el clip es localizado con facilidad, se puede colocar una pinza a través del canal operatorio para retirarlo de inmediato. Si el clip no es inmediatamente visible, se requiere una radiografía simple para poder determinar su localización. Colocar a la paciente en posición de Trendelenburg invertida puede ser de ayuda para que el clip caiga hacia el fondo de saco, donde es más sencillo de encontrar. La mayoría de los cirujanos prefieren retirar un clip que ha caído; sin embargo, hay informes de que se han dejado en la cavidad peritoneal sin secuelas graves (tabla 16-4).

OCLUSIÓN TUBARIA MEDIANTE HISTEROSCOPIA

Los procedimientos de esterilización histeroscópica fueron desarrollados originalmente para mujeres que no son candidatas adecuadas para realizar procedimientos laparoscópicos o abiertos debido a obesidad extrema, múltiples cirugías previas u otras razones que descartan el abordaje abdominal o la anestesia. La histeroscopia se puede llevar a cabo bajo anestesia local o sedación intravenosa en el consultorio y también bajo anestesia general en el quirófano. La decisión de llevar a cabo una histeroscopia en el consultorio o en el quirófano depende de la disponibilidad de estas opciones, así

TABLA 16-4

Complicaciones de los procedimientos laparoscópicos

Lesión intestinal
Lesión vascular
Hemorragia
Necesidad de adherenciólisis
Dificultad para movilizar tubas adheridas
Incapacidad para identificar las tubas
Fracaso para ocluir por completo la tuba en caso de clip o banda
Tubas ampliamente dilatadas que no permiten colocación de clip o banda
Clip o banda extraviadas en el abdomen

como de las dificultades anatómicas de la paciente y otros factores que pueden hacer que el procedimiento sea más seguro en el quirófano que en el consultorio.

La intención de evitar la cirugía abdominal llevó a desarrollar el abordaje histeroscópico para la oclusión tubaria. En el año 2002, la FDA aprobó el microinserto Essure®. En 2007 fue aprobado el ESS 305®, un nuevo modelo creado para mejorar las tasas de colocación bilateral. Se encuentra disponible como parte de un sistema desechable que incluye el microinserto, un sistema de liberación y un introductor por separado. El microinserto se compone de un espiral interno de acero inoxidable, un espiral externo de aleación de titanio y níquel, así como una capa de fibras de politereftalato de etileno (PET, *polyethylene terephthalate*) alrededor del espiral interno. El microinserto mide 4 cm de largo y 0.8 mm de diámetro antes de ser liberado del catéter de inserción. Después de la liberación, su diámetro se expande a 1.5-2 mm, de tal manera que el espiral se abre para anclarse en la tuba uterina a través de la unión uterotubaria (fig. 16-9).

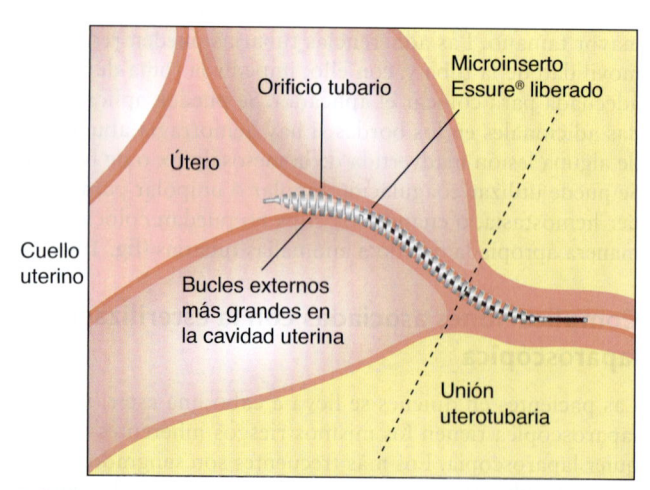

FIGURA 16-9 Método histeroscópico de colocación de microinserto. El microinserto Essure® se diseñó para colocarse en la tuba uterina a través de la unión uterotubaria, donde la tuba deja la pared uterina, pero con 5-10 mm (de tres a ocho vueltas del espiral) aun dentro del útero.

En el abordaje histeroscópico, la determinación del tamaño uterino y la dirección se hace por medio de exploración bimanual una vez que la paciente se encuentra en posición de litotomía dorsal. Se coloca un espéculo en la vagina y se visualiza el cuello uterino. Luego, se aplica bloqueo paracervical con lidocaína al 1%. El cuello uterino es sujetado con pinzas de Pozzi, por lo general del labio anterior. Si se requiere, se pueden utilizar dilatadores de 3-5 mm para aplicar el histeroscopio. Se introduce cuidadosamente el histeroscopio a través del cuello uterino y en la cavidad; después se utiliza un medio de distensión para distender el útero. Se explora la cavidad uterina en búsqueda de anomalías y se identifican los orificios tubarios bilaterales. Posteriormente, el dispositivo de liberación del microinserto se puede acoplar en el histeroscopio a través del puerto para instrumental y colocar los microinsertos en los orificios tubarios.

El microinserto se coloca de forma transcervical por medio del dispositivo especializado, que cabe en el espacio de un conducto operatorio de 5 Fr, en un histeroscopio de 5 mm. Se debe utilizar lente angulada de 12-30°. El histeroscopio es introducido en la cavidad uterina y esta se distiende con solución salina tibia para obtener una vista de los orificios tubarios bilaterales. Cuando se identifican los orificios, se debe colocar el catéter de inserción a través del conducto operatorio en la cavidad uterina. Luego, el catéter es dirigido hacia el orificio tubario. Se despliega el dispositivo de acuerdo con las instrucciones del fabricante. Se avanza el catéter hasta que la marca negra de colocación se encuentre en el orificio tubario. Se puede verificar visualmente la colocación correcta en la tuba, luego se gira la perilla del dispositivo de inserción hasta que se observa una marca negra en el orificio uterino y se alcanza un tope. Luego se podrá observar una banda dorada justo en la apertura de la tuba uterina con un catéter verde liberado a la vista. Entonces se puede presionar la perilla de control para liberar el inserto. El inserto no se expandirá hasta que la perilla sea girada un poco más para liberar el catéter de inserción. Lo ideal es que haya 5-10 mm (equivalente a 3-8 vueltas de espiral) del microinserto en la cavidad uterina. Se deben dejar posicionados los microinsertos que muestren de 0 a 17 vueltas. Los que tengan 18 o más vueltas visibles deberán ser retirados. Es probable que no se logre la extracción del inserto; intentar los retirar insertos con menos de 18 vueltas visibles podría ocasionar que se fracturen o que lesionen a la paciente. Las terminales del microinserto sirven como anclas que evitan que se mueva y disminuyen el riesgo de expulsión. Considérese que si hay una resistencia excesiva en la inserción inicial del dispositivo en el orificio, es decir, si el catéter no avanza hacia el orificio tubario, se dobla demasiado o no puede avanzar después de varios minutos, el procedimiento se debe suspender para evitar la perforación o la colocación en un falso conducto. En esos casos, es posible que la tuba tenga cicatrices, haya espasmo de las tubas o no se haya identificado correctamente el orificio tubario.

Si no es posible identificar el orificio tubario, no se puede acceder a él o se determinó que está ocluido, se debe cancelar el procedimiento. Para reducir el riesgo, el fabricante recomienda que el procedimiento se termine si hay un déficit de líquido mayor de 1500 mL, ya que puede ocasionar hipovolemia, o si el procedimiento tarda más de 20 min.

Las tubas no se consideran ocluidas hasta que ocurra el crecimiento interno de tejido en ambas cavidades, esto como resultado de una respuesta inflamatoria y fibrótica a las fibras de PET en el espiral interno. Se debe practicar una prueba confirmatoria 3 meses después de la inserción para verificar que la oclusión tubaria sea bilateral. Esto se puede llevar a cabo mediante histerosalpingografía, que debe exhibir la oclusión bilateral, o por medio de ecografía transvaginal, que mostrará los microinsertos bilaterales. Mientras eso ocurre, debe utilizarse anticoncepción adicional para evitar el embarazo y se debe asesorar a las pacientes para asegurarse de que entienden el retraso de la eficacia anticonceptiva, así como la importancia del seguimiento.

Las mujeres con obesidad extrema, cirugías múltiples que conducen a adherencias intraabdominales u otras contraindicaciones relativas para la cirugía laparoscópica o abdominal pueden beneficiarse de este abordaje, el cual evita incisiones y, en muchos casos, anestesia general o regional. El abordaje histeroscópico también tiene la facilidad de poder realizarse en el consultorio, a diferencia de los procedimientos que solo son posibles en un quirófano. No deben colocarse dispositivos Essure® a las mujeres con hipersensibilidad al níquel porque la parte externa esta hecha de una aleación de níquel y titanio. Se han informado reacciones adversas en mujeres con alergia al níquel (cuadro 16-2).

CUADRO 16-2 PASOS DEL PROCEDIMIENTO

Esterilización histeroscópica con microinsertos

- Colocar a la paciente en posición de litotomía.
- Vaciar su vejiga.
- Realizar asepsia y antisepsia de perineo.
- Colocar el espéculo y visualizar el cuello uterino.
- Dilatar el cuello uterino para insertar el histeroscopio.
- Introducir cuidadosamente el histeroscopio operatorio a través del cuello uterino.
- Obtener una adecuada distensión uterina con solución salina normal para identificar ambos orificios tubarios.
- Colocar el catéter de liberación a través del puerto operatorio del histeroscopio y en el orificio tubario hasta el nivel de la marca negra.
- Desplegar el microinserto y separarlo del catéter.
- Retirar el catéter y repetir el procedimiento en el lado opuesto.
- Visualizar ambos orificios tubarios y registrar la cantidad de microinsertos colocados en la cavidad uterina.

Complicaciones quirúrgicas asociadas con la esterilización histeroscópica

Las pacientes en quienes se lleva a cabo esterilización histeroscópica tienen los mismos riesgos inherentes a una histeroscopia. La esterilización histeroscópica ofrece una opción permanente de esterilización, con bajo riesgo y que puede realizarse en el consultorio. En el 3-4% de los casos ocurren complicaciones, que con frecuencia incluyen eventos adversos secundarios a la incomodidad de la paciente, problemas de visualización, dificultad con la colocación del microinserto y perforación. Aunque la esterilización histeroscópica puede efectuarse en el consultorio, no todas las pacientes son candidatas ideales para ello, y algunas podrían beneficiarse de una sedación más profunda y de la vigilancia disponibles en el quirófano. Por lo general lo toleran bien las mujeres que fueron seleccionadas cuidadosamente, tuvieron un buen asesoramiento y están interesadas en realizar el procedimiento en el consultorio. Existen numerosas opciones para maximizar la comodidad de la paciente, y cada médico determinará la mejor opción según el contexto. El síncope vasovagal es la complicación más frecuente relacionada con la comodidad de la paciente y ocurre en menos del 3% de los casos. La ansiólisis (con benzodiazepinas orales, sublinguales o intravenosas) puede ser una forma eficaz de reducir al mínimo la ansiedad antes y durante el procedimiento, así como de incrementar la tasa de éxito. En general, los cólicos ocasionados a partir de la distensión uterina y la manipulación tubaria se controlan bien con ibuprofeno o ketorolaco. Ambos fármacos ofrecen el beneficio potencial de disminuir el espasmo tubario, por lo que incrementan la oportunidad de un procedimiento exitoso.

El reto siguiente es la visualización de los orificios bilaterales. Aunque numerosos proveedores prefieren programar los procedimientos durante la fase proliferativa temprana del ciclo menstrual, los datos son contradictorios respecto a una mayor tasa de éxito del procedimiento en esa fase. Crear un revestimiento endometrial más delgado con anticonceptivos, predominantemente con progestágenos, puede mejorar la visualización y limitar la posibilidad de un embarazo temprano no detectado. Una vez que se visualizan los orificios bilaterales, se inicia la inserción de los espirales. Si se encuentra resistencia significativa al momento de pasar a través del orificio y hacia el lumen, se debe detener el procedimiento, ya que el espiral puede estar posicionado de forma inapropiada en la tuba o un espasmo esta bloqueando la entrada. La premedicación con AINE disminuye el espasmo tubario. En ocasiones, se puede esperar algunos minutos para introducir el microinserto, y una vez que se resuelva la molestia será posible el paso seguro del microinserto. Debido a que la distensión uterina puede iniciar el espasmo, abrir el drenaje del histeroscopio y permitir que el útero se relaje también puede ser eficaz. Algunos médicos administran nifedipino en este punto a las pacientes apropiadas, aunque hay datos limitados que apoyen esta práctica. Si continúa la resistencia y el cirujano insiste en la colocación del microinserto, es posible que ocurra una perforación tubaria. Si el cirujano sospecha de perforación, que se presenta en hasta el 2% de los procedimientos, se pueden ordenar radiografías simples o con fluoroscopia. Sin embargo, las imágenes solo mostrarán la forma y localización general del inserto y no se puede diagnosticar una perforación. Si se sospecha de perforación, se justifica una evaluación por laparoscopia (tabla 16-5).

TABLA 16-5
Complicaciones de los procedimientos histeroscópicos

Dificultad para visualizar los orificios tubarios bilaterales
Dificultad para colocar el microinserto
Perforación de la pared uterina o tubaria
Síncope vasovagal si la paciente está despierta
Necesidad de laparoscopia si se sospecha perforación u otra lesión

SALPINGECTOMÍA BILATERAL

En años recientes, la salpingectomía bilateral, o "salpingectomía de oportunidad", se ha convertido en el procedimiento más habitual para la esterilización femenina. La evidencia de que la mayoría de los cánceres de ovario se originan en la fimbria de la tuba uterina ha hecho de esta cirugía una opción atractiva para muchas mujeres y sus proveedores al momento de la histerectomía, la ooforectomía o la esterilización tubaria. Aunque el riesgo general de cáncer de ovario en la población general es muy bajo, es la principal causa de muerte por malignidades ginecológicas, por lo que representó más de 21 000 casos nuevos y 14 000 muertes en 2015. Esto ocurre en parte porque el cáncer de ovario es notoriamente difícil de detectar a tiempo. Numerosas estrategias de cribado y detección temprana han sido infructuosas. Por lo tanto, se justifican medidas de prevención a pesar de la baja frecuencia relativa del cáncer de ovario.

De manera adicional, y quizás más importante, la salpingectomía bilateral confiere mayor eficacia anticonceptiva que los métodos de oclusión. La fertilización ocurre en la tuba uterina; por lo tanto, su extirpación disminuye significativamente el riesgo de cualquier embarazo. La tasa de fracaso de todos los métodos de oclusión es de 18.5 por cada 1 000 procedimientos en 10 años. Se recomienda la salpingectomía bilateral como el procedimiento apropiado para las mujeres que han experimentado embarazo después de la oclusión tubaria, lo que sugiere que brinda mejor protección contra el embarazo. Sin embargo, en los Estados Unidos no ha habido estudios a largo plazo de la eficacia anticonceptiva con la salpingectomía bilateral. El estudio CREST (*Collaborative Review of Sterilization*) mostró que los procedimientos de resección de la tuba fueron más eficaces que los de oclusión, lo que puede fortalecer la idea de que la escisión de la tuba completa puede conferir incluso más eficacia. En la literatura especializada se ha informado solo un caso de embarazo espontáneo después de la salpingectomía bilateral. Se han comunicado varios casos de embarazo ectópico intersticial y heterotópico después de fertilizaciones *in vitro* realizadas en mujeres con salpingectomía bilateral; no obstante, incluyen transferencia de embrión, pero no fertilización espontánea. La resección de ambas tubas uterinas reduce la probabilidad de embarazo ectópico futuro e hidrosálpinx, ambos causa de dolor y otras enfermedades concomitantes. A diferencia de algunas técnicas de oclusión tubaria, la salpingectomía es factible incluso con tubas dañadas o enfermas. Es obvio que la reanastomosis tubaria para revertir la esterilización no es posible después de la salpingectomía bilateral; sin embargo, la fertilización *in vitro* permanece como una opción para las mujeres que desean embarazarse después de la esterilización.

Es importante considerar que en la salpingectomía bilateral existe un potencial de alteración del flujo ovárico, lo que puede ocasionar menopausia prematura. En general, los estudios que evaluaron la reserva ovárica después de una salpingectomía bilateral no han encontrado ninguna diferencia significativa. Sin embargo, se requiere más información a largo plazo. La salpingectomía se puede llevar a cabo al momento de la cesárea, en el posparto y como cirugía diferida.

Salpingectomía en la cesárea

La salpingectomía bilateral puede realizarse en lugar de la ligadura de tubas bilateral en los mismos intervalos de tiempo que se ofrece la esterilización femenina. La salpingectomía bilateral se puede llevar a cabo al momento de la cesárea, en el posparto inmediato o un período después del embarazo.

Cuando se realiza en la cesárea, la salpingectomía bilateral se lleva a cabo después del cierre de la histerotomía. Algunos estudios han demostrado que, a pesar de la preocupación teórica de un mayor sangrado con el útero grávido, la salpingectomía bilateral en la cesárea no parece incrementar la pérdida de sangre ni las complicaciones. En un estudio retrospectivo de casos se evaluó la implementación de un cambio institucional de salpingectomía parcial a total en la cesárea. No hubo diferencias significativas de ninguna característica demográfica u operativa en el tiempo quirúrgico entre las 90 mujeres a quienes se realizó la salpingectomía parcial, en comparación con las 50 en quienes se efectuó salpingectomía total bilateral.

Para llevar a cabo la salpingectomía bilateral en la cesárea, el útero debe permanecer externalizado. Si no es posible externalizar el útero debido a cicatrices u otras circunstancias, el procedimiento aún se puede efectuar siempre y cuando las fimbrias sean visibles y manipulables. Las fimbrias se identifican y se sujetan con pinzas de Babcock o de Allis. La terminal fimbriada debe levantarse, separándola del ovario, y prensarse con pinzas hemostáticas debajo de la fimbria. Se debe tener cuidado para evitar trastornar el flujo sanguíneo hacia el ovario. No se debe seccionar el ligamento uteroovárico, y debe identificarse el ligamento pélvico infundibular para evitarlo. Si se desea, puede utilizarse una segunda pinza hemostática debajo de la primera para proporcionar tracción mientras la sección distal de la tuba uterina se separa del ovario. Entonces, se emplea el electrocauterio u otro dispositivo bipolar para separar la fimbria del ovario y luego continuar por la mesosálpinx hacia el útero. Una vez que se ha realizado la resección a nivel del útero, se usa el electrocauterio para cortar la tuba justo antes de los cuernos. Se puede dejar un segmento de tuba uterina de hasta 1 cm del lado cornual. Debe verificarse la hemostasia. Si se presenta sangrado, este se puede contener con electrocauterio o suturas. Después de la extirpación de ambas tubas, se debe volver a colocar el útero en la pelvis y luego revisar la hemostasia nuevamente, antes de cerrar la incisión de laparotomía.

Salpingectomía bilateral posparto

La preocupación por el agrandamiento de los vasos en el útero grávido puede prolongar el tiempo de operación. Otras complicaciones han hecho de la salpingectomía bilateral posparto un procedimiento menos frecuente que la ligadura bilateral posparto. En la salpingectomía bilateral posparto, la técnica para entrar en el abdomen e identificar las tubas es similar a la de la ligadura tubaria bilateral posparto. Se debe efectuar una incisión transversal de 2-3 cm a la altura del ombligo. El tejido subcutáneo se debe disecar, con o sin filo, a nivel de la fascia. Se incide la fascia con tijeras de Mayo o bisturí y se entra hacia el peritoneo con o sin filo. El útero se debe maniobrar de forma externa rotando la mesa quirúrgica y colocando presión externa en el abdomen. Los dedos del cirujano se deslizan por el fondo uterino hasta detectar los cuernos uterinos en el campo visual. Luego se utilizan pinzas de Babcock para sujetar la tuba. Después, se coloca distalmente una segunda pinza de Babcock, y esto se repite de manera secuencial hasta llegar al extremo de la fimbria. Una vez que se identifica la tuba, se debe levantar hacia la incisión con las pinzas de Babcock en las porciones ampular e ístmica. Se pueden elaborar pedículos en las porciones avasculares de la mesosálpinx, justo debajo de la tuba para permitir la colocación de pinzas de Kelly o hemostáticas por debajo de ella. Luego, se hace resección de la tuba a lo largo de la fimbria por medio de electrocauterio. La unión uterotubaria se debe ligar con sutura de poliglicano (Vicryl®) y luego cortarse. Como alternativa, es posible ligar esta unión con electrocauterio y luego cortarla. Se evalúa la hemostasia después de la manipulación del útero para exponer la otra tuba y se completa el procedimiento del lado contralateral.

Salpingectomía bilateral diferida

La salpingectomía se puede realizar de forma segura en lugar de los procedimientos de oclusión tubaria durante la esterilización diferida. La salpingectomía bilateral diferida se practica con mayor frecuencia por vía laparoscópica. Por lo general, se requieren tres puertos: uno para el laparoscopio, uno para los instrumentos y otro para una pinza atraumática.

Como alternativa, se pueden utilizar dos puertos si el laparoscopio tiene un canal operatorio. Es de ayuda contar con un manipulador uterino transcervical para maximizar la exposición de la tuba. Se utilizan pinzas atraumáticas para identificar la tuba hasta el extremo fimbriado. La fimbria se levanta y se separa con cuidado del ovario para evitar los ligamentos infundibulopélvico y uteroovárico. Se alza la tuba con pinzas atraumáticas mientras se coloca el instrumento electroquirúrgico entre la fimbria y el ovario. Se debe utilizar electrocauterio con tijera monopolar o un dispositivo bipolar con capacidad de corte para escindir la fimbria. Se debe manipular la tuba para exponer la "V" de la mesosálpinx debajo de la tuba. La mesosálpinx debe cortarse a lo largo del borde inferior de la tuba a través de la unión uterotubaria. Entonces, se levanta la tuba de forma perpendicular al útero para permitir que el cauterio seccione la tuba a una distancia aproximada de 1 cm del útero.

Complicaciones quirúrgicas de la salpingectomía bilateral

Durante la salpingectomía puede haber sangrado excesivo, especialmente en mujeres con cicatrices de cirugías previas o endometriosis. Es posible encontrar sangrado al proceder medialmente, desde la terminal fimbriada de la tuba, con la separación suave de esta última del ovario. Es importante que el cirujano tenga en mente no dejar tejido de fimbria (que se sabe que persiste en el 9-16% de las pacientes) con la intención de reducir lo más posible el cáncer de ovario. Dada la cercanía del ovario con los vasos uteroováricos, el ligamento infundibulopélvico y los vasos colaterales, se debe tener cuidado de encontrar el plano más avascular para limitar el daño. Aunque se deben hacer intentos por reducir al mínimo el traumatismo directo al ovario, parece ser que la función ovárica no resulta afectada, incluso con disecciones amplias de la mesosálpinx. El sangrado en el extremo fimbriado durante la disección puede manejarse, por lo regular, con el uso sensato del electrocauterio. Otra área de preocupación de sangrado durante la salpingectomía son los cuernos, donde la tuba entra en el útero propiamente vascularizado. La identificación cuidadosa de la unión uterotubaria y la atención a la localización de la porción intersticial de la tuba (que por lo general se ignora en la salpingectomía) puede ayudar a limitar el sangrado. Cuando la esterilización se hace con electrocoagulación, muchos médicos cauterizan más de una vez en la unión uterotubaria para asegurarse de que el muñón haya sellado adecuadamente. Si ocurriera sangrado incorregible con electrocauterización o presión, otra opción es aplicar fármacos hemostáticos o inyección de fármacos vasoconstrictores en el miometrio circundante.

EFICACIA DE LA ESTERILIZACIÓN

Todos los métodos de esterilización son mucho más eficaces que los métodos anticonceptivos reversibles a corto plazo y dependientes de la usuaria; los anticonceptivos orales son el método reversible más utilizado en los Estados Unidos, y el 9% de las mujeres experimentarán fallas (embarazos) con su uso habitual. Este riesgo relativamente elevado de embarazo no deseado enmarca la importancia de ofrecer anticoncepción permanente en las mujeres que han completado su interés en procrear. Es sorprendente para numerosas pacientes que 1) la esterilización no sea 100% eficaz y 2) que los anticonceptivos reversibles de largo plazo (dispositivos intrauterinos e implantes anticonceptivos) tengan tasas de fracaso similares a las de la esterilización. El implante anticonceptivo de etonogestrel tiene la tasa anual de fracaso más baja que cualquier método anticonceptivo, con un 0.05%. La tasa anual de fracaso para los dispositivos intrauterinos de cobre (0.8%) y levonorgestrel (0.2%) también es baja, lo que los hace los tres métodos anticonceptivos reversibles de larga duración más razonables en mujeres que desean esterilización, pero que están abiertas a un método no permanente.

La eficacia de la esterilización fue estudiada con mayor profundidad en la década de 1990, cuando los Centers for Disease Control and Prevention llevaron a cabo el estudio CREST en los Estados Unidos. Este gran estudio prospectivo multicéntrico en 10 658 mujeres en quienes se realizó esterilización entre 1978 y 1986 estableció la seguridad y eficacia general de la esterilización por laparoscopia y minilaparotomía. Este enorme estudio brinda la mejor información acerca de la efectividad a largo plazo de la esterilización. Aunque numerosos estudios desde el CREST han evaluado la eficacia y seguridad de la esterilización, ninguno ha seguido a las mujeres hasta durante 14 años, como lo hizo el CREST. La eficacia de la esterilización varía enormemente según el tipo (*véase* tabla 16-1). En el estudio CREST, el riesgo general de embarazo fue de 5.5 por cada 1000 procedimientos en 1 año y de 18.5 por cada 1000 procedimientos en 10 años. La tasa de fracaso más baja a los 10 años fue con salpingectomía parcial posparto (7.5 por cada 1000 procedimientos); la más alta, con el clip de Hulka (36.5 por cada 1000 procedimientos).

Los clips evaluados en el estudio CREST (de Hulka) casi no se usan hoy en día. Esos clips de plástico con un mecanismo de bloqueo con resorte de oro alrededor de la tuba tuvieron la tasa de fracaso más alta a 5 años en el estudio CREST (31.7 por cada 1000 procedimientos). Los clips que se emplean con mayor frecuencia hoy en día (el de titanio y silicona de Filshie) utilizan un aplicador con un labio para cerrar el clip alrededor de la tuba. Este mecanismo diferente permitió tasas de fracaso mucho menores que el clip de Hulka. Una revisión sistemática de evidencia más reciente informó una tasa de fracaso a 1 año de 4 por cada 1000 procedimientos con el clip de Filshie. En dos estudios controlados y aleatorizados que compararon directamente los procedimientos de clip de Hulka frente a los del Filshie, ya sea por minilaparotomía o laparoscopia, los clips de Filshie tuvieron una tasa de fracaso de 1.1 por cada 1000 procedimientos, y los de Hulka de 6.9 por cada 1000 procedimientos.

Un cambio adicional en la técnica quirúrgica que ha permitido mejorar la prevención es el abordaje basado en evidencia de la oclusión tubaria con electrocoagulación.

Aunque la esterilización con el uso de energía monopolar se asoció con la tasa de fracaso más baja en el estudio CREST (2.3 por cada 1000 a 5 años), también se relacionó con una tasa más alta de complicaciones, aparentemente secundarias a la mayor dispersión térmica de la energía monopolar que ocasionó lesión intestinal. Utilizar la coagulación bipolar con la energía apropiada (≥ 25 W), así como la atención a la desecación del segmento de 3 cm de la tuba en tres localizaciones, puede tener como resultado una tasa de fracaso a 5 años de 3.2 casos por cada 1000.

SEGURIDAD DE LA ESTERILIZACIÓN

Además de brindar anticoncepción permanente altamente eficaz, la esterilización es segura. Las tasas de complicaciones son bajas y las comorbilidades mayores son poco frecuentes. En los Estados Unidos las muertes atribuibles a ella son raras. Con base en los datos de hace varias décadas, se calculó que las muertes por esterilizaciones realizadas en hospitales de los Estados Unidos fueron de 1-2 por cada 100 000 procedimientos. La mayoría de estas muertes informadas fueron secundarias a problemas relacionados con la anestesia (hipoventilación, paro cardiorrespiratorio) y no con complicaciones directas de la cirugía. Varias de estas muertes fueron causadas por sepsis de lesiones intestinales no intencionadas por el uso de electrocoagulación unipolar. Debido al conocido aumento de la dispersión térmica y al mayor riesgo de lesión intestinal potencialmente causante de sepsis, la mayoría de las recomendaciones sugieren utilizar electrocoagulación bipolar si se elige el método de esterilización por oclusión térmica. En otro estudio sobre procedimientos de esterilización en los Estados Unidos, las muertes fueron más frecuentes en mujeres con alteraciones médicas subyacentes. Algunos datos recientes sugieren que la seguridad ha mejorado, con un informe de 0 muertes en 9 475 mujeres en quienes se llevó a cabo esterilización tubaria laparoscópica diferida. De manera similar, en un estudio realizado en Europa con 27 653 mujeres a quienes se practicó esterilización tubaria por laparoscopia o minilaparotomía no se informaron muertes. Una revisión Cochrane publicada en 2016 que incluyó a cerca de 13 000 mujeres tampoco informó muertes. Estos estudios recientes confirman que la esterilización quirúrgica es muy segura.

COMPLICACIONES TARDÍAS Y A LARGO PLAZO DE LA ESTERILIZACIÓN TUBARIA

Las complicaciones tardías o a largo plazo de la esterilización tubaria incluyen fracaso (embarazo), arrepentimiento con la subsecuente reversión, dolor con o sin cambios menstruales (conocido formalmente como *síndrome postesterilización*) y más cirugías (histerectomía o retiro de microinserto). Aunque el riesgo acumulado de embarazo a 1 año después de la esterilización suele informarse en casi 5 de cada 1000 procedimientos, el riesgo real depende mucho del tipo de esterilización realizada y de la edad de la paciente al momento de efectuar la intervención.

El estudio más grande que evaluó este aspecto en los Estados Unidos es el CREST, ya mencionado. Los resultados del estudio CREST se resumen en la tabla 16-1. Se informan las tasas de fracaso a 1 año desde menores a 1 por cada 1000 procedimientos (coagulación unipolar y salpingectomía parcial posparto) hasta 18.2 por cada 1000 procedimientos (aplicación de clip de resorte). Sin embargo, las tasas acumuladas de fracaso varían de 7.5 por cada 1000 procedimientos (coagulación unipolar y salpingectomía parcial posparto) hasta 36.5 por cada 1000 procedimientos (aplicación de clip de resorte). Fue notable también la tasa de fracaso mucho más alta entre las mujeres más jóvenes, que tienen más años reproductivos después de los procedimientos. En las mujeres de 18-27 años de edad al momento del procedimiento, la tasa de fracaso fue tan alta como 54.3 por cada 1000 procedimientos (coagulación bipolar), en comparación con las mujeres de 34-44 años de edad al momento del procedimiento.

Aunque el estudio CREST proporcionó la cohorte más grande en los Estados Unidos (de la cual se pueden hacer estimaciones acerca del riesgo de fracaso), desde su publicación han habido cambios significativos en la práctica quirúrgica (tendencia hacia laparoscopia) y en los procedimientos de esterilización (oclusión tubaria histeroscópica, salpingectomía, distintos clips). Los análisis secundarios de los procedimientos de coagulación bipolar realizados durante el estudio CREST demostraron que el riesgo acumulado de embarazo a 5 años fue de 195 por cada 1000 procedimientos en mujeres esterilizadas entre 1978 y 1982, pero de solo 6.3 por cada 1000 entre las mujeres esterilizadas de 1985 a 1987. Estas diferencias sugieren que los cambios en la práctica quirúrgica pueden explicar los cambios sustanciales en las tasas de fracaso. En las mujeres que se realizan esterilización por coagulación bipolar, la eficacia se ha mejorado con la coagulación en tres sitios. Si se utilizan menos de tres sitios, la probabilidad acumulada de fracaso a 5 años es de 12.9 por cada 1000 procedimientos. Sin embargo, si se coagulan tres o más sitios, la probabilidad acumulada de embarazo a 5 años es parecida a la observada en la coagulación monopolar (3.2 por cada 1000 procedimientos frente a 2.3 por cada 1000 procedimientos).

La mayoría de los embarazos informados después de la esterilización eran tardíos; algunos se debían a embarazos tempranos no detectados en la fase lútea al momento del procedimiento. Se estima que esto ocurre en 2-3 casos por cada 1000 procedimientos. El riesgo de embarazo temprano no detectado se puede reducir al mínimo alentando a la paciente a usar anticoncepción eficaz hasta antes del momento del procedimiento. Llevar a cabo procedimientos en la fase folicular del ciclo menstrual, después de una prueba de embarazo negativa, también puede disminuir la posibilidad de operar de forma inadvertida a una mujer embarazada.

Hay más probabilidad de que los embarazos que ocurren después de los procedimientos de esterilización sean ectópicos, en comparación con las mujeres sin cirugía tubaria. Así como las tasas de fracaso, el riesgo de embarazo ectópico también depende del tipo de procedimiento de esterilización realizado. En el estudio de cohorte CREST, entre las mujeres que experimentaron fracaso en la esterilización (embarazo), la proporción más alta de embarazos ectópicos (65%) ocurrió en aquellas en quienes se había realizado coagulación bipolar, seguida de salpingectomía parcial diferida (43%), aplicación de banda de silicona (29%), salpingectomía parcial posparto (20%), coagulación monopolar (17%) y aplicación de clip (15%). El riesgo de embarazo ectópico varió no solo según el método de esterilización, sino también en función del momento en el que se efectuó el procedimiento, incrementándose con el paso del tiempo. Cuando se observan todos los métodos de esterilización, la proporción de embarazos ectópicos fue tres veces más grande a los 4-10 años (61%) en comparación con los primeros 3 años (20%). Después de 10 años, todos los embarazos informados fueron ectópicos.

El riesgo de embarazo ectópico varía según el tipo de esterilización y la edad al momento del procedimiento; también depende de cada paciente en particular y se puede considerar en términos absolutos y relativos. En las mujeres que no utilizaron ningún tipo de anticonceptivo antes de la esterilización y con varios riesgos de embarazo ectópico, su riesgo absoluto de embarazo ectópico disminuyó de manera considerable después de la esterilización. Independientemente del riesgo específico para las mujeres que conciben después de cualquier tipo de procedimiento de esterilización, especialmente a muy largo plazo, el embarazo ectópico es el principal diagnóstico diferencial.

Las complicaciones potenciales de la esterilización histeroscópica incluyen reacciones alérgicas. Las mujeres con hipersensibilidad al níquel pueden tener reacción de hipersensibilidad tipo IV, con síntomas que incluyen eritema o prurito generalizado. La incidencia de reacciones de hipersensibilidad no se conoce bien, ya que se describen principalmente como informes de caso o casos seriados. Las mujeres en quienes se realiza esterilización histeroscópica también han informado expulsión del dispositivo. Como se ha observado en el 0.5-2.9% de los casos, esto ocurre generalmente poco tiempo después del procedimiento y antes de un estudio de imagen confirmatorio. Se ha informado solo un caso de expulsión después de histerosalpingografía.

Varias décadas atrás, cuando la preocupación acerca del síndrome de postesterilización tubaria era más grande, hubo también preocupación por la tasa de histerectomías en mujeres que fueron esterilizadas debido a dolor o sangrados irregulares. En el estudio CREST, todas las mujeres en quienes se llevó a cabo esterilización, independientemente de su edad, tuvieron cinco veces más probabilidad de tener una histerectomía en comparación con las mujeres cuyas parejas se realizaron vasectomía.

Se ha informado la presencia de dolor pélvico de nueva aparición en hasta el 9% de las pacientes en quienes se practicó esterilización histeroscópica, e incluso con mayor frecuencia en aquellas con dolor basal. Este dolor, que puede relacionarse con un microinserto mal colocado, inflamación, espasmo tubario o no estar relacionado con el procedimiento, puede ser la explicación de algunas de las histerectomías o retiros de dispositivo después de la esterilización.

CAMBIOS MENSTRUALES DESPUÉS DE LA ESTERILIZACIÓN

Históricamente, ha existido un debate importante sobre la posibilidad de un síndrome secundario a la ligadura de las tubas uterinas. Aunque no está bien definido, el síndrome posligadura implica cambios en el ciclo menstrual, con o sin dolor asociado. Las preocupaciones por este síndrome iniciaron en la década de 1950 y fueron apoyadas por estudios en la década de 1970, con síntomas similares a los de postesterilización. Sin embargo, la literatura especializada acerca de este síndrome ha tenido fallas metodológicas que desacreditan la posibilidad de dicho síndrome. Los estudios prospectivos más recientes en los Estados Unidos no han encontrado diferencias en los patrones de sangrado entre las mujeres esterilizadas y no esterilizadas con un uso controlado de anticonceptivos. De igual modo, no hubo diferencias significativas en los síntomas y patrones menstruales entre las mujeres que se sometieron a esterilización y aquellas cuyas parejas se practicaron una vasectomía.

La fisiopatología detrás de una posible alteración menstrual debido a métodos de esterilización más viejos (sin incluir la histeroscopia) se atribuyó inicialmente a daños en la función ovárica. Existía la preocupación de que la oclusión tubaria pudiera afectar de forma negativa el flujo sanguíneo ovárico. Esto no se ha documentado mediante estudios de laboratorio, aunque ha resurgido como una inquietud debido al incremento de salpingectomías. La información actual no respalda una influencia significativa en la función ovárica; sin embargo, aún se requieren estudios a largo plazo para responder a esta pregunta de forma definitiva. Las mujeres en quienes se ha llevado a cabo la esterilización histeroscópica informan cambios menstruales que incluyen sangrado más abundante, sangrado intermenstrual y flujo más claro. El sangrado uterino anómalo se diagnostica en hasta el 20% de las mujeres en quienes se realiza este procedimiento; es más frecuente en aquellas que tuvieron irregularidades previas a la cirugía.

ARREPENTIMIENTO

Debido a su carácter definitivo, la determinación de someterse a esterilización es una decisión que las pacientes y su médico no deben tomar a la ligera. Aunque existen opciones de reversión para todos los métodos, con excepción de la salpingectomía bilateral, estos procedimientos son complicados, costosos y pueden no resultar como se desea. Comprender el potencial de arrepentimiento puede ayudar a guiar el asesoramiento preoperatorio, pero no debe emplearse para restringir el acceso a la esterilización de pacientes bien informadas. La capacidad para predecir quién se arrepentirá es baja, ya que el arrepentimiento obedece generalmente a circunstancias impredecibles de la vida.

El arrepentimiento después de la esterilización se puede deber a características de la paciente (edad), cambios en su situación social (nuevo matrimonio, pérdida de un hijo) o insatisfacción por el procedimiento asociada con sus efectos secundarios. Se estima que el arrepentimiento postesterilización varía ampliamente y se ha informado que puede llegar al 28%, con tendencia a aumentar en el largo plazo. Después de 3 años, solo el 4% de las mujeres informaron arrepentimiento, pero a los 14 años el 13% de las mujeres indicaron estar arrepentidas. Es interesante que la probabilidad acumulada de arrepentimiento a 5 años fue similar entre las mujeres que se realizaron esterilización tubaria (7%) y aquellas cuyas parejas se sometieron a vasectomía (6%). El 6% de las mujeres en el estudio CREST informaron haber contactado a un proveedor de servicios de salud para consultar acerca de la reversión tubaria por lo menos una vez desde el procedimiento, pero solo el 1% obtuvo la reversión.

PUNTOS CLAVE

- Las pacientes necesitan estar bien informadas acerca de todas las opciones, tanto permanentes como reversibles, para controlar su fertilidad. Antes de autorizar una cirugía, la mujer debe estar consciente de que la vasectomía confiere menor riesgo que la esterilización femenina y que es igual de eficaz, aunque no inmediata.
- En las pacientes que eligen la esterilización quirúrgica femenina, una amplia revisión del historial médico y quirúrgico, así como de los riesgos, puede ayudar a guiar las decisiones acerca de los abordajes quirúrgicos específicos. Se debe informar a las mujeres acerca de los beneficios no anticonceptivos de la esterilización (reducción del riesgo de cáncer de ovario) y su posible influencia en la menstruación (ya sea por dejar de tomar anticonceptivos hormonales o por la esterilización histeroscópica).
- En la esterilización diferida se prefiere la esterilización laparoscópica frente a la laparotomía o minilaparotomía, dada la menor tasa de complicaciones y el rápido tiempo de recuperación. En las mujeres que no desean salpingectomía, se puede realizar un procedimiento de una sola incisión si se utilizan dispositivos de oclusión, como el clip de Filshie o el anillo de Falope.
- Se debe ofrecer la salpingectomía a todas las mujeres que desean esterilización laparoscópica, pues presenta la tasa de fracaso más baja, prácticamente no tiene riesgo de embarazo ectópico y ofrece reducción potencial del cáncer de ovario. Ya que no implica un incremento de las complicaciones, se puede considerar como la opción óptima, aunque el tiempo operatorio aumenta ligeramente.
- La esterilización por laparotomía o minilaparotomía debe reservarse para el contexto perinatal. Ello se debe al aumento de riesgo de complicaciones relacionadas con las opciones laparoscópicas e histeroscópicas diferidas. El asesoramiento sobre los planes de esterilización posparto se debe brindar durante los cuidados prenatales, no durante la admisión a trabajo de parto o a la sala de expulsión. Antes de cualquier cesárea, el médico debe mencionar nuevamente los planes de esterilización para confirmar las preferencias de la paciente. Aunque existen opciones de esterilización complicadas (Uchida) y simples (clip de Filshie), en el contexto del posparto, la salpingectomía parcial mediante técnica modificada de Pomeroy o Parkland es la más eficaz.
- La esterilización histeroscópica es un abordaje ideal en la mayoría de las mujeres que desean esterilización diferida, especialmente para aquellas con varias cirugías abdominales o comorbilidades médicas que hacen el abordaje laparoscópico menos seguro. Un asesoramiento más detallado y la elaboración de listas de pros y contras con la paciente pueden ser de mucha utilidad para determinar si es apropiada una esterilización histeroscópica.

BIBLIOGRAFÍA

Adelman MR, Dassel MW, Sharp HT. Management of complications encountered with Essure hysteroscopic sterilization: a systematic review. *J Minim Invasive Gynecol* 2014;21(5):733–743.

American College of Obstetricians and Gynecologists. ACOG Practice bulletin no. 133: benefits and risks of sterilization. *Obstet Gynecol* 2013;121(2 Pt 1):392–404.

Bartz D, Greenberg JA. Sterilization in the United States. *Rev Obstet Gynecol* 2008;1(1):23–32.

Bishop E, Nelms WF. A simple method of tubal sterilization. *N Y State Med J* 1930;30(4):214.

Block-Abraham D, et al. Medicaid Consent to Sterilization forms: historical, practical, ethical, and advocacy considerations. *Clin Obstet Gynecol* 2015;58(2):409–417.

Bollapragada SS, et al. Spontaneous pregnancy after bilateral salpingectomy. *Fertil Steril* 2005;83(3):767–768.

Borrero S, et al. Medicaid policy on sterilization—anachronistic or still relevant? *N Engl J Med* 2014;370(2):102–104.

Carney PI, et al. Occurrence of chronic pelvic pain, abnormal terine bleeding, and hysterectomy post procedure among women who have undergone female sterilization procedures—a retrospective claims analysis of commercially insured women in the US. *J Minim Invasive Gynecol* 2018;25:651–660.

Casey J, et al. Current techniques and outcomes in hysteroscopic sterilization: current evidence, considerations, and complications with hysteroscopic sterilization micro inserts. *Curr Opin Obstet Gynecol* 2017;29(4):218–227.

Clark NV, et al. Essure removal for the treatment of device-attributed symptoms: an expanded case series and follow-up survey. *J Minim Invasive Gynecol* 2017;24(6):971–976.

Cleary TP, et al. Pregnancies after hysteroscopic sterilization: a systematic review. *Contraception* 2013;87(5):539–548.

Committee on Gynecologic Practice. Committee opinion no. 620: salpingectomy for ovarian cancer prevention. *Obstet Gynecol* 2015;125(1):279–281.

Creinin MD, Zite N. Female tubal sterilization: the time has come to routinely consider removal. *Obstet Gynecol* 2014;124(3):596–599.

Danis RB, Della Badia CR, Richard SD. Postpartum sterilization: could bilateral salpingectomy replace tubal ligation? *J Minim Invasive Gynecol* 2015;22(6s):S113.

Dominik R, et al. Two randomized controlled trials comparing the Hulka and Filshie Clips for tubal sterilization. *Contraception* 2000;62(4):169–175.

Duncan JR, Schenone MH, Mari G. Technique for bilateral salpingectomy at the time of Cesarean delivery: a case series. *Contraception* 2017;95(5):509–511.

Filshie GM, et al. The titanium/silicone rubber clip for female sterilization. *Br J Obstet Gynaecol* 1981;88(6):655–662.

Gan C, et al. Persistence of fimbrial tissue on the ovarian surface after salpingectomy. *Am J Obstet Gynecol* 2017; 217(4):425.e1–425.e16.

Ganer Herman H, et al. Ovarian reserve following cesarean section with salpingectomy vs tubal ligation: a randomized trial. *Am J Obstet Gynecol* 2017;217(4):472.e1–472.e6.

Garcia C, et al. Experience with opportunistic salpingectomy in a large, community-based health system in the united states. *Obstet Gynecol* 2016;128(2):277–283.

Gariepy AM, et al. Probability of pregnancy after sterilization: a comparison of hysteroscopic versus laparoscopic sterilization. *Contraception* 2014;90(2):174–181.

Harris LH, Wolfe T. Stratified reproduction, family planning care and the double edge of history. *Curr Opin Obstet Gynecol* 2014;26(6):539–544.

Huber AW, et al. Tubal sterilization: complications of laparoscopy and minilaparotomy. *Eur J Obstet Gynecol Reprod Biol* 2007;134(1):105–109.

Hulka JF, et al. Laparoscopic sterilization with a spring clip: a report of the first fifty cases. *Am J Obstet Gynecol* 1973;116(5):715–718.

Irving FC. Tubal sterilization. *Am J Obstet Gynecol* 1950; 60(5):1101–1111.

Jamieson DJ, et al. Complications of interval laparoscopic tubal sterilization: findings from the United States Collaborative Review of Sterilization. *Obstet Gynecol* 2000;96(6):997–1002.

Kahyaoglu S, et al. Intra-uterine spontaneous viable twin pregnancy after bilateral salpingectomy. *Eur J Obstet Gynecol Reprod Biol* 2011;159(1):232–233.

Kotlyar A, et al. The effect of salpingectomy on ovarian function. *J Minim Invasive Gynecol* 2017;24(4):563–578.

la Chapelle CF, et al. Effectiveness and feasibility of hysteroscopic sterilization techniques: a systematic review and meta-analysis. *Fertil Steril* 2015;103(6):1516–1525.e1–3.

Lawrie TA, Kulier R, Nardin JM. Techniques for the interruption of tubal patency for female sterilisation. *Cochrane Database Syst Rev* 2016;(8):CD003034.

Mao J, et al. Safety and efficacy of hysteroscopic sterilization compared with laparoscopic sterilization: an observational cohort study. *BMJ* 2015;351:h5162.

McAlpine JN, et al. Opportunistic salpingectomy: uptake, risks, and complications of a regional initiative for ovarian cancer prevention. *Am J Obstet Gynecol* 2014;210(5):471. e1–11.

McNicholas C, et al. Prolonged use of the etonogestrel implant and levonorgestrel intrauterine device: 2 years beyond Food and Drug Administration-approved duration. *Am J Obstet Gynecol* 2017;216(6):586.e1–586.e6.

Mohamed AA, et al. Ovarian reserve after salpingectomy: a systematic review and meta-analysis. *Acta Obstet Gynecol Scand* 2017;96(7):795–803.

Munro MG, et al. Hysteroscopic sterilization: 10-year retrospective analysis of worldwide pregnancy reports. *J Minim Invasive Gynecol* 2014;21(2):245–251.

Perkins RB, et al. Gynecologic outcomes after hysteroscopic and laparoscopic sterilization procedures. *Obstet Gynecol* 2016;128(4):843–852.

Peterson HB, et al. Deaths attributable to tubal sterilization in the United States, 1977 to 1981. *Am J Obstet Gynecol* 1983;146(2):131–136.

Peterson HB, et al. The risk of pregnancy after tubal sterilization: findings from the U.S. Collaborative Review of Sterilization. *Am J Obstet Gynecol* 1996;174(4):1161–1168; discussion: 1168–1170.

Peterson HB, et al. Pregnancy after tubal sterilization with bipolar electrocoagulation. U.S. Collaborative Review of Sterilization Working Group. *Obstet Gynecol* 1999;94(2): 163–167.

Povedano B, et al. Complications of hysteroscopic Essure(®) sterilisation: report on 4306 procedures performed in a single centre. *BJOG* 2012;119(7):795–799.

Rodriguez MI, Seuc A, Sokal DC. Comparative efficacy of postpartum sterilisation with the titanium clip versus partial salpingectomy: a randomised controlled trial. *BJOG* 2013;120(1):108–112.

Schmidt JE, et al. Requesting information about and obtaining reversal after tubal sterilization: findings from the U.S. Collaborative Review of Sterilization. *Fertil Steril* 2000;74(5):892–898.

Shinar S, et al. Total bilateral salpingectomy versus partial bilateral salpingectomy for permanent sterilization during cesarean delivery. *Arch Gynecol Obstet* 2017; 295(5):1185–1189.

Shreffler KM, et al. Reasons for tubal sterilisation, regret and depressive symptoms. *J Reprod Infant Psychol* 2016; 34(3):304–313.

Trussell J. Contraceptive failure in the United States. *Contraception* 2011;83(5):397–404.

Uchida H. Uchida tubal sterilization. *Am J Obstet Gynecol* 1975;121(2):153–158.

Westberg J, Scott F, Creinin MD. Safety outcomes of female sterilization by salpingectomy and tubal occlusion. *Contraception* 2017;95(5):505–508.

Yoon IB, Wheeless CR Jr, King TM. A preliminary report on a new laparoscopic sterilization approach: the silicone rubber band technique. *Am J Obstet Gynecol* 1974;120(1): 132–136.

Yunker AC, et al. Incidence and risk factors for chronic pelvic pain after hysteroscopic sterilization. *J Minim Invasive Gynecol* 2015;22(3):390–394.

Zurawin RK, Zurawin JL. Adverse events due to suspected nickel hypersensitivity in patients with essure micro-inserts. *J Minim Invasive Gynecol* 2011;18(4):475–482.

CAPÍTULO 17

Cirugía de los ovarios y de las tubas uterinas

Sarah L. Cohen y Antonio R. Gargiulo

Tratamiento de los tumores ováricos benignos
Quistectomía ovárica
Ooforectomía

Cirugía para la fertilidad
Cirugía para la obstrucción tubaria
Reanastomosis tubaria

Transposición ovárica
Diatermia ovárica

Para poder llevar a cabo procedimientos quirúrgicos en los ovarios y en las tubas uterinas, se requiere un conocimiento profundo de la anatomía involucrada, de su irrigación vascular y de las relaciones con las estructuras adyacentes (fig. 17-1). El suministro primario de sangre al ovario proviene de la arteria ovárica o gonadal, que es una rama de la aorta inferior a los vasos renales y que discurre en el ligamento infundibulopélvico (también conocido como *ligamento suspensorio del ovario*). Sin embargo, la vena ovárica derecha drena hacia la vena cava inferior, mientras que la vena izquierda drena hacia la vena renal. Las tubas uterinas, que se componen de una porción ístmica cerca de la inserción hacia el cuerno uterino, una porción media ampular y el infundíbulo, obtienen suministro de sangre de las fuentes de los ovarios y del útero. Cabe destacar que la vasculatura que proviene de las arterias uterina e hipogástrica, que discurre por el ligamento uteroovárico, es un sitio importante de flujo colateral entre la circulación abdominal y la pélvica. Como se describe en la figura 17-2, las estructuras anexas se encuentran cercanas a los uréteres, ya que estos corren por el hueco pélvico anterior a la bifurcación de los vasos ilíacos.

Las indicaciones frecuentes de cirugía de los ovarios incluyen la presencia de tumores, sospecha de torsión o problemas reproductivos. Dependiendo de la probable causa del tumor ovárico, el diagnóstico diferencial incluye el hallazgo de un quiste ovárico fisiológico, como el quiste folicular, un cuerpo lúteo o un quiste hemorrágico, que puede ser simple o complejo. Los endometriomas, cistoadenomas, fibromas y quistes dermoides (teratomas) también son masas ováricas benignas que pueden tener un aspecto complejo con diversas gradaciones de componente sólido. Las masas con origen en las tubas uterinas incluyen por lo general los quistes paratubarios o hidrosálpinxs (hidrosalpinge). También se debe considerar una neoplasia maligna al momento de evaluar una masa pélvica, particularmente en las pacientes de alto riesgo o en posmenopausia; algunas características de los estudios de imagen son útiles para distinguir las masas benignas de las malignas.

Hay circunstancias particulares que pueden requerir atención quirúrgica urgente, como la rotura de quiste ovárico o la sospecha de torsión ovárica. En caso de rotura de un quiste ovárico, la paciente puede referir dolor abdominopélvico agudo, datos de irritación peritoneal, líquido libre en cavidad o documentado por imagen y, a diferencia de la rotura de un embarazo ectópico, prueba de gonadotropina coriónica humana (hCG, *human chorionic gonadotropin*) negativa. Aunque la rotura de un quiste hemorrágico se puede abordar de forma conservadora con analgésicos y medidas de soporte, existen casos que requieren tratamiento quirúrgico para lograr la hemostasia y limpiar el hemoperitoneo. Un instrumento útil para el tratamiento laparoscópico del hemoperitoneo de gran volumen es una cánula de succión de diámetro amplio. Un dispositivo de succión de 10 mm permite la eliminación rápida de sangre y coágulos. Con menos frecuencia puede haber roturas de endometrioma, quistes dermoides o neoplasias malignas; estos casos requieren tratamiento quirúrgico. La torsión ovárica se caracteriza por la presentación aguda de dolor y náuseas, por lo general con una masa anexial. La torsión puede ocurrir inclusive con ovarios normales, pero es más frecuente cuando hay masas anexiales mayores de 5 cm. Cuando se sospecha torsión, se justifica una laparoscopia diagnóstica urgente para confirmar el diagnóstico, revertir la torsión y realizar la resección si fuera necesario (como se describirá más adelante). En las pacientes en premenopausia y sin sospecha de malignidad, es prioridad conservar los anexos a menos que haya evidencia franca de tejido necrosado; incluso el tejido ovárico edematoso o isquémico puede recuperar su funcionalidad después de la torsión.

En la gran mayoría de los casos de cirugía de anexos, se prefiere el abordaje mínimamente invasivo debido a la baja morbilidad perioperatoria y a las ventajas en la recuperación. Este abarca principalmente la laparoscopia manual o robótica. Sin embargo, la resección de anexos también se puede realizar durante una histerectomía vaginal o a través del orificio natural de la vagina. Hay algunas limitaciones de la modalidad mínimamente invasiva y, en algunos casos,

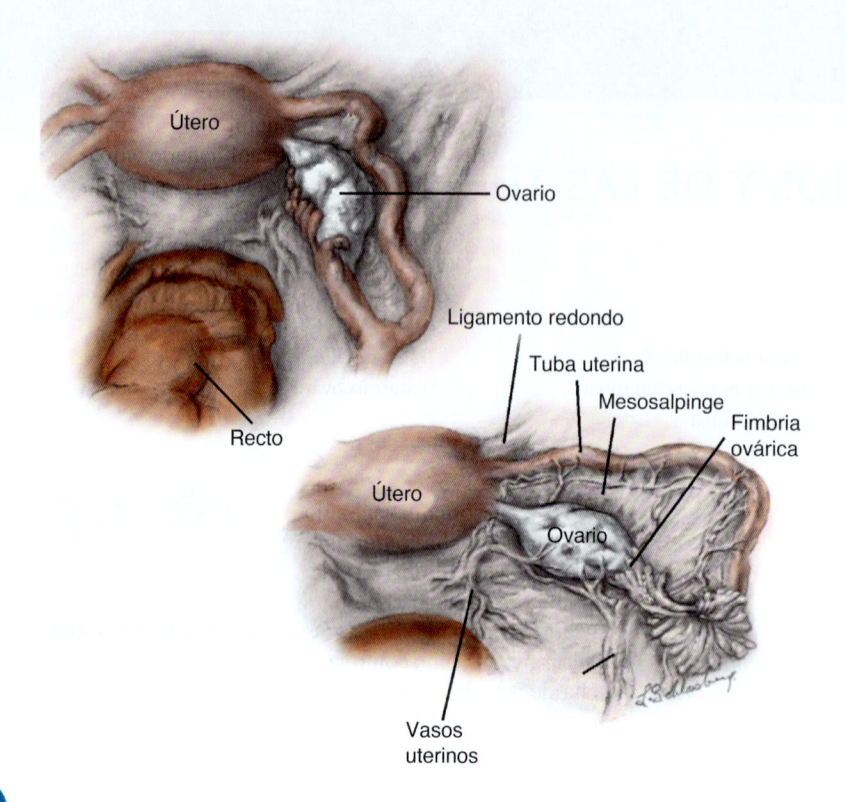

FIGURA 17-1 Anatomía anexial.

la laparotomía puede ser más apropiada. Por ejemplo, cuando se opera una masa anexial de gran tamaño o cuando hay duda acerca de la rotura de una masa sospechosa de malignidad, puede ser preferible realizar el procedimiento por vía abdominal con técnica abierta. Se ha descrito también la minilaparotomía para el tratamiento de una afección anexial; esta puede ser particularmente útil en casos de masas grandes. Además de la instrumentación básica laparoscópica y de los dispositivos electroquirúrgicos, las bolsas de extracción son útiles, como se verá más adelante.

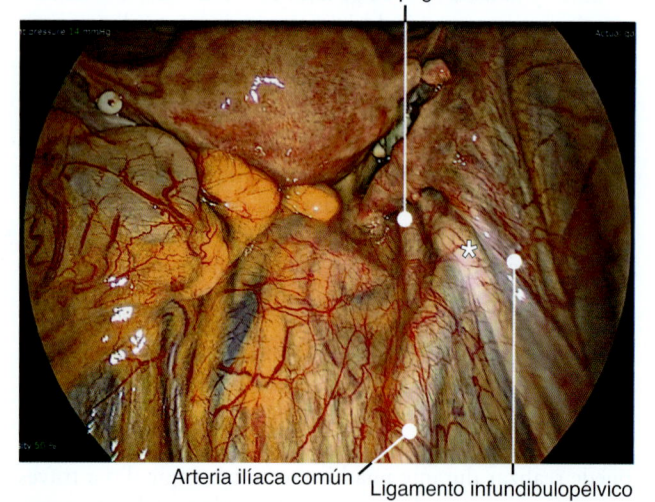

FIGURA 17-2 Identificación del uréter con respecto a los vasos gonadales en el borde pélvico. El *asterisco* indica el trayecto del uréter sobre los vasos ilíacos externos (cortesía de la Dra. Sarah Cohen).

TRATAMIENTO DE LOS TUMORES OVÁRICOS BENIGNOS

El tratamiento de tumores benignos por lo regular implica la quistectomía ovárica u ooforectomía. La decisión de conservar o no el ovario depende de varios factores, como la edad de la paciente, los planes reproductivos, las características del tumor y sus causas probables. La contraindicación primaria para una quistectomía ovárica es un alto grado de sospecha de malignidad, ya que el derrame del contenido de los quistes ováricos es frecuente al momento de la quistectomía, lo que podría provocar un estadio mayor de la enfermedad.

Quistectomía ovárica

Entre las consideraciones importantes al realizar una quistectomía ovárica está la de procurar retirar por completo la pared o cápsula del quiste para evitar que se vuelva a formar. Se debe realizar una hemostasia minuciosa evitando destruir tejido ovárico normal. Se ha demostrado que las distintas formas de lograr la hemostasia tienen influencia variable en la reserva ovárica postoperatoria. La desecación bipolar, al parecer, tiene el impacto más perjudicial en la reserva ovárica futura, por lo que se debe evitar y dar preferencia a los fármacos hemostáticos tópicos o las suturas, cuando sea posible. Hay una variedad de fármacos hemostáticos compatibles con la cirugía laparoscópica, los cuales incluyen productos de celulosa oxidada regenerada y una matriz de gelatina y trombina combinadas. Es importante que el cirujano esté familiarizado con las instrucciones de uso del fabricante de cada producto, ya que algunos están diseñados para dejarse *in situ*, mientras que en otros se debe retirar el

CAPÍTULO 17 CIRUGÍA DE LOS OVARIOS Y DE LAS TUBAS UTERINAS 309

CUADRO 17-1 PASOS DEL PROCEDIMIENTO

Quistectomía ovárica

- Incidir el tejido ovárico suprayacente al quiste.
- Descomprimir el contenido del quiste si es necesario.
- Disecar la pared del quiste del tejido ovárico subyacente con tracción y contratracción cuidadosas.
- Asegurar la hemostasia en el lecho quístico evitando una lesión térmica del tejido ovárico.

exceso de material después de cierto tiempo. A menos que la hemostasia sea una fuente de preocupación, no se requiere de manera rutinaria la sutura del defecto ovárico después de la quistectomía (por lo general, con sutura absorbible 2-0 o 3-0). Se puede cerrar la incisión ovárica con puntos continuos y, como alternativa, se puede usar la técnica de cierre en bolsa de tabaco para volver a aproximar el tejido excedente a la base del quiste.

El abordaje de la quistectomía ovárica (**fig. 17-3, cuadro 17-1**) incluye exponer los anexos y precisar la localización del quiste respecto al hilio ovárico, las estructuras vasculares

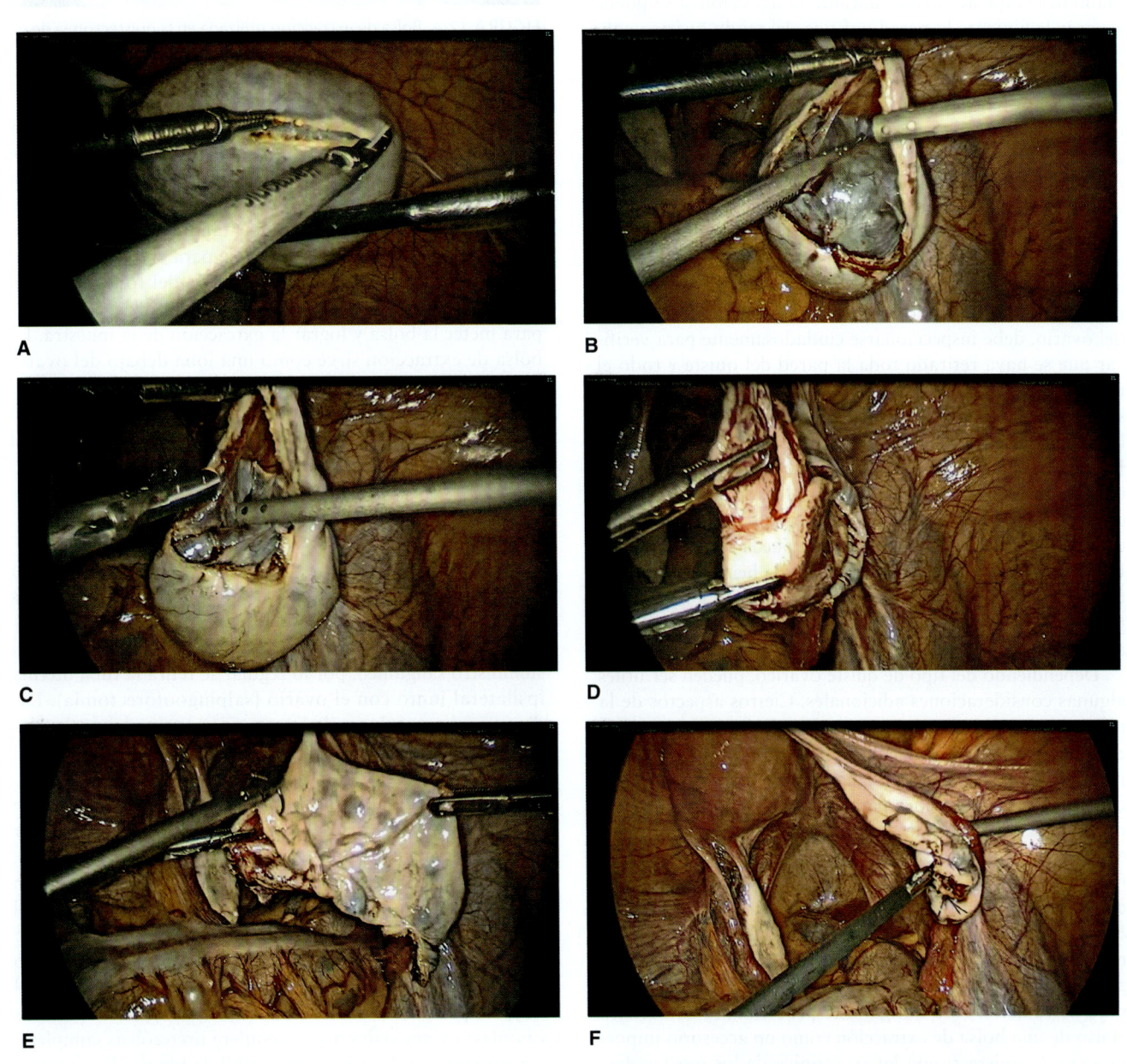

FIGURA 17-3 Quistectomía ovárica laparoscópica. **A.** Después de la exposición de los anexos y de precisar la localización del quiste, se realiza una incisión por encima del quiste. **B.** Se diseca la pared quística del tejido ovárico circundante. **C.** Drenaje del contenido del quiste mediante rotura controlada. **D.** Tracción y contratracción cuidadosas a lo largo del plano de separación entre el quiste y el ovario. **E.** Sutura del defecto quístico en el ovario para mejorar la hemostasia y restaurar la anatomía normal, si es posible. **F.** Vista final (cortesía de la Dra. Sarah Cohen).

y la tuba uterina. Con cuidado de no ocasionar lesión térmica en los tejidos, se utiliza una herramienta electroquirúrgica para incidir el tejido ovárico superpuesto al quiste. La incisión debe realizarse sobre el área más delgada de la superficie ovárica cercana a la prominencia quística, evitando la corteza ovárica normal. La longitud de la incisión depende del tamaño del quiste, pero suele ser de por lo menos 1-2 cm para permitir una adecuada exposición de la pared quística. El contenido del quiste puede romperse de forma intencionada y luego drenarse, lo que puede ser sumamente útil en los quistes grandes para mejorar la visibilidad y la maniobrabilidad durante la quistectomía. En algunos casos, es posible mantener el quiste intacto durante la disección si se puede separar fácilmente la pared quística del tejido ovárico subyacente; dicho abordaje podría ser más apropiado en casos de quiste dermoide para evitar derrame del contenido, que puede ocasionar la irritación química de la cavidad peritoneal. Se deben aplicar tracción y contratracción cuidadosas a lo largo del plano de la incisión, entre el quiste y el ovario, tratando de no lesionar el ovario debido a una fuerza excesiva. Algunos casos pueden requerir disección más fuerte con tijeras, como si se pelara la pared del quiste del ovario subyacente, por ejemplo, casos de endometriomas ováricos cuando la inflamación crónica ocasiona cicatrización entre la pared quística y el ovario normal. Una vez separado el quiste del ovario, debe inspeccionarse cuidadosamente para verificar que se haya retirado toda la pared del quiste y todo el material asociado. Además de irrigar la base del quiste, puede ser útil hacer una prueba de presión para corroborar que hay hemostasia adecuada durante la cirugía laparoscópica. Para realizar esta prueba de presión, se disminuye la insuflación de dióxido de carbono 5-10 mm Hg, de tal manera que cualquier pequeño sangrado venoso que haya podido estar ocluido por la presión intraperitoneal pueda ser identificado. El uso de energía térmica para verificar la hemostasia deberá reducirse al mínimo, como se mencionó antes. La muestra se puede colocar en una bolsa de extracción para luego retirarla a través de un puerto.

Dependiendo del tipo de quiste ovárico, pueden ser útiles algunas consideraciones adicionales. Ciertos aspectos de la técnica quirúrgica continúan provocando controversia. Por ejemplo, en el caso de los endometriomas, algunos cirujanos prefieren drenar el quiste y fulgurar la pared quística en lugar de liberar la pared quística para evitar daño al tejido ovárico normal en los casos de disección difícil o cicatrización extensa. No obstante, la técnica tradicional de quistectomía se ha asociado con reducción en el riesgo de recurrencia y mejores efectos en la función ovárica en comparación con la ablación endometrial. Los quistes dermoides también requieren cuidado especial debido al riesgo de inflamación peritoneal o peritonitis química ocasionada por el contenido derramado. Para mitigar este problema, se ha descrito el uso de una bolsa de extracción como un accesorio importante en la quistectomía laparoscópica de los quistes dermoides. En esta técnica se introduce una bolsa quirúrgica de extracción en la pelvis y se coloca debajo del plano de disección antes de incidir el quiste ovárico (fig. 17-4). La bolsa

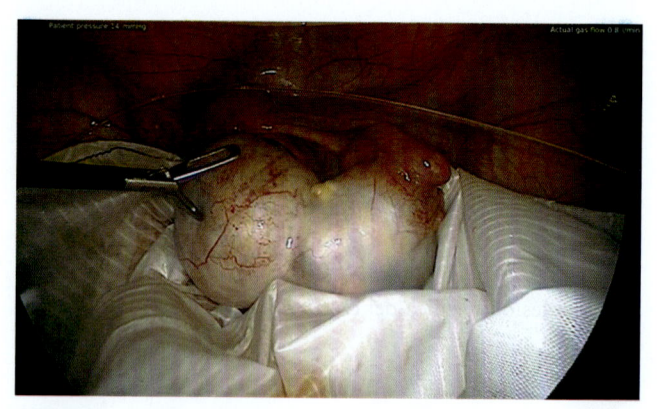

FIGURA 17-4 Bolsa de extracción utilizada en la quistectomía de un quiste dermoide (cortesía de la Dra. Sarah Cohen).

de extracción se puede introducir por uno de los puertos abdominales; la mayoría de los modelos disponibles entran con facilidad en un trócar de 10 mm o más y se pueden colocar de forma libre o unidos a un introductor. La bolsa de extracción se puede introducir también por colpotomía posterior si así se desea. El abordaje para ello implica insertar un trócar de laparoscopia a través del fondo de saco, bajo guía laparoscópica directa, y luego utilizar este trócar para meter la bolsa y lograr la extracción de la muestra. La bolsa de extracción sirve como una lona debajo del ovario para recolectar cualquier contenido del quiste roto y limitar el derrame. Cabe destacar que esto no ha sido desarrollado con fines oncológicos, pero sí para contener sustancias del quiste potencialmente irritantes.

Ooforectomía

En el caso de las masas anexiales, se puede llevar a cabo ooforectomía para indicaciones similares a las mencionadas anteriormente; además, se puede realizar de forma concomitante con la histerectomía. Debido a la superposición del suministro sanguíneo, por lo regular se retira la tuba uterina ipsilateral junto con el ovario (salpingooforectomía). Las directrices generales incluyen atención meticulosa a la ubicación del uréter respecto a la disección anexial, control del suministro vascular y extracción minuciosa del espécimen. De forma adicional, los lavados pélvicos deben recolectarse al inicio si se sospecha de posible malignidad para realizar una estadificación completa.

La salpingooforectomía (fig. 17-5, cuadro 17-2) inicia con la identificación del uréter ipsilateral. En algunos casos, el uréter se puede ver a través del peritoneo, ya que discurre sobre el borde de la pelvis hacia la parte profunda a lo largo de la pared pélvica. Si el uréter es visible de inmediato y si el trayecto parece lo suficientemente distante de las estructuras vasculares y anexiales, no se requiere ureterólisis completa. Sin embargo, en los casos con visibilidad limitada, como en presencia de obesidad, endometriosis o enfermedades con adherencias, es prudente realizar disección retroperitoneal para identificar el uréter y aislar la vasculatura gonadal.

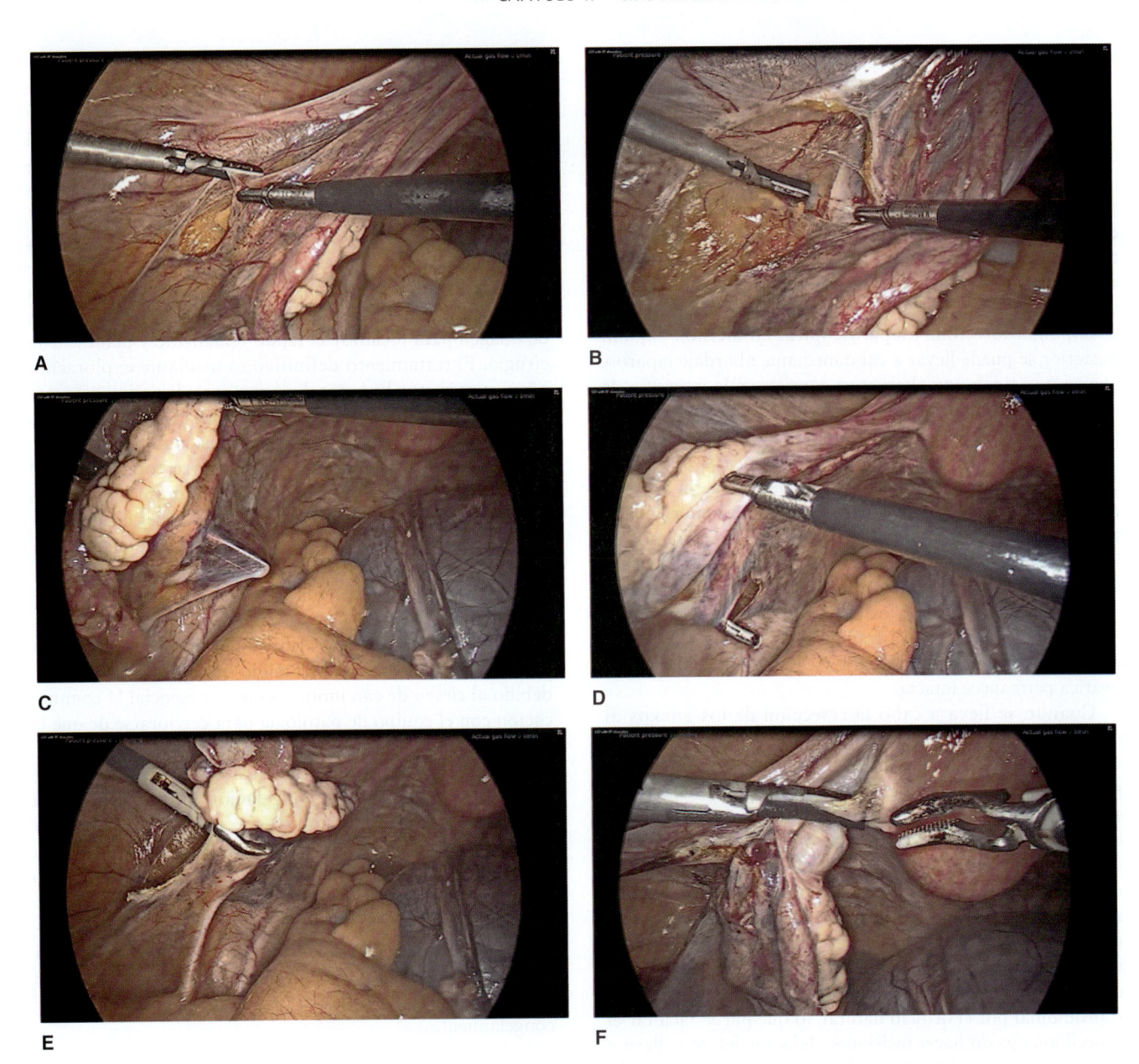

FIGURA 17-5 Salpingooforectomía laparoscópica. **A.** Después de exponer el ligamento infundibulopélvico, se incide el peritoneo en la parte lateral a este para iniciar la disección retroperitoneal. **B.** La incisión se extiende paralela al ligamento infundibulopélvico y, disecando por separación, se identifica al uréter en el retroperitoneo. **C-D.** Se crea una ventana peritoneal para aislar el ligamento infundibulopélvico. **E.** Se hace un corte transversal del pedículo del ligamento infundibulopélvico. **F.** El ligamento uteroovárico se corta de forma transversal para completar la resección del anexo (cortesía de la Dra. Sarah Cohen).

Para lograr esto, se sujeta el peritoneo y se le levanta de tal forma que se pueda hacer una incisión de distensión con un instrumento romo o electroquirúrgico. Esta incisión de distensión se puede realizar lateral al ligamento infundibulopélvico, abriendo el espacio retroperitoneal desde el nivel del ligamento redondo hasta el borde pélvico paralelo al eje uteroovárico-ovario-infundibulopélvico. Como alternativa, se puede entrar al retroperitoneo desde un abordaje medial a través de una incisión en el peritoneo sobre la pared pélvica lateral, a lo largo de la fosa paraovárica desde el borde pélvico hacia el ligamento uterosacro. Después de abrir el peritoneo, se expone el espacio avascular pararrectal y se explora cuidadosamente, con técnica de introducir y extender, hasta que se identifique el peristaltismo del uréter a lo largo de la hoja medial del ligamento ancho. A continuación, se puede crear una ventana para aislar la vasculatura gonadal antes de la división del ligamento infundibulopélvico, ya sea con el método tradicional de ligar con sutura y cortar o mediante desecación y corte transversal con dispositivo electroquirúrgico. El ligamento uteroovárico y la vasculatura que le acompaña se controlan y se dividen de forma similar junto con cualquier pliegue peritoneal restante que ancle los anexos al complejo del ligamento ancho. Si se utiliza abordaje laparoscópico, se coloca la pieza quirúrgica en una bolsa de extracción que se retira a través de uno de los puertos abdominales. Se ha descrito también la extracción transvaginal del espécimen mediante colpotomía posterior durante la salpingooforectomía laparoscópica. La incisión vaginal posterior se puede llevar a cabo mediante abordaje laparoscópico o vaginal; una alternativa consiste en la inserción de un trócar en el fondo de saco posterior bajo guía laparoscópica, en vez de la incisión formal, para acceder a la cavidad peritoneal. Si el tumor es de naturaleza quística, se puede descomprimir dentro de la bolsa para poder extraerla a través de una incisión pequeña. Cuando se retira un tumor anexial sólido, puede ser necesario ampliar uno de los extremos de la incisión de la minilaparotomía para facilitar la extirpación. Particularmente en los casos en los que se sospecha de malignidad, es importante evitar la dispersión intraabdominal y reducir al mínimo la fragmentación del espécimen al momento de la extracción para asegurar que la superficie ovárica permanece intacta.

Cuando se lleva a cabo la resección de los anexos al momento de la histerectomía abdominal o laparoscópica, se siguen los mismos pasos mencionados con anterioridad, salvo la división del ligamento uteroovárico, que no es necesaria. Si se piensa realizar salpingooforectomía al momento de la histerectomía vaginal, primero se palpa el uréter a lo largo de la pared pélvica lateral antes de seccionar el ligamento infundibulopélvico. Aunque por lo general los ovarios son accesibles por vía vaginal, en situaciones con visibilidad o acceso limitados puede ser prudente proceder con asistencia laparoscópica para el retiro de los anexos. Se puede emplear una variación que implica cirugía endoscópica transluminal por el orificio natural, lo que puede facilitar el procedimiento sin hacer incisiones abdominales. Si se lleva a cabo una salpingooforectomía después de una histerectomía, podrían encontrarse adherencias o pérdidas de la relación anatómica normal, que es particularmente importante para identificar el uréter con disección retroperitoneal, como ya se indicó.

Una preocupación particular en los casos de salpingooforectomía difícil es el desarrollo de remanentes ováricos. El síndrome de los remanentes ováricos se caracteriza por la presencia de dolor pélvico y una masa anexial después de una anexectomía previa. De forma adicional, en las mujeres en las que se ha realizado salpingooforectomía bilateral, la presencia de un remanente ovárico puede sospecharse ante el retorno de la menstruación y puede confirmarse mediante análisis de las concentraciones hormonales. Los factores que predisponen al remanente ovárico incluyen enfermedad con adherencias, endometriosis o variación anatómica que implica un procedimiento primario difícil. Si se deja tejido ovárico remanente durante la salpingooforectomía, este puede proliferar, crecer y volverse sintomático. El método principal para evitar la cirugía de remanentes ováricos al momento del procedimiento inicial conlleva apegarse a buenas prácticas quirúrgicas y apoyarse en la disección retroperitoneal cuando se requiera.

Cuando se sospecha de síndrome de remanentes ováricos, una opción entre las pruebas de confirmación es la provocación, con citrato de clomifeno, de la estimulación para la formación de quistes; después se pueden realizar estudios de imagen para localizar el tejido remanente y planificar la cirugía. El tratamiento definitivo es mediante exploración quirúrgica y, por lo general, se requiere disección retroperitoneal avanzada para realizar ureterólisis, aislar los vasos gonadales y escindir el tejido ovárico residual.

Cuando se practica una salpingooforectomía bilateral para reducción de riesgo en casos con síndromes familiares de cáncer de mama y ovario, u otras afecciones genéticas de alto riesgo, se deben evaluar minuciosa y completamente el abdomen y la pelvis aplicando lavado pélvico y biopsia bilateral si hay sospecha de alguna lesión. De forma adicional, el ligamento infundibulopélvico se debe dividir por lo menos 2 cm proximal al ovario, al nivel del borde pélvico, para verificar que se ha retirado el tejido ovárico. En estos casos, debido al riesgo de carcinoma oculto, es esencial la comunicación con el equipo de patología para cerciorarse de que la sección del tejido se realizó en bloque.

Cuando haya sospecha significativa de malignidad, se debe realizar biopsia por congelación intraoperatoria. Si se encuentra tejido maligno no esperado, se debe consultar a un ginecólogo oncólogo, de manera intraoperatoria, para determinar si se requiere alguna biopsia o procedimiento adicional. Incluso en el caso de que no haya un ginecólogo especialista en oncología disponible de inmediato, el ginecólogo general debe estar preparado para realizar biopsia del epiplón, citología del diafragma y biopsia peritoneal si estas están indicadas debido a los hallazgos de la biopsia por congelamiento.

CUADRO 17-2 PASOS DEL PROCEDIMIENTO

Salpingooforectomía

- Obtener lavado pélvico si está indicado.
- Exponer el ligamento infundibulopélvico.
- Delinear la posición del uréter por disección, ya sea de forma transperitoneal o por vía retroperitoneal.
- Dividir los vasos gonadales.
- Dividir el ligamento uteroovárico y la trompa uterina a nivel cornual.
- Escindir el anexo por corte transversal de cualquier pliegue peritoneal.

CIRUGÍA PARA LA FERTILIDAD

La anterior generación de cirujanos ha sido testigo del cambio radical en la práctica de la cirugía para tratar a las parejas con infertilidad. Este es el resultado del incremento de técnicas eficaces con tecnología de reproducción asistida (TRA). Incluso el uso de la laparoscopia como herramienta diagnóstica en casos de infertilidad se ha vuelto obsoleto, salvo en contadas excepciones. En esta sección se abordan las cirugías tubarias y ováricas para indicación de fertilidad desde una perspectiva práctica y moderna. Se comienza con una evaluación realista de lo que se puede lograr actualmente, en términos de éxito, en la reproducción asistida en los Estados Unidos; esta información se utilizará para hacer una comparación con lo que la cirugía puede lograr verdaderamente. Se discutirán cuatro puntos: *1)* el papel de la cirugía tubaria (incluyendo la canulación tubaria, la neosalpingostomía, la fimbrioplastia y la salpingectomía) en el tratamiento de las enfermedades obstructivas tubarias y peritubarias, *2)* el papel de la reanastomosis tubaria en la mujer que se arrepiente de una esterilización por interrupción tubaria, *3)* el papel de la transposición ovárica laparoscópica en la preservación de la fertilidad y *4)* el papel de la diatermia ovárica laparoscópica en la inducción de la ovulación. No se mencionará el papel de las cirugías ováricas y tubarias en el contexto de la endometriosis, ya que se abordará en el capítulo 37.

La información más confiable respecto al éxito de las TRA se puede encontrar en el informe estadístico anual proporcionado por la Society for Assisted Reproductive Technology (SART), disponible a través de un enlace en el sitio de internet de los Centers for Disease Control and Prevention (CDC) (en cdc.gov). El nuevo sistema de la SART considera la tendencia en TRA, incluyendo la valoración genética preclínica, la transferencia de embrión único y los ciclos repetidos subsecuentes de la transferencia de embriones criopreservados. Debido a esto, la información de la SART se reporta como un resultado acumulativo final por ciclo de recuperación de óvulos. Los datos del año 2014 representan la información estadística más completa disponible hasta antes de esta publicación. Esta indica los siguientes resultados acumulados finales (nacidos vivos) relacionados con la edad por cada ciclo de óvulos recuperados: menores de 35 años: 54.4%; 35-37 años: 42.0%; 38-40 años: 26.6%; 41-42 años: 13.3%; y mayores de 42 años: 3.9%. Este nuevo sistema de informe de la SART es particularmente útil para hacer comparaciones significativas entre los resultados de los tratamientos quirúrgicos, que también se reportan como la posibilidad acumulada de nacidos vivos en un período de seguimiento de 2 años o más después de la cirugía, aunque en raras ocasiones agrupan a las pacientes según su edad.

Cirugía para la obstrucción tubaria

Algún grado de factor tubario es responsable de aproximadamente la tercera parte de la infertilidad femenina. Las opciones para determinar el factor tubario incluyen TRA y cirugía tubaria. En los últimos años, la importancia de la cirugía tubaria ha disminuido a medida que la TRA se ha vuelto más segura, con avances tecnológicos significativos en este campo. La mayoría de los centros informan tasas bajas de embarazos múltiples y tasas insignificantes de embarazos múltiples de orden mayor. Además, la complicación iatrogénica del síndrome de hiperestimulación ovárica se ha convertido en una rareza dentro de la práctica clínica.

Dada la opción segura de la TRA, la cirugía tubaria habitualmente se reserva para las indicaciones más estrictas, como se menciona en la siguiente sección. Por lo tanto, el riesgo de cualquier complicación quirúrgica se debe explicar a la paciente y a su pareja en este contexto. Aunque está implícita una evaluación rigurosa de la pareja infértil (edad, factor masculino, función y reserva ovárica), es esencial una valoración por imagen de manera previa.

La histerosalpingografía (HSG) es todavía la única modalidad de imagen que puede brindar, potencialmente, toda la información anatómica necesaria para la cirugía tubaria. La HSG puede proporcionar una evaluación del estado de los pliegues endosalpíngeos, la localización y el grado de dilatación de la tuba, la presencia y tasa de flujo, así como la presencia o ausencia de filtraciones del medio de contraste. Esta información es de gran ayuda para planificar una posible intervención quirúrgica y proveer a las pacientes una perspectiva más clara de los alcances de la cirugía tubaria. A pesar de las claras ventajas que proporciona la visualización de la tuba, la HSG también es una técnica con poco valor predictivo positivo en los casos de bloqueo tubario proximal. De hecho, cuando en la HSG se observa que hay obstrucción tubaria bilateral proximal, hay una alta probabilidad de que se trate de un resultado falso positivo de espasmo tubario más que de una obstrucción física verdadera. La opción más simple en esos casos es repetir la HSG en un ciclo subsecuente: aproximadamente el 60% de esas pacientes mostrarán una o dos permanencias de obstrucción en la repetición.

La persistencia del bloqueo tubario bilateral proximal en la HSG sugiere una obstrucción anatómica verdadera. Esto se puede deber a enfermedad pélvica inflamatoria previa, salpingitis ístmica nodosa o a endometriosis y la fibrosis resultante. También se puede deber a la presencia de pólipos o miomas, así como a la retención crónica de productos de la concepción que obstruyen el orificio tubario proximal. En estos casos, buena parte de las parejas y sus médicos proceden con TRA. Sin embargo, es importante puntualizar que la recanalización de la tuba ovárica puede realizarse de forma exitosa por medio de catéteres, guías flexibles atraumáticas o sistemas de balón bajo guía por endoscopia, ecografía, fluoroscopia o, incluso, de forma táctil. Si bien las técnicas de histeroscopia y fluoroscopia (radiología intervencionista) pueden restablecer la permeabilidad tubaria proximal en cerca del 80% de los casos, la tasa de embarazos subsecuentes es significativamente mayor en la canulación histeroscópica (48.9%) comparada con las técnicas de fluoroscopia (15.6%). Aunque la razón para esta discrepancia continúa sin explicación, se puede argumentar que la técnica de visualización ocasiona menos traumatismo a la tuba. Además, el abordaje quirúrgico ofrece la opción de diagnosticar y tratar de forma simultánea la afección pélvica coincidente al momento de la histeroscopia o laparoscopia.

El método quirúrgico más frecuente para el tratamiento de la obstrucción tubaria proximal es la cirugía laparoscópica con cromopertubación y la canulación tubaria histeroscópica concomitante (cuadro 17-3). Después de la configuración estándar de laparoscopia diagnóstica, se realiza una cromopertubación transcervical clásica. Si se confirma bloqueo proximal bilateral, se retira el inyector o manipulador cervical y se coloca un histeroscopio con conducto operatorio de 5 Fr. Uno de los catéteres histeroscópicos utilizados con frecuencia es el Novy Cornual Cannulation Set® (Cook Medical, Bloomington, IN), que incluye catéter externo con curvatura fisiológica, con estilete removible, y un catéter interno con guía flexible. Se retira el estilete de tal manera que el catéter externo se curve y pueda colocarse justo dentro del orificio tubario. Posteriormente, el catéter interno y la guía son introducidos con cuidado a través del segmento intramural de la tuba y en el istmo proximal. En este tipo de intervención no hay balón: la intención es que la propia guía resuelva la obstrucción. Se debe tener precaución para evitar el uso excesivo de fuerza durante este paso a fin de reducir al mínimo el riesgo de perforación tubaria o uterina; el cirujano debe tener suficiente sensibilidad para interrumpir el procedimiento en caso de encontrar resistencia mientras introduce el dispositivo. Después de retirar la guía, se realiza la cromopertubación a través del catéter interno. Se debe advertir a las pacientes acerca de los riesgos de perforación (10%), reincidencia de oclusión (30%) y posibilidad de un embarazo ectópico después de la resolución exitosa de la obstrucción.

Un intento fallido de resolución histeroscópica de una obstrucción tubaria proximal bilateral debería obligar a reconsiderar el uso de la TRA. La resección microquirúrgica del segmento tubario con anastomosis istmicocornual no es el abordaje preferido en la actualidad dada la baja tasa de éxito, una tasa de embarazo ectópico del 29% y los informes ocasionales de rotura uterina después de la resección cornual y la anastomosis. Sin embargo, este abordaje quirúrgico se puede considerar como opción para revertir el implante tubario Essure® (Bayer, Whippany, NJ). Solo un centro ha publicado su experiencia con anastomosis tubocornual por medio de minilaparotomía en este contexto específico; también se ha informado una aplicación de técnica por robótica para revertir el implante Essure®.

A pesar de la superioridad diagnóstica de la salpingoscopia en el diagnóstico de enfermedad tubaria endoluminal, este procedimiento es técnicamente difícil debido al entrenamiento adicional requerido para que sea eficaz, además de que no se encuentra ampliamente disponible. En numerosos centros el tratamiento quirúrgico no es, por lo general, el recomendado para la obstrucción tubaria proximal unilateral; en esos casos la TRA sería la estrategia inicial preferida.

Debido a la discrepancia inherente respecto al tamaño entre los segmentos tubario intersticial y ampular, la obstrucción tubaria distal no es abordable con las técnicas de recanalización por catéter. Por lo general, la enfermedad distal es ocasionada por un proceso inflamatorio agudo o crónico que conlleva aglutinación de la fimbria, fimosis, fibrosis o adherencia peritubaria que envuelve la fimbria y la ámpula. Esta inflamación generalmente es ocasionada después de un episodio de enfermedad pélvica inflamatoria por un agente bacteriano, pero también puede deberse a endometriosis, embarazo ectópico, cirugía pélvica o peritonitis no bacteriana. El abordaje quirúrgico para el tratamiento de la enfermedad tubaria obstructiva distal incluye la neosalpingostomía (en caso de obliteración distal completa, fig. 17-6) y la fimbrioplastia (figs. 17-7 y 17-8) (cuadro 17-4).

Hasta antes de esta publicación, el metaanálisis más grande y más reciente que se ha publicado sobre la eficacia de la neosalpingostomía para obstrucción tubaria distal incluyó 2 810 pacientes y 22 estudios. El metaanálisis encontró una tasa de embarazos espontáneos acumulados del 27%. Sin embargo, la literatura especializada disponible no incluye variables de confusión importantes como el factor masculino, la edad de la mujer, factores anatómicos (como lesión tubaria y cantidad de adherencias), la técnica quirúrgica y el tiempo de seguimiento. Una advertencia adicional importante es que muchos de los estudios incluidos no utilizaron un sistema de clasificación para la enfermedad tubaria; por lo tanto,

---

CUADRO 17-3 PASOS DEL PROCEDIMIENTO

Canulación tubaria histeroscópica

- Realizar laparoscopia y cromopertubación.
- Tratar la afección pélvica, si está presente, por medio de laparoscopia.
- Colocar un histeroscopio diagnóstico en un conducto de 5 Fr.
- Colocar la canulación cornual exterior del catéter; retirar el estilete.
- Empujar cuidadosamente el catéter interno y guiarlo a través de la obstrucción.
- Interrumpir el procedimiento si se encuentra resistencia.

CUADRO 17-4 PASOS DEL PROCEDIMIENTO

Neosalpingostomía y fimbrioplastia

- Realizar cromopertubación.
- Efectuar cuidadosamente la salpingoovariólisis, si es necesario.
- Practicar incisiones en la confluencia de las adherencias ampulares y evaluar la endosalpinge ampular.
- Proceder con la eversión si la endosalpinge es adecuada.
- Se pueden utilizar suturas o cauterio para la eversión.

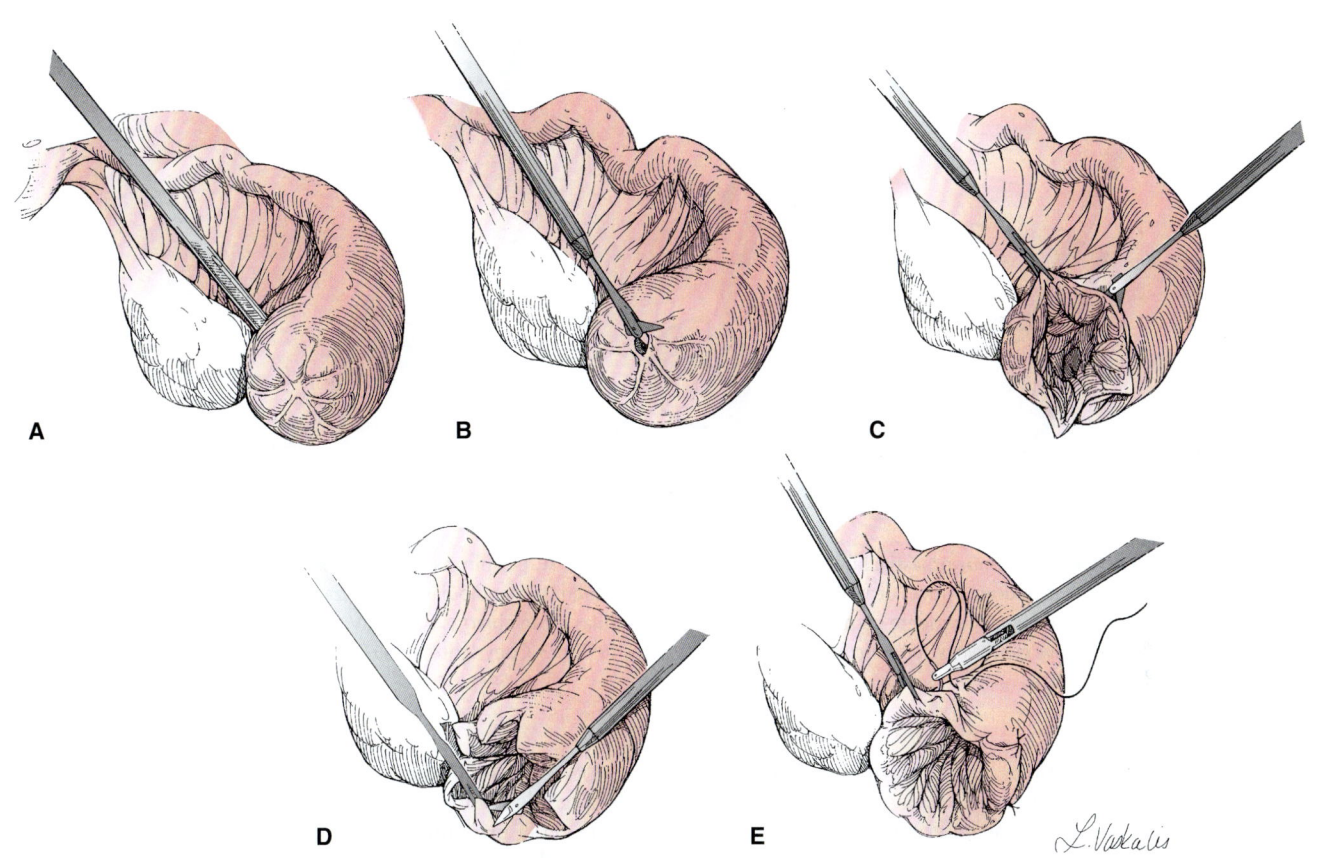

CAPÍTULO 17 CIRUGÍA DE LOS OVARIOS Y DE LAS TUBAS UTERINAS 315

FIGURA 17-6 Salpingostomía. **A.** El extremo distal ocluido de la tuba generalmente tiene un área avascular ubicada en el centro, desde la cual las líneas con cicatrices avasculares se extienden a manera de radios. **B.** La primera incisión se realiza a lo largo de una línea avascular hacia el ovario. **C.** Las líneas vasculares se cortan al verlas desde el interior de la tuba a lo largo de la circunferencia de la abertura inicial. **D.** El corte a lo largo de las líneas avasculares se continúa hasta que se forma un estoma satisfactorio. **E.** Las aletas pueden invertirse colocando dos o tres suturas sintéticas absorbibles 6-0 (Gomel V, Taylor PJ. *Diagnostic and operative gynecologic laparoscopy*. St. Louis, MO: Mosby, 1995:174. Copyright © 1995 Elsevier. Reimpreso con autorización).

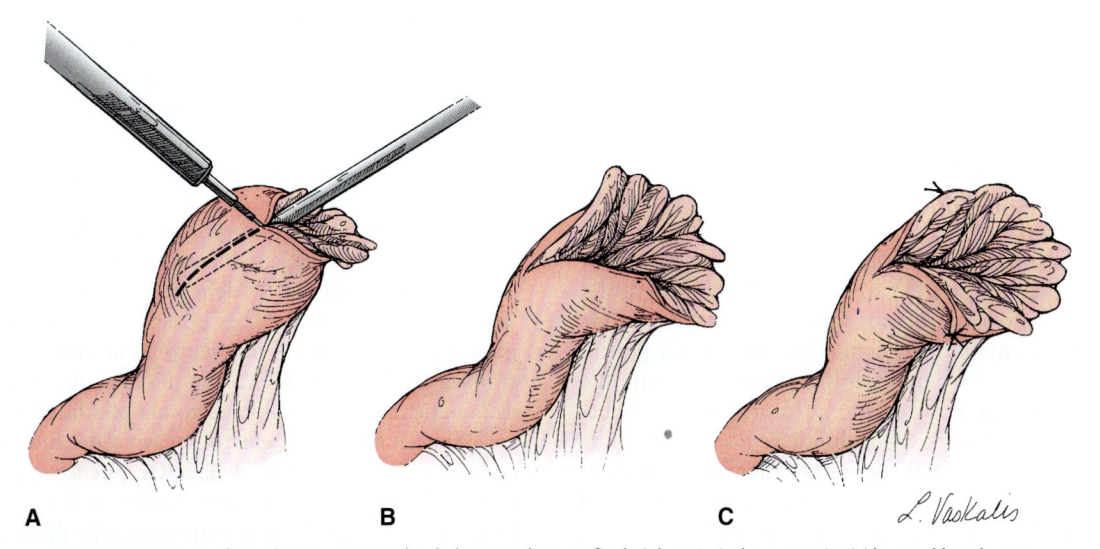

FIGURA 17-7 Fimbrioplastia: corrección de la estrechez prefimbrial. **A-B.** Se hace una incisión en el borde anterior medio de la tuba. **C.** Procedimiento completado con las fimbrias evertidas (Gomel V, Taylor PJ. *Diagnostic and operative gynecologic laparoscopy*. St. Louis, MO: Mosby, 1995:173. Copyright © 1995 Elsevier. Reimpreso con autorización).

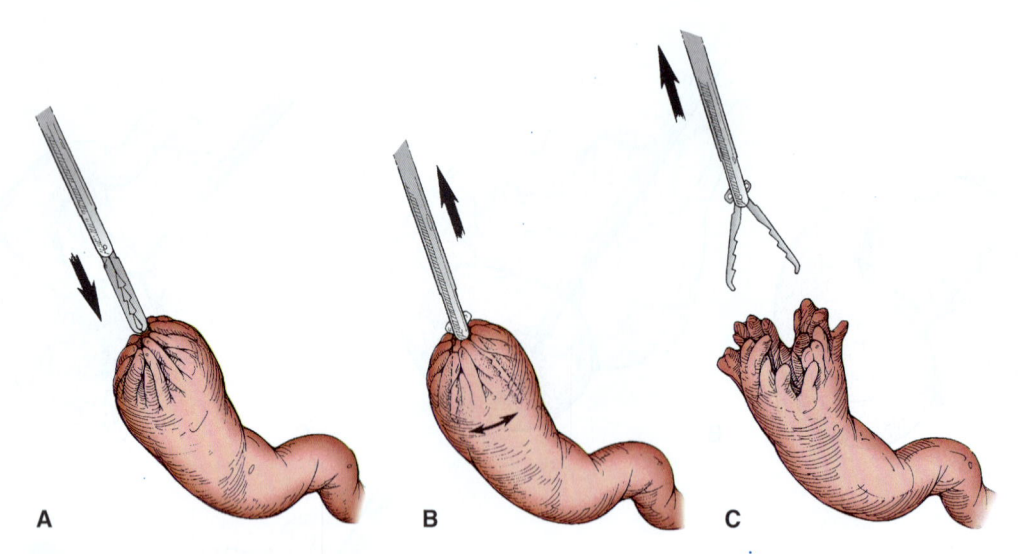

FIGURA 17-8 Fimbrioplastia: liberación de fimbria aglutinada. **A.** Las pinzas con dientes de cocodrilo, de 3 mm, se introducen a través de la abertura estenosada. **B.** Se abren las mandíbulas de la pinza dentro de la tuba. **C.** Se retiran cuidadosamente las pinzas mientras las mandíbulas están abiertas (Gomel V, Taylor PJ. *Diagnostic and operative gynecologic laparoscopy*. St. Louis, MO: Mosby, 1995:173. Copyright © 1995 Elsevier. Reimpreso con autorización).

los resultados son susceptibles de ofrecer una mala representación de los beneficios potenciales de la neosalpingostomía, particularmente en los casos con enfermedad tubaria leve.

En casos de afección tubaria grave generalizada con hidrosálpinx, es posible observar la ausencia de pliegues en la HSG, epitelio tubario anómalo o ausente en la laparoscopia y acumulación espontánea de líquido intraluminal, con distensión tubaria anómala, en la ecografía. En este contexto, por lo general no se recomienda un abordaje quirúrgico (como neosalpingostomía o salpingoovariólisis). Si no existe el deseo de mejorar la fertilidad, el hidrosálpinx asintomático no requiere cirugía. Sin embargo, si la paciente experimenta infertilidad y planea someterse a un procedimiento de TRA, la presencia de hidrosálpinx influye de manera negativa en la tasa de embarazo, la implantación, el desarrollo del producto y la pérdida temprana del embarazo. Esto ocurre debido a las citocinas tóxicas que se liberan de la tuba dilatada hacia el útero. Por ello, el tratamiento quirúrgico se debe considerar en todas las mujeres con hidrosálpinx antes de la TRA. El tratamiento radical en forma de salpingectomía laparoscópica, así como la interrupción o ligadura laparoscópica de las tubas, parece ser igual de beneficiosa para el éxito de la TRA. Por lo tanto, es importante que los cirujanos limiten la extensión de la escisión tubaria en los casos donde las adherencias peritubarias puedan convertir una salpingectomía total en algo más riesgoso en términos de daño a los órganos reproductivos circundantes. En los casos donde se lleva a cabo una interrupción tubaria, se debe intentar la fenestración de la tuba ocluida para inhibir el riesgo teórico de incrementar el dolor con un hidrosálpinx tenso e interrumpido.

Aunque se han informado muy pocos casos de torsión después de la interrupción tubaria, en el caso de un hidrosálpinx que está tan adherido que no se puede escindir con seguridad, el riesgo de torsión debería de ser menor.

Dada la proximidad del mesosálpinx al ovario y al mesovario subyacente, la salpingectomía puede tener un impacto directo en la reserva ovárica. Sin embargo, el efecto general de la salpingectomía (para embarazo ectópico o hidrosálpinx) en la reserva ovárica es insignificante en la salpingectomía unilateral e incluso en la bilateral. Un extenso estudio retrospectivo, en un solo centro, también indicó que los parámetros de la TRA y del embarazo clínico no diferían entre las pacientes sometidas a salpingectomía laparoscópica y las del grupo de control. Al final, el impacto en la reserva ovárica de cualquier cirugía en los anexos depende de la técnica quirúrgica y de la ejecución.

Un metaanálisis reciente indica que la oclusión tubaria proximal histeroscópica con el dispositivo Essure® es inferior a la salpingectomía laparoscópica y a la oclusión tubaria proximal en cuanto a sus efectos en los resultados de la TRA. No obstante, la oclusión tubaria proximal para neutralizar el efecto del hidrosálpinx se debe reservar exclusivamente para las pacientes en quienes los riesgos asociados con el abordaje laparoscópico son inaceptablemente altos.

Otra estrategia que se debe considerar en las pacientes quirúrgicas de alto riesgo es la aspiración del hidrosálpinx guiada por ecografía al momento de la aspiración folicular transvaginal para la TRA. Aunque la aspiración simple no es tan eficaz como la salpingectomía o la interrupción tubaria para neutralizar el efecto negativo del hidrosálpinx en comparación con el éxito de la TRA, puede ser más efectiva que no llevar a cabo ningún tratamiento. La aspiración del hidrosálpinx, seguida de una inyección de fármaco esclerosante, ha demostrado ser superior a la aspiración simple al evitar la reacumulación y mejorar la tasa de éxito de la TRA.

Reanastomosis tubaria

Una de cada cinco mujeres que tenían 30 años de edad o menos al momento de la esterilización por interrupción tubaria se arrepiente después de su decisión. La reanastomosis tubaria, en las manos expertas de los cirujanos de los centros que han publicado sus resultados, puede ser una solución muy exitosa. De hecho, es por mucho la cirugía más favorable, con tasas posquirúrgicas comparables a las alcanzadas por la TRA. Esta alta tasa de éxito puede estar relacionada con la naturaleza fértil subyacente de algunas pacientes. Los cirujanos deberían ofrecer esta técnica como alternativa a la TRA a parejas sin ninguna otra causa de infertilidad, particularmente para quienes la gestación múltiple o la TRA no son aceptables.

La técnica microquirúrgica clásica para la reanastomosis tubaria es por minilaparotomía: se usa un microscopio operatorio y suturas ultrafinas (por lo regular, 7-0 o menos) para lograr la corrección anatómica y anastomosis sin tensión. En la figura 17-9 se muestran los pasos de una reanastomosis tubaria microquirúrgica asistida por robot: después de preparar los muñones tubarios y de realizar la cromopertubación, se colocan endoprótesis, se confirma la orientación tubaria y se crea la anastomosis suturada (cuadro 17-5). La serie más grande de informes de casos publicada en un solo centro hospitalario indica posibilidades de embarazo del 54.8% y una tasa de parto del 72.5% con esta técnica. Al igual que varias cirugías ginecológicas, la reanastomosis tubaria mínimamente invasiva es una alternativa atractiva a la cirugía abierta. Antes de la introducción de los robots quirúrgicos, un selecto grupo de cirujanos de la reproducción fue capaz de replicar fielmente esta técnica microquirúrgica mediante laparoscopia convencional, con excelentes resultados. Sin embargo, los desafíos técnicos planteados por una reanastomosis tubaria laparoscópica convencional son formidables. La American Society for Reproductive Medicine recomienda específicamente que solo la realicen cirujanos con capacitación extensa en sutura laparoscópica y microcirugía tubaria convencional.

Dos equipos han publicado su experiencia con reanastomosis tubaria microquirúrgica realizada por laparoscopia y por robot; sus resultados son comparables con los de la técnica abierta clásica. Ambos muestran tasas similares de embarazo y embarazo ectópico, con más tiempo operatorio y menos tiempo de recuperación. Los costos más altos de los procedimientos directos para la técnica robótica solo se observaron en uno de los dos estudios, donde se ofrecieron procedimientos tanto robóticos como abiertos en un entorno de cirugía ambulatoria. El estudio más extenso de resultados sobre reanastomosis robótica tubaria es una cohorte retrospectiva de 97 mujeres de 24-47 años (mediana de edad de 37 años) con reserva ovárica normal comprobada y con análisis de

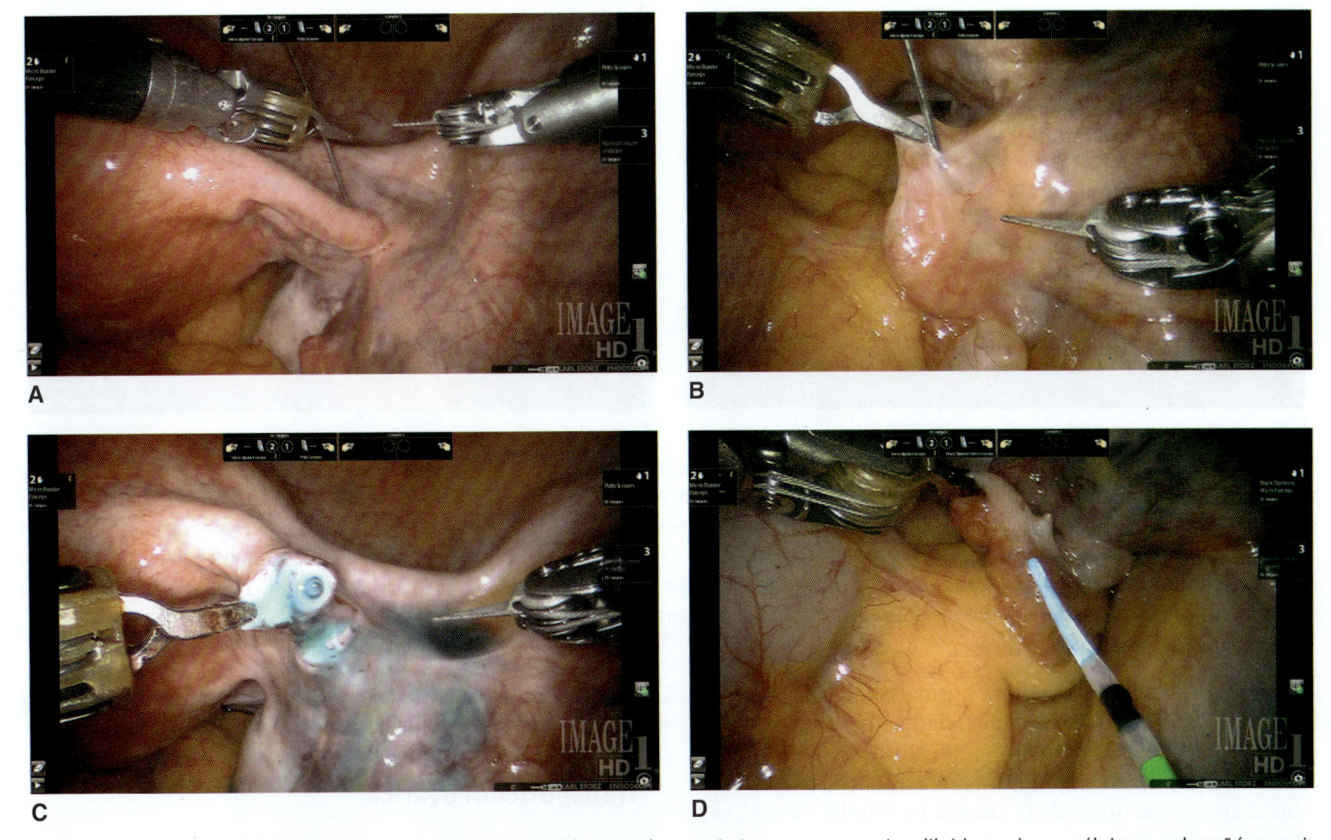

FIGURA 17-9 Reanastomosis tubaria microquirúrgica asistida por robot. **A.** Se inyecta vasopresina diluida en el mesosálpinx, en el muñón proximal de la tuba interrumpida. **B.** Se inyecta vasopresina diluida en el mesosálpinx, en el muñón distal de la tuba interrumpida. **C.** El muñón tubario proximal está libre de adherencias y se demuestra que la luz tubaria es permeable por medio de cromopertubación. **D.** Se introduce una endoprótesis en el orificio tubario distal.

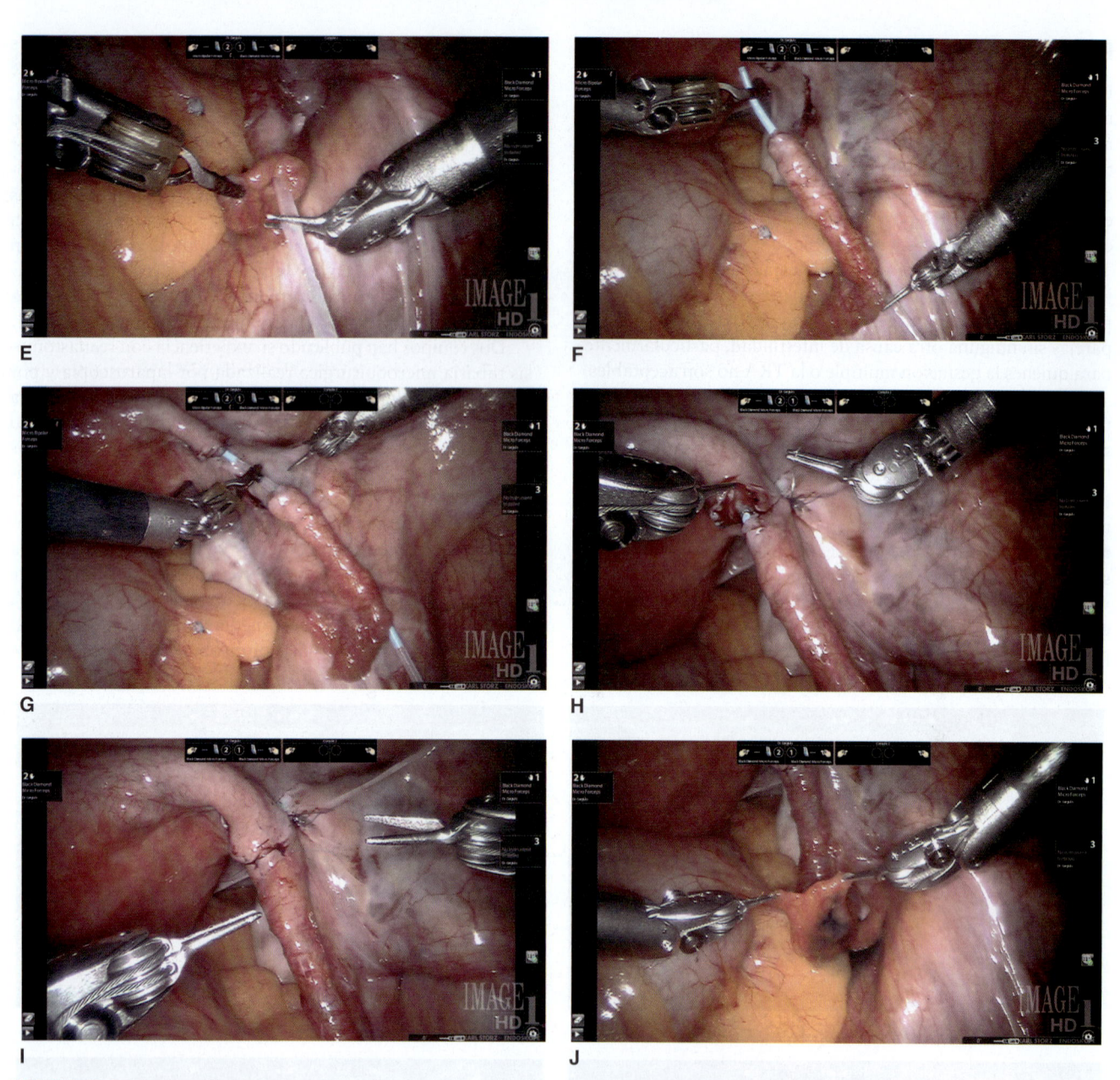

FIGURA 17-9 (*Continuación*) **E.** Se inserta la endoprótesis a través de la ampolla tubaria. **F.** El muñón tubario distal está preparado para la reanastomosis con la endoprótesis en su lugar. **G.** La endoprótesis se introduce en la luz del muñón tubario proximal. **H.** El defecto en el mesosálpinx se cierra con una sutura en forma de 8 (Vicryl® de 6-0). Este paso fundamental cumple un doble propósito: *1)* crea condiciones de anastomosis sin tensión y *2)* establece la orientación perfecta de los segmentos tubarios alrededor de la endoprótesis. **I.** Con la endoprótesis en su lugar, se colocan tres suturas de Prolene® 8-0 a través de la serosa tubaria y la capa muscular, cerca de la luz. Esto completa la anastomosis. **J.** La cromopertubación se repite después de retirar la endoprótesis mostrando el llenado del segmento distal y el derrame libre (cortesía del Dr. Antonio Gargiulo).

semen de sus parejas masculinas normales. Estos datos son los mejores disponibles en la actualidad para aconsejar a las pacientes en función de su probabilidad de éxito según la edad. Las tasas generales de embarazo y de nacimientos vivos a los 2 años posteriores de la cirugía fueron del 71 y 62%, respectivamente. Estos autores informaron los siguientes resultados acumulados finales relacionados con la edad (nacidos vivos): 35 años o menos: 88%; 36-39 años: 66%; 40-42 años: 43.8%; y 43 años o más: 8%. Un estudio de comparación de costos destaca el efecto negativo del avance de la edad reproductiva, demostrando que la anastomosis tubaria fue el abordaje más rentable para las mujeres menores de 41 años, pero la TRA fue más rentable para las mujeres mayores de 41 años.

Transposición ovárica

La transposición ovárica es un procedimiento simple, seguro, eficaz y poco utilizado para preservar la fertilidad para las mujeres que piensan someterse a un tratamiento contra el cáncer mediante radioterapia. Las mujeres que recibirán radiación pélvica por cáncer de cuello uterino, cervical, anal, rectal o urinario pueden beneficiarse enormemente de

CUADRO 17-5 PASOS DEL PROCEDIMIENTO

Reanastomosis tubaria

- Realizar minilaparotomía o laparoscopia (convencional o robótica).
- Preparar los muñones tubarios y realizar cromopertubación.
- Colocar endoprótesis y corregir orientación.
- Disminuir la tensión en la línea de anastomosis reparando el espacio del mesosálpinx.
- Seleccionar la anastomosis de puntos múltiples para evitar la desalineación.
- Utilizar sutura 7-0 o más pequeña (absorbible o permanente).

---

la transposición ovárica. El procedimiento reubica los ovarios, conservando su haz vascular original, para evitar que se esterilicen por las dosis de radiación (fig. 17-10). En caso de irradiación craneoespinal, los ovarios se pueden fijar lateralmente, lo más lejos posible de la columna vertebral. En caso de irradiación pélvica, los ovarios se mueven fuera de la pelvis, seccionando el ligamento uteroovárico (y en algunos casos, la tuba uterina proximal) y fijando el ovario lo más alto posible en los surcos paracólicos (fig. 17-11).

Antes del advenimiento de la cirugía mínimamente invasiva, la transposición ovárica se realizaba mediante laparotomía.

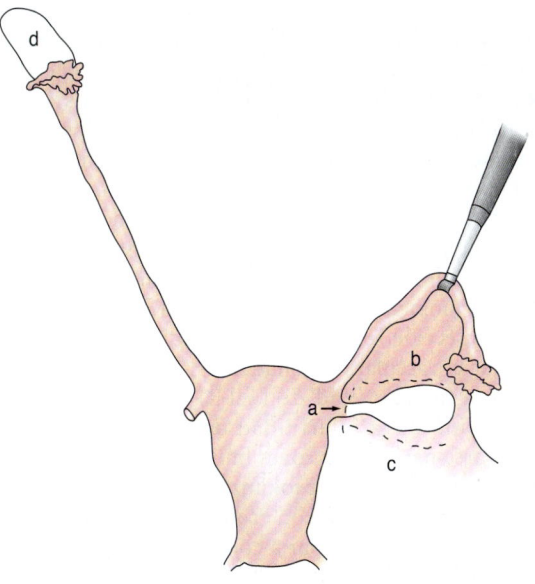

FIGURA 17-10 Transposición ovárica laparoscópica. Se dividen el ligamento ovárico (*a*) y el mesovario (*b*). Si es inadecuada la movilización, puede ser necesaria una incisión relajante en el peritoneo inferior al ovario (*c*). Se muestra la localización final del ovario (*d*) (Bisharah M, Tulandi T. Laparoscopic preservation of ovarian function: an underused procedure. *Am J Obstet Gynecol* 2003;188(2):367-370. Copyright © 2003 Elsevier. Reimpreso con autorización).

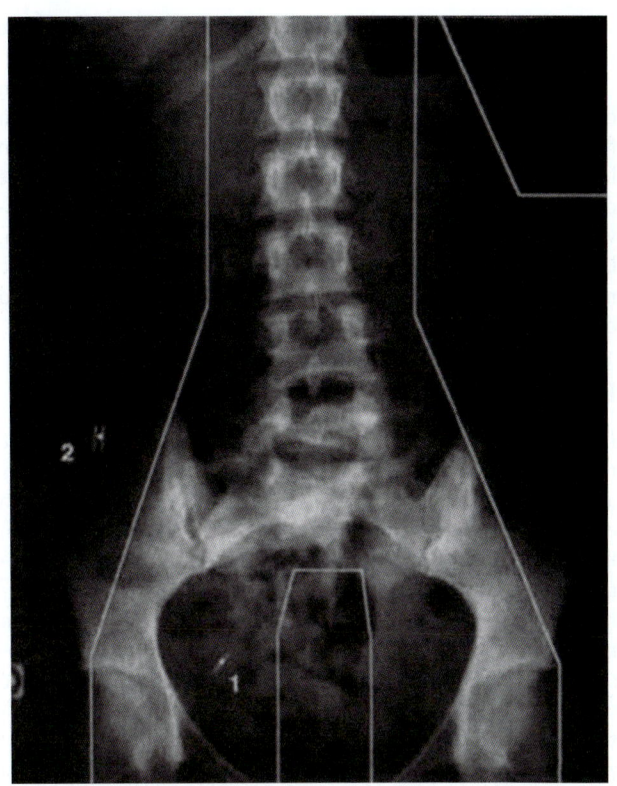

FIGURA 17-11 Transposición laparoscópica del ovario derecho antes de la radioterapia con campo en forma de "Y" invertida para la enfermedad de Hodgkin. El campo de irradiación se indica con la *línea blanca*. Se han aplicado dos clips metálicos en el ovario transpuesto (*2*), mientras que un clip marca la posición original del ovario antes de la transposición (*1*) (Clough KB, Goffinet F, Labib A, et al. Laparoscopic unilateral ovarian transposition prior to irradiation: prospective study of 20 cases. *Cancer* 1996;77(2):2638–2645. Copyright © 1996 American Cancer Society. Reimpreso con autorización de John Wiley & Sons, Inc.).

Ahora se han descrito varias técnicas laparoscópicas seguras y eficaces, que por lo general se prefieren. Un abordaje mínimamente invasivo aumenta la aceptabilidad de la paciente y facilita una transición más oportuna a la radioterapia. Como para cualquier cirugía laparoscópica que implique disección delicada y sutura intracorpórea, se puede considerar la laparoscopia asistida por robot. La transposición ovárica laparoscópica por robot se describió en 2003; más recientemente, una serie de casos más amplia ha confirmado su seguridad y viabilidad. Un abordaje laparoscópico asistido por robot puede resultar ventajoso cuando hay necesidad de disección retroperitoneal o de una extensa adherenciólisis. La técnica original colocaba el carro robótico del lado de la paciente, en la cabecera de la mesa, e introducía el laparoscopio robótico a través de un trócar suprapúbico para facilitar la visualización de los anexos y la parte superior de la pelvis, esto para evitar tener que acoplar el puerto primero para el procedimiento para la parte pélvica y luego nuevamente para la parte abdominal. Esto ya no es necesario con las plataformas robóticas en voladizo de nueva generación, donde la colocación robótica estándar del puerto permite la disección pélvica en la orientación habitual, seguida de rotaciones de los brazos para trabajar en la parte superior del abdomen sin la necesidad de desplazar el robot.

De acuerdo con un metaanálisis reciente, la transposición ovárica se asocia con una preservación significativa de la función ovárica y con riesgo insignificante de metástasis en los ovarios transpuestos, a pesar de la incidencia frecuente de quistes ováricos. Si las tubas proximales se cortan transversalmente o no funcionan después de la transposición, la recuperación de ovocitos para TRA se puede realizar de manera eficaz por vía transabdominal, sin la necesidad de transponer los ovarios.

Diatermia ovárica

La destrucción térmica del tejido ovárico, con el objetivo de restablecer la ovulación espontánea y ayudar a las mujeres a quedar embarazadas, puede parecer contradictoria. Sin embargo, la diatermia ovárica laparoscópica (DOL) con láser o electrocauterio (**fig. 17-12**) es una opción terapéutica aceptada para mujeres infértiles con síndrome del ovario poliquístico (SOP) que no han respondido a la inducción médica de la ovulación. Esta técnica está relacionada conceptualmente con la resección ovárica en cuña, que actualmente es de interés histórico solamente. Comparten la misma justificación controvertida: al eliminar parte del tejido sintetizador de andrógenos de la médula ovárica, el tejido cortical puede responder más adecuadamente a las gonadotropinas hipofisarias. Sin embargo, incluso si se realiza mediante un abordaje mínimamente invasivo, cualquier técnica que tenga como objetivo destruir una porción de tejido ovárico es inherentemente traumática para las gónadas (y posiblemente también para los tejidos circundantes). Por lo tanto, estas operaciones conllevan potencial de complicaciones, incluida la formación de adherencias y la disminución de la reserva ovárica. En un mundo donde la TRA se ha vuelto cada vez más segura y accesible, el costo, el dolor y los riesgos asociados con la cirugía de ovario para la inducción de la ovulación la convierten en una opción menos atractiva, que normalmente se consideraría después de explorar cada alternativa.

Este tratamiento solo está indicado para mujeres con SOP resistente a la inducción de la ovulación con fármacos orales. En estos casos, si la TRA no está disponible, no es asequible o no es aceptable para la pareja, la DOL puede emplearse como una alternativa a la inducción de la ovulación con gonadotropinas. La tasa de embarazo después de la DOL es similar a la obtenida con el uso de gonadotropinas inyectables. El argumento principal a favor de la DOL es la tasa más baja de embarazos múltiples frente a la inducción de la ovulación con gonadotropina. Sin embargo, las pacientes deben ser informadas sobre las preocupaciones actuales respecto a los efectos a largo plazo de la DOL en la función y reserva ováricas. También se debe analizar la posibilidad de realizar una diatermia ovárica unilateral en lugar de bilateral, ya que un metaanálisis reciente ha demostrado resultados similares y mejores recuentos de folículos antrales en pacientes aleatorizadas para DOL unilateral. Además, se debe informar a las pacientes que el impacto de la DOL en el éxito posterior del ciclo de TRA es controvertido: algunas no muestran ningún efecto, mientras que otras muestran un empeoramiento significativo de todos los parámetros.

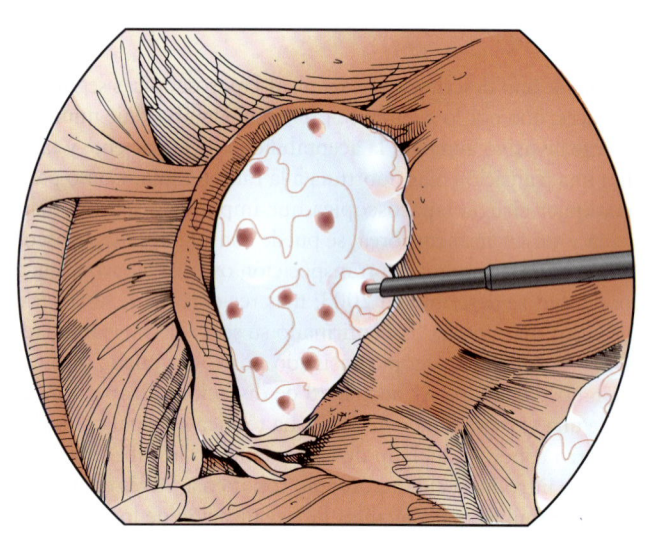

FIGURA 17-12 Quistectomía ovárica laparoscópica (Cundiff GW, Azziz R, Bristow RE. *Te Linde's Atlas of Gynecologic Surgery*, 1st ed. Philadelphia, PA: Wolters Kluwer Health/Lippincott Williams & Wilkins; 2014. Figura 25-5. Reimpreso con autorización).

> ### PUNTOS CLAVE
>
> - En la gran mayoría de los casos, para una cirugía de anexos se prefiere el abordaje mínimamente invasivo debido a la baja morbilidad perioperatoria y a las ventajas en la recuperación.
> - La contraindicación primaria para la quistectomía ovárica de una masa ovárica se presenta en los casos en los que existe sospecha importante de malignidad.
> - En el momento de la quistectomía ovárica se debe tener cuidado de eliminar toda la pared del quiste para evitar la formación de uno nuevo y lograr una hemostasia meticulosa sin destruir el tejido ovárico normal.
> - En el momento de la ooforectomía puede ser necesaria la disección retroperitoneal para identificar el uréter y aislar la vasculatura gonadal.
> - Dada la seguridad de la TRA, la cirugía para la corrección de la infertilidad del factor tubario debe reservarse para indicaciones limitadas.
> - La oclusión tubaria proximal se trata mejor mediante cirugía laparoscópica con cromopertubación y canulación histeroscópica tubaria concomitante.
> - Los hidrosálpinxs deben eliminarse o interrumpirse antes de la TRA.
> - La reanastomosis tubaria es una alternativa eficaz a la TRA en el contexto del arrepentimiento de la esterilización tubaria.

- La transposición ovárica es una excelente opción para preservar la función ovárica en pacientes sometidas a radioterapia como tratamiento contra el cáncer.
- La diatermia ovárica laparoscópica es una opción de segunda línea en el tratamiento de pacientes con infertilidad asociada con SOP que han fracasado con los fármacos orales para la inducción de la ovulación.

BIBLIOGRAFÍA

Abu Hashim H, Foda O, El Rakhawy M. Unilateral or bilateral laparoscopic ovarian drilling in polycystic ovary syndrome: a meta-analysis of randomized trials. *Arch Gynecol Obstet* 2018;297(4):859–870. doi:10.1007/s00404-018-4680-1.

Ahn KH, Song JY, Kim SH, et al. Transvaginal single-port natural orifice transluminal endoscopic surgery for benign uterine adnexal pathologies. *J Minim Invasive Gynecol* 2012;19(5):631–635.

Antosh DD, High R, Brown HW, et al. Feasibility of prophylactic salpingectomy during vaginal hysterectomy. *Am J Obstet Gynecol* 2017;217(5):605.e1–605.e5.

Arian, SE, Goodman, L, Flyckt RL, et al. Ovarian transposition: a surgical option for fertility preservation. *Fertil Steril* 2017;107(4):e15.

Ata B, Turkgeldi E, Seyhan A, et al. Effect of hemostatic method on ovarian reserve following laparoscopic endometrioma excision; comparison of suture, hemostatic sealant, and bipolar desiccation. A systematic review and meta-analysis. *J Minim Invasive Gynecol* 2015;22(3):363–372.

Audebert A, Pouly JL, Bonifacie B, et al. Laparoscopic surgery for distal tubal occlusions: lessons learned from a historical series of 434 cases. *Fertil Steril* 2014;102(4):1203–1208.

https://www.sartcorsonline.com/rptCSR_PublicMultYear.aspx?reportingYear=2014#patient-cumulative. Accessed March, 2018.

Balen AH, Morley LC, Misso M, et al. The management of anovulatory infertility in women with polycystic ovary syndrome: an analysis of the evidence to support the development of global WHO guidance. *Hum Reprod Update* 2016;22(6):687–708.

Barton SE, Politch JA, Benson CB, et al. Transabdominal follicular aspiration for oocyte retrieval in patients with ovaries inaccessible by transvaginal ultrasound. *Fertil Steril* 2011;95(5):1773–1776.

Bisharah M, Tulandi T. Laparoscopic preservation of ovarian function: an underused procedure. *Am J Obstet Gynecol* 2003;188(2):367–370.

Cai J, Liu L, Sun L, et al. Effects of previous ovarian drilling on cumulative ongoing pregnancy rates among patients with polycystic ovarian syndrome undergoing in vitro fertilization. *Int J Gynecol Obstet* 2016;134(3):272–277.

Caillet M, Vandromme J, Rozenberg S, et al. Robotically assisted laparoscopic microsurgical tubal reanastomosis: a retrospective study. *Fertil Steril* 2010;94(5):1844–1847.

Callahan MJ, Crum CP, Medeiros F, et al. Primary fallopian tube malignancies in BRCA-positive women undergoing surgery for ovarian cancer risk reduction. *J Clin Oncol* 2007;25(25):3985.

Campo S, Campo V. A modified technique to reduce spillage and operative time: laparoscopic ovarian dermoid cyst enucleation 'in a bag'. *Gynecol Obstet Invest* 2011;71(1):53–58.

Camus E, Poncelet C, Goffinet F, et al. Pregnancy rates after in-vitro fertilization in cases of tubal infertility with and without hydrosalpinx: a meta-analysis of published comparative studies. *Hum Reprod* 1999;14(5):1243–1249.

Cha SH, Lee MH, Kim JH, et al. Fertility outcome after tubal anastomosis by laparoscopy and laparotomy. *J Am Assoc Gynecol Laparosc* 2001;8(3):348–352.

Chanelles O, Ducarme G, Sifer C, et al. Hydrosalpinx and infertility: what about conservative surgical management? *Eur J Obstet Gynecol Reprod Biol* 2011;159(1):122–126.

Chu J, Harb HM, Gallos ID, et al. Salpingostomy in the treatment of hydrosalpinx: a systematic review and meta-analysis. *Hum Reprod* 2015;30:1882–1895.

Cohen A, Almog B, Tulandi T. Hydrosalpinx sclerotherapy before in vitro fertilization: systematic review and meta-analysis. *J minim Invasive Gynecol* 2017;25(4):600–607. pii: S1553-4650(17)31333-X. doi:10.1016/j.jmig.2017.12.004.

Dechaud H, Daures JP, Hedon B. Prospective evaluation of falloposcopy. *Hum Reprod* 1998;13:1815–1818.

Dessole S, Meloni GB, Capobianco G, et al. A second hysterosalpingography reduces the use of selective technique for treatment of a proximal tubal obstruction. *Fertil Steril* 2000;73:1037–1039.

Dharia Patel SP, Steinkampf MP, Whitten SJ, et al. Robotic tubal anastomosis: surgical technique and cost effectiveness. *Fertil Steril* 2008;90(4):1175–1179.

Falcone T, Walters MD. Hysterectomy for benign disease. *Obstet Gynecol* 2008;111(3):753–767.

Farquhar C, Brown J, Marjoribanks J. Laparoscopic drilling by diathermy or laser for ovulation induction in anovulatory polycystic ovary syndrome. *Cochrane Database Syst Rev* 2012;(6):CD001122.

Flyckt RL, Goldberg JM. Laparoscopic ovarian drilling for clomiphene-resistant polycystic ovary syndrome. *Semin Reprod Med* 2011;29(2):138–146.

Gargiulo AR, Greenberg JA, Sotrel G. Robot-assisted laparoscopic tubocornual anastomosis for reversal of Essure sterilization procedure. *J Minim Invasive Gynecol* 2011;18(6):S159.

Ghezzi F, Cromi A, Uccella S, et al. Transumbilical versus transvaginal retrieval of surgical specimens at laparoscopy: a randomized trial. *Am J Obstet Gynecol* 2012;207(2):112.e1–112.e6.

Gomel V. Reconstructive tubal microsurgery and assisted reproductive technology. *Fertil Steril* 2016;105:887–890.

Gubbala K, Laios A, Gallos I, et al. Outcomes of ovarian transposition in gynaecological cancers; a systematic review and meta-analysis. *J Ovarian Res* 2014;7:69.

Guillem JG, Wood WC, Moley JF, et al.; ASCO; SSO. ASCO/SSO review of current role of risk-reducing surgery in common hereditary cancer syndromes. *J Clin Oncol* 2006;24(28): 4642–4660.

Hart RJ, Hickey M, Maouris P, et al. Excisional surgery versus ablative surgery for ovarian endometriomata. *Cochrane Database Syst Rev* 2008;(2):CD004992.

Hendriks ML, Ket JC, Hompes PG, et al. Why does ovarian surgery in PCOS help? Insight into the endocrine implications of ovarian surgery for ovulation induction in polycystic ovary syndrome. *Hum Reprod Update* 2007;13(3): 249–264.

Hillis SD, Marchbanks PA, Tylor LR, et al. Poststerilization regret: findings from the United States Collaborative Review of Sterilization. *Obstet Gynecol* 1999;93(6):889–895.

Honore GM, Holden AE, Schenken RS. Pathophysiology and management of proximal tubal blockage. *Fertil Steril* 1999;5:785–795.

Hwang JH, Yoo HJ, Park SH, et al. Association between the location of transposed ovary and ovarian function in patients with uterine cervical cancer treated with (postoperative or primary) pelvic radiotherapy. *Fertil Steril* 2012;97(6): 1387–1393.

Jallad K, Siff L, Thomas T, et al. Salpingo-oophorectomy by transvaginal natural orifice transluminal endoscopic surgery. *Obstet Gynecol* 2016;128(2):293–296.

Johnson N, van Voorst S, Sowter MC, et al. Surgical treatment for tubal disease in women due to undergo in vitro fertilisation. *Cochrane Database Syst Rev* 2010;(1): CD002125.

Kho RM, Magrina JF, Magtibay PM. Pathologic findings and outcomes of a minimally invasive approach to ovarian remnant syndrome. *Fertil Steril* 2007;87(5):1005–1009.

Kim JH, Lee SM, Lee JH, et al. Successful conservative management of ruptured ovarian cysts with hemoperitoneum in healthy women. *PLoS One* 2014;9(3):e91171.

Kim SH, Shin CJ, Kim JG, et al. Microsurgical reversal of tubal sterilization: a report on 1,118 cases. *Fertil Steril* 1997;68(5):865–870.

Kotlyar A, Gingold J, Shue S, et al. The effect of salpingectomy on ovarian function. *J Minim Invasive Gynecol* 2017;24(4):563–578. doi:10.1016/j.jmig.2017.02.014.

Kwik M, O'Neill A, Hamani Y, et al. Laparoscopic ovarian transposition with potential preservation of natural fertility. *J Minim Invasive Gynecol* 2010;17(4):411–412.

Lipskind ST, Gargiulo AR. Computer-assisted laparoscopy in fertility preservation and reproductive surgery. *J Minim Invasive Gynecol* 2013;20(4):435–445.

Lunde O, Djøseland O, Grøttum P. Polycystic ovarian syndrome: a follow-up study on fertility and menstrual pattern in 149 patients 15–25 years after ovarian wedge resection. *Hum Reprod* 2001;16(7):1479–1485.

Medeiros LR, Rosa DD, Bozzetti MC, et al. Laparoscopy versus laparotomy for benign ovarian tumour. *Cochrane Database Syst Rev* 2009;(2):CD004751.

Messinger LB, Alford CE, Csokmay JM, et al. Cost and efficacy comparison of in vitro fertilization and tubal anastomosis for women after tubal ligation. *Fertil Steril* 2015;104(1):32–38.

Mol BW, Collins JA, Burrows EA, et al. Comparison of hysterosalpingography and laparoscopy in predicting fertility outcome. *Hum Reprod* 1999;14:1237–1242.

Molpus KL, Wedergren JS, Carlson MA. Robotically assisted endoscopic ovarian transposition. *JSLS* 2003; 7(1): 59–62.

Monteith CW, Berger GS, Zerden ML. Pregnancy success after hysteroscopic sterilization reversal. *Obstet Gynecol* 2014;124(6):1183–1189.

Morice P, Thiam-Ba R, Castaigne D, et al. Fertility results after ovarian transposition for pelvic malignancies treated by external irradiation or brachytherapy. *Hum Reprod* 1998;13(3):660–663.

Muzii L, Miller CE. The singer, not the song. *J Minim Invasive Gynecol* 2011;18(5):666–667.

Oelsner G, Bider D, Goldenberg M, et al. Long-term follow-up of the twisted ischemic adnexa managed by detorsion. *Fertil Steril* 1993;60(6):976.

Oltmann SC, Fischer A, Barber R, et al. Cannot exclude torsion—a 15-year review. *J Pediatr Surg* 2009;44(6):1212.

Panici PB, Palaia I, Bellati F, et al. Laparoscopy compared with laparoscopically guided minilaparotomy for large adnexal masses: a randomized controlled trial. *Obstet Gynecol* 2007;110(2 Pt 1):241–248.

Pereira N, Pryor KP, Voskuilen-Ginzalez A, et al. Ovarian response and in vitro fertilization outcomes after salpingectomy: does salpingectomy indication matter? *J Minim Invasive Gynecol* 2017;24(3):446.e1–454.e1. doi:10.1016/j.jmig.2016.12.023.

Peters A, Rindos NB, Lee T. Hemostasis during ovarian cystectomy: systematic review of the impact of suturing versus surgical energy on ovarian function. *J Minim Invasive Gynecol* 2017;24(2):235–246.

Practice Committee of the American Society for Reproductive Medicine. Committee opinion: role of tubal surgery in the era of assisted reproductive technology. *Fertil Steril* 2012;97:539–545.

Rimbach S, Bastert G, Wallwiener D. Technical results of falloposcopy for infertility diagnosis in a large multicentre study. *Hum Reprod* 2001;16:925–930.

Rodgers AK, Goldberg JM, Hammel JP, et al. Tubal anastomosis by robotic compared with outpatient minilaparotomy. *Obstet Gynecol* 2007;109(6):1375–1380.

Sainz de la Cuesta R, Goff BA, Fuller AF Jr, et al. Prognostic importance of intraoperative rupture of malignant ovarian epithelial neoplasms. *Obstet Gynecol* 1994;84(1):1.

Sioulas VD, Jorge S, Chern JY, et al. Robotically assisted laparoscopic ovarian transposition in women with lower gastrointestinal cancer undergoing pelvic radiotherapy. *Ann Surg Oncol* 2017;24(1):251–256.

Terenziani M, Piva L, Meazza C, et al. Oophoropexy: a relevant role in preservation of ovarian function after pelvic irradiation. *Fertil Steril* 2009;91(3):935.

Timmerman D, Van Calster B, Testa A, et al. Predicting the risk of malignancy in adnexal masses based on the Simple Rules from the International Ovarian Tumor Analysis group. *Am J Obstet Gynecol* 2016;214(4): 424–437.

Tozer AJ, Al-Shawaf T, Zosmer A, et al. Does laparoscopic ovarian diathermy affect the outcome of IVF-embryo transfer in women with polycystic ovarian syndrome? A retrospective comparative study. *Hum Reprod* 2001;16(1):91–95.

Tsiami A, Chaimani A, Mavridis D, et al. Surgical treatment for hydrosalpinx prior to in-vitro fertilization embryo transfer: a network meta-analysis. *Ultrasound Obstet Gynecol* 2016;48(4):434–445.

Van Seeters JAH, Chua SJ, Mol BWJ, et al. Tubal anastomosis after previous sterilization: a systematic review. *Hum Reprod Update* 2017;23(3):358–370.

Wysham WZ, Roque DR, Soper JT. Use of topical hemostatic agents in gynecologic surgery. *Obstet Gynecol Surv* 2014;69(9):557–563.

Xu B, Zhang Q, Zhao J, et al. Pregnancy outcome of in vitro fertilization after Essure and laparoscopic management of hydrosalpinx: a systematic review and meta-analysis. *Fertil Steril* 2017;108(1):84.e5–95.e5. doi:10.1016/j.fertnstert.2017.05.005.

Yoon TK, Sung HR, Cha SH, et al. Laparoscopic tubal anastomosis: fertility outcome in 202 cases. *Fertil Steril* 1999;72(6):1121–1126.

CAPÍTULO 18

Miomectomía

Linda D. Bradley y Tommaso Falcone

Introducción

Clasificación de los leiomiomas y principios generales del tratamiento

Investigación preoperatoria

Alternativas a la resección quirúrgica

Indicaciones para miomectomía quirúrgica

Optimización preoperatoria

Principios generales para disminuir la pérdida de sangre durante la miomectomía

Abordaje histeroscópico de la miomectomía

Preparación

Principios generales de la miomectomía histeroscópica

Instrumentación

Abordaje instrumentado con dispositivos electroquirúrgicos

Histeroscopia instrumentada con vaporización

Dispositivos histeroscópicos para retracción de tejidos (resectoscopios)

Recomendaciones postoperatorias

Complicaciones después de la miomectomía histeroscópica

Miomectomía laparoscópica

Miomectomía laparoscópica asistida por robot

Miomectomía por laparotomía

Miomectomía vaginal

INTRODUCCIÓN

Los leiomiomas (miomas, fibromas) son tumores monoclonales benignos provenientes del tejido muscular liso. A los 50 años de edad, el 70% de las mujeres blancas y el 80% de las mujeres afroamericanas desarrollarán leiomiomas uterinos. Hay varios factores de riesgo asociados con la prevalencia de los leiomiomas (tabla 18-1). Los leiomiomas son una de las indicaciones ginecológicas más frecuentes para cirugía, lo que conlleva 200 000 histerectomías y 30 000 miomectomías al año. Se espera que la frecuencia de miomectomías aumente con los cambios demográficos de la población de los Estados Unidos.

En cerca del 30% de las pacientes con leiomiomas se desarrollan síntomas graves. Los principales síntomas asociados con los leiomiomas son sangrado uterino anómalo, síntomas de plenitud, dolor o presión pélvicos y síntomas urinarios (tabla 18-2). Entre las mujeres sintomáticas, la miomectomía ofrece mejoría significativa y restaura la calidad de vida relacionada con la salud. Se ha observado también que los leiomiomas tienen influencia negativa en los resultados del embarazo, ocasionan infertilidad y conducen a abortos recurrentes. Las mujeres afroamericanas son diagnosticadas a menor edad y con síntomas más graves que las mujeres caucásicas. En una encuesta nacional en los Estados Unidos, cerca del 22% de las mujeres respondieron que los leiomiomas interferían en su calidad de vida durante toda o la mayor parte del tiempo, mientras que el 39% respondieron que interferían parcialmente. Alrededor del 25% de las mujeres con miomas perdieron un empleo y consideraron que el potencial de su carrera se vio interrumpido. En la encuesta también se reflejó que la preservación del útero y la fertilidad futura eran importantes para el 50% de las mujeres.

CLASIFICACIÓN DE LOS LEIOMIOMAS Y PRINCIPIOS GENERALES DEL TRATAMIENTO

Los leiomiomas uterinos se clasifican con base en lo designado por la International Federation of Gynecology and Obstetrics (FIGO) (fig. 18-1). Este sistema de clasificación, considerado como la mejor forma de abordar el sitio comunicante del leiomioma, describe varios tipos y los clasifica en distintos grupos. El primer tipo es totalmente intracavitario (tipo 0); las otras categorías incluyen a los leiomiomas submucosos con varios componentes intramurales (tipos 1 y 2), los leiomiomas intramurales (tipos 3, 4 y 5) y los leiomiomas subserosos (tipos 6 y 7), con variaciones en los componentes intramurales. Esta clasificación es importante para determinar el abordaje quirúrgico. Por ejemplo, los leiomiomas tipos 0 y 1 por lo regular se tratan por histeroscopia. El mioma tipo 1 (implicación intramural < 50%) puede ser tratado por histeroscopia dependiendo de su tamaño. Un mioma con tamaño mayor de 3.5 cm puede requerir tratamiento médico para disminuir el volumen y hacerlo más susceptible de intervención histeroscópica. Los leiomiomas submucosos tipo 2 con componente intramural mayor del 50% requieren mayor nivel de destreza con el histeroscopio y se abordan, generalmente, de forma abdominal. Los leiomiomas de los tipos 3 a 7 no se deben tratar por vía histeroscópica.

INVESTIGACIÓN PREOPERATORIA

La presencia de leiomioma se sospecha habitualmente al momento de la exploración pélvica. La exploración minuciosa puede establecer el abordaje quirúrgico óptimo. Si el

TABLA 18-1
Características asociadas con la prevalencia de los miomas

Raza	Afroamericana o negra
Edad	Aumento de incidencia con la edad, incidencia acumulada de hasta el 80%
Antecedentes reproductivos	Menarquia temprana Embarazo mayor de 20 semanas*
Factores genéticos	Mutaciones de células germinales asociadas con insuficiencia de fumarato-hidratasa; reordenamiento de cromosomas somáticos
Estilo de vida	Alcoholismo, especialmente consumo de cerveza Alto consumo de cafeína Dieta rica en carnes rojas Deficiencia de vitamina D Índice de masa corporal Hábito tabáquico*
Antecedentes médicos	Hipertensión

*Todos los factores de riesgo aumentan la prevalencia, excepto los marcados con un asterisco, que la disminuyen.

Submucosos	0	Pediculado intracavitario
	1	Intramural < 50%
	2	Intramural ≥ 50%
Otros	3	Contacto con endometrio, intramural 100%
	4	Intramural
	5	Subseroso intramural ≥ 50%
	6	Subseroso intramural < 50%
	7	Subseroso pediculado
	8	Otro (especificar, p. ej., cervical, parasítico)
Leiomiomas híbridos	2-5	Submucoso y subseroso

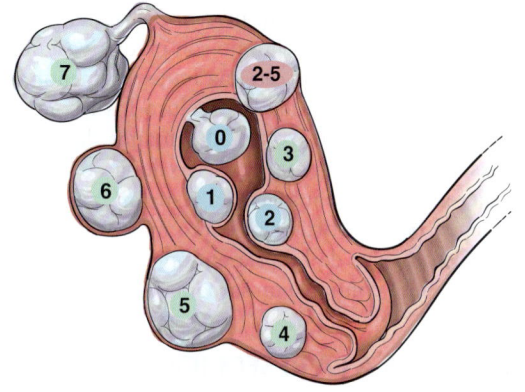

FIGURA 18-1 Clasificación de la International Federation of Gynecology and Obstetrics (IFGO) para la miomatosis uterina.

útero agrandado es móvil, se prefiere un abordaje de mínima invasión. Un útero inmóvil puede sugerir otra enfermedad como endometriosis o inflamación crónica, lo que puede hacer más difícil la cirugía. La exploración con espéculo puede mostrar un mioma submucoso prolapsado o un leiomioma cervical, que se tratan con distintos abordajes quirúrgicos.

Los estudios de imagen pueden ser valiosos para lograr un diagnóstico más preciso y para la planificación de la cirugía. La ecografía se considera el estudio de elección para diagnosticar los leiomiomas uterinos y para determinar su número y localización. La relación del leiomioma con la cavidad endometrial también es importante para la planificación de la cirugía; la ecografía con solución salina puede ayudar a delinear la penetración de un mioma submucoso en el miometrio, así como a determinar el abordaje quirúrgico del tratamiento. Se puede utilizar histeroscopia para conocer de forma apropiada qué tan resecable es la lesión.

Cuando se observan numerosos miomas en la ecografía, se puede utilizar la resonancia magnética (RM) para obtener más detalles. Esta modalidad puede ser útil para identificar y ubicar los leiomiomas antes de la miomectomía laparoscópica o asistida por robot. Además, es relevante diferenciar un leiomioma de adenomiosis o de un adenomioma para poder obtener resultados quirúrgicos óptimos. La RM en ocasiones puede sugerir el diagnóstico de posibles leiomiosarcomas, pero este estudio no es concluyente. La RM también puede ayudar a determinar si la paciente es candidata para embolización de arteria uterina (EAU), así como a determinar el suministro arterial de los miomas.

Cuando la paciente tiene sangrado uterino anómalo y leiomiomas, es importante descartar la presencia de patología endometrial como cáncer de endometrio o hiperplasia endometrial compleja con atipia. Se debe realizar una biopsia endometrial. La anemia es frecuente en las pacientes con sangrado menstrual abundante y debe investigarse. La enfermedad tiroidea puede ocasionar sangrado menstrual abundante y se puede determinar con facilidad mediante la cuantificación de tirotropina (TSH, *thyroid stimulating hormone*) en sangre. En las mujeres con leiomioma siempre debe considerarse la investigación de causas hemáticas del sangrado menstrual abundante, especialmente si la alteración menstrual comenzó en la adolescencia.

La fragmentación de un presunto leiomioma uterino ha generado preocupación de que pueda conducir a la propagación de un sarcoma uterino oculto en el momento de la extracción del tejido, lo que ha llevado a un mejor reconocimiento de la importancia de identificar la enfermedad uterina maligna antes de la cirugía. La Food and Drug Administration (FDA)

TABLA 18-2
Indicaciones para miomectomía

- Síntomas que interfieren con la calidad de vida:
  - Hemorragia uterina anómala
  - Síntomas urinarios
  - Plenitud o dolor pélvicos
- Mujer asintomática con infertilidad o pérdida recurrente del embarazo:
  - Después de investigar todas las otras causas
  - Mioma que distorsiona la cavidad
- Resultado adverso previo del embarazo

señala que los cánceres uterinos ocultos, como los sarcomas, se encuentran en un rango aproximado de 1 de cada 225 a 1 de cada 580 mujeres que se someten a miomectomía o histerectomía. El leiomiosarcoma se encuentra en un rango aproximado de 1 de cada 495 a 1 de cada 1100 mujeres sometidas a cirugía para miomas.

Por desgracia, incluso la evaluación preoperatoria más exhaustiva no puede descartar por completo la posibilidad de un leiomiosarcoma u otra neoplasia maligna. Es importante reconocer que el adenocarcinoma endometrial es la neoplasia maligna más frecuente en mujeres con fibromas y sangrado uterino anómalo. Por lo tanto, se recomienda la biopsia endometrial antes de la cirugía en el contexto de un sangrado anómalo. La biopsia endometrial también puede ayudar a detectar un sarcoma uterino. El tamaño de los fibromas y la tasa de crecimiento no son predictivos: un leiomioma de crecimiento rápido en una mujer premenopáusica no es predictivo de malignidad, e incluso los miomas que miden más que un embarazo de 20 semanas de gestación no están asociados con un mayor riesgo de sarcoma uterino en las mujeres premenopáusicas. En resumen, no hay pruebas de imagen o de laboratorio, como marcadores séricos o pruebas histológicas de biopsia endometrial, que puedan predecir de manera confiable un sarcoma uterino.

ALTERNATIVAS A LA RESECCIÓN QUIRÚRGICA

Se recomienda el manejo conservador en las mujeres asintomáticas que no buscan tratamiento de infertilidad. Se puede asegurar a las pacientes que los leiomiomas generalmente se reducen y que los síntomas se alivian en el posparto y en el período posmenopáusico. Entre las mujeres con leiomiomas, la anticoncepción hormonal, incluidos los anticonceptivos orales combinados y los anticonceptivos de progestágeno solo, se puede usar para controlar el sangrado uterino anómalo, ya que estos medicamentos no causan el crecimiento de leiomiomas. Se puede proporcionar anticoncepción intrauterina con liberación de levonorgestrel (p. ej., el sistema Mirena®) a mujeres con fibromas y cavidad uterina normal para disminuir el flujo menstrual abundante.

Los moduladores de los receptores de progesterona, como la mifepristona o el acetato de ulipristal, se usan para reducir el sangrado menstrual. Los estudios comparativos de agonistas de la hormona liberadora de gonadotropina (GnRH, *gonadotropin-releasing hormone*) frente a acetato de ulipristal han demostrado que son igualmente eficaces. La terapia intermitente a largo plazo con acetato de ulipristal puede posponer o eliminar la intervención quirúrgica. Debido a la preocupación de que los moduladores de receptores de progesterona puedan provocar cambios endometriales (de estrógenos sin oposición), se recomienda su uso intermitente.

El tratamiento médico puede ser útil para revertir la anemia antes de la intervención quirúrgica. Los agonistas de la GnRH alivian eficazmente los síntomas del sangrado menstrual abundante y disminuyen el tamaño uterino, aunque están asociados con un rápido retorno de los síntomas y del tamaño uterino al dejar de utilizarlos. Los fármacos antifibrinolíticos como el ácido tranexámico son efectivos en el tratamiento del sangrado menstrual abundante regular idiopático. La respuesta de las pacientes con fibromas y sangrado abundante al ácido tranexámico es variable, pero este tratamiento se puede prescribir siempre y cuando la paciente no esté tomando un anticonceptivo oral.

La EAU es un tratamiento no quirúrgico eficaz para los síntomas asociados con leiomioma como el sangrado anómalo. Después de la EAU, por lo general el tamaño del útero se reduce en un 30-45%, con mejoría asociada en la calidad de vida. Con la EAU hay alivio de los síntomas en el 75-80% de los casos, porcentaje similar al obtenido con la miomectomía. Sin embargo, se observa la necesidad de reintervención con EAU en el 17-31% de las pacientes. En las mujeres con excelente respuesta inicial a la EAU, la calidad de vida relacionada con la salud a largo plazo es similar a la de aquellas tratadas con histerectomía. No obstante, en comparación con la miomectomía, las EAU tienen tasas de reintervención, tasas de histerectomía posterior e índices de complicaciones del procedimiento más altos. Las EAU son una excelente opción para las mujeres sin deseo de fertilidad futura y con alteraciones médicas que aumentan el riesgo de cirugía.

El ultrasonido focalizado de alta intensidad, guiado por RM, es una técnica termoablativa que se puede utilizar para extirpar fibromas de fácil acceso si el intestino y la vejiga no se interponen, en cuyo caso este abordaje es inviable. Los leiomiomas de más de 10 cm son difíciles de tratar con esta técnica. Las contraindicaciones para este abordaje incluyen la presencia de más de cuatro leiomiomas, mala vascularización (poco reforzamiento con gadolinio) y adenomiosis grave. La reducción del tamaño del leiomioma con este método es similar a la obtenida por EAU, de aproximadamente el 37-40%. Esta técnica está aprobada para su uso en mujeres que desean fertilidad futura.

INDICACIONES PARA MIOMECTOMÍA QUIRÚRGICA

La indicación principal para la miomectomía quirúrgica es controlar los síntomas que impiden la calidad de vida en las mujeres que desean fertilidad futura. En aquellas con paridad satisfecha se puede considerar la histerectomía, ya que esta se asocia con el tratamiento definitivo de los síntomas sin recurrencia. La excepción a esta recomendación general es para cualquier fibroma que pueda ser tratado fácilmente por histeroscopia. La miomectomía se asocia con una tasa de reintervención del 15% y una tasa de histerectomía posterior del 11%. La miomectomía también es una opción de tratamiento para las mujeres sin deseo de fertilidad futura pero que desean conservar su útero. A pesar de la postura de la FDA sobre la fragmentación y diseminación de un probable sarcoma uterino oculto, un estudio transversal que evaluó las bases de datos del Healthcare Cost and Utilization Project respalda la miomectomía como tratamiento de los leiomiomas.

En las mujeres asintomáticas no existe un tamaño de leiomioma específico que requiera intervención. La cirugía no está indicada para la prevención profiláctica de los síntomas, ya que no existen factores de pronóstico confiables del desarrollo de los síntomas. Se puede considerar la intervención en mujeres asintomáticas que desean fertilidad futura y que tienen un leiomioma submucoso susceptible de cirugía histeroscópica. Otra posible indicación para la cirugía en las mujeres asintomáticas es la presencia de hidronefrosis moderada o grave por compresión ureteral.

La intervención quirúrgica no está indicada únicamente para descartar la posibilidad de sarcoma. Sin embargo, en la mujer en el período posmenopáusico, una masa uterina de rápido crecimiento aumenta la probabilidad de que el tumor sea maligno. En esta situación no se recomienda la miomectomía. Estas pacientes deben ser derivadas a un ginecológico oncólogo para valoración y posible histerectomía.

Hay una relación entre los miomas intracavitarios o que distorsionan la cavidad y la infertilidad o la pérdida recurrente de embarazos, pero no está claro cuándo la cirugía mejora los resultados reproductivos. La cirugía se puede considerar en las mujeres con fibromas submucosos o miomas que distorsionan la cavidad después de investigar otras causas de infertilidad o pérdida recurrente.

OPTIMIZACIÓN PREOPERATORIA

Antes de la cirugía, es importante optimizar el estado médico de la paciente, específicamente en relación con la anemia. Se recomienda obtener un hemograma completo, estudios del hierro y descartar células falciformes u otras hemoglobinopatías. La anemia preoperatoria por pérdida crónica de sangre se asocia con mayor morbilidad y mortalidad postoperatorias. El abordaje óptimo implica la corrección de la anemia en lugar de la transfusión. Si se controla el sangrado y se brinda suplementación oral con hierro y vitamina C para mejorar la absorción, puede aumentar la hemoglobina en 2 g/dL en 2-3 semanas. En ocasiones, puede ser necesario el hierro intravenoso para mejorar la hemoglobina preoperatoria.

En una revisión de Cochrane se evaluó la influencia del uso de agonistas de GnRH antes de la miomectomía. Se concluyó que 3-4 meses de tratamiento previo tuvieron influencia positiva significativa en las cifras de hemoglobina y hematócrito preoperatorios, secundarios a disminución de sangrado menstrual abundante. Los cambios en el volumen del mioma ocurrieron dentro de los primeros 2 o 3 meses. El uso de agonistas de GnRH preoperatorios produjo una pequeña reducción, estadísticamente significativa, en la pérdida de sangre intraoperatoria (22-157 mL menos que el placebo). Sin embargo, no hubo diferencia en la tasa de transfusión o el tiempo quirúrgico. Además, debido a que los agonistas preoperatorios de GnRH disminuyen el tamaño uterino, este tratamiento permite al cirujano realizar el procedimiento abierto a través de una incisión transversal, en lugar de una vertical. No obstante, los agonistas de la GnRH causan efectos secundarios como sofocos (bochornos) y pueden reducir el tamaño de los miomas al grado de ocultarlos durante la cirugía. Esos miomas pueden volver a crecer después de la cirugía al restaurarse la función menstrual normal. En general, no se recomienda el pretratamiento con agonistas de GnRH solo para disminuir la pérdida de sangre interoperatoria, pero puede ser útil para la corregir la anemia preoperatoria.

Antes de la cirugía, se debe analizar el tipo de sangre, así como realizar las pruebas cruzadas y la prueba de embarazo en orina. Las técnicas intraoperatorias para disminuir la pérdida de sangre también son útiles.

PRINCIPIOS GENERALES PARA DISMINUIR LA PÉRDIDA DE SANGRE DURANTE LA MIOMECTOMÍA

La mayoría de los estudios clínicos han demostrado que la cirugía laparoscópica, en comparación con la cirugía abierta de leiomiomas de tamaño similar, disminuye la pérdida de sangre. En la tabla 18-3 se enumeran las posibles

TABLA 18-3
Opciones farmacológicas perioperatorias para disminuir la pérdida de sangre intraoperatoria

FÁRMACO	DIFERENCIA PROMEDIO EN CUANTO A PÉRDIDA DE SANGRE FRENTE A PLACEBO	NECESIDAD DE TRANSFUSIÓN SANGUÍNEA
Vasopresina intramiometrial[b]	245 mL	Disminuye la necesidad
Bupivacaína y epinefrina intramiometrial[a]	68 mL	Sin efecto
Misoprostol vaginal[b]	97 mL	Sin efecto
Dinoprostona vaginal[a]	131 mL	Disminuye la necesidad
Matriz de gelatina-trombina[a]	545 mL	Disminuye la necesidad
Parche sellador de fibrina[a]	26 mL	Sin efecto
Ácido ascórbico intravenoso[a]	411 mL	Sin efecto
Ácido tranexámico intravenoso[a]	243 mL	Sin efecto

[a]Evidencia de calidad baja.
[b]Evidencia de calidad moderada.
No todos los fármacos están disponibles en todos los países. Algunos medicamentos no están aprobados por la FDA para estas indicaciones. Datos de Kongnyuy E, Wiysonge CS. Interventions to reduce haemorrhage during myomectomy for fibroids. *Cochrane Database Syst Rev* 2014;(8):CD005355.

intervenciones farmacológicas para reducir la pérdida de sangre en la miomectomía. Las combinaciones de estas intervenciones, como la vasopresina intramiometrial más misoprostol vaginal o rectal, pueden tener un efecto aditivo.

También se ha demostrado que el uso de torniquetes mecánicos para ocluir el suministro de sangre uterina en los procedimientos laparoscópicos disminuye la pérdida de sangre. Existen distintas formas de lograr la oclusión de los vasos, como el uso de un catéter de Foley atado alrededor del cuello uterino o la colocación de una sutura de poliglactina alrededor del cuello uterino y el ligamento infundibulopélvico. Se ha demostrado que ambas técnicas disminuyen las transfusiones de sangre. La ligadura en asa de los vasos de la seudocápsula de mioma puede disminuir la pérdida de sangre, pero no se ha demostrado que reduzca la tasa de transfusión. Debido a la dificultad del uso de torniquetes durante un procedimiento laparoscópico o asistido por robot, las pinzas vasculares (p. ej., las pinzas *bulldog*) que se colocan a través de un trócar se pueden usar para ocluir la arteria uterina temporalmente.

También se ha demostrado que el uso de un dispositivo ultrasónico, en lugar de la electrocirugía, reduce la pérdida de sangre en 50-60 mL, una cantidad que puede no ser clínicamente significativa. El uso de sutura de púas unidireccional y bidireccional puede disminuir la pérdida de sangre en la miomectomía laparoscópica o robótica; también puede disminuir el tiempo quirúrgico cuando hay dificultades para suturar.

ABORDAJE HISTEROSCÓPICO DE LA MIOMECTOMÍA

La miomectomía histeroscópica es un procedimiento transcervical, mínimamente invasivo, que se realiza para la extracción de leiomiomas intracavitarios y submucosos bajo visualización directa y control visual constante. Este abordaje es una alternativa a la histerectomía para el tratamiento del sangrado uterino anómalo ocasionado por leiomiomas endoluminales. Aproximadamente el 40% de las mujeres con sangrado uterino anómalo presentarán lesiones intracavitarias (incluidos pólipos endometriales y leiomiomas submucosos) y se beneficiarán de la miomectomía histeroscópica, que es un procedimiento quirúrgico ambulatorio. La intervención quirúrgica de los leiomiomas intracavitarios puede ser una solución para las pacientes que tienen infertilidad, experimentan pérdida recurrente del embarazo y sufren leucorrea o dismenorrea, así como para aquellas que no han recibido tratamiento médico.

La práctica quirúrgica ginecológica moderna confía cada vez más en la histeroscopia quirúrgica como una técnica mínimamente invasiva para el tratamiento del sangrado uterino anómalo en mujeres con leiomiomas intracavitarios y submucosos. El sangrado menstrual mejora con la eliminación completa de las lesiones. En comparación con la histerectomía u otros abordajes de miomectomía, la recuperación postoperatoria es corta, las pacientes requieren menos analgésicos y opiáceos postoperatorios y hay disminución de la morbilidad y la mortalidad perioperatorias.

La tendencia a la extirpación histeroscópica quirúrgica de los leiomiomas se ha triplicado. En primer lugar, porque los procedimientos histeroscópicos para tratar los miomas submucosos se han visto facilitados por el desarrollo de histeroscopios operatorios rígidos de menor calibre con canales auxiliares, así como por la tecnología bipolar, las mejoras en los sistemas de gestión de líquidos, las cámaras de alta definición y el uso emergente de resectoscopios y sistemas de recuperación de tejido histeroscópico (SRTH). En segundo lugar, debido a la preferencia de la paciente por opciones de tratamiento mínimamente invasivas, lo que ha influido en la demanda de histeroscopia quirúrgica. Finalmente, por la capacitación de residentes que incluye la histeroscopia quirúrgica como una herramienta importante durante su formación. La histeroscopia quirúrgica ha reemplazado en gran medida la dilatación y el legrado para el tratamiento de lesiones intracavitarias y endocervicales, ya que ofrece visualización continua, confirma la eliminación completa de las lesiones intracavitarias y es eficaz en el tratamiento de la disfunción menstrual.

Preparación

La miomectomía histeroscópica puede ser un procedimiento complejo que requiere una excelente destreza manual y habilidades avanzadas para extraer los leiomiomas intracavitarios. La determinación de la viabilidad de la histeroscopia quirúrgica requiere una evaluación preoperatoria exhaustiva. Los objetivos son reducir al mínimo la resección incompleta, la regeneración, la recurrencia y las complicaciones. La mayoría de los miomas submucosos aparecen en los sitios del cuerpo uterino, pero pueden presentarse en la superficie de los cuernos, del fondo y de las partes posterior, anterior o lateral; asimismo, pueden requerir técnicas y estrategias histeroscópicas únicas para la extracción.

Las pruebas diagnósticas más sensibles para evaluar la cavidad endometrial antes de la miomectomía histeroscópica son la histeroscopia diagnóstica y la ecografía de infusión salina. Se puede considerar la RM en mujeres con crecimiento uterino mayor al de un embarazo de 12-14 semanas, o si la ecografía es técnicamente difícil debido a la obesidad, la posición uterina, la incapacidad para dilatar la cavidad uterina o la presencia de múltiples leiomiomas uterinos. Estas modalidades tienen una mayor sensibilidad para determinar el tamaño, la ubicación, el número y la profundidad de penetración del leiomioma intracavitario.

Una determinante importante de la seguridad y viabilidad de la miomectomía histeroscópica es el "margen libre de miometrio". Esto se puede evaluar mediante ecografía de infusión salina o con RM. Si se plantea una resección histeroscópica, es importante tener un margen de por lo menos 1 cm de espesor, desde la lesión hasta la superficie serosa, a pesar de que la remodelación uterina tiene lugar durante la histeroscopia quirúrgica. Con esto en mente, el cirujano puede medir la complejidad de la miomectomía histeroscópica, el grado de afectación miometrial y la probabilidad de completar el procedimiento en un solo evento quirúrgico. Además, esta información ayuda con la planificación quirúrgica, incluyendo la selección del dispositivo, la elección del líquido de distensión, los riesgos de complicaciones y la cantidad del líquido. Es importante la evaluación preoperatoria exhaustiva para lograr un mejor consentimiento informado de los riesgos quirúrgicos y de las complicaciones.

Aunque la clasificación de la FIGO es la nomenclatura estándar para la localización y comunicación de miomas (*véase* fig. 18-1), se han propuesto varios sistemas. El sistema de clasificación de la European Society for Gynecological Endoscopy (ESGE) describe solo tres grados de penetración miometrial de los miomas submucosos. Un tercer sistema, la clasificación de la European Society of Hysteroscopy (ESH) (tabla 18-4), permite al ginecólogo determinar la probabilidad del procedimiento histeroscópico en un solo evento y el riesgo de complicaciones basadas en la protrusión a la cavidad endometrial y el tamaño del leiomioma. Se puede esperar una resección completa en el 96-97% de los leiomiomas tipo 0, en el 86-90% de los tipo 1 y en el 61-83% de los tipo 2. Además, la cantidad de absorción de líquido también puede predecirse mediante el grado preoperatorio de afectación miometrial y la duración de la cirugía. El tamaño límite superior del leiomioma resecado dependerá de la experiencia del cirujano y de la rapidez con la que se pueda realizar la cirugía antes de alcanzar la máxima absorción de líquidos.

Un mioma tipo 0 es totalmente intracavitario (fig. 18-2) y, por lo regular, se retira con facilidad. Sin embargo, incluso algunos miomas tipo 0 no se pueden extraer por histeroscopia, sobre todo los mayores de 7 cm (fig. 18-3). En un estudio prospectivo de 122 mujeres, en las pacientes con miomas de 3 cm o menos se pudo evitar una cirugía adicional por miomas en el 90% de los casos, en comparación con las mujeres con miomas de 4 cm o más, que requirieron cirugía adicional en el 60% de los casos.

La extirpación de miomas con afectación miometrial más profunda (tipo 1 o 2) y un diámetro mayor de 3 cm requiere habilidades histeroscópicas más avanzadas. La American Association of Gynecologic Laparoscopists (AAGL) recomienda que los miomas submucosos con diámetros de 4-5 cm sean extirpados histeroscópicamente por cirujanos experimentados. Además, en pacientes identificadas con miomas grandes o miomas tipos 1 y 2 de 4-6 cm o más, los cirujanos quizá prefieran solicitar un consentimiento informado para una cirugía histeroscópica de dos etapas. Los datos demuestran que hay mayor recuperación, complicaciones y resección incompleta en las mujeres con miomas mayores de 3 cm. Los cirujanos deben considerar disminuir farmacológicamente el tamaño del mioma con un agonista de GnRH o moduladores selectivos del receptor de progesterona (MSRP).

En algunos casos puede ser apropiada la miomectomía histeroscópica de un mioma submucoso, más el tratamiento conservador de otros fibromas intramurales y subserosos. Un ejemplo es una mujer que no tiene síntomas de plenitud pero que tiene sangrado atribuible a lesiones intracavitarias.

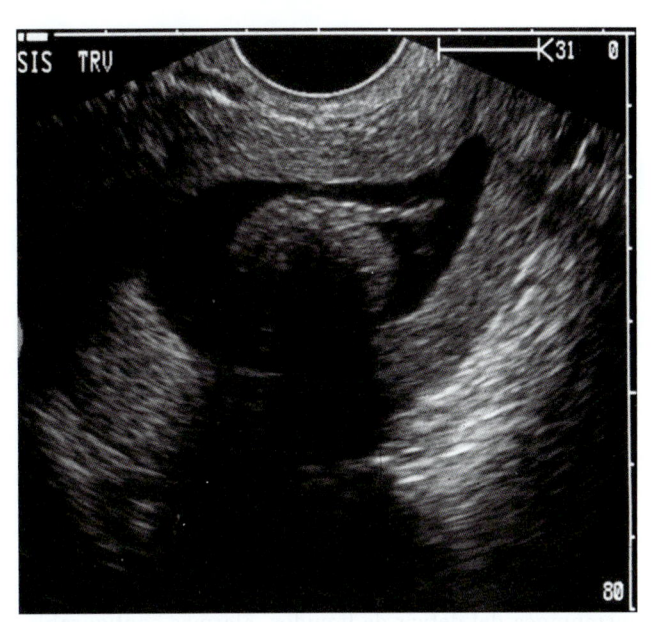

FIGURA 18-2 Ecografía con infusión salina de un mioma intracavitario FIGO tipo 0 con detrito necrosado unido al leiomioma; este mioma amerita resección histeroscópica.

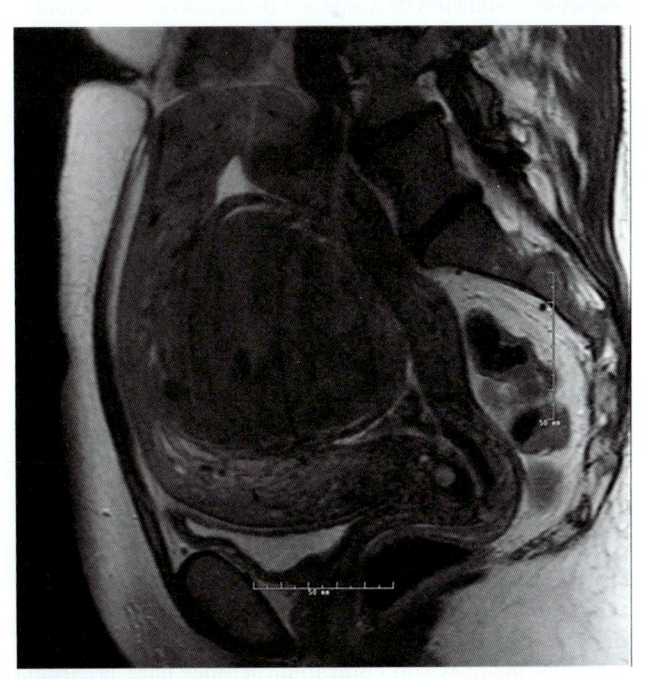

FIGURA 18-3 Resonancia magnética de mioma intracavitario FIGO tipo 0. Nótese que el útero está aumentado de tamaño hacia la cicatriz umbilical. No es viable la resección del mioma mediante histeroscopia.

TABLA 18-4

Clasificación de miomas submucosos de la European Society of Hysteroscopy (ESH)

Clasificación
- Tipo 0. Miomas alojados completamente en la cavidad endometrial, también conocidos como *leiomiomas intracavitarios*.
- Tipo 1. Componente intramural, pero > 50% del mioma se localiza dentro de la cavidad endometrial.
- Tipo 2. Componente intramural, pero < 50% es intracavitario.

Un caso como este puede verse beneficiado de la extracción aislada de miomas intracavitarios, incluso si hay otros leiomiomas pesentes.

Principios generales de la miomectomía histeroscópica

la histeroscopia quirúrgica requiere distensión intrauterina continua. En general, la presión intrauterina más baja utilizada para la histeroscopia es de 75-100 mm Hg; sin embargo, se pueden necesitar presiones más altas cuando el tamaño uterino excede el de un embarazo de 12-14 semanas, cuando hay múltiples fibromas intramurales y cuando los fibromas intracavitarios miden más de 4 cm.

Los líquidos utilizados para la distensión uterina incluyen medios líquidos iónicos o no iónicos, administrados a través de un sistema de manejo continuo de líquidos durante la histeroscopia quirúrgica. Las características de los sistemas ideales de control de líquidos comprenden la determinación instantánea del déficit de líquidos, alarmas configurables para alertar al cirujano sobre los límites de déficit preestablecidos, la capacidad para variar la presión intrauterina, la tecnología para facilitar la detección de perforación uterina, el ajuste automático de la velocidad de flujo y la infusión de líquido no volátil, reduciendo al mínimo las interrupciones quirúrgicas cuando las bolsas de líquido están vacías. La cantidad de absorción de líquido depende de la duración y la complejidad de la cirugía. Los estados cardíaco, renal y pulmonar de la paciente deben conocerse y evaluarse antes de la histeroscopia quirúrgica. Las pacientes con funciones cardiopulmonar y renal comprometidas pueden tolerar solo pequeños volúmenes de absorción de líquido intravascular.

Durante la cirugía histeroscópica, el ginecólogo debe proporcionar retroalimentación frecuente al anestesiólogo con respecto al déficit de líquido, la pérdida de sangre y el tipo de líquido utilizado. Los anestesiólogos deben informar al cirujano si se producen cambios hemodinámicos clínicamente significativos, que incluyen saturación de oxígeno, concentraciones de CO_2 espiratorio final, los ruidos pulmonares, los signos vitales, la presión arterial media (PAM) y la presencia de arritmias cardíacas. El procedimiento debe detenerse hasta que se resuelvan los cambios hemodinámicos y se determine si puede realizarse la cirugía.

La pérdida de sangre suele ser determinante durante la histeroscopia quirúrgica. Si bien se debe obtener el consentimiento informado para la transfusión de sangre, rara vez se necesita en las pacientes que no tienen anemia sintomática preoperatoria.

La cirugía histeroscópica no se debe realizar en una paciente con enfermedad pélvica inflamatoria activa, fiebre, absceso tuboovárico o hidrosálpinx, infección por herpes activa o prodrómica, cáncer cervical o embarazo intrauterino viable confirmado. En contadas ocasiones, las comorbilidades médicas son contraindicaciones para la cirugía histeroscópica. Sin embargo, las consultas perioperatorias con anestesiólogo, nefrólogo, neumólogo o hematólogo pueden ser de beneficio a fin de preparar para la cirugía a las pacientes con diversas comorbilidades.

En las mujeres en edad reproductiva, la histeroscopia quirúrgica generalmente se ajusta con el ciclo menstrual. El momento debe ser individualizado. La cirugía durante la fase proliferativa temprana puede ser más fácil debido a un endometrio más delgado y a la menor cantidad de restos de tejido y sangre, en comparación con la cirugía durante la fase secretora. Las mujeres con ciclos anovulatorios prolongados pueden tener endometrio copioso, frágil, pleno y proliferativo que sangra fácilmente durante la histeroscopia quirúrgica.

La resección histeroscópica puede crear abundantes restos de tejido, lo que lleva a una visualización insatisfactoria que requiere del uso de más líquido histeroscópico y aumenta la duración del procedimiento. Las pacientes con menstruación anovulatoria pueden verse beneficiadas de un tratamiento preoperatorio con progesterona para luteinizar el endometrio. Una vez que se retira el tratamiento con progesterona, la paciente tendrá menstruación y luego se podrá realizar la cirugía. Además, algunas pacientes con menstruaciones ovulatorias y abundantes debido a los fibromas submucosos sangran con frecuencia, lo que dificulta o imposibilita programar la cirugía en la fase proliferativa temprana. En general, la cirugía no debe cancelarse por sangrado.

La preparación cervical con dilatadores osmóticos, estrógenos, terapia con GnRH, moduladores selectivos de progesterona, antiprogestágenos y misoprostol ha arrojado resultados contradictorios; el uso de estos tratamientos aún es un tema de debate. Los beneficios del misoprostol en la histeroscopia quirúrgica son variables. Se recomienda el uso de este fármaco antes de todos los procedimientos quirúrgicos de miomectomía histeroscópica (a menos que exista una contraindicación o intolerancia) para ablandar el cuello uterino y facilitar la dilatación cervical y la extracción histeroscópica completa de los miomas. Debido a que el misoprostol suaviza el cuello uterino, la dilatación cervical es más fácil y el riesgo de perforación uterina y laceraciones cervicales disminuye. Los efectos secundarios del misoprostol preoperatorio incluyen pirexia, náuseas, hinchazón, calambres y diarrea; todos remiten espontáneamente. Los síntomas se pueden controlar con paracetamol o medicamentos antiinflamatorios no esteroideos.

La vasopresina diluida es útil cuando se realiza miomectomía histeroscópica quirúrgica, ya que disminuye el riesgo de absorción de líquido histeroscópico, facilita la dilatación cervical y disminuye el sangrado uterino. Se mezclan 20 unidades de vasopresina (1 ampolla) en 200 mL de solución salina normal y se inyectan en el estroma cervical en alícuotas de 5 mL (profundidad de 1 cm) en las posiciones 11, 2, 5 y 7 de las manecillas del reloj. Antes de la inyección intracervical, debe confirmarse con el anestesiólogo la estabilidad tanto hemodinámica como cardíaca. La vasopresina debe aspirarse e inyectarse lentamente (durante 2-3 min) en el estroma cervical. Si se aspira sangre, la inyección no debe realizarse en ese sitio. En su lugar, se debe extraer la jeringa e intentar otra ubicación del estroma intracervical. Los signos vitales deben vigilarse de cerca para detectar oportunamente bradicardia, arritmias cardíacas e hipertensión. Debido a que la vasopresina dura aproximadamente 20-30 min, se puede requerir vasopresina adicional si la cirugía se prolonga o si el sangrado aumenta.

Instrumentación

Existen dos métodos histeroscópicos para eliminar los miomas uterinos. Históricamente, en la década de 1980 se anunció el uso del resectoscopio quirúrgico. En la última década, los SRTH empezaron a estar disponibles. Actualmente, la confianza en ambos se basa en la visualización continua de las lesiones intracavitarias mientras se extirpa el tejido patológico bajo control directo. En el pasado, casi todos los procedimientos usaban tecnología monopolar. Hoy en día, la tecnología bipolar se usa cada vez más debido a las mejorías en sus parámetros de seguridad.

Si bien los resectoscopios monopolares están todavía disponibles y en uso, es importante tener en cuenta las limitaciones de esta tecnología. Una inquietud es el medio líquido de distensión. Los dispositivos monopolares requieren medios líquidos no conductores para completar el circuito eléctrico entre el electrodo activo y el electrodo dispersivo. Si involuntariamente se usa solución salina, esta dispersará la corriente y evitará el corte o la coagulación del tejido. Sin embargo, el agua estéril no se puede usar debido a los riesgos de hemólisis. Por lo tanto, para que la tecnología monopolar sea efectiva, se deben agregar solutos adicionales (incluyendo glicina, sorbitol y manitol) para que el líquido no sea conductor, disminuya el riesgo de hemólisis y aumente la osmolaridad del líquido. No obstante, la absorción de grandes cantidades puede asociarse con hiponatremia, náuseas, vómitos y síntomas neurológicos como convulsiones, espasmos musculares y coma. La tecnología bipolar se puede utilizar con solución salina como medio de distensión. La solución salina es isotónica y una solución rica en electrólitos. Cuando se usa dentro de las pautas histeroscópicas actuales, no se producen alteraciones electrolíticas, aunque puede producirse una sobrecarga de líquidos. Las soluciones electrolíticas no se pueden emplear con la tecnología monopolar.

El uso de un sistema de control de líquidos es importante para la seguridad de la paciente, así como para mejorar la técnica quirúrgica y el resultado. La capacidad para variar la presión intrauterina por encima y por debajo de la PAM facilita la extirpación completa de fibromas. Al comienzo de la cirugía, el anestesiólogo puede calcular la PAM para determinar la presión intrauterina histeroscópica inicial. Luego, el equipo quirúrgico debe establecer el sistema de control de líquidos a un déficit de líquido predeterminado, según la solución utilizada y el historial médico. Posteriormente, el cirujano puede proceder a dilatar el cuello uterino usando dilatadores Hegar, utilizando la mitad del tamaño si es necesario.

Variar la presión intrauterina durante el procedimiento disminuye el riesgo de encontrar una vista falsa negativa de la cavidad uterina. Con alta presión, un fibroma puede comprimirse en el miometrio creando un "fibroma que se hunde". Esto puede reducir la probabilidad de que el fibroma sea reconocido y extirpado, lo que lleva a la percepción de recurrencia.

Cuando el sangrado oscurece el sitio quirúrgico, un aumento temporal de la presión intrauterina taponará las arteriolas endometriales o miometriales. Es esencial una excelente medición y recolección de líquido drenado durante la histeroscopia quirúrgica. Hay dispositivos que ameritan mencionarse. El primero es un embudo perineal adherente utilizado para recoger el líquido que sale. Este se conecta con un tubo al recipiente de recolección para calcular el déficit de líquido. El segundo es un Puddle Vac, un aspirador de piso desechable que elimina el líquido del piso de la sala de operaciones. Este se puede mover manualmente con un mango de empuje a cualquier lugar donde se acumule líquido histeroscópico. Puede recolectar un promedio de 700 mL de líquido por minuto y aumenta la precisión de los cálculos del déficit de líquidos.

Abordaje instrumentado con dispositivos electroquirúrgicos

En 1976, Neuwirth y Amin usaron un resectoscopio urológico y un asa monopolar para realizar la primera miomectomía histeroscópica. En la práctica contemporánea, muchas empresas fabricantes de dispositivos médicos ofrecen dispositivos histeroscópicos operatorios (fig. 18-4). Los dispositivos electroquirúrgicos tienen varios componentes (fig. 18-5), incluyendo una camisa externa que rodea los canales de recirculación de líquido para el endoscopio. La histeroscopia quirúrgica se puede realizar con un endoscopio de 0° o con un endoscopio ligeramente oblicuo de 12-30°. Hay endoscopios con un diámetro exterior de 3-4 mm y camisas internas y externas que varían en tamaño (13-31 Fr). El tamaño del asa metálica determina la cantidad de fragmento de tejido ("rebanadas") que se pueden resecar con cada paso del asa a través del mioma.

Los resectoscopios operatorios contienen un elemento de trabajo a través del cual se pueden conectar asas térmicas de alambre, cuchillas de corte, asas frías y electrodos de vaporización (p. ej., bolas y barriles). Estos instrumentos incluyen un conducto para la entrada del medio de distensión y un conducto de salida para la extracción de líquido sanguinolento y restos de tejido, proporcionando una visualización continua

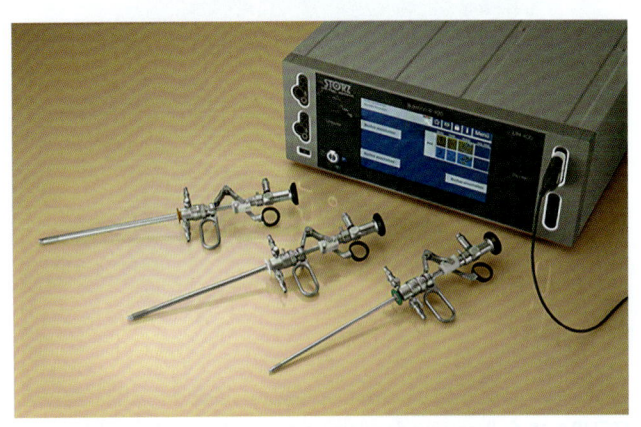

FIGURA 18-4 Generador bipolar con histeroscopio bipolar en tres tamaños (15 Fr, 22 Fr y 24 Fr) (© KARL STORZ SE & Co. KG, Germany).

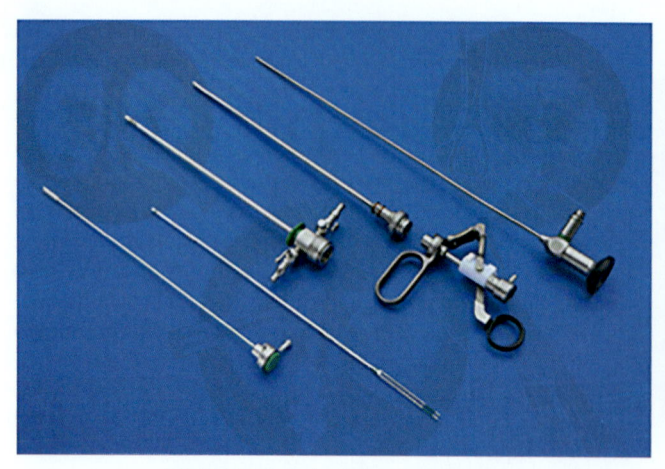

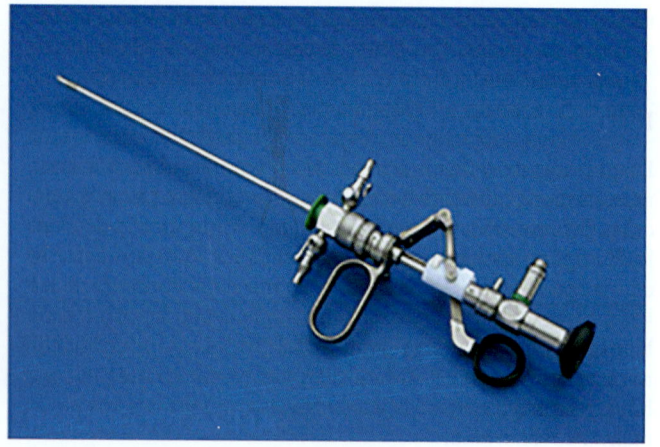

FIGURA 18-5 *Lado izquierdo*: instrumento histeroscópico estándar. Obturador, asa, camisa externa, camisa interna, elemento de trabajo y lente. *Lado derecho*: resectoscopio bipolar ensamblado (© KARL STORZ SE & Co. KG, Germany).

y clara de la cavidad endometrial. Además, un elemento conecta el instrumento al generador electroquirúrgico para activar la energía eléctrica con un pedal, lo que permite controlar el corte y la coagulación del tejido.

La técnica de resección histeroscópica de "corte" requiere movimientos repetidos y progresivos del asa mientras está en contacto con el mioma (**fig. 18-6**). El asa metálica debe colocarse detrás de la lesión y activarse con el pedal. Luego, se debe mover el asa de posición cefálica a caudal para tener visualización continua del asa y disminuir el riesgo de perforación uterina. Se requiere una distensión adecuada de la cavidad uterina cuando se avanza el histeroscopio y cuando se extirpa el tejido. Se debe tener cuidado al resecar lesiones en el fondo uterino y cerca de los orificios tubarios debido a que estas regiones son las más delgadas.

Una ventaja de las asas bipolares (frente a las unipolares) es que la corriente eléctrica se puede activar sin contacto con el tejido. Además, la adherencia del tejido al asa metálica se reduce con un asa bipolar de alambre. Después de cortar el mioma, los fragmentos de tejido se acumularán y flotarán dentro de la cavidad uterina. En general, la resección continúa hasta que los fragmentos de tejido comienzan a entorpecer la visibilidad. Los fragmentos de tejido se pueden recuperar con el asa metálica bajo visualización directa o a ciegas con pinzas para pólipos o pinzas uterinas. También pueden irrigarse a través del conducto endocervical hacia la vagina y luego recolectarse bajo visualización directa. La técnica preferida es eliminar fragmentos de tejido bajo visualización directa con el asa metálica y permitir que los fragmentos caigan del cuello uterino mientras se retira lentamente el histeroscopio.

El cirujano debe continuar cortando el leiomioma hasta que las fibras miometriales fasciculadas de color rosa se vuelvan visibles y la apariencia en espiral del fibroma esté ausente (**fig. 18-7**). Esto se puede lograr separando el delgado tejido conjuntivo que une el mioma con el miometrio adyacente. El uso de energía eléctrica debe reducirse al mínimo cuando se observen los fascículos rosados; esto se hace para evitar mayor resección del tejido miometrial, ya que con ello aumentan la absorción de líquidos y el sangrado. Todos los fragmentos de tejido deben enviarse a patología para su evaluación histológica y para ser pesados. Si se retienen fragmentos de tejido en el útero, la paciente puede experimentar leucorrea, cólicos, infección intrauterina, olor y secreción serosanguínea prolongada. La resección incompleta puede provocar la persistencia de los síntomas.

Otra técnica útil de "corte" histeroscópico requiere que el cirujano divida el mioma tipo 0 en dos medias esferas y que se corte cada mitad desde el borde libre hacia la base en dos o tres fragmentos que se recuperan a través del cuello uterino con pinzas de agarre. Se debe tener cuidado para evitar la perforación uterina, pues esto se realiza a ciegas.

Se han descrito varias técnicas para abordar la recuperación resectoscópica de los fibromas tipos 1 y 2 que tienen penetración miometrial. El objetivo principal es separar el fibroma de su seudocápsula; la descompresión uterina intermitente permite la protrusión progresiva del componente intramural en la cavidad. Entonces, se puede aplicar

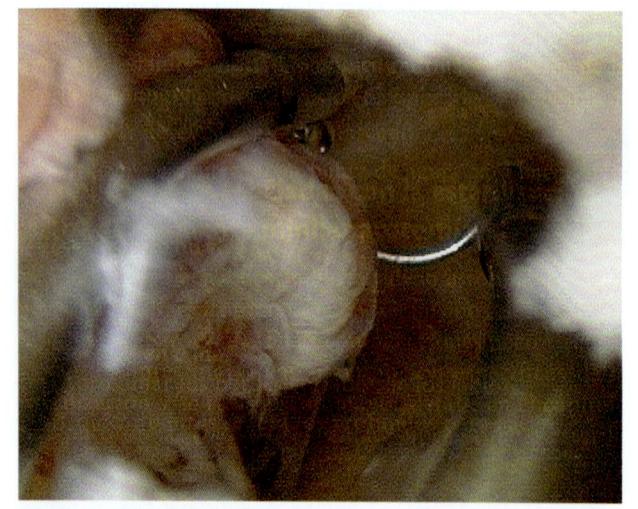

FIGURA 18-6 Resección de mioma con asa colocada detrás del mioma, que se activa al momento de tirar de ella. Se trata de un asa bipolar.

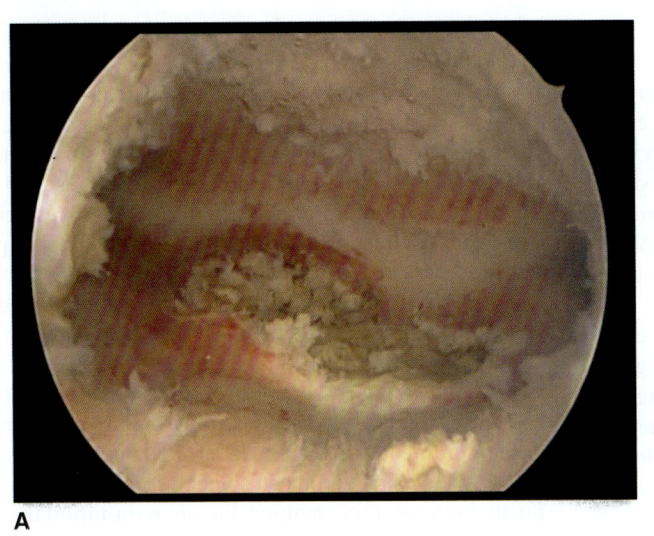

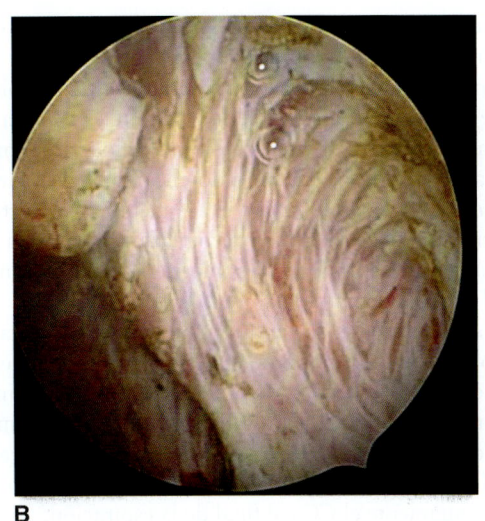

FIGURA 18-7 **A.** Vista de resección posthisteroscópica de un mioma completo extraído de la pared uterina posterior. **B.** Vista cercana después de resección completa. La resección se considera completa porque se pueden observar las fibras fasciculadas del miometrio.

resección progresiva. Esto se prefiere a la resección dentro del miometrio.

Para ayudar a permitir la protrusión del componente intramural de un mioma tipo 1 o 2, se puede utilizar una técnica de "hidromasaje". Esto requiere un sistema automático de control de líquidos con un cambio rápido en la presión intrauterina. Se logra deteniendo y reactivando el flujo del líquido, así como retirando periódicamente el histeroscopio de la cavidad endometrial. Esta técnica aumenta las contracciones miometriales y facilita la migración del componente intramural hacia la cavidad uterina. En las pacientes con un mioma particularmente grande y con una gran cavidad, se puede realizar un "masaje manual" colocando un dedo en el útero (como maniobras obstétricas similares a la de Crede) y masajeando la endocavidad para ayudar a expulsar el fibroma hacia la cavidad uterina.

La resección de un leiomioma tipo 2 puede dejar un volumen significativo del leiomioma retenido dentro del miometrio. Si la porción restante es más miometrial que intracavitaria, los intentos adicionales de una resección histeroscópica de segunda etapa pueden ser incompletos. Por lo tanto, se recomienda la evaluación postoperatoria con ecografía de infusión salina antes de intentar un segundo procedimiento histeroscópico para confirmar el tamaño y la ubicación relativa del fibroma restante. El consentimiento informado debe reflejar la posibilidad de escisión incompleta y la necesidad de procedimientos adicionales en algunos casos.

Las lesiones más profundas (leiomiomas tipos 1 y 2) pueden beneficiarse de la tecnología de resección. Sin embargo, la curva de aprendizaje puede ser más larga para la resectoscopia quirúrgica que para los SRTH. El aumento en la cantidad de eventos quirúrgicos y el uso de simuladores de entrenamiento mejorarán la experiencia y la perspicacia quirúrgicas, permitiendo al cirujano abordar la recuperación de leiomiomas más grandes con cualquier dispositivo. El control de líquidos con la miomectomía histeroscópica monopolar es especialmente importante. Esta técnica requiere medios líquidos no iónicos como glicina al 1.5%, sorbitol al 3% o manitol al 5%. El riesgo de hiponatremia aumenta con el incremento del déficit de líquidos. Con estos medios líquidos hipoosmolares, la mayoría de los cirujanos no confían en continuar con el procedimiento cuando el déficit de líquido es mayor de 750 mL. Sin embargo, si los electrólitos séricos interoperatorios son normales, la cirugía puede continuar hasta que el déficit de líquido alcance los 1 500 mL. La cirugía deberá detenerse cuando el déficit sea de 1 500 mL debido al riesgo de una caída precipitada del sodio sérico. La duración de la cirugía y la profundidad de penetración del leiomioma determinarán la cantidad de absorción de líquido. Por lo tanto, es posible que los leiomiomas más grandes no se extirpen por completo antes de alcanzar este límite, lo que aumenta la probabilidad de resección incompleta y la persistencia de los síntomas.

Histeroscopia instrumentada con vaporización

La vaporización de los fibromas se puede realizar con electrodos esféricos o cilíndricos que se arrastran a lo largo de la superficie del leiomioma. Los dispositivos histeroscópicos bipolares y monopolares también tienen bolas y cilindros de vaporización electroquirúrgica que vaporizan miomas sin análisis de tejido. Pueden ser esféricos o cilíndricos o tener una superficie multidentada. Este diseño funciona como un conjunto de electrodos y, cuando se usa con alta energía de corte, vaporiza el tejido rápidamente sin generar fragmentos. En la mayoría de los casos, el histeroscopio no necesita retirarse ni reinsertarse. La corriente se debe aplicar cuando el electrodo está en contacto con el tejido y el instrumento debe moverse lentamente y hacia la dirección del operador. El grado de vaporización depende del contacto con el fibroma, la potencia, la duración del contacto y la resistencia (restos de tejido en el electrodo). Se utiliza una corriente de bajo voltaje con alta potencia. No se debe vaporizar todo el fibroma porque no habría tejido para evaluar. Si bien el riesgo de leiomiosarcoma y de lesiones límite es bajo, la evaluación microscópica es imprescindible. Por lo tanto, una vez que la vaporización ha disminuido el tamaño de la lesión hasta donde puede extraerse con el asa metálica, el electrodo de vaporización debe retirarse y reemplazarse por el asa para completar el procedimiento y someterlo a valoración por parte del servicio de patología.

El uso de electrodos de vaporización de alta potencia está asociado con la producción de numerosas burbujas de gas. Estas pueden entorpecer la visibilidad, pero también ingresar al sistema vascular. Las burbujas se disipan rápidamente siempre que la velocidad de formación no exceda la velocidad de disipación. Es importante que el anestesiólogo controle continuamente el CO_2 al final de la espiración.

Dispositivos histeroscópicos para retracción de tejidos (resectoscopios)

Los SRTH utilizan métodos mecánicos para escindir y aspirar el tejido (*véase* cap. 13, fig. 13-8). Estos sistemas están asociados con la producción de menos fragmentos de tejido, menos inserciones del histeroscopio y el uso de solución salina como medio de distensión. Para las mujeres con estenosis cervical, útero marcadamente retrovertido o desplazado, estado menopáusico y cavidad uterina pequeña, los sistemas de recuperación de tejidos tienen ventajas teóricas adicionales. Los anteriores son factores de riesgo para la perforación uterina y, por lo tanto, los SRTH pueden ser especialmente apropiados en esta población de pacientes. Los sistemas de recuperación de tejidos también permiten la dilatación visual y el legrado de la cavidad endometrial.

La apertura mecánica es de corte lateral y poco profunda, lo que limita el riesgo de perforación (**fig. 18-8**). Hay dos dispositivos disponibles comercialmente que no utilizan energía térmica. Uno usa energía de radiofrecuencia para coagular. Actualmente, los SRTH emplean dos dispositivos metálicos, rígidos y huecos que permiten eliminar los restos de tejido. También incluyen un conducto auxiliar a través del cual se coloca un sistema histeroscópico desechable de recuperación de tejido para cortar y recuperar el tejido mecánicamente. La camisa externa varía en diámetro de 5 a 9 mm. Ambos usan solución salina como medio de distensión y deben emplearse con un sistema de control de líquidos.

La desventaja actual de los SRTH es que no pueden ocluir o electrocoagular los vasos sanguíneos. Si se produce un sangrado durante la cirugía, puede ser útil la inyección intracervical de vasopresina diluida en solución. La presión intrauterina puede incrementarse temporalmente para taponar los vasos sanguíneos. También se puede considerar la colocación de una sonda de Foley intrauterina. El uso de los SRTH tiene una curva de aprendizaje más corta para el cirujano novato en comparación con la resectoscopia tradicional.

Algunos estudios recientes han indicado que la calidad de vida (medida por la calidad de vida de los síntomas por miomas uterinos y la calidad de vida relacionada con la salud) mejora significativamente 12 meses después de una cirugía con SRTH. La evidencia adicional describe un tiempo operatorio más corto, reducción en el déficit de líquidos, bajas tasas de adherencias postoperatorias y menos complicaciones. Sin embargo, el costo de los dispositivos desechables excede el de la resectoscopia convencional.

Recomendaciones postoperatorias

La histeroscopia quirúrgica generalmente se realiza en el entorno ambulatorio. En general, los procedimientos son breves y pueden realizarse bajo sedación consciente, sedación intravenosa o con bloqueos paracervicales. Con la llegada de los histeroscopios quirúrgicos de menor calibre, algunos cirujanos pueden considerar el tratamiento de miomas en el consultorio, en pacientes cooperadoras y con leiomiomas pequeños tipo 0. Por lo general, la histeroscopia quirúrgica es segura y eficaz; además, está asociada con pocas complicaciones inmediatas o a largo plazo.

Se debe informar a las pacientes la posible presencia de manchado o sangrado durante 2-4 semanas después del procedimiento. Si la intervención se realiza en la fase proliferativa o secretora tardía del ciclo, el sangrado después de la operación puede detenerse y luego venir seguido por otra menstruación debido al ciclo menstrual. Esto puede ser molesto y frustrante para la paciente, pero es normal. Del mismo modo, las pacientes tratadas con progesterona antes de la cirugía y a quienes luego se les pide suspenderla después de la cirugía pueden experimentar hemorragia por abstinencia hormonal. Además, si se coloca un dispositivo intrauterino de progesterona al finalizar la cirugía, la paciente puede experimentar sangrado considerable.

Después de la cirugía, la paciente puede usar compresas o tampones para la higiene menstrual. El coito vaginal

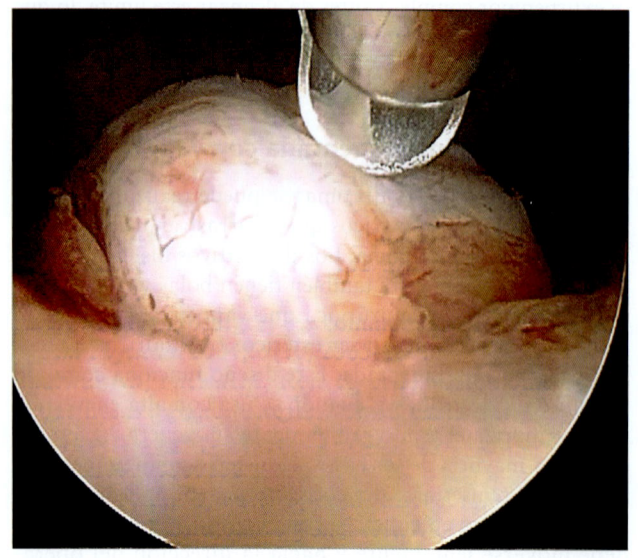

FIGURA 18-8 Sistema de extracción de tejido con apertura adyacente al leiomioma. El mioma se encuentra en la pared posterior del útero.

puede reanudarse dentro de los 7 días posteriores a la cirugía. No se recomienda la ducha vaginal. Las pacientes suelen experimentar un dolor mínimo después de la histeroscopia quirúrgica. La mayoría de las pacientes notan alivio de los cólicos con antiinflamatorios no esteroideos o paracetamol. Los opiáceos no suelen ser necesarios. Se debe evaluar de inmediato a las pacientes con aumento progresivo de dolor abdominal, dismenorrea, fiebre y leucorrea maloliente (tabla 18-5). Por lo general, se programa cita para seguimiento a las 4-6 semanas después de la cirugía (cuadro 18-1).

Complicaciones después de la miomectomía histeroscópica

Por lo regular, el riesgo general de complicaciones de la histeroscopia quirúrgica se considera bajo y las complicaciones intraoperatorias más frecuentes incluyen perforación uterina, hemorragia, desgarros o laceraciones cervicales y sobrecarga de líquidos.

La sobrecarga de líquidos con absorción sistémica de los líquidos de distensión se ve alterada por el grado de rotura de los senos venosos en el lecho miometrial. Además, se modifica por la duración de la cirugía, la presión intrauterina, la creación de falsos conductos y la transección de vasos sanguíneos. La sobrecarga de líquidos con solución salina se trata con furosemida intravenosa y vigilancia hemodinámica. La sobrecarga de líquidos con medio de distensión

TABLA 18-5
Síntomas de alerta después de la histeroscopia

Fiebre mayor de 38 °C
Dolor abdominal intenso y constante, distensión y dolor a la palpación
Aumento de molestias por dolor en el hombro
Sangrado abundante con necesidad de cambio de apósito: más de uno por hora
Aumento de liberación de coágulos grandes
Dolor torácico o dificultad respiratoria
Ardor al orinar o aumento de la frecuencia urinaria
Desmayos o síncopes
Secreción con olor fétido de color verdoso o amarillento
Ausencia de defecación durante más de 3 días
Evacuaciones blandas o diarrea dos o más veces al día o heces con sangre

---

CUADRO 18-1 PASOS DEL PROCEDIMIENTO

Miomectomía: abordaje histeroscópico

- Realizar exploración abdominal y bimanual minuciosa para determinar el tamaño y la posición uterinos.
- Recubrimiento de embudo con tubo de salida conectado al recipiente para medir el déficit de líquidos.
- Solicitar al anestesiólogo que calcule la presión arterial media (PAM) con el objetivo de determinar la presión intrauterina histeroscópica inicial utilizada durante el caso.
- Establecer las alertas de límites de control de líquidos con base en el tipo de solución utilizada y el estado cardiopulmonar de la paciente.
- Sujetar el cuello uterino con pinzas de Pozzi monodentadas e inyectar vasopresina (20 unidades = 1 ampolla) diluida en 200 mL de solución salina normal en 5 alícuotas en el estroma cervical en las posiciones 11, 2, 4 y 7 de las manecillas del reloj.
- Dilatar con dilatadores de Hegar; emplear dilatadores de medidas intermedias para acomodar el diámetro al histeroscopio utilizado. No dilatar en exceso.
- Ajustar la presión intrauterina del sistema de control de líquidos según se requiera para mantener la visibilidad clara. La presión intrauterina por lo regular se eleva por encima de la PAM para bloquear sangrado de vasos o limpiar detritos.
- Colocar el asa del resectoscopio detrás del leiomioma.
- Activar el electrodo con el pedal y mover el asa del histeroscopio hacia el cirujano.
- Mover el electrodo con movimientos largos para cortar fragmentos más grandes.
- El mioma cortado tiene apariencia blanca y circular; los fascículos miometriales son rosados y tienen canales blancos longitudinales. Separar el tejido conjuntivo fino que una el mioma con el miometrio adyacente.
- Bajar y subir la presión intrauterina de forma intermitente para ayudar a enuclear el leiomioma.
- Vigilar minuciosamente la absorción de líquidos durante la cirugía. En los leiomiomas tipos 1 y 2, así como en los procedimientos quirúrgicos prolongados, hay absorción más rápida de líquidos.
- Cuando la visibilidad se vea obstaculizada por fragmentos de tejido, detener el procedimiento y retirar los fragmentos. Bajo visualización directa, retraer lentamente el asa y el histeroscopio y dejar caer los fragmentos bajo visualización directa. Para retirar una mayor cantidad de fragmentos, puede ser necesario que el cirujano extraiga el histeroscopio y los tome a ciegas con pinzas para pólipos o pinzas de Corson. Esto se debe realizar cuidadosamente para reducir el riesgo de perforación uterina.
- Reinsertar el histeroscopio y continuar con la resección hasta completar el procedimiento o cuando se detecte el déficit máximo de líquidos.
- Confirmar el retiro de todos los fragmentos de tejido de la cavidad uterina para disminuir leucorrea, olor, adherencias y sangrado postoperatorios.

no iónico requiere estrecha vigilancia de los electrólitos e interconsulta clínica.

La perforación uterina se observa más frecuentemente durante la dilatación cervical. Si ocurre perforación del fondo en la línea media, la paciente puede tratarse de forma conservadora, con vigilancia estrecha de los síntomas clínicos. La perforación lateral requiere laparoscopia para descartar lesión de la arteria uterina. La perforación anterior o posterior requiere evaluación de la vejiga y del recto. La perforación con dispositivo electroquirúrgico precisa evaluación adicional con laparoscopia diagnóstica o laparotomía para determinar si se produjo una lesión intestinal.

El sangrado intraoperatorio excesivo suele ser causado por perforación uterina. Se requiere evaluación clínica. Si es excesivo, se puede necesitar laparoscopia diagnóstica para suturar el defecto uterino. Si se descarta la perforación uterina, se debe inyectar vasopresina diluida por vía intracervical y evaluar constantemente a la paciente. Si no hay mejoría, se coloca una sonda de Foley intrauterina durante 12-24 h y se vigila de forma estrecha. Luego se descomprime lentamente y se observa con atención cualquier sangrado recurrente. Si se produce una hemorragia grave e incontrolada, puede ser necesaria una histerectomía.

Las complicaciones tardías incluyen fiebre, desarrollo de adherencias intrauterinas, endometritis e infertilidad. Se ha informado desarrollo de adherencias postoperatorias en el 10% de las pacientes, lo que puede aumentar en mujeres con múltiples miomectomías histeroscópicas, con tratamiento transmural de miomas uterinos, así como en las que han sido tratadas con EAU y las que presentan alteraciones hipoestrogénicas. La histeroscopia postoperatoria en el consultorio, algunas semanas después de la cirugía, puede ser útil para detectar y tratar las adherencias finas.

MIOMECTOMÍA LAPAROSCÓPICA

En comparación con la laparotomía, se ha demostrado que el abordaje laparoscópico para la extracción de leiomiomas tiene mejores resultados perioperatorios, con menor dolor postoperatorio, reducción en la pérdida de sangre, estancia hospitalaria más corta y recuperación más rápida. Los resultados reproductivos y obstétricos son parecidos. Una *minilaparotomía*, definida como una incisión transversal de 4-7 cm, puede ser equivalente a la cirugía laparoscópica en mujeres con índice de masa corporal (IMC) menor que no tienen leiomiomas posteriores o intraligamentarios.

Cuando se planifica la miomectomía, la decisión de proceder por vía laparoscópica puede depender de muchos factores, como la ubicación y el número de miomas, así como la habilidad del cirujano. Sin embargo, las características que aumentan la frecuencia de complicaciones incluyen la extirpación de más de tres miomas, diámetro de los miomas mayor de 5 cm y la ubicación múltiple de miomas intramurales o intraligamentarios. Como regla general, se puede usar un abordaje laparoscópico si hay menos de cuatro miomas en diferentes ubicaciones uterinas. Además, un tamaño de mioma mayor de 10-12 cm generalmente se aborda mejor mediante laparotomía.

Con base en estudios clínicos aleatorizados, se sabe que no hay aumento en la recurrencia del mioma mediante abordaje laparoscópico en comparación con el abordaje por laparotomía. Sin embargo, las mujeres con más de dos miomas están subrepresentadas en los estudios clínicos y, por lo tanto, los datos disponibles pueden no ser generalizables para las mujeres con una gran cantidad de miomas. La recurrencia aumenta con el número y la profundidad de los miomas. En algunas circunstancias, la recurrencia es en realidad la persistencia de la enfermedad, ya que los fibromas pequeños a menudo se palpan en lugar de verse. La nula capacidad de palpar un pequeño mioma en casos laparoscópicos o robóticos puede conducir a la falta de detección de miomas si son muchos.

Después de la miomectomía, la rotura uterina en el embarazo es muy poco frecuente con todos los abordajes quirúrgicos. Las series de casos han sugerido que el uso excesivo de electrocirugía se asocia con la rotura.

El abordaje laparoscópico no requiere instrumentos especializados diferentes a los necesarios para los procedimientos laparoscópicos habituales. Para la incisión del miometrio, se requiere un dispositivo de energía. Se recomienda un sistema ultrasónico debido a que esta forma de energía puede estar asociada con disminución de la pérdida de sangre y reducción de la lesión térmica del miometrio.

La revisión detallada de las imágenes en el quirófano permite una planificación quirúrgica adecuada. La paciente se coloca en litotomía sobre una esponja u otro dispositivo para evitar que se resbale durante el procedimiento, con los brazos doblados y acolchados. Se realiza una exploración física bajo anestesia para planificar la colocación del puerto. Un útero miomatoso grande requiere colocar el puerto más arriba. En la **figura 18-9** se muestran los sitios posibles para la colocación de puertos. Si se toma la decisión de situar el puerto principal para la laparoscopia sobre el ombligo, se recomienda la inserción inicial sobre el cuadrante superior izquierdo para establecer el neumoperitoneo, en lugar de insertar directamente el dispositivo primario supraumbilicalmente. La inserción del trócar del cuadrante superior izquierdo, que generalmente se coloca 2 cm por debajo del margen costal izquierdo en la línea medioclavicular, también es útil para el acceso primario en pacientes con una incisión previa en la línea media. La paciente no debe colocarse en posición de Trendelenburg para insertar el dispositivo primario de acceso a la cavidad peritoneal. Después de insertar el puerto del cuadrante superior izquierdo, se debe colocar el trócar de la línea media bajo visión directa.

La sutura por laparoscopia requiere la colocación del puerto en una posición ergonómica. Para lograrlo, se colocan trócares laterales de 5 mm (*véase* fig. 18-9) bajo visión directa. Los puertos laterales se sitúan por lo regular al nivel del ombligo, ya sea laterales al músculo recto o en los cuadrantes inferiores laterales a los vasos epigástricos inferiores. Los puertos del cuadrante inferior deben colocarse por encima de la espina ilíaca superoanterior para evitar lesionar los nervios ilioinguinal e iliohipogástrico. Los vasos epigástricos inferiores deben observarse directamente en la laparoscopia. Si no son visibles (p. ej., debido a obesidad), los trócares se colocan lateralmente a la inserción del ligamento redondo en el anillo inguinal profundo. Por lo general, se

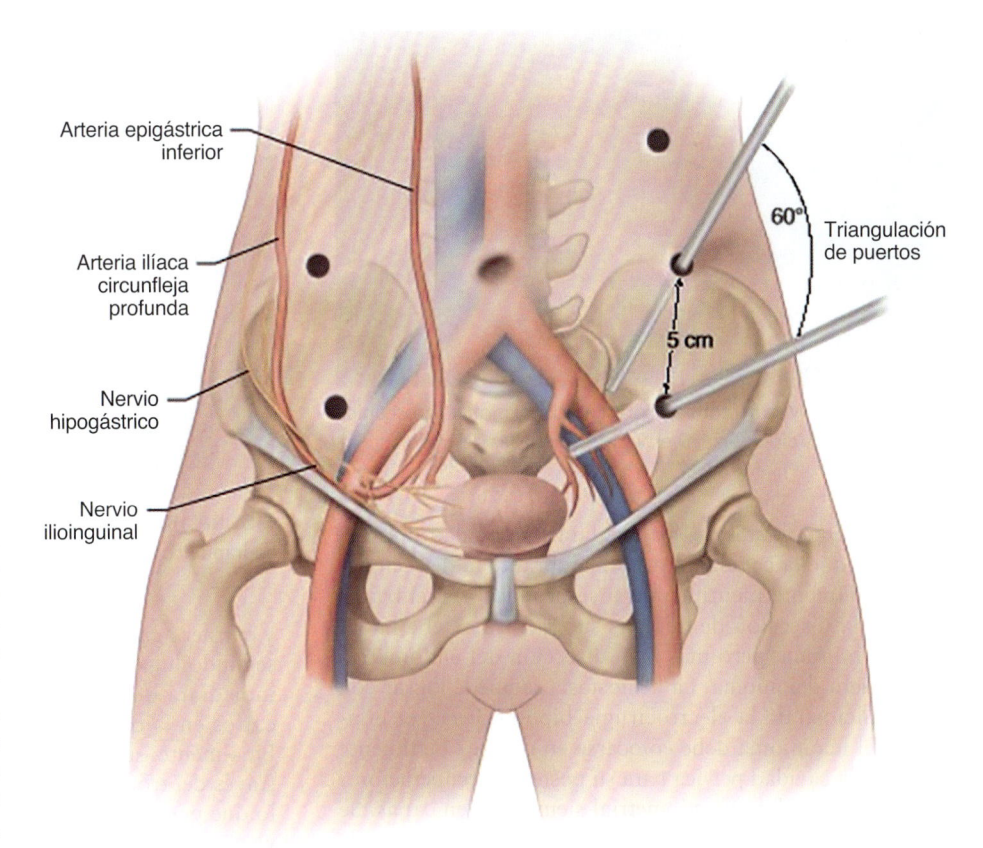

FIGURA 18-9 Puntos laterales para colocación de puertos de laparoscopia en la miomectomía laparoscópica. Obsérvese que se colocan de forma lateral a los vasos epigástricos inferiores y por arriba de los nervios ilioinguinal e iliohipogástrico. Según el tamaño del útero, se puede requerir colocar los puertos más arriba (Berek JS, Falcone T, Uy-Kroh MJ, et al. *Operative techniques in gynecologic surgery: gynecology*. 1st ed. Philadelphia, PA: Wolters Kluwer; 2017. Tech Fig. 5-1. Reimpreso con autorización).

colocan cuatro puertos: un puerto umbilical, dos puertos laterales en el lado del cirujano principal y uno en el lado del asistente.

Para la introducción y extracción de agujas grandes, es usual que se requiera un puerto más grande, de 10-12 mm. La ubicación de este puerto se basa en el plan para extraer tejido: este trócar se puede colocar en el área anatómica que se pueda extender para retirar el tejido. Por ejemplo, si la técnica para la extracción de tejido será a través del ombligo, el trócar umbilical puede ser de 12 mm si se usa un resectoscopio electromecánico. Si la extracción se realizará a través de un puerto suprapúbico (p. ej., para la fragmentación manual), el puerto accesorio de 12 mm se puede colocar suprapúbicamente y extenderse para la extracción.

Es difícil aplicar un torniquete mediante laparoscopia. Las pinzas de vasos uterinos, como las *bulldog*, se pueden usar para ocluir las arterias uterinas en su origen. Esto requiere la entrada en el espacio retroperitoneal, la disección del uréter, el aislamiento de la arteria uterina y luego la aplicación temporal de la pinza. Es un procedimiento difícil de realizar si el útero es tan voluminoso que no permite un movimiento adecuado o si hay leiomiomas en el segmento uterino inferior.

Después de evaluar de manera general la cavidad peritoneal, se inyecta vasopresina diluida (20 unidades en 200 mL de solución salina normal) en el miometrio y en la seudocápsula alrededor del mioma (fig. 18-10). Se incide en el miometrio que recubre el mioma y la disección continúa hasta alcanzar la seudocápsula (fig. 18-11). Aunque tradicionalmente se extraen tantos fibromas como sea posible de una sola incisión en el útero, a veces es necesario realizar múltiples incisiones para lograr una hemostasia rápida después de la enucleación. Debido a que la vascularización de un mioma es variable, sin un patrón direccional consistente, la dirección de la incisión no influirá en la pérdida de sangre. Sin embargo, se recomienda una incisión transversal horizontal para facilitar la sutura laparoscópica a través de los puertos laterales.

Una vez que se alcanza la seudocápsula, se sujeta el mioma con una pinza de 5 mm para permitir tracción y contratracción suaves. La disección se puede realizar con pinzas laparoscópicas. Durante la disección de miomas profundos, se debe inyectar azul de metileno diluido (p. ej., por medio

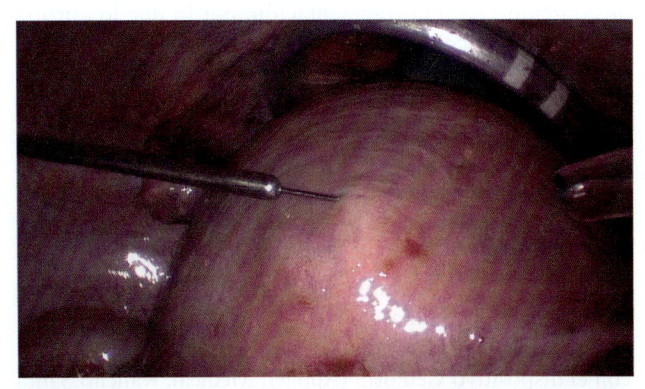

FIGURA 18-10 Miomectomía laparoscópica. Inyección laparoscópica de vasopresina en la seudocápsula y en el miometrio que recubre el mioma.

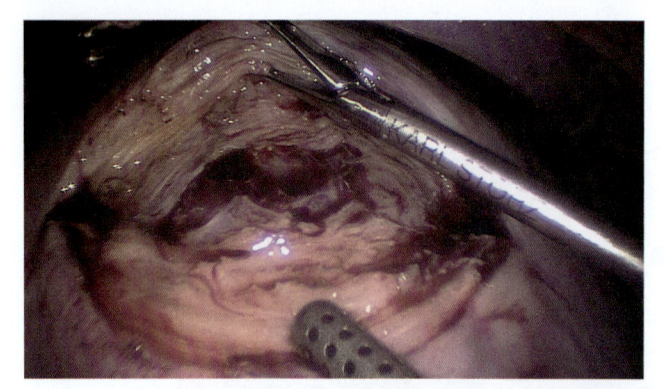

FIGURA 18-11 Miomectomía laparoscópica. Incisión laparoscópica en el miometrio y disección a nivel de la seudocápsula del mioma.

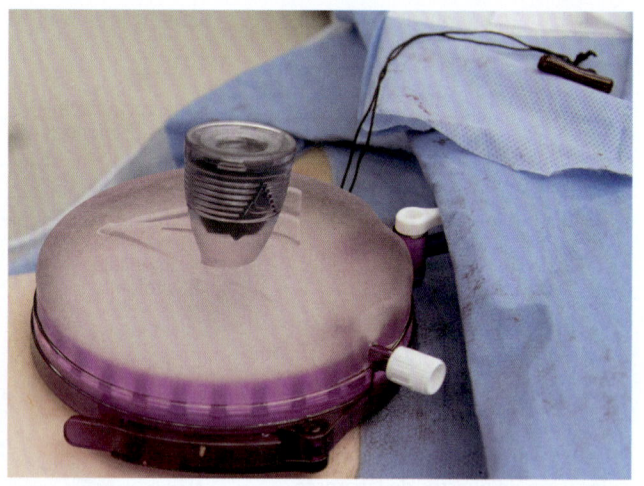

FIGURA 18-12 Miomectomía laparoscópica. Sistema de contención suprapúbico con el trócar insertado.

del manipulador uterino) para dilatar la cavidad uterina. Esto hace que la cavidad sea visible durante la disección y más rápidamente identificable si se produce una entrada. Durante la disección de miomas submucosos, debe haber tracción mínima, pero más bien disección del endometrio hacia afuera del mioma. La hemostasia se puede lograr con el uso juicioso de la electrocirugía bipolar. Una vez enucleado, el leiomioma debe colocarse en un área fácilmente visible de la cavidad pélvica para su posterior recuperación.

El cierre del defecto miometrial siempre es en capas. Se puede usar polidioxanona absorbible, poliglactina, sutura de púas calibre 0 o sutura de calibre 00 en una aguja curva con punta cónica. La sutura de púas puede permitir una menor pérdida de sangre y un cierre más rápido. La serosa se aproxima con sutura continua de absorción tardía 2-0 a 3-0. El paso más crítico es el cierre del endometrio. La entrada inadvertida en la cavidad uterina sin un cierre separado podría provocar adherencias intracavitarias. Se usa sutura de absorción tardía 3-0 para cerrar el endometrio sin penetrarlo. No debe haber sutura en la cavidad uterina.

En la cirugía laparoscópica, la extracción de tejido generalmente se realiza por resectoscopia. Se pueden utilizar técnicas de extracción manuales (con bisturí) o electromecánicas. La FDA aprobó la primera técnica electromecánica en 1995. En 2014 y nuevamente en 2017, la FDA desalentó la fragmentación electromecánica y alentó el uso de un sistema de contenido para la fragmentación, por lo que lo aprobó para ser usado con resectoscopios energizados en laparoscopia. Las sociedades ginecológicas opinan que todos los métodos existentes de extracción de tejidos tienen riesgos y beneficios que deben mencionarse a las pacientes. La toma de decisiones informadas con la paciente es importante; las pacientes deben comprender que la fragmentación de una neoplasia maligna puede empeorar el pronóstico.

El abordaje sugerido para la extracción de tejido consiste en comenzar el procedimiento laparoscópico con un separador incisional y una cubierta colocada a través de una incisión transversal suprapúbica de 4-5 cm, por lo general con el dispositivo GelPort® (Applied Medical, Rancho Santa Margarita, CA) (fig. 18-12). Este abordaje ofrece varias ventajas. Primero, la cubierta de este dispositivo permite la colocación de un trócar de 15 mm que puede usarse para insertar y extraer agujas grandes para suturar durante la cirugía. En segundo lugar, este abordaje también permite la extracción inmediata de fibromas más pequeños (en lugar de colocarlos en la cavidad pélvica para su posterior extracción). Finalmente, se puede introducir una bolsa de contención a través del trócar grande en el sistema retractor (fig. 18-13), lo que permite la fragmentación extracorpórea (figs. 18-14 y 18-15). Con esto se puede lograr un excelente cierre del miometrio (fig. 18-16).

Se pueden considerar barreras antiadherencias si las condiciones son ideales, como en la ausencia de líquido de riego residual y absolutamente ningún sangrado o posible sangrado. La formación de adherencias puede incrementarse con la presencia de sangre. En el contexto de la miomectomía laparoscópica, es recomendable una barrera antiadherencias hecha de celulosa oxidada regenerada (Gynecare Interceed, Cincinnati, OH). Sin embargo, no hay datos que respalden la reducción del dolor o la mejora de la fertilidad con el uso de estos dispositivos.

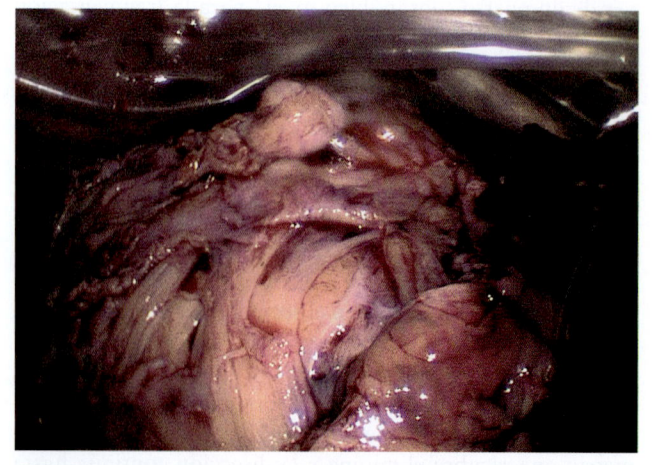

FIGURA 18-13 Miomectomía laparoscópica. Mioma colocado en la bolsa que ha sido introducida a través del sistema de contención. Esto permite la fragmentación extracorpórea del mioma.

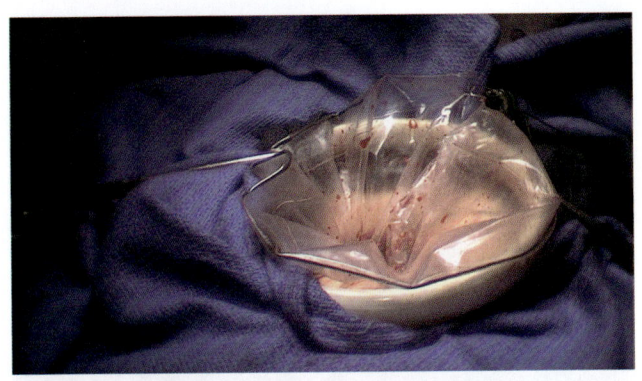

FIGURA 18-14 Miomectomía laparoscópica. La bolsa de contención es expuesta a través del puerto suprapúbico. El capuchón es retirado y la bolsa de extracción se ajusta sobre la abertura.

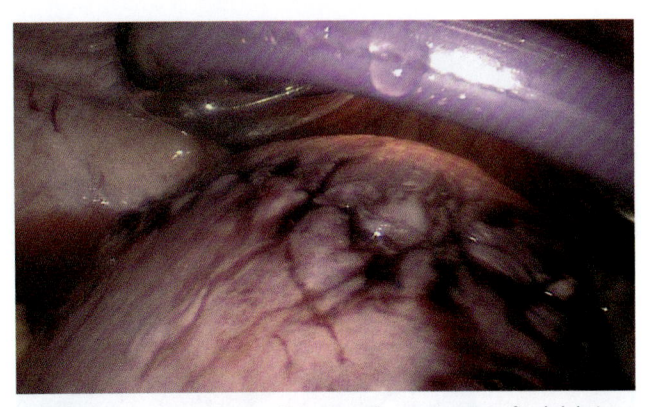

FIGURA 18-16 Miomectomía laparoscópica. Aspecto final del cierre miometrial.

MIOMECTOMÍA LAPAROSCÓPICA ASISTIDA POR ROBOT

Los estudios de observación sugieren que el uso del robot (un microprocesador) le permite al cirujano realizar con éxito una cirugía más desafiante que con la laparoscopia convencional. Específicamente, esta tecnología facilita la escisión de miomas más grandes y el cierre miometrial. Similar a la laparoscopia convencional, la cirugía asistida por robot tiene un beneficio significativo sobre la laparotomía para la cirugía de los miomas, con una recuperación más rápida y una disminución del uso de analgésicos y del retorno a la función normal. La investigación del caso, la preparación preoperatoria y los principios intraoperatorios de la miomectomía robótica son los mismos que los de la miomectomía laparoscópica convencional.

La instrumentación requerida para los sistemas robóticos puede ser costosa. Por esta razón, es importante elegir juiciosamente los instrumentos correctos. En la experiencia de los autores, se utilizan tres brazos robóticos, uno para el laparoscopio y dos para los instrumentos (un instrumento de agarre bipolar y un bisturí ultrasónico o cizallas). Después de la enucleación, se intercambian por agujas. Los principios generales de la colocación de puertos son similares. Debido a que el endoscopio debe colocarse a por lo menos 8-10 cm por encima del fondo del útero, a menudo se requiere la colocación del puerto supraumbilical. El puerto accesorio se puede situar en un cuadrante superior. Este puede ser un puerto de 10-12 mm para que se puedan introducir y extraer agujas. Se puede introducir una pinza a través de este puerto superior para manipular el mioma para la disección. La extracción en este caso se realiza a través de un puerto umbilical o supraumbilical extendido. Si se usa un puerto suprapúbico para la extracción, se puede utilizar un dispositivo Gelpoint® con múltiples instrumentos (Applied Medical, Rancho Santa Margarita, CA) (fig. 18-17). Se emplaza una incisión de 4 cm suprapúbicamente y el dispositivo se inserta con un puerto

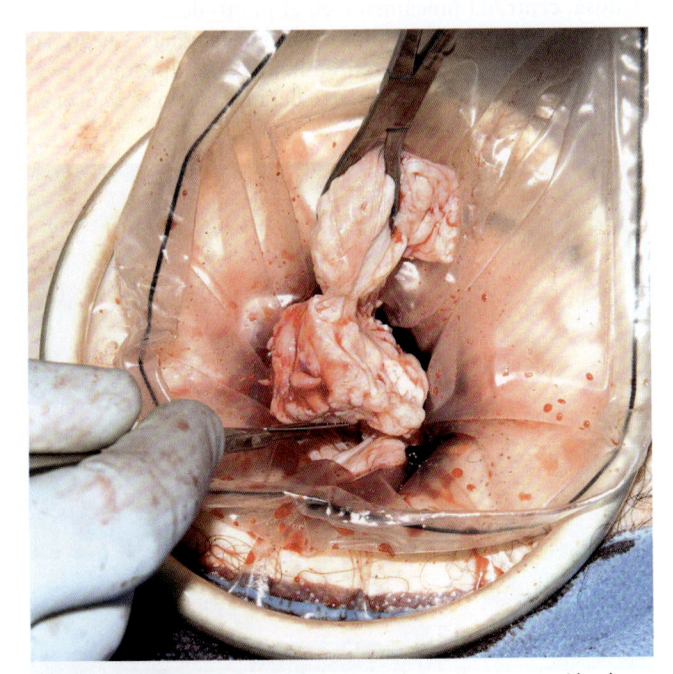

FIGURA 18-15 Miomectomía laparoscópica. Fragmentación de un mioma en bolsa.

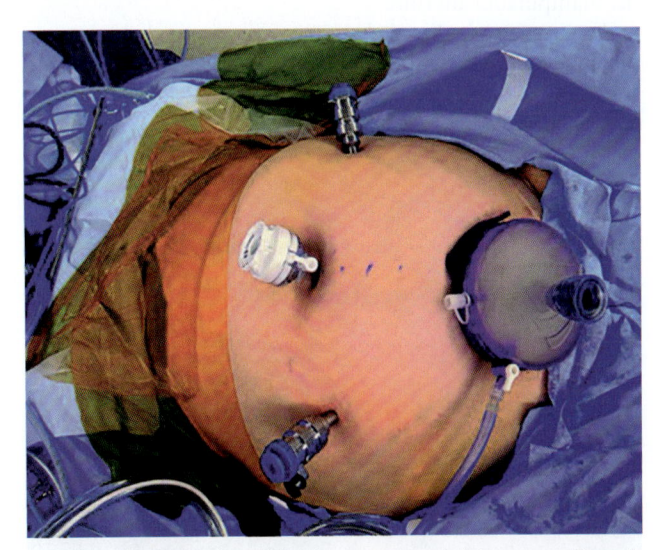

FIGURA 18-17 Colocación de puertos robóticos con dispositivo suprapúbico de Gelport® (Berek JS, Falcone T, Uy-Kroh MJ, et al. *Operative techniques in gynecologic surgery: gynecology.* 1st ed. Philadelphia, PA: Wolters Kluwer; 2017. Tech Fig 7-3-3. Reimpreso con autorización).

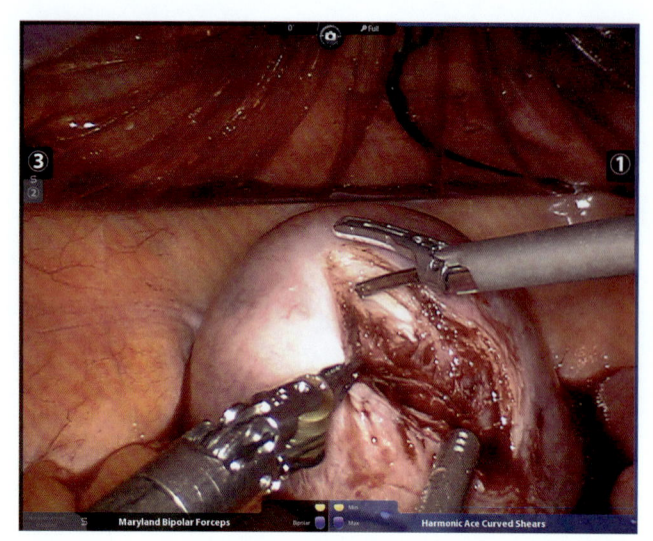

FIGURA 18-18 Miomectomía asistida por robot. Incisión en el miometrio con bisturí armónico y disección hacia la seudocápsula del mioma.

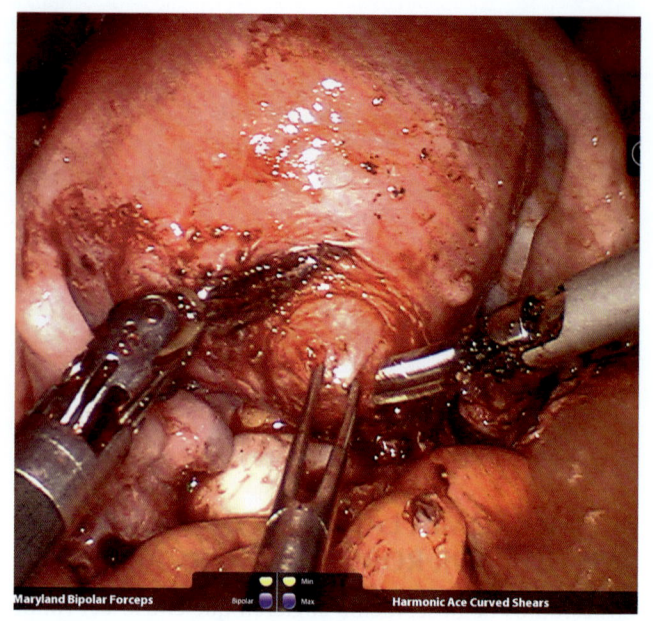

FIGURA 18-20 Miomectomía asistida por robot. Pinza colocada en el puerto accesorio de 5 mm, en el cuadrante superior izquierdo, sujetando el mioma expuesto. Este abordaje es ideal para la tracción y la contratracción necesarias para la enucleación.

colocado a través de este. Las agujas se pueden introducir y quitar bajo visión directa. Los miomas pequeños se pueden extraer de inmediato y, al final, se introduce una bolsa de contención y los miomas grandes se fragmentan dentro de la bolsa con un bisturí.

El procedimiento comienza con los mismos pasos que la laparoscopia convencional, a saber, con la colocación adecuada de la paciente. Se introducen los puertos y se ajusta la posición apropiada de Trendelenburg. Se coloca un puerto central para el endoscopio, dos puertos laterales del robot para el equipo accesorio y un trócar superior izquierdo de 5 mm para la introducción de una pinza de 5 mm. La torre del robot está acoplada lateralmente para permitir a los asistentes sentarse y manipular el útero o inyectar tinte a través del manipulador uterino.

La cirugía se realiza de la misma manera que la laparoscopia convencional. Se inyecta vasopresina diluida, la incisión se realiza con dispositivo energizado (fig. 18-18) y la disección del miometrio se continúa hasta alcanzar la seudocápsula del mioma (fig. 18-19). La incisión del mioma no tiene que hacerse horizontalmente, ya que la sutura robótica con la muñeca articulada se puede lograr con cualquier dirección de incisión. Se utiliza una pinza para permitir la tracción y la contratracción (fig. 18-20). La enucleación se efectúa de manera similar a la laparoscopia convencional (fig. 18-21). La hemostasia se logra usando electrocirugía de forma cuidadosa, centrada únicamente en el punto de sangrado. Los dos instrumentos se reemplazan con portaagujas. Luego, las agujas se introducen y se retiran bajo visión directa a través del puerto suprapúbico. El cierre del miometrio se realiza en

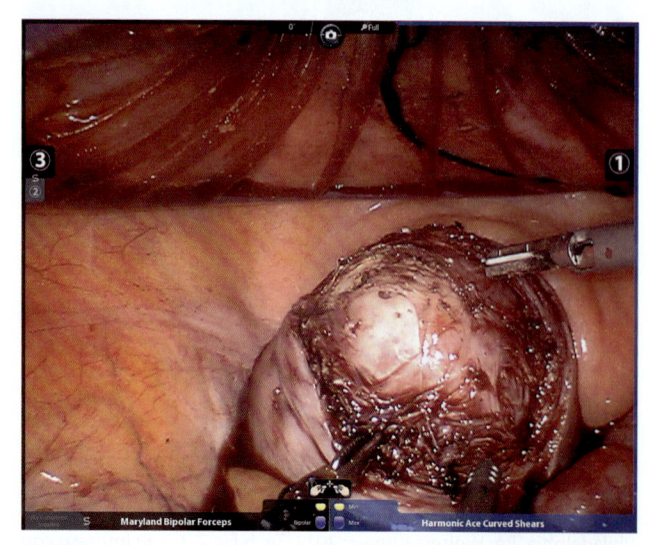

FIGURA 18-19 Miomectomía asistida por robot. Seudocápsula identificada en el plano de disección.

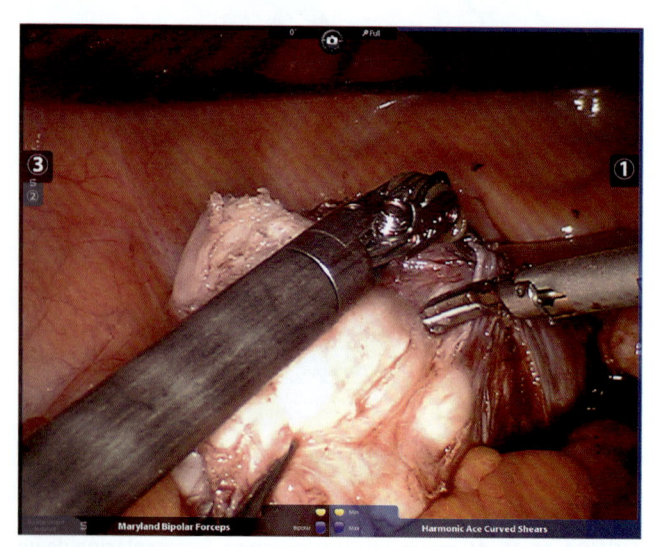

FIGURA 18-21 Miomectomía asistida por robot. Enucleación de un mioma.

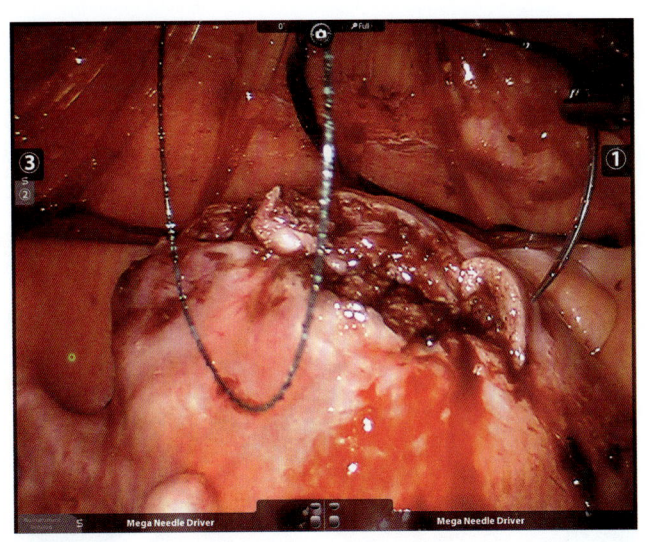

FIGURA 18-22 Miomectomía asistida por robot. Cierre del miometrio en múltiples capas.

múltiples capas (fig. 18-22). El mioma se coloca en una bolsa de contención; después se extrae y se fragmenta de manera similar a la laparoscopia convencional.

MIOMECTOMÍA POR LAPAROTOMÍA

Dependiendo de la habilidad del cirujano, se sugiere la laparotomía si hay una gran cantidad de miomas, generalmente más de tres, o si estos miden más de 10-12 cm. La paciente debe colocarse en posición de litotomía para realizar el abordaje de laparotomía en la miomectomía. Esto permite emplear un manipulador uterino e inyectar tinción para identificar correctamente la cavidad uterina durante la escisión de los miomas. Para las piernas, se utiliza la misma posición que en la laparoscopia. Los brazos de la paciente no tienen que estar doblados para la laparotomía. Si se piensa eliminar numerosos miomas, se puede utilizar un dispositivo para recuperación de sangre. La sangre perdida se reinfusiona. La mayoría de los miomas se pueden extirpar a través de una incisión de Pfannenstiel; sin embargo, para un útero muy grande se debe hacer una incisión tipo Cherney, Maylard o en la línea media. Después de la entrada peritoneal, se puede exteriorizar un útero de gran tamaño. Con la exteriorización del útero, por lo general, no se necesitan separadores quirúrgicos.

El siguiente paso es disecar finamente el peritoneo de la vejiga para visualizar el parametrio (fig. 18-23). Luego se hace una abertura en la hoja posterior del ligamento ancho y se pasa un torniquete (un catéter de goma rojo). Los uréteres son inferiores y laterales. El torniquete se puede atar hacia adelante o hacia atrás y mantenerse en su lugar mediante una pinza para evitar que se afloje el nudo (fig. 18-24). La aplicación de una pinza vascular en los vasos ováricos también puede ser útil para disminuir el sangrado (fig. 18-25). Se inyecta vasopresina diluida en la

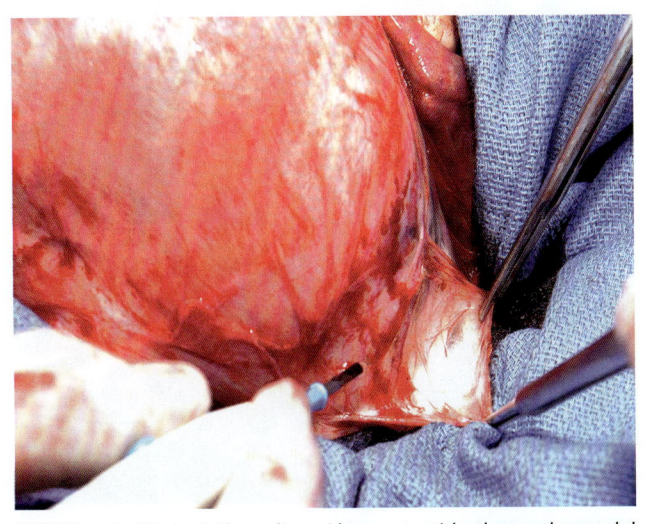

FIGURA 18-23 Incisión y disección, en sentido descendente, del peritoneo sobre la vejiga.

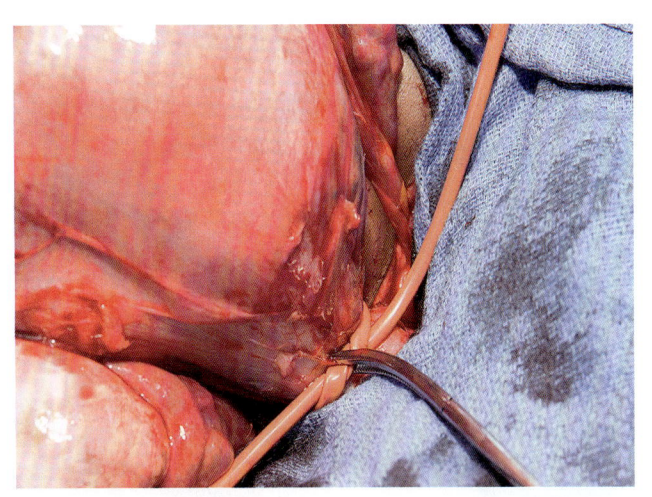

FIGURA 18-24 Se coloca un catéter alrededor del segmento uterino inferior para ocluir los vasos uterinos. Se coloca una pinza en el nudo.

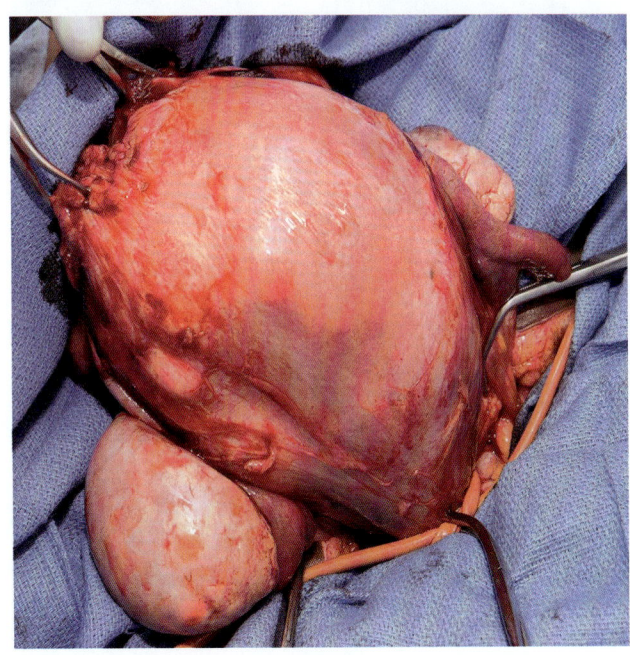

FIGURA 18-25 Pinza vascular colocada en los vasos ováricos.

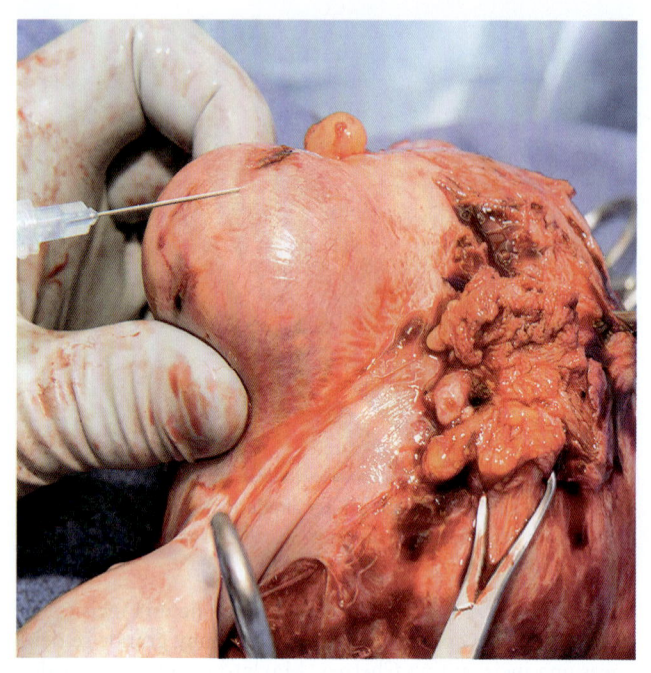

FIGURA 18-26 Inyección de vasopresina diluida en la seudocápsula.

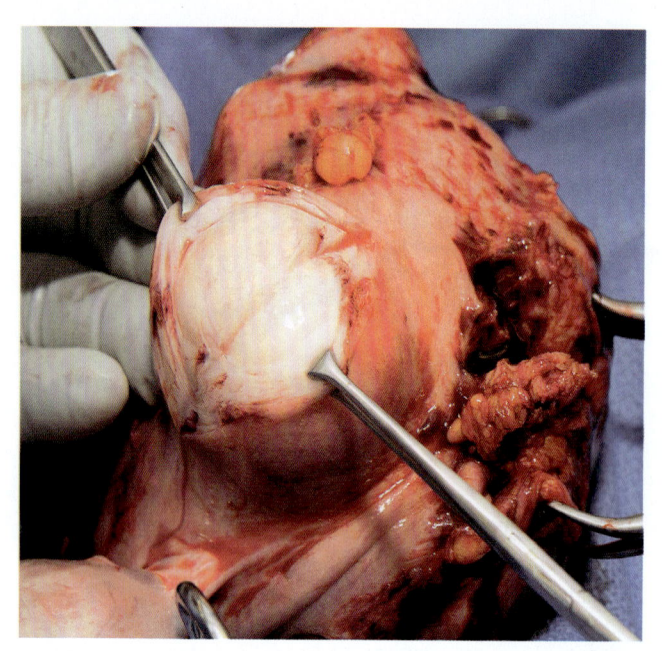

FIGURA 18-28 Se identifica la seudocápsula. En este punto debe haber disección y coagulación para reducir al mínimo el sangrado.

seudocápsula (fig. 18-26). Se realiza una incisión en la seudocápsula (fig. 18-27). Se identifica la seudocápsula; en este punto debe haber disección y coagulación para reducir al mínimo el sangrado (fig. 18-28). Se inyecta azul de metileno de forma transcervical. Se puede colocar una pinza erina sobre el mioma y, con movimientos de tracción y contratracción, se puede realizar la disección de forma cuidadosa, con cuidado de no extirpar accidentalmente el miometrio (fig. 18-29). Los principios de reparación se aplican a todos los abordajes quirúrgicos, ya sean mínimamente invasivos o por laparotomía. La entrada a la cavidad uterina requiere una reparación separada con suturas finas (fig. 18-30). La rotura de una parte o de la totalidad del conducto cervical o del segmento uterino inferior es un desafío. La reparación debe ser meticulosa, ya que puede producir estenosis del conducto cervical (fig. 18-31). En casos de rotura de

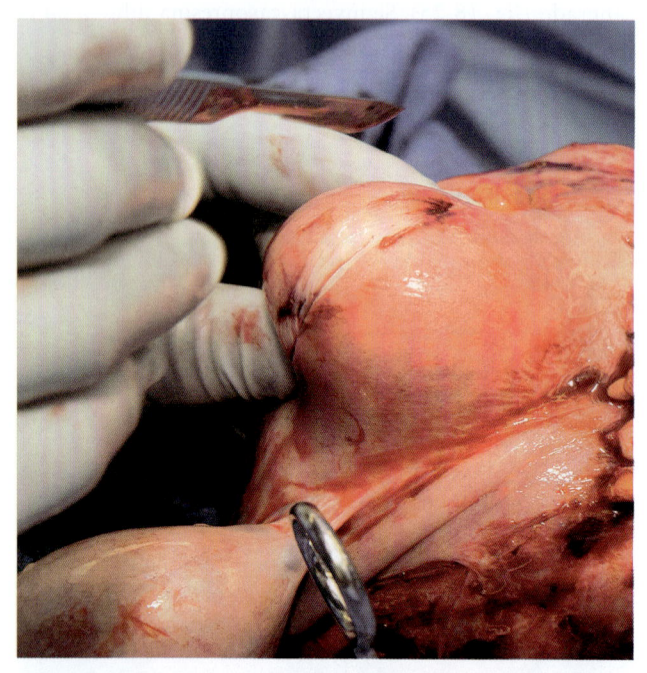

FIGURA 18-27 Incisión realizada sobre el miometrio y continuada hasta alcanzar la seudocápsula.

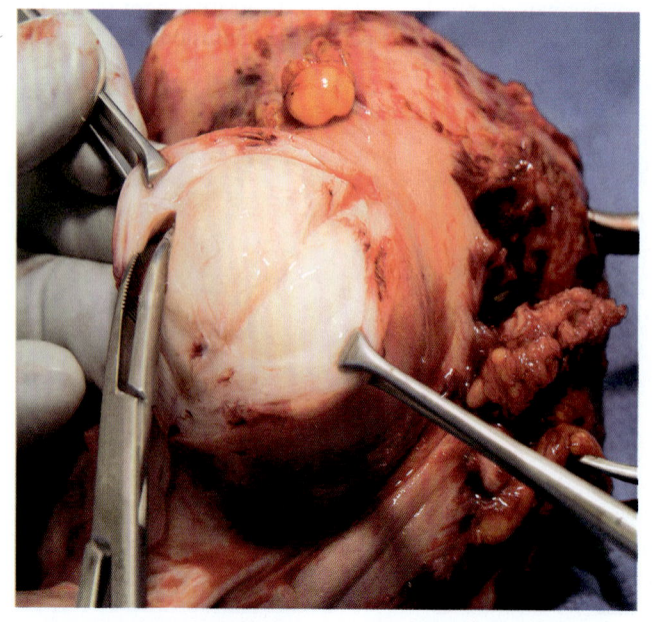

FIGURA 18-29 Mioma disecado de la seudocápsula.

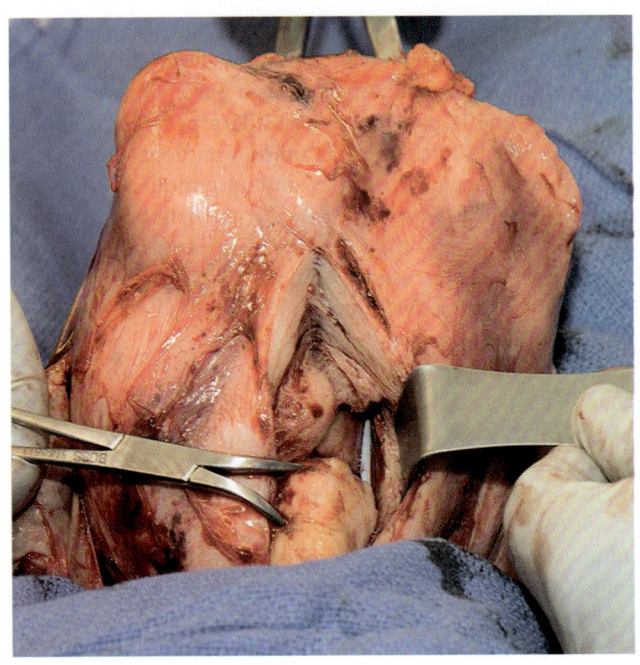

FIGURA 18-30 Acceso a la cavidad uterina durante la disección de un mioma submucoso. Se observa sonda de Foley pediátrica. Fue insertada al inicio del caso.

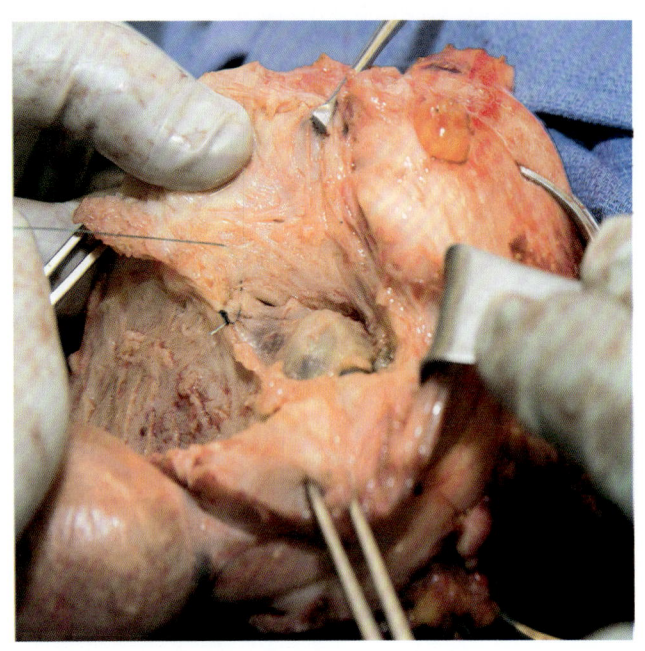

FIGURA 18-32 Mioma retirado de su localización en la submucosa. No se ingresó a la cavidad. Se observa un balón de Foley como un abultamiento debajo del endometrio.

segmentos grandes o múltiples del endometrio, del segmento uterino inferior estrecho o del conducto cervical, se puede colocar una sonda de Foley pediátrica y dejarla durante 1 semana (**fig. 18-32**). La escisión de múltiples miomas a través de una sola incisión puede dificultar el cierre eficaz, ya que el túnel creado puede obstaculizar el acceso al tejido profundo. Se pueden hacer incisiones separadas en miomas que están directamente debajo de la incisión. Estas incisiones se cierran rápidamente con suturas trenzadas de absorción tardía (p. ej., Vicryl® o Polysorb® 0). Se requiere suturar en por lo menos dos capas miometriales seguidas de una capa serosa con sutura más fina (**fig. 18-33**). Luego se quitan los torniquetes. Si las condiciones son apropiadas, pueden usarse barreras antiadherencias. Con esta técnica se puede extirpar una gran cantidad de miomas (**fig. 18-34**).

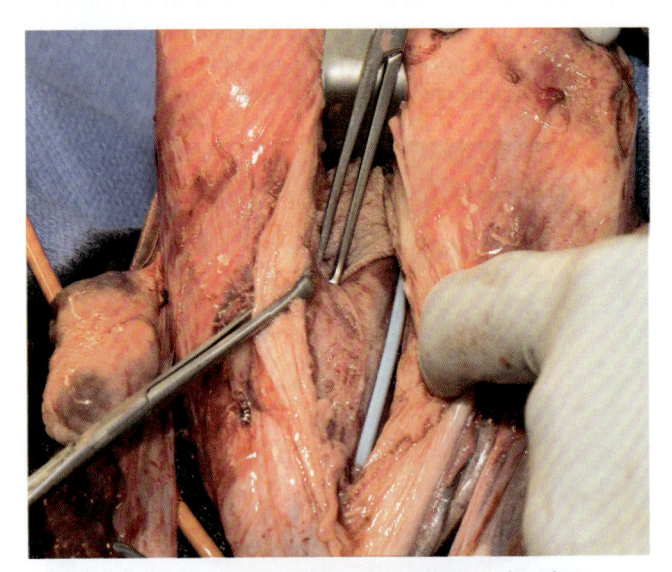

FIGURA 18-31 El mioma ha sido retirado. Este nivel es el segmento más inferior del útero, que con frecuencia incrementa su tamaño en caso de miomas múltiples. El cierre de este nivel requiere precisión con suturas finas que no deberán ser colocadas dentro de la cavidad. La sonda se deja para prevenir estenosis.

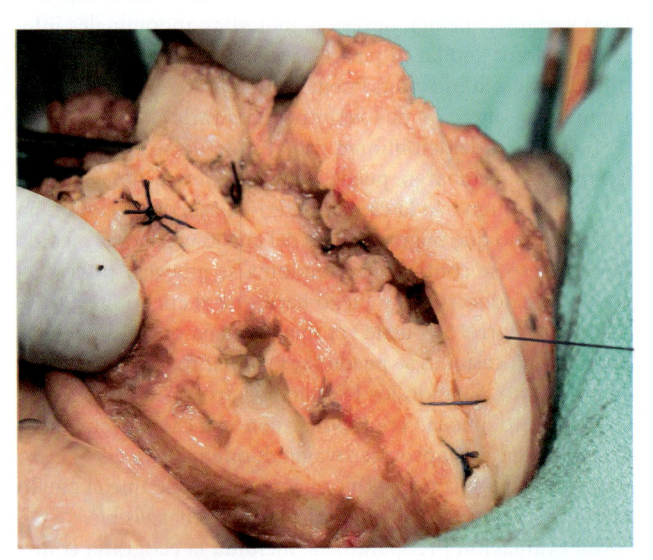

FIGURA 18-33 El miometrio es cerrado en capas. El cierre del miometrio requiere, por lo general, de por lo menos dos capas.

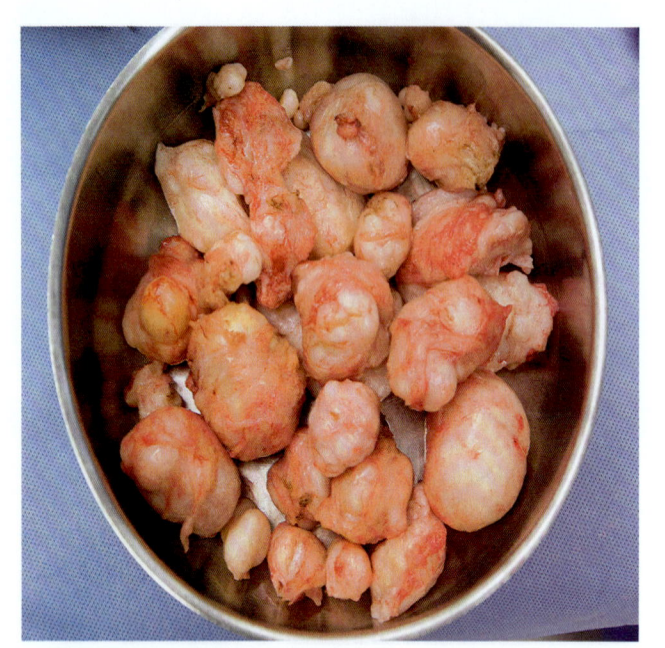

FIGURA 18-34 Múltiples miomas extraídos mediante la técnica de laparotomía.

MIOMECTOMÍA VAGINAL

La miomectomía vaginal fue descrita por primera vez en 1845 por Atlee, quien realizó el procedimiento en una paciente con leiomioma submucoso pediculado prolapsado. En comparación con otras ubicaciones uterinas, los fibromas vaginales prolapsados son los menos frecuentes. Debido al aumento de las opciones sin extirpación para el tratamiento del leiomioma (incluyendo ultrasonido focalizado de alta intensidad y ablación transcervical de fibromas), los ginecólogos pueden ver con mayor frecuencia pacientes con este problema. Los síntomas prodrómicos clásicos de un fibroma uterino prolapsado pueden incluir leucorrea, dolor pélvico, cólicos, flujo vaginal maloliente, sangrado menstrual con flujo variable, anemia, opresión, molestias abdominales inferiores, "dolor similar al parto", abultamiento en la vagina y dificultad en la micción. Puede producirse una hemorragia vaginal y la duración de los síntomas es variable.

Las causas del leiomioma prolapsado no se conocen por completo. Sin embargo, puede haber una protrusión transmural del leiomioma en la cavidad uterina, así como leiomioma intracavitario que migra a través del cuello uterino. A medida que el útero se contrae, el leiomioma se mueve a través del conducto endocervical y luego hace que el cuello uterino se dilate y se borre. Se puede ver una pequeña porción del leiomioma. En ocasiones se puede ver y palpar todo el leiomioma en el introito. Cuando los leiomiomas prolapsados aparecen en el introito, pueden confundirse con una cabeza fetal (si es grande) o un prolapso uterovaginal, que incluye cistocele o rectocele. Al realizar la exploración, es posible que el cuello uterino esté borrado, blando, dilatado o apenas visible.

La evaluación preoperatoria, incluida la ecografía transvaginal o transabdominal, es útil para determinar el tamaño de los miomas. En ocasiones se necesita la RM de la pelvis para determinar el tamaño completo de la lesión y saber si tiene un componente intracavitario puro. Una vez que se determina que la paciente es candidata para la cirugía, si desea retener la fertilidad o el útero, esta debe conocer los riesgos de la cirugía y brindar un consentimiento del procedimiento quirúrgico que incluya histeroscopia quirúrgica. La histeroscopia realizada después de la extracción del leiomioma prolapsado resulta de beneficio porque permite la resección completa del leiomioma residual y la coagulación de la base del leiomioma.

Debido a la preocupación por la colonización de las vías genitales superiores en el contexto de un mioma prolapsado, las pacientes generalmente reciben tratamiento empírico con antibióticos de amplio espectro en los períodos perioperatorio y postoperatorio. Si la paciente se encuentra febril, se obtienen hemocultivos y cultivos cervicales o vaginales, se administran antibióticos de amplio espectro y la cirugía generalmente no se realiza hasta que haya mejoría clínica. Una vez estabilizada la paciente, debe ser explorada completamente bajo anestesia. Después de preparar y cubrir el sitio quirúrgico, se coloca una sonda de Foley intrauterina. Se realiza exploración bajo anestesia para determinar si la base o el pedículo del leiomioma es palpable.

Se inyecta vasopresina diluida (20 unidades mezcladas en 200 mL de solución salina normal) lentamente en la porción visible del leiomioma hasta que se detecta la isquemia del leiomioma. La cantidad de vasopresina administrada varía y depende del tamaño del mioma. Si el mioma ya es isquémico, no se necesita vasopresina (**fig. 18-35**). Si es palpable un tallo estrecho, generalmente se puede torcer el leiomioma con pinzas de Lahey (**fig. 18-36**). Se puede extirpar el leiomioma pediculado mediante tracción y rotación lenta hacia abajo. Es importante evitar tirar del leiomioma de forma vigorosa o rápida, ya que puede ocurrir una inversión uterina. Por lo general, hay muy poca hemorragia asociada con esta técnica; el leiomioma debe enviarse para su evaluación histológica.

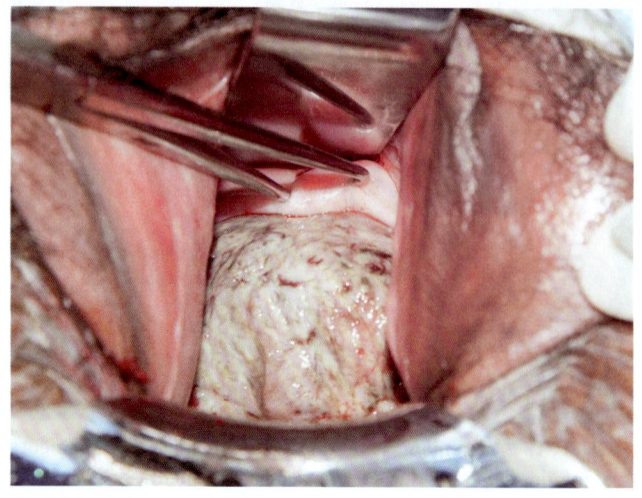

FIGURA 18-35 Pinzas de Pozzi sujetando el cuello uterino con un mioma necrosado y prolapsado.

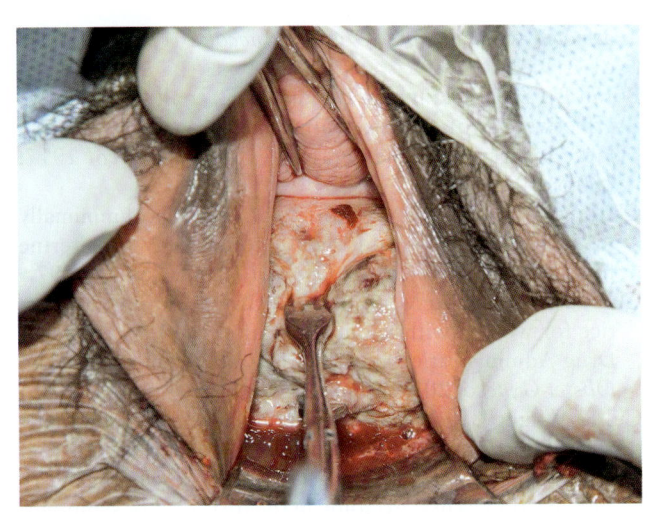

FIGURA 18-36 Pinzas de Lahey colocadas sobre el mioma para efectuar la disección.

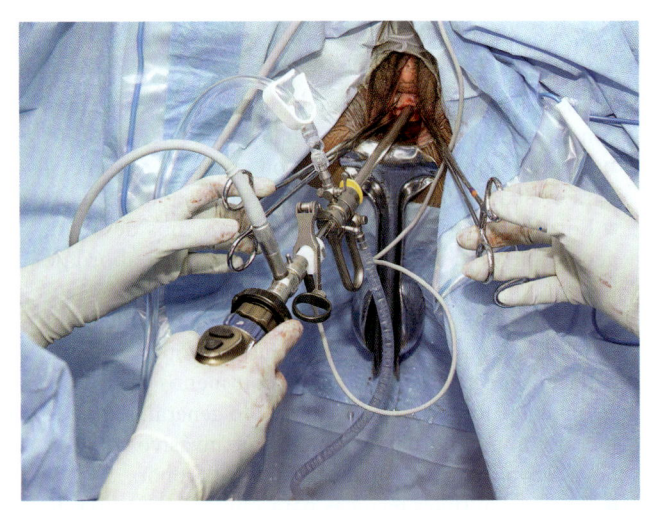

FIGURA 18-37 Colocación de instrumento intraoperatorio mientras el asistente utiliza dos pinzas para ocluir el cuello uterino después de la resección de un mioma prolapsado.

También se han descrito asas laparoscópicas especiales para ligar de forma segura la base del pedículo y lograr hemostasia de la mejor manera posible. Si se produce un sangrado abundante durante el procedimiento, se puede insertar una sonda de Foley de 26 Fr a través del cuello uterino para distenderlo con 30 mL de agua estéril. Se puede dejar en el sitio durante 12-24 h antes de desinflarla. Si es necesario, se puede suturar el cuello uterino alrededor de la sonda para mantenerla en su lugar.

Si el leiomioma es grande y no puede extraerse a través del cuello uterino, puede ser necesario usar incisiones cervicales medianas longitudinales de Duhrssen, que son incisiones del cuello uterino para liberar la compresión de tejidos blandos. Si se puede ver el cuello uterino, se inyecta vasopresina diluida en solución y se pueden hacer incisiones en el cuello uterino en las posiciones 2, 10 y 6 de las manecillas del reloj. En un estudio, la media del tamaño del mioma fue de 7 cm (rango de 6-9), la duración media de la cirugía fue de 60 min (rango de 40-120) y la pérdida de sangre media estimada fue de 90 mL (rango de 50-150).

Aunque el cuello uterino está dilatado y borrado debido al leiomioma prolapsado, se puede intentar la histeroscopia después de la extracción del leiomioma pediculado. El cuello uterino está dilatado, por lo que la distensión uterina no se puede lograr sin un cierre parcial del cuello uterino. Este último se puede sujetar con dos o cuatro pinzas de Allis atraumáticas para cerrarlo (fig. 18-37).

Una vez que se cierra el cuello uterino, se coloca el resectoscopio quirúrgico a través del cuello uterino y se logra la distensión uterina con el sistema automatizado de control de líquidos. Se recomienda una inspección minuciosa de la cavidad uterina y, si se observan fibromas residuales o adicionales, se pueden resecar como se describió anteriormente. En ocasiones, la cavidad uterina no se puede dilatar debido al tamaño y la incapacidad de cerrar de forma segura el cuello uterino con pinzas de Allis o atraumáticas. En este caso se puede controlar a la paciente después de la miomectomía vaginal; si los síntomas persisten en la valoración postoperatoria, se pueden realizar imágenes radiográficas o histeroscopia en el consultorio para determinar si hay miomas residuales (**cuadro 18-2**).

La mayoría de las pacientes, después de la extracción exitosa y completa del mioma prolapsado, experimentan resolución de los síntomas, bajo riesgo de recurrencia y preservación de la fertilidad. El parto futuro puede ser vaginal si no hay complicaciones obstétricas.

CUADRO 18-2 PASOS DEL PROCEDIMIENTO

Miomectomía: abordaje abdominal, laparoscópico o asistido por robot

- Administración preoperatoria de misoprostol vaginal o rectal.
- Posición de litotomía sobre esponja antideslizante.
- Sujeción de brazos si se realiza por laparoscopia o asistida por robot.
- Inserción de manipulador uterino, configurado para inyección de azul de metileno, para identificar la cavidad uterina.
- Inserción de trócares en el sitio indicado o incisión para laparotomía.
- Laparotomía: disecar la vejiga y aplicar torniquetes.
- Inyección de vasopresina diluida en la seudocápsula y el miometrio circundante al mioma.
- Incisión y disección del miometrio hasta exponer la seudocápsula.
- Enucleación del mioma por tracción y contratracción.
- El cierre del defecto miometrial siempre es en capas.
- Se recomienda el cierre separado del endometrio.
- Extracción del leiomioma de la cavidad peritoneal.

PUNTOS CLAVE

- Los leiomiomas sintomáticos pueden estar asociados con un deterioro significativo en la calidad de vida.
- La evaluación preoperatoria con imágenes es esencial para evaluar el abordaje quirúrgico apropiado.
- Los miomas de los tipos 0 y 1, de menos de 3 cm, generalmente deben eliminarse mediante un abordaje histeroscópico.
- La atención al control de líquidos y la técnica son importantes para una extracción histeroscópica exitosa.
- La miomectomía en mujeres con menos de cuatro miomas menores de 10-12 cm, por lo general, se puede lograr con un abordaje mínimamente invasivo como la laparoscopia convencional o asistida por robot.
- Existen múltiples técnicas para limitar la pérdida de sangre en el momento de la miomectomía.
- La disección y la enucleación del mioma deben ocurrir a nivel de la seudocápsula.
- Generalmente se requiere de cierre del miometrio en múltiples capas.
- Se recomienda el cierre separado del endometrio.
- Se debe considerar la extracción del tejido por fragmentación en una bolsa de contención.

BIBLIOGRAFÍA

Adel M, Kandil M, Abo-Elnasr M, et al. Three-dimensional sonohysterography may replace hysteroscopy for women with perimenopausal bleeding. *Climacteric* 2014; 17(1):55–59.

American Association of Gynecologic Laparoscopists (AAGL). AAGL practice report: practice guidelines for the diagnosis and management of submucous leiomyomas. *J Minim Invasive Gynecol* 2012;19(2):152–171.

American College of Obstetricians and Gynecologists. ACOG practice bulletin. Alternatives to hysterectomy in the management of leiomyomas. *Obstet Gynecol* 2008;112(2 Pt 1):387–400.

Aydeniz B, Gruber IV, Schauf B, et al. A multicenter survey of complications associated with 21,676 operative hysteroscopies. *Eur J Obstet Gynecol Reprod Biol* 2002; 104(2):160–164.

Barakat EE, Bedaiwy MA, Zimberg S, et al. Robotic-assisted, laparoscopic, and abdominal myomectomy: a comparison of surgical outcomes. *Obstet Gynecol* 2011;117(2 Pt 1): 256–265.

Barnard EP, AbdElmagied AM, Vaughan LE, et al. Periprocedural outcomes comparing fibroid embolization and focused ultrasound: a randomized controlled trial and comprehensive cohort analysis. *Am J Obstet Gynecol* 2017;216(5):500.e1–500.e11.

Bhave Chittawar P, Franik S, Pouwer AW, Farquhar C. Minimally invasive surgical techniques versus open myomectomy for uterine fibroids. *Cochrane Database Syst Rev* 2014;(10):CD004638.

Borah BJ, Nicholson WK, Bradley L, Stewart EA. The impact of uterine leiomyomas: a national survey of affected women. *Am J Obstet Gynecol* 2013;209(4):319.e1–319.e20.

Borah BJ, Yao X, Laughlin-Tommaso SK, et al. Comparative effectiveness of uterine leiomyoma procedures using a large insurance claims database. *Obstet Gynecol* 2017; 130(5):1047–1056.

Chittawar PB, Kamath MS. Review of nonsurgical/minimally invasive treatments and open myomectomy for uterine fibroids. *Curr Opin Obstet Gynecol* 2015;27(6):391–397.

Clark NM, Schembri M, Jacoby VL. Change in surgical practice for women with leiomyomas after the U.S. Food and Drug Administration morcellator safety communication. *Obstet Gynecol* 2017;130(5):1057–1063.

Cui R, Wright J. Risk of occult uterine sarcoma in presumed uterine fibroids. *Clin Obstet Gynecol* 2016;59(1):103–118.

de Bruijn AM, Ankum WM, Reekers JA, et al. Uterine artery embolization vs hysterectomy in the treatment of symptomatic uterine fibroids: 10-year outcomes from the randomized EMMY trial. *Am J Obstet Gynecol* 2016;215(6):745.e1–745.e12.

Di Spiezio Sardo A, Mazzon I, Bramante S, et al. Hysteroscopic myomectomy; a comprehensive review of surgical techniques. *Hum Reprod Update* 2008;14(2):101–119.

Donnez J, Dolmans MM. Uterine fibroid management: from the present to the future. *Hum Reprod Update* 2016;22(6): 665–686.

Falcone T, Parker WH. Surgical management of leiomyomas for fertility or uterine preservation. *Obstet Gynecol* 2013;121(4):856–868.

Fortin C, Flyckt R, Falcone T. Alternatives to hysterectomy: the burden of fibroids and the quality of life. *Best Pract Res Clin Obstet Gynaecol* 2018;46:31–42.

Flyckt R, Soto E, Nutter B, Falcone T. Comparison of long-term fertility and bleeding outcomes after robotic-assisted, laparoscopic, and abdominal myomectomy. *Obstet Gynecol Int* 2016;278921:1–8.

Flyckt R, Coyne K, Falcone T. Minimally invasive myomectomy. *Clin Obstet Gynecol* 2017;60(2):252–272.

Gargiulo AR, Srouji SS, Missmer SA, et al. Robot-assisted laparoscopic myomectomy compared with standard laparoscopic myomectomy. *Obstet Gynecol* 2012;120(2 Pt 1):284–291.

Gkrozou F, Koliopoulos G, Vrekoussis T, et al. A systematic review and meta-analysis of randomized studies comparing misoprostol versus placebo for cervical ripening prior to hysteroscopy. *Eur J Obstet Gynecol Reprod Biol* 2011;158(1):17–23.

Goodwin SC, Bradley LD, Lipman JC, et al. Uterine artery embolization versus myomectomy: a multicenter comparative study. *Fertil Steril* 2006;85(1):14–21.

Gueye NA, Goodman LR, Falcone T. Versatility of the suprapubic port in robotic assisted laparoscopic myomectomy. *Fertil Steril* 2017;108(3):e1.

Haber K, Hawkins E, Levie M, Chudnoff S. Hysteroscopic morcellation: review of the manufacturer and user facility device experience (MAUDE) database. *J Minim Invasive Gynecol* 2015;22(1):110–114.

Hamidouche A, Vincienne M, Thubert T, et al. Operative hysteroscopy for myoma removal: morcellation versus bipolar loop resection. *J Gynecol Obstet Biol Reprod* 2015;44(7): 658–664.

Hickman L, Kotlyar A, Shue S, Falcone T. Hemostatic techniques for myomectomy: an evidence-based approach. *J Minim Invasive Gynecol* 2016;23(4):497–504.

Jin C, Hu Y, Chen XC, et al. Laparoscopic versus open myomectomy—a meta-analysis of randomized controlled trials. *Eur J Obstet Gynecol Reprod Biol* 2009;145(1):14–21.

Kamath MS, Kalampokas EE, Kalampokas TE. Use of GnRH analogues pre-operatively for hysteroscopic resection of submucous fibroids: a systematic review and meta-analysis. *Eur J Obstet Gynecol Reprod Biol* 2014;177:11–18.

Kim S, Luu TH, Llarena N, Falcone T. Role of robotic surgery in treating fibroids and benign uterine mass. *Best Pract Res Clin Obstet Gynaecol* 2017;45:48–59.

Kongnyuy E, Wiysonge CS. Interventions to reduce haemorrhage during myomectomy for fibroids. *Cochrane Database Syst Rev* 2014;(8):CD005355.

Lethaby A, Puscasiu L, Vollenhoven B. Preoperative medical therapy before surgery for uterine fibroids. *Cochrane Database Syst Rev* 2017;(11):CD000547.

Lewis EI, Gargiulo AR. The role of hysteroscopic and robot-assisted laparoscopic myomectomy in the setting of infertility. *Clin Obstet Gynecol* 2016;59(1):53–65.

Litta P, Leggieri C, Conte L, et al. Monopolar versus bipolar device: safety, feasibility, limits and perioperative complications in performing hysteroscopic myomectomy. *Clin Exp Obstet Gynecol* 2014:41(3):335–338.

Maheux-Lacroix S, Li F, Laberge PY, Abbott J. Imaging for polyps and leiomyomas in women with abnormal uterine bleeding: a systematic review. *Obstet Gynecol* 2016;128(6):1425–1436.

Munro M, Critchley HO, Broder MS, Fraser IS. FIGO classification system (PALM-COEIN) for causes of abnormal uterine bleeding in nongravid women of reproductive age. *Int J Gynaecol Obstet* 2011;113(1):3–13.

Munro MG, Critchley HO, Fraser IS. The FIGO classification of causes of abnormal uterine bleeding in the reproductive years. *Fertil Steril* 2011;95(7):2204–2208.

Munro MG, Storz K, Abbott JA, et al. AAGL practice report: practice guidelines for the management of hysteroscopic distending media. *J Minim Invasive Gynecol* 2013;20(2):137–148.

Palomba S, Zupi E, Falbo A, et al. A multicenter randomized, controlled study comparing laparoscopic versus minilaparotomic myomectomy: reproductive outcomes. *Fertil Steril* 2007;88(4):933–941.

Peddada SD, Lauglin SK, Miner K, et al. Growth of uterine leiomyomata among premenopausal black and white women. *Proc Natl Acad Sci U S A* 2008;105(50):19887–19892.

Polyzos NP, Zavos A, Valachis A, et al. Misoprostol prior to hysteroscopy in premenopausal and post-menopausal women. A systematic review and meta-analysis. *Hum Reprod Update* 2012;18(4):393–404.

Practice Committee of the American Society for Reproductive Medicine. Removal of myomas in asymptomatic patients to improve fertility and/or reduce miscarriage rate: a guideline. *Fertil Steril* 2017;108(3):416–425.

Seracchioli R, Manuzzi L, Vianello F, et al. Obstetric and delivery outcome of pregnancies achieved after laparoscopic myomectomy. *Fertil Steril* 2006;86(1):159–165.

Shaaban M, Ahmed M, Farhan RE, Dardeer H. Efficacy or tranexamic acid on myomectomy-associated blood loss in patients with multiple myomas: a randomized controlled clinical trial. *Reprod Sci* 2016;23(7):908–912.

Sizzi O, Rossetti A, Malzoni M, et al. Italian multicenter study on complications of laparoscopic myomectomy. *J Minim Invasive Gynecol* 2007;14(4):453–462.

Spies JB, Bradley LD, Guido R, et al. Outcomes from leiomyoma therapies: comparison with normal controls. *Obstet Gynecol* 2010;116(3):641–652.

Stentz NC, Cooney LG, Sammel M, Shah DK. Changes in myomectomy practice after the U.S. Food and Drug Administration safety communication on power morcellation. *Obstet Gynecol* 2017;129(6):1007–1013.

Stewart EA, Nicholson WK, Bradley L, Borah BJ. The burden of uterine fibroids for African-American women: results of a national survey. *J Womens Health (Larchmt)* 2013;22(10):807–816.

Tinelli A, Malvasi A, Guido M, et al. Adhesion formation after intracapsular myomectomy with or without adhesion barrier. *Fertil Steril* 2011;95(5):1780–1785.

Van Dongen H, Emanuel MH, Smeets MJ, et al. Follow-up after incomplete hysteroscopic removal of uterine fibroids. *Acta Obstet Gynecol Scand* 2006;85(120):1463–1467.

Zhang Y, Ma D, Li X, Zhang Q. Role of barbed sutures in repairing uterine wall defects in laparoscopic myomectomy: a systemic review and meta-analysis. *J Minim Invasive Gynecol* 2016;23(5):684–691.

CAPÍTULO 19

HISTERECTOMÍA VAGINAL

Tola B. Fashokun y Victoria L. Handa

Perspectiva histórica
Selección del abordaje para la histerectomía
Indicaciones
Factores que influyen en la vía de histerectomía
Preparación preoperatoria

Consideraciones intraoperatorias para la cirugía por vía vaginal
Principios quirúrgicos básicos
Técnica de histerectomía total vaginal
Consideraciones especiales
Colpotomía anterior complicada
Alargamiento cervical

Útero aumentado de tamaño
Anexectomía durante la histerectomía vaginal
Complicaciones de la histerectomía vaginal
Cuidados postoperatorios

La histerectomía vaginal, una cirugía a través de un orificio natural, se ha descrito como uno de los procedimientos ginecológicos mínimamente invasivos "originales". La histerectomía vaginal es el abordaje preferido para la histerectomía en una enfermedad ginecológica benigna, siempre y cuando sea posible. Esta recomendación se basa en la evidencia que demuestra que el abordaje vaginal está asociado con resultados significativamente mejores, en comparación con otras vías de histerectomía. Por lo tanto, el cirujano ginecólogo experto debe estar preparado con el conocimiento y las habilidades necesarias para realizar este procedimiento quirúrgico de manera competente (cuadro 19-1).

PERSPECTIVA HISTÓRICA

El origen de la histerectomía vaginal data de la antigüedad. Aunque a Sorano de Grecia se le atribuye la realización de la primera histerectomía, en el año 120 d. C., al extraer un útero invertido que se había vuelto gangrenoso, hay algunas referencias que sugieren que esta cirugía podría haber sido practicada incluso antes por Temisón de Atenas, en el año 50 a. C. A lo largo de la Edad Media, la histerectomía vaginal se realizó como un procedimiento de emergencia para extraer el útero invertido en el posparto. Por desgracia, esas pacientes rara vez sobrevivieron. La primera histerectomía vaginal planificada fue realizada en 1813 por Conrad Langenbeck de Gotinga. Ello es algo así como un cuento legendario, pues no se publicó una finalización exitosa del procedimiento hasta 1817. Para entonces, su cirujano asistente había muerto y el espécimen se había perdido, por lo que ninguno de sus colegas creyó en el informe de la cirugía. Finalmente, fue reivindicado cuando la necropsia de la paciente, quien murió de senilidad 26 años después, mostró que la operación se había realizado y que el útero había sido extirpado en su totalidad. Noble Sproat Heaney, de Chicago, fue otra figura histórica clave en la evolución de la histerectomía vaginal. En 1934 informó de una serie de 627 histerectomías vaginales llevadas a cabo para tratar enfermedad pélvica benigna, que derivó en la muerte en solo tres casos. Fue considerado uno de los primeros defensores de la histerectomía vaginal y abogó por este procedimiento como el abordaje principal para la histerectomía, incluso en mujeres sin prolapso uterino.

SELECCIÓN DEL ABORDAJE PARA LA HISTERECTOMÍA

Desde el siglo xx, la mayoría de las histerectomías se realizaron a través de una incisión abdominal (laparotomía). Sin embargo, la evidencia sugiere que la histerectomía vaginal debería ser la ruta preferida para la extracción del útero en los casos de enfermedad benigna. Una revisión Cochrane de 47 estudios de 2015, que incluyó a 5102 pacientes en quienes se realizó histerectomía por diferentes vías (vaginal, abdominal y laparoscópica), informó que, en comparación con la histerectomía abdominal, la vaginal se asoció con un retorno más rápido a las actividades normales y con una mejor calidad de vida. En comparación con la histerectomía laparoscópica, la histerectomía vaginal se relacionó con un menor tiempo de cirugía y estancia hospitalaria, lo que tuvo como resultado un procedimiento más rentable (tabla 19-1). Numerosas organizaciones profesionales estadounidenses recomiendan la histerectomía vaginal como el abordaje quirúrgico preferido y sugieren que la histerectomía laparoscópica solo se realice cuando el abordaje vaginal no sea factible.

INDICACIONES

Las indicaciones para la histerectomía (por cualquier vía) incluyen alteraciones ginecológicas que no se pueden tratar con éxito con una terapia médica conservadora o quirúrgica menos invasiva. El prolapso sintomático de los órganos pélvicos es la principal indicación para la selección del

CUADRO 19-1 PASOS DEL PROCEDIMIENTO

Histerectomía vaginal

Colocación de la paciente
Litotomía dorsal con los glúteos colocados al final de la mesa (o ligeramente fuera de la mesa) para lograr el acceso completo de los cirujanos y asistentes quirúrgicos.

Exploración bajo anestesia
- Confirmar la capacidad de proceder con el abordaje vaginal de la histerectomía.
- Evaluar el arco pélvico y el calibre vaginal.
- Determinar el tamaño y movilidad del útero (útero descendido).
- Realizar exploración rectovaginal para evaluar los anexos y cualquier patología uterina.

Incisión vaginal
- Considerar la colocación de una sonda de Foley; la decisión de vaciar la vejiga es a consideración del médico.
- Infiltrar fármacos vasoconstrictores en el epitelio vaginal, si así se desea.
- Sujetar ambos labios del cuello uterino.
- Localizar la unión cervicovaginal.
- Si se desea primero el ingreso posterior, levantar el útero, hacer incisión de las 4 a las 8 en todo el espesor del epitelio vaginal e incidir el peritoneo posterior.
- Confirmar la disección de fondo de saco posterior.
- Colocar espéculo con peso en el fondo de saco posterior.
- Retraer anteriormente la vejiga con separador vaginal.
- Crear incisión vaginal anterior de posición 10 a 2 de las manecillas del reloj; continuar la disección anterior e ingresar al peritoneo.

Separación de inserciones ligamentarias
- Pinzar los ligamentos uterosacros con pinzas de Heaney.
- Cortar y suturar el ligamento uterosacro.
- Pinzar el ligamento cardinal con pinzas de Heaney.
- Cortar y ligar con sutura el ligamento cardinal.
- Proceder con ingreso anterior al fondo de saco si no se ha realizado.

Suministro seguro de sangre
- Identificar los vasos uterinos.
- Asegurar los vasos uterinos entre al peritoneo anterior y el posterior con pinzas de Heaney a nivel del orificio interno.
- Cortar y ligar con sutura.

Liberación del fondo de forma posterior
- Después de asegurar el suministro sanguíneo, sujetar el fondo del útero.
- Liberar el fondo uterino a través del fondo de saco posterior.
- Asegurar los vasos uterováricos, por lo regular con doble pinzamiento y ligadura.
- Extraer el útero.

Cierre del muñón vaginal
- Anclar el muñón al ligamento uterosacro para soporte apical; considerar culdoplastia de McCall.
- Cerrar el muñón con puntos continuos o separados.
- Realizar cistouretroscopia para informar integridad vesical y ureteral.

TABLA 19-1
Complicaciones de la histerectomía vaginal

Ventajas del abordaje vaginal frente al abordaje abdominal
- Menor estancia hospitalaria
- Retorno más rápido a las actividades diarias
- Menor morbilidad febril o infecciones inespecíficas

Ventajas del abordaje vaginal frente al abordaje laparoscópico
- Sin diferencias en complicaciones intraoperatorias a corto y a largo plazos
- Tiempo de recuperación y puntuación de dolor similares
- Tiempo quirúrgico más corto
- Menor costo

Fuente: The evidence for vaginal hysterectomy. *Cochrane Database Syst Rev* 2009;(3):CD003677.

abordaje vaginal. Otras indicaciones para la histerectomía vaginal pueden incluir leiomioma sintomático, sangrado uterino anómalo o disfuncional, dismenorrea y dispareunia de supuesta causa uterina, así como afecciones premalignas, por ejemplo, hiperplasia endometrial compleja, neoplasia intraepitelial cervical o carcinoma microinvasor del cuello uterino.

Factores que influyen en la vía de histerectomía

Se ha debatido si existen contraindicaciones "absolutas" para un abordaje vaginal de la histerectomía por enfermedad benigna. Una revisión sistemática realizada por el Society of Gynecologic Surgeons Systematic Review Group no identificó ninguna característica de la paciente que impida un abordaje vaginal.

Kovac y cols. propusieron un algoritmo como ayuda para el cirujano al elegir la ruta de la histerectomía (**fig. 19-1**).

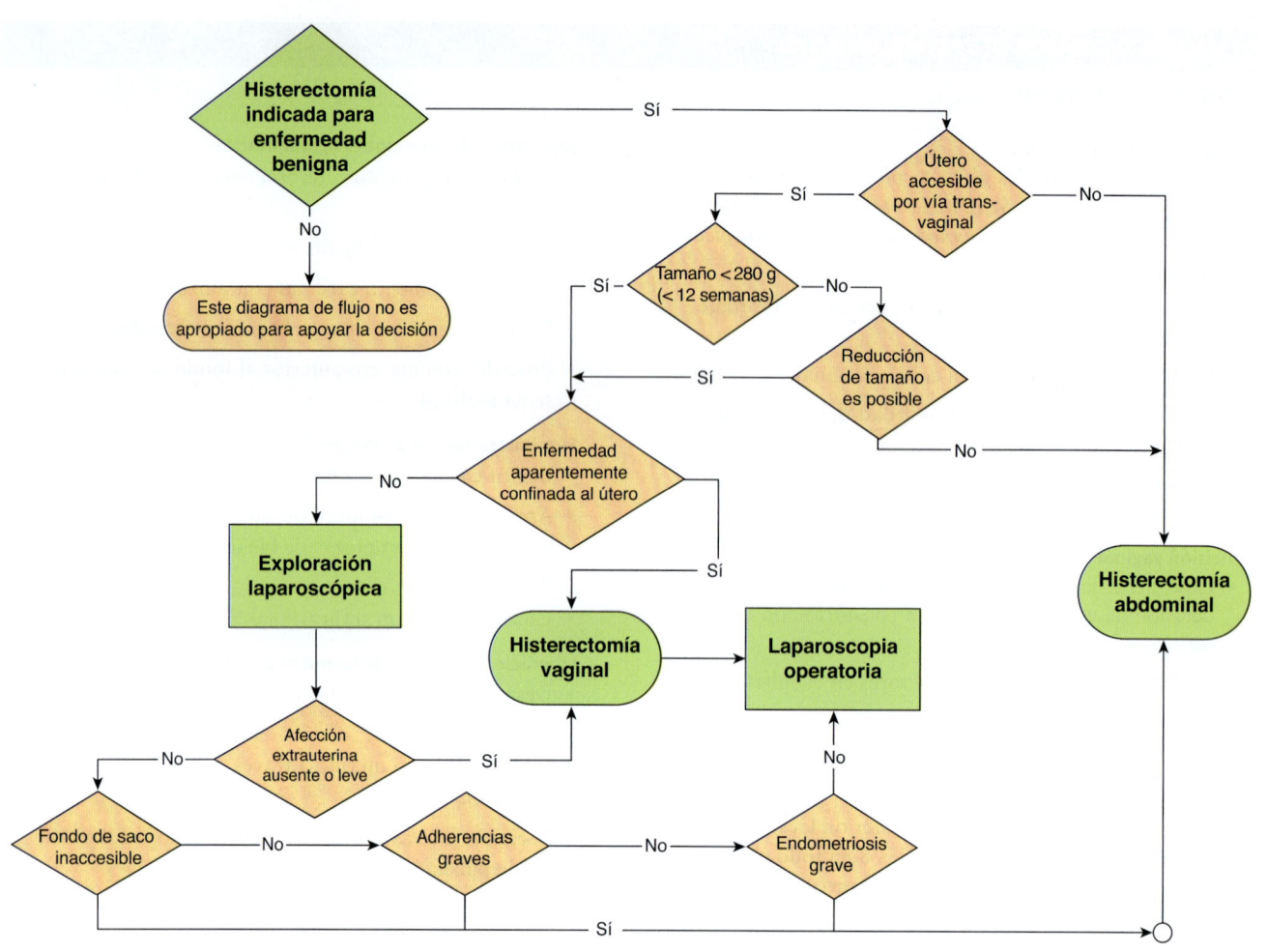

FIGURA 19-1 Determinación de la ruta de la histerectomía (Kovac SR. Clinical opinion: guidelines for hysterectomy. *Am J Obstet Gynecol* 2004;191(2):635–640. Copyright © 2004 Elsevier. Reimpreso con autorización).

Estas pautas se centran en el tamaño uterino, la movilidad, la accesibilidad y si la patología relevante se limita al útero. Estos criterios de selección se utilizan para determinar la ruta óptima de la histerectomía. En un estudio aleatorizado, cuando los residentes siguieron criterios específicos para la selección y realización de la histerectomía, más del 90% de las histerectomías por afecciones benignas se realizaron por vía vaginal. La fragmentación uterina y otras técnicas de reducción del tamaño uterino solo fueron necesarias en el 11% de los casos.

Sin embargo, se han identificado contraindicaciones relativas para la histerectomía vaginal en función de factores anatómicos o clínicos que pueden hacer que el procedimiento sea técnicamente complicado. Estas afecciones incluyen útero con tamaño mayor al de un embarazo de 12 semanas y enfermedad extrauterina (masas anexiales, endometriosis pélvica o adherencias pélvicas graves). En tales casos, pueden brindarse otras opciones, como planificación preoperatoria, modificación de las técnicas quirúrgicas y aplicación de técnicas auxiliares para facilitar el éxito del abordaje vaginal en la histerectomía. Algunas de estas técnicas especiales (que se discutirán más adelante en este capítulo) incluyen los procedimientos de reducción de volumen de un útero grande, como fragmentación, extracción de núcleos o resección en cuña.

Otro ejemplo es la linfadenectomía laparoscópica para mujeres con cáncer de endometrio. La laparoscopia también puede ser un complemento útil como herramienta de planificación intraoperatoria (a fin de evaluar el alcance de la enfermedad extrauterina) para de eliminar una masa anexial conocida o para tratar adherencias debidas a cicatrices o endometriosis.

El abordaje vaginal para la histerectomía no impide la extracción de los anexos. El éxito de la extracción vaginal de los ovarios varía enormemente y se informa que oscila entre el 65 y 97.5%. Sin embargo, en un estudio aleatorizado que comparó la histerectomía vaginal asistida con la laparoscópica, los anexos se eliminaron con éxito en el 100% de las mujeres que se sometieron a la histerectomía vaginal, y hubo más complicaciones y mayor tiempo de operación con el abordaje laparoscópico. La salpingectomía electiva también se puede lograr de manera segura en el momento de la histerectomía vaginal, con tasas de éxito de hasta el 88% en los casos en los que se planificó este procedimiento concomitante.

Otros factores que pueden influir en la ruta seleccionada para la histerectomía incluyen nuliparidad, accesibilidad al útero (debido a la inmovilidad o a un arco púbico estrecho < 90°), la necesidad de procedimientos concurrentes, el entrenamiento y la experiencia del cirujano, la tecnología hospitalaria disponible, los dispositivos y el soporte, los casos de emergencia o programados, así como la preferencia informada de la paciente.

La nuliparidad no debe ser un impedimento para realizar una histerectomía vaginal. Muchas mujeres nulíparas (o que no han dado a luz por vía vaginal) tienen un calibre vaginal adecuado para permitir la finalización exitosa de la histerectomía vaginal. Si la vagina permite el acceso para dividir los ligamentos uterosacro y cardinal, esto generalmente permitirá suficiente movilidad uterina para facilitar el abordaje vaginal de la histerectomía, incluso en las pacientes con descenso uterino mínimo.

PREPARACIÓN PREOPERATORIA

No se requieren pruebas o estudios de laboratorio específicos antes de una histerectomía vaginal. La evaluación preoperatoria del riesgo para la salud debe ser individualizada para cada paciente; las pruebas de detección deben ordenarse según lo indicado en función de cualquier alteración médica subyacente que pueda afectar el resultado quirúrgico o como parte del estudio estándar para la indicación clínica de la histerectomía. En ciertas situaciones se justifica realizar estudios de imagen preoperatorios. Si existe sospecha de un mioma en el segmento uterino inferior, la ecografía transvaginal puede ayudar a delinear la relación anatómica del leiomioma con el cuello uterino, el ligamento ancho y el fondo uterino. También puede ser útil en la planificación preoperatoria para casos en los que se sospecha afección extrauterina. Si el estudio de ultrasonido no demarca adecuadamente la anatomía, la resonancia magnética (RM) puede proporcionar detalles adicionales.

El asesoramiento preoperatorio de la paciente debe incluir la explicación del riesgo de conversión a un abordaje abdominal. En algunos casos puede ser adecuado posponer la selección del abordaje definitivo para la histerectomía hasta que la paciente pueda ser explorada bajo anestesia. Tener a la paciente completamente relajada y en la posición quirúrgica deseada puede ayudar a aclarar la viabilidad del abordaje vaginal, especialmente en las mujeres con evaluaciones limitadas en el consultorio debido a obesidad mórbida o calibre vaginal estrecho.

No existe un beneficio comprobado para el uso rutinario de la preparación mecánica del intestino antes de una histerectomía vaginal y no está indicada. Algunos cirujanos aconsejaban a las pacientes con antecedentes de estreñimiento crónico que usaran un enema o supositorio rectal la noche anterior a la cirugía para reducir el volumen del recto; esta recomendación ha sido solo anecdótica, pues no hay evidencia de su beneficio.

La flora vaginal contiene una gran variedad de especies bacterianas, incluidos microorganismos aerobios y anaerobios. La histerectomía vaginal es un procedimiento quirúrgico "limpio pero contaminado". El manejo perioperatorio para reducir la infección de la herida quirúrgica se revisa en el capítulo 2. La vaginosis bacteriana es un factor de riesgo conocido para la infección de la herida quirúrgica después de la histerectomía. Las mujeres con esta enfermedad deben recibir tratamiento preoperatorio. El tratamiento preoperatorio de la vaginosis bacteriana con metronidazol reduce significativamente la infección del muñón vaginal.

Los antibióticos perioperatorios administrados dentro de los 60 min de la incisión están indicados para reducir la celulitis del muñón después de la histerectomía vaginal. El régimen antibiótico preferido es de 2 g de cefazolina, con una dosis de 3 g para las mujeres que pesan más de 120 kg. Las mujeres que han tenido una reacción anafiláctica a la penicilina (u otro tipo de reacción de hipersensibilidad inmediata, como urticaria o broncoespasmo) deben recibir metronidazol (500 mg) o clindamicina (900 mg) *más* gentamicina (5 mg/kg) o aztreonam (2 g). Si la cirugía se prolonga, y para mantener las concentraciones terapéuticas durante todo el procedimiento, debe administrarse nuevamente cefazolina después de 4 h. Del mismo modo, debe suministrarse otra vez clindamicina después de 6 h y el aztreonam después de 4 h. También se puede indicar una segunda dosis del antibiótico profiláctico en las pacientes con una pérdida de sangre estimada de más de 1500 mL.

La preparación vaginal antiséptica se puede realizar con gluconato de clorhexidina al 4% o yodopovidona. Una revisión sistemática demostró que tanto la solución de clorhexidina como la de yodopovidona son apropiadas para la antisepsia vaginal durante la histerectomía vaginal. La Food and Drug Administration (FDA) de los Estados Unidos no ha aprobado el uso de gluconato de clorhexidina al 4% para la aplicación vaginal tópica, aunque este antiséptico está aprobado para la preparación de la piel perioperatoria externa. Aún así, algunos cirujanos optan por utilizar gluconato de clorhexidina al 4% (fuera de indicación) como preparación vaginal, especialmente en el contexto de alergia al yodo.

CONSIDERACIONES INTRAOPERATORIAS PARA LA CIRUGÍA POR VÍA VAGINAL

La histerectomía vaginal se puede realizar bajo anestesia general o neuroaxial, incluidas la espinal, la epidural o la espinal-epidural combinada. La selección del tipo de anestesia apropiada debe ser una decisión conjunta del cirujano, el anestesiólogo y la paciente. Esta debe basarse en las características y preferencias de la paciente, así como en las comorbilidades presentes. Se debe tener en consideración el riesgo de conversión a procedimiento abdominal (laparoscopia o laparotomía). Se ha demostrado que la satisfacción general de la paciente con la anestesia y el control del dolor postoperatorio no es significativamente diferente entre las mujeres que reciben anestesia espinal y general. La anestesia local preventiva (ALP) con bupivacaína antes de la histerectomía vaginal se asocia con puntuaciones de dolor significativamente más bajas y con reducción en el uso de opiáceos después de la operación.

Principios quirúrgicos básicos

Antes del inicio de la cirugía, hay algunos principios clave que deben tenerse en cuenta al planificar una histerectomía vaginal, como la colocación adecuada de la paciente y el cirujano, así como el mantenimiento de una exposición e iluminación óptimas.

La paciente es colocada en posición de litotomía dorsal usando estribos de bastón o de bota (Allen), según la preferencia del cirujano. Algunos cirujanos prefieren los estribos de bastón (*véase* fig. 4-3A) porque son menos voluminosos y pueden proporcionar mayor acceso y exposición para el procedimiento vaginal, pero la posición de la pierna es fija; por lo tanto, si se necesita convertir a un abordaje abdominal, será necesario recolocar a la paciente. Los estribos tipo bota (Allen) tienen la ventaja de permitir que el cirujano cambie la posición de la paciente durante la operación. Sin embargo, debido a su forma, no permiten que el asistente se sitúe de forma tan cómoda. Independientemente del tipo de estribo utilizado, la clave es evitar las lesiones neurológicas y prevenir la hiperflexión o exceso de rotación externa de la cadera. Se requiere una "colocación protectora" para evitar lesiones debido a úlceras por presión y compresión nerviosa. Las mujeres con discapacidad en la amplitud de movimiento o dolor crónico de la espalda, la cadera y los miembros inferiores, sin importar el tipo de anestesia seleccionado, pueden ser colocadas en litotomía completamente despiertas para evaluar cualquier agravamiento de las molestias antes de la sedación. Si la paciente informa intolerancia a la posición, es posible hacer ajustes para garantizar la comodidad antes de la inducción de la anestesia.

La colocación cuidadosa de la paciente, con los glúteos en el borde o sobre la mesa con un ligero Trendelenburg, dará como resultado una inclinación pélvica para lograr una exposición óptima para el cirujano y los asistentes. Posiblemente se requiera un acolchado adecuado de las piernas y por debajo del sacro en las mujeres delgadas a fin de evitar lesiones peroneas y ciáticas.

Las consideraciones ergonómicas son importantes para el personal quirúrgico. Los cirujanos pueden pararse o sentarse para la histerectomía vaginal, independientemente de la posición; los asistentes del cirujano también deben estar lo más cómodos posible durante la operación. Los miembros del equipo quirúrgico deben tener cuidado de no apoyarse en la paciente. La altura de la mesa de operaciones y de la silla del cirujano deben ajustarse para que el asistente pueda acceder completamente al campo quirúrgico, de manera que le permita la contratracción y la colocación de instrumentos para ayudar con la retracción durante la cirugía. La exposición también se puede lograr con separadores automáticos, como el sistema de Magrina-Bookwalter. La exposición también puede mejorarse suturando los labios lateralmente.

Las luces de arriba deben enfocarse hacia abajo del eje largo de la vagina con una desviación lateral mínima. El uso de una fuente de luz de fibra óptica también puede aumentar la visibilidad. Si el acceso vaginal es limitado o si se dificulta retirar los anexos, algunos cirujanos prefieren faros quirúrgicos, separadores iluminados o esteras iluminadas, que son una fuente de luz desechable que se puede conectar a cualquier separador.

El afeitado del vello púbico es innecesario, y se debe aconsejar a las pacientes que no se afeiten el vello púbico antes de someterse a la cirugía. Si la depilación es necesaria, el método preferido para tal efecto es cortar el vello púbico dentro de la misma sala de operaciones.

Técnica de histerectomía total vaginal

Toda histerectomía vaginal debe iniciar con una exploración bajo anestesia para determinar cualquier anomalía del conducto genital y confirmar la viabilidad de proceder con el abordaje vaginal. Esto incluye una inspección exhaustiva del arco pélvico, el calibre vaginal y el tamaño, forma y descenso del útero. Realizar un examen rectovaginal también puede ayudar en la evaluación de los anexos y de cualquier otra afección extrauterina.

La decisión de vaciar la vejiga en este momento debe dejarse a consideración del cirujano. Algunos cirujanos prefieren posponer el drenaje de la vejiga hasta después de la entrada en el fondo de saco anterior, lo que confirma una lesión de la vejiga con un "chorro" de líquido durante la disección anterior. Mientras que algunos cirujanos prefieren un cateterismo recto antes de la operación, otros pueden colocar una sonda de Foley para permitir el drenaje continuo durante el procedimiento, con la opción de pinzamiento intermitente si se necesita una vejiga más distendida para ayudar en la disección. No existe diferencia en el riesgo de lesión vesical accidental con ninguno de estos métodos. Si se coloca una sonda de Foley, esto debe realizarse después de que la paciente esté preparada y cubierta para evitar la necesidad de comprometer el campo estéril si se necesita retirar y reemplazar la sonda durante la cirugía.

Incisión vaginal

Una vez que la paciente ha sido preparada, cubierta y colocada correctamente con un ligero Trendelenburg, se coloca un espéculo de pico corto con peso en la vagina posterior y se coloca un separador en ángulo recto anterior al cuello uterino. Mediante tracción en el cuello uterino (usando unas pinzas de Pozzi de un solo diente colocadas en posición de las 9 de las manecillas del reloj), se sujetan los labios anterior y posterior del cuello uterino con unas pinzas de doble diente. Usando las pinzas de doble diente, el cuello uterino se coloca en tracción hacia el introito. En este momento se reevalúan las relaciones anatómicas de la vejiga, el fondo de saco anterior y posterior, así como el complejo del ligamento uterosacro. También se identifica la unión vaginocervical y se determinan las ubicaciones ideales para las incisiones vaginales anteriores y posteriores (**fig. 19-2**).

Las incisiones vaginales iniciales deben realizarse lo más cerca posible de los sitios de entrada anterior y posterior del fondo de saco y con la profundidad adecuada. Si la incisión inicial se realiza demasiado cerca del orificio cervical externo, se requerirá una disección más larga del epitelio vaginal anterior para alcanzar la reflexión peritoneal anterior. Sin embargo, un objetivo es evitar la escisión de la pared vaginal que deje la vagina acortada. Del mismo modo, si la incisión se hace demasiado profunda, ocasionará la disección en el cuello uterino, lo que puede provocar sangrado importante y hacer que el procedimiento sea técnicamente más complicado.

Una vez que se identifican los sitios de incisión, si no hay contraindicaciones médicas, se inyecta en el sitio vasopresina (10-20 unidades en 50 mL de solución salina) o 20-30 mL de lidocaína al 0.5% con epinefrina 1:200 000. El objetivo

CAPÍTULO 19 HISTERECTOMÍA VAGINAL 353

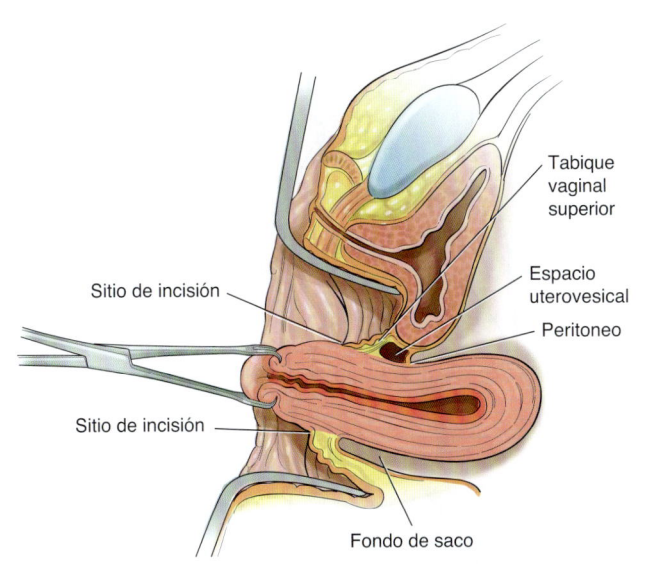

FIGURA 19-2 Ubicación de incisiones vaginales anterior y posterior que ilustra la relación con los pliegues peritoneales. La ubicación correcta para la incisión suele estar delimitada por una línea donde comienzan las rugosidades.

de esta inyección es ayudar a identificar los planos del tejido y reducir la pérdida de sangre. Un pequeño estudio aleatorizado y controlado mostró una reducción significativa en la pérdida estimada de sangre con la inyección de vasoconstrictor, pero un aumento significativo en el uso de morfina postoperatoria en comparación con el grupo control. Una revisión sistemática mostró que la vasopresina disminuye la pérdida de sangre en 130 mL.

Colpotomía posterior

La colpotomía anterior o posterior puede realizarse como siguiente paso. Sin embargo, muchos cirujanos prefieren entrar primero en el fondo de saco posterior. Para efectuar la colpotomía posterior (**fig. 19-3**), se levanta anteriormente el labio posterior del cuello uterino mientras se aplica tracción hacia abajo al borde posterior de la incisión vaginal. La incisión vaginal inicial se lleva a cabo en las posiciones 4 a 8 de las manecillas del reloj, a través de todo el espesor del epitelio vaginal. Esto se puede hacer mediante cortes con bisturí o tijeras de Mayo, o con electrocauterización.

Una vez que se ha identificado el peritoneo del fondo de saco, se sujeta con pinzas y se ingresa con tijeras de Mayo (**fig. 19-4**). Después de confirmar que se ha ingresado en la cavidad peritoneal, las tijeras de Mayo se pueden abrir ampliamente, de modo que la incisión peritoneal acomode el espéculo de Steiner-Auvard con peso (a medida que se retira el espéculo). En este punto, el cirujano debe palpar el útero posterior y los anexos para identificar cualquier masa o distorsión anatómica inesperada. Algunos cirujanos pueden preferir colocar suturas interrumpidas para aproximar el peritoneo al muñón vaginal, lo que puede ayudar en la hemostasia. En algunos casos, estas suturas también pueden ayudar a definir el peritoneo en el momento del cierre del muñón vaginal. Sin embargo, esto suele ser un paso innecesario y puede reducir la apertura al peritoneo.

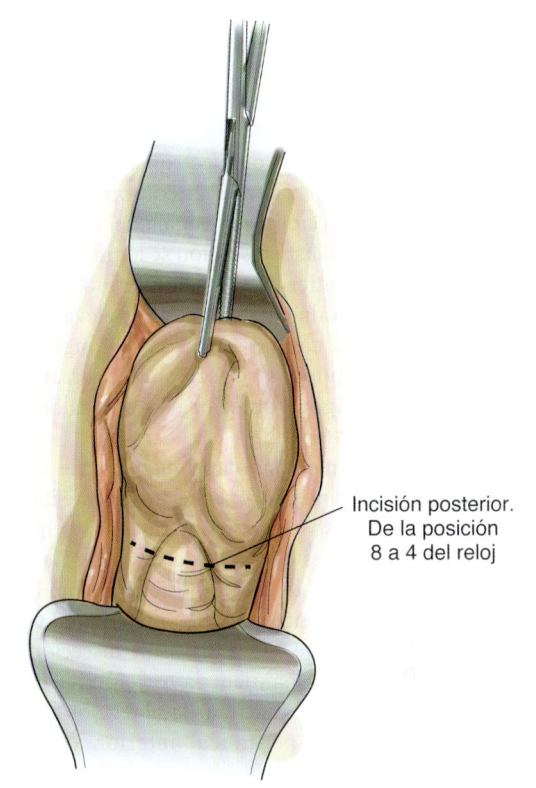

FIGURA 19-3 La incisión vaginal posterior se realiza de la posición 4 a 8 de las manecillas del reloj, a través de todo el espesor del epitelio vaginal. La incisión se efectúa donde la pared vaginal se une al cuello uterino, a nivel de la inserción de los ligamentos uterosacros.

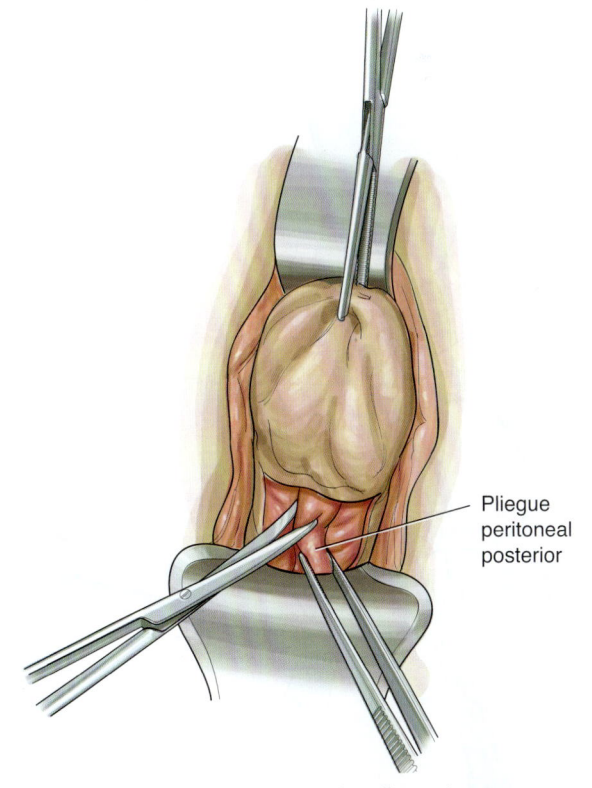

FIGURA 19-4 Colpotomía posterior: el cuello uterino se retrae anteriormente, mientras que el peritoneo está expuesto. El pliegue peritoneal se sujeta con pinzas y se ingresa con tijeras.

Colpotomía anterior

La incisión para la colpotomía anterior se realiza de la posición 10 a 2 de las manecillas del reloj, a nivel de la unión del cuello uterino y la vagina (fig. 19-5). La incisión se puede efectuar con bisturí o con electrobisturí. Después de que se realiza la incisión vaginal, la colpotomía anterior siempre requerirá la disección de la vagina del cuello uterino anterior (*véase* fig. 19-2). Esta disección se logra con tracción continua hacia abajo e inferior al cuello uterino. La contratracción se brinda generalmente mediante la elevación de la vejiga en la línea media con un separador en ángulo recto. Como alternativa, se puede proporcionar contratracción levantando la pared vaginal anterior con pinzas de Allis o pinzas de tejido (fig. 19-6).

Si la disección está en el plano apropiado, suele ser avascular, y la disección continua debe ser relativamente incruenta hasta que se ingrese al espacio vesicouterino. Si se encuentra sangrado, generalmente es el resultado de la desviación de la disección anterior hacia la vejiga, posteriormente hacia el cuello uterino o lateralmente hacia los pilares de la vejiga. A menudo, un simple ajuste de las tijeras de disección en un ángulo de 45° mientras se mantiene la tracción hacia abajo en el cuello uterino ayudará a facilitar la obtención del plano adecuado hacia el pliegue peritoneal anterior. También es importante evitar una disección demasiado lateral. En la mayoría de los casos, el pliegue peritoneal anterior se puede exponer con un separador en ángulo recto colocado en este espacio para levantar la vejiga. El pliegue peritoneal aparecerá como una línea demarcada en forma de media luna. También tiene una sensación característica "resbaladiza". En un

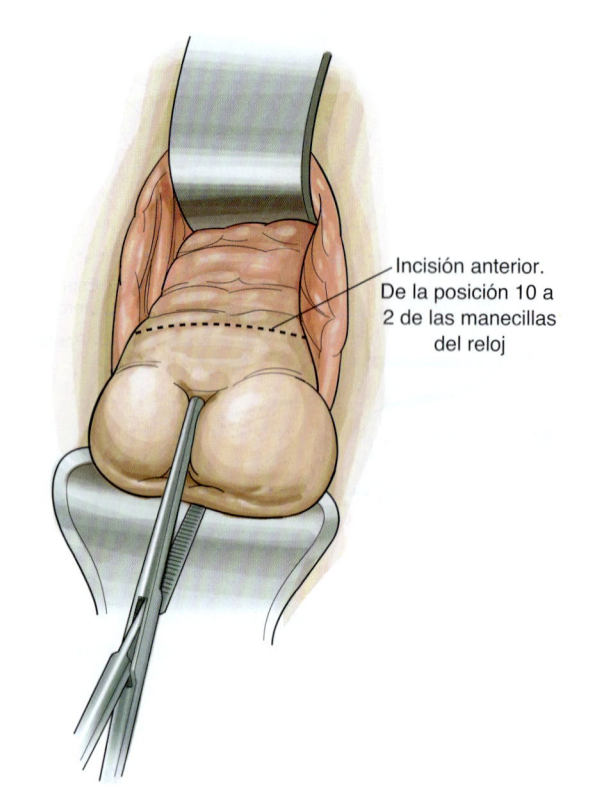

FIGURA 19-5 La incisión vaginal posterior se realiza de la posición 10 a 2 de las manecillas del reloj, a través de todo el grosor del epitelio vaginal. El separador en ángulo recto, colocado anteriormente, levanta la pared vaginal para que se separe del cuello uterino a medida que se crea la incisión.

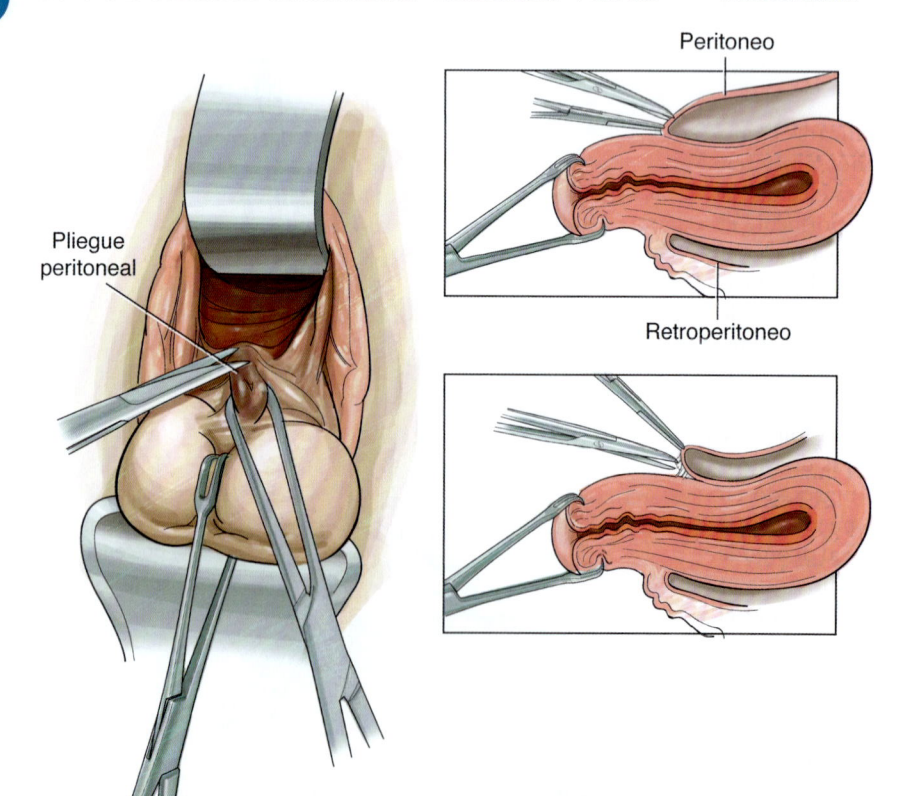

FIGURA 19-6 Entrada al peritoneo anterior. La vagina anterior, después de la incisión y de realizarle disección para separarla del cuello uterino, se levanta con un separador. La colpotomía anterior se crea sujetando el pliegue peritoneal, jalándolo hacia abajo y entrando de forma precisa sobre los tejidos, como se muestra en la imagen *superior derecha*. Esta técnica permite al cirujano evitar la disección errónea por debajo del peritoneo, como se muestra en la imagen *inferior derecha*.

pequeño estudio de mujeres sometidas a histerectomía vaginal, la distancia media desde la incisión cervicovaginal hasta el pliegue peritoneal anterior fue de 3.4 cm.

Una vez identificado, el pliegue peritoneal se toma con unas pinzas dentadas y se ingresa. La incisión peritoneal se extiende finamente con unas tijeras de Metzenbaum a lo largo de la línea de retracción. La incisión debe ser suficientemente ancha para acomodar un separador de Deaver estrecho o de ángulo recto. El separador se coloca en este espacio para levantar y proteger la vejiga, y también para permitir la visualización de la anatomía abdominal. En algunos casos, como cuando el cuello uterino es largo o cuando el descenso es inadecuado, la colpotomía anterior puede posponerse hasta después de la colpotomía posterior.

Inserciones ligamentarias separadas

A continuación, se identifican los ligamentos uterosacros. Con la tracción continua del cuello uterino hacia abajo, en dirección al introito, y con la retracción anterior y lateral de la pared lateral, se coloca una pinza de Heaney en el ligamento uterosacro. La pinza debe situarse perpendicular al eje del útero, asegurándose de incluir el peritoneo anterior y posterior. La tracción en el cuello uterino y la colocación de la pinza inmediatamente adyacente al cuello uterino limitarán al mínimo el riesgo de lesión ureteral. Después, el ligamento se corta con tijeras. Luego, se sutura el pedículo mediante la técnica de transfixión de Heaney (fig. 19-7). Se puede fijar el pedículo del ligamento uterosacro al epitelio vaginal posterolateral o dejarle una sutura larga y mantenerla ahí durante el resto del procedimiento para luego utilizarla. Si la sutura se mantiene larga, ayudará a facilitar la ubicación e inspección de todos los pedículos al final del procedimiento.

El ligamento cardinal se obtiene de manera similar, verificando que la pinza se coloca medial al pedículo anterior. Es importante mantener la tracción hacia abajo en el cuello uterino cuando se aseguran los ligamentos uterosacro y cardinal. Esta técnica, además de retraer la vagina anterior y la pared de la vejiga, desplazará los uréteres de manera lateral y superior para disminuir el riesgo de lesiones ureterales.

Suministro seguro de sangre

Una vez que se confirma la entrada en el peritoneo anterior y posterior, y se sujetan y se cortan los ligamentos uterosacro y cardinal, se divide la arteria uterina. Por lo general, esto ocurre en la unión del cuello y el fondo uterinos, a nivel del orificio interno. Para sujetar el pedículo de la arteria uterina, se abre ampliamente la pinza de Heaney e, inicialmente, se coloca de forma parcial a través del cuello uterino, incorporando dentro de la pinza tanto el peritoneo anterior como el posterior y los vasos uterinos. A medida que se cierra la pinza, se debe deslizar del cuello uterino o del cuerpo uterino inferior antes de sujetarla. Para asegurarse de que toda la vasculatura colateral esté dentro de la pinza, cuando la pinza está cerrada, el mango gira lateralmente, de manera que deja la punta de la pinza perpendicular al cuello uterino.

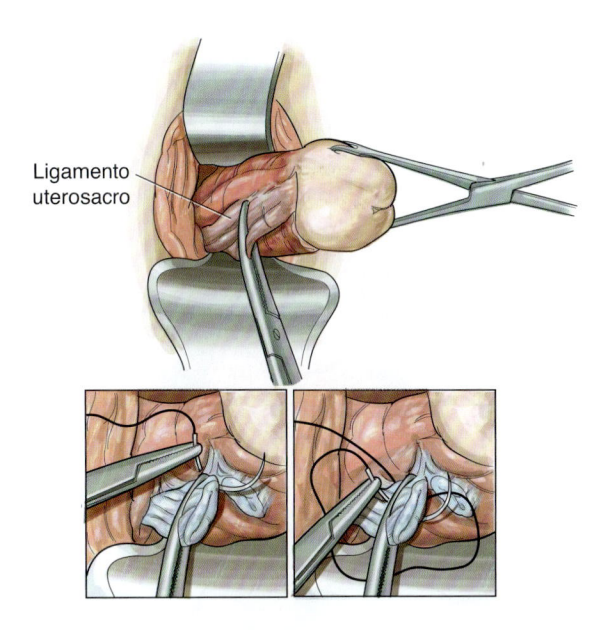

FIGURA 19-7 Se sujeta, corta y liga el ligamento uterosacro. Téngase en cuenta que la punta de la pinza está muy próxima al cuello uterino. Se muestra una sutura de transfixión de Heaney para ligar el pedículo.

Aunque algunos cirujanos aplican doble sujeción (y doble ligadura) en el pedículo de la arteria uterina, suele preferirse una técnica de abrazadera única para reducir el riesgo de lesión ureteral.

Es importante verificar que todas las ramas de la vasculatura uterina se hayan ligado antes de continuar con el resto del procedimiento. A medida que el ligamento ancho se divide más, cada pinza debe colocarse medial al pedículo anterior con el talón de la pinza justo al lado de este pedículo. Esta maniobra ayuda a eliminar espacios vasculares no asegurados entre los pedículos, ya que podrían provocar áreas de sangrado.

Una vez que los vasos uterinos se han asegurado bilateralmente y se han puesto puntos de transfixión en cantidad suficiente en el ligamento ancho para permitir la movilidad completa del útero, el fondo puede rotarse posteriormente, a través de la colpotomía posterior y dentro del conducto vaginal. Esto se logra sujetando primero el fondo con una pinza tiroidea de Lahey y de manera sucesiva con una tracción suave, y el fondo uterino se libera posteriormente a través de la colpotomía posterior (fig. 19-8). Este paso no es obligatorio, pero generalmente facilita la ligadura del pedículo uteroovárico.

Después, el dedo índice del cirujano se emplea para identificar el ligamento uteroovárico. Con tracción en el útero, los dedos del cirujano se colocan hacia atrás para aislar el pedículo uteroovárico y proteger el intestino. Se coloca una pinza de Heaney a través del pedículo, de anterior a posterior, de manera que se asegure el pedículo. Por lo general, este pedículo está doblemente sujeto (y doblemente ligado). Una vez cortado, se coloca una sutura libre (o un nudo

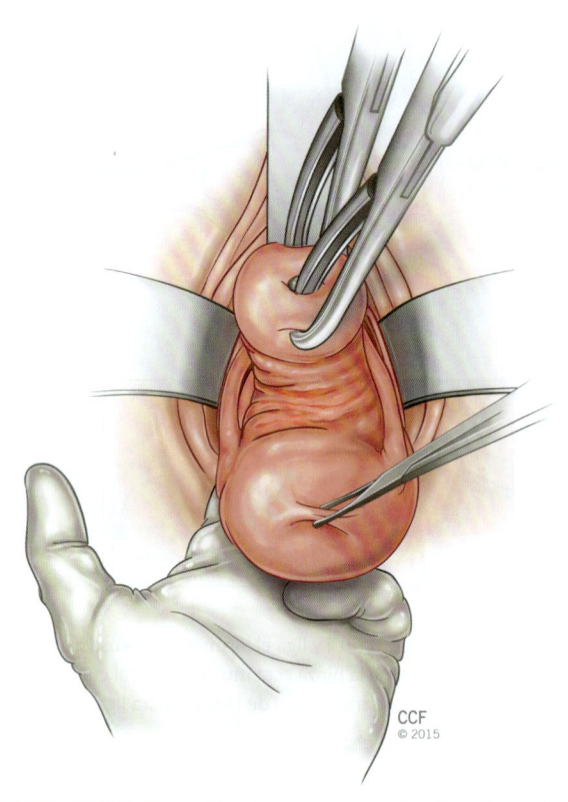

356 SECCIÓN IV **PROCEDIMIENTOS QUIRÚRGICOS DE LA GINECOLOGÍA MODERNA**

FIGURA 19-8 Se libera el fondo uterino posterior al cuello uterino. Se sujeta el fondo con una pinza tiroidea de Lahey. Con tracción suave, se libera mediante la colpotomía posterior (Falcone T. *Operative techniques in gynecologic surgery: gynecology*, 1st ed. Philadelphia, PA: Wolters Kluwer, 2017 and with permission from Cleveland Clinic Center for Medical Art & Photography © 2015, Derechos reservados. Reimpreso con autorización).

desplazable) a su alrededor; a medida que se ata, se retira la abrazadera lateral. A continuación, se coloca una sutura de transfixión (distal a la sutura libre) y se cierra el pedículo. Conforme se ata esta ligadura y se retira la segunda pinza de Heaney, puede ser útil que el asistente sujete la punta del pedículo para estabilizarlo, ya que el cirujano está atando los nudos. Es posible colocar una etiqueta o marca en la ligadura de sutura para ayudar en la evaluación de la hemostasia y facilitar la eliminación de los anexos si se desea. Esto permite la extracción del útero, que se inspecciona visualmente y se entrega fuera del campo.

Evaluación de la hemostasia

Una vez que se ha extraído el útero, es importante evaluar cada pedículo para confirmar la hemostasia. Incluso si el plan es eliminar los anexos durante la cirugía, en este punto debe realizarse una inspección en busca de sangrado. La evaluación de la hemostasia se efectúa de manera sistemática: cada pedículo puede evaluarse, comenzando en el pedículo uteroovárico dentro de la cavidad peritoneal y avanzando en sentido horario. En algunos casos, los pedículos se visualizan mejor con una combinación de tracción en los pedículos uteroováricos y uterosacros, y eversión de los pedículos con un separador en ángulo recto a lo largo de la pared vaginal lateral. Cuando se observa sangrado activo durante esta evaluación, por lo general ocurre entre la arteria uterina y los pedículos uteroováricos, en una sección del ligamento ancho donde puede ocurrir la anastomosis de los vasos ováricos y uterinos. Después de aplicar una sutura helicoidal o en forma de 8, se puede llevar a cabo la colocación de una abrazadera larga en ángulo recto o una abrazadera de Kelly en el sitio de sangrado sin hacer tracción excesiva (**fig. 19-9**). El cirujano debe visualizar directamente el sitio de sangrado para evitar la colocación de suturas a ciegas y para tener cuidado de controlar la profundidad de la colocación de la sutura, dada la proximidad de los uréteres.

Debe inspeccionarse minuciosamente el epitelio vaginal posterior, ya que el muñón posterior suele ser la fuente de sangrado. Esto se debe a la separación de la vagina y el borde peritoneal. Con el propósito de ver el borde vaginal posterior, el cirujano puede necesitar retraer el espéculo con peso de la cavidad peritoneal para revelar el borde posterior. Si se observa sangrado activo, la hemostasia se puede lograr con sutura absorbible o electrocauterización.

Es importante tener en cuenta que la histerectomía también se puede realizar utilizando un dispositivo de sellado de vasos electroquirúrgicos, en lugar del método tradicional de ligadura de sutura para asegurar los pedículos. Una revisión sistemática demostró que los dispositivos de sellado de tejidos disminuyen la pérdida de sangre en 44 cc y el tiempo quirúrgico en 15 min; no obstante, las implicaciones en términos de complicaciones son inciertas. El cirujano debe estar atento al calor generado por dichos dispositivos a fin de garantizar que el tejido circundante y la piel vulvar estén protegidos de las lesiones térmicas iatrógenas. Los dispositivos de sellado de vasos bipolares son preferibles a los dispositivos ultrasónicos, ya que estos no pueden lograr la hemostasia en vasos de más de 4-5 mm.

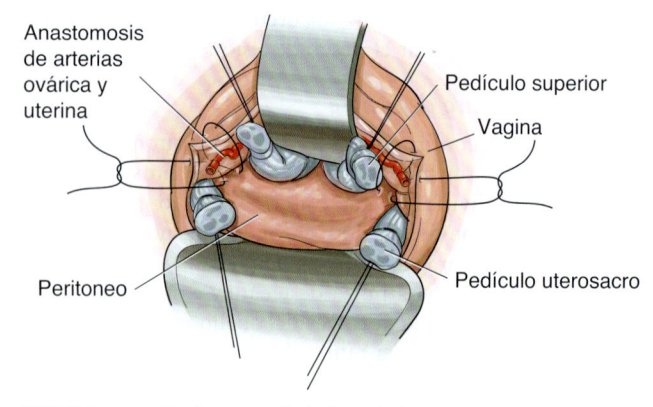

FIGURA 19-9 La fuente más habitual de sangrado después de la extracción del útero es la anastomosis entre las arterias uterina y ovárica. La sutura en forma de 8 colocada a través de la vagina lateral en el peritoneo lateral resuelve la mayoría, si no es que todo, el sangrado de esta área.

Cierre del muñón vaginal

Antes de volver a aproximar el epitelio vaginal, se puede realizar una culdoplastia de McCall (cap. 27) para reducir el riesgo de futuro enterocele y prolapso de la cámara vaginal. La incidencia de enterocele después de la histerectomía puede variar entre el 0.1 y 16%. Realizar una suspensión vaginal (fijación) en el momento de la histerectomía vaginal puede reducir el riesgo de prolapso futuro.

A continuación, el muñón vaginal se cierra, ya sea con una serie de suturas interrumpidas o de manera continua. Esto se decide por la preferencia del cirujano. Posiblemente se requiera una puntada de bloqueo cuando se observa sangrado activo desde el borde del epitelio vaginal, ya que esto ayuda a la hemostasia. Sin importar las preferencias del cirujano, estas suturas deben colocarse en todo el espesor del epitelio vaginal, con cuidado de garantizar que la vejiga no se incida accidentalmente.

Cistoscopia

En la actualidad, no hay consenso sobre la práctica habitual de la cistoscopia con histerectomía vaginal "simple". La cistoscopia universal después de la histerectomía vaginal aumenta de manera significativa el reconocimiento de lesiones tanto de la vejiga como de los uréteres, aunque la cistoscopia puede pasar por alto algunas lesiones. La cistoscopia es un procedimiento de bajo riesgo que puede ser especialmente beneficioso en las cirugías asociadas con una tasa alta (1-2%) de lesión de las vías urinarias inferiores. Algunos cirujanos pueden optar por realizar la cistoscopia solo después de casos difíciles de histerectomía vaginal (como una disección anterior difícil) o con la extracción de los anexos (ya que un sitio potencial de mayor riesgo para el uréter está al nivel del ligamento infundibulopélvico). Sin embargo, dado que la mayoría de las lesiones ureterales (80%) se presentan a la altura de la arteria uterina, existe la posibilidad de que una lesión ureteral no se reconozca sin una evaluación formal de la permeabilidad. La detección temprana y la reparación de la lesión vesical o ureteral es preferible para evitar complicaciones postoperatorias, potencialmente a largo plazo, como la formación de fístulas y la pérdida de la función renal. La detección temprana también puede reducir el riesgo médico-legal.

Hay varias opciones disponibles para mejorar la evaluación cistoscópica de la permeabilidad ureteral. Un método preferido, dada su eficacia y bajo costo, es teñir la orina mediante la inyección intravenosa de 0.25-1 mL de preparación de fluoresceína sódica al 10%. A los pocos minutos de la inyección intravenosa, la orina se teñirá con un color amarillo "brillante". La salida de líquido puede demostrar permeabilidad ureteral y presencia de orificios. Una alternativa es la administración por vía oral preoperatoria de una sola tableta de fenazopiridina (200 mg). Si este medicamento se ingiere dentro de la hora antes de la cirugía, la orina se teñirá con un color amarillo ocre, típicamente durante 4-5 h. Por último, el uso de agua estéril y una solución de dextrosa al 10% como medio de distensión cistoscópica ofrece un contraste de viscosidad entre la orina y el líquido de la cistoscopia, lo que puede mejorar la capacidad de detectar el flujo ureteral. Estos métodos se han comparado en varios estudios hasta la fecha, incluidos dos estudios controlados aleatorizados. Si bien estos han llegado a conclusiones contradictorias sobre el mejor método, todos han concluido que las diversas opciones eran superiores a no utilizar ninguna de las técnicas.

CONSIDERACIONES ESPECIALES

Hay situaciones que pueden hacer que la histerectomía vaginal sea técnicamente más difícil. Aquí se abordan cuatro desafíos: colpotomía anterior difícil, alargamiento cervical, útero agrandado y descenso mínimo. Estas situaciones podrían conducir prematuramente a convertir a un abordaje abdominal (laparoscópico o abierto), aunque la conversión no se considera una complicación del procedimiento. Se aconseja informar a las pacientes que este es un riesgo potencial conocido del procedimiento y, por lo tanto, no es completamente inesperado si ocurre. En última instancia, la decisión de cambiar el abordaje de la cirugía es prerrogativa del cirujano. Esta decisión debe tomarse de manera expedita, especialmente en el caso de una hemorragia incontrolable (que puede ocurrir durante la fragmentación o si no se puede asegurar un pedículo vascular).

Colpotomía anterior complicada

La colpotomía anterior complicada es uno de los desafíos más frecuentes que pueden experimentarse al realizar una histerectomía vaginal. La dificultad con este paso de la cirugía puede deberse a varios factores, incluidos los planos anatómicos distorsionados debido a una cirugía abdominal o pélvica previa (incluida la cesárea), a una variación anatómica normal (p. ej., elongación cervical) y a la técnica quirúrgica. Una cesárea o cicatriz de miomectomía inferior distorsiona la anatomía mediante la oclusión del espacio vesicouterino entre la cicatriz y la vejiga urinaria.

Varias técnicas quirúrgicas, como la infiltración del fármaco vasoconstrictor antes de la incisión vaginal, también podrían distorsionar la anatomía y hacer que la entrada en la cavidad peritoneal sea más difícil. Por ejemplo, si la inyección se coloca a demasiada profundidad en el tejido, el líquido inyectado puede desplazar el peritoneo más cefálicamente del sitio de la incisión vaginal. Además, el uso rutinario de disección roma para "empujar" el tejido vesicocervical fuera del cuello uterino ("empujar la vejiga") también puede distorsionar la anatomía. En las secciones que siguen se describen técnicas para prevenir o abordar la colpotomía anterior complicada.

Disección cortante

El cirujano debe realizar una disección cortante del espacio vesicovaginal. La disección roma con dedos o esponja puede distorsionar aún más los planos. Además, estas técnicas pueden aumentar el riesgo de lesión de la vejiga, especialmente si la paciente tuvo una cesárea previa. A menudo, el uso de la parte posterior de las tijeras como método de empuje y corte cuidadoso facilitará la disección. Se debe indicar al asistente que tome y levante el tejido de la pared vaginal anterior, ya que esta maniobra generalmente ayudará al cirujano a identificar el plano correcto.

Cercanía al cuello uterino y útero durante la disección

Por lo general, el cirujano es consciente del riesgo de lesión de la vejiga durante la disección para una colpotomía anterior. Sin embargo, se debe evitar la "sobrecorrección" con la disección resultante en el cuello uterino. A menudo, esto se caracteriza por el aumento del sangrado.

En algunos casos con incisiones uterinas previas, como en una cesárea previa, se puede realizar una disección adicional a la cicatriz en el segmento cefálico, manteniendo una disección cercana en el útero e identificando la cicatriz. En algunos casos puede ser posible identificar y disecar debajo de la cicatriz. Esta técnica mantiene la disección aún más lejos de la vejiga urinaria (fig. 19-10).

Llenado retrógrado de la vejiga

Si el cirujano ha vaciado la vejiga antes del procedimiento, el llenado retrógrado de este órgano también puede ayudar a identificar el plano entre la vejiga y el útero. Con la vejiga más distendida, el cirujano puede delinear mejor el plano correcto. Otra técnica es insertar una sonda a través de la uretra y luego doblarla en forma de "U". Después, el cirujano puede palpar la punta de la sonda, usarla para identificar el margen de la vejiga y manipular la posición de la misma para desplazarla hacia el cirujano.

Definición del pliegue con instrumento romo desde arriba

En el caso de un útero pequeño, si aún no se puede ingresar a la cavidad peritoneal anteriormente, el cirujano puede pasar un dedo o instrumento (preferiblemente un instrumento curvo romo) a través de la colpotomía posterior, alrededor del fondo uterino y dentro del espacio anterior. Este instrumento puede usarse para identificar el pliegue vesicouterino, de manera que permita al cirujano incidir el peritoneo sobre el dedo o el instrumento.

Alargamiento cervical

En ocasiones es difícil ingresar en el peritoneo anterior debido al alargamiento cervical. En estos casos, el pliegue peritoneal suele ser mayor (tanto anterior como posterior) de lo previsto. Detectar el alargamiento cervical durante el examen inicial puede ser particularmente útil para planificar primero una entrada posterior. Una incisión en forma de "V" posterior al cuello uterino también puede permitir un acceso más fácil al fondo de saco posterior, lo que puede ayudar a facilitar la entrada.

Después de ingresar al fondo de saco posterior, la vagina anterior debe extraerse lo más posible del cuello uterino. En caso de alargamiento cervical extremo, la disección anterior puede ser difícil. Si no es posible reconocer el pliegue peritoneal anterior, deben identificarse los ligamentos uterosacros, sujetarse y suturarse ligando bilateralmente. A medida que el útero desciende, la disección anterior se reevalúa con el propósito de buscar el pliegue peritoneal anterior. Si la entrada anterior del fondo de saco todavía no se puede obtener, en este punto los ligamentos cardinales se pueden sujetar e incidir (después de verificar que la vejiga se retraiga anteriormente). Esta técnica puede repetirse hasta que se visualice el pliegue peritoneal en el caso de un alargamiento cervical (fig. 19-11).

Útero aumentado de tamaño

No se ha establecido el límite superior del tamaño uterino para la histerectomía vaginal. Sin embargo, muchos cirujanos consideran el tamaño de 16 semanas de un embarazo como un límite superior razonable y práctico para la extracción mediante el abordaje vaginal.

Para extirpar el útero agrandado, posiblemente se requiera el uso de técnicas de fragmentación, incluidas la división o la extracción del núcleo del útero. Antes de la fragmentación, es importante que todos los vasos uterinos estén

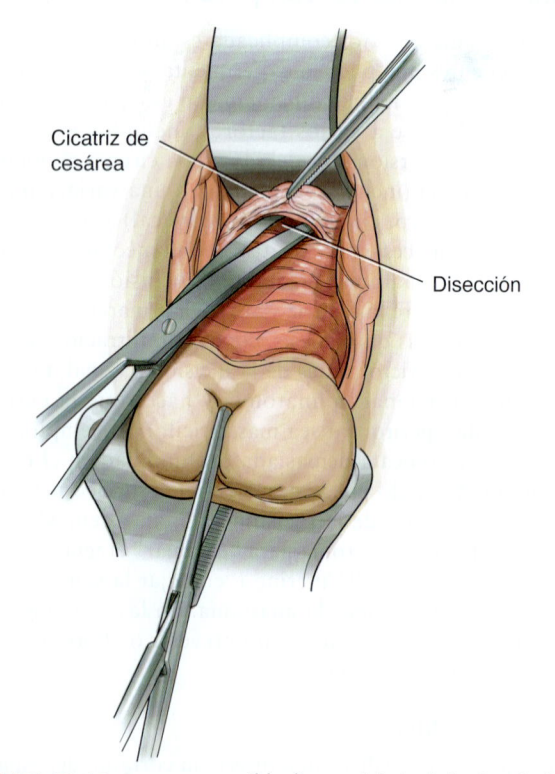

FIGURA 19-10 A veces es posible disecar debajo de la cicatriz de la cesárea para ingresar a la parte superior del espacio vesicouterino e identificar el pliegue peritoneal anterior.

CAPÍTULO 19 HISTERECTOMÍA VAGINAL 359

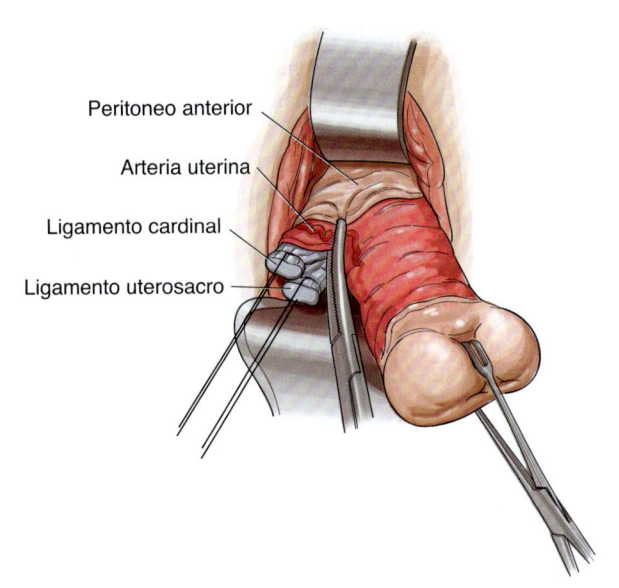

FIGURA 19-11 Si no es posible realizar fácilmente la colpotomía anterior, el cirujano puede proceder a dividir y ligar los pedículos uterosacro y cardinal. Los vasos uterinos se pueden sujetar antes de ingresar al peritoneo anterior. Con frecuencia, el pliegue peritoneal anterior se abre después de asegurar los pedículos bilaterales de la arteria uterina.

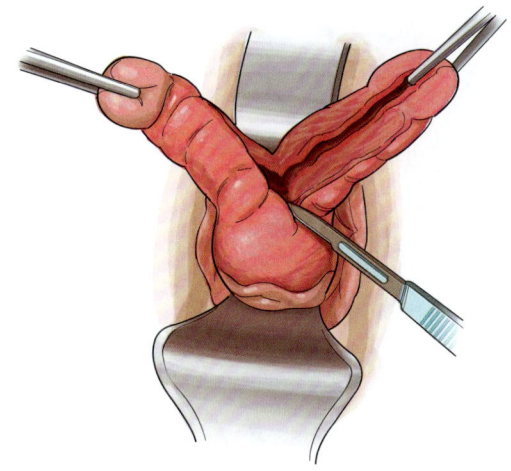

FIGURA 19-12 Técnica de fragmentación por división. Esta técnica solo se puede usar después de asegurar las arterias uterinas; por lo general, tanto el peritoneo anterior como el posterior se han ingresado y la vejiga se retrae anteriormente con un separador de Deaver. Se colocan unas pinzas de un solo diente a cada lado del cuello uterino y este se divide en la línea media siguiendo el conducto endocervical. Como el cuerpo del útero se divide de manera similar, siempre bajo visualización directa, se pueden avanzar las pinzas. Los aspectos mediales del cuerpo del fondo pueden extirparse reduciendo el volumen uterino y permitiendo asegurar los pedículos uteroováricos.

asegurados y también es preferible haber entrado en ambos fondos de saco. Sin embargo, esto no siempre es posible porque depende del tamaño y de la forma del útero. Todas las técnicas de fragmentación deben realizarse bajo visualización directa con el fin de evitar lesiones inadvertidas a estructuras anatómicas vecinas, como el intestino y la vejiga. Se debe evitar la fragmentación en casos de enfermedades malignas o premalignas conocidas.

División del útero

La división del útero no puede realizarse hasta que los vasos uterinos estén asegurados. El cuello uterino se sujeta con unas pinzas de un solo diente en las posiciones 3 y 9 de las manecillas del reloj. Haciendo tracción, el cuello uterino se divide verticalmente hasta que se encuentra el fondo agrandado (**fig. 19-12**). En este punto, los leiomiomas o los segmentos miometriales se pueden eliminar utilizando varios tipos de disección aguda y roma, hasta que el fondo se reduzca lo suficiente como para permitir la completa extirpación del órgano.

Enucleación intramiometrial

La enucleación intramiometrial no puede efectuarse hasta que los vasos uterinos estén asegurados. Se puede realizar una incisión en forma de circunferencia en el miometrio con un bisturí colocado paralelo al eje largo del útero y debajo de la cubierta serosa del útero (**fig. 19-13**). En efecto, la extracción de núcleos convierte la forma esférica normal del útero en una forma cilíndrica o de varilla alargada, lo que mejora la capacidad del cirujano y facilita la extracción uterina. Es importante mantener la orientación del útero en todo momento para evitar extender la disección lateralmente o más allá de la serosa.

Descenso mínimo

Las pacientes nulíparas o aquellas que no han experimentado un parto vaginal pueden tener un descenso uterino limitado durante el examen preoperatorio en el consultorio. Sin embargo, esto no contraindica al cirujano de intentar un abordaje vaginal. Una evaluación bajo anestesia puede revelar una mayor movilidad del útero. Además, existen técnicas quirúrgicas que pueden utilizarse para maximizar el descenso del útero.

Una técnica para mejorar el descenso del útero se describe a continuación: la incisión inicial se puede realizar en forma de "agujero llave" o en forma de "V", en lugar de la incisión vaginal en forma de circunferencia tradicional. Esto se lleva a cabo extendiendo la incisión posterior hacia los ligamentos uterosacros, lo que permite un acceso más fácil al fondo de saco posterior. Después, se levanta el útero y se ingresa primero al fondo de saco posterior. Ello permite el acceso a los ligamentos uterosacros y a los ligamentos cardinales que se cortan y se suturan. Por lo general, esto da lugar a un mayor descenso uterino y facilita el acceso a la cavidad peritoneal anterior.

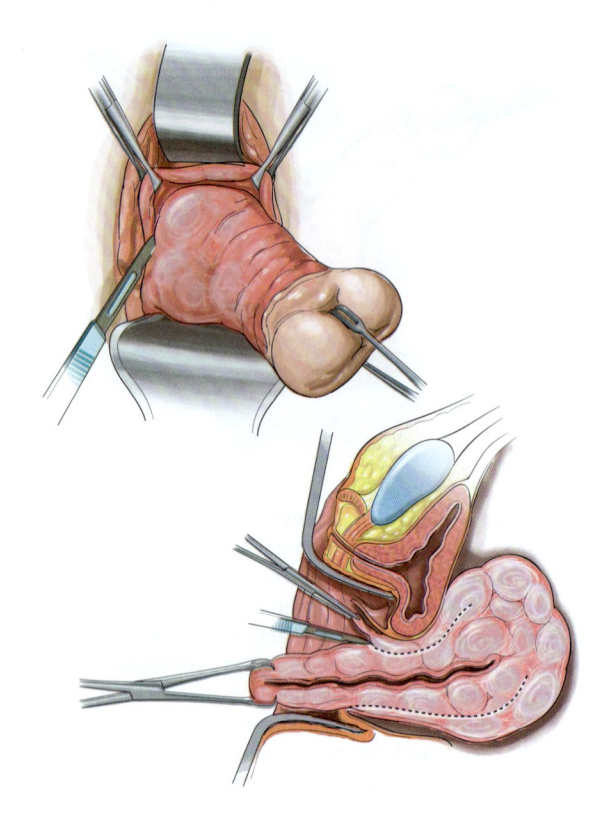

FIGURA 19-13 Técnica de fragmentación por enucleación. Esta técnica se puede realizar solo después de asegurar las arterias uterinas y de haber ingresado tanto al peritoneo anterior como al posterior. Con tracción en el cuello uterino, el cirujano hace una incisión con forma de circunferencia en el miometrio a extirpar, como un "núcleo", con la mayor cantidad posible de tejido miometrial. Es esencial que el miometrio se incida bajo visualización directa. Por lo regular, la tracción en el cuello uterino permitirá que el "núcleo" descienda, pero esto también puede distorsionar la anatomía. Es importante que el cirujano no perfore la serosa uterina.

ANEXECTOMÍA DURANTE LA HISTERECTOMÍA VAGINAL

Las tasas de éxito de la salpingooforectomía bilateral en el momento de la histerectomía vaginal varían del 65 al 97.5%. Se ha demostrado que factores como la nuliparidad, el espacio pélvico estrecho, la obesidad y el agrandamiento uterino tienen un impacto negativo en la finalización exitosa de este procedimiento.

La salpingectomía (con conservación ovárica) también se puede considerar en la histerectomía vaginal. En el año 2015, el American College of Obstetricians and Gynecologists publicó un dictamen del Comité de opinión que decía que "el cirujano y la paciente deben analizar los beneficios potenciales de la extracción de las tubas uterinas durante una histerectomía en mujeres con riesgo de cáncer de ovario que no se someten a una ooforectomía". Aunque este procedimiento puede ser técnicamente más desafiante (en comparación con la extracción de las tubas durante la laparotomía), la salpingectomía electiva se puede realizar de manera exitosa y segura a través de la vía vaginal en la mayoría de los casos.

Un estudio informó que la salpingectomía en el momento de la histerectomía vaginal fue exitosa en el 88% de los casos en los que se planificó. Las tasas generales de complicaciones fueron del 15%, con un 3.8% posiblemente atribuible a la salpingectomía; el desarrollo de adherencias pélvicas se asoció con el fracaso para completar el procedimiento. Otro estudio informó tasas de éxito comparables (81%) y se observó que la adición de salpingectomía, en el momento de la histerectomía vaginal, aumentó el tiempo de operación en 11 min y la pérdida de sangre en 6 mL. En este estudio, la cirugía anexial previa y los fibromas uterinos fueron los únicos factores significativos asociados con la anexectomía no exitosa.

Técnica para la salpingooforectomía durante la histerectomía vaginal

En todas las pacientes que se someten a una histerectomía vaginal, al extraer el útero se debe realizar una inspección de los anexos. Esto se puede facilitar con una tracción lateral e inferior de las pinzas ancladas a los pedículos de los ligamentos uteroováricos. Se coloca de forma lateral un separador de ángulo recto o Breisky en la cavidad peritoneal. Si los anexos no pueden visualizarse usando esta técnica, entonces se puede utilizar una pinza de Babcock u otra pinza atraumática para manipular suavemente el tejido del mesovario y guiar al ovario al campo operatorio para su inspección. En algunos casos, las asas intestinales pueden limitar la visibilidad: la posición invertida de Trendelenburg puede resolver este problema. Como alternativa, el intestino se puede desplazar con una esponja o con un empaquetamiento.

La tuba y el ovario se sujetan con una pinza de Babcock y se aplica una tracción suave de los anexos hacia el introito. A continuación, se puede colocar una pinza de Heaney lateral al pedículo uteroovárico y avanzar por encima de la tuba y el ovario para sujetar el ligamento infundibulopélvico y asegurar los vasos gonadales. Se coloca una sutura reabsorbible alrededor de la pinza de Heaney y se ata, ya sea con nudo simple o asegurado, en función de la proximidad de los anexos a la abertura del muñón. A menudo, este pedículo está doblemente sujeto (y doblemente ligado), pero a veces solo hay espacio para una pinza. En este caso, cuando la primera ligadura está atada hacia abajo, la pinza puede abrirse, pero la sutura asegura los vasos. Luego, se extirpa la pieza quirúrgica. Se sutura entonces el pedículo con una sutura reabsorbible. Es importante asegurar la hemostasia antes de cortar esta sutura porque, una vez que se libera la tensión, el tejido se retraerá hacia la cavidad peritoneal y por ello será inaccesible.

Se han descrito algunas otras técnicas para eliminar los anexos en el momento de la histerectomía vaginal que también pueden ser útiles, particularmente en los casos donde existe un acceso limitado a los anexos y a los vasos. Los dispositivos electroquirúrgicos laparoscópicos o manuales de sellado de vasos también se pueden usar a través del abordaje vaginal para extraer los anexos. Una endoasa colocada alrededor de una pinza de Heaney puede ser de utilidad para asegurar primero el ligamento infundibulopélvico; luego, con una sutura de la manera tradicional, como ya se describió.

En algunas situaciones, debido al acceso limitado o las preocupaciones por estructuras cercanas, las tubas uterinas y los ovarios deben ligarse con pedículos separados. Esto a menudo permitirá una mejor visualización de toda la pared lateral pélvica.

COMPLICACIONES DE LA HISTERECTOMÍA VAGINAL

La tasa general de complicaciones por histerectomía vaginal es baja. Las complicaciones se pueden dividir en dos categorías principales: complicaciones intraoperatorias y aquellas que ocurren en el postoperatorio.

Las complicaciones intraoperatorias más frecuentes son la hemorragia y la lesión visceral. Las tasas informadas de hemorragia excesiva varían del 1.4 al 2.6%. Esta hemorragia suele ser el resultado de un pedículo vascular en el cual el nudo se ha retraído o aflojado. Si esta hemorragia no se reconoce durante la cirugía, puede haber un mayor sangrado vaginal postoperatorio o deterioro rápido de los signos vitales, con aumento del dolor abdominal o en el flanco. Ambos escenarios requieren evaluación e intervención inmediata para asegurar la estabilización. Si se sospecha sangrado, pero la paciente está estable, el cirujano puede considerar la obtención de imágenes para identificar la fuente, posiblemente seguidas de una embolización angiográfica selectiva. Si la paciente necesita regresar al quirófano para evaluar el sangrado en el postoperatorio inmediato, se puede intentar primero el abordaje vaginal (para evaluar el sangrado). No obstante, si se observa una hemorragia excesiva superior a los pedículos vasculares, puede justificarse laparotomía o una evaluación laparoscópica.

La lesión de las vías urinarias es un riesgo de la histerectomía por cualquier vía. La tasa de lesiones de las vías urinarias es menor para el abordaje vaginal que en cualquier otra ruta de histerectomía. Cuando la histerectomía vaginal se realiza sin cirugías adicionales, las tasas informadas de lesión vesical y ureteral son del 1.8% y hasta del 0.9%, respectivamente. Cuando se producen lesiones en la vejiga durante la histerectomía vaginal, generalmente ocurren con la disección al momento de la colpotomía anterior. La lesión suele ser superior al trígono de la vejiga y no cerca de los orificios ureterales. Si se reconoce mientras se realiza la histerectomía, la reparación de la cistotomía se debe retrasar hasta la extracción del útero. Esto se recomienda en caso de que haya una lesión adicional en la vejiga. Ocasionalmente, cuando se produce una colpotomía y la disección anterior es muy difícil, el cirujano puede colocar un dedo en la cistotomía para facilitar la obtención del plano quirúrgico correcto a fin de completar la disección.

La lesión de intestino ocurre en el 0.4% de las mujeres que se someten a histerectomía vaginal y puede ocurrir debido a una entrada posterior difícil en el fondo de saco posterior. Si se reconoce durante la cirugía, el área de la lesión debe sujetarse de forma suave con una pinza atraumática para evitar que el intestino se retraiga hacia la cavidad peritoneal. La cavidad intraperitoneal se irriga de manera abundante con solución salina normal, y un cirujano experimentado en reparaciones arreglará el intestino.

No todas las lesiones de las vísceras se reconocen durante la operación. La lesión del intestino o la vejiga puede provocar la formación de fístulas varias semanas después de la cirugía. Esta complicación puede requerir el regreso al quirófano para una reparación posterior. Se informa fístula en el 0.1-0.2% de las pacientes después de ser sometidas a una histerectomía vaginal.

La complicación postoperatoria más frecuente es la infección pélvica. Las infecciones después de la histerectomía vaginal incluyen celulitis del muñón vaginal, celulitis pélvica y absceso pélvico. Estas infecciones ocurren en aproximadamente el 4% de las mujeres. Las tasas de infección se reducen significativamente con el uso apropiado de antibióticos profilácticos. Alrededor de un tercio de las mujeres que no recibieron antibióticos profilácticos desarrollarán celulitis pélvica. La celulitis es más frecuente en las mujeres con vaginosis bacteriana, entre las que se someten a una cirugía prolongada y entre aquellas que tienen una pérdida de sangre intraoperatoria excesiva. Las pacientes con celulitis del muñón generalmente responden con rapidez a los antibióticos. Debe sospecharse un absceso pélvico, que puede ocurrir en la cúpula vaginal o los anexos, en las pacientes con celulitis pélvica o del muñón que no han mejorado a las 24-48 h después de haber comenzado los antibióticos parenterales.

El hematoma pélvico también puede desarrollarse en el postoperatorio y ser asintomático. No obstante, la paciente puede presentar una caída inexplicable de hemoglobina y fiebre. A menudo se puede observar hematoma pélvico en la imagen y drenarse si es necesario, pues podría infectarse, aunque en general se reabsorberá sin ninguna intervención.

CUIDADOS POSTOPERATORIOS

Por lo general, la sonda vesical se puede retirar inmediatamente después de completar la cirugía o en la sala de recuperación. Sin embargo, se debe evaluar a la paciente por posible disfunción miccional en el período de recuperación inmediata. En un estudio que valoró el impacto de la extracción inmediata de la sonda en pacientes sometidas a histerectomía vaginal o laparoscópica, el 21% de las evaluadas desarrollaron disfunción miccional postoperatoria, de las cuales el 13.7% tenían retención urinaria completa. Las mujeres que se habían sometido a una histerectomía vaginal tenían más probabilidades de desarrollar disfunción miccional. Ninguna de las pacientes experimentó disfunción miccional más allá de las 48 h.

En algunos casos, las pacientes pueden ser dadas de alta el día de la cirugía. Después de una histerectomía vaginal, se debe alentar a las pacientes a que caminen e inicien dieta a tolerancia. El riesgo de íleo es bajo (0.2%) después de una histerectomía vaginal.

No existe una recomendación estándar sobre cuándo se debe evaluar a las pacientes en el postoperatorio. A menudo, si no se observan complicaciones en el postoperatorio inmediato, se revisa a las pacientes a las 6 semanas de la cirugía para evaluar la cicatrización del muñón vaginal. En el postoperatorio inmediato, se aconseja a las pacientes que eviten la inmersión en agua y colocar cualquier cosa en la vagina, incluidas las relaciones sexuales. Aunque las relaciones sexuales y la instrumentación vaginal son factores de riesgo propuestos para la dehiscencia del muñón vaginal, no se ha demostrado dicha asociación.

PUNTOS CLAVE

- Los cirujanos deben considerar la vía vaginal como el abordaje principal para la histerectomía. Es el abordaje menos invasivo y se asocia con menos lesiones, menos dolor y costos más bajos.
- Existen pocas contraindicaciones absolutas para el abordaje vaginal de la histerectomía. Los antecedentes de cirugía pélvica, cesárea previa y útero miomatoso agrandado no deben impedir el abordaje vaginal.
- Cuando se utilizan guías para determinar la ruta más adecuada para la histerectomía, el porcentaje de histerectomías vaginales para afecciones benignas es mayor del 90%.
- La salpingooforectomía bilateral en el momento de la histerectomía vaginal debería ser técnicamente factible en más del 80% de las pacientes.

BIBLIOGRAFÍA

Aarts JW, Nieboer TE, Johnson N, et al. Surgical approach to hysterectomy for benign gynaecological disease. *Cochrane Database Syst Rev* 2015;(8):CD003677. doi:10.1002/14651858.CD003677.pub5.

ACOG Practice Bulletin No. 195: Prevention of infection after gynecologic procedures. *Obstet Gynecol* 2018;131:e172–e189.

Agostini A, Vejux N, Bretelle F, et al. Value of laparoscopic assistance for vaginal hysterectomy with prophylactic bilateral oophorectomy. *Am J Obstet Gynecol* 2006;194:351–354.

Altman K, Burrell D, Chen G, et al. Vaginal hysterectomy simulation curriculum. ACOG Simulation Consortium, 2014. http://cfweb.acog.org/scog/

American College of Obstetricians and Gynecologists. ACOG Committee Opinion No. 372. July 2007. The Role of cystourethroscopy in the generalist obstetrician-gynecologist practice. *Obstet Gynecol* 2007;110:221.

American College of Obstetricians and Gynecologists. Choosing the route of hysterectomy for benign disease. ACOG Committee Opinion No. 444. *Obstet Gynecol* 2009;114:1156–1158.

American College of Obstetricians and Gynecologists Women's Health Care Physicians, Committee on Gynecologic Practice. Committee Opinion No. 571: solutions for surgical preparation of the vagina. *Obstet Gynecol* 2013;122:718. Reaffirmed 2018.

Antosh DD, Gutman RE, Iglesia CB, et al. Resident opinions on vaginal hysterectomy training. *Female Pelvic Med Reconstr Surg* 2011;17(6):314–317.

Antosh DD, High R, Brown HW, et al. Feasibility of prophylactic salpingectomy during vaginal hysterectomy. *Am J Obstet Gynecol* 2017;217:605.e1–605.e5.

Ascher-Walsh CJ, Capes T, Smith J, et al. Cervical vasopressin compared with no premedication and blood loss during vaginal hysterectomy: a randomized controlled trial. *Obstet Gynecol* 2009;113(2 Pt 1):313–318.

Ayeleke RO, Mourad S, Marjoribanks J, et al. Antibiotic prophylaxis for elective hysterectomy. *Cochrane Database Syst Rev* 2017;(6):CD004637.

Balgobin S, Hamid CA, Carrick KS, et al. Distance from cervicovaginal junction to anterior peritoneal reflection measured during vaginal hysterectomy. *Obstet Gynecol* 2016;128:863.

Barrier BF, Thompson AB, McCullough MW, et al. A novel and inexpensive vaginal hysterectomy simulator. *Simul Healthc* 2012;7:374–379.

Cadish LA, Shepherd JP, Barber EL, et al. Risks and benefits of opportunistic salpingectomy during vaginal hysterectomy: a decision analysis. *Am J Obstet Gynecol* 2017;217:603.e1–603.e6.

Chen CC, Korn A, Klingele C, et al. Objective assessment of vaginal surgical skills. *Am J Obstet Gynecol* 2010;203(1):79.e1–79.e8.

Clark Donat L, Clark M, Tower AM, et al. Transvaginal morcellation. *JSLS* 2015;19. pii: e2014.00255.

Clarke-Pearson DL, Geller EJ. Complications of hysterectomy. *Obstet Gynecol* 2013;121(3):654–673.

Cruikshank SH, Kovac SR. Randomized comparison of three surgical methods used at the time of vaginal hysterectomy to prevent posterior enterocele. *Am J Obstet Gynecol* 1999;180(4):859–865.

Dane C, Dane B, Cetin A, et al. Sonographically diagnosed vault hematomas following vaginal hysterectomy and its correlation with postoperative morbidity. *Infect Dis Obstet Gynecol* 2009;2009:91708.

Espaillat-Rijo L, Siff L, Alas AN, et al. Intraoperative cystoscopic evaluation of ureteral patency: a randomized controlled trial. *Obstet Gynecol* 2016;128(6):1378–1383.

Gebhart JB. Managing complications at the time of vaginal hysterectomy. *OBG Manag* 2015;27:12.

Ghezzi F, Cromi A, Uccella S, et al. Immediate Foley removal after laparoscopic and vaginal hysterectomy: determinants of postoperative urinary retention. *J Minim Invasive Gynecol* 2007;14:706.

Grimes CL, Patankar S, Ryntz T, et al. Evaluating ureteral patency in the post-indigo carmine era: a randomized controlled trial. *Am J Obstet Gynecol* 2017;217(5):601.

Gupta J. Vaginal hysterectomy is the best minimal access method for hysterectomy. *Evid Based Med* 2015;20:210.

Harris WJ. Early complications of abdominal and vaginal hysterectomy. *Obstet Gynecol Surv* 1995;50:795.

Ibeanu OA, Chesson RR, Echols KT, et al. Urinary tract injury during hysterectomy based on universal cystoscopy. *Obstet Gynecol* 2009;113:6.

Indraratna PL, Walsh CA, Moore KH. Intra-operative cystoscopy in gynaecological surgery: a brief overview. *Aust N Z J Obstet Gynaecol* 2011;51:272–275.

Jeppson PC, Balgobin S, Rahn DD, et al.; Society of Gynecologic Surgeons Systematic Review Group. Comparison of vaginal hysterectomy techniques and interventions for benign indications: a systematic review. *Obstet Gynecol* 2017;129:877–886.

Kho RM, Abrao MS. In search for the best minimally invasive hysterectomy approach for the large uterus: a review. *Clin Obstet Gynecol* 2017;60:286–295.

Kho RM, Wechter ME. Operative outcomes of opportunistic bilateral salpingectomy at the time of benign hysterectomy in low-risk premenopausal women: a systematic review. *J Minim Invasive Gynecol* 2017;24:218–229.

Kovac SR. Clinical opinion: guidelines for hysterectomy. *Am J Obstet Gynecol* 2004;191(2):635–640.

Kulkarni MM, Rogers RG. Vaginal hysterectomy for benign disease without prolapse. *Clin Obstet Gynecol* 2010; 53(1):5–16.

Long JB, Eiland RJ, Hentz JG, et al. Randomized trial of pre-emptive local analgesia in vaginal surgery. *Int Urogynecol J Pelvic Floor Dysfunct* 2009;20:5–10.

Moen M, Walter A, Harmanli O, et al. Considerations to improve the evidence-based use of vaginal hysterectomy in benign gynecology. *Obstet Gynecol* 2014;124:585–588.

Obstetrics and Gynecology: National Resident Report. *Reporting Period: Total Experience of Residents Completing Programs in 2016-2017 Residency Review Committee for Obstetrics and Gynecology Report Date: September 27, 2017.* 2017 Accreditation Council for Graduate Medical Education (ACGME).

Robert M, Cenaiko D, Sepandj J, et al. Success and complications of salpingectomy at the time of vaginal hysterectomy. *J Minim Invasive Gynecol* 2015;22:864–869.

Salpingectomy for Ovarian Cancer Prevention. Committee Opinion No. 620. American College of Obstetricians and Gynecologists [published erratum appears in Obstet Gynecol 2016;127:405]. *Obstet Gynecol* 2015;125: 279–281.

Sutton C. Hysterectomy: a historical perspective. *Baillieres Clin Obstet Gynaecol* 1997;11:1–22.

Sutton C. Past, present and future of hysterectomy. *J Minim Invasive Gynecol* 2010;17(4):421–435.

CAPÍTULO 20

Histerectomía abdominal

Laurie S. Swaim

Historia de la histerectomía abdominal total
Incidencia y tendencias
Indicaciones para la histerectomía
Abordaje quirúrgico
Evaluación y atención preoperatoria
Tamaño del útero
Tratamiento médico de la anemia preoperatoria
Técnica de histerectomía abdominal
Situaciones especiales
Histerectomía supracervical (parcial) frente a histerectomía completa (total)
Apendicectomía
Culdoplastia

Abdominoplastia
Histerectomía complicada
Obliteración del fondo de saco
Miomas cervicales y del segmento uterino inferior
Cuidados postoperatorios
Reducción del riesgo perioperatorio
Endoprótesis ureterales
Cistoscopia universal
Técnicas para reducir la pérdida de sangre
Prevención de adherencias
Riesgos asociados con la histerectomía abdominal
Transfusión
Infección postoperatoria
Dehiscencia del muñón

Lesión de las vías urinarias
Lesión gastrointestinal
Complicaciones relacionadas con adherencias
Neuropatía postoperatoria
Arrepentimiento y opciones de reproducción
Función sexual
Incontinencia
Prolapso
Menopausia
Efecto sobre los trastornos metabólicos y sobre las enfermedades cardiovasculares
Mortalidad
Reingresos
Formación médica e histerectomía

HISTORIA DE LA HISTERECTOMÍA ABDOMINAL TOTAL

En sus "Essays on the position of Hysterectomy in London", John Bland-Sutton describió algunos de los cambios que observó en la técnica y la evaluación de las pacientes, que contribuyeron a una reducción notable de la mortalidad del 18.3% al 3.0% entre 1896 y 1906. Durante esta época, la tasa de mortalidad por histerectomía en el Hospital Johns Hopkins era del 5.9%. Por lo tanto, a fines del siglo XIX los cirujanos estaban indudablemente frustrados con su incapacidad para prevenir causas frecuentes de muertes relacionadas con la histerectomía.

La súplica del Dr. Sutton para que los cirujanos y sus asistentes usaran guantes de goma esterilizados durante la histerectomía es un claro ejemplo del estado de la evidencia científica en aquel momento. Sin el beneficio de las bases de datos informáticas y los estudios aleatorizados, los médicos tuvieron que confiar en la revisión de casos y ensayos y errores para reducir el riesgo de la histerectomía abdominal. A pesar de la muerte por septicemia, embolia pulmonar y hemorragia, Sutton señaló en 1909 que la histerectomía abdominal se había "convertido en un procedimiento bastante seguro", pero advirtió que el riesgo quirúrgico seguía siendo motivo de preocupación, incluso con las "cirugías modernas". Según los estándares modernos, una tasa de mortalidad del 3% asociada con la histerectomía sería terrible; sin embargo, considerando los peligros de la histerectomía a mediados del siglo XIX, la impresión de Sutton probablemente estaba justificada.

Las estrategias de reducción de riesgos no se mencionaron como tales, pero los cirujanos en 1906 reconocieron que la mortalidad y la duración de la cirugía estaban directamente relacionadas. De acuerdo con Sutton, las histerectomías completadas en menos de 30 min por un "cirujano hábil y cuidadoso" se asociaron con mejores posibilidades de supervivencia, al menos en parte porque la embolia pulmonar es "más frecuente en quienes operan con lentitud". Según lo definido por Sutton, "con lentitud" equivalía a 2 h. Es impresionante la diferencia en un siglo. Los beneficios de los antibióticos, la anestesia, la profilaxis de la tromboembolia, el almacenamiento de sangre y los refinamientos en la técnica quirúrgica son muy claros. La tasa de mortalidad asociada con la histerectomía por enfermedad benigna es ahora inferior al 0.2%.

La morbilidad disminuyó rápidamente a medida que los avances en la técnica redujeron la pérdida de sangre y el tiempo quirúrgico. Durante la amputación uterina, la hemorragia era un miedo constante de los cirujanos, y confiaban en ligaduras individuales para controlar el sangrado. Aunque fue sugerido por A.M. Heath a mediados del siglo XIX, no fue sino hasta 1892 cuando Baer bloqueó las arterias uterinas por separado, lo que condujo a una histerectomía subtotal más segura. La técnica básica de la histerectomía abdominal permaneció relativamente sin cambios hasta que, en 1929, Richardson introdujo la histerectomía total. En la edición anterior de Te Linde, el Dr. Howard Jones nos recordó que la técnica de histerectomía abdominal que se enseña hoy en día se basa en modificaciones del método de Richardson, considerado por Te Linde como clásico.

INCIDENCIA Y TENDENCIAS

En el año 2010, la tasa de histerectomía en los Estados Unidos fue de 1.62 por cada 1000 mujeres, lo que representa el tercer procedimiento quirúrgico reproductivo realizado con mayor frecuencia después del parto por cesárea y la reparación del desgarro obstétrico. Entre 2011 y 2013 se practicó una histerectomía en aproximadamente el 10% de todas las mujeres entre las edades de 40 y 44 años.

El número de histerectomías en los Estados Unidos aumentó a un máximo de 681 234 en 2002, pero desde entonces ha disminuido. A medida que aumentó el número de histerectomías laparoscópicas, el porcentaje de histerectomías realizadas por vía abdominal disminuyó del 66% en 2003 al 54.2% en 2010. Después de la publicación de la declaración de la Food and Drug Administration (FDA) de los Estados Unidos en 2014, que desalienta la fragmentación de miomas, hubo un aumento en la tasa de histerectomías abdominales asociadas con cambios de histerectomía laparoscópica a abdominal.

Los datos demográficos de las pacientes parecen influir en la tasa y la vía de la histerectomía. Incluso después de controlar los factores demográficos y clínicos, las mujeres afroamericanas son casi dos a cuatro veces más propensas que las mujeres caucásicas a someterse a una histerectomía por miomas. Por el contrario, las tasas de histerectomía de las mujeres asiáticas son aproximadamente la mitad de las de las mujeres caucásicas. Las tasas comparativas de histerectomía entre las mujeres hispanas son más difíciles de determinar debido a los datos contradictorios. Un abordaje mínimamente invasivo para la histerectomía es más probable en las mujeres caucásicas en comparación con las afroamericanas, hispanas y asiáticas. Estas disparidades pueden deberse a diferencias raciales o étnicas en el acceso a la atención o a diferencias en la incidencia de las indicaciones de histerectomía, incluyendo los miomas y la endometriosis.

INDICACIONES PARA LA HISTERECTOMÍA

Si bien la decisión de proceder con la histerectomía puede ser sencilla en algunos casos, corresponde al cirujano explorar primero las opciones no quirúrgicas. Esto es especialmente cierto cuando la evidencia sugiere que los medios conservadores de tratamiento ofrecen alivio o tratamiento sintomático razonable a largo plazo.

Las indicaciones más frecuentes para la histerectomía en los Estados Unidos son los miomas uterinos y el sangrado uterino anómalo (SUA), seguidos del prolapso de los órganos pélvicos. La histerectomía también puede estar indicada en el tratamiento de adenomiosis sintomática, endometriosis, displasia cervical, hiperplasia endometrial, tratamiento quirúrgico de una masa anexial benigna, mola hidatiforme completa en mujeres mayores de 40 años de edad y, en algunos casos, dolor pélvico crónico. Las pacientes con predisposición genética conocida para desarrollar cáncer uterino también son candidatas para la histerectomía.

ABORDAJE QUIRÚRGICO

La comparación de los resultados de las pacientes después de la histerectomía vaginal, laparoscópica y abdominal muestra consistentemente que el abordaje abdominal está asociado con un aumento de la estancia hospitalaria, retorno menos rápido a las actividades normales y marcado aumento en las tasas de infección de la herida quirúrgica. Por lo tanto, la vía abdominal para la histerectomía se reserva para los casos en los que los abordajes mínimamente invasivos no son viables. Sin embargo, la incidencia de lesión de las vías urinarias y la duración del procedimiento son mayores en la histerectomía laparoscópica que en la abdominal.

Los factores anatómicos que influyen en la vía de la histerectomía incluyen el tamaño, la forma y la extensión lateral del útero, y también el soporte uterino, la sospecha de adherencias pélvicas, el ángulo del arco púbico y la extensión de la enfermedad. Asimismo, la decisión puede verse influida por alteraciones médicas que potencialmente pueden ser exacerbadas por el aumento de la presión intraabdominal debido a la insuflación o a la posición invertida de Trendelenburg. En ocasiones, la vía abdominal es más apropiada si las condiciones ortopédicas restringen o impiden que la paciente asuma la posición de litotomía.

Históricamente, un útero de tamaño mayor al equivalente de 12 semanas de gestación era indicación de histerectomía abdominal. Sin embargo, algunos estudios de histerectomía vaginal y laparoscópica realizados por cirujanos experimentados respaldan la posibilidad de un abordaje mínimamente invasivo en mujeres con útero grande (280 g) seleccionadas de forma adecuada. En un estudio aleatorizado, Benassi y cols. encontraron fiebre, aumento en el tiempo quirúrgico, mayores requisitos de analgesia postoperatoria e incrementos en la duración de la estancia hospitalaria en las mujeres con útero grande (200-1300 g) en quienes se realizó histerectomía abdominal, en comparación con la histerectomía vaginal. En otro un pequeño estudio de cohorte realizado por Fatania y cols., la histerectomía vaginal se asoció con estancias más cortas y con disminuciones de la pérdida de sangre, en comparación con la histerectomía abdominal, en mujeres con un tamaño uterino mayor de 12 semanas. Por medio de un algoritmo de decisión clínica, Schmitt y cols. recomendaron brindar histerectomía vaginal o laparoscópica (por sobre la histerectomía abdominal) a las mujeres con tamaño uterino menor de 18 semanas debido a las reducciones del tiempo de cirugía, de las tasas de infección de la herida quirúrgica y del costo. Estos hallazgos sugieren que un gran tamaño uterino no es una contraindicación absoluta para un abordaje vaginal o laparoscópico si se cuenta con personal quirúrgico experimentado.

¿Cuál es entonces el papel de la histerectomía abdominal en caso de enfermedad benigna? La opinión de la American Association of Gynecologic Laparoscopists en 2011 respaldó el abordaje mínimamente invasivo (vaginal o laparoscópico) de la histerectomía, excepto cuando las enfermedades o adherencias uterinas o anexiales contribuyan a la distorsión anatómica, de modo que el cirujano ginecológico experimentado considere que el abordaje abdominal es la opción más segura. Además, si las pacientes asesoradas de forma correcta están preocupadas por los posibles efectos de la fragmentación de tejidos, pueden elegir la vía abdominal en lugar de la laparoscópica o vaginal. Otras indicaciones para el abordaje abdominal incluyen la enfermedad cardiopulmonar si los riesgos de la anestesia o el aumento de la presión intraabdominal son contraindicaciones para la laparoscopia y el neumoperitoneo, así como cuando el cirujano anticipa la necesidad de una fragmentación del espécimen en caso de saber o sospechar que hay malignidad. En algunos casos, será necesario seleccionar el abordaje abdominal por falta de instalaciones, instrumentación o experiencia para realizar la histerectomía vaginal o laparoscópica. Por último, si se espera que el tiempo operatorio sea más corto con un abordaje abdominal, los profesionales de la salud y las pacientes pueden elegir esa opción en los casos de útero grande. Los obstáculos tradicionales, como obesidad y hernia de la pared abdominal anterior, no deben considerarse contraindicaciones absolutas para los procedimientos laparoscópicos.

EVALUACIÓN Y ATENCIÓN PREOPERATORIA

Antes de la histerectomía, una exploración física preoperatoria permite delinear el alcance de la enfermedad pélvica y, potencialmente, detectar enfermedad en otros órganos, lo que puede alterar el tiempo y vía quirúrgicos. El objetivo específico del examen abdominopélvico es identificar los impedimentos para la extracción uterina y la patología ginecológica no relacionada con la indicación de histerectomía. Para elegir la incisión abdominal más adecuada, el cirujano evalúa la constitución de la paciente, el tamaño del útero, la movilidad y la circunferencia. El proceso de toma de decisiones debe revisarse con la paciente antes de la fecha de la cirugía para que comprenda el plan. Los hallazgos de un útero inmóvil o fijo pueden indicar una adhesión secundaria a cirugía previa o endometriosis, y también pueden deberse a un útero voluminoso con fibroma cervical o fijo en el hueco sacro. Con esta información, el cirujano puede medir el grado de experiencia necesaria por parte de la asistencia quirúrgica. El prolapso o la incontinencia de órganos pélvicos identificados durante el examen preoperatorio merece una evaluación preoperatoria adecuada (y tratamiento quirúrgico al momento de la histerectomía si fuese necesario).

Las imágenes pélvicas pueden ser un complemento útil para la planificación quirúrgica cuando la exploración física no es clara. En algunos casos se puede realizar ecografía preoperatoria, tomografía computarizada o resonancia magnética para obtener información más precisa sobre el tamaño, la forma y la ubicación de los miomas o la afección anexial. Con frecuencia se realiza ecografía antes de la histerectomía, aunque para la predicción del peso uterino esta modalidad no es superior al examen bimanual. En mujeres con anomalías müllerianas, masas pélvicas grandes, endometriosis avanzada o antecedentes de radiación, la tomografía computarizada preoperatoria puede identificar distorsiones en el trayecto del uréter. Las imágenes deben solicitarse con base en el juicio clínico y las características individuales de la paciente.

Tamaño del útero

El tamaño del útero es una consideración importante en la planificación de una histerectomía. Un estudio retrospectivo comparó los resultados quirúrgicos de 318 pacientes estratificadas por tamaño uterino. Las diferencias en el tiempo quirúrgico total y en la duración de la estadía no fueron estadísticamente significativas entre los grupos. Una pérdida de sangre estimada de más de 500 cc fue significativamente más frecuente entre las mujeres con un tamaño uterino mayor de 1000 g (cociente de probabilidades [OR, *odds ratio*] 3.42, IC: 1.63, 7.19). Esta asociación persistió después de controlar el índice de masa corporal (IMC), cirugías previas, infecciones y adherencias. El peso uterino se correlacionó con el riesgo de una o más complicaciones quirúrgicas mayores, incluyendo lesiones de órganos mayores, transfusión y reingreso.

Tratamiento médico de la anemia preoperatoria

Cuando se planifica una histerectomía en un contexto de anemia, puede lograrse un aumento significativo de la hemoglobina mediante la inducción médica de un período de amenorrea, combinada con suplementos apropiados de hierro y nutrientes. El tratamiento preoperatorio con anticonceptivos orales de ciclo extendido, dispositivo intrauterino de levonorgestrel, implante subdérmico de etonogestrel o acetato de medroxiprogesterona puede disminuir el sangrado uterino lo suficiente como para alcanzar concentraciones normales de hemoglobina antes de la cirugía. Estos fármacos son buenas opciones para la preparación prequirúrgica debido a que son fáciles de usar, son de bajo costo y el perfil de efectos secundarios es razonable. Sin embargo, estos fármacos no cambian el tamaño de los miomas ni se ha demostrado que reduzcan el tiempo quirúrgico, la pérdida de sangre o la necesidad de transfusión durante la histerectomía.

En las mujeres con miomas se pueden utilizar los análogos de la hormona liberadora de gonadotropina o gonadoliberina (GnRH, *gonadotropin-releasing hormone*) para reducir o eliminar el sangrado menstrual y disminuir el tamaño del útero, aunque estos beneficios se pierden poco después de la interrupción del tratamiento. Los análogos de GnRH en el preoperatorio se usan desde la publicación del estudio realizado por Stovall y cols. en 1991, que mostró que el acetato de leuprolida inyectado durante 12 semanas antes de la cirugía en las mujeres con miomas se asoció con una reducción de 200 cc en promedio de la pérdida de sangre durante la histerectomía abdominal. En una revisión Cochrane de 2017, Lethaby y cols. informaron que 3-4 meses de pretratamiento con GnRH se asociaron con una reducción del volumen uterino, de las transfusiones y de las complicaciones postoperatorias. Otros estudios han sugerido que el tratamiento previo con GnRH puede disminuir la necesidad de una incisión abdominal vertical, ya que este tratamiento puede permitir que el cirujano realice la histerectomía abdominal a través de una incisión transversal. El pretratamiento con GnRH también se asocia con menores tiempos quirúrgicos y reducción de la estancia hospitalaria. Los cirujanos deben equilibrar estos beneficios con el costo y los efectos secundarios relacionados, como los sofocos (bochornos). Además, en algunos casos no es prudente retrasar la cirugía durante 3-4 meses para el pretratamiento con GnRH.

Los moduladores selectivos del receptor de progesterona (como el ulipristal) pueden ser una alternativa de menor costo frente al tratamiento con GnRH. En comparación con un placebo, el ulipristal parece reducir el volumen uterino y aumentar la cifra preoperatoria de hemoglobina (diferencia media 0.93 g/dL, IC: 0.5-1.4). Sin embargo, la reducción porcentual del tamaño del útero después del pretratamiento con GnRH fue dos veces mayor que la observada con el acetato de ulipristal (−47% frente a −20-22%). Otros estudios que compararon el ulipristal con la GnRH son limitados.

La administración de hierro intravenoso, con o sin fármacos estimulantes de la eritropoyesis, reduce las tasas de transfusión en pacientes de cirugía ortopédica, obstétrica y colorrectal en un 20-43%. Aunque el SUA es una de las causas más frecuentes de histerectomía, no se ha estudiado el uso de hierro intravenoso para el tratamiento de la anemia perioperatoria en las pacientes ginecológicas.

Algunos medicamentos administrados el mismo día del procedimiento pueden reducir la pérdida de sangre intraoperatoria. Un estudio aleatorizado doble ciego de 332 mujeres que evaluó la administración profiláctica de ácido tranexámico frente a placebo al comienzo de la histerectomía encontró en el grupo de tratamiento disminuciones significativas en la pérdida de sangre subjetiva y cuantitativa, en la pérdida de sangre mayor de 500 cc y en la reintervención secundaria a hemorragia. Los autores no registraron la incidencia de transfusión en ninguno de los grupos.

TÉCNICA DE HISTERECTOMÍA ABDOMINAL

Durante la histerectomía abdominal, las pacientes suelen estar en decúbito supino con los brazos hacia los lados. Sin embargo, la posición de litotomía baja es ideal porque no es necesario reposicionar para la cistoscopia, y esta posición también permite evaluar el sangrado vaginal si está presente. Además, si la paciente se encuentra en posición de litotomía baja, tres cirujanos pueden colocarse cómodamente alrededor de la mesa de operaciones, lo que es bastante útil en un contexto de enseñanza. Independientemente de la posición elegida, corresponde al cirujano garantizar un acolchado adecuado para prevenir la neuropatía postoperatoria y las lesiones cutáneas relacionadas con la estasis. Las neuropatías asociadas con la posición suelen ser prevenibles poniendo atención al grado de rotación de los miembros y la flexión articular. En el capítulo 4 se revisa la colocación segura de la paciente para la cirugía.

La exploración bajo anestesia puede anticipar algunas dificultades en la extracción uterina que no eran evidentes

---

CUADRO 20-1 PASOS DEL PROCEDIMIENTO

Histerectomía abdominal

- Asegurar y cortar el ligamento redondo. Esto permite el acceso al retroperitoneo para la identificación del uréter pélvico y para el aislamiento de los pedículos ováricos.
- Inclinar la hoja anterior del ligamento ancho para comenzar la disección vesicouterina.
- Abrir la hoja posterior del ligamento ancho e identificar el uréter.
- Aislar y sujetar el ligamento infundibulopélvico (si se plantea la salpingooforectomía bilateral) o el ligamento uteroovárico (si se conservarán los ovarios).
- Cortar transversalmente el ligamento infundibulopélvico (si se plantea salpingooforectomía bilateral) o el ligamento uteroovárico (si se conservarán los ovarios).
- Crear un espacio vesicouterino y alejar la vejiga del cuello uterino y de la vagina proximal.
- Aislar la arteria y la vena uterinas. Esto limitará el tejido en el pedículo vascular uterino y también lateralizará los uréteres. Sin embargo, al disecar estos vasos, los esfuerzos por desenvainarlos completamente pueden provocar accidentalmente lesiones o cortes vasculares.
- Sujetar, incidir y ligar la arteria y la vena uterinas para lograr la hemostasia.
- Si el plan es hacer una histerectomía supracervical, amputar el cuerpo uterino. Este también es un paso intermedio en la histerectomía total para la enfermedad benigna si el útero es voluminoso, por ejemplo, si la visualización del cuello uterino se facilitaría al eliminar el fondo uterino.
- Asegurar y dividir los ligamentos cardinales.
- Escindir el cuello uterino de los accesorios vaginales.
- Cerrar el muñón vaginal.
- La cistoscopia universal mejora la detección temprana de la lesión del aparato urinario. Los cirujanos deben estar conscientes de evaluar a la paciente cuando hay posibilidad de lesión del aparato urinario.

---

durante la exploración en el consultorio. Este examen también puede resaltar la necesidad de instrumentos específicos que pueden no ser parte del conjunto habitual de instrumentos para la histerectomía abdominal (cuadro 20-1).

Después de colocar correctamente a la paciente y de explorar bajo anestesia, se preparan el abdomen y la vagina con una solución antiséptica, seguido de la inserción de una sonda de Foley. Si se sustituye la sonda uretral de puerto único con un catéter de tres vías, se puede rellenar fácilmente la vejiga; esta opción es particularmente valiosa en pacientes con cesáreas previas u otro riesgo de adhesión vesicouterina.

En ausencia de una delimitación clara, el cirujano confiará en su juicio clínico y experiencia para elegir la incisión que proporcione mejor visualización del útero, sus accesorios y la afección asociada, para así llevar a cabo la histerectomía de forma segura. Las incisiones transversales son una opción tradicional y popular de la histerectomía abdominal. Los cirujanos suelen preferir la incisión de Pfannenstiel a la vertical porque proporciona mejor fuerza de tensión. Las incisiones verticales son menos atractivas desde el punto de vista estético para la mayoría de las pacientes; no obstante, tienen la ventaja de reducir la pérdida de sangre y el dolor postoperatorio, en comparación con las incisiones transversales. El mayor beneficio de las incisiones verticales es la relativa facilidad de expandir el campo quirúrgico. Las incisiones de Maylard y Cherney brindan un excelente acceso a la pelvis y a la mitad del abdomen, y pueden ser utilizadas por cirujanos experimentados en lugar de las incisiones verticales en mujeres con útero relativamente grande. Las incisiones para la cirugía ginecológica se revisan en el capítulo 7.

Una vez que el abdomen está abierto, el cirujano realiza una exploración sistemática de la pelvis y el abdomen, para evaluar la anatomía y el alcance de la afección. Se presta especial atención a la palpación de los órganos reproductivos y su relación con las paredes laterales de la pelvis, la vejiga, el epiplón, el colon sigmoide, el intestino delgado y el apéndice. También se examina el resto del abdomen, incluyendo la aorta, los riñones, el páncreas, el estómago, el hígado y la vesícula biliar. La mesa quirúrgica se ajusta en posición de Trendelenburg y se ajustan las luces de la sala para lograr una exposición óptima. Por lo general, se logra una exposición satisfactoria durante la histerectomía abdominal con la combinación de luces quirúrgicas estándar y separadores. En algunos casos, como en las pacientes con pelvis profunda, es útil el uso de faros y separadores iluminados.

Existe una amplia gama de separadores de autosujeción que cumplen con los requisitos anatómicos de la mayoría de las pacientes. Para la histerectomía abdominal de la enfermedad benigna, los separadores O'Connor O'Sullivan, Balfour y Kirschner son de las opciones más conocidas; la elección suele ser cuestión de preferencia personal. Los separadores cuentan con piezas intercambiables de varias longitudes, formas y tamaños; si se eligen adecuadamente, pueden optimizar la exposición quirúrgica. La inserción del separador de Balfour con la parte superior del brazo y su accesorio ajustable proporciona una excelente vista del campo quirúrgico y es fácil de introducir, incluso cuando el útero es bastante grande. El anillo de O'Connor O'Sullivan limita la extensión del campo operatorio, por lo que es más útil en pacientes con útero pequeño y afección mínima. Como alternativa, los anillos separadores de Bookwalter se forjan en varios tamaños y son ideales para la exposición durante la extracción de un útero grande a través de incisiones verticales largas. En las mujeres con obesidad suelen elegirse los separadores de Bookwalter.

Los separadores abdominales más novedosos consisten en láminas de plástico con adhesivo diseñadas para levantar el panículo adiposo. Estos dispositivos han ganado popularidad en la cesárea, pero no hay datos sobre su uso durante la histerectomía. Un elevador de panículo no reemplazaría a un separador de retención automática, pero en teoría podría facilitar la colocación del separador.

Los separadores protectores están diseñados para proteger los bordes de la herida de la contaminación. Estos se asocian con una disminución significativa de la tasa de infección de la herida quirúrgica después de una cirugía colorrectal, pero aún se desconoce su impacto en las tasas de infección de la herida quirúrgica asociado con la histerectomía.

Después de colocar el separador de retención automática, el intestino se empaqueta, sin apretar, en la parte superior del abdomen con paquetes húmedos y se aseguran las hojas del separador superior. Los cirujanos diestros deben colocarse a la izquierda de la paciente para que la mano dominante alcance fácilmente la pelvis. La tracción aplicada al fondo levanta el útero de la pelvis, mejora la visibilidad y facilita la disección durante todo el procedimiento. Algunos cirujanos prefieren colocar una pinza de Massachusetts (tiroidea de Lahey) en la parte más cefálica del fondo para levantar el útero de la pelvis; sin embargo, el agarre dentado de la pinza puede causar sangrado durante el procedimiento. Se prefieren las pinzas de Kocher (que incorporan el ligamento uteroovárico, las tubas uterinas y el ligamento redondo proximal en cada cuerno) porque proporcionan tracción amplia y evitan el retorno del sangrado.

La histerectomía comienza con la división de los ligamentos redondos. Por lo general, los ligamentos redondos son puntos anatómicos de referencia confiables, incluso en afecciones con distorsiones anatómicas amplias. Mientras que un asistente proporciona desplazamiento uterino contralateral, se sujeta el ligamento redondo estirado en todo su espesor con unas pinzas rusas en el punto medio entre el cuerno y la pared lateral. Posteriormente, a fin de garantizar la hemostasia, se sujeta todo el ligamento (junto con la arteria subyacente de Sampson) con un punto transfictivo de sutura de absorción tardía 1-0 o 0. El asistente marca los extremos de la sutura con una pinza hemostática, la cual se utiliza para proporcionar tracción durante la transfixión del ligamento redondo y durante la disección del ligamento ancho. No es necesaria una segunda sutura de transfixión en el pedículo medial cuando el ligamento redondo proximal se sujeta a nivel del cuerno. Con el fondo uterino retraído por el asistente hacia el lado opuesto de la pelvis, se jala lateralmente el ligamento redondo. El cirujano corta transversalmente todo el ligamento redondo con electrobisturí o tijeras (**fig. 20-1**). El propósito de este paso es obtener acceso retroperitoneal y comenzar la disección vesicouterina o del ligamento ancho posterior.

Manteniendo la tracción en el segmento lateral del ligamento redondo, en dirección lateral y cefálica, se diseca la hoja anterior del ligamento ancho desde el ligamento redondo hacia el pliegue peritoneal vesicouterino. Esto se puede hacer con tijeras de Metzenbaum o electrobisturí. Se extiende la incisión hasta la línea media y, después del corte transversal del ligamento redondo contralateral, se realiza la incisión contralateral del peritoneo vesicouterino.

Después, usando tijeras de Metzenbaum o electrobisturí, se extiende posterolateralmente la incisión del ligamento ancho desde el punto del corte transversal del

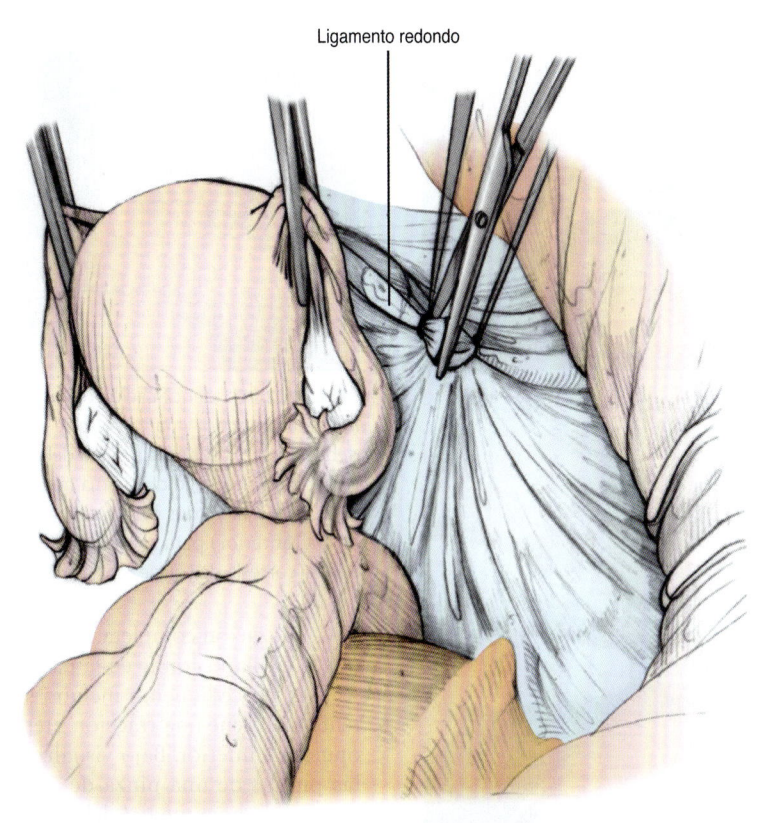

FIGURA 20-1 La técnica de histerectomía abdominal comienza con la división del ligamento redondo. El ligamento se sujeta con suturas de transfixión y se corta. El ligamento ancho está abierto. Cuando el ligamento redondo está contenido en una pinza en el cuerno, es opcional una segunda ligadura en el pedículo medial, como se muestra aquí.

ligamento redondo, paralelo y lateral al ligamento infundibulopélvico (IP), hasta la pared pélvica lateral (**fig. 20-2**). Este paso es más fácil cuando el asistente dirige el útero hacia el muslo opuesto de la paciente y se aplica tracción dirigida hacia abajo en el pedículo del ligamento redondo lateral. Después de abrir el peritoneo, el cirujano separa cuidadosamente el tejido conjuntivo areolar subyacente con el dedo índice, con algún dispositivo de succión (como la cánula de Yankauer) o con el extremo romo de las pinzas para exponer la arteria ilíaca interna a lo largo de la cara medial del músculo psoas. El uréter se identifica a lo largo de la hoja medial del ligamento ancho (**fig. 20-3**). Si no es posible identificar el uréter en este sitio, el cirujano debe continuar la disección en dirección cefálica hasta la bifurcación de la arteria ilíaca común para encontrar el uréter cuando cruza el borde pélvico; luego sigue su curso mientras atraviesa el ligamento ancho en la pelvis. La prevención de la lesión urogenital requiere un conocimiento detallado de la anatomía pélvica; los cirujanos que practican en esta área anatómica deben tomarse su tiempo para dominar y enseñar la exploración retroperitoneal. La comodidad con la anatomía retroperitoneal es especialmente importante cuando los puntos anatómicos de referencia típicos son difíciles de distinguir. En tales casos, una disección cuidadosa y precisa del tejido cicatrizado reduce el riesgo de lesión directa y desvascularización, y se prefieren las disecciones roma y térmica. La observación directa del peristaltismo ureteral confirma la identificación del uréter, pero a veces la afección impide

CUADRO 20-2 CONSEJOS ADICIONALES

Apertura y disección del retroperitoneo

- **Disección de la hoja anterior del ligamento ancho:** inyectar 20 cc de solución salina normal debajo del pliegue peritoneal facilita la disección del espacio vesicouterino, pero pocas veces es necesario.

- **Palpación del uréter:** el uréter se palpa con mayor facilidad en una posición desde los pies de la paciente. El cirujano a la izquierda de la paciente coloca el pulgar de la mano derecha en el espacio retroperitoneal izquierdo y el dedo índice en la superficie peritoneal media lisa del ligamento ancho. Las puntas de los dedos pulgar e índice pellizcan profundamente el peritoneo en la pelvis, al nivel del psoas, y el uréter se desliza a través del pulgar y el dedo opuestos mientras la mano del cirujano se eleva hacia el techo.

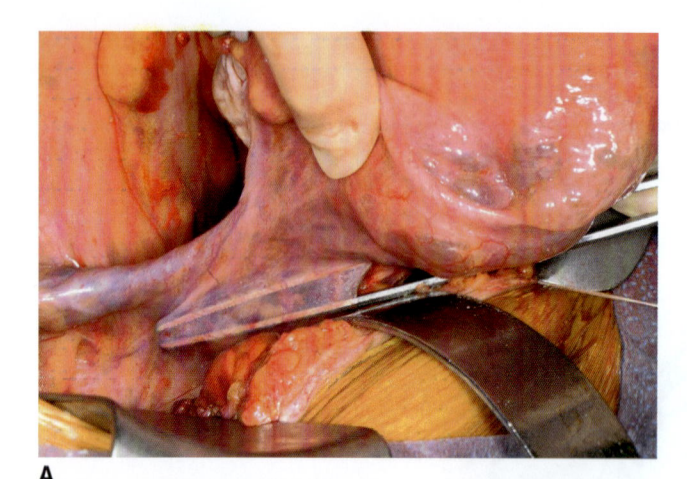

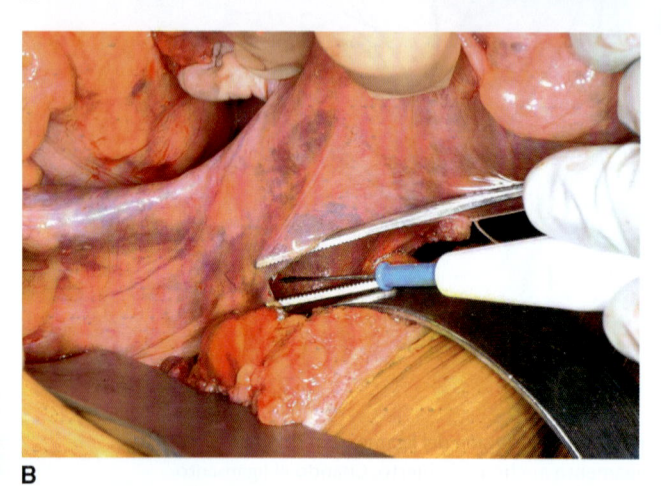

FIGURA 20-2 **A.** La manipulación del peritoneo con movimientos laterales de pinzas vasculares, abiertas y paralelas al ligamento infundibulopélvico brinda una guía útil, especialmente para los cirujanos novatos. **B.** Después, se realiza una incisión en el peritoneo con cauterización (como se muestra) o tijeras, paralela al ligamento IP (cortesía de Laurie S. Swaim).

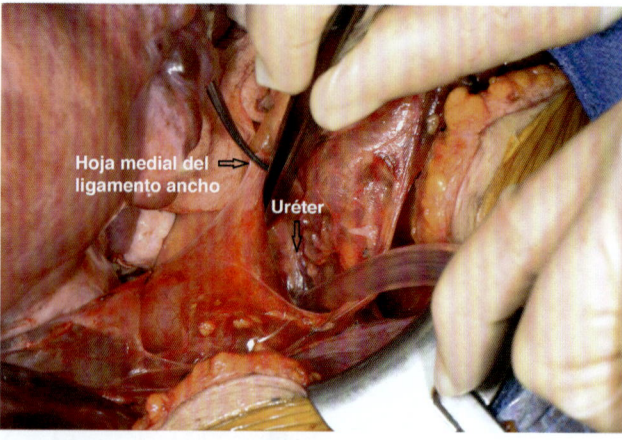

FIGURA 20-3 Identificación del uréter a lo largo de la hoja medial del ligamento ancho. Una vez que se abre el espacio retroperitoneal, se debe inclinar la superficie plana del extremo romo de un par de pinzas para tejido a lo largo de la hoja medial del ligamento ancho. Dirigir el extremo de las pinzas contra el ligamento ancho medialmente y hacia arriba (anterior) para revelar el uréter a medida que avanza hacia la pelvis (cortesía de Laurie S. Swaim).

la visualización completa. En tales casos, puede ser necesario que el cirujano confíe en la palpación (**cuadro 20-2**).

Si el procedimiento incluirá salpingooforectomía, el asistente mantiene una tracción uterina continua en la dirección opuesta e inferior. Bajo visualización directa, el cirujano usa las puntas de una pinza de ángulo recto para abrir directamente la hoja medial del ligamento ancho debajo del ligamento IP. Esto se realiza en una porción avascular del ligamento ancho, inferior al ligamento IP y superior al uréter, en una dirección lateral a medial. Algunos cirujanos prefieren identificar el espacio avascular palpando el tejido con el dedo índice. Una vez aislado, se crea una ventana directamente sobre la punta del dedo con el electrobisturí o las tijeras (**fig. 20-4A**). La pinza de Kocher que contiene la tuba uterina, el ligamento uteroovárico y el muñón del ligamento redondo

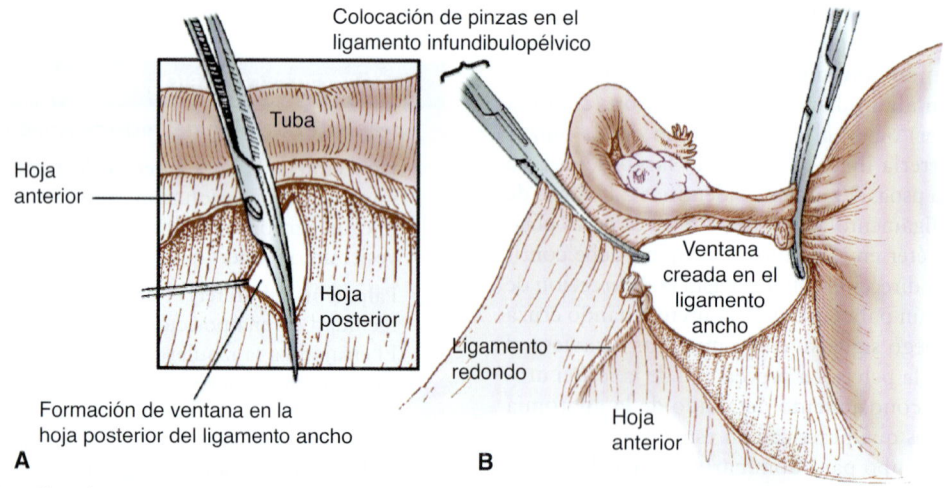

FIGURA 20-4 **A.** Se utilizan las tijeras para crear una ventana en la hoja medial del ligamento ancho. Luego, la ventana se extiende hacia el útero para que la pinza que contiene el ligamento uteroovárico y el muñón del ligamento redondo se pueda volver a colocar con la punta en esta ventana. **B.** El ligamento infundibulopélvico se asegura con una pinza de Heaney (lado cóncavo de la pinza hacia la pelvis). Colocar una pinza de Kocher para contener la tuba uterina, el ligamento uteroovárico y el muñón del ligamento redondo evita el sangrado de las estructuras cornuales divididas y también proporciona tracción sobre el útero.

CAPÍTULO 20 **HISTERECTOMÍA ABDOMINAL** 371

se avanza y se redirige para que las puntas de la pinza se encuentren en la ventana recién formada. Esta abrazadera mantiene la tracción y evita el sangrado de la parte posterior de las estructuras cornuales divididas. El aislamiento del ligamento IP antes de la ooforectomía aumenta la seguridad del pedículo vascular y reduce el riesgo de lesión ureteral. Extender la incisión peritoneal hacia el útero desplaza el ovario y crea una distancia más corta entre el cuerno y el borde peritoneal.

A continuación, el ligamento IP se asegura con una abrazadera de Heaney colocada con el lado cóncavo hacia la pelvis (fig. 20-4B). Es mejor evitar el avance forzado de la pinza, pues puede causar traumatismo tisular, ya que sus dientes se raspan contra el pedículo. Si la pinza de Kocher en el cuerno no se redirigió, para evitar el sangrado de la parte posterior, se coloca una segunda pinza con curvatura similar a través de la misma ventana peritoneal más cerca del útero. Después, el ligamento IP se divide entre las dos pinzas con tijeras de Mayo y el pedículo se asegura con una sutura de Vicryl® 0 a mano alzada, mientras se cubre la pinza. Esto viene seguido por un punto de transfixión con Vicryl® 0. El punto de transfixión se coloca distal a la sutura, a mano alzada para evitar lesiones vasculares y hematomas. Algunos cirujanos sustituyen los dispositivos de sellado de vasos por abrazaderas tradicionales en este paso. Los anexos flexibles se pueden fijar al espécimen con sutura o extirparse directamente.

Si no está programada la salpingooforectomía (p. ej., los ovarios se dejan *in situ*), se sigue una técnica similar, pero la ventana en la hoja del ligamento ancho se hace medial al ovario. Deslizar el dedo índice de la mano no dominante a través de la ventana peritoneal aísla el pedículo uteroovárico (fig. 20-5A) y sirve como una guía suave para el avance de

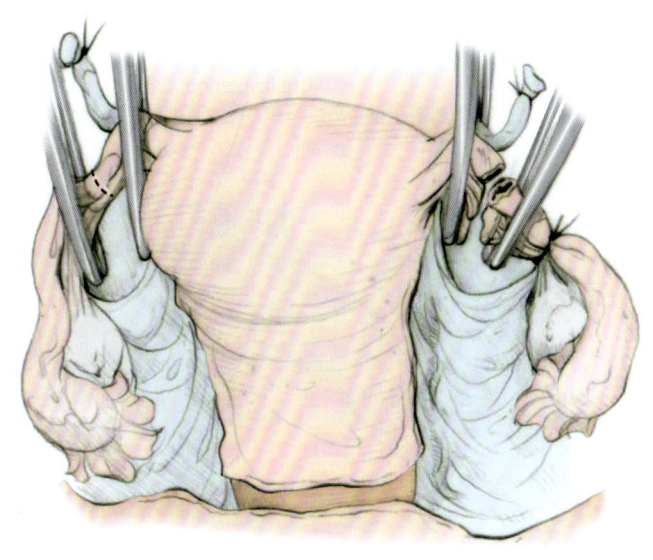

FIGURA 20-6 Se corta el pedículo uteroovárico con tijeras de Mayo y se asegura con una sutura de Vicryl® 0 a mano alzada. Después del nudo libre, se aplica un punto transfictivo con Vicryl® 0 que se colocará distal al lazo libre.

la pinza de Heaney, como se describió antes (fig. 20-5B). Nuevamente, el cirujano reajusta las pinzas Kocher que contienen el muñón del ligamento redondo, el ligamento uteroovárico y la tuba uterina para que sus puntas se unan en el espacio que sirve como abrazadera de respaldo. El pedículo se corta con tijeras de Mayo y se asegura con una sutura de Vicryl® calibre 0 a mano alzada, seguido de un punto transfictivo con Vicryl® calibre 0 (fig. 20-6). Después de asegurar

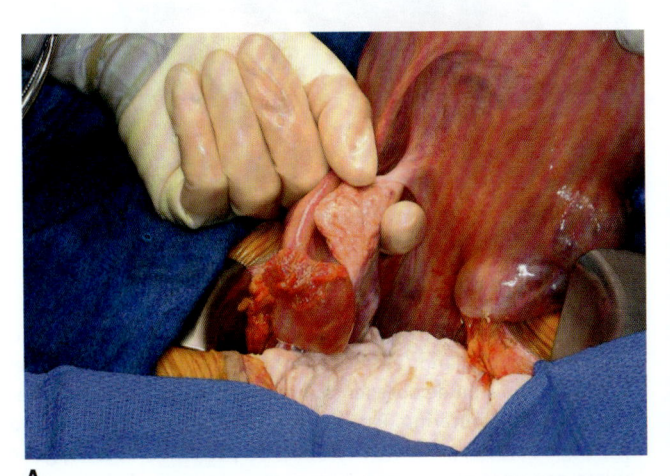

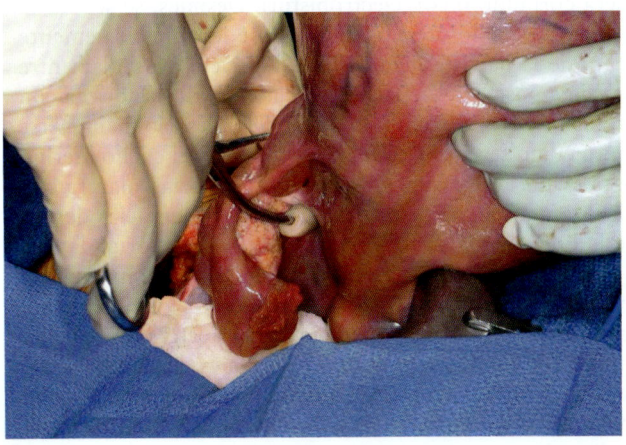

FIGURA 20-5 A. Al asegurar el ligamento IP o uteroovárico, el cirujano coloca primero el dedo índice a través de la ventana en el ligamento ancho, lo que sirve como guía para la colocación de la pinza y aísla el pedículo IP o el uteroovárico, como se observa aquí. **B.** Después, una pinza curva se guía hacia la ventana en el ligamento ancho. Esto se realiza con mayor facilidad orientando la pinza de tal manera que el talón mire hacia la pelvis lateral, abriendo la pinza lo suficientemente ancha como para abarcar el ligamento IP o el uteroovárico y el complejo de tubas uterinas, apoyando la punta de la cuchilla posterior en la punta del dedo índice. Mientras se mantiene esta posición, el dedo índice se retrae a través de la abertura peritoneal hasta que las puntas despejan el tejido y todo el pedículo está contenido y se asegura la pinza (cortesía de Laurie S. Swaim).

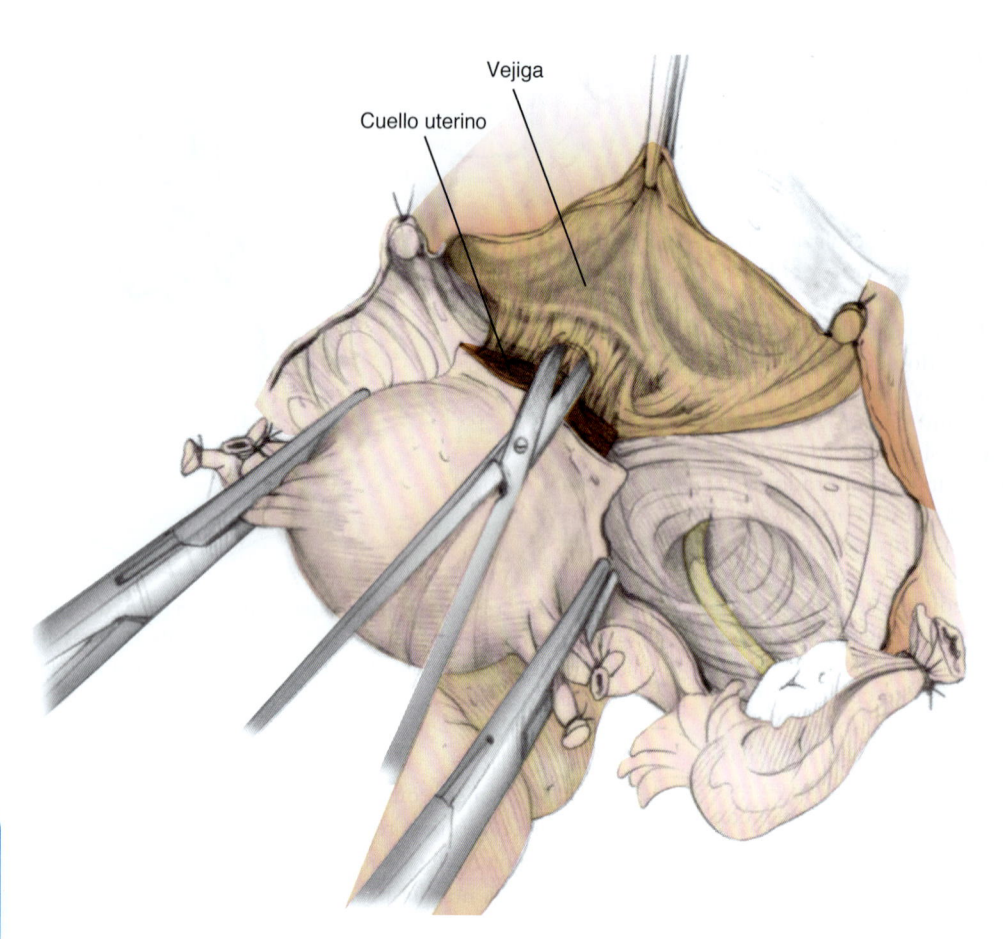

372 SECCIÓN IV PROCEDIMIENTOS QUIRÚRGICOS DE LA GINECOLOGÍA MODERNA

FIGURA 20-7 La vejiga se desplaza hacia abajo mediante disección cortante, lejos del cuello uterino. Este paso puede realizarse en etapas según el requerimiento para evitar hemorragias innecesarias.

la hemostasia, los anexos que obstaculicen el campo visual se pueden empaquetar por encima del borde pélvico. A continuación, estos mismos pasos se completan en el lado contralateral.

La incisión del pliegue peritoneal vesicouterino se completa cortando o con electrobisturí. Después, se separa la vejiga del cuello uterino. El útero se levanta firmemente fuera de la pelvis a medida que el espacio avascular entre la vejiga posterior y el cuello uterino anterior se diseca con tijeras de Metzenbaum (**fig. 20-7**). Es necesario mantenerse tanto como sea posible en la parte media del cuello uterino para evitar la interrupción accidental de la vasculatura cervical lateral. Sin embargo, cuando hay adherencias densas en la línea media, suele preferirse abordar de forma lateral a través de tejido sano. La técnica de "cortar, introducir y extender" (**fig. 20-8**) reduce a un mínimo el traumatismo, facilita la entrada al plano de tejido correcto y es especialmente útil cuando hay cicatrices después de un parto por cesárea. La disección roma del espacio vesicouterino es aceptable cuando la vejiga tiene adherencias, aunque se prefiere la disección cortante en este espacio.

Lograr el ángulo adecuado del instrumento para la disección de la vejiga puede ser un desafío, especialmente cuando los miomas obstruyen el campo operatorio. Anclar una pinza de campo a un mioma intramural anterior o al desplazamiento uterino posterior y cefálico manual son ejemplos de técnicas que a menudo mejoran la visibilidad y proporcionan espacio para la disección. En algunas pacientes, la cicatrización vesicouterina es tan grave que la demarcación

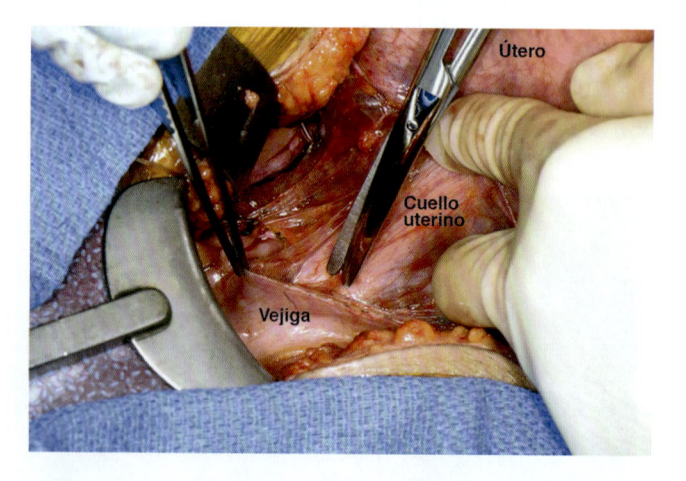

FIGURA 20-8 Mientras el asistente retrae la vejiga, la mano izquierda del cirujano (en este caso) proporciona tracción en el cuello uterino a fin de obtener el ángulo apropiado para identificar el espacio vesicouterino. Para separar la vejiga del cuello uterino y la vagina anterior, el borde cortado del peritoneo de la vejiga se sujeta con unas pinzas vasculares o con una pinza de Sarot en la línea media. Descansando las puntas de las tijeras en el cuello uterino anterior, el cirujano corta unos pocos milímetros del tejido que recubre la fascia cervical. Sin quitar las tijeras, el cirujano avanza o "empuja" inmediatamente la punta de las tijeras cerradas a 3-4 mm, y luego extiende las cuchillas a 3-4 mm en el mismo plano. Se debe tener en cuenta que las puntas de las tijeras descansan sobre el cuello uterino anterior a medida que avanza la disección (cortesía de Laurie S. Swaim).

entre la vejiga y la serosa uterina no está clara. Los cirujanos pueden intentar la distensión retrógrada de la vejiga para identificar su margen superior; sin embargo, a menos que el útero se jale de manera súbita en dirección cefálica, es probable que la vejiga expandida cubra el campo. La división de la adhesión con pequeños clips hemostáticos es una técnica útil para la separación de adherencias densas entre la vejiga y el útero (cuadro 20-3).

Para la histerectomía total, la vejiga se debe separar completamente del cuello uterino anterior, por debajo del nivel del orificio cervical externo. Una vez logrado esto, el riesgo de lesión de la vejiga es bajo y la arteria y la vena uterinas se pueden descubrir desde tejido conjuntivo circundante. Sin embargo, cuando la visibilidad está limitada por un útero agrandado, el cirujano puede elegir separar de manera gradual la vejiga y el cuello uterino. En tales casos, la disección vesicouterina se avanza hasta justo debajo del nivel del orificio interno para que los vasos uterinos se puedan identificar y asegurar. Una vez realizada, la amputación del fondo uterino proporciona una amplia exposición para terminar la disección.

El siguiente paso es la disección completa de las arterias uterinas. Este paso revela la arteria y la vena uterinas a nivel del orificio interno, limita el volumen del tejido pedicular vascular y lateraliza los uréteres (fig. 20-9A). La disección

> ### CUADRO 20-3 CONSEJOS ADICIONALES
> **Disección de vejiga**
> - **Incisión del peritoneo vesicouterino:** si hay cicatrices que imposibiliten la identificación del margen superior de la vejiga, la colocación de una sonda vesical a través de la uretra puede delinear el margen superior de la vejiga y permitir identificar un área adecuada para la disección por encima de la punta de la sonda.
> - **Disección no cortante de la vejiga del cuello uterino:** levantar el borde peritoneal de la vejiga con pinzas e insertar las yemas de los dedos segundo y tercero detrás de la vejiga, y extender suavemente sobre el cuello uterino hasta que se complete la disección. Como alternativa: sujetar el cuello uterino con una mano y retirar suavemente la vejiga del cuello uterino con el pulgar usando un movimiento de barrido hacia abajo contra el cuello uterino.

completa se realiza mejor mientras el asistente proporciona tracción en el fondo hacia el techo con una ligera inclinación lateral hacia el lado opuesto. La forma más eficiente de quitar el techo de los vasos uterinos es comenzar la disección inmediatamente lateral al útero. Sujetar el borde del

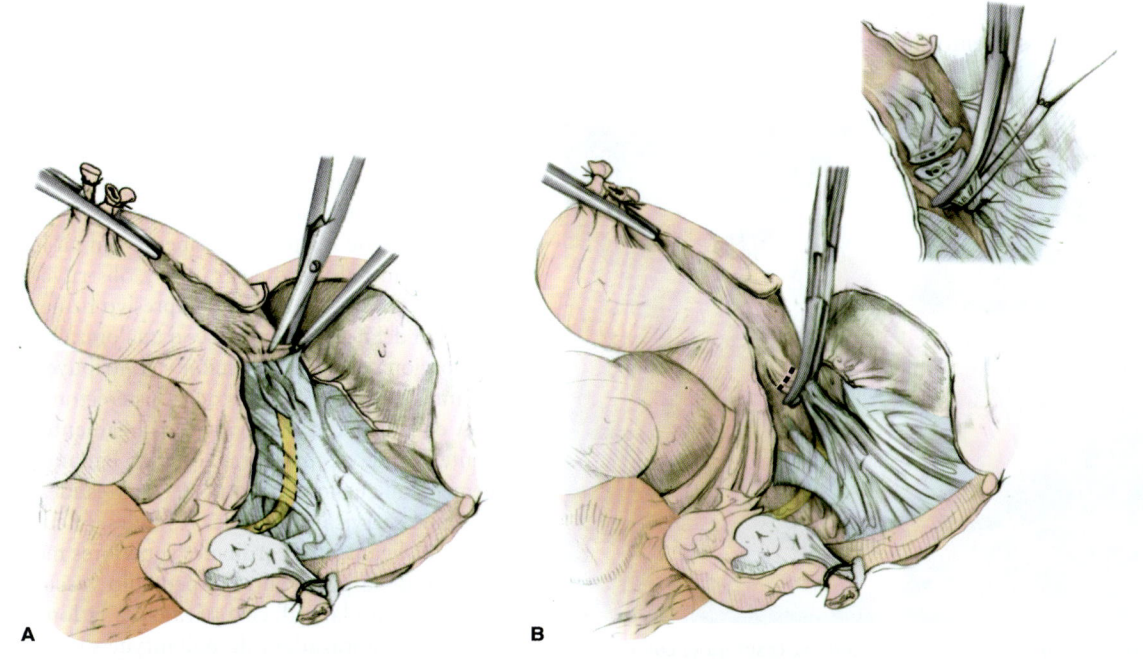

FIGURA 20-9 A. Se disecan los vasos uterinos. **B.** Se usa una abrazadera curva de Heaney para sujetar los vasos uterinos inmediatamente adyacentes al útero, a nivel del orificio interno. Se debe tener en cuenta el curso del uréter que pasa por debajo de los vasos uterinos. Como se muestra en el *detalle*, los vasos uterinos están ligados con sutura. A menudo, este pedículo está doblemente ligado (incluso cuando se sujeta individualmente).

tejido conjuntivo cerca del útero permite al cirujano realizar menos movimientos de barrido más largos para disecar más volumen de tejido, en comparación con los cortes pequeños iniciados más lateralmente. No es necesario desenvainar completamente la arteria y la vena uterinas, ya que una disección excesiva puede producir lesiones o cortes vasculares accidentales. Una vez que se completa la disección, se efectúa una incisión del peritoneo posterior medialmente hacia los ligamentos uterosacros; la separación del recto de la vagina solo es necesaria si se adhiere al cuello uterino posterior.

Cuando se aseguran los vasos uterinos, el cirujano debe levantar el útero para facilitar la colocación de una pinza adecuada y ajustada. Una vez que el útero está en tracción y en posición correcta, se puede colocar un instrumento resistente y ligeramente curvado, por ejemplo, una abrazadera de Heaney o de Masterson a través de los vasos uterinos. La punta de la pinza debe estar perpendicular a los vasos uterinos y situada cerca del borde lateral del útero, a la altura del orificio cervical interno (fig. 20-9B). Algunos cirujanos prefieren aplicar dos pinzas en el pedículo vascular uterino; sin embargo, este paso no es siempre así. Si se necesita controlar el sangrado en la parte posterior, se puede colocar una pinza adicional medial a la primera, con espacio disponible para la división del pedículo. Después, se divide el pedículo con tijeras de Mayo o bisturí, y el pedículo se asegura con sutura de absorción tardía calibre 0 colocada debajo y en la punta de una abrazadera de Heaney (fig. 20-10 y cuadro 20-4). El tamaño de la aguja debe determinarse por el espacio disponible y por el tamaño del pedículo. El asistente abre y retira lentamente la abrazadera mientras el cirujano hace el primer nudo. Para reducir la cantidad de instrumentos en el campo, puede ligarse el tejido en la pinza posterior y retirar la pinza. Se lleva a cabo un procedimiento similar en el lado opuesto (aunque

> **CUADRO 20-4 CONSEJOS ADICIONALES**
> **Colocación de las pinzas**
>
> - **Pedículo de la arteria uterina:** para situar la pinza y asegurar los vasos uterinos, el cirujano principal levanta el útero con la mano no dominante hacia el techo y ligeramente hacia adelante. Para garantizar una colocación adecuada, abre completamente una pinza de Heaney con la mano dominante y coloca la cara abierta de la cuchilla posterior contra el útero posterior a una altura apropiada. Mantiene la relación de la cuchilla posterior y el tejido, y mueve el útero posteriormente. Ejercer presión hacia adelante con ligera rotación de la mano dominante ayuda a mantener la cuchilla posterior contra el útero. Mientras el asistente retrae la vejiga hacia abajo, balancea la cuchilla anterior de modo que sus puntas rodeen unos pocos milímetros del cuello uterino lateral en el orificio interno y cierra completamente la pinza. Al cerrar la mandíbula, las pinzas de Heaney se deslizan desde el cuello uterino lateral para que las puntas de la pinza estén inmediatamente adyacentes al útero.
> - **Pinzamiento a través de la cúpula vaginal:** si las puntas de dos pinzas curvas no se tocan, se debe dejar un espacio de 1 cm o más entre las pinzas. El espacio entre las pinzas debe ser suficientemente ancho para permitir al cirujano identificar con confianza e incluir los bordes de la mucosa vaginal anterior y posterior en el muñón.

una abrazadera posterior en el segundo lado es innecesaria, a menos que el útero sea grande y se prevea un sangrado significativo en la parte posterior).

La amputación segura del fondo uterino es posible una vez que se aseguran los pedículos vasculares uterinos. Dicho aseguramiento es parte integral de la histerectomía supracervical (*véase* la siguiente sección); este simple paso también puede ser particularmente útil en la histerectomía total cuando el útero es grande y obstruye la visión de la pelvis profunda. Un agarre compresivo firme de la superficie expuesta del muñón cervical con una pinza tiroidea de Lahey proporciona excelente tracción y contribuye a la hemostasia durante los pasos restantes de la histerectomía.

A continuación, se dividen los ligamentos cardinales. El diente grande de una abrazadera de Ballantyne se ancla firmemente al cuello uterino posterior y es ideal para asegurar los tejidos cervicales laterales restantes. El cirujano debe asegurar los ligamentos cardinales superiores mediante la introducción de la pinza entre el pedículo vascular uterino y el cuello uterino lateral, casi paralelo a la longitud del cuello uterino. La abrazadera de Ballantyne se cierra lentamente, por lo que el tejido cervical lateral se pellizca y la punta de la abrazadera se ajusta con firmeza contra el cuello uterino (fig. 20-11). Se pueden usar tijeras de Mayo o un cuchillo de

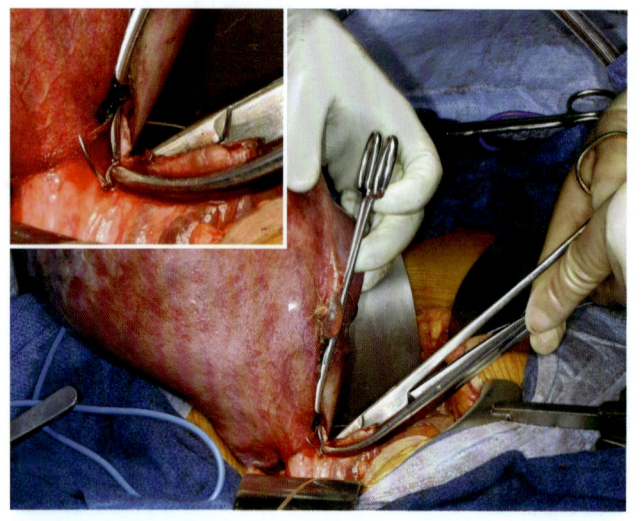

FIGURA 20-10 Al ligar los vasos uterinos, la sutura se coloca en la punta inferior de la pinza curva. El *recuadro* muestra detalles. La ligadura se ata debajo de la pinza mientras un asistente abre y retira esta última (cortesía de Laurie S. Swaim).

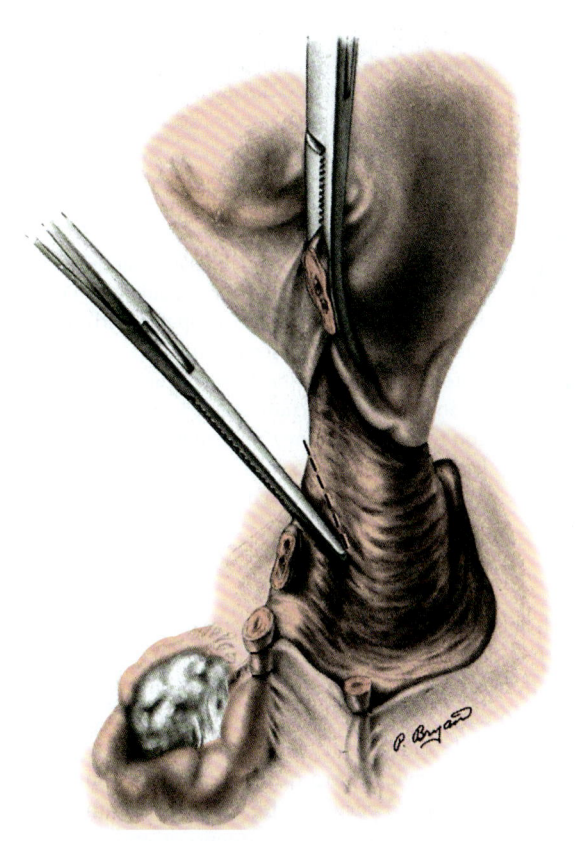

FIGURA 20-11 Después de que la arteria y la vena uterinas se han ligado, la porción inferior restante del ligamento cardinal se sujeta con una serie de pinzas rectas. Las puntas se colocan en el borde del cuello uterino con la parte posterior de la mandíbula justo al lado del pedículo previo.

mango largo para dividir el tejido. Se debe evitar la disección del tejido medial a la punta durante este paso (**fig. 20-12**), ya que puede haber corte del tejido y sangrado prevenible.

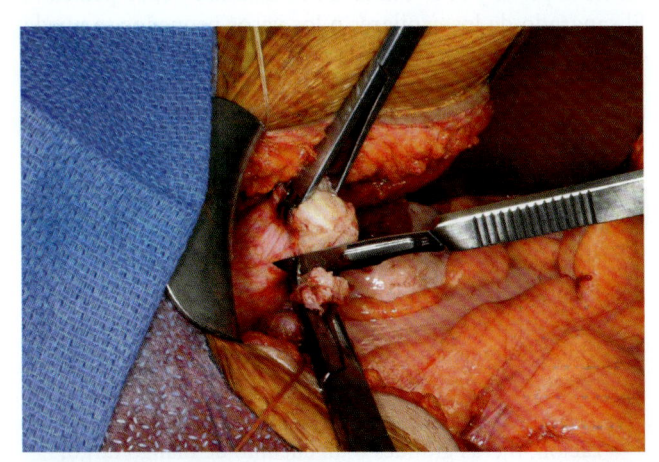

FIGURA 20-12 Al cortar el ligamento cardinal para liberar las fibras residuales del ligamento cardinal sin pasar las puntas de las pinzas, se debe colocar la hoja de la cuchilla de forma perpendicular a las puntas de las pinzas de Ballantyne. Mientras se sostiene con firmeza la cuchilla, es necesario girar suavemente la pinza en el sentido de las manecillas del reloj y en sentido contrario para liberar las fibras residuales sin las puntas (cortesía de Laurie S. Swaim).

El pedículo se fija con punto transfictivo introduciendo una sutura calibre 0 de absorción tardía en y debajo de la punta de la pinza de Ballantyne. El uso de la técnica de sutura de Heaney cuando el pedículo mide más de un centímetro evita el deslizamiento de la porción superior del ligamento cortado. Los cortes secuenciales de los ligamentos cardinales se obtienen de manera similar en cada lado del cuello uterino hasta que se alcanza la altura del orificio cervical externo. Cada pinza sucesiva se coloca medial al pedículo anterior, de modo que las puntas estén en el cuello uterino lateral y la parte posterior de la pinza se encuentre al lado del nudo anterior. Antes de cada colocación de la pinza, el cirujano debe evaluar la posición de la vejiga y el recto, avanzando la disección de estas estructuras si es necesario. En función de la anatomía y la visibilidad, el cirujano puede proceder con una serie de "picaduras" de tejido en un lado del cuello uterino o puede cambiar de un lado a otro. En algunos pacientes, la parte superior de los ligamentos uterosacros es fácil de enganchar con el diente de la pinza de Ballantyne y puede incorporarse al pedículo cardinal final. Como alternativa, los ligamentos uterosacros pueden estar contenidos en una pinza con los anexos laterales restantes durante la amputación cervical (**cuadro 20-5**).

Una vez que los ligamentos cardinales se han dividido bilateralmente al nivel de los fondos de saco vaginales, se puede extirpar el útero. Por lo general, se prefiere una técnica cerrada. Con una tracción uterina firme desde el lado lateral del cuello uterino, se coloca una pinza de Heaney directamente debajo y firmemente contra el cuello uterino. Se avanza la pinza para incluir la vagina anterior y posterior en la base de la pinza y se coloca una segunda pinza en el lado contralateral. Las puntas de cada pinza de Heaney idealmente deberían tocar las superficies anterior y posterior de la vagina superior, lo que evita el deslizamiento y el sangrado del borde cortado de la mucosa vaginal (**fig. 20-13**). Se corta de forma directa sobre cada pinza con unas tijeras de Mayo para separar el cuello uterino y la vagina, y se mueve el espécimen fuera del campo quirúrgico. Es posible colocar una sutura en forma de 8 en este momento para unir la vagina en la línea media, o esta sutura se puede colocar después de suturar y atar los pedículos que contienen los

CUADRO 20-5 CONSEJOS ADICIONALES

Pedículos del ligamento cardinal

- Para cortar transversalmente los pedículos del ligamento cardinal sujetado, se debe dirigir el pedículo en forma de cuña desplazando la cuchilla medialmente desde la punta hasta el talón de la pinza a cada lado del ligamento. Con el esquema como guía, se alternan las incisiones desde las direcciones anterior y posterior hasta que el pedículo esté libre.

- A medida que los pedículos del ligamento cardinal se suturan con un punto de transfixión, el cirujano debe sujetar la sutura directamente a lo largo de la parte posterior de la pinza para que el nudo descanse sobre el tejido cortado sin incluir los pedículos laterales.

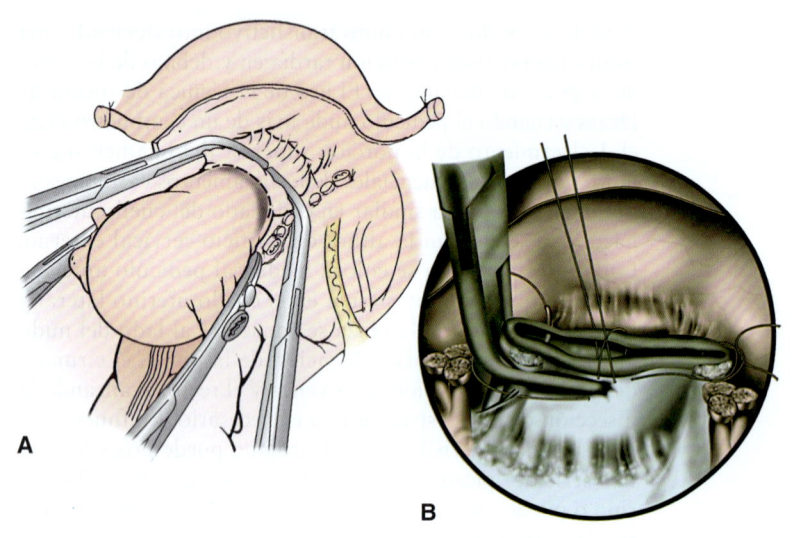

FIGURA 20-13 A. Después de verificar que la vejiga y el recto estén limpios, la vagina se sujeta con una abrazadera curva de Heaney o Zeppelin justo debajo del cuello uterino (*línea discontinua*). **B.** La vagina se divide justo encima de las pinzas con un cuchillo o unas tijeras en ángulo. Los pedículos laterales se cierran con sutura con técnica de Heaney, de manera que se incorpora el ligamento uterosacro en el cierre. La porción central del muñón se cierra con una o más suturas en forma de 8.

ligamentos uterosacro y cardinal. Esta sutura en forma de 8 debe incluir todo el espesor de la mucosa vaginal. La histerectomía se completa a medida que el cirujano asegura cada pedículo lateral con una sutura de absorción tardía calibre 0 con técnica de Heaney, asegurándose de tomar el ligamento uterosacro en el segundo pinzamiento.

Esta técnica de muñón cerrado no siempre es posible cuando el cuello uterino es ancho o bulboso. Además, las pinzas colocadas debajo de un cuello uterino en protrusión o un mioma prolapsado aumentan la posibilidad de acortar la vagina. En estas situaciones se prefiere una técnica abierta. La vagina anterior se sujeta con pinzas de Kocher o de Allis de 5-10 mm por debajo de la unión cervicovaginal. Usando estas pinzas para elevar la pared vaginal, el cirujano ingresa de manera cortante a la vagina (con bisturí) por encima del nivel de la pinza. Una esponja u otro instrumento romo introducido en el fondo de saco vaginal anterior puede ser una guía útil cuando la unión no es evidente. Una vez ingresado, el espesor completo del borde vaginal se debe sujetar con una pinza de Kocher. El cirujano puede extirpar el cuello uterino circunferencialmente con las tijeras de Jorgenson, con cuidado de permanecer por encima de los pedículos laterales. La cuchilla intravaginal de las tijeras de Jorgenson debe seguir el fondo de saco lo más cerca posible del cuello uterino para evitar el acortamiento vaginal. A medida que la vagina se separa del cuello uterino, se colocan pinzas de Kocher adicionales en todo el espesor de la mucosa vaginal media anterior, lateral y posterior. La inclusión del borde posterior del peritoneo en la pinza facilita la inclusión en el muñón durante el cierre. Los soportes vaginales laterales están contenidos en suturas de "ángulo" separadas. Si el cirujano asegura uno de los ángulos con una sutura larga, esta sutura puede usarse para cerrar el muñón hacia el lado opuesto (con una técnica continua anclada). Como alternativa, después de atar las suturas angulares, el muñón se puede cerrar con una serie de suturas en forma de 8.

Si se piensa hacer la histerectomía supracervical, es suficiente el corte transversal de los ligamentos cardinales a la mitad del cuello uterino. Luego se avanza la vejiga hasta 1 cm por debajo del nivel planificado del corte transversal cervical. Se coloca una pinza recta en la inserción de cada ligamento cardinal para la tracción. Usando electrobisturí o un bisturí de mango largo, se incide en cono invertido sobre el tejido cervical para que la punta del cono termine dentro del conducto cervical (fig. 20-14). Algunos cirujanos extirpan un segundo disco pequeño de endocérvix para biopsia por congelación y asegurar la resección endometrial completa. El cuello uterino anterior y posterior se vuelven a aproximar utilizando sutura de absorción tardía con puntos continuos o en forma de 8 (fig. 20-15). Se puede utilizar una sutura de absorción tardía de menor calibre para reperitonealizar el muñón con peritoneo anterior y posterior, pero no es indispensable (cuadro 20-6).

Después de cerrar el muñón cervical, se irriga abundantemente la pelvis y se examina la hemostasia de cada pedículo. El sangrado de los capilares o los vasos pequeños se puede controlar con electrocauterización o sutura de pequeño calibre. Una pinza de ángulo recto es particularmente útil para lograr la hemostasia en las superficies peritoneales (al crear

---

CUADRO 20-6 CONSEJOS ADICIONALES

Histerectomía supracervical

- Para la histerectomía supracervical o para amputar el fondo uterino, colocar un separador maleable en el fondo de saco a fin de proteger el colon sigmoides y retraer firmemente el fondo uterino hacia el techo.

- Amputación del cuello uterino: con el uso de cauterización, tijeras grandes o un cuchillo de mango largo, comenzar la incisión unos centímetros por encima de los pedículos vasculares uterinos o las pinzas restantes de Heaney. Cortar de forma recta a través del cuello uterino, con cuidado de no inclinar hacia abajo, hacia los pedículos vasculares.

pedículos a partir de bordes rectos). Se debe seguir el curso de los uréteres y evaluar la relación con las suturas. La evaluación de la permeabilidad ureteral es imprescindible si se sospecha dilatación uretral, torceduras o compresión. Una vez que se asegura la hemostasia, se cortan las suturas marcadas y se retiran el separador con autosujeción y los paquetes de laparotomía. El epiplón se extiende sobre el intestino hacia el fondo de saco y se cierra el abdomen.

SITUACIONES ESPECIALES

Histerectomía supracervical (parcial) frente a histerectomía completa (total)

Las tasas de histerectomía supracervical en los Estados Unidos aumentaron del 0.7% al 7.5% entre 1995 y 2004. En una revisión sistemática del 2012 no se encontró evidencia que vincule la retención cervical con mejorías en la función sexual, intestinal o vesical. En comparación con la histerectomía completa, la histerectomía supracervical se asoció con reducciones estadísticamente, pero no clínicamente, significativas en el tiempo quirúrgico (11 min) y la pérdida de sangre estimada (57 cc). La fiebre postoperatoria inmediata y la retención urinaria fueron menos frecuentes en las mujeres a quienes se realizó histerectomía supracervical. Sin embargo, el sangrado vaginal cíclico persistente es 16 veces más frecuente después de una histerectomía supracervical, en comparación con la total. Los argumentos históricos a favor de la histerectomía supracervical incluyeron una mejor función sexual, menos complicaciones postoperatorias y prevención teórica del prolapso de los órganos pélvicos, en comparación con la histerectomía completa. Sin embargo, la evidencia de los estudios aleatorizados no respalda estas afirmaciones. Los beneficios de la histerectomía supracervical parecen estar limitados al período intraoperatorio y postoperatorio inmediato. Es menos probable que se desarrolle una fístula urogenital después de la histerectomía supracervical, pero es poco frecuente (1/2 279 frente a 1/540). Después de la histerectomía supracervical, el 1-2% de las mujeres se someten a traquelectomía, frecuentemente por prolapso cervical.

Las mujeres que solicitan histerectomía supracervical deben comprender la necesidad de una detección continua del cáncer cervical y el impacto potencial del tejido endometrial persistente en la elección de un tratamiento hormonal. Un sangrado importante durante la histerectomía abdominal u otra necesidad clínica de histerectomía rápida, como la hemorragia obstétrica, son indicaciones para el abordaje supracervical. También puede considerarse la histerectomía supracervical si las adherencias pélvicas son tales que, en opinión de un cirujano experimentado, el riesgo de lesión de un órgano adyacente asociado con la histerectomía total supera los beneficios. La enfermedad premaligna o maligna de las vías reproductivas es una contraindicación para la histerectomía supracervical.

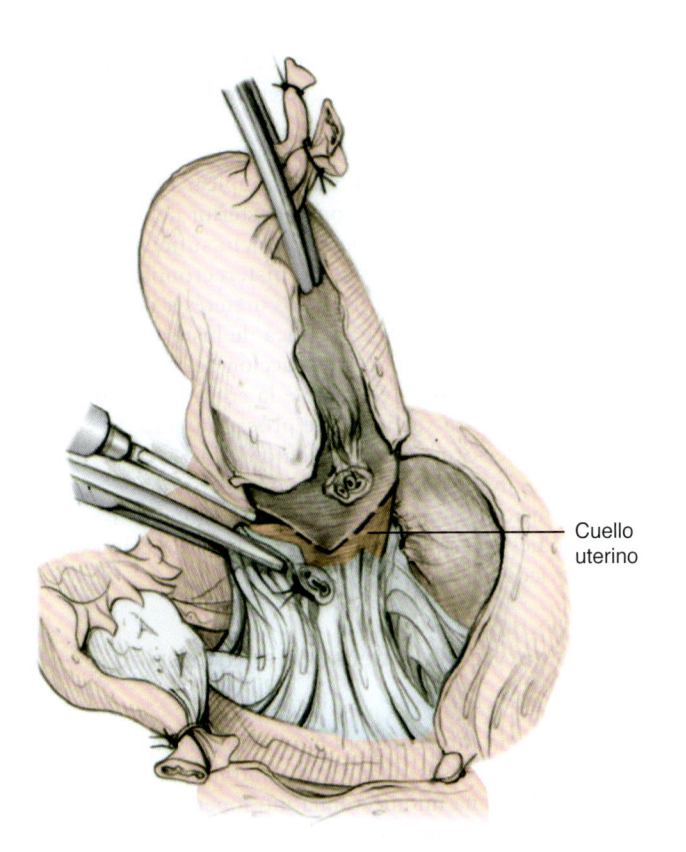

FIGURA 20-14 Histerectomía supracervical (o parcial). Una vez que se han ligado los vasos uterinos, se amputa el fondo uterino con electrobisturí mediante una técnica poco profunda en forma de cono. Como se muestra aquí, se pueden usar pinzas rectas en la inserción de cada ligamento cardinal para estabilizar el muñón cervical y para lograr la tracción.

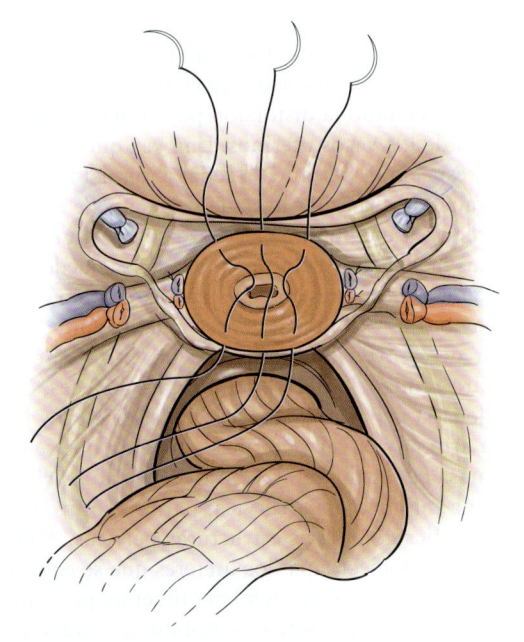

FIGURA 20-15 El muñón cervical se cierra con sutura de absorción tardía.

Apendicectomía

Los riesgos de la apendicectomía de rutina o coincidente son generalmente mayores que los beneficios. Por lo tanto, una apendicectomía al momento de una histerectomía abdominal debería reservarse solo para pacientes con indicaciones clínicas.

Culdoplastia

Los procedimientos de la bóveda vaginal al momento de una histerectomía se recomiendan cuando la paciente tiene prolapso sintomático concurrente. Sin embargo, las recomendaciones a favor y en contra de la culdoplastia profiláctica en el momento de la histerectomía abdominal son menos sencillas y se basan en gran medida en la opinión de expertos.

Abdominoplastia

Algunas pacientes solicitan procedimientos estéticos al momento de la cirugía ginecológica, aunque se desconoce la frecuencia exacta de abdominoplastia simultánea con histerectomía abdominal. La revisión de los datos del American College of Surgeons National Surgical Quality Improvement Program (NSQIP) sugiere que la incidencia de estos procedimientos concurrentes es de alrededor del 1% de las mujeres sometidas a histerectomía. Un episodio único de anestesia general y recuperación quirúrgica, así como la disminución del costo, son ventajas frecuentemente citadas para realizar estos procedimientos al mismo tiempo. Las mujeres que se sometieron a procedimientos abdominales ginecológicos mayores en conjunto con la abdominoplastia antes de la adopción universal de la profilaxis para tromboembolia venosa (TEV) experimentaron mayores tasas de transfusión de sangre y embolia pulmonar, en comparación con las mujeres que se sometieron a cualquiera de esos procedimientos por separado. Sin embargo, en un estudio retrospectivo más reciente las tasas de embolia pulmonar, infección de la herida quirúrgica y complicaciones postoperatorias mayores no se incrementaron después de la abdominoplastia combinada con la cirugía ginecológica. Tanto el tiempo total de la sala de operaciones como la duración de la hospitalización se reducen cuando estos procedimientos se completan durante el mismo episodio quirúrgico.

HISTERECTOMÍA COMPLICADA

Obliteración del fondo de saco

Las adherencias densas entre el peritoneo cervical posterior y la parte anterior del sigmoides o el recto borran el fondo de saco y distorsionan los puntos anatómicos de referencia normales. La cicatrización por endometriosis grave o infección pélvica previa puede dificultar el acceso al cuello uterino posterior y a los ligamentos uterosacros, como se requiere para una histerectomía completa. La endometriosis sobre los ligamentos uterosacros retrae los uréteres medialmente debido a que encoge los ligamentos y el peritoneo suprayacente.

En tales casos, para evitar las lesiones graves al recto y colon sigmoides, el cirujano debe emplear una disección cortante para separar el peritoneo posterior del cuello uterino y la vagina a fin de liberar espacio suficiente y proceder con la traquelectomía. La histerectomía se puede completar después de identificar los uréteres y desplazar el peritoneo cervicovaginal. La técnica de histerectomía "de abajo hacia arriba" facilita la extracción del cuello uterino y del cuerpo cuando no es posible la entrada al fondo de saco posterior. Para realizar este procedimiento, la vejiga se empuja anteriormente por debajo del nivel del orificio externo y se ingresa a la vagina con bisturí. Después, se avanza la histerectomía hacia atrás dividiendo los ligamentos cardinales a partir del ectocérvix en la dirección de la unión cervicouterina.

Miomas cervicales y del segmento uterino inferior

La miomectomía citorreductora proporciona espacio y exposición en algunos casos, cuando hay fibromas grandes, pero la necesidad de una miomectomía intraoperatoria depende de la ubicación del mioma (en lugar de su tamaño). Los miomas cervicales grandes tienden a desplazar a los uréteres lateralmente y hacia el fondo uterino. La distancia promedio entre el uréter y la parte lateral del cuello uterino es ligeramente mayor de 2 cm en las mujeres con anatomía normal, pero está dentro de los 5 mm en hasta el 10% de las mujeres con tumores cervicales. Si el tamaño y la ubicación de la masa lo permiten, la disección retroperitoneal y el desarrollo de los espacios pararrectal y paravesical facilitan la separación segura del recto, la vejiga y los uréteres adyacentes. En función del volumen y la extensión lateral de la masa, un abordaje retroperitoneal puede ser el mejor paso de inicio, especialmente cuando la distorsión por la masa impide una visión clara de los vasos uterinos. Una vez que se ha ingresado, si el espacio lo permite, la separación del tejido areolar relativamente avascular hacia la pelvis puede exponer la arteria uterina a medida que se cruza sobre el uréter. Este paso es más fácil laparoscópicamente, pues se puede avanzar detrás de grandes tumores con el laparoscopio. Sin embargo, cuando hay buena visibilidad, se pasa una ligadura de sutura alrededor de la arteria o se coloca un clip hemostático grande para reducir la perfusión uterina. A veces, cuando la masa llena la pelvis, es más fácil el aislamiento y la división de la arteria y la vena uterinas a medida que se estiran sobre la masa cervical lateral. Con frecuencia, los cirujanos realizan una miomectomía cervical para mejorar la visibilidad e identificación de las estructuras pélvicas. A medida que avanza la miomectomía, los uréteres que se encuentran en la superficie del mioma caen lateralmente, pero una vez que se extrae el mioma, los tejidos restantes, estirados y atenuados, no siempre se parecen a la anatomía normal. Como en todos los casos, deben sujetarse y seccionarse primero los vasos uterinos en el lado que sean más accesibles. Cuando es un fibroma intracavitario el que causa una dilatación cervical amplia, la entrada en la cavidad endometrial anterior puede permitir la extracción fúndica del mioma, lo que permite mejorar la visibilidad para completar la histerectomía.

Al estirar y tensar el peritoneo anterior, los fibromas del segmento uterino inferior y cervicales con frecuencia ofrecen un plano libre para la disección peritoneal y para el desplazamiento de la vejiga. Durante la miomectomía, después de la sección de los ligamentos uteroováricos o IP, la tracción anterolateral sobre el mioma con pinzas de campo puede proporcionar la exposición adecuada de los vasos y el uréter para colocar un clip hemostático y tener control temporal de la arteria uterina. Los miomas que distorsionan la anatomía lateral del cuello uterino o el útero inferior son un desafío para la colocación de pinzas, por lo que la miomectomía puede restablecer las relaciones anatómicas familiares. Una incisión en la parte más superior del mioma permite identificar su cápsula. La disección dentro de la cápsula para separar el fibroma reduce el riesgo de lesión de los uréteres y de los vasos uterinos. La identificación de la unión cervicovaginal en las mujeres con masas cervicales puede ser problemática. Encontrar el vértice de la vagina se facilita cuando un asistente introduce un dedo en el fórnix, con lo que el cirujano la puede palpar.

Los miomas o tumores que surgen en los ligamentos anchos y uterosacros también alteran el curso anatómico normal del uréter. Las grandes masas de ligamentos tienden a desplazar los uréteres medialmente, pero la ubicación anatómica de las masas pélvicas no predice completamente la posición ureteral. Por lo tanto, para reducir el riesgo de lesiones, los uréteres deben rastrearse a través de su curso pélvico antes de extirpar una masa cervical, del ligamento ancho o el uterosacro. Una vez identificado, aislar el uréter con un nudo vascular facilita la reevaluación continua de sus relaciones anatómicas con la afección pélvica.

CUIDADOS POSTOPERATORIOS

La evidencia actual ya no respalda la tradición de aplazar la ingesta después de una histerectomía, en el postoperatorio inmediato, independientemente de la vía. Las preocupaciones habituales acerca de la asociación de la alimentación temprana con vómitos, dehiscencia de la herida, íleo y obstrucción intestinal son infundadas. En comparación con la alimentación tardía, las pacientes que inician ingesta oral en las primeras 24 h después de una cirugía ginecológica mayor experimentan un retorno más rápido de la función intestinal normal, mayor satisfacción y menores tasas de infección de la herida quirúrgica.

En ausencia de lesión de las vías urinarias, debe suspenderse la sonda urinaria a más tardar a la mañana siguiente de la cirugía. No se requieren dispositivos de compresión neumática una vez que la paciente pueda deambular, por lo que solo se recomiendan en la tarde o la noche del día de la operación.

Las recomendaciones típicas para la reanudación de las actividades normales después de la histerectomía abdominal son variables y se basan, en gran medida, en las preocupaciones teóricas de la dehiscencia incisional. En ausencia de pautas con base científica, la mayoría de los profesionales en los Estados Unidos aconsejan a las pacientes que regresen al trabajo 6 semanas después de una histerectomía abdominal sin complicaciones. Las guías para el sitio de trabajo publicadas por asesores en discapacidad médica (http://www.mdguidelines.com/hysterectomy) apoyan las restricciones de posición estática prolongada y actividad física extenuante durante 6-12 semanas después de la histerectomía. Esta fue también la conclusión de un grupo de expertos ginecólogos, médicos generales y terapeutas ocupacionales holandeses que participaron en un estudio modificado de Delphi diseñado con el objeto determinar las pautas óptimas para la atención postoperatoria. Los participantes llegaron a un consenso y decidieron que levantar 5 kg y realizar 30 min de caminata sostenida son apropiados a las 2 semanas, mientras que levantar 10 kg y efectuar actividades como andar en bicicleta son apropiadas 3-4 semanas después de la histerectomía abdominal. Estos profesionales también acordaron que llevar 15 kg, caminar durante todo un día y trabajar durante 8 h al día es apropiado 6 semanas después de una histerectomía abdominal sin complicaciones. Sin embargo, estas opiniones expertas pueden no ser generalizables a todas las pacientes y considerar la retroalimentación de las propias pacientes podría optimizar estas medidas. Se proporcionaron recomendaciones de convalecencia (generadas por expertos) a 337 mujeres holandesas sanas después de la histerectomía abdominal, quienes también crearon y registraron su propio plan de recuperación. Las pacientes informaron el tiempo hasta la reanudación de 10 actividades y los investigadores consideraron correctas las recomendaciones de los expertos cuando el 25% de la cohorte reanudó la actividad dentro del tiempo sugerido. Para la histerectomía abdominal, las recomendaciones de los expertos fueron correctas para todas las actividades, con excepción de conducir y regresar al trabajo (68 días), que excedieron el lapso de las recomendaciones. Las pacientes pueden reanudar la actividad sexual una vez que el muñón haya cicatrizado y no sea sensible a la palpación. La mayoría de los cirujanos sugieren esperar 6 semanas antes de reanudar la actividad sexual. La atención postoperatoria se revisa con detalle en el capítulo 11.

El seguimiento tradicional de la paciente ocurre 6 semanas después de la histerectomía. Los factores clínicos y sociales individuales de la paciente deben determinar el momento óptimo para la evaluación postoperatoria.

REDUCCIÓN DEL RIESGO PERIOPERATORIO

Se han mejorado varios procedimientos e intervenciones para reducir el riesgo perioperatorio asociado con la histerectomía. Los riesgos graves en la histerectomía son poco frecuentes, lo que ha conducido a algunos investigadores a considerar como seguros algunos resultados que podrían o no estar relacionados con verdaderas mejorías. En relación con la histerectomía abdominal, algunas prácticas se han sometido a un escrutinio científico razonable, algunas se extrapolan a partir de estudios de procedimientos similares y otras se pasan de generación en generación, según la comodidad y la experiencia del cirujano. Cuando falten estudios rigurosos, el clínico deberá sopesar los beneficios, riesgos y costos de estas prácticas en el contexto de cada paciente.

Endoprótesis ureterales

La evidencia no respalda el empleo rutinario de endoprótesis ureterales profilácticas antes de la histerectomía abdominal en caso de enfermedad benigna. En un estudio controlado y aleatorizado de más de 3 000 mujeres que fueron sometidas a cirugía ginecológica mayor, no hubo diferencias significativas en la tasa de lesión ureteral entre los grupos cateterizados y no cateterizados. Sin embargo, según las circunstancias individuales, los cirujanos pueden optar por colocar endoprótesis en pacientes seleccionadas para facilitar la palpación ureteral.

Cistoscopia universal

El reconocimiento oportuno y la reparación de la lesión urogenital disminuye el riesgo de morbilidad y de nueva intervención. La distensión de la vejiga por flujo retrógrado puede ser útil en la evaluación de la sospecha de lesión de la vejiga; sin embargo, este abordaje no es adecuado para evaluar las vías urinarias superiores. La cistoscopia en el momento de la histerectomía proporciona información sobre la integridad de la vejiga y sobre la permeabilidad ureteral.

Un estudio prospectivo observacional sobre la cistoscopia universal después de la histerectomía en un entorno universitario mostró una mejor detección (de 25% a 97%) y menos diagnóstico tardío de lesión urogenital. Un estudio retrospectivo comparó las tasas de detección intraoperatoria de lesión urológica en pacientes antes y después de la institución de los protocolos de cistoscopia universal. Un incremento en el uso de la cistoscopia intraoperatoria del 36% al 86% se asoció con una reducción significativa en el diagnóstico tardío (0.7%, IC 95%: 0.3-1.2% en comparación con 0.1%, IC 95%: 0.0-0.3%). Del mismo modo, en una revisión sistemática de 79 estudios de cistoscopia y ginecología benigna, la tasa de detección de lesiones ureterales y vesicales fue notablemente mayor entre las pacientes tratadas con cistoscopia universal (95% para ambos), en comparación con el uso selectivo (18% de uréter, 70% de vejiga).

La American Association of Gynecologic Laparoscopists ha emitido protocolos para la cistoscopia universal después de la histerectomía laparoscópica; sin embargo, no se han publicado recomendaciones para la cistoscopia con histerectomía abdominal. No hay duda de que la detección oportuna de la lesión de las vías urinarias reduce la morbilidad, pero el verdadero impacto clínico y económico de la cistoscopia universal después de la histerectomía abdominal no está claro. Los cirujanos deben estar abiertos a la cistoscopia u otras evaluaciones de la vejiga y los uréteres si existe la posibilidad de una lesión en las vías urinarias.

El flujo de salida ureteral puede ser evidente cuando el uréter está parcialmente ligado o doblado, o en casos de corte transversal incompleto. Por lo tanto, el pielograma o urograma intravenoso intraoperatorio mejora la detección de la estenosis ureteral y de defectos pequeños, y debe considerarse si existe una alta sospecha de lesión ureteral. Los hallazgos favorables de la cistoscopia intraoperatoria no deben impedir la consideración de la lesión de las vías urinarias en pacientes con íleo postoperatorio, distensión abdominal, fiebre, dolor persistente o hematuria.

Técnicas para reducir la pérdida de sangre

Para lograr la hemostasia durante la histerectomía abdominal, es importante realizar la técnica quirúrgica de forma adecuada y meticulosa. Sin embargo, los miomas cervicales, el útero agrandado y la obesidad pueden aumentar el riesgo de sangrado excesivo durante esa intervención. En un estudio controlado y aleatorizado con 51 participantes, la inyección de vasopresina (1 cm medial a las arterias uterinas) se asoció con una reducción del 40% en la pérdida de sangre; sin embargo, las concentraciones de hemoglobina postoperatoria y las tasas de transfusión no difirieron de las de los controles no tratados con tamaños similares de útero.

Los dispositivos de coagulación de tejido o sellado de vasos son opciones adicionales para la hemostasia; no obstante, pocos estudios han evaluado el uso de estos instrumentos durante la histerectomía abdominal para una enfermedad benigna. En un grupo de mujeres con útero de tamaño mayor al equivalente a las 14 semanas de gestación, con el uso aleatorizado de LigaSure® en el sellado de vasos, se observó una reducción en el tiempo quirúrgico, pero no en la duración de la estancia o en las puntuaciones de dolor postoperatorio. En un estudio aparte, también aleatorizado, las mujeres asignadas al sellado de vasos con los dispositivos LigaSure® informaron puntuaciones de dolor significativamente más bajas el día de la cirugía y una reanudación más rápida de las actividades diarias normales después de la histerectomía abdominal, en comparación con las mujeres asignadas a pinzamiento y sutura tradicionales. Un metaanálisis en red que comparó estrategias hemostáticas identificó a LigaSure® como la opción hemostática más eficaz durante la histerectomía abdominal para indicaciones benignas, obstétricas y oncológicas sobre el misoprostol, la pituitrina (vasopresina y oxitocina bovina) y el ácido tranexámico. El uso de la electrocirugía y otras fuentes de energía se revisa en el capítulo 6. El control quirúrgico de la hemorragia se revisa a detalle en el capítulo 8.

Prevención de adherencias

La inflamación causada por la manipulación excesiva del tejido, la desecación, la hemostasia deficiente y la isquemia son posibles antecedentes de las adherencias peritoneales. El desarrollo de adherencias postoperatorias es multifactorial, ya que una técnica quirúrgica meticulosa no evita su aparición en todos los casos. El cierre peritoneal no disminuye el desarrollo de adherencias. Una revisión Cochrane encontró evidencia insuficiente para apoyar o refutar el uso de fármacos de prevención de adherencias durante la cirugía ginecológica para los siguientes criterios de valoración: dolor, calidad de vida, adherencias en una segunda cirugía y embarazo futuro.

RIESGOS ASOCIADOS CON LA HISTERECTOMÍA ABDOMINAL

Los riesgos asociados con la histerectomía abdominal se resumen en la tabla 20-1. Como se señaló, la transfusión de sangre y la infección de la herida quirúrgica son situaciones relevantes. Los datos de observación de estudios a gran escala en poblaciones escandinavas y europeas señalan una incidencia de complicaciones quirúrgicas mayores, excluyendo la infección de la herida quirúrgica, del 3.5-7.2%. Según los datos del National Surgical Quality Improvement Program (NSQIP), de 2008 a 2012 la incidencia de todas las complicaciones dentro de los 30 días posteriores a la histerectomía abdominal por enfermedad benigna en los Estados Unidos fue del 7.9%. La calculadora NSQIP del American College of Surgeons (ACS) (disponible en línea en https://riskcalculator.facs.org/RiskCalculator/) estima la probabilidad de complicaciones postoperatorias por procedimiento según las características individuales de la paciente (cap. 2). Esta herramienta fácil de usar genera rápidamente una comparación gráfica de los riesgos de la paciente y de la población para una variedad de complicaciones relacionadas con la histerectomía abdominal.

TABLA 20-1
Complicaciones de la histerectomía abdominal

COMPLICACIONES	INCIDENCIA (%)
Transfusión sanguínea	4-6
Lesión intestinal	0.1-1
Lesión del aparato urinario	
Ureteral	0.3-1.7
Vesical	1-2.3
Fístula urogenital	0.1-0.2
Infección de vías urinarias	2-2.4
Septicemia	0.08
Infección superficial de la herida quirúrgica	2.5-7
Celulitis del muñón	2
Tromboembolia venosa	0.56
Dehiscencia del muñón	0.4
Neuropatía	< 2
Prolapso de órganos pélvicos	3-5
Muerte	0.04-0.17

Transfusión

En un análisis retrospectivo de los datos del NSQIP de 2008-2012, la tasa de transfusión sanguínea fue del 5.7% en 12 284 mujeres durante la histerectomía abdominal. La tasa promedio de transfusión asociada con histerectomía abdominal entre los estudios incluidos en una revisión sistemática varió del 4 al 6%.

Infección postoperatoria

La verdadera incidencia de infección de la herida quirúrgica después de la histerectomía abdominal no está clara debido a las diferentes metodologías de estudio y definiciones aplicadas. Los datos de grandes estudios prospectivos y revisiones sistemáticas colocan el riesgo para todas las categorías de infección de la herida quirúrgica en 2.5-7% después de la histerectomía. La celulitis del muñón complica a cerca del 2% de los casos, independientemente de la vía de la histerectomía. Junto con el tiempo quirúrgico prolongado, la vía abdominal es un factor de riesgo constante para el desarrollo de infección en la herida quirúrgica del espacio incisional profundo después de una histerectomía.

En los Estados Unidos, una mayor consciencia del problema, la aplicación de preparados preventivos de infección de la herida quirúrgica, las medidas de seguridad y las listas de verificación han contribuido a una reducción aparente en las tasas de infección de la herida quirúrgica. Dado que el tiempo quirúrgico es un factor de riesgo constante, las pacientes con cirugía pélvica previa, mioma cervical grande u otras alteraciones que pueden aumentar la duración de la cirugía pueden ser informadas de que tienen mayor riesgo individual de infección de la herida quirúrgica que aquellas sin estos antecedentes.

Dehiscencia del muñón

La dehiscencia del muñón vaginal es poco frecuente después de la histerectomía abdominal, en comparación con la histerectomía laparoscópica; ocurre en menos del 0.4% de las pacientes. Los supuestos factores de riesgo incluyen infección y traumatismo durante el período postoperatorio. Las relaciones sexuales son un antecedente habitual de la dehiscencia del muñón.

Lesión de las vías urinarias

La proximidad del útero y de sus aditamentos al uréter vesical y al recto aumenta la posibilidad de lesiones. El riesgo general de daño a las vías urinarias durante todos los tipos de histerectomía es del 2.1-4.8%. La vía abdominal se asocia con un menor riesgo de lesión urinaria en comparación con la histerectomía laparoscópica (OR 2.41, IC 95%: 1.24-4.82). La tasa de lesiones urinarias es similar para las histerectomías abdominales y vaginales. Los datos de estudios observacionales a gran escala indican que la lesión de la vejiga es más probable que la ureteral en el momento de una histerectomía. Por ejemplo, de más de 5 000 participantes en el estudio prospectivo FINHYST (de complicaciones de histerectomías), el traumatismo vesical ocurrió en el 1% y el ureteral en el 0.3%. De manera similar, en un estudio prospectivo de cistoscopia universal después de la histerectomía, la incidencia de lesiones vesicales y ureterales fue del 2.3% y 1.7%, respectivamente, en 529 mujeres después de la histerectomía abdominal. Tanto la cesárea previa (OR 4.01, IC 95%: 2.06-7.83) como el peso uterino de más de 5 000 g aumentan las probabilidades de lesión vesical (OR 2.88, IC 95%: 1.05-7.90). La mayoría de los traumatismos de la vejiga implican a la cúpula de la vejiga y el 80% de las lesiones ureterales ocurren lateralmente al cuello uterino, cerca de la arteria uterina.

Con datos del English National Health Service de 2000 a 2008, Hilton y cols. encontraron que 1 de cada 540 mujeres desarrolló fístula urogenital en el primer año después de la histerectomía abdominal por indicaciones benignas. No hubo diferencias significativas en la tasa de formación de fístulas entre las mujeres con un diagnóstico preoperatorio de endometriosis, fibromas, sangrado uterino anómalo o prolapso. En este análisis, la edad mayor de 50 años se asoció con una reducción del 40% en la tasa de diagnóstico de fístulas.

Lesión gastrointestinal

La lesión gastrointestinal complica el 0.1-1% de las histerectomías, independientemente de la vía. Las adherencias por procedimientos quirúrgicos previos, la endometriosis y la infección aumentan el riesgo de lesión intestinal. La lesión intestinal se asoció significativamente con la adherenciólisis en el estudio prospectivo FINHYST (OR 29.07, IC 95%: 7.17-117.88).

Complicaciones relacionadas con adherencias

Las pacientes programadas para histerectomía abdominal tienen mayor riesgo de desarrollar adherencias en comparación con las sometidas a histerectomía laparoscópica, quizá relacionado con el entorno laparoscópico húmedo, la manipulación reducida de los tejidos y la cantidad de pérdida de sangre. Las adherencias adquiridas pueden causar dolor a futuro y afectar negativamente la calidad de vida; sin embargo, la consecuencia más grave de estas es la obstrucción intestinal. Algunos investigadores evaluaron retrospectivamente la influencia de la cirugía ginecológica en el desarrollo de la obstrucción intestinal en tres hospitales en Montreal durante un período de 7 años. En las pacientes sin cáncer, la cirugía ginecológica precedió a la mitad de 135 casos de obstrucción intestinal y la histerectomía abdominal fue el antecedente quirúrgico más frecuente. A partir de este estudio, los autores determinaron que la obstrucción intestinal ocurre en 13.4 de cada 1000 mujeres sometidas a histerectomía abdominal.

Neuropatía postoperatoria

La neuropatía postoperatoria afecta a menos del 2% de las mujeres después de una cirugía ginecológica. La compresión, el estiramiento, la sutura, los clips quirúrgicos, las pinzas y los dispositivos de energía quirúrgica pueden causar isquemia nerviosa, angulación, compresión, traumatismo y corte. La neuropatía femoral es la neuropatía más frecuente, relacionada con la compresión asociada con la histerectomía abdominal benigna, con una incidencia del 0.8-11%. El uso de separadores con autosujeción y cuchillas laterales profundas aumenta el riesgo de isquemia al comprimir los vasos de los nervios femorales. El corte transversal, la angulación y el estiramiento durante el cierre de la fascia en las incisiones de Pfannenstiel pueden ser causa de las neuropatías ilioinguinal e iliohipogástrica que se han observado en hasta el 4% de las mujeres después de una histerectomía abdominal.

Arrepentimiento y opciones de reproducción

Más del 10% de las mujeres en la premenopausia a quienes se realizó histerectomía por enfermedad benigna desean otro embarazo. La evidencia indica que estas mujeres experimentan mayor ansiedad, depresión, arrepentimiento y confusión durante los primeros 2 años después de la cirugía, en comparación con las mujeres que finalizaron voluntariamente su fertilidad.

Función sexual

En el estudio *Maryland Women's Health* en más de 1 100 mujeres sexualmente activas, todos los parámetros de la función sexual mejoraron después de la histerectomía, incluida la frecuencia de las relaciones sexuales, la libido y el orgasmo. La dispareunia se redujo después de la cirugía. Las mujeres en la premenopausia que completaron prospectivamente el *Female Sexual Function Index* tuvieron puntuaciones significativamente mejores 6 meses después de la histerectomía, independientemente de la vía. El alivio del dolor y de los síntomas de sangrado puede explicar la mejoría en la función sexual identificada en este y otros estudios prospectivos. La satisfacción sexual antes de la histerectomía parece ser el factor predisponente más confiable de la función sexual postoperatoria. Sin embargo, predecir la salud sexual en las mujeres después de la histerectomía abdominal es difícil debido a la variabilidad metodológica entre los estudios y la complejidad de la disfunción sexual.

Incontinencia

Los efectos de la vía de histerectomía en los síntomas de incontinencia son difíciles de discernir. En el estudio *Maryland Women's Health*, el 89.5% de 1299 participantes completaron una escala de síntomas urinarios antes de la cirugía y a intervalos de 6 meses durante 2 años. Los síntomas de incontinencia disminuyeron en la mayoría de las mujeres 2 años después de la histerectomía; esta reducción fue más notoria en aquellas con síntomas moderados o graves antes de la cirugía, con una reducción en los síntomas del 61.2% y 86.5%, respectivamente. La gravedad de los síntomas empeoró en solo el 16.7% de las mujeres que informaron síntomas leves o ninguno, 9.6% moderados y 3.2% graves antes de la histerectomía. En una revisión sistemática de 2 000 estudios que evaluaron el efecto de la histerectomía en la incontinencia, las mujeres mayores de 60 años de edad con antecedente de histerectomía presentaron más incontinencia en comparación con las mujeres con útero (OR 1.6, IC 95%: 1.4-1.8).

Prolapso

Blandon y cols. analizaron la incidencia de la cirugía reconstructiva del piso pélvico en más de 8 000 mujeres con histerectomía realizada entre 1965 y 2002. Estos autores informaron una incidencia acumulada de menos del 5% de cirugía reconstructiva del piso pélvico durante 30 años después de una histerectomía abdominal. El antecedente de reparación de prolapso de órganos pélvicos en el momento de la histerectomía fue el factor predisponente más sólido de una futura cirugía reconstructiva adicional del piso pélvico.

Menopausia

Un estudio de cohorte de 2005, en 257 mujeres y 259 controles, encontró que la latencia promedio a la menopausia después de la histerectomía fue 3.7 años más corta entre las mujeres intervenidas en comparación con los controles.

Efecto sobre los trastornos metabólicos y sobre las enfermedades cardiovasculares

Las mujeres seguidas durante más de 21 años después de la histerectomía tuvieron probabilidades significativamente más altas de desarrollar hiperlipidemia, hipertensión, obesidad, arritmia cardíaca y enfermedad coronaria que los controles de la misma edad. Estos riesgos persistieron incluso en mujeres con conservación ovárica.

Mortalidad

La muerte después de la histerectomía por enfermedad benigna es extremadamente rara. Entre 2008 y 2012, la tasa de mortalidad por todas las causas registradas fue del 0.04% después de una histerectomía abdominal realizada por alteraciones benignas. En un análisis con base en la población, según los datos de la *Nationwide Inpatient Sample*, de todas las mujeres que se sometieron a una histerectomía abdominal en 741 hospitales de los Estados Unidos entre 1998 y 2010, Wright y cols. encontraron una tasa de mortalidad general del 0.17%.

Reingresos

Penn y cols. revisaron los datos de reingreso a 30 días del NSQIP entre 9 869 mujeres después de una histerectomía abdominal. Entre 2012 y 2013, la tasa de reingresos hospitalarios a 30 días después de una histerectomía abdominal fue del 3.7%. El 82% de esos reingresos ocurrieron dentro de las 2 semanas posteriores al procedimiento. La infección de la herida quirúrgica fue el diagnóstico más frecuente: constituía el 37% de los casos. La histerectomía abdominal se asoció con menos segundos ingresos por complicaciones médicas, incluida la trombosis venosa profunda, en comparación con la histerectomía laparoscópica y la histerectomía vaginal. La lesión quirúrgica como causa de reingreso es mucho menos frecuente después de la histerectomía abdominal comparada con la histerectomía laparoscópica (OR 2.3, IC 95%: 1.48-3.65) o la histerectomía vaginal (OR 2.3, IC 95%: 1.29-3.97).

Formación médica e histerectomía

El adiestramiento y la enseñanza de los nuevos cirujanos se considera importante para los resultados quirúrgicos. Pocos estudios han evaluado la influencia de los residentes y becarios (*fellows*) en el resultado quirúrgico después de la histerectomía. Un análisis de cohorte retrospectivo demostró un aumento en el tiempo total en la sala de operaciones de 12.6 min (± 4.6) durante los casos de histerectomía con participación de estudiantes ($p = 0.005$). El nivel de entrenamiento de los residentes no se correlacionó con la pérdida de sangre estimada, con el tiempo en la sala de operaciones o con el hematócrito postoperatorio. De 159 casos no docentes y 265 casos docentes revisados en el análisis, aproximadamente dos tercios de las histerectomías fueron abdominales. El peso uterino medio y el IMC de la paciente no difirieron entre los grupos; sin embargo, no se informaron antecedentes de procedimientos quirúrgicos previos.

Al analizar los datos de los resultados quirúrgicos en el NSQIP, de más de 22 000 pacientes con histerectomía benigna (3 765 pacientes con cirugía abdominal sin participación de residentes y 3 038 pacientes con cirugía abdominal con participación de residentes) entre 2010 y 2012, Barber y cols. no encontraron ningún efecto de la participación de los residentes durante la histerectomía abdominal en complicaciones mayores, incluyendo TEV, infección de la herida quirúrgica del espacio profundo u orgánico, dehiscencias, regreso al quirófano y muerte. Sin embargo, se produjo un aumento estadístico en las complicaciones menores (infección de vías urinarias [IVU], transfusión de sangre e infección superficial de la herida) cuando los residentes estuvieron involucrados como cirujanos durante la histerectomía abdominal (OR 1.61, IC 95%: 1.38, 1.87), que persistió después de ajustar por IMC, comorbilidad médica y complejidad quirúrgica (OR 1.56, IC 95%: 1.33, 1.82). El tiempo de operación aumentó en todas las vías de histerectomía cuando participaron los residentes, y la asociación entre los alumnos y las complicaciones menores durante la histerectomía abdominal persistió después de ajustar el tiempo operatorio (OR 1.34, IC 95%: 1.13-1.57).

Estudios como estos proporcionan información interesante sobre los efectos de la participación del alumno en los resultados quirúrgicos, aunque el diseño retrospectivo impide determinar la verdadera proporción de la participación de los residentes. Además, los hallazgos de estos estudios, con solo 10 años de antigüedad, pueden no ser aplicables hoy en día. Como los residentes y los cirujanos asistentes se han vuelto más expertos en la histerectomía laparoscópica, en el contexto de un llamado nacional a aumentar la

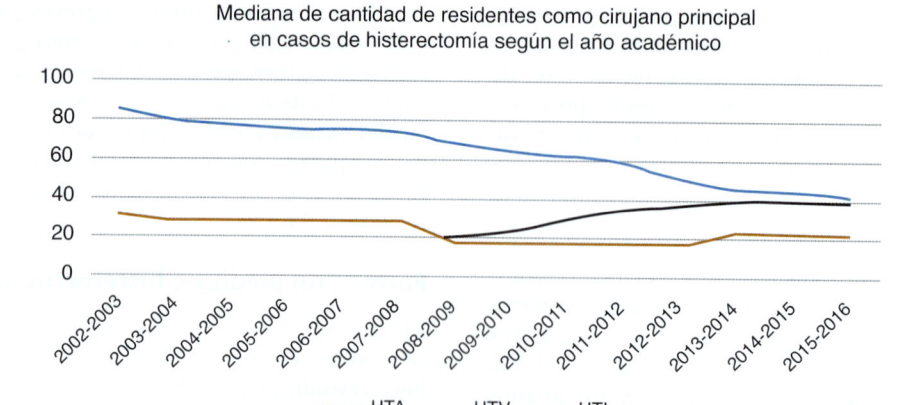

FIGURA 20-16 Datos de la ACGME: media de residentes como cirujano principal en histerectomía, según el tipo de intervención y el año académico. HTA, histerectomía total abdominal; HTL, histerectomía total laparoscópica; HTV, histerectomía total vaginal (datos del sitio web del Accreditation Council for Graduate Medical Education (ACGME). www.acgme.org. Consultado el 22 de mayo del 2017).

histerectomía vaginal, solo los casos técnicamente más difíciles requieren un abordaje abdominal abierto. En gran parte debido a estas tendencias, los residentes actuales en entrenamiento realizan aproximadamente la mitad del número de histerectomías abdominales que sus homólogos de hace una década. La media del número de histerectomías abdominales por residentes graduados que se desempeñan como cirujanos primarios (que realizan >50% del procedimiento) ha disminuido sustancialmente de 85 en el año académico 2002-2003 a 42 en el año académico 2015-2016, es decir, una disminución del 49%. Los informes del Accreditation Council of Graduate Medical Education sobre la experiencia en histerectomía laparoscópica de 2008-2009 muestran una duplicación de 20 casos por residente graduado a 40 en 2015-2016, un aumento del 50% (fig. 20-16). Los principios de una buena técnica quirúrgica se aplican independientemente de la vía de la histerectomía; los pasos básicos del procedimiento de la histerectomía abdominal y de la histerectomía laparoscópica son similares. Por esta razón, se puede concluir que los estudiantes que completan múltiples histerectomías laparoscópicas pueden adaptarse a los procedimientos abiertos. Sin embargo, en 2015 el 60% de los directores de becas informaron que solo el 46% de los becarios de primer año eran capaces de realizar de manera independiente una histerectomía abdominal. La habilidad en la histerectomía laparoscópica fue del 18% entre los becarios de endocrinología reproductiva e infertilidad, pero no se informó acerca de los becarios de otras subespecialidades. Estos resultados parecen sorprendentes, ya que el número medio de histerectomías realizadas por residentes graduados se mantuvo estable entre 2008 y 2013, y solo ha disminuido en ocho procedimientos al año desde 2002 (*véase* fig. 20-16). La experiencia diluida con cada vía de histerectomía puede explicar la falta observada de habilidades, o cada abordaje específico para la histerectomía puede requerir un conjunto de habilidades diferente. El entrenamiento de simulación y el uso de imágenes mentales preoperatorias mejoran la confianza quirúrgica; no obstante, no se ha demostrado una relación entre el entrenamiento de simulación para la histerectomía abdominal y los resultados de las pacientes. En décadas pasadas, la histerectomía abdominal era un procedimiento central para los residentes de posgrado de ginecología de segundo o tercer año; sin embargo, la combinación de la disminución de la experiencia y la complejidad quirúrgica de las pacientes sometidas a histerectomía abdominal puede requerir un cambio de esta tendencia durante los últimos años de entrenamiento.

PUNTOS CLAVE

- En comparación con la histerectomía vaginal y laparoscópica, la histerectomía abdominal se asocia con una estancia hospitalaria más prolongada y un mayor riesgo de infección de la herida quirúrgica. Por lo tanto, la vía abdominal debe reservarse para situaciones en las que el cirujano ginecológico experimentado considera que el abordaje abdominal es la opción más segura. Los casos incluyen enfermedad o adherencias uterinas o anexiales que crean una distorsión anatómica sustancial y cuando la fragmentación del tejido está contraindicada.
- La histerectomía parcial (supracervical) no está asociada con una mejor función sexual, vesical o intestinal, en comparación con la histerectomía total (completa).
- Antes de la histerectomía abdominal, el pretratamiento médico de la anemia asociada con miomatosis (con depósito de acetato de leuprolida) se relaciona con una mejor concentración de hemoglobina preoperatoria y una reducción de la pérdida de sangre intraoperatoria y de transfusiones.
- Para la histerectomía abdominal, la paciente puede colocarse en decúbito supino o en litotomía baja. Si el cirujano principal es diestro, debe pararse a la izquierda de la paciente.
- Se recomienda una disección cortante para apartar la vejiga del cuello uterino y de la vagina proximal.
- Después de que los pedículos vasculares uterinos se sujetan y aseguran, es posible la amputación segura

del fondo uterino. En la histerectomía total, cuando el fondo uterino es grande y obstruye la visibilidad del campo quirúrgico, se pueden agregar pasos intermedios que mejoren la visibilidad. En estos casos se puede extraer por separado el cuello uterino.
- Después de la extracción del cuello uterino, el cierre del muñón vaginal debe incluir el espesor completo de la mucosa vaginal para prevenir el sangrado, el hematoma del muñón y la granulación vaginal.
- La histerectomía en el contexto de tumores cervicales o de ligamentos anchos, como los leiomiomas, puede ser particularmente complicada. En estos casos, se requiere disección retroperitoneal con ampliación de los espacios pararrectal y paravesical. Los uréteres deben rastrearse a través de su curso pélvico antes de extirpar una masa de ligamento cervical o ancho.
- La infección de la herida quirúrgica sigue siendo la indicación más frecuente para el reingreso después de una histerectomía abdominal.
- El aparato urinario es el sitio más frecuente de lesión, entre los órganos adyacentes, durante la histerectomía abdominal. La lesión de la vejiga ocurre con mayor frecuencia que la ureteral y se presenta más en la cúpula de la vejiga. La lesión ureteral sucede con mayor frecuencia lateral a los vasos uterinos.

BIBLIOGRAFÍA

AAGL Advancing Minimally Invasive Gynecology Worldwide. AAGL position statement: route of hysterectomy to treat benign uterine disease. *J Minim Invasive Gynecol* 2011;18(1):1-3.

Akingba DH, et al. Outcomes of hysterectomies performed by supervised residents vs those performed by attendings alone. *Am J Obstet Gynecol* 2008;199(6):673.e1-673.e6.

Al-Sunaidi M, Tulandi T. Adhesion-related bowel obstruction after hysterectomy for benign conditions. *Obstet Gynecol* 2006;108(5):1162-1166.

Andersen LL, Alling Moller LM, Gimbel HM. Objective comparison of subtotal vs. total abdominal hysterectomy regarding pelvic organ prolapse and urinary incontinence: a randomized controlled trial with 14-year follow-up. *Eur J Obstet Gynecol Reprod Biol* 2015;193:40-45.

Andersen LL, et al. Five-year follow up of a randomised controlled trial comparing subtotal with total abdominal hysterectomy. *BJOG* 2015;122(6):851-857.

Aydin C, et al. Efficacy of electrosurgical bipolar vessel sealing for abdominal hysterectomy with uterine myomas more than 14 weeks in size: a randomized controlled trial. *Gynecol Obstet Invest* 2012;73(4):326-329.

Barber EL, Harris B, Gehrig PA. Trainee participation and perioperative complications in benign hysterectomy: the effect of route of surgery. *Am J Obstet Gynecol* 2016;215(2):215.e1-215.e7.

Benassi L, et al. Abdominal or vaginal hysterectomy for enlarged uteri: a randomized clinical trial. *Am J Obstet Gynecol* 2002;187(6):1561-1565.

Blandon RE, et al. Incidence of pelvic floor repair after hysterectomy: a population-based cohort study. *Am J Obstet Gynecol* 2007;197(6):664.e1-664.e7.

Bland-Sutton J. *Essays on the position of abdominal hysterectomy in London*, 1st ed. London: Adlard and Son IMPR, 1909:90.

Bouwsma EVA, et al. Using patient data to optimize an expert-based guideline on convalescence recommendations after gynecological surgery: a prospective cohort study. *BMC Surg* 2017;17(1):129.

Brown JS, et al. Hysterectomy and urinary incontinence: a systematic review. *Lancet* 2000;356(9229):535-539.

Brummer TH, et al. FINHYST, a prospective study of 5279 hysterectomies: complications and their risk factors. *Hum Reprod* 2011;26(7):1741-1751.

Chi AM, et al. Universal cystoscopy after benign hysterectomy: examining the effects of an institutional policy. *Obstet Gynecol* 2016;127(2):369-375.

Chou MT, Wang CJ, Lien RC. Prophylactic ureteral catheterization in gynecologic surgery: a 12-year randomized trial in a community hospital. *Int Urogynecol J Pelvic Floor Dysfunct* 2009;20(6):689-693.

Farquhar CM, et al. The association of hysterectomy and menopause: a prospective cohort study. *BJOG* 2005;112(7):956-962.

Gemer O, et al. A radiological study on the anatomical proximity of the ureters and the cervix. *Int Urogynecol J Pelvic Floor Dysfunct* 2007;18(9):991-995.

Guntupalli SR, et al. Preparedness of obstetrics and gynecology residents for fellowship training. *Obstet Gynecol* 2015;126(3):559-568.

Guo T, et al. A network meta-analysis of updated haemostatic strategies for hysterectomy. *Int J Surg* 2016;35:187-195.

Hilton P, Cromwell DA. The risk of vesicovaginal and urethrovaginal fistula after hysterectomy performed in the English National Health Service—a retrospective cohort study examining patterns of care between 2000 and 2008. *BJOG* 2012;119(12):1447-1454.

Hindocha A, et al. Adhesion prevention agents for gynaecological surgery: an overview of Cochrane reviews. *Cochrane Database Syst Rev* 2015;(1):CD011254.

Hur HC, et al. Incidence and patient characteristics of vaginal cuff dehiscence after different modes of hysterectomies. *J Minim Invasive Gynecol* 2007;14(3):311-317.

Ibeanu OA, et al. Urinary tract injury during hysterectomy based on universal cystoscopy. *Obstet Gynecol* 2009;113(1):6-10.

Jacoby VL, et al. Racial and ethnic disparities in benign gynecologic conditions and associated surgeries. *Am J Obstet Gynecol* 2010;202(6):514-521.

Kjerulff KH, et al. Urinary incontinence and hysterectomy in a large prospective cohort study in American women. *J Urol* 2002;167(5):2088-2092.

Lakeman M, et al. Electrosurgical bipolar vessel sealing versus conventional clamping and suturing for total abdominal hysterectomy: a randomized trial. *J Minim Invasive Gynecol* 2008;15(5):547-553.

Laughlin-Tommaso SK, et al. Cardiovascular and metabolic morbidity after hysterectomy with ovarian conservation: a cohort study. *Menopause* 2018;25:483–492.

Leppert PC, Legro RS, Kjerulff KH. Hysterectomy and loss of fertility: implications for women's mental health. *J Psychosom Res* 2007;63(3):269–274.

Lethaby A, Mukhopadhyay A, Naik R. Total versus subtotal hysterectomy for benign gynaecological conditions. *Cochrane Database Syst Rev* 2012;(4):CD004993.

Lethaby A, Puscasiu L, Vollenhoven B. Preoperative medical therapy before surgery for uterine fibroids. *Cochrane Database Syst Rev* 2017;(11):CD000547.

Lethaby A, Vollenhoven B, Sowter M. Efficacy of pre-operative gonadotrophin hormone releasing analogues for women with uterine fibroids undergoing hysterectomy or myomectomy: a systematic review. *BJOG* 2002;109(10):1097–1108.

Makinen J, et al. Morbidity of 10 110 hysterectomies by type of approach. *Hum Reprod* 2001;16(7):1473–1478.

Maresh MJ, et al. The VALUE national hysterectomy study: description of the patients and their surgery. *BJOG* 2002;109(3):302–312.

McGurk L, Oliver R, Odejinmi F. Laparoscopic supracervical hysterectomy for the larger uterus (>500 g): a case series and literature review. *Arch Gynecol Obstet* 2017;295(2):397–405.

Nieboer TE, et al. Surgical approach to hysterectomy for benign gynaecological disease. *Cochrane Database Syst Rev* 2009;(3):CD003677.

Okin CR, et al. Vasopressin during abdominal hysterectomy: a randomized controlled trial. *Obstet Gynecol* 2001;97(6):867–872.

Penn CA, et al. Timing of and reasons for unplanned 30-day readmission after hysterectomy for benign disease. *Obstet Gynecol* 2016;128(4):889–897.

Radosa JC, et al. Influences of different hysterectomy techniques on patients' postoperative sexual function and quality of life. *J Sex Med* 2014;11(9):2342–2350.

Rhodes JC, et al. Hysterectomy and sexual functioning. *JAMA* 1999;282(20):1934–1941.

Schmitt JJ, et al. Determining optimal route of hysterectomy for benign indications: clinical decision tree algorithm. *Obstet Gynecol* 2017;129(1):130–138.

Shander A, Spence RK, Auerbach M. Can intravenous iron therapy meet the unmet needs created by the new restrictions on erythropoietic stimulating agents? *Transfusion* 2010;50(3):719–732.

Sinno S, et al. Assessing the safety and efficacy of combined abdominoplasty and gynecologic surgery. *Ann Plast Surg* 2011;67(3):272–274.

Stovall TG, et al. A randomized trial evaluating leuprolide acetate before hysterectomy as treatment for leiomyomas. *Am J Obstet Gynecol* 1991;164(6 Pt 1):1420–1423; discussion 1423–1425.

Teeluckdharry B, Gilmour D, Flowerdew G. Urinary tract injury at benign gynecologic surgery and the role of cystoscopy: a systematic review and meta-analysis. *Obstet Gynecol* 2015;126(6):1161–1169.

Topsoee MF, et al. Anti-hemorrhagic effect of prophylactic tranexamic acid in benign hysterectomy-a double-blinded randomized placebo-controlled trial. *Am J Obstet Gynecol* 2016;215(1):72.e1–72.e8.

Unger JB, Paul R, Caldito G. Hysterectomy for the massive leiomyomatous uterus. *Obstet Gynecol* 2002;100(6):1271–1275.

Vonk Noordegraaf A, et al. Multidisciplinary convalescence recommendations after gynaecological surgery: a modified Delphi method among experts. *BJOG* 2011;118(13):1557–1567.

Wallace SK, et al. Outcomes and postoperative complications after hysterectomies performed for benign compared with malignant indications. *Obstet Gynecol* 2016;128(3):467–475.

Wright JD, et al. Failure to rescue after major gynecologic surgery. *Am J Obstet Gynecol* 2013;209(5):420.e1–420.e8.

Wright JD, et al. Nationwide trends in the performance of inpatient hysterectomy in the United States. *Obstet Gynecol* 2013;122(2 Pt 1):233–241.

CAPÍTULO 21

Histerectomías laparoscópicas y robóticas

Ted L. Anderson y Jubilee Brown

Historia de la cirugía mínimamente invasiva
Histerectomía laparoscópica total
Histerectomía laparoscópica supracervical
Histerectomía laparoscópica robótica
Ventajas del abordaje de mínima invasión
Histerectomía laparoscópica total
Histerectomía laparoscópica supracervical
Histerectomía laparoscópica robótica

Preparación preoperatoria
Selección y preparación de pacientes
Colocación de la paciente
Preparación del equipo de robótica
Colocación de puertos
Manipulación uterina
Técnica quirúrgica
Anexos
Cuerpo y vasos uterinos

Colpotomía
Extracción uterina
Fragmentación
Cierre del muñón vaginal
Complicaciones
Dehiscencia del muñón
Complicaciones de la herida quirúrgica
Lesión urológica
Resumen

HISTORIA DE LA CIRUGÍA MÍNIMAMENTE INVASIVA

Cada año se realizan más de 500 000 histerectomías en los Estados Unidos, por lo que es el procedimiento ginecológico que se realiza con mayor frecuencia. La mayoría de las histerectomías benignas (más del 65%) todavía se llevan a cabo a través de laparotomía, a pesar de la insistencia de sociedades profesionales como el American College of Obstetricians and Gynecologists (ACOG) y la American Association of Gynecologic Laparoscopists (AAGL) sobre emplear abordajes mínimamente invasivos en la histerectomía, incluidas las técnicas vaginales y laparoscópicas.

El concepto de *histerectomía de mínima invasión* incluye una familia de procedimientos que varían en el grado en el cual se utiliza la vía laparoscópica. Esto abarca desde todo el procedimiento realizado a través de un abordaje vaginal sin componente laparoscópico (histerectomía vaginal total [HVT]) hasta la liberación de ovarios y sus pedículos vasculares por vía laparoscópica, seguida de la finalización de la histerectomía vaginal por laparoscopia (histerectomía vaginal asistida por laparoscopia [HVAL]) hasta finalizar todo el procedimiento laparoscópicamente, incluido el cierre del muñón (histerectomía laparoscópica total [HLT]). En años recientes, la tecnología robótica se ha aplicado a la cirugía laparoscópica, lo que ofrece las ventajas de un sistema de cámara tridimensional de alta definición e instrumentos accionados por engranajes. Esto permite una amplitud de movimiento casi ilimitada, de manera que imita el de la muñeca humana. La histerectomía laparoscópica total asistida por robot (HLTR) ha estimulado la adopción de la histerectomía laparoscópica por parte de numerosos ginecólogos que antes dudaban de realizar ese procedimiento, pues consideran que mediante la laparoscopia hay una visualización más clara de los planos del tejido y se facilita la sutura.

En este capítulo se analizan la HLT, la histerectomía laparoscópica supracervical (parcial) (HLS) y la HLTR. La HVAL es una variante de la histerectomía vaginal que emplea el abordaje laparoscópico simplemente para desplazar estructuras anexas y tratar patologías abdominopélvicas relevantes, como las adherencias, y los principios relevantes para este procedimiento se discuten en el capítulo de histerectomía vaginal.

Histerectomía laparoscópica total

La laparoscopia fue incorporada a la práctica ginecológica en la década de 1950 por Raoul Palmer, en Francia, seguido por Kurt Semm en Alemania. No fue sino hasta 1989 que Harry Reich y John DeCaprio publicaron la descripción histórica de la primera histerectomía laparoscópica. Al verlo como un sustituto de la histerectomía abdominal y no de la histerectomía vaginal, notaron que este abordaje *"puede evitar el aumento de la morbilidad asociada con la cirugía abdominal, al tiempo que conserva las ventajas quirúrgicas del abordaje celíaco, es decir, una visualización completa y un fácil acceso a los pedículos vasculares"*. Poco a poco ha ganado popularidad; en 1990 constituía menos del 0.5% de las histerectomías, pero la tasa actual es de aproximadamente el 25%. El fracaso de la histerectomía laparoscópica para convertirse en el abordaje de primera elección en la histerectomía puede deberse a los desafíos técnicos relacionados con un útero grande o afecciones intraabdominales concomitantes.

Histerectomía laparoscópica supracervical

La histerectomía supracervical fue realizada por primera vez por Wilhelm Alexander Freund en 1878, y continuó siendo la técnica líder de histerectomía durante más de 80 años. En ese momento se había reconocido una asociación entre la traquelectomía y complicaciones como peritonitis, fístula, hemorragia, lesión ureteral, cistotomía y enterotomía. De hecho, la tasa de mortalidad asociada con la histerectomía total durante la década de 1930 fue 50% más alta en comparación con el abordaje supracervical. A finales de la década de 1940, la histerectomía supracervical se abandonó en gran medida a favor de la histerectomía total. Esta tendencia reflejó el considerable refinamiento de los instrumentos y técnicas quirúrgicas, la introducción de antibióticos más seguros y eficaces, la progresión de la tecnología de los bancos de sangre con transfusiones cada vez más rutinarias y la posterior aparición de cáncer cervical en casi el 2% de las pacientes después de la histerectomía supracervical.

Histerectomía laparoscópica robótica

La plataforma quirúrgica robótica se desarrolló como una herramienta militar para la cirugía en campo. El sistema quirúrgico da Vinci® (Intuitive Surgical, Inc., Sunnyvale, CA) fue aprobado en 1999 por la Food and Drug Administration (FDA) para procedimientos urológicos y cardíacos. Con la plataforma robótica, el cirujano se sienta en una consola remota a la paciente y controla los instrumentos, lo que se traduce directamente en movimientos finos dentro de la paciente. Se utilizan imágenes tridimensionales de alta definición para la visualización. Después de la experiencia inicial con 11 casos informados por Díaz-Arrastia en 2002, la histerectomía asistida por robot ha sido comparada ampliamente con abordajes histeroscópicos abiertos y laparoscópicos para indicaciones benignas y malignas hasta su aprobación por la FDA para el espacio ginecológico en 2005. Una gran cantidad de cirujanos han demostrado que la histerectomía robótica es segura y eficaz, con una baja tasa de conversión a laparotomía y pocas complicaciones, lo que ha llevado a un aumento de la HLTR y una disminución de las laparotomías. En 2005, menos del 1% de todas las histerectomías en los Estados Unidos se realizaban con asistencia robótica, lo que aumentó al 9.5% en 2007. A partir de 2015, más de 2000 hospitales académicos y comunitarios en los Estados Unidos tenían capacidades robóticas, y esto ha seguido expandiéndose internacionalmente con más de 3 millones de pacientes sometidas a cirugías asistidas con robot.

VENTAJAS DEL ABORDAJE DE MÍNIMA INVASIÓN

La decisión sobre la idoneidad de la histerectomía como intervención terapéutica es la misma, independientemente de si se considera con abordaje laparoscópico. Sin embargo, el método específico de acceso para la histerectomía suele variar en función de la afección de la paciente, así como de la habilidad y las preferencias del cirujano. No obstante, hay características únicas que distinguen la HLT, la HLS y la HLTR.

Histerectomía laparoscópica total

Una revisión sistemática de 2006 de la base de datos Cochrane que incluyó a más de 3600 pacientes en 27 estudios aleatorizados señaló ventajas significativas de la histerectomía laparoscópica (HL) sobre la histerectomía abdominal (HA), incluida una menor pérdida de sangre, menos infecciones de heridas o fiebre, incisiones más pequeñas con menos dolor, estancia hospitalaria más corta y recuperación más rápida. Sin embargo, la HL se asoció frecuentemente con mayor tiempo quirúrgico y mayor probabilidad de lesiones del aparato urinario. El estudio eVALuate es uno de los ensayos aleatorizados más grandes en comparar diferentes abordajes para la histerectomía. Las conclusiones señalaron que la HL se relaciona con menos dolor, recuperación más rápida y mejor calidad de vida, en comparación con la HA. El informe también concluyó que la HVT era el abordaje preferido, cuando era posible, ya que ofrecía beneficios similares a la HL con menos costo y tiempos de operación más cortos.

Si bien la HVT puede ser la ruta de histerectomía preferida por una variedad de razones, definitivamente hay pacientes en quienes este abordaje no es el ideal. De manera específica, se puede favorecer un abordaje laparoscópico en pacientes con obesidad mórbida, que tienen una anatomía pélvica complicada, que no tienen descenso uterino o que tienen enfermedad pélvica concomitante conocida o sospechada (p. ej., adherencias, endometriosis, etc.). De hecho, hay pocas contraindicaciones para la histerectomía laparoscópica, y la mayoría son contraindicaciones relativas relacionadas con las comorbilidades de la paciente, incluyendo deficiencias en las funciones fisiológicas principales y un índice de masa corporal elevado. Estas incluirían lo siguiente:

- Alteraciones médicas que limitarían el neumoperitoneo, la ventilación adecuada o la posición de Trendelenburg (p. ej., obesidad mórbida, aumento de la presión intracraneal, derivación ventriculoperitoneal, hipertensión portal o pulmonar, choque hemorrágico).
- También las adherencias graves en el abdomen o la pelvis, así como otras alteraciones que impidan la entrada segura o un espacio quirúrgico adecuado (p. ej., embarazo avanzado, tamaño uterino o mioma voluminoso que impide el acceso a los vasos uterinos).

Existen desafíos reconocibles para realizar la histerectomía laparoscópica, incluidos los siguientes:

- Amplitud de movimiento reducida a través de puertos laparoscópicos y con instrumentos laparoscópicos convencionales (barras rectas) que dan como resultado reducción en la destreza.
- Campo de visión reducido, en el que el cirujano generalmente solo ve los tejidos que se manipulan activamente.
- Percepción de profundidad reducida, al convertir un campo quirúrgico 3D en una imagen en pantalla 2D.

- Percepción táctil reducida y dificultad para evaluar el grado de fuerza necesaria o aplicada a los tejidos.
- Movimientos intuitivos reducidos debido al efecto de palanca en el que las puntas de las herramientas se mueven en la dirección opuesta a las manos del cirujano.

En todos los casos, la decisión respecto a la ruta de las histerectomías depende en gran medida de las capacidades del cirujano.

Histerectomía laparoscópica supracervical

A principios de la década de 1990, después de las descripciones de las técnicas laparoscópicas exitosas para la histerectomía supracervical por Kurt Semm y Thomas Lyons, hubo un resurgimiento del interés en dicha histerectomía. Se ha sugerido que esto fue impulsado por el interés del cirujano en una histerectomía laparoscópica más fácil, más rápida y más segura de realizar que la HLT, y por el suministro industrial de instrumentos y dispositivos para facilitar procedimientos laparoscópicos avanzados y extracción de tejidos. La sabiduría convencional supondría que la preservación del cuello uterino durante la HLS disminuye la posibilidad de lesiones intraoperatorias en el uréter, la vejiga y el recto, que probablemente ocurrirían durante el corte transversal del complejo del ligamento cardinal requerido para aislar y extraer el cuello uterino. Además, la hemorragia ocurre con mayor frecuencia por debajo del nivel del istmo uterino. A pesar de numerosos estudios que comparan los abordajes laparoscópicos, vaginales y abdominales de la histerectomía, comparativamente pocos estudios se han centrado en el papel del cuello uterino. Una revisión sistemática de 40 estudios publicados en 2014 informó que la tasa de lesiones del aparato urinario en la HLT fue de aproximadamente el 0.84%, la cual disminuyó a menos del 0.23% con la HLS. En consecuencia, hay evidencia objetiva de que dejar el cuello uterino ofrece protección frente a algunas complicaciones.

Otro impulsor de la HLS ha sido la percepción de la paciente de que el soporte pélvico y la satisfacción sexual se preservarían o mejorarían en comparación con la HLT. Sin embargo, una revisión sistemática de estudios aleatorizados que compararon la HLS con la HLT no documentó diferencias en los índices de incontinencia, prolapso, dispareunia, satisfacción sexual, transfusión, tiempos de recuperación y tasas de reingreso. De manera interesante, un estudio prospectivo de 2 años demostró una mejoría general significativa en el funcionamiento sexual, incluido el aumento de la libido, la actividad coital y el orgasmo, con una disminución de la dispareunia, después de una HLT. Aunque otros estudios han sugerido una mayor frecuencia orgásmica después de la HLS, los estudios posteriores no han podido confirmar estos hallazgos. No obstante, la percepción es una poderosa fuerza motivadora. Numerosas mujeres que consideran la histerectomía electiva creen que la preservación del cuello uterino es un factor fundamental en la decisión de someterse a este procedimiento.

Durante la última década, muchos ginecólogos han reevaluado el valor de la histerectomía supracervical. La justificación de la traquelectomía de rutina para prevenir el cáncer de cuello uterino se ha eliminado, en gran medida, por la eficacia de la detección citológica y molecular actual, la historia natural de las infecciones por el virus del papiloma humano (VPH) en pacientes inmunocompetentes y los cambios en los algoritmos de tratamiento para la enfermedad preinvasora. Además, el desarrollo de displasia cervical es poco frecuente en las pacientes de bajo riesgo seleccionadas adecuadamente, y no hay evidencia de que la histerectomía supracervical aumente el riesgo de cáncer cervical. La extracción solo del cuerpo uterino suele ser un tratamiento adecuado para las mujeres que sufren sangrado uterino anómalo o miomas uterinos benignos.

No obstante, muchos cirujanos continúan siendo reacios a ofrecer este abordaje a las mujeres que requieren histerectomía por enfermedad benigna, citando el riesgo de dolor persistente y sangrado vaginal cíclico que requiere traquelectomía posterior. La incidencia de sangrado cíclico persistente o manchado sigue siendo baja (entre el 2 y 12%) y es más frecuente en las pacientes más jóvenes y en aquellas con endometriosis preexistente. De hecho, se ha considerado la presencia de endometriosis extensa como una contraindicación relativa, ya que estas mujeres pueden tener persistencia de dispareunia si se retiene el cuello uterino. Sin embargo, la única contraindicación absoluta para la histerectomía supracervical es la presencia de una alteración maligna o premaligna del cuerpo o del cuello uterinos. La histerectomía supracervical está indicada para pacientes seleccionadas que eligen este procedimiento después de un asesoramiento adecuado y, ocasionalmente, en urgencias quirúrgicas. La histerectomía supracervical no debe realizarse simplemente debido a la falta de comodidad del cirujano para extraer el cuello uterino. Por el contrario, en esas situaciones se debe buscar la asistencia de cirujanos más calificados.

Histerectomía laparoscópica robótica

De forma similar a la laparoscopia convencional, el abordaje robótico da como resultado una pérdida de sangre estimada más baja, una estadía más corta, una mejor calidad de vida en el período postoperatorio y pocas complicaciones. Los datos de los resultados de las pacientes que comparan la plataforma robótica con la laparoscopia convencional para la realización de la histerectomía son limitados. La mayor parte de la literatura especializada es de naturaleza retrospectiva. Las ventajas específicas de la plataforma robótica sobre la laparoscopia convencional incluyen mejorías ergonómicas y de visualización, eliminación del temblor, mayor amplitud de movimientos del instrumento y una curva de aprendizaje más breve.

Se pueden apreciar mejorías ergonómicas operativas cuando el cirujano se sienta en la consola durante gran parte del evento quirúrgico. Históricamente, se ha prestado poca atención al impacto de los procedimientos quirúrgicos en el cirujano; sin embargo, se ha demostrado que el diseño de la consola quirúrgica robótica produce menos tensión en la espalda y el cuello, así como menos fatiga general durante todo el procedimiento. Este beneficio se amplifica mediante la visualización tridimensional de alta definición, que proporciona una percepción de profundidad mejorada, así como una mejor delineación de las relaciones espaciales entre las estructuras pélvicas y los planos de los tejidos, en comparación con la vista bidimensional de la laparoscopia tradicional.

Los instrumentos robóticos están diseñados para proporcionar una amplitud de movimiento casi ilimitada. Además, la relación entre la distancia del movimiento de la mano en la consola y el movimiento del instrumento en el sitio operatorio se puede escalar dependiendo de las necesidades específicas del procedimiento. Esta relación también afecta la sensibilidad del movimiento, que virtualmente puede eliminar el impacto de cualquier temblor de mano que pueda tener el cirujano.

En comparación con la laparoscopia convencional para la enfermedad benigna, múltiples estudios controlados y aleatorizados han demostrado que la histerectomía asistida con robot es segura y factible, pero que la robótica no proporcionó ninguna ventaja sobre la laparoscopia convencional, ya que los resultados de las pacientes no son diferentes de los de la laparoscopia convencional. Las desventajas de la plataforma robótica incluyen falta de retroalimentación táctil, dificultad para acceder a la parte superior del abdomen y falta de acceso directo a la paciente.

PREPARACIÓN PREOPERATORIA

Selección y preparación de pacientes

Los principios de evaluación, selección y optimización de las pacientes antes de la histerectomía son idénticos, independientemente de si el procedimiento planificado es HLT, HLS o HLTR. Primero, debe considerarse a la paciente como candidata apropiada para la histerectomía, candidata quirúrgica apropiada en general y luego candidata apropiada para laparoscopia. Antes de cualquier intervención quirúrgica electiva, las pacientes deben optimizarse con respecto a comorbilidades como diabetes, hipertensión, compromiso pulmonar y procesos subyacentes de enfermedad, que pueden alterar el rendimiento del procedimiento y la cicatrización postoperatoria. Se debe prestar especial atención al coordinar los cuidados con el equipo de anestesia, debido a las tensiones fisiológicas que la insuflación abdominal y la posición de Trendelenburg prolongada pueden tener en la fisiología cardiopulmonar, incluidas las presiones inspiratorias máximas y la precarga cardíaca. Pocos criterios objetivos guían esta evaluación, que es el producto de la experiencia del cirujano en conjunto con la del anestesiólogo.

Cualquier discusión sobre la preparación de la paciente estaría incompleta sin mencionar la importancia del consentimiento informado. En particular, este es un proceso de asesoramiento a la paciente que generalmente se documenta mediante un formulario de consentimiento. El proceso de consentimiento informado debe incluir la explicación de los riesgos en los que incurrirá la paciente respecto a cualquier procedimiento quirúrgico en general, por ejemplo, complicaciones de la anestesia, infección, sangrado, dolor o cicatrización; los relacionados con el procedimiento quirúrgico específico, como lesiones al intestino, la vejiga o los uréteres, así como los riesgos relacionados con la instrumentación que se utilizará (p. ej., lesiones térmicas por dispositivos electroquirúrgicos o diseminación intraperitoneal de tejido, benigno o maligno, no detectado previamente por el uso de resectoscopio o de una plataforma de instrumentación robótica). Además, se deben analizar las consecuencias posteriores de dichos riesgos, por ejemplo, la posible necesidad de transfusión en casos de pérdida excesiva de sangre o la necesidad de procedimientos quirúrgicos adicionales para tratar una lesión ureteral. Se recomienda mencionar la posibilidad de no poder completar el procedimiento con asistencia robótica o laparoscopia convencional por diversas razones, como poca tolerancia a la posición o mal funcionamiento del equipo, lo que conduciría a la posible necesidad de conversión a laparotomía. En resumen, el proceso de consentimiento informado es un proceso educativo que informa a la paciente en términos que pueda entender y revisa toda la información relevante que una paciente razonable desearía saber para tomar decisiones relacionadas con el procedimiento planificado.

Colocación de la paciente

La paciente debe colocarse en posición de litotomía baja, proporcionando acceso al perineo para la manipulación uterina durante la histerectomía y para la extracción del tejido después de esta. La paciente debe estar ubicada lo suficientemente abajo sobre la mesa. Se ha visto que este detalle esencial a menudo se subestima; sin embargo, resulta relevante para las maniobras del útero, cuando la mesa interfiere con la amplitud de movimiento del manipulador uterino, una vez que el procedimiento está en marcha. Un truco útil que puede ayudar a solucionar esto es balancear las caderas de la paciente hacia adelante para reducir la lordosis, lo que puede estabilizar la pelvis. Es imprescindible que la posición de los brazos y las piernas, así como el acolchado, alivien los puntos de presión que podrían provocar lesiones nerviosas. Un pañal o tela absorbente colocado sobre la mesa de operaciones, envuelto debajo de los brazos bien acolchados y escondido debajo de la espalda de la paciente, puede proporcionar una excelente estabilidad del brazo, mantener el buen funcionamiento de la venoclisis y del manguito de presión arterial, así como permitir la máxima movilidad del cirujano durante todo el procedimiento.

No existen variantes específicas de los principios básicos de colocación de la paciente exclusivas para la HLTR; sin embargo, se debe prestar especial atención para garantizar que la paciente no se deslice sobre la mesa cuando se coloca en posición de Trendelenburg, ya que esto se vuelve bastante problemático después de que la paciente ha sido abordada por los brazos robóticos. Es esencial que la paciente se coloque directamente sobre una almohadilla de espuma que se adhiere a la mesa de operaciones para evitar el deslizamiento. Como alternativa, se puede usar una almohadilla de gel o una almohada quirúrgica especial para estabilizar a las pacientes grandes. Aunque se desaconsejan los aparatos ortopédicos debido al mayor potencial de lesión del plexo braquial, colocarlos lateralmente sobre la articulación acromioclavicular en lugar de medialmente en el hombro puede reducir a un mínimo este riesgo. Se puede colocar una almohadilla de espuma y correas para fijar a la paciente, pero evitando una restricción excesiva en el pecho, así como utilizar cinta o correas de velcro para asegurarla también a la cama, y evitar aún más el deslizamiento. Una vez posicionada, y antes de realizar el aseo prequirúrgico, la paciente debe colocarse en la posición máxima de Trendelenburg para confirmar la posición y la estabilidad adecuados antes de comenzar el procedimiento quirúrgico (prueba de inclinación). Esto también asegura que su estado pulmonar pueda tolerar la posición de Trendelenburg sin desaturación. Después, regresa a una posición nivelada.

Preparación del equipo de robótica

La plataforma robótica consiste en la consola del cirujano, un carro al lado de la paciente con brazos robóticos, la torre de control con el sistema de visión y los instrumentos. El cirujano debe revisar el equipo con el personal del quirófano antes de la inducción de la anestesia para asegurarse de que esté presente todo lo necesario. La consola del cirujano se encuentra fuera del campo estéril, generalmente a pocos pasos de la paciente. El carro en un lado de la paciente consta de tres o cuatro brazos (según el modelo) que se acoplan a los puertos laparoscópicos, sostienen los instrumentos y responden a los comandos de las manos del cirujano en la consola. Los brazos robóticos deben estar cubiertos antes de que la paciente ingrese a la habitación y la consola debe estar preparada con los ajustes específicos del cirujano para su altura y comodidad. Se colocan una o más pantallas grandes para proporcionar a los miembros del personal quirúrgico una vista bidimensional del campo operatorio. Algunos modelos robóticos tienen una adaptación didáctica que permite el dibujo en pantalla y el control secundario, al igual que en un automóvil durante la educación del conductor, donde el control de los instrumentos quirúrgicos se puede pasar inmediatamente de un cirujano a otro si es necesario para brindar orientación o prevenir lesiones.

Colocación de puertos

Hay variables que deben tenerse en cuenta al seleccionar los sitios de colocación de los puertos. Sin embargo, el puerto de la cámara casi siempre se coloca en la línea media, y los puertos de acceso para los instrumentos se sitúan lateralmente.

Para los procedimientos de HLT y HLS, cuando el útero es relativamente pequeño (14 semanas o menos), el puerto de la cámara generalmente se coloca en la línea media a la altura del ombligo. Esto se puede hacer utilizando una técnica tradicional cerrada, antes o después de la insuflación abdominal, con o sin un trócar óptico para visualizar el paso a través de las capas de la pared abdominal. Como alternativa, se puede elegir una técnica abierta (Hasson) o una entrada del cuadrante superior izquierdo (punto de Palmer); el método de Hasson se ha asociado con una menor incidencia de lesión vascular. Si bien estos modos alternativos de entrada inicial a menudo se recomiendan en las pacientes con cirugía previa, cuando se sospechan adherencias periumbilicales, no hay evidencia de que alguna técnica de entrada específica siempre evite la lesión de las vísceras subyacentes. Existe evidencia sólida para apoyar el uso del método de ingreso inicial más frecuente del cirujano, independientemente de la enfermedad subyacente.

Todos los puertos accesorios posteriores deben colocarse bajo guía laparoscópica. Los puertos laterales inferiores primarios deben colocarse lateralmente a la vaina del recto para evitar los vasos epigástricos inferiores, y lo suficientemente craneales a las espinas ilíacas superiores anteriores para permitir un ángulo adecuado para acercarse a la pelvis profunda. La colocación óptima debe proporcionar un buen ángulo para acceder a las estructuras pélvicas ipsilaterales y brindar retracción para llegar a las estructuras pélvicas contralaterales. Se debe tener cuidado de no colocar estos puertos demasiado abajo en la pared abdominal, cerca de los huesos pélvicos. Esta elección de la ubicación del puerto, que a menudo se debe a una preocupación estética más que a la funcionalidad, habitualmente da como resultado un ángulo insuficiente para acceder a las estructuras pélvicas profundas ipsilaterales y aumenta la posibilidad de lesión de los vasos circunflejos ilioinguinales, iliohipogástricos y superficiales. Un punto de entrada al menos 2 cm arriba de la espina ilíaca superior anterior y al menos 2 cm lateral a la vaina del recto generalmente es un punto de partida seguro para la elección de la ubicación.

A medida que aumenta el tamaño del útero, los puertos laterales del abdomen superior se convierten en los contribuyentes más importantes para el procedimiento quirúrgico. Cuando se usan, deben colocarse en posición cefálica, casi al nivel del puerto de la cámara, aproximadamente a medio camino entre la línea media y el plano de los puertos abdominales inferiores, de nuevo con cuidado para evitar los vasos epigástricos inferiores. Deben estar suficientemente mediales para ayudar con las maniobras y retracciones quirúrgicas ipsilaterales y contralaterales, así como para proporcionar triangulación adecuada para la sutura (fig. 21-1A).

En el caso de los úteros más grandes, que se extienden cerca o más allá del nivel del ombligo, todo el conjunto de puertos se puede desplazar hacia arriba, lo suficiente como para acomodar una visión y acceso adecuados (fig. 21-1B).

Por lo general, resulta útil que al menos un puerto tenga un tamaño de 10-12 mm (a menudo, el puerto de la línea media) para facilitar el uso de un laparoscopio de 10 mm, pasar suturas, introducir barreras de adhesión o pasar bolsas para la extracción de tejido según la necesidad. En la mayoría de los casos, todos los demás puertos pueden tener un tamaño de 5 mm para reducir al mínimo el dolor postoperatorio y reducir la posibilidad de hernia en el sitio del trócar. Además de utilizar telescopios angulados de 10 mm, emplear un telescopio recto, angulado o flexible de 5 mm a través de puertos accesorios bien posicionados en diferentes momentos durante el procedimiento puede ser muy útil para la visualización óptima del campo operatorio. Se emplea una estrategia de colocación de puertos similar para la HLTR, pero se debe prestar mayor atención a la distancia y los ángulos entre los puertos a fin de evitar un choque de los brazos robóticos que pueda limitar el acceso operativo.

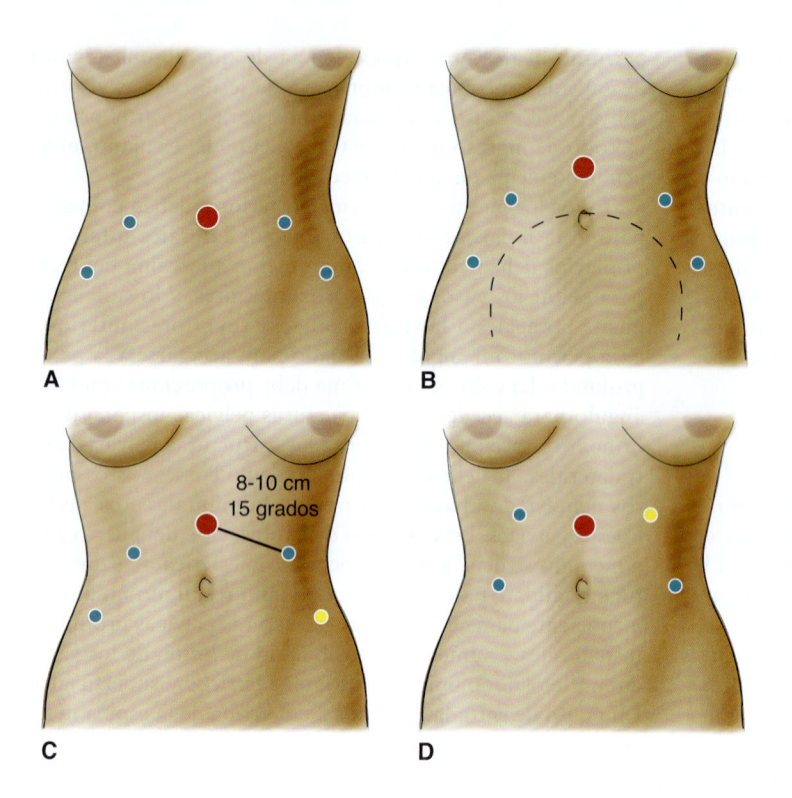

FIGURA 21-1 Colocación de puertos. La colocación habitual de los puertos para la HLT o HLS con un útero pequeño (**A**) se puede desplazar con orientación cefálica, (**B**) en el caso de un útero más grande (*línea discontinua*), cerca o por arriba del ombligo. La colocación de puertos para la HLTR se puede acomodar en forma de "arcoíris" (**C**) o en "M" (**D**) utilizando los puertos secundarios para dos o tres brazos robóticos. Los puertos robóticos se deben colocar separados entre 8 y 10 cm para evitar que choquen entre sí. Por lo general, se coloca un puerto accesorio para el asistente quirúrgico en el lado izquierdo de la paciente (como se muestra) o del lado derecho (con colocación de puertos en espejo). Puerto de la cámara (*rojo*), puertos secundarios o para brazos robóticos (*azul*), puerto accesorio (*amarillo*).

El primer puerto es el de la cámara de la línea media. Si la paciente tiene un útero pequeño, el cirujano puede planificar colocar el puerto de la cámara de 18 cm cefálico a la sínfisis del pubis. Sin embargo, si la paciente tiene un útero miomatoso agrandado, el puerto de la cámara debe estar más alejado para permitir una visualización adecuada.

Para el acceso abdominal inicial, el cirujano puede optar por insuflar la cavidad abdominal con una aguja de Veress. Como alternativa, se puede usar una técnica de Hassan o una entrada óptica directa, en función de la experiencia y el grado de comodidad para el cirujano. Una vez que se confirma la colocación peritoneal, el dióxido de carbono se insufla para alcanzar una presión de 15 mm Hg. *Es esencial que la paciente se insufle completamente antes de medir y marcar los otros sitios del puerto.*

Al usar la plataforma robótica, el cirujano tiene múltiples opciones para el número de puertos laterales y la orientación. Se puede optar por colocar puertos para dos o tres brazos robóticos según los requisitos operativos específicos y el modelo de la plataforma robótica. Casi siempre se coloca un puerto accesorio al lado para que lo use un asistente quirúrgico; sin embargo, si está a la derecha o a la izquierda, o en la parte superior o inferior del abdomen, depende de las preferencias y de las necesidades del cirujano. Este objetivo se puede lograr utilizando configuraciones en "arco iris" o "M" (fig. 21-1C,D). El punto de apoyo de cada puerto debe estar al nivel de la fascia para evitar daños en los tejidos; el nivel de inserción apropiado se indica mediante una línea negra en la camisa del trócar.

Las pautas objetivas para la colocación óptima del puerto laparoscópico son limitadas; la decisión suele estar más influida por el hábito que por la razón. Es importante destacar que, aunque un cirujano puede sentirse cómodo con una distribución de puertos en particular, debe haber flexibilidad en la cantidad y ubicación de los puertos para acomodar el procedimiento según la patología y las preferencias. Agregar uno o dos puertos más, estratégicamente ubicados, no contribuye de manera significativa a la morbilidad, pero ergonómicamente puede mejorar mucho el procedimiento y reducir el tiempo quirúrgico.

Una vez que se instalan los puertos, se coloca a la paciente en posición de Trendelenburg y se visualizan el abdomen y la pelvis antes del acoplamiento. *Es esencial que la paciente esté en posición de Trendelenburg antes de acoplar el robot. La inclinación de la mesa nunca debe modificarse mientras el robot está acoplado.* El carro robótico al lado de la paciente se desplaza a su posición, que puede ser entre las piernas o al lado de la paciente. Hay ventajas para cada una de estas ubicaciones. Una vez que el robot está en posición, el brazo de la cámara se mueve a su posición y se une al trócar. Cada uno de los otros brazos se mueve a su posición y se acopla, y se verifica al mismo tiempo que exista espacio y angulación adecuados entre los brazos para evitar colisiones durante el procedimiento. La cámara binocular robótica se introduce, se asegura, se enfoca y se utiliza para observar la introducción de cada uno de los demás instrumentos, y también para garantizar que el punto de apoyo de cada trócar permanezca a nivel de la fascia y no se mueva durante la manipulación y el acoplamiento. Deben colocarse los instrumentos en el campo de visión central de modo que todos estén claramente a la vista de la cámara.

En este punto, el cirujano se coloca inmediatamente en la consola para realizar el procedimiento.

Manipulación uterina

La selección del dispositivo ideal para la manipulación uterina depende del tipo de histerectomía que se realizará (HLT, HLS o HLTR), del tamaño del útero y, en ocasiones, del tamaño de la paciente. Cuanto más grande sea el útero, menos eficaz será cualquier manipulador uterino durante el desplazamiento, y se confiará más en los instrumentos colocados a través de puertos accesorios primarios y, especialmente, secundarios. Para la HLS, la delineación de los fondos de saco vaginales y el mantenimiento del neumoperitoneo después de la incisión de colpotomía no son un problema relevante; se pueden utilizar unas pinzas de Hulka o un manipulador de Valtchev. Sin embargo, ambas características son críticas para realizar la HLT o la HLTR, ya que el anillo de colpotomía lateraliza y protege los uréteres e identifica los fondos de saco vaginales como guía para la colpotomía. Un oclusor inflable, que puede incorporarse al diseño del manipulador o puede agregarse como un componente separado, mantiene el neumoperitoneo después de la colpotomía y la amputación del espécimen del tejido vaginal hasta que se cierra el muñón.

La elección del manipulador contribuye significativamente a la facilidad de la intervención y acorta el tiempo de operación. Se dispone de una amplia gama de opciones; algunos manipuladores de uso frecuente se muestran en la figura 21-2. Aunque la combinación específica de dispositivos puede variar según la preferencia y experiencia del cirujano, elegir un manipulador recto o curvo apropiado, así como el anillo de colpotomía de tamaño y forma adecuados para la manipulación del cuello uterino y el fondo de saco, puede ser crítico para el éxito y la seguridad de la cirugía al momento de asegurar el suministro sanguíneo y la amputación del útero. Con base en la experiencia de los autores, la combinación del manipulador ZUMI® con un anillo de colpotomía Koh® y un oclusor inflable (véase fig. 21-2A) funciona bien en la mayoría de las situaciones. Sin embargo, cuando se opera a pacientes con un índice de masa corporal mayor o con un útero muy grande, el manipulador Advincula Arch®, más rígido, con un anillo de colpotomía moldeado y una unidad de oclusor (véase fig. 21-2B), es más útil para lograr la elevación y manipulación uterina necesarias. Otra opción es el uso de ColpoProbe®, que se inserta en la vagina, pero no se une al cuello uterino o al útero (véase fig. 21-2C).

TÉCNICA QUIRÚRGICA

Es útil pensar que los procedimientos mínimamente invasivos de HLT y HLTR tienen cinco componentes: *1)* separación de las estructuras anexas del cuerpo uterino para su conservación o de la pared abdominal para su posterior extracción; *2)* disección, oclusión y división del suministro de sangre antes de la extirpación del cuerpo uterino; *3)* corte transversal del complejo del ligamento cardinal con colpotomía y amputación del cuello uterino desde el vértice vaginal; *4)* extracción del espécimen y *5)* cierre del muñón vaginal, con o sin colposuspensión. Para la HLS, los dos primeros componentes son esencialmente idénticos. Sin embargo, el paso 3 de la HLS implica la amputación del cuerpo uterino desde el cuello uterino por encima del ligamento cardinal, el paso 4 incorpora menos opciones y el paso 5 no es necesario.

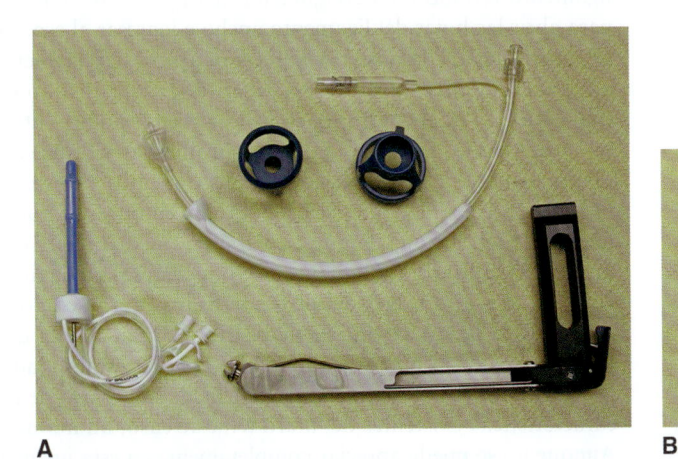

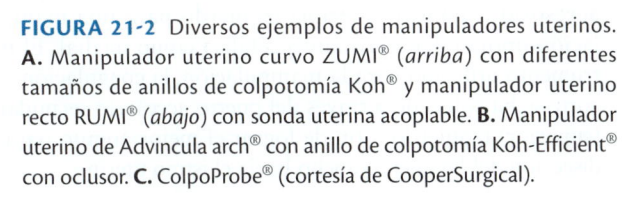

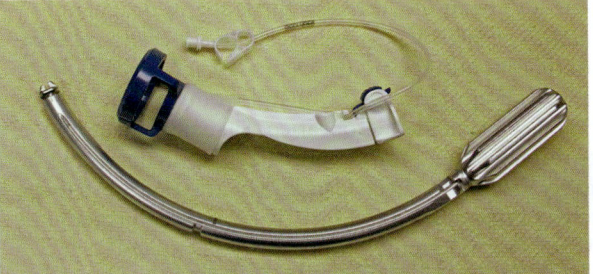

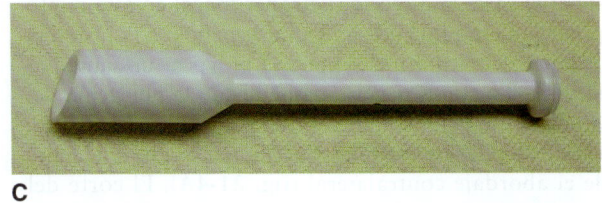

FIGURA 21-2 Diversos ejemplos de manipuladores uterinos. **A.** Manipulador uterino curvo ZUMI® (*arriba*) con diferentes tamaños de anillos de colpotomía Koh® y manipulador uterino recto RUMI® (*abajo*) con sonda uterina acoplable. **B.** Manipulador uterino de Advincula arch® con anillo de colpotomía Koh-Efficient® con oclusor. **C.** ColpoProbe® (cortesía de CooperSurgical).

En el caso de la HLT o HLTR con un útero miomatoso muy grande o en caso de una anatomía significativamente distorsionada en una enfermedad benigna, es útil realizar primero una HLS (en ausencia de neoplasia endometrial) y luego abordar la colpotomía y la amputación cervical con el cuerpo uterino fuera del campo operatorio. Todos los pasos de las histerectomías laparoscópicas imitan o se correlacionan con pasos comparables a la histerectomía abdominal. No obstante, hay algunas opciones de modificación debido a la mayor ampliación y proximidad del campo visual del objetivo quirúrgico gracias a la laparoscopia.

Antes de comenzar la histerectomía, la parte superior del abdomen siempre debe inspeccionarse girando la cámara hacia la parte frontal. En el caso de la HLTR, esto generalmente se completa antes de acoplar el robot. Cualquier adherencia se puede lisar antes o después de que el robot esté acoplado. Los intestinos deben moverse suavemente hacia la parte superior del abdomen, hasta obtener una visibilidad adecuada. Se pueden realizar lavados si es necesario.

Anexos

Independientemente de si el objetivo final es eliminar o preservar las estructuras anexas, en general es conveniente comenzar la histerectomía laparoscópica separando los ovarios y las tubas uterinas del fondo uterino. Esto sirve para dos propósitos distintos. Primero, y más obvio, los anexos no cuelgan del cuerpo durante el resto del procedimiento, ya que pueden obstruir el acceso visual y quirúrgico mientras se aseguran los vasos uterinos, se amputa el cuerpo uterino (HLS) o se realiza una colpotomía (HLT). En segundo lugar, y menos evidente, cualquier procedimiento posterior que implique los anexos se puede diferir hasta que se pueda extraer primero el útero del campo quirúrgico. Esto proporciona vistas libres y acceso a la pared lateral pélvica desde los abordajes ipsilateral y contralateral, lo que favorece incluso el más desafiante de los procedimientos anexiales que implique anatomía distorsionada, adherencias o endometriosis.

Al igual que con la histerectomía abdominal, la separación de los anexos del útero se puede lograr coagulando y dividiendo primero el ligamento redondo, disecando el espacio retroperitoneal debajo del ligamento ancho para identificar y aislar el uréter, luego sellando y dividiendo la tuba uterina y el ligamento uteroovárico. Sin embargo, es importante reconocer que, con el abordaje laparoscópico, el uréter generalmente se puede identificar a través del peritoneo intacto, ya que cruza el borde pélvico en la bifurcación de los vasos ilíacos externos e internos y se extiende a través de la pared lateral pélvica inferior al ligamento infundibulopélvico, pero superior al ligamento uterosacro (fig. 21-3). Si este es el caso, la disección retroperitoneal en este punto del procedimiento no agrega ningún beneficio a la histerectomía laparoscópica, e incluso podría provocar un sangrado innecesario. En consecuencia, manteniendo la ubicación del uréter a la vista, la tuba uterina proximal y el ligamento uteroovárico se pueden coagular y seccionar, preferiblemente desde el abordaje contralateral (fig. 21-4A). El corte del tejido se continúa paralelo al ligamento redondo hasta que los anexos estén completamente aislados del cuerpo uterino (fig. 21-4B). A continuación, el ligamento redondo se coagula y se corta, ingresando así al ligamento ancho para la posterior disección de los vasos uterinos.

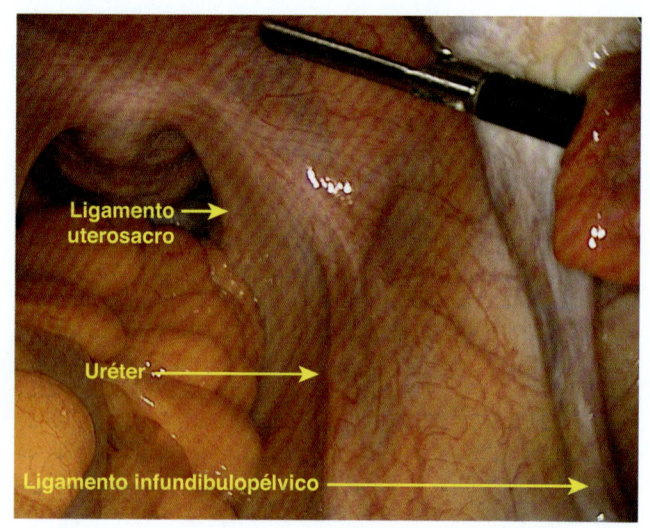

FIGURA 21-3 Identificación del uréter. El uréter generalmente se puede identificar cruzando el borde pélvico, cruzando la pared lateral pélvica inferior al ligamento infundibulopélvico y superior al ligamento uterosacro. Comprender e identificar esta relación anatómica puede prevenir la necesidad de disección retroperitoneal para la identificación del uréter antes de la anexectomía.

Si el útero es suficientemente pequeño, o si los puertos accesorios secundarios se han colocado lo suficientemente arriba, el ligamento redondo debe sujetarse desde el lado contralateral para retraer el útero medialmente y estabilizar el ligamento redondo. La coagulación del ligamento redondo para abrir las hojas del ligamento ancho e ingresar al espacio retroperitoneal, y la posterior disección dentro del ligamento ancho, se pueden realizar desde un abordaje ipsilateral (fig. 21-4C). Por el contrario, en los casos en los que el útero sea más grande, esté distorsionado por miomas y otras causas, de manera que la retracción con instrumentos a través de los puertos contralaterales sea subóptima, entonces se puede lograr la "retracción" empujando el útero medialmente con un instrumento a través de un puerto ipsilateral y coagular, cortar y disecar a través del otro puerto ipsilateral, como se ilustra en la figura 21-4D. Es necesario tener en cuenta que las cuchillas de la pinza se abren para agregar estabilidad a la "retracción", que se puede ayudar mediante el uso de las características existentes del útero (en este caso, un mioma). Aunque no se puede apreciar completamente en esta imagen, el instrumento "retráctil" se ha colocado a través del puerto accesorio primario (inferior) izquierdo para una manipulación óptima del útero tanto cefálica como medial. El instrumento utilizado para la manipulación, la coagulación y el corte se ha colocado a través del puerto accesorio secundario (superior) izquierdo a fin de lograr el mejor ángulo para la disección del ligamento ancho hacia el istmo uterino.

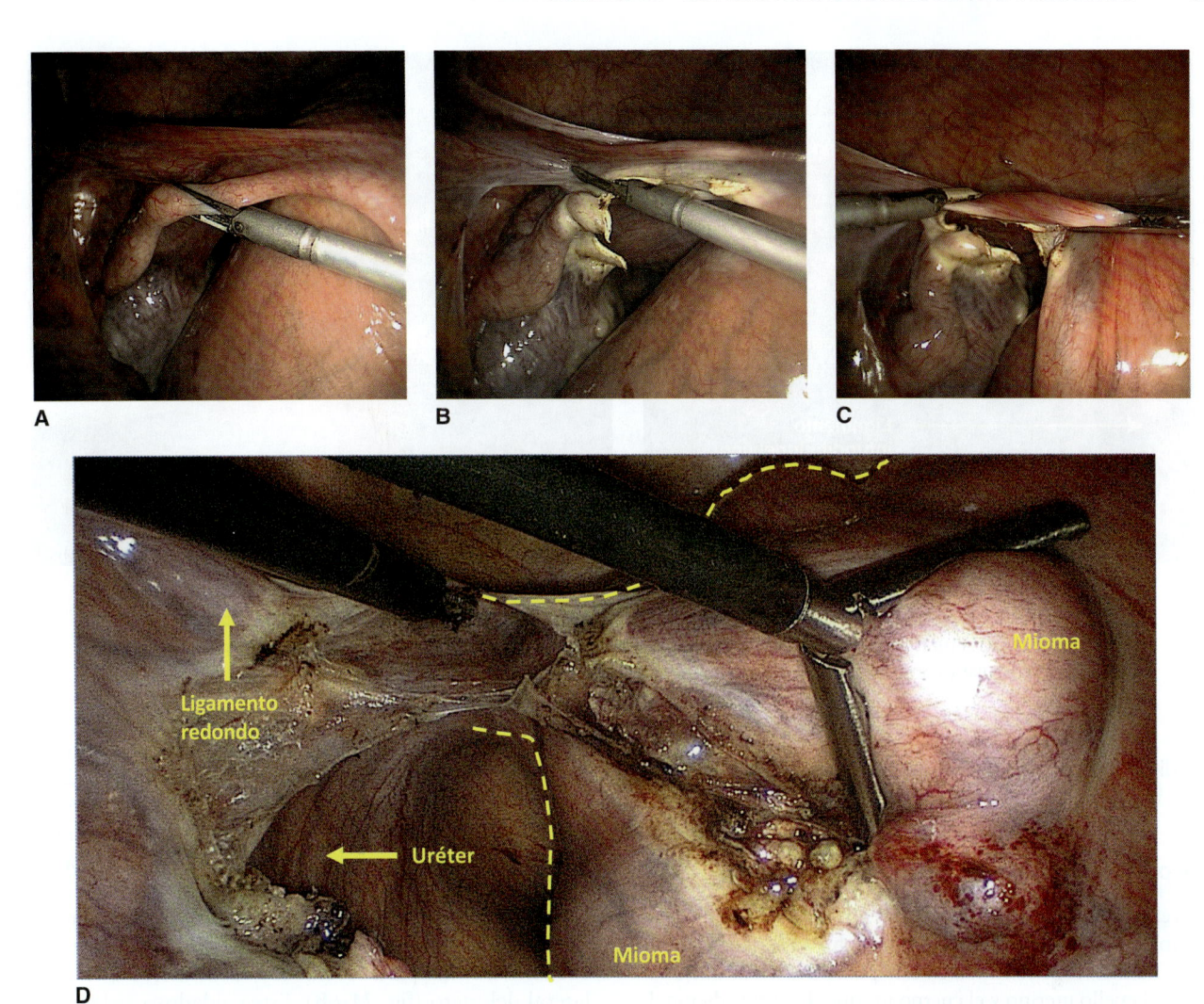

CAPÍTULO 21 **HISTERECTOMÍAS LAPAROSCÓPICAS Y ROBÓTICAS** 395

FIGURA 21-4 Aislamiento de estructuras anexas. Por lo general, la tuba uterina proximal (**A**) y el ligamento uteroovárico (**B**) se cortan transversalmente mejor desde el abordaje contralateral. El ligamento redondo se corta transversalmente mejor desde el abordaje ipsilateral (**C**). La retracción para el corte del ligamento redondo y la posterior disección del espacio del ligamento ancho se puede lograr desde un abordaje contralateral o ipsilateral (**D**), según el tamaño del útero y la ubicación del puerto. En el recuadro (**D**), todo lo que se observa a la derecha de la línea punteada es un útero miomatoso agrandado. Se observa una pinza atraumática abierta sobre un mioma uterino lateral que empuja el útero hacia la línea media para acceder al ligamento ancho.

En casos de anatomía distorsionada, con frecuencia se prefiere el abordaje más tradicional de ingresar al espacio retroperitoneal a través del ligamento redondo, identificar el uréter y disecar su curso hacia la arteria uterina antes de aislar las estructuras anexas.

Si el objetivo final es la preservación ovárica, los anexos pueden ignorarse en este punto. Como alternativa, cuando la intención es extirpar las tubas uterinas y los ovarios, tratar la patología ovárica benigna (eliminar un quiste dermoide o endometrioma) o abordar problemas de la pared lateral pélvica (adherencias o endometriosis), esta acción generalmente se puede diferir hasta que el cuerpo uterino se haya extirpado. En ese momento, el mesosálpinx o el ligamento infundibulopélvico se pueden aislar, coagular y seccionar. Ergonómicamente, es preferible retraer las estructuras anexas medialmente desde el lado ipsilateral mientras se aseguran y seccionan los pedículos desde el lado contralateral (**fig. 21-5A,B**). Este abordaje permite una aplicación de la fuente de energía que es perpendicular al pedículo, lo que maximiza el rendimiento eficiente del instrumento y reduce a un mínimo el daño colateral del tejido térmico.

Por supuesto, en el caso de una neoplasia ovárica o uterina, donde se prefiere la extracción del útero intacto con estructuras anexas unidas, se puede invertir el orden de estos pasos: identificación del uréter retroperitoneal o transperitonealmente, coagulación y corte transversal del ligamento

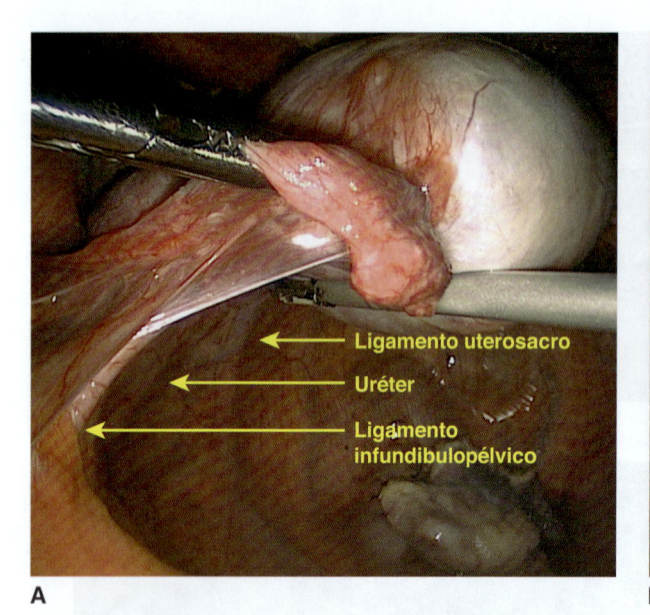

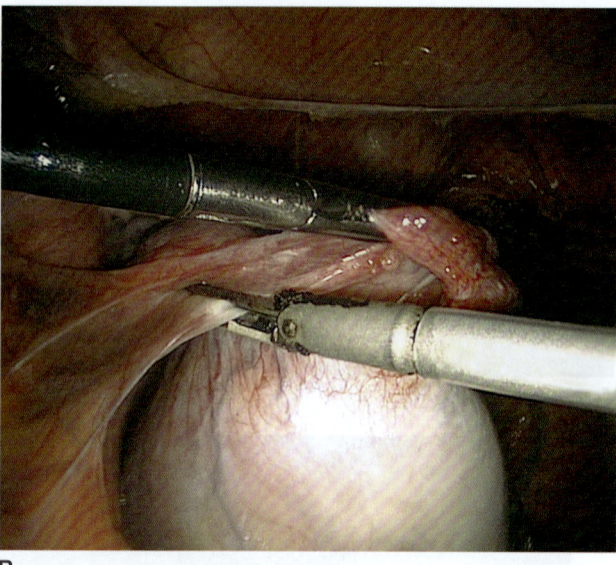

FIGURA 21-5 Salpingooforectomía. Después de la extracción del cuerpo uterino, hay un acceso sin obstrucciones a las estructuras anexas. El ligamento infundibulopélvico se puede distinguir fácilmente del uréter (**A**) para luego coagular y cortar de forma segura (**B**).

infundibulopélvico y subsecuente corte transversal del ligamento redondo.

Cuerpo y vasos uterinos

Una vez que se ha cortado el ligamento redondo, las hojas anterior y posterior del ligamento ancho se separan fácilmente. La disección continúa en este plano avascular hacia la unión del cuello uterino y el cuerpo uterino. El corte adicional de la hoja anterior del ligamento ancho continúa a través del cuello uterino para desarrollar el colgajo vesical (fig. 21-6A). Es importante destacar que se prefiere la disección cortante en frío (o solo pulsos muy breves de corriente bipolar para mantener la hemostasia de los vasos peritoneales superficiales) al desarrollar el colgajo vesical, hasta que se definan los límites anatómicos de la vejiga. El tejido areolar suelto entre las hojas del ligamento ancho puede seccionarse de forma cortante o roma para revelar los vasos uterinos en la cara lateral del útero (fig. 21-6B). Este cuidadoso aislamiento y

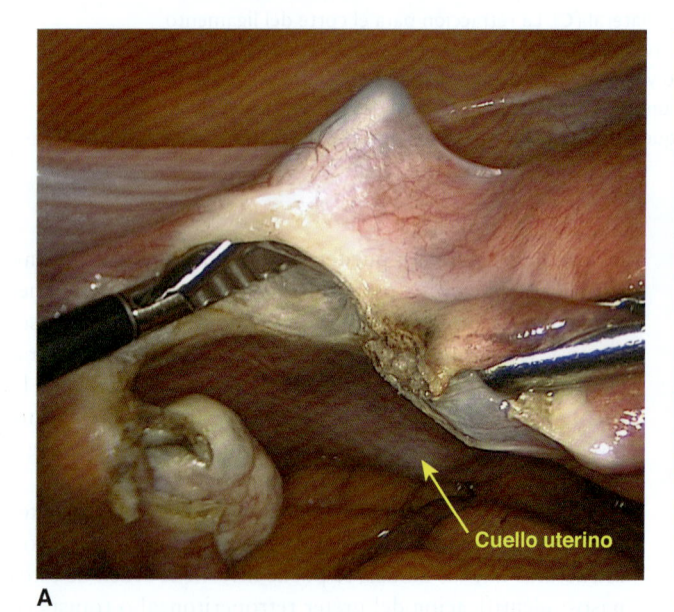

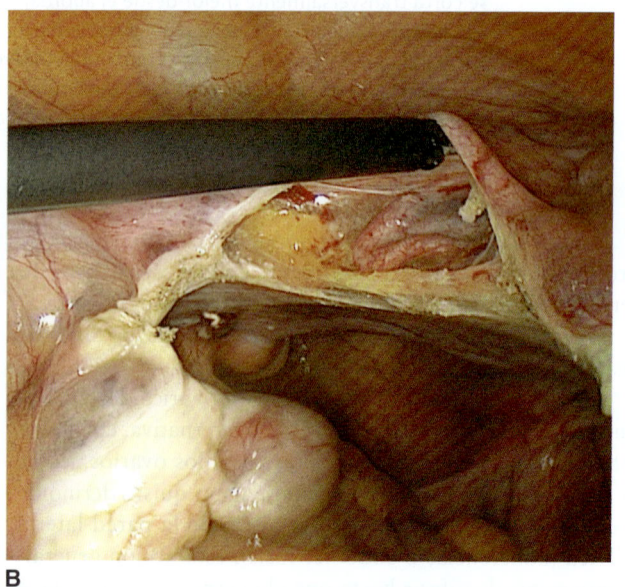

FIGURA 21-6 Creación del colgajo vesical y amputación del útero. Las hojas anterior y posterior del ligamento ancho se separan para crear un colgajo de vejiga (**A**) que permite al cirujano exponer y disecar los vasos uterinos ascendentes (**B**).

disección de los vasos permite el sellado selectivo y el corte transversal con un potencial mínimo de daño térmico o mecánico colateral sobre del tejido. Estos pasos son idénticos a sus homólogos en la histerectomía abdominal.

Al disecar, coagular y cortar los vasos uterinos, se prefiere la retracción del útero desde el lado contralateral, ya que esto permite un uso más eficiente de dos instrumentos quirúrgicos por parte del cirujano. Sin embargo, en situaciones donde la retracción contralateral no es posible, se puede emplear la técnica de retracción ipsilateral descrita anteriormente. De cualquier manera, se debe tener cuidado de no torcer el útero, lo que puede causar distorsión de la anatomía y desorientación del cirujano. Todavía es posible realizar estas maniobras de manera eficaz, incluso si solo se emplea un instrumento quirúrgico. Los instrumentos electroquirúrgicos más avanzados, utilizados en procedimientos laparoscópicos, hoy en día están diseñados para permitir la disección, sellado y corte de tejidos. Un cirujano experimentado puede utilizar un solo instrumento para desarrollar el colgajo de la vejiga y disecar, coagular y cortar los vasos uterinos. Es fundamental comprender las propiedades específicas del instrumento electroquirúrgico.

Colpotomía

Al realizar la HLS, las ramas ascendentes de los vasos uterinos se deben coagular y seccionar en la unión del segmento uterino inferior con el cuello uterino (fig. 21-7A). Esta es también la altura a la que se amputa el útero desde el muñón cervical. Este es quizá el paso más crítico para realizar la HLS. El nivel óptimo de corte vascular y amputación del fondo puede identificarse en la mayoría de los úteros donde la curvatura del fondo se "aplana" hacia el istmo cervical. Es importante coagular los vasos uterinos inmediatamente inferiores (hacia el cuello uterino) al plano de amputación del fondo previsto. La coagulación de manera ascendente de los vasos uterinos por el borde lateral del útero permite disminuir el sangrado en la parte posterior del útero y acentúa el ángulo de la unión entre el fondo uterino y el cuello uterino como guía para el plano de amputación del fondo.

Algunos cirujanos intentan amputar el fondo uterino demasiado abajo en el cuello uterino debido a la dificultad para determinar el plano óptimo para la amputación o por la creencia de que extirpar más del cuello uterino disminuirá la probabilidad de sangrado cíclico posterior. La incidencia del sangrado cíclico posterior a la HLS no parece estar relacionada con la longitud del cuello uterino remanente. Sin embargo, si el cirujano es demasiado agresivo al estimar la cantidad de tejido a amputar, habrá un aumento del sangrado asociado a causa del abundante suministro vascular al cuello uterino y a la vagina superior, lo que requerirá mayores esfuerzos para lograr la hemostasia. Si se aplica energía electroquirúrgica con este fin, existe un mayor riesgo de lesión térmica del uréter o compromiso del suministro vascular al muñón cervical restante, que probablemente no se reconocerán hasta varios días después del procedimiento con la formación de una fístula o necrosis del muñón cervical, respectivamente. Para mitigar este riesgo, el muñón cervical debe

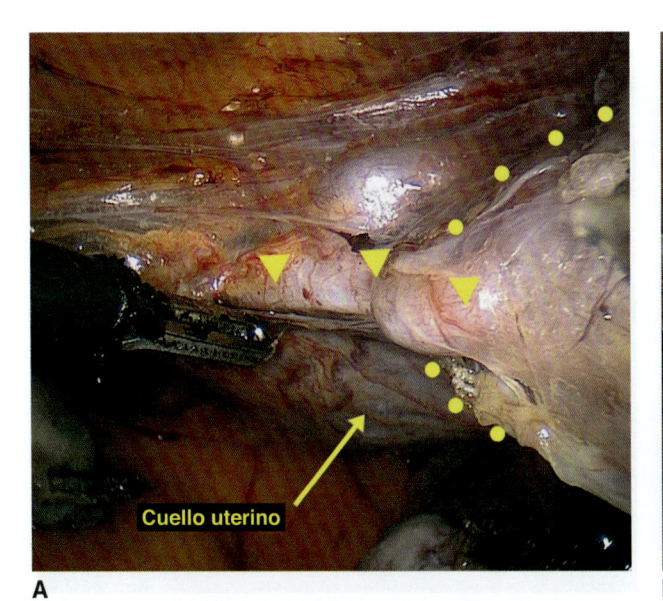

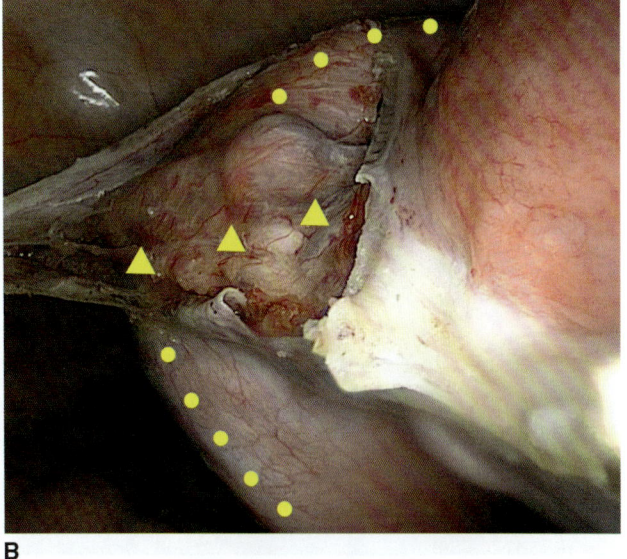

FIGURA 21-7 Vasos uterinos y amputación cervical o colpotomía. **A.** Al realizar la HLS, los vasos (*triángulos*) se coagulan y se cortan en la unión del segmento uterino inferior con el cuello uterino, y el cuerpo uterino se amputa cortándolo transversalmente en esta ubicación (la *línea de puntos* representa el plano de amputación). **B.** Al realizar la HLT o la HLTR, la rama ascendente de los vasos uterinos (*triángulos*) se puede coagular y seccionar a medida que cruzan el anillo de colpotomía, que también sirve como guía para la colpotomía subsecuente (la *línea punteada* indica el anillo de colpotomía).

levantarse fuera de la pelvis con una esponja u otro manipulador transvaginal aplicando energía con moderación. Como alternativa, podrían usarse otros mecanismos de hemostasia, incluidos los clips hemostáticos o la sutura.

Después de la amputación del fondo, el conducto endocervical se fulgura, preferiblemente con corriente bipolar, o puede dejarse sin tratar. Aunque parece intuitivo que la fulguración del conducto endocervical disminuiría la incidencia de sangrado cíclico después de la HLS, no hay evidencia que respalde esta creencia. Más bien, la probabilidad de sangrado puede estar más relacionada con la edad de la paciente o la presencia de endometriosis preexistente.

Al realizar HLT o HLTR, una vez que se crea el colgajo de vejiga se pueden identificar las ramas ascendentes disecadas de los vasos uterinos cruzando el anillo de colpotomía (fig. 21-7B). Los vasos deben ser coagulados y cortados a esta altura. Al igual que con la HLS descrita anteriormente, este paso y la posterior colpotomía y amputación del útero de la vagina son los pasos más críticos al realizar cualquier histerectomía laparoscópica. Además, de manera similar a la técnica descrita para la HLS, la coagulación continua de manera ascendente de los vasos uterinos por el borde lateral del útero disminuirá el sangrado de la parte posterior del útero en el momento de cortar el vaso. Sin embargo, en contraste con la HLS, la presencia de un anillo de colpotomía colocado previamente delinea el fondo de saco vaginal, de manera que brinda una guía excelente exactamente sobre dónde cortar de forma transversal los vasos y exactamente sobre dónde amputar el útero de la vagina.

La incisión de colpotomía y la amputación del útero son los pasos más críticos para realizar la HLT o la HLTR en cuanto a posibles lesiones del aparato urinario. No existe un solo instrumento electroquirúrgico que haya demostrado ser superior para mitigar este riesgo. Sin embargo, cada uno tiene propiedades eléctricas y mecánicas distintivas relacionadas con la propagación de energía térmica, sellado de tejidos y corte. Independientemente del instrumento que se elija, una comprensión integral de sus propiedades específicas es fundamental. Mientras que la corriente bipolar se usa para coagular los vasos uterinos, se pueden utilizar una gran variedad de instrumentos para realizar la incisión de colpotomía. Se debe prestar atención para dirigir correctamente la energía electroquirúrgica y limitar el potencial de lesiones en este paso. Es particularmente útil el uso de un electrodo de gancho monopolar conectado a un "lápiz Bovie" que utiliza corriente continua (corte). El uso de anillo de colpotomía como un tope de respaldo tiene la capacidad de conducir energía electroquirúrgica muy concentrada con bajo voltaje. Por lo general, cualquier exudación encontrada puede manejarse con ráfagas cortas de corriente monopolar discontinua (coagulación). Esto reduce al mínimo la propagación térmica que con el tiempo causa debilitamiento del tejido en el muñón y limita el riesgo de lesión electroquirúrgica accidental a la vejiga o a un uréter.

No importa si se realiza primero la incisión de colpotomía anterior o posterior. Es más importante elegir la que sea más identificable y accesible para que el borde del anillo de colpotomía se pueda identificar cuando se separa el tejido. Una vez que esto se logra, la amputación es simplemente una cuestión

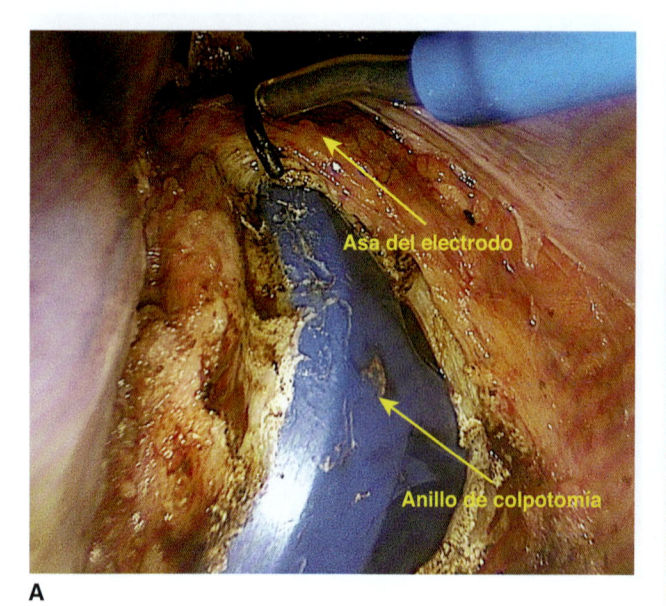

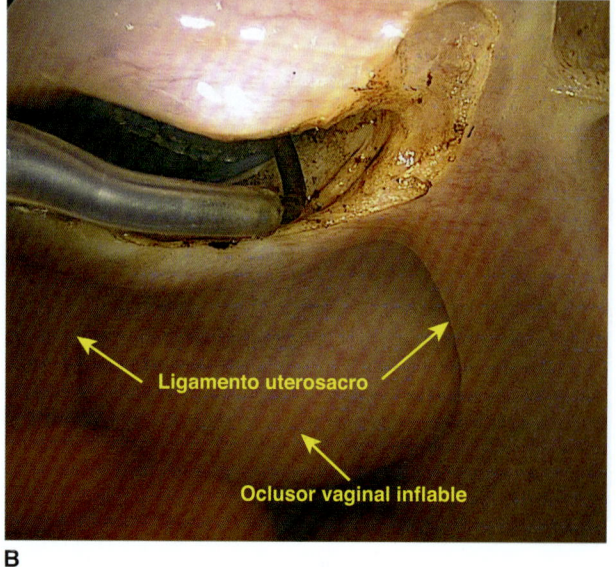

FIGURA 21-8 Amputación del útero. Se recomienda un electrodo monopolar delgado (p. ej., gancho) para la amputación del útero usando el anillo de colpotomía como guía (**A**). Esto se aplica con la energía de voltaje más baja para reducir al mínimo el riesgo de lesiones térmicas en el uréter o la vejiga. La amputación del útero y el cuello uterino a la altura del anillo de colpotomía corta el complejo del ligamento cardinal, de manera que deja los ligamentos uterosacros unidos a la fascia de la cúpula vaginal (**B**).

de "seguir el anillo" circunferencialmente (fig. 21-8A) usando la punta del electrodo de gancho para la descarga precisa de energía. Es importante destacar que cuando el anillo de colpotomía se coloca y se identifica adecuadamente, el nivel de amputación cervical se encuentra en el ligamento cardinal. Por lo tanto, cuando se realiza la incisión de colpotomía posterior, los ligamentos uterosacros permanecen unidos a la fascia del ápice vaginal (fig. 21-8B). Esto favorece la incorporación de los ligamentos uterosacros en el cierre posterior del muñón para el soporte pélvico.

En los casos en los que el útero sea particularmente voluminoso o haya una distorsión de la anatomía pélvica debido a adherencias, endometriosis u otra patología concomitante, se puede lograr la amputación del fondo del cuello uterino antes de intentar la colpotomía y la amputación cervical. De hecho, a menudo es preferible hacerlo. En este caso, se siguen los mismos pasos descritos anteriormente con la HLS, en general amputando aún más en el cuello uterino o incluso en el segmento uterino inferior. Posteriormente, el plano delineado por el anillo de colpotomía es más fácil de identificar y acceder para la amputación cervical.

Extracción uterina

Al realizar la HLT o la HLTR, el útero, el cuello uterino y las estructuras anexas generalmente se extirpan a través de la vagina antes de cerrar el muñón. Esto se vuelve más desafiante con el aumento del tamaño del útero; sin embargo, la fragmentación por vía vaginal ofrece una excelente técnica para la extracción de muestras más grandes. Cada cirujano tendrá que determinar su propio nivel de habilidad con respecto a la fragmentación por vía vaginal y el tamaño con el que deberán emplearse técnicas alternativas de extracción de tejido. Al realizar la HLS, las opciones de eliminación de tejido son más limitadas.

Además de la extracción de tejido a través de la vagina, las opciones de extracción incluyen realizar una pequeña incisión de laparotomía para extraer el tejido intacto o con fragmentación manual, extender la incisión umbilical lo suficiente como para lograr idéntico fin o emplear la fragmentación electromecánica.

Fragmentación

La fragmentación electromecánica emplea un dispositivo con una cuchilla hueca a través de la cual se pasa un instrumento para sujetar el tejido, típicamente una pinza de agarre laparoscópica o una pinza dentada. El tejido se lleva a la punta del dispositivo y, con la cuchilla girando, se tira de él. Idealmente, la cuchilla se guía alrededor de la periferia de la muestra para recuperar largas tiras de tejido mientras se intenta evitar la extracción de núcleos por el medio.

Ha surgido una controversia importante con respecto a la seguridad de la fragmentación de tejidos, particularmente en el contexto de un útero miomatoso. En algunos casos, se ha demostrado que el uso de la fragmentación electromecánica disemina tejido benigno o neoplásico en el poco frecuente caso de una neoplasia maligna no diagnosticada, con posibles consecuencias adversas. Es importante destacar que no se ha demostrado que la fragmentación manual (ya sea abdominal o vaginal) evite esta posibilidad, simplemente no se ha estudiado. La FDA ha emitido una advertencia contra la fragmentación de úteros que contienen fibromas, o solo miomas, debido a la incapacidad de detectar el leiomiosarcoma preoperatoriamente. Sin embargo, las revisiones de la literatura especializada relevante por parte de diferentes organizaciones profesionales, incluidas la AAGL y el ACOG, respaldan que la fragmentación de tejidos puede ser realizada de manera segura y eficaz por cirujanos debidamente capacitados y con experiencia en pacientes seleccionadas adecuadamente. Además, una revisión crítica reciente llevada a cabo por un grupo de trabajo de la AAGL sugiere que la FDA sobreestimó drásticamente la incidencia de leiomiosarcoma, no abordó el riesgo de leiomiosarcoma estratificado por edad y no enfatizó las graves consecuencias del leiomiosarcoma (fragmentado o no). Está claro que la fragmentación no debe emplearse cuando se tiene un diagnóstico maligno o premaligno, o si la evaluación preoperatoria de la paciente es sospechosa. En estos casos, el tejido debe extraerse intacto, incluso si esto significa hacer una incisión de laparotomía específicamente con este propósito.

En particular, desde la publicación de la declaración de la FDA sobre la fragmentación de miomas, se ha dirigido un esfuerzo considerable hacia el desarrollo de sistemas para la fragmentación contenida. Para realizar la fragmentación contenida, el tejido se coloca primero dentro de una bolsa resistente dentro de la cavidad abdominal. Al abrir la bolsa a través de un puerto laparoscópico ligeramente agrandado, o por medio de un trócar especialmente diseñado, se puede llevar a cabo la fragmentación manual o electromecánica de la misma manera ya descrita, anticipando que la bolsa de contención mitigaría la diseminación del tejido dentro de la cavidad abdominal. Por lo menos uno de estos sistemas ha obtenido la aprobación de la FDA con este fin.

Cierre del muñón vaginal

Con la histerectomía laparoscópica, el muñón vaginal se puede cerrar por vía laparoscópica o vaginal en función de la habilidad del cirujano; sin embargo, la primera define una verdadera HLT. Después de extraer el útero a través de la vagina, o por un mecanismo alternativo, se puede colocar un balón oclusor o un guante con una almohadilla de laparotomía en el interior de la vagina con el propósito de mantener el neumoperitoneo hasta que se cierre el muñón vaginal (fig. 21-9A). Cuando sea necesario, se pueden introducir transvaginalmente pinzas anulares alrededor del oclusor inflable para sujetar y recuperar los ovarios y las tubas antes de cerrar el muñón vaginal.

Los principios básicos del cierre del muñón que rigen para las histerectomías abdominal y vaginal se aplican a la HLT, y cambian la perspectiva visual y los cambios de aumento. Se han descrito técnicas de anudado intracorpóreo y extracorpóreo mediante sutura absorbible. Sin embargo, el advenimiento de la sutura de púas unidireccional ha facilitado la sutura laparoscópica porque no requiere atar los nudos, que son el componente técnicamente más desafiante y limitante de la habilidad. En cualquier caso, la sutura procede desde la vagina anterior hasta la posterior, y el soporte se obtiene incorporando los ligamentos uterosacro y cardinal.

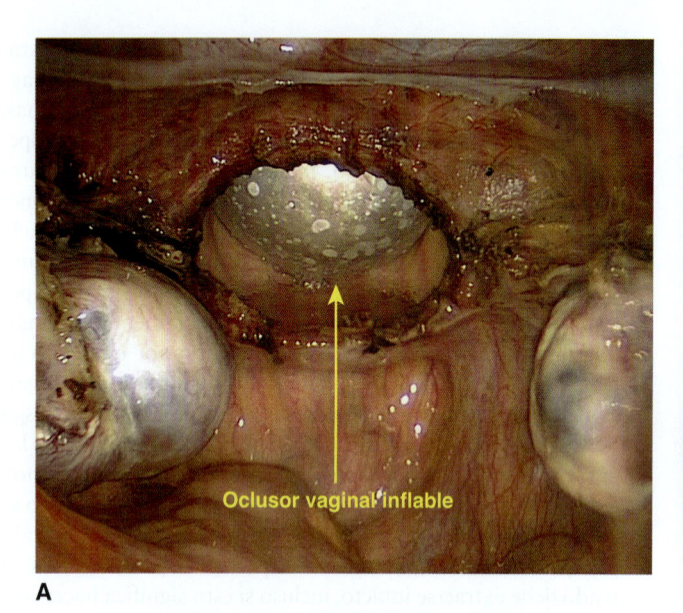

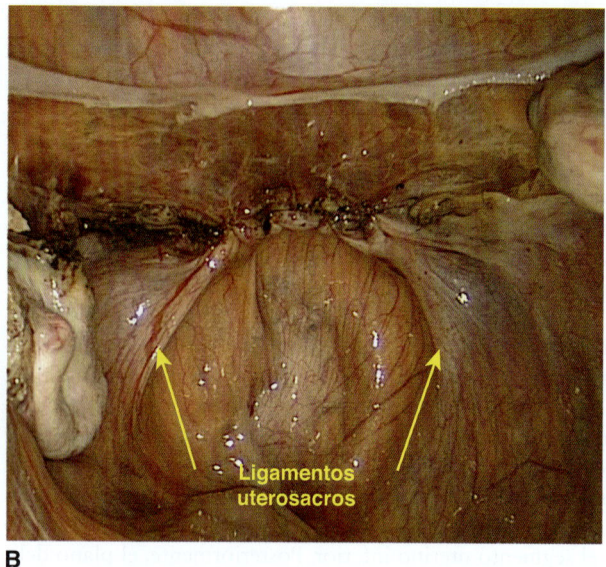

FIGURA 21-9 Cierre del muñón vaginal. Después de la amputación del útero, se puede mantener la insuflación peritoneal con un globo oclusor en la vagina (**A**) hasta que se cierre el muñón vaginal. El cierre del muñón debe incorporar los ligamentos uterosacros (**B**).

La incorporación de los ligamentos uterosacros en el cierre del muñón se ha vuelto relativamente estándar con la histerectomía abdominal o vaginal, y se ha demostrado que disminuye la incidencia del prolapso de la bóveda vaginal después de una histerectomía del 25% a solo el 5% con o sin culdoplastia. Aunque no se han realizado estudios a largo plazo para mostrar resultados comparables después de la HLT, existe una expectativa de resultados similares y se recomienda la incorporación de los ligamentos uterosacros en el cierre del muñón (fig. 21-9B y cuadro 21-1); la laparoscopia es un acceso diferente, no un procedimiento diferente.

CUADRO 21-1 PASOS DEL PROCEDIMIENTO

- Colocar a la paciente en posición de litotomía.
- Asegurar a la paciente a la mesa de operaciones.
- Optimizar el posicionamiento y acojinamiento de brazos y piernas.
- Aplicar una prueba de inclinación para garantizar la estabilidad de la paciente en la mesa.
- Preparar y cubrir a la paciente creando el campo estéril.
- Colocar el manipulador uterino, el anillo de colpotomía, el oclusor de neumoperitoneo (según el procedimiento) y la sonda de Foley.
- Aplicar insuflación peritoneal y colocar los puertos según el tamaño del útero.
- Identificar los puntos anatómicos de referencia, incluidos los uréteres, los ligamentos uterosacros, el borde de la vejiga y el anillo de colpotomía.

Preservación ovárica
- Coagular y cortar las tubas uterinas proximales y los ligamentos uteroováricos para separar las estructuras anexas del cuerpo uterino.

Salpingooforectomía
- Aislar, coagular y cortar de forma transversal el ligamento infundibulopélvico.

- Coagular y cortar de manera transversal el mesosálpinx (si solo se desea la salpingectomía).
- Coagular y cortar el ligamento redondo, y disecar el ligamento ancho hasta el nivel del istmo uterino.
- Formar un colgajo de vejiga y disecar los vasos uterinos.
- Coagular los vasos uterinos a nivel del anillo de colpotomía.
- Cortar transversalmente el ligamento cardinal y amputar el útero y el cuello uterino desde el vértice vaginal; utilizar el anillo de colpotomía como guía, con corriente monopolar continua (corte).
- Eliminar el tejido anexial intacto y el útero.
- Cerrar el muñón vaginal incorporando los ligamentos uterosacros.
- Asegurar la hemostasia y el cierre de los sitios de trócar de la manera habitual.

Histerectomía supracervical
- Coagular los vasos uterinos a nivel del istmo uterino.
- Amputar el útero desde el cuello uterino al nivel del istmo.

Se siguen los mismos pasos en la histerectomía asistida por robot que en la laparoscopia convencional. La mano no dominante sostiene típicamente el sujetador o coagulador, y la mano dominante sostiene las tijeras monopolares. La disección se realiza de forma gradual y los puertos de los instrumentos rara vez se cambian. Se emplea el tercer brazo para retraer la muestra cuando es necesario. Se puede llegar a ambos lados de la muestra con la misma configuración. Se incide la unión cervicovaginal a lo largo del anillo utilizando tijeras monopolares.

COMPLICACIONES

La naturaleza de las complicaciones que se presentan con la HLT es similar a la de las informadas para las histerectomías abdominal y vaginal. Pueden ocurrir complicaciones relacionadas con comorbilidades médicas, anestesia o el procedimiento de histerectomía, así como aquellas asociadas específicamente con la laparoscopia. Independientemente del acceso, la histerectomía sigue siendo un procedimiento relativamente seguro, con una tasa de mortalidad estimada entre 0.12 y 0.34 por cada 1000 procedimientos.

Dehiscencia del muñón

Hay una incidencia estadísticamente aumentada de dehiscencia del muñón con la HLT. Un estudio realizado en 2007 de más de 7 200 histerectomías informó que las tasas de dehiscencia del muñón fueron del 0.12% con la histerectomía abdominal, del 0.29% con la histerectomía vaginal y del 4.93% con la histerectomía laparoscópica. La sutura de púas no se incluyó en este estudio. No hay evidencia de que el uso de sutura de púas aumente la incidencia de la dehiscencia del muñón. De hecho, hay datos de que el cierre del muñón en dos capas utilizando suturas con púas disminuye la incidencia de dehiscencia del muñón en la HLT. Dos factores que se cree que contribuyen al aumento de la tasa de dehiscencia del muñón después de la HLT incluyen lo siguiente: *1)* aumento ficticio del campo quirúrgico con el laparoscopio, lo que lleva al cirujano a pensar que el tejido incluido en la sutura es más del que realmente es, y *2)* debilitamiento progresivo del tejido con el tiempo a causa del efecto térmico durante la colpotomía, posiblemente extendiéndose hasta o más allá de la línea de sutura. En consecuencia, los pasos más importantes a considerar durante el cierre del muñón para inhibir la dehiscencia, además de los principios quirúrgicos básicos de hemostasia y "aproximación, no estrangulamiento" del tejido, son limitar la aplicación de energía térmica durante la colpotomía e incorporar adecuadamente tejido sano en la línea de sutura.

La dehiscencia del muñón puede ser parcial o completa, y puede ocurrir con o sin evisceración intestinal. En ausencia de evisceración, es posible revisar y volver a cerrar el muñón mediante un abordaje vaginal. Sin embargo, los abordajes de laparoscopia, o incluso laparotomía, son apropiados cuando se detecta o sospecha daño al intestino o la vejiga. Aunque algunos cirujanos pueden optar por tratar la dehiscencia local (< 25%) de forma expectante, generalmente se considera más prudente cerrar todas las áreas, ya que esto puede ser un presagio de una mayor separación.

Antes de volver a cerrar el muñón, debe eliminarse todo el tejido debilitado utilizando una técnica de corte en frío (tijeras o bisturí). El cierre debe llevarse a cabo mediante sutura de absorción tardía con márgenes de tejido de 1 cm que incorporen la mucosa vaginal y el anillo fascial pubocervical.

La evisceración intestinal es una complicación muy grave que puede conducir a peritonitis, lesión intestinal con necrosis y septicemia; se requiere intervención quirúrgica inmediata. La reparación se puede realizar mediante laparotomía o laparoscopia, en función de la habilidad y experiencia del cirujano, siempre que se pueda inspeccionar visualmente todo el intestino y se pueda resecar cualquier segmento comprometido del intestino si está indicado.

Complicaciones de la herida quirúrgica

Las complicaciones postoperatorias de la herida, como la infección, se presentan con menos frecuencia en el abordaje laparoscópico debido a su tamaño más pequeño. Sin embargo, las complicaciones se relacionan específicamente con el uso de trócares y están vinculadas con la inserción del trócar (en particular la vasculatura de la pared abdominal o lesiones nerviosas, vasculares o intestinales intraabdominales) o por hernia en el sitio del trócar (que es < 1%). Los trócares deben retirarse bajo visualización al final de la histerectomía para verificar si hay sangrado. La fascia debe cerrarse por separado de la piel si los sitios del trócar tienen 10 mm o más para evitar la formación de hernias. Esto se puede llevar a cabo con la técnica de sutura tradicional o empleando una variedad de productos disponibles comercialmente con este fin (dispositivo Carter-Thomason®, dispositivo Endoclose®, etc.).

Lesión urológica

La cirugía ginecológica, específicamente la histerectomía, es la causa más frecuente de lesión iatrógena de las vías urinarias. Los factores de riesgo habituales para la lesión de la vejiga son cesárea previa, adherencias pélvicas o endometriosis que afecta a la vejiga. Por otro lado, más del 90% de las lesiones ureterales durante la histerectomía laparoscópica pueden atribuirse a lesiones térmicas relacionadas con la división del ligamento cardinal. Un estudio de casos controlados de más de 5 000 histerectomías demostró que el riesgo de lesión del aparato urinario aumenta en la histerectomía vaginal (1.3%) o laparoscópica (1.8%), en comparación con la histerectomía abdominal (0.76%). Además, otro estudio de 2009 en el que participaron más de 800 pacientes describió la lesión de la vejiga durante la histerectomía en el 2.9% de los casos y la lesión ureteral en el 1.8% de las pacientes (el 75% de las cuales no se sospechaba). De forma interesante, la evidencia de un metaanálisis de 2006 demostró que, cuando la cistoscopia se realiza inmediatamente después de la histerectomía, el 89% de las lesiones ureterales y el 95% de las lesiones de vejiga se detectan de forma intraoperatoria. Por el contrario, en ausencia de cistoscopia, la detección intraoperatoria se reduce al 43% de las lesiones vesicales y solo al 7% de las ureterales.

Aunque las tasas generales de lesiones del aparato urinario son bajas, la morbilidad postoperatoria general no aumenta cuando se reconocen y se reparan las lesiones de la vejiga al momento de la cirugía. La identificación intraoperatoria puede ayudar a evitar una cirugía adicional y la pérdida de la función renal. El papel de la cistoscopia de rutina después de la histerectomía continúa en debate; sin embargo, un análisis financiero sugiere que la cistoscopia intraoperatoria se vuelve rentable cuando la tasa de lesiones supera el 2%.

Por último, no se puede sobreestimar el papel que desempeña la experiencia del cirujano en la reducción de las complicaciones de la histerectomía laparoscópica. Múltiples estudios han demostrado que hay una disminución de las tasas de complicaciones que se estabilizan después de cerca de 100 casos y con cirujanos que realizan más de 10 histerectomías laparoscópicas por año.

RESUMEN

Después de llevar a cabo la primera HLT, Harry Reich imaginó su importancia para disminuir la necesidad de la histerectomía abdominal "evitando el aumento de la morbilidad asociada con la cirugía abdominal y conservando al mismo tiempo las ventajas quirúrgicas del abordaje abdominal". La laparoscopia proporciona exposiciones superiores de los anexos y de la parte superior del abdomen, que no están disponibles para el cirujano por vía vaginal y evitan una incisión grande en la pared abdominal, lo que reduce el riesgo asociado de infección, dolor postoperatorio y hernia. El advenimiento de la tecnología robótica aplicada a la histerectomía laparoscópica ha favorecido su adopción por muchos ginecólogos, quienes antes dudaban en realizar este procedimiento, ya que supera muchos de los desafíos de la laparoscopia tradicional. Por lo tanto, con el entrenamiento, la habilidad y la experiencia adecuados, el cirujano que realiza la histerectomía laparoscópica disfruta de las ventajas de visión y acceso, que son superiores a la histerectomía abdominal, mientras conserva la disminución de la morbilidad del abordaje vaginal.

PUNTOS CLAVE

- La elección del acceso y el tipo de histerectomía debe basarse en la anatomía y en las afecciones de las pacientes. La histerectomía supracervical no debe realizarse simplemente debido a la falta de comodidad del cirujano para extraer el cuello uterino. En su lugar, se debe buscar la ayuda de cirujanos con mayor experiencia.
- Se debe orientar ampliamente a la paciente sobre los resultados anticipados, las posibles complicaciones, la preparación preoperatoria y la atención postoperatoria. Los riesgos y beneficios del uso de instrumentos y resectoscopios con energía deben incluirse en el proceso de consentimiento informado. El cirujano debe analizar alternativas para la extracción de tejido, incluida la fragmentación vaginal o la laparotomía.
- La optimización de las comorbilidades antes del procedimiento, especialmente de las enfermedades cardiovasculares, debe coordinarse con el equipo de anestesia para reducir al mínimo las complicaciones médicas.
- Para la histerectomía laparoscópica total, se debe utilizar el manipulador uterino apropiado y un delineador de fondo de saco vaginal; con ello el procedimiento mejora ergonómicamente y disminuyen las complicaciones.
- La anatomía debe ser respetada. Es importante identificar claramente uréteres, la vejiga y otros puntos de referencia anatómicos. Se recomienda aislar o disecar los vasos que serán coagulados.
- Es necesario comprender las características electroquirúrgicas y mecánicas de los instrumentos que se utilizarán y aplicar dichos principios para limitar los efectos térmicos no deseados en el tejido.

BIBLIOGRAFÍA

Adelman MR, Bardsley TR, Sharp HT. Urinary tract injuries in laparoscopic hysterectomy: a systematic review. *J Minim Invasive Gynecol* 2014;21:558–566.

American Association of Gynecologic Laparoscopist. Morcellation during uterine tissue extraction: an update. *J Minim Invasive Gynecol* 2018;25:543–550.

American College of Obstetricians and Gynecologists. ACOG committee opinion No. 388: supracervical hysterectomy. *Obstet Gynecol* 2007;110:1215.

American College of Obstetricians and Gynecologists. ACOG committee opinion No. 444: choosing the route of hysterectomy for benign disease. *Obstet Gynecol* 2009;114:1156.

American College of Obstetricians and Gynecologists. Power morcellation and occult malignancy in gynecologic surgery: a special report. Washington, DC: American College of Obstetricians and Gynecologists; 2014. Disponible en:https://www.acog.org/Clinical-Guidance-and-Publications/Task-Force-and-Work-Group-Reports/Power-Morcellation-and-Occult-Malignancy-in-Gynecologic-Surgery. Accessed on May 4, 2018.

Audebert AJ, Gomel V. Role of microlaparoscopy in the diagnosis of peritoneal and visceral adhesions and in the prevention of bowel injury associated with blind trocar insertion. *Fertil Steril* 2000;73:631.

Berner E, Qvigstad E, Myrvold AK, et al. Pelvic pain and patient satisfaction after laparoscopic supracervical hysterectomy: prospective trial. *J Minim Invasive Gynecol* 2014;21:406.

Boggess JF, Gehrig PA, Cantrell L, et al. A comparative study of 3 surgical methods for hysterectomy with staging for endometrial cancer: robotic assistance, laparoscopy, laparotomy. *Am J Obstet Gynecol* 2008;199:360.e1–360.e9.

Falcone T, Walters MD. Hysterectomy for benign disease. *Obstet Gynecol* 2008;111:753.

Garry R, Fountain J, Mason S, et al. The eVALuate study: two parallel randomised trials, one comparing laparoscopic with abdominal hysterectomy, the other comparing laparoscopic with vaginal hysterectomy. *BMJ* 2004;328:129.

Ghomi A, Hantes J, Lotze EC. Incidence of cyclical bleeding after laparoscopic supra-cervical hysterectomy. *J Minim Invasive Gynecol* 2005;12:201.

Gilmour DT, Das S, Flowerdew G. Rates of urinary tract injury from gynecologic surgery and the role of intraoperative cystoscopy. *Obstet Gynecol* 2006;107:1366.

Hur HC, Donnellan N, Mansuria S, et al. Vaginal cuff dehiscence after different modes of hysterectomy. *Obstet Gynecol* 2011;118:794.

Hur HC, Guido RS, Mansuria SM, et al. Incidence and patient characteristics of vaginal cuff dehiscence after different modes of hysterectomies. *J Minim Invasive Gynecol* 2007;14:311.

Ibeanu OA, Chesson RR, Echols KT, et al. Urinary tract injury during hysterectomy based on universal cystoscopy. *Obstet Gynecol* 2009;113:6.

Jasmine Tan-Kim J, Menefee SA, Luber KA, et al. Prevalence and risk factors for mesh erosion after laparoscopic-assisted sacrocolpopexy. *Int Urogynecol J* 2011;22:205.

Johnson N, Barlow D, Lethaby A, et al. Surgical approach to hysterectomy for benign gynaecological disease. *Cochrane Database Syst Rev* 2006;(2):CD003677.

Kives S, Lefebvre G; Clinical Gynaeology Committee. Supracervical hysterectomy. *J Obstet Gynaecol Can* 2010;32: 62-68.

Lafay Pillet MC, Leonard F, Chopin N, et al. Incidence and risk factors of bladder injuries during laparoscopic hysterectomy indicated for benign uterine pathologies: a 14.5 years experience in a continuous series of 1501 procedures. *Hum Reprod* 2009;24:842.

Landeen LB, Bell MC, Hubert HB, et al. Clinical and cost comparisons for hysterectomy via abdominal, standard laparoscopic, vaginal and robot-assisted approaches. *S D Med* 2011;64:197-199.

Learman LA, Summitt RL Jr, Varner RE, et al. A randomized comparison of total or supracervical hysterectomy: surgical complications and clinical outcomes. *Obstet Gynecol* 2003;102:453.

Lethaby A, Ivanova V, Johnson NP. Total versus subtotal hysterectomy for benign gynaecological conditions. *Cochrane Database Syst Rev* 2006;(2):CD004993.

Lyons TL. Laparoscopic supracervical hysterectomy. *Obstet Gynecol Clin North Am* 2000;27:441.

McDonald ME, Ramirez PT, Munsell MF, et al. Physician pain and discomfort during minimally invasive surgery. *Gynecol Oncol* 2014;134:243-247.

McPherson K, Metcalfe MA, Herbert A, et al. Severe complications of hysterectomy: the VALUE study. *BJOG* 2004; 111:688.

Okaro EO, Jones KD, Sutton C. Long term outcome following laparoscopic supracervical hysterectomy. *BJOG* 2001;108:1017.

Olsson JH, Ellstrom M, Hahlin M. A randomised prospective trial comparing laparoscopic and abdominal hysterectomy. *BJOG* 1996;103:345.

Paraiso MF, Ridgeway B, Park AJ, et al. A randomized trial comparing conventional and robotically assisted total laparoscopic hysterectomy. *Am J Obstet Gynecol* 2013;208: 368.e1-368.e7.

Reich H, DeCaprio J, McGlynn F. Laparoscopic hysterectomy. *J Gynecol Surg* 1989;5:216.

Rosero EB, Kho KA, Joshi GP, et al. Comparison of robotic and laparoscopic hysterectomy for benign gynecologic disease. *Obstet Gynecol* 2013;122:778-786.

Rossi EC, Kowalski LD, Scalici J, et al. A comparison of sentinel lymph node biopsy to lymphadenectomy for endometrial cancer staging (FIRES trial): a multicentre, prospective, cohort study. *Lancet Oncol* 2017; 18:384-392.

Sarlos D, Kots L, Stevanovic N, et al. Robotic compared with conventional laparoscopic hysterectomy: a randomized controlled trial. *Obstet Gynecol* 2012;120:604-611.

Scheib SA, Tanner E, Green IC, et al. Laparoscopy in the morbidly obese: physiologic considerations and surgical techniques to optimize success. *J Minim Invasive Gynecol* 2014;21:182.

Scott JR, Sharp HT, Dodson MK, et al. Subtotal hysterectomy in modern gynecology: a decision analysis. *Am J Obstet Gynecol* 1997;176:1186.

Siedhoff MT, Yunker AC, Steege JF. Decreased incidence of vaginal cuff dehiscence after laparoscopic closure with bidirectional barbed suture. *J Minim Invasive Gynecol* 2011; 189:218.

The Joint Commission. The Surgical Care Improvement Project (SCIP). http://www.jointcommission.org/surgical_care_improvement_project

Uccella S, Ceccaroni M, Cromi A, et al. Vaginal cuff dehiscence in a series of 12,398 hysterectomies: effect of different types of colpotomy and vaginal closure. *Obstet Gynecol* 2012;120:516-523 (Class II-2).

Visco AG, Taber KH, Weidner AC, et al. Cost-effectiveness of universal cystoscopy to identify ureteral injury at hysterectomy. *Obstet Gynecol* 2001;97:685.

Walker JL, Piedmonte MR, Spirtos NM, et al. Laparoscopy compared with laparotomy for comprehensive surgical staging of uterine cancer: Gynecologic Oncology Group Study LAP2. *J Clin Oncol* 2009;27:5331-5336.

Wright JD, Ananth CV, Lewin SN, et al. Robotic assisted vs laparoscopic hysterectomy among women with benign gynecologic disease. *JAMA* 2013;309:689.

Wright JD, Herzog TJ, Tsui J, et al. Nationwide trends in the performance of inpatient hysterectomy in the United States. *Obstet Gynecol* 2013;122:233.

SECCIÓN V

Oncología ginecológica

22 **Cirugía para la enfermedad preinvasora del cuello uterino** 406
Leslie H. Clark

23 **Cirugía para las enfermedades preinvasoras e invasoras de la vulva y la vagina** 414
David M. Kushner y Ryan J. Spencer

24 **Cirugía para el cáncer de endometrio** 432
Edward Tanner

25 **Cirugía para el cáncer de cuello uterino** 448
Nadeem R. Abu-Rustum y Vance A. Broach

26 **Cirugía para el cáncer de ovario** 472
Ritu Salani y Caroline C. Billingsley

CAPÍTULO 22

Cirugía para la enfermedad preinvasora del cuello uterino

Leslie H. Clark

Procedimientos ablativos	Procedimientos de resección	Comparación de métodos
Crioterapia	Conización con bisturí tradicional	Complicaciones
Tratamiento con láser de dióxido de carbono	Procedimiento de resección electroquirúrgica con asa	Displasia durante el embarazo
	Cuidados postoperatorios	Información para las pacientes

El advenimiento de la detección del cáncer de cuello uterino ha llevado a la identificación y posterior tratamiento de las lesiones cervicales preinvasoras. Esto a su vez ha llevado a una reducción mundial del cáncer de cuello uterino. Las guías de detección continúan evolucionando, pero la importancia de la detección se mantiene, ya que la displasia persistente y la infección por el virus del papiloma humano (VPH) se relacionan con el desarrollo de este tipo de cáncer. El tratamiento de la displasia mediante procedimientos ablativos o de resección es clave para la prevención del cáncer del cuello uterino.

La elección de la técnica quirúrgica debe hacerse con base en los factores de la lesión (como la ubicación, el tamaño y la sospecha de malignidad subyacente), así como en los factores de la paciente (edad, número de partos y deseos de fertilidad) y el costo. Por último, como con cualquier procedimiento, se debe tener en cuenta la preferencia, el contexto de práctica y la habilidad del médico.

PROCEDIMIENTOS ABLATIVOS

Las técnicas ablativas para el tratamiento de la displasia cervical incluyen crioterapia, ablación con láser y ablación por electrocauterización. Estas técnicas eliminan la displasia mediante la destrucción del tejido. Los beneficios potenciales de un abordaje ablativo incluyen facilidad de la técnica, riesgo operativo reducido, menor costo y recuperación más rápida. Sin embargo, dado que no se obtiene ninguna pieza para patología, debe evitarse en las pacientes con displasia en un legrado endocervical previo al procedimiento (que sugiere una lesión que se extiende más allá del área tratada), así como en pacientes con colposcopia inadecuada. Los procedimientos ablativos tampoco deben realizarse en pacientes con biopsia colposcópica y citología discordantes, lo que sugiere una muestra inadecuada de la lesión en la biopsia; tampoco en pacientes con sospecha de cáncer de cuello uterino.

Crioterapia

La crioterapia se ha utilizado para el tratamiento de la displasia desde la década de 1960. En los Estados Unidos, las técnicas de ablación se han reemplazado ampliamente por procedimientos de resección realizados en el consultorio debido a sus limitaciones potenciales. La crioterapia utiliza óxido nitroso o dióxido de carbono (CO_2) como refrigerante para reducir las temperaturas de los tejidos por debajo de −50 °C. El óxido nitroso es considerado el refrigerante preferido, ya que alcanza temperaturas más frías que el dióxido de carbono (−89 °C frente a −78 °C), lo que produce una necrosis tisular más profunda. Disminuir la temperatura del tejido a −50 °C provoca la cristalización del agua intracelular y extracelular y causa necrosis tisular. La profundidad objetivo de la necrosis tisular es de 3.5 mm, lo que dará como resultado el tratamiento del 95% de las lesiones intraepiteliales. Hay algunos datos que sugieren que la crioterapia es menos eficaz en las mujeres con virus de la inmunodeficiencia humana (VIH), con un éxito bajo (37%) en las mujeres positivas en comparación con el 77-93% de las negativas.

El procedimiento comienza con la aplicación de lugol o ácido acético para identificar la zona de transformación. Se selecciona un tamaño de criosonda y luego se aplica para cubrir toda la zona de transformación. El refrigerante se aplica directamente al ectocérvix y a la zona de transformación con el uso de un gel lubricante para mejorar la transferencia de energía. En 3-5 minutos se alcanza el estado estable entre la sonda y el cuello uterino.

Durante el procedimiento se observa hielo visible aproximadamente 5 mm más allá de la sonda. El área de tejido tratado sufre regresión y cicatriza gradualmente. En algunos casos, se prefiere realizar una segunda congelación; sin embargo, la utilidad de una segunda congelación no está clara, y la evaluación patológica del cuello uterino, después de uno o dos procedimientos de congelación, muestra la no inferioridad de una sola congelación en el labio anterior. Se podría considerar una segunda congelación en las lesiones posteriores, ya que la profundidad del daño tisular puede aumentarse con una segunda congelación en el labio posterior (**fig. 22-1**).

El riesgo más frecuente de la crioterapia son los cólicos leves durante el procedimiento. Por lo general, este es un efecto secundario limitado. Hasta el 20% de las

CAPÍTULO 22 CIRUGÍA PARA LA ENFERMEDAD PREINVASORA DEL CUELLO UTERINO

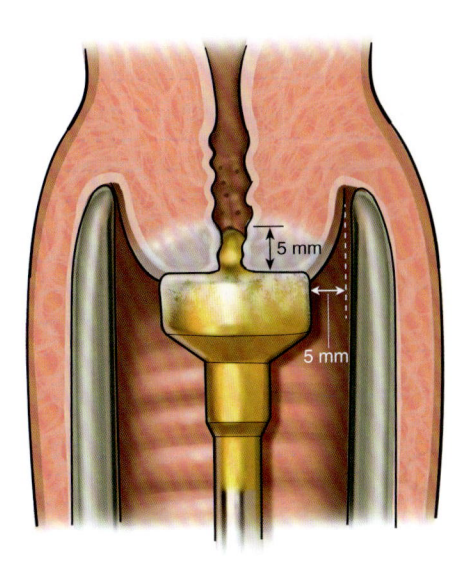

FIGURA 22-1 La crioterapia da lugar a la destrucción del tejido local y se debe ver hielo extendiéndose aproximadamente a 5 mm de la sonda. Se debe cubrir toda la zona de transformación.

pacientes informarán secreción acuosa difusa. Puede aparecer hemorragia por goteo o manchado y se observa con mayor frecuencia 12-15 días después del procedimiento. Se recomienda reposo pélvico durante 2 semanas para limitar la hemorragia y la infección. Las complicaciones a largo plazo incluyen el riesgo de estenosis cervical en el 1-4% de las pacientes. Este procedimiento no afecta los resultados del embarazo. La hemorragia y la infección mayores ocurren con menos frecuencia que en los procedimientos de resección.

Tratamiento con láser de dióxido de carbono

El tratamiento con láser de CO_2 es una técnica ablativa que utiliza un haz de luz colimado de alta intensidad que puede enfocarse con una densidad de alta potencia. La energía del láser produce una ebullición instantánea de las células y la vaporización de los tejidos. Los beneficios del láser de CO_2 incluyen la terapia dirigida a lesiones, la capacidad de tratar lesiones que se extienden sobre la vagina, la curación rápida y menores tasas de estenosis cervical que la crioterapia. Las desventajas del láser de CO_2 son los gastos de adquisición del equipo, la capacitación necesaria para su uso y el costo de mantenimiento del láser.

Para utilizar un láser de CO_2, se coloca en la vagina un espéculo mate con un extractor de humo y se visualiza el cuello uterino. Los espéculos no reflectantes evitan la dispersión del láser. Se conecta el tubo de evacuación de humo. Para evitar la producción de una flama, se cubre el perineo con toallas húmedas, pues el agua absorbe el láser. Deben evitarse los apósitos flamables, como los de papel. Se inyecta en el cuello uterino un anestésico local, como lidocaína al 1% con o sin vasoconstrictor. Se usa el colposcopio para ampliar la vista del cuello uterino 3-10 veces. Después, se prepara el láser a una densidad de entre 750 y 1250 W/cm^2 ajustando la entrada de potencia y el tamaño del punto. Luego, se realiza la ablación de la zona de lesión y transformación. La profundidad recomendada de la ablación cervical es de 7 mm.

PROCEDIMIENTOS DE RESECCIÓN

Las técnicas excisionales incluyen la conización con bisturí tradicional (CBT), la conización láser y el procedimiento de escisión electroquirúrgica con asa (EEA). Este abordaje permite la extracción de tejido para el diagnóstico patológico. Además de obtener tejido, estas técnicas permiten evaluar el estado del margen.

Conización con bisturí tradicional

La conización con bisturí tradicional o frío, llamado así para distinguirlo del cauterio caliente, se refiere a la resección circunferencial del cuello uterino distal usando un escalpelo. Los beneficios de este procedimiento son que las lesiones que se extienden hacia el conducto endocervical pueden extirparse y no hay artefactos de cauterización en el margen, lo que permite una mejor evaluación patológica de su estado. Esta técnica puede adaptarse a la forma del cuello uterino o a la configuración de la lesión. Para las lesiones ectocervicales se planifica una resección aplanada y para las endocervicales una más cilíndrica. También se prefiere la conización con bisturí tradicional cuando se sospecha cáncer invasor por estas razones. En comparación con los procedimientos de EEA, la conización con bisturí frío es más costosa, ya que se realiza bajo anestesia en el quirófano. También hay mayor riesgo de hemorragia.

El procedimiento comienza con una exploración bajo anestesia, seguida de la preparación de la vagina. Para levantar la vejiga y exponer el cuello uterino, se coloca un espéculo ponderado en la vagina y se usa un separador de Deaver para traccionar en sentido anterior. Se inyecta anestesia local. Puede inyectarse lidocaína con epinefrina (1:100 000) directamente en la cara cervical. El uso de epinefrina reduce la hemorragia intraoperatoria, que puede dificultar la visibilidad. Como alternativa, se puede utilizar vasopresina diluida. Con frecuencia se diluyen 20 UI de vasopresina en 50 mL de solución salina y se inyectan 10-15 mL en la cara cervical. En algunos casos se puede preferir un anestésico simple para no enmascarar la hemorragia intraoperatoria. En general, se utilizan cerca de 10-20 mL de lidocaína, pero se debe tener en cuenta el peso de la paciente antes de usar dosis más altas. A continuación, se colocan suturas en las posiciones 3 y 9 de las manecillas del reloj para ayudar con la manipulación cervical. También se cree que estas suturas pueden ligar las ramas cervicales de la arteria uterina y reducir las hemorragias intraoperatorias y postoperatorias. Durante la colocación de estas suturas es importante no ir demasiado profundo o lateralmente, ya que puede ocurrir una lesión u oclusión ureteral. Después, se aplica lugol al cuello uterino para visualizar la unión escamocilíndrica.

Se utiliza un bisturí del número 11 para hacer una incisión circunferencial en la cara cervical. Una buena estrategia es comenzar en la parte posterior del cuello uterino, en la posición de las 6 de las manecillas del reloj, para mejorar la visibilidad al retrasar el derrame de sangre del cuello uterino anterior. Si se colocan unas pinzas de Pozzi en la cara cervical para ayudar con la manipulación cervical o de la muestra, estas deben colocarse lejos de la línea de resección deseada. Como alternativa, se puede colocar un punto de

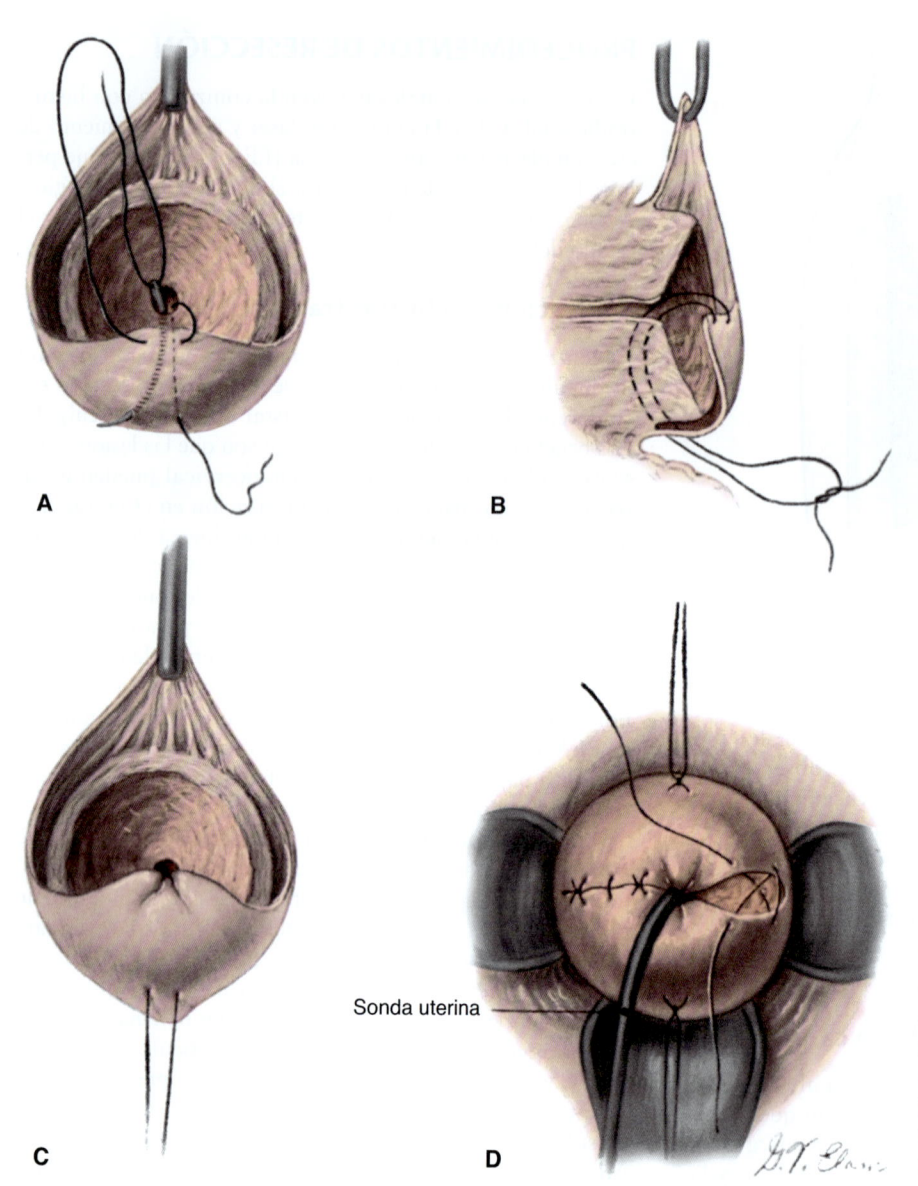

FIGURA 22-2 A. Se coloca sutura de colchonero, como en la traqueloplastia de Sturmdorf. **B.** Método de acción de la sutura para delimitar el colgajo en el canal. **C.** La aleta inferior se ha colocado en su posición. **D.** Los colgajos anteriores y posteriores han sido introducidos en el canal. Se suturan las heridas de la mucosa lateral.

sutura en la posición de las 12 de las manecillas del reloj y usarlo para elevar la muestra fuera del lecho del cono durante la resección y dejarlo en su lugar para la orientación patológica. La incisión circunferencial se realiza en el estroma y el tejido se sujeta con pinzas de Allis en sentido anterior y posterior para exponer los márgenes de la muestra cónica, que se extirpa circunferencialmente con el bisturí o las tijeras para completar la conización. Después de la conización, se debe realizar un legrado endocervical (LEC), ya que se ha demostrado que es una herramienta útil para la predicción de la displasia residual. En las pacientes con adenocarcinoma *in situ* que desean fertilidad, el LEC es superior al estado del margen en la predicción del adenocarcinoma residual *in situ*. El LEC tiene un valor predictivo positivo del 100% para la displasia residual y un valor predictivo negativo del 94%, en comparación con los márgenes del cono con valor predictivo positivo del 47% y valor predictivo negativo del 57%.

Después de la extracción de la muestra, esta se marca para orientación patológica si aún no se ha colocado una sutura.

Para la hemostasia, se puede cauterizar el lecho del cono. En algunos casos, esta puede ser la única maniobra necesaria para obtener la hemostasia. Las técnicas adicionales para lograr la hemostasia en el lecho del cono incluyen la colocación de suturas, el uso de solución tópica de Monsel, presión directa o el uso de fármacos hemostáticos absorbibles, como Gelfoam®. Las técnicas de sutura a tener en cuenta, si las primeras maniobras para obtener la hemostasia no tienen éxito, incluyen la colocación de un cierre de bloqueo del lecho del cono o puntos de Sturmdorf. Para realizar la técnica de Sturmdorf, se coloca una sutura de colchonero en sentido tanto anterior como posterior para tirar de la mucosa cervical lateral sobre el lecho del cono (fig. 22-2 y cuadro 22-1).

Procedimiento de resección electroquirúrgica con asa

Si bien la CBT fue el estándar de atención para la resección del cuello uterino durante varias décadas, Prendeville

CUADRO 22-1 PASOS DEL PROCEDIMIENTO DE CONIZACIÓN CON BISTURÍ TRADICIONAL

- Identificar la unión escamocilíndrica con lugol.
- Realizar la preparación vaginal.
- Colocar separadores para la exposición.
- Inyectar anestésico tópico.
- Colocar las suturas en las posiciones 3 y 9 de las manecillas del reloj. Se puede usar sutura trenzada absorbible para las suturas permanentes.
- Realizar incisión circunferencial con bisturí 11, comenzando en posición de las 6 de las manecillas del reloj.
- Colocar la tracción sobre la muestra y resecar el cono en la base con bisturí o tijeras.
- Realizar legrado endocervical después de la resección de la muestra de cono.
- Marcar la muestra para orientación de patología.
- Obtener la hemostasia del lecho del cono con cauterización, solución de Monsel.

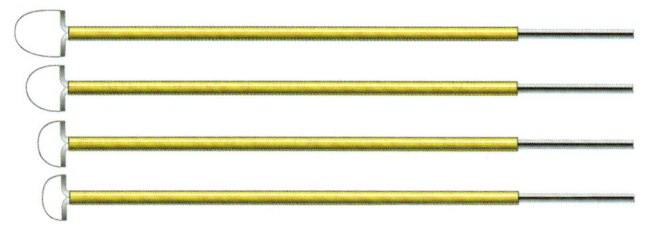

FIGURA 22-3 El tamaño del electrodo para la EEA debe elegirse en función de las dimensiones de la zona de transformación y del deseo de fertilidad. Se puede usar un electrodo superficial grande para una zona de transformación amplia en una paciente que desea fertilidad (*abajo*). Un electrodo más profundo apuntará a las glándulas endocervicales (*arriba*). También está disponible un electrodo más pequeño y estrecho (no presentado) para su uso en un cuello uterino o una vagina pequeños y estrechos, como los posmenopáusicos (cortesía de CooperSurgical, Inc.).

introdujo la EEA en la década de 1990, que desde entonces se convirtió en el procedimiento de elección para el tratamiento de la displasia. El beneficio clave de la EEA, que terminó siendo ampliamente aceptada, fue la capacidad de realizar el procedimiento en el ámbito ambulatorio bajo anestesia local. Esto es posible gracias a la excelente hemostasia proporcionada al realizar la resección con el electrodo de la unidad electroquirúrgica. Este procedimiento se lleva a cabo de forma ambulatoria con reducciones significativas en el costo. También es fácil de practicar, enseñar y aprender. Sin embargo, no todas las pacientes son candidatas idóneas para la EEA. La anatomía del cuello uterino debe ser compatible con el uso de los tamaños de asa preestablecidos. Además, el exceso de ansiedad por parte de la paciente puede impedir la realización del procedimiento en el consultorio y puede requerir que este se haga en el quirófano. Debido a la facilidad para realizar la técnica de EEA, algunos proveedores han cambiado a una estrategia de "ver y tratar" que va directamente de la prueba de Papanicoláu de alto grado a la EEA sin biopsias colposcópicas. Esta es una estrategia importante en las clínicas con tasas elevadas de ausentismo o con pocos recursos, como en los países de ingresos bajos. Sin embargo, no es aceptable en las mujeres jóvenes con deseo de fertilidad futura o alteraciones de grado bajo en la citología.

Para el éxito del procedimiento, son fundamentales la selección del asa y la configuración del procedimiento antes de realizarlo. Se debe elegir un tamaño de asa adecuado para resecar toda la zona de transformación. Hay asas disponibles con un diámetro (ancho) de electrodo de 15-25 mm. El tamaño debe elegirse en función de las dimensiones del cuello uterino, la lesión y la extensión de la zona de transformación (fig. 22-3). Usar un electrodo demasiado grande puede aumentar el riesgo de lesiones en las paredes vaginales, el recto y la vejiga. La extracción de más tejido cervical del clínicamente necesario puede aumentar la morbilidad obstétrica. Los electrodos grandes son los más adecuados para la evaluación diagnóstica del adenocarcinoma *in situ*, un presunto carcinoma o en las pacientes con fertilidad satisfecha.

Los medicamentos indispensables antes del procedimiento incluyen ácido acético (5%), lugol para la visualización de la zona de transformación, anestésico local con epinefrina, solución de Monsel para aplicar al cuello uterino después del tratamiento (para tratar la hemorragia) y yodopovidona u otra solución antiséptica para la preparación del cuello uterino (tabla 22-1). No es necesario amortiguar el anestésico local con bicarbonato, ya que un estudio aleatorizado no mostró ningún beneficio con esta práctica. El generador electroquirúrgico debe ajustarse con la configuración de energía adecuada según el tamaño del elctrodo del asa y las instrucciones del fabricante. Por último, deben estar disponibles un portaagujas de 12 pulgadas en caso de que se requiera sutura, y un fórceps de extracción ginecológico de 12 pulgadas, así como sutura de absorción tardía de calibre 0 (como Vicryl®) en una aguja curva de 1 pulgada, punta cónica y apósitos vaginales en caso de que ocurra una hemorragia mayor de la esperada.

Una vez que se completa la configuración, el procedimiento comienza con la inserción de un espéculo aislado. El aislamiento es importante, ya que protege a la vagina de lesiones epiteliales. El espéculo debe abrirse a la cantidad

TABLA 22-1
Equipo para el procedimiento de escisión con asa eléctrica

Medicamentos	• Solución de Monsel • Yodopovidona o clorhexidina • Lugol y ácido acético • Anestesia local, como lidocaína al 1% con epinefrina o lidocaína con vasopresina diluida
Suministros	• Hisopos de algodón grandes • Espéculo aislado con tubo para evacuación de humo • Pinzas de un solo diente • Aguja espinal para bloqueo cervical • Varias asas • Electrobisturí

máxima tolerada. Para limpiar el cuello uterino, se usa yodopovidona. Se puede aplicar una pinza de agarre o un fórceps de anillo al cuello uterino para ayudar con la manipulación cervical durante el procedimiento, pero se debe colocar en un lugar que no interfiera con el asa durante la resección. Para visualizar la zona de transformación, se aplica ácido acético o lugol. Se inyecta anestesia local (con epinefrina) subepitelial en la cara cervical hasta que se note el blanqueamiento del tejido; no debe aplicarse como un bloqueo paracervical. Si existe duda sobre el ángulo y la orientación del conducto endocervical, se puede insertar una sonda en el orificio para confirmar su dirección.

El tamaño del asa se elige según la anatomía, la zona de transformación y el tamaño de la lesión. Antes de tocar el tejido, debe activarse el electrodo. Luego, se pasa suavemente a través del tejido mientras se mantiene la corriente hasta que se completa el pase. La pérdida de corriente durante el procedimiento detiene la onda de corte y su reinicio desde la dirección opuesta puede ocasionar hemorragia en la unión donde se encuentran los dos pases. Del mismo modo, la reactivación de la corriente puede dar lugar a un aumento del artefacto térmico. El asa puede pasarse de un lado a otro o de arriba abajo. En algunos casos, se prefiere comenzar en el área más afectada según la biopsia previa al procedimiento o en la lesión visualizada para garantizar la mejor evaluación patológica en esta ubicación. Comenzar la resección de arriba hacia abajo puede hacer que la muestra caiga en el campo quirúrgico y obstaculizar la visión.

La profundidad de la resección debe ser mayor de 5 mm, idealmente de por lo menos 7-8 mm, para permitir la resección de las glándulas endocervicales subyacentes. Se ha demostrado que esta profundidad elimina la mayoría de las lesiones preinvasoras sin agregar un riesgo indebido de complicaciones, como parto prematuro. Además, la mayoría de las displasias se encuentran en la zona de transformación o unión escamocilíndrica (UEC), por lo que es importante eliminar esta área intacta para la evaluación patológica. Se pueden requerir varios pases para eliminar toda la zona de transformación, pero esto puede asociarse con una mala orientación patológica; lo mejor es obtener una muestra completa en una pasada si es posible. A menudo, se realiza un "sombrero de copa" después de la resección del ectocérvix para eliminar el epitelio escamoso residual, pero no debe realizarse de forma rutinaria, ya que las resecciones profundas se relacionan con mayor riesgo de resultados obstétricos adversos. Esta resección adicional es particularmente importante en el contexto de una colposcopia inadecuada, debido a la no visualización de toda la zona de transformación, o si el LEC previo al procedimiento mostró displasia o malignidad más profundas en el conducto endocervical. El sombrero de copa se realiza con un asa más pequeña, ya sea de 10 × 10 mm o de 10 × 15 mm. Esta resección debe extenderse cerca de 5 mm en sentido lateral al conducto para permitir la incorporación de las criptas de la glándula. Por último, se debe considerar realizar un legrado endocervical después de la EEA para evaluar lesiones más altas o displasia residual (fig. 22-4A,B; cuadro 22-2).

Después de la resección, se obtiene la hemostasia fulgurando el lecho de la EEA con una punta de bola de electrocauterización de 5 mm. También está disponible una punta de bola de 3 mm para la fulguración del lecho del sombrero de copa. Se pueden usar hisopos de algodón grandes para recolectar la sangre y maximizar la aplicación de la cauterización al lecho. De manera similar a lo antes expuesto sobre la hemostasia en cono, para controlar la hemorragia puede aplicarse solución de Monsel o suturar si es necesario.

Cuidados postoperatorios

Las instrucciones postoperatorias generales después de un procedimiento de resección incluyen reposo pélvico, información sobre lo que es una cantidad normal y anómala de hemorragia e instrucciones para controlar la fiebre. Se debe indicar a todas las pacientes que vigilen la hemorragia mayor de un apósito por hora o signos de anemia. La mayor parte de la hemorragia ocurrirá dentro de las primeras 24 h del procedimiento; sin embargo, también se observa un aumento entre 10 y 21 días después de la intervención. El riesgo de hemorragia es mayor con la CBT que con la EEA. Hasta el 5-10%

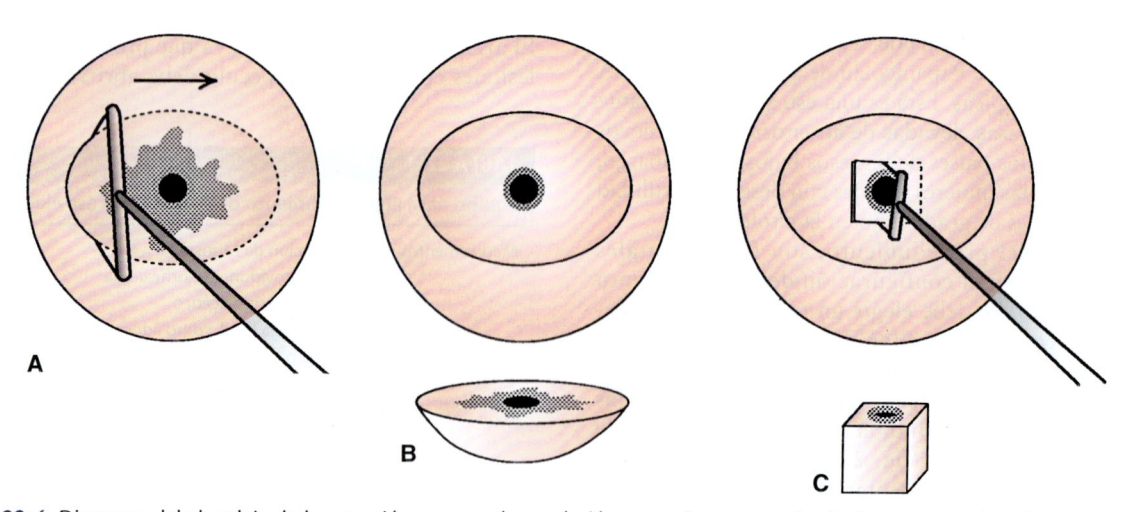

FIGURA 22-4 Diagrama del abordaje de la resección con asa de una lesión pequeña que puede eliminarse pasando solo una vez (A) el asa de 2 cm × 8 mm. B. Nótese la forma de plato plano del tejido cervical eliminado. Si permanece epitelio escamoso en el conducto, puede eliminarse con una segunda pasada de un asa más pequeña, también conocida como "sombrero de copa" (C).

CUADRO 22-2 PASOS DEL PROCEDIMIENTO DE EEA

- Seleccionar el tamaño del electrodo para EEA.
- Identificar la unión escamocilíndrica con lugol o ácido acético.
- Realizar la preparación vaginal.
- Colocar el espéculo mate y conectar el extractor de humo.
- Inyectar anestésico local.
- Conectar la cauterización al electrodo y activarla.
- Resecar una muestra con el electrodo de EEA, de un lado a otro o de arriba hacia abajo.
- Marcar la muestra para orientación de patología.
- Realizar un "sombrero de copa" si está indicado.
- Fulgurar el lecho de la EEA con la punta de bola de electrocauterización de 5 mm.
- Se puede obtener la hemostasia del lecho de resección con cauterización adicional o solución de Monsel.

de las CBT se asocian con una complicación hemorrágica. El médico deberá evaluar a una paciente con hemorragia después del procedimiento si hay una cantidad importante de coágulos o uso de más de un apósito por hora. También se deben tomar precauciones contra la fiebre, aunque la tasa de infección cervical o uterina después de la resección es baja. Por último, se debe acordar un seguimiento adecuado a través de las visitas postoperatorias y de la evaluación continua en busca de displasia persistente o recurrente.

COMPARACIÓN DE MÉTODOS

La diferencia clave entre los procedimientos ablativos y los de resección es la falta de una muestra de patología después de realizar un procedimiento ablativo. Antes de la introducción de la EEA, los procedimientos ablativos representaban una alternativa ambulatoria menos costosa a la conización con bisturí tradicional; por ello se usaban ampliamente. Sin embargo, con la disponibilidad generalizada de la EEA ambulatoria, este es actualmente el tratamiento de elección para la displasia cervical. Los procedimientos de EEA tienen un costo similar a los procedimientos ablativos, pero permiten el diagnóstico patológico definitivo y la evaluación del estado del margen.

Al comparar la EEA con la CBT, los beneficios clave de la primera son la capacidad de completar el procedimiento en el contexto ambulatorio y que es menos costosa. Un metaanálisis reciente muestra resultados similares con el uso de EEA y CBT en el tratamiento del adenocarcinoma *in situ* en mujeres que deseaban fertilidad futura, aunque algunos prefieren todavía la profundidad obtenida con la CBT para esta enfermedad. La CBT permite una resección más personalizada sin artefactos de cauterización en el margen para la evaluación patológica. Un factor clave que distingue a la EEA de la CBT, además de las consideraciones de costo, son los resultados obstétricos. Se debe considerar la EEA en lugar de la CBT en las mujeres jóvenes que desean fertilidad futura debido a las tasas más bajas de parto prematuro asociadas con la EEA (riesgo 2 veces mayor con EAA y 2.7 veces mayor con CBT).

COMPLICACIONES

Las complicaciones a corto plazo más frecuentes de un procedimiento de resección son hemorragia, cólicos e infección. Otros riesgos potenciales incluyen perforación uterina, infección y daño al recto o la vejiga.

Por lo general, la hemorragia intraoperatoria es mínima y puede tratarse con las técnicas descritas anteriormente. En la mayoría de los casos, una combinación de electrocauterización, solución de Monsel y colocación de sutura debería controlar adecuadamente el sangrado. La hemorragia postoperatoria es más frecuente en las primeras 24 h, con una segunda ventana de mayor riesgo hemorrágico que ocurre 10-21 días después de la operación, cuando la escara se desprende y la sutura se deteriora. El riesgo general de hemorragia es de aproximadamente el 5%.

La infección postoperatoria es poco frecuente, y cuando ocurre, probablemente representa un brote de una infección subclínica que estaba presente antes de la resección. Los estudios han presentado tasas de infección que varían del 1 al 14% después de la EEA y hasta el 36% con la CBT. Una infección puede presentarse en forma de cervicitis, endometritis, parametritis o salpingitis. Si se encuentra infección clínica, se deben utilizar antibióticos que cubran una infección polimicrobiana. No hay datos que respalden el uso rutinario de antibióticos profilácticos con procedimientos de resección o ablativos para la displasia del cuello uterino.

Otras complicaciones poco habituales, como la perforación uterina y la lesión de la vejiga o el recto, pueden evitarse en gran medida con la técnica quirúrgica adecuada. Para reducir el riesgo de perforación uterina, se utiliza la exploración bajo anestesia y la evaluación de la posición del útero. La colocación de unas pinzas de Pozzi o suturas para ubicar el útero en la posición media durante la resección debe orientar adecuadamente el cuello uterino durante el procedimiento. Del mismo modo, el riesgo de lesión rectal o vesical puede reducirse al mínimo con una visibilidad óptima y una identificación cuidadosa de la unión cervicovaginal en sentido tanto anterior como posterior.

Una de las complicaciones tardías del procedimiento de resección cervical es la estenosis cervical. La estenosis cervical ocurre en el 3% de las pacientes después de la CBT y en el 1% después de la EEA. Es más frecuente en las mujeres posmenopáusicas. Puede presentarse con dolor pélvico por retención de líquidos en el útero y requiere dilatación cervical para su resolución.

Por último, dado que la mayoría de las displasias ocurren en mujeres en edad fértil, una consideración importante es el riesgo de parto prematuro relacionado con la resección cervical. Por lo general, las mujeres con displasia tienen un mayor riesgo de parto prematuro. Someterse a un procedimiento de resección aumenta el riesgo de parto prematuro 2 veces cuando se lleva a cabo una EEA y 2.7 veces cuando se realiza la CBT. Incluso someterse a un procedimiento ablativo aumenta 1.5 veces el riesgo de parto

TABLA 22-2
Resultados obstétricos después del procedimiento de resección

PROCEDIMIENTO	RIESGO RELATIVO DE PARTO PREMATURO < 37 SEMANAS (INTERVALO DE CONFIANZA)
Sin procedimiento	—
EEA	1.74 (1.45-2.10)
CBT	2.89 (2.08-4.03)
Dos EEA	2.81 (2.33-3.39)
Dos resecciones (sin mayor especificación)	5.48 (2.68-11.24)

Kyrgiou M, Athanasiou A, Paraskevaidi M, et al. Adverse obstetric outcomes after local treatment for cervical preinvasive and early invasive disease according to cone depth: systematic review and meta-analysis. *BMJ* 2016;354:i3633. http://creativecommons.org/licenses/by/3.0/

prematuro, en comparación con la falta de tratamiento. Por suerte, la mayoría de los nacimientos prematuros se producen entre las 34 y 36 semanas de gestación, y el riesgo general de parto prematuro sigue siendo bajo. El riesgo relativo de parto prematuro aumenta en todas las edades gestacionales después de estos procedimientos y las pacientes deben recibir asesoramiento adecuado. Los factores de riesgo clave de parto prematuro son la profundidad de la resección y el número de resecciones. Se debe individualizar el procedimiento a la paciente y a la lesión a fin de extraer la mayor cantidad de tejido posible con un solo procedimiento. La mayoría de las lesiones preinvasoras tienen menos de 5 mm de profundidad, lo que sugiere que una profundidad de 6-7 mm eliminaría la mayoría de las lesiones sin un riesgo obstétrico aumentado (tablas 22-2 y 22-3).

Con los procedimientos anteriores, se tratarán con éxito hasta el 91-98% de las displasias sin más tratamiento. Los márgenes positivos son el factor predictivo más importante de displasia persistente o recurrente. Los márgenes de la EEA son menos predictivos que los de la conización, particularmente si se necesita más de un pase. Los márgenes positivos pueden manejarse con Papanicoláu y LEC repetidos en 6 meses. En las mujeres con fertilidad resuelta y para quienes no es posible una nueva resección, se puede considerar la histerectomía. Una nueva resección inmediata solo está indicada si se sospecha cáncer invasor, pero no por márgenes positivos.

Las pacientes con cáncer microinvasor (invasión < 3 mm) o adenocarcinoma *in situ* que han completado la maternidad

TABLA 22-3
Riesgos de los procedimientos de resección

Hemorragia
Infección
Cólicos
Perforación uterina
Daño en el recto y la vejiga
Estenosis cervical

deben someterse a una histerectomía después de 6 semanas de convalecencia postoperatoria. Además, las mujeres con displasia persistente y sin cuello uterino residual para una nueva resección son candidatas a histerectomía si la fertilidad está satisfecha.

DISPLASIA DURANTE EL EMBARAZO

En general, los procedimientos de resección cervical no se realizan en mujeres embarazadas debido a la importante vascularización del cuello uterino grávido y al riesgo de estimular contracciones uterinas. El procedimiento de resección del cuello uterino debe diferirse hasta 6 semanas después del parto, cuando se haya producido la involución uterina. Si durante el embarazo una lesión es sospechosa de cáncer invasor, debe realizarse una biopsia para confirmar el diagnóstico y el tratamiento puede retrasarse hasta después del parto. Es adecuado inducir el parto una vez que se confirma la madurez pulmonar fetal.

INFORMACIÓN PARA LAS PACIENTES

- Instrucciones preoperatorias
  - Discontinuación de la anticoagulación terapéutica
  - Guías de ayuno con base en el uso de anestesia
- Instrucciones postoperatorias
  - Reposo pélvico de 4 semanas
  - Vigilar la hemorragia y la aparición de fiebre
  - Seguimiento (visita postoperatoria y vigilancia de posible displasia)

PUNTOS CLAVE

- La identificación y el tratamiento de las lesiones preinvasoras han reducido la incidencia de cáncer de cuello uterino.
- La resección y la ablación tienen tasas de curación similares, pero se prefieren los procedimientos de resección, ya que se obtendrá una muestra para la evaluación patológica.
- Los procedimientos de resección están asociados con un mayor riesgo de parto prematuro relacionado con la profundidad de la resección y con el número de resecciones previas; sin embargo, todas las pacientes con displasia tienen un mayor riesgo de parto prematuro.
- Los procedimientos de EEA son rentables (ya que se realizan en una clínica ambulatoria), pueden ser tanto diagnósticos como terapéuticos y se recomiendan para el tratamiento de lesiones CIN2/CIN3.
- La EEA debe comenzar con la activación del electrodo antes del contacto con el tejido para reducir el riesgo de hemorragia.
- Con la EAA, el riesgo de hemorragia es menor que la conización con bisturí tradicional.
- La conización con bisturí tradicional debe elegirse cuando se sospecha de lesiones glandulares o malignas, y es importante conocer la orientación patológica y el estado del margen no cauterizado para fines de manejo.

BIBLIOGRAFÍA

Boardman LA, Steinhoff MM, Shackelton R, et al. A Randomized Trial of the Fischer cone biopsy and loop electrosurgical excision procedure. *Obstet Gynecol* 2004;104: 745-750.

Brown DR, Shew ML, Qadadri B, et al. A longitudinal study of genital human papillomavirus infection in a cohort of closely followed adolescent women. *J Infect Dis* 2005;191(2):182.

Bruinsma F, Lumley J, Tan J, et al. Precancerous changes in the cervix and risk of subsequent preterm birth. *BJOG* 2007;114:70-80.

Burke L, Covell L, Antonioli D. Carbon dioxide laser therapy of cervical intraepithelial neoplasia: factors determining success rates. *Lasers Surg Med* 1980;1:113-122.

Chan BKS, Melinkow J, Slee CA, et al. Posttreatment human papillomavirus testing in recurrent cervical intraepithelial neoplasia: a systematic review. *Am J Obstet Gynecol* 2009; 200: 422c.1-422c.9.

Cooper SM, Dawber RP. The history of cryosurgery. *J R Soc Med* 2001;94:196-201.

Creasman WT, Weed JC, Curry SL, et al. Efficacy of cryosurgical treatment of severe cervical intraepithelial neoplasia. *Obstet Gynecol* 1973;41:501.

Cremer M, Ditzian L, Winkler JL, et al. Comparison of depth of necrosis using cryotherapy by gas and number of freeze cycles. *J Low Genit Tract Dis* 2015;19(1):1-6.

Cristoforoni PM, Gerbaldo DL, Philipson J, et al. Management of the abnormal Papanicolaou smear during pregnancy: lessons for quality improvement. *J Low Genit Tract Dis* 1999;4:225-230.

Gage AA, Baust J. Mechanisms of tissue injury in cryosurgery. *Cryobiology* 1998;37:171-186.

Jiang Y, Jiang Y, Chen C, Li L. Comparison of cold-knife conization versus loop electrosurgical excision for cervical Adenocarcinoma In Situ (ACIS): a systematic review and meta-analysis. *PLoS One* 2017;12(1):e0170587.

Khan MJ, Smith-McCune KK. Treatment of cervical precancers: back to basics. *Obstet Gynecol* 2014;123(6): 1339-1343.

Kietpeerakool C, Chumworathayi B, Thinkhamrop J, et al. Antibiotics for infection prevention after excision of the cervical transformation zone. *Cochrane Database Syst Rev* 2017;1:CD009957.

Kyrgiou M, Athanasiou A, Paraskevaidi M, et al. Adverse obstetric outcomes after local treatment for cervical preinvasive and early invasive disease according to cone depth: systematic review and meta-analysis. *BMJ* 2016;354: i3633.

Kyrgiou M, Koliopoulos P, Martin-Hirsch P, et al. Obstetric outcomes after conservative treatment for intraepithelial or early invasive cervical lesions: systematic review and meta-analysis. *Lancet* 2006;367(9509):489.

Lea JS, Shin CH, Sheets EE, et al. Endocervical curettage at conization to predict residual adenocarcinoma in situ. *Gynecol Oncol* 2002;87(1):129-132.

Luesley DM, Cullimore J, Redman CW, et al. Loop diathermy excision of the cervical transformation zone in patients with abnormal pap smears. *BMJ* 1990;300:1690.

Martin-Hirsch PPL, Paraskevaidis E, Bryant A, et al. Surgery for cervical intraepithelial neoplasia. *Cochrane Database Syst Rev* 2010;6:CD001318.

Maza M, Schocken CM, Bergman KL, et al. Cervical precancer treatment in low- and middle-income countries: a technology overview. *J Glob Oncol* 2016;3(4):400-408.

Prendiville W, Cullimore J, Norman S. Large loop excision of the transformation zone (LLETZ). A new method of management for women with cervical intraepithelial neoplasia. *BJOG* 1989;57:145.

World Health Organization: *WHO guidelines for screening and treatment of precancerous lesions for cervical cancer prevention.* Geneva, Switzerland: World Health Organization, 2013.

CAPÍTULO 23

Cirugía para las enfermedades preinvasoras e invasoras de la vulva y la vagina

David M. Kushner y Ryan J. Spencer

Cirugía para la enfermedad preinvasora de la vagina
Biopsia vaginal
Vaporización con láser de CO_2
Colpectomía

Cirugía para el cáncer de vagina

Cirugía para la enfermedad preinvasora de la vulva
Biopsia vulvar
Vaporización con láser de CO_2

Vulvectomía simple

Cirugía para el cáncer de vulva
Vulvectomía radical
Resección uretral
Tratamiento del cáncer de vulva con compromiso perianal
Linfadenectomía inguinofemoral
Identificación del ganglio linfático centinela inguinofemoral

Cirugía ultrarradical para el cáncer de vulva

Cirugía para las neoplasias vulvares menos frecuentes
Enfermedad de Paget de la vulva
Melanoma maligno de la vulva
Carcinoma de la glándula de Bartolino
Carcinoma basocelular
Sarcomas
Carcinoma verrugoso

Reconstrucción
Injertos de piel
Colgajos para reconstrucción

El cáncer de vulva es el cuarto cáncer ginecológico más frecuente en los Estados Unidos. En 2019 habrá un estimado de 6 070 casos de cáncer de vulva invasor. Este cáncer es una enfermedad posmenopáusica y la edad promedio al momento del diagnóstico es de 68 años. Habitualmente, se presenta en una etapa temprana y la histología más frecuente es de células escamosas. Similar a su contraparte, el cáncer de cuello uterino, la infección por el virus del papiloma humano (VPH) desempeña un papel en el desarrollo del cáncer de vulva. El VPH 16 es el subtipo más frecuentemente asociado con el cáncer de vulva, seguido del 33 y el 18. Las lesiones precursoras incluyen el liquen escleroso y la neoplasia intraepitelial vulvar (NIV). La neoplasia intraepitelial vulvar es el precursor directo del cáncer de células escamosas de la vulva. Se considera que las lesiones intraepiteliales escamosas de bajo grado (NIV 1) por lo general son benignas y no precursoras del cáncer de vulva. Sin embargo, las lesiones intraepiteliales escamosas de la vulva de grado alto (NIV 3) se relacionan con los VPH 16 y 18, de alto riesgo. El riesgo de desarrollo de carcinoma vulvar subsecuente varía del 2 al 15% (tabla 23-1).

El cáncer primario de vagina es un cáncer ginecológico raro que constituye únicamente el 3% de los cánceres de la mujer en los Estados Unidos. La mayoría de los cánceres de la vagina son metástasis provenientes de otros órganos ginecológicos, como el endometrio y el cuello uterino. Para los cánceres primarios de vagina, la histología más frecuente es la de células escamosas. Esta también es una enfermedad posmenopáusica y ocurre alrededor de los 60 años de edad. El síntoma de presentación suele ser la hemorragia. La exposición a dietilestilbestrol *in utero* se relaciona con el desarrollo de adenocarcinoma de células claras de la vagina, pero es cada vez menos frecuente después de la recomendación de la Food and Drug Administration (FDA), de 1971, de abandonar su uso en el embarazo. La edad mediana de diagnóstico de adenocarcinoma relacionado con el dietilestilbestrol es de 19 años. La neoplasia intraepitelial vaginal (NIVA) es la lesión precursora directa del carcinoma de células escamosas de la vagina, y el VPH 16 es la infección por VPH más frecuente. La anatomía de los genitales externos se muestra en la figura 23-1. En las tablas 23-2 y 23-3 se muestra la estadificación de los cánceres de vagina y vulva de la International Federation of Gynecology and Obstetrics (FIGO) de 2009.

CIRUGÍA PARA LA ENFERMEDAD PREINVASORA DE LA VAGINA

Existen diversas formas de tratar las displasias vaginales (NIVA I-III), incluyendo cirugía, vaporización con láser de CO_2, terapias tópicas y radiación. No se recomienda el procedimiento de escisión electroquirúrgica con asa (EEA). Las modalidades de tratamiento deben adaptarse al contexto clínico de acuerdo con el criterio clínico.

Biopsia vaginal

En la consulta inicial es importante realizar una exploración para detectar lesiones concurrentes del cuello uterino, perianales y vulvares, ya que se ha informado que el 57% de las mujeres con NIVA tenían displasia previa de las vías genitales inferiores en otro sitio. Las lesiones vaginales se encuentran en cualquier lugar a lo largo del epitelio de la vagina y una exploración minuciosa es fundamental y potencialmente desafiante. Hay enfermedad multifocal en el 42% de las

TABLA 23-1
Subtipos histológicos de los cánceres primarios de la vulva

HISTOLOGÍA	PORCENTAJE
Carcinoma de células escamosas	81
Carcinoma basocelular	8
Melanoma	6
Otras histologías	5

Adaptada de Schuurman MS, van den Eiden LC, Massuger LF, et al. Trends in incidence and survival of Dutch women with vulvar squamous cell cancer. *Eur J Cancer* 2013;49:3872–3880.

pacientes con NIVA y solo en el 55% tenían lesiones aisladas en la parte superior de la vagina. Localizar las lesiones y obtener un diagnóstico vaginal puede ser un desafío debido a los pliegues rugosos y a la incomodidad de la paciente. Se recomienda el uso del espéculo en la orientación anteroposterior, así como en una orientación lateral, pues las hojas pueden ocultar las lesiones.

La biopsia de las lesiones vaginales puede realizarse de forma segura en el consultorio con el uso de anestesia local. Se deben tomar muestras de todas las lesiones anómalas. La mayoría de las lesiones vaginales superiores no requieren anestesia para la biopsia, mientras que la vagina inferior es mucho más sensible. La biopsia puede obtenerse con pinzas para biopsia de Tischler, mientras que otras pueden biopsiarse levantando la mucosa con fórceps y extirpando el área focal con unas tijeras. La documentación de la ubicación de la lesión debe anotarse cuidadosamente. La hemostasia puede lograrse con solución de Monsel, nitrato de plata o sutura si es necesario. Los médicos deben estar preparados para realizar una exploración bajo anestesia, con o sin colposcopia, y biopsias si es la única forma de conseguir una evaluación adecuada de toda la vagina y tomar muestras de todas las lesiones anómalas.

La NIVA I no es una afección premaligna y no necesariamente requiere tratamiento. Las NIVA II-III requieren tratamiento debido a su naturaleza precancerosa y al riesgo de cáncer subyacente al momento del diagnóstico, así como potencial de progresión a malignidad que se ha informado en hasta el 12% de las pacientes.

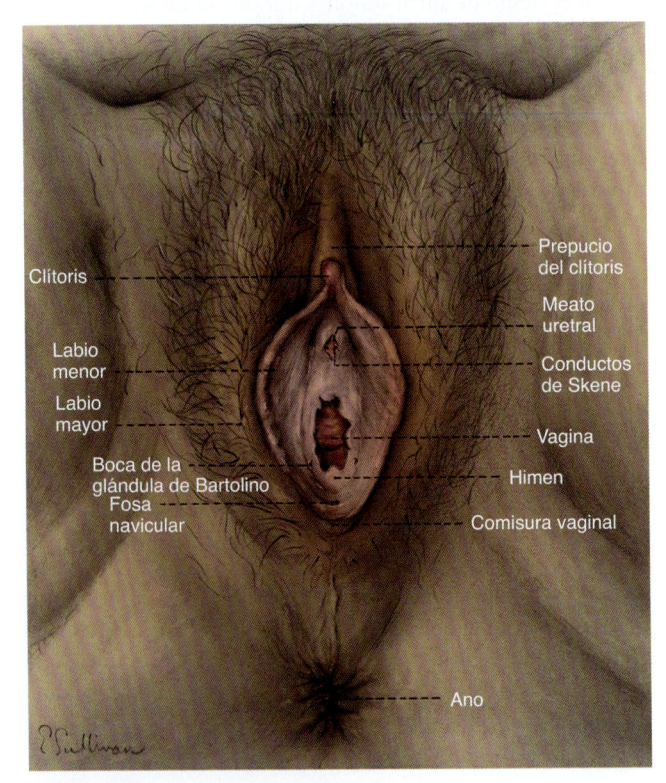

FIGURA 23-1 Anatomía de los genitales externos.

TABLA 23-2
Estadificación de la FIGO para el carcinoma vaginal

Carcinoma preinvasor

Etapa 0	Carcinoma *in situ*, carcinoma intraepitelial

Carcinoma invasor

Etapa I	Carcinoma limitado a la pared vaginal
Etapa II	Carcinoma que implica al tejido subvaginal, pero no se extiende hacia la pared pélvica
Etapa III	Carcinoma que se extiende hacia la pared pélvica
Etapa IV	Carcinoma que se extiende más allá de la pelvis verdadera o implica a la mucosa de la vejiga o el recto. Edema ampolloso que no permite que el caso se asigne a la etapa IV
Etapa IVa	Diseminación del crecimiento hacia los órganos adyacentes
Etapa IVb	Diseminación a órganos distantes

Pettersson F, ed. *Annual Report on the Results of Treatment in Gynecologic Cancer*. Stockholm, Sweden: FIGO, 1988:174 (reimpresa con autorización).

TABLA 23-3
Estadificación de 2009 de la FIGO para el carcinoma vulvar

ETAPA	EXTENSIÓN
IA	Lesión ≤ 2 cm e invasión del estroma ≤ 1 mm confinada a la vulva o perineo, sin metástasis ganglionares
IB	Lesión > 2 cm o invasión del estroma > 1 mm confinada a la vulva o perineo, sin metástasis ganglionares
II	Tumor de cualquier tamaño con extensión a estructuras perineales adyacentes (tercio inferior de la uretra, vagina o ano), sin metástasis ganglionares
III	Tumor de cualquier tamaño, con o sin extensión a estructuras perineales adyacentes, con ganglios linfáticos inguinofemorales positivos
IIIA	(i) Con metástasis a un ganglio linfático (≥ 5 mm) (ii) Metástasis en uno o dos ganglios linfáticos (< 5 mm)
IIIB	(i) Con dos o más metástasis a ganglios linfáticos (≥ 5 mm) (ii) Con tres o más metástasis a ganglios linfáticos (< 5 mm)
IIIC	Con ganglios positivos con diseminación extracapsular
IVA	(i) Mucosa superior de la uretra, vagina (o ambas), mucosa vesical, mucosa rectal o adherida al hueso pélvico (ii) Ganglios linfáticos inguinofemorales fijos o ulcerados
IVB	Metástasis a distancia, incluidos los ganglios linfáticos pélvicos

Vaporización con láser de CO$_2$

Antes de considerar la vaporización con láser para el tratamiento de la NIVA, se debe estar convencido de que se ha descartado razonablemente la enfermedad invasora mediante biopsia y que pueden visualizarse todas las áreas que requieren tratamiento. La vaporización con láser puede realizarse en el consultorio o en el quirófano. La vaporización con láser de CO$_2$ tiene la ventaja del tratamiento simultáneo de varias lesiones vaginales, así como la capacidad de tratar el cuello uterino, la vulva o ambos, si también hay displasia de alto grado en esos sitios.

Al utilizar el láser de CO$_2$ para el tratamiento de la NIVA, se requiere menos energía para la vagina que para el cuello uterino. Para la mayoría de los epitelios vaginales se elige un nivel continuo de 10 W, aunque pueden usarse menos de 10 W si la vagina está atrófica. Se deben evitar las configuraciones predeterminadas. El principio consiste en vaporizar toda la profundidad del epitelio vaginal, lo que debe realizarse a una profundidad de 3 mm para lograr un tratamiento de grosor total. El objetivo debe ser un margen de 1 cm desde los bordes de la lesión visible, pero puede adaptarse al tamaño de la lesión y otras características clínicas.

Colpectomía

El análisis de la colpectomía en esta sección abordará las técnicas para la enfermedad primaria de la vagina. La colpectomía puede ser parcial o total según la extensión y la ubicación de la enfermedad, los tratamientos previos y la situación clínica. Sin embargo, la colpectomía total para la enfermedad preinvasora debe considerarse como último recurso, ya que puede causar cicatrices y estenosis, así como impactar la calidad de vida. Por lo general, la colpectomía de la vagina superior para el tratamiento de la NIVA abarca solo el ápice superior. Independientemente del tipo de colpectomía o su extensión, se debe asesorar a las pacientes acerca de los riesgos de hemorragia, infección y cicatrización que pueden provocar estenosis vaginal, dispareunia y alteración de la función sexual.

La resección quirúrgica tiene la ventaja, sobre la vaporización con láser, de que se obtiene tejido para un análisis patológico completo. La mayoría de las colpectomías pueden realizarse por vía transvaginal. Algunos casos pueden requerir laparoscopia o laparotomía, especialmente en los casos de NIVA de alto grado en los recesos de la cámara vaginal que ocurren después de la histerectomía.

Las colpectomías se realizan bajo anestesia general o neuroaxial en el quirófano. La colposcopia con solución de ácido acético se realiza al momento del procedimiento para identificar la extensión de la lesión visible a extirpar. El objetivo de la resección incluye un margen de 1 cm de ancho de la lesión visible con resección del grosor completo del epitelio. La resección puede realizarse con un bisturí o con fórceps y tijeras de Metzenbaum. Algunos cirujanos han abogado por la hidrodisección subepitelial con inyección de solución salina estéril o con anestesia local. Por lo general, la reparación puede realizarse de manera continua o con sutura interrumpida absorbible, como la poliglactina. Si el defecto es pequeño, puede dejarse abierto para que cicatrice de forma secundaria después de lograr la hemostasia.

Algunos cirujanos consideran que la colpectomía superior es el tratamiento de elección para la NIVA de alto grado en el vértice vaginal, especialmente después de una histerectomía previa porque hasta el 28% de estas lesiones albergarán malignidad subyacente. Los datos más actualizados informan una incidencia del 12%, con una tasa de curación de NIVA de alto grado del 88%.

Si está indicado, la histerectomía puede combinarse con resección de la NIVA. Al comienzo del procedimiento se debe delinear y marcar la altura a la que se debe extirpar la vagina. La histerectomía se inicia de la manera habitual. Dependiendo de la cantidad de vagina que deba extirparse, se puede requerir una histerectomía radical con lateralización de los uréteres desde los parametrios o los paracolpos (o ambos), además del desarrollo del espacio rectovaginal para resecar el área vaginal afectada.

Se han descrito abordajes vaginales y peritoneales para los casos en los que se ha realizado una histerectomía previa. Cuando se lleva a cabo una colpectomía total desde el abordaje vaginal, se realiza una incisión circunferencial, proximal al anillo himeneal, y el epitelio vaginal se diseca lejos de las estructuras subyacentes en 360°. Esta técnica puede iniciarse en cualquier punto proximal a la vagina si solo se requiere una colpectomía parcial. Puede ser necesario el uso de pinzas de tejido a lo largo de los aspectos laterales de la colpectomía, cerca de la ubicación de las arterias pudendas en la vagina distal y las ramas vaginales de la arteria uterina en sentido proximal. Se debe tener cuidado de evitar atrapar los uréteres en las pinzas. Además, el recto, la vejiga y la uretra corren el riesgo de sufrir lesiones durante la disección.

El abordaje peritoneal comienza con la identificación y eliminación de cualquier adherencia del intestino o la vejiga al muñón vaginal. Se diseca la vejiga y se desarrolla el tabique rectovaginal. Se identifican los uréteres y se desplazan lateralmente, como se haría durante una parametrectomía radical. Para llevar a cabo la disección, probablemente será necesario el uso de un manipulador vaginal con gasa en una pinza de anillo o un medidor de anastomosis termino-terminal (ATT). Después del procedimiento, se recomienda una cistoscopia para evaluar la anatomía y la permeabilidad de la vejiga y los uréteres. También deben realizarse pruebas de "burbuja" en el recto para detectar lesiones intestinales ocultas. Esto se lleva a cabo instilando líquido estéril en la pelvis, bloqueando el intestino grueso proximal al sitio quirúrgico e instilando aire a través de un proctoscopio. La ausencia de burbujas en el líquido pélvico es una señal tranquilizadora de que no ha habido lesiones en el intestino.

Pueden utilizarse varias técnicas para cerrar la vagina en función de las preferencias de la paciente para la función sexual futura. Puede ser necesario consultar a un cirujano reconstructivo. Si la paciente no desea una función vaginal futura, se realiza el cierre de la piel vaginal externa o introito, con o sin colocación de drenaje vaginal o peritoneal (**cuadro 23-1**).

CUADRO 23-1 PASOS DEL PROCEDIMIENTO

Preparación para la colpectomía

- Posición de litotomía, preparación quirúrgica, drenaje vesical.
- Cubrir los sitios quirúrgicos según corresponda (perineo, ingles, abdomen).

Colpectomía superior para NIVA en el ápice (abordaje vaginal)

- Marcar el margen de la resección requerida (no aplicable si se realiza una histerectomía concomitante).
- Llevar a cabo incisión con bisturí.
- Realizar disección circunferencial del epitelio vaginal.
- Extraer la vagina con o sin histerectomía.
- Lograr la hemostasia, realizar el cierre vaginal, posible reconstrucción.

Colpectomía superior por cáncer (abordaje peritoneal)

- Marcar la vagina en el margen de resección esperado.
- Lograr acceso laparoscópico con trócar periumbilical.
- Realizar exploración abdominopélvica.
- Colocar trócar secundario.
- Si los órganos pélvicos están presentes, realizar histerectomía radical.
- Llevar a cabo ureterólisis.
- Realizar linfadenectomía pélvica.
- Desarrollar los espacios paravesical, pararrectal, vesicovaginal y rectovaginal.
- Realizar disección a la altura de la marca vaginal.
- Lograr la hemostasia, cierre del muñón vaginal o reconstrucción.
- Llevar a cabo cistoscopia.
- Cerrar los sitios del trócar.

CIRUGÍA PARA EL CÁNCER DE VAGINA

La radioterapia es la modalidad preestablecida de tratamiento del cáncer de vagina. Sin embargo, algunas pacientes con enfermedad en etapa I o II pueden ser tratadas con cirugía radical. Las posibles candidatas quirúrgicas son aquellas que tienen pequeñas lesiones en el tercio superior de la vagina, que se encuentran en la parte posterior o lateral. La cirugía incluiría una histerectomía radical (si el útero está presente), una colpectomía parcial y una linfadenectomía bilateral similar al tratamiento quirúrgico para el cáncer de cuello uterino en etapa temprana. La cirugía debe lograr un margen de 1 cm. Si se realizó una histerectomía previa, puede considerarse la colpectomía radical parcial con linfadenectomía pélvica. Se cree que el drenaje de los ganglios linfáticos de los dos tercios superiores de la vagina se realiza a través de las cuencas de los ganglios linfáticos pélvicos, y estos deben extirparse al momento de la cirugía. Sin embargo, el médico debe ser consciente de que el drenaje linfático del carcinoma vaginal no es tan preciso como el de otros sitios afectados por cáncer ginecológico. Si bien las lesiones del tercio superior pueden seguirse de manera confiable hasta los ganglios linfáticos pélvicos y las lesiones del tercio inferior hasta los ganglios linfáticos inguinales, los ganglios linfáticos en las regiones inguinal y pélvica pueden estar en riesgo en los cánceres vaginales. Un estudio de ganglios linfáticos centinela (GLC) en cáncer vaginal informó 14 pacientes, de las cuales 11 tuvieron un GLC identificado usando coloide radiomarcado y colorante azul patentado. De estas 11 pacientes, 6 tenían un GLC inguinal, 3 presentaban un GLC pélvico y 2 tenían ambos.

Aunque se recomienda la radiación para todas las demás lesiones, las lesiones de la vagina distal aisladas en etapa temprana pueden ser susceptibles de resección quirúrgica, pero pueden requerir colpectomía y vulvectomía, así como conducir a un riesgo importante de infección postoperatoria, rotura de la herida, fibrosis y disfunción sexual. Si se realiza una resección quirúrgica para un cáncer vaginal que involucra el tercio distal de la vagina, debe realizarse una disección de los ganglios linfáticos inguinales, ya que el 16% de los casos presentan metástasis a estos.

Para las lesiones en etapa II, III o IV, o con recurrencias posradiación central con o sin fístula vesicovaginal o rectovaginal, la exenteración pélvica es una opción de tratamiento. Por desgracia, el número de candidatas es limitado, ya que el compromiso de los tejidos paravaginales laterales sería una contraindicación relativa. Una resección endopélvica ampliada lateralmente con resección de la musculatura de la pared lateral pélvica ha sido descrita con complicaciones similares a las de la exenteración pélvica, en el rango del 70-80%, y puede ser apropiada para algunas pacientes.

La colpectomía radical implica la extracción de los paracolpos. Para las pacientes con cáncer de vagina en etapa temprana seleccionadas adecuadamente, como se describió con anterioridad, puede ofrecerse una colpectomía radical parcial. Por lo general, la colpectomía radical total se realiza como parte de una exenteración pélvica.

CIRUGÍA PARA LA ENFERMEDAD PREINVASORA DE LA VULVA

La NIV de alto grado se trata con resección quirúrgica, láser de CO_2, aspirador quirúrgico ultrasónico o agentes tópicos. El fármaco tópico imiquimod está indicado para el tratamiento de la NIV. Se aplica a las lesiones durante 16 semanas, con una tasa de respuesta completa informada del 51% (fig. 23-2).

Se recomienda la resección quirúrgica para las lesiones ulceradas y elevadas con bordes irregulares, pacientes con NIV o cáncer previo, pacientes con inmunodepresión crónica, mujeres mayores y aquellas con NIV diferenciada, ya que el riesgo de cáncer oculto puede ser de hasta el 33%.

La vulvectomía simple, también llamada *resección local amplia*, se refiere a la resección quirúrgica de cualquier tamaño que elimina la epidermis, la dermis y una pequeña porción de tejido subyacente. La vulvectomía simple total se

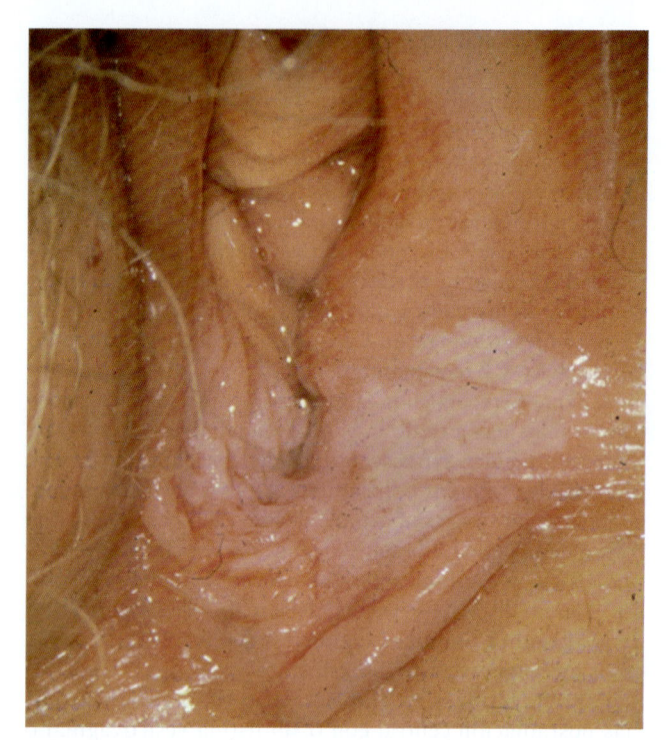

FIGURA 23-2 NIV III (carcinoma vulvar *in situ*) después de la aplicación de ácido acético.

refiere a un procedimiento específico realizado para la enfermedad multifocal o de campo completo en el que se extrae una porción significativa de dermis y epidermis, y se puede requerir un injerto de piel de grosor parcial para reparar el defecto. Esto contrasta con una vulvectomía radical, en la que la profundidad de la resección se lleva al nivel de la fascia que recubre el diafragma urogenital.

Biopsia vulvar

La biopsia vulvar puede realizarse de manera segura en el consultorio usando anestesia local. La base de la lesión se inyecta con anestesia local sin epinefrina y se utiliza un punzón Keyes, con un movimiento de torsión suave, para obtener un pequeño trozo de tejido. Por lo general, la hemorragia de las biopsias por punción de 3-4 mm puede controlarse con agentes tópicos, pero las biopsias de 5-6 mm con frecuencia necesitan cierre con sutura. Tradicionalmente, se ha abogado por biopsias en el borde de la lesión; sin embargo, la biopsia debe dirigirse al área más sospechosa. A veces se justifica hacer más de una biopsia de una sola lesión. Si se requieren varias biopsias vulvares o biopsias de "mapeo" de lesiones de campo completo, puede preferirse una exploración bajo anestesia con biopsias en el quirófano ambulatorio. Se debe realizar una nueva biopsia de las lesiones vulvares persistentes, ya que pueden albergar displasia de alto grado o un cáncer invasor que no se identificó en biopsias anteriores.

En algunos casos, la biopsia puede contener únicamente elementos benignos. Como se señaló con anterioridad, el clínico debe albergar una sospecha saludable de enfermedad preinvasora o invasora de las lesiones que no cicatrizan o de aquellas que tienen una presentación clínica preocupante. En estos casos puede ser adecuado recomendar la realización de una biopsia excisional de mayor tamaño en el quirófano ambulatorio. La técnica para estas biopsias excisionales debe seguir la de una vulvectomía simple, como se describe más adelante.

Vaporización con láser de CO_2

Esta técnica sigue pasos similares a los del tratamiento de la NIVA y la neoplasia intraepitelial cervical (NIC). Antes de considerar la vaporización con láser para el tratamiento de la NIV, el médico debe estar convencido de que se ha descartado razonablemente la enfermedad invasora con una muestra amplia de tejido. La vaporización con láser puede ser particularmente útil para pacientes más jóvenes con enfermedad multifocal, ya que tienen un riesgo menor de enfermedad invasora oculta. Se aplica el mismo entrenamiento de seguridad, configuración operativa y precauciones de seguridad requeridas para la vaporización con láser de CO_2 del cuello uterino.

La configuración de potencia es similar a la utilizada en el láser vaginal, con un nivel continuo de 10 W en promedio y 5 W para el tejido atrófico. Se debe realizar una colposcopia y aplicar ácido acético para demarcar las áreas afectadas, y se recomienda un margen de 1 cm. Debido a que la NIV puede extenderse a los folículos pilosos, se requiere una ablación más profunda en las áreas pilosas. El colposcopio o la pieza de visualización del láser debe permitir el reconocimiento de estos planos de tejido. Las guías recientes recomiendan la destrucción a una profundidad de 2 mm en las áreas sin pelo y 3 mm en las áreas pilosas.

Vulvectomía simple

La mayoría de las pacientes requieren solo una vulvectomía simple parcial para extirpar la lesión visible con un margen de 1 cm. Algunas pacientes pueden requerir una vulvectomía total simple; sin embargo, estas deben llevarse a cabo con moderación. La vulvectomía total simple, con o sin reconstrucción de injerto de piel, es un procedimiento que por lo general se realiza en mujeres jóvenes con NIV extensa o multifocal de alto grado, enfermedad de Paget extramamaria diseminada de la vulva y pacientes en quienes no hay otra forma de descartar cáncer invasor. El objetivo es preservar la mayor cantidad posible de anatomía y función sexual normales, y puede ser necesario un injerto de piel. Esto requeriría cirugía en un sitio donante de injerto de piel con formación adicional de cicatrices; puede conducir a un reposo prolongado en cama, inmovilización de los miembros inferiores durante un período corto y sondaje permanente de la vejiga mientras el injerto se cura inicialmente. En la práctica moderna, los cirujanos reconstructivos llevan a cabo este procedimiento con mayor frecuencia. Se debe realizar colposcopia y aplicar una solución de ácido acético para ayudar en la identificación del margen. Si bien el riesgo de recurrencia es del 20% para todas las modalidades quirúrgicas, la vulvectomía simple con márgenes quirúrgicos negativos tiene un riesgo de recurrencia del 10-15%, pero puede llegar al 30-50% con márgenes positivos.

Para realizar una vulvectomía simple parcial, se establece un contorno con un marcador quirúrgico alrededor de la lesión visible con un margen de 1 cm. En consecuencia, se debe prestar atención a la anatomía y adaptar los márgenes visibles, así como hacer un plan para el cierre del defecto. Solo en raras circunstancias se deben resecar las estructuras urogenitales fundamentales, como el clítoris, la uretra distal, los músculos del esfínter anal o el propio ano. La incisión debe hacerse con un bisturí para evitar dificultar la evaluación del margen quirúrgico. Una vez que se hace una incisión en la piel, la disección puede realizarse con bisturí o con instrumento electroquirúrgico a una profundidad uniforme de 3 mm o hasta el tejido adiposo (para incluir toda la epidermis). Se puede eliminar algo de tejido adiposo para facilitar la evaluación del margen profundo o el cierre del defecto. La resección se puede llevar a una proximidad muy cercana al borde anal, pero se debe realizar una disección cuidadosa de la mucosa anal desde el esfínter. La hemostasia de las áreas hemorrágicas a lo largo de la disección puede lograrse mediante electrocirugía o ligadura con sutura. Se debe tener precaución con el electrocauterio cerca del orificio uretral, en el perineo y en las regiones perianales, ya que ciertos antecedentes médicos, quirúrgicos o de traumatismo al nacimiento pueden acercar las vías urinarias e intestinales al área de resección más de lo previsto. El cierre se realiza en capas con sutura absorbible interrumpida en los tejidos subepiteliales. El cierre de la piel se logra con sutura simple interrumpida o de colchonero con Vicryl® 3-0 o 4-0 sin teñir si se elige sutura absorbible (**cuadro 23-2**).

Cuando se indica una vulvectomía simple total, la incisión inicial debe hacerse alrededor del introito vaginal (**fig. 23-3**). Se puede colocar una compresa en la vagina después de esta incisión interna inicial mientras se realiza la incisión externa. La incisión externa generalmente incluye todos los labios menores y mayores, pero se puede adaptar a la extensión de las lesiones. Una vez más, se debe usar un bisturí para evitar artefactos de coagulación en los márgenes. El epitelio se diseca utilizando un bisturí o un instrumento electroquirúrgico, como se describió anteriormente para la vulvectomía simple parcial, y el cierre se realiza de manera similar. La consulta preoperatoria con un cirujano reconstructivo puede estar justificada en caso de que se necesite un injerto de piel con movilización de colgajo local o regional. Esto puede ser necesario debido a la anatomía de la paciente, el hábito corporal, la cirugía previa o la radiación en el área. Además, en cualquier procedimiento en el que se extirpa el clítoris, el cirujano debe analizar los posibles efectos secundarios graves en la función sexual futura antes del procedimiento.

CIRUGÍA PARA EL CÁNCER DE VULVA

El tratamiento para el cáncer primario de vulva varía desde una vulvectomía simple individual en la enfermedad en etapa IA hasta una vulvectomía radical modificada con disección de ganglios linfáticos unilateral o bilateral para una enfermedad más extensa. Además, deben considerarse las enfermedades concomitantes, la edad y la capacidad percibida de tolerar una cirugía radical al emprender la planificación quirúrgica (**fig. 23-4**).

La incisión clásica de "mariposa" para completar una vulvectomía radical total y una disección bilateral de ganglios linfáticos inguinofemorales rara vez se considera para el tratamiento del cáncer de vulva. Este procedimiento se usó históricamente e implicó una resección radical de toda la vulva, el pubis y los ganglios linfáticos inguinofemorales en bloque con altas tasas de rotura de heridas, infección, hospitalizaciones prolongadas, morbilidad significativa y desfiguración.

Hoy en día, un abordaje más adecuado es la vulvectomía radical modificada que extirpa la totalidad del tumor visible, con un margen circunferencial de piel de 2 cm medido desde los bordes del tumor visible que se lleva a la profundidad de la fascia del diafragma urogenital (**fig. 23-5**).

Vulvectomía radical

El abordaje quirúrgico actual es una vulvectomía radical con una incisión separada en la ingle. Se muestran los ejemplos de estas incisiones que permiten el cierre óptimo (**figs. 23-6** y **23-7**). En los casos con tumores pequeños, la incisión puede ser aún menor ajustándola al tamaño de la lesión. Independientemente del tamaño del tumor, se debe marcar un margen de 2 cm de piel o mucosa de apariencia normal alrededor del tumor antes de realizar una incisión. Esto puede requerir la extirpación de una porción de la uretra distal, la vagina o el complejo ano/esfínter anal. Los problemas relacionados con estas resecciones específicas se analizan más adelante. Las lesiones anteriores pueden requerir la extirpación del clítoris y las lesiones posteriores exigen la resección de al menos una parte del cuerpo perineal. La disección de tejidos profundos para lesiones posteriores debe incluir el uso de un dedo en el ano para evitar el contacto cercano y la perforación accidental de la mucosa anal o rectal. Además, las lesiones posterolaterales cerca de las posiciones 4 y 8 de las manecillas del reloj en relación con el introito vaginal requerirán una disección profunda cerca de las arterias pudendas y se debe tener cuidado de identificarlas, sujetarlas doblemente y dividirlas.

CUADRO 23-2 VULVECTOMÍA SIMPLE

- Realizar la evaluación con el colposcopio y aplicar ácido acético.
- Marcar márgenes de 1 cm desde la lesión visible de manera circunferencial (si es razonable dada la anatomía).
- Ajustar el marcado para tener en cuenta las estructuras sensibles, como la uretra y el clítoris, si no se van a resecar.
- Realizar la incisión de la piel con bisturí.
- Eliminar la piel y los tejidos subcutáneos.
- Orientar la muestra para el análisis patológico.
- Lograr la hemostasia; cierre subcutáneo según la necesidad.
- Lograr el cierre de la piel.

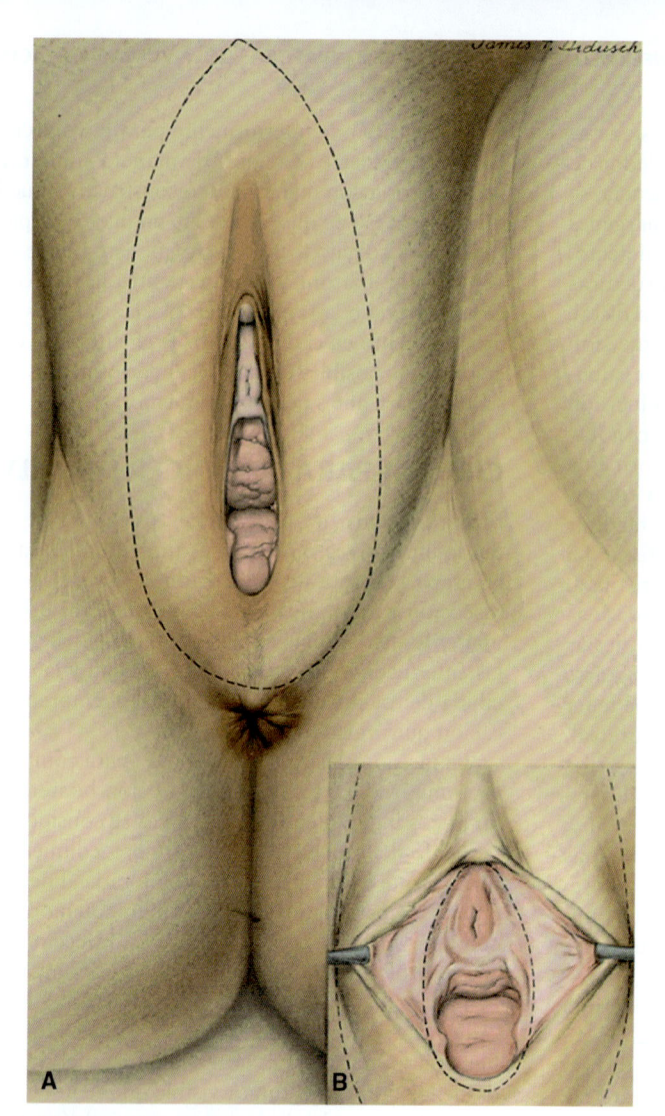

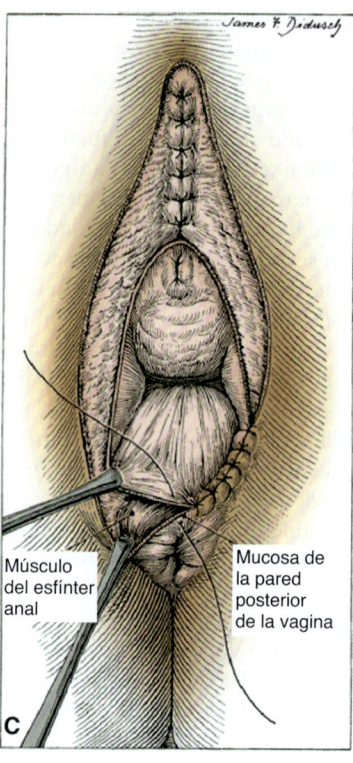

FIGURA 23-3 A-C. Técnica para la vulvectomía simple total (*véase* el cuadro 23-2 para los pasos del procedimiento de la vulvectomía).

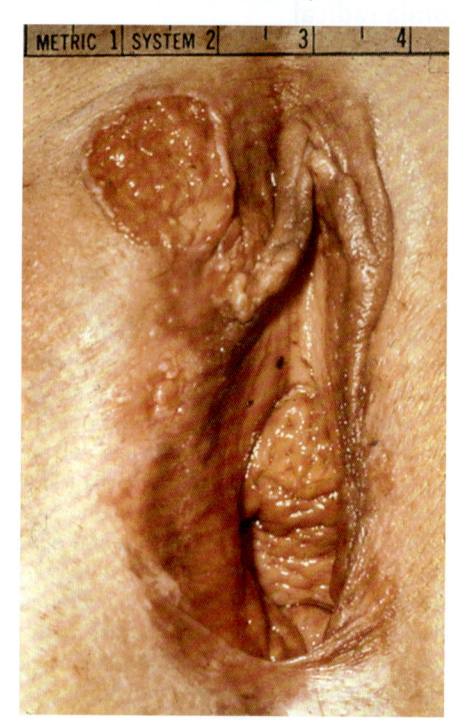

FIGURA 23-4 Carcinoma invasor de células escamosas de la vulva anterior derecha.

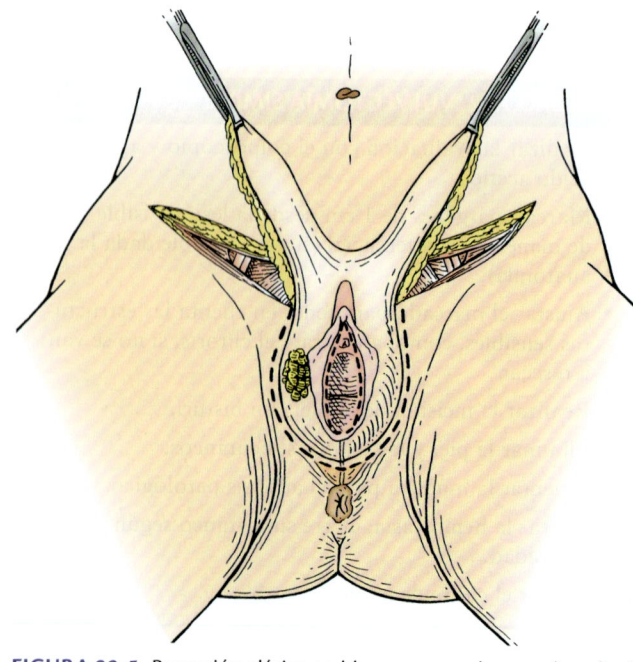

FIGURA 23-5 Resección clásica en bloque para vulvectomía radical total y linfadenectomía inguinofemoral bilateral.

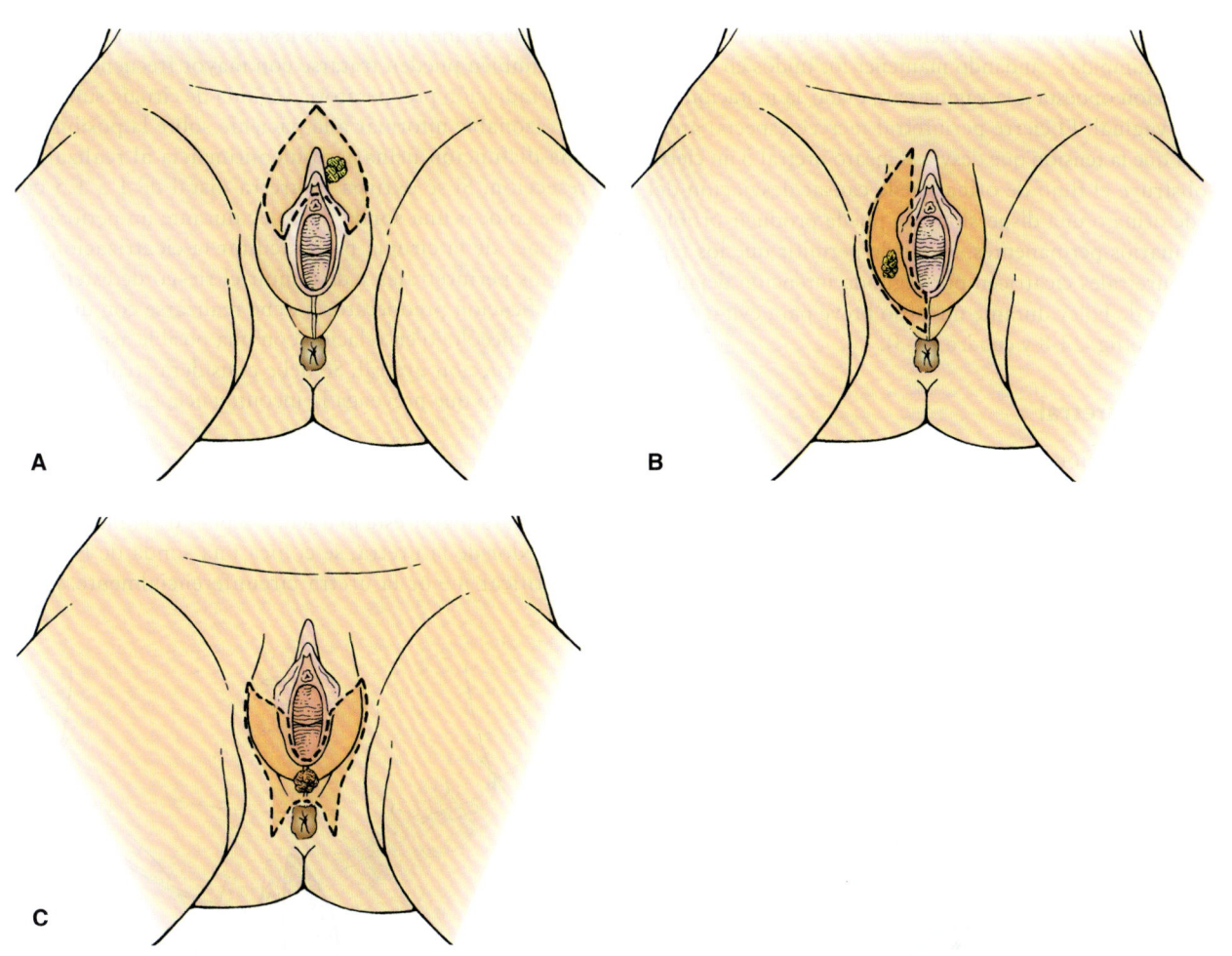

CAPÍTULO 23 CIRUGÍA PARA LAS ENFERMEDADES PREINVASORAS E INVASORAS DE LA VULVA Y LA VAGINA 421

FIGURA 23-6 Vulvectomía radical modificada. **A.** Hemivulvectomía anterior. **B.** Hemivulvectomía derecha. **C.** Hemivulvectomía posterior.

Esta incisión en la piel debe hacerse con un bisturí para no ocultar los márgenes del tejido. Debe realizarse a través de la dermis con el bisturí o con un lápiz electroquirúrgico monopolar y exponer los tejidos subcutáneos subyacentes.

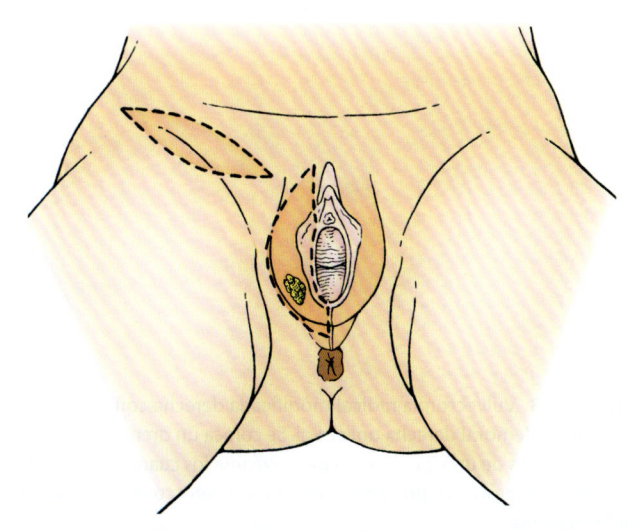

FIGURA 23-7 Linfadenectomía completa unilateral en una paciente con vulvectomía radical derecha modificada.

Con la ayuda de un asistente, se aplica tracción y contratracción a los bordes opuestos de la incisión con fórceps o con pinzas de Allis.

La disección hasta la fascia puede realizarse de varias maneras. Dos técnicas empleadas con frecuencia son disecar los pedículos de tejido con un instrumento y dividirlos con un lápiz electroquirúrgico monopolar y el uso de un dispositivo electroquirúrgico de mano. Se debe tener cuidado de proceder en una dirección perpendicular a la incisión de la piel para no dañar la piel que se va a dejar, lo que causaría su necrosis. También es importante evitar maltratar la muestra y dejar atrás tejidos fundamentales en riesgo. La base de la muestra se diseca lejos del nivel de la fascia del diafragma urogenital, ya sea con pinzas y ataduras de sutura o con un instrumento electroquirúrgico. Se debe tener cuidado para orientar la muestra con precisión y exactitud para la evaluación patológica. Esto se puede hacer con la colocación de suturas en puntos críticos.

Después de retirar la pieza quirúrgica, se irrigan las heridas y se asegura la hemostasia. El cierre en capas interrumpido debe realizarse con sutura absorbible para cerrar el espacio muerto y aliviar la tensión del cierre de la piel. El número de capas variará según el hábito corporal, la ubicación de la lesión y la situación clínica específica. Dos o tres capas de tejido subcutáneo son de rutina. La piel puede aproximarse con suturas de colchonero verticales u horizontales interrumpidas, cuidando mantener los nudos en el lado de la incisión opuesta a la vagina para evitar la irritación del epitelio vaginal. El cierre periuretral merece especial atención, ya que la tensión que desvía el meato uretral o un cierre que obstruye el flujo de orina puede causar desviación del flujo de orina o una dispersión que puede producir problemas urinarios permanentes. Se puede permitir que los tejidos periuretrales cicatricen por segunda intención dejando una sonda de Foley durante un lapso breve para evitar estas inquietudes (fig. 23-8 y cuadro 23-3).

Resección uretral

Según la ubicación del tumor (con el objetivo de obtener un margen quirúrgico de 2 cm), puede ser necesario extraer una porción de la uretra distal. Esto debe llevarse a cabo con un asesoramiento muy claro para la paciente, y la quimiorradiación neoadyuvante seguida de una resección más pequeña es una opción. Las lesiones colindantes con la uretra también pueden tratarse con mayor frecuencia con quimiorradiación preoperatoria seguida de cirugía subsecuente. Es razonable informar a la paciente sobre la posibilidad de una disfunción urinaria o incontinencia al realizar dicha resección. Si se extirpa la uretra distal de 1 a 1.5 cm, se debe colocar una sonda de Foley durante un período corto después de la cirugía para facilitar la cicatrización de los tejidos periuretrales y disminuir el riesgo de estenosis. La planificación preoperatoria debe realizarse con un urólogo o uroginecólogo en relación con una posible asistencia en la reconstrucción uretral. Se debe considerar realizar un procedimiento que prevenga la incontinencia en el momento de la resección.

El área a resecar debe delinearse con un marcador quirúrgico con atención a la profundidad de la uretra que se necesitará para lograr este margen. Después de la incisión inicial alrededor de la uretra, se coloca una sonda de Foley para identificar mejor la uretra circunferencialmente. Aunque

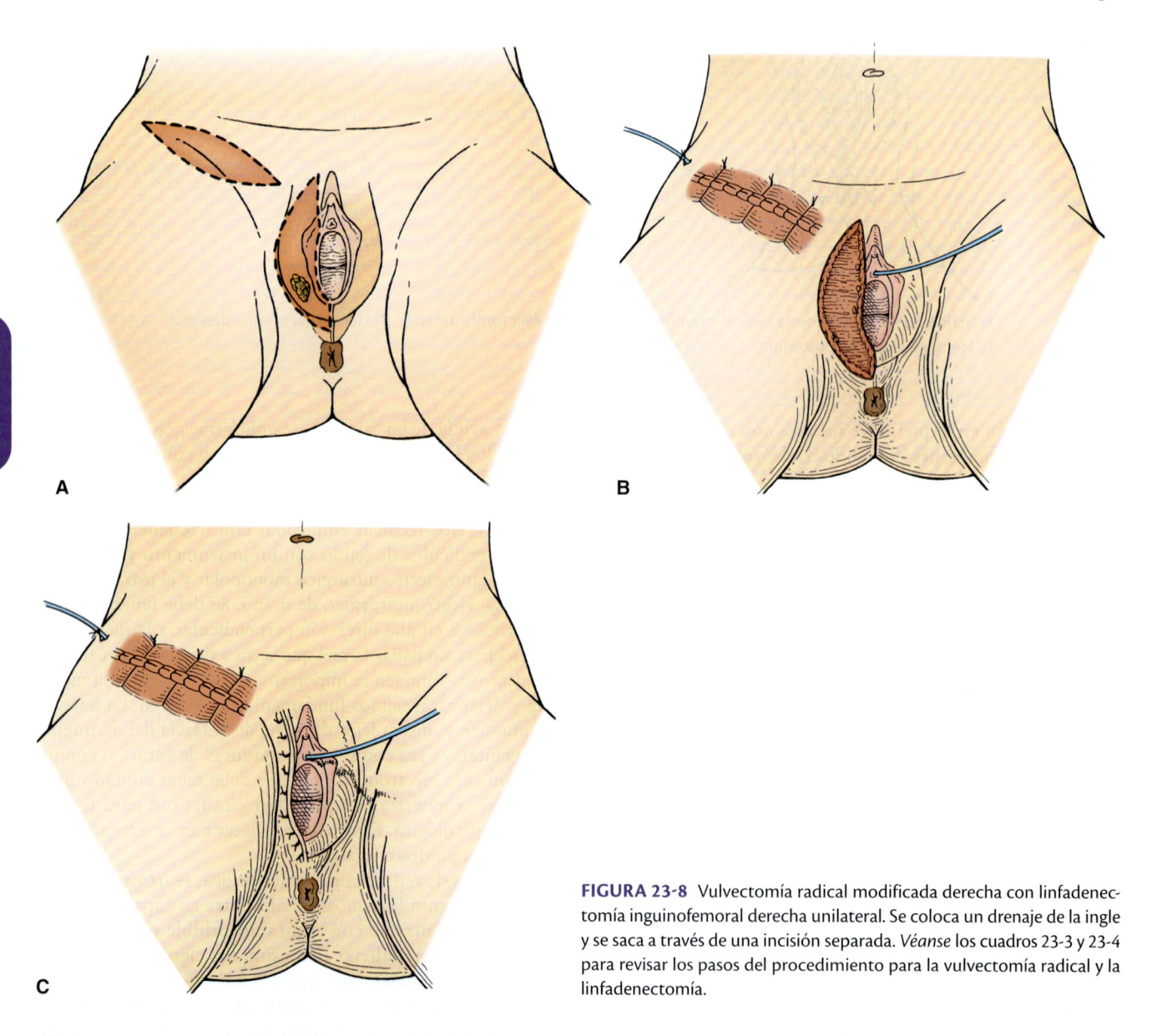

FIGURA 23-8 Vulvectomía radical modificada derecha con linfadenectomía inguinofemoral derecha unilateral. Se coloca un drenaje de la ingle y se saca a través de una incisión separada. *Véanse* los cuadros 23-3 y 23-4 para revisar los pasos del procedimiento para la vulvectomía radical y la linfadenectomía.

CUADRO 23-3 VULVECTOMÍA RADICAL

- Marcar márgenes de 2 cm desde la lesión visible de forma circunferencial.
- Ajustar el marcado para tener en cuenta las estructuras sensibles, como la uretra y el clítoris, si la resección no fue planificada.
- Marcar los sitios de reconstrucción si corresponde.
- Realizar la incisión de la piel con bisturí.
- Continuar la incisión con corte o con cauterización hasta el nivel del diafragma urogenital. Si se encuentran vasos pudendos, estos pueden ligarse y dividirse.
- Dividir la base de la vulva con cauterización y liberar la muestra.
- Orientar la muestra para el análisis patológico (colocar la sutura en posición de las 12 de las manecillas del reloj).
- Lograr la hemostasia y luego cerrar las capas profundas con Vicryl® 2-0.
- Cerrar la piel con sutura de Vicryl® 4-0 sin teñir interrumpida; si el defecto es pequeño, puede considerar el cierre subcuticular.

cada vez es más habitual utilizar instrumentos electroquirúrgicos tanto para las incisiones epiteliales como para la disección en tejidos más profundos, se debe tener precaución alrededor de la uretra para evitar lesiones por difusión térmica. Los tejidos periuretrales deben disecarse circunferencialmente. La sutura absorbible se puede colocar en lados opuestos de la uretra para lograr tracción y para marcar los bordes. Esto es útil para identificar el nuevo orificio uretral si este se retrae significativamente. La uretra se transecta luego con unas tijeras de Metzenbaum. El nuevo orificio uretral puede aproximarse a los bordes del epitelio vaginal o vulvar para crear el nuevo meato. En áreas donde hay demasiada tensión o el riesgo de estenosis en el sitio es alto, se debe lograr la hemostasia y permitir que los tejidos periuretrales sanen por segunda intención. La sonda de Foley debe mantenerse durante 7-10 días.

Tratamiento del cáncer de vulva con compromiso perianal

Existen pocos datos para guiar la toma de decisiones quirúrgicas en el tratamiento del cáncer de vulva con afectación perianal. La dificultad encontrada para obtener márgenes quirúrgicos adecuados puede alterar los mecanismos de continencia voluntaria e involuntaria del complejo del esfínter anal. Esto puede causar incontinencia fecal que finalmente requerirá una desviación de las heces en el momento de la resección radical o después de esta. Hasta el 20% de las mujeres desarrollarán incontinencia fecal después de la resección de esta área. Debido a estos problemas, la quimiorradiación neoadyuvante debe considerarse fuertemente como tratamiento primario en estas situaciones (fig. 23-9).

Linfadenectomía inguinofemoral

Al considerar las decisiones de tratamiento para el cáncer de vulva, el cirujano también debe hacer un plan para la disección de la ingle con el fin de evaluar los ganglios linfáticos. La linfadenectomía inguinofemoral ha evolucionado desde una resección total en bloque que se asociaba con una morbilidad significativa hasta un abordaje de los GLC.

Las mujeres con enfermedad en etapa IA (< 1 mm de profundidad de invasión y tamaño del tumor < 2 cm) no necesitan someterse a una valoración de los ganglios linfáticos inguinofemorales debido a la baja tasa de metástasis ganglionar de estas lesiones. Las pacientes con histologías de alto grado o poco habituales, invasión del espacio linfovascular o con ganglios linfáticos clínica o radiográficamente sospechosos requieren disección de la ingle. La invasión más grande o más profunda, más allá de 1 mm, requiere una valoración de los ganglios linfáticos.

Para los cánceres anteriores y aquellos dentro de 2 cm de las estructuras de la línea media se recomendaba la linfadenectomía inguinofemoral bilateral; sin embargo, hay datos que sugieren que la disección bilateral vale la pena solo si la lesión está dentro de 1 cm de la línea media. Si se elige la linfadenectomía inguinofemoral completa, el abordaje es el mismo, independientemente de si se realiza una disección unilateral o bilateral.

Los puntos de referencia anatómicos fundamentales para la incisión son la espina ilíaca anterosuperior y el tubérculo púbico. Estos puntos pueden conectarse con un marcador quirúrgico para identificar la ubicación del ligamento inguinal. La localización exacta de la incisión estará influida por la ubicación de los pliegues de la ingle y el hábito corporal de la paciente. Se debe evitar hacer la incisión en el pliegue de la ingle, ya que puede sanar de manera más lenta y ser incómodo para las pacientes con cierre de grapas o sutura. La incisión puede hacerse por arriba o por debajo de este pliegue, pero generalmente es más conveniente hacerla en la ingle entre el ligamento y el pliegue inguinales, aproximadamente 2 cm por debajo del borde inferior del ligamento inguinal. La incisión se extenderá paralela a la línea que delimita el ligamento inguinal y, por lo regular, tendrá una

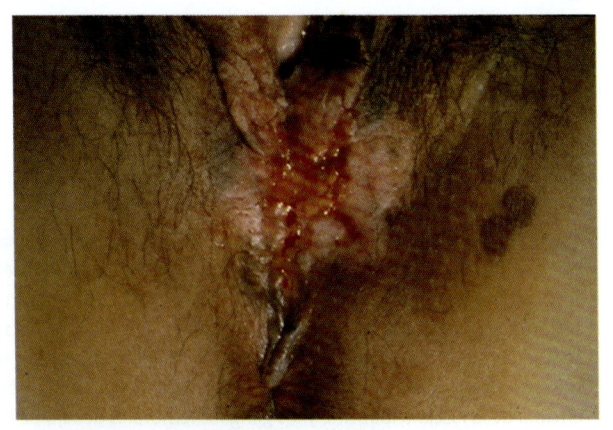

FIGURA 23-9 Carcinoma invasor de células escamosas que afecta el perineo y la piel perianal.

longitud de 8-10 cm y se detendrá cerca de 2 cm lateral al tubérculo púbico. El ángulo medial de la incisión debe cubrir la cara medial de la fosa oval. Algunos cirujanos preferirán hacer una incisión curvilínea o elíptica para extirpar una tira de piel y disminuir la probabilidad de necrosis cutánea. En cualquier caso, el procedimiento comienza disecando por debajo del nivel del plano fascial superficial y creando colgajos debajo de los bordes superior e inferior de la incisión. Se debe disecar la piel justo debajo del nivel de la fascia de Camper. Esto se realiza tanto en dirección cefálica como caudal, pero mucho más en sentido caudal. Es fundamental mantener este colgajo de piel en todo su grosor (sin dañarlo demasiado cerca de la piel) para disminuir el riesgo de necrosis cutánea. Esto también separa la grasa subcutánea y la piel de los tejidos profundos con ganglios linfáticos que se encuentran justo en la superficie de la fascia lata, la fascia cribiforme y la fosa oval.

Primero se desarrollan los bordes laterales y superiores del haz de tejido adiposo o ganglios linfáticos. En los casos en los que es difícil descifrar los bordes de los músculos sartorio y aductor largo, puede usarse el dedo índice para seguir suavemente la cara medial del músculo sartorio y la cara lateral del aductor para definir mejor el triángulo femoral. Se debe tener cuidado para evitar la avulsión de la vena safena larga, ya que estará en los tejidos superficiales que cruzan el borde medial del triángulo. El borde superior es el ligamento inguinal, y el tejido adiposo puede disecarse fuera del ligamento y comenzar a traccionarse hacia la parte inferior. Lateralmente, se identifica la fascia lata, y el borde lateral de la disección está representado por el aspecto medial del músculo sartorio. El tejido adiposo se tracciona medialmente y sigue el borde sartorio en sentido inferior. Si se va a realizar una linfadenectomía inguinal profunda, se incide longitudinalmente la fascia lata que recubre los vasos femorales. El haz ganglionar, que consta de 2-3 ganglios (incluido el ganglio de Cloquet), se diseca desde la cara medial de la vena femoral (fig. 23-10A-C).

Antes del cierre en capas, el sitio se irriga abundantemente y se colocan drenajes de succión en la ingle y se extraen a través de pequeñas incisiones separadas, por lo general

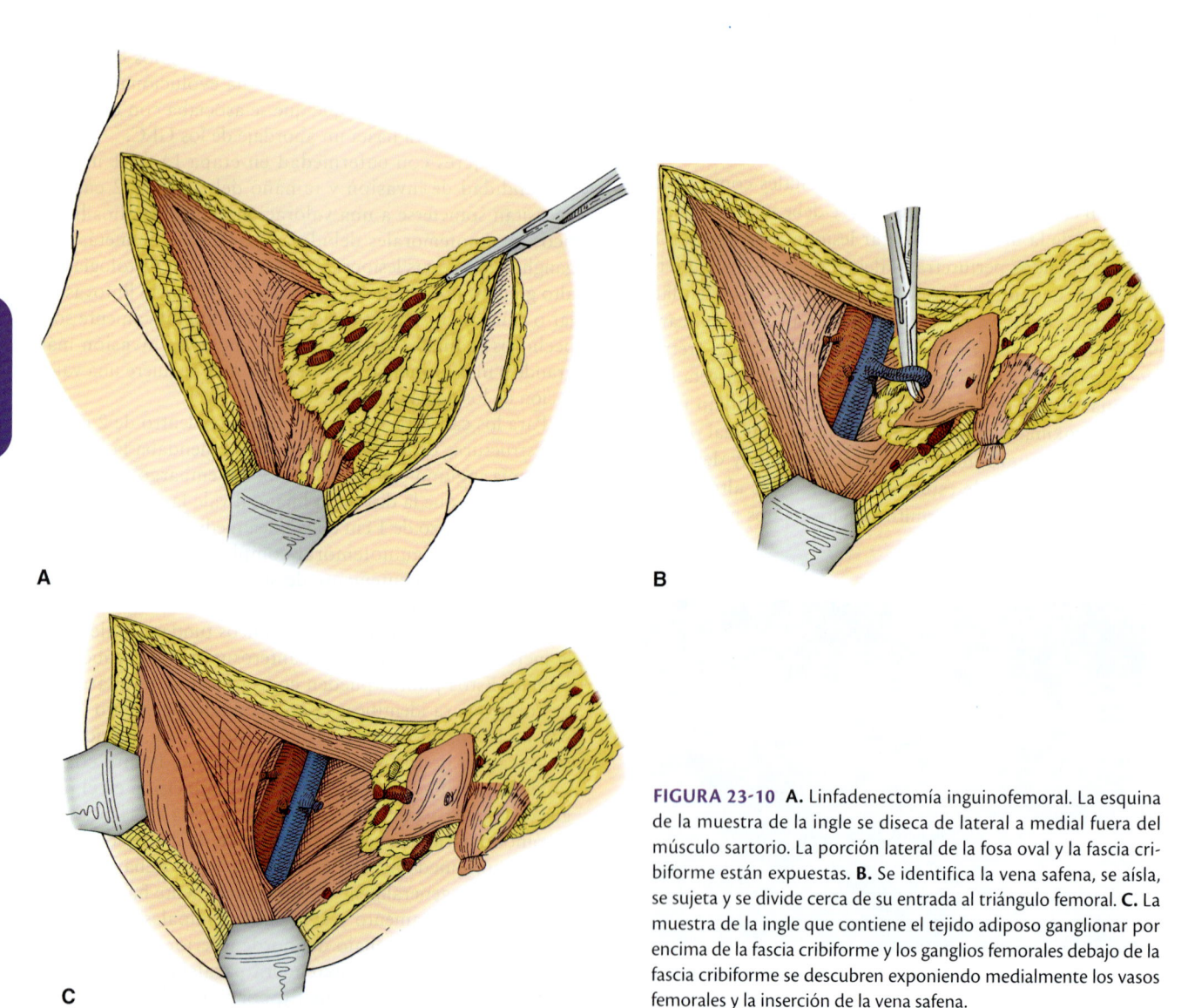

FIGURA 23-10 A. Linfadenectomía inguinofemoral. La esquina de la muestra de la ingle se diseca de lateral a medial fuera del músculo sartorio. La porción lateral de la fosa oval y la fascia cribiforme están expuestas. **B.** Se identifica la vena safena, se aísla, se sujeta y se divide cerca de su entrada al triángulo femoral. **C.** La muestra de la ingle que contiene el tejido adiposo ganglionar por encima de la fascia cribiforme y los ganglios femorales debajo de la fascia cribiforme se descubren exponiendo medialmente los vasos femorales y la inserción de la vena safena.

CUADRO 23-4 LINFADENECTOMÍA INGUINOFEMORAL

- Hacer una incisión 2 cm debajo del ligamento inguinal.
- Realizar una incisión en la piel e incidir la fascia de Camper.
- Crear colgajos de piel superiores e inferiores.
- Identificar los bordes del triángulo femoral (tendón del aductor largo, inserción del músculo sartorio, ligamento inguinal).
- Disecar el haz de ganglios linfáticos superficiales.
- Identificar la fosa oval y hacer una incisión vertical en la fascia lata.
- Disecar el haz de ganglios linfáticos profundos y el ganglio de Cloquet de la cara medial de la vena femoral.
- Lograr la hemostasia.
- Colocar los drenajes de succión extraídos a través de una incisión separada.
- Lograr el cierre subcutáneo en capas y el cierre de la piel.

colocadas sobre el ligamento inguinal y justo por encima y medial a la espina ilíaca anterosuperior. Una opción de drenaje típica sería un Jackson-Pratt de 19 Fr. En general, las incisiones en la ingle se pueden cerrar con grapas. En el raro caso de que haya una tensión significativa en la incisión, se puede colocar una sutura subcuticular con una sutura absorbible o permanente tardías, o se pueden usar suturas de retención. Los drenajes pueden quitarse después de que tengan menos de 30 cc de salida en un período de 24 h durante 2 días consecutivos (cuadro 23-4).

Identificación del ganglio linfático centinela inguinofemoral

Los estudios han establecido la identificación del GLC como el estándar para la evaluación de los ganglios linfáticos de la ingle en pacientes seleccionadas de forma adecuada. Los criterios para realizar el GLC pueden variar ligeramente entre los grupos de práctica y las instituciones, pero por lo general incluyen un tamaño tumoral menor de 4 cm, enfermedad en etapa IB, ganglios linfáticos inguinofemorales clínica y radiográficamente negativos y una lesión unifocal.

Al igual que con los cánceres de mama y piel, el cáncer de vulva comparte características importantes para que esta técnica sea exitosa tanto para el cirujano como para el patólogo. El GLC se basa en un patrón de drenaje predecible del tumor primario a través de los conductos linfáticos y que el GLC identificado sea predictivo de metástasis en los ganglios linfáticos.

En los estudios de radiología, la identificación del GLC se realiza utilizando una técnica de inyección doble para la localización linfática empleando colorante azul de isosulfán y coloide de azufre marcado con tecnecio-99. Para identificar el GLC, debe haber coordinación entre los médicos de medicina nuclear y los patólogos con respecto al momento del procedimiento y el procesamiento y análisis adecuados de las muestras quirúrgicas. Si la linfadenectomía se va a realizar por la mañana, se puede llevar a la paciente a medicina nuclear para una inyección de 400 mCi de coloide de azufre marcado con tecnecio-99 al final de la tarde o temprano en la noche del día anterior. Para un procedimiento vespertino, esta inyección puede llevarse a cabo en la mañana 2-4 h antes de la linfadenectomía planificada. Se realiza una gammagrafía con tecnecio, o linfogammagrafía, para confirmar la presencia de un GLC e identificar si tiene un patrón de drenaje inesperado. Un miembro del equipo quirúrgico o un especialista en medicina nuclear puede efectuar esta inyección, en función de la preferencia institucional o la dificultad de la inyección. La persona que coloca la inyección debe tener capacitación y familiaridad con la inyección vulvar para la identificación de GLC.

En el quirófano se coloca a la paciente en posición de litotomía dorsal y se inyectan superficialmente 1-2 mL de colorante azul de isosulfán alrededor de la periferia del tumor primario, de manera similar a la inyección previa de tecnecio-99. Se realiza un masaje suave en el sitio después de la inyección y se pueden seguir los conductos hasta la ingle. Después, se valora la actividad de fondo con una sonda gamma intraoperatoria, con una cubierta estéril, para hacer comparaciones al evaluar los sitios de ganglios linfáticos. Las piernas de la paciente se bajan a la posición adecuada, igual que en una linfadenectomía. Usando la linfogammagrafía, la sonda gamma y el conocimiento de la ubicación anticipada de los ganglios linfáticos inguinofemorales, generalmente se realiza una pequeña incisión en una dirección paralela e inferior al ligamento inguinal. Como las capas subcutáneas se dividen de manera similar a una linfadenectomía completa, el cirujano utiliza una combinación de inspección visual para identificar los nodos azules y la sonda gamma para identificar los nodos radiactivos o "calientes" (fig. 23-11A-C y cuadro 23-5).

CIRUGÍA ULTRARRADICAL PARA EL CÁNCER DE VULVA

Para el cáncer de vulva, o la enfermedad recurrente, en ocasiones se realiza cirugía ultrarradical que incluye la exenteración con linfadenectomías inguinofemoral y pélvica. La necesidad de extirpar conjuntos particulares de órganos, incluyendo el útero, el cuello uterino, las tubas uterinas y ovarios (+/–), el compartimento anterior (vejiga, uretra, vagina anterior, clítoris, vulva anterior, necesidad de formación de una vía urinaria) o el compartimento posterior (recto inferior, ano, vagina posterior, vulva posterior, perineo, necesidad de formación de una colostomía permanente), debe depender de la ubicación de la lesión y de la extensión de la invasión. En una época en la que la quimiorradiación neoadyuvante efectiva puede reducir eficazmente la extensión de la cirugía, la decisión de realizar una cirugía primaria extensa debe tomarse con cuidadosa consideración. Los datos acumulativos de los procedimientos de exenteración para el cáncer de vulva mostraron

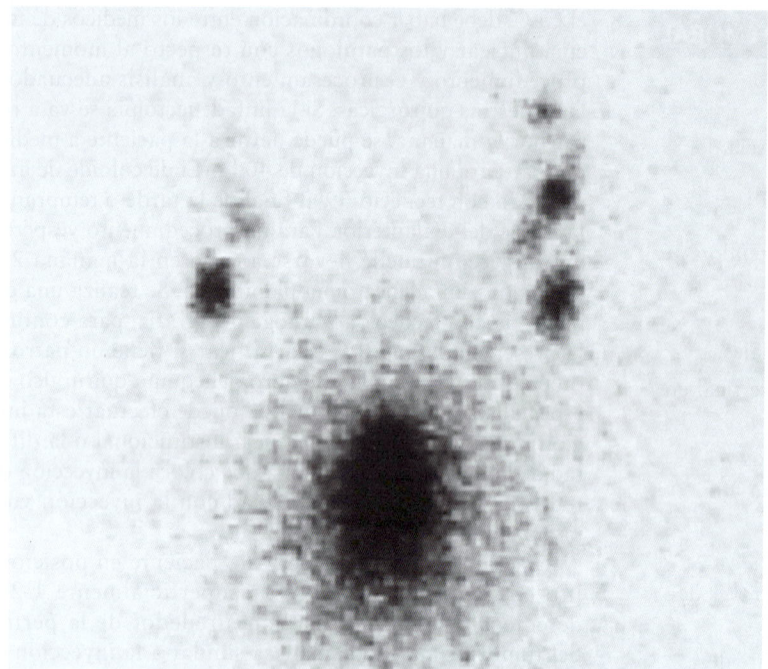

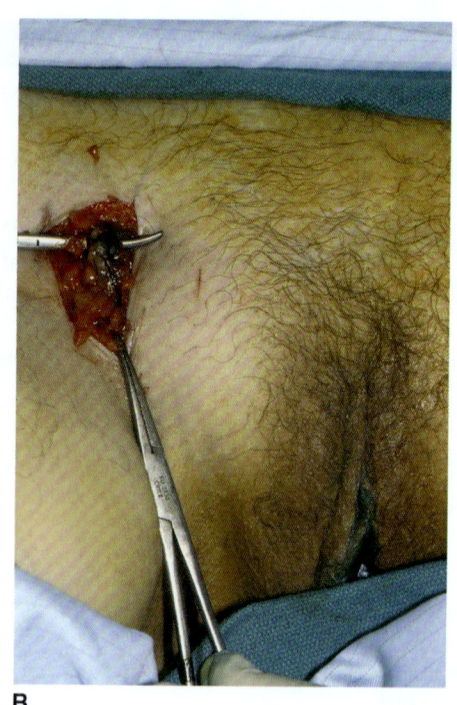

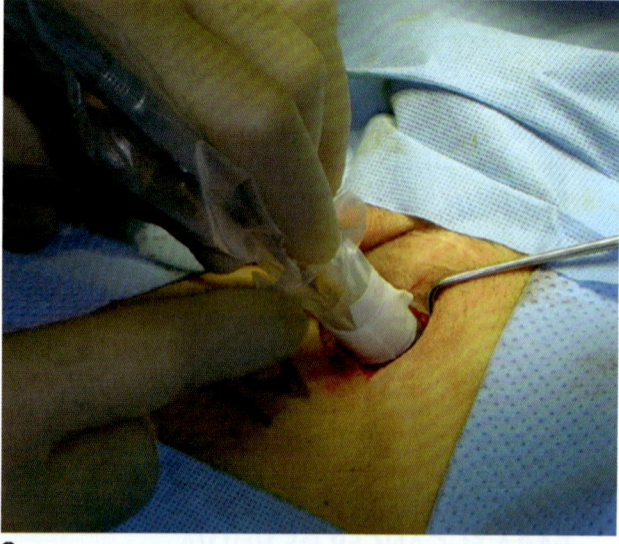

FIGURA 23-11 A. Linfogammagrafía preoperatoria 60 min después de la inyección de coloide de azufre marcado con tecnecio-99. **B.** Identificación intraoperatoria de colorante azul de isosulfán en un ganglio linfático centinela en la ingle derecha. **C.** Uso intraoperatorio de la sonda gamma para identificar el ganglio centinela radiactivo.

CUADRO 23-5 DISECCIÓN DEL GANGLIO LINFÁTICO CENTINELA

- Aplicar inyección preoperatoria de coloide radiomarcado y linfogammagrafía (2-4 h antes de la cirugía).
- Inyectar azul de isosulfán.
- Realizar incisiones de la piel.
- Identificar directamente los ganglios azules y, con sonda gamma, los ganglios "calientes".
- Disecar y extirpar los ganglios centinelas.
- Lograr la hemostasia.
- Colocar drenajes de succión si corresponde.
- Cerrar el tejido subcutáneo y la piel.

una supervivencia libre de enfermedad del 45%, un promedio aproximado de mortalidad del 5%.

CIRUGÍA PARA LAS NEOPLASIAS VULVARES MENOS FRECUENTES

Enfermedad de Paget de la vulva

La enfermedad de Paget extramamaria de la vulva es de origen apocrino, generalmente confinada a la capa epitelial; puede presentarse como un foco pequeño o puede ser extensa (fig. 23-12). Suele ser una lesión *in situ* y la forma invasora es poco frecuente. Hasta el 25% de los casos se relacionan con una neoplasia maligna subyacente en ubicaciones

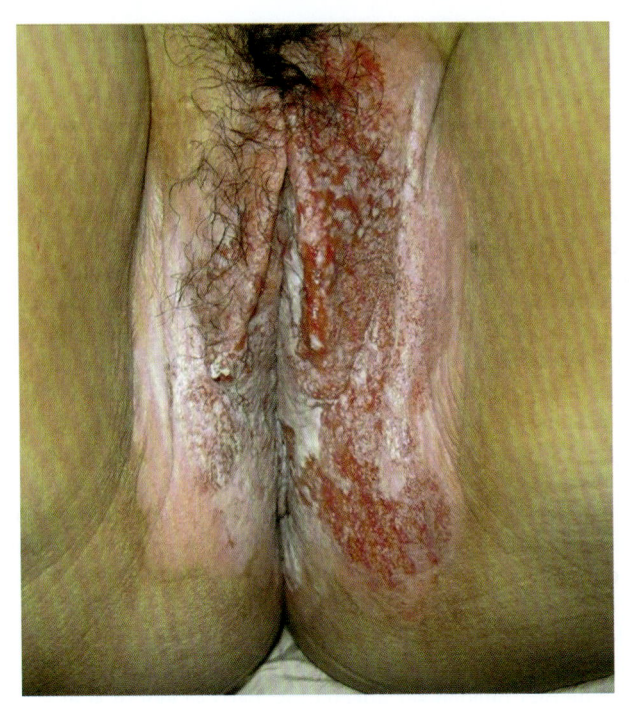

FIGURA 23-12 Enfermedad de Paget extramamaria grave y extensa de la vulva.

no vulvares. Por ello, son fundamentales la inspección minuciosa de la vulva y la evaluación de otros sitios en riesgo de cáncer. El cáncer de mama es el cáncer no vulvar coincidente más frecuente y se debe solicitar una mastografía. En función del subtipo y la ubicación de la lesión, la evaluación de otros tipos de cáncer puede incluir tomografía computarizada de abdomen o pelvis, ecografía pélvica, cistoscopia, citología cervical, biopsia endometrial, examen vaginal y anoscopia o colonoscopia.

La biopsia para el diagnóstico debe proceder como se detalló para otras lesiones vulvares. La lesión real puede extenderse significativamente más allá de la lesión visible y puede tener áreas ocultas multifocales. La enfermedad puede ser lo suficientemente extensa como para requerir reconstrucción para el cierre y se observa recurrencia en un tercio de las pacientes. Es adecuado realizar una vulvectomía simple con un margen quirúrgico de 1 cm. Para la enfermedad invasora, se recomienda una vulvectomía radical modificada con un margen quirúrgico de 2 cm y linfadenectomía inguinofemoral, ya que se ha informado que la incidencia de metástasis en los ganglios linfáticos es muy alta (30%).

Para la enfermedad no invasora, el objetivo de la cirugía es obtener márgenes quirúrgicos negativos. Algunos cirujanos han utilizado una sección congelada intraoperatoria para la valoración del margen quirúrgico y otros han empleado tinte de fluoresceína inyectado y lámpara de Wood con luz ultravioleta para determinar los márgenes negativos. Incluso con márgenes negativos, la recurrencia es frecuente.

Melanoma maligno de la vulva

El melanoma es la segunda histología más frecuente del cáncer de vulva (fig. 23-13). Los datos para el melanoma vulvar consisten en series de casos, y el tratamiento generalmente sigue los estándares para el melanoma cutáneo de otros sitios. La escala de Breslow mide la profundidad de la invasión del melanoma desde la superficie de la piel. Esta se mide en milímetros y se relaciona con el pronóstico y el resultado.

El Gynecologic Cancer InterGroup publicó una declaración de consenso sobre el tratamiento de los melanomas vulvares e incluyó las siguientes recomendaciones: una vulvectomía simple con un margen visual de 1 cm para un nivel de Breslow de 2 mm o menor, una vulvectomía simple con margen visual de 2 cm para un nivel de Breslow de más de 2 mm, evaluación de GLC para las pacientes con ganglios clínicamente negativos y linfadenectomía para las pacientes con ganglios clínicamente positivos. La realización de linfadenectomía en los casos con GLC positivo continúa siendo un tema de debate. Se debe incorporar un oncólogo con experiencia en el tratamiento del melanoma maligno al equipo de tratamiento.

Carcinoma de la glándula de Bartolino

Se debe sospechar carcinoma de la glándula de Bartolino cuando haya una masa en la ubicación esperada de la glándula. La resección o al menos la biopsia se realizan en mujeres mayores de 40 años de edad y en cualquier persona con una masa sospechosa o después de una biopsia benigna previa de una masa de la glándula de Bartolino que no responde a la terapia como se esperaba.

En ausencia de datos de alta calidad, los cánceres de glándula de Bartolino deben tratarse de manera similar a los

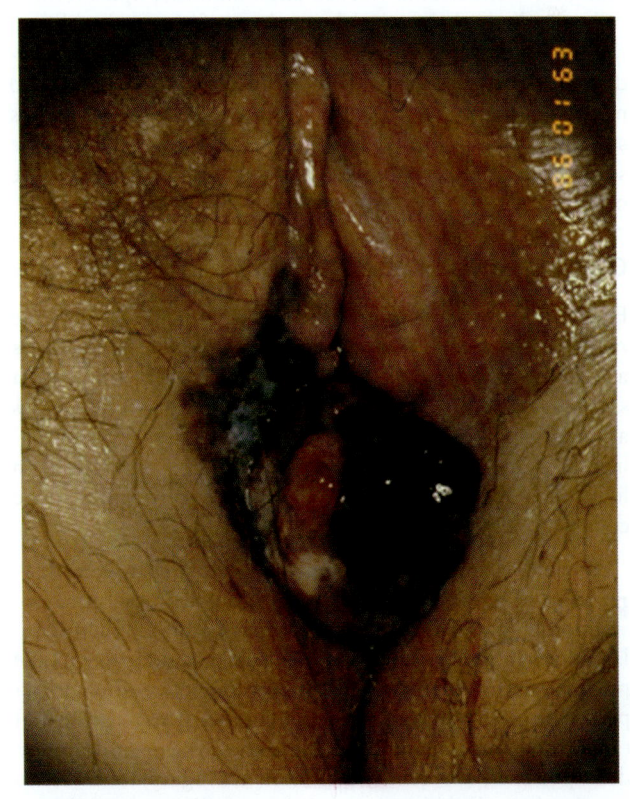

FIGURA 23-13 Melanoma vulvar.

carcinomas de células escamosas de la vulva. La resección local radical es el procedimiento principal; sin embargo, estos cánceres tienden a invadir estructuras más profundas y pueden necesitar resecciones más extensas que incluyen porciones de la vagina, el cuerpo perineal, el complejo del esfínter anal, el ano, el recto distal o los músculos elevadores. Esto requiere un abordaje de equipo interdisciplinario para el tratamiento preoperatorio o postoperatorio. Aproximadamente el 40% de estos cánceres tendrán ganglios linfáticos metastásicos, por lo que se debe realizar una linfadenectomía inguinofemoral bilateral.

Carcinoma basocelular

Los carcinomas basocelulares de la vulva son localmente invasores pero rara vez se propagan a través de los vasos linfáticos. Por esta razón, la vulvectomía radical modificada sin linfadenectomía inguinofemoral es el tratamiento adecuado. Se ha demostrado que el carcinoma basocelular vulvar no afecta la supervivencia general en comparación con la población en general.

Sarcomas

Los sarcomas vulvares representan un grupo heterogéneo de histologías con distintas presentaciones clínicas e historias naturales. Algunos sarcomas (leiomiosarcoma, sarcoma epitelioide, tumor radboideo maligno, rabdomiosarcoma) son más frecuentes que otros (sarcoma fibromixoideo de grado bajo, sarcoma sinovial, sarcoma sinovial monofásico, carcinosarcoma, sarcoma de Ewing, sarcoma mieloide, dermatofibrosarcoma protuberante, histiocitoma fibroso maligno, histiocitoma fibroso angiomatoide, liposarcoma, tumor maligno de la vaina de nervio periférico, mesotelioma maligno). El tratamiento debe incorporar un equipo interdisciplinario que incluya un radiooncólogo y un oncólogo médico con experiencia en sarcomas. El tratamiento de los sarcomas no está bien definido. Sin embargo, habitualmente se realiza una resección radical con terapia neoadyuvante o adyuvante.

Carcinoma verrugoso

El carcinoma verrugoso representa una entidad clínicamente rara que es localmente destructiva y rara vez hace metástasis a los ganglios linfáticos. La vulvectomía radical modificada sin linfadenectomía inguinofemoral es el tratamiento más adecuado; no obstante, se ha descrito en la literatura especializada la vulvectomía simple en casos clínicos limitados. En los casos con ganglios linfáticos positivos por clínica, debe considerarse la linfadenectomía.

RECONSTRUCCIÓN

La mayoría de las resecciones vulvares pueden cerrarse por primera intención. Algunas resecciones requieren una planificación preoperatoria de la reconstrucción debido al tamaño de la resección, la ubicación, el volumen de tejido de la paciente, el deseo de crear una neovagina, tratamiento previo de radiación o afecciones médicas comórbidas (p. ej., hipertensión, hábito tabáquico, alteraciones diabéticas del tejido fibroelástico). Una parte fundamental de la evaluación preoperatoria es la planificación del cierre quirúrgico. Dados los resultados y las tasas de complicaciones de muchos procedimientos quirúrgicos contemporáneos, generalmente se recomienda consultar con un cirujano reconstructivo si se anticipa un cierre complicado. Cuando se requiere la reconstrucción de la vulva o la vagina, se pueden usar injertos de piel de un sitio donante, colgajos de avance local y colgajos fasciocutáneos o miocutáneos de la pierna o la pared abdominal. Los injertos de piel dependen de la irrigación del sitio receptor, mientras que los colgajos dependen de la irrigación del sitio donante.

Injertos de piel

Los injertos de piel pueden tener un grosor dividido y contener epidermis con cierto grado de dermis, o un grosor completo y contener todas las capas de la piel. La selección del tipo de injerto se basa en el tamaño y la ubicación del defecto, así como en la identificación de un sitio donante adecuado. Si el sitio receptor tiene buena irrigación, los injertos de piel pueden ser adecuados, pero se evitan si el sitio receptor está desvascularizado, como puede ser el caso después de la radioterapia previa.

Colgajos para reconstrucción

Los colgajos locales de espesor total movilizan o rotan la piel con los tejidos subcutáneos subyacentes y aportan una irrigación aleatoria (p. ej., colgajo romboidal de Limberg, colgajo de avance V-Y) o una irrigación planificada (p. ej., colgajos labiales). Los colgajos aleatorios no deben tener una longitud superior al doble del ancho de la base para evitar su pérdida, ya que la irrigación proviene de numerosos vasos pequeños innominados. El colgajo de Limberg (romboidal) se emplea en muchas partes del cuerpo y puede ser particularmente útil al reconstruir el cuerpo perineal después de una vulvectomía total o una vulvectomía radical modificada posterior (fig. 23-14A-C). Los colgajos con una irrigación conocida y planificada son técnicamente más difíciles de crear y trasplantar con preservación del suministro de sangre.

Los colgajos fasciocutáneos que contienen piel, tejidos subcutáneos y capas de fascia (p. ej., colgajo pudendo del muslo, colgajo anterolateral del muslo, colgajo medial del muslo) son más confiables, ya que contienen vasculatura adicional que perfora a través del plano fascial. Estos colgajos pueden ser particularmente útiles para los defectos más grandes pero más superficiales.

Los colgajos miocutáneos incluyen piel, tejidos subcutáneos, fascia y musculatura subyacente que tienen un suministro sanguíneo definido y específico. Estos vasos deben identificarse con precisión y colocarse en una posición que evite la torsión de la vasculatura en su pedículo. Los colgajos miocutáneos son más voluminosos y más útiles para defectos más grandes y profundos, como los que se encuentran después de una exenteración pélvica total o para la reconstrucción de tejido previamente irradiado. El colgajo miocutáneo del recto abdominal se utiliza con frecuencia

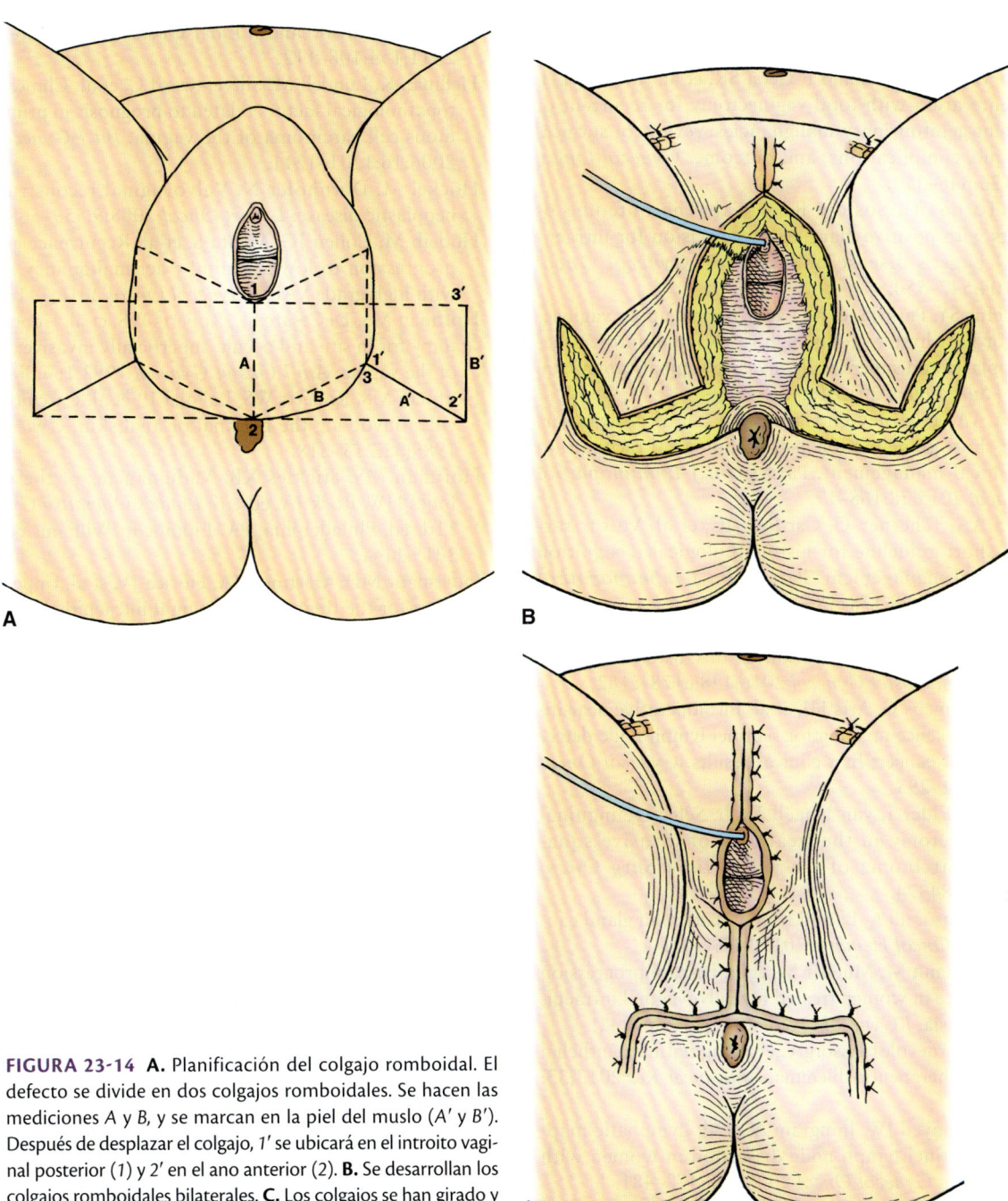

FIGURA 23-14 A. Planificación del colgajo romboidal. El defecto se divide en dos colgajos romboidales. Se hacen las mediciones A y B, y se marcan en la piel del muslo (A′ y B′). Después de desplazar el colgajo, 1′ se ubicará en el introito vaginal posterior (1) y 2′ en el ano anterior (2). **B.** Se desarrollan los colgajos romboidales bilaterales. **C.** Los colgajos se han girado y el defecto perineal posterior está cerrado.

durante una exenteración para llenar un defecto perineal o para crear una neovagina.

PUNTOS CLAVE

- La displasia de alto grado de la vagina y la vulva puede albergar tumores malignos subyacentes; se debe considerar el tratamiento quirúrgico con fines diagnósticos y curativos para prevenir la progresión a cáncer.
- Para la enfermedad preinvasora, unos márgenes negativos se correlacionan con menor riesgo de recurrencia.
- La consideración cuidadosa del cierre de la incisión es una parte fundamental de la planificación preoperatoria para la cirugía vulvar.
- La cirugía del cáncer de vulva implica consideraciones quirúrgicas tanto de la fase vulvar del procedimiento como para la evaluación de los ganglios linfáticos inguinofemorales.
- La disección del ganglio linfático centinela para el cáncer de vulva conduce a una disminución significativa de las complicaciones y se debe evaluar si cada paciente cumple con los criterios para este procedimiento cuando está indicada una linfadenectomía.

BIBLIOGRAFÍA

Andikyan V, Khoury-Collado F, Gerst SR, et al. Anterior pelvic exenteration with total vaginectomy for recurrent or persistent genitourinary malignancies: review of surgical technique, complications, and outcome. *Gynecol Oncol* 2012;126:346–350.

Back D, Tornos C, Soslow RA, et al. The outcome of patients with positive margins after excision for intraepithelial Paget's disease of the vulva. *Gynecol Oncol* 2007;104:547–550.

Choi YJ, Hur SY, Park JS, et al. Laparoscopic upper vaginectomy for post-hysterectomy high risk vaginal intraepithelial neoplasia and superficially invasive vaginal carcinoma. *World J Surg Oncol* 2013;11:126–130.

Chokoeva AA, Tchernev G, Cardoso JC, et al. Vulvar sarcomas: short guideline for histopathological recognition and clinical management. Part 1. *Int J Immunopathol Pharmacol* 2015;28:168–177.

Chokoeva AA, Tchernev G, Cardoso JC, et al. Vulvar sarcomas: short guideline for histopathological recognition and clinical management. Part 2. *Int J Immunopathol Pharmacol* 2015;28:178–186.

Committee Opinion No. 675. Management of vulvar intraepithelial neoplasia. American College of Obstetricians and Gynecologists. *Obstet Gynecol* 2016;128:e178–e182.

Crane LM, Themelis G, Arts HJ, et al. Intraoperative near-infrared fluorescence imaging for sentinel lymph node detection in vulvar cancer: first clinical results. *Gynecol Oncol* 2011;120:291–295.

Desimone CP, Elder J, van Nagell JR Jr. Selective inguinal lymphadenectomy in the treatment of invasive squamous cell carcinoma of the vulva. *Int J Surg Oncol* 2011;2011:284374.

Di Donato V, Casorelli A, Bardhi E, et al. Bartholin gland cancer. *Crit Rev Oncol Hematol* 2017;117:1–11.

Fehr MK, Baumann M, Mueller M, et al. Disease progression and recurrence in women treated for vulvovaginal intraepithelial neoplasia. *J Gynecol Oncol* 2013;24:236–241.

Frega A, Sopracordevole F, Assorgi C, et al. Vaginal intraepithelial neoplasia: a therapeutic dilemma. *Anticancer Res* 2013;33:29–38.

Frumovitz M, Gayed IW, Jhingram A, et al. Lymphatic mapping and sentinel lymph node dissection in women with vaginal cancer. *Gynecol Oncol* 2008;108:478–481.

Fujisawa Y, Yoshino K, Kiyohara Y, et al. The role of sentinel lymph node biopsy in the management of invasive extramammary Paget's disease: multi-center, retrospective study of 151 patients. *J Dermatol Sci* 2015;79:38–42.

Gadducci A, Fabrini MG, Lanfredini N, et al. Squamous cell carcinoma of the vagina: natural history, treatment modalities and prognostic factors. *Clin Rev Oncol Hematol* 2015;93:211–224.

Gunderson CC, Nugent EK, Elfrink SH, et al. A contemporary analysis of epidemiology and management of vaginal intraepithelial neoplasia. *Am J Obstet Gynecol* 2013;208:410.e1–410.e6.

Hacker NJ, Eifel PJ, van der Velden J. Cancer of the vagina. *Int J Gynecol Obstet* 2015;131:S84–S87.

Hampl M, Langkamp B, Lux J, et al. The risk of urinary incontinence after partial urethral resection in patients with anterior vulvar cancer. *Eur J Obstet Gynecol Reprod Biol* 2011;154:108–112.

Hellman K, Lundell M, Silfversward C, et al. Clinical and histopathological factors related to prognosis in primary squamous cell carcinoma of the vagina. *Int J Gynecol Cancer* 2006;16:1201–1211.

Höckel M, Dornhöfer N. Vulvovaginal reconstruction for neoplastic disease. *Lancet Oncol* 2008;9:559–568.

Hodeib M, Cohen JG, Mehta S, et al. Recurrence and risk of progression to lower genital tract malignancy in women with high grade VAIN. *Gynecol Oncol* 2016;141:507–510.

Hoffman MS, DeCesare SL, Roberts WS, et al. Upper vaginectomy for in situ and occult, superficially invasive carcinoma of the vagina. *Am J Obstet Gynecol* 1992;166:30–33.

Hoffman MS, Roberts WS, LaPolla JP, et al. Carcinoma of the vulva involving the perianal or anal skin. *Gynecol Oncol* 1989;35:215–218.

Hoffman MS, Stickles XB. Malignancies of the vulva. In: Jones HW, Rock JA, eds. *Te Linde's Operative Gynecology*, 11th ed. Philadelphia, PA: Lippincott Williams & Wilkins, 2015:1141.

Indermaur MD, Martino MA, Fiorica JV, et al. Upper vaginectomy for the treatment of vaginal intraepithelial neoplasia. *Am J Obstet Gynecol* 2005;193:577–581.

Jentschke M, Hoffmeister V, Soergel P, et al. Clinical presentation, treatment and outcome of vaginal intraepithelial neoplasia. *Arch Gynecol Obstet* 2016;293:415–419.

Leitao MM Jr, Cheng X, Hamilton AL, et al. Gynecologic Cancer InterGroup (GCIG) consensus review for vulvovaginal melanomas. *Int J Gynecol Cancer* 2014;24:S117–S122.

Levenback CF, Ali S, Coleman RL, et al. Lymphatic mapping and sentinel lymph node biopsy in women with squamous cell carcinoma of the vulva: a gynecologic oncology group study. *J Clin Oncol* 2012;30:3786–3791.

Liu G, Li Q, Shang X, et al. Verrucous carcinoma of the vulva: a 20 year retrospective study and literature review. *J Low Genit Tract Dis* 2016;20:114–118.

Mutch DG. The new FIGO staging system for cancers of the vulva, cervix, endometrium and sarcomas. *Gynecol Oncol* 2009;115:325–328.

Niikura H, Yoshida H, Ito K, et al. Paget's disease of the vulva: clinicopathologic study of type I cases treated at a single institution. *Int J Gynecol Cancer* 2006;16:1212–1215.

Oonk MH, van Hemel BM, Hollema H, et al. Size of sentinel-node metastasis and chances of non-sentinel-node involvement and survival in early stage vulvar cancer: results from GROINSS-V, a multicentre observational study. *Lancet Oncol* 2010;11:646–652.

Pleunis N, Schuurman MS, Van Rossum MM, et al. Rare vulvar malignancies; incidence, treatment and survival in the Netherlands. *Gynecol Oncol* 2016;142:440–445.

Ramaseshan AS, Felton J, Roque D, et al. Pelvic floor disorders in women with gynecologic malignancies: a systematic review. *Int Urogynecol J* 2018;29:459–476.

Ratnavelu N, Patel A, Fisher AD, et al. High-grade vaginal epithelial neoplasia: can we be selective about who we treat? *BJOG* 2013;120:887–893.

Saito T, Tabata T, Ikushima H, et al. Japan Society of Gynecologic Oncology guidelines 2015 for the treatment of vulvar cancer and vaginal cancer. *Int J Clin Oncol* 2018;23:201–234.

Schaafsma BE, Verbeek FP, Peters AA, et al. Near-infrared fluorescence sentinel lymph node biopsy in vulvar cancer: a randomised comparison of lymphatic tracers. *BJOG* 2013; 120:758–764.

Siegel RL, Miller KD, Jemal AJ. Cancer statistics, 2019. *CA Cancer J Clin* 2019;69:7–34.

Sopracordevole F, Di Giuseppe J, De Piero G, et al. Surgical treatment of Paget disease of the vulva: prognostic significance of stromal invasion and surgical margin status. *J Low Genit Tract Dis* 2016;20:184–188.

Spencer RJ, Young RH, Goodman A. The risk of squamous cell carcinoma in persistent vulvar ulcers. *Menopause* 2011; 18:1067–1071.

Stehman FB, Bundy BN, Dvoretsky PM, et al. Early stage I carcinoma of the vulva treated with ipsilateral superficial inguinal lymphadenectomy and modified radical hemivulvectomy: a prospective study of the Gynecologic Oncology Group. *Obstet Gynecol* 1992;79:490–497.

Stock RG, Chen ASJ, Seski J. A 30-year experience in the management of primary carcinoma of the vagina: analysis of prognostic factors and treatment modalities. *Gynecol Oncol* 1995;56:45–52.

van de Nieuwenhof HP, Massuger LF, van der Avoort IA, et al. Vulvar squamous cell carcinoma development after diagnosis of VIN increases with age. *Eur J Cancer* 2009; 45:851–856.

Wallbillich JJ, Rhodes HE, Milbourne AM, et al. Vulvar intraepithelial neoplasia (VIN 2/3): comparing clinical outcomes and evaluating risk factors for recurrence. *Gynecol Oncol* 2012;127:312–315.

Woelber L, Trillsch F, Kock L, et al. Management of patients with vulvar cancer: a perspective review according to tumour stage. *Ther Adv Med Oncol* 2013;5: 183–192.

Yalcin OT, Rutherford TJ, Chambers SK, et al. Vaginal intraepithelial neoplasia: treatment by carbon dioxide laser and risk factors for failure. *Eur J Obstet Gynecol Reprod Biol* 2003;106:64–68.

Youn JH, Lee MA, Kim SC, et al. Total vaginectomy for refractory vaginal intraepithelial neoplasia III of the vaginal vault. *Obstet Gynecol Sci* 2016;59:71–74.

CAPÍTULO 24

Cirugía para el cáncer de endometrio

Edward Tanner

Estadificación	Histerectomía mínimamente invasiva	Cirugía para pacientes jóvenes
Características pronósticas	Linfadenectomía mínimamente invasiva	**Cirugía para histología**
Hiperplasia endometrial	Identificación de ganglios linfáticos centinela	**no endometrioide**
Cirugía para el cáncer de endometrio	**Escenarios clínicos especiales**	**Cirugía para el sarcoma uterino**
Valoración perioperatoria y preparación	Cirugía para la paciente con obesidad mórbida	**Síndrome de Lynch**
Histerectomía	Atención de la enfermedad avanzada	**Cáncer de endometrio**
Linfadenectomía		**no diagnosticado**

El de endometrio es el cáncer ginecológico más frecuente en los Estados Unidos. La American Cancer Society estima que en 2017 hubo 61 380 casos, con 10 920 muertes. Como sugiere la tasa de mortalidad, la mayoría de las pacientes con cáncer de endometrio tienen un buen pronóstico, y a menudo son tratadas únicamente con cirugía. Las mujeres diagnosticadas con histologías de alto grado o enfermedad en etapa avanzada tendrán un alto riesgo de mortalidad, incluso con tratamiento agresivo. Los avances recientes en la estadificación quirúrgica, como la identificación del ganglio linfático centinela (GLC), se han centrado en reconocer a las pacientes con mayor riesgo de recurrencia al tiempo que mitigan los daños de la estadificación quirúrgica.

El cáncer de endometrio puede dividirse en dos grupos con distintos resultados de supervivencia según su histología. Los tumores tipo I representan la mayoría (90%) de todos los cánceres de endometrio y tienen un pronóstico excelente, especialmente cuando están confinados al útero en el momento del diagnóstico. Dichos tumores tienen histología endometrioide de bajo grado y, por lo general, se diagnostican en una etapa temprana. En muchos casos, estos tumores están asociados con la exposición a estrógenos no balanceados. Tanto las fuentes endógenas como las exógenas de estrógenos contribuyen a este fenómeno. Los tumores tipo II representan el 10% restante de los cánceres endometriales y tienen un pronóstico desfavorable en comparación con los tumores tipo I. Los tumores tipo II incluyen serosos, de células claras, carcinosarcoma e histologías endometrioides de alto grado y, a menudo, se presentan en etapas avanzadas en el momento del diagnóstico. Para la mayoría de los tumores tipo II, no se han identificado los factores de riesgo de carcinogénesis.

Los tumores tipos I y II surgen a través de diferentes vías moleculares; las características moleculares de las dos clases de tumores son únicas. Los tumores tipo I tienen más probabilidades de presentar inestabilidad de microsatélites (IMS), así como una función aberrante de *PTEN*, *PIK3CA*, *KRAS*, *ARID1A* y *CTNNB1*. Los tumores serosos tipo II tienen mayores probabilidades de exhibir mutaciones de inactivación de la amplificación de *p53* y *HER2*.

El proyecto The Cancer Genome Atlas (TCGA), recientemente completado, ha identificado nuevos subgrupos de cánceres endometriales con base en criterios genómicos en lugar de histológicos. Estos subgrupos podrían establecer el pronóstico y el tratamiento en el futuro. Los subgrupos propuestos incluyen POLE-ultramutado, IMS-hipermutado, número de copias (NC) bajo y NC alto. Los tumores con mutación POLE son particularmente intrigantes, ya que a menudo tienen histología tipo II, pero un mejor resultado que el esperable con base en la histología sola. Es probable que la investigación futura determine cómo se pueden incorporar estos resultados genómicos en la planificación del tratamiento.

La atención del cáncer de endometrio ha evolucionado constantemente en las últimas décadas. En 1988, la International Federation of Gynecology and Obstetrics (FIGO) cambió el sistema de estadificación de uno clínico a uno quirúrgico. Esta actualización reflejó una mayor comprensión del papel de la cirugía en el cáncer de endometrio. La radiación pasó de ser el tratamiento primario a una terapia adyuvante para las pacientes con alto riesgo de enfermedad recurrente. La cirugía mínimamente invasiva se ha convertido en el abordaje quirúrgico preferido para la mayoría de las pacientes. En años recientes han surgido controversias con respecto al valor de la linfadenectomía y el papel correspondiente de la quimioterapia. Por lo general, estos cambios han dado como resultado una mejor calidad de vida para muchas pacientes y una mayor supervivencia (tabla 24-1).

ESTADIFICACIÓN

El sistema de estadificación quirúrgica de la FIGO para el cáncer de endometrio se actualizó por última vez en 2009 (tabla 24-2). Las pacientes con menos del 50% de invasión

TABLA 24-1	
Histología del cáncer de endometrio	
Adenocarcinoma endometrioide	80%
Adenocarcinoma seroso	10%
Adenocarcinoma de células claras	< 5%
Carcinosarcoma u otro	< 5%

miometrial (etapa IA) tienen resultados superiores en comparación con aquellas con un 50% o más de invasión (etapa IB). En la última actualización se eliminó la subclasificación de pacientes sin invasión, ya que las pacientes con enfermedad limitada al endometrio tienen resultados similares a aquellas con invasión menor del 50%. Del mismo modo, las mujeres con tumores que se extienden hacia las glándulas endocervicales, pero no al estroma cervical, no se incluyeron en la clasificación de la etapa II debido a la falta de importancia pronóstica. Solo las pacientes con invasión del estroma cervical se consideran en etapa II en las guías de estadificación del 2009 (fig. 24-1).

TABLA 24-2	
Estadificación de la FIGO del carcinoma del cuerpo uterino, 2009	
Etapa I	Tumor confinado al cuerpo uterino
IA	Invasión menor de la mitad del endometrio o ninguna
IB	Invasión igual o mayor a la mitad del miometrio
Etapa II	El tumor invade el estroma cervical, pero no se extiende más allá del útero
Etapa III	Diseminación del tumor local, regional o ambas
IIIA	El tumor invade la serosa del cuerpo uterino, anexos o ambos
IIIB	Compromiso vaginal, parametrial o ambos
IIIC	Metástasis a ganglios linfáticos pélvicos, paraaórticos o ambos
IIIC1	Ganglios linfáticos pélvicos positivos
IIIC2	Ganglios linfáticos paraaórticos positivos con o sin ganglios linfáticos pélvicos positivos
Etapa IV	El tumor invade la vejiga o la mucosa intestinal, y metástasis a distancia
IVA	Invasión tumoral de vejiga, mucosa intestinal o ambas
IVB	Metástasis distantes, incluidas metástasis intraabdominales, a ganglios linfáticos inguinales o ambas
La citología positiva debe informarse por separado sin cambiar la etapa	
Histopatología: grado de diferenciación	
Grado 1	5% o menos de un patrón de crecimiento sólido
Grado 2	6-50% de un patrón de crecimiento sólido
Grado 3	Más del 50% de un patrón de crecimiento sólido
La atipia nuclear notoria, que no corresponde al grado arquitectónico, aumenta el grado de un tumor de grado 1 o grado 2 en 1	
Por definición, los carcinomas serosos papilares uterinos y los carcinomas de células claras del endometrio son siempre tumores de alto grado	

Los cambios más significativos en la estadificación de la FIGO ocurrieron en pacientes con enfermedad en etapa III. La presencia de citología peritoneal positiva se eliminó de las guías debido a la falta de valor pronóstico, especialmente en las pacientes de bajo riesgo. La evaluación citológica de los lavados peritoneales ya no es parte de la estadificación; sin embargo, la National Comprehensive Cancer Network (NCCN) aún recomienda su inclusión como parte de la estadificación quirúrgica. La recolección de lavados peritoneales se deja a criterio del cirujano. La extensión parametrial se ha agregado a la extensión vaginal como criterio para la enfermedad en etapa IIIB. Para reflejar la menor supervivencia de las pacientes con metástasis a los ganglios linfáticos paraaórticos frente a las metástasis únicamente a los ganglios pélvicos, la etapa IIIC se ha subdividido adicionalmente en la etapa IIIC1 (metástasis a ganglios linfáticos pélvicos) y etapa IIIC2 (metástasis a ganglios linfáticos paraaórticos).

Los sarcomas uterinos se separaron de otras neoplasias uterinas en la actualización de 2009 de la FIGO (*véase* tabla 24-3), a la luz del patrón distintivo de diseminación en comparación con los tumores endometrioides. Los sarcomas uterinos incluyen leiomiosarcoma, sarcoma del estroma endometrial, adenosarcoma y sarcoma indiferenciado. Los carcinosarcomas, también conocidos como *tumores müllerianos mixtos malignos* y previamente clasificados como sarcomas, ahora se incluyen con los cánceres de endometrio debido a sus similitudes en los patrones de diseminación y características moleculares.

CARACTERÍSTICAS PRONÓSTICAS

Las características pronósticas del cáncer de endometrio están bien establecidas (tabla 24-4). Como se mencionó anteriormente, la histología, el grado del tumor, la profundidad de la invasión miometrial, la invasión del estroma cervical y la diseminación a los ganglios linfáticos o sitios distantes influyen en el pronóstico. También son importantes otras características, como la edad y la presencia de invasión del espacio linfovascular.

Las pacientes con enfermedad en etapa I, edad avanzada y una combinación de tres factores de riesgo uterinos (tumor de grado 2 o 3, invasión miometrial profunda y presencia de invasión del espacio linfovascular) constituyen un subgrupo de pacientes con "alto riesgo intermedio" de recurrencia; estas mujeres pueden beneficiarse de la estadificación quirúrgica o la terapia adyuvante. En el estudio del Gynecologic Oncology Group (GOG) informado por Keys y cols., el riesgo intermedio alto se definió como pacientes: *1)* de cualquier edad con tres factores de riesgo; *2)* edad ≥ 50, pero < 70 años con al menos dos factores de riesgo o *3)* edad ≥ 70 años con al menos un factor de riesgo. Los tratamientos postoperatorios se individualizan según estos factores de riesgo, pero el pronóstico sigue siendo peor para las pacientes de riesgo intermedio frente a aquellas de bajo riesgo a pesar de los tratamientos adicionales.

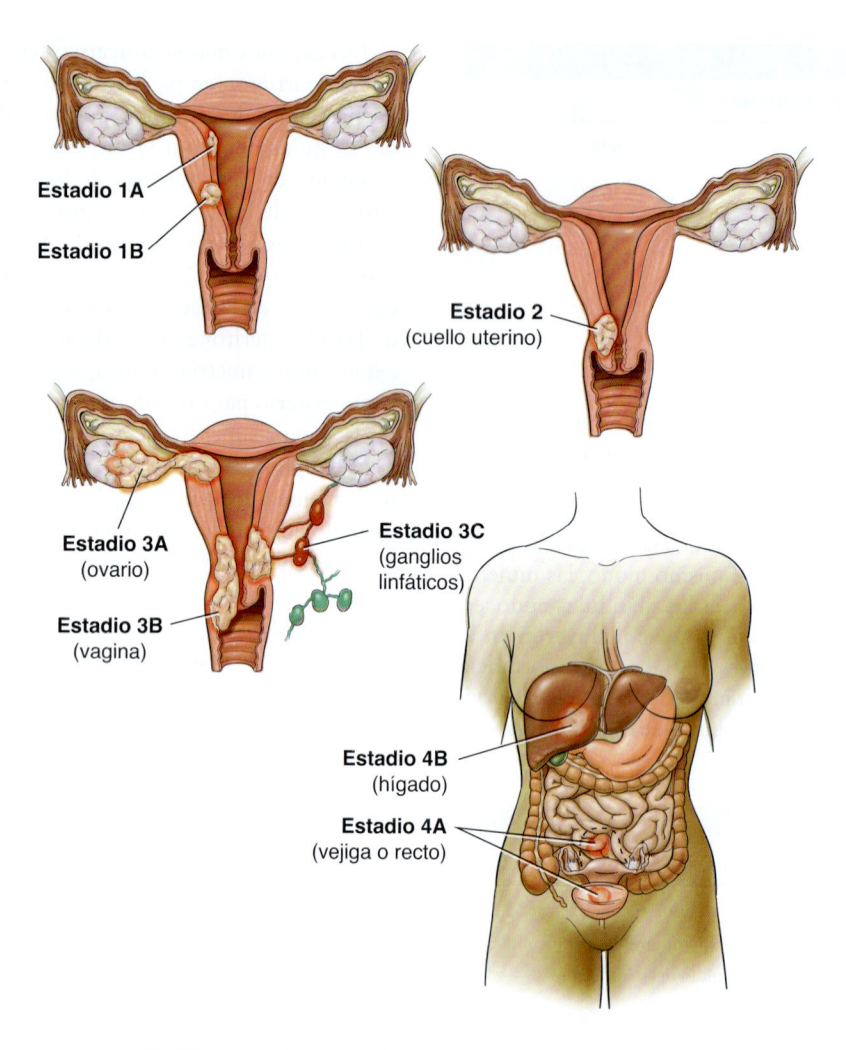

FIGURA 24-1 Etapas quirúrgicas del cáncer de endometrio.

HIPERPLASIA ENDOMETRIAL

La hiperplasia endometrial se caracteriza por una proliferación excesiva del revestimiento endometrial. En muchos casos, la hiperplasia surge debido a la exposición excesiva o sin oposición a los estrógenos. Tradicionalmente, se ha descrito de acuerdo con una jerarquía de cuatro niveles. Kurman describió la hiperplasia simple con o sin atipia e hiperplasia compleja con o sin atipia. La hiperplasia simple muestra un mayor número de glándulas con poca aglomeración, mientras que la hiperplasia compleja muestra aglomeración glandular o gemación y bordes irregulares. La hiperplasia atípica (HA) se caracteriza por cambios celulares atípicos que incluyen núcleos agrandados, mayor actividad mitótica y pérdida de polaridad nuclear. Mutter y cols. caracterizaron posteriormente las lesiones endometriales premalignas como neoplasia intraepitelial endometrial (NIE) utilizando un análisis morfométrico semicuantitativo que la distingue de las lesiones de menor riesgo designadas como *hiperplasia endometrial benigna*. Este sistema de dos niveles parece ser más replicable y predictivo de malignidad; sin embargo, aún no se ha adoptado universalmente. Según la Organización Mundial de la Salud (OMS, 2014): "La atipia citológica superpuesta a la hiperplasia endometrial define la hiperplasia atípica (HA)/ neoplasia intraepitelial endometrial (NIE)" (tabla 24-5).

En ambos sistemas de clasificación, el riesgo de malignidad aumenta con las características histológicas de mayor riesgo. En un estudio clásico de 170 mujeres no tratadas con hiperplasia endometrial, Kurman observó que el cáncer se desarrolló en el 1% de las mujeres con hiperplasia simple sin atipia, el 3% de las pacientes con hiperplasia compleja sin atipia, el 8% de los casos con hiperplasia simple más atipia y el 29% de las pacientes con hiperplasia compleja más atipia (HCA) durante un tiempo medio de seguimiento de 13 años. Se han observado tasas similares de transformación maligna en casos de NIE, lo cual se correlaciona aproximadamente con la HA compleja en el sistema de cuatro niveles.

La histerectomía es el tratamiento preferido para las pacientes con HCA/NIE que son candidatas quirúrgicas y no desean conservar la fertilidad. Se prefiere un abordaje mínimamente invasivo sobre la histerectomía abdominal. La histerectomía vaginal es un medio razonable si no se planifica la valoración de los ganglios linfáticos; esta vía debe considerarse para las pacientes que están demasiado enfermas para

TABLA 24-3
Estadificación de la FIGO de sarcomas uterinos, 2009

Leiomiosarcomas y sarcoma del estroma endometrial (SEE)[a]
Definición de la etapa
- I   Tumor limitado al útero
  - IA: ≤ 5 cm
  - IB: > 5 cm
- II   El tumor se extiende más allá del útero, dentro de la pelvis
  - IIA: compromiso anexial
  - IIB: compromiso de otros tejidos pélvicos
- III   El tumor invade los tejidos abdominales (no solo protruye en el abdomen)
  - IIIA: 1 sitio
  - IIIB: > 1 sitio
  - Metástasis IIIC a los ganglios linfáticos pélvicos o paraaórticos
- IV   Tumor con:
  - IVA: invasión de la vejiga, el recto o ambos
  - IVB: metástasis distantes

Adenosarcomas
Definición de la etapa
- I   Tumor limitado al útero
  - IA: tumor limitado al endometrio o endocérvix sin invasión miometrial
  - IB: invasión ≤ de la mitad del miometrio
  - IC: invasión > de la mitad del miometrio
- II   El tumor se extiende más allá del útero, dentro de la pelvis
  - IIA: compromiso anexial
  - IIB: implicación de otros tejidos pélvicos
- III   El tumor invade los tejidos abdominales (no solo protruye en el abdomen)
  - IIIA: 1 sitio
  - IIIB: > 1 sitio
  - Metástasis IIIC a los ganglios linfáticos pélvicos o paraaórticos
- IV   Tumor con:
  - IVA: invasión de la vejiga, el recto o ambos
  - IVB: metástasis distantes

Los carcinosarcomas deben clasificarse como carcinomas del endometrio

[a]Nota: los SEE simultáneos del cuerpo uterino y ovario o pelvis, en asociación con la endometriosis ovárica o pélvica, deben clasificarse como tumores primarios independientes.

TABLA 24-4
Características pronósticas del cáncer de endometrio

Raza
Etapa FIGO
Profundidad de la invasión miometrial[a]
Grado tumoral[a]
Subtipo histológico[a]
Afectación cervical
Compromiso anexial
Lavados pélvicos positivos
Metástasis a los ganglios linfáticos pélvicos o paraaórticos
Invasión del espacio linfovascular
Aneuploidia del ADN

[a]Denota las características de pronóstico más importantes en pacientes con cánceres endometriales confinados al útero.

Se identificará carcinoma invasor en hasta el 40% de las pacientes con HCA sometidas a histerectomía. Aunque la mayoría de estas mujeres tendrán un cáncer de muy bajo riesgo, un pequeño porcentaje tendrá características de riesgo alto que requieren valoración linfática. En un estudio realizado por Costales y cols., el 37% de las pacientes con NIE en el muestreo preoperatorio tenían carcinoma invasor en la patología final. De ellas, el 20% tenían características de alto riesgo, como histología serosa, invasión del espacio linfovascular o invasión miometrial mayor del 50%. Dado este riesgo, las pacientes con un diagnóstico preoperatorio de NIE deben someterse a una criosección del útero en el momento de la histerectomía para determinar la necesidad de linfadenectomía. Las mujeres con NIE que pasan por una histerectomía sin un ginecólogo oncólogo disponible para realizar la linfadenectomía inmediata pueden someterse a una estadificación quirúrgica como un segundo procedimiento si se identifican características de alto riesgo en la patología final. Dada la posible necesidad de linfadenectomía en el momento de la cirugía inicial, se debe considerar la derivación preoperatoria a un ginecólogo oncólogo.

Se puede ofrecer un tratamiento conservador con progestágenos a las pacientes con NIE o cáncer de endometrio de bajo grado que deseen conservar la fertilidad. Las pautas de la National Comprehensive Cancer Network enumeran el tratamiento con progestágenos como una opción, que incluye fármacos orales en dosis altas, como acetato de megestrol (40-200 mg diarios), acetato de medroxiprogesterona (10-20 mg diarios) y dispositivo intrauterino con levonorgestrel.

someterse a anestesia general, pero que son malas candidatas para la terapia hormonal. La histerectomía supracervical y la fragmentación no son procedimientos aceptables debido al riesgo de malignidad concurrente. En las pacientes posmenopáusicas se recomienda la ooforectomía, mientras que en las premenopáusicas la preservación ovárica es una opción.

TABLA 24-5
Criterios diagnósticos para la neoplasia intraepitelial endometrial

NOMENCLATURA	TOPOGRAFÍA	CATEGORÍA FUNCIONAL	TRATAMIENTO
Hiperplasia endometrial benigna	Difusa	Efecto estrogénico prolongado	Terapia hormonal, sintomática
Neoplasia intraepitelial endometrial	Focal con progresión a difusa	Precancerosa	Terapia hormonal o cirugía
Adenocarcinoma endometrial, tipo endometrioide, bien diferenciado	Focal con progresión a difusa	Maligno	Cirugía, basada en etapas

De: Endometrial intraepithelial neoplasia. Committee Opinion No. 631. American College of Obstetricians and Gynecologists. *Obstet Gynecol* 2015;125:1272–1278.

TABLA 24-6
Terapia hormonal para la neoplasia intraepitelial endometrial[a]

AGENTE HORMONAL	DOSIS Y DURACIÓN
Acetato de medroxiprogesterona	10-20 mg/día, o cíclico 12-14 días/mes
Medroxiprogesterona en depósito	150 mg por vía intramuscular, cada 3 meses
Progesterona vaginal micronizada	100-200 mg/día o cíclico 12-14 días/mes
Acetato de megestrol	40-200 mg/día
Sistema intrauterino de levonorgestrel	52 mg en un reservorio de esteroides durante 5 años

[a]Anteriormente conocido como *hiperplasia endometrial atípica*.
De: Endometrial intraepithelial neoplasia. Committee Opinion No. 631. American College of Obstetricians and Gynecologists. *Obstet Gynecol* 2015;125:1272–1278.

Las pacientes deben someterse a biopsias endometriales repetidas cada 3-6 meses hasta que se indique la resolución o la histerectomía debido a la progresión de la enfermedad o la incapacidad para resolver la hemorragia sintomática. En una revisión sistemática realizada por Gunderson y cols., dos tercios de las pacientes con NIE y el 50% de aquellas con cáncer de endometrio de grado 1 lograron una respuesta completa al tratamiento con progesterona. El tiempo mediano de respuesta fue de 6 meses; sin embargo, hasta un tercio de las pacientes recurrieron durante el seguimiento. Más de un tercio de las pacientes lograron un nacimiento vivo después de completar con éxito la terapia (tabla 24-6).

Las pacientes deben someterse a una evaluación exhaustiva antes de iniciar el tratamiento con progestágenos. Esto incluye dilatación y legrado si solo se realizó una biopsia en el consultorio para confirmar la histología de bajo riesgo y una resonancia magnética para descartar una invasión miometrial. Se solicita una valoración de la fertilidad para descartar otros factores que impedirían un embarazo exitoso. Las mujeres con carcinoma invasor también deben realizarse imágenes adicionales para descartar metástasis a distancia. Las pacientes también deben recibir asesoramiento exhaustivo sobre el pequeño riesgo de progresión de la enfermedad durante la terapia conservadora y deben sopesar este riesgo frente a los objetivos de fertilidad, especialmente si el tratamiento no ha tenido éxito después de un año. Se asesora a las pacientes con obesidad sobre la importancia de la pérdida de peso y se les deriva a un programa de reducción ponderal y a una valoración para cirugía bariátrica.

CIRUGÍA PARA EL CÁNCER DE ENDOMETRIO

La histerectomía es un tratamiento definitivo para el cáncer de endometrio. Con la adición de la estadificación quirúrgica puede establecerse el alcance de la enfermedad, el pronóstico y el plan de tratamiento postoperatorio. La estadificación quirúrgica debe incluir la evaluación de la cavidad peritoneal.

Las pacientes posmenopáusicas con tumores tipo II o con enfermedad metastásica también deben someterse a salpingooforectomía bilateral; las pacientes jóvenes con tumores tipo I pueden considerar la preservación ovárica; sin embargo, se debe explicar que los ovarios son un sitio potencial de metástasis. El alcance y el enfoque de la evaluación de los ganglios linfáticos pélvicos y paraaórticos sigue sin resolverse, y los avances recientes en la identificación de GLC emergen como un posible nuevo estándar de atención. Hoy en día, se prefiere un abordaje mínimamente invasivo siempre que sea factible y seguro. En los capítulos 20 y 21 se aborda una descripción de las técnicas generales para la histerectomía abierta, laparoscópica y robótica.

El abordaje para la estadificación quirúrgica del cáncer de endometrio se basa en el patrón de diseminación, que difiere para los tumores de los tipos I y II. Los tumores tipo I se diseminan inicialmente por extensión directa al miometrio y luego a estructuras adyacentes, como los ganglios linfáticos, el cuello uterino, la vagina o los parametrios. Por lo general, las metástasis distantes al pulmón, el hígado o la cavidad peritoneal ocurren tarde en este proceso o en el contexto de una enfermedad recurrente. La diseminación linfática sigue siendo el factor más importante para el pronóstico y para la individualización de la terapia adyuvante. Varios factores predicen el riesgo de diseminación linfática, incluyendo el grado del tumor, la profundidad de la invasión miometrial, el diámetro del tumor y la presencia de invasión del espacio linfovascular. Por desgracia, la mayoría de estos factores no pueden determinarse de manera confiable antes de la cirugía.

Existen varias estrategias disponibles para determinar la necesidad de linfadenectomía en las pacientes con tumores tipo I. Los cirujanos pueden realizar una linfadenectomía pélvica completa con o sin linfadenectomía paraaórtica en todas las pacientes con tumores tipo I, reconociendo que la mayoría de ellas tendrán ganglios linfáticos negativos y, por lo tanto, recibirán un tratamiento excesivo con este abordaje. La linfadenectomía aumenta el riesgo de linfedema de los miembros inferiores, que puede afectar negativamente la calidad de vida y, por ello, debe limitarse siempre que sea posible. Para reducir este riesgo, los cirujanos pueden esperar los resultados finales de patología para determinar la necesidad de radiación postoperatoria o regresar al quirófano para la linfadenectomía. Sin embargo, este abordaje tampoco es ideal, ya que aumenta la probabilidad de que las pacientes reciban radiación pélvica inductora de toxicidad si se someten a una segunda cirugía. Como tercera opción, los cirujanos pueden considerar la posibilidad de obtener una criosección intraoperatoria con evaluación de factores de alto riesgo para determinar la necesidad de disección de ganglios linfáticos. Por último, puede considerarse la identificación de GLC, como se analizará enseguida.

Los tumores tipo II se propagan a través de los mecanismos descritos anteriormente, pero también pueden extenderse a la cavidad peritoneal de manera similar al cáncer de ovario, especialmente cuando se identifica la histología serosa. Es más probable que estos tumores se propaguen al peritoneo o a sitios distantes, incluso cuando el tumor primario sea pequeño o mínimamente invasor en el miometrio. Como tal, todas las pacientes con tumores tipo II deben someterse a linfadenectomía pélvica y paraaórtica independientemente de las características uterinas. La identificación de GLC en tumores tipo II es menos clara que para los tumores tipo I. Las pacientes con tumores tipo II también deben someterse a una biopsia de epiplón, ya que el riesgo de diseminación epiploica oculta es de entre el 5 y 25%.

En vista de su valor pronóstico cuestionable, los lavados peritoneales se realizan a criterio del cirujano en el momento de la cirugía de cáncer de endometrio. La diseminación transtubaria de las células tumorales ocurre con frecuencia en pacientes que se han sometido a histeroscopia diagnóstica, a colocación de un manipulador uterino o a ambas. Sin embargo, en este contexto, no se ha demostrado que la diseminación peritoneal de las células tumorales produzca resultados negativos. En un metaanálisis de Wethington y cols. en pacientes con enfermedad de bajo riesgo, la citología positiva no se asoció de forma independiente con el riesgo de recurrencia. Para las mujeres con enfermedad de alto riesgo, como tumores tipo II o pacientes con otra evidencia de metástasis regional, la citología positiva aún puede tener importancia pronóstica. No está claro cómo estos hallazgos deberían afectar las recomendaciones de tratamiento en una era en la que muchas pacientes de alto riesgo reciben quimioterapia sistémica independientemente del estado del lavado.

Valoración perioperatoria y preparación

Dada la asociación entre obesidad y cáncer de endometrio, muchas pacientes tendrán otras comorbilidades que afectarán su resultado quirúrgico. La enfermedad cardiovascular, la obesidad mórbida, la apnea del sueño y la diabetes ocurren con frecuencia en pacientes con cáncer de endometrio. Estas condiciones deben identificarse y optimizarse antes de la cirugía para reducir el riesgo de morbilidad perioperatoria. Además de descartar afecciones concurrentes, se debe valorar a las pacientes para detectar signos y síntomas de enfermedad metastásica. Los síntomas como dolor abdominal, cambio en el hábito intestinal o vesical, edema de miembros inferiores, distensión abdominal, saciedad temprana, tos y disnea, deben llevar a una evaluación adicional. Las pacientes con tumores tipo I no requieren más imágenes que una radiografía de tórax para descartar metástasis pulmonares, a menos que los síntomas o los resultados del examen aumenten el nivel de sospecha. En pacientes con obesidad mórbida puede ser difícil evaluar el tamaño uterino. Se puede ordenar una ecografía para determinar si el tamaño del útero permitirá la extracción vaginal en el momento de la cirugía mínimamente invasiva. Las mujeres con tumores tipo II deben someterse a tomografía computarizada de tórax, abdomen y pelvis antes de la cirugía, al igual que aquellas con hallazgos preocupantes descubiertos durante el interrogatorio y la exploración física. Para las mujeres con histología serosa, deben solicitarse concentraciones séricas de CA125. Por último, se debe interrogar a las pacientes sobre sus antecedentes familiares de cáncer para evaluar el síndrome de Lynch.

Antes de la inducción de la anestesia, se administra profilaxis con dispositivos de compresión secuencial y 5 000 unidades de heparina subcutánea para prevenir la tromboembolia venosa. Esto no aumentará significativamente el riesgo de sangrado intraoperatorio. La preparación intestinal ya no está indicada para la estadificación del cáncer de endometrio. En muchos casos, el colon no preparado puede ser más fácil de manipular, con la ventaja adicional de evitar el agotamiento intraoperatorio de volumen debido a la deshidratación inducida por la preparación intestinal. Antes de la incisión, las pacientes deben someterse a una profilaxis antibiótica adecuada con base en el peso.

Histerectomía

A menos que se sospeche una invasión cervical, las pacientes con cáncer de endometrio deben someterse a una histerectomía extrafascial, preferiblemente con un abordaje mínimamente invasivo. El abordaje abdominal está reservado para pacientes con una contraindicación médica para la laparoscopia (insuficiencia pulmonar grave que impida la insuflación), un útero demasiado grande para ser extirpado intacto a través de la vagina, antecedentes de cirugía extensa que impida la laparoscopia segura o evidencia de enfermedad metastásica peritoneal en las imágenes preoperatorias.

Si la histerectomía se aborda mediante laparotomía, el cirujano debe evaluar cuidadosamente las superficies peritoneales, el epiplón y los diafragmas en busca de evidencia de diseminación peritoneal al ingresar a la cavidad abdominal. Se pueden obtener lavados peritoneales a pesar de la importancia pronóstica incierta asociada con la citología positiva; estos lavados se obtienen según la preferencia del cirujano. Una vez completada la evaluación peritoneal y despejando el campo quirúrgico con un separador de sujeción automática, las paredes laterales de la pelvis se abren paralelas a los vasos gonadales. Los ligamentos redondos deben dividirse en la pared lateral de la pelvis en lugar de estar más cerca del útero para facilitar la linfadenectomía pélvica. Si no se realiza identificación de GLC, se puede desarrollar el espacio pararrectal e identificar los uréteres. Al extraer los ovarios, los ligamentos infundibulopélvicos deben dividirse 2 cm proximales al margen del ovario normal para evitar el desarrollo de un remanente ovárico. Si se van a conservar los ovarios, debe realizarse una salpingectomía oportunista para reducir el riesgo de cáncer de tubas uterinas y se inspeccionan de cerca los ovarios para detectar evidencia de metástasis.

Una vez que se divide la hoja anterior del ligamento ancho y se desarrolla el espacio vesicouterino, las arterias uterinas se disecan completamente y se ligan. Al ligar los vasos uterinos y los ligamentos cardinales, deben colocarse abrazaderas en el borde lateral del útero y el cuello uterino en lugar de rodarles fuera del cuerpo, ya que esto asegurará una resección extrafascial. Se debe llevar a cabo un proceso similar al colocar pinzas en los ligamentos uterosacros y la unión cervicovaginal durante los pasos finales de la escisión de la muestra. Al finalizar la colpotomía, se deben inspeccionar tanto el cuello uterino resecado como los márgenes vaginales para garantizar la resección cervical completa. En caso de duda, se puede extraer un pequeño margen de la vagina (5 mm) para confirmar la resección completa del cuello uterino. Los cirujanos también deben evitar cortar el fondo del cuello uterino durante el procedimiento, ya que esto conlleva el riesgo de derramar el tumor en la cavidad peritoneal. El cierre del muñón vaginal puede realizarse según las preferencias del cirujano.

Linfadenectomía

Al finalizar la histerectomía, el cirujano puede realizar una evaluación de los ganglios linfáticos pélvicos y paraaórticos. La función y el alcance de la linfadenectomía en las pacientes con cáncer de endometrio siguen siendo inciertos. Más adelante en este capítulo se discutirán nuevas técnicas de identificación de GLC, al igual que el papel de la linfadenectomía completa después de un fracaso en la identificación bilateral de GLC. Si no se realiza la identificación de GLC, las estrategias de evaluación linfática dependen en gran medida del tipo de tumor. Para las pacientes con tumores tipo II, la linfadenectomía pélvica y paraaórtica completa sigue siendo el procedimiento de elección.

En las pacientes con tumores tipo I sometidas a histerectomía puede realizarse una criosección del útero para determinar la necesidad de linfadenectomía. Esto se basa en el riesgo previsiblemente mayor de diseminación linfática cuando hay características de alto riesgo en el útero. Después de extraer el útero, la muestra se envía a patología para determinar el diámetro del tumor, la profundidad de la invasión miometrial y el grado del tumor. Mariani y cols. demostraron un riesgo del 5% de metástasis ganglionares en las pacientes con tumores grado 1 o 2, de menos de 2 cm de diámetro, con menos del 50% de invasión. Los estudios posteriores han demostrado excelentes resultados a largo plazo en las mujeres que cumplen con estos "criterios de Mayo" y que no se sometieron a linfadenectomía. Con este abordaje, la tasa de linfadenectomía puede reducirse aproximadamente en un 50% en las pacientes con tumores tipo I. Los críticos de este enfoque han argumentado que las técnicas de criosección no son confiables en centros sin patólogos familiarizados con ella.

Abordaje quirúrgico

Si no está disponible una sección congelada confiable o si se identifican criterios de alto riesgo en la criosección, se puede realizar una linfadenectomía. Para comenzar la linfadenectomía pélvica durante la laparotomía, las incisiones en el ligamento ancho del peritoneo se extienden por encima del borde pélvico hacia la línea blanca de Toldt. El espacio pararrectal se desarrolla disecando sin rodeos entre los vasos hipogástricos y el uréter. El espacio paravesical se desarrolla lateralmente a las arterias vesicales superiores para exponer los ganglios linfáticos a lo largo de las paredes laterales de la pelvis. Los ganglios linfáticos de las cuencas hipogástrica, ilíaca externa, obturatriz e ilíaca común deben extirparse mediante una combinación de disección cortante, electrocauterización, clips quirúrgicos o dispositivos de energía avanzada. Esto incluye los tejidos anterior y medial a la arteria ilíaca común, anterior y medial a la arteria ilíaca externa, medial a la vena ilíaca externa y anterior a la arteria hipogástrica, que se extiende distalmente a lo largo de la arteria vesicular superior. La vena ilíaca externa puede retraerse ventralmente con un separador venoso para permitir una mejor visualización de los ganglios hipogástricos y obturadores. El espacio del obturador debe desarrollarse con disección roma para revelar el curso del nervio obturador, a menudo utilizando la punta de succión. Los ganglios linfáticos anteriores al nervio obturador deben extraerse con cuidado para evitar alterar las venas obturatrices accesorias que puedan surgir de la superficie dorsal de la vena ilíaca externa (fig. 24-2).

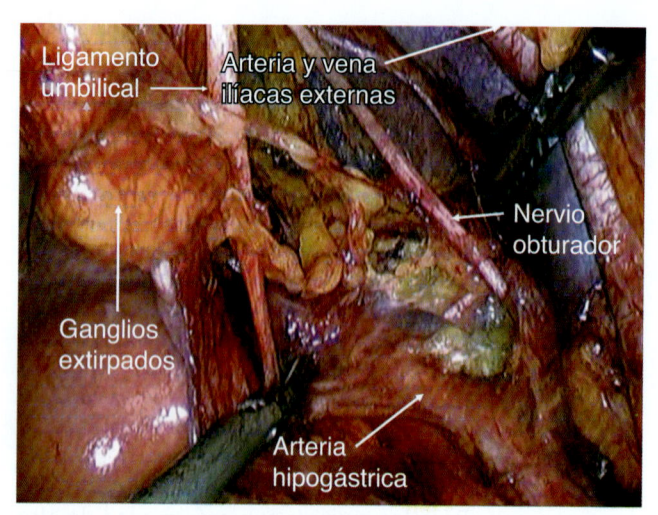

FIGURA 24-2 Linfadenectomía pélvica derecha (Berek JS, Hacker NF. *Berek and Hacker's gynecologic oncology*, 6th ed. Philadelphia, PA: Wolters Kluwer; 2015. Figura 21-13. Reimpreso con autorización).

El margen superior de la linfadenectomía pélvica es la arteria ilíaca media común. El margen inferior de la disección es el punto en el que la vena ilíaca circunfleja se cruza sobre la arteria ilíaca externa. El margen lateral de la resección es el músculo psoas, evitando lesiones en el nervio genitofemoral durante la resección lateral del paquete ganglionar ilíaco externo. El margen medial de la resección es el uréter, que debe retraerse medialmente durante la resección del ganglio hipogástrico para evitar lesiones.

La disección de los ganglios linfáticos paraaórticos izquierdos comienza en el nivel de la arteria ilíaca media común izquierda, continuando superiormente a lo largo de la cara lateral de la aorta. La incisión peritoneal a lo largo de la línea blanca de Toldt puede extenderse hasta el nivel de los vasos renales para exponer los ganglios linfáticos. Se debe tener cuidado para evitar disecar demasiado lateralmente y dorsalmente, a fin de evitar lesiones en las arterias lumbares que surgen de la aorta. A la derecha, la disección de los ganglios linfáticos paraaórticos se realiza a lo largo de la superficie anterior de la vena cava inferior. El mesenterio del íleon terminal puede retraerse hacia adelante y hacia la derecha. El uréter derecho debe identificarse y retraerse con el mesenterio para evitar lesiones durante la disección lateral de los ganglios linfáticos fuera de la vena cava. Los vasos perforantes pequeños son numerosos en ambos lados, por lo que es importante tener una hemostasia cuidadosa durante la disección.

El borde superior de la disección de los ganglios linfáticos paraaórticos se deja sin resolver. La incidencia de metástasis aisladas a los ganglios linfáticos paraaórticos en ausencia de metástasis a los ganglios linfáticos pélvicos es aproximadamente del 1-3%. Debido a esto y a los desafíos técnicos de realizar una linfadenectomía superior en las pacientes con obesidad, el margen superior de una disección adecuada de los ganglios linfáticos paraaórticos se considera a menudo el nivel donde la arteria mesentérica inferior (AMI) surge de la aorta. Los estudios realizados en una sola institución han sugerido tasas de metástasis a los ganglios linfáticos paraaórticos mayores a las anticipadas por arriba de la AMI, pero no se han confirmado en otros estudios. Las recurrencias ganglionares aisladas por arriba de la AMI son raras. Como tal, la disección de la linfadenectomía paraaórtica a nivel de los vasos renales puede considerarse cuando sea factible; sin embargo, debe ponderarse contra el tiempo operatorio agregado y la longitud de la incisión necesaria para completar la disección.

Histerectomía mínimamente invasiva

La cirugía mínimamente invasiva debe ser el abordaje preferido para las pacientes con cáncer de endometrio. Un extenso estudio aleatorizado comparó la estadificación abierta frente a la laparoscópica para las mujeres con cáncer de endometrio aparentemente confinado a órganos, y demostró una supervivencia libre de recurrencia no inferior con laparoscopia. En años recientes, los oncólogos ginecólogos han adoptado la laparoscopia asistida por robot para la estadificación del cáncer de endometrio. Los beneficios potenciales sobre la laparoscopia convencional incluyen mayor destreza, visión tridimensional, eliminación del movimiento contraintuitivo de la laparoscopia convencional y mejorías ergonómicas.

Independientemente del abordaje empleado, los cirujanos deben seleccionar con cuidado a las pacientes para una histerectomía mínimamente invasiva, ya que no existe lugar para la fragmentación no contenida de tejido en las personas con cáncer de endometrio. Para evitar la morbilidad, el tiempo y los gastos adicionales de la conversión a una laparotomía una vez que es evidente que la muestra no puede extraerse intacta a través de la vagina, es fundamental una evaluación preoperatoria precisa del tamaño uterino. Para las pacientes con obesidad en quienes no se puede determinar el tamaño uterino en el examen pélvico, los resultados de la ecografía transvaginal pueden proporcionar información útil sobre las dimensiones de la vagina. Debido a la variabilidad en la anatomía pélvica y la experiencia del cirujano, no existe un límite definitivo con respecto al límite superior del tamaño uterino susceptible de cirugía mínimamente invasiva. Están ampliamente disponibles bolsas para muestras duraderas y pueden usarse para proteger contra la contaminación peritoneal durante la fragmentación; sin embargo, los cirujanos deben reconocer los riesgos de este abordaje. La pérdida de la integridad de la bolsa puede provocar un derrame tumoral si esto ocurre durante la extracción de la muestra.

Ya sea que un cirujano elija una cirugía laparoscópica o robótica, las técnicas generales para la estadificación son similares para ambos abordajes mínimamente invasivos. Antes de la incisión, los cirujanos deben considerar con cuidado la colocación del trócar. Este es especialmente el caso si se piensa hacer una linfadenectomía paraaórtica laparoscópica asistida por robot u omentectomía. Con la plataforma robótica Si® (Intuitive Surgical, Inc.), el trócar de la cámara debe colocarse aproximadamente 23 cm por encima de la sínfisis del pubis, y los trócares accesorios se mueven hacia las costillas de manera correspondiente en comparación con las ubicaciones de la histerectomía estándar. Con la plataforma Xi®, el trócar de la cámara se puede colocar 15 cm por encima de la sínfisis del pubis (generalmente el ombligo), ya que el alcance vertical de los brazos robóticos Xi® es más alto que con la plataforma Si®. En los casos en los que la colocación estándar del trócar es inadecuada para completar la linfadenectomía, el carro quirúrgico puede girarse 180° y puede volverse a acoplar el robot con la cámara dirigida hacia la cabeza en lugar de la pelvis. Esto facilitará la linfadenectomía paraaórtica, la omentectomía o ambas. En las pacientes con obesidad, la colocación del trócar debe basarse en la medición directa de la sínfisis del pubis o el borde costal como puntos de referencia, en lugar de la estimación con base en la ubicación del ombligo a causa de la deriva de la pared abdominal causada por la presencia del panículo adiposo.

Abordaje quirúrgico

Después de la entrada laparoscópica, se lleva a cabo una inspección abdominal de manera similar a la realizada durante la laparotomía. Aunque los tejidos no pueden palparse, la vista se amplía, lo que puede conducir a la identificación de alteraciones sutiles que no pueden apreciarse durante la laparotomía, a menos que se realice una inspección cuidadosa. Después de examinar la parte superior del abdomen, las pacientes deben colocarse en posición de Trendelenburg y se debe barrer el intestino de la pelvis. Para las mujeres que se someten a cirugía asistida por robot, la posición de Trendelenburg debe ser adecuada para la linfadenectomía desde el comienzo del caso a fin de evitar volver a acoplar el robot cuando se efectúa este paso. Por lo general, esto requiere una posición de Trendelenburg más pronunciada de la que se necesitaría para completar la histerectomía sola. Dada la asociación del cáncer de endometrio con la obesidad, es más probable que los intestinos caigan en el campo quirúrgico durante el procedimiento. Se puede emplear una variedad de dispositivos de retracción laparoscópica atraumática para mejorar la visibilidad y prevenir lesiones intestinales. En los casos en los que el sigmoide obstruya la vista, se puede suturar un apéndice epiploico a la pared abdominal para retraer el colon fuera de la pelvis. Esto también puede realizarse aplicando una atadura laparoscópica a un apéndice epiploico y atravesándolo a través de la pared abdominal anterior en la parte superior del abdomen con una aguja de Carter-Thomason. La tensión en la sutura puede ajustarse acortando o alargando el sitio donde la sutura se sujeta a la pared abdominal.

Las paredes laterales de la pelvis se abren de manera similar al abordaje abierto, con la excepción de que no debe dividirse el ligamento redondo hasta que se desarrolle el espacio pararrectal. Esto mantendrá la contratracción del ligamento ancho hacia la pared abdominal anterior durante la disección, lo que conducirá a un campo quirúrgico más abierto. El resto de la histerectomía puede llevarse a cabo como se haría para las indicaciones benignas. Una vez realizada la colpotomía, el cirujano debe tener cuidado de evitar derramar contenido del tumor en la cavidad abdominal durante la extracción de la muestra transvaginal. Suturar el anillo de colpotomía en el cuello uterino puede evitar que la muestra caiga desde el sitio de colpotomía.

Linfadenectomía mínimamente invasiva

Los límites de la linfadenectomía son los mismos, ya sea que se realice de manera abierta o mínimamente invasiva. La linfadenectomía pélvica puede hacerse de manera similar al abordaje abierto discutido con anterioridad. La atención cuidadosa a los planos quirúrgicos y a los vasos perforantes permitirá al cirujano mantener una mejor hemostasia. Los dispositivos que aplican energía, como el coagulador de haz de argón, pueden ayudar a la disección y la hemostasia durante la linfadenectomía pélvica mínimamente invasiva.

Se accede a los ganglios linfáticos paraaórticos derechos incidiendo el peritoneo sobre la arteria ilíaca común derecha, con cuidado de evitar lesiones en el uréter que corre lateralmente. La incisión se extiende cranealmente a lo largo de la aorta. En circunstancias ideales, esta incisión puede extenderse hasta el nivel del duodeno. Luego, se crea una división debajo del mesenterio del íleon terminal para exponer la vena cava. El uréter derecho debe identificarse pero no disecarse lejos del mesenterio, para que permanezca fuera del campo quirúrgico durante la disección adicional. Una vez que se expone la vena cava, al menos a la altura del origen de la AMI, se resecan cuidadosamente los ganglios linfáticos suprayacentes. El tejido linfático debe disecarse lejos del borde de la arteria ilíaca común y la aorta antes de disecar los márgenes lateral y superior para evitar hemorragias incontrolables. Durante esta disección se anastomosa un promedio de tres venas perforantes entre la vena cava y el tejido ganglionar suprayacente. Los vasos más grandes deben ligarse con energía bipolar o clips quirúrgicos antes de dividirse. Si se encuentra sangrado durante este paso, insertar una esponja de laparotomía y aplicar presión durante 1-2 min evitará la necesidad de suturar.

Como el límite lateral del colon descendente es difícil de acceder con las ubicaciones de puerto convencionales, el abordaje de la linfadenectomía paraaórtica izquierda mínimamente invasiva es sustancialmente diferente en comparación con el abordaje abierto. Después de crear una incisión peritoneal a lo largo de la aorta para realizar la disección del lado derecho, se crea una división en el mesenterio del colon sigmoide en el borde pélvico. Aunque los ganglios linfáticos serán visibles de inmediato en el borde lateral izquierdo de la aorta, es importante identificar definitivamente el uréter antes de comenzar la disección para que pueda usarse de manera segura la cauterización si se produce un sangrado. Al igual que con el lado derecho, el uréter debe disecarse lejos del mesenterio suprayacente para que se retraiga fuera del campo. La disección debe realizarse desde una dirección distal-medial a proximal-lateral con cuidado para ligar cualquier vaso perforante a medida que se encuentre. El límite superior de los ganglios linfáticos paraaórticos bajos es el origen de la AMI. Se puede llevar a cabo una disección adicional por arriba de la AMI incidiendo el peritoneo a lo largo de la aorta por arriba de la AMI. Si se utiliza un puerto suprapúbico, la disección paraaórtica izquierda también puede extenderse por arriba de la AMI dirigiendo la cámara desde el puerto suprapúbico en dirección craneal y trabajando debajo del mesenterio sigmoide lateral a la AMI. Este paso puede ser un desafío técnico en función de la ubicación del origen de la AMI, ya que esto afectará sustancialmente la movilidad del mesenterio sigmoide. El sangrado en esta área generalmente puede detenerse con una esponja de laparotomía, presión o sellador de fibrina (**cuadro 24-1**).

Identificación de ganglios linfáticos centinela

En la mayoría de las pacientes con cáncer de endometrio continúa realizándose la linfadenectomía, porque el estado de los ganglios linfáticos guía el tratamiento postoperatorio y predice la supervivencia. Esta información pronóstica tiene el costo de una mayor morbilidad causada por linfedema, formación de linfoquistes y otras complicaciones perioperatorias.

CUADRO 24-1 PASOS DEL PROCEDIMIENTO

Cirugía mínimamente invasiva para el cáncer de endometrio

- Posición de litotomía dorsal, preparación y colocación de campos.
- Seleccionar la ubicación del abordaje abdominal según el hábito de la paciente y el alcance de la evaluación linfática.
- Explorar el abdomen y obtener lavados peritoneales.

Histerectomía

- Dividir los ligamentos redondos en las paredes laterales de la pelvis.
- Abrir los espacios pararrectal y paravesical; identificar y eliminar ganglios linfáticos sospechosos.
- La ooforectomía puede omitirse en mujeres jóvenes con tumores tipo I de bajo riesgo.
- Dividir las arterias uterinas, los ligamentos cardinales y los ligamentos uterosacros en el margen lateral del cuerpo para garantizar la resección extrafascial.
- Verificar que el cuello uterino se extirpe por completo durante la colpotomía.
- Retirar la muestra por vía vaginal y evitar la fragmentación no contenida.

Procedimientos de estadificación

- Realizar una criosección del útero para asignar a las pacientes de alto riesgo a una linfadenectomía.
- La linfadenectomía pélvica debe incluir la extirpación de los ganglios linfáticos hipogástricos, ilíacos externos y obturadores, o considerar el GLC.
- La linfadenectomía paraaórtica debe extenderse al menos hasta el nivel del origen de la AMI.
- Para los tumores tipo II se considera la omentectomía.

Están pendientes de publicación los resultados de un estudio prospectivo, recientemente completado, que evaluó la incidencia y la morbilidad del linfedema después de una linfadenectomía. Mientras tanto, los datos retrospectivos y la experiencia clínica sugieren una carga significativa en la calidad de vida para las pacientes sometidas a linfadenectomía pélvica, con el 15-50% de ellas desarrollando al menos algún grado de linfedema, especialmente cuando se combina con radiación pélvica postoperatoria.

El objetivo principal de la identificación de GLC es obtener información sobre el estado de los ganglios linfáticos sin someter a las pacientes a la morbilidad de la linfadenectomía total. Los estudios de cáncer de mama, melanoma y cáncer de vulva demuestran la precisión y la reducción de la morbilidad en la identificación de GLC cuando la realizan cirujanos experimentados. En las pacientes con cáncer de endometrio se espera extirpar uno o dos ganglios centinelas de cada lado de la pelvis. Los datos retrospectivos de Beesley y cols. sugieren que el riesgo de linfedema es mínimo cuando se extirpan menos de seis ganglios linfáticos, como se espera durante la identificación. No se han realizado estudios prospectivos que comparen la identificación con la linfadenectomía completa, pero la experiencia clínica sugiere que la tasa de linfedema significativo es muy baja cuando se lleva a cabo la identificación.

La detección precisa de los GLC depende sobre todo de la experiencia del cirujano. En el estudio prospectivo recientemente completado FIRES de identificación de GLC seguida de linfadenectomía completa, Rossi informó una tasa de detección de GLC bilateral del 58%. En el 86% de las pacientes se identificó al menos un GLC. La tasa de falsos negativos en identificación de GLC (GLC negativo y GLC no positivo) fue inferior al 3%, similar a los resultados de los ensayos de cáncer de mama en los que la identificación de GLC ya es el estándar de atención. Las pautas de la NCCN admiten ahora a la identificación de GLC como una estrategia alternativa de valoración de los ganglios linfáticos.

Inyección

La técnica más utilizada para la identificación de GLC consiste en inyectar un tinte en el estroma del cuello uterino con una aguja espinal calibre 22 antes de colocar el manipulador uterino (fig. 24-3). En un estudio realizado por Sinno y cols., la inyección de colorante verde de indocianina (VI) demostró una identificación superior de GLC bilateral que el azul de isosulfán. Con la inyección de tinte VI se usa una cámara fluorométrica para identificar los GLC en la pelvis. La inyección de VI se diluye a una concentración de 1.25 mg/mL y se inyecta en las posiciones 3 y 9 de las manecillas del reloj del cuello uterino, 1 mL a 8 mm de profundidad y 1 mL justo debajo de la mucosa cervical. La inyección lenta durante varios segundos dará como resultado menos fugas de tinte a través del sitio de inyección y conducirá a una identificación más exitosa. Por lo general, inyectar una cantidad mayor de tinte a la recomendada no mejorará la identificación. En todo caso, producirá una tinción excesiva del retroperitoneo y dificultará la identificación de los conductos linfáticos.

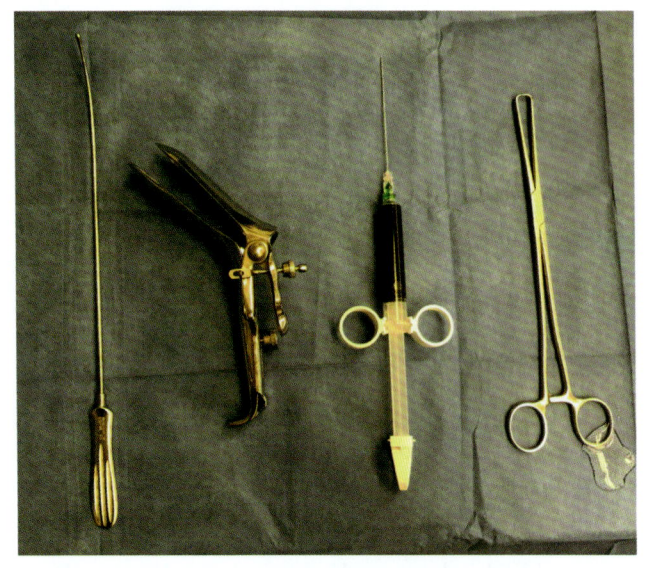

FIGURA 24-3 Configuración de la inyección cervical de colorante verde de indocianina durante el mapeo (cartografía) de ganglio linfático centinela para el cáncer de endometrio. Se usa una aguja espinal calibre 22 para inyectar tinte en el momento de la colocación del manipulador uterino.

También se han evaluado otras técnicas de identificación de GLC. El método de inyección de colorante azul de isosulfán no requiere tecnología de imagen adicional y puede realizarse con mayor facilidad durante los procedimientos abiertos; sin embargo, da como resultado tasas de detección de GLC inferiores en pacientes con obesidad mórbida. La combinación de la inyección de colorante azul y radiocoloide se ha evaluado ampliamente, pero no mejora claramente las tasas de identificación, como lo justificaría el costo agregado y la complejidad que requiere este abordaje. También se han explorado sitios de inyección tumoral en el fondo del útero e histeroscópicos. En un metaanálisis de Bodurtha Smith, la inyección cervical produjo una tasa más alta de identificación de GLC. Se observan tasas más altas de identificación de GLC paraaórticos con las ubicaciones no cervicales de inyección, pero estos hallazgos no tienen una relevancia clara debido al bajo riesgo de metástasis paraaórticas aisladas en el cáncer de endometrio (1-3%).

Abordaje quirúrgico

Los GLC deben identificarse y extirparse inmediatamente después de completar la inspección peritoneal laparoscópica. La identificación tendrá más éxito si el ayudante principal maneja bien el manipulador uterino. Para comenzar, se dirige el útero hacia el lado contralateral de la pelvis. La hoja posterior del ligamento ancho se abre desde el ligamento redondo hasta el borde pélvico. El ligamento redondo no debe seccionarse transversalmente en este paso, ya que retener esta unión a la pared lateral de la pelvis conducirá a una mejor contratracción ventral de los límites del espacio retroperitoneal en los pasos posteriores. Durante toda la disección, la atención cuidadosa a la hemostasia evitará que el campo sea obstaculizado por la sangre. A medida que se desarrolla el espacio pararrectal, los niveles más profundos del retroperitoneo permanecerán intactos mientras se controle el sangrado antes de aventurarse con mayor profundidad. En la mayoría de los casos, los conductos linfáticos en los parametrios pueden seguirse a lo largo de los vasos uterinos hasta su inserción en los vasos hipogástricos (fig. 24-4). Desde este punto, los conductos pueden ramificarse en diferentes direcciones, y las cuencas ganglionares linfáticas hipogástricas, obturatrices e ilíacas externas son las ubicaciones más frecuentes para la identificación de GLC (fig. 24-5). En los casos en los que se observa un conducto que lleva directamente a un ganglio no teñido, el ganglio aún debe enviarse como un GLC siempre que la ruta linfática al ganglio sea evidente. Con menor frecuencia, los linfáticos seguirán una ruta medial adyacente al uréter, que generalmente conduce al GLC ilíaco externo proximal, ilíaco común o paraaórtico. Para evitar perder estas ubicaciones poco frecuentes de GLC, es importante examinar siempre el tejido adyacente al uréter en busca de un conducto medial, incluso si se identifica un GLC en una ubicación más habitual. Los GLC se identificarán en la región paraaórtica en el 3% de los casos con inyección cervical, lo que corresponde estrechamente al riesgo de metástasis paraaórtica aislada. Los ganglios linfáticos sospechosos deben extirparse, independientemente de si se identifican como ganglios centinelas.

En los casos en los que fracasa la identificación de GLC, las guías de la NCCN actualmente recomiendan la linfadenectomía pélvica completa (fig. 24-6). Esto se basa en el

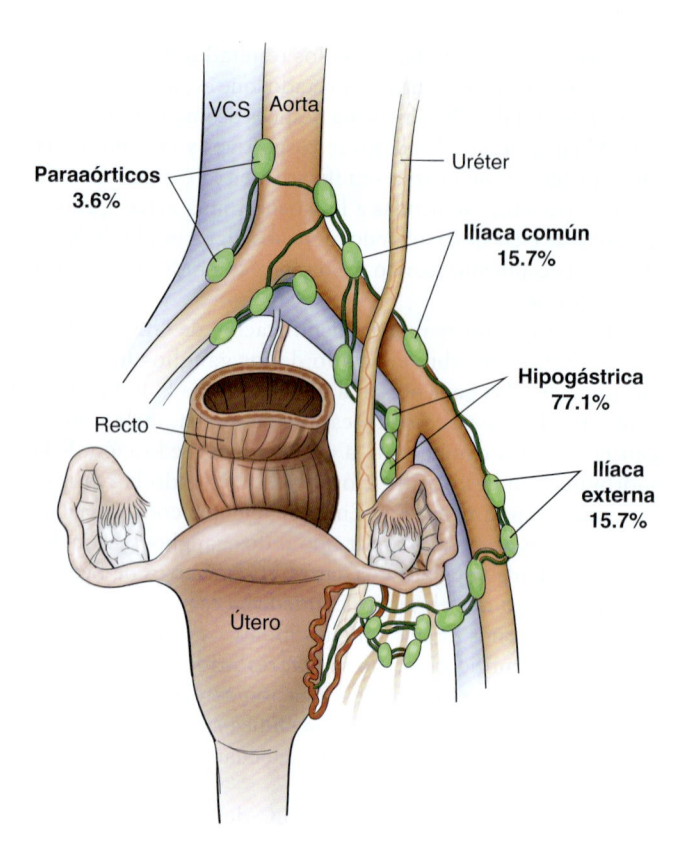

FIGURA 24-4 Distribución de ubicaciones de localización de GLC en pacientes con cáncer de endometrio.

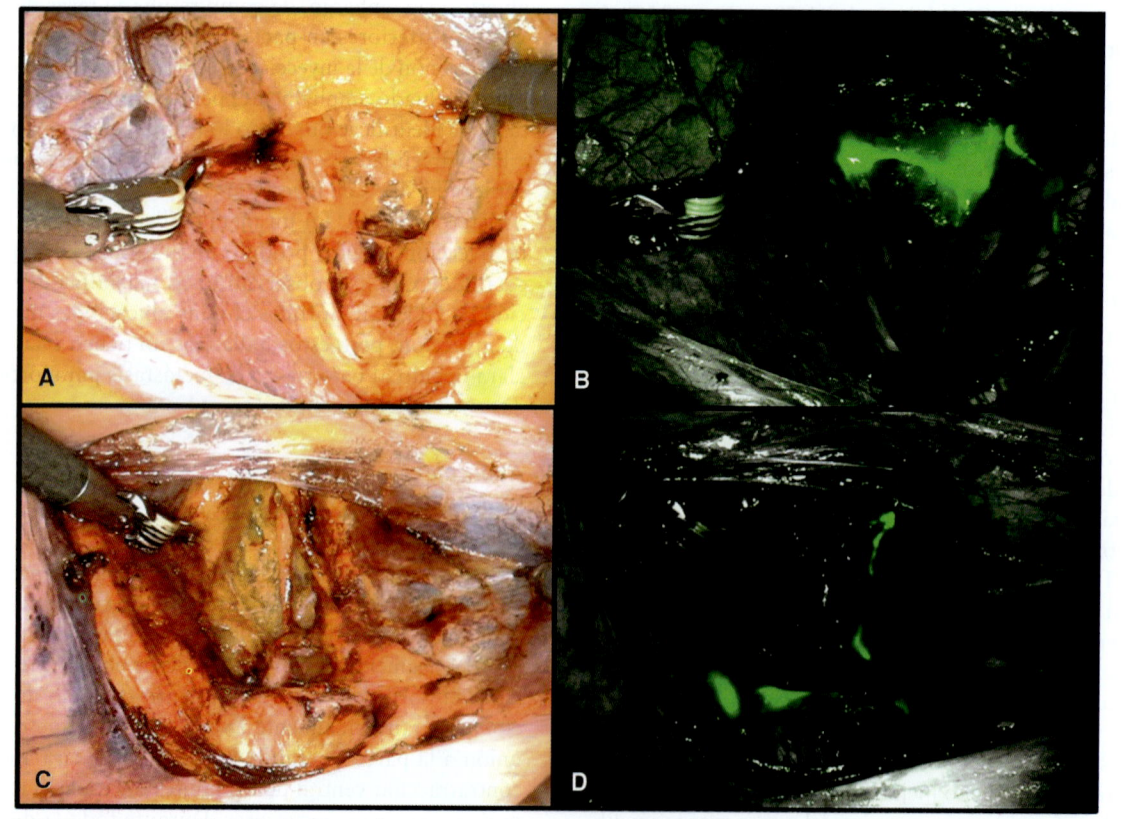

FIGURA 24-5 Identificación de GLC en la pelvis. En la misma paciente, las ubicaciones pueden variar entre lados. En las imágenes **A** y **B**, el GLC derecho se identifica en la región hipogástrica (la ubicación más frecuente). En las imágenes **C** y **D**, el GLC izquierdo se identifica en la ubicación ilíaca externa.

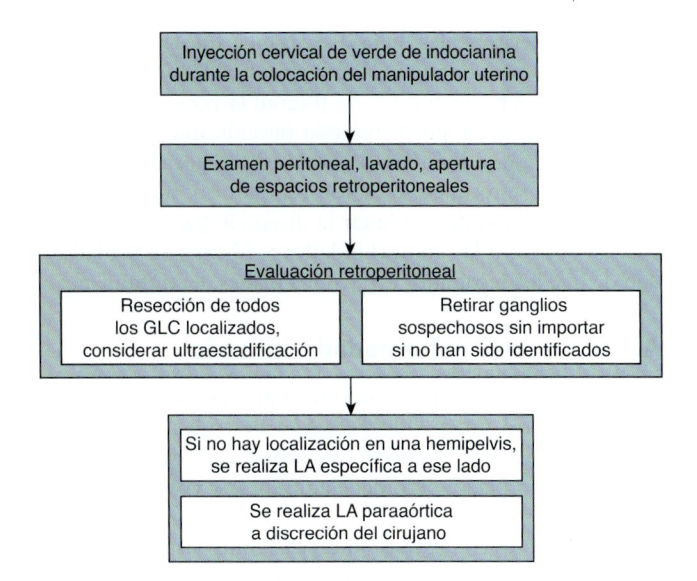

FIGURA 24-6 Algoritmo para la valoración linfática en el cáncer de endometrio mediante el mapeo de ganglios linfáticos centinela. GLC, ganglios linfáticos centinela; LA, linfadenectomía (Barlin JN, Khoury-Collady F, Kim CH, et al. The importance of applying a sentinel lymph node mapping algorithm in endometrial cancer staging: beyond removal of blue nodes. *Gynecol Oncol* 2012;125(3):531–535. Copyright © 2012 Elsevier. Adaptado con autorización).

CUADRO 24-2 PASOS DEL PROCEDIMIENTO

Identificación de ganglios linfáticos centinela

- Diluir el colorante verde de indocianina a una concentración de 1.25 mg/mL.
- Inyectar la solución de verde de indocianina con una aguja espinal en las posiciones de las 3 y 9 (de las manecillas del reloj) del cuello uterino, 1 mL de solución inyectada profundamente (8 mm) y 1 mL inyectado superficialmente en la submucosa.
- La inyección cervical de tinte verde de indocianina debe realizarse en el momento de la colocación del manipulador uterino.
- Desarrollar el espacio paravesical y pararrectal.
- Identificar y extirpar los ganglios linfáticos centinela antes de la histerectomía.
- Extirpar también los ganglios linfáticos no centinela agrandados.

concepto de que la obstrucción linfática secundaria a la infiltración tumoral es un factor primario para el fracaso en la identificación de GLC. En manos experimentadas, el algoritmo de la NCCN dará como resultado una tasa baja de linfadenectomía específica de un lado (< 20%). Las estrategias novedosas que emplean la criosección para clasificar pacientes con tumores tipo I en quienes no se ha logrado identificación bilateral parecen reducir la tasa de linfadenectomía, una preocupación importante, ya que la mayoría de las mujeres en las que fracasó la identificación tienen ganglios negativos. En un estudio reciente que evaluó el uso de la criosección en pacientes con fracaso en la identificación de un GLC, la aplicación de los criterios de Mayo disminuyó la necesidad de realizar linfadenectomía de 18% a 7%.

Patología del ganglio linfático centinela

Una vez que se han extirpado los GLC, se puede realizar una ultraestadificación patológica para identificar metástasis de pequeño volumen. La ultraestadificación implica realizar secciones cercanas adicionales de cada GLC negativo a hematoxilina y eosina (H&E) convencional. Estas secciones están teñidas en niveles adicionales con H&E e inmunohistoquímica para citoqueratinas (AE1:AE3). Kim y cols. demostraron un aumento del 3.8% al 6.9% en la tasa de micrometástasis en la identificación aislada de células tumorales (o de ambas cosas) con la ultraestadificación. Al igual que con el cáncer de mama, no está claro si las pacientes con células tumorales aisladas deben tratarse como ganglios positivos o negativos para fines de la terapia adyuvante (cuadro 24-2).

ESCENARIOS CLÍNICOS ESPECIALES

Cirugía para la paciente con obesidad mórbida

Sería difícil identificar una neoplasia maligna en la que la obesidad tenga una mayor injerencia (tanto en la patogenia como en el tratamiento de la enfermedad) que el cáncer de endometrio. La obesidad es un factor de riesgo significativo para el desarrollo de cáncer de endometrio tipo I. Jenabi y cols. informaron que el riesgo relativo de desarrollar cáncer de endometrio fue de 3.33 para las mujeres obesas (índice de masa corporal, IMC ≥ 30) frente a las mujeres con peso normal. A medida que el IMC aumenta, se incrementa también el riesgo de cáncer. Asimismo, el riesgo de muerte por cáncer de endometrio aumenta con el IMC. En un metaanálisis de Secord y cols., la razón de probabilidades (OR, *odds ratio*) de muerte por cáncer de endometrio fue de 1.66 para las pacientes con IMC ≥ 40 en comparación con pacientes no obesas.

Un nuevo diagnóstico de cáncer de endometrio debería incitar a los médicos a hablar con la paciente sobre el impacto de la obesidad en la salud general. El cáncer de endometrio es una de las muchas enfermedades relacionadas con la obesidad que pueden reducir la esperanza de vida. Hoy en día, no hay evidencia de que la pérdida de peso disminuya el riesgo de recurrencia del cáncer de endometrio, incluso para los subtipos relacionados con la obesidad. Las modificaciones de la dieta y el estilo de vida tienen los beneficios más cuantificables sobre las enfermedades concomitantes, como las afecciones cardiovasculares y la diabetes. Abordar el tema de la obesidad es de particular importancia para las pacientes más jóvenes, en quienes a menudo se produce un diagnóstico de cáncer de endometrio varios años antes del desarrollo de otras afecciones relacionadas con la obesidad. Para las mujeres más jóvenes que desean preservar la fertilidad, volver a un peso saludable puede mejorar los resultados de fertilidad y reducir las complicaciones relacionadas con el embarazo. Si las modificaciones de la dieta y el estilo de vida no tienen éxito, las pacientes con obesidad

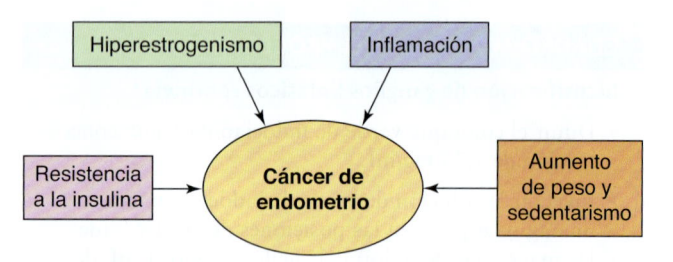

FIGURA 24-7 Alteraciones relacionadas con la obesidad que contribuyen al cáncer de endometrio.

pueden derivarse a una consulta de cirugía bariátrica una vez que se complete la terapia primaria (fig. 24-7).

La obesidad crea una variedad de desafíos quirúrgicos, especialmente cuando se realizan procedimientos mínimamente invasivos. La posición de Trendelenburg inclinada en pacientes con sobrepeso es fundamental para completar con éxito la linfadenectomía paraaórtica y para acceder a la pelvis en las mujeres con obesidad mórbida. Existe una variedad de materiales disponibles para fijar a las pacientes a la cama (para que no se deslicen una vez colocadas), incluidos cojines de soporte y rellenos de espuma de poliuretano. Acolchonar y fijar el tórax puede ser útil, pero el personal quirúrgico debe evitar limitar la ventilación al sujetar a la paciente con demasiada fuerza.

Una cirugía mínimamente invasiva exitosa en mujeres con obesidad requiere el apoyo de un anestesiólogo con experiencia en el manejo de este tipo de pacientes en Trendelenburg. La combinación de la posición de Trendelenburg y la insuflación abdominal puede causar una reducción drástica de la capacidad funcional residual. El aumento de la presión positiva teleespiratoria (PEEP, *positive end-expiratory pressure*) extrínseca y la reducción del volumen corriente pueden mitigar los efectos depresores de la anestesia. Los cirujanos deben estar familiarizados con las estrategias de manejo del ventilador para completar con éxito la cirugía mínimamente invasiva en las pacientes con obesidad.

La colocación de una paciente en posición de Trendelenburg puede hacer que se deslice hacia la cabecera de la cama, a veces incluso cuando está sujetada adecuadamente. Las pacientes con obesidad deben colocarse evitando el deslizamiento de algunos centímetros durante el procedimiento. El ajuste para este movimiento es especialmente importante para la manipulación uterina, ya que el rango de movimiento del manipulador puede verse afectado por una paciente que se desliza hacia arriba de la cama.

También deben considerarse cuidadosamente las técnicas de abordaje abdominal. En las pacientes con obesidad, el ombligo suele desplazarse más abajo a lo largo de la pared abdominal debido a la naturaleza pendiente del panículo adiposo. Cuando se indica una linfadenectomía, la posición baja del trócar de la línea media puede dificultar el acceso a las estructuras fuera de la pelvis. Un abordaje del cuadrante superior izquierdo en el punto de Palmer usando un trócar óptico sin cuchilla permitirá la entrada segura y la colocación adecuada del trócar de la línea media después de la insuflación.

La linfadenectomía paraaórtica puede ser especialmente difícil en las pacientes con obesidad. Además de las técnicas ya descritas, pueden usarse las suturas de titiritero para levantar los bordes peritoneales de la disección, a fin de que el cirujano y el asistente retraigan las asas intestinales que caen en el campo. En las pacientes que no toleran la posición continua de Trendelenburg se puede regresar periódicamente a la posición horizontal y desinflar el abdomen temporalmente para permitir que se recupere el estado ventilatorio. En última instancia, la decisión de continuar la disección paraaórtica debe sopesarse contra las comorbilidades médicas y la probabilidad de que los resultados afecten los planes del tratamiento.

Atención de la enfermedad avanzada

Las pacientes con cáncer endometrial metastásico presentan un desafío único. La resección de todas las lesiones visibles representa la mejor oportunidad para la supervivencia a largo plazo, pero debe equilibrarse con el riesgo de morbilidad.

Las pacientes con extensión cervical muy visible (etapa II) pueden tratarse con cirugía, radiación o ambas. Las mujeres con afectación no invasiva de la glándula cervical pueden tratarse con histerectomía extrafascial. Por lo tanto, se debe realizar una biopsia cervical o una resonancia magnética pélvica para confirmar la invasión del estroma. A las pacientes con tumores operables en estadio II se puede ofrecer una histerectomía radical con estadificación similar a la del cáncer de cuello uterino. Como alternativa, a estas pacientes también se les puede brindar radiación preoperatoria, seguida de histerectomía extrafascial y linfadenectomía. Este abordaje potencialmente evita parte de la morbilidad de la histerectomía radical, pero no debe proporcionarse a pacientes con tumores tipo II, en quienes las tasas de recurrencia son inaceptablemente altas con este abordaje. A las mujeres con tumores inoperables se les puede ofrecer radiación, quimioterapia sistémica o ambas. Si el tumor responde, se puede considerar la resección quirúrgica.

La decisión de realizar citorreducción o histerectomía en las pacientes con metástasis a distancia en el hígado o los pulmones debe ser individualizada. Las mujeres con enfermedad irresecable necesitan la administración oportuna de terapia sistémica para controlar las metástasis a distancia. Ofrecer cirugía primaria puede retrasar este tratamiento, especialmente si surgen complicaciones. Muchas pacientes con tumores tipo I pueden lograr el control de la hemorragia con progestágenos orales durante la quimioterapia. Como alternativa, la radiación pélvica también puede controlar la enfermedad; no obstante, causa morbilidad a largo plazo y supresión de la médula ósea que dificulta la capacidad de administrar quimioterapia. Se puede considerar una histerectomía después de que la paciente haya demostrado una respuesta a la quimioterapia, ya que esto controlará la hemorragia vaginal en la mayoría de los casos.

Cirugía para pacientes jóvenes

Algunos datos recientes sugieren que la preservación ovárica puede ser una opción segura y razonable para las mujeres premenopáusicas con cáncer de endometrio de grado bajo en etapa temprana. El riesgo de metástasis ovárica oculta es inferior al 5% en las mujeres con tumores tipo I. No se requiere biopsia para las pacientes con ovarios de aspecto normal en quienes se considera la conservación ovárica. Si bien existe un mayor riesgo de cáncer de ovario en las personas con antecedentes de cáncer de endometrio, un metaanálisis reciente de Gu y cols. sugiere que este riesgo puede compensarse con el beneficio de mantener la producción de estrógenos ováricos, que reduce las muertes relacionadas con enfermedades cardiovasculares en mujeres. Las pacientes sometidas a preservación ovárica deben recibir asesoramiento sobre la necesidad de regresar para una ooforectomía si se identifica enfermedad metastásica oculta en la patología final, sobre todo para los tumores tipo I con receptor de estrógeno positivo.

CIRUGÍA PARA HISTOLOGÍA NO ENDOMETRIOIDE

Se deben realizar algunas modificaciones para el tratamiento quirúrgico de las pacientes con tumores tipo II. Lo más importante: el riesgo general de metástasis es mayor para los tumores tipo II. La tomografía computarizada (TC) identificará a muchas pacientes con metástasis macroscópicas. Los cirujanos deben realizar una inspección cuidadosa de la cavidad abdominal para evaluar la enfermedad muy visible que se perdió o se desarrolló después de que se realizó la imagen. Las metástasis ocultas al epiplón o ganglios linfáticos ocurren en el 10-50% de las pacientes con tumores tipo II. Por lo tanto, se recomienda la estadificación completa, incluida la omentectomía y la linfadenectomía pélvica y paraaórtica para todos los tumores de tipo II. Aunque los datos parecen ser prometedores, la tasa de falsos negativos en la identificación de GLC es menos robusta para los tumores tipo II que para los tumores tipo I. Las pacientes con enfermedad en etapa avanzada se benefician de la reducción tumoral, aunque el pronóstico sigue siendo malo, incluso con una resección macroscópica completa.

CIRUGÍA PARA EL SARCOMA UTERINO

Los sarcomas uterinos representan menos del 5% de todas las neoplasias uterinas. La mayoría de estos son leiomiosarcomas, pero también se encuentran otros sarcomas de alto grado (sarcoma uterino indiferenciado y sarcoma del estroma endometrial de alto grado). Los sarcomas de alto grado se comportan agresivamente, con altas tasas de metástasis a distancia y recurrencia, incluso si están confinados en el útero al momento del diagnóstico. Las pacientes con sarcomas de bajo grado (adenosarcoma y sarcoma del estroma endometrial de bajo grado) tienen un mejor pronóstico, con menor riesgo de metástasis a distancia y recurrencia.

Por desgracia, la mayoría de los sarcomas solo se descubren después de la cirugía, ya que hoy en día no existen criterios bien establecidos para diagnosticar los sarcomas uterinos antes de la histerectomía. Si se identifica incidentalmente un sarcoma, la paciente debe derivarse con rapidez a un oncólogo para analizar los riesgos y beneficios de la terapia postoperatoria. Si se sospecha o se identifica un sarcoma antes de la operación, se recomienda la histerectomía y la resección completa de la enfermedad abdominal. Las pacientes deben someterse a imágenes de tórax para descartar metástasis a distancia antes de la cirugía. La ooforectomía puede omitirse de manera segura en las pacientes premenopáusicas con sarcoma de alto grado. En los sarcomas uterinos es rara la metástasis a los ganglios linfáticos y se omite la linfadenectomía, a menos que se identifique una afectación ganglionar evidente.

Para las pacientes con evidencia de enfermedad metastásica no resecable a distancia en el momento del diagnóstico, la decisión de operar u ofrecer quimioterapia inicial debe tomarse junto con un oncólogo. Las pacientes con enfermedad metastásica voluminosa y un tumor primario asintomático pueden tratarse mejor iniciando quimioterapia neoadyuvante.

SÍNDROME DE LYNCH

Las pacientes con síndrome de Lynch tienen una incidencia de cáncer de endometrio del 40-60% de por vida. Un antecedente familiar importante de cáncer de colon, endometrio, ovario, intestino delgado o ureteral justifica una derivación para examen genético. Anteriormente conocido como *síndrome de cáncer colorrectal no poliposico hereditario* (SCCNPH), esta alteración hereditaria autosómica dominante es causada por la inactivación de uno o más genes responsables de la reparación de errores de emparejamiento del ADN y produce IMS. Para las pacientes con antecedentes personales de cáncer de endometrio, hoy en día se recomienda la detección universal del síndrome de Lynch, sin importar los antecedentes familiares o la edad en el momento del diagnóstico, debido al mayor riesgo de neoplasias secundarias en las portadoras. Dichas neoplasias incluyen el cáncer de colon (aproximadamente el 50%), el cáncer de vejiga (cerca del 10%) y cánceres de las vías urinarias superiores (casi el 10%). Como primera línea de prueba, la pieza de histerectomía debe evaluarse para detectar la pérdida de la expresión de la proteína MMR del ADN (*MLH1*, *MSH2*, *MSH6* y *PMS2*). Los tumores con pérdida de *MLH1* deben someterse a pruebas de metilación del promotor *MLH1*, ya que las alteraciones en la región promotora pueden conducir a la pérdida somática de la expresión de *MLH1* sin una anomalía en la línea germinal. Entre el 10 y 35% de los tumores tendrán pérdida de la expresión de la proteína MMR del ADN, pero la mayoría de estas pacientes no tendrán síndrome de Lynch. Se recomienda el asesoramiento genético y las pruebas de mutación de la línea germinal si se identifica la pérdida de expresión. Si bien el riesgo de síndrome de Lynch es bajo en las mujeres posmenopáusicas diagnosticadas con cáncer de endometrio y sin antecedentes familiares, está justificado el costo adicional de identificar el pequeño número de pacientes que cumplen con estos criterios que tienen un alto riesgo de cáncer de colon y, por lo tanto, pueden beneficiarse de una mayor vigilancia. Para las mujeres más jóvenes con cáncer de endometrio que buscan terapia para preservar la fertilidad, la muestra de legrado endometrial debe enviarse para la prueba de MMR de ADN. Si la muestra es inadecuada para la prueba o persiste una alta sospecha clínica a pesar de conservar la expresión de la proteína de MMR del ADN, se recomienda la derivación para detección genética (**tabla 24-7**).

TABLA 24-7
Riesgo de por vida de cánceres ginecológicos en pacientes con síndrome de Lynch

GEN DE REPA-RACIÓN DE ERRORES*	CÁNCER DE ENDOMETRIO	CÁNCER DE OVARIO
MLH1	20-54%	4-20%
MSH2	21-49%	7.5-24%
MSH6	16-71%	0-13.5%
PMS2	15%	Pequeño riesgo

*Errores de emparejamiento del ADN. Lancaster JM, Powell CB, Chen LM, et al. Society of Gynecologic Oncology statement on risk assessment for inherited gynecologic cancer predispositions. *Gynecol Oncol* 2015;136(1):3–7. Copyright © 2014 Elsevier (reimpreso con autorización).

La detección de tumores ginecológicos malignos en portadoras del síndrome de Lynch debe realizarse como parte de un programa integral de reducción del riesgo de cáncer. De acuerdo con las pautas del American College of Obstetrics and Gynecology, se recomienda a las pacientes con síndrome de Lynch someterse a biopsias endometriales anuales y a ecografías pélvicas a partir de los 30-35 años de edad a pesar de la escasez de evidencia que sugiera que este abordaje disminuye la mortalidad relacionada con el cáncer. El inicio de menstruaciones irregulares debe motivar la evaluación ginecológica, incluso en el contexto de biopsias endometriales anuales. A la edad de 40-45 años, o al término de la maternidad, las mujeres deben considerar someterse a histerectomía profiláctica y salpingooforectomía bilateral para mitigar el riesgo de cáncer ginecológico. Como las neoplasias ocultas pueden identificarse en el momento de la histerectomía de reducción de riesgo, se recomienda una biopsia endometrial preoperatoria para garantizar que se complete el tratamiento definitivo durante un solo procedimiento.

CÁNCER DE ENDOMETRIO NO DIAGNOSTICADO

Aunque el estudio preoperatorio identificará a la mayoría de las pacientes con cáncer de endometrio antes de la histerectomía, de vez en cuando ocurrirá un diagnóstico incidental. Las mujeres diagnosticadas incidentalmente con cáncer de endometrio durante la afección final deben tratarse de acuerdo con los factores de riesgo, como histología, profundidad de la invasión miometrial, invasión del espacio linfovascular o ganglios linfáticos sospechosos en la TC. Las opciones incluyen observación, regreso al quirófano para una estadificación completa o radiación pélvica. También deben considerarse las comorbilidades médicas, la dificultad de la recuperación postoperatoria desde el primer procedimiento y la preferencia de la paciente al tomar esta decisión junto con un ginecólogo oncólogo.

Las pacientes que han sufrido una fragmentación no contenida de un carcinoma o sarcoma no reconocido deben someterse a una tomografía computarizada del tórax, el abdomen y la pelvis para evaluar la evidencia de enfermedad metastásica y guiar la planificación quirúrgica. A menos que esté médicamente contraindicado, las pacientes que han sufrido fragmentación deben ser evaluadas en busca de enfermedad metastásica de pequeño volumen mediante laparoscopia diagnóstica. En función del tipo de tumor, la ooforectomía completa, la omentectomía y la linfadenectomía también pueden ser necesarias para estadificar adecuadamente a la paciente. Bogani y cols. informaron resultados de supervivencia inferiores para las pacientes que se sometieron a una fragmentación no contenida de sarcomas de alto grado. La quimioterapia postoperatoria puede estar indicada para las pacientes que han sufrido una fragmentación no contenida de sarcomas uterinos de alto grado, incluso si no hay enfermedad residual en el momento de la cirugía de segunda exploración.

PUNTOS CLAVE

- La cirugía mínimamente invasiva (ya sea laparoscópica o asistida por robot) debe ser el abordaje preferido para la cirugía de cáncer de endometrio siempre que sea segura y factible.
- La estadificación quirúrgica del cáncer de endometrio debe incluir la inspección de las superficies peritoneales e histerectomía extrafascial. La evaluación bilateral de la salpingooforectomía y los ganglios linfáticos debe individualizarse según las circunstancias de la paciente y del tumor. Los lavados peritoneales se realizan a criterio del cirujano por su valor pronóstico desconocido.
- Las mujeres premenopáusicas con cáncer de endometrio de bajo riesgo (tipo I) pueden considerar de manera segura la preservación ovárica.
- Las pacientes con cáncer de endometrio tipo I pueden someterse a una criosección de útero para evaluar las características de alto riesgo que indican la necesidad de linfadenectomía pélvica y paraaórtica.
- La identificación de los GLC ha surgido como una estrategia precisa de evaluación de los ganglios linfáticos y como una alternativa a la realización de linfadenectomía completa.
- Para maximizar la identificación de los GLC, deben incluirse los resultados de la inyección cervical del colorante verde de indocianina e imágenes fluorométricas.
- Todas las pacientes con cáncer de endometrio deben someterse a pruebas de proteínas de reparación de errores de emparejamiento del ADN de la muestra uterina para descartar el síndrome de Lynch.
- La fragmentación uterina sin contención de detritos no debe realizarse durante la histerectomía mínimamente invasiva, ya que la supervivencia se ve afectada negativamente si se identifica una neoplasia maligna.
- Las pacientes con cáncer de endometrio en etapa avanzada que son candidatas adecuadas para la cirugía deben someterse a una reducción tumoral con el objetivo de lograr una resección completa de todas las enfermedades metastásicas abdominales.

BIBLIOGRAFÍA

ASTEC Study Group; Kitchener H, Swart AM, et al. Efficacy of systematic pelvic lymphadenectomy in endometrial cancer (MRC ASTEC trial): a randomised study. *Lancet* 2009;373:125(136):489.

Barlin JN, Puri I, Bristow RE. Cytoreductive surgery for advanced or recurrent endometrial cancer: a meta-analysis. *Gynecol Oncol* 2010;118:14–18.

Beesley VL, Rowlands IJ, Hayes SC, et al. Incidence, risk factors and estimates of a woman's risk of developing secondary lower limb lymphedema and lymphedema-specific supportive care needs in women treated for endometrial cancer. *Gynecol Oncol* 2015;136:87–93.

Benedetti Panici P, Basile S, Maneschi F, et al. Systematic pelvic lymphadenectomy vs. no lymphadenectomy in early-stage endometrial carcinoma: randomized clinical trial. *J Natl Cancer Inst* 2008;100:1707–1716.

Bodurtha Smith AJ, Fader AN, Tanner EJ. Sentinel lymph node assessment in endometrial cancer: a systematic review and meta-analysis. *Am J Obstet Gynecol* 2017;216:459–476.

Bogani G, Cliby WA, Aletti GD. Impact of morcellation on survival outcomes of patients with unexpected uterine leiomyosarcoma: a systematic review and meta-analysis. *Gynecol Oncol* 2015;137:167–172.

Cancer Genome Atlas Research Network; Kandoth C, Schultz N, Cherniack AD, et al. Integrated genomic characterization of endometrial carcinoma. *Nature* 2013;497:67–73.

Committee on Practice Bulletins-Gynecology; Society of Gynecologic Oncology. ACOG Practice Bulletin No. 147: Lynch syndrome. *Obstet Gynecol* 2014;124:1042–1054.

Costales AB, Schmeler KM, Broaddus R, et al. Clinically significant endometrial cancer risk following a diagnosis of complex atypical hyperplasia. *Gynecol Oncol* 2014;135:451–454.

Galaal K, Bryant A, Fisher AD, et al. Laparoscopy versus laparotomy for the management of early stage endometrial cancer. *Cochrane Database Syst Rev* 2012;9:CD006655.

Gu H, Li J, Gu Y, et al. Survival impact of ovarian preservation on women with early-stage endometrial cancer: a systematic review and meta-analysis. *Int J Gynecol Cancer* 2017;27:77–84.

Gunderson CC, Fader AN, Carson KA, et al. Oncologic and reproductive outcomes in women with endometrial hyperplasia and grade 1 adenocarcinoma: a systematic review. *Gynecol Oncol* 2012;125:477–482.

Huh WK, Straughn JM Jr, Mariani A, et al. Salvage of isolated vaginal recurrences in women with surgical stage I endometrial cancer: a multiinstitutional experience. *Int J Gynecol Cancer* 2007;17:886–889.

Ind T, Laios A, Hacking M, et al. A comparison of operative outcomes between standard and robotic laparoscopic surgery for endometrial cancer: a systematic review and meta-analysis. *Int J Med Robot* 2017;13:e1851.

Jenabi E, Poorolajal J. The effect of body mass index on endometrial cancer: a meta-analysis. *Public Health* 2015;129:872–880.

Keys HM, Roberts JA, Brunetto VL, et al. A phase III trial of surgery with or without adjunctive external pelvic radiation therapy in intermediate risk endometrial adenocarcinoma; a Gynecologic Oncology Group Study. *Gynecol Oncol* 2004;92:744–751.

Kim CH, Soslow RA, Park KJ, et al. Pathologic ultrastaging improves micrometastasis detection in sentinel lymph nodes during endometrial cancer staging. *Int J Gynecol Cancer* 2013;23:964–970.

Kurman RJ, Kaminski PF, Norris HJ. The behavior of endometrial hyperplasia. A long-term study of "untreated" hyperplasia in 170 patients. Cancer 1985;56:403–412.

Le DT, Durham JN, Smith KN, et al. Mismatch repair deficiency predicts response of solid tumors to PD-1 blockade. *Science* 2017;357:409–413.

Mariani A, Webb MJ, Keeney GL, et al. Low-risk corpus cancer: is lymphadenectomy or radiotherapy necessary? *Am J Obstet Gynecol* 2000;182:1506–1519.

Mutter GL, Baak JPA, Crum CP, et al. Endometrial precancer diagnosis by histopathology, clonal analysis, and computerized morphometry. *J Pathol* 2000;190:462–469.

National Comprehensive Cancer Network. *NCCN Clinical Practice Guidelines in oncology: colorectal cancer screening*, Version 1.2018, 2018.

National Comprehensive Cancer Network. *NCCN Clinical Practice Guidelines in oncology: colorectal cancer screening*, Version 1.2018, 2018.

Rossi EC, Kowalski LD, Scalici J, et al. A comparison of sentinel lymph node biopsy to lymphadenectomy for endometrial cancer staging (FIRES trial): a multicentre, prospective, cohort study. *Lancet Oncol* 2017;18:384–392.

Secord AA, Hasselblad V, von Gruenigen VE, et al. Sentinel lymph node assessment in endometrial cancer: a systematic review and meta-analysis. *Gynecol Oncol* 2016;140:184–190.

Sinno AK, Fader AN, Roche KL, et al. A comparison of colorimetric versus fluorometric sentinel lymph node mapping during robotic surgery for endometrial cancer. *Gynecol Oncol* 2014;134:281–286.

Tanner E, Puechl A, Levinson K, et al. Use of a novel sentinel lymph node mapping algorithm reduces the need for pelvic lymphadenectomy in low-grade endometrial cancer. *Gynecol Oncol* 2017;147:535–540.

Walker JL, Piedmonte MR, Spirtos NM, et al. Laparoscopy compared with laparotomy for comprehensive surgical staging of uterine cancer: Gynecologic Oncology Group Study LAP2. *J Clin Oncol* 2009;27:5331–5336.

Wethington SL, Barrena Medel NI, Wright JD, et al. Prognostic significance and treatment implications of positive peritoneal cytology in endometrial adenocarcinoma: unraveling a mystery. *Gynecol Oncol* 2009;115:18–25.

CAPÍTULO 25

Cirugía para el cáncer de cuello uterino

Nadeem R. Abu-Rustum y Vance A. Broach

Presentación clínica
Impacto de la enfermedad ganglionar en la supervivencia
Evaluación y estadificación previos al tratamiento
Tratamiento quirúrgico del cáncer en etapas tempranas
Conización cervical
Histerectomía simple con valoración de los ganglios linfáticos
Traquelectomía abdominal radical conservadora de la fertilidad y conización
Histerectomía radical
Colocación
Exploración abdominal
Desarrollo de los espacios paravesical y pararrectal
Disecciones de arteria hipogástrica, arteria uterina, vejiga y uréter
Disección del ligamento cardinal
Cierre vaginal
Transposición ovárica
Linfadenectomía
Complicaciones postoperatorias
Complicaciones urológicas
Trombosis venosa y embolia pulmonar
Neuropatía
Disfunción rectal
Infección
Exenteración pélvica
Colocación y preparación
Abordaje quirúrgico
Resumen

Aproximadamente 12 000 mujeres serán diagnosticadas con cáncer cervical invasor anualmente, y 4 000 morirán por esta enfermedad. A escala mundial, la carga de esta enfermedad sigue siendo grande, con estimaciones de 500 000 nuevos casos anualmente y 200 000 muertes por año. Esto hace que el cáncer de cuello uterino no solo sea la neoplasia maligna ginecológica más habitual, sino también la tercera neoplasia maligna diagnosticada con mayor frecuencia en las mujeres (después del cáncer de mama y el colorrectal). En los países desarrollados, el riesgo de por vida es de alrededor del 1%. Sin embargo, el 80% de los casos en todo el mundo ocurren en países en desarrollo, donde el cáncer de cuello uterino representa el 15% de los tumores malignos en mujeres. Las tasas de incidencia más altas se observan en Latinoamérica, el Caribe, África subsahariana y Asia meridional y sudoriental. Esta disparidad geográfica se atribuye a la ausencia de programas eficaces de detección y tratamiento, ya que los estudios epidemiológicos y biológicos no han mostrado diferencias significativas en la biología tumoral en estas regiones. En 1937, la Health Organization de la League of Nations adoptó un sistema de clasificación clínica para el cáncer de cuello uterino, convirtiéndolo en el primer cáncer en ser clasificado. La Asamblea General de la International Federation of Gynecology and Obstetrics (FIGO) adoptó las recomendaciones de clasificación clínica en 1961, y en 2018 hizo la actualización más reciente de la descripción de las etapas clínicas (fig. 25-1 y tabla 25-1).

El carcinoma *escamoso* es el principal tipo histológico de cáncer de cuello uterino invasor, de manera que representa el 80% de los casos. El *adenocarcinoma* del cuello uterino está aumentando en incidencia, especialmente en las mujeres más jóvenes. En su revisión de los *Surveillance, Epidemiology, and End Results* (SEER) de la *Cancer Incidence Public-Use Database* (1973-1996), Smith y cols. informaron que, aunque las tasas de incidencia ajustadas por edad por 100 000 para todos los cánceres cervicales invasores y cánceres de células escamosas disminuyó en 37% y 42%, respectivamente, las tasas de adenocarcinoma de cuello uterino aumentaron un 29% durante el período de estudio.

No es raro que el adenocarcinoma y el carcinoma de células escamosas coexistan en el mismo tumor, y estas lesiones se denominan *carcinomas adenoescamosos*. El llamado *adenocarcinoma de células claras vítreas* del cuello uterino es poco habitual y se considera una variante del carcinoma adenoescamoso mal diferenciado. Se sabe que ambos son clínicamente agresivos y están asociados con el desarrollo de metástasis a distancia. El *adenocarcinoma de células claras* del cuello uterino puede ocurrir con o sin exposición intrauterina al dietilestilbestrol (DES). Una forma rara de cáncer de células escamosas del cuello uterino es el *carcinoma verrugoso*. Se trata de un carcinoma de células escamosas muy bien diferenciado con queratinización extensa. Por lo general, se presenta como un tumor cervical voluminoso grande y a menudo se confunde con condilomas gigantes, como los que se observan en la vulva. Los carcinomas verrugosos se caracterizan por una línea aguda entre el tumor y el estroma cervical subyacente. Como la mayoría de los cánceres cervicales, se ha demostrado que este tumor está asociado con la infección por el virus del papiloma humano (VPH).

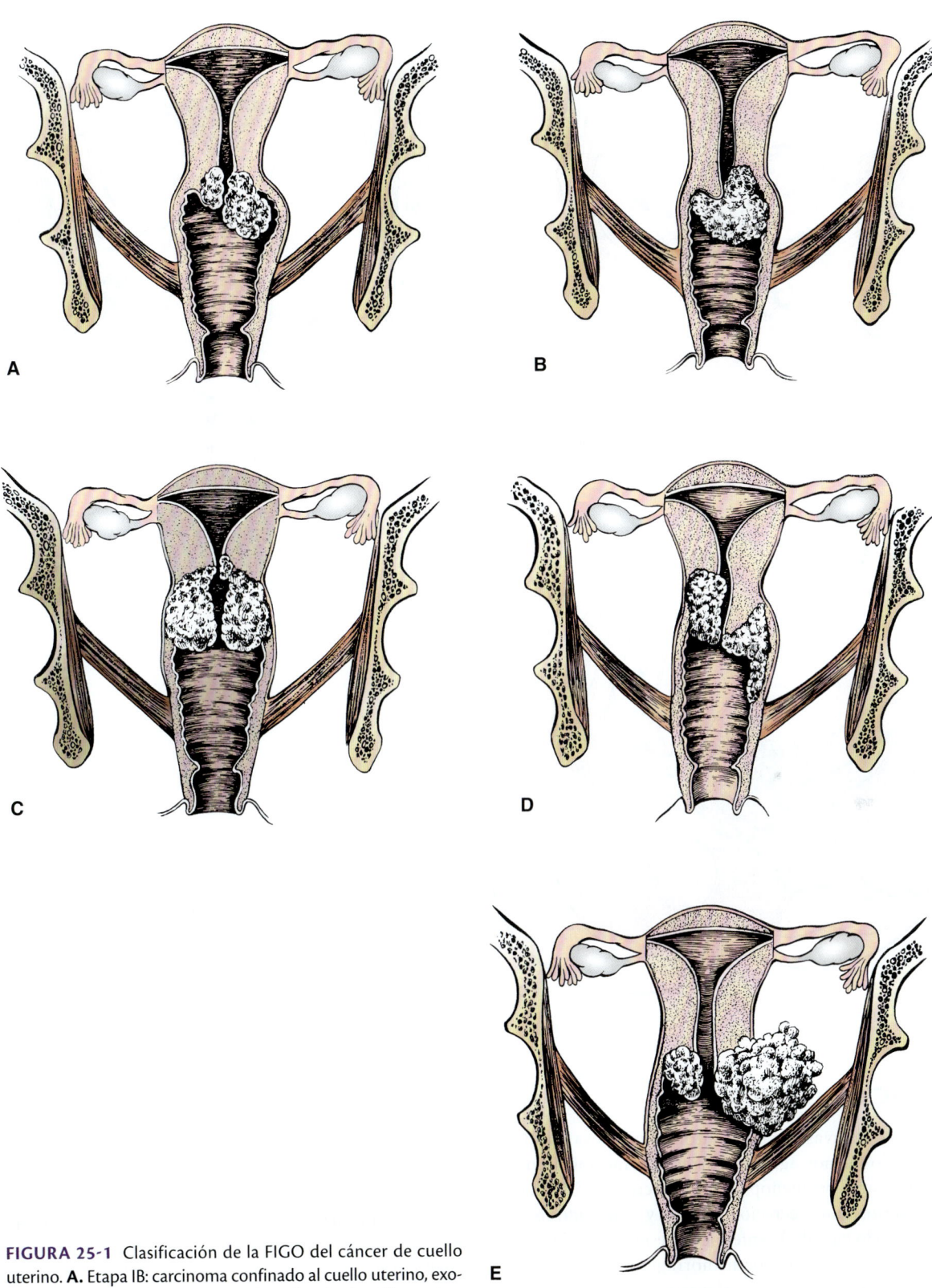

FIGURA 25-1 Clasificación de la FIGO del cáncer de cuello uterino. **A.** Etapa IB: carcinoma confinado al cuello uterino, exofítico. **B.** Etapa IB: el carcinoma está confinado al cuello uterino, lesión en "coliflor". **C.** Lesión voluminosa en etapa II con compromiso del fondo de saco vaginal. **D.** Etapa IIA: el carcinoma se extiende hacia la parte superior de la vagina o el fondo de saco. **E.** Etapa IIB: el carcinoma se extiende al parametrio, pero no a la pared pélvica.

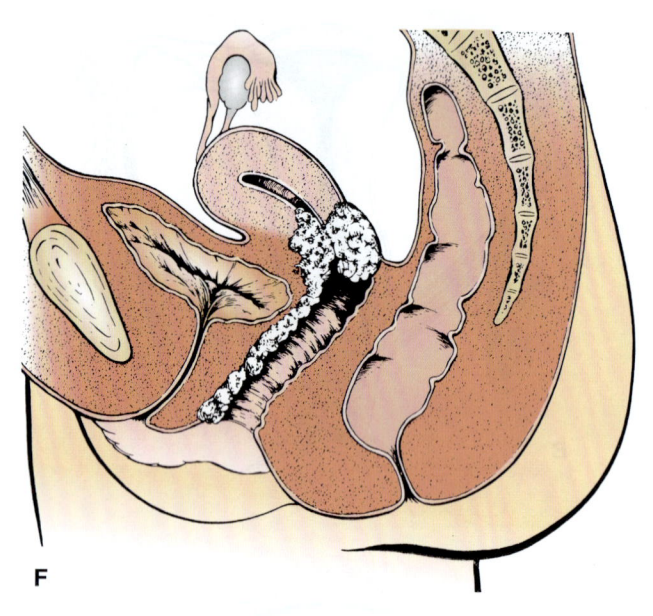

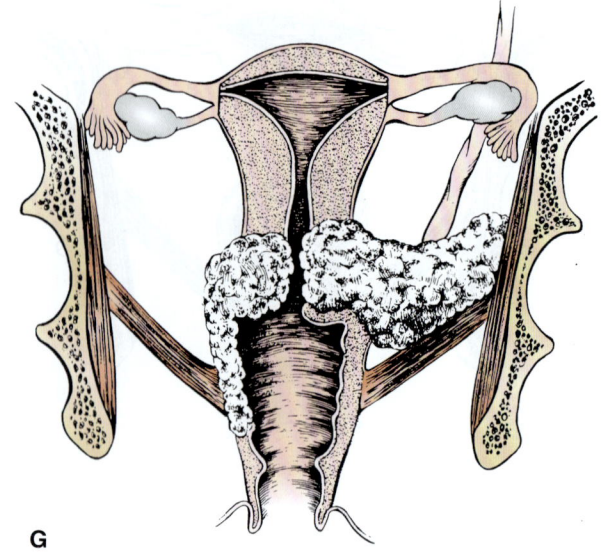

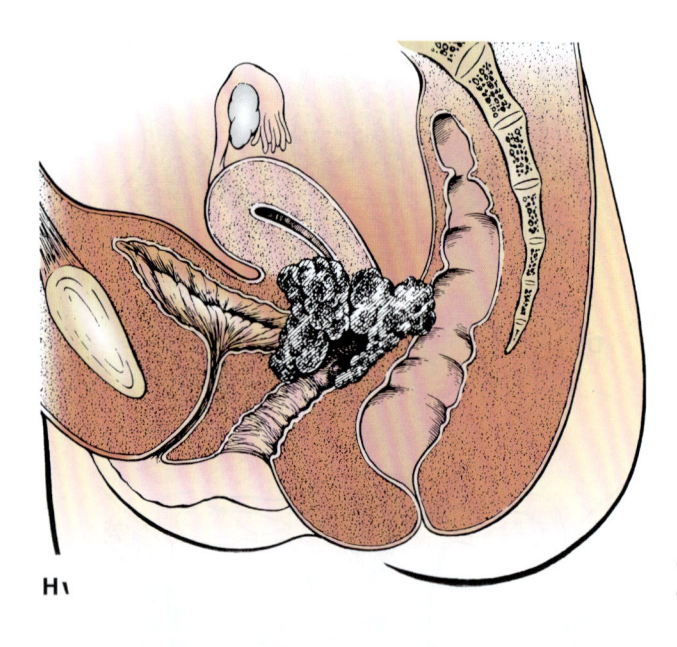

FIGURA 25-1 (*Continuación*) **F.** Etapa IIIA: el carcinoma afecta la pared anterior de la vagina, que se extiende hasta el tercio inferior. **G.** Etapa IIIB: el parametrio está infiltrado y el carcinoma se extiende hasta la pared pélvica. **H.** Etapa IVA: la base de la vejiga o el recto están afectados.

PRESENTACIÓN CLÍNICA

El cáncer cervical invasor causa síntomas como sangrado vaginal anómalo (menorragia, metrorragia, hemorragia poscoital y hemorragia posmenopáusica) o secreción. Muchas pacientes describen una secreción profusa y a menudo maloliente, sobre todo cuando la enfermedad está avanzada. Por lo tanto, cualquier paciente con hemorragia o flujo vaginal anormal debe someterse a una exploración pélvica, incluido un examen con espéculo con visualización del cuello uterino. El dolor no es un síntoma frecuente, a menos que la enfermedad esté localmente avanzada y haya invadido las estructuras pélvicas adyacentes, incluidos los nervios pélvicos. En etapas más avanzadas, las pacientes pueden informar síntomas vesicales y rectales. Cuando la enfermedad afecta a las raíces nerviosas lumbosacras y ciáticas, así como la pared pélvica lateral, el dolor pélvico que se irradia hacia la pierna puede ser insoportable e indicativo de enfermedad avanzada. El edema de las extremidades inferiores indica obstrucción tumoral del drenaje linfático o venoso y es un signo de enfermedad avanzada. La adenopatía supraclavicular o inguinal palpable sugiere diseminación a distancia. En el cáncer de cuello uterino, la ascitis es poco frecuente. La diseminación peritoneal también es poco habitual en las primeras etapas, pero es altamente letal, independientemente del subtipo histológico. Alrededor de un tercio de las pacientes con enfermedad en etapas avanzadas (III o IV) informan tener síntomas de menos de 3 meses. Las lesiones cervicales invasoras pueden ser exofíticas, infiltrativas, ulcerativas u ocultas. Un crecimiento carcinomatoso exofítico evertido puede

TABLA 25-1	
Estadificación de la FIGO del carcinoma del cuello uterino, 2018	
Etapa I	El carcinoma se limita estrictamente al cuello uterino (la extensión al cuerpo no debería tomarse en cuenta)
IA	Carcinoma invasor que solo puede diagnosticarse mediante microscopía, con invasión profunda < 5 mm[a]
IA1	Invasión del estroma medida < 3 mm
IA2	Invasión del estroma medida ≥ 3 mm y < 5 mm
IB	Carcinoma invasor con invasión de profundidad medida ≥ 5 mm (mayor que la etapa IA), lesión limitada al cuello uterino[b]
IB1	Carcinoma invasor ≥ 5 mm de profundidad de invasión del estroma y < 2 cm en la dimensión más grande
IB2	Carcinoma invasor ≥ 2 cm y < 4 cm en la dimensión más grande
IB3	Carcinoma invasor ≥ 4 cm en la dimensión más grande
Etapa II	El carcinoma invade más allá del útero, pero no se extiende hasta el tercio inferior de la vagina o la pared pélvica
IIA	Compromiso limitado a los dos tercios superiores de la vagina sin compromiso del parametrio
IIA1	Carcinoma invasor < 4 cm en la dimensión más grande
IIA2	Carcinoma invasor ≥ 4 cm en la dimensión más grande
IIB	Con compromiso del parametrio hasta la pared pélvica
Etapa III	El carcinoma afecta el tercio inferior de la vagina, causa hidronefrosis o insuficiencia renal y afecta los ganglios linfáticos pélvicos o paraaórticos[c]
IIIA	El carcinoma afecta el tercio inferior de la vagina, sin extensión a la pared pélvica
IIIB	Extensión a la pared pélvica e hidronefrosis o insuficiencia renal (a menos que se sepa que se deben a otra causa)
IIIC	Afectación de los ganglios linfáticos pélvicos, paraaórticos o ambos, independientemente del tamaño y extensión del tumor (con anotaciones r y p)
IIIC1	Con metástasis a un ganglio linfático pélvico solamente
IIIC2	Con metástasis a un ganglio linfático paraaórtico
Etapa IV	El carcinoma se ha extendido más allá de la pelvis verdadera o ha afectado (probado por biopsia) la mucosa de la vejiga o el recto. El edema ampolloso aislado no permite asignar el caso a la etapa IV
IVA	Diseminación a órganos adyacentes
IVB	Diseminación a órganos distantes

[a]Las imágenes y la patología se pueden utilizar, cuando estén disponibles, para complementar los hallazgos clínicos con respecto al tamaño y extensión del tumor en todas las etapas.
[b]La participación de los espacios vasculares o linfáticos no cambia la estadificación. La extensión lateral de la lesión ya no se considera.
[c]Se añadió la notación de r (imagen) y p (patología) para indicar los hallazgos que se utilizan para asignar el caso a la etapa IIIC. Por ejemplo: si las imágenes indican metástasis en los ganglios linfáticos pélvicos, la asignación por etapas sería la etapa IIIC1r, y si los hallazgos de la patología lo confirman, sería la etapa IIIC1p.

ser friable. En la inspección, el cáncer exofítico friable muestra una superficie rugosa, granular y áspera, que puede desprenderse e infectarse, con secreción maloliente.

Un tumor que se desarrolla debajo de la mucosa del ectocérvix y se infiltra en el estroma cervical generalmente causa crecimiento (expansión) del cuello uterino con o sin cambios en su superficie. La superficie aún puede sentirse lisa, pero la consistencia es firme, dura o nodular a la palpación. Una lesión ulcerosa puede verse como una úlcera perforada grande; sin embargo, aparece frecuentemente como un cráter irregular con una base necrosada hemorrágica con secreción maloliente. El contorno normal del cuello uterino está ausente en estos casos ulcerosos y es habitual la pérdida completa de una porción significativa del ectocérvix. Cualquier lesión macroscópica del cuello uterino debe considerarse sospechosa de cáncer y se debe realizar una biopsia. El examen colposcópico es innecesario y no es particularmente eficaz para evaluar una lesión cervical macroscópica, pero en el caso de una lesión de superficie pequeña puede ayudar a identificar el área más anómala para hacer biopsias dirigidas (fig. 25-2A,B).

El factor determinante más importante del pronóstico sigue siendo la etapa clínica de la FIGO. Otros factores pronósticos incluyen la invasión del espacio linfovascular (IELV) y algunos subtipos histológicos, como los tumores neuroendocrinos microcíticos.

Impacto de la enfermedad ganglionar en la supervivencia

La detección de ganglios linfáticos positivos se realiza mediante evaluación patológica y se determina con mayor precisión si se utiliza linfadenectomía o ganglio linfático centinela (GLC) en la estadificación o el tratamiento preoperatorio. Con el advenimiento de la nueva tecnología de imagen radiológica, como la tomografía por emisión de positrones (PET, *positron emission tomography*), la imagen radiológica ha mejorado significativamente la detección de metástasis ganglionares, lo cual se incluye en el nuevo sistema de estadificación. La frecuencia de las metástasis a ganglios pélvicos asociadas con la etapa se muestra en la **tabla 25-2**.

Las pacientes con cáncer de cuello uterino en etapa IB se tratan principalmente con histerectomía radical y linfadenectomía pélvica. La tasa de curación a 5 años es de aproximadamente el 90% si no hay metástasis a los ganglios linfáticos. Sin embargo, en caso de enfermedad metastásica en los ganglios linfáticos, la tasa de curación a 5 años se reduce al 65 u 80%. El número de ganglios metastásicos también influye en el pronóstico. Hoskins informó una tasa de supervivencia del 83% para las pacientes con enfermedad en etapas IB y IIA que tenían ganglios linfáticos negativos en el momento de la histerectomía radical y la

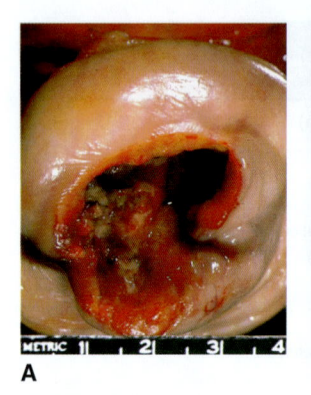

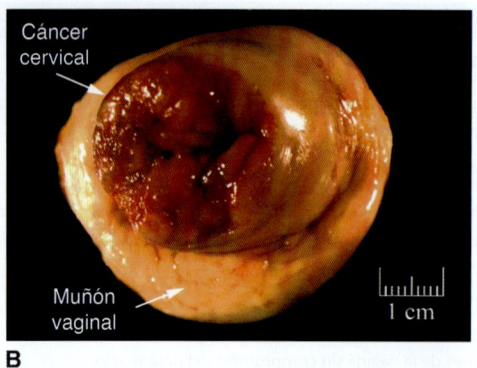

FIGURA 25-2 Carcinoma de células escamosas. **A.** Lesión ulcerosa (Strayer DS, Rubin E. *Rubin's pathology*, 7th ed. Philadelphia, PA: Wolters Kluwer, 2015. Figura 18.20A) (reimpreso con autorización). **B.** Lesión exofítica (Reichert RA. *Diagnostic gynecologic and obstetric pathology*, 1st ed. Philadelphia, PA: Wolters Kluwer Health/Lippincott Williams & Wilkins, 2012. Figura 3.150. Reimpreso con autorización).

linfadenectomía pélvica. La tasa de supervivencia disminuyó al 57% en las pacientes con uno o dos ganglios metastásicos y al 31% en aquellas con más de tres ganglios metastásicos.

La mayoría de los estudios confirman que la metástasis a los ganglios paraaórticos ocurre con mayor frecuencia cuando también hay ganglios pélvicos positivos. Incluso con la radioterapia de campo extendido, la tasa de supervivencia a 5 años para las pacientes con metástasis en los ganglios paraaórticos es de aproximadamente 25-35%. La frecuencia de las metástasis a ganglios paraaórticos asociadas con la etapa se muestra en la tabla 25-3.

EVALUACIÓN Y ESTADIFICACIÓN PREVIOS AL TRATAMIENTO

Cuando se ha establecido un diagnóstico de cáncer cervical invasor, el médico debe realizar un examen para determinar si el tumor está confinado al cuello uterino o si se extiende a la vagina, el parametrio, la vejiga, los uréteres o el recto adyacentes. Para determinar la etapa, se prefiere un examen pélvico con palpación, inspección y estimación del compromiso tumoral y las mediciones. También se puede realizar un examen bajo anestesia para ayudar a aclarar la extensión del tumor pélvico. Si se considera la radiación como terapia primaria, el radiooncólogo debe participar en la exploración. El 20% de las pacientes estadificadas por clínica tendrán una estadificación diferente en la exploración bajo anestesia.

Los estudios de diagnóstico incorporados en la estadificación de la FIGO incluyen urografía intravenosa (UIV), examen cistoscópico de la vejiga y la uretra, un estudio proctosigmoidoscópico, un enema de bario (EB) y, en el caso de enfermedad en etapa temprana, un estudio colposcópico de la vagina y su fondo de saco. Los hallazgos colposcópicos pueden usarse para asignar la etapa del tumor (p. ej., etapa II de la FIGO), pero los resultados deben confirmarse mediante biopsia. Las radiografías estándar, como las de tórax y óseas de rutina, son herramientas de estadificación permitidas. También deben realizarse radiografías de tórax y estudios electrocardiográficos para descartar enfermedad cardiopulmonar, particularmente en las pacientes de edad avanzada.

El mayor valor de una tomografía computarizada (TC) en la evaluación previa al tratamiento del cáncer de cuello uterino está en la valoración de la enfermedad avanzada (etapas IB2 y superiores) y en la detección y biopsia de metástasis a ganglios linfáticos sospechosos, así como posible obstrucción ureteral. El plan de tratamiento para las pacientes con enfermedad localmente avanzada debe modificarse si se descubre afectación de los ganglios linfáticos retroperitoneales, metástasis a distancia o ambas. En un metaanálisis, Schneidler y cols. informaron que la TC tenía un valor predictivo positivo del 61% en la evaluación previa al tratamiento de la enfermedad ganglionar. Además, en manos experimentadas, la aspiración con aguja fina de los ganglios retroperitoneales con guía de TC tiene una exactitud del 80-95%. Las modalidades avanzadas de imagen, como la resonancia magnética (RM) pélvica, la TC y la exploración PET de cuerpo entero, aunque son muy útiles en la asignación al tratamiento, no están disponibles para la mayoría de las mujeres en los países en desarrollo.

En caso de obstrucción ureteral, el tumor se clasifica como etapa IIIB, independientemente del tamaño de la lesión primaria. La obstrucción ureteral, que se manifiesta como

TABLA 25-2	
Frecuencia de ganglios pélvicos metastásicos asociados con etapas específicas	
ETAPA	FRECUENCIA (%)
IA1	0-1
IA2	7-9
IB	12-20
IIA	20-38
IIB	16-36
IIIA, IIIB y IV	> 35

TABLA 25-3	
Frecuencia de ganglios paraaórticos metastásicos asociados con etapas específicas	
ETAPA	FRECUENCIA (%)
I	4-7
II	15-20
IIIA y IIIB	25-30
IV	30-50

TABLA 25-4
Esquema de tratamiento sugerido para el carcinoma invasor del cuello uterino[a]

ETAPA DE LA ENFERMEDAD	TRATAMIENTO
Etapa IA1	Histerectomía simple (abdominal o vaginal) o conización cervical Si existe invasión linfovascular, considerar la identificación de ganglio centinela o la linfadenectomía pélvica y la histerectomía radical tipo B
Etapa IA2	Histerectomía radical tipo B[b] con identificación de ganglios linfáticos centinela o linfadenectomía pélvica.[c] La conización cervical con identificación de ganglios linfáticos centinela o linfadenectomía pélvica puede ser aceptable en algunas pacientes con enfermedad 1A2 y IB1
Etapas IB1, IB2 y IB3, IIA seleccionada	Histerectomía radical tipo C1[b] o traquelectomía,[d] linfadenectomía pélvica bilateral o identificación de ganglio centinela. Considerar radiación postoperatoria ± quimioterapia simultánea en pacientes seleccionadas de riesgo intermedio o alto
Etapas IB3 y IIA voluminosa	Quimioterapia definitiva y radiación o histerectomía abdominal radical y linfadenectomía pélvica (± periaórtica)[e]
Etapas IIB-IVA	Quimioterapia y radiación definitivas[f]
Etapa IVB	Quimioterapia

[a] Para cada paciente, las recomendaciones de tratamiento varían según las circunstancias clínicas.
[b] Consúltese la tabla 25-7 para la clasificación de Querleu-Morrow de la histerectomía radical.
[c] La histerectomía radical modificada, tipo B, con valoración bilateral de ganglios linfáticos pélvicos para la enfermedad en etapa IA2 puede considerarse en casos seleccionados.
[d] En casos muy bien seleccionados donde se desea fertilidad.
[e] Algunas autoridades recomiendan la histerectomía simple además de la radiación o quimioterapia para la etapa IB2 y la enfermedad voluminosa en etapa IIA.
[f] Una paciente con una lesión en etapa IVA que se extiende solo en la dirección anterior o posterior puede ser candidata a exenteración pélvica.

hidronefrosis o insuficiencia renal, es un indicador bien establecido de mal pronóstico. Después de ubicar la obstrucción, se puede realizar una pielografía retrógrada para lograr una evaluación adicional, y se recomienda la colocación de una endoprótesis en el uréter bloqueado. Los estudios de la función renal, como la creatinina sérica y la depuración de creatinina, proporcionan información importante antes del tratamiento.

En las mujeres con tumores voluminosos o en etapa avanzada, la mucosa de la vejiga debe inspeccionarse cistoscópicamente para detectar un posible edema ampolloso, que indica obstrucción linfática dentro de la pared de la vejiga. La evidencia de tumor en la vejiga debe confirmarse en la biopsia antes de que la lesión pueda clasificarse como etapa IVA. Por lo general, la citología de la orina no es suficiente para hacer ese diagnóstico. Las lesiones de la mucosa rectal por cáncer de cuello uterino son poco frecuentes y deben evaluarse y biopsiarse en el momento de la proctosigmoidoscopia, ya que estas lesiones pueden representar un proceso inflamatorio o neoplásico en lugar de un tumor cervical.

Con base en la evaluación previa al tratamiento, incluidos los factores pronósticos del tamaño del tumor, el estadio de la enfermedad y el riesgo de metástasis en los ganglios pélvicos, se puede desarrollar un esquema de tratamiento para el cáncer cervical invasor, como se muestra en la tabla 25-4. Casi todas las pacientes son tratadas con cirugía primaria o radioterapia primaria con quimioterapia simultánea. Algunas se tratan con una combinación de las tres modalidades.

TRATAMIENTO QUIRÚRGICO DEL CÁNCER EN ETAPAS TEMPRANAS

El tratamiento estándar del carcinoma cervical temprano incluye la extirpación quirúrgica del cuello uterino y la evaluación del ganglio pélvico. El grado de resección del tejido circundante depende de la etapa, el tamaño de la lesión y la profundidad de la invasión del estroma cervical. Otra consideración importante del asesoramiento de las pacientes sobre las opciones de tratamiento es su deseo de preservar la fertilidad.

En una revisión exhaustiva, Ostor identificó 31 estudios que abarcaron los años de 1976-1993, con informes de 3 598 pacientes con carcinoma de células escamosas del cuello uterino con invasión estromal de 3 mm o menor. Aunque no se extirparon los ganglios linfáticos de todas las pacientes como parte de su tratamiento, la incidencia calculada de metástasis a los ganglios linfáticos en este grupo fue inferior al 1%.

Conización cervical

En 1996, los National Institutes of Health (NIH) invitaron a un comité internacional de expertos para elaborar una declaración de consenso para una conferencia sobre el cáncer de cuello uterino. Después de una extensa revisión de la literatura especializada y la presentación de la evidencia científica, el grupo concluyó que las pacientes con carcinoma de células escamosas del cuello uterino con invasión estromal de 3 mm o menor y márgenes de conización negativos tienen una tasa de curación prácticamente del 100% cuando son tratadas con histerectomía simple o conización sola (fig. 25-3). El carcinoma microinvasor no puede diagnosticarse con base en una biopsia por punción porque las áreas adyacentes pueden contener un tumor más avanzado; la conización es necesaria para el diagnóstico definitivo en esta situación y, en muchos casos, es curativa. Sin embargo, para las mujeres tratadas solo con conización, tanto el margen de conización interno como el legrado endocervical subsiguiente deben ser negativos porque el riesgo de cáncer invasor residual aumenta significativamente si el margen o el legrado es positivo.

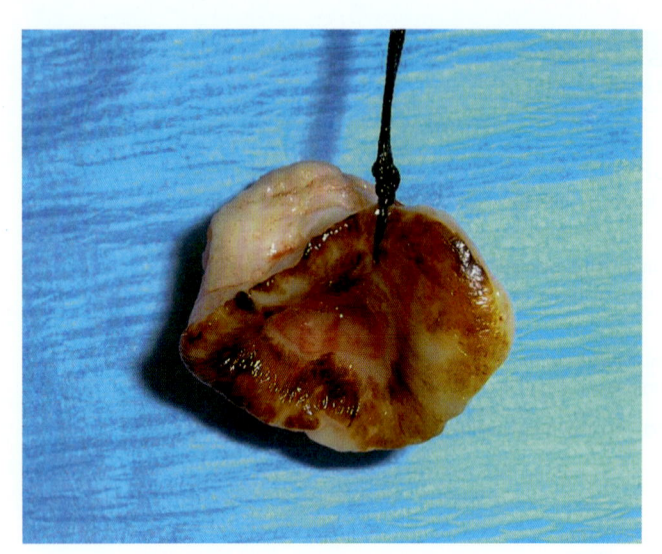

FIGURA 25-3 Muestra de conización cervical con sutura en posición de las 12 de las manecillas del reloj para orientación.

Histerectomía simple con valoración de los ganglios linfáticos

La histerectomía simple con valoración de ganglios linfáticos (GLC o linfadenectomía) es una opción de tratamiento aceptable para las mujeres con etapa temprana, volumen pequeño, etapa IA1 y casos seleccionados de IA2. Si se elige la histerectomía simple como el tratamiento quirúrgico definitivo después de una conización diagnóstica, debe realizarse dentro de las 48 h posteriores a la conización o retrasarse hasta que el cuello uterino haya cicatrizado 6 semanas después. Si la histerectomía se realiza después de 48 h y antes de que el cuello uterino haya cicatrizado, el riesgo de morbilidad infecciosa postoperatoria aumenta debido a los cambios inflamatorios asociados con la biopsia de cono inicial.

Traquelectomía abdominal radical conservadora de la fertilidad y conización

La primera traquelectomía abdominal fue realizada por los doctores Novak y Aburel en la década de 1950. Sin embargo, el trabajo de Dargent a principios de la década de 1990 revivió el interés en este procedimiento. Varios investigadores, sobre todo el equipo de Budapest dirigido por Ungar, comenzaron a realizar el procedimiento abdominal de forma rutinaria en 1997. La operación también parecía adecuada para pacientes pediátricas con cáncer cervical en quienes el abordaje vaginal no era factible.

La resección radical parcial de órganos ha sido aceptada en muchos tumores sólidos, incluyendo gastrectomía, nefrectomía, neumonectomía y colectomía parciales. En oncología ginecológica, la resección parcial de órganos, la traquelectomía radical y la evaluación de los ganglios linfáticos pélvicos son técnicas relativamente nuevas y se ofrecen a las mujeres con cáncer temprano del cuello uterino que desean concebir en el futuro. Este procedimiento debe distinguirse de la traquelectomía abdominal radical, que se usa ocasionalmente para la resección de la neoplasia retenida del muñón cervical después de una histerectomía supracervical previa cuando la preservación de la fertilidad no es un problema.

Los ganglios linfáticos deben valorarse durante la traquelectomía abdominal radical. Si se realiza una linfadenectomía pélvica, los límites de la disección ganglionar son la vena ilíaca circunfleja profunda en sentido caudal y la arteria ilíaca común proximal en sentido cefálico. Cualquier ganglio linfático sospechoso debe enviarse para un análisis de la corte por congelación. En la práctica de los autores, se abandona el abordaje de conservación de la fertilidad si se identifican ganglios linfáticos metastásicos. La biopsia de GLC siguiendo un algoritmo estructurado es otra opción razonable y puede permitir la ultraestadificación patológica de estos GLC. La extirpación de los ganglios paraaórticos también se considera para algunas lesiones en etapa IB1 o superior. El objetivo de la traquelectomía abdominal radical es extirpar el cuello uterino, la parte superior de la vagina (1-2 cm), el parametrio y el paracolpos de manera similar a la utilizada en una histerectomía abdominal radical con preservación de nervios mientras se preserva el fondo o el cuerpo uterino.

Independientemente del abordaje, ya sea laparoscópico, robótico o abierto, el procedimiento comienza desarrollando los espacios paravesicales y pararrectales para disecar la vejiga en sentido caudal hacia la vagina media. Los ligamentos redondos se dividen (algunos cirujanos los conservan) y se colocan pinzas de Kelly grandes en los ligamentos redondos mediales para manipular el útero. Se tiene cuidado de preservar los cuernos y los pedículos uteroováricos. Los ligamentos infundibulopélvicos, con suministro de sangre ovárica, se mantienen intactos. También se debe tener cuidado de no dañar las tubas uterinas y de no alterar el ligamento uteroovárico.

Los vasos uterinos se ligan y se dividen en su origen de los vasos hipogástricos. El parametrio y el paracolpos con sus vasos uterinos se desplazan medialmente con la muestra y se realiza una ureterólisis completa. Se efectúa una incisión en el peritoneo posterior del fondo de saco y se divide el ligamento uterosacro; se dividen el parametrio y el paracolpos. Usando un cilindro vaginal (Apple Medical Corporation, Marlborough, MA) o un manipulador uterino, en un abordaje mínimamente invasivo, se realiza una colpectomía y la pieza quirúrgica se separa por completo de la vagina y se coloca en la parte media de la pelvis, manteniendo su unión a los ligamentos uteroováricos. Luego se estima el segmento uterino inferior y las pinzas se colocan al nivel del orificio interno. La traquelectomía radical se completa separando el fondo del istmo o el endocérvix superior a aproximadamente 5 mm por debajo del nivel del orificio interno, si es posible.

El fondo uterino con sus anexos preservados a los ligamentos uteroováricos se desplaza a la parte superior de la pelvis. La pieza quirúrgica, que consiste en los restos de la traquelectomía radical y parametrios (con sutura que marca el muñón vaginal en la posición de las 12 de las manecillas del reloj), se envía para una evaluación del corte por congelación del margen endocervical. Se inspecciona el fondo uterino y se realiza un legrado de la cavidad endometrial, así como un margen de disco de raspado en el tejido cervical restante que se envía para un análisis en cortes por congelación. Esto se hace para garantizar que el margen desde el útero reconstruido hasta la vagina esté libre de enfermedad. Se obtiene un análisis de corte por congelación en el margen vaginal distal si está clínicamente indicado.

Si todas las secciones congeladas son benignas y se obtiene al menos un margen claro de 5 mm en el borde endocervical, puede colocarse un cerclaje permanente con sutura Ethibond® 0 o Gore-Tex® 0 (nudo atado posteriormente) antes de la reconstrucción. Algunos cirujanos no recomiendan el cerclaje. El útero se vuelve a unir a la vagina superior con seis a ocho suturas absorbibles 2-0. No se colocan drenajes. Se prescribe profilaxis antibiótica estándar y atención postoperatoria de rutina. El uso de dilatadores vaginales a partir de las 6 semanas posteriores a la cirugía reducirá el grado de aglutinación vaginal superior alrededor del neocérvix.

Los resultados oncológicos después de la traquelectomía radical son comparables a los de la histerectomía radical para las lesiones de tamaño similar. También se debe enfatizar que la histología del adenocarcinoma y la presencia de IELV no son contraindicaciones para un abordaje que busque conservar la fertilidad (figs. 25-4 a 25-7).

Las guías de tratamiento del cáncer de cuello uterino de la National Comprehensive Cancer Network (NCCN) incluyen ahora un algoritmo completo sobre opciones de tratamiento quirúrgico para las mujeres con cáncer de cuello uterino en etapa IA1-IB2 que desean conservar la fertilidad, lo que incluye conización o traquelectomía.

La evaluación de los ganglios linfáticos pélvicos es necesaria en las mujeres con enfermedad en etapa IA1 y con IELV o si el tumor está en una etapa superior. Esto puede lograrse con la identificación del GLC o por medio de la linfadenectomía pélvica. Después de ambos procedimientos, el embarazo es posible y el resultado obstétrico general es bueno, a pesar del riesgo de aborto en el segundo trimestre y de parto prematuro.

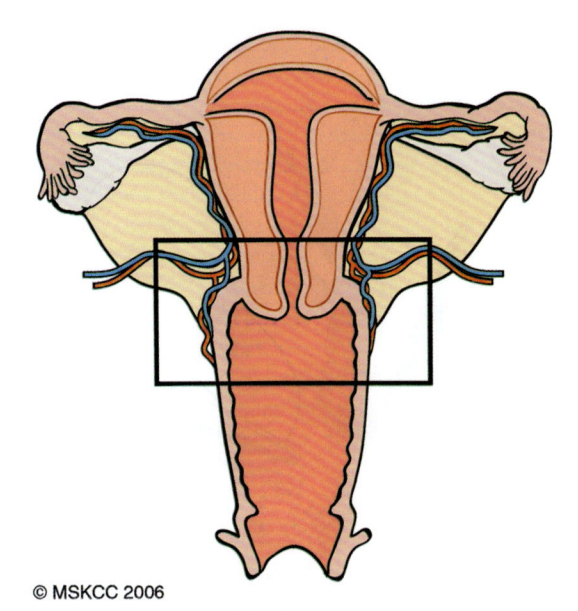

FIGURA 25-4 Diagrama del tejido retirado en la traquelectomía abdominal radical (Abu-Rustum NR, Sonoda Y, Black D, et al. Fertility-sparing radical abdominal trachelectomy for cervical carcinoma: technique and review of the literature. *Gynecol Oncol* 2006;103(3):807–813. Copyright © 2006 Memorial Sloan Kettering Cancer Center).

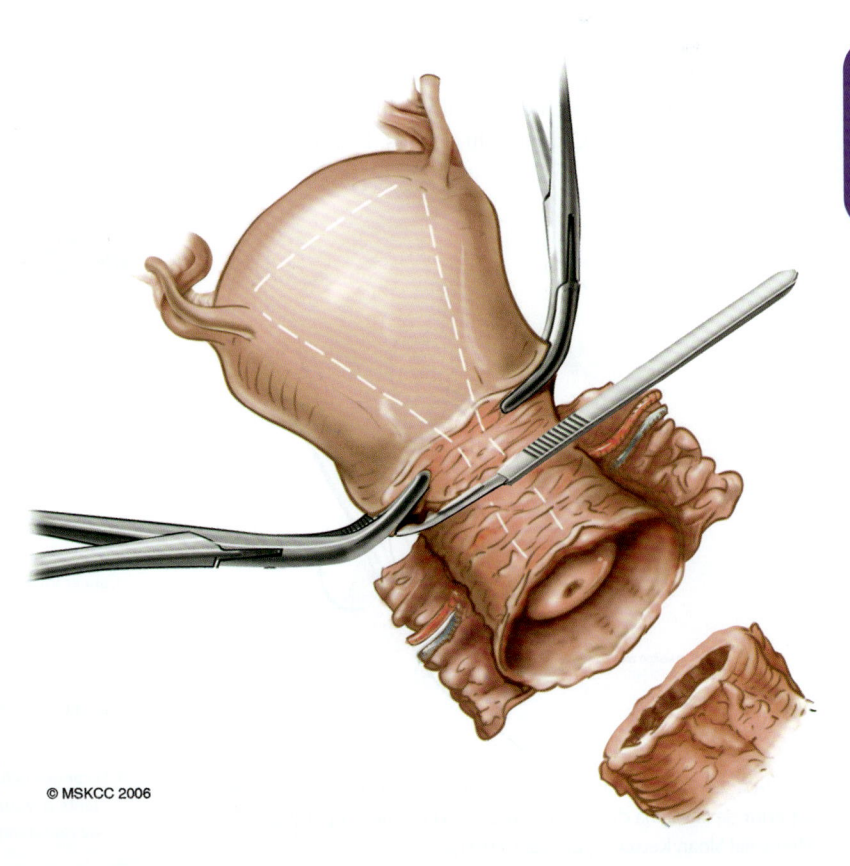

FIGURA 25-5 La intención de la traquelectomía abdominal radical es resecar el cuello uterino, los 1-2 cm superiores de la vagina, el parametrio y el paracolpos de manera similar a una histerectomía abdominal radical tipo III, pero conservando el cuerpo uterino (Copyright © 2006 Memorial Sloan Kettering Cancer Center).

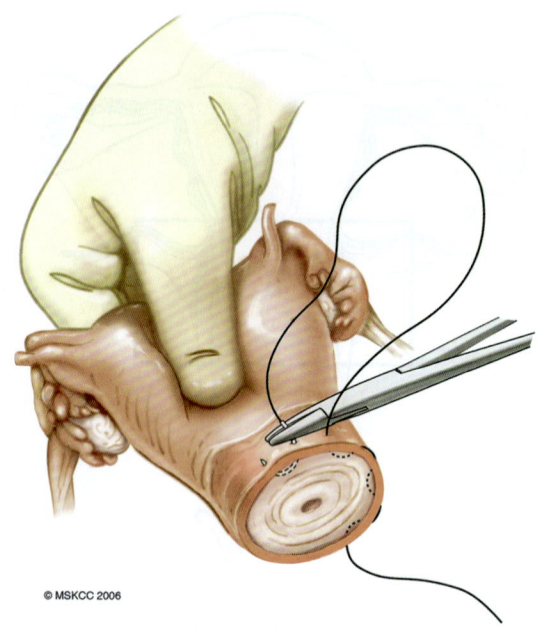

FIGURA 25-6 Colocación de un cerclaje permanente con Ethibond® 0 y nudo atado en sentido posterior (Copyright © 2006 Memorial Sloan Kettering Cancer Center).

HISTERECTOMÍA RADICAL

Clark realizó una histerectomía radical para el cáncer de cuello uterino en 1895, cuando era residente en el Hospital Johns Hopkins en Baltimore. El procedimiento está vinculado a perpetuidad con Wertheim de Viena, quien informó de una serie de 500 casos de histerectomía abdominal extendida radical y linfadenectomía parcial realizada entre 1898 y 1911. A pesar de la habilidad y el entusiasmo de Wertheim, Schauta (quien desarrolló la histerectomía vaginal radical en 1901), Okabayashi y otros, la cirugía pélvica radical tenía morbilidad y mortalidad operatorias muy grandes. En los Estados Unidos, Meigs reintrodujo la histerectomía radical como el tratamiento de elección publicando una serie de 344 casos en 1945. Hasta la formalización de las becas de capacitación en oncología ginecológica a principios de la década de 1970, muchos cirujanos ginecólogos destacados en los Estados Unidos (Parsons, Ulfelder, Green y otros) hicieron importantes contribuciones y modificaciones al abordaje quirúrgico radical que disminuyeron notablemente las complicaciones y al mismo tiempo preservaron la tasa de curación.

Aunque la histerectomía radical y la valoración de los ganglios linfáticos pélvicos se usan ocasionalmente para tratar pacientes con adenocarcinoma del endometrio, se enfatiza el uso de esta cirugía como el tratamiento primario para el cáncer cervical invasor. Las pacientes con enfermedad voluminosa en etapa IB (hoy en día clasificada como etapa FIGO IB3) han sido tratadas tradicionalmente con histerectomía radical y linfadenectomía pélvica bilateral o radioterapia primaria con una supervivencia equivalente. Sin embargo, las pacientes tratadas quirúrgicamente con estas lesiones más grandes tienen un riesgo muy alto de metástasis a los ganglios linfáticos, márgenes de resección cercanos o invasión profunda del estroma con IELV, para lo cual se recomendará radiación adyuvante. Actualmente, la histerectomía radical se ofrece para el tratamiento quirúrgico de la mayoría de los cánceres IB1, IB2 y IB3 y IIA seleccionados. Las indicaciones para realizar la histerectomía radical se resumen en la tabla 25-5. La clasificación de la histerectomía radical de Piver-Rutledge-Smith, de 1974, se muestra en la tabla 25-6 y la clasificación de la histerectomía radical de Querleu-Morrow, de 2008, se muestra en la tabla 25-7.

Tradicionalmente, la histerectomía radical abdominal se ha realizado mediante laparotomía con una incisión de Pfannenstiel, Cherney o Maylard. Sin embargo, con la evolución de la cirugía mínimamente invasiva en los últimos

FIGURA 25-7 Reconstrucción del cuerpo del útero hasta la parte superior de la vagina después de colocar el cerclaje (Copyright © 2006 Memorial Sloan Kettering Cancer Center).

TABLA 25-5	
Indicación de histerectomía abdominal radical	
INDICACIÓN	**GRADO DE LA ENFERMEDAD**
Cáncer invasor del cuello uterino	Etapa IA1 con invasión linfovascular
	Etapa IA2
	Etapa IB1
	Etapa IB2
	Etapa IB3 (seleccionada)
	Etapa IIA1 (seleccionada)
Cáncer invasor de la vagina	Etapa I-II (limitada al tercio superior de la vagina, que generalmente implica al fondo de saco vaginal posterior)
Carcinoma endometrial	Etapa clínica II (invasión cervical macroscópica)
Cáncer de cuello uterino persistente o recurrente después de radioterapia	Limitado por clínica al cuello uterino o al fondo de saco vaginal proximal

TABLA 25-6
Cinco tipos de histerectomía

Tipo I	Histerectomía total extrafascial simple. Se prefiere para el tratamiento de la enfermedad en etapa IA
Tipo II	También conocida como *histerectomía radical modificada*, elimina una porción mayor del muñón vaginal, liga la arteria uterina en el lado medial del uréter (pero no diseca el uréter del ligamento vesicouterino) y elimina el tercio interno a la mitad del ligamento cardinal. Algunos cirujanos recomiendan la histerectomía tipo II para el carcinoma de cuello uterino en etapa IA2
Tipo III	Procedimiento clásico de Meigs que incluye la extracción de todo el parametrio y el tejido paravaginal, así como los ganglios linfáticos pélvicos
Tipo IV	Histerectomía radical y un procedimiento más extenso donde el uréter se diseca por completo de los ligamentos cardinal y vesicouterino, se sacrifica la arteria vesical superior y se extraen las tres cuartas partes de la vagina. Se extirpan el útero y el parametrio, y se realiza una linfadenectomía completa
Tipo V	Histerectomía radical y un procedimiento más extenso en el que se extrae el uréter terminal o un segmento de la vejiga o el recto, junto con el útero, el parametrio, los anexos y los ganglios linfáticos pélvicos

20 años, tanto las plataformas laparoscópicas como las robóticas ofrecen nuevos abordajes con posibles beneficios a corto plazo. Numerosas series de casos retrospectivos han demostrado la viabilidad y seguridad de un abordaje de mínima invasión. No obstante, algunos estudios recientes sugieren que la histerectomía radical mínimamente invasiva provocó una disminución de la supervivencia en comparación con la histerectomía radical abierta. En 2018, Ramírez informó los resultados de un estudio prospectivo aleatorizado que demostró que la histerectomía radical de mínima invasión se asoció con tasas más bajas de supervivencia libre de enfermedad y supervivencia general que la histerectomía radical abdominal abierta. En 2018, Melamed también informó una mortalidad a 4 años del 9.1% entre las mujeres que se sometieron a cirugía mínimamente invasiva, en comparación con el 5.3% en las que se sometieron a cirugía abierta. Se están realizando estudios para aclarar aún más la eficacia de las histerectomías radicales mínimamente invasivas. A medida que se obtienen resultados adicionales, estos datos y los beneficios potenciales de los procedimientos mínimamente invasivos deben utilizarse para el asesoramiento de las pacientes acerca del abordaje quirúrgico.

Colocación

Después de inducir la anestesia, se prefiere que la paciente se coloque en estribos, con los glúteos llevados al borde de la mesa "rota". Se colocan dispositivos de compresión

TABLA 25-7
Procedimientos quirúrgicos para tratar el cáncer de cuello uterino en etapa temprana

TEJIDO	CONIZACIÓN CERVICAL	HISTERECTOMÍA SIMPLE	HISTERECTOMÍA RADICAL MODIFICADA TIPO B[a]	HISTERECTOMÍA ABDOMINAL RADICAL TIPO C[a]	HISTERECTOMÍA ABDOMINAL RADICAL TIPO D1[a]	HISTERECTOMÍA ABDOMINAL RADICAL TIPO D2[a]
Cuello uterino	Extirpado parcialmente	Extirpado completamente	Extirpado completamente	Extirpado completamente	Extirpado completamente	Extirpado completamente
Cuerpo uterino	Conservado	Extirpado completamente	Extirpado completamente	Extirpado completamente	Extirpado	Extirpado completamente
Ovarios	Conservados	Pueden conservarse	Pueden conservarse	Pueden conservarse	Pueden conservarse	Pueden conservarse
Parametrio y paracolpos	Conservados	Conservados	Extirpados a la altura del uréter	Extirpados lateral al uréter	Extirpados a la altura de la pared pélvica lateral	Extirpados incluyendo la fascia y la musculatura
Vasos uterinos	Conservados	Ligados a nivel del orificio cervical interno	Ligados a la altura del uréter	Ligados en su origen en los vasos hipogástricos	Vasos hipogástricos y obturadores extraídos con los vasos uterinos	Vasos hipogástricos y obturadores extraídos con los vasos uterinos
Ligamentos uterosacros	Conservados	Ligados en el útero	Divididos en la mitad de la distancia hasta el recto	Divididos cerca del recto	Divididos cerca del recto	Divididos cerca del recto
Muñón vaginal	Conservado	No se elimina nada	1-2 cm eliminados	≥ 2 cm eliminados	≥ 2 cm eliminados	≥ 2 cm eliminados

[a] La clasificación de la histerectomía radical (HR) de Querleu-Morrow de 2008 se basa en la extensión lateral de la resección y utiliza puntos de referencia anatómicos estables para definir los límites de la resección. Se describen cuatro tipos generales de histerectomía radical. La tipo A (no se muestra) es una HR limitada que comprende la extracción del cuello uterino a nivel del fondo de saco vaginal, incluido un margen paracervical. La HR tipo B (HR modificada) abarca los tipos B1 (el uréter es destechado y se desplaza lateralmente) y B2 (incluye la extracción de los ganglios linfáticos pélvicos). La HR tipo C incluye los tipos C1 (resección que preserva los nervios) y C2 (que no preserva los nervios). La HR tipo D implica la resección ultrarradical de estructuras laterales al paracérvix e incluye los tipos D1 (disección de la pared lateral pélvica) y D2 (resección de la fascia y la musculatura adyacentes).

neumática en ambos miembros inferiores y las rodillas se separan aproximadamente 90°. Los muslos se elevan solo 15-20° en relación con el abdomen. Se debe tener cuidado para evitar la presión sobre los nervios peroneos en las piernas. Los defensores de esta posición de litotomía afirman que tiene varias ventajas. Hay menos tensión en la columna lumbosacra de la paciente cuando los muslos están ligeramente flexionados. Esto es especialmente importante para las pacientes con problemas de la columna lumbosacra. Por último, en esta posición, el orificio uretral, el introito vaginal y el orificio anal son accesibles a la instrumentación si es necesario para aclarar la anatomía. Después de colocar a la paciente en la mesa de operaciones, se realiza una exploración pélvica rectovaginal-abdominal minuciosa. Esta puede seguirse de una cistoscopia o proctosigmoidoscopia. La piel se prepara desde el margen costal hasta la mitad del muslo, con especial atención al ombligo, el perineo y la vagina. Se cubre a la paciente, se inserta un catéter transuretral de Foley en la vejiga y se inicia la cirugía. Si se piensa hacer una biopsia de GLC, la inyección se realiza en el momento de la exploración bajo anestesia, antes de que la paciente esté preparada y cubierta.

Exploración abdominal

Antes de iniciar el procedimiento pélvico, se evalúan meticulosamente las vísceras abdominales y el peritoneo parietal para detectar evidencia de tumor metastásico. Las superficies superior e inferior del hígado se evalúan con cuidado, al igual que la región del plexo celíaco. La superficie inferior del diafragma es particularmente vulnerable a las metástasis, en especial el hemidiafragma derecho, donde los vasos linfáticos paraaórticos pasan de la cavidad abdominal al mediastino. El mesenterio del intestino grueso y delgado y la superficie serosa del intestino, junto con el epiplón, deben explorarse en busca de evidencia de metástasis. El 15% o más de las metástasis a ganglios paraaórticos son ocultas; por lo tanto, incluso el ganglio menos sospechoso debe eliminarse y evaluarse histológicamente mediante corte por congelación. Si hay evidencia histopatológica de tumor metastásico en un ganglio linfático paraaórtico, no se procede con la histerectomía radical y se abandona la operación. Estas pacientes se tratan mejor con quimioterapia concomitante y radioterapia de campo extendido.

Por lo general, no se obtienen lavados peritoneales para el examen citológico porque el rendimiento es bajo y la importancia pronóstica no se ha determinado. En este punto del procedimiento, todas las adherencias en la pelvis se lisan y los intestinos se colocan en la parte superior del abdomen. En este momento se realiza una evaluación de la extensión del tumor pélvico examinando el curso del drenaje linfático de la pelvis, que se palpa con cuidado a lo largo de los vasos pélvicos. Cuando se encuentran ganglios agrandados o clínicamente sospechosos, se extirpan y se envían inmediatamente para el estudio del corte por congelación, para continuar con la evaluación adicional de la pelvis. Los espacios paravesical y pararrectal son referencias anatómicas importantes. Cuando se desarrollan, brindan la oportunidad de explorar minuciosamente la base de intervención del ligamento ancho (**fig. 25-8**). La extensión del tumor en la base del ligamento ancho puede no ser anatómicamente evidente o detectable antes de la cirugía. Este paso es importante para evaluar aún más la posible extensión del tumor más allá del cuello uterino hacia los tejidos paracervicales inmediatos. Si hay evidencia de enfermedad extracervical, se puede abandonar el procedimiento quirúrgico, a menos que haya evidencia clara de que se puede eliminar toda la enfermedad. La pared pélvica lateral debe estar libre de tumor. Si hay evidencia de enfermedad metastásica en los ganglios linfáticos pélvicos, está indicada la irradiación pélvica postoperatoria. Una vez que se determina que el tumor central es claramente resecable, se inicia la histerectomía radical.

Antes de que se desarrollen los planos y espacios pélvicos, se debe tomar una decisión con respecto a la conservación o extracción de las tubas uterinas y los ovarios. En las pacientes premenopáusicas con ovarios normales, por lo general se pueden extraer las tubas uterinas (trompas de Falopio) si se conservan los ovarios; sin embargo, la extracción puede discutirse dados los hallazgos recientes de que la tuba es el origen del "cáncer de ovario".

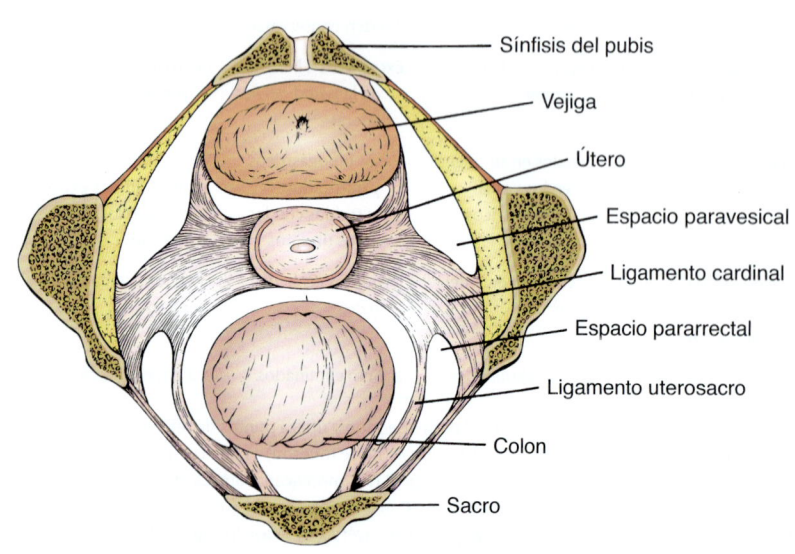

FIGURA 25-8 Corte transversal de la pelvis que muestra los espacios pararrectal y paravesical. La base del ligamento ancho (ligamento cardinal) se extiende hacia la pared pélvica lateral y contiene los vasos linfáticos principales que drenan al cuello uterino.

Desarrollo de los espacios paravesical y pararrectal

El espacio paravesical ocupa el área entre la vejiga y el espacio retropúbico medialmente, con la pared lateral pélvica y el músculo obturador formando sus límites laterales. El límite superior está formado por el ligamento cardinal, y el piso comprende al músculo elevador del ano. Después de sujetar y ligar el ligamento redondo a mitad de camino a lo largo de su trayecto, la hoja anterior del ligamento ancho se abre en una dirección inferior, pasando en la pelvis antes de desviar la incisión medialmente para desplazar el peritoneo de la vejiga desde el segmento uterino inferior (fig. 25-9A). La disección se lleva hacia abajo, al músculo elevador del ano (fig. 25-9B). No hay vasos sanguíneos importantes en este espacio potencial aunque, ocasionalmente, un vaso obturador aberrante emerge de la arteria epigástrica inferior y se extiende a lo largo de la cara posterior del hueso púbico hacia el espacio obturador. Con una disección digital suave se puede palpar el piso pélvico y se puede identificar la cara posterior del espacio, incluido el margen anterior del ligamento cardinal.

El espacio pararrectal se encuentra debajo del peritoneo pélvico y se extiende entre el ligamento cardinal lateralmente y el ligamento uterosacro medialmente (fig. 25-10A). Al retraer el ligamento infundibulopélvico y desplazar el útero medialmente, el ligamento uterosacro se estira y el espacio pararrectal se ensancha. La disección en el espacio pararrectal es mucho más precaria que en el espacio paravesical; por ello, una disección poco hábil en este lugar se asocia frecuentemente con hemorragias problemáticas. El borde medial de la fosa está limitado por el ligamento uterosacro y el recto; el borde lateral está formado en la parte superior por el músculo piriforme y en la parte inferior por el músculo elevador. El sacro forma el margen posterior del espacio y el uréter se une al peritoneo a lo largo del techo del espacio antes de entrar en la cara medial del ligamento cardinal. La arteria y la vena hipogástricas se encuentran en la parte más profunda del espacio pararrectal a lo largo del músculo elevador del ano. El ligamento cardinal forma los bordes caudal y lateral de esta importante área. La entrada al espacio pararrectal debe hacerse con precaución. Se selecciona un punto entre el uréter, que está unido a la hoja medial del peritoneo, y la arteria hipogástrica. Se debe tener cuidado para evitar daños innecesarios en las venas pequeñas en lo profundo de esta fosa. Entonces, el desarrollo posterior del espacio cambia a una dirección inferior y caudal lateral al recto. Con los espacios paravesicales y pararrectales disecados (fig. 25-10B), el piso pélvico y el ligamento cardinal pueden identificarse y palparse fácilmente. En ausencia de extensión demostrable del tumor, el caso se considera operable.

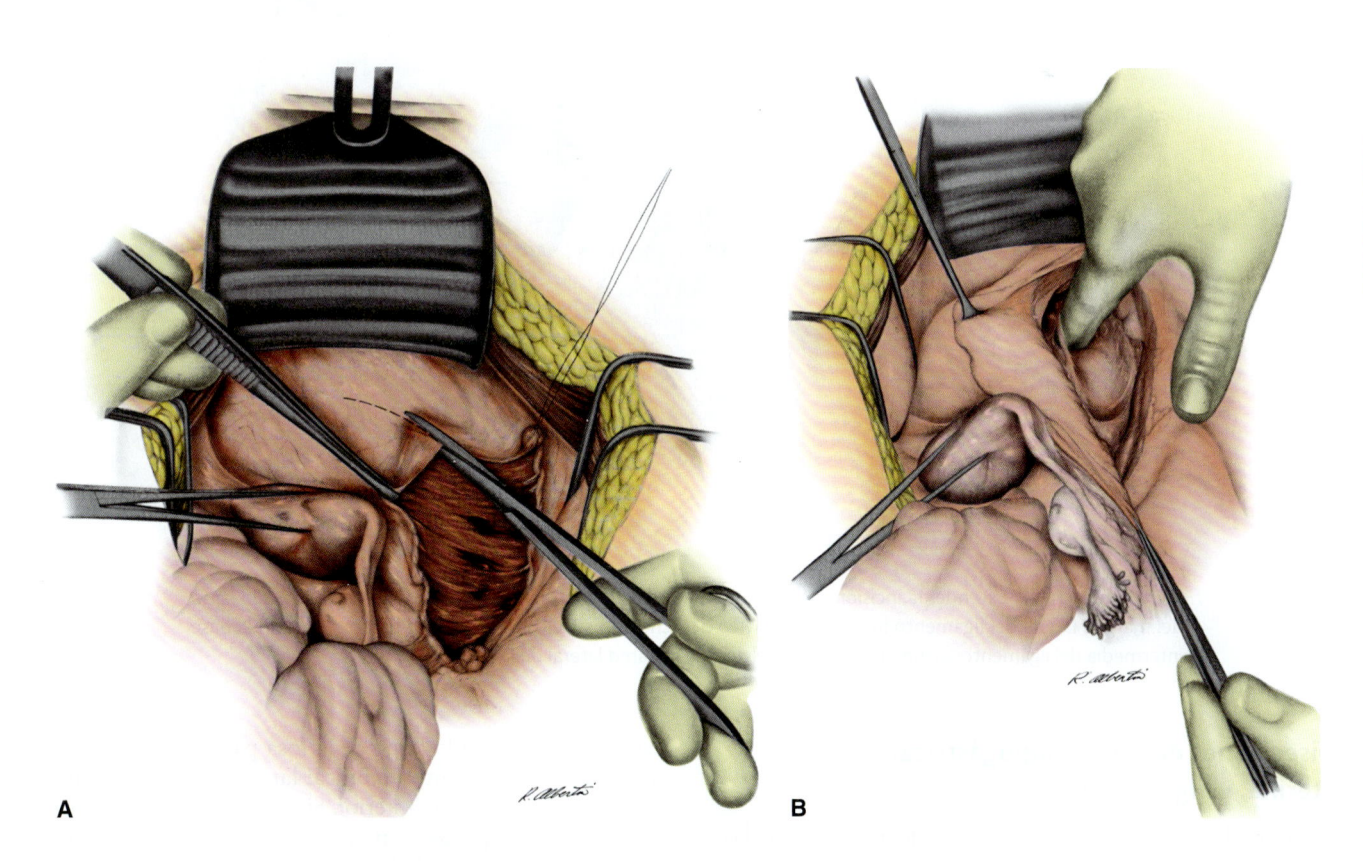

FIGURA 25-9 **A.** Apertura de la hoja anterior del ligamento ancho después de la ligadura del ligamento redondo derecho y el ligamento infundibulopélvico. **B.** Desarrollo del espacio paravesical.

460 SECCIÓN V ONCOLOGÍA GINECOLÓGICA

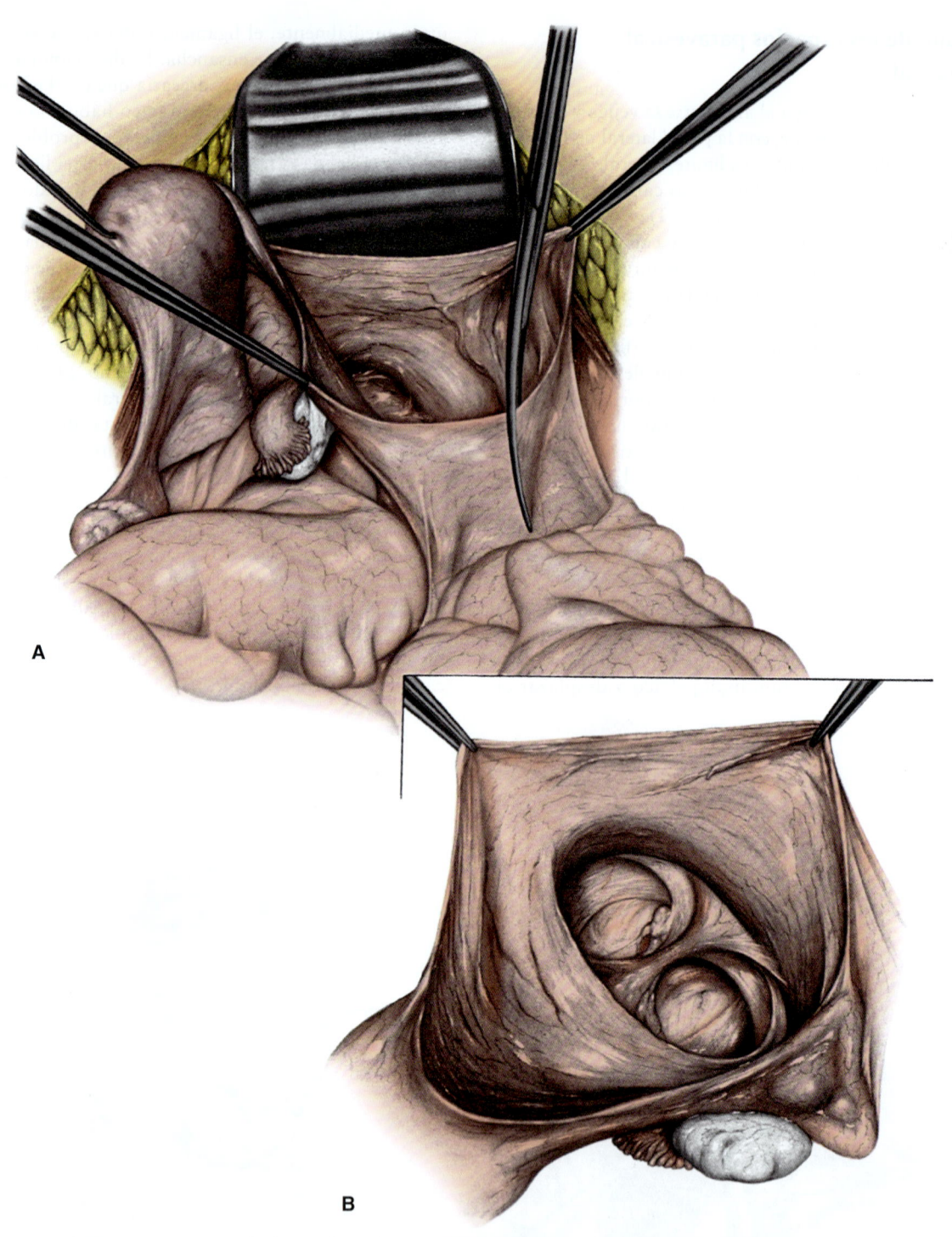

FIGURA 25-10 A. Extender la incisión en la hoja anterior del ligamento ancho, en dirección cefálica a lo largo del margen lateral del ligamento infundibulopélvico derecho. **B.** Espacios paravesical y pararrectal, con la base intermedia del ligamento ancho unida al piso pélvico y a la pared lateral de la pelvis.

Disecciones de arteria hipogástrica, arteria uterina, vejiga y uréter

La arteria hipogástrica se diseca con la identificación de las ramas viscerales del tronco anterior, que incluyen la uterina, vesical superior, media e inferior, y las arterias vaginal y hemorroidal media. La división anterior de la arteria hipogástrica continúa a lo largo de la fosa paravesical para convertirse en el ligamento umbilical lateral obliterado debajo de la pared abdominal anterior. Si la arteria vesical superior está dañada, se puede ligar sin comprometer seriamente el suministro de sangre de la vejiga. En este punto, se liga la arteria uterina en su origen desde la arteria hipogástrica. Algunos autores han informado que se logra una disección central más adecuada ligando la división anterior de la arteria hipogástrica justo distal al punto de origen de su división posterior, en lugar de ligar la arteria uterina individualmente. Cualquiera que sea el vaso elegido, después de la ligadura, las ramas distales que atraviesan el ligamento cardinal se eliminan con la muestra. No se intenta extraer la vena hipogástrica. Las otras venas adyacentes deben ligarse para evitar un sangrado rápido en esta área. Después, la vejiga se desplaza en el segmento uterino inferior haciendo una incisión en el peritoneo de la vejiga desde su unión al útero. Las adherencias fasciales de la base de la vejiga se liberan del cuello uterino y de la vagina superior mediante electrocauterización o disección con tijeras afiladas, y el espacio vesicocervical se desarrolla en sentido inferior y lateral. El uréter hace un túnel entre los haces fasciales anteriores de la base del ligamento ancho, a menudo llamado *ligamento vesicouterino*. Este túnel fascial se abre con cuidado, como se muestra en la figura 25-11A. La arteria uterina y la vena se extienden a lo largo del techo fascial de este ligamento. Como se muestra en la figura 25-11B, la vaina anterior del ligamento vesicouterino se abre mediante el pinzamiento doble e incisión en este tejido. Cada uno de los haces fasciales es ligado para controlar la hemorragia y el uréter se diseca libre de su unión a la hoja posterior del ligamento vesicouterino.

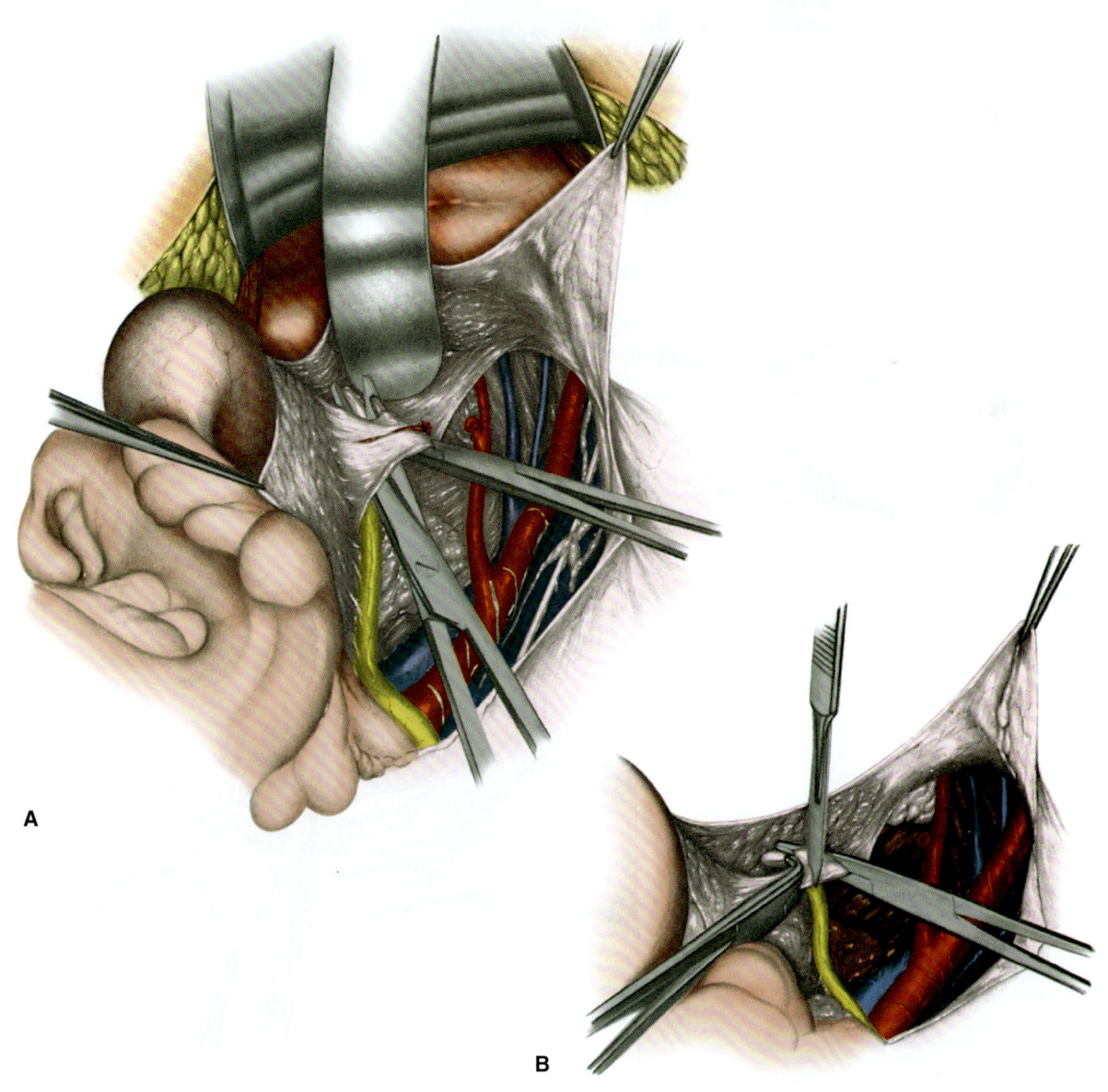

FIGURA 25-11 A. Las tijeras de Metzenbaum se insertan sobre el uréter en el ligamento vesicouterino o en el túnel ureteral del ligamento ancho. Obsérvese la arteria uterina ligada en la vaina fascial anterior del túnel. **B.** El techo del túnel se abre entre las pinzas.

462 SECCIÓN V ONCOLOGÍA GINECOLÓGICA

Al igual que con los vasos pélvicos, se debe tener cuidado para evitar daños a la adventicia y a la pared muscular del uréter, que contienen vasos nutricios de la circulación colateral. El riesgo de formación de fístulas aumenta si el suministro de sangre al uréter se ve comprometido por trombosis o por traumatismos de las venas.

Disección del ligamento cardinal

La base del ligamento ancho (el ligamento cardinal) se puede extirpar desde su unión en la pared pélvica lateral (fig. 25-12A,B). Si se produce una hemorragia grave en esta región debido a un traumatismo en las venas del piso pélvico,

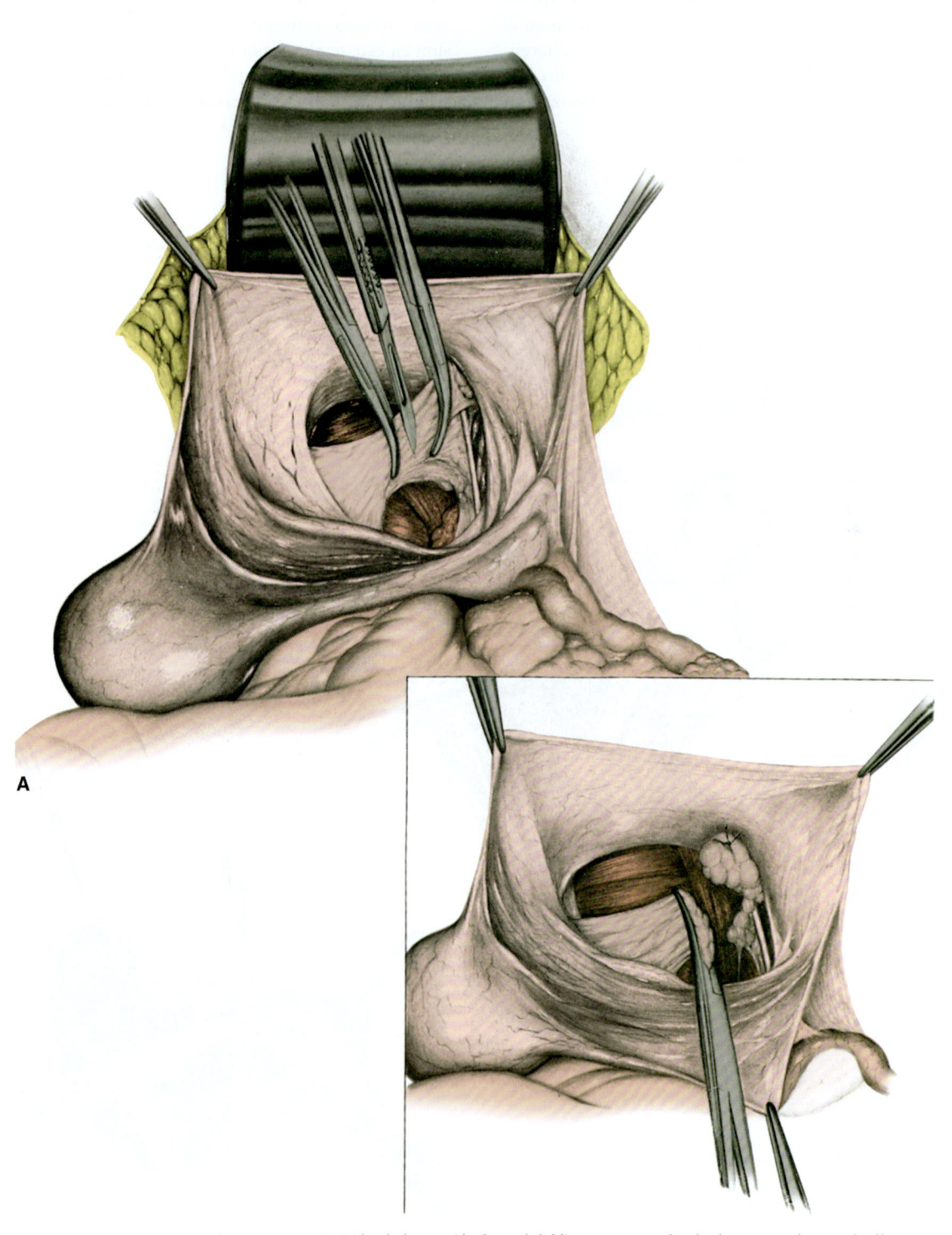

FIGURA 25-12 A. Pinzamiento e incisión de la porción lateral del ligamento cardinal adyacente a la pared pélvica lateral. **B.** Ligamento extirpado que muestra el piso pélvico y los músculos elevadores. El nervio obturador disecado se ve en el espacio obturador.

CAPÍTULO 25 CIRUGÍA PARA EL CÁNCER DE CUELLO UTERINO   463

el control hemostático se obtiene mejor mediante el empaquetamiento firme de la pelvis y desplazando temporalmente la disección al lado opuesto.

Los ligamentos uterosacros se originan desde una posición posterolateral en el cuello uterino, donde son más gruesos y se extienden posteriormente a la cara anterolateral del recto. A medida que los ligamentos se acercan al recto, se ensanchan de manera que tienen una fijación más amplia al recto que al cuello uterino. Los ligamentos uterosacros se estiran tirando del útero hacia adelante. Luego se incide la retracción peritoneal del fondo de saco de Douglas, dejando un pequeño segmento de peritoneo unido a la superficie anterior del recto. Se debe tener cuidado para evitar lesiones en los uréteres, que están unidos al peritoneo justo lateralmente al ligamento uterosacro (fig. 25-13A). El espacio rectovaginal se abre y se profundiza (fig. 25-13B).

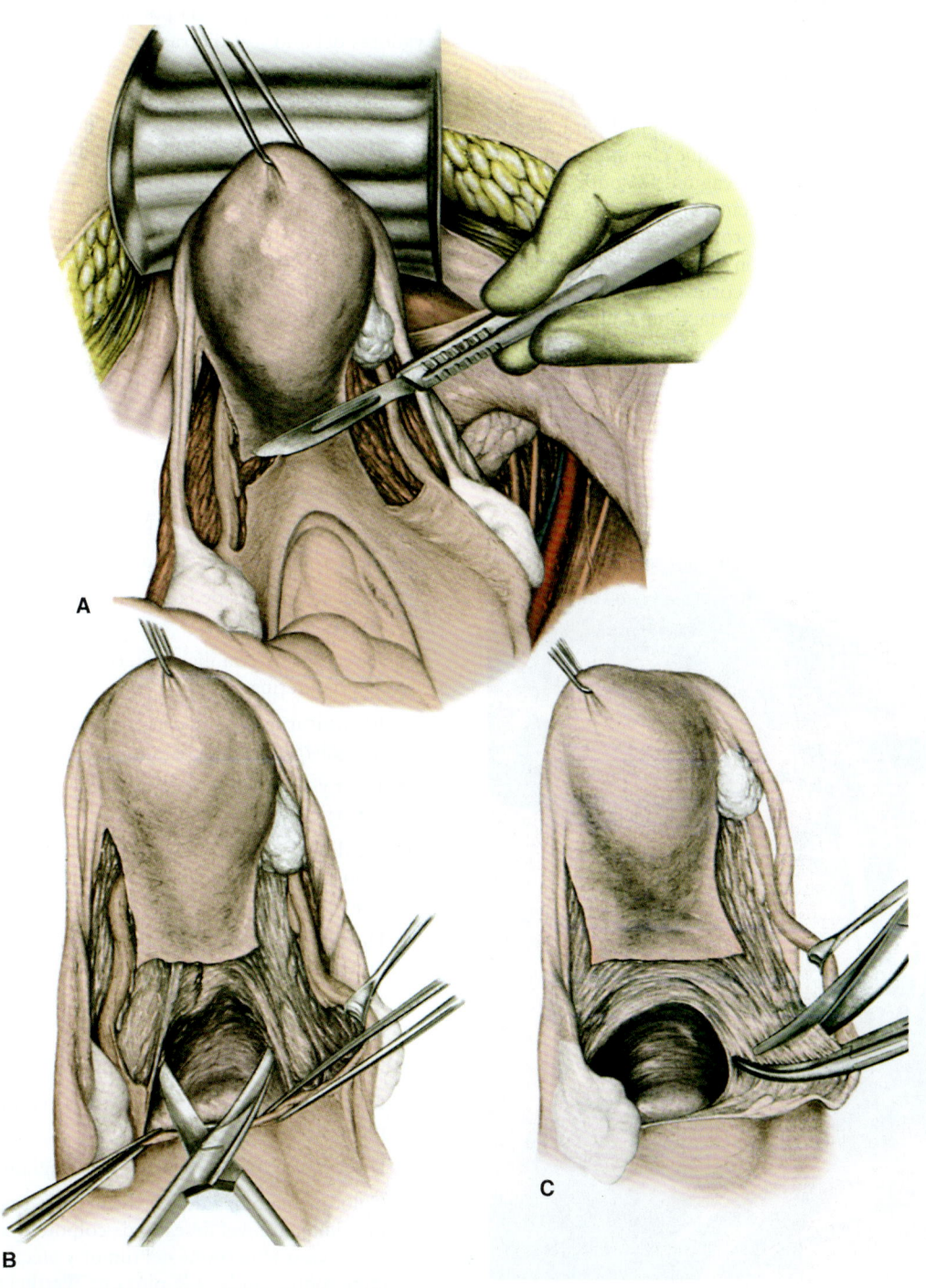

FIGURA 25-13 **A.** Corte del peritoneo del fondo de saco a medida que se retrae en el recto. El uréter corre lateralmente desprovisto de peritoneo. **B.** Disección del tabique rectovaginal con desarrollo de tallos rectales (ligamentos uterosacros). **C.** Pinzamiento del ligamento uterosacro. El uréter se retrae suavemente para evitar traumatismos.

Este procedimiento separa la retracción posterior de la fascia endopélvica de la pared lateral del recto, que incluye los ligamentos uterosacros más superficiales. Se identifica todo el haz fascial del ligamento uterosacro, se sujeta lo más atrás posible y lo más cerca posible de la pared rectal anterior, se corta y se liga (fig. 25-13C). No se intenta dividir los anexos del sacro. La continuación de este plano de disección a lo largo de la fascia endopélvica posterior libera la cara posterior del cuello uterino del piso pélvico. Trimbos y cols. han descrito una histerectomía radical "con preservación de nervios" que implica una disección menos radical del ligamento uterosacro, lo que reduce la incidencia de disfunción de la vejiga sin afectar las tasas de curación (cuadro 25-1).

Es importante disecar la fascia paravaginal para obtener todos los conductos microlinfáticos que comunican el cuello uterino y la parte superior de la vagina. Después, se diseca la vejiga alejándose de la porción superior de la vagina mediante disecciones cortante y roma, asegurándose de evitar traumatismos en la irrigación sanguínea de este órgano. Se debe realizar una disección cortante en lugar de roma para liberar la base de la vejiga de la vagina anterior con el objeto de evitar el desgarro forzado de los vasos sanguíneos y la musculatura de la vejiga. Luego, se extrae la pieza quirúrgica dividiendo la vagina (fig. 25-14). Posteriormente, se coloca una pinza de Wertheim en la vagina, proximal a la ubicación de la colpotomía, con el fin de controlar cualquier diseminación del tumor.

Cierre vaginal

La vagina se cierra con una sutura de absorción tardía. No se hace ningún intento adicional para sostener la bóveda vaginal, ya que se ha eliminado todo el soporte fascial del útero y de la vagina. La vagina restante, que se ha acortado 2-3 cm, está bien apoyada por sus anexos a los músculos elevadores del ano y al diafragma urogenital, y principalmente por los efectos de la fibrosis postoperatoria durante la fase de cicatrización.

Se ha estudiado ampliamente la utilidad de colocar drenajes pélvicos y no se han identificado beneficios. No se intenta suspender los uréteres hacia la arteria hipogástrica, como lo sugirieron Green y cols., ni colocar el uréter terminal en el interior de la superficie peritoneal, según lo recomendado por Novak. Además, no parece haber ningún beneficio al reperitonealizar la pelvis como lo describen Symmonds y Pratt.

CUADRO 25-1 PASOS DEL PROCEDIMIENTO

Histerectomía radical

- Evaluar el abdomen y la pelvis en busca de evidencia de enfermedad metastásica.
- Desarrollar los espacios paravesicales.
- Desarrollar los espacios pararrectales.
- Disecar el uréter de la hoja medial del ligamento ancho.
- Disecar la arteria ilíaca interna e identificar la arteria uterina.
- Identificar la vena uterina profunda y el nervio hipogástrico.
- Ligar y dividir la arteria uterina y la vena uterina superficial.
- Incidir el peritoneo de la vejiga desde su unión con el útero y retraer la vejiga fuera del segmento uterino inferior.
- Disecar el "túnel" ureteral y abrir la capa anterior del ligamento vesicouterino.
- Cortar la base del ligamento ancho de su unión en la pared pélvica lateral.
- Desarrollar el espacio rectovaginal.
- Dividir los ligamentos uterosacros evitando el plexo del nervio hipogástrico.
- Disecar aún más el espacio vesicovaginal.
- Colocar una pinza de Wertheim en la vagina proximal, al nivel deseado de colpotomía, para evitar el derrame del tumor y efectuar colpotomía caudal a la pinza de Wertheim.
- Dividir la vagina en el nivel deseado.
- Cerrar la vagina con sutura de absorción tardía.

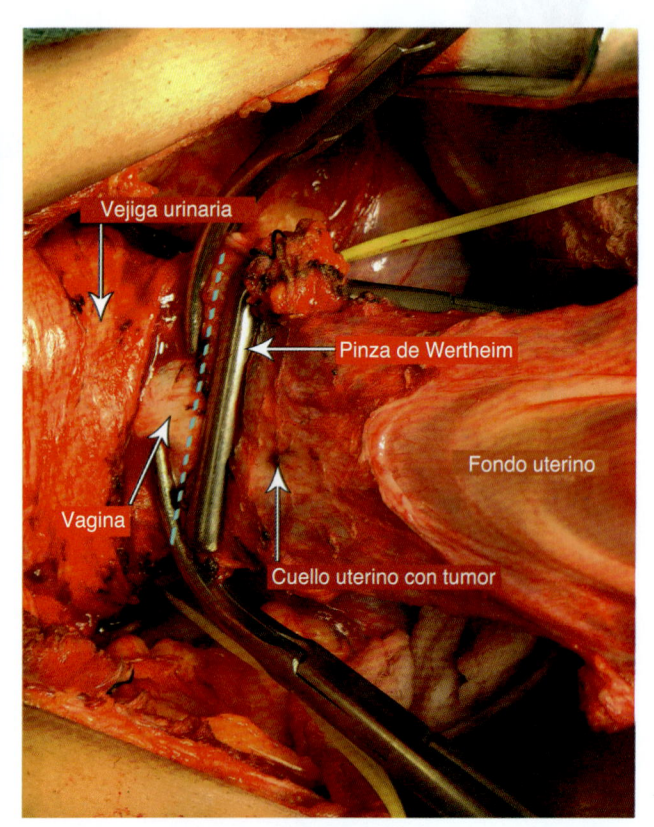

FIGURA 25-14 Después de pinzar y ligar los tejidos paravaginales lateralmente, se realiza la incisión (indicada con una línea azul) en la vagina varios centímetros debajo del cuello uterino. Se coloca una pinza de Wertheim encima para evitar el derrame del tumor.

Transposición ovárica

Si los ovarios se van a transponer fuera de la pelvis, se diseca un túnel debajo del peritoneo lateral y superiormente hacia cada conducto lateral. Se hace una incisión en el peritoneo, lo más alto posible en la parte superior del túnel. Las estructuras de los anexos son guiadas a través del túnel y a través de la incisión en la parte superior del túnel, asegurándose de que los vasos ováricos en el ligamento infundibulopélvico no estén torcidos. Se utiliza material de sutura permanente para suturar el pedículo tuboovárico lo más alto posible al peritoneo y al músculo subyacente. También se colocan dos clips metálicos grandes a través del pedículo para luego identificar la ubicación de los ovarios con una radiografía abdominal. La suspensión ovárica se realiza si existe una posibilidad razonable de que una paciente necesite irradiación pélvica postoperatoria; estudios recientes sugieren que, como mínimo, el ovario debe colocarse a 1.5 cm en dirección cefálica a la cresta ilíaca, ubicada con radiografías simples. Sin embargo, en la mayoría de las cirugías las tubas y los ovarios se pueden dejar en sus posiciones naturales en la pelvis. Si se va a transponer un ovario, es razonable retirar las tubas y las fimbrias; esto puede disminuir la formación de futuras enfermedades de las tubas uterinas (benignas o malignas) y probablemente tenga un impacto limitado en la perfusión vascular del ovario restante.

Linfadenectomía

Tradicionalmente, la linfadenectomía se realizaba al momento de la histerectomía radical abdominal para diagnosticar los ganglios linfáticos metastásicos (lo que determinaría el tratamiento adyuvante posterior) y porque se consideraba que la linfadenectomía era útil para lograr una disección central adecuada alrededor del tumor cervical, la parte más importante de la cirugía. Sin embargo, la linfadenectomía completa se ha asociado con complicaciones a corto y largo plazo, como infección, lesión nerviosa, lesión vascular y linfedema de las extremidades inferiores. Además, en las mujeres con cáncer de cuello uterino operable, la tasa de metástasis en los ganglios linfáticos es de entre 1 y 15%, lo que significa que el 85-99% de las mujeres que se someten a una linfadenectomía pélvica en el momento de la cirugía de cáncer de cuello uterino podrían no beneficiarse de la disección completa de los ganglios; sin embargo, sí estarían sujetas a sus riesgos.

La biopsia de GLC se utiliza ampliamente en los cánceres de mama, vulva, melanoma y otros. Los beneficios de la identificación y la biopsia de GLC incluyen una mejor detección de la enfermedad microscópica y la reducción de los efectos secundarios de la linfadenectomía completa. Echt describió por primera vez la biopsia de GLC para cáncer de cuello uterino en 1999. Desde entonces, numerosos grupos han informado sobre su experiencia con la identificación y la biopsia de GLC. El uso de la biopsia de GLC también se ha incluido en las guías más recientes de la NCCN y es una opción para la evaluación de los ganglios linfáticos en pacientes en etapa IA1 con IELV, así como en las etapas IA2, IB1 y IIA1. *Véase* el capítulo 24 para obtener una descripción detallada de la linfadenectomía (**fig. 25-15**).

COMPLICACIONES POSTOPERATORIAS

Complicaciones urológicas

Una histerectomía radical tradicional denerva sustancialmente la vejiga y la uretra superior; cuanto más extensa es la disección, mayor es el grado de interferencia con su función. Por lo tanto, hoy en día se ha vuelto popular una resección que preserva los nervios.

Durante una histerectomía radical sin preservación nerviosa se extraen las fibras nerviosas parasimpáticas y simpáticas hacia y desde la vejiga y la uretra, junto con los tejidos de los ligamentos paracervical, paravaginal y cardinal. Inicialmente, la vejiga puede estar hipertónica, con disminución de su capacidad, aumento de la presión en reposo e incremento del volumen residual de orina. Muchas pacientes tienen dificultad para iniciar la micción y experimentan una pérdida de la sensación de plenitud de la vejiga. Todas las pacientes tendrán cierto grado de disfunción vesical y hasta el 50% de ellas tendrán disfunción vesical significativa después de la histerectomía radical convencional.

Tratamiento de la vejiga

Los abordajes para el tratamiento postoperatorio de la vejiga varían ampliamente. La duración del drenaje de la sonda, el drenaje suprapúbico frente al transuretral, el valor de la autocateterización y el valor de los estudios cistométricos se han debatido según lo descrito por Bandy y cols. Estos autores también encontraron que las pacientes que recibieron radiación pélvica adyuvante postoperatoria tenían vejigas significativamente más contraídas e inestables que las pacientes tratadas con cirugía sola. La atención adecuada de la vejiga en las primeras semanas después de la cirugía es esencial para evitar la sobredistensión. Los cirujanos han recomendado la extracción temprana de la sonda (24-72 h después de la cirugía) con informes de micción normal. Cuando se retira la sonda, se revisa el residuo posterior al vaciamiento con una ecografía de vejiga (también puede usarse sondaje transuretral). Si el volumen residual después del vaciamiento es inferior a 50-75 mL y el volumen de orina evacuada espontáneamente es mayor que el residual posvaciamiento, entonces la paciente puede abandonar el hospital sin una sonda permanente. Permitir que la vejiga se distienda de manera excesiva, principalmente en el período de recuperación postoperatoria temprana, puede provocar una vejiga flácida secundaria al estiramiento y descompensación del músculo detrusor, la prolongación de la disfunción de la vejiga con altos volúmenes de orina residual y la probabilidad de infecciones urinarias. Las pacientes que tienen residuos inaceptables posteriores al vaciamiento se tratan mejor con autocateterización intermitente o drenaje de sonda permanente durante varias semanas antes de intentar la extracción. Si se produce un episodio grave de sobredistensión de la vejiga, se debe restablecer el drenaje continuo de la sonda permanente, a veces durante 1-2 semanas, con la esperanza de que se pueda evitar el deterioro permanente de la función vesical. Junto con la disfunción de la vejiga pueden producirse infecciones de las vías urinarias y deben descartarse con análisis y cultivo de orina periódicos y tratarse

466 SECCIÓN V ONCOLOGÍA GINECOLÓGICA

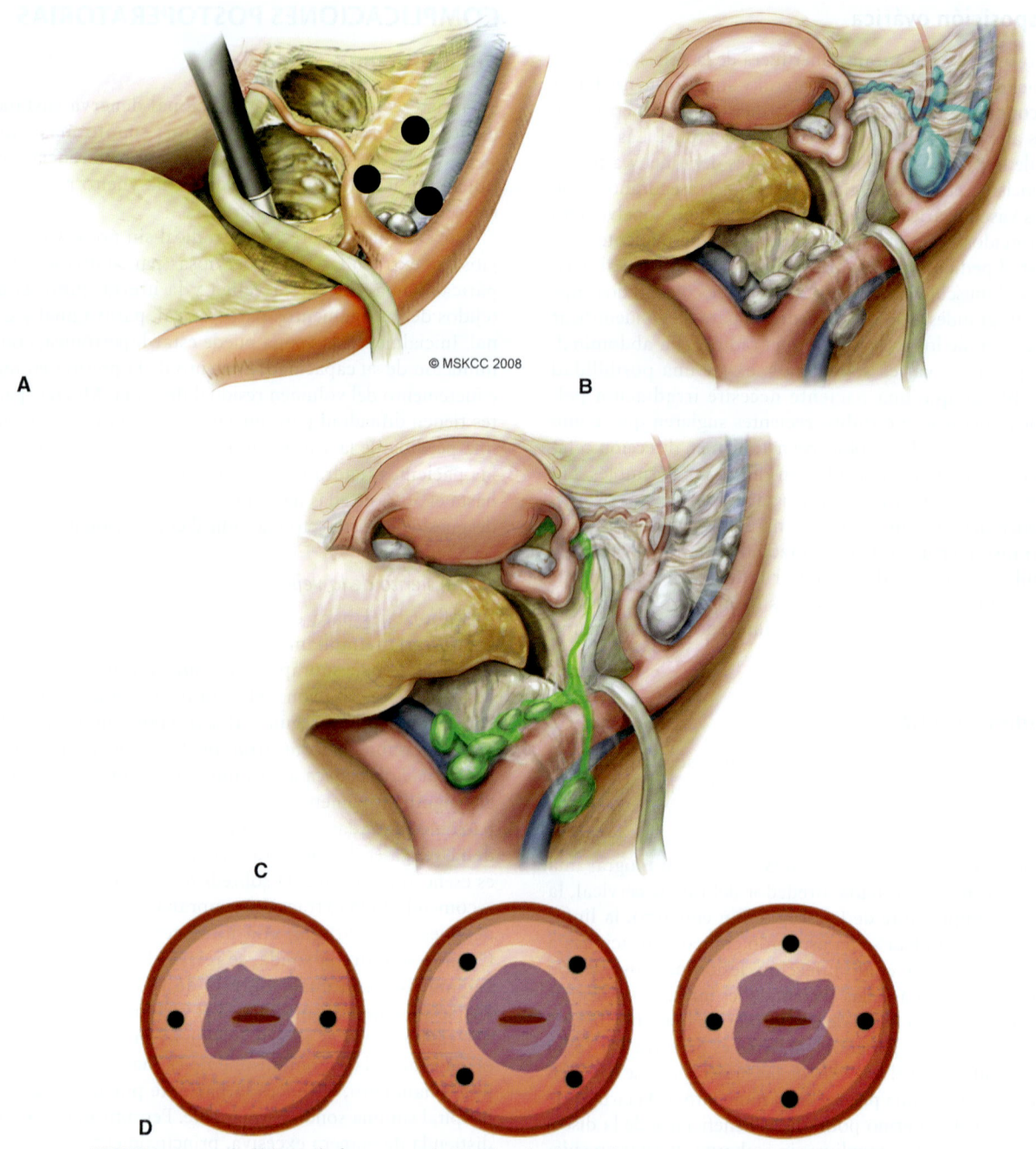

FIGURA 25-15 A. Sitios más frecuentes de GLC implicados en las mujeres con cáncer de cuello uterino. **B.** Después de la inyección cervical de la tinción, la localización más habitual del GLC es medial al ganglio ilíaco externo, ventral al hipogástrico y en la parte superior de los ganglios obturadores. **C.** Drenaje y ubicación menos frecuente del GLC. Si los troncos linfáticos siguen al mesouréter, se debe buscar al GLC en la región presacra de la ilíaca común. **D.** Esta imagen muestra los sitios de inyección más habituales para la neoplasia cervical (Memorial Sloan Kettering Cancer Center. Copyright © 2008 Memorial Sloan Kettering Cancer Center. Reproducido con autorización).

con los antibióticos correspondientes. Se debe alentar a las pacientes a mantener una producción de orina superior a 2 000 mL/día para evitar infecciones de las vías urinarias.

En ausencia de irradiación pélvica previa, la isquemia vesical y la fístula vesicovaginal son complicaciones poco frecuentes. Las fístulas vesicovaginales se presentan en menos del 1% de las pacientes. Casi un tercio de las fístulas de las vías urinarias posquirúrgicas sanan espontáneamente, en comparación con ninguna si se administra radioterapia adyuvante.

Tratamiento de los uréteres

En 1895, Clark, en el hospital Johns Hopkins, publicó una de las primeras descripciones de la histerectomía radical para el cáncer de cuello uterino. Sampson, trabajando en la misma institución durante ese tiempo, reconoció que la lesión del uréter era el problema más grave asociado con el procedimiento. Sus publicaciones sobre la anatomía y la irrigación de los uréteres, además de la relación entre estos y la enfermedad ginecológica, son clásicas y siguen siendo pertinentes en la actualidad. Se ha demostrado que la desvascularización y la necrosis isquémica de la pared del uréter terminal son una de las secuelas más graves, según informó Wertheim. Meigs informó una tasa importante de complicaciones ureterales del 12.5%, incluida una incidencia del 8.5% de las fístulas ureterovaginales y una del 4% de la estenosis ureteral.

Durante muchos años, los cirujanos ginecólogos han intentado reducir la tasa de complicaciones ureterales utilizando técnicas especiales. Algunos cirujanos en Yugoslavia redujeron la incidencia de fístulas ureterales al 2%, después de la cirugía radical primaria, colocando el uréter pélvico disecado en el interior (superficie peritoneal) del peritoneo pélvico y conservando el mesenterio lateral al uréter terminal. Green y cols. sugirieron que el uréter terminal se extraiga del líquido acumulado en el espacio retroperitoneal suturándolo a la arteria hipogástrica obliterada. Dado un uréter normal no irradiado, se cree que la incidencia de fístulas y estenosis ureteral permanente puede mantenerse por debajo del 1% con una atención intraoperatoria meticulosa, llevada a cabo por parte de un cirujano técnicamente hábil que pueda prevenir el traumatismo vascular de la vaina periureteral y la lesión de la muscular del uréter.

Trombosis venosa y embolia pulmonar

Las pacientes que se someten a cirugía pélvica radical cumplen con los componentes de la tríada de Virchow y tienen un alto riesgo de desarrollar trombosis venosa de las extremidades inferiores, así como episodios tromboembólicos. Factores como la alteración postoperatoria de la coagulación sanguínea, los traumatismos en la pared venosa y la estasis venosa son características reconocibles de este tipo de cirugía. En particular, la linfadenectomía pélvica produce invariablemente algún tipo de traumatismo en la pared de la vena durante la movilización del vaso y la resección del tejido linfático adherido. La inmovilización prolongada de los miembros inferiores durante un procedimiento quirúrgico de gran duración es responsable de la estasis venosa intraoperatoria y de la formación de coágulos. La evidencia sugiere que la trombosis postoperatoria de las extremidades inferiores es el resultado del procedimiento quirúrgico en más del 50% de los casos.

Los esfuerzos para disminuir la frecuencia de esta complicación incluyen de manera inicial el uso de heparina profiláctica en dosis bajas (5 000 U por vía subcutánea tres veces al día), comenzando 2 h antes de la cirugía y administrada cada 8 h a partir de entonces durante los 5 días posteriores a la cirugía. Kakkar y cols. encontraron, usando heparina sola en el perioperatorio, que la incidencia de trombosis venosa profunda disminuyó del 24.6% en el grupo control no tratado al 7.7% en el grupo tratado con heparina. En la práctica de los autores se utiliza compresión neumática intermitente de la pantorrilla, comenzando en el quirófano y hasta el alta. En las pacientes de muy alto riesgo se agrega heparina de bajo peso molecular profiláctica. Aproximadamente el 3-5% de las pacientes con trombosis venosa oculta de los miembros inferiores desarrollan embolia pulmonar y más de la mitad de los casos experimentan embolia pulmonar mortal.

Neuropatía

Una revisión de Hoffman y cols. descubrió que la lesión nerviosa como complicación de la histerectomía radical ocurre con poca frecuencia. Los nervios en riesgo de lesión incluyen los nervios femoral, obturador, peroneo, ciático, genitofemoral, ilioinguinal, iliohipogástrico, femoral cutáneo lateral y pudendo. El conocimiento de la ubicación anatómica de estos nervios en el campo quirúrgico, la técnica quirúrgica cuidadosa en la disección y la fijación de la hemostasia, la colocación cuidadosa de separadores de autosujeción y la ubicación cuidadosa de las pacientes en los estribos evitan la mayoría de las lesiones nerviosas.

La lesión del nervio obturador puede provocar dificultades con la aducción de la extremidad inferior. Las lesiones del nervio obturador son las lesiones neurológicas más habituales y ocurren con mayor frecuencia durante la extracción de los ganglios linfáticos del obturador desde la fosa del obturador. Si el nervio se corta transversalmente, se puede reparar como lo describe Vasilev o consultando a neurocirugía. Por fortuna, la mayoría de las lesiones nerviosas no están relacionadas con una discapacidad grave o permanente.

Disfunción rectal

Después de la histerectomía radical pueden ocurrir disfunciones rectales agudas y crónicas, aunque se informan con mucha menor frecuencia que la disfunción de la vejiga. La disfunción rectal se caracteriza por dificultad para la defecación, pérdida de la sensación de la necesidad de defecar y estreñimiento. Barnes y cols. informaron que la manometría anorrectal postoperatoria fue anómala en todas las pacientes sometidas a histerectomía radical debido a la interrupción de los arcos reflejos espinales que controlan el vaciado rectal, posiblemente a causa de la denervación parcial del recto. Con suerte, la cirugía radical con preservación nerviosa abreviará y reducirá la incidencia de este tipo de complicación.

Infección

Históricamente, las pacientes se han tratado con antibióticos solo si se producía una infección postoperatoria. Sin embargo, la profilaxis antibiótica se ha asociado con una disminución de la morbilidad febril y con una reducción de las tasas de infección grave en mujeres sometidas a histerectomía abdominal radical. El uso profiláctico de antibióticos de amplio espectro, con cobertura frente a aerobios y anaerobios, ha demostrado ser una adición útil al arsenal quirúrgico. Los autores inician con la cobertura antibiótica de amplio espectro con un solo fármaco inmediatamente antes de la cirugía. Cuando ocurre una infección secundaria a pesar del uso de antibióticos profilácticos, se obtienen cultivos apropiados y se selecciona la antibioticoterapia específica para el microorganismo.

EXENTERACIÓN PÉLVICA

La mayoría de las muertes relacionadas con el cáncer de cuello uterino ocurren debido a una enfermedad recurrente o persistente en la pelvis. En las mujeres que tienen cáncer de cuello uterino persistente o recurrente poco después de una cirugía inicial o radioterapia, puede considerarse la cirugía de rescate o la radiación, según corresponda. Es fundamental que se realice una biopsia para confirmar la enfermedad, particularmente en las mujeres tratadas con radiación porque los efectos de la radioterapia pueden durar meses después de su finalización. Además, las imágenes que incluyen RM, TC o PET pueden ser útiles para determinar la ubicación y el grado de la afección.

La base del tratamiento para el cáncer de cuello uterino recurrente central que ocurre después de la cirugía inicial o la radioterapia ha sido tradicionalmente la exenteración pélvica. La exenteración pélvica fue descrita por primera vez por Brunschwig en 1948. Es un procedimiento ultrarradical que incluye la extracción en bloque de la vejiga, el recto y la vagina, incluido el tumor. Las variaciones de la exenteración pélvica total incluyen la exenteración anterior (donde se preserva el recto) y la exenteración posterior (donde se preservan las vías urinarias inferiores). La exenteración pélvica puede dividirse adicionalmente en el abordaje supraelevador, en el que gran parte del piso pélvico se conserva, y la exenteración total infraelevador, en la que los músculos elevadores del ano se dividen y se elimina toda o la mayor parte de la vulva.

Las mujeres que se someten a exenteración pélvica con márgenes negativos tienen una tasa de curación de aproximadamente el 50%. Sin embargo, cuando los márgenes quirúrgicos están involucrados, la supervivencia a largo plazo es solo del 10%. En las pacientes se considera la exenteración si tienen una recurrencia localizada centralmente sin evidencia de enfermedad metastásica. El estudio preoperatorio incluye biopsia e imágenes para confirmar la recurrencia y evaluar cualquier enfermedad metastásica. Incluso entre las mujeres que tienen un estudio metastásico negativo antes de la cirugía se encontrará que un tercio tiene enfermedad irresecable en el momento de la exploración quirúrgica debida a metástasis o a compromiso de la pared pélvica lateral.

Además de las características clínicas relacionadas con la enfermedad de la paciente, se deben tener en cuenta factores como la edad, el estado funcional y las comorbilidades al considerar la exenteración pélvica. Dada la naturaleza radical de la cirugía, se debe realizar un examen médico y cardíaco adecuado para garantizar la capacidad de la paciente para tolerar el procedimiento. En las mujeres con sobrepeso u obesidad, los tiempos quirúrgicos son más largos y hay mayores tasas de complicaciones de la herida.

Colocación y preparación

Se debe hacer un análisis minucioso de la extensión de la disección con el equipo de anestesia antes de la cirugía para que estén disponibles el equipo de reanimación y los productos sanguíneos durante el procedimiento. Deben estar disponibles 3-6 unidades de sangre, así como plaquetas y plasma fresco congelado. Se debe obtener un acceso vascular adecuado para permitir una reanimación rápida de gran volumen. Se deben colocar dispositivos de compresión secuencial y profilaxis farmacológica de trombosis venosa profunda. Se deben administrar antibióticos profilácticos.

Las pacientes se colocan en la posición de litotomía dorsal para permitir el acceso tanto al perineo como al abdomen. Como en la histerectomía radical, se debe tener cuidado para evitar traumatismos nerviosos o vasculares en las piernas. Se prepara a la paciente y se cubre desde el nivel de los pezones hasta la mitad del muslo, permitiendo el acceso al abdomen y al perineo. Dos equipos pueden trabajar simultáneamente, abdominalmente y durante la fase perineal para reducir a un mínimo el tiempo quirúrgico.

Abordaje quirúrgico

Si se planea una exenteración total con fase perineal, se cierra el ano antes de la incisión abdominal. El acceso al abdomen se logra mediante laparotomía o por medio de una plataforma laparoscópica o robótica. Independientemente de la plataforma, los pasos del procedimiento siguen siendo los mismos. El abdomen y la pelvis se evalúan en busca de evidencia de enfermedad metastásica y se envían biopsias de ganglios sospechosos para criosección según la necesidad.

Si no se identifica enfermedad metastásica, el procedimiento comienza abriendo bilateralmente las paredes laterales de la pelvis. Se desarrollan los espacios avasculares de la pelvis. El peritoneo lateral al ligamento umbilical medial permitirá el acceso al espacio paravesical. El espacio pararrectal se encuentra entre la arteria ilíaca interna y el uréter. El desarrollo de este espacio se lleva posteriormente al sacro. Se identifican los vasos ilíacos internos; la división anterior de las arterias ilíacas internas puede ligarse dependiendo de la extensión planificada de la disección.

Los uréteres son aislados completamente, pinzados y seccionados cerca del nivel del borde pélvico. Se debe tener cuidado para identificar un segmento sano de uréter que no haya sido previamente irradiado para facilitar la reconstrucción urinaria.

El colon sigmoide se desplaza y se corta con una engrapadora quirúrgica al nivel del borde pélvico. Se puede preservar la irrigación sanguínea del colon izquierdo, incluida la arteria cólica izquierda. El rectosigmoide distal se coloca en tracción anteriormente en este punto y se identifica el espacio presacro. Se liga y divide el mesorrecto, incluida la arteria rectal superior. En caso de una exenteración total con una fase perineal, la disección se lleva hacia abajo hasta el cóccix; sin embargo, si se piensa hacer una exenteración supraelevador, la disección se planifica para permitir un margen tumoral suficiente. Si es necesario, se puede extirpar todo el recto y realizar una anastomosis coloanal, aunque preservar tanto recto como se pueda retener de manera segura (incluso 1-2 cm) mejorará la función intestinal y reducirá la probabilidad de aparición de una fístula anastomótica rectal.

Entonces, se regresa un poco para desarrollar el espacio de Retzius. Esto se logra continuando la disección del espacio paravesical medialmente hasta encontrar la vejiga. La vejiga se diseca desde la superficie posterior de la sínfisis púbica. Se debe tener cuidado de disecar cerca de la sínfisis para evitar el sangrado del plexo de Santorini. Si se piensa hacer una disección supraelevador, se extrae la sonda urinaria y se liga y divide la uretra. Si está en los planes una fase perineal, la uretra se diseca del hueso púbico.

Con la finalización de la disección abdominopélvica se inicia la fase perineal (si está prevista). El cirujano, o un equipo quirúrgico separado, delimita el área de resección planificada y se realiza una incisión en el perineo. La disección se efectúa a través del tejido subcutáneo y la musculatura subyacente hasta que la incisión se encuentra con la disección pélvica. Una vez que se liberan todos los accesorios, se retira la pieza a través del perineo.

La reconstrucción de la pelvis incluye una combinación de derivación urinaria e intestinal, así como atención al defecto pélvico. En una exenteración total con fase perineal, el defecto perineal es grande y el cierre primario se asocia frecuentemente con dehiscencia y hernia. Por esta razón, los colgajos miocutáneos, como los colgajos del grácil y del recto abdominal, se usan habitualmente para la reconstrucción. En pacientes sometidas a exenteración supraelevador también pueden usarse colgajos miocutáneos para crear una neovagina.

Se utilizan derivaciones urinarias e intestinales según el tipo de resección realizada y las preferencias de la paciente y del cirujano. Se han empleado derivaciones urinarias incontinentes, como un conducto ileal, o derivaciones urinarias continentes. La desviación del intestino grueso con una colostomía final se usa con frecuencia en pacientes a quienes se ha sometido a exenteración total. Además, la ostomía urinofecal húmeda utiliza una colostomía de asa sigmoidea donde la orina se acumula en una extremidad sigmoidea distal, separada de la extremidad funcional del colon. En este tipo de derivación, las heces y la orina se expulsan a la misma bolsa.

El tiempo operatorio para las exenteraciones puede ser de hasta 8 h, con una pérdida mediana de sangre de 3 L. En el postoperatorio, las pacientes son hospitalizadas durante 2-3 semanas y a menudo requieren ingreso en cuidados intensivos en el período postoperatorio inmediato. El riesgo de mortalidad perioperatoria es del 5-10% y el riesgo de complicaciones se acerca al 50%. La infección (40%), la obstrucción intestinal (22%) y la fístula (23%) son complicaciones posquirúrgicas frecuentes (**cuadro 25-2**).

RESUMEN

Desde la descripción original de la histerectomía radical, se han realizado muchas mejorías en la técnica quirúrgica y en la valoración de los ganglios linfáticos. La incidencia de complicaciones después de la histerectomía radical ha disminuido en los últimos 75 años y las tasas de supervivencia han aumentado. La operación ha alcanzado su máxima utilidad clínica durante este período y ahora se considera el método principal de tratamiento para el carcinoma invasor temprano del cuello uterino. A medida que se comprende más sobre la naturaleza del cáncer de cuello uterino, la radicalidad de la cirugía se ha adaptado aún más, lo que permite opciones que preservan la fertilidad y reducen las tasas de complicaciones. Además, la biopsia de GLC ha disminuido la morbilidad quirúrgica de la linfadenectomía.

CUADRO 25-2 PASOS DEL PROCEDIMIENTO

Exenteración pélvica total

- Evaluar el abdomen y la pelvis para detectar enfermedad metastásica o afectación de la pared lateral.
- Desarrollar los espacios paravesicales.
- Desarrollar los espacios pararrectales.
- Identificar los vasos ilíacos internos; la división anterior se liga según la necesidad.
- Aislar y dividir los uréteres.
- Desplazar y dividir el colon sigmoide.
- Dividir el mesorrecto a nivel del cóccix.
- Desarrollar el espacio de Retzius y disecar la vejiga desde la sínfisis del pubis.
- Efectuar la fase perineal incidiendo el perineo para encontrar la disección pélvica.
- Retirar la muestra y realizar las reconstrucciones urinarias e intestinales. Corregir el defecto pélvico.

PUNTOS CLAVE

- En los Estados Unidos, la mayoría de las mujeres con cáncer de cuello uterino etapas FIGO 2018 IB1, IB2 y IIA1 son tratadas con cirugía radical. Por lo general, las pacientes con tumores más grandes y en etapas superiores se tratan con quimiorradiación definitiva. Las pacientes con riesgo quirúrgico bajo también suelen tratarse con radiación con quimiosensibilización. La disfunción de la vejiga y el recto y, con poca frecuencia, las fístulas ocurren tanto con cirugía como con radiación. Las complicaciones quirúrgicas tienden a presentarse en el período perioperatorio, mientras que las complicaciones y los efectos secundarios de la radiación a menudo son tardíos y persistentes.
- La valoración de los ganglios linfáticos puede realizarse mediante un algoritmo de identificación de GLC o linfadenectomía. Si se piensa hacer una biopsia de GLC, debe realizarse con base en el algoritmo de GLC de la NCCN.
- El cáncer de cuello uterino se relaciona predominantemente con el VPH y tiene histología escamosa. El adenocarcinoma es cada vez más frecuente en muchos

lugares y actualmente representa hasta el 20-50% de los cánceres. La histología neuroendocrina adenoescamosa, de células claras y microcítica se observa con poca frecuencia.

- Se debe realizar un trabajo de preparación cuidadoso y completo. Esta evaluación del grado de la enfermedad es crucial para la planificación y el pronóstico del tratamiento. Las modalidades de imagen como TC, RM y PET pueden proporcionar información muy importante para guiar el tratamiento y se incluyen en la estadificación más reciente de la FIGO.
- En las mujeres que desean un tratamiento que conserve la fertilidad, la conización cervical sola (con un margen negativo) para pacientes en etapa IA1 sin IELV es aceptable. La conización con el algoritmo de identificación de GLC es aceptable para la enfermedad en etapa IA1 con IELV, etapa IA2 y, en casos muy selectos, enfermedad en etapa IB1. En algunas mujeres con enfermedad en etapas IA2, IB1 o IB2 se puede ofrecer traquelectomía radical con algoritmo de identificación de GLC o linfadenectomía pélvica.
- En las pacientes con enfermedad en etapa IA1 sin IELV que no desean fertilidad es apropiada la histerectomía simple. Para las mujeres en etapa IA1 con IELV o etapa IA2 se recomienda la histerectomía radical modificada (tipo B) con linfadenectomía pélvica o identificación de GLC. Las mujeres con enfermedad en etapas IB1 o IIA1 se deben someter a histerectomía radical tipo C1 con disección de los ganglios linfáticos pélvicos o identificación de GLC.
- La cirugía radical para el cáncer de cuello uterino requiere capacitación, experiencia y buen apoyo auxiliar. Esto incluye personal quirúrgico, asistentes quirúrgicos y personal de anestesia bien capacitados, así como atención adecuada de cuidados intensivos y radiología. La consulta a especialistas debe ser parte regular del plan de tratamiento.

BIBLIOGRAFÍA

Abu-Rustum NR, Hoskins WJ. Radical abdominal hysterectomy. *Surg Clin North Am* 2001;81(4):815–828.

Abu-Rustum NR, Neubauer N, Sonoda Y, et al. Surgical and pathologic outcomes of fertility-sparing radical abdominal trachelectomy for FIGO stage IB1 cervical cancer. *Gynecol Oncol* 2008;111(2):261–264.

Abu-Rustum NR, Sonoda Y. Fertility-sparing surgery in early-stage cervical cancer: indications and applications. *J Natl Compr Canc Netw* 2010;8(12):1435–1438.

Abu-Rustum NR, Sonoda Y, Black D, et al. Fertility-sparing radical abdominal trachelectomy for cervical carcinoma: technique and review of the literature. *Gynecol Oncol* 2006;103(3):1083–1090.

Abu-Rustum NR, Tal MN, Delair D, et al. Radical abdominal trachelectomy for stage IB1 cervical cancer at 15-week gestation. *Gynecol Oncol* 2010;116(1):151–152.

Andikyan V, Khoury-Collado F, Denesopolis J, et al. Cervical conization and sentinel lymph node mapping in the treatment of stage I cervical cancer: is less enough? *Int J Gynecol Cancer* 2014;24(1):113–177.

Bader AA, Tamussino KF, Moinfar F, et al. Isolated recurrence at the residual uterine cervix after abdominal radical trachelectomy for early cervical cancer. *Gynecol Oncol* 2005;99(3):785–787.

Bellomi M, Bonomo G, Landoni F, et al. Accuracy of computed tomography and magnetic resonance imaging in the detection of lymph node involvement in cervix carcinoma. *Eur Radiol* 2005;15(12):2469–2474.

Berek JS, Howe C, Lagasse LD, et al. Pelvic exenteration for recurrent gynecologic malignancy: survival and morbidity analysis of the 45-year experience at UCLA. *Gynecol Oncol* 2005;99(1):153–159.

Bernardini M, Barrett J, Seaward G, et al. Pregnancy outcome in patients post radical trachelectomy. *Am J Obstet Gynecol* 2003;189(5):1378–1382.

Carter J, Sonoda Y, Abu-Rustum NR. Reproductive concerns of women treated with radical trachelectomy for cervical cancer. *Gynecol Oncol* 2007;105(1):13–16.

Cibula D, Abu-Rustum NR, Benedetti-Panici P, et al. New classification system of radical hysterectomy: emphasis on a three-dimensional anatomic template for parametrial resection. *Gynecol Oncol* 2011;122(2):264–268.

Cibula D, Abu-Rustum NR, Dusek L, et al. Prognostic significance of low volume sentinel lymph node disease in early-stage cervical cancer. *Gynecol Oncol* 2012;124(3):496–501.

Cibula D, Abu-Rustum NR, Dusek L, et al. Bilateral ultrastaging of sentinel lymph node in cervical cancer: lowering the false-negative rate and improving the detection of micrometastasis. *Gynecol Oncol* 2012;127(3):462–466.

Cormier B, Diaz JP, Shih K, et al. Establishing a sentinel lymph node mapping algorithm for the treatment of early cervical cancer. *Gynecol Oncol* 2011;122(2):275–280.

Diaz JP, Gemignani ML, Pandit-Taskar N, et al. Sentinel lymph node biopsy in the management of early-stage cervical carcinoma. *Gynecol Oncol* 2011;120(3):347–352.

Diaz JP, Sonoda Y, Leitao MM, et al. Oncologic outcome of fertility-sparing radical trachelectomy versus radical hysterectomy for stage IB1 cervical carcinoma. *Gynecol Oncol* 2008;111(2):255–260.

Elliott P, Coppleson M, Russell P, et al. Early invasive (FIGO stage IA) carcinoma of the uterine cervix: a clinico-pathologic study of 475 cases. *Int J Gynecol Cancer* 2000;10(1):42–52.

Kim CH, Abu-Rustum NR, Chi DS, et al. Reproductive outcomes of patients undergoing radical trachelectomy for early-stage cervical cancer. *Gynecol Oncol* 2012;125(3):585–588.

Koh WJ, Greer BE, Abu-Rustum NR, et al. Cervical cancer. *J Natl Compr Canc Netw* 2013;11(3):320–343.

Landoni F, Maneo A, Cormio G, et al. Class II versus class III radical hysterectomy in stage IB-IIA cervical cancer: a prospective randomized study. *Gynecol Oncol* 2001;80(1):3–12.

Levenback C, Coleman RL, Burke TW, et al. Lymphatic mapping and sentinel node identification in patients with cervix cancer undergoing radical hysterectomy and pelvic lymphadenectomy. *J Clin Oncol* 2002;20(3):688–693.

Melamed A, Margul DJ, Chen L, et al. Survival after minimally invasive radical hysterectomy for early-stage cervical cancer. *N Engl J Med* 2018;379:1905–1914. doi:10.1056/NEJMoa1804923.

Park KJ, Soslow RA, Sonoda Y, et al. Frozen-section evaluation of cervical adenocarcinoma at time of radical trachelectomy: pathologic pitfalls and the application of an objective scoring system. *Gynecol Oncol* 2008;110(3):316–323.

Peters WA III, Liu PY, Barrett RJ II, et al. Concurrent chemotherapy and pelvic radiation therapy compared with pelvic radiation therapy alone as adjuvant therapy after radical surgery in high-risk early-stage cancer of the cervix. *J Clin Oncol* 2000;18(8):1606–1613.

Querleu D, Cibula D, Abu-Rustum NR. 2017 update on the querleu-morrow classification of radical hysterectomy. *Ann Surg Oncol* 2017;24(11):3406–3412.

Ramirez PT, Frumovitz M, Pareja R, et al. Minimally invasive versus abdominal radical hysterectomy for cervical cancer. *N Engl J Med* 2018;379:1895–1904. doi:10.1056/NEJMoa1806395.

Sandadi S, Tanner EJ, Khoury-Collado F, et al. Radical surgery with individualized postoperative radiation for stage IB cervical cancer: oncologic outcomes and severe complications. *Int J Gynecol Cancer* 2013;23(3):553–558.

Vieira MA, Rendón GJ, Munsell M, et al. Radical trachelectomy in early-stage cervical cancer: a comparison of laparotomy and minimally invasive surgery. *Gynecol Oncol* 2015;138(3):585–589.

Wagenaar HC, Trimbos JB, Postema S, et al. Tumor diameter and volume assessed by magnetic resonance imaging in the prediction of outcome for invasive cervical cancer. *Gynecol Oncol* 2001;82(3):474–482.

Wethington SL, Cibula D, Duska LR, et al. An international series on abdominal radical trachelectomy: 101 patients and 28 pregnancies. *Int J Gynecol Cancer* 2012;22(7):1251–1257.

Zivanovic O, Alektiar KM, Sonoda Y, et al. Treatment patterns of FIGO Stage IB2 cervical cancer: a single-institution experience of radical hysterectomy with individualized postoperative therapy and definitive radiation therapy. *Gynecol Oncol* 2008;111(2):265–270.

ESTUDIOS CLÁSICOS

Bleker OP, Ketting BW, van Wayjen-Eecen B, et al. The significance of microscopic involvement of the parametrium and or pelvic lymph nodes in cervical cancer stages IB and IIA. *Gynecol Oncol* 1983;16(1):56–62.

Brunschwig A. Complete excision of the pelvic viscera for advanced carcinoma. *Cancer* 1948;1(2):177–183.

Curtin JP, Hoskins WJ, Venkatraman ES, et al. Adjuvant chemotherapy versus chemotherapy plus pelvic irradiation for high-risk cervical cancer patients after radical hysterectomy and pelvic lymphadenectomy (RH-PLND): a randomized phase III trial. *Gynecol Oncol* 1996;61(1):3–10.

Delgado G, Bundy BN, Zaino R, et al. Prospective surgical-pathological study of disease-free interval in patients with stage IB squamous cell carcinoma of the cervix: a Gynecologic Oncology Group study. *Gynecol Oncol* 1990;38(3):352–357.

Inoue T, Okumura M. Prognostic significance of parametrial extension in patients with cervical carcinoma Stages IB, IIA, and IIB. A study of 628 cases treated by radical hysterectomy and lymphadenectomy with or without postoperative irradiation. *Cancer* 1984;54(8):1714–1719.

Keys HM, Bundy BN, Stehman FB, et al. Cisplatin, radiation, and adjuvant hysterectomy compared with radiation and adjuvant hysterectomy for bulky stage IB cervical carcinoma. *N Engl J Med* 1999;340(15):1154–1161.

Kim DH, Moon JS. Laparoscopic radical hysterectomy with pelvic lymphadenectomy for early, invasive cervical carcinoma. *J Am Assoc Gynecol Laparosc* 1998;5(4):411–417.

Lagasse LD, Creasman WT, Shingleton HM, et al. Results and complications of operative staging in cervical cancer: experience of the Gynecologic Oncology Group. *Gynecol Oncol* 1980;9(1):90–98.

Look KY, Brunetto VL, Clarke-Pearson DL, et al. An analysis of cell type in patients with surgically staged IB carcinoma of the cervix: a Gynecologic Oncology Group study. *Gynecol Oncol* 1996;63(3):304–311.

Meigs JV. The Wertheim operation for carcinoma of the cervix. *Am J Obstet Gynecol* 1945;49:542.

Morris M, Eifel PJ, Lu J, et al. Pelvic radiation with concurrent chemotherapy compared with pelvic and para-aortic radiation for high-risk cervical cancer. *N Engl J Med* 1999;340(15):1137–1143.

Nezhat CR, Nezhat FR, Burrell MO, et al. Laparoscopic radical hysterectomy and laparoscopically assisted vaginal radical hysterectomy with pelvic and paraaortic node dissection. *J Gynecol Surg* 1993;9(2):105–120.

Okabayashi H. Radical abdominal hysterectomy for cancer of the cervix uteri. *Surg Gynecol Obstet* 1921;33:335.

Piver MS, Rutledge F, Smith JP. Five classes of extended hysterectomy for women with cervical cancer. *Obstet Gynecol* 1974;44(2):265–272.

Rose PG, Bundy BN, Watkins EB, et al. Concurrent cisplatin-based radiotherapy and chemotherapy for locally advanced cervical cancer. *N Engl J Med* 1999;340(15):1144–1153.

Schneidler J, Hricak H, Yu KK, et al. Radiologic evaluation of lymph node metastases in patients with cervical cancer. A meta-analysis. *JAMA* 1997;278(13):1096–1101.

Sedlis A, Bundy BN, Rotman MZ, et al. A randomized trial of pelvic radiation therapy versus no further therapy in selected patients with stage IB carcinoma of the cervix after radical hysterectomy and pelvic lymphadenectomy: a Gynecologic Oncology Group Study. *Gynecol Oncol* 1999;73(2):177–183.

Smith JR, Boyle DC, Corless DJ, et al. Abdominal radical trachelectomy: a new surgical technique for the conservative management of cervical carcinoma. *Br J Obstet Gynaecol* 1997;104(10):1196–1200.

Wertheim E. The extended abdominal operation for carcinoma of the cervix. *Am J Obstet Gynecol* 1912;66:169.

CAPÍTULO 26

Cirugía para el cáncer de ovario

Ritu Salani y Caroline C. Billingsley

Cáncer de ovario
Factores de riesgo para el desarrollo de cáncer
Presentación
Patrones de diseminación
Evaluación preoperatoria
Cirugía para el cáncer de ovario en etapas tempranas
Cirugía preservadora de la fertilidad
Cirugía para el cáncer de ovario en etapas avanzadas
Cirugía primaria citorreductora
Exploración

Resección de tumor pélvico y ooforectomía radical
Linfadenectomía
Resección de intestino delgado o de íleon y ciego
Apendicectomía y citorreducción
Resección del colon rectosigmoide
Resección de las vías urinarias
Omentectomía
Resección de un tumor en el diafragma
Esplenectomía
Resección o biopsia del hígado
Colocación del puerto intraperitoneal
Cirugía mínimamente invasiva para el cáncer de ovario

Quimioterapia neoadyuvante y cirugía citorreductora intermedia
Cirugía para enfermedad recurrente
Cirugía paliativa para la enfermedad recurrente
Atención de la obstrucción intestinal
Colocación de la sonda de gastrostomía
Cirugía para otras neoplasias ováricas
Tumores de células germinales
Tumores de células del estroma de los cordones sexuales
Tumores de bajo potencial maligno
Cáncer de ovario diagnosticado durante el embarazo

El cáncer de ovario es la principal causa de muerte por neoplasias malignas ginecológicas en los Estados Unidos. La American Cancer Society estimó que en 2017 se detectarían aproximadamente 22 440 nuevos casos de cáncer de ovario en los Estados Unidos y que casi 14 080 mujeres morirán a causa de la enfermedad. Alrededor del 90% de los tumores malignos de ovario son de origen epitelial y este será el tema central de este capítulo. Los tumores restantes incluyen tumores del estroma de los cordones sexuales (cerca del 6%), tumores de células germinales (3%) y tumores metastásicos o misceláneos. La tabla 26-1 resume las clasificaciones de los cánceres de ovario. El promedio de edad del cáncer de ovario es de 63 años. En la población de riesgo general, el cáncer epitelial de ovario rara vez se diagnostica antes de los 40 años de edad. El riesgo de cáncer de ovario en la vida de las mujeres estadounidenses sin antecedentes familiares de la enfermedad es de 1 en 70 (1.4%). Debido a que el cáncer de ovario temprano produce pocos síntomas específicos, la mayoría de las mujeres presentan una enfermedad en etapa avanzada cuyo costo de tratamiento es alto y con mal pronóstico.

El tratamiento quirúrgico del cáncer de ovario es una combinación de buen criterio y buena técnica quirúrgica. Este capítulo estará dedicado a los abordajes y procedimientos quirúrgicos para el cáncer de ovario. Los antecedentes proporcionan al cirujano la base para la toma de decisiones clínicas con respecto a la selección de pacientes, la elección del procedimiento y las recomendaciones de tratamiento postoperatorio.

CÁNCER DE OVARIO

Factores de riesgo para el desarrollo de cáncer

Existen varias teorías acerca de la patogenia del cáncer de ovario (tabla 26-2). La teoría aceptada con mayor frecuencia es la de la ovulación incesante, donde el epitelio de la superficie se rompe rutinariamente y luego sufre una rápida proliferación y reparación que ponen al ovario en riesgo de transformación neoplásica, la cual puede ocurrir bajo la influencia de factores oncógenos. Los factores de riesgo para desarrollar cáncer de ovario incluyen nuliparidad, menarquia temprana y menopausia tardía. Una segunda teoría es que la menstruación retrógrada causa el transporte retrógrado de carcinógenos, desde el útero y las vías genitales inferiores, hacia las tubas uterinas y el ovario. Esto incluye el transporte de células de endometriosis, que se han relacionado con subtipos específicos de cáncer epitelial del ovario, particularmente de histología serosa de células claras, endometrioides y de bajo grado. Esta teoría es respaldada además por el hallazgo de que la ligadura tubaria y la histerectomía se relacionan con un menor riesgo de cáncer de ovario. Otras teorías incluyen la exposición del epitelio ovárico a concentraciones persistentemente altas de gonadotropinas hipofisarias que ocasionan la transformación neoplásica, como se observa en pacientes con infertilidad y síndrome del ovario poliquístico. Por último, las exposiciones ambientales como la obesidad y el hábito tabáquico (asociados con tumores mucinosos) se relacionan con

TABLA 26-1
Clasificación histológica de la Organización Mundial de la Salud de los tumores ováricos malignos

Tumores epiteliales de superficie (invasores o limítrofes)
- Seroso
- Mucinoso
- Endometrioide
- Células claras
- Células de transición (tipo Brenner o no Brenner)

Tumores epiteliales-estromales
- Adenosarcoma
- Carcinosarcoma

Tumores del estroma de los cordones sexuales
- Células de la granulosa
- Células de Sertoli
- Células de Leydig
- Tumor de los cordones sexuales con túbulos anulares
- Ginandroblastoma
- Tumores de células esteroideas (lípidos)

Tumores de células germinales
- Teratoma (maduro e inmaduro)
- Variantes monodérmicas (p. ej., bocio ovárico, carcinoide)
- Disgerminoma
- Seno endodérmico (tumor del saco vitelino)
- Tumores mixtos de células germinales

Metastásico
- Colónico (colorrectal o apendicular)
- Mamario
- Gástrico

TABLA 26-2
Factores asociados con el cáncer de ovario

FACTORES DE RIESGO	FACTORES PROTECTORES
Nuliparidad	Uso de anticonceptivos orales
Menarquia temprana	Ligadura de tubas
Menopausia tardía	Histerectomía
Antecedentes familiares	Amamantamiento
Esterilidad	
Endometriosis	
Predisposición genética	
BRCA1	
BRCA2	
Síndrome de Lynch (*MSH2, MLH1, PMS2, MSH6*)	
Rad51C y *Rad51D*	
BRIP1	
PALB2	
BARD1	

un mayor riesgo de cáncer. No se ha demostrado que el uso de talco en polvo aumente el riesgo de cáncer de ovario.

Otra explicación bien establecida para el desarrollo del cáncer de ovario es la contribución de los antecedentes familiares y la predisposición genética. En las mujeres con un pariente de primer grado con cáncer de ovario, el riesgo de cáncer aumenta al 5%; sin embargo, solo el 5-10% de las pacientes con cáncer de ovario informan antecedentes familiares de la enfermedad. Aproximadamente el 15-20% de los casos de cáncer de ovario se relacionan con una mutación de la línea germinal. El riesgo de cáncer de ovario a lo largo de la vida aumenta de forma significativa y se acerca al 40% para las pacientes con mutación del gen *BRCA1*, el 20% con mutación del gen *BRCA2* y el 3-14% en las mujeres con síndrome de Lynch. Las mutaciones en los genes *BRIP1*, *RAD51C/D*, *PALB2* y *BARD1* también se relacionan con el cáncer de ovario hereditario. Se recomienda a todas las mujeres con cáncer de ovario someterse a pruebas genéticas.

PRESENTACIÓN

El cáncer de ovario se asocia con síntomas vagos y no se presta para un diagnóstico temprano. Los síntomas más frecuentes de las pacientes con cáncer de ovario en etapa temprana son distensión abdominal, dolor, indigestión, mayor frecuencia urinaria y estreñimiento. Debido a que muchos síntomas son inespecíficos, las pacientes desconocen su asociación con el cáncer de ovario. Como resultado, el 22% de las pacientes ignoran sus síntomas por completo y el 30% informan que se les realizó un diagnóstico incorrecto. Esto explica por qué más del 75% de los cánceres de ovario se diagnostican en una etapa avanzada. Estos hallazgos enfatizan la necesidad de educación de pacientes y médicos sobre la posible relación de síntomas abdominales bastante inespecíficos con el cáncer de ovario. Un alto índice de sospecha, junto con la evaluación adecuada, puede conducir a un diagnóstico más oportuno del cáncer de ovario.

Cuando se observa una masa anexial y se sospecha de malignidad, se recomienda derivar a un ginecólogo oncólogo para determinar el mejor plan de tratamiento y realizar una intervención quirúrgica. Por desgracia, muchas mujeres con cáncer de ovario no son valoradas por especialistas y reciben atención deficiente, lo que produce resultados de supervivencia inferiores. Por ello, es importante reconocer los escenarios clínicos que sugieren una neoplasia ovárica.

Patrones de diseminación

El cáncer de ovario se propaga por *1)* extensión directa y exfoliación de células tumorales en la cavidad peritoneal, *2)* metástasis linfáticas a los ganglios linfáticos regionales y paraaórticos y *3)* diseminación hematógena. El patrón específico de diseminación depende del estadio, el tipo de célula

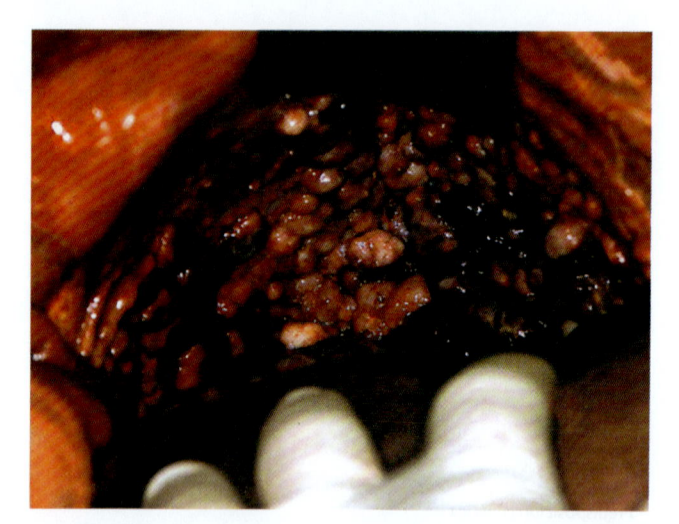

FIGURA 26-1 Cáncer de ovario diseminado al diafragma.

y la diferenciación histológica del tumor. El primer método de propagación del cáncer epitelial de ovario es mediante la exfoliación de las células tumorales de la superficie ovárica. Estas células siguen la circulación del líquido peritoneal a lo largo de las superficies del peritoneo pélvico y mesentérico. También se transportan en sentido cefálico en los espacios paracólicos al epiplón y la superficie inferior del diafragma. La diseminación al pulmón derecho ocurre a través de los vasos linfáticos transdiafragmáticos en el hemidiafragma derecho, produciendo a menudo un derrame pleural derecho. La diseminación superficial a las superficies peritoneales del intestino y la vejiga es un hallazgo habitual en el cáncer de ovario en estadio avanzado, pero es poco frecuente la afectación de la luz intestinal o de la mucosa de la vejiga. El diafragma es un sitio habitual de la enfermedad (figs. 26-1 y 26-2).

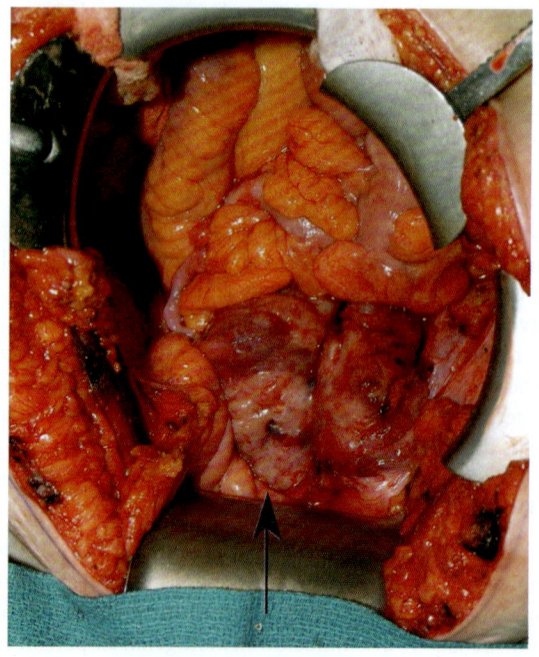

FIGURA 26-2 Cáncer diseminado con implantes tumorales en el colon sigmoide, mesenterio sigmoide, pared lateral pélvica, ovario, ligamento uteroovárico y peritoneo vesical.

El drenaje linfático del ovario sigue dos vías. La primera implica la diseminación lateral a través del ligamento ancho hasta los ganglios linfáticos pélvicos. En las pacientes con enfermedad en estadio avanzado, la diseminación retrógrada también puede ocurrir a través de los ligamentos linfáticos redondos hacia los ganglios linfáticos inguinales. La segunda vía del drenaje linfático eferente sigue la vena ovárica hasta los ganglios paracavales y paraaórticos. La diseminación metastásica del cáncer de ovario a los ganglios linfáticos está bien documentada, incluso en la enfermedad en etapa temprana, y confirma que puede haber vías separadas de diseminación a los ganglios linfáticos pélvicos y paraaórticos. Inclusive en la enfermedad en etapa temprana (confinada al ovario) se informan metástasis en los ganglios linfáticos en hasta el 15% de los casos, incluida la afectación de los ganglios linfáticos contralaterales. La incidencia de metástasis en los ganglios linfáticos aumentó del 20% en los cánceres de ovario bien diferenciados al 65% en los tumores mal diferenciados, y es mayor en las neoplasias serosas del ovario que en los cánceres mucinosos o endometrioides. La diseminación hematógena del cáncer de ovario al parénquima del hígado o del pulmón es poco frecuente (< 5%).

EVALUACIÓN PREOPERATORIA

Antes de proceder a la cirugía, cada paciente debe someterse a una evaluación exhaustiva para determinar la ubicación anatómica, el tamaño y la morfología del tumor ovárico, así como los posibles sitios metastásicos para la planificación quirúrgica. Además, se debe evaluar el estado médico de la paciente y su capacidad para ser sometida a un procedimiento quirúrgico mayor.

Una tomografía computarizada (TC) del abdomen y la pelvis puede proporcionar información valiosa sobre la linfadenopatía retroperitoneal, la enfermedad epiploica y las metástasis peritoneales. Si se sospecha una enfermedad avanzada, se debe realizar una TC de tórax para evaluar un posible derrame pleural o la presencia de metástasis pulmonares.

El ovario es un sitio habitual de metástasis de cánceres no ginecológicos, además de tumores malignos gastrointestinales (colon, estómago) y cáncer de mama. Una historia clínica y exploración física cuidadosas deben despertar la sospecha de otras neoplasias malignas primarias. Si se sospecha de otro sitio, se debe realizar una evaluación diagnóstica con colonoscopia, endoscopia superior o mamografía. Se puede efectuar una biopsia central o paracentesis para confirmar el diagnóstico.

Se deben evaluar los marcadores tumorales séricos para proporcionar un valor de referencia. Las concentraciones de CA125 están elevadas en las pacientes con cáncer epitelial de ovario, particularmente en los cánceres serosos. Las concentraciones de antígeno carcinoembrionario y de CA19-9 pueden estar elevadas en algunos casos de cáncer de ovario o sugerir un cáncer colorrectal o de páncreas. Si están significativamente elevados, se debe considerar la evaluación de cánceres de colon y pancreático. Las concentraciones altas de alfafetoproteína sérica, gonadotropina coriónica humana o lactato-deshidrogenasa aumentan en mujeres más jóvenes

TABLA 26-3
Marcadores séricos en el cáncer de ovario

HISTOLOGÍA DEL TUMOR	MARCADORES EN SUERO
Cáncer epitelial de ovario	CA125
Cistoadenocarcinoma mucinoso	CA19-9, ACE
Tumor del seno endodérmico	AFP
Carcinoma de células embrionarias	hCG, AFP
Coriocarcinoma	hCG
Disgerminoma	LDH-1, LDH-2
Tumor de células de la granulosa	Inhibina

ACE, antígeno carcinoembrionario; AFP, alfafetoproteína; hCG, gonadotropina coriónica humana; LDH, lactato-deshidrogenasa.

con neoplasias ováricas de células germinales y no se relacionan con cánceres epiteliales. La inhibina sérica es el marcador más confiable en las pacientes con tumores de células granulosas de ovario. El marcador específico asociado con cada tipo de cáncer de ovario se reseña en la **tabla 26-3**.

La tromboembolia venosa (TEV) es un hallazgo frecuente en las neoplasias malignas; ocurre en el 4-20% de las pacientes con un riesgo de muerte de hasta el 9%. En el postoperatorio, el desarrollo de TEV se relaciona con la edad (≥ 65 años), malignidad avanzada, cirugía pélvica o abdominal, aumento del índice de masa corporal, duración de la cirugía y hábito tabáquico. Debido a la alta incidencia de TEV en las pacientes con cáncer de ovario, se recomienda su profilaxis farmacológica (con o sin profilaxis mecánica); una opción es administrar una dosis de heparina de bajo peso molecular que se puede ofrecer en el preoperatorio antes de iniciar una cirugía mayor. La profilaxis ampliada (28-35 días) con heparina de bajo peso molecular reduce el riesgo de TEV y no se asocia con mayor riesgo de hemorragia.

CIRUGÍA PARA EL CÁNCER DE OVARIO EN ETAPAS TEMPRANAS

Si se sospecha una neoplasia ovárica preoperatoria, se recomienda derivar a un ginecólogo oncólogo para su valoración. Si se diagnostica un cáncer de ovario durante la cirugía, se debe realizar la estadificación de la neoplasia (**cuadro 26-1**). Cuando se descubre un cáncer de ovario oculto en la patología final, después de una cirugía realizada con intención benigna, la paciente debe ser evaluada por un ginecólogo oncólogo para recibir tratamiento adicional. A pesar de la aparición de la enfermedad en estadio temprano, las metástasis ocultas son frecuentes y ocurren en hasta un tercio de los casos. En un estudio de Morice y cols., la linfadenectomía pélvica y paraaórtica bilateral sistemática detectó metástasis en los ganglios linfáticos en el 44% de los casos. Este hallazgo tiene implicaciones con respecto al pronóstico y tratamiento.

El cáncer de ovario se estadifica quirúrgicamente según el sistema de estadificación de la International Federation of Gynecology and Obstetrics (FIGO) de 2014 (**tabla 26-4**).

CUADRO 26-1 PASOS DEL PROCEDIMIENTO
Estadificación integral de la enfermedad temprana

- Ingresar en la cavidad abdominal e inspeccionar las cavidades pélvica y peritoneal.
- Obtener la citología.
- Aislar el ovario afectado por identificación del ligamento infundibulopélvico.
- Identificar y aislar el uréter.
- Cauterizar y cortar transversalmente el ligamento infundibulopélvico.
- Cauterizar y cortar transversalmente el ligamento uteroovárico.
- Extraer el ovario asegurando que no se derrame tejido ovárico.
- Obtener una criosección y, si es compatible con el cáncer, realizar una estadificación formal.
- Efectuar omentectomía (infracólica).
- Llevar a cabo la disección bilateral de los ganglios linfáticos pélvicos y paraaórticos.
- Realizar varias biopsias peritoneales, incluidas las canaletas paracólicas, las superficies peritoneales pélvicas de forma bilateral y el peritoneo del diafragma.

El objetivo de la estadificación es determinar el alcance de la enfermedad metastásica. Debido a que el cáncer de ovario con frecuencia se disemina a las estructuras abdominales superiores, la incisión quirúrgica debe proporcionar acceso a la pelvis, la parte superior del abdomen, el estómago, el epiplón, el hígado y la superficie inferior del diafragma. Tradicionalmente, se practicó una incisión abdominal vertical en la línea media, la cual sigue siendo la opción para una laparotomía. Independientemente del abordaje, la rotura de una neoplasia ovárica maligna quística se asocia con un peor pronóstico, por lo que el abordaje deberá ser suficiente para permitir la escisión intacta del tumor primario. Los tumores serosos son bilaterales en alrededor del 50% de los casos. La incidencia de bilateralidad para los tumores mucinosos varía en gran medida en las series informadas, pero probablemente no sea mayor del 10-20%. Cerca del 30-50% de los cánceres endometrioides y de células claras son bilaterales.

Una vez que se ha logrado el acceso abdominal, se deben realizar los siguientes pasos para una estadificación quirúrgica adecuada (**tabla 26-5**):

1. Se debe registrar el volumen de líquido ascítico y se debe enviar la mayor cantidad posible (mínimo 25 mL) para su evaluación citológica. Se puede recoger con una jeringa de bulbo. Como alternativa, si se usa succión para aspirar la ascitis, todo el contenido del recipiente de succión puede enviarse a patología.

2. En ausencia de ascitis, se deben obtener, por separado, lavados con solución salina instilando 100 mL en la cavidad peritoneal, agitando suavemente el líquido y obteniendo luego el contenido con una jeringa de bulbo

TABLA 26-4

Estadificación de la FIGO para el cáncer de ovario (actualizada el 1 de enero de 2014)

Estadio I. Limitado a ovarios
A. Un ovario (cápsula intacta) o tuba uterina
B. Ambos ovarios (cápsula intacta)
C. Cápsula rota
 1. Derrame quirúrgico
 2. Cápsula rota antes de la cirugía o tumor en la superficie del ovario o tuba
 3. Células malignas en ascitis o lavados peritoneales

Estadio II. Extensión pélvica debajo del borde pélvico o carcinoma peritoneal primario
A. Útero y tubas uterinas
B. Otros tejidos pélvicos

Estadio III. Se extiende más allá de la pelvis, afecta los ganglios linfáticos o ambas cosas
A. Ganglios retroperitoneales solamente, metástasis peritoneales microscópicas o ambos
 1. Solamente ganglios linfáticos retroperitoneales
 2. Metástasis peritoneal microscópica
B. Metástasis peritoneales macroscópicas ≤ 2 cm
C. Metástasis peritoneales > 2 cm

Estadio IV (M1). Metástasis distantes
A. Citología positiva en derrame pleural
B. Metástasis parenquimatosas del hígado, bazo u órganos extraabdominales (incluidos los ganglios linfáticos)

Otras recomendaciones importantes son las siguientes:
- El tipo histológico, incluida la clasificación, debe designarse en la estadificación
- El sitio primario (ovario, tuba uterina o peritoneo) debe designarse siempre que sea posible
- Los tumores que de otro modo podrían calificar para el estadio I, pero portadores de adherencias densas, justifican la actualización al estadio II si se demuestran histológicamente células tumorales en las adherencias

---

para enviar el líquido a patología. El líquido también puede recolectarse usando un aparato de succión conectado a una trampa de recolección.

3. Se debe inspeccionar el tumor ovárico para determinar la presencia de excrecencias papilares en la superficie o la rotura de la cápsula. El ovario contralateral y el útero deben examinarse para detectar la presencia de tumor metastásico. El tumor de ovario debe extirparse y enviarse para el estudio en cortes por congelación. Incluso si la apariencia es benigna, por lo general se extirpa el ovario contralateral, excepto en casos de cirugía para preservar la fertilidad (*véase* la sección *Cirugía preservadora de la fertilidad*).

4. Se deben realizar la inspección y palpación de las superficies peritoneales, las estructuras retroperitoneales (ganglios linfáticos, riñones) y las vísceras intraabdominales. Esta evaluación debe abordarse de manera sistemática comenzando en la unión ileocecal, y todo el intestino delgado y el mesenterio deben valorarse ("recorriendo") hasta el nivel del ligamento de Treitz. La inspección debe continuar con el colon ascendente, el hígado, el epiplón, las superficies peritoneales de los hemidiafragmas derecho e izquierdo y el estómago. Por último, se deben evaluar el colon transverso, el bazo, el colon descendente y el peritoneo vesical. Es importante documentar cuáles de estos sitios contienen enfermedad metastásica y el tamaño de los implantes.

5. Todas las áreas sospechosas, incluidas las adherencias, deben biopsiarse. En ausencia de enfermedad visible, la estadificación incluye la recolección de biopsias peritoneales del fondo de saco anterior y posterior, las paredes pélvicas laterales y los espacios paracólicos de forma bilateral, así como de los hemidiafragmas derecho e izquierdo. Estas biopsias se realizan separando el tejido de las estructuras subyacentes con una pinza de extracción y extirpando una muestra de tejido con corte o electrocauterio. Después se debe inspeccionar la hemostasia en el sitio de la biopsia.

6. En las pacientes con cáncer epitelial de ovario se debe realizar una omentectomía infracólica.

7. En todas las pacientes con cánceres epiteliales mucinosos que afectan al ovario, o si el apéndice parece anómalo, se debe realizar una apendicectomía. Los cánceres apendiculares primarios, aunque raros, se extienden con frecuencia a los ovarios. Si se diagnostica un cáncer apendicular primario, se debe solicitar la consulta de un cirujano oncólogo con la consideración de realizar una hemicolectomía.

8. Las mujeres con cáncer de ovario en estadio temprano pueden tener metástasis en los ganglios linfáticos paraaórticos en ausencia de diseminación de los ganglios linfáticos pélvicos. Por lo tanto, en todas las pacientes se deben tomar muestras separadas de estos grupos de ganglios. Es importante que el muestreo incluya ganglios linfáticos en el lado opuesto del tumor ovárico primario, porque se ha informado de diseminación contralateral.

Los hallazgos operatorios presentes al momento de la estadificación deben documentarse cuidadosamente. El pronóstico se relaciona con el sitio y el volumen del tumor metastásico, así como con la cantidad de enfermedad residual que queda después de la reducción quirúrgica. Si no se registran los detalles sobre la estadificación quirúrgica, a menudo se pierden datos importantes sobre la ubicación y el tamaño de las metástasis tumorales (fig. 26-3).

TABLA 26-5

Estadificación quirúrgica del cáncer de ovario en estadio temprano evidente

Incisión vertical en la línea media
Evacuación de ascitis o varios lavados citológicos
Inspección y palpación abdominal completas
Resección de ovarios, tubas uterinas y útero[a]
Omentectomía
Biopsias peritoneales aleatorias
Muestreo de ganglios linfáticos retroperitoneales

[a]Se pueden hacer excepciones en pacientes seleccionadas que desean preservar la fertilidad.

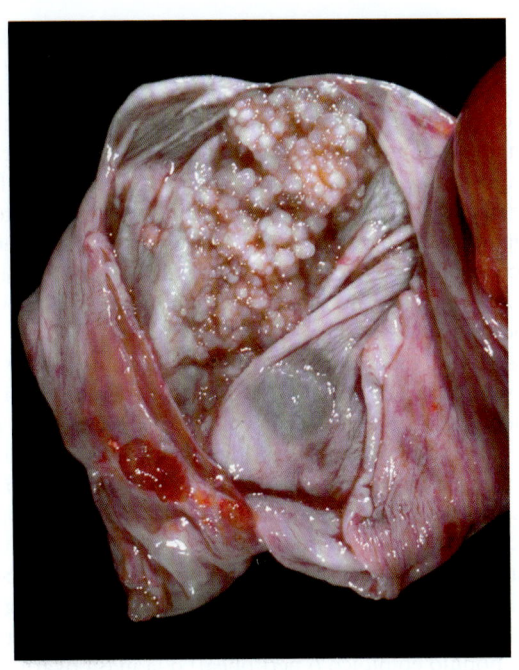

FIGURA 26-3 Excrecencias ováricas encontradas en el cáncer en etapa temprana (Rubin E, Farber JL. *Pathology*, 3rd ed. Philadelphia, PA: Lippincott Williams & Wilkins, 1999. Figura 18-48A. Reimpreso con autorización).

CIRUGÍA PRESERVADORA DE LA FERTILIDAD

Puede ofrecerse cirugía preservadora de la fertilidad cuando se encuentra cáncer temprano en una mujer joven que desea conservar la fertilidad. El tratamiento conservador implica cirugía que preserva el potencial reproductivo sin comprometer la curabilidad. Con algunas excepciones, dicha estrategia puede ser aplicable a mujeres menores de 40 años de edad que deseen tener hijos (tabla 26-6).

Al considerar la cirugía para una paciente joven con sospecha de malignidad ovárica, es importante discutir antes de la cirugía todos los posibles hallazgos quirúrgicos, escenarios clínicos y opciones quirúrgicas. Si la paciente es una niña, los padres deben comprender claramente esta información. Los errores frecuentes del tratamiento quirúrgico en esta población incluyen estadificación quirúrgica incompleta y salpingooforectomía bilateral innecesaria.

La candidata óptima para el tratamiento quirúrgico conservador es una paciente joven con enfermedad en estadio I. Si en la inspección inicial se sospecha que la masa ovárica es maligna y está confinada a un ovario, la salpingooforectomía unilateral es adecuada. La pieza quirúrgica debe enviarse para un examen en cortes por congelación. Si se confirma la malignidad, se pueden preservar el útero y el ovario contralateral y se deben efectuar todos los demás elementos de la estadificación (biopsias, evaluación de ganglios linfáticos, evaluación del diafragma, biopsia de epiplón, etc.). Si el ovario contralateral parece normal, no se recomienda la biopsia. Cabe destacar que no se debe confiar demasiado en el examen en cortes por congelación para tomar la decisión de realizar una histerectomía y una salpingooforectomía bilateral. Si el diagnóstico histológico permanece en duda, siempre es preferible esperar los resultados del corte en parafina para una paciente joven, incluso si esto implica una segunda cirugía.

La práctica ha sido llevar a cabo una histerectomía si se realiza una salpingooforectomía bilateral. Sin embargo, la tecnología actual para la transferencia de ovocitos de donantes y el soporte hormonal permite a una mujer sin ovarios mantener un embarazo intrauterino. Del mismo modo, si se resecan el útero y un ovario debido a la afectación tumoral, una opción es la recuperación de los ovocitos del ovario restante de la paciente, una fertilización *in vitro* y la implantación del embrión en un útero sustituto o subrogado.

Varios informes han detallado los resultados reproductivos de las mujeres con cáncer epitelial de ovario invasivo en etapa temprana después del tratamiento con cirugía preservadora de la fertilidad, con o sin quimioterapia. Un estudio en diversos hospitales de los Estados Unidos evaluó la tasa de recurrencia, la supervivencia y el resultado del embarazo en pacientes con cáncer invasor epitelial del ovario en estadios IA e IC, tratadas con anexectomía unilateral, con o sin quimioterapia. Aproximadamente el 10% de las pacientes tuvieron recurrencia y, de las pacientes que intentaron embarazarse, el 71% concibió con una tasa de nacimientos vivos del 83%. Se han informado casos de supervivencia a largo plazo y excelentes resultados obstétricos en las pacientes con cáncer de ovario epitelial en estadio I tratadas con cirugía preservadora de la fertilidad.

CIRUGÍA PARA EL CÁNCER DE OVARIO EN ETAPAS AVANZADAS

Cirugía primaria citorreductora

En el contexto de una neoplasia ovárica avanzada con enfermedad extensa difusa, el abordaje quirúrgico cambia a reducir y extirpar la mayor cantidad de tumor posible. La cirugía confirmará el diagnóstico, determinará el alcance de la enfermedad, paliará los síntomas e influirá en el pronóstico con la resección de la enfermedad. Como la amplitud de la resección afecta al pronóstico, la terminología utilizada para describir los resultados quirúrgicos del cáncer de ovario incluye lo siguiente:

TABLA 26-6

Criterios para posible cirugía preservadora de la fertilidad en pacientes con cáncer de ovario

La paciente desea preservar la fertilidad

La paciente y su familia otorgan su consentimiento y están de acuerdo con el seguimiento estrecho

No hay evidencia de gónadas disgenésicas

Situaciones específicas:
  Cualquier tumor maligno unilateral de células germinales
  Cualquier tumor unilateral del estroma de los cordones sexuales
  Cualquier tumor limítrofe unilateral
  Tumor epitelial invasor en estadio temprano

- *Citorreducción completa.* Resección quirúrgica de toda enfermedad macroscópica, también llamada *resección R0*.
- *Citorreducción óptima.* Enfermedad residual de ≤ 1 cm del diámetro máximo del tumor, denominada *resección R1*.
- *Citorreducción subóptima.* Citorreducción con enfermedad residual donde cada implante es mayor de 1 cm del diámetro del tumor.

El papel de la cirugía en el cáncer de ovario está bien establecido, con resultados que demuestran una relación inversa entre el diámetro del tumor residual y la supervivencia. En un metaanálisis de más de 6 000 pacientes con cáncer de ovario en etapa avanzada, Bristow y cols. encontraron que por cada aumento del 10% en la citorreducción máxima, había un incremento del 5.5% en el tiempo medio de supervivencia. Ellater y cols. realizaron una revisión sistemática de 11 estudios retrospectivos y descubrieron que la resección óptima se asoció con una mejoría significativa en la supervivencia general, en comparación con la citorreducción subóptima. Estos hallazgos se reiteraron en un metaanálisis reciente que informó que por cada 10% de aumento en la citorreducción hasta lograr ninguna enfermedad residual visible, se observó un aumento en la supervivencia de 2.3 meses. Independientemente de la diseminación de la enfermedad, la citorreducción quirúrgica se puede lograr en muchos casos cuando es realizada por un ginecólogo oncólogo debidamente capacitado. El objetivo de la reducción primaria debe ser obtener el volumen más pequeño de enfermedad residual, incluso cuando no puede efectuarse la reducción sin enfermedad residual. En los Estados Unidos, hasta el 70% de la cirugía citorreductora produce una resección óptima y se asocia con una morbilidad aceptable. La mortalidad operatoria es inferior al 2% y las complicaciones incluyen infección, hemorragia, íleo prolongado y problemas cardiopulmonares. La incorporación de procedimientos complementarios puede aumentar la tasa de complicaciones o presentar riesgos adicionales.

Exploración

La paciente se coloca en posición de litotomía baja con las piernas en los estribos de Allen (Allen Medical Systems, Cleveland, OH). Esta posición permite al cirujano acceder a la vagina y al recto, lo que posibilita el examen bimanual intraoperatorio y el acceso al perineo si se requiere resección rectal y anastomosis. Esto también permite el acceso para la colocación vaginal de un instrumento, como una pinza de anillo o un medidor de anastomosis terminoterminal (ATT) para guiar la colpotomía en caso de que esté indicada una histerectomía retrógrada.

Se debe examinar el ombligo, ya que puede haber una enfermedad metastásica al sitio que debe extirparse cuando hay enfermedad. Para evaluar la capacidad de reducción de volumen, se realiza un procedimiento mínimamente invasivo (que se analiza a continuación) o una minilaparotomía para efectuar una inspección exhaustiva de los órganos abdominopélvicos. En una paciente típica con enfermedad avanzada, el epiplón puede estar totalmente reemplazado por un tumor y la pelvis puede estar llena de este, lo que dificulta o imposibilita al cirujano distinguir las estructuras pélvicas normales. Los hallazgos que inicialmente pueden disuadir al cirujano de proceder con una resección tumoral agresiva incluyen afectación extensa del parénquima del hígado, implicación diafragmática con extensión a la cavidad pleural, infiltración extensa del mesenterio del intestino delgado o enfermedad ganglionar voluminosa por encima de los vasos renales. Si se considera que la carga tumoral es irresecable, se pueden realizar biopsias tumorales o procedimientos paliativos, y entonces se puede terminar el procedimiento.

Si se toma la decisión de proceder a la reducción de volumen, se realiza una incisión vertical en la línea media para obtener acceso a toda la cavidad peritoneal (sínfisis del pubis a nivel del apéndice xifoides). Al ingresar al abdomen, se siguen los pasos iniciales descritos en la estadificación quirúrgica. Después del drenaje de la ascitis, se lleva a cabo una inspección y palpación y se observa el tamaño de los tumores primarios y la extensión de los depósitos metastásicos. Si no se ha establecido un diagnóstico antes de la cirugía, se envía una muestra de tejido de un depósito metastásico (p. ej., nódulo epiploico o peritoneal) o la masa ovárica para evaluación en cortes por congelación con el fin de confirmar un diagnóstico de cáncer de ovario primario. Mientras tanto, si se planifica, se puede realizar la extracción del útero, las tubas y los ovarios. Esto permite la eliminación de tumores y la detección potencial de metástasis subclínicas. A menudo se extrae el cuello uterino, pero puede conservarse en caso de preocupación por fuga peritoneal de ascitis o si la extracción puede provocar lesiones en la vejiga.

Resección de tumor pélvico y ooforectomía radical

Después del acceso y la inspección de la cavidad peritoneal, se deben lisar las adherencias del intestino delgado o el ciego a las estructuras pélvicas. Cuando el acceso es adecuado, se puede insertar un separador con autosujeción y empacar el intestino para una exposición adecuada. Si la masa pélvica no está adherida a las estructuras circundantes, se pueden practicar una histerectomía y una salpingooforectomía bilaterales. Sin embargo, si los espacios y planos pélvicos normales están borrados por el tumor, entonces puede preferirse el abordaje retroperitoneal, también conocido como *ooforectomía radical*.

La técnica de la ooforectomía radical se define por la extirpación intacta de un tumor ovárico fijo, en bloque con el peritoneo adherido y las estructuras pélvicas circundantes en el contexto de una pelvis "inmovilizada" o fija. Por lo general, esto implica una resección en bloque que incluye una histerectomía radical retroperitoneal, la extirpación de los anexos, del tumor del fondo de saco y del peritoneo afectado, y una resección rectosigmoidea. Este procedimiento está indicado para mujeres con carga tumoral que afecta ampliamente las estructuras pélvicas circundantes y en las que es factible una citorreducción completa. La ooforectomía radical se clasifica adicionalmente según la radicalidad del procedimiento:

- *Tipo I*. Este procedimiento consiste en una histerectomía retrógrada completamente modificada con resección en bloque de los anexos, tumor de fondo de saco y peritoneo pélvico afectado. Esto puede incluir la escisión del peritoneo o la serosa del colon rectosigmoide anterior o una resección en cuña de espesor completo de la pared anterior del colon sigmoide.
- *Tipo II*. Además de las estructuras eliminadas en el procedimiento tipo I, se reseca el colon rectosigmoide debajo de la retracción peritoneal y se realiza una peritonectomía pélvica parietal y visceral.
- *Tipo III*. Es el procedimiento más radical; una ooforectomía radical tipo III incluye los procedimientos tipo I o II, así como la resección de una porción de la vejiga o del uréter pélvico (o de ambos) en la resección en bloque.

Este procedimiento aprovecha el acceso al retroperitoneo, al que se puede acceder después de dividir los ligamentos redondos o a través de los espacios paracólicos y el desplazamiento del ciego al íleon terminal y al colon sigmoide. Se ingresan a los espacios paravesical y pararrectal. La incisión peritoneal se lleva a lo largo del margen posterior de la sínfisis del pubis, lo que limita la enfermedad pélvica dentro de la incisión peritoneal. Se identifican y desplazan los uréteres que se pueden etiquetar con asas para vasos con el fin de permitir una identificación rápida y aplicar una tracción suave cuando sea necesaria para la disección. Los ligamentos infundibulopélvicos se aíslan y se dividen proximalmente, por encima del borde pélvico, y las arterias uterinas se dividen en su origen. La incisión peritoneal se extiende anteriormente sobre la vejiga y esta se diseca lejos del segmento uterino inferior y del cuello uterino. Si el peritoneo de la vejiga está muy invadido por el tumor, se puede abrir el espacio de Retzius y disecarla con corte del peritoneo. Si es inevitable entrar en la vejiga, es posible disecar lejos del peritoneo afectado mediante el uso de la zona de transición de la mucosa como una guía para evitar cistotomías adicionales. Una vez que el peritoneo de la vejiga se ha disecado de la vejiga mediante corte, se puede colocar un fórceps de anillo o un medidor de ATT por vía vaginal y guiar la colpotomía utilizando un dispositivo electroquirúrgico. La histerectomía se realiza de forma retrógrada. La colpotomía puede transportarse circunferencialmente con un dispositivo de sellado de vasos o con un método de sujeción, corte y sutura. Después, se corta la vagina posterior y se ingresa y se desarrolla el espacio rectovaginal. Si el fondo de saco posterior está obliterado por un tumor, puede identificarse el recto sano no afectado debajo de la retracción peritoneal, ya que el cáncer de ovario generalmente respeta los bordes del peritoneo y rara vez afecta los espacios retroperitoneales. El espacio rectovaginal se desarrolla en sentido caudal hasta que el margen inferior de la enfermedad del fondo de saco esté separada por al menos 2 cm. La pieza quirúrgica se tira hacia arriba y, dentro del espacio rectovaginal, los ligamentos cardinales restantes, los ligamentos uterosacros y los pilares rectales se aíslan, se dividen y se suturan. El tumor del fondo de saco se diseca con corte desde la pared rectal anterior y se mueve en sentido cefálico hacia la unión rectosigmoidea, conservando la mayor cantidad de recto posible para futuras anastomosis (**tabla 26-7**). *Véase* el capítulo 1 sobre anatomía para un diagrama de los espacios pélvicos.

La ooforectomía radical se completa con una modificación tipo I o II en función de la invasión del recto y el colon sigmoide. En la modificación tipo I, la enfermedad del fondo de saco tiene afectación limitada o nula del recto y el colon sigmoide. Esto permite que el peritoneo del ligamento ancho posterior se reseque completamente, en bloque, con la muestra extendiendo las incisiones peritoneales bilaterales creadas a partir del corte transversal de los ligamentos infundibulopélvicos a lo largo de los canales pélvicos laterales hasta el fondo de saco. Si no hay extensión del tumor al recto, la incisión peritoneal se puede llevar a cabo con corte sobre la superficie anterior del colon rectosigmoide y no se necesita resección del colon. Si la afectación muscular es limitada (< 2 cm de extensión), puede efectuarse una resección en cuña de la pared anterior del recto. El defecto rectal resultante se puede cerrar con una técnica de sutura a mano de puntos invertidos interrumpidos, colocados perpendicularmente al eje largo del intestino o utilizando engrapadoras intestinales.

Cuando hay una pelvis "inmovilizada" debido a un tumor que destruye la anatomía pélvica normal, incluida una extensa invasión del colon rectosigmoide, es necesaria una modificación tipo II. Esto se clasifica, adicionalmente, según la ubicación del margen distal de la resección

TABLA 26-7
Planos avasculares de la pelvis y sus límites anatómicos

Espacios de la línea media

Espacio retropúbico (espacio de Retzius): ubicado entre la sínfisis del pubis y la vejiga
- Límites laterales: ligamento umbilical medial

Espacio vesicovaginal: ubicado entre la vagina y la vejiga
- Límites laterales: ligamentos vesicouterinos o pilares de la vejiga

Espacio rectovaginal: ubicado entre la vagina y el recto
- Límites laterales: ligamentos uterosacros

Espacio retrorrectal o presacro: ubicado entre el recto y el sacro
- Límites laterales: arterias ilíacas comunes

Espacios laterales

Espacios pararrectales: localizados laterales al recto
- Límite medial: recto o uréteres
- Límite lateral: arteria ilíaca interna
- Límite anterior: ligamento cardinal
- Límite posterior: sacro

Espacios paravesicales: situados laterales a la vejiga
- Límite medial: vejiga o ligamento umbilical medial
- Límite lateral: arteria ilíaca externa
- Límite anterior: ramas púbicas
- Límite posterior: ligamento cardinal

del colon al borde anal. Se realiza una resección rectal baja dentro de los 7 cm del borde anal, una resección media está a 7-11 cm de distancia y una resección alta es mayor de 11 cm a partir del borde anal. Idealmente, se conserva la cantidad máxima de colon no afectado. Si se requiere una colectomía rectosigmoidea, se debe obtener un margen proximal de 2 cm. Esto puede realizarse con una engrapadora de anastomosis gastrointestinal. Después de incluir una resección adecuada del mesocolon, la disección profunda continúa medialmente desde los espacios pararrectales, detrás de los vasos sigmoides y la arteria hemorroidal superior hacia el espacio presacro. Esto une los espacios pararrectal y presacro. La disección continúa anterior a la fascia presacra y los ligamentos laterales del recto se bajan utilizando un dispositivo de corte de sellado de vasos. Se levanta la masa del fondo de saco y se aísla el recto no afectado distal al tumor infiltrante y se eliminan la grasa o adherencias circundantes. Luego, el recto se divide por lo menos 2 cm distal al sitio más bajo de la enfermedad utilizando una engrapadora toracoabdominal y una pinza intestinal en sentido proximal. El tumor pélvico central se extrae en bloque con la resección del colon rectosigmoide. Puede ser aconsejable una histerectomía supracervical si hay enfermedad obliterante o fibrosis. La continuidad intestinal puede repararse mediante una variedad de métodos, incluido el uso de un dispositivo engrapador o una técnica de sutura a mano. *Véase* el capítulo 36 para la discusión de los procedimientos gastrointestinales.

Aunque no se indica con frecuencia, la ooforectomía radical tipo III se realiza cuando se requiere la extracción de una porción de las vías urinarias como parte del procedimiento citorreductivo. Si la vejiga está involucrada, después de la identificación de los orificios ureterales (colocación de endoprótesis en caso necesario), la porción afectada puede resecarse. La cistectomía puede repararse en dos capas con un cierre de imbricación utilizando sutura absorbible tardía 2-0 o 3-0 de manera continua. Se continúa con una sonda vesical transuretral durante 7-10 días después de la operación. Se puede obtener un cistograma por TC para confirmar que no haya fugas en la reparación de la cistectomía. En caso de que el uréter pélvico esté involucrado con invasión directa del tumor, o esté encapsulado o extensamente adherido al tumor, está indicada una ureterectomía parcial. El uréter se aísla desde el peritoneo hasta el nivel de la obstrucción, y el segmento del uréter a extirpar se sutura proximal y distal a la obstrucción. La ooforectomía radical se completa antes de la reparación de las vías urinarias. La reparación del defecto resultante está determinada por la ubicación de la escisión, la longitud del uréter disponible restante y por la condición del uréter residual y el tejido. Inicialmente, como estas anastomosis no son impermeables, se recomienda la colocación de una endoprótesis y el drenaje de la pelvis con un dispositivo cerrado de succión. Si hay un gasto alto, se puede enviar una muestra de líquido pélvico para medir la creatinina con el fin de determinar si se filtra orina hacia la pelvis (cuadro 26-2).

CUADRO 26-2 PASOS DEL PROCEDIMIENTO

Cirugía citorreductora primaria: enfermedad avanzada

- Realizar una incisión abdominal en la línea media desde la sínfisis del pubis hasta el apéndice xifoides.
- Drenar la ascitis de todos los cuadrantes del abdomen y la pelvis.
- Efectuar una epliplectomía supracólica desde el ángulo hepático hasta el ángulo esplénico del colon transverso.
- Resecar el tumor pélvico, incluyendo histerectomía total y salpingooforectomía bilateral, así como cualquier tumor visible macroscópicamente.
- Realizar una resección rectosigmoidea con anastomosis cuando el tumor pélvico afecte al intestino grueso distal.
- Resecar el segmento implicado cuando la enfermedad afecte al intestino delgado.
- Extraer los ganglios linfáticos agrandados.
- Realizar una esplenectomía cuando haya evidencia de enfermedad capsular o parenquimatosa.
- Practicar una extracción o resección diafragmática cuando el diafragma esté involucrado superficialmente con el tumor o cuando haya penetración del tumor a través del diafragma.
- Realizar una hepatectomía parcial o pancreatectomía distal cuando los segmentos del hígado o el páncreas distal estén involucrados con el tumor.

Linfadenectomía

El abordaje retroperitoneal inicial para la cirugía citorreductora expone las áreas con ganglios. Para los ganglios linfáticos cancerosos en etapa temprana, la biopsia es un componente obligatorio de la cirugía. En las mujeres con enfermedad claramente metastásica se debe hacer todo lo posible por eliminar los ganglios linfáticos sospechosos o voluminosos. Sin embargo, mientras la metástasis en los ganglios linfáticos en el contexto del cáncer de ovario avanzado ocurre en aproximadamente el 60% de los casos, los estudios no han demostrado un beneficio clínico de realizar una linfadenectomía. Además, esta se asocia con una mayor morbilidad perioperatoria, como tiempos quirúrgicos significativamente más largos, mayor pérdida de sangre, tasas de transfusión aumentadas, mayores tasas de reingreso y un incremento en el riesgo de muerte dentro de los 60 días posteriores a la cirugía. Por lo tanto, la omisión de la linfadenectomía en ausencia de anomalías en las pacientes con cáncer de ovario avanzado es aceptable.

La tasa de afectación de los ganglios linfáticos es baja en los tumores mucinosos y puede ignorarse. Además, la enfermedad metastásica hacia los ganglios linfáticos en los tumores del estroma de los cordones sexuales tampoco es frecuente. La importancia de la disección de los ganglios linfáticos en los tumores malignos de células germinales, especialmente el disgerminoma, es menos evidente porque estos tumores suelen ser mucho más sensibles a la quimioterapia que otros tumores del ovario, incluso en el caso de los ganglios linfáticos agrandados. Los pasos para realizar la linfadenectomía se describen en el capítulo 24.

Resección de intestino delgado o de íleon y ciego

La serosa del intestino delgado y el mesenterio son sitios habituales de metástasis. Si en la exploración las asas del intestino delgado están adheridas al tumor pélvico, al tumor epiploico o a otras asas del intestino, entonces estas adherencias se deben lisar. Las indicaciones para la resección del intestino delgado incluyen obstrucción (previa o inminente) por un tumor que se infiltra en la serosa y muscular de un segmento, así como una lesión extensa que no obstruye el intestino delgado, para la cual la resección daría como resultado una enfermedad residual mínima.

Si el intestino delgado está ampliamente invadido por el tumor, suele tratarse del íleon terminal. En esta situación puede ser necesaria una ileocectomía con resección del íleon terminal, el ciego y una porción del colon ascendente. El procedimiento comienza con el aislamiento del colon ascendente y el ángulo hepático, incidiendo el peritoneo a lo largo de la línea de Toldt desde el íleon terminal, alrededor del ciego y hasta el ángulo hepático. La incisión peritoneal se lleva alrededor del ángulo hepático a través del ligamento hepatocistocólico. Esto permite un mejor aislamiento del colon ascendente y el ángulo hepático para permitir la resección del colon enfermo y una anastomosis libre de tensión para la reparación. El íleon se aísla haciendo una incisión peritoneal a lo largo del mesenterio del intestino delgado y llevándolo hacia el ligamento de Treitz. Las estructuras separadas se retraen en sentido medial para identificar las estructuras subyacentes, incluyendo el uréter derecho, los vasos gonadales, el duodeno y la cabeza del páncreas. En este punto se puede determinar el alcance de la resección. Se recomienda incluir los 8-10 cm distales del íleon terminal en la resección para permitir una anastomosis en un segmento del íleon bien vascularizado. En la resección se incluye una cuña del mesenterio ileocecal. La cantidad de colon ascendente a extirpar está determinada por la cantidad de enfermedad presente. Se recomienda preservar la arteria cólica derecha si solo está involucrado el ciego; no obstante, si está indicada una resección más extensa del colon ascendente, se recomienda preservar la arteria cólica media. La muestra se retira en bloque una vez que se dividen los vasos mesentéricos. La reanastomosis puede realizarse utilizando una técnica de sutura o engrapado. Una anastomosis funcional laterolateral y terminoterminal ileoascendente del colon permite un método ampliamente probado y confiable para restablecer la continuidad intestinal. *Véase* el capítulo 36 para más detalles sobre la resección del intestino delgado.

Apendicectomía y citorreducción

Durante la cirugía para el cáncer de ovario, puede estar indicada la extracción del apéndice. Esto incluye la estadificación y citorreducción en el contexto de un tumor ovárico mucinoso o presencia de seudomixoma peritoneal, en el que puede estar presente un primario apendicular oculto. Si se observa un cáncer apendicular primario, está indicada una ileocectomía. También puede estar indicada una apendicectomía si hay cáncer de ovario metastásico. *Véase* el capítulo 36 sobre los pasos para realizar una apendicectomía.

Resección del colon rectosigmoide

El colon rectosigmoide a menudo se ve afectado por la enfermedad. Los nódulos superficiales pequeños son susceptibles de resección simple sin alterar la integridad de la pared intestinal. Sin embargo, la enfermedad de mayor volumen puede requerir una resección rectosigmoidea y una reanastomosis. Se practica una resección rectosigmoidea en el 10% de las pacientes sometidas a citorreducción primaria. La decisión de realizar este procedimiento depende de varios factores, incluyendo la presencia o ausencia de obstrucción rectosigmoidea, la cantidad de infiltración tumoral del colon inferior y su contigüidad con un tumor ovárico, así como la probabilidad de que dicho procedimiento haga que la paciente tenga una citorreducción óptima. Si se realiza una resección del colon rectosigmoide, en la mayoría de los casos el colon puede reanastomosarse utilizando una técnica de sutura o la engrapadora de ATT. Para las pacientes que se someten a una reanastomosis, una colostomía de asa transversal o ileostomía de asa protege la anastomosis en aquellas que hubiesen recibido radioterapia pélvica con colon no preparado o cuya anastomosis se considera subóptima y con riesgo de fuga. Ocasionalmente, es indispensable una colostomía final con una bolsa de Hartmann. Las posibles complicaciones de la resección rectosigmoidea y de la anastomosis incluyen absceso pélvico, estenosis, fugas anastomóticas e infecciones de la herida quirúrgica.

En ocasiones, una paciente limitará la capacidad de decisión intraoperatoria del cirujano al negarse a consentir una posible colostomía. En la experiencia de los autores, la resección del colon rectosigmoide casi siempre puede lograrse con la consiguiente enfermedad residual mínima en la pelvis; sin embargo, el factor limitante para lograr una citorreducción óptima es la presencia de tumor residual voluminoso no resecable en la parte superior del abdomen o el retroperitoneo. En estos casos, no se recomienda la resección paliativa en ausencia de obstrucción. Si no se puede obtener una resecabilidad óptima y existe obstrucción, puede ser necesario desviar el intestino con una colostomía en asa o, con menos frecuencia, un procedimiento de derivación intestinal. Se puede colocar una endoprótesis rectal para paliación.

Resección de las vías urinarias

Las indicaciones de resección ureteral o cistectomía parcial son poco frecuentes durante la cirugía citorreductora para el cáncer de ovario. Si se detecta una obstrucción ureteral antes de la operación, casi siempre es el resultado de la compresión ureteral en lugar de una infiltración tumoral. Aunque la adherencia del uréter a las masas de cáncer de ovario no es un hallazgo infrecuente, el cirujano casi siempre puede separar el uréter del tumor mediante una disección cortante. Si el uréter distal se reseca como parte de una cirugía citorreductora, generalmente se puede reimplantar en la vejiga. Es muy frecuente que el uréter se lesione durante la cirugía citorreductora. Según el sitio y el tipo de lesión, puede estar indicada la colocación de una endoprótesis ureteral, una reanastomosis primaria, una transureteroureterostomía o una ureteroneocistostomía.

La afectación tumoral del peritoneo que recubre la vejiga es frecuente. Se puede realizar una extracción peritoneal y, si se ha expuesto un área grande de la vejiga, se puede considerar la descompresión de la vejiga a corto plazo (1-2 días) con una sonda. Ocasionalmente, puede ser necesaria una cistectomía parcial para lograr una citorreducción óptima. Si se indica una cistotomía parcial, se prefiere un cierre simple con dos capas de sutura absorbible, la capa interna como sutura continua y la capa externa como suturas interrumpidas. Se recomienda la descompresión de la vejiga con una sonda cuyo tiempo de permanencia depende de la ubicación y el grado de resección. Es extremadamente raro encontrar afectación de la mucosa de la vejiga con cáncer de ovario en el diagnóstico inicial. Estas pacientes suelen informar hematuria en asociación con enfermedad masiva evidente, y el diagnóstico definitivo puede hacerse mediante cistoscopia.

Omentectomía

El epiplón se compone de cuatro capas, ya que está formado por una doble lámina de peritoneo plegada sobre sí misma. Se divide en el epiplón menor y el epiplón mayor. El epiplón menor está compuesto por una doble capa de peritoneo que conecta el hígado con la curvatura menor del estómago (el ligamento hepatogástrico) y los primeros 2 cm del duodeno (ligamento hepatoduodenal). El epiplón mayor también tiene doble capa y pende de la curvatura mayor del estómago y el colon transverso. Una omentectomía es parte de la estadificación quirúrgica para el cáncer de ovario y a menudo está involucrada, hasta cierto punto, en etapas avanzadas. Si el epiplón infracólico está afectado, puede eliminarse levantando primero el epiplón en dirección cefálica y desarrollando el plano entre el epiplón infracólico y la serosa del colon transverso, logrando la entrada a la transcavidad de los epiplones. La disección se realiza lateralmente en ambas direcciones y el epiplón infracólico se separa del colon transverso desde el ángulo hepático hasta el ángulo esplénico. Los pedículos vasculares que se intervienen se sujetan, se cortan y se suturan secuencialmente o pueden controlarse con un dispositivo de sellado y división de vasos.

Es preferible realizar una omentectomía antes de enfocarse en la pelvis si el epiplón es reemplazado total o completamente por un tumor, a menudo denominado *epiplón en coraza*. Incluso cuando la enfermedad no es completamente resecable, la eliminación de la masa epiploica puede ayudar a disminuir la producción de ascitis y a paliar los síntomas. Si el tumor epiploico se adhiere al peritoneo parietal de la pared abdominal anterior, las estructuras pélvicas o las asas del intestino delgado, debe disecarse de estas estructuras. Una vez que se aísla el epiplón y se levanta en sentido cefálico, se desarrolla un plano de disección entre este y la serosa del colon transverso, de manera que se extiende la disección lateralmente en ambas direcciones (**fig. 26-4A**). Si el epiplón supracólico está muy invadido por el tumor y se adhiere con fuerza al colon transverso, también puede ser necesario establecer un plano entre la curvatura mayor del estómago y el epiplón ligando las arterias gastroepiploicas derecha e izquierda y las ramas gástricas individuales (**fig. 26-4B**). Incidir la retracción dorsal a lo largo del borde posterior del colon transverso permitirá la entrada en la transcavidad de los epiplones. Esta se desarrolla completamente desplazando el epiplón lejos del colon transverso y del mesenterio del colon transverso. Después, el epiplón se divide de la curvatura mayor del estómago mediante sutura o un dispositivo de sellado y división de vasos. Si el tumor está muy cerca del estómago, puede ser necesario sacrificar la arcada gastroepiploica y se puede considerar la colocación de una sonda nasogástrica para evitar la distensión gástrica. Ocasionalmente, el tumor epiploico también puede afectar el bazo o el hilio esplénico, lo que requiere una esplenectomía. Demasiada tensión en el epiplón durante la omentectomía puede causar una lesión por avulsión esplénica, lo que puede provocar una hemorragia rápida y la necesidad de esplenectomía emergente.

Resección de un tumor en el diafragma

El diafragma es el sitio de la enfermedad metastásica en el 10-15% de las mujeres con cáncer de ovario en etapa avanzada. El hemidiafragma derecho se ve afectado con mayor frecuencia y más extensamente por la enfermedad debido a su ubicación y a la rotación en sentido horario del líquido peritoneal en el abdomen como resultado del peristaltismo colónico y de la extracción de líquido hacia los espacios subdiafragmáticos durante la inhalación. La resección de la enfermedad diafragmática produjo un beneficio en la supervivencia a 5 años. La resección del diafragma debe realizarse cuando contribuye a la resección óptima o completa del cáncer metastásico del ovario.

El acceso al peritoneo del diafragma se facilita al extender la incisión en la línea media justo debajo de la apófisis xifoides. El alcance y la ubicación de la enfermedad en el diafragma determinarán la necesidad de desplazamiento del hígado y el abordaje quirúrgico, que se analizan a continuación. Si se requiere desplazar el hígado, puede lograrse cortando primero transversalmente el ligamento redondo, seguido de la división del ligamento falciforme hacia su ápice

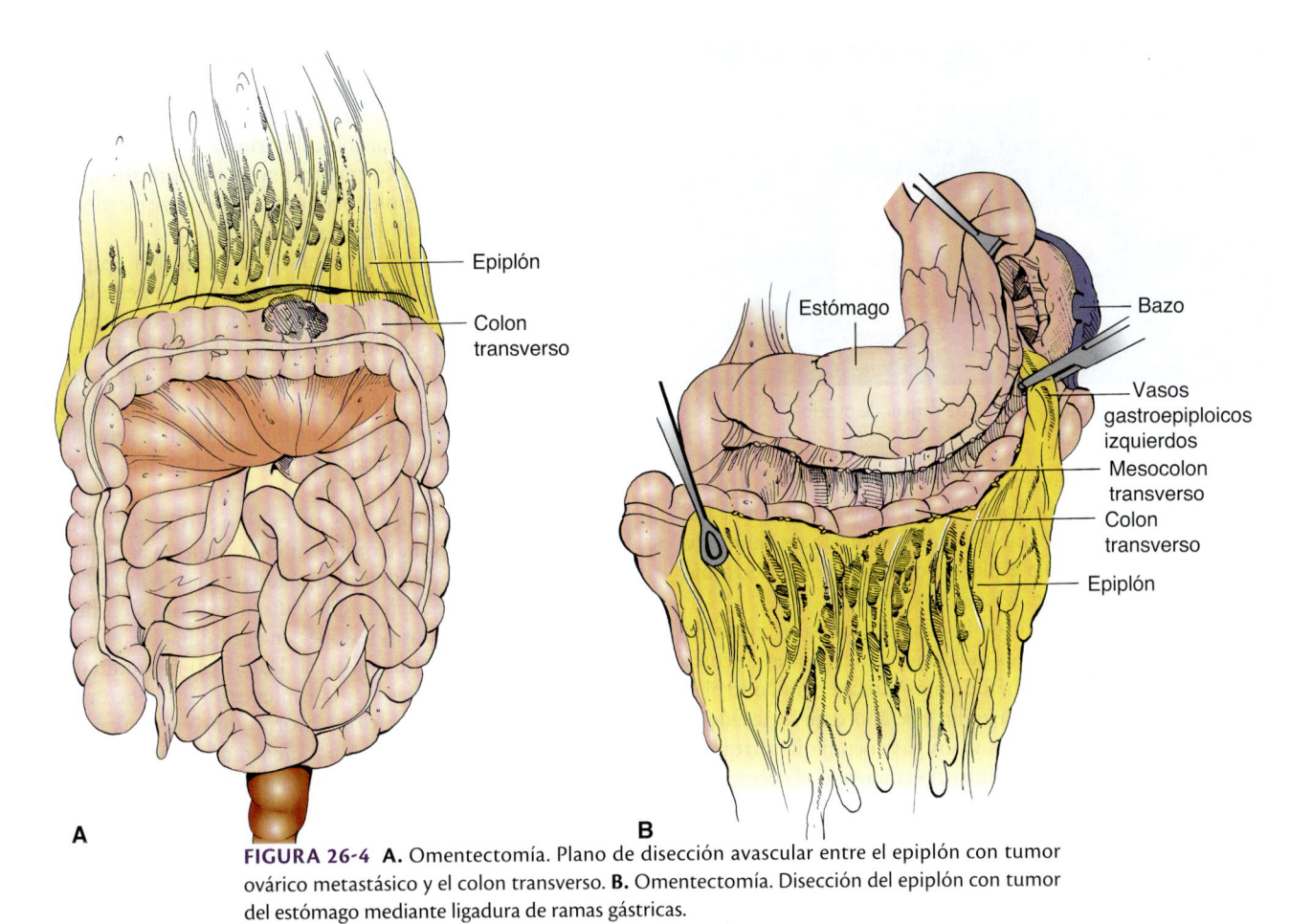

FIGURA 26-4 A. Omentectomía. Plano de disección avascular entre el epiplón con tumor ovárico metastásico y el colon transverso. **B.** Omentectomía. Disección del epiplón con tumor del estómago mediante ligadura de ramas gástricas.

en la bifurcación en los ligamentos coronario y triangular. La disección debe ser superficial, ya que las venas hepáticas se vacían en la vena cava justo debajo del ligamento coronario. La resección o ablación "puntual" de pequeños nódulos tumorales implantados en la superficie peritoneal de la enfermedad del diafragma también puede realizarse mediante disección cortante, coagulador de haz de argón, electrobisturí o mediante un aspirador quirúrgico. Cuando existe una enfermedad del diafragma de pequeño volumen (que no es de grosor completo), se realiza una peritonectomía del diafragma. Se efectúa una incisión peritoneal justo por arriba del área enferma. El peritoneo se levanta y se toma con una serie de pinzas (p. ej., pinzas de Allis o fórceps de anillo) y el peritoneo se estira para permitir la disección lejos del diafragma subyacente. Esto puede realizarse con corte o con electrocauterización y debe continuarse hasta que se elimine toda enfermedad diafragmática.

La peritonectomía de grosor completo está indicada cuando el tumor se infiltra a través del peritoneo dentro del músculo y, posiblemente, dentro de la cavidad pleural. Como esta resección puede afectar la ventilación, se debe informar al personal de anestesia. El área afectada se aísla y el músculo del diafragma se corta con una disección cortante o electrobisturí con un margen de 0.5-1 cm. La mayoría de los defectos en el diafragma pueden cerrarse principalmente mediante sutura de absorción tardía de manera interrumpida o continua anclada. Si un defecto grande no puede cerrarse primariamente, puede usarse una malla sintética para cerrar el defecto. Es importante evacuar el aire (neumotórax iatrógeno) del espacio pleural antes del cierre del defecto diafragmático. Esto puede lograrse colocando un catéter de látex rojo de 14 Fr en el defecto, con la sutura de cierre en su lugar pero sin atar. Se administran varias respiraciones ventilatorias profundas y el catéter se coloca en succión. El catéter se retira rápidamente y la abertura del defecto se cierra de la misma manera. Debe obtenerse una radiografía de tórax después de la cirugía para garantizar que la expansión del pulmón no haya sido afectada.

Las complicaciones relacionadas con la cirugía diafragmática incluyen neumotórax, derrames pleurales, hemorragia de las arterias frénicas o los vasos hepáticos, lesión del saco pericárdico, pulmón, vena cava y nervios frénicos. Si se observa un neumotórax, puede vigilarse de manera expectante o puede colocarse un tubo torácico.

Esplenectomía

La esplenectomía se realiza durante la cirugía primaria citorreductora para el cáncer de ovario en el 4-12% de los casos (**fig. 26-5**). Con mayor frecuencia, el hilio esplénico está

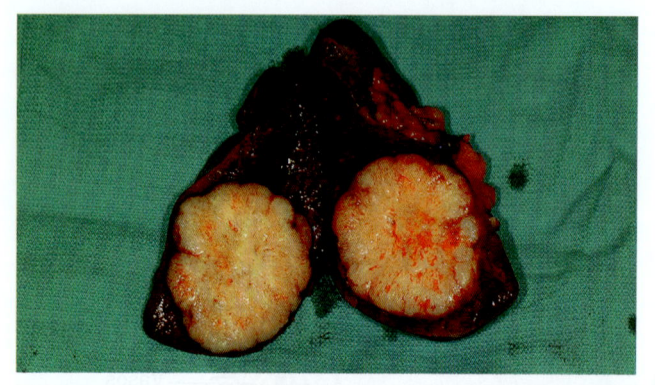

FIGURA 26-5 Bazo con metástasis de cáncer de ovario.

implicado con un tumor secundario a la extensión de la afectación epiploica. La esplenectomía también puede estar indicada debido a una lesión por tracción que conduce a un sangrado significativo de la cápsula esplénica durante la omentectomía o durante la movilización del ángulo esplénico.

El abordaje quirúrgico de la esplenectomía es variable según las circunstancias y las indicaciones del procedimiento. El abordaje anterior es el método más directo para controlar el suministro de sangre al bazo. En este abordaje se accede al bazo ligando y dividiendo los vasos gastroepiploicos izquierdos y el ligamento gastroesplénico, permitiendo el acceso a la transcavidad de los epiplones. Se identifica el borde superior del cuerpo y la cola del páncreas y se pueden ubicar los vasos esplénicos en esta región. Los vasos se aíslan, se ligan y se cortan individualmente. Para permitir que la sangre drene del bazo, se debe ligar primero la arteria (**fig. 26-6**). Luego, el bazo se desplaza al cortar transversalmente sus uniones al colon (ligamento esplenocólico), el riñón izquierdo (ligamento lienorrenal) y el diafragma.

Cuando el acceso a la transcavidad de los epiplones está limitado por un tumor o hemorragia, se puede utilizar el abordaje posterior. Con este método, el bazo se aborda a través del ligamento esplenorrenal girando de forma medial y anterior el bazo. Después del desplazamiento de la cola del páncreas, los vasos se identifican y se aíslan de manera similar al abordaje anterior. Por último, el bazo se separa con cuidado del estómago para evitar la pared gástrica o el sistema de irrigación.

Las complicaciones de la esplenectomía incluyen hemorragia, infección, tromboembolia, atelectasia izquierda o neumonía. Las complicaciones adicionales incluyen lesiones en la cola del páncreas que causan la formación de seudoquistes pancreáticos o lesiones en el estómago con posible formación de una fístula gástrica. Debido al riesgo de sepsis, las pacientes sometidas a una esplenectomía deben recibir cobertura antibiótica perioperatoria y las vacunas neumocócica polivalente, meningocócica tetravalente y contra *Haemophilus influenzae*. Las vacunas deben administrarse por lo menos 14 días antes de una esplenectomía planificada

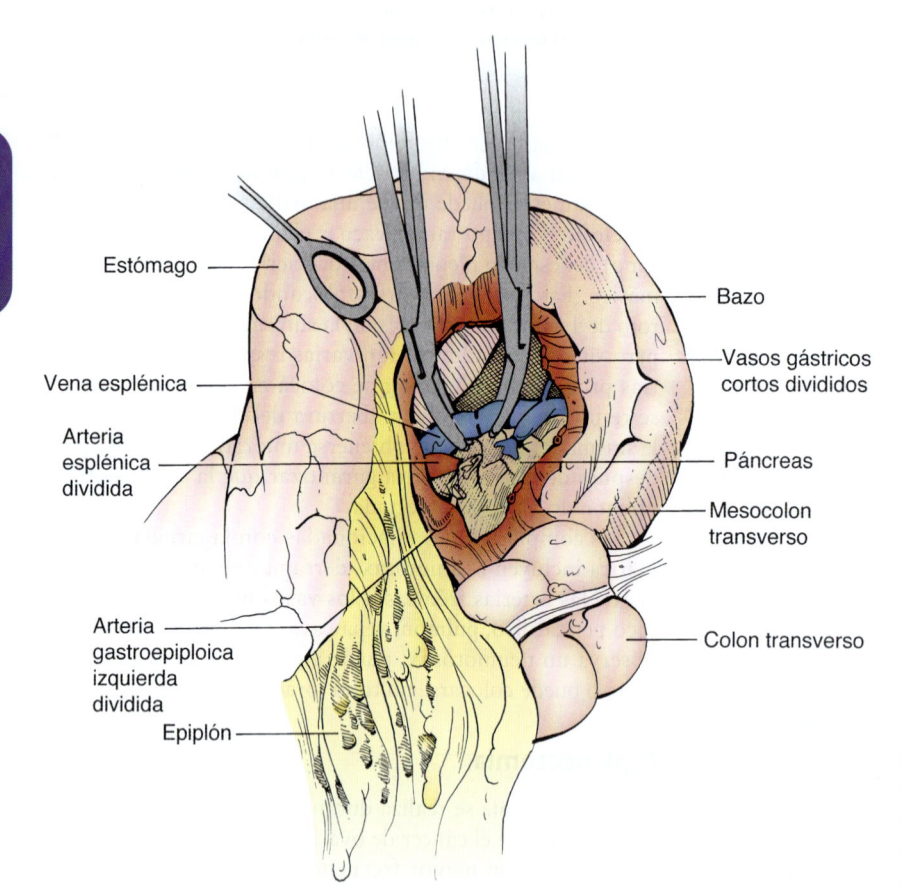

FIGURA 26-6 Esplenectomía. Cortes transversales de la arteria y la vena esplénicas a lo largo del borde superior del páncreas, después de obtener acceso a la transcavidad de los epiplones con el corte transversal del ligamento gastroesplénico.

o cuando menos 14 días después de la esplenectomía para las pacientes en quienes no se anticipaba la intervención.

Resección o biopsia del hígado

La enfermedad metastásica en el hígado suele ser una indicación de quimioterapia neoadyuvante. Sin embargo, en el contexto de metástasis hepáticas aisladas o resecables puede considerarse la hepatectomía parcial para resecar la enfermedad con el fin de obtener una citorreducción óptima o completa. Puede realizarse con electrobisturí (unidad electroquirúrgica o con un asa), ablación con haz de argón o escisión con engrapado o ligadura de conductos biliares y vasos.

Ocasionalmente, puede requerirse una biopsia de hígado para confirmar la presencia o ausencia de cáncer. Esto puede realizarse con una aguja para biopsia con resorte que se inserta directamente en la lesión. Después de la biopsia, reinsertar la aguja en el sitio de la biopsia y emplear el electrobisturí puede lograr la hemostasia. Existe un mayor riesgo con la resección que con la biopsia y las posibles complicaciones incluyen hemorragia, coagulopatía, hiperglucemia y fuga de bilis.

Colocación del puerto intraperitoneal

Se ha investigado la quimioterapia intraperitoneal (i.p.) como tratamiento primario para las pacientes con cáncer epitelial avanzado del ovario con reducción óptima. Varios estudios clínicos controlados aleatorizados han demostrado un beneficio en la supervivencia del tratamiento i.p. sobre la quimioterapia intravenosa (i.v.); sin embargo, estudios más recientes han disminuido el entusiasmo por este abordaje.

Si se elige el tratamiento i.p., pueden colocarse puertos peritoneales en el momento de la laparotomía durante la citorreducción primaria o la colocación retrasada con una minilaparotomía, colocación laparoscópica o inserción realizada por un radiólogo intervencionista. Se hace una incisión en la piel 3-4 cm sobre el margen costal inferior izquierdo o derecho en la línea medioclavicular. Se crea una pequeña bolsa subcutánea para el puerto a nivel de la fascia abdominal. Después, se crea un túnel justo encima de la fascia de la bolsa hasta el nivel del ombligo usando una varilla. A nivel del ombligo, la vaina del recto, el músculo y el peritoneo se ingresan con un dispositivo para crear túneles (esto debe ser 5-6 cm laterales al ombligo). El catéter se conecta al dispositivo por vía intraperitoneal y luego se tira de este a través del túnel utilizando el dispositivo para crear túneles hasta el sitio del puerto. Posteriormente, el catéter se conecta al puerto y este se sutura a la fascia utilizando una sutura no absorbible 2-0 monofilamento con tres a cuatro suturas interrumpidas circunferenciales alrededor del puerto para mantenerlo estable en su posición. La porción intraperitoneal del catéter se corta en ángulo recto dejando al menos 12 cm dentro de la cavidad peritoneal. Luego se accede al puerto con una aguja Huber (una aguja hueca con una punta biselada utilizada para acceder a los puertos de quimioterapia) y se lava con solución salina heparinizada para verificar la permeabilidad y las fugas. La capa subcutánea de Scarpa se cierra sobre el puerto de manera continua, seguida del cierre de la piel (fig. 26-7).

CIRUGÍA MÍNIMAMENTE INVASIVA PARA EL CÁNCER DE OVARIO

El papel de la cirugía mínimamente invasiva (CMI), la cirugía laparoscópica o la cirugía robótica, en el tratamiento del cáncer de ovario está evolucionando. Hay varios entornos clínicos en los que se ha investigado esta plataforma quirúrgica: *1)* cirugía primaria para el cáncer de ovario en estadio temprano, *2)* estadificación del cáncer de ovario no estadificado, *3)* cirugía citorreductora primaria para cáncer de ovario en etapa avanzada, *4)* valoración de la resecabilidad, *5)* colocación de un catéter i.p. y *6)* cirugía citorreductora secundaria.

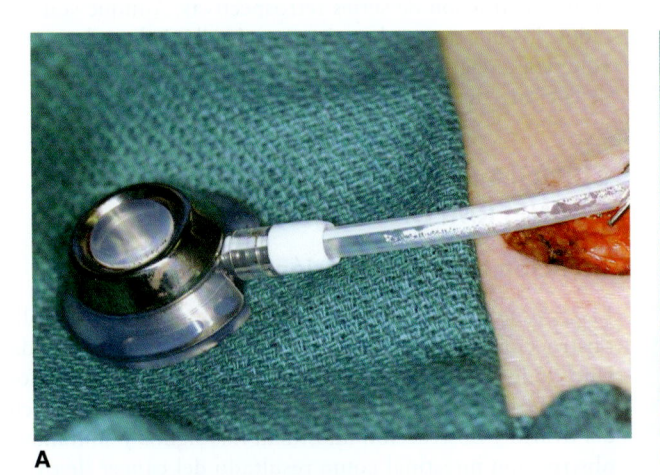

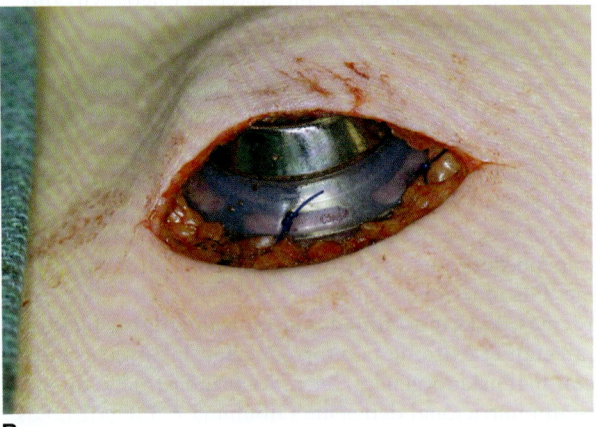

FIGURA 26-7 A. Puerto intraperitoneal (i.p.). **B.** El puerto se coloca en la bolsa subcutánea (De Vita VT, Lawrence TS, Rosenberg SA. *Cancer: principles & practice of oncology*, 10th ed. Filadelfia, PA: Wolters Kluwer, 2015. Reimpreso con autorización).

En una paciente con una masa anexial y sin otros hallazgos de enfermedad metastásica, la CMI puede ser el abordaje seleccionado. Si se observa malignidad intraoperatoriamente, la estadificación quirúrgica completa a través de este abordaje es factible, pero debe tenerse cuidado y evitar la rotura del tumor. Los estudios que evalúan este abordaje han demostrado que la CMI se relaciona con mejores resultados postoperatorios y similares a corto plazo a los obtenidos mediante laparotomía.

QUIMIOTERAPIA NEOADYUVANTE Y CIRUGÍA CITORREDUCTORA INTERMEDIA

El tratamiento con quimioterapia neoadyuvante seguida de reducción de intervalos (como procedimiento citorreductivo primario después de unos pocos ciclos de quimioterapia) es una opción de tratamiento para la enfermedad avanzada. Entre el 70 y 80% de las pacientes tratadas con quimioterapia neoadyuvante tienen respuestas parciales o completas antes de una cirugía diferida o una reducción óptima al momento de la cirugía diferida. La morbilidad quirúrgica puede reducirse en comparación con aquella asociada con la cirugía citorreductora primaria.

La American Society of Clinical Oncology (ASCO) y la Society of Gynecologic Oncology (SGO) desarrollaron recientemente directrices sobre el papel de la quimioterapia neoadyuvante en el cáncer de ovario avanzado. La decisión de iniciar un tratamiento neoadyuvante debe determinarse con la ayuda de un ginecólogo oncólogo. Los factores que indican una baja probabilidad de lograr una citorreducción óptima incluyen enfermedad en estadio IV en pulmón, mediastino o hígado, ganglios linfáticos periportales voluminosos, retracción mesentérica, ganglios linfáticos extraabdominales o gran carga tumoral. Incluso en ausencia de estos sitios de enfermedad, el objetivo de una citorreducción óptima no siempre puede lograrse. La identificación de las pacientes con cáncer de ovario no resecable es fundamental; sin embargo, desafortunadamente sigue siendo un desafío.

Una vez que se ha tomado la decisión de diferir la intervención quirúrgica a favor de la quimioterapia neoadyuvante, se debe realizar una biopsia del tumor con aguja gruesa o, idealmente, de una lesión metastásica para confirmar el diagnóstico. Aunque es menos sensible, puede utilizarse una evaluación citológica de la ascitis o de derrame pleural. Estos resultados se usan típicamente junto con los marcadores tumorales CA125 y antígeno carcinoembrionario. Una proporción de 25:1 es coherente con un diagnóstico de cáncer de ovario. Si no se puede obtener una biopsia o citología, la paciente puede requerir laparoscopia o minilaparotomía para obtener una muestra de tejido para el diagnóstico.

Además de la morbilidad y la mortalidad, los factores que afectan el éxito de la citorreducción incluyen pacientes con mal estado general, edad avanzada (≥ 75 años) y un estado nutricional deficiente (albúmina < 3.0 g/dL). Las pacientes con infarto de miocardio reciente o enfermedad tromboembólica también son más adecuadas para la quimioterapia neoadyuvante, en lugar de la cirugía de citorreducción primaria. Las mujeres que se someten a quimioterapia neoadyuvante requieren procedimientos menos radicales, incluida la cirugía intestinal, y tuvieron mejores resultados perioperatorios en comparación con las que se sometieron a la citorreducción primaria.

CIRUGÍA PARA ENFERMEDAD RECURRENTE

Cuando se confirma la recurrencia, las opciones de tratamiento incluyen quimioterapia, intervención quirúrgica citorreductora secundaria o el mejor tratamiento de soporte. El término *cirugía citorreductora secundaria* no tiene una definición universal. No obstante, actualmente el término se usa con frecuencia para referirse a la cirugía realizada para la enfermedad recurrente después de recibir terapia primaria y experimentar recidiva.

En un metaanálisis, Bristow y cols. encontraron que la única variable estadísticamente significativa asociada independientemente con el tiempo de supervivencia posterior a la recurrencia fue la proporción de pacientes sometidas a cirugía citorreductora completa (sin enfermedad residual grave). Después de controlar otros factores, cada aumento del 10% en la proporción de pacientes sometidas a cirugía citorreductora completa se relacionó con un aumento de 3 meses en la mediana del tiempo de supervivencia de la cohorte. Similar a los objetivos de la cirugía primaria, el objetivo de la citorreducción quirúrgica en el cáncer de ovario recurrente es la resección macroscópica completa sin enfermedad residual. La sensibilidad al platino, los sitios limitados de recurrencia y el buen estado funcional se relacionan con mejores resultados en pacientes sometidas a cirugía secundaria.

De igual manera que la cirugía citorreductora secundaria, la cirugía citorreductora terciaria puede ofrecerse a pacientes que han tenido un intervalo o tiempo libre de tratamiento prolongado hasta la recurrencia y que tienen la posibilidad de lograr la ausencia de enfermedad residual al finalizar la cirugía, pues estos son los factores más importantes que afectan a la supervivencia. Cabe señalar que aproximadamente una cuarta parte de las pacientes que se someten a citorreducción terciaria experimentan complicaciones postoperatorias graves y que los únicos datos disponibles sobre citorreducción terciaria son series retrospectivas. Aunque son limitados, los informes sobre cirugía más allá de la reducción de volumen terciario están disponibles y reiteran la importancia de la citorreducción completa.

CIRUGÍA PALIATIVA PARA LA ENFERMEDAD RECURRENTE

Atención de la obstrucción intestinal

El 25% de las pacientes con cáncer de ovario desarrollan obstrucción intestinal en la fase terminal de su enfermedad. Uno de los principales dilemas que enfrenta el ginecólogo oncólogo es operar o no a una paciente con cáncer resistente del ovario y obstrucción intestinal. Los signos y síntomas de obstrucción intestinal como resultado del cáncer de ovario incluyen náuseas y vómitos, cólicos, distensión abdominal y estreñimiento progresivo. Se debe ordenar una radiografía abdominal de rutina para confirmar el diagnóstico. En las pacientes con obstrucción parcial temprana, los hallazgos radiográficos pueden ser inespecíficos. Las TC de abdomen y pelvis son útiles para el diagnóstico y pueden proporcionar información sobre los sitios de obstrucción y el grado de carcinomatosis.

Aunque la obstrucción intestinal en las pacientes generalmente es causada por un tumor progresivo, el sitio de la obstrucción puede ser único o múltiple. En el 5-10% de las pacientes hay obstrucción simultánea de los intestinos delgado y grueso. La obstrucción del colon suele ocurrir en el área del colon sigmoide debido al crecimiento del tumor pélvico y la compresión extrínseca resultante; ocasionalmente, puede haber obstrucción de segmentos más proximales. La obstrucción del intestino delgado suele ser el resultado de la adherencia de asas intestinales por metástasis tumorales mesentéricas o serosas. Una vez que se completa la evaluación adecuada y se realiza el diagnóstico de obstrucción intestinal, el ginecólogo debe delinear un plan de tratamiento. La decisión de operar o tratar a la paciente de manera no quirúrgica se ve influida por el hecho de que la cirugía en pacientes con cáncer resistente del ovario se asocia con morbilidad y mortalidad importantes. La obstrucción no puede aliviarse en casi el 20% de quienes se someten a cirugía y la supervivencia postoperatoria es decepcionantemente breve. Las tasas de complicaciones graves varían del 28 al 49% y la mortalidad operatoria es del 10%. No se debe considerar candidata a cirugía a una paciente con carcinomatosis voluminosa, enfermedad rápidamente progresiva, múltiples sitios de obstrucción, mal estado general o pretratamiento intenso con quimioterapia y radiación.

Para el tratamiento inicial de una paciente con obstrucción del intestino delgado se coloca una sonda nasogástrica. En las pacientes en quienes no se piensa hacer una cirugía se recomienda una gastrostomía percutánea. Este procedimiento ha brindado una excelente paliación para las mujeres con cáncer de ovario en etapa terminal, evita la incomodidad de la sonda nasogástrica y permite que la paciente regrese a casa. Con dicho dispositivo, la paciente incluso puede continuar comiendo, pero el beneficio nutricional es esencialmente nulo.

La obstrucción del colon generalmente requiere cirugía para evitar la inminente perforación y se trata mediante una colostomía. La selección del sitio de colostomía depende del área de obstrucción y de la capacidad para encontrar un segmento intestinal adecuado libre de cáncer. Por lo general, en presencia de obstrucción del colon descendente o sigmoide, está indicada una colostomía de asa transversal. La experiencia con el uso de endoprótesis colónicas o rectales como sustituto de la colostomía es cada vez mayor; esta parece ser una opción razonable para las obstrucciones del intestino grueso para que las pacientes puedan evitar una cirugía mayor.

Colocación de la sonda de gastrostomía

En un contexto de recurrencias puede ser necesaria la cirugía para fines paliativos. En caso de obstrucción intestinal con tumor extenso para el que no se recomienda la cirugía, está indicada la colocación de una sonda de gastrostomía. Este procedimiento puede ser realizado por un radiólogo intervencionista, por gastroenterólogos con guía endoscópica o por un ginecólogo oncólogo.

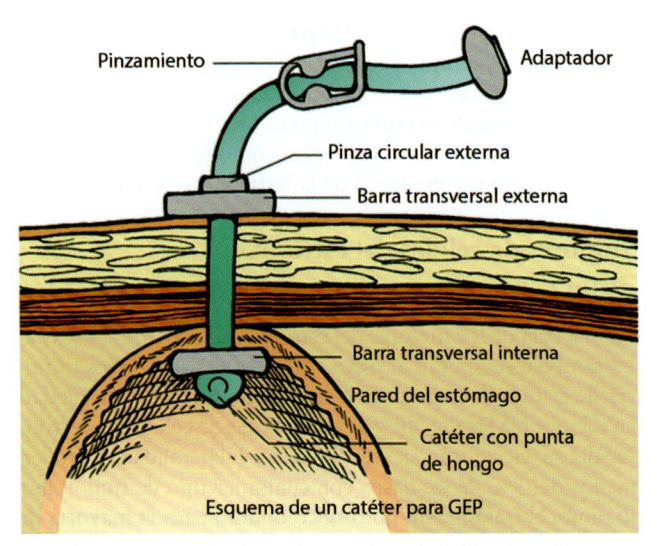

FIGURA 26-8 Sonda de gastrostomía. GEP, gastrostomía endoscópica percutánea (Smeltzer SC, Bare BG, Hinkle JL, et al., eds. Brunner & Suddarth's Textbook of Medical Surgical Nursing. 11th ed. Philadelphia, PA: Wolters Kluwer Health/Lippincott Williams & Wilkins, 2008. Figura 36-7A. Reimpreso con autorización).

Cuando se requiere laparotomía, puede usarse una línea media abdominal superior o una incisión subcostal izquierda vertical. La pared del estómago se sujeta con una pinza de Babcock en el sitio de la parte inferior declive del cuerpo del estómago y se eleva hacia la pared abdominal anterior sin tensión excesiva. Se colocan dos suturas en bolsa de tabaco (ácido poliglático 2-0) y se realiza una incisión de gastrostomía. Se lleva un drenaje de Malecot de 20 Fr a través de una incisión separada en el cuadrante superior izquierdo y se coloca en la incisión de gastrostomía. Las suturas en bolsa de tabaco se anclan alrededor del tubo. El sitio de gastrostomía se aproxima al peritoneo de la pared abdominal anterior y se fija con puntos interrumpidos. El tubo se asegura a la piel utilizando suturas de seda 2-0 (fig. 26-8).

CIRUGÍA PARA OTRAS NEOPLASIAS OVÁRICAS

Tumores de células germinales

Los tumores de células germinales tienen mayores probabilidades de afectar a mujeres adolescentes y en edad reproductiva. Aproximadamente el 50-70% de los tumores malignos de células germinales están en estadio I. Excepto por el disgerminoma, para el cual la incidencia de bilateralidad es del 10-15%, los tumores bilaterales de células germinales de ovario son extremadamente raros. Tal hallazgo casi siempre significa enfermedad avanzada con diseminación metastásica de un ovario al otro o un tumor mixto de células germinales con un componente de disgerminoma. El teratoma quístico benigno se asocia con tumores malignos de células germinales en el 5-10% de los casos; puede ocurrir en uno o ambos ovarios y tratarse con cistectomía. Por lo tanto, la salpingooforectomía unilateral con preservación del ovario contralateral y el útero, combinada con estadificación quirúrgica, puede realizarse en la mayoría de las pacientes con tumores malignos de células germinales. Si es posible, es importante evitar el ovario contralateral en esta población joven. Varias series han documentado una función reproductiva normal en por lo menos el 80% de las pacientes, así como embarazos después de una cirugía preservadora de la fertilidad y quimioterapia.

Tumores de células del estroma de los cordones sexuales

La mayoría de los tumores del estroma de los cordones sexuales también se limitan al ovario. Una gran parte de los tumores de células de la granulosa se presentan como enfermedad en estadio I. Más del 90% de los tumores de células de Sertoli-Leydig se encuentran en estadio IA. La bilateralidad ocurre en menos del 5% de los casos con cualquier tipo de tumor. Por lo tanto, el tratamiento quirúrgico óptimo para la mayoría de las pacientes con tumores del estroma consiste en una anexectomía unilateral. La linfadenectomía no desempeña ningún papel en pacientes con tumores de los cordones sexuales y del estroma. La biopsia endometrial o legrado también se debe realizar en cualquier paciente joven cuyo útero esté preservado porque el 5-15% de las pacientes con tumores de células de la granulosa desarrollarán cáncer endometrial o hiperplasia.

TUMORES DE BAJO POTENCIAL MALIGNO

Aproximadamente el 10-15% de todas las neoplasias ováricas son de bajo potencial maligno o tumores limítrofes. El 33-60% de los tumores serosos limítrofes se limitan a un ovario con diseminación extraovárica en el 20-30% de los casos. De los tumores limítrofes mucinosos, entre el 80 y 90% están confinados a un ovario. Los tumores limítrofes endometrioides y de células claras casi siempre se encuentran en estadio I y ocurren de manera unilateral. Para las pacientes con tumores limítrofes aparentemente confinados a un ovario, el tratamiento quirúrgico adecuado incluye la salpingooforectomía unilateral. Algunas pacientes se han sometido a cistectomía ovárica en lugar de anexectomía unilateral y tienen un mayor riesgo de recurrencia de tumores limítrofes. Si hay tumores limítrofes bilaterales, se pueden preservar porciones de uno o ambos ovarios con una cistectomía ovárica. La cirugía preservadora es una opción y se puede conservar el útero y dar seguimiento a las pacientes. Para las mujeres en la posmenopausia se recomienda la salpingooforectomía bilateral. La supervivencia a 5 años informada para las pacientes con tumores limítrofes en estadio I tratadas solo con cirugía es del 95% o mayor.

Para las pacientes con tumores limítrofes y metástasis peritoneales, la resección quirúrgica es la base del tratamiento. Después de la confirmación en cortes por congelación del tumor limítrofe, debe hacerse un esfuerzo para resecar toda la enfermedad macroscópica. Para los tumores limítrofes no está indicada la estadificación quirúrgica; sin embargo, el cáncer invasor puede no detectarse en cortes por congelación y diagnosticarse después de la operación solo en el informe final. Por lo tanto, la estadificación quirúrgica se deja a criterio clínico del cirujano en función de los resultados en cortes por congelación. Se debe hacer un esfuerzo para resecar toda la enfermedad visible y, si se realiza la preservación ovárica, las pacientes deben ser conscientes de la posibilidad de recurrencia.

CÁNCER DE OVARIO DIAGNOSTICADO DURANTE EL EMBARAZO

En raras ocasiones, la mujer puede ser diagnosticada con una neoplasia ovárica durante el embarazo. Por lo general, estos tumores son de células germinales, de los cordones sexuales del estroma o tumores limítrofes; con menos frecuencia, son de origen epitelial. La evaluación quirúrgica puede consistir en laparoscopia y laparotomía, pero se debe evitar la rotura de la masa. Si la estadificación quirúrgica es factible, está recomendada; sin embargo, puede diferirse por la limitación abdominal o pélvica y el útero grávido. Se requiere terapia adyuvante y la coordinación de la atención entre el obstetra, el equipo de neonatología y el ginecólogo oncólogo.

PUNTOS CLAVE

- El riesgo de cáncer de ovario para una mujer en los Estados Unidos es de 1/70. Aumenta al 40% si hay una mutación *BRCA1* y al 20% si está presente una mutación *BRCA2*.
- Por lo general, una evaluación cuidadosa de los antecedentes de la paciente, de la masa anexial usando imágenes y del CA125 en suero identificarán a las pacientes con alto riesgo de malignidad que deben derivarse a un ginecólogo oncólogo.
- El cáncer de ovario en estadio temprano requiere estadificación quirúrgica integral. A las mujeres jóvenes con cáncer de ovario temprano no diseminado se puede ofrecer cirugía preservadora de la fertilidad.
- El objetivo quirúrgico en el cáncer de ovario avanzado es la resección sin citorreducción residual macroscópica u óptima (≤ 1 cm residual), que puede requerir procedimientos quirúrgicos radicales y se asocia con un claro beneficio en la supervivencia.
- El tratamiento con quimioterapia neoadyuvante seguida de citorreducción diferida es una opción de tratamiento para la enfermedad avanzada.
- En las mujeres en quienes no se considera óptima la resección, una opción es la quimioterapia neoadyuvante seguida de cirugía citorreductora diferida.
- Los abordajes quirúrgicos mínimamente invasivos desempeñan un papel limitado pero creciente en el tratamiento del cáncer de ovario e incluyen su uso al momento del diagnóstico, en recurrencias y en procedimientos paliativos.
- La linfadenectomía puede omitirse en pacientes con cáncer de ovario avanzado, a menos que haya ganglios voluminosos. Se deben eliminar los ganglios grandes.
- El tratamiento inicial de la obstrucción del intestino delgado en las pacientes estables con cáncer recurrente debe incluir la colocación de una sonda nasogástrica y atención de soporte. En las pacientes sin resolución de la obstrucción se recomienda colocar una sonda de gastrostomía percutánea para reemplazar la sonda nasogástrica y no someterlas a cirugía.

BIBLIOGRAFÍA

Ang C, Naik R. The value of ureteric stents in debulking surgery for disseminated ovarian cancer. *Int J Gynecol Cancer* 2009;19(5):978–980.

Bakkum-Gamez JN, Richardson DL, Seamon LG, et al. Influence of intraoperative capsule rupture on outcomes in stage I epithelial ovarian cancer. *Obstet Gynecol* 2009;113(1):11–17.

Berek JS, Hacker NF, Lagasse LD, et al. Lower urinary tract resection as part of cytoreductive surgery for ovarian cancer. *Gynecol Oncol* 1982;13(1):87–92.

Bristow RE, del Carmen MG, Kaufman HS, Montz FJ. Radical oophorectomy with primary stapled colorectal anastomosis for resection of locally advanced epithelial ovarian cancer. *J Am Coll Surg* 2003;197(4):565–574.

Bristow RE, Puri I, Chi DS. Cytoreductive surgery for recurrent ovarian cancer: a meta-analysis. *Gynecol Oncol* 2009;112(1):265–274.

Bristow RE, Tomacruz RS, Armstrong DK, Montz FJ. Survival effect of maximal cytoreductive surgery for advanced ovarian carcinoma during the platinum era: a meta-analysis. *J Clin Oncol* 2002;20(5):1248–1259.

Brown J, Sood AK, Deavers MT, et al. Patterns of metastasis in sex cord-stromal tumors of the ovary: can routine staging lymphadenectomy be omitted? *Gynecol Oncol* 2009;113(1):86–90.

Caceres A, Zhou Q, Iasonos A, et al. Colorectal stents for palliation of large-bowel obstructions in recurrent gynecologic cancer: an updated series. *Gynecol Oncol* 2008;108(3):482–485.

Chang SJ, Hodeib M, Chang J, Bristow RE. Survival impact of complete cytoreduction to no gross residual disease for advanced-stage ovarian cancer: a meta-analysis. *Gynecol Oncol* 2013;130(3):493–498.

Chi DS, Phaëton R, Miner TJ, et al. A prospective outcomes analysis of palliative procedures performed for malignant intestinal obstruction due to recurrent ovarian cancer. *Oncologist* 2009;14(8):835–839.

Chi DS, Zivanovic O, Levinson KL, et al. The incidence of major complications after the performance of extensive upper abdominal surgical procedures during primary cytoreduction of advanced ovarian, tubal, and peritoneal carcinomas. *Gynecol Oncol* 2010;119(1):38–42.

Du Bois A, Vergote I, Ferron G, et al. Randomized controlled phase III study evaluating the impact of secondary cytoreductive surgery in recurrent ovarian cancer: AGO DESKTOP III/ENGOT ov20. *J Clin Oncol* 2017;35(suppl):abstr 5501.

Earle CC, Schrag D, Neville BA, et al. Effect of surgeon specialty on processes of care and outcomes for ovarian cancer patients. *J Natl Cancer Inst* 2006;98(3):172–180.

Elattar A, Bryant A, Winter-Roach BA, et al. Optimal primary surgical treatment for advanced epithelial ovarian cancer. *Cochrane Database Syst Rev* 2011;(8):CD007565.

Fagotti A, Ferrandina G, Fanfani F, et al. Prospective validation of a laparoscopic predictive model for optimal cytoreduction in advanced ovarian carcinoma. *Am J Obstet Gynecol* 2008;199(6):642.e1–642.e6.

Fotopoulou C, Zang R, Gultekin M, et al. Value of tertiary cytoreductive surgery in epithelial ovarian cancer: an international multicenter evaluation. *Ann Surg Oncol* 2013;20(4):1348–1354.

Gates MA, Rosner BA, Hecht JL, Tworoger SS. Risk factors for epithelial ovarian cancer by histologic subtype. *Am J Epidemiol* 2010;171(1):45–53.

Goff BA, Mandel LS, Melancon CH, Muntz HG. Frequency of symptoms of ovarian cancer in women presenting to primary care clinics. *JAMA* 2004;291(22):2705–2712.

Goldie JH, Coldman AJ. A mathematical model for relating the drug sensitivity of tumors to their spontaneous mutation rate. *Cancer Treat Rep* 1979;63:1727–1733.

Harter P, Sehouli J, Lorusso D, et al. LION: lymphadenectomy in ovarian neoplasms—a prospective randomized AGO study group led gynecologic cancer intergroup trial. *J Clin Oncol* 2017;35(suppl):abstr 5500.

Kehoe S, Hook J, Nankivell M, et al. Primary chemotherapy versus primary surgery for newly diagnosed advanced ovarian cancer (CHORUS): an open-label, randomised, controlled, noninferiority trial. *Lancet* 2015;386:249–257.

Lesieur B, Kane A, Duvillard P, et al. Prognostic value of lymph node involvement in ovarian serous borderline tumors. *Am J Obstet Gynecol* 2011;204(5):438.e1–438.e7.

Lyman GH, Khorana AA, Falanga A, et al. American Society of Clinical Oncology guideline: recommendations for venous thromboembolism prophylaxis and treatment in patients with cancer. *J Clin Oncol* 2007;25(34):5490–5505.

Magrina JF, Zanagnolo V, Noble BN, et al. Robotic approach for ovarian cancer: perioperative and survival results and comparison with laparoscopy and laparotomy. *Gynecol Oncol* 2011;121(1):100–105.

Melamed A, Nitecki R, Boruta DM II, et al. Laparoscopy compared with laparotomy for debulking ovarian cancer after neoadjuvant chemotherapy. *Obstet Gynecol* 2017;129(5):861–869.

Morice P, Joulie F, Camatte S, et al. Lymph node involvement in epithelial ovarian cancer: analysis of 276 pelvic and paraaortic lymphadenectomies and surgical implications. *J Am Coll Surg* 2003;197(2):198–205.

Norquist BM, Harrell MI, Brady MF, et al. Inherited mutations in women with ovarian carcinoma. *JAMA Oncol* 2016;2(4):482–490.

Panici PB, Maggioni A, Hacker N, et al. Systematic aortic and pelvic lymphadenectomy versus resection of bulky nodes only in optimally debulked advanced ovarian cancer: a randomized clinical trial. *J Natl Cancer Inst* 2005;97(8):560–566.

Park HJ, Kim DW, Yim GW, et al. Staging laparoscopy for the management of early-stage ovarian cancer: a metaanalysis. *Am J Obstet Gynecol* 2013;209(1):58.e1–58.e8.

Peiretti M, Bristow RE, Zapardiel IA, et al. Rectosigmoid resection at the time of primary cytoreduction for advanced ovarian cancer. A multi-center analysis of surgical and oncological outcomes. *Gynecol Oncol* 2012;126(2):220–223.

Prat J; for the FIGO Committee on Gynecologic Oncology. Staging classification for cancer of the ovary, fallopian tube and peritoneum. *Int J Gynecol Obstet* 2014;124:1–5.

Ramirez PT, Slomovitz BM, McQuinn L, et al. Role of appendectomy at the time of primary surgery in patients with early-stage ovarian cancer. *Gynecol Oncol* 2006;103(3):888–890.

Rodriquez N, Miller A, Richard SD, et al. Upper abdominal procedures in advanced stage ovarian or primary peritoneal carcinoma patients with minimal or no gross residual disease: an analysis of Gynecologic Oncology Group (GOG) 182. *Gynecol Oncol* 2013;130(3):487–492.

Rose PG, Nerenstone S, Brady MF, et al. Secondary surgical cytoreduction for advanced ovarian carcinoma. *N Engl J Med* 2004;351(24):2489–2497.

Schilder JM, Thompson AM, DePriest PD, et al. Outcome of reproductive age women with stage IA or IC invasive epithelial ovarian cancer treated with fertility-sparing surgery. *Gynecol Oncol* 2002;87(1):1–7.

Shih KK, Chi DS, Barakat RR, Leitao MM Jr. Beyond tertiary cytoreduction in patients with recurrent epithelial ovarian, fallopian tube, or primary peritoneal cancer. *Gynecol Oncol* 2010;116(3):364–369.

Siegel RL, Miller KD, Jemal A. Cancer Statistics, 2017. *CA Cancer J Clin* 2017;67:7–30.

Stewart DE, Wong F, Duff S, et al. "What doesn't kill you makes you stronger": an ovarian cancer survivor survey. *Gynecol Oncol* 2001;83(3):537–542.

Tangir J, Zelterman D, Ma W, et al. Reproductive function after conservative surgery and chemotherapy for malignant germ cell tumors of the ovary. *Obstet Gynecol* 2003;101(2):251–257.

Tinelli R, Tinelli A, Tinelli FG, et al. Conservative surgery for borderline ovarian tumors: a review. *Gynecol Oncol* 2006;100(1):185–191.

van der Burg ME, van Lent M, Buyse M, et al. The effect of debulking surgery after induction chemotherapy on the prognosis in advanced epithelial ovarian cancer. Gynecological Cancer Cooperative Group of the European Organization for Research and Treatment of Cancer. *N Engl J Med* 1995;332(10):629–634.

van Meurs HS, Tajik P, Hof MH, et al. Which patients benefit most from primary surgery or neoadjuvant chemotherapy in stage IIIC or IV ovarian cancer? An exploratory analysis of the European Organisation for Research and Treatment of Cancer 55971 randomised trial. *Eur J Cancer* 2013;49:3191–3201.

Vergote I, Marquette S, Amant F, et al. Port-site metastases after open laparoscopy: a study in 173 patients with advanced ovarian cancer. *Int J Gynecol Cancer* 2005;15(5):776–779.

Vergote I, Tropé CG, Amant F, et al. Neoadjuvant chemotherapy or primary surgery in stage IIIC or IV ovarian cancer. *N Engl J Med* 2010;363:943–953.

Walker JL, Armstrong DK, Huang HQ, et al. Intraperitoneal catheter outcomes in a phase III trial of intravenous versus intraperitoneal chemotherapy in optimal stage III ovarian and primary peritoneal cancer: a Gynecologic Oncology Group study. *Gynecol Oncol* 2006;100(1):27–32.

Wallace S, Kumar A, Mc Gree M, et al. Efforts at maximal cytoreduction improve survival in ovarian cancer patients, even when complete gross resection is not feasible. *Gynecol Oncol* 2017;145(1):21–26.

WHO classification of ovarian neoplasms. PathologyOutlines.com website. http://www.pathologyoutlines.com/topic/ovarytumorwhoclassif.html. Acceso: diciembre 15, 2017.

Wimberger P, Wehling M, Lehmann N, et al. Influence of residual tumor on outcome in ovarian cancer patients with FIGO stage IV disease: an exploratory analysis of the AGO-OVAR (Arbeitsgemeinschaft Gynaekologicshe Onkologie Ovarian Cancer Study Group). *Ann Surg Oncol* 2010;17(6):1642–1648.

Wright AA, Bohlke K, Armstrong DK, et al. Neoadjuvant chemotherapy for newly diagnosed, advanced ovarian cancer: Society of Gynecologic Oncology and American Society of Clinical Oncology clinical practice guideline. *J Clin Oncol* 2016;34(28):3460–3473.

Zapardiel I, Peiretti M, Zanagnolo V, et al. Diaphragmatic surgery during primary cytoreduction for advanced ovarian cancer: peritoneal stripping versus diaphragmatic resection. *Int J Gynecol Cancer* 2011;21(9):1698–1703.

SECCIÓN VI

Cirugía para las alteraciones del piso pélvico

27 Suspensiones apicales transvaginales para el prolapso uterino vaginal 492
Robert E. Gutman

28 Colposacropexia 513
Geoffrey Cundiff y Victoria L. Handa

29 Colporrafia y reparación de enterocele 522
Cara Grimes

30 Cirugía para la incontinencia urinaria de esfuerzo y cabestrillos mediouretrales 543
Renée M. Ward

31 Colpocleisis 568
Melinda G. Abernethy

32 Fístulas vesicovaginales y rectovaginales 578
Chi Chiung Grace Chen y Jaime Bashore Long

CAPÍTULO 27

Suspensiones apicales transvaginales para el prolapso uterino vaginal

Robert E. Gutman

Preservación uterina (histeropexia) frente a histerectomía

Procedimientos de suspensión transvaginal apical

Culdoplastia de McCall

Suspensión del ligamento uterosacro

Histeropexia uterosacra

Fijación del ligamento sacroespinoso

Histeropexia sacroespinosa

Colpopexia o histeropexia con malla vaginal anterior

Comparación de resultados

Suspensión del ligamento uterosacro frente a fijación del ligamento sacroespinoso

Culdoplastia de McCall frente a suspensión del ligamento uterosacro o fijación del ligamento sacroespinoso

Estudios comparativos de histeropexia vaginal

Elección del tipo de reparación

El prolapso de los órganos pélvicos implica el descenso de las estructuras pélvicas, incluyendo el cuello uterino, el útero y las paredes vaginales. Las estimaciones de su prevalencia varían (3-50%) en función de la definición utilizada. Por ejemplo, la prevalencia del prolapso por lo general es menor si la definición se basa en los síntomas (3-6%) en comparación con los resultados de la exploración (41-50%). Esto refleja el hallazgo de que los síntomas no siempre se correlacionan con la gravedad anatómica. El síntoma más confiable para diagnosticar el prolapso es la presencia de protuberancias y masas vaginales que generalmente ocurren cuando el prolapso se extiende 0.5 cm o más allá del himen. El prolapso de los órganos pélvicos puede afectar de manera negativa la calidad de vida por los síntomas asociados, incluyendo molestias pélvicas con abultamiento y protrusión vaginal, así como disfunciones de tipo miccional, defecatorio y sexual. Sin embargo, hasta el 75% de las mujeres con prolapso en o más allá del himen pueden permanecer asintomáticas o mínimamente sintomáticas. Un componente esencial de una cirugía exitosa del prolapso es la resolución de los síntomas causados por la masa, porque se correlaciona con la evaluación de la paciente respecto a la mejoría en general, mientras que la anatomía por sí sola, no.

Se espera que la prevalencia del prolapso aumente con el envejecimiento de la población estadounidense. Hay un riesgo estimado de por vida del 12.6% para la cirugía por prolapso y tasas de reintervención del 13-29% por prolapso recurrente. Un estudio reciente de una extensa base de datos de los Estados Unidos reveló una incidencia acumulada del 9.6% para la cirugía de prolapso subsecuente dentro de los 5 años posteriores a la cirugía inicial. Las intervenciones recurrentes fueron más frecuentes (11.5%) entre mujeres de al menos 65 años de edad. Por lo tanto, las necesidades quirúrgicas del prolapso continuarán aumentando a medida que las mujeres vivan vidas más largas y saludables.

Por lo general, el prolapso de los órganos pélvicos implica el descenso de más de un compartimento de la vagina. DeLancey describió defectos en tres niveles de soporte vaginal: nivel I, soporte apical del complejo del ligamento cardinal uterosacro; nivel II, soporte medio desde las uniones de la capa fibromuscular de la pared vaginal anterior y posterior, lateralmente al arco tendinoso de la fascia pélvica; y nivel III, soporte de salida desde la membrana y el cuerpo perineales con las uniones asociadas de músculos y tejido conjuntivo (fig. 27-1). Las estructuras que brindan apoyo en la parte media de la vagina son quizás las más controvertidas. Muchos cirujanos todavía usan el término "fascia endopélvica" cuando describen los componentes de soporte de la vagina media, pero los estudios histológicos confirmaron que esta no es una "fascia" verdadera, por lo que la terminología más adecuada es *capa fibromuscular de la pared vaginal*. Se cree que los músculos elevadores del ano soportan los tres niveles al estrechar el hiato genital y crear un eje vaginal casi horizontal con desviación vaginal posterior. Se piensa que la falta de tono del músculo elevador del ano y el soporte con un hiato genital ensanchado conducen a mayor estrés en las estructuras de soporte niveles I y II, lo que provoca que empeoren el prolapso de los órganos pélvicos y el descenso apical.

Además del envejecimiento, el factor de riesgo más importante para el desarrollo de prolapsos es el parto vaginal. Los resultados de un estudio prospectivo de cohorte mostraron una razón de probabilidades (OR, *odds ratio*) ajustada para desarrollar prolapso, en o más allá del himen, de 5.6 (intervalo de confianza [IC] 95%: 2.2-14.7) para mujeres con parto vaginal en comparación con cesárea sola y de 7.5 (IC 95%: 2.7-20.9) con por lo menos un parto quirúrgico. Durante el seguimiento longitudinal, ser una mujer con al menos un parto vaginal previo (OR 3.1; IC 95%: 1.4-7.1), edad mayor de 40 años al momento de la inscripción (OR 1.6; IC 95%: 1.1-2.5) y un hiato genital de por lo

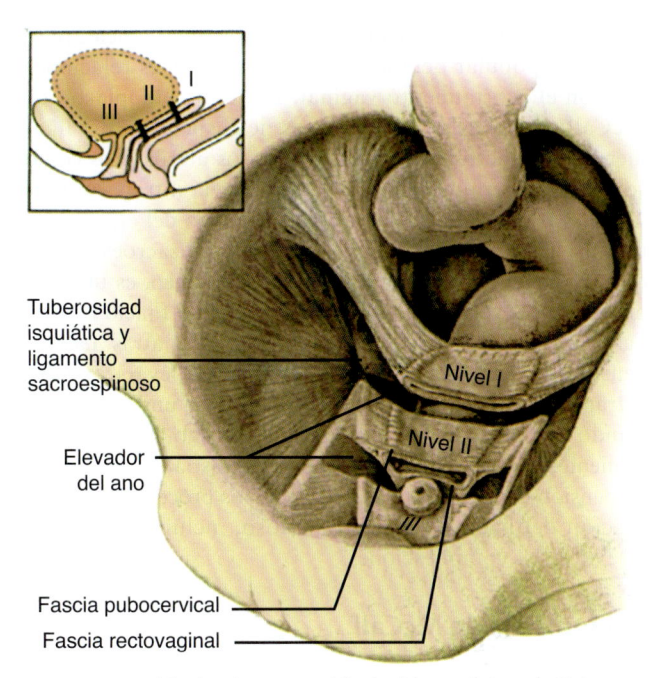

FIGURA 27-1 Niveles de soporte. Niveles biomecánicos de DeLancey: nivel I, suspensión proximal; nivel II, fijación lateral; y nivel III, fusión distal (DeLancey JO. Anatomic aspects of vaginal eversion after hysterectomy. *Am J Obstet Gynecol* 1992;166[6 Pt 1]:1717–1724. Copyright © 1992 Elsevier. Reimpreso con autorización).

menos 2 cm al momento de la inscripción (OR 2.4; IC 95%: 1.03-5.4) se asociaron con mayor debilitamiento del soporte pélvico en comparación con el parto por cesárea. El hiato genital más amplio y el parto vaginal instrumentado, que aumentan el riesgo de desarrollo de prolapso, pueden ser marcadores para productos más grandes y para traumatismos más graves que producen estiramiento, desgarros, denervación o incluso desprendimientos de los músculos elevadores del ano al momento del parto. Cada vez más evidencia vincula los defectos del elevador del ano observados en la resonancia magnética con la presencia y gravedad del prolapso. Otros factores de riesgo basados en la evidencia para el desarrollo del prolapso incluyen antecedentes familiares (la genética y la morfología pélvica podrían desempeñar un papel importante), obesidad e histerectomía previa. Existe menos evidencia sobre el impacto de las alteraciones que causan un aumento crónico de la presión intraabdominal, como tos crónica, esfuerzo al defecar y trabajo o ejercicio que implique levantar objetos pesados de manera repetitiva. Varios de los factores de riesgo mencionados también son factores de riesgo de prolapso recurrente después de una reparación (p. ej., hiato genital ancho, defectos del elevador del ano, obesidad u otras causas de aumento crónico de la presión intraabdominal). Por último, los factores de riesgo más importantes para el prolapso recurrente parecen ser el fracaso de una cirugía previa y un prolapso más grave.

La ubicación anatómica más frecuente del prolapso es la pared vaginal anterior. Sin embargo, los estudios anatómicos han demostrado que aproximadamente el 50% de los prolapsos vaginales anteriores pueden atribuirse a descenso apical.

No es sorprendente que el riesgo de reintervención por prolapso aumente en ausencia de un procedimiento de soporte apical concomitante. Entre una gran muestra de beneficiarias de Medicare, las tasas de reoperación fueron más altas para aquellas que se sometieron a colporrafia anterior sola en comparación con la colporrafia anterior más procedimiento de soporte apical (20.2% frente a 11.6%, $p < 0.01$). Por lo general, el soporte apical es considerado la piedra angular de cualquier buena reparación de un prolapso. Se debe hacer todo lo posible para aumentar la consciencia de su importancia durante una cirugía de prolapso.

Existe una variedad de opciones para la corrección quirúrgica del soporte vaginal apical. Durante la última década, ha habido un cambio hacia la cirugía mínimamente invasiva del prolapso, y la cirugía vaginal generalmente se considera la vía menos invasiva para la histerectomía y la reparación del prolapso. Este capítulo se centra en las suspensiones apicales transvaginales. Los capítulos subsecuentes revisan la colporrafia anterior y posterior y la reparación del enterocele (cap. 29), así como las reparaciones alternativas del prolapso apical, incluida la colpocleisis (cap. 31) y la colposacropexia (cap. 28).

PRESERVACIÓN UTERINA (HISTEROPEXIA) FRENTE A HISTERECTOMÍA

La preservación uterina puede considerarse en el momento de la reparación del prolapso, ya que el útero es una estructura pasiva en el desarrollo del prolapso de los órganos pélvicos. Sin embargo, el prolapso es una de las indicaciones más frecuentes de las casi 500 000 histerectomías para pacientes hospitalizadas que se realizan en los Estados Unidos cada año. Las encuestas sugieren que la mayoría de las mujeres que se presentan por prolapso elegirían la preservación uterina suponiendo resultados quirúrgicos idénticos. Sin embargo, en muchos casos, esta preferencia se basa en percepciones erróneas, como que la histerectomía afectará negativamente el estado de ánimo, las relaciones, la calidad de vida, el deseo sexual y el peso. Si bien se puede tranquilizar a las pacientes con respecto a estas inquietudes, algunas mujeres consideran que el útero es un componente integral de su sentido de identidad y eligen la preservación uterina. Además, otras tienen preocupaciones con respecto a las complicaciones de una histerectomía. Es importante conocer los objetivos de la paciente, proporcionar asesoramiento adecuado y considerar las preferencias y creencias al planificar una cirugía para el prolapso de los órganos pélvicos, así como obtener un consentimiento informado.

Los beneficios potenciales de la histeropexia en comparación con la histerectomía en el momento de la suspensión vaginal incluyen menor hemorragia, tiempo quirúrgico más corto y una recuperación más rápida en comparación con la histerectomía. Además, la histeropexia no se ha asociado con un riesgo de menopausia precoz, mientras que un extenso estudio prospectivo de cohorte mostró aumento al doble del riesgo de menopausia durante un período de 5 años con histerectomía sola en comparación con los controles no quirúrgicos, incluso con preservación ovárica. La cantidad y la calidad de los estudios de histeropexia están aumentando, y la mayoría muestran seguridad y eficacia a corto plazo. Sin embargo, la mayoría carecen de controles e incluyen técnicas y definiciones de éxito heterogéneas.

La preservación uterina no es adecuada para todas las mujeres. Se deben emplear criterios de selección estrictos al considerar candidatas para la preservación uterina con el fin de limitar la necesidad de una histerectomía posterior. Se debe ofrecer un pesario a las mujeres interesadas en su fertilidad futura, así como a aquellas que no estén seguras con respecto a sus planes reproductivos. La cirugía debe reservarse para los casos con fracaso del tratamiento conservador o después de satisfacer su maternidad. Además, debido a que una futura histerectomía quizá sea técnicamente desafiante después de una histeropexia, no se debe recomendar la preservación uterina para las mujeres con mayor riesgo de enfermedad uterina y endometrial. A las mujeres con mayor riesgo de cáncer de endometrio, cuello uterino u ovario, probablemente se deba recomendar que se sometan a una histerectomía (y posiblemente a la extracción de las tubas y los ovarios) durante la reparación del prolapso. Los factores de riesgo para la hiperplasia endometrial y el cáncer incluyen obesidad (hasta tres veces mayor riesgo), cáncer colorrectal hereditario sin poliposis (síndrome de Lynch: 60% de riesgo de por vida) y sangrado posmenopáusico, incluso con un estudio diagnóstico negativo (13% de riesgo de afección no anticipada). Las mujeres con las mutaciones en *BRCA1* y *BRCA2* tienen mayor riesgo de cáncer de ovario y, en teoría, mayor riesgo de cáncer de las tubas uterinas y de cáncer seroso del endometrio. Las mujeres con antecedentes de cáncer de mama positivo a receptor de estrógenos generalmente optan por la ooforectomía bilateral para disminuir el riesgo de cáncer de mama recurrente. Los hallazgos de hiperplasia endometrial con o sin atipia sugieren la necesidad de una histerectomía concomitante debido a un riesgo del 5-25% de desarrollar cáncer endometrial. Se deben considerar recomendaciones similares para las mujeres que toman tamoxifeno u otros medicamentos que aumentan el riesgo de hiperplasia endometrial. Además, aquellas con displasia cervical actual o reciente deben evitar la preservación uterina y cervical. Se debe evitar la histeropexia en las mujeres con dismenorrea y sangrado menstrual irregular debido a fibromas agrandados, adenomiosis y otras causas de sangrado uterino anómalo que aumentarían el potencial para futuras intervenciones. Por último, las mujeres con alargamiento cervical deben considerar la histerectomía o por lo menos una traquelectomía parcial (acortamiento cervical) para mejorar los resultados.

PROCEDIMIENTOS DE SUSPENSIÓN TRANSVAGINAL APICAL

Los objetivos de la cirugía del prolapso deben ser restaurar la anatomía e inhibir o aliviar los síntomas asociados. Para restaurar la anatomía, la mayoría de los procedimientos transvaginales de suspensión apical dependen de los ligamentos uterosacros o sacroespinosos para su soporte. También se ha promovido la suspensión iliococcígea como un procedimiento de suspensión transvaginal apical, pero no es tan popular debido a las preocupaciones relacionadas con el acortamiento vaginal. Tanto la culdoplastia de McCall como los procedimientos de suspensión del ligamento uterosacro utilizan los ligamentos uterosacros como soporte y generalmente se realizan por vía intraperitoneal y bilateral para alinear la cúpula a lo largo del eje vaginal normal. De forma alternativa, el ligamento sacroespinoso, que se encuentra debajo del músculo coccígeo, es un ligamento duradero y confiable. Sin embargo, la fijación a este ligamento desvía la vagina un poco más hacia atrás. La suspensión del ligamento sacroespinoso suele llevarse a cabo extraperitonealmente y como una suspensión unilateral, desviando la cúpula vaginal hacia el lado derecho. Las secciones siguientes revisan los pasos de la culdoplastia de McCall, la suspensión del ligamento uterosacro y los procedimientos de fijación del ligamento sacroespinoso, incluidas las tasas de éxito y las complicaciones.

Culdoplastia de McCall

La culdoplastia de McCall, o "culdoplastia posterior", se describió originalmente en 1957 como un procedimiento de soporte apical, como reparación de enterocele y un complemento de la histerectomía que podría prevenir el prolapso. Después de la histerectomía vaginal, se oblitera el saco del enterocele utilizando una serie de suturas no absorbibles que pasan a través de cada ligamento uterosacro e incluyen el peritoneo del fondo de saco que se está interviniendo. Las suturas secuenciales se colocan proximalmente hasta que se cierra todo el enterocele. McCall recomendó utilizar por lo menos tres suturas internas (intraperitoneales) no absorbibles; sin embargo, el número total depende del tamaño del enterocele. Se colocan y se sostienen suturas internas. Las suturas absorbibles se pasan a través del epitelio vaginal posterior, a través de cada ligamento uterosacro (excluyendo el tejido intermedio) y luego a través del epitelio vaginal posterior en el lado contralateral. La sutura más proximal se coloca en la cúpula vaginal para asegurar la longitud máxima. Las suturas internas se atan primero creando un soporte que suspende la cúpula vaginal una vez que las suturas externas están atadas. McCall sugirió que la longitud vaginal aumentaría al no extirpar el saco del enterocele o el epitelio vaginal posterior.

Desde que se introdujo el procedimiento original, se le han realizado varias modificaciones, incluida la variación del número de suturas, el acortamiento de los ligamentos uterosacros, la extirpación del saco del enterocele y el epitelio vaginal posterior redundante, así como la incorporación de peritoneo del fondo de saco que se interviene con suturas externas. Ya sea que se denomine *culdoplastia de Mayo*, *culdoplastia de McCall modificada*, *culdoplastia de Mayo-McCall* o *culdoplastia de McCall alta*, el principio general de la culdoplastia original de McCall es la plicatura de los ligamentos uterosacros en la línea media con el fin de proporcionar soporte apical y curar o prevenir la formación de enterocele después de la histerectomía vaginal (**cuadro 27-1**).

Se recomienda que el procedimiento incluya por lo menos dos suturas internas no absorbibles y una sutura externa de absorción tardía (fig. 27-2). La ubicación de la sutura se ve facilitada por la colocación de pinzas de Allis en el ligamento uterosacro proximal, con tracción alejándose de la pared lateral y palpación de la espina ciática para confirmar que el sitio previsto de sutura se encuentra posterior a la tuberosidad. Esto puede evitar tanto la compresión de las raíces nerviosas sacras como la torsión o lesión ureteral. La escisión de la pared vaginal posterior redundante y del saco de enterocele queda a criterio del cirujano (fig. 27-3). Esto causará el estrechamiento de la cúpula vaginal. Se debe tener cuidado para evitar un estrechamiento demasiado agresivo que cause una vagina funcionalmente acortada y una posible dispareunia. Primero se atan las suturas internas y después las suturas externas. El cierre del muñón vaginal antes de atar las suturas externas puede ser más fácil, pero el cirujano debe tener cuidado para evitar capturar las suturas externas durante este paso (fig. 27-4).

Resultados quirúrgicos

Los datos para este procedimiento de soporte apical vaginal realizado frecuentemente (limitado a series y cohortes retrospectivas) revelan altas tasas de éxito y bajas tasas de reintervención por prolapso recurrente. La serie más grande ($n = 693$) demostró un 82% de satisfacción y 5.2% de reintervención. Dos años después de la histerectomía vaginal y de la culdoplastia de McCall, los resultados fueron similares al comparar a mujeres con prolapso avanzado ($n = 38$) frente a uno menos grave ($n = 273$), aunque se observaron

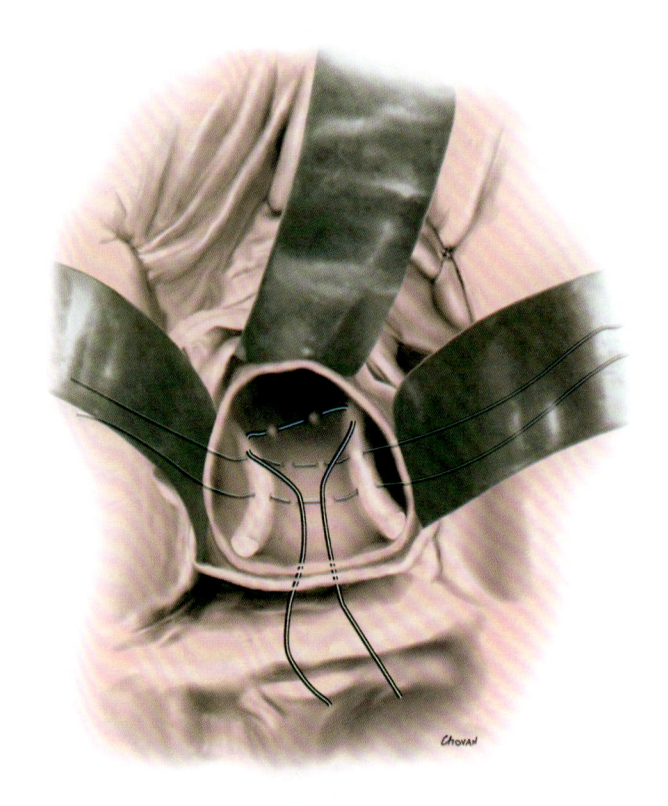

FIGURA 27-2 Culdoplastia de McCall. Se han colocado dos suturas internas (permanentes) y una externa (absorción tardía) (Baggish MS, Karram MM. *Atlas of pelvic anatomy and gynecologic surgery*, 1st ed. Philadelphia, PA: Saunders; 2001. Copyright © 2001 Elsevier. Reimpreso con autorización).

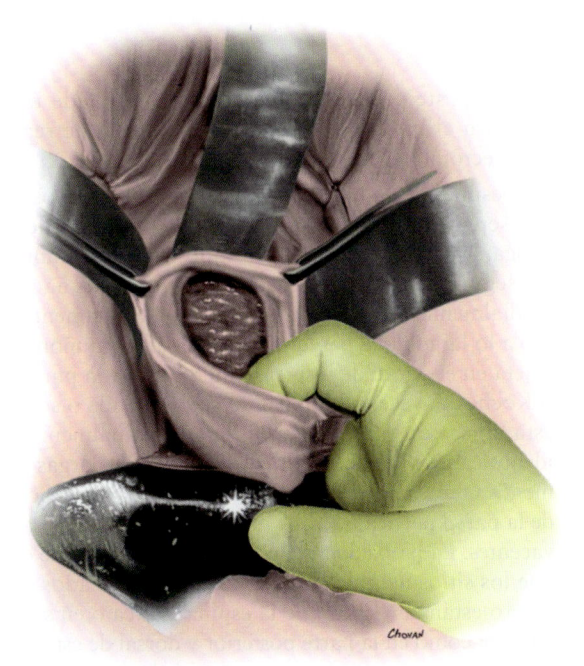

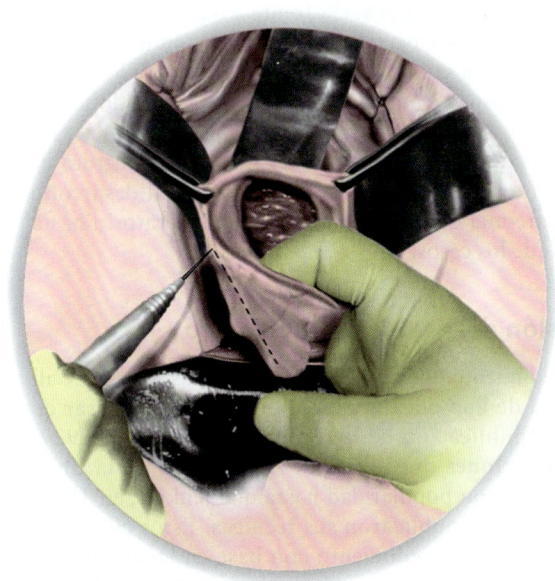

FIGURA 27-3 Con el muñón vaginal abierto, el cirujano palpa el fondo de saco posterior y el enterocele. *Detalle:* se elimina la cuña redundante de la pared vaginal posterior y el peritoneo (Baggish MS, Karram MM. *Atlas of pelvic anatomy and gynecologic surgery*, 1st ed. Philadelphia, PA: Saunders; 2001. Copyright © 2001 Elsevier. Reimpreso con autorización).

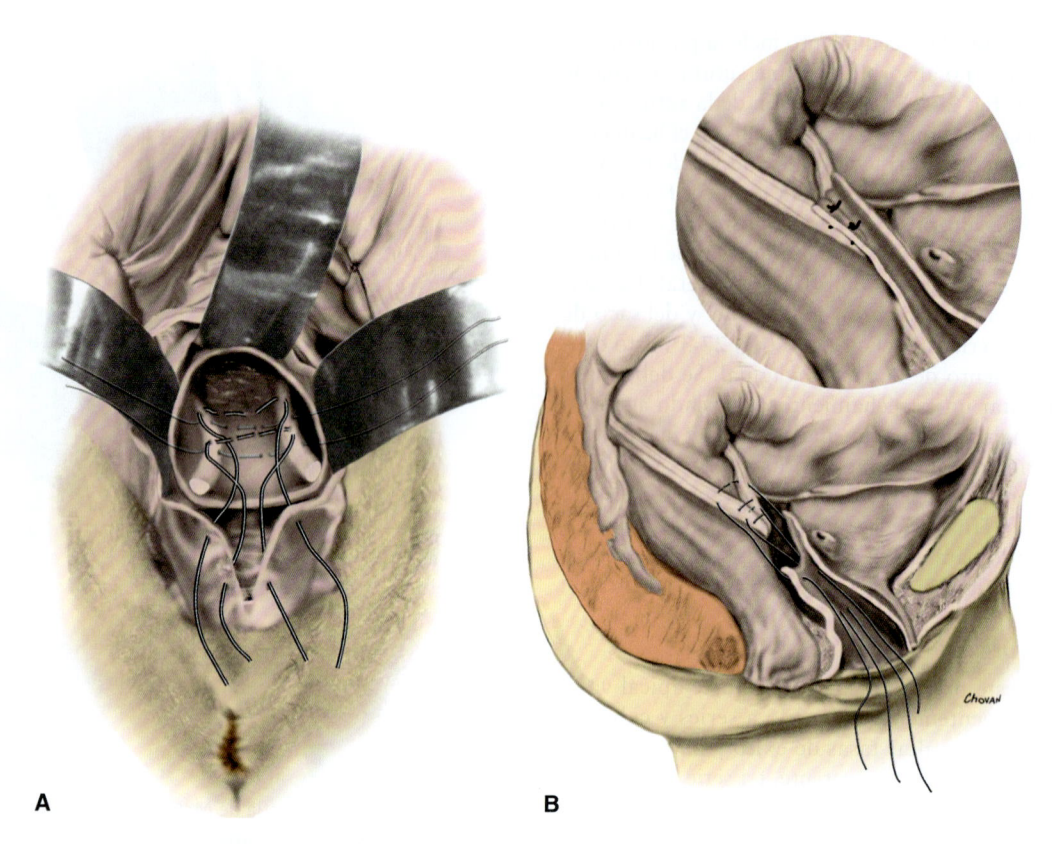

FIGURA 27-4 A. Colocación de suturas de McCall internas (no absorbibles) y externas (absorción tardía). Previamente se practicó una resección cuneiforme de la pared vaginal posterior. **B.** Corte transversal de la vagina superior y de la cúpula vaginal antes de atar estas suturas. En el *detalle* se ilustra el resultado final después de atar las suturas (Baggish MS, Karram MM. *Atlas of pelvic anatomy and gynecologic surgery*, 1st ed. Philadelphia, PA: Saunders; 2001. Copyright © 2001 Elsevier. Reimpreso con autorización).

más fracasos anteriores (18.4% frente a 6.2%, $p = 0.02$) en el grupo de prolapso avanzado. La obstrucción ureteral por torcedura o lesión se informa en menos del 3% de los casos. Una serie retrospectiva de 411 reparaciones de culdoplastia de Mayo mostró un riesgo mínimo (< 1%) usando la cara dorsal y posterior del ligamento uterosacro. La plicatura de los ligamentos uterosacros puede contribuir al desarrollo de la dispareunia que se observa en el postoperatorio hasta en el 22% de los casos.

Suspensión del ligamento uterosacro

Este procedimiento se distingue de la culdoplastia de McCall por la falta de una plicatura en la línea media. A pesar de la primera publicación de la técnica por Miller en 1927, las modificaciones que evitaban la plicatura de la línea media no ganaron popularidad hasta que Jenkins, en 1997, y Shull, en 2000, publicaron sus técnicas. Estos cirujanos promovieron un procedimiento con base en la suspensión de la cúpula vaginal a la porción intraperitoneal ipsilateral del ligamento uterosacro (con suturas colocadas próximas al nivel de las tuberosidades isquiáticas para restaurar la cúpula vaginal a su posición fisiológica normal). Aunque generalmente se realiza en el momento de la histerectomía vaginal, este procedimiento también se puede implementar para el prolapso de la cúpula después de realizada la histerectomía.

Después de colocar compresas en los intestinos, los grandes separadores de Breisky-Navratil ayudan a levantar la vejiga, las compresas y los intestinos en sentido anterior, con un segundo separador para desviar el recto hacia atrás y medialmente, exponiendo así el curso del ligamento uterosacro a lo largo de la pared pélvica lateral. El muñón vaginal se sujeta en el punto de inserción uterosacro con pinzas de Allis o Kocher. A veces, el ligamento se desprende o se atenúa en esta ubicación y debe identificarse proximalmente. Una vez identificado, se colocan otras pinzas de Allis largas en el ligamento uterosacro proximal para proporcionar tracción lejos de la pared pélvica lateral y de las raíces nerviosas sacras subyacentes. La palpación de la espina ciática permite confirmar que los sitios de ubicación de sutura planificados en el ligamento están en el nivel de la espina ciática o en su proximidad, así como en la parte posterior y dorsal de esta. La última ubicación es importante para prevenir la posible obstrucción ureteral por torcedura o lesión. Se pueden hacer intentos adicionales para palpar el curso del uréter por vía intraperitoneal deslizando la punta del dedo a lo largo de la pared lateral de la pelvis de ventral-anterior a dorsal-posterior.

CUADRO 27-1 PASOS DEL PROCEDIMIENTO

Culdoplastia de McCall

- Sacar el intestino de la pelvis utilizando esponjas de laparotomía húmedas o una esponja Kerlix®.
- Exponer los ligamentos uterosacros mediante separadores.
- Sujetar el muñón vaginal en la inserción del ligamento uterosacro (pedículos sostenidos durante la histerectomía vaginal) con pinzas de Allis o de Kocher, y aplicar tracción.
- Palpar la espina ciática e identificar y sujetar el ligamento uterosacro proximal, de cada lado, con pinzas de Allis largas.
- Si se desea, extirpar el saco del enterocele, el epitelio vaginal posterior redundante, o ambos.
- Colocar suturas internas no absorbibles o de absorción tardía a través de la cara dorsal o posterior de cada ligamento uterosacro, incluido el peritoneo del fondo de saco que se interviene para obliterar el saco del enterocele. Colocar las suturas distales primero, sostener y aplicar tracción seguida de suturas proximales.
- Colocar suturas externas de absorción tardía a través del epitelio vaginal posterior y de cada ligamento uterosacro saliendo del epitelio posterior contralateral. La nueva cúpula vaginal debe ubicarse en la pared más proximal de los ligamentos uterosacros.
- Efectuar la colporrafia anterior como se indica.
- Retirar cualquier compresa insertada.
- Atar las suturas internas primero, seguidas del cierre del muñón, y luego las suturas externas.
- La cistoscopia confirma la permeabilidad ureteral y excluye la lesión de las vías urinarias inferiores.
- Realizar la reparación de la pared vaginal posterior seguida de un examen rectal para descartar cualquier lesión.

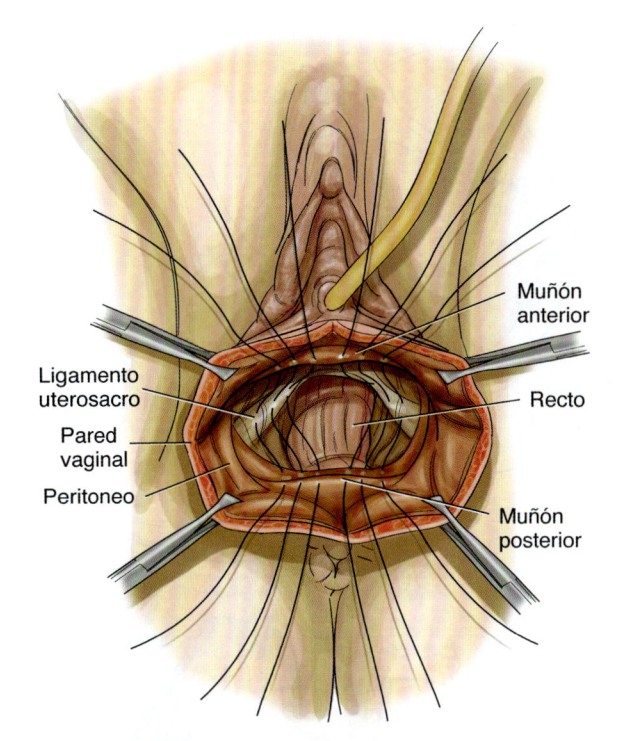

FIGURA 27-5 Las suturas del ligamento uterosacro se colocan a través del muñón vaginal. Se coloca un extremo de cada sutura a través del muñón anterior y otro a través del muñón posterior, incluido el peritoneo y todo el grosor de la pared vaginal, con excepción del epitelio. La sutura que se colocó más superiormente en el ligamento se pasa por el muñón vaginal de forma más medial.

Todas las suturas se colocan de lateral a medial a través del ligamento uterosacro, aproximadamente a 1 cm de distancia, y se sostienen. Si se necesita una colporrafia anterior, por lo general es más fácil realizarla antes de la suspensión vaginal. Los extremos de las suturas de suspensión del ligamento uterosacro se hacen avanzar a través de la capa fibromuscular de los muñones vaginales anterior y posterior utilizando suturas con doble aguja o una aguja de Mayo libre. Las suturas se colocan a través de la capa fibromuscular de la pared vaginal anterior en la incisión del muñón, seguidas del ligamento uterosacro ipsilateral y luego a través de la capa fibromuscular de la pared vaginal posterior. Shull describió tres suturas insertadas en cada lado, con las suturas más proximales aseguradas medialmente y las suturas distales aseguradas lateralmente a lo largo del muñón vaginal para el cierre transversal (fig. 27-5). Se retiran las compresas y se atan las suturas elevando el muñón vaginal (fig. 27-6). Las colas de sutura se mantienen largas y luego se recortan, después de que la cistoscopia confirma la permeabilidad ureteral. Si está indicada una colporrafia posterior o la reparación de enterocele (o ambas), pueden realizarse después de la colpopexia vaginal y el cierre del muñón o antes de asegurar las suturas de suspensión del ligamento uterosacro al muñón. Se debe llevar a cabo un examen rectal al final del procedimiento para descartar lesiones durante la suspensión uterosacra y la colporrafia posterior (cuadro 27-2).

Existe una variación en el número de suturas colocadas en cada lado y en el tipo de sutura utilizada. Algunos cirujanos colocan solo una o dos suturas en cada lado. Otros usan solo suturas no absorbibles y dejan los nudos debajo del epitelio del muñón vaginal; algunos más emplean una combinación de suturas absorbibles y no absorbibles con las suturas absorbibles colocadas lateralmente; por último, otros usan solo las suturas de absorción tardía.

Un argumento a favor de las suturas absorbibles es que la erosión de las no absorbibles ocurre en hasta el 36.1% de las pacientes. Si bien no hay estudios aleatorizados sobre este tema, se cree que la evidencia favorece el uso de suturas de absorción tardía para las suspensiones de los ligamentos uterosacros. De las series de casos publicadas, todas, menos una, mostraron que no hay diferencias en las tasas de éxito al

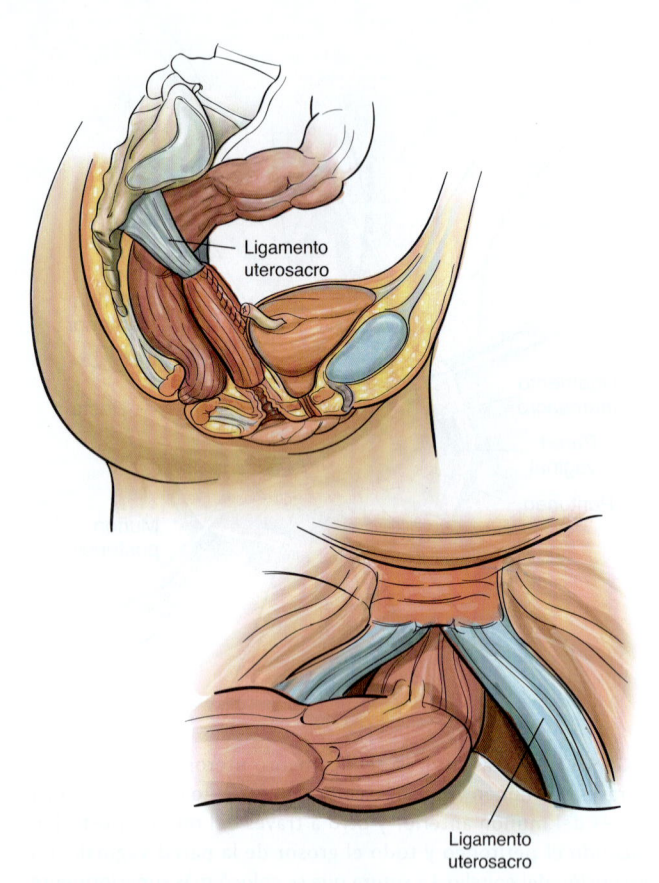

FIGURA 27-6 Suspensión del ligamento uterosacro. *Arriba:* vista sagital de los ligamentos uterosacros asegurados al muñón vaginal después de la colporrafia anterior. *Abajo:* vista intraabdominal de las suturas de suspensión atadas.

comparar las suturas absorbibles y las no absorbibles. Unger realizó la mayor revisión retrospectiva de pacientes sometidas a suspensión uterosacra con tres tipos y configuraciones de suturas diferentes: 2 por lado, absorbibles/no absorbibles ($n = 361$); 3 por lado, todas de absorción tardía ($n = 454$); y técnica combinada uterosacra/de McCall, absorbibles/no absorbibles ($n = 168$). La tasa de recurrencia compuesta fue del 14.4% y no se asoció con el número o tipo de sutura utilizada. Se produjo tejido de granulación en el 10.7% de las pacientes sin diferencias según el tipo de sutura. Las erosiones de la sutura que requirieron resección en el consultorio fueron más frecuentes en el grupo de sutura no absorbible, pero la diferencia no fue estadísticamente significativa (6.2% frente a 2.4%, $p = 0.10$). Una cohorte retrospectiva reciente comparó mujeres sometidas a suspensión uterosacra con todas las suturas absorbibles ($n = 188$) o mixtas (absorbibles/no absorbibles) ($n = 54$). Aproximadamente dos tercios del grupo absorbible usaron sutura de absorción tardía y el 93% tenía solo una sutura por lado. La mayoría del grupo no absorbible tenía dos suturas por lado (83%) usando polipropileno combinado (Prolene®) y poligliconato (Maxon®) (85%). El fracaso anatómico compuesto (17.8%, sin prolapso más allá del himen, sin reintervención) no fue diferente entre los grupos (OR 1.11; IC 95%: 0.5-2.5), aunque se usaron menos suturas en el grupo absorbible. Kasturi también mostró que no hay diferencias en el soporte apical con base en el tipo de sutura (65 de absorción tardía frente a 50 no absorbible) después de la suspensión uterosacra con tres suturas por lado. Sin embargo, el poliéster trenzado (Ethibond®) fue responsable del 22% de las erosiones de sutura. Un posible motivo de preocupación es que un estudio demostró más prolapso recurrente más allá del himen (6% frente a 1%, $p = 0.03$) cuando se utilizan suturas absorbibles tardías ($n = 141$) frente a suturas permanentes ($n = 105$) durante la suspensión uterosacra con tres suturas por lado.

Otra ventaja de la sutura absorbible es que las colas no tienen que estar colocadas debajo del muñón y pueden avanzar a través del epitelio vaginal de las paredes anterior y posterior. Debido a que las colas de sutura se encuentran dentro de la luz vaginal, el cirujano tiene un acceso más fácil si se requiere una extracción. Además, estas suturas a menudo son suficientes para cerrar el muñón (sin necesidad de suturas adicionales).

Una desventaja es que las colas de sutura de absorción tardía pueden tardar 3-6 meses (e incluso más) en disolverse por completo, lo que puede causar a la paciente o a su pareja molestias a corto plazo cuando reanuden sus relaciones sexuales.

Resultados quirúrgicos

La mayor parte de la evidencia de la suspensión del ligamento uterosacro proviene de series de casos retrospectivos, no controlados, que muestran altas tasas de éxito anatómico general (media 85%, rango 48-96%), tasas bajas de reintervención (media 5.8%, rango 0-12%) y buen alivio de los síntomas del prolapso (82-100%). Un metaanálisis y una revisión sistemática de Margulies revelaron tasas agrupadas de éxito anatómico (< estadio 2) del 98.3% (IC 95%: 95.7-100%) para la cúpula, del 81.2% (IC 95%: 67.5-94.5%) para la pared anterior y del 87.4% (IC 95%: 67.5-94.5%) para la pared posterior. El prolapso vaginal anterior preoperatorio más avanzado (estadio 3 frente a estadio 2) se relacionó con un menor éxito anatómico (66.8% frente a 92.4%, $p = 0.06$).

Una complicación importante de la suspensión uterosacra es la obstrucción ureteral por torcedura o lesión, que ocurre entre el 1 y 11% de las veces. Una extensa serie retrospectiva de más de 900 casos en una sola institución mostró torsiones ureterales en el 4.5% de los casos, todas ellas detectadas con cistoscopia intraoperatoria y resueltas con la extracción de la sutura. La revisión sistemática indica tasas bajas (0.6%) de lesión ureteral que requieran reimplantación. Otras complicaciones (como la lesión de la vejiga o el intestino y la hemorragia que requiere transfusión de sangre) fueron inferiores al 1%. La cistoscopia debe realizarse después de que las suturas de suspensión uterosacra estén atadas, ya que la tracción en las suturas con el muñón abierto no permite predecir de manera confiable la obstrucción al final del procedimiento.

Otras posibles complicaciones asociadas con la suspensión del ligamento uterosacro son el dolor de glúteos, muslos, vulva o perineo externo y parestesias. La incidencia informada de estas complicaciones varía del 1.1 al 6.8%. Los estudios anatómicos han demostrado que las raíces nerviosas S2 y, más probablemente S3, son vulnerables (fig. 27-7). Se ha sugerido que el riesgo de compresión puede aumentar con la aplicación de suturas más profundas, así como con una colocación más proximal cerca del sacro. Elevar el ligamento lejos de la pared lateral pélvica con pinzas de Allis, limitar la profundidad de la sutura y colocarla dentro de los 2 cm proximales, al nivel de la espina ciática, puede aliviar este riesgo. La mayoría de los síntomas neuropáticos se alivian espontáneamente y, por lo general, solo requieren observación. La extracción de suturas debe reservarse para casos intratables graves que duran más de 1-2 semanas para disminuir el riesgo de secuelas a largo plazo.

CUADRO 27-2 PASOS DEL PROCEDIMIENTO

Suspensión del ligamento uterosacro

- Sacar el intestino de la pelvis utilizando esponjas de laparotomía húmedas o una esponja Kerlix®.
- Exponer los ligamentos uterosacros mediante separadores.
- Sujetar el muñón vaginal en la inserción del ligamento uterosacro (pedículos sostenidos durante la histerectomía vaginal) con pinzas de Allis o de Kocher, y aplicar tracción.
- Palpar la espina ciática e identificar y sujetar de cada lado el ligamento uterosacro proximal con pinzas de Allis largas.
- Colocar dos o tres suturas en sentido lateral a medial a través del ligamento uterosacro y sostener. Separar las suturas aproximadamente 1 cm, con la más distal a nivel de la espina ciática.
- Realizar la colporrafia anterior como se indica.
- Asegurar los extremos de las suturas de suspensión del ligamento uterosacro a través de la capa fibromuscular del muñón vaginal anterior y posterior utilizando suturas con doble aguja o con aguja libre. Las suturas proximales se colocan medialmente y las suturas distales, lateralmente. Las suturas no absorbibles deben excluir el epitelio, mientras que las suturas de absorción tardía pueden colocarse a través del epitelio.
- Retirar cualquier compresa insertada.
- Atar las suturas que elevan el muñón vaginal y sostienen las colas largas.
- La cistoscopia confirma la permeabilidad ureteral y descarta la lesión de las vías urinarias inferiores.
- Recortar las colas de sutura, cerrar el muñón vaginal como se indica, realizar la colporrafia vaginal posterior y la reparación del enterocele, como se indica, seguidas de un examen rectal para descartar lesiones.

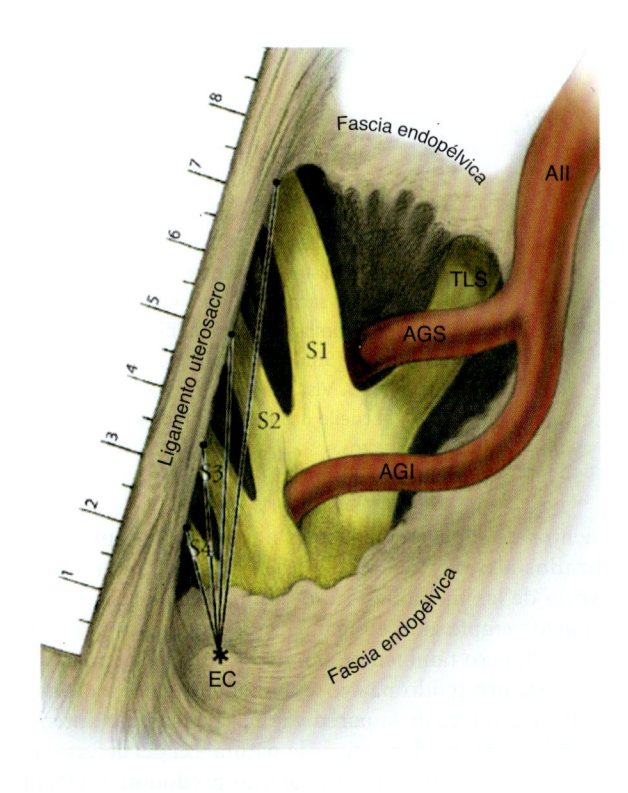

FIGURA 27-7 Las raíces del nervio sacro se extienden debajo del ligamento uterosacro a medida que pasan lateralmente para salir del agujero ciático mayor. La raíz del nervio S4 pasa por debajo del ligamento a menos de 1 cm de la espina ciática, mientras que las raíces S3 y S2 pasan por debajo del ligamento en dirección cefálica a 1.5 y 2.6 cm de la tuberosidad, respectivamente. AGI, arteria glútea inferior; AGS, arteria glútea superior; AII, arteria ilíaca interna; EC, espina ciática; TLS, tronco lumbosacro (Springer: Siddique SA, Gutman RE, Schön Ybarra MA, et al. Relationship of the uterosacral ligament to the sacral plexus and to the pudendal nerve. *Int Urogynecol J Pelvic Floor Dysfunct* 2006;17[6]:642–645. Copyright © 2006 International Urogynecology Journal. Reimpreso con autorización).

Histeropexia uterosacra

Se han descrito suspensiones uterosacras para el prolapso uterovaginal con preservación uterina, pero la mayoría se han realizado por vía laparoscópica. Solo hay unas pocas publicaciones y descripciones de la histeropexia uterosacra vaginal. Este procedimiento es factible después de obtener acceso a los ligamentos uterosacros a través de una incisión de colpotomía posterior. Se colocan de una a tres suturas de suspensión del ligamento uterosacro en cada lado, como se describió previamente. Por lo general, las suturas absorbibles tardías inmovilizan la cúpula y el cuello uterino posteriores, incluido el epitelio de colpotomía. Las suturas distales se colocan lateralmente y las suturas proximales, medialmente. Al atar las suturas, se cierra la incisión de colpotomía

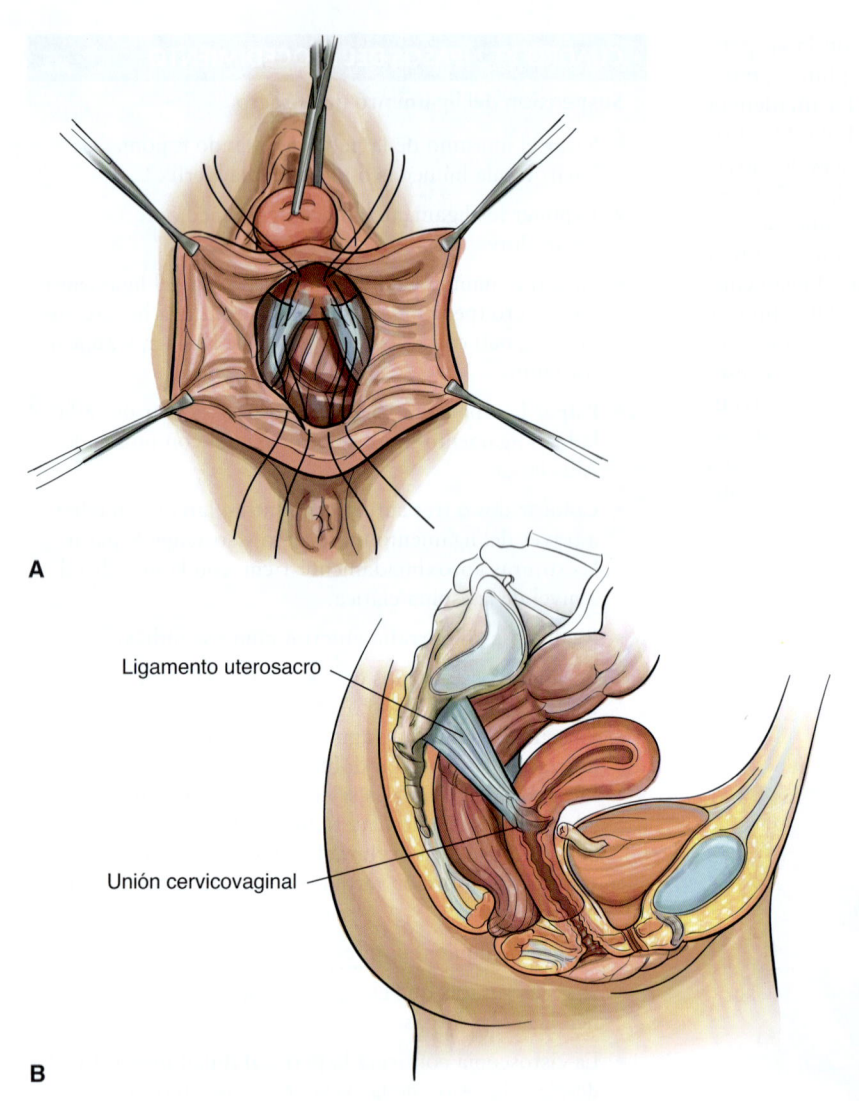

FIGURA 27-8 Histeropexia uterosacra. **A.** Se accede a los ligamentos sacros del útero mediante una incisión de colpotomía, en una modificación de la técnica clásica de Shull. Se han colocado dos suturas a cada lado. **B.** Vista sagital que muestra la cúpula vaginal y el cuello uterino apoyados en los ligamentos uterosacros.

y se elevan el útero y el cuello uterino posterior a medida que los ligamentos se acortan y se pliegan a cada lado (fig. 27-8A,B). La técnica para la suspensión laparoscópica uterosacra es similar.

Resultados quirúrgicos

Romanzi realizó un estudio retrospectivo de cohorte que comparó a 100 mujeres que se sometieron a una histeropexia uterosacra vaginal con 100 mujeres que se sometieron a una histerectomía vaginal con suspensión uterosacra. Se observaron resultados similares para los soportes apical (96% frente a 97%), anterior (87% frente a 94%) y posterior (98% frente a 100%). Milani realizó recientemente un estudio de factibilidad para las primeras 20 pacientes sometidas a una técnica similar. De cinco recurrencias (25%), dos se atribuyeron a alargamiento cervical grave. Ambos estudios permitieron la "traquelorrafia" para la hipertrofia cervical.

Fijación del ligamento sacroespinoso

La fijación del ligamento sacroespinoso se describió por primera vez en 1951 y se ha convertido en uno de los procedimientos de soporte apical más populares y ampliamente utilizados a través del trabajo de Nichols y Randall. La mayoría de las fijaciones sacroespinosas se realizan unilateralmente empleando el ligamento sacroespinoso derecho (fig. 27-9), pero también se han descrito suspensiones bilaterales usando tejido nativo y malla. El ligamento puede abordarse a través de la pared vaginal posterior o anterior. El abordaje óptimo depende de la naturaleza del defecto que requiere corrección. Para el prolapso predominantemente posterior con descenso apical, se abre la pared vaginal posterior y se perfora el pilar rectal entrando lateralmente en el espacio pararrectal (fig. 27-10). Para un abordaje anterior, después de llevar a cabo una incisión vaginal anterior, se ingresa lateralmente al espacio paravesical seguido por el espacio pararrectal. Por último, para los defectos predominantemente apicales se puede preferir un abordaje a través del muñón vaginal. La mayoría de las fijaciones del ligamento sacroespinoso son extraperitoneales; sin embargo, la entrada intraperitoneal en el saco del enterocele es frecuente con el abordaje apical. Independientemente del abordaje, es fundamental comprender la anatomía del ligamento para evitar posibles lesiones.

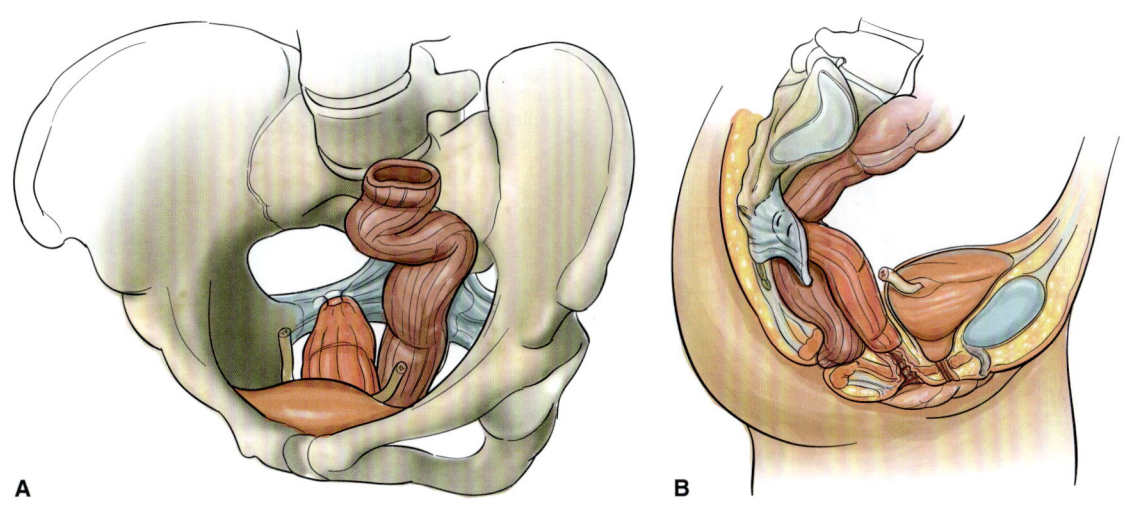

CAPÍTULO 27 SUSPENSIONES APICALES TRANSVAGINALES PARA EL PROLAPSO UTERINO VAGINAL 501

FIGURA 27-9 Fijación del ligamento sacroespinoso. **A.** Vista intraabdominal del muñón vaginal fijado al ligamento sacroespinoso derecho. **B.** Vista sagital del muñón vaginal que se inserta en el tercio medio del ligamento sacroespinoso derecho.

El ligamento sacroespinoso es un ligamento pélvico verdadero que se extiende lateralmente desde la espina ciática y se une medialmente al sacro (fig. 27-11). El músculo coccígeo se superpone al ligamento sacroespinoso con sitios de unión similares, lo que hace que muchos lo denominen *complejo del ligamento coccígeosacroespinoso* (LCSE). El LCSE está rodeado de vasos sanguíneos y nervios que deben considerarse durante la cirugía (fig. 27-12). El nervio y vasos pudendos pasan directamente detrás de la espina ciática. Los vasos glúteos inferiores, el plexo venoso hipogástrico y el nervio ciático y sus raíces nerviosas lumbosacras corren superiores al ligamento. El nervio ciático y los vasos glúteos pasan lateralmente a medida que entran en el agujero ciático mayor. Los nervios de los músculos coccígeo y elevador del ano se originan de ramos independientes del tronco sacro y se encuentran en la superficie ventral de estos músculos, lo que dificulta evitarlos al colocar suturas de fijación del ligamento sacroespinoso. Un estudio anatómico reciente evaluó la proximidad de los nervios y las arterias a las suturas sacroespinosas. Un cirujano de reconstrucción pélvica con experiencia en ocho cadáveres sin embalsamar colocó las suturas con un dispositivo de captura de suturas. La longitud mediana del ligamento sacroespinoso fue de 4.8 cm (rango de 3.0-6.5 cm) y las dos suturas se ubicaron a 2.0 cm (0.9-3.4 cm)

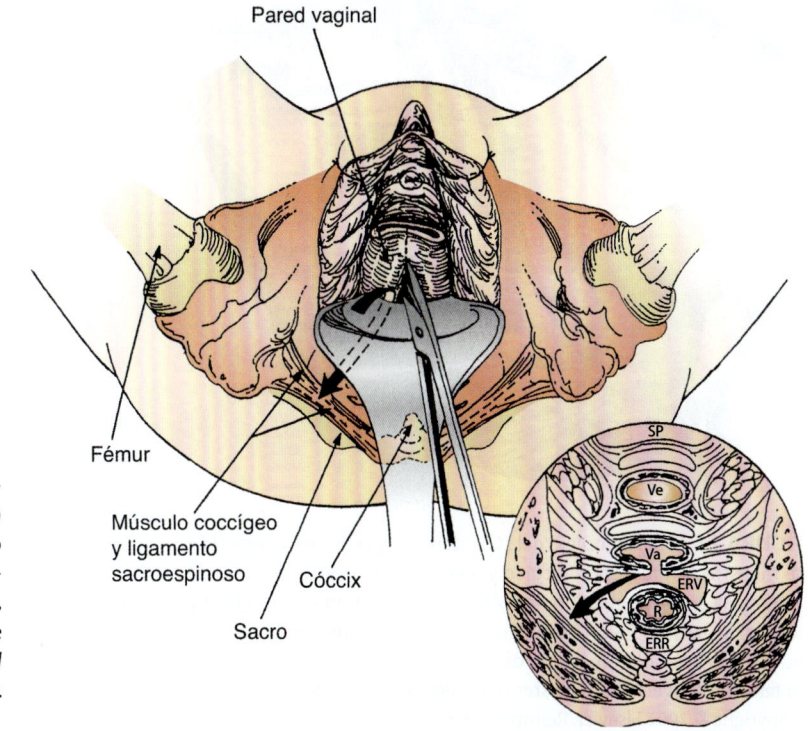

FIGURA 27-10 Después de disecar el espacio rectovaginal, el cirujano perfora el pilar rectal (*flecha*) para ingresar al espacio pararrectal. ERR, espacio retrorrectal; ERV, espacio rectovaginal; R, recto; SP, sínfisis del pubis; Va, vagina; Ve, vejiga (Cruikshank SH, Cox DW. Sacrospinous ligament fixation at the time of transvaginal hysterectomy. *Am J Obstet Gynecol* 1990;162[6]:1611–1619. Copyright © 1990 Elsevier. Reimpreso con autorización).

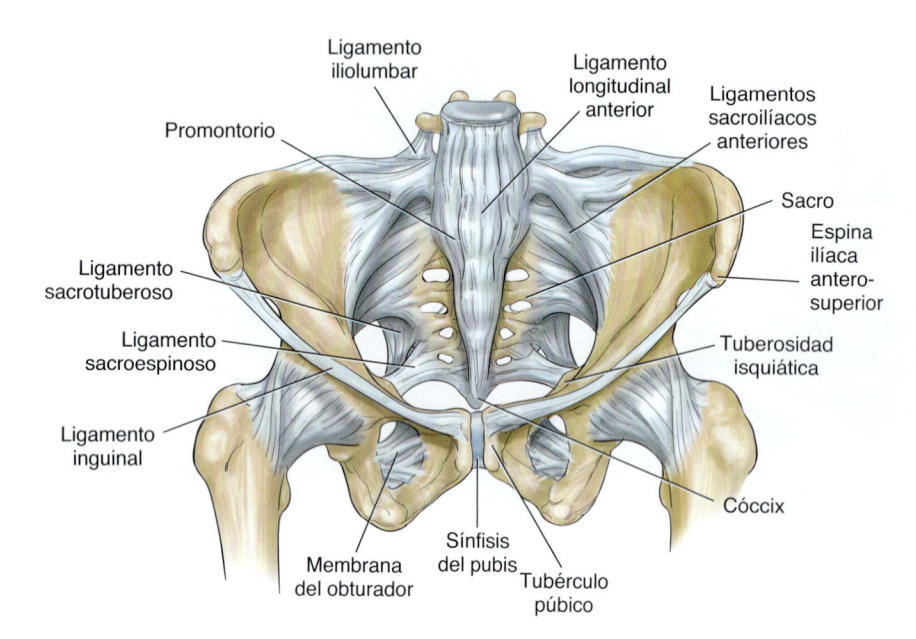

FIGURA 27-11 Ligamentos de la pelvis ósea. El ligamento sacroespinoso se extiende desde la espina ciática hasta el sacro. El ligamento es más ancho medialmente y se estrecha a medida que se inserta en la espina ciática. El ligamento se encuentra dentro del músculo coccígeo (no se muestra).

y a 2.5 cm (1.2-4.6 cm) de la espina ciática. Los nervios de los músculos coccígeo y elevador del ano fueron las estructuras más cercanas (fig. 27-13). Dirigirse al tercio medio del ligamento limita el riesgo de una lesión mayor de nervios y vasos. Por lo tanto, con base en estos hallazgos anatómicos, los cirujanos deben evitar colocar suturas a través del tercio medial del ligamento (donde la raíz S4 se encuentra constantemente); asimismo, deben evitar el tercio lateral y el margen superior del ligamento (donde se encuentran el nervio y vasos pudendos en estrecha proximidad).

Para realizar una fijación sacroespinosa unilateral del lado derecho, el paso más importante es identificar primero el vértice vaginal previsto. Esto se realiza sujetando porciones de las paredes vaginales proximal anterior, posterior y

FIGURA 27-12 El complejo del LCSE derecho y la espina ciática (*EC*) se muestra con respecto al curso y relaciones de la arteria pudenda interna, la arteria glútea inferior (*AGI*), el tronco lumbosacro (*TLS*) y los nervios sacros (*S1-S5*) (Roshanravan SM, Wieslander CK, Schaffer JI, et al. Neurovascular anatomy of the sacrospinous ligament region in female cadavers. *Am J Obstet Gynecol* 2007;197[6]:660.e1–660.e6. Copyright © 2007 Elsevier. Reimpreso con autorización).

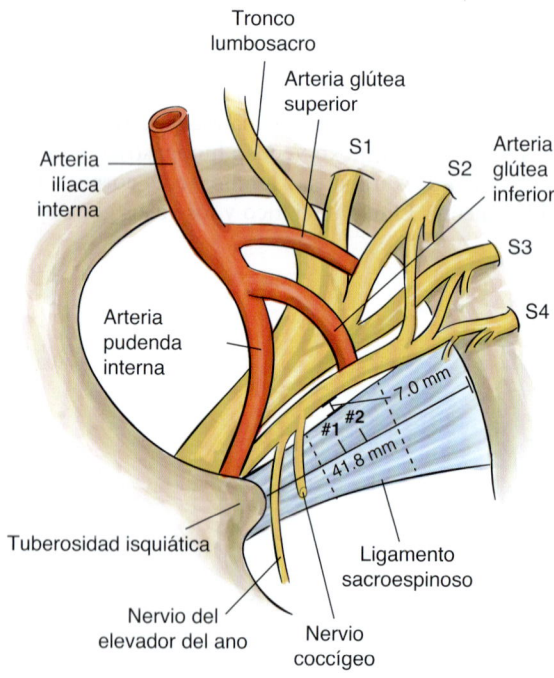

FIGURA 27-13 Relaciones anatómicas más frecuentes entre nervios y arterias con respecto al ligamento sacroespinoso (dividido en tercios) y suturas colocadas. Los números representan la distancia mediana medida de la muestra. El sitio de colocación de la sutura mediana en relación con la longitud total del ligamento se representa con el no. 1 y no. 2. S1-S4, ramas ventrales de los nervios sacros (dibujado a partir de la ilustración de Katrikh AZ, Ettarh R, Kahn MA. Cadaveric Nerve and Artery Proximity to Sacrospinous Ligament Fixation Sutures Placed by a Suture-Capturing Device. *Obstet Gynecol* 2017;130:1033–1038. En: Katrikh AZ. Risk to Anatomy During Sacrospinous Fixation. *Obstet Gynecol* 2017;44(2):265–272).

lateral con pinzas de Allis y elevando cada una de ellas a la ubicación prevista de la sutura en el ligamento sacroespinoso. Las posiciones de las pinzas de Allis se ajustan hasta que cada porción de la vagina llegue sin tensión. En los casos de prolapso apical grave, con una longitud vaginal total que es más larga que la distancia al ligamento sacroespinoso, las paredes anterior, posterior y lateral deben acortarse para eliminar el exceso de tejido y proporcionar un soporte adecuado. Para el prolapso de la cúpula posterior a la histerectomía, se corta y se elimina un rombo que recubre la cúpula vaginal después de una planificación cuidadosa. Esta técnica fue bien descrita e ilustrada para la suspensión sacroespinosa de cuatro paredes de Michigan para el prolapso de la cúpula vaginal (**videos 27-1 y 27-2**). Si se encuentra un saco de enterocele grande, puede aislarse y luego extirparse para después cerrar con una sutura de cuerda (**cuadro 27-3**).

Por lo general, la entrada por el muñón (o apical) es el abordaje más fácil porque no requiere perforación de los pilares rectales (necesaria al acercarse al ligamento posteriormente). La entrada del muñón es posible incluso cuando la incisión inicial se realiza a lo largo de la pared vaginal posterior para el prolapso predominante posterior. La disección sacroespinosa se realiza sujetando el muñón vaginal y la superficie peritoneal con pinzas de Allis. El espacio entre estas superficies se abre aproximadamente en la posición de las 7 de las manecillas del reloj con unas tijeras de Metzenbaum, de forma cortante o roma, seguida de una disección roma con los dedos internamente hacia la espina ciática y el ligamento sacroespinoso. Los dedos se barren de lateral a medial a medida que se limpia el LCSE, eliminando el exceso de tejido. El área se ensancha para permitir la colocación de la nueva cúpula vaginal en aposición directa al ligamento.

Los separadores Breisky-Navratil ayudan a exponer el complejo del LCSE permitiendo la visualización directa (**figs. 27-14 y 27-15**). La visualización directa del ligamento es necesaria cuando se utilizan dispositivos de sutura más tradicionales, como un gancho Miya o un portador de ligadura Deschamps. Como alternativa, la sutura puede realizarse mediante palpación sola (sin visualización directa) cuando se utiliza un dispositivo de captura de sutura.

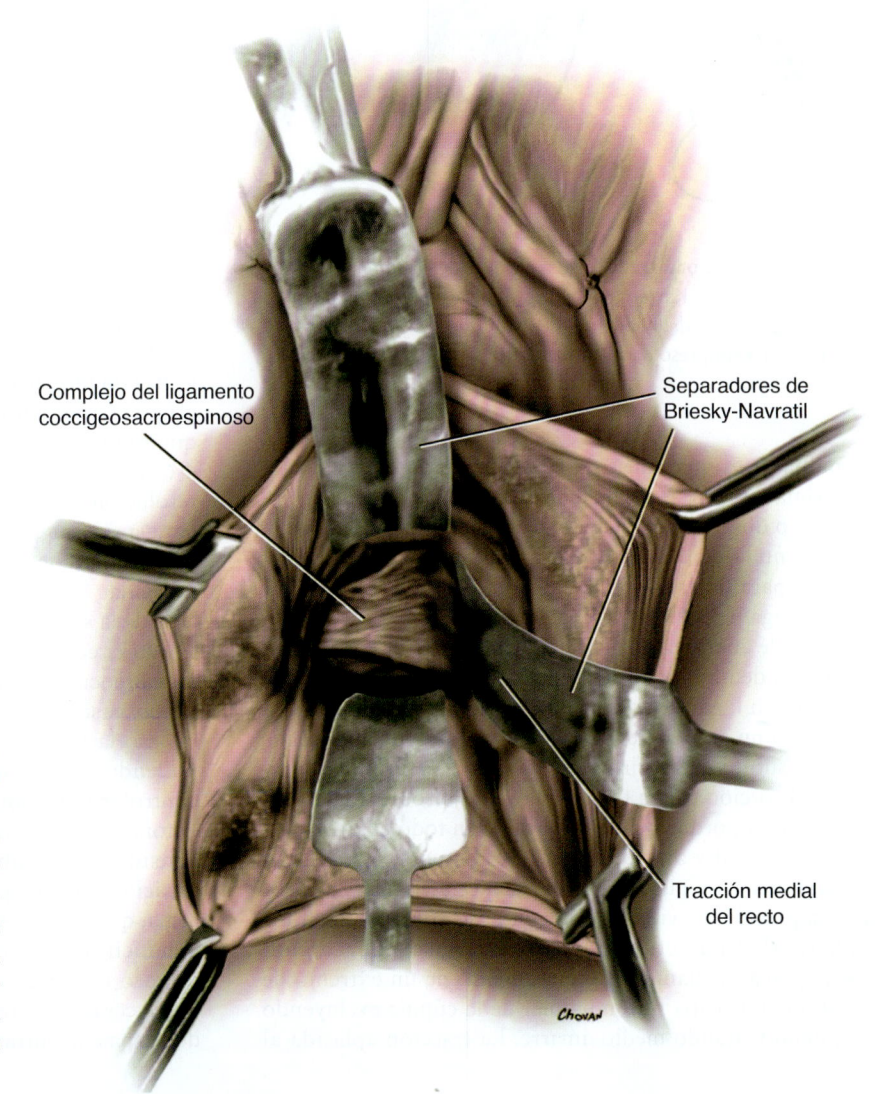

FIGURA 27-14 Se utilizan dos separadores Breisky-Navratil para exponer el complejo del LCSE. Se coloca un separador en sentido anterior. Un segundo se usa para retraer el recto medialmente. En esta figura se coloca un tercer separador en sentido inferior. Como alternativa, se puede utilizar un espéculo con muescas en la parte inferior (Baggish MS, Karram MM. *Atlas of pelvic anatomy and gynecologic surgery*, 1st ed. Philadelphia, PA: Saunders; 2001. Copyright © 2001 Elsevier. Reimpreso con autorización).

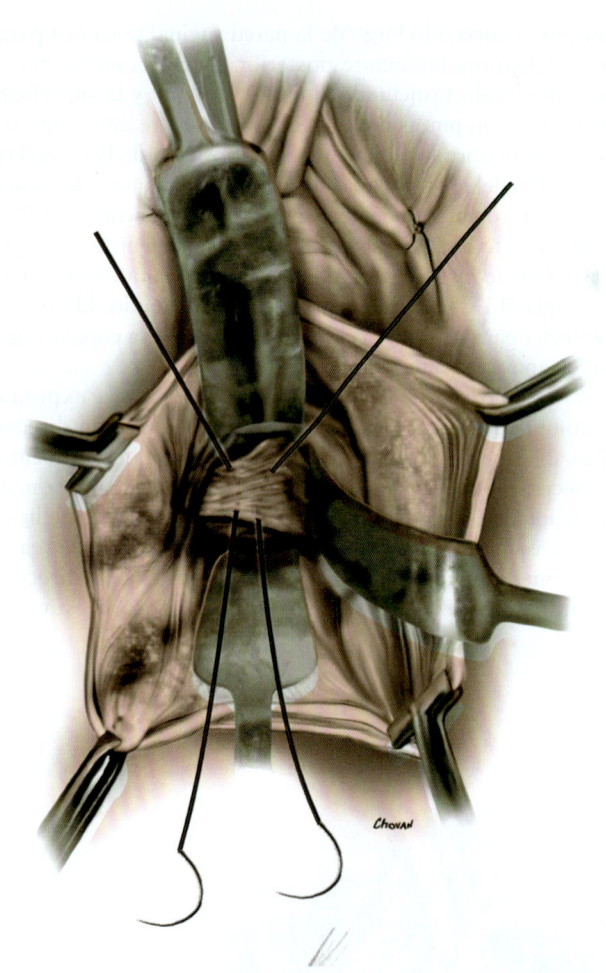

FIGURA 27-15 Se pasan dos suturas a través del ligamento sacroespinoso (Baggish MS, Karram MM. *Atlas of pelvic anatomy and gynecologic surgery*, 1st ed. Philadelphia, PA: Saunders; 2001. Copyright © 2001 Elsevier. Reimpreso con autorización).

Se palpa la espina ciática y se coloca la primera sutura aproximadamente 2 cm medial a la espina ciática. Se colocan una o dos suturas adicionales en incrementos de aproximadamente 1 cm medial a la sutura inicial. Se debe tener cuidado para obtener una buena porción del ligamento que se mantenga por debajo del margen superior a fin de reducir el riesgo de compresión nerviosa y hemorragia. Las suturas colocadas demasiado abajo se ubicarán en el músculo iliococcígeo (en lugar de en el ligamento sacroespinoso), lo que provocará un acortamiento vaginal. La ubicación adecuada de cada sutura se confirma mediante palpación. Las suturas de absorción tardía tienen una ventaja sobre las suturas permanentes porque pueden colocarse en todo el grosor del epitelio vaginal y atarse para cerrar el muñón. Estas suturas se disuelven y pueden ser más fáciles de retirar en casos de compresión nerviosa y dolor intenso persistente en los glúteos. Al elegir suturas no absorbibles, se realizan puntos de polea mediante el aseguramiento de un extremo de la sutura en la capa fibromuscular de la cúpula excluyendo el epitelio y atando medio amarre. La tracción aplicada al extremo libre tira de la vagina hacia el ligamento, donde se fija con un nudo cuadrado.

Cuando se requiere colporrafia anterior, reparación de enterocele, o ambas, estas deben realizarse antes de atar las suturas sacroespinosas. Antes de atar las suturas apicales, también se recomienda comenzar la colporrafia posterior proximal y el cierre del epitelio, además de completar cualquier cierre adicional del muñón, ya que todos estos procedimientos son más difíciles una vez que las suturas del muñón se han fijado al LCSE derecho. El resto de la colporrafia posterior y la perineorrafia pueden completarse. Siempre se debe realizar un examen rectal para descartar lesiones después de la fijación del ligamento sacroespinoso y de la colporrafia posterior.

Resultados quirúrgicos

Como en la suspensión uterosacra, la mayor parte de la evidencia de la fijación del ligamento sacroespinoso proviene de series de casos retrospectivos, no controlados, que muestran altas tasas de éxito anatómico general. Las recurrencias anteriores (3.7-28.5%) son por lo regular más frecuentes que las recurrencias apicales (0.6-19.0%). Se encontraron tasas de reintervención de menos del 9% en todos los estudios, excepto en tres (rango de 1.3-37%). Un metaanálisis y una revisión sistemática de Morgan revelaron tasas generales de falla anatómica (> grado 1) del 28.8% (IC 95%: 18.4-36.3) con 7.2% (IC 95%: 4.0-10.4) de recurrencia apical, 21.3% (IC 95%: 17.3-25.3%) de recurrencia anterior y 6.3% (IC 95%: 4.2-8.4%) de recurrencia posterior. El fracaso promedio combinado al aliviar los síntomas del prolapso y la falta de satisfacción ocurrieron en el 10.3% (IC 95%: 4.4-16.2) y 13% (IC 95%: 7.4-18.6), respectivamente.

Una posible complicación de la fijación del ligamento sacroespinoso es el dolor neuropático, específicamente dolor de glúteos. Un reciente estudio quirúrgico, multicéntrico y de gran tamaño encontró que el 12.4% de las pacientes en el grupo sacroespinoso tenían dolor postoperatorio en el glúteo que requería intervención, y en el 4.3% persistió durante 4-6 semanas. Si bien la mayoría de los estudios muestran la resolución del dolor dentro de las 6 semanas posteriores a la cirugía sin ninguna intervención, el dolor intenso, persistente e intratable con irradiación a la pierna o debilidad muscular asociada y dificultad para caminar debe fomentar la extracción de la sutura dentro de las primeras 1-2 semanas.

Otras complicaciones graves son poco frecuentes, y las más preocupantes son la lesión rectal y la hemorragia por lesión vascular. Las lesiones vasculares pueden poner en peligro la vida e implicar al plexo venoso hipogástrico, al pudendo y a los vasos glúteos inferiores. Si no se puede controlar la hemorragia con suturas, clips o cauterización, entonces se debe insertar una compresa vaginal y se debe considerar la embolización. La fosa isquiorrectal es un espacio potencial para la formación y expansión del hematoma, que puede requerir compresas de hemostasia (y puede conducir a la necesidad de incisión y drenaje retrasados en caso de infección posterior y formación de abscesos). Las laceraciones rectales deben repararse con un cierre de dos capas, mientras que las lesiones de sutura simplemente

CUADRO 27-3 PASOS DEL PROCEDIMIENTO

Fijación del ligamento sacroespinoso

- Después de la histerectomía vaginal, palpar la espina ciática y el complejo del LCSE. Identificar la ubicación de la sutura prevista a 2 cm en dirección medial a la espina.

- Identificar el punto de fijación vaginal que se suspenderá al ligamento. Esto se hace sujetando el sitio de fijación previsto con pinzas de Allis. Elevar el sitio a la ubicación prevista de la sutura del ligamento sacroespinoso. Ajustar reiteradamente la ubicación de la abrazadera para identificar el sitio que proporcionará un soporte adecuado sin tensión excesiva.

- Para el prolapso de la cúpula vaginal después de la histerectomía, extirpar el exceso de epitelio vaginal en forma de rombo que recubre el enterocele y hacer una disección roma del saco del enterocele. Después, se puede extirpar y cerrar el saco del enterocele.

- Para un abordaje apical del ligamento, hacer una disección roma y cortante con tijeras de Metzenbaum y abrir el espacio entre el muñón vaginal y el peritoneo en la posición de las 7 de las manecillas del reloj. Efectuar una disección roma con los dedos internamente, hacia la espina ciática derecha y el ligamento sacroespinoso, barriendo lateralmente para eliminar medialmente el exceso de tejido. Ensanchar el área para permitir la aposición directa del muñón vaginal al ligamento.

- Palpar la espina ciática y el ligamento sacroespinoso. Colocar dos o tres suturas espaciadas aproximadamente a 1 cm de distancia a través de la porción media del ligamento. La sutura más lateral debe estar por lo menos 2 cm en dirección medial a la espina ciática. Evitar suturar por encima del borde superior del ligamento.

- Asegurar las suturas sacroespinosas al muñón vaginal. Las suturas de absorción tardía atraviesan el epitelio vaginal en todo su espesor y las suturas no absorbibles solo se pasan a través de la capa fibromuscular y se atan con una sutura de polea.

- Efectuar la colporrafia anterior y la reparación del enterocele como se indica.

- Comenzar la colporrafia posterior proximal y el cierre del epitelio vaginal posterior, así como cualquier cierre adicional del muñón.

- Atar y sostener las suturas de soporte apical que elevan el muñón vaginal.

- La cistoscopia confirma la permeabilidad ureteral y descarta una lesión de las vías urinarias inferiores.

- Recortar las colas de sutura, cerrar el muñón vaginal y completar la colporrafia posterior como se indica. Por último, efectuar un estudio rectal para descartar lesiones.

requieren reconocimiento y extracción de toda la sutura involucrada. Las complicaciones graves pueden prevenirse con una disección meticulosa y el conocimiento de la anatomía neurológica y vascular relevante discutida previamente.

Histeropexia sacroespinosa

La histeropexia sacroespinosa es una de las cirugías para prolapso con preservación uterina mejor estudiadas. Durante esta reparación, el cuello uterino o los ligamentos uterosacros se fijan al ligamento sacroespinoso con dos o tres suturas no absorbibles de absorción tardía. A menudo se prefiere un abordaje apical a través de una incisión transversal en la cúpula, aunque también puede lograrse en sentidos posterior o anterior. La disección del LCSE se realiza de forma roma y se elimina el exceso de tejido. Por lo general, las suturas sacroespinosas son unilaterales (en el lado derecho) en una ubicación similar, comenzando 2 cm mediales a la espina ciática. Las colas de sutura anteriores se fijan al cuello uterino o a la inserción uterosacra en el cuello uterino a cada lado. Las colas de sutura posteriores se aseguran al borde distal de la incisión de la cúpula y se sostienen (fig. 27-16 y video 27-2). Cuando se indica colporrafia anterior o reparación de enterocele (o ambas), deben realizarse antes de atar las suturas de soporte apical. Si hay alargamiento o hipertrofia cervical, se debe considerar la traquelectomía parcial para mejorar las tasas de éxito. El segmento proximal de la colporrafia posterior y el cierre del epitelio posterior proximal también deben iniciarse antes de atar las suturas de histeropexia. Después, se completa el resto de la colporrafia posterior y se realiza un examen rectal para descartar cualquier lesión (cuadro 27-4).

Resultados quirúrgicos

Los datos de dos estudios aleatorizados y cuatro estudios de cohorte (prospectivo y retrospectivo) revelaron un alto éxito anatómico apical muy similar (92% frente a 94%, $p = 0.20$) y una tasa baja de reintervención (5%) para la histeropexia sacroespinosa en comparación con la histerectomía y la colpopexia vaginal (suspensión uterosacra o sacroespinosa). Sin embargo, uno de los estudios aleatorizados encontró más recurrencias apicales (21% frente a 3%, $p = 0.03$) cuando se realizó histeropexia para el prolapso estadio 4. Ambos estudios aleatorizados mostraron altas tasas de recurrencia anterior (50-64%) en cada grupo, pero la mayoría de estas fueron asintomáticas y las nuevas intervenciones fueron poco frecuentes. Dos estudios aleatorizados no mostraron diferencias en la función sexual entre la histeropexia sacroespinosa y la reparación con tejido nativo de la histerectomía vaginal con tasas bajas de dispareunia (5%).

Se han observado tasas similares de dolor transitorio en los glúteos con la histeropexia sacroespinosa. También puede haber hematoma, hemorragia que requiere transfusión y lesión rectal, pero son poco frecuentes. Aquellas pacientes con alargamiento o hipertrofia cervical deben someterse a una traquelectomía parcial para mejorar las tasas de éxito según los resultados de un estudio prospectivo de dos partes. Lin mostró un riesgo de fracaso casi 11 veces mayor después

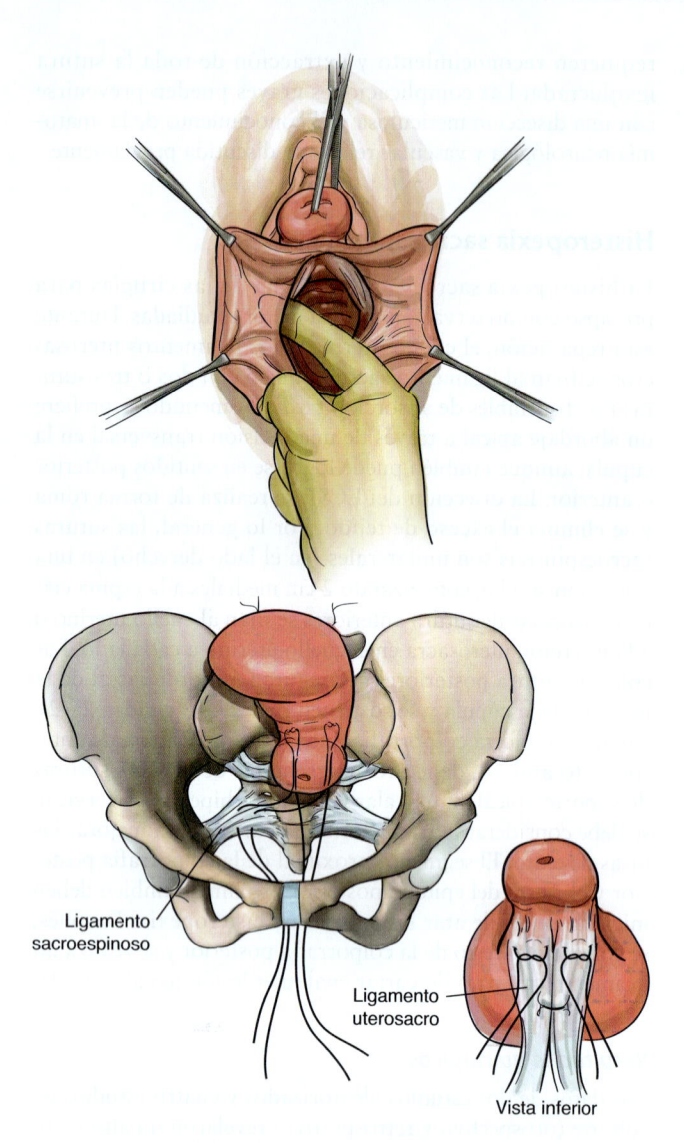

FIGURA 27-16 Histeropexia sacroespinosa. Se abre la cúpula y se realiza disección con los dedos en el espacio pararrectal derecho hacia el ligamento sacroespinoso. Se atan dos suturas al tercio medio del ligamento sacroespinoso y a cada lado del cuello uterino posterior cerca de la inserción del ligamento uterosacro.

de la histeropexia sacroespinosa en pacientes con alargamiento cervical. Las tasas de éxito mejoraron al 96-100% cuando se excluyó a las pacientes con prolapso grave y se realizó una traquelectomía parcial.

Colpopexia o histeropexia con malla vaginal anterior

Las reparaciones con malla vaginal se introdujeron en un esfuerzo para reducir el prolapso recurrente después de reparaciones transvaginales con tejido nativo. Sin embargo, las inquietudes con respecto a las complicaciones llevaron a una disminución en las reparaciones del prolapso con malla vaginal. La mayoría de los productos originales ya no están disponibles comercialmente. La Food and Drug

---

CUADRO 27-4 PASOS DEL PROCEDIMIENTO

Histeropexia sacroespinosa

- Palpar la espina ciática y el complejo del LCSE, así como identificar la ubicación de la sutura prevista a 2 cm en sentido medial a la tuberosidad.

- Sujetar el cuello uterino posterior con pinzas de Allis y aplicar tracción. Luego, sujetar bilateralmente y con pinzas de Allis la pared vaginal posterior proximal, cerca de la inserción del ligamento uterosacro. Elevar el cuello uterino y la cúpula a la ubicación de la sutura prevista en el ligamento sacroespinoso. Ajustar la ubicación de la pinza para proporcionar un soporte adecuado y llegar cómodamente.

- Hacer una incisión transversal entre las pinzas de Allis en la cúpula vaginal.

- Disecar y abrir el espacio entre la incisión distal y el peritoneo del cuello uterino o fondo de saco, en la posición de las 7 de las manecillas del reloj, de forma roma y cortante con tijeras de Metzenbaum. Luego realizar internamente una disección roma con los dedos, hacia la espina ciática derecha y el ligamento sacroespinoso, barriendo lateralmente para eliminar medialmente el exceso de tejido. Ampliar el área para permitir la aposición directa del cuello uterino posterior al ligamento.

- Palpar la espina ciática y el ligamento sacroespinoso. Colocar dos o tres suturas espaciadas, aproximadamente a 1 cm de distancia, a través de la porción media del ligamento. La sutura más lateral debe estar por lo menos 2 cm en dirección medial a la espina ciática. Evitar suturar por encima del borde superior del ligamento.

- Asegurar las suturas en sentido anterior al cuello uterino posterior, cerca del sitio de inserción de los ligamentos uterosacros, bilateralmente y posterior a la cara inferior de la incisión de la cúpula. Las suturas de absorción tardía atraviesan el epitelio vaginal en todo su espesor, y las suturas no absorbibles solo se pasan a través de la capa fibromuscular y se atan con una sutura de polea.

- Realizar la colporrafia anterior y reparar el enterocele como se indica.

- Iniciar la colporrafia posterior proximal y el cierre del epitelio vaginal posterior más cualquier cierre adicional de la cúpula.

- Atar y sostener las suturas de soporte apical que elevan el cuello uterino y la cúpula vaginal.

- La cistoscopia confirma la permeabilidad ureteral y descarta una lesión de las vías urinarias inferiores.

- Recortar las colas de sutura y completar la colporrafia posterior como se indica, seguida de un examen rectal para descartar lesiones.

Administration (FDA) de los Estados Unidos ha reclasificado las reparaciones de prolapso con malla vaginal de clase II (riesgo moderado) a clase III (riesgo alto). Como resultado, los fabricantes de estos productos deben presentar datos de seguridad y eficacia posteriores a la comercialización (estas pruebas requeridas por la FDA están actualmente en curso). Además, los fabricantes de nuevos dispositivos deben presentar solicitudes de aprobación que contengan datos de seguridad y eficacia antes de lanzar su producto para uso comercial.

La colpopexia o la histeropexia con malla vaginal se realizan colocando la malla a través de una incisión vaginal y luego anclándola en el ligamento sacroespinoso para proporcionar soporte apical. Para reducir el riesgo de exposición a la malla, se prefiere una incisión en forma de "U" invertida en la pared vaginal anterior (proximal a la unión uretrovesical) a una incisión vertical en la línea media. Se ingresa al espacio vesicovaginal y la disección continúa proximalmente hacia el cuello uterino anterior o el muñón. Después, se realiza una disección lateral cortante y roma para ingresar al espacio paravesical y, finalmente, al espacio pararrectal. Se palpa la espina ciática y se expone el LCSE. La plicatura de la capa fibromuscular anterior de la pared vaginal se realiza (si se desea) con una sutura absorbible. Luego, un dispositivo de captura de suturas ancla los brazos de la malla en el ligamento sacroespinoso, bilateralmente, aproximadamente 2-3 cm medial a las tuberosidades isquiáticas. Se han utilizado varias técnicas para unir la malla al complejo del LCSE y permitir tensar sus brazos. La malla se une con suturas de absorción tardía proximalmente al cuello uterino anterior o al muñón y distalmente a la capa fibromuscular que recubre la vejiga cerca de la unión uretrovesical para extender la malla. Luego se levantan los brazos apicales para proporcionar soporte sin tensión excesiva y se realiza irrigación abundante (fig. 27-17). La cistoscopia confirma la permeabilidad ureteral y descarta la lesión de las vías urinarias inferiores. Se cierra la incisión vaginal anterior. Si es necesario, se realiza colporrafia posterior y reparación del enterocele adicionales. El estudio rectal excluye cualquier lesión antes de la inserción de una compresa vaginal que se dejará durante la noche (cuadro 27-5).

Resultados quirúrgicos

Las revisiones de la fundación Cochrane han demostrado que las reparaciones del prolapso con malla vaginal producen menos síntomas de prolapso (riesgo relativo [RR] 0.7), menos recurrencias anatómicas (RR 0.4) y menos reintervenciones por prolapso (RR 0.5) en comparación con las reparaciones de prolapso con tejido nativo. Estos resultados se deben al hecho de que la malla colocada en la pared vaginal anterior proporciona un mejor soporte y menos recurrencias en comparación con el tejido nativo. Sin embargo, las reintervenciones en general fueron más frecuentes (RR 1.4) debido a una tasa de reintervención del 8% para las complicaciones de la malla. Como se ha observado en las secciones anteriores, la pared vaginal anterior es el sitio más habitual de prolapso y es la ubicación de la mayoría de las recurrencias, especialmente en las reparaciones de prolapso con

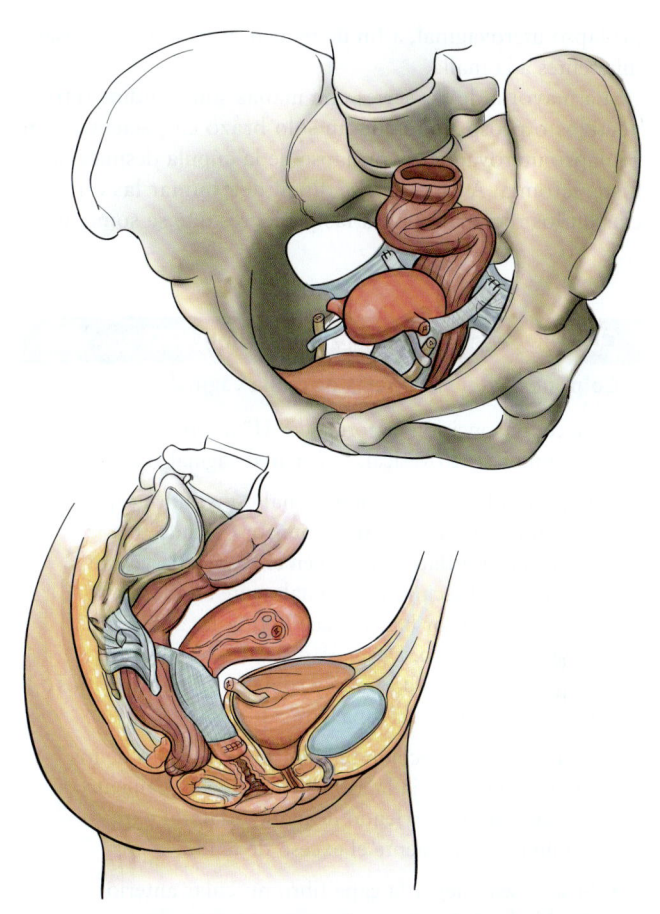

FIGURA 27-17 Histeropexia con malla vaginal. *Arriba*: vista intraabdominal de la malla anterior en el espacio vesicovaginal con brazos que se anclan lateralmente a los ligamentos sacroespinosos. *Abajo*: vista sagital, malla insertada entre la vejiga y la pared vaginal anterior a través de una incisión en forma de "U" invertida. La malla se fija al cuello uterino anterior en la línea media y los brazos laterales se unen a cada ligamento sacroespinoso, proporcionando soporte apical.

tejido nativo con o sin histerectomía. La adición de un procedimiento de soporte apical que ancla la malla vaginal anterior al ligamento sacroespinoso debería mejorar el soporte de la pared vaginal anterior y disminuir las tasas de prolapso recurrente. Sin embargo, no hay estudios aleatorizados que comparen la malla vaginal con y sin histerectomía para el prolapso uterovaginal. Un análisis combinado de cuatro estudios de cohorte retrospectivos que comparó la histeropexia con la histerectomía vaginal con tres reparaciones diferentes con malla vaginal de primera generación y una reparación con malla sin trócar de segunda generación reveló un gran éxito anatómico (95% frente a 96%, $p = 0.94$), con más exposiciones de la malla en el grupo de histerectomía (6% frente a 14%, $p = 0.02$). Además, los primeros estudios con Prolift® (Ethicon Women's Health and Urology, Somerville, NJ) mostraron un riesgo cinco veces mayor de exposición de la malla con la histerectomía concomitante. En consecuencia, por lo general, se prefiere la preservación uterina al planificar una reparación con malla vaginal para el prolapso uterovaginal, a fin de reducir al mínimo los riesgos inherentes a la malla.

La mayoría de las series con mallas son estudios retrospectivos o prospectivos de un solo brazo en pacientes con prolapso uterovaginal y prolapso de la cúpula después de la histerectomía. A menudo, es difícil determinar las diferencias en los resultados para las pacientes que se sometieron a preservación uterina en comparación con las que tuvieron una histerectomía concomitante o una histerectomía previa. Además, la mayoría de los estudios comparativos incluyen productos que ya no están disponibles comercialmente.

COMPARACIÓN DE RESULTADOS

Ya se han revisado los resultados comparativos disponibles para *1)* la histeropexia uterosacra vaginal frente a la histerectomía con suspensión uterosacra, *2)* histeropexia sacroespinosa frente a la histerectomía con colpopexia vaginal con tejido nativo y *3)* histeropexia con malla vaginal frente a histerectomía vaginal con reparación de malla. Esta sección se centra en las comparaciones entre las diversas reparaciones con tejidos nativos con la histerectomía, que incluyen *4)* suspensión uterosacra frente a la fijación sacroespinosa y *5)* culdoplastia de McCall frente a la suspensión uterosacra o fijación sacroespinosa. También se revisaron las comparaciones entre *6)* colpopexia con malla vaginal e histerectomía frente a la reparación con tejido nativo con histerectomía, *7)* histeropexia con malla vaginal frente a reparación con tejido nativo e histerectomía y *8)* diferentes tipos de procedimientos de histeropexia vaginal. Una discusión sobre las comparaciones entre reparaciones de prolapso vía vaginal, abdominal o laparoscópica, con o sin preservación uterina, está más allá del alcance de este capítulo.

Suspensión del ligamento uterosacro frente a fijación del ligamento sacroespinoso

La Pelvic Floor Disorders Network realizó el único estudio aleatorizado que comparó la suspensión uterosacra ($n = 188$) con la fijación sacroespinosa ($n = 186$) para la cirugía de prolapso con tejido nativo transvaginal. Las mujeres con útero se sometieron a una histerectomía vaginal total. Los grupos también fueron asignados al azar para entrenamiento muscular del piso pélvico antes de la cirugía. El éxito compuesto a los 2 años, definido como ningún descenso apical de más de un tercio de la longitud vaginal, ningún descenso anterior o posterior más allá del himen, ausencia de síntomas de abultamiento molestos y sin retratamiento con pesario o cirugía, no fue significativamente diferente entre los grupos (uterosacro 59.2% frente a sacroespinoso 60.5%, OR 0.9; IC 95%: 0.6-1.5, $p = 0.75$). Tampoco hubo diferencias entre los componentes individuales que formaron el resultado primario: síntomas de masa (19.2% frente a 20.8%), fracaso apical (> 1/3 de longitud, vaginal 15.5% frente a 16.4%; más allá del himen, 4.5% frente a 5.9%), fracaso anterior (15.5% frente a 13.7%), fracaso posterior (4.5% frente a 7.2%) y retratamiento (5% frente a 5.2%). El entrenamiento muscular del piso pélvico antes de la cirugía no afectó los resultados. Más pacientes en el grupo sacroespinoso tuvieron dolor neuropático que requirió intervención (6.9% frente a 12.4%) o persistió durante 4-6 semanas (0.5% frente a 4.3%). La obstrucción ureteral se reconoció intraoperatoriamente en cinco (3.2%) de las suspensiones uterosacras con una lesión ureteral (0.5%)

CUADRO 27-5 PASOS DEL PROCEDIMIENTO

Colpopexia o histeropexia de malla vaginal

- Hacer una incisión en forma de "U" invertida, proximal a la unión uretrovesical, en la pared vaginal anterior.

- Ingresar al espacio vesicovaginal o dividir la capa fibromuscular de la pared anterior dejando una pequeña cantidad de tejido en el lado de la vejiga. Continuar disecando proximalmente a lo largo de la pared anterior hacia el cuello uterino anterior o hacia el muñón. Después, disecar lateralmente usando disección cortante y roma para ingresar a los espacios paravesical y pararrectal.

- Realizar una disección bilateral roma con los dedos internamente hacia la espina ciática y el ligamento sacroespinoso barriendo de manera lateral para eliminar medialmente el exceso de tejido.

- Si se desea, plegar la capa fibromuscular anterior en el lado de la vejiga con una sutura continua absorbible.

- Palpar la espina ciática y el ligamento sacroespinoso. Colocar los brazos de malla en los ligamentos sacroespinosos, bilateralmente, aproximadamente 2-3 cm medial a la espina ciática utilizando un dispositivo de captura de sutura. Evitar suturar por encima del borde superior del ligamento.

- Unir la malla con suturas de absorción tardía proximalmente al cuello uterino anterior o al muñón vaginal y distalmente a la capa fibromuscular en la vejiga cerca de la unión uretrovesical que se extiende fuera de la malla.

- Tirar de los brazos apicales para proporcionar un soporte adecuado sin tensión e irrigar abundantemente.

- La cistoscopia confirma la permeabilidad ureteral y descarta cualquier lesión de las vías urinarias inferiores.

- Cerrar la incisión anterior y realizar una reparación adicional de la colporrafia posterior y el enterocele, como se indica, seguida de un examen rectal para descartar cualquier lesión.

- Insertar una compresa vaginal que se dejará durante toda la noche.

que se detectó después de la operación. No se observaron obstrucciones ureterales después de la fijación sacroespinosa. El análisis secundario de la calidad de vida específica de la afección, incluida la función sexual, mejoró para todas las pacientes sin diferencias entre los grupos. Las tasas de dispareunia en esencia no cambiaron, ya que la dispareunia basal disminuyó de 25% a 16% con una dispareunia *de novo* del 10% a los 2 años, de las cuales solo unas pocas requirieron tratamiento.

Culdoplastia de McCall frente a suspensión del ligamento uterosacro o fijación del ligamento sacroespinoso

No hay estudios aleatorizados que comparen la culdoplastia de McCall con la suspensión uterosacra o la fijación sacroespinosa. Una cohorte retrospectiva comparó a pacientes sometidas a histerectomía vaginal con otras sometidas a culdoplastia de McCall modificada (*n* = 215) o suspensión uterosacra de Shull (*n* = 124) con suturas absorbibles. En un seguimiento medio de más de 2 años no hubo diferencias en el éxito anatómico (79.1% frente a 84.7%) y en las reintervenciones (1.4% frente a 1.6%) entre los grupos. La mayoría de las recurrencias se presentaron en el compartimento anterior (13% frente a 10.5%), con pocas recurrencias apicales (1.4% frente a 0.8%). Los síntomas de prolapso postoperatorio fueron poco frecuentes en ambos grupos (6.2% frente a 7.9%) y se observó una alta satisfacción. Se detectaron tasas bajas similares de obstrucción ureteral intraoperatoria (2.3%) que fueron tratadas. Entre las pacientes sexualmente activas, la dispareunia fue similar entre los grupos y hubo muchas dispareunias con mejoría (14.1% frente a 15.6%) y dispareunia de nueva aparición limitada (4.3% frente a 5.6%).

Colombo y Milani compararon retrospectivamente a pacientes que se sometieron a una histerectomía vaginal seguida de una fijación sacroespinosa (*n* = 62) o una culdoplastia de McCall modificada (*n* = 62). Durante 4-9 años de seguimiento no hubo diferencias significativas en las recurrencias apical (8% frente a 5%) o anatómica general (27% frente a 15%) entre los grupos. Las recurrencias anteriores fueron más habituales después de la fijación sacroespinosa (21% frente a 6%, *p* = 0.04; OR 4.1; IC 95%: 1.3-14.2), aunque no se observaron diferencias en el estudio aleatorizado previamente discutido que comparaba la suspensión uterosacra y la fijación sacroespinosa.

Otro grupo midió prospectivamente la longitud vaginal y la función sexual utilizando el *Pelvic Organ Prolapse/Urinary Incontinence Sexual Function Questionnaire-12* (PISQ-12) en mujeres que fueron sometidas a culdoplastia de McCall (*n* = 29) en comparación con la fijación sacroespinosa (*n* = 29). Encontraron una longitud vaginal basal similar (8.9 cm) y una longitud vaginal postoperatoria acortada en ambos grupos con una mayor disminución en el grupo de culdoplastia de McCall (7.2 frente a 8.2 cm, *p* < 0.001), que no equivalía a diferencias en la función sexual postoperatoria.

Colpopexia vaginal con malla frente a suspensión del ligamento uterosacro o fijación del ligamento sacroespinoso

No hay estudios aleatorizados que comparen las reparaciones con tejidos nativos con los kits de malla vaginal sin trócar de segunda generación que se anclan anteriormente en los ligamentos sacroespinosos de cada lado. Una revisión Cochrane concluyó que la evidencia limitada de seis ensayos aleatorizados no respalda las reparaciones con malla vaginal para el prolapso apical. Los seis estudios de este análisis usaron kits de malla de polipropileno de primera generación, incluidos dos implantes multifilamento (Posterior Intravaginal Slingplasty; Tyco/US Surgical, Norwalk, CT) y cuatro implantes monofilamento (Prolift; Ethicon Women's Health and Urology, Somerville, NJ) que ya no están disponibles comercialmente.

Histeropexia con malla vaginal frente a suspensión del ligamento uterosacro o fijación del ligamento sacroespinoso con histerectomía vaginal

Hoy en día, no hay resultados de estudios prospectivos que comparen la histeropexia con malla vaginal con la reparación del prolapso con tejido nativo e histerectomía. Por suerte, los resultados de 1 año pronto estarán disponibles a partir de ensayos en curso de la FDA que comparan dos kits diferentes de mallas vaginales con reparaciones de prolapso con tejido nativo.

La Pelvic Floor Disorders Network recién completó la inscripción del único estudio aleatorizado que compara la histeropexia con malla vaginal (Uphold, Boston Scientific, Marlborough, MA) con la histerectomía vaginal mediante reparación con tejido nativo. Publicaron la justificación y diseño del estudio con resultados planificados a 36 y 60 meses.

Estudios comparativos de histeropexia vaginal

Los datos son limitados para guiar a los cirujanos con respecto al mejor procedimiento de histeropexia. No hay estudios aleatorizados que comparen diferentes tipos de procedimientos de histeropexia. La histeropexia sacroespinosa está respaldada por el nivel más alto de evidencia y parece ofrecer resultados similares a los de las reparaciones con tejido nativo con histerectomía. Se pretende que la histeropexia con malla vaginal evite las recurrencias de la pared vaginal anterior. Sin embargo, se necesitan estudios quirúrgicos que comparen directamente estos procedimientos antes de sacar conclusiones definitivas.

Una sola institución realizó una cohorte retrospectiva para evaluar sus resultados para 240 procedimientos de histeropexia efectuados durante un período de 9 años. Esto incluyó una variedad heterogénea de procedimientos y abordajes, y algunos incorporaron mallas. La recurrencia general del prolapso (> etapa 1) ocurrió en el 12%, con tasas de recurrencia similares entre la malla vaginal y la histeropexia con tejido nativo (10% frente a 12%, *p* = 0.71). Las exposiciones de la malla fueron poco frecuentes (2%) después de la histeropexia vaginal con malla.

ELECCIÓN DEL TIPO DE REPARACIÓN

Dada la gran variedad de abordajes quirúrgicos para tratar el prolapso de los órganos pélvicos y la falta de datos de alta calidad para guiar el tratamiento, se han propuesto varias opiniones sobre las mejores prácticas. Algunos cirujanos creen que una reparación primaria del prolapso transvaginal con tejido nativo debería ser favorecida sobre un procedimiento reforzado con malla. Sin embargo, otros recomiendan las reparaciones con malla como cirugía primaria, especialmente para las pacientes que se considera están en mayor riesgo de prolapso recurrente. Las decisiones sobre la elección de la cirugía primaria del prolapso uterovaginal deben basarse en los objetivos de la paciente, la experiencia del cirujano y una discusión detallada entre el cirujano y la paciente ponderando los riesgos, beneficios y alternativas durante el consentimiento informado. Los objetivos de la paciente deben obtenerse antes de la cirugía y, a menudo, incluyen la resolución del abultamiento del prolapso y los síntomas de incomodidad, pero también pueden incluir el deseo de preservación del útero, evitar complicaciones de la malla o tener la reparación primaria más duradera. Muchas veces los objetivos de la paciente entran en conflicto y el establecimiento de niveles de prioridad para cada objetivo ayuda a generar consenso con respecto al abordaje quirúrgico óptimo.

PUNTOS CLAVE

- La realización de un procedimiento de soporte apical es un componente clave para restaurar la anatomía y la función, que es el objetivo final de la cirugía pélvica reconstructiva.
- Según los estudios publicados, las reparaciones con tejidos nativos suelen ser preferibles a las reparaciones con malla vaginal para el tratamiento transvaginal primario del prolapso de los órganos pélvicos apicales.
- La culdoplastia de McCall, la suspensión del ligamento uterosacro y la fijación del ligamento sacroespinoso son opciones razonables para la suspensión apical transvaginal en el momento de la histerectomía vaginal. Las tasas de éxito anatómico y general son relativamente similares, y los riesgos son generalmente bajos, pues cada procedimiento tiene riesgos específicos que requieren experiencia para prevenir y tratar las complicaciones asociadas.
- Para las mujeres seleccionadas adecuadamente, la histeropexia es razonable entre quienes desean la preservación uterina.
- Cuando se realiza una reparación con malla vaginal, la preservación uterina disminuye el riesgo de exposición de la malla.
- La evidencia de nivel I, que compara la fijación del ligamento sacroespinoso con la suspensión del ligamento uterosacro, no revela diferencias en los resultados generales compuestos, así como en componentes individuales que incluyen soporte anatómico (general y específico de un compartimento), resolución de síntomas y retratamiento (pesario o cirugía). Hubo más dolor neuropático que requirió tratamiento después de la suspensión sacroespinosa y más obstrucción ureteral después de la suspensión uterosacra.
- La evidencia creciente fomenta el uso de suturas de absorción tardía para el soporte apical transvaginal a fin de evitar complicaciones como la erosión de la sutura y la granulación recurrente de tejido.

BIBLIOGRAFÍA

Alas A, Chandrasekaran N, Devakumar H, et al. Advanced uterovaginal prolapse: is vaginal hysterectomy with McCall culdoplasty as effective as in lesser degrees of prolapse? *Int Urogynecol J* 2018;29:139–144.

Amreich J. Etiology and surgery of vaginal stump prolapses. *Wien Klin Wochenschr* 1951;63:74–77.

Aronson MP, Aronson PK, Howard AE, et al. Low risk ureteral obstruction with "deep" (dorsal/posterior) uterosacral ligament suture placement for transvaginal apical suspension. *Am J Obstet Gynecol* 2005;192:1530–1536.

Barber MD, Brubaker L, Burgio KL, et al. Comparison of 2 transvaginal surgical approaches and perioperative behavioral therapy for apical vaginal prolapse: the OPTIMAL randomized trial. *JAMA* 2014;311:1023–1034.

Barber MD, Brubaker L, Nygaard I, et al. Defining success after surgery for pelvic organ prolapse. *Obstet Gynecol* 2009;114:600–609.

Barber MD, Visco AG, Weidner AC, et al. Bilateral uterosacral ligament vaginal vault suspension with site-specific endopelvic fascia defect repair for treatment of pelvic organ prolapse. *Am J Obstet Gynecol* 2000;183:1402–1410.

Bradley MS, Bickhaus JA, Amundsen CL, et al. Vaginal uterosacral ligament suspension: a retrospective cohort of absorbable and permanent suture groups. *Female Pelvic Med Reconstr Surg* 2018;24:207–212.

Chung CP, Miskimins R, Kuehl TJ, et al. Permanent suture used in uterosacral ligament suspension offers better anatomical support than delayed absorbable suture. *Int Urogynecol J* 2012;23:223–227.

Colombo M, Milani R. Sacrospinous ligament fixation and modified McCall culdoplasty during vaginal hysterectomy for advanced uterovaginal prolapse. *Am J Obstet Gynecol* 1998;179:13–20.

Cruikshank SH, Kovac SR. Randomized comparison of three surgical methods used at the time of vaginal hysterectomy to prevent posterior enterocele. *Am J Obstet Gynecol* 1999;180:859–865.

DeLancey JOL. Anatomic aspects of vaginal eversion after hysterectomy. *Am J Obstet Gynecol* 1992;166:1717–1728.

Detollenaere RJ, den Boon J, Stekelenburg J, et al. Sacrospinous hysteropexy versus vaginal hysterectomy with suspension of the uterosacral ligaments in women with uterine prolapse stage 2 or higher: multicenter randomised non-inferiority trial. *BMJ* 2015;351:h3717.

Detollenaere RJ, Kreuwel IA, Diikstra JR, et al. The impact of sacrospinous hysteropexy and vaginal hysterectomy with suspension of the uterosacral ligaments on sexual function in women with uterine prolapse: a secondary analysis of a randomized comparative study. *J Sex Med* 2016;13:213–219.

Dietz V, van der Vaart CH, van der Graaf Y, et al. One-year follow up after sacrospinous hysteropexy and vaginal hysterectomy for uterine descent: a randomized study. *Int Urogynecol J* 2010;21:209–216.

Eilber KS, Alperin M, Khan A, et al. Outcomes of vaginal prolapse surgery among female Medicare beneficiaries: the role of apical support. *Obstet Gynecol* 2013;122:981–987.

Flynn MK, Weidner AC, Amundsen CL. Sensory nerve injury after uterosacral ligament suspension. *Am J Obstet Gynecol* 2006;195:1869–1872.

Frick AC, Barber MD, Paraiso MF, et al. Attitudes toward hysterectomy in women undergoing evaluation for uterovaginal prolapse. *Female Pelvic Med Reconstr Surg* 2013;19:103–109.

Frick AC, Walters MD, Larkin KS, et al. Risk of unanticipated abnormal gynecologic pathology at the time of hysterectomy for uterovaginal prolapse. *Am J Obstet Gynecol* 2010;202:507.e1–507.e4.

Gutman RE, Ford DE, Quiroz LH, et al. Is there a pelvic organ prolapse threshold that predicts pelvic floor symptoms? *Am J Obstet Gynecol* 2008;199:683.e1–683.e7.

Gutman RE, Rardin CR, Sokol ER, et al. Vaginal and laparoscopic mesh hysteropexy for uterovaginal prolapse: a parallel cohort study. *Am J Obstet Gynecol* 2017;216:38.e1–38.e11.

Handa VL, Blomquist JL, Knoepp LR, et al. Pelvic floor disorders 5010 years after vaginal or cesarean childbirth. *Obstet Gynecol* 2011;118:777–784.

Jelovsek, JE. A randomized trial of uterosacral ligament suspension or sacrospinous ligament fixation for apical pelvic organ prolapse: five-year outcomes. *Am J Obstet Gynecol* 2017;216:S566 (manuscript submitted to JAMA).

Jenabi E, Poorolajal J. The effect of body mass index on endometrial cancer: a meta-analysis. *Public Health* 2015;129:872–880.

Jeng CJ, Yang YC, Tzeng CR, et al. Sexual functioning after vaginal hysterectomy or transvaginal sacrospinous uterine suspension for uterine prolapse: a comparison. *J Reprod Med* 2005;50:669–674.

Jenkins VR II. Uterosacral ligament fixation for vaginal vault suspension in uterine and vaginal vault prolapse. *Am J Obstet Gynecol* 1997;177:1337–1344.

Kapoor S, Sivanesan K, Robertson JA, et al. Sacrospinous hysteropexy: review and metaanalysis of outcomes. *Int Urogynecol J* 2017;28:1285–1294.

Kasturi S, Bentley-Taylor M, Woodman PJ, et al. High uterosacral ligament vaginal vault suspension: comparison of absorbable vs. permanent suture for apical fixation. *Int Urogynecol J* 2012;23:941–945.

Katrikh AZ, Ettarh R, Kahn MA. Cadaveric Nerve and Artery Proximity to Sacrospinous Ligament Fixation Sutures Placed by a Suture-Capturing Device. *Obstet Gynecol* 2017;130:1033–1038.

Konakali MK, Cavkaytar S, Aksakal O, et al. McCall Culdoplasty vs. Sacrospinous Ligament Fixation after vaginal hysterectomy: comparison of postoperative vaginal length and sexual function in postmenopausal women. *Eur J Obstet Gynecol Reprod Biol* 2015;194:218–222.

Korbly NB, Kassis NC, Good MM, et al. Patient preferences for uterine preservation and hysterectomy in women with pelvic organ prolapse. *Am J Obstet Gynecol* 2013;209:470.e1–470.e6.

Kow N, Goldman HB, Ridgeway B. Uterine conservation during prolapse repair: 9-year experience at a single institution. *Female Pelvic Med Reconstr Surg* 2016;22:126–131.

Larson KA, Smith T, Berger MB, et al. Long-term patient satisfaction with Michigan four-wall sacrospinous ligament suspension for prolapse. *Obstet Gynecol* 2013;122:967–975.

Lin TY, Su TH, Wang YL, et al. Risk factors for failure of transvaginal sacrospinous uterine suspension in the treatment of uterovaginal prolapse. *J Formos Med Assoc* 2005;104:249–253.

Lukacz ES, Warren LK, Richter HE, et al. Quality of life and sexual function 2 years after vaginal surgery for prolapse. *Obstet Gynecol* 2016;127:1071–1079.

Maher C, Baessler K, Barber M, et al. Pelvic organ prolapse surgery. En: Abrams P, Cardozo L, Wagg A, Wein A, eds. *6th International Consultation on Incontinence, Tokyo, Sept. 2016.* Chapter 15. Incontinence. 6th ed. Volume 2, 2017.

Maher C, Feiner B, Baessler K, et al. Transvaginal mesh or grafts compared with native tissue repair for vaginal prolapse. *Cochrane Database Syst Rev* 2016;(2):CD012079.

Maher C, Feiner B, Baessler K, et al. Surgery for women with apical vaginal prolapse. *Cochrane Database Syst Rev* 2016;(10):CD012376.

Maldonado PA, Stuparich MA, McIntire DD, et al. Proximity of the uterosacral ligament suspension sutures and S3 sacral nerve to pelvic landmarks. *Int Urogynecol J* 2017;28:77–84.

Margulies RU, Rogers MA, Morgan DM. Outcomes of transvaginal uterosacral ligament suspension: systematic review and metaanalysis. *Am J Obstet Gynecol* 2010;202:124–134.

McCall ML. Posterior culdoplasty; surgical correction of enterocele during vaginal hysterectomy; a preliminary report. *Obstet Gynecol* 1957;10:595–602.

Milani R, Frigerio M, Manodoro S, et al. Transvaginal uterosacral ligament hysteropexy: a retrospective feasibility study. *Int Urogynecol J* 2017;28:73–76.

Milani R, Frigerio M, Spelzini F, et al. Transvaginal uterosacral ligament hysteropexy: a video tutorial. *Int Urogynecol J* 2017;28:789–791.

Miller N. A new method of correcting complete inversion of the vagina: With or without complete prolapse; report of two cases. *Surg Gynecol Obstet* 1927;44:550–555.

Montoya TI, Luebbenhusen HI, Schaffer JI, et al. Sensory neuropathy following suspension of the vaginal apex to the proximal uterosacral ligaments. *Int Urogynecol J* 2012;23:1735–1740.

Moorman PG, Myers ER, Schildkraut JM, et al. Effect of hysterectomy with ovarian preservation on ovarian function. *Obstet Gynecol* 2011;118:1271–1279.

Morgan DM, Rogers MA, Huebner M, et al. Heterogeneity in anatomic outcome of sacrospinous ligament fixation for prolapse: a systematic review. *Obstet Gynecol* 2007;109:1424–1433.

Nager CW, Zyczynski H, Rogers RG, et al.; Pelvic Floor Disorders Network. The design of a randomized trial of vaginal surgery for uterovaginal prolapse: vaginal hysterectomy with native tissue vault suspension versus mesh hysteropexy suspension (The Study of Uterine Prolapse Procedures Randomized Trial). *Female Pelvic Med Reconstr Surg* 2016;22:182–189.

Natale F, La Penna C, Padoa A, et al. High levator myorrhaphy versus uterosacral ligament suspension for vaginal vault fixation: a prospective randomized study. *Int Urogynecol J* 2010;21:515–522.

Nichols DH. Sacrospinous fixation for massive eversion of the vagina. *Am J Obstet Gynecol* 1982;142:901–904.

Northington GM, Hudson CO, Karp DR, et al. Concomitant apical suspensory procedures in women with anterior vaginal wall prolapse in the United States in 2011. *Int Urogynecol J* 2016;27:613–619.

Pierce CB, Hallock JL, Blomquist JL, et al. Longitudinal changes in pelvic organ support among parous women. *Female Pelvic Med Reconstr Surg* 2012;18:227–232.

Randall CL, Nichols DH. Surgical treatment of vaginal inversion. *Obstet Gynecol* 1971;38:327–332.

Romanzi LJ, Tyagi R. Hysteropexy compared to hysterectomy for uterine prolapse surgery: does durability differ? *Int Urogynecol J* 2012;23:625–631.

Rooney K, Kenton K, Mueller ER, et al. Advanced anterior vaginal wall prolapse is highly correlated with apical prolapse. *Am J Obstet Gynecol* 2006;195:1837–1840.

Ross WT, Meister MR, Shepherd JP, et al. Utilization of apical vaginal support procedures at time of inpatient hysterectomy performed for benign conditions: a national estimate. *Am J Obstet Gynecol* 2017;217:436.e8.

Shull BL, Bachofen C, Coates KW, et al. A transvaginal approach to repair of apical and other associated sites of pelvic organ prolapse with uterosacral ligaments. *Am J Obstet Gynecol* 2000;183:1365–1374.

Siddique SA, Gutman RE, Schon Ybarra MA, et al. Relationship of the uterosacral ligament to the sacral plexus and to the pudendal nerve. *Int Urogynecol J Pelvic Floor Dysfunct* 2006;17:642–645.

Summers A, Winkel LA, Hussain HK, et al. The relationship between anterior and apical compartment support. *Am J Obstet Gynecol* 2006;194:1438–1443.

Unger CA, Walters MD, Ridgeway B, et al. Incidence of adverse events after uterosacral colpopexy for uterovaginal and posthysterectomy vault prolapse. *Am J Obstet Gynecol* 2015;212:603.e1–603.e7.

Webb MJ, Aronson MP, Ferguson LK, et al. Posthysterectomy vaginal vault prolapse: primary repair in 693 patients. *Obstet Gynecol* 1998;92:281–285.

Wright JD, Herzog TJ, Tsui J, et al. Nationwide trends in the performance of inpatient hysterectomy in the United States. *Obstet Gynecol* 2013;122:233–241.

Wu JM, Dieter AA, Pate V, et al. Cumulative incidence of a subsequent surgery after stress urinary incontinence and pelvic organ prolapse procedure. *Obstet Gynecol* 2017;129:1124–1130.

Wu JM, Hundley AF, Fulton RG, et al. Forecasting the prevalence of pelvic floor disorders in U.S. Women: 2010 to 2050. *Obstet Gynecol* 2009;114:1278–1283.

Wu JM, Matthews CA, Conover MM, et al. Lifetime risk of stress urinary incontinence or pelvic organ prolapse surgery. *Obstet Gynecol* 2014;123:1201–1206.

Yasdany T, Yip S, Bhatia NN, et al. Suture complications in a teaching institution among patients undergoing uterosacral ligament suspension with permanent braided suture. *Int Urogynecol J* 2010;21:813–818.

CAPÍTULO 28

Colposacropexia

Geoffrey Cundiff y Victoria L. Handa

Consideraciones preoperatorias
Técnica quirúrgica
Disección del promontorio sacro
Disección de la cúpula vaginal
Fijación de la malla

Abordajes de mínima invasión
Variaciones quirúrgicas
Colposacroperineopexia
Sacrohisteropexia
Consideraciones preoperatorias

Resultados
Complicaciones
Indicaciones para colposacropexia en la atención del prolapso apical

La idea de reforzar una reparación quirúrgica para el prolapso de los órganos pélvicos (POP) con una malla quirúrgica impregna la literatura ginecológica y, con frecuencia, se atribuye a los estudios sobre hernias, donde las reparaciones reforzadas con injerto tienen el doble de éxito que las reparaciones con sutura. Sin embargo, el uso de la malla en ginecología probablemente estuvo más influenciado por la experiencia colectiva de la colposacropexia abdominal (CSA). Originalmente descrito en 1962, el procedimiento utiliza un puente de suspensión de material biológico o sintético, unido al ligamento sacro anterior para reforzar el soporte apical normal. La durabilidad de la colposacropexia está respaldada por vasta evidencia y con frecuencia se la conoce como el método de referencia para la cirugía del POP.

La colposacropexia se describió originalmente como un tratamiento para el POP posterior a una histerectomía. No hubo técnicas eficaces para el prolapso apical hasta mediados del siglo xx, y debido a que la mayoría de los ginecólogos las desconocían, recurrieron a una histerectomía (que en sí misma no mejora el soporte apical). En consecuencia, el POP recurrente era, por lo general, un fenómeno limitado a pacientes que se habían sometido a una histerectomía y remitidas a subespecialistas capacitados en reparaciones apicales, como la colposacropexia. A partir de la década de 1990, los cirujanos comenzaron a usar la colposacropexia para prevenir el POP recurrente en lugar de intentar tratarlo. Este cambio de paradigma en la filosofía del tratamiento fue paralelo a una expansión de los abordajes de mínima invasión de la cirugía ginecológica que, en conjunto, han impulsado nuevos abordajes y técnicas de colposacropexia. Este capítulo revisa la técnica tradicional por laparotomía y nuevos abordajes y modificaciones. También contempla las consideraciones clave para elegir la colposacropexia para el tratamiento del POP.

CONSIDERACIONES PREOPERATORIAS

El objetivo de la reparación quirúrgica del POP es aliviar los síntomas de la paciente y esto se logra a través de cambios estructurales en la anatomía. Es evidente que maximizar la función normal de la vejiga, del intestino y sexual se logra mejor a través de la búsqueda de relaciones anatómicas normales. Se debe tener cuidado para evitar una corrección excesiva que pueda conducir a nuevos problemas. Hay que tener en cuenta que los objetivos quirúrgicos anatómicos están determinados por los síntomas atribuidos a la anatomía anómala. Muchas pacientes con prolapso apical también tienen otros defectos de soporte que deben tratarse simultáneamente, y esto debe ser parte de las consideraciones en la planificación quirúrgica.

Algunas mujeres con prolapso apical también tienen síntomas de incontinencia urinaria de esfuerzo. El tratamiento quirúrgico de la incontinencia de esfuerzo puede realizarse al mismo tiempo que la colposacropexia. Algunas mujeres con prolapso grave sin incontinencia de esfuerzo pueden estar en riesgo de desarrollarla después de la corrección quirúrgica del prolapso. Este fenómeno se llama "incontinencia de esfuerzo oculta" y se analiza en detalle en el capítulo 30.

Estos aspectos, así como los riesgos inherentes al uso de la malla quirúrgica, deben discutirse con la paciente como parte del consentimiento informado. Deben considerarse los objetivos funcionales y los factores de riesgo de recurrencia y de complicaciones quirúrgicas. Se debe iniciar con el abordaje menos invasivo, a menos que los parámetros quirúrgicos exijan un abordaje más cruento. Se debe ser realista acerca de los resultados de las técnicas quirúrgicas, tanto los consultados en la literatura especializada como los propios.

La preparación intestinal preoperatoria no está indicada para la colposacropexia, ya sea por laparotomía o por abordajes de mínima invasión. Sin embargo, se recomienda la profilaxis antibiótica con una cefalosporina de segunda generación. También se recomienda la profilaxis tromboembólica en forma de medias de compresión secuencial o anticoagulantes inyectables. La paciente debe colocarse en posición de litotomía dorsal con las piernas en los estribos de Allen. Se debe colocar una sonda de Foley durante la cirugía para drenar la vejiga. Como en todos los casos quirúrgicos, se debe completar una lista de verificación de seguridad quirúrgica antes de comenzar la cirugía.

CUADRO 28-1 PASOS DEL PROCEDIMIENTO
Colposacropexia

- Colocar a la paciente en los estribos de Allen. Iniciar antibióticos y tromboprofilaxis. Completar la lista de verificación de seguridad quirúrgica.
- Drenar la vejiga con una sonda de Foley permanente.
- Crear una incisión de Pfannenstiel e ingresar a la cavidad peritoneal. Colocar un separador de autosujeción. Empaquetar el contenido abdominal fuera de la pelvis.
- Ingresar al espacio presacro a través de una incisión peritoneal longitudinal sobre el promontorio sacro. Extender la incisión peritoneal al fondo de saco manteniendo a la vista el uréter derecho. Identificar los vasos sacros medios. Exponer las superficies ventrales de los cuerpos vertebrales S1 y S2.
- Colocar un medidor de anastomosis terminoterminal (ATT) o una endoprótesis en la vagina. Abrir el tabique rectovaginal y separar el recto de la pared vaginal. Abrir el espacio vesicovaginal y disecar la vejiga de la vagina.
- Unir un injerto de polipropileno de 3-4 cm de ancho y 14 cm de largo al tabique rectovaginal utilizando hileras de suturas transversales interrumpidas de monofilamento de absorción tardía. Unir un injerto similar a la fascia pubocervical empleando una técnica similar.
- Se puede realizar una culdoplastia de Halban para obliterar el fondo de saco.
- El injerto se encuentra en el hueco del sacro y debe estar en contacto con el ligamento sacro anterior sin tensión. Colocar dos suturas no absorbibles a través de la malla y el ligamento sacro anterior, con cuidado para evitar lesiones en los vasos sacros medios. Cuando las suturas estén atadas a la vagina, debe elevarse sin tensión en el injerto.
- Efectuar una cistoscopia para evaluar la permeabilidad ureteral y descartar cualquier lesión de las vías urinarias inferiores.
- Cerrar el peritoneo sobre el injerto y cerrar la incisión abdominal.

TÉCNICA QUIRÚRGICA

El acceso a la cavidad peritoneal es posible a través de una incisión de Pfannenstiel o longitudinal sobre la línea media (cuadro 28-1). La incisión de Pfannenstiel ofrece ventajas para la cicatrización y estéticas, y generalmente proporciona una visibilidad adecuada. La paciente se pone en posición de Trendelenburg y se coloca un separador de autosujeción para facilitar la exposición del promontorio sacro, la cúpula vaginal o el útero. Un separador rígido de autosujeción es aceptable, aunque se prefiere un separador o protector circular flexible para heridas, ya que ofrece una visibilidad excelente, es fácil y rápido de colocar, además de que elimina el riesgo de neuropatía asociado con los separadores rígidos. Una vez que el separador está en su lugar, se empaqueta el intestino mientras el recto y el colon sigmoide se retraen hacia la izquierda de la paciente, lo que brinda la exposición del peritoneo que recubre el promontorio sacro.

Disección del promontorio sacro

La disección del promontorio sacro implica el mayor riesgo de hemorragia y, por lo general, es la parte más difícil del procedimiento, principalmente cuando se utiliza un abordaje de mínima invasión. En general, se busca este campo primero, especialmente cuando se emplea un abordaje laparoscópico.

La disección comienza con la identificación de puntos de referencia anatómicos clave en las proximidades del promontorio sacro (*véase* fig. 1-34), incluyendo la bifurcación aórtica, la vena ilíaca común derecha, el uréter derecho y la arteria y vena sacras medias. Identificar estas estructuras ayuda a prevenir lesiones durante la disección.

Incidir el peritoneo que recubre el promontorio proporciona entrada al espacio presacro retroperitoneal. El peritoneo que recubre el promontorio sacro se sujeta y se levanta con pinzas para permitir una incisión longitudinal casi hasta la bifurcación aórtica (fig. 28-1). El objetivo quirúrgico es despejar el promontorio y el sacro anterior para exponer el ligamento sacro anterior. Las estructuras importantes a considerar durante esta disección (*véase* fig. 1-34) son la arteria y la vena sacras medias, que se extienden íntimamente a lo largo de la superficie anterior del ligamento sacro anterior, así como el plexo nervioso hipogástrico y el plexo venoso sacro lateral, ubicados dentro del tejido alveolar suprayacente. El plano entre el ligamento anterior y los nervios y vasos por lo general puede desarrollarse mediante disección roma, pero es mucho más fácil de identificar cuando se ingresa en el promontorio sacro superior. Elevar y separar suavemente el tejido alveolar permite una identificación segura de los vasos sacros medios, que así pueden evitarse. Cuando la división del tejido nervioso requiere

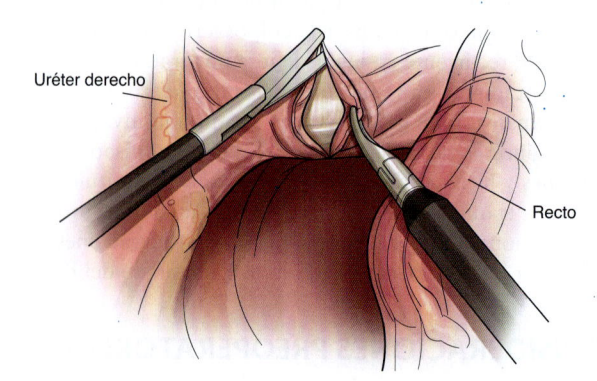

FIGURA 28-1 Apertura del espacio presacro con cauterización a nivel del promontorio sacro. Se ilustra un abordaje laparoscópico.

cauterización, es aconsejable alejar el instrumento de cauterización de la prominencia ósea mientras se corta para evitar una lesión no planificada en los vasos sacros medios. La disección del tejido alveolar continúa revelando el ligamento sacro anterior hasta el nivel de S3.

Disección de la cúpula vaginal

Una vez que se desarrolla el espacio presacro, se debe disecar el ápice vaginal para permitir la fijación de la malla. Esto requiere la apertura y disección de los espacios vesicovaginal y rectovaginal, para aislar la cúpula vaginal de la vejiga y el recto. Si el útero está presente y se piensa hacer una histerectomía, esta debe realizarse antes de la disección vaginal.

La vagina se separa de la vejiga (en sentido anterior) y el recto (posterior). Comenzar con la disección del espacio rectovaginal ofrece ventajas para la visibilidad, especialmente cuando se busca un abordaje endoscópico. La tracción-contratracción es un principio clave en esta disección y requiere una endoprótesis vaginal. Un medidor de anastomosis terminoterminal (ATT) o un separador de Breisky-Navratil colocado en la vagina y dirigido hacia la pared abdominal anterior puede servir con este propósito (fig. 28-2). Esta endoprótesis vaginal estira las paredes vaginales expuestas, y el empleo de pinzas atraumáticas para tirar del recto en la dirección opuesta proporciona la contratracción.

La disección del tabique rectovaginal comienza con la creación de una incisión transversal del peritoneo entre los ligamentos uterosacros, en el borde anterosuperior del fondo de saco (fig. 28-3A). Esta incisión da acceso a la parte superior del espacio rectovaginal, que luego se desarrolla hacia su parte inferior en el cuerpo perineal mediante disección roma y tracción-contratracción. Se puede usar un separador maleable (durante la laparotomía) o una pinza intestinal (durante la laparoscopia) para desarrollar el espacio de forma roma, empujando hacia atrás el recto (fig. 28-3B). La extensión distal de la disección es variable, pero debe llevarse lo suficientemente abajo como para permitir la fijación segura de la malla por lo menos a varios centímetros de la pared vaginal posterior.

Al igual que el espacio rectovaginal, el desarrollo del espacio vesicovaginal depende de la tracción-contratracción. El medidor de ATT o el separador de Breisky-Navratil que se colocó en la vagina ahora debe dirigirse hacia el promontorio sacro. Esta endoprótesis vaginal estira las paredes

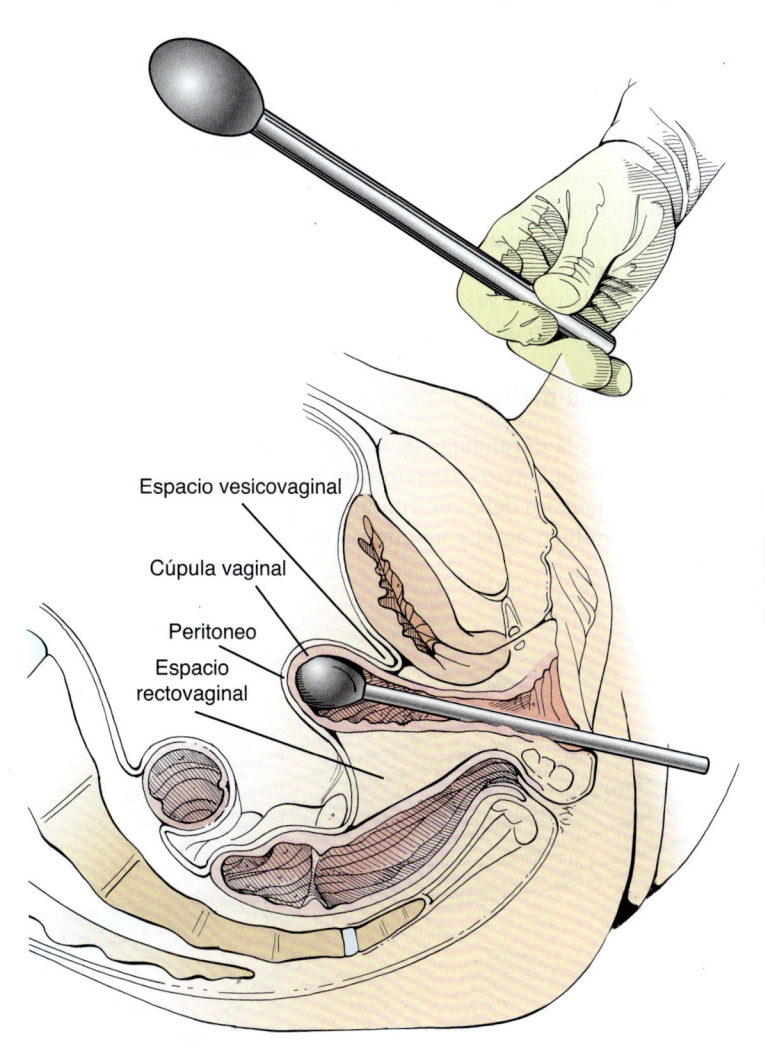

FIGURA 28-2 Levantamiento de la cúpula vaginal, en este caso con un medidor de anastomosis terminoterminal (ATT) (Cundiff GW, Azziz R, Bristow RE. *Atlas of pelvic anatomy and gynecologic surgery*, 1st ed. Philadelphia, PA: Wolters Kluwer Health/Lippincott Williams & Wilkins, 2014. Figura 36-2a. Reimpreso con autorización).

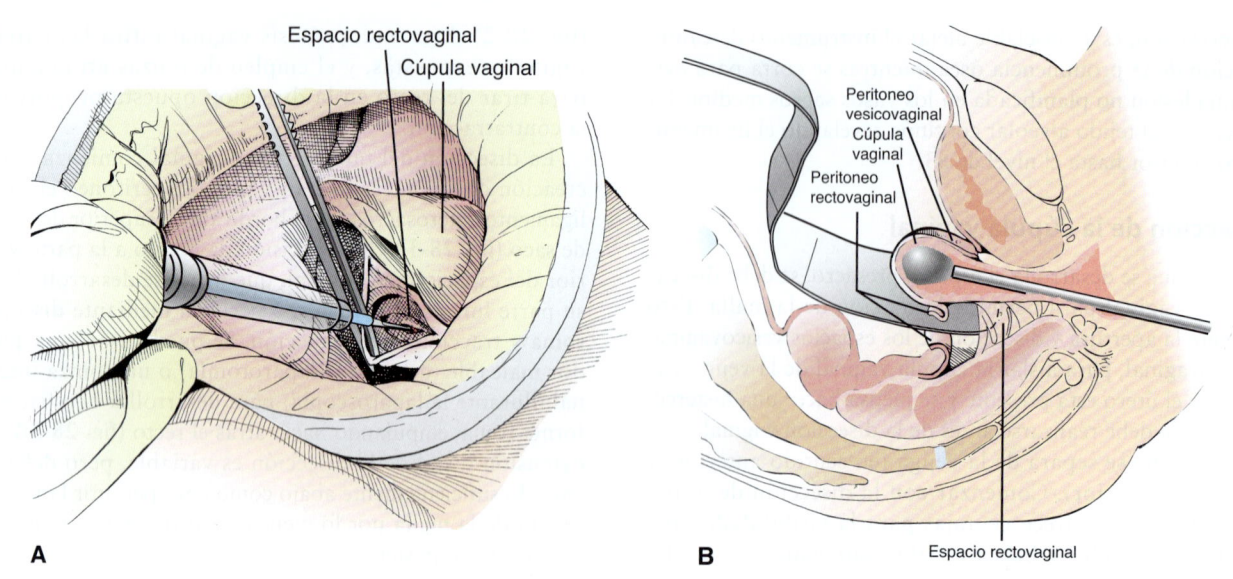

FIGURA 28-3 Desarrollo del espacio rectovaginal. **A.** Apertura del tabique rectovaginal. Una endoprótesis o un medidor de ATT en la vagina dilata la cúpula vaginal y la desvía hacia adelante. Las pinzas atraumáticas, que elevan el recto, proporcionan contratracción. **B.** Disección roma del espacio rectovaginal con un separador maleable (Cundiff GW, Azziz R, Bristow RE. *Atlas of pelvic anatomy and gynecologic surgery*, 1st ed. Philadelphia, PA: Wolters Kluwer Health/Lippincott Williams & Wilkins, 2014. Figuras 36-4 y 36-5b. Reimpreso con autorización).

vaginales expuestas mientras las pinzas atraumáticas tiran de la vejiga en la dirección opuesta para proporcionar contratracción. La disección cortante o con electrobisturí, a través del peritoneo, de la retracción vesicovaginal entre la vejiga y la vagina abre el espacio vesicovaginal. El espacio se desarrolla luego con disección roma y cortante. Por lo general, la hemorragia en este plano proviene del músculo detrusor de la vejiga y sirve como una señal útil para mantener la disección cerca de la pared vaginal. La disección debe extenderse casi hasta el trígono de la vejiga.

Fijación de la malla

Por lo general, la durabilidad de la colposacropexia se atribuye al uso de un injerto para reforzar el soporte apical de la vagina, aunque esto debe confrontarse con el hecho de que el injerto también agrega un cuerpo extraño con riesgos asociados, especialmente la exposición a la malla. Se ha utilizado una gran variedad de materiales sintéticos que incluyen polipropileno, tereftalato de polietileno y politetrafluoroetileno expandido, así como heterotrasplantes (como la dermis porcina) y homotrasplantes que incluyen piel cadavérica o fascia lata. Sin embargo, actualmente la mayoría de los cirujanos usan injertos de Amid tipo III compuestos de malla de polipropileno de tejido blando, de poro grande, que ha demostrado tener el mejor equilibrio entre mayor durabilidad y menores complicaciones. También hay estudios convincentes en animales que apoyan la adopción de versiones livianas de la malla de polipropileno de tejido suave y poro grande para reducir al mínimo la exposición de la malla.

Se requieren dos hojas de malla que deben medir aproximadamente 3-4 cm de ancho y 14 cm de largo (fig. 28-4). El primer injerto se une a la fascia rectovaginal de la pared vaginal posterior con hileras transversales de suturas

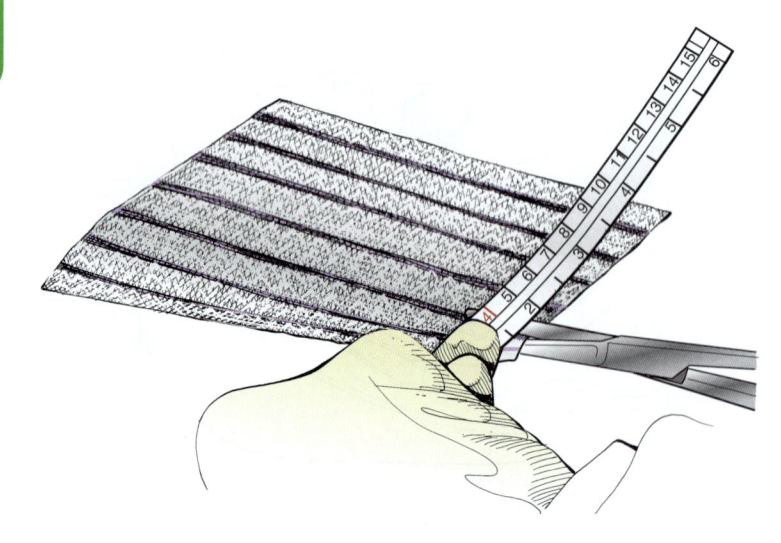

FIGURA 28-4 Corte de la malla para obtener dos hojas, cada una de aproximadamente 3 cm de ancho y 14 cm de largo (Cundiff GW, Azziz R, Bristow RE. *Te Linde's atlas of gynecologic surgery*, 1st ed. Philadelphia, PA: Wolters Kluwer Health/Lippincott Williams & Wilkins, 2014. Figura 36-6. Reimpreso con autorización).

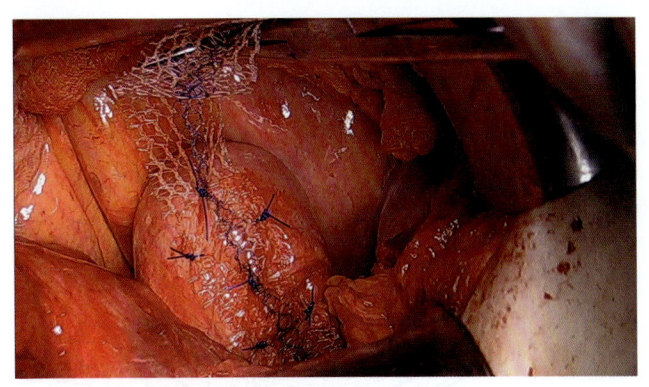

FIGURA 28-5 Fijación de la malla a la vagina. Aquí se ha unido un injerto de polipropileno a la vagina anterior. La vagina está distendida por una endoprótesis. Se utilizó sutura interrumpida de monofilamento para asegurar el injerto. En esta fotografía, una pinza de ángulo recto levanta el injerto hacia el sacro.

interrumpidas. Durante la laparotomía, un separador maleable en el espacio favorece la colocación de las suturas al mantener el recto fuera del camino (*véase* fig. 28-3B). Algunos cirujanos recomiendan que las suturas laterales incorporen el músculo elevador del ano donde se encuentran con la fascia rectovaginal. Estas suturas deben estar atadas de manera relativamente laxa para evitar la necrosis, que podría predisponer a la exposición postoperatoria de la malla.

La segunda hoja se sutura a la fascia pubocervical de la pared vaginal anterior con hileras de suturas transversales interrumpidas (fig. 28-5). Con las hojas anterior y posterior, el objetivo es que la malla quede plana contra la fascia endopélvica de la pared vaginal. Nuevamente, estas suturas deben estar atadas de manera relativamente floja para evitar la necrosis que podría predisponer a la exposición de la malla. Muchos cirujanos prefieren la sutura de monofilamento no absorbible, aunque en la práctica los autores utilizan una sutura de absorción tardía 2-0. Deben evitarse las suturas de politetrafluoroetileno, ya que están asociadas con una mayor tasa de exposición.

Una vez que las porciones anterior y posterior de la malla se unen a la vagina, pueden unirse entre en las porciones laterales del muñón vaginal o entre sí para crear una configuración en forma de "Y".

Muchos cirujanos realizarán una culdoplastia para cerrar el fondo de saco antes de completar la colposacropexia para evitar que el intestino delgado protruya detrás del injerto. Un ejemplo es la culdoplastia de Halban (fig. 28-6). Otros cirujanos hacen un túnel con la malla utilizando el túnel retroperitoneal para lograrlo.

Por último, los brazos de la malla se suturan al ligamento sacro anterior. Los autores utilizan suturas monofilamento no absorbibles 2-0. Hay que asegurarse de usar una aguja cónica, ya que una aguja de corte podría dañar la arteria sacra media. Estas suturas deben colocarse en el nivel S1-S2. Este sitio reproduce el eje vaginal normal y evita el mayor riesgo de sangrado a nivel S3-S4. Los cirujanos pueden verse tentados a colocar suturas en el promontorio; sin embargo, este sitio debe evitarse, ya que su uso está asociado con complicaciones como discitis y osteomielitis sacra.

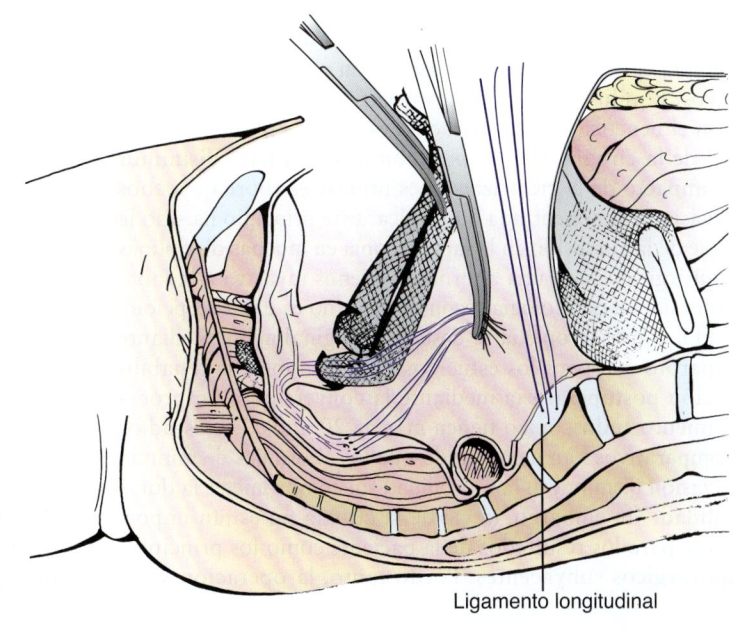

Las suturas en el ligamento sacro anterior se colocan con cuidado, pues la laceración de la arteria sacra media puede provocar una hemorragia rápida y difícil de controlar. Estas suturas se colocan alrededor de la arteria sacra media, incrustadas en el ligamento, ya que simplifican el manejo de posibles hemorragias al ofrecer la oportunidad de cerrar el vaso cuando está atado (fig. 28-7A).

Puede producirse una hemorragia significativa de la arteria sacra media, por lo que es aconsejable tener grapas óseas ortopédicas, cera ósea o compresas disponibles en caso de que las suturas no sean suficientes.

La tensión adecuada es un elemento clave de una cirugía exitosa. El puente de malla debe estar suelto contra el

FIGURA 28-6 Culdoplastia de Halban. Se coloca una serie de suturas interrumpidas, pero de manera continua, comenzando distalmente en la pared vaginal posterior y luego regresando proximalmente a la superficie ventral del recto sigmoide. Después de colocar todas las suturas, estas se atan aproximando la vagina posterior al recto sigmoide. En esta figura también se ilustran las suturas de colposacropexia que se colocaron a través del ligamento longitudinal y se mantienen en espera de su unión al injerto (Cundiff GW, Azziz R, Bristow RE. *Te Linde's atlas of gynecologic surgery*, 1st ed. Philadelphia, PA: Wolters Kluwer Health/Lippincott Williams & Wilkins, 2014. Figura 36-11. Reimpreso con autorización).

Ligamento longitudinal

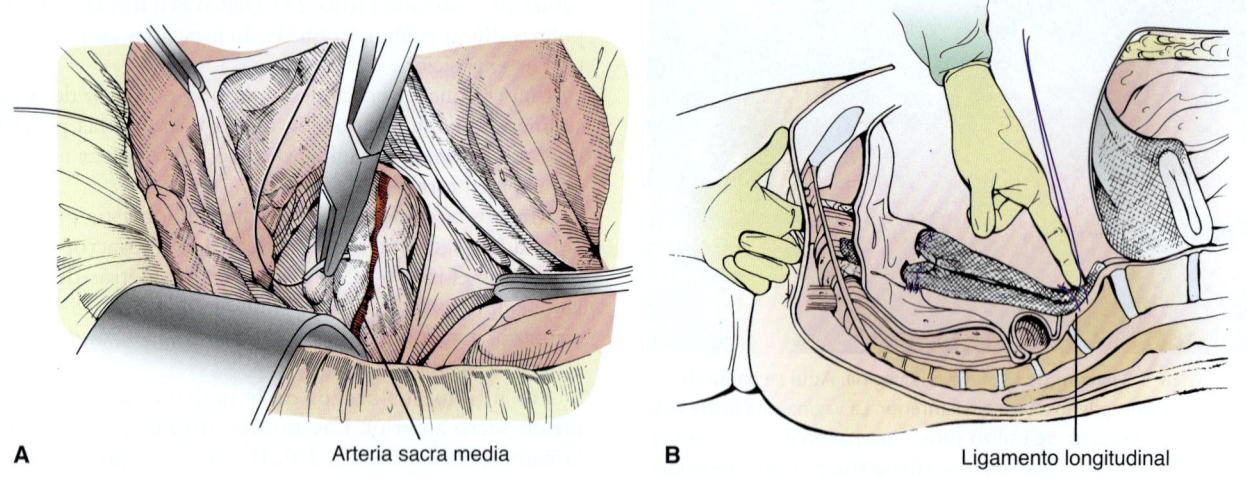

FIGURA 28-7 Sutura del ligamento sacro anterior. **A.** Colocación de la sutura para rodear la arteria sacra media. **B.** Atar la sutura hacia abajo (Cundiff GW, Azziz R, Bristow RE. *Te Linde's atlas of gynecologic surgery*. 1st ed. Philadelphia, PA: Wolters Kluwer Health/Lippincott Williams & Wilkins, 2014. Reimpreso con autorización).

hueco sacro, sin tensión y con suficiente holgura para adecuar la contracción con la integración de la malla. También es importante que el puente de malla esté libre de tensión para evitar un enderezamiento excesivo del ángulo uretrovesical, lo que podría provocar incontinencia *de novo* o empeorar alguna incontinencia preexistente (fig. 28-7B).

La mayoría de los cirujanos recomiendan cerrar el peritoneo sobre la malla para disminuir el riesgo de obstrucción del intestino delgado, que ocurre en el 6% de las cirugías de colposacropexia. Se puede lograr con una sutura absorbible 3-0 continua. Las lesiones de la vejiga y los uréteres son posibles complicaciones de la disección y reparación. En consecuencia, siempre se recomienda la cistoscopia intraoperatoria, incluida la evaluación de la uretra una vez finalizada la reparación.

ABORDAJES DE MÍNIMA INVASIÓN

La cirugía utiliza una lesión de precisión en el tejido combinada con el proceso de cicatrización para lograr sus objetivos. Equilibrar los aspectos negativos de la cicatrización con el beneficio de la reparación es un principio fundamental de la cirugía. Una técnica comprobada para disminuir el impacto de la cicatrización es utilizar el abordaje menos invasivo para la entrada quirúrgica. Este principio ha sido la base de la explosión en la laparoscopia en muchas disciplinas quirúrgicas como una alternativa menos invasiva a la laparotomía. La ginecología reconstructiva no es una excepción.

La colposacropexia se describió originalmente mediante laparotomía, pero los esfuerzos para disminuir la rehabilitación postoperatoria mediante la conversión a un procedimiento endoscópico tienen más de 20 años. Los estudios comparativos han demostrado que los abordajes de mínima invasión disminuyen la morbilidad sin comprometer la durabilidad. Sin embargo, la vía de la cirugía no es tan importante para los resultados de la paciente como los principios quirúrgicos subyacentes. Por lo tanto, la operación y los resultados posteriores no deben comprometerse en aras de lograr la cirugía mediante un abordaje laparoscópico. Esto significa que las técnicas quirúrgicas utilizadas para lograr los conceptos subyacentes no deben alterarse o modificarse significativamente.

El abordaje laparoscópico para estos procedimientos requiere paciencia, atención al detalle y reconocer que existe una curva de aprendizaje pronunciada. La colocación del puerto debe proporcionar acceso al espacio presacro y al mismo tiempo facilitar la sutura, lo que puede hacerse utilizando técnicas extracorpóreas o intracorpóreas. La mayoría de los cirujanos usan de cuatro a cinco trócares, incluidos los puertos umbilicales y paramedianos.

Los estudios que comparan la colposacropexia robótica, laparoscópica y abierta sugieren resultados similares a corto plazo con respecto al soporte de los órganos pélvicos, aunque los costos y las complicaciones a corto plazo pueden diferir entre estos abordajes. La colposacropexia robótica (CSR) puede no proporcionar las mismas ventajas que la colposacropexia laparoscópica (CSL) en comparación con la CSA. Además, muchos estudios quirúrgicos aleatorizados han demostrado que la CSR, si bien proporciona resultados funcionales y anatómicos similares a la CSL, es más costosa y se asocia con mayor dolor postoperatorio.

Al considerar la cirugía pélvica reconstructiva, el entusiasmo por las técnicas endoscópicas ha eclipsado el abordaje quirúrgico menos invasivo de todos, a través de la vagina. Los cirujanos innovadores han descrito técnicas para disecar el espacio presacro y unir la malla de soporte al ligamento sacro vaginal y anterior mediante un abordaje vaginal. Si bien la cirugía vaginal tiene claras ventajas en comparación con los abordajes laparoscópicos en términos estéticos, de dolor postoperatorio y retorno a las actividades normales, la colocación transvaginal de la malla para POP también ha producido tasas más altas de complicaciones y reintervenciones después de la cirugía. Faltan estudios de seguridad y eficacia para la colposacropexia vaginal y hasta que estén disponibles se requiere precaución antes de adoptarla.

VARIACIONES QUIRÚRGICAS

Colposacroperineopexia

La colposacroperineopexia es una modificación de la colposacropexia desarrollada para tratar el prolapso apical asociado con el descenso perineal. El descenso perineal es un defecto de soporte de nivel III en el soporte del cuerpo perineal. Se asocia con síntomas de defecación obstruida, introducción de los dedos en la vagina para facilitar la defecación e incontinencia fecal. Aunque originalmente se describió como un medio para corregir el soporte perineal, la colposacroperineopexia también se ha combinado con la rectopexia en pacientes con prolapso rectal.

Esta modificación incluye la fijación de la malla a la pared vaginal posterior y al cuerpo perineal, donde se une con varias suturas interrumpidas permanentes o de absorción tardía. Un asistente puede realizar un examen rectovaginal levantando el cuerpo perineal para favorecer la colocación de la sutura. En las pacientes con descenso perineal grave debido a la separación de la fascia rectovaginal del cuerpo perineal, una reparación vaginal inicial de la pared vaginal posterior antes de la disección por laparotomía asegura la corrección del defecto anatómico y la fijación del injerto al cuerpo perineal. Un abordaje laparoscópico puede proporcionar resultados similares.

Sacrohisteropexia

Los procedimientos de conservación uterina tienen una larga historia; sin embargo, recientemente han experimentado un mayor interés. La sacrohisteropexia merece una consideración especial en esta categoría. Existen numerosos estudios que documentan la histerectomía concurrente como un factor de riesgo independiente para la exposición de la malla después de la colposacropexia. Este aumento en el riesgo probablemente está relacionado con la contaminación del campo abdominal con flora vaginal. Para las mujeres que consideran una reparación primaria del prolapso uterino, la sacrohisteropexia ofrece el soporte apical de la colposacropexia sin convertir un caso limpio en un caso limpio pero contaminado.

Sin embargo, para orientar la elección de la paciente hay menos datos sobre la histeropexia que sobre las reparaciones basadas en histerectomía. La literatura especializada disponible muestra que la histeropexia requiere menos tiempo quirúrgico e implica menos hemorragia y un retorno al trabajo más rápido. También permite el mantenimiento de la fertilidad y el tiempo natural de la menopausia, aunque se sabe muy poco para guiar el asesoramiento sobre el parto ulterior. Las desventajas incluyen la necesidad de continuar la vigilancia ginecológica del cáncer y el tratamiento potencialmente más difícil de las futuras alteraciones ginecológicas. Aunque la tasa de patología ginecológica anómala en esta población es baja, las mujeres que tienen afecciones uterinas o hemorragia posmenopáusica son malas candidatas para los procedimientos de preservación uterina.

La sacrohisteropexia es similar a la colposacropexia, excepto que la hoja anterior de la malla pasa a través de ventanas en el ligamento ancho y luego se une al promontorio sacro. Un estudio prospectivo de cohorte reciente que comparó la histerectomía total y la colposacropexia mostró que la sacrohisteropexia proporcionó alivio de los síntomas y resultados anatómicos similares. Sin embargo, la colposacropexia y la histerectomía se asociaron con una tasa de exposición de la malla cinco veces mayor en comparación con la sacrohisteropexia. Estos análisis sugieren una ventaja potencial de la sacrohisteropexia, aunque los estudios hasta la fecha no proporcionan evidencia suficiente para abandonar la colposacropexia. La histerectomía supracervical y la sacrocervicopexia son otras alternativas y también pueden prevenir un aumento en la erosión de la malla.

CONSIDERACIONES PREOPERATORIAS

La mayoría de las pacientes son hospitalizadas durante 1-2 días después de la cirugía. Por lo general, no es necesario el drenaje prolongado de la vejiga en pacientes con función vesical normal, aunque una sonda permanente es apropiada hasta que la paciente esté despierta o durante la noche. Una vez que se retira la sonda vesical, se puede realizar una prueba de vaciado para garantizar el vaciado normal de la vejiga. Con un dispositivo de ultrasonido o cateterismo rígido, se puede medir el residuo posterior al vaciamiento y debe ser inferior a 100 mL.

Por lo general, el tratamiento del dolor postoperatorio se hace con un programa regular de medicamentos antiinflamatorios no esteroideos después de garantizar que la paciente tenga una función renal normal. Esto ayuda a reducir al mínimo el tratamiento del dolor postoperatorio por proporcionar analgesia basal. Los opiáceos se administran por vía intravenosa por razón necesaria en caso de exacerbación del dolor, ya sea a través de analgésicos controlados por la paciente o con horario regular. Generalmente, se cambia a antiinflamatorios orales y opiáceos en el día postoperatorio 1.

Se debe indicar a las pacientes que observen reposo pélvico durante 6 semanas, hasta que las heridas estén completamente cicatrizadas. Durante las primeras 6 semanas se deben evitar las actividades que aumenten la presión intraabdominal, ya que el sentido común dicta que tales actividades pueden predisponer al prolapso recurrente. Un ablandador de heces de venta libre puede ser útil para reducir al mínimo el esfuerzo defecatorio, especialmente en las pacientes con estreñimiento preoperatorio.

RESULTADOS

Varios investigadores han mostrado que la colposacropexia es una corrección quirúrgica duradera para el prolapso de la cúpula vaginal y muchos hospitales han informado excelentes resultados. Una revisión de 2004 sugirió que se obtiene el soporte duradero de la cúpula vaginal en más del 90%

de los casos, aunque la mayoría de los estudios tienen seguimiento menor de 2 años y utilizan pocos instrumentos validados para evaluar los síntomas. El estudio *Extended Colpopexy and Urinary Reduction Efforts* (E-CARE), publicado por la Pelvic Floor Disorders Network, proporciona 7 años de seguimiento en una cohorte de 215 casos. A los 7 años, el 21% de las pacientes tenían recurrencia del prolapso anatómico, incluido un 7% con recurrencia apical. Solo la mitad (52%) de aquellas con recurrencia del prolapso anatómico eran sintomáticas. Esto sugiere que la colposacropexia no evita completamente el proceso de deterioro del soporte pélvico.

COMPLICACIONES

Las complicaciones perioperatorias de la colposacropexia incluyen alteraciones gastrointestinales como íleo y obstrucción del intestino delgado y afecciones de la herida, como se esperaría de cualquier procedimiento abordado mediante laparotomía. La obstrucción del intestino delgado ocurre en el 6% de los casos. Las lesiones vesicales y ureterales son poco frecuentes (< 3%). La hemorragia, especialmente de los vasos presacros, puede ser mortal. La hemostasia puede ser difícil porque los vasos presacros dañados tienden a retraerse debajo de la superficie ósea. Inicialmente, se deben usar suturas, hemoclips y cera ósea. Si estas medidas fracasan, entonces se pueden emplear grapas estériles.

La complicación a largo plazo más frecuente es la exposición de la malla en la vagina. Los estudios a mediano plazo sugieren tasas de exposición del 3-4%. El estudio E-CARE señaló que la exposición de la malla continúa aumentando con el tiempo, con una tasa acumulativa del 10.5% a 7 años. Un pequeño porcentaje de cirugías en este estudio no utilizó la malla de polipropileno preferida, lo que llevó a algunos críticos a cuestionar la tasa del 10.5%. El punto importante es que la erosión de la malla es acumulativa a lo largo del tiempo, por lo que las tasas a 1 año después de la operación no deben citarse como las tasas de exposición. Aunque a veces es asintomática, la exposición de la malla puede causar secreción vaginal, hemorragia por manchado, dispareunia y dolor pélvico. El tratamiento quirúrgico debe comenzar con la resección vaginal de la malla expuesta y el cierre de los bordes vaginales. Con este abordaje se resuelven aproximadamente el 50% de las exposiciones de la malla. Si esto no tiene éxito, la resección completa debe efectuarse por laparotomía. Es importante destacar que solo el 80% de las pacientes con exposición de la malla son tratadas con éxito después de una media de 1.4 cirugías y con una tasa de complicaciones mayores del 32%.

INDICACIONES PARA COLPOSACROPEXIA EN LA ATENCIÓN DEL PROLAPSO APICAL

La opinión de los expertos difiere en cuanto al abordaje más apropiado para tratar el POP apical. Tres estudios aleatorizados compararon la colposacropexia con las reparaciones vaginales con tejido nativo. Benson asignó al azar a pacientes con POP apical a CSA frente a la fijación bilateral del ligamento sacroespinoso. El estudio favoreció a la colposacropexia, ya que se obtuvieron resultados óptimos en solo el 29% del grupo vaginal y en el 58% del grupo abdominal. Sin embargo, estos resultados fueron confusos porque el resultado óptimo se definió incluyendo la incontinencia urinaria de esfuerzo postoperatoria y el abordaje vaginal abarcó un tratamiento inferior para la incontinencia de esfuerzo. No obstante, la tasa de reintervención fue del 16% en el grupo abdominal y del 33% en el grupo vaginal. Lo y Wang también informaron tasas de éxito más altas con la CSA que con la fijación sacroespinosa, aunque Maher informó tasas de éxito similares.

En resumen, estos tres estudios prospectivos encontraron que la colposacropexia tiene una mayor tasa de éxito que la suspensión sacroespinosa. Una reciente revisión de Cochrane concluyó que el prolapso recurrente de la cúpula fue significativamente menos frecuente después de la colposacropexia que de la suspensión sacroespinosa (riesgo relativo, 0.23; IC 95%: 0.07-0.77). Sin embargo, esta conclusión se basa solo en tres estudios aleatorizados con resultados relativamente a corto plazo e información limitada sobre los resultados de las pacientes, sin consideración de las complicaciones, especialmente el riesgo a largo plazo y la morbilidad de la exposición de la malla. Estos riesgos a largo plazo a menudo se pasan por alto. Por ejemplo, una revisión sistemática reciente concluyó que la colposacropexia era el tratamiento preferido para el POP apical. Las pacientes deben estar conscientes de que la durabilidad adicional de la colposacropexia debe equilibrarse con los riesgos a largo plazo. Es opinión de los autores que ningún abordaje quirúrgico es adecuado para todas las mujeres. Los cirujanos deben ser expertos en varios abordajes y procedimientos para atender eficazmente a todas las pacientes, y la colposacropexia es solo una de las opciones.

Aunque las indicaciones exactas de la colposacropexia abdominal son controvertidas, muchos cirujanos reservan este abordaje quirúrgico para el POP recurrente, especialmente para los casos de prolapso de la cúpula después de una histerectomía. A principios de la década del 2000, los cirujanos comenzaron a usarla en pacientes que consideraban en riesgo de recurrencia del POP. Los factores de riesgo típicos utilizados en este paradigma de prevención del POP recurrente incluyeron menor edad en la presentación, músculos del piso pélvico dañados y pacientes con afecciones asociadas con el aumento de la presión intraabdominal. Algunas investigaciones más recientes han demostrado que solo el daño de los músculos del piso pélvico se relaciona con el POP recurrente, mientras que los otros parámetros no. Este conocimiento, junto con una preocupación por tasas más altas de complicaciones a largo plazo con la colposacropexia frente a la reparación con tejido nativo, desafía el concepto de usar la colposacropexia como un procedimiento primario para el prolapso apical. Hay una tendencia a ofrecerla a pacientes con POP recurrente, con prolapso más grave y a aquellas que se considera en mayor riesgo de recurrencia (incluso en el contexto del daño de los músculos del piso pélvico).

> **PUNTOS CLAVE**
>
> ■ Algunos cirujanos reservan la colposacropexia para el tratamiento del prolapso recurrente, mientras que otros recomiendan este abordaje para tratar el prolapso grave o a mujeres que consideran con alto riesgo de recurrencia.
> ■ Las referencias anatómicas importantes para la disección presacra incluyen la bifurcación aórtica, la vena ilíaca común derecha, el uréter derecho y la arteria sacra media.
> ■ La disección de los espacios rectovaginal y vesicovaginal se logra mejor con una endoprótesis vaginal, como un medidor de anastomosis terminoterminal o un separador de Breisky-Navratil colocado en la vagina.
> ■ Para la colposacropexia, el material de injerto preferido es una malla de polipropileno de tejido suave y poros grandes. Con este material, el riesgo de exposición de la malla puede ser del 3-4%. Algunos estudios sugieren una tasa más alta con un seguimiento a largo plazo.
> ■ Un tensado adecuado dará como resultado que el injerto quede suelto contra el hueco sacro, sin tensión.

BIBLIOGRAFÍA

Addison WA, Timmons MC, Wall LL, Livengood CH III. Failed abdominal sacral colpopexy: observations and recommendations. *Obstet Gynecol* 1989;74(3 Pt 2):480–483.

Barber MD, Maher C. Apical prolapse. *Int Urogynecol J* 2013;24(11):1815–1833. Review.

Bradley CS, Brown MB, Cundiff GW, et al. Bowel symptoms in women planning surgery for pelvic organ prolapse. *Am J Obstet Gynecol* 2006;195(6):1814–1819.

Brubaker L, Cundiff GW, Fine P, et al. Abdominal sacrocolpopexy with Burch colposuspension to reduce urinary stress incontinence. *N Engl J Med* 2006;354(15):1557–1566.

Brubaker L, Nygaard I, Richter HE, et al. Two-year outcomes after sacrocolpopexy with and without burch to prevent stress urinary incontinence. *Obstet Gynecol* 2008;112(1):49–55.

Costantin E, Brubaker L, Cervigni M, et al. Sacrocolpopexy for pelvic organ prolapse: evidence-based review and recommendations. *Eur J Obstet Gynecol Reprod Biol* 2016;205:60–65.

Cundiff GW. It's a bigger question than what to do with the uterus. *Female Pelvic Med Reconstr Surg* 2016;22(6):397–398.

Cundiff GW. Mesh in POP surgery should be based on the risk of the procedure, not the risk of recurrence. *Int Urogynecol J* 2017;28(8):1115–1118.

Cundiff GW, Harris RL, Coates KW, et al. Abdominal sacral colpoperineopexy: a new approach for correction of posterior compartment defects and perineal descent associated with vaginal vault prolapse. *Am J Obstet Gynecol* 1997;177:1345–1353.

Cundiff GW, Varner E, Visco AG, et al. Risk factors for mesh/suture erosion following sacral colpopexy. *Am J Obstet Gynecol* 2008;199(6):688.e1–688.e5.

Cvach K, Geoffrion R, Cundiff GW. Abdominal sacral hysteropexy: a pilot study comparing sacral hysteropexy to sacral colpopexy with hysterectomy. *Female Pelvic Med Reconstr Surg* 2012;18(5):286–290.

Grimes CL, Lukacz ES, Gantz MG, et al. What happens to the posterior compartment and bowel symptoms after sacrocolpopexy? evaluation of 5-year outcomes from E-CARE. Evaluation of 5-Year Outcomes from E-CARE. *Female Pelvic Med Reconstr Surg* 2014;20(5):261–266.

Grimes CL, Quiroz LH, Gutman RE, et al. Long-term impact of abdominal sacral colpoperineopexy on symptoms of obstructed defecation. *Female Pelvic Med Reconstruct Surg* 2010;16(4):234–237.

Maher C, Feiner B, Baessler K, Schmid C. Surgical management of pelvic organ prolapse in women. *Cochrane Database Syst Rev* 2013;(4):CD004014.

Nygaard I, Brubaker L, Zycynski HM, et al. Long-term outcomes following abdominal sacrocolpopexy for pelvic organ prolapse. *JAMA* 2013;309:2016–19.

Nygaard IE, McCreery R, Brubaker L, et al. For the pelvic floor disorders network abdominal sacral colpopexy: a comprehensive review. *Obstet Gynecol* 2004;104(4):805–823.

Paraiso MF, Jelovsek JE, Frick A, et al. Laparoscopic compared with robotic sacrocolpopexy for vaginal prolapse: a randomized controlled trial. *Obstet Gynecol* 2011;118(5):1005–1013.

Paraiso MF, Walters MD, Rackley RR, et al. Laparoscopic and abdominal sacral colpopexies: a comparative cohort study. *Am J Obstet Gynecol* 2005;192(5):1752–1758.

Propst K, Tunitsky-Bitton E, Schimpf MO, Ridgeway B. Pyogenic spondylodiscitis associated with sacral colpopexy and rectopexy: report of two cases and evaluation of the literature. *Int Urogynecol J* 2014;25(1):21–31. doi:10.1007/s00192-013-2138-3.

Quiroz LH, Gutman RE, Fagen MJ, Cundiff GW. Partial colpocleisis for the treatment of sacrocolpopexy mesh erosions. *Int Urogynecol J Pelvic Floor Dysfunct* 2008;19(2):261–266.

Grimes CL, Quiroz LH, Gutman RE, et al. Abdominal sacrocolpopexy: anatomic outcomes and complications with Pelvicol, autologous and synthetic graft materials. *Am J Obstet Gynecol* 2008;198(5):557.e1–557.e5.

Shippey SH, Quiroz LH, Sanses TV, et al. Anatomic outcomes of abdominal sacrocolpopexy with or without paravaginal repair. *Int Urogynecol J Pelvic Floor Dysfunct* 2010;21[3]:279–283.

CAPÍTULO 29

COLPORRAFIA Y REPARACIÓN DE ENTEROCELE

Cara Grimes

Prolapso de las paredes vaginales anterior y posterior

Síntomas asociados con el prolapso de la pared vaginal

Anatomía y función
Niveles de soporte de DeLancey
Soporte del compartimento anterior
Soporte del compartimento posterior

Evaluación
Antecedentes

Exploración física
Análisis de diagnóstico inmediato

Tratamiento inicial

Tratamiento quirúrgico
Consideraciones generales
Procedimientos para la reparación del prolapso de la pared vaginal anterior
Uso de injerto en el compartimento anterior

Procedimientos para la reparación del prolapso de la pared vaginal posterior
Colporrafia posterior y reparación posterior de localización específica

Reparación de enterocele
Reparaciones de enterocele por vía vaginal
Reparaciones de enterocele por vía abdominal

Cuidados postoperatorios

Resultados

PROLAPSO DE LAS PAREDES VAGINALES ANTERIOR Y POSTERIOR

El borde principal más habitual del prolapso es la pared vaginal anterior. El compartimento anterior también es más difícil de reparar de forma duradera y las recurrencias tras cualquier prolapso de órganos pélvicos se observan con mayor frecuencia en el compartimento anterior, con tasas de fracaso informadas del 50-70%. Es importante destacar que el prolapso de la pared vaginal anterior se asocia fuertemente con el prolapso apical. Rooney y cols. demostraron que cuando la pared vaginal anterior está en el himen (Ba = 0), el cuello uterino o muñón (punto C) está aproximadamente a –4.4 cm del himen. Además, los estudios anatómicos han demostrado que el 50% de los cistoceles se resolverán con el soporte adecuado de la cúpula. Es muy importante enfatizar que los defectos del soporte de la pared vaginal anterior que se reparan quirúrgicamente casi siempre requieren una reparación concomitante de la cúpula.

La prevalencia informada de prolapso del compartimento posterior varía del 13 al 20% según la población estudiada. El descenso de la pared vaginal posterior se encuentra en aproximadamente el 80% de las mujeres que tienen prolapso documentado, con rectoceles aislados en el 7% de las pacientes. La reparación del compartimento posterior se realiza en aproximadamente el 40-70% de todas las reparaciones del piso pélvico. El prolapso del compartimento posterior puede estar asociado con síntomas defecatorios. Sin embargo, las quejas de disfunción defecatoria son generalizadas. En la población general, alrededor del 10-15% de las personas se quejan de estreñimiento. Entre las mujeres que buscan tratamiento para los trastornos del piso pélvico, la prevalencia puede ser tan alta como del 60%, con quejas que incluyen necesidad de estimulación digital para poder defecar (18-25%), esfuerzo para defecar (27%) y sensación de evacuación incompleta (26%).

Por lo tanto, si bien este capítulo se centrará en identificar y corregir el prolapso en los compartimentos vaginales anterior y posterior, es importante tener en cuenta que estas alteraciones generalmente no existen de forma aislada y deben evaluarse en el contexto de todo el piso pélvico, como se describe en otros capítulos. Cuando se elige un procedimiento quirúrgico para corregir el prolapso de los órganos pélvicos, es importante considerar corregir cada compartimento anatómico (anterior, posterior y apical), así como cada nivel de soporte.

SÍNTOMAS ASOCIADOS CON EL PROLAPSO DE LA PARED VAGINAL

El prolapso del compartimento vaginal anterior puede presentarse con síntomas relacionados con una anatomía (protuberancia o protrusión) o función (micción) deterioradas. Las pacientes con prolapso vaginal anterior grave pueden quejarse de síntomas obstructivos de la micción, como pujo urinario, flujo intermitente, débil o prolongado, sensación de micción incompleta, estimulación digital para el vaciamiento o retención urinaria. Se cree que los síntomas de obstrucción de la evacuación se deben a una obstrucción mecánica causada por una torsión uretral que ocurre con el empeoramiento progresivo del prolapso vaginal anterior.

Muchas de estas mujeres también pueden quejarse de incontinencia urinaria de esfuerzo o de vejiga hiperactiva (*véase* cap. 30).

El prolapso del compartimento vaginal posterior puede presentarse con síntomas relacionados con una anatomía (protuberancia o protrusión) o función (disfunción defecatoria) alteradas. Existe una superposición considerable de la disfunción defecatoria con otras alteraciones anorrectales, incluidos los trastornos de la motilidad del colon. El prolapso de la pared vaginal posterior puede estar asociado con disfunción defecatoria, que incluye estreñimiento y defecación obstruida. *Estreñimiento* es la queja de evacuaciones poco frecuentes o incompletas y puede incluir la necesidad de esfuerzo frecuente o asistencia manual para defecar. En contraste, *defecación obstruida* se refiere a la disfunción defecatoria específicamente debido a anomalías anatómicas y estructurales. Los síntomas también pueden incluir pujo (queja de la necesidad de hacer la maniobra de Valsalva intensivamente para iniciar, mantener o mejorar la defecación), vaciado o evacuación incompletos (queja de que el recto no se siente vacío después de la defecación) y necesidad de estimulación digital. El último síntoma incluye la necesidad de reemplazar digitalmente un prolapso o de aplicar presión manual a la vagina o el perineo para lograr la defecación, así como el síntoma de la necesidad de evacuar o estimular con el dedo el conducto rectal para ayudar a la defecación.

Los defectos en el soporte del compartimento vaginal posterior no se correlacionan necesariamente con los cambios en la función. La disfunción defecatoria puede estar relacionada con causas sistémicas (endocrinas, neurológicas, metabólicas, psiquiátricas) y alteraciones gastrointestinales, es decir, "trastornos de la motilidad" que afectan la absorción y la forma de las heces (síndrome del intestino irritable predominante en el estreñimiento, inercia colónica, estreñimiento funcional y bolo fecal). La defecación obstruida también puede tener una variedad de causas (prolapso rectal, neoplasia, estenosis anal, fisura anal, hemorroides prolapsantes, traumatismos), defectos de soporte de órganos pélvicos (rectocele, enterocele, sigmoidocele, perineocele, descenso perineal) y de la coordinación de los músculos del piso pélvico (disinergia defecatoria). Hay evidencia de que la corrección del prolapso de la pared vaginal posterior que coexiste con síntomas de defecación obstruida, como necesidad de estímulo digital, esfuerzo, vaciado o evacuación incompletos, conduce a un alivio de los síntomas.

ANATOMÍA Y FUNCIÓN

Niveles de soporte de DeLancey

Como se señaló en el capítulo 27, hay tres niveles de soporte, y todos ellos deben tenerse en cuenta durante la cirugía. El nivel I, el más proximal, proporciona soporte apical. El complejo del ligamento uterosacro y cardinal brinda soporte para el cuello uterino y la vagina superior, y conserva la longitud vaginal. Estas estructuras también mantienen el eje vaginal casi horizontal para que descanse sobre el recto y pueda ser soportado por la placa elevadora (fig. 29-1) (*véanse* también figs. 1-28 y 27-1).

Más distalmente, se encuentran los soportes paravaginales laterales, el nivel II, que proporcionan el soporte horizontal de la vagina. Los soportes de nivel II incluyen una capa de tejido fibroso denso, la capa fibromuscular de la vagina, a veces también llamada "fascia endopélvica" o "fascia pubocervical". Posteriormente, esta capa se denomina "fascia rectovaginal", "fascia perirrectal" o "fascia de Denonvilliers". A pesar de la terminología frecuentemente utilizada de "fascia" para estas capas, los estudios anatómicos han demostrado que la fascia endopélvica no es una verdadera capa fascial. La capa fibromuscular anterior de la vagina se extiende sobre la vagina y se condensa lateralmente en el arco tendinoso de la fascia pélvica ("línea blanca"). Estos anexos laterales crean el surco vaginal lateral anterior. El tejido fibromuscular rectovaginal se une por encima del complejo del ligamento uterosacro o cardinal, anteriormente al elevador del ano o arco tendinoso de la fascia pélvica, por debajo del cuerpo perineal y lateralmente al arco tendinoso de la fascia rectovaginal (*véase* fig. 29-1). En la vagina posterior proximal, este tejido fibromuscular contiene principalmente tejido adiposo, mientras que el distal (más de 3-3.5 cm) es tejido conjuntivo denso sin un verdadero plano de escisión.

Por último, el nivel de soporte más distal es el nivel III, que consiste en la membrana perineal y los músculos perineales transversales superficiales y profundos, el esfínter anal externo y el músculo bulbocavernoso, que se unen para formar el cuerpo perineal. Este nivel proporciona el eje vertical inferior de la vagina y sostiene y mantiene la posición normal del tercio distal de la vagina y el introito. La membrana perineal se ancla lateralmente al cuerpo perineal y a la vagina distal, anteriormente a las ramas isquiopúbicas (fig. 29-2).

Soporte del compartimento anterior

Se han propuesto muchas teorías para explicar el desarrollo del prolapso vaginal anterior. Nichols y Randall atribuyeron defectos en el soporte de la pared vaginal anterior a distensión o desplazamiento. La distensión supone un estiramiento excesivo de la pared vaginal anterior, lo que causa daños y atenuación. La evidencia de distensión en el estudio clínico puede incluir una disminución o ausencia en los pliegues rugosos del epitelio vaginal. Por otro lado, se cree que el desplazamiento es causado por defectos discretos en las estructuras de soporte. Por ejemplo, el prolapso vaginal anterior puede ser causado por una separación lateral entre el tejido fibromuscular de la vagina y el arco tendinoso de la fascia pélvica (defecto paravaginal). Del mismo modo, el prolapso puede surgir de defectos transversales (separación de la capa fibromuscular de la vagina del cuello uterino), defectos de la línea media (separación anteroposterior del tejido fibromuscular entre la vejiga y la vagina) y defectos que implican la pérdida aislada de la integridad de los ligamentos pubouretrales (fig. 29-3).

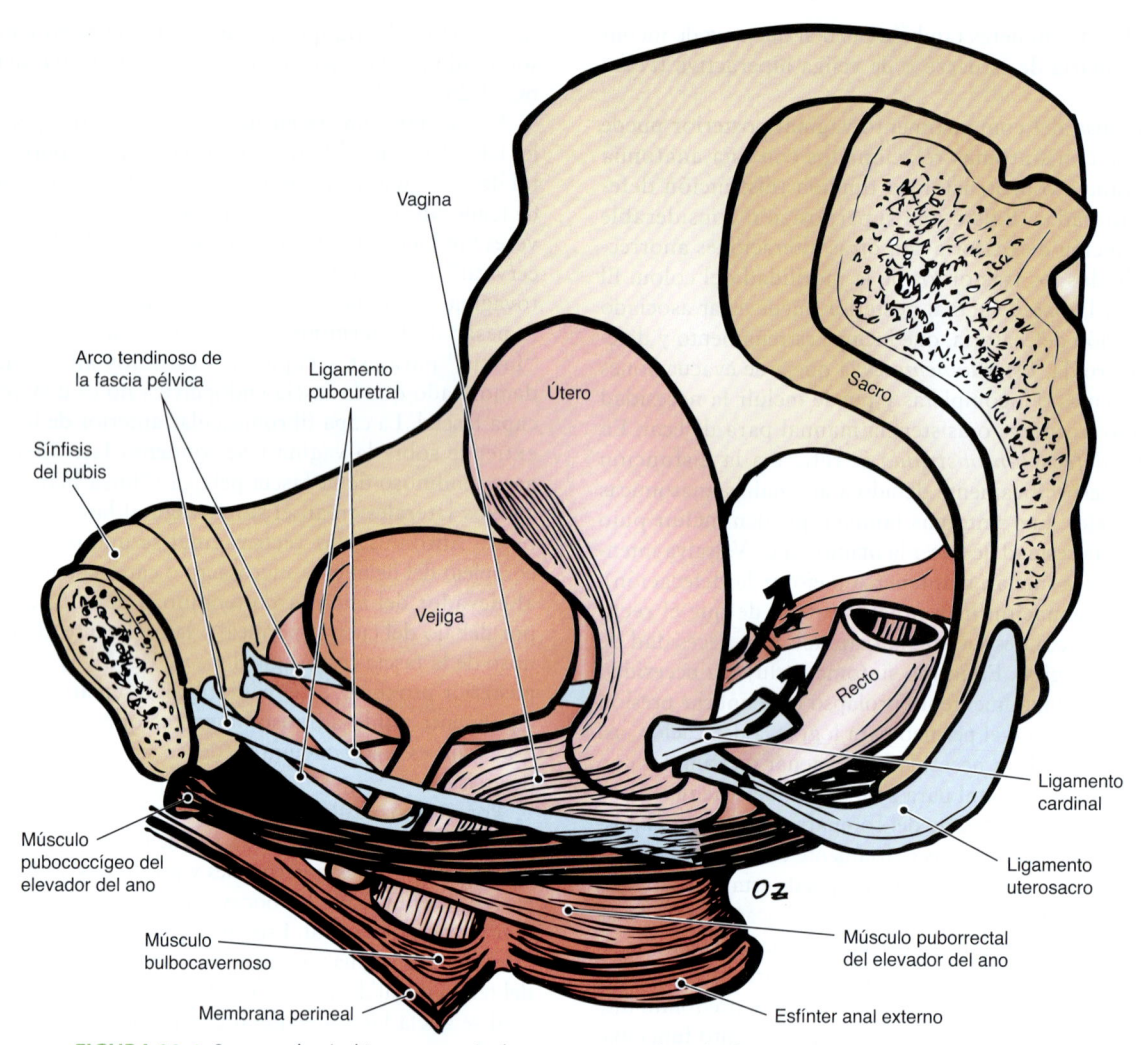

FIGURA 29-1 Soporte de nivel I: en presencia de soporte normal, se tira hacia atrás de la vagina hacia el sacro por los ligamentos uterosacros y, en menor grado, por los ligamentos cardinales, lo que da como resultado una orientación casi horizontal en los dos tercios proximales.

Los modelos recientes de resonancia magnética (RM) del soporte vaginal sugieren que las anomalías apicales probablemente sean el factor causal del prolapso de la pared vaginal anterior. El grado de descenso apical puede explicar por lo menos la mitad del descenso de la pared anterior. Otros factores que contribuyen al desarrollo del prolapso vaginal anterior pueden incluir el deterioro del músculo elevador, la avulsión del elevador, una mayor longitud de la pared anterior y ensanchamiento del hiato del elevador.

Soporte del compartimento posterior

El compartimento vaginal posterior contiene la pared vaginal posterior con tejido fibromuscular asociado y está limitado por los ligamentos uterosacro y cardinal, arco tendinoso de la fascia pélvica y rectovaginal, músculos elevadores del ano y el cuerpo y la membrana perineal. El prolapso del compartimento posterior, también llamado *prolapso de la pared vaginal posterior*, es cualquier defecto de soporte en este apoyo de la pared vaginal posterior que permite que el recto (rectocele), el intestino delgado (enterocele), el colon sigmoide (sigmoidocele) o el cuerpo perineal (perineocele) protruyan hacia la vagina.

EVALUACIÓN

Antecedentes

La evaluación de los compartimentos vaginales anterior y posterior es parte de los antecedentes y exploración del piso pélvico. La historia clínica debe centrarse en evaluar los síntomas de abultamiento, incontinencia urinaria, disfunción miccional, disfunción defecatoria e incontinencia anal. Los síntomas relacionados con la masa incluyen sensación de una masa vaginal o protrusión, presión pélvica y dificultad para el coito. Dado que los síntomas urinarios y colorrectales son inespecíficos, las mujeres con prolapso relativamente leve o moderado se deben valorar en busca de causas no relacionadas con este antes de atribuir los síntomas al prolapso. Específicamente, se debe investigar la presencia de los siguientes síntomas: incontinencia urinaria, urgencia, polaquiuria, nicturia, síntomas obstructivos de la micción como vacilación urinaria, flujo intermitente, flujo débil o prolongado, sensación de micción incompleta, estimulación digital para el vaciamiento o retención urinaria, así como síntomas de defecación obstruida, como esfuerzo, evacuación incompleta y estimulación digital para lograr la evacuación. Si se identifican las causas sistémicas de la disfunción defecatoria, se debe derivar a la paciente con otros especialistas (gastroenterología, neurología, etc.). Se debe considerar la derivación para aquellas mujeres que presentan hematoquecia, pérdida de peso involuntaria, antecedentes familiares de cáncer de colon o enfermedad intestinal inflamatoria, anemia, prueba positiva de sangre oculta en heces y comienzo agudo de estreñimiento. Los instrumentos validados útiles para evaluar las alteraciones del piso pélvico incluyen el *Pelvic Floor Distress Inventory* (PFDI), el *Pelvic Floor Impact Questionnaire* (PISQ), la *Bristol Stool Form Scale*, el *Obstructed Defecation Syndrome Questionnaire* (ODS) y los Criterios de Roma, entre otros. La mayoría de los subespecialistas en medicina pélvica femenina y cirugía reconstructiva (MPFCR) aplican habitualmente alguna combinación de estos cuestionarios validados para evaluar completamente la presentación sintomática relacionada con las alteraciones del piso pélvico.

Exploración física

La evaluación de los compartimentos vaginales anterior y posterior es parte de una exploración pélvica completa. El cirujano puede optar por explorar inicialmente a la paciente en la posición de pie. Mientras está de pie sobre una sábana desechable con un pie en el piso y otro en un taburete, se le pide a la paciente que haga la maniobra de Valsalva o puje mientras el examinador identifica la extensión máxima del prolapso. Después, se reduce el prolapso con hisopos suaves,

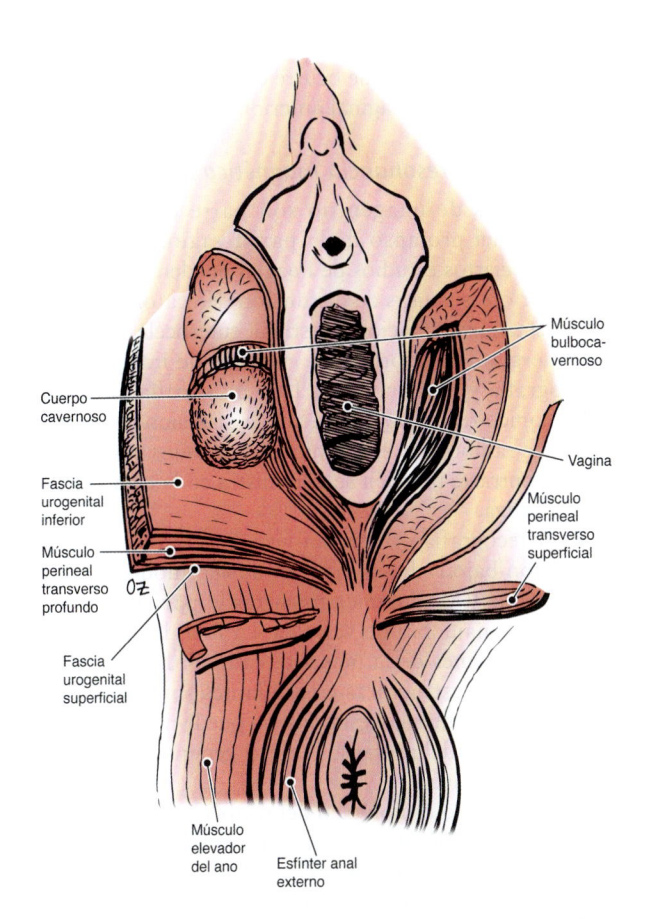

FIGURA 29-2 Soporte de nivel III: la membrana perineal, los músculos perineales transversales superficiales y profundos, el esfínter anal externo y el músculo bulbocavernoso se unen para formar el cuerpo perineal. Esto proporciona el eje vertical inferior de la vagina, apoyando la posición normal del tercio distal de la vagina y el introito.

FIGURA 29-3 Tres tipos de defecto de soporte de la pared vaginal anterior. Los defectos laterales o paravaginales se producen cuando hay una separación de la fascia pubocervical del arco tendinoso de la fascia pélvica; los defectos de la línea media, como consecuencia de la atenuación de la fascia que sostiene la base de la vejiga; y los defectos transversales, cuando la fascia pubocervical se separa del muñón vaginal o los ligamentos uterosacros, y representan defectos paravaginales, de la línea media y transversales (Karram MM. *Surgical management of pelvic organ prolapse*, 1st ed. Philadelphia, PA: Saunders; 2013. Copyright © 2013 Elsevier. Reimpreso con autorización).

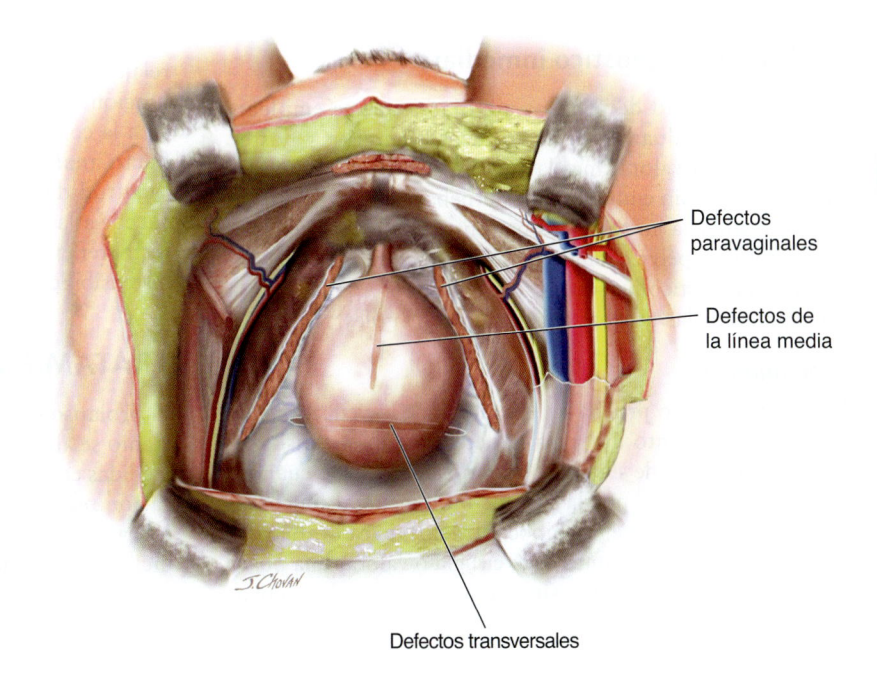

grandes y con punta de algodón. El vértice de la vagina se reposiciona para aproximar de forma gruesa una corrección apical quirúrgica. Esto permite al explorador evaluar si la disminución del vértice reduce el prolapso visualizado y realizar una prueba de reducción del estrés por tos para evaluar la incontinencia urinaria de esfuerzo concomitante oculta (*véase* cap. 30).

El resto de la exploración se realiza en litotomía dorsal. Además de una exploración estándar vulvar y vaginal bimanual, se realiza una exploración sistemática de los compartimentos vaginal anterior, posterior y apical para evaluar el prolapso de los órganos pélvicos. La mayoría de los cirujanos de MPFCR realizarán una exploración de cuantificación del prolapso de los órganos pélvicos (POP) que proporcionará mediciones e información sobre cada uno de estos compartimentos. Nuevamente, se puede usar un hisopo suave, grande y con punta de algodón para reducir la cúpula y evaluar si el prolapso del compartimento apical o posterior se resuelve con el apoyo de la cúpula vaginal. Las mujeres con prolapso grave y aquellas con síntomas de disfunción miccional deben ser evaluadas en busca de retención urinaria; se puede usar una sonda para vaciar la vejiga o, como alternativa, puede emplearse una ecografía vesical para evaluar el residuo posterior a la micción. Se evalúa la fuerza del elevador del ano para guiar el asesoramiento sobre las opciones no quirúrgicas, incluida la terapia del piso pélvico y la colocación de pesarios. En las mujeres con síntomas de defecación y en aquellas con prolapso de la pared vaginal posterior, se debe realizar un examen rectal digital para evaluar el tabique rectovaginal. Por último, hacer que la paciente realice la maniobra de Valsalva y luego contraiga sus músculos elevadores del ano, mientras se observa el descenso de los compartimentos vaginales, es útil para lograr una valoración general del borde principal del prolapso y de la desigualdad en el soporte lateral, así como para confirmar con la paciente que la extensión del prolapso que se observa en el examen es coherente con la experiencia de la paciente.

Análisis de diagnóstico inmediato

Hay una variedad de pruebas auxiliares que se emplean con el fin de evaluar los compartimentos anterior y posterior, tanto para valorar más la anatomía como para investigar la función. Sin embargo, estas pruebas no se ordenan de manera rutinaria en todas las pacientes que presentan síntomas del piso pélvico, sino que se eligen como parte de un estudio diagnóstico personalizado y dirigido. Aquí se incluyen algunas de las pruebas más frecuentes y útiles.

Urodinámica

La urodinámica, o prueba de la función de la vejiga, puede ser un complemento útil para la detección en el consultorio, en el contexto de síntomas urinarios molestos, o cuando existe preocupación por la disfunción miccional (micción obstructiva frente a vejiga hipocontráctil), para evaluar la incontinencia asociada antes de la cirugía o valorar una posible incontinencia oculta. Los síntomas de micción obstructiva pueden deberse a una obstrucción mecánica que resulta del enroscamiento uretral que ocurre con el empeoramiento progresivo del prolapso vaginal anterior.

Defecografía y resonancia magnética dinámica

Los estudios de imagen no son parte de la evaluación de rutina del prolapso de la pared vaginal posterior. Sin embargo, ciertos estudios de imagen pueden emplearse para descartar otras causas de disfunción defecatoria, como prolapso rectal, invaginación intestinal, enterocele, sigmoidocele o disinergia defecatoria. Los estudios de imagen incluyen defecografía y RM dinámica. La defecografía es un estudio radioscópico realizado después de la inserción de material de contraste radioopaco en el colon. En algunos casos, el material de contraste también se administra en la cavidad vaginal y en la vejiga.

La defecografía ofrece una visualización dinámica de la defecación bajo radioscopia. Del mismo modo, se obtienen imágenes de RM dinámica mientras la paciente se relaja y realiza una maniobra de Valsalva. La RM dinámica proporcionará imágenes de la más alta calidad de la vagina posterior y de las estructuras circundantes sin exposición a la radiación. Sin embargo, esta prueba puede no mostrar el verdadero alcance del prolapso, ya que generalmente se realiza en posición supina.

El diagnóstico radiológico del rectocele no se ha estandarizado. La defecografía o la RM dinámica pueden ser útiles para identificar el prolapso rectal o la invaginación intestinal, así como para distinguir un rectocele de un enterocele o sigmoidocele. Además, las imágenes pueden usarse para evaluar la relajación coordinada de los músculos puborrectal y del esfínter anal externo durante la defecación y cuya ausencia puede indicar disinergia del piso pélvico.

Manometría anal

La manometría anal puede ser valiosa en la valoración de síntomas defecatorios. Este estudio puede identificar a mujeres con defecación obstruida debido a la incapacidad para relajar el piso pélvico. La manometría se usa para evaluar la función rectal midiendo las presiones del esfínter en reposo y en la contracción, así como la longitud funcional del conducto anal. La longitud funcional del conducto anal es la longitud del conducto sobre la cual la presión de reposo excede a la del recto en más de 5 mm Hg. La distensibilidad rectal refleja la capacidad de distensión del recto. Una mayor distensibilidad indica menor resistencia a la distensión.

TRATAMIENTO INICIAL

El prolapso de los órganos pélvicos en cualquier compartimento se aborda de manera similar. Primero se comentan las medidas conservadoras. Por ejemplo, los síntomas de la defecación requieren asesoramiento que incluye estrategias dietéticas o con ablandadores de heces y para orinar y defecar, incluidos cambios de posición, estimulación digital, entre otros. El fortalecimiento muscular del piso pélvico puede considerarse como una terapia primaria, ya sea a través de un programa de ejercicio en el hogar (posiblemente aumentado por el uso de conos vaginales) o mediante un programa supervisado de terapia del piso pélvico. Los estudios aleatorizados han demostrado que los programas supervisados de fortalecimiento de los músculos pélvicos son eficaces para reducir los síntomas del prolapso y su gravedad objetiva, aunque hasta la fecha todos los estudios clínicos han considerado solo los resultados a corto plazo. También deben ofrecerse pesarios. Estos pueden servir como excelentes soluciones a largo plazo para las pacientes o como un puente para el tratamiento quirúrgico.

TRATAMIENTO QUIRÚRGICO

Consideraciones generales

Se debe considerar la cirugía en mujeres con prolapso sintomático avanzado que no logran controlar los síntomas con medidas conservadoras. La preparación para la cirugía comienza con la elección del procedimiento quirúrgico apropiado. La selección del abordaje quirúrgico debe tener en cuenta los síntomas de la paciente, sus objetivos con la cirugía y los hallazgos anatómicos. La discusión para el consentimiento informado debe incluir los riesgos y beneficios del procedimiento, los resultados esperados y las tasas de éxito. Los temas importantes para discutir sobre el tratamiento quirúrgico del prolapso del compartimento anterior o posterior incluyen el riesgo de recurrencia o prolapso *de novo* en otro compartimento, el impacto en los síntomas de micción o defecación, el riesgo de lesión vesical, ureteral o intestinal y el riesgo de cicatrices vaginales y dispareunia.

La noche anterior y el día de la cirugía, las pacientes deben seguir las recomendaciones estándar preoperatorias y de restablecimiento posquirúrgico optimizado (ERAS, *enhanced recovery after surgery*). Por lo general, la preparación intestinal no es necesaria y el cirujano puede evacuar manualmente todo el recto antes de prepararlo y cubrirlo. Se continúa con la profilaxis antibiótica estándar para los procedimientos uroginecológicos (generalmente una cefalosporina de primera generación) y para la prevención de la tromboembolia venosa (TEV). Si se ingresa a la cavidad peritoneal durante el procedimiento, se puede usar un anestésico general (con intubación endotraqueal frente a máscara laringofaríngea) para proteger las vías respiratorias porque se necesita parálisis. De lo contrario, la sedación moderada con una máscara de vía aérea con mascarilla laríngea o anestesia espinal o epidural es una opción adecuada.

Se coloca a la paciente en litotomía dorsal alta (cuidando las extremidades y los puntos de presión) y situando las piernas en una posición neurológicamente neutra. La preparación vaginal con clorhexidina (sin alcohol) es una opción adecuada para empezar. Siempre se coloca una sonda de Foley. Se necesita una bandeja estándar para procedimientos vaginales con la adición de instrumentos reconstructivos pélvicos. Por lo general, esto incluirá espéculos pesados, guías de agujas de Heaney, pinzas de Allis, pinzas de Allis-Adair (o pinzas en "T"), separadores de Breisky-Navratil y tijeras de Metzenbaum. A menudo, un separador Lone Star es una herramienta útil, especialmente cuando no hay un asistente calificado disponible. Las suturas utilizadas incluyen suturas de monofilamento de absorción tardía 2-0 y 0, como PDS® (Ethicon) en agujas CT-1 o 2, o Maxon® (Covidien) en GS-21 o 22; suturas absorbibles trenzadas 2-0, como Vicryl® (Ethicon) en aguja CT-2 o Polysorb® (Covidien) en GS-22, y sutura monofilamento no absorbible 2-0, como Prolene® (Ethicon).

Procedimientos para la reparación del prolapso de la pared vaginal anterior

El objetivo de la reparación quirúrgica del compartimento vaginal anterior es doble: reducir una protuberancia anatómica y aliviar cualquier síntoma relacionado. Como la mayoría de los defectos en el soporte del compartimento anterior coinciden con un defecto apical, la reparación focalizada del compartimento anterior a menudo se realiza concomitantemente con una suspensión apical vaginal como la descrita en el capítulo 27.

El compartimento anterior puede abordarse por vía transvaginal o abdominal (incluidas las técnicas abiertas frente a las técnicas mínimamente invasivas). Las reparaciones también pueden dividirse en reparaciones de tejidos nativos y reparaciones aumentadas con injerto. Las técnicas más frecuentes para reparar el compartimento vaginal anterior incluyen la colporrafia anterior, la colporrafia anterior con injerto y la reparación paravaginal por vía vaginal, abdominal o con abordaje de mínima invasión.

Colporrafia anterior

El objetivo de una colporrafia anterior es plicar la capa fibromuscular atenuada de la vagina para reparar defectos del tejido de la línea media, reforzar o engrosar el tejido fibromuscular y reposicionar la vejiga en sentido anterior.

Se coloca a la paciente en litotomía dorsal con las piernas en estribos de bota o de bastón. Se coloca una sonda de Foley. Un espéculo vaginal ponderado o un separador Lone Star (o ambos) son útiles.

Si ya se ha creado el muñón vaginal, ya sea después de completar una histerectomía vaginal o al ingresar al espacio retroperitoneal para una suspensión del ligamento sacroespinoso, entonces se usan pinzas de Allis-Adair para sujetar el muñón transversalmente (en la porción proximal más declive del prolapso); esto servirá como la extensión proximal de la disección. En una colporrafia anterior aislada, cuando hay un buen soporte apical (útero o muñón), la porción más proximal de la reparación es solo proximal a cualquier defecto o debilidad identificada; este punto suele estar 1-2 cm distales a la cúpula.

A continuación, se colocan unas pinzas de Allis al nivel de la unión uretrovesical. La unión uretrovesical está aproximadamente a 3-4 cm del meato uretral y puede distinguirse colocando una sonda de Foley en la vejiga. La tracción suave aplicada a la sonda de Foley situará su balón en el cuello de la vejiga y pueden colocarse unas pinzas de Allis distales al balón, el cual estará en la unión uretrovesical. La disección no se continúa más distalmente.

Se inyecta una solución diluida de vasopresina en la línea media y lateralmente hacia las paredes a los lados. Se realiza una incisión en la línea media con un bisturí desde las pinzas de Allis distales hasta las pinzas de Allis proximales (fig. 29-4A). Los bordes del epitelio vaginal se sujetan con pinzas de Allis-Adair y se disecan con corte del tejido fibromuscular subyacente con tijeras de Metzenbaum (fig. 29-4B). Esta disección se realiza lateralmente hacia las ramas isquiopúbicas hasta encontrar tejido fibromuscular en buen estado (fig. 29-4C,D). La capa fibromuscular subyacente de la vagina se pliega en sí misma con suturas de monofilamento absorbible 2-0 de absorción tardía para reducir el prolapso (fig. 29-4E). Por lo general, se utilizan suturas interrumpidas para plicar el tejido fibromuscular subyacente. Se debe tener cuidado de no plicar demasiado lateralmente, ya que esto puede ocasionar torsión y obstrucción ureteral y estenosis vaginal (estrechamiento del tubo vaginal). Las suturas interrumpidas evitan el agrupamiento

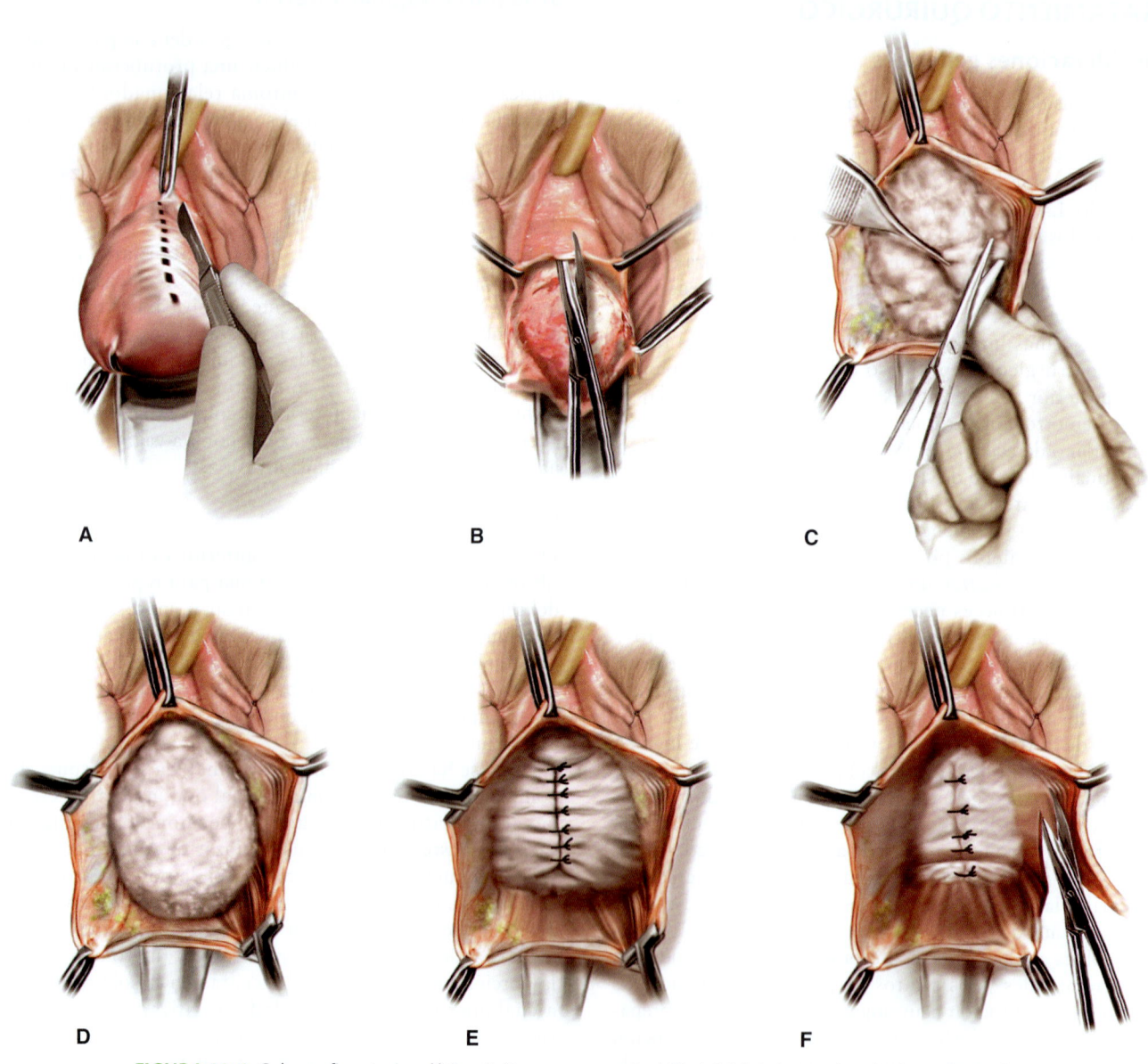

FIGURA 29-4 Colporrafia anterior clásica. **A.** Se muestra una incisión inicial de la pared vaginal anterior en la línea media. **B.** La incisión en la línea media se extiende con unas tijeras. **C.** La vagina se diseca con corte del tejido fibromuscular subyacente, continuando lateralmente a la rama púbica superior. **D.** La disección está completa. **E.** Se coloca la capa de plicatura inicial. **F.** Se recorta la pared vaginal.

y el acortamiento de la pared vaginal anterior, lo que puede provocar dispareunia y una vagina acortada. Sin embargo, en casos de prolapso muy avanzado con una pared vaginal anterior extremadamente atenuada, se puede usar una sutura continua o una sutura bloqueada si se desea acortar la pared vaginal. Por último, se recorta el epitelio vaginal (fig. 29-4F) y se cierra con sutura trenzada 2-0 de absorción tardía. Al recortar el epitelio vaginal, se debe tener cuidado de no resecar demasiado, ya que eso puede provocar estenosis vaginal o tensión innecesaria en el cierre que conduce a la dehiscencia de la herida. Muchos cirujanos cierran el epitelio vaginal con una sutura anclada con el fin de mantener la longitud vaginal y evitar la dispareunia. Como una alternativa, la pared vaginal anterior puede cerrarse con suturas interrumpidas o con una sutura continua alternando con puntos de cierre.

En este momento, si se va a realizar una suspensión apical concomitante, las suturas de la suspensión apical se deben atar para volver a aproximar la parte apical de la vagina. La resolución completa del compartimento apical y anterior debe notarse en este momento. Si se planifica un procedimiento contra la incontinencia, se realiza en este momento. Se recomienda la cistoscopia después de cada colporrafia anterior para confirmar que los uréteres sean permeables y no estén doblados u obstruidos debido a una disección lateral amplia y una plicatura agresiva. Durante la cistoscopia se debe evaluar toda la mucosa de la vejiga para asegurarse de que no haya suturas. Se debe valorar la permeabilidad de ambos uréteres y examinar la uretra en toda su longitud al retirar el cistoscopio.

La mayoría de los estudios prospectivos sobre colporrafia anterior aislada (sin un procedimiento de soporte apical concomitante) muestran tasas de éxito anatómico que van del 37 al 83% a los 1-2 años de seguimiento.

Reparación paravaginal por vía vaginal

Algunas mujeres con prolapso vaginal anterior muestran un claro desprendimiento del tejido vaginal lateral del arco tendinoso de la fascia pélvica y se puede ver la vagina hinchándose lateralmente. En este escenario se puede considerar una reparación paravaginal, aunque faltan datos basados en evidencia para respaldar o refutar este abordaje. Las reparaciones paravaginales pueden abordarse por vía vaginal a través de una reparación con tejido nativo o aumentada con injerto, o abdominalmente a través de una laparotomía exploratoria o un abordaje retropúbico de mínima invasión.

Un objetivo de la reparación del defecto paravaginal es volver a colocar la pared vaginal lateral en el arco tendinoso de la fascia pélvica. Cuando se realiza por vía vaginal, inicialmente se aborda de manera similar a una colporrafia anterior. Después de que se hace la incisión longitudinal en el epitelio vaginal y se diseca el tejido fibromuscular subyacente fuera del epitelio suprayacente, la disección se lleva a cabo más lateralmente hasta que se ingresa a los espacios paravaginales en cada lado. El espacio paravaginal se desarrolla de forma roma entre la pared vaginal y el músculo obturador interno. Para hacer esto, puede usarse el dedo índice del cirujano a fin de extender el espacio en sentido anterior a lo largo de la rama isquiopúbica, en dirección medial o anterior a la sínfisis púbica y lateral o posterior hacia la espina ciática. Si hay un defecto paravaginal y la disección se hace en el plano apropiado, es fácil ingresar al espacio retropúbico y visualizar el tejido adiposo retropúbico y paravaginal. La espina ciática debe ser palpable en cada lado a través de esta disección. Se puede seguir el arco tendinoso de la fascia pélvica desde la espina ciática, que se extiende por debajo de la rama isquiopúbica hasta la porción posterolateral de la sínfisis del pubis. A veces se puede palpar (se siente como una banda de goma elástica y delgada).

La reparación paravaginal por vía vaginal es un cierre de tres puntos que implica al epitelio vaginal, la capa fibromuscular de la vagina y la pared lateral de la pelvis lateral en el arco tendinoso de la fascia pélvica. Se colocan suturas sistemáticamente en el arco tendinoso de la fascia pélvica (punto 1), a través de la capa fibromuscular de la vagina (punto 2) y luego en el epitelio vaginal, como se describe a continuación (punto 3). Mientras se retraen medialmente la vejiga y la uretra con un separador maleable o Breisky-Navratil, se colocan de tres a seis suturas en el arco tendinoso de la fascia pélvica. Si se colocan tres suturas, la primera se sitúa justo antes de la espina ciática, la segunda está a medio camino de la sínfisis del pubis y la tercera es lateral a la sínfisis púbica (fig. 29-5A). Se puede emplear un dispositivo de captura de sutura Capio® (Boston Scientific, Natick, MA) para colocar fácilmente monofilamentos absorbibles de absorción tardía o suturas de monofilamento permanente. El procedimiento se realiza de forma bilateral si la paciente tiene defectos paravaginales bilaterales. En esta etapa se puede hacer una plicatura en la línea media, como en una colporrafia anterior tradicional. Después, se vuelve a prestar atención a las suturas previamente colocadas en el arco tendinoso de la fascia pélvica. Comenzando con la sutura más anterior, la aguja se coloca en el borde de la capa fibromuscular de la vagina, al nivel de la unión uretrovesical (fig. 29-5B) y luego a través del epitelio vaginal (fig. 29-5C). Las suturas subsecuentes se colocan posteriormente hasta que la última, más cercana a la espina ciática, se une a la vagina más cerca de la cúpula. Luego, los puntos se atan en orden desde la uretra hasta la cúpula alternando de un lado al otro. Debe haber una aproximación de tejido a tejido entre estas estructuras, es decir, los puentes de sutura deben evitarse mediante una planificación cuidadosa de su colocación. El epitelio vaginal no debe recortarse hasta que todos los puntos estén atados. Los colgajos epiteliales se recortan y se cierran con una sutura de absorción tardía bloqueada.

Reparación paravaginal por vía abdominal

La reparación paravaginal también se puede llevar a cabo mediante un abordaje abdominal. Esto es posible por medio de una incisión de Pfannenstiel o de un abordaje de mínima invasión. Después de ingresar en la cavidad peritoneal mediante cualquiera de esos métodos, se entra al espacio retroperitoneal y se libera la vejiga de las paredes laterales

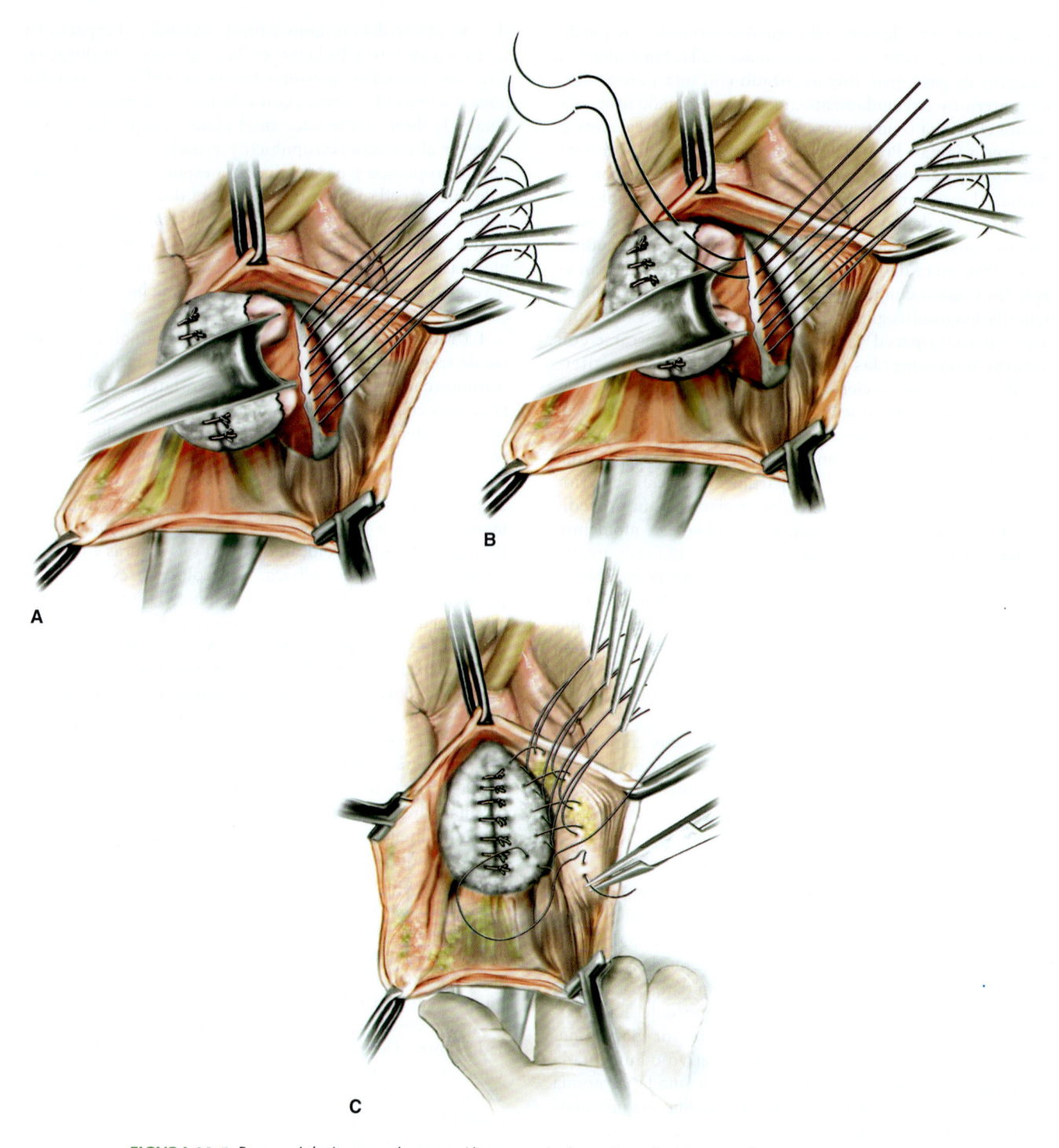

530 SECCIÓN VI CIRUGÍA PARA LAS ALTERACIONES DEL PISO PÉLVICO

FIGURA 29-5 Pasos quirúrgicos para la reparación paravaginal por vía vaginal (3 puntos). **A.** Se pasan de tres a seis suturas a través de la línea blanca en la fascia sobre el músculo obturador interno (punto 1). **B.** Un extremo de cada sutura se pasa a través del borde lateral de la fascia desprendida (punto 2). **C.** Cada sutura se pasa por todo el grosor de la pared vaginal excluyendo el epitelio (punto 3) (Karram MM. *Surgical management of pelvic organ prolapse*, 1st ed. Philadelphia, PA: Saunders; 2013. Copyright © 2013 Elsevier. Reimpreso con autorización).

de la pelvis mediante disección roma y corte o electrobisturí. Al espacio de Retzius (*véase* fig. 30-15) se ingresa teniendo cuidado de evitar el plexo venoso retropúbico. El objetivo es visualizar la región posterior de la sínfisis del pubis, los ligamentos de Cooper, los músculos obturadores internos y el arco tendinoso, la fascia, la pelvis y el cuello de la vejiga.

El cirujano coloca un dedo en la vagina para delinear las estructuras y ayudar a desviar la vagina y la vejiga medialmente. Se colocan suturas, comenzando cerca de la cúpula vaginal. La sutura inicial se coloca primero a través de todo el grosor de la vagina (excluyendo el epitelio vaginal) y luego profundamente en el obturador interno de la fascia o el arco tendinoso de la fascia pélvica, 1-2 cm anterior a su origen en la espina ciática. Después de atar esta primera sutura, se colocan suturas adicionales (de dos a cinco) a través de la pared vaginal y la fascia suprayacente, luego dentro del obturador interno a intervalos de aproximadamente 1 cm hacia la rama púbica (fig. 29-6). Por lo general, se usa sutura monofilamento permanente 2-0 o 0 para la reparación paravaginal. Antes de atar las suturas, se realiza una cistouretroscopia para descartar el paso de la sutura a través de la vejiga y confirmar la permeabilidad ureteral. Después de la cistouretroscopia, las suturas se atan y se cortan.

Los datos de resultados de las reparaciones paravaginales se limitan a series de casos de un solo centro. Estos estudios sugieren tasas de éxito del 67-100% para el abordaje vaginal y del 75-97% para el abordaje abdominal (abierto). Existen pocos datos para las reparaciones laparoscópicas paravaginales. Cabe destacar que las reparaciones paravaginales por vía vaginal pueden estar asociadas con una alta tasa estimada de hemorragia y transfusión (hasta el 21% en un estudio).

Uso de injerto en el compartimento anterior

La filosofía detrás del aumento del injerto es reforzar el tejido debilitado (que puede o no ser plicado concomitantemente) y proporcionar soporte lateral y de la línea media. Los injertos funcionan al brindar un andamiaje que permite el crecimiento interno del tejido de la paciente y crea un soporte artificial reforzado de nivel II que por lo general está conectado proximalmente al soporte de nivel I y distalmente al soporte de nivel III.

Los injertos pueden ser "paquetes" personalizados o disponibles comercialmente. Los paquetes de malla generalmente incluyen una hoja precortada de material de injerto, a menudo con dispositivos de fijación y trócares o anclajes. En la mayoría de los casos, cada paquete requiere un abordaje quirúrgico específico, adaptado a la naturaleza del material del injerto y los sitios de fijación previstos. El material de injerto pueden ser sintético o biológico. Este último incluye fascia autóloga (fascia lata, fascia del recto), homotrasplante (fascia lata cadavérica, dermis cadavérica, dura mata) o heterotrasplante (dermis porcina, submucosa de intestino delgado porcino, pericardio bovino, dermis bovina).

También puede usarse un injerto o malla para aumentar una colporrafia anterior o para una reparación paravaginal

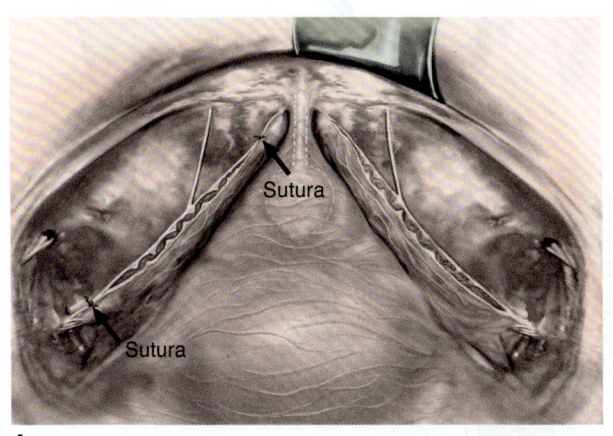

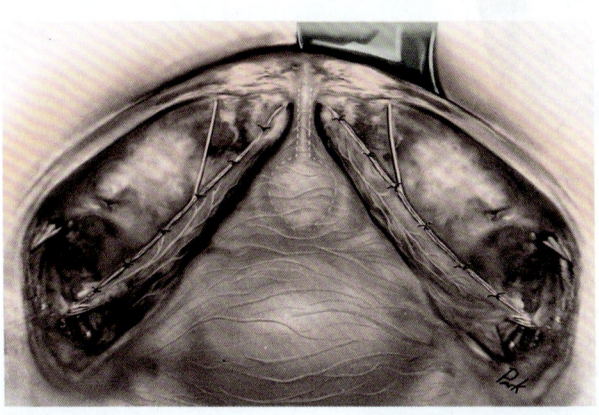

FIGURA 29-6 La reparación del defecto paravaginal por vía abdominal vuelve a unir la fascia pubocervical a las líneas blancas bilateralmente. **A.** Paciente con defectos paravaginales bilaterales. La reparación se inició a la izquierda con suturas en los dos extremos del defecto. **B.** La reparación está completa en el lado izquierdo. **C.** Ambas partes están reparadas.

por vía vaginal. La malla o el injerto se corta de forma trapezoidal. Al incorporar los bordes laterales del injerto en las suturas colocadas para la reparación paravaginal, el injerto se fija a los ligamentos sacroespinosos, la fascia del obturador, el arco tendinoso de la fascia pélvica o el cuello de la vejiga distal (fig. 29-7).

En 2008, la Food and Drug Administration (FDA) publicó una notificación (Public Health Notification) sobre el uso de malla sintética colocada transvaginalmente (malla que pasa a través de la vagina y se coloca debajo del epitelio vaginal). Se afirmó que los cirujanos y las pacientes deben estar conscientes de las complicaciones asociadas con la malla, incluyendo su erosión y exposición. La FDA hizo varias recomendaciones,

entre ellas, el énfasis en la necesidad de un consentimiento informado adecuado y la capacitación especializada para los paquetes específicos de malla. En 2011, la FDA emitió una actualización de seguridad que declaró, además, que las complicaciones observadas en su notificación del 2008 "no eran infrecuentes". La FDA ordenó a las compañías de dispositivos médicos que realizaran estudios de vigilancia posteriores a la comercialización de la malla para prolapsos. Estas advertencias han disminuido drásticamente el uso de la malla transvaginal para el prolapso. Además, muchas compañías han optado por retirar sus productos del mercado en lugar de realizar los costosos estudios de vigilancia posteriores a la comercialización. La mayor parte de la evidencia publicada

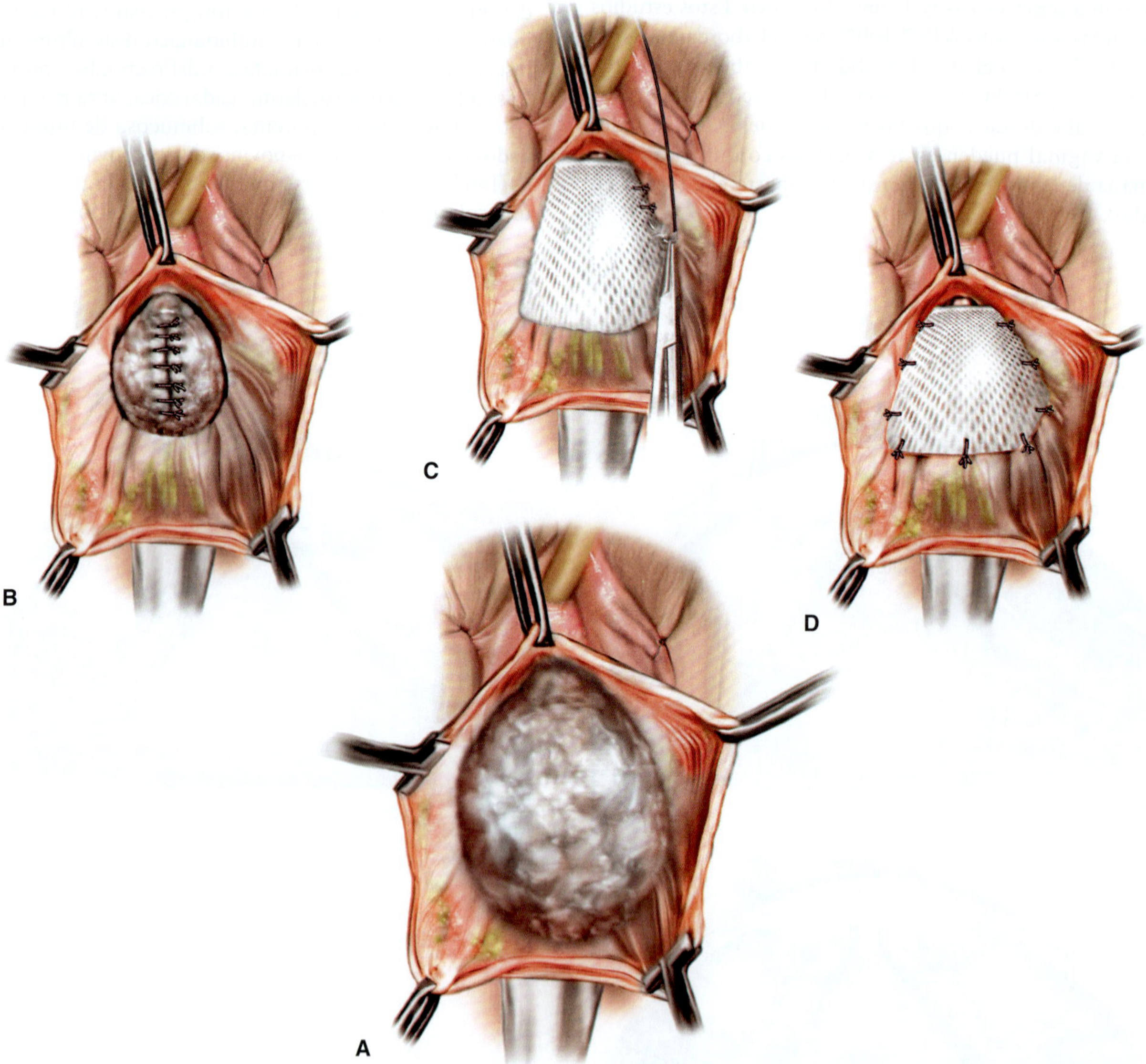

FIGURA 29-7 Reparación con malla del prolapso de la pared vaginal anterior. **A.** Se diseca de forma bilateral la vejiga y se separa de la cúpula vaginal. **B.** Se completa la plicatura de la línea media. **C.** Después de entrar al espacio paravaginal izquierdo y exponer el arco tendinoso de la fascia pélvica (*línea blanca*), si se desea, se sutura en su lugar malla protésica a la medida. **D.** La malla se une de manera bilateral y todas las suturas se atan soportando la vejiga (Karram MM. *Surgical management of pelvic organ prolapse*, 1st ed. Philadelphia, PA: Saunders; 2013. Copyright © 2013 Elsevier. Reimpreso con autorización).

sobre el uso de malla transvaginal se refiere al uso de malla de polipropileno, mucha de la cual ha sido retirada del mercado voluntariamente. En este momento, los únicos paquetes de malla disponibles para la reparación transvaginal incluyen el Uphold Vaginal Support System® (Boston Scientific) y el Fixrelle Direct Fix® (Coloplast). Los materiales de injerto biológico disponibles incluyen Xenoform® (Boston Scientific) y Repliform® (Boston Scientific).

La evidencia de alta calidad sobre estas nuevas mallas ligeras aún no está disponible para informar a la práctica. En una revisión sistemática de 2016, Maher y cols. llegaron a la conclusión de que el injerto o malla tiene una ventaja anatómica y subjetiva mínima en comparación con la reparación con tejidos nativos y se asocia con mayor morbilidad. Sin embargo, la reparación con tejido nativo se asoció con una mayor persistencia de los síntomas de protuberancia o protrusión después de la cirugía, una mayor recurrencia del prolapso del compartimento anterior y un mayor riesgo de repetición de la cirugía. La reparación con tejidos nativos se asoció con un menor riesgo de incontinencia urinaria de esfuerzo *de novo* y una menor incidencia de lesión de la vejiga. En pacientes adecuadamente seleccionadas que comprenden los riesgos asociados, es razonable considerar un aumento en el uso de la malla para la reparación del prolapso anterior, aunque no está claro si los costos y los riesgos superan a los beneficios. A medida que se completen los estudios de vigilancia posteriores a la comercialización exigidos por la FDA, habrá más datos disponibles para informar la práctica clínica sobre las opciones de malla existentes (**cuadro 29-1**).

CUADRO 29-1 PASOS DEL PROCEDIMIENTO

Reparación del compartimento anterior

Colporrafia anterior (plicatura de la línea media) con o sin reparación paravaginal, con o sin aumento del injerto

- Usar pinzas de Allis para delinear el área de disección en la mucosa vaginal (extremos proximal y distal del prolapso).
- Inyectar vasopresina para la hemostasia y la hidrodisección.
- Incidir el epitelio vaginal.
- Disecar el tejido fibromuscular del epitelio vaginal suprayacente. Si existe un defecto paravaginal concomitante, la disección se lleva lateralmente a los espacios paravaginales, desde la sínfisis del pubis hasta la tuberosidad isquiática, y se identifica el arco tendinoso de la fascia pélvica. Colocar de tres a seis suturas en el arco tendinoso de la fascia pélvica y sostenerlas.
- Reducir el defecto anterior con suturas (**plicatura de la línea media**). Hacer esto con suturas interrumpidas aunque, ocasionalmente, se puedan usar suturas continuas si se desea un acortamiento vaginal.
- Si se realiza una reparación paravaginal, las suturas paravaginales en el arco tendinoso de la fascia pélvica (dos pasos atrás) son colocadas en el tejido fibromuscular vaginal y luego en el epitelio vaginal para volver a situar la vagina en el soporte lateral (arco tendinoso de la fascia pélvica).
- Si se realiza **aumento del injerto**, las suturas paravaginales pueden colocarse a través de los brazos del injerto y atarse.
- Recortar el exceso de epitelio vaginal.
- Volver a aproximar los bordes del epitelio vaginal con sutura absorbible.
- Atar suturas apicales si se realiza una reparación apical de manera concomitante.
- Cuando esté indicado, efectuar un procedimiento antiincontinencia a través de una incisión separada.
- Verificar el calibre vaginal con un examen vaginal digital y de la integridad ureteral con cistoscopia.

Procedimientos para la reparación del prolapso de la pared vaginal posterior

El objetivo de la reparación quirúrgica del compartimento vaginal posterior es doble: reducir una protuberancia anatómica y mejorar cualquier síntoma relacionado.

El compartimento posterior puede abordarse por vía transvaginal, transanal (endorrectal) y abdominal (técnicas abiertas frente a técnicas mínimamente invasivas). Las reparaciones también pueden dividirse en reparaciones de tejidos nativos y reparaciones aumentadas con injerto.

Colporrafia posterior y reparación posterior de localización específica

Las dos reparaciones transvaginales con tejido nativo más habituales son la plicatura de la línea media, también llamada colporrafia posterior tradicional, y la reparación de localización específica. A menudo, estas reparaciones se ven aumentadas con una perineorrafia. Una *perineorrafia* es una intervención en el cuerpo perineal con el objetivo de reconstruir el perineo. Con frecuencia, una perineorrafia incluye una aproximación de los músculos perineales transversales superficiales y profundos, así como de los músculos bulbocavernosos. El objetivo de la perineorrafia es reparar el soporte de nivel III aumentando la longitud del cuerpo perineal (cp) y disminuyendo la longitud del hiato genital (hg).

Plicatura en la línea media, colporrafia posterior tradicional con o sin perineorrafia

Si se planifica una perineorrafia como parte de una colporrafia posterior, las pinzas de Allis se usan para sujetar el epitelio vaginal a nivel del himen a cada lado de la perineorrafia propuesta (generalmente en las posiciones de 4 y 8 de las manecillas del reloj) y también en la porción más proximal del epitelio vaginal posterior (proximal a la protuberancia) en la línea media. La aproximación de las pinzas de Allis en la línea media dará al cirujano una buena estimación del calibre vaginal después del procedimiento. La vagina reconstruida debe poder alojar cómodamente de dos a tres dedos.

Si no se piensa hacer una perineorrafia, el procedimiento comienza sujetando el epitelio vaginal con pinzas de Allis para delinear los extremos proximal y distal del prolapso (p. ej., sujetando el epitelio vaginal posterior longitudinalmente en la línea media).

Se inyecta una solución diluida de vasopresina (20 unidades en 50 o 100 cc de solución salina normal) en la línea media y lateralmente hacia las paredes laterales para la hemostasia y la hidrodisección. Si se realiza una perineorrafia, se extrae transversalmente una porción triangular del epitelio vaginal desde la cara posterior de la pared vaginal junto con el epitelio perineovaginal utilizando tijeras de Mayo curvas (fig. 29-8).

Después de inyectar la solución diluida de vasopresina, se realiza una incisión longitudinal en la línea media con bisturí hacia las pinzas de Allis proximales para permitir el acceso al tejido fibromuscular subyacente. De forma alternativa, esta incisión puede hacerse insertando las tijeras de Metzenbaum debajo del epitelio vaginal longitudinalmente, con sus puntas dirigidas hacia arriba para disecar de manera roma y cortante el tejido fibromuscular del epitelio vaginal suprayacente. Las tijeras se utilizan para cortar una incisión longitudinal en la línea media (fig. 29-9). Una sola incisión en la línea media (sin la incisión longitudinal o en "T" invertida en el cuerpo perineal) evitará el estrechamiento involuntario del hiato genital, lo que posiblemente contribuye a la dispareunia. Se colocan pinzas secuenciales de Allis-Adair (pinzas "T", pinzas Pratt) juntas a lo largo de los bordes del epitelio vaginal cortado.

Después, se diseca el tejido fibromuscular del epitelio vaginal suprayacente con unas tijeras de Metzenbaum, con cuidado de dejar el epitelio vaginal lo más delgado posible. Los vasos sanguíneos deben disecarse del epitelio vaginal, es decir, los vasos deben "dejarse" con la capa fibromuscular. Ocasionalmente, se necesita cauterización para controlar el sangrado de pequeños vasos perforantes. A menudo, la hemorragia indica que el cirujano está "dividiendo un plano quirúrgico", ya que no es raro encontrar fibrosis por una lesión obstétrica previa y reparación o cirugía reconstructiva pélvica previa. Si la disección se realiza con demasiada facilidad, el plano quirúrgico podría ser demasiado profundo, por debajo del tejido fibromuscular rectovaginal posterior. Este

FIGURA 29-8 Perineorrafia. Después de la valoración de las dimensiones objetivo del introito colocando las pinzas de Allis en cada lado del anillo himeneal posterior, se hace una incisión triangular en la comisura posterior y se retira el epitelio dentro de este triángulo.

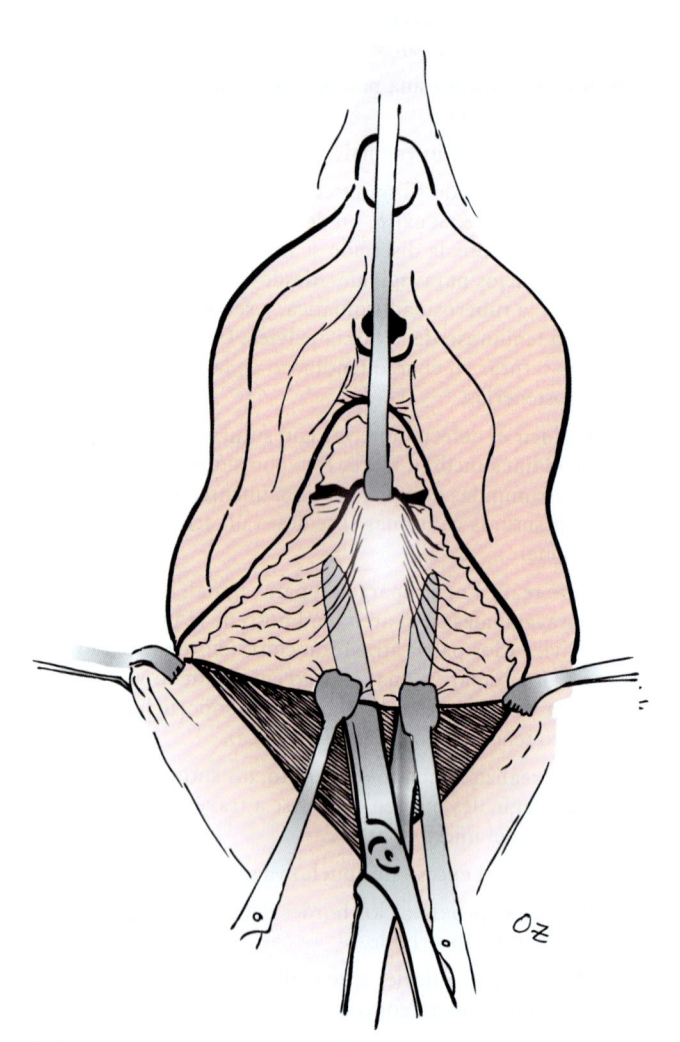

FIGURA 29-9 Colporrafia posterior. Las tijeras de Mayo con sus puntas hacia arriba se usan para comenzar la disección del epitelio vaginal del tejido fibromuscular subyacente.

abordaje es más adecuado para una reparación aumentada con injerto; sin embargo debe evitarse para una reparación con tejido nativo. Al permanecer en un plano superficial e incluso "dividir el plano quirúrgico", el cirujano reducirá al mínimo la posibilidad de una lesión en el recto y dejará que el tejido fibromuscular más fuerte se incorpore a la reparación.

Una forma de lograr la profundidad de disección correcta es comenzar con las tijeras perpendiculares al epitelio vaginal y lo más cerca posible de la pinzas de Allis-Adair (fig. 29-10). Mientras se sujetan las pinzas de Allis-Adair en la palma de la mano, el pulpejo del dedo índice se coloca detrás de la mucosa vaginal elevada, en la unión del epitelio vaginal y el tejido fibromuscular. Mientras levanta suavemente el dedo índice, las tijeras de Metzenbaum se colocan primero perpendicularmente al epitelio vaginal, lo más cerca posible de las pinzas de Allis-Adair, para ayudar a lograr la profundidad correcta de disección. Después, se colocan las tijeras de Metzenbaum en un ángulo agudo con respecto al epitelio vaginal y se diseca el tejido fibromuscular mientras se aplica una presión suave hacia el epitelio vaginal.

Es útil para el asistente utilizar pinzas atraumáticas para aplicar contratracción y levantar el tejido fibromuscular en una dirección perpendicular desde el epitelio vaginal subyacente. A menudo, tiene una apariencia blanca similar a una red de planos de tejido que puede seguirse para completar la disección.

La disección se lleva a cabo superiormente a la cara proximal del prolapso y lateralmente a las paredes pélvicas, donde el tejido fibromuscular se une al arco tendinoso de la fascia rectovaginal (la pared pélvica lateral). Los músculos elevadores del ano pueden visualizarse solo medialmente a este anexo y no deben cortarse de manera transversal.

A continuación, el defecto de soporte posterior se reduce quirúrgicamente con suturas interrumpidas. Esto se hace reaproximando el tejido fibromuscular fuerte más próximo a la extensión más proximal de la disección, y luego plegando transversalmente el tejido fibromuscular utilizando sutura de monofilamento de absorción tardía 2-0 (fig. 29-11). Se realizan análisis rectales digitales intermitentes para garantizar que no se coloquen suturas en el recto y para asegurar que la plicatura del tejido fibromuscular sea suficiente para reducir el defecto de la pared vaginal posterior. Además, se debe tener cuidado de colocar cada sutura en continuidad con la sutura anterior para evitar una estenosis o formación de bandas de la pared vaginal posterior, lo que podría causar dispareunia. Una vez que el defecto

FIGURA 29-10 Colporrafia posterior. Se usan tijeras de Metzenbaum para disecar el tejido fibromuscular subyacente del epitelio vaginal. Este plano se identifica con tracción de pinzas de Allis-Adair y con el dedo del cirujano detrás del epitelio vaginal.

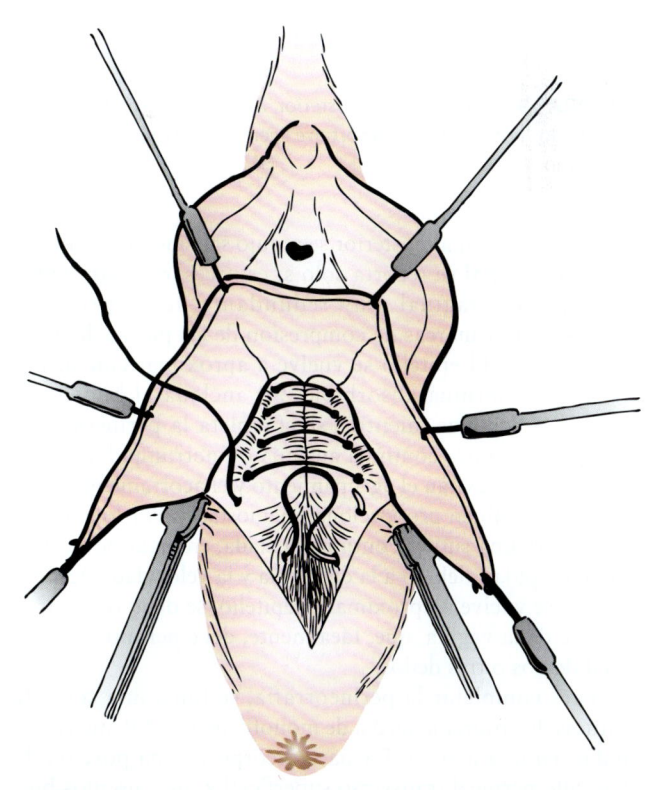

FIGURA 29-11 Colporrafia posterior. Plicatura en la línea media. El tejido fibromuscular se pliega transversalmente con suturas interrumpidas.

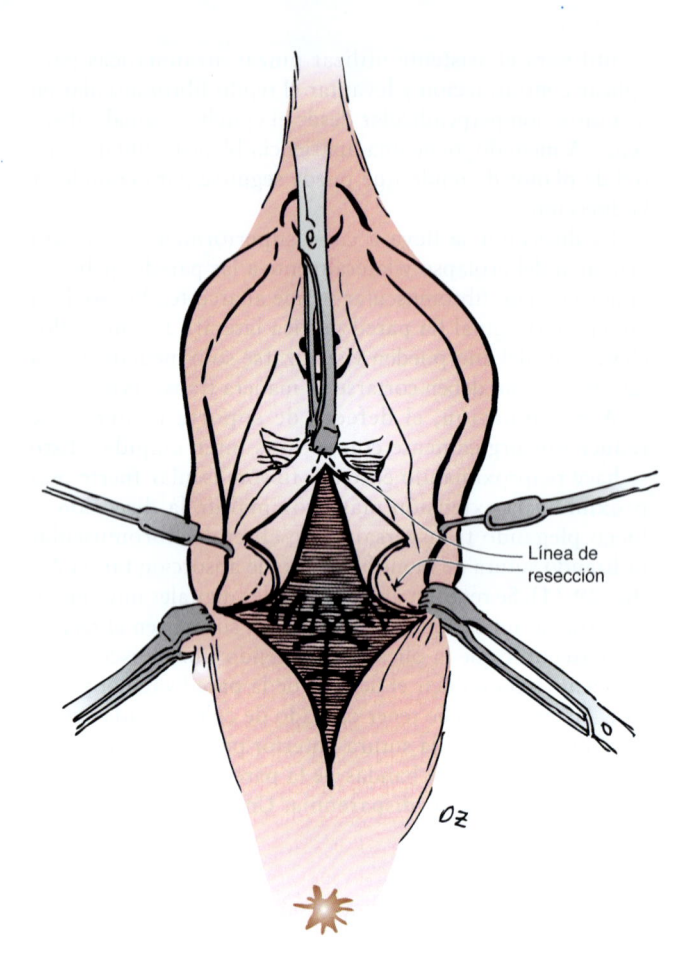

FIGURA 29-12 Colporrafia posterior. Antes del cierre del epitelio vaginal, los bordes pueden recortarse ligeramente según se considere necesario.

de la pared vaginal posterior se redujo satisfactoriamente, el epitelio vaginal se recorta solo si es necesario (para extirpar epitelio vaginal muy redundante de un prolapso extenso o por marcas de compresión de las pinzas de Allis) (fig. 29-12). El epitelio se vuelve a aproximar con sutura trenzada continua absorbible 2-0 anclada al himen. La sutura se sostiene mientras se completa la perineorrafia. Se prefiere sutura continua anclada o interrumpida, ya que estas técnicas evitan el agrupamiento y el acortamiento de la vagina y también proporcionan hemostasia. Por lo general, se prefiere una sutura continua anclada, en lugar de suturas interrumpidas, debido a la eficiencia y la velocidad. Después de que se vuelve a aproximar el epitelio, se debe verificar el calibre de la vagina, que, idealmente, debe permitir el paso fácil de dos o tres dedos.

Para completar la perineorrafia, se toma una serie de suturas de absorción tardía de monofilamento 2-0, interrumpidas, en una aguja CT-1 para incorporar una porción de músculo perineal transverso superficial y los músculos bulbocavernosos (fig. 29-13). El objetivo es unir los músculos en la línea media y reconstruir el cuerpo perineal. Las suturas profundas se colocan primero en dirección horizontal, paralelas a la vagina (sutura en corona), y luego en dirección vertical (perpendicular a la vagina y el recto); después se coloca superficialmente una sutura trenzada absorbible 2-0 sobre estas suturas en dirección vertical para reforzar la reparación y volver a aproximar el epitelio vaginal. Estas suturas se sostienen con broches. La sutura trenzada absorbible se usa más cerca de la piel perineal, ya que es menos palpable que un monofilamento y, por lo tanto, menos incómoda para la paciente en el postoperatorio. Después de colocar las tres suturas, puede confirmarse su colocación correcta con un tirón; los músculos bulbocavernosos y perineales transversales deben parecer atraídos hacia el cuerpo perineal reconstruido. En esta etapa pueden colocarse suturas de monofilamento de absorción tardía 2-0 interrumpidas para volver a aproximar el tejido fibromuscular al cuerpo perineal. Las suturas de perineorrafia se atan luego de proximal a distal y se comprueba que el hiato y el calibre genital tengan por lo menos dos o tres dedos de ancho. Se realiza un examen rectal para asegurar la integridad del recto. Luego se vuelve a prestar atención a la sutura trenzada absorbible 2-0 anclada, que se utilizó para cerrar el epitelio vaginal, que ahora puede usarse de forma continua para volver a aproximar los bordes epiteliales distales al himen.

Cabe destacar que la plicatura del elevador no se realiza con regularidad en mujeres sexualmente activas porque los estudios han demostrado un aumento en la dispareunia y el dolor postoperatorio inmediato debido a la constricción del calibre vaginal con este tipo de abordaje. En las mujeres que no desean actividad sexual futura, la plicatura del elevador puede ser un complemento apropiado para una colporrafia posterior. Durante la plicatura transversal del tejido fibromuscular se pueden colocar suturas de monofilamento de absorción tardía 2-0 en los músculos elevadores laterales del ano y atarlas en la línea media para crear una plataforma muscular.

La colporrafia posterior tradicional muestra tasas de éxito del 76-96% al año. Alrededor del 70% de las pacientes experimentan una disminución de sus síntomas de defecación obstruida (específicamente necesidad de manipulación digital y vaciado incompleto).

Reparaciones en localizaciones específicas

En la exploración rectal digital, si se palpa un defecto más focalizado o discreto en el tejido fibromuscular, puede realizarse una reparación de localización específica del defecto. Las ventajas de esta reparación pueden incluir menos estrechamiento del calibre vaginal.

Este procedimiento se inicia de manera similar a la plicatura tradicional de la línea media y puede realizarse con o sin perineorrafia. Después de que se abre el epitelio vaginal en la línea media y de que la disección se transporta proximalmente al abultamiento del compartimento posterior y lateralmente a las paredes laterales pélvicas o músculos elevadores, se hace un examen rectal digital para identificar una "rotura" específica (separación o debilidad focal) en la capa fibromuscular rectovaginal. Se han identificado desgarros en la porción lateral, distal, de la línea media o superior del tejido (fig. 29-14).

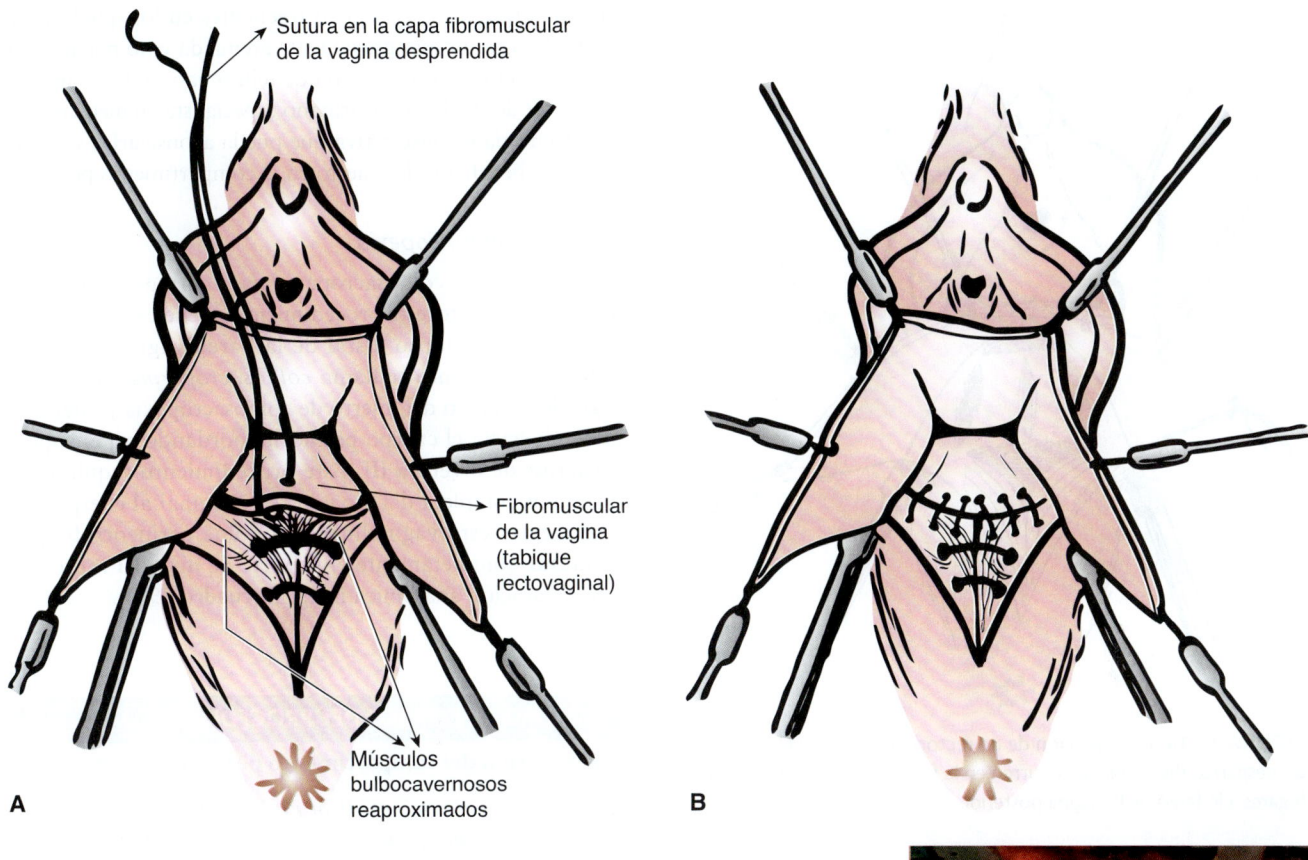

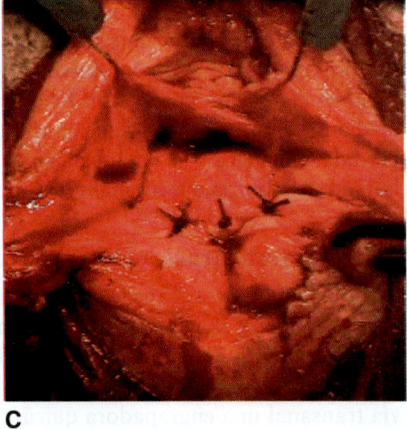

CAPÍTULO 29 COLPORRAFIA Y REPARACIÓN DE ENTEROCELE   537

FIGURA 29-13 A. Los músculos bulbocavernosos se han aproximado para reconstruir el cuerpo perineal, y el borde separado de la capa fibromuscular vaginal se sutura al cuerpo perineal restaurado. **B.** La capa fibromuscular vaginal se ha suturado al cuerpo perineal con aproximadamente cuatro a seis puntos. **C.** Muestra de esta técnica aplicada durante una cirugía.

Serán revelados por la fácil colocación del dedo explorador rectal en un bolsillo a través del tejido fibromuscular visible. En esta etapa, en lugar de realizar una serie de suturas de plicatura interrumpidas transversales, como se describió anteriormente, las suturas se colocan sobre el defecto identificado para reaproximar el tejido fibromuscular y así reparar los defectos identificados. La reducción del prolapso se evalúa con un estudio rectal digital. El epitelio vaginal se vuelve a aproximar y, si es necesario, se realiza una perineorrafia como se describió anteriormente.

La reparación de la pared vaginal posterior de localización específica también muestra altas tasas de éxito anatómico que van del 56 al 100%. Alrededor del 18% de las pacientes experimentan disminución en la necesidad de estimulación digital.

Abordaje transanal

Ocasionalmente, los cirujanos colorrectales intentarán realizar un procedimiento del compartimento posterior a través de un abordaje transanal. En general, esto se lleva a cabo con la paciente en la posición de navaja en prono. Las revisiones

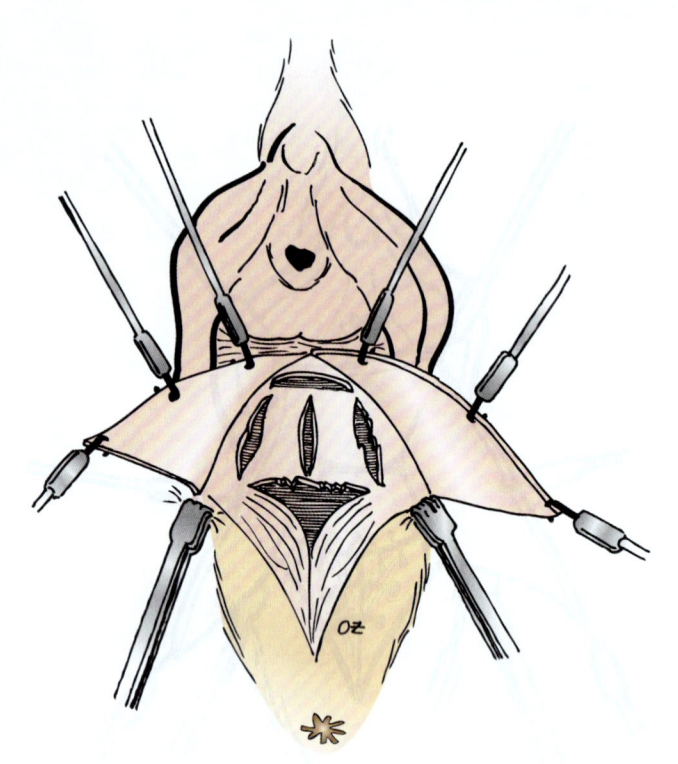

FIGURA 29-14 La formación de un rectocele puede ser el resultado de desgarros discretos que ocurren en la fascia rectovaginal en varios lugares a lo largo de la vagina posterior.

sistemáticas existentes demostraron una mayor tasa de recurrencia con el abordaje transanal en comparación con el abordaje vaginal (más síntomas de prolapso, mayor recurrencia en la exploración física y mayor profundidad media del rectocele en la defecografía), así como una mayor pérdida de sangre y uso de medicamentos para el dolor. Por lo tanto, el abordaje transanal no se recomienda.

Resección rectal transanal

La resección rectal transanal engrapada (RRTE) es utilizada a menudo por los cirujanos colorrectales para tratar las hemorroides. De ahí se ha adaptado su uso para el tratamiento del síndrome de defecación obstruida. Se usa por vía transanal una engrapadora quirúrgica para eliminar circunferencialmente el exceso de tejido en el recto y así reducir el defecto anatómico o rectocele. Los estudios publicados y las revisiones sistemáticas sobre el procedimiento RRTE indican una mejoría mínima en las puntuaciones de defecación obstruida y los hallazgos clínicos tienen una alta tasa de complicaciones. Por lo tanto, no se recomienda el procedimiento RRTE para el prolapso posterior o para tratar los síntomas de la defecación obstruida.

Abordaje vaginal, injerto aumentado

Hay muy pocos datos que respalden el uso del injerto transvaginal en el compartimento posterior y algunos informes sugieren que aumenta los eventos adversos, incluida la dispareunia.

Sin embargo, hay casos poco frecuentes en los que la pared vaginal posterior está gravemente atenuada y no puede corregirse solo con una reparación de tejido nativo. Estas mujeres deben ser derivadas a un cirujano especialista en medicina pélvica y cirugía reconstructiva que pueda aconsejarlas sobre los riesgos y beneficios del injerto en el compartimento posterior.

Colposacroperineopexia

Si se realiza una colposacropexia para corregir un prolapso apical coexistente, este procedimiento puede extenderse para corregir un prolapso distal de la pared vaginal posterior. Este procedimiento se llama *colposacroperineopexia*. Para lograrlo, el brazo del injerto de colposacropexia posterior se extiende hasta el cuerpo perineal, abordando así el soporte posterior de nivel I a III. Este procedimiento requiere una disección completa del espacio rectovaginal al cuerpo perineal. Seguir esto vaginalmente con una perineorrafia para restaurar completamente el soporte de nivel III representa una reparación anatómica integral (cuadro 29-2).

CUADRO 29-2 PASOS DEL PROCEDIMIENTO

Reparación del compartimento posterior

Colporrafia posterior (plicatura de la línea media o reparación específica del sitio) con o sin perineorrafia

- Utilizar pinzas de Allis para delinear el área de disección en la mucosa vaginal (extremos proximal y distal del prolapso).
- Inyectar vasopresina para la hemostasia y la hidrodisección.
- Incidir el epitelio vaginal.
- Disecar el tejido fibromuscular del epitelio vaginal suprayacente.
- Reducir el defecto posterior con suturas. Esto puede hacerse por plicatura transversal (**colporrafia posterior tradicional de la línea media**) o por colocación de sutura localizada (**específica del lugar**).
- Recortar el exceso de epitelio vaginal según la necesidad.
- Volver a aproximar los bordes del epitelio vaginal con sutura absorbible.
- Completar la **perineorrafia** con tres suturas interrumpidas anchas para incluir los músculos perineales transversales superficiales y profundos, así como los músculos bulbocavernosos para unirlos en la línea media y reconstruir el cuerpo perineal.
- Verificar el calibre vaginal y la integridad rectal mediante exploraciones digitales.

REPARACIÓN DE ENTEROCELE

Las reparaciones de enterocele, incluidas las culdoplastias de Moschowitz, Halban y McCall, se realizan para evitar o tratar los enteroceles, brindar soporte a la cúpula vaginal posterior y cerrar el fondo de saco. Estas reparaciones pueden realizarse en el momento de la histerectomía. Sin embargo, hay pocos datos disponibles basados en la evidencia que respalden que estos procedimientos tratan eficazmente el enterocele. A menudo, el prolapso apical significativo coexiste con un enterocele y, por lo tanto, se prefiere un procedimiento de soporte apical. En consecuencia, las reparaciones de enterocele deben reservarse para el tratamiento del enterocele aislado (con un buen soporte apical).

Reparaciones de enterocele por vía vaginal

Culdoplastia de McCall

Por lo general, la culdoplastia de McCall se realiza mediante un abordaje vaginal en el momento de la histerectomía vaginal. Una verdadera culdoplastia de McCall es un procedimiento preventivo, aunque existen modificaciones (la más notable es la de Mayo-McCall modificada) que pueden usarse para tratar un enterocele en el contexto del prolapso apical (*véase* cap. 27).

Reparación vía vaginal

En un verdadero enterocele aislado, es decir, un prolapso de vísceras abdominales (intestino delgado o sigmoide), puede realizarse un abordaje vaginal simple en un espacio entre el recto y una cúpula vaginal bien soportada. Intraoperatoriamente, el enterocele se localiza visualmente y con exploración rectal digital (para confirmar que la protuberancia observada no es un rectocele). Entonces, se realiza una incisión longitudinal en la vagina que recubre el defecto observado y el tejido fibromuscular subyacente se diseca cuidadosamente hasta que se encuentra el saco del enterocele. El saco peritoneal se sujeta con pinzas de Allis y el saco se desplaza desde el tejido fibromuscular perirrectal. Se hace una pequeña incisión en el saco peritoneal y se coloca un dedo en el saco. Este dedo permite delinear el defecto y actúa como una barrera física para proteger el contenido intraabdominal (intestino) de ser incorporado a la reparación. Se coloca una sutura con cordón en el cuello proximal del saco, seguida de una o dos suturas en bolsa de tabaco.

Con un dedo en su lugar para reducir el contenido intraabdominal, se ata la sutura proximal de la bolsa, seguida de las suturas distales. A continuación, se liga el peritoneo restante (distal a las suturas). El cierre y la ligadura del saco peritoneal son seguidos por dos o tres suturas que se colocan primero a través de la pared rectal lateral anterior, la pared vaginal apical posterior y los ligamentos uterosacros. Estas suturas no deben entrar en la luz ni del recto ni de la vagina. Se atan sucesivamente para obliterar aún más el enterocele. La mucosa vaginal se cierra de la manera interrumpida convencional o se realiza una colporrafia posterior concomitante.

Reparaciones de enterocele por vía abdominal

La prevención o reparación del enterocele también puede abordarse abdominalmente a través de un abordaje abierto o de mínima invasión. Pueden realizarse al mismo tiempo que una histerectomía u otro procedimiento de prolapso. Hay poca evidencia para respaldar el beneficio de estos procedimientos solos o como un complemento de los procedimientos para abordar el prolapso apical. Por lo tanto, hay un papel muy limitado para estos procedimientos en la práctica quirúrgica contemporánea.

El objetivo de las culdoplastias de Moschowitz y de Halban es obliterar el fondo de saco posterior suturando la vagina posterior al sigmoide anterior. La culdoplastia de Moschowitz o Halban se realiza después de la histerectomía. Para ambos procedimientos, el fondo de saco se expone con retracción y se deben visualizar ambos uréteres. La desviación rectal con inserción transanal de un medidor de anastomosis terminoterminal puede ser útil.

Para una culdoplastia de Halban (*véase* fig. 28-6), las suturas se colocan de forma longitudinal. Se coloca una serie de suturas interrumpidas de manera continua, comenzando distalmente en la pared vaginal posterior y luego regresando proximalmente a lo largo del rectosigmoide. Por lo general, de tres a cuatro suturas obliterarán el espacio medial a los ligamentos uterosacros. Algunos cirujanos colocarán sutura en cada ligamento uterosacro para acortarlos. Después de colocar todas las suturas, se atan para aproximar la vagina posterior al rectosigmoide.

La culdoplastia de Moschowitz es similar, aunque se utilizan suturas concéntricas en bolsa de tabaco. Estas comienzan en un ligamento uterosacro, se dirigen a través de la pared vaginal posterior, a través del otro ligamento uterosacro, y luego regresan a través del rectosigmoide anterior. Por lo general, se colocan dos o tres suturas. Debido al potencial de torcer los uréteres, se debe realizar una cistoscopia para garantizar la permeabilidad ureteral.

CUIDADOS POSTOPERATORIOS

A menudo, se deja una bolsa vaginal con ungüento de bacitracina durante varias horas después de la cirugía. Si se deja una compresa, también se deja colocada una sonda de Foley. Ambas se retiran antes del alta. Por lo general, se puede dar de alta a las pacientes dentro de las 23 h posteriores y deben seguir un régimen intestinal estricto para mantener una consistencia blanda de las heces. Se recomienda un seguimiento por teléfono para garantizar una deambulación adecuada y una dieta regular, detectar el estreñimiento o dificultades de evacuación y discutir la retirada de los opiáceos y el mantenimiento del régimen intestinal con la adición de laxantes si es necesario (*véanse* cuadros 29-1 y 29-2).

En general, las complicaciones intraoperatorias o perioperatorias graves en las reparaciones del prolapso de la pared vaginal anterior y posterior son poco frecuentes. Intraoperatoriamente, existe el riesgo de hemorragia y la necesidad de transfusión sanguínea (esto es más habitual en las reparaciones paravaginales debido a la irrigación importante), torceduras ureterales y lesiones vesical, ureteral o rectal. En estos escenarios las complicaciones pueden manejarse fácilmente si se reconocen.

Las complicaciones postoperatorias más frecuentes incluyen retención urinaria transitoria, infección de vías urinarias, estreñimiento y dolor. Las complicaciones graves, poco frecuentes, pueden incluir infección de la herida, hematoma o sangrado y lesiones en el recto, la vejiga o los uréteres. Ha habido informes de desarrollo de fístulas vesicovaginales o rectovaginales, aunque esto es extremadamente raro. Además, pueden presentarse síntomas *de novo*, incluyendo dispareunia, incontinencia de esfuerzo, vejiga hiperactiva e incontinencia fecal.

RESULTADOS

Puede ser difícil comparar los resultados publicados de los procedimientos de prolapso debido a la heterogeneidad en la técnica quirúrgica y la variabilidad en la definición de los resultados. Por ejemplo, muchos estudios contemporáneos definen el éxito quirúrgico como el soporte de la pared vaginal sin descender más allá del himen. La razón de esta definición de éxito quirúrgico es que el prolapso más allá del umbral himeneal está asociado con el prolapso sintomático. Sin embargo, numerosos estudios utilizan definiciones más rigurosas de éxito quirúrgico, como la etapa de prolapso 0-1. Algunos estudios usarán definiciones compuestas de éxito, como la ausencia de síntomas de abultamiento, ningún prolapso más allá del himen y ausencia de retratamiento o nueva intervención.

Los datos de series de casos sugieren que las tasas de éxito de la colporrafia anterior tradicional varían del 37 al 83%, mientras que las tasas de éxito de la colporrafia posterior tradicional y de localización específica varían del 56 al 100%. Hay algunos estudios controlados aleatorizados que comparan técnicas quirúrgicas específicas, incluida la colporrafia posterior tradicional frente a la reparación de localización específica o el aumento de injerto. En un estudio controlado aleatorizado de tres brazos que comparó la colporrafia posterior tradicional con la reparación de localización específica y con el aumento del injerto (injerto de matriz de colágeno acelular derivado porcino FortaGen®), se demostraron resultados anatómicos y funcionales superiores para los grupos de colporrafia posterior tradicional y de reparación de localización específica en comparación con el grupo de aumento del injerto. Los tres grupos demostraron mejores medidas defecatorias, sexuales y de calidad de vida.

Las revisiones sistemáticas han examinado la colporrafia anterior tradicional frente al aumento de malla, el abordaje transvaginal frente al transanal para la reparación de la pared vaginal posterior y la técnica RRTE. En general, el alivio y la anatomía mejoraron en todos los procedimientos quirúrgicos. La mayoría de los estudios comparativos para el prolapso anterior no pudieron demostrar diferencias significativas en los resultados anatómicos y subjetivos entre los abordajes quirúrgicos. Para el prolapso vaginal posterior, la colporrafia posterior tradicional ha demostrado mejores resultados anatómicos en comparación con las reparaciones posteriores de localización específica.

Ha habido por lo menos tres estudios aleatorizados y controlados que compararon el abordaje transanal para la reparación del prolapso de la pared vaginal posterior con una colporrafia vaginal posterior tradicional. Además, un metaanálisis evaluó estos tres estudios y demostró tasas de fracaso más bajas para el abordaje vaginal en comparación con el abordaje transanal: 10% frente a 42%.

PUNTOS CLAVE

Pared vaginal anterior

- Por lo general, el prolapso de la pared vaginal anterior se asocia con el prolapso apical y requiere un procedimiento apical concomitante. Es poco frecuente realizar una reparación aislada del compartimento anterior.
- A menudo, la pared vaginal anterior se asocia con síntomas que incluyen disfunción miccional, estimulación digital para facilitar la micción, retención urinaria e incontinencia de esfuerzo oculta, aunque estos síntomas urinarios son multifactoriales y pueden no resolverse completamente con la reparación del prolapso de la pared vaginal anterior.
- La reparación con tejido nativo de los defectos de la pared vaginal anterior tiene un éxito anatómico moderado. Las tasas de éxito para reducir los síntomas de masa varían del 37 al 83%.
- Se debe realizar una cistoscopia después del prolapso del compartimento anterior para garantizar la integridad ureteral y de la vejiga.
- El injerto o malla tiene una ventaja mínima comparado con la reparación con tejido nativo, pero mayor morbilidad. Sin embargo, la reparación con tejido nativo se asocia con una mayor persistencia de los síntomas de protuberancia o protrusión después de la cirugía, mayor recurrencia del compartimento anterior y mayor riesgo de repetir la cirugía. Se asocia con un menor riesgo de incontinencia urinaria de esfuerzo *de novo* y una menor incidencia de lesión de la vejiga.

Pared vaginal posterior

- A menudo, la pared vaginal posterior se asocia con síntomas de disfunción defecatoria o defecación obstruida, incluyendo necesidad de estimulación digital, esfuerzo y vaciado incompleto. Sin embargo, estos síntomas defecatorios son multifactoriales y pueden no resolverse completamente con la reparación del prolapso de la pared vaginal posterior.
- La reparación de los defectos de la pared vaginal posterior con tejido nativo es anatómicamente exitosa.

Las tasas de éxito para reducir el abultamiento van del 56 al 100%.

- La mayoría de las reparaciones del compartimento vaginal posterior ven mejorías con la adición de una perineorrafia (reconstrucción del soporte de nivel III o del cuerpo perineal).
- La mayoría de las reparaciones de defectos de la pared vaginal posterior con tejidos nativos disminuyen los síntomas de defecación obstruida.
- Ni la malla ni el injerto tienen un papel significativo para el compartimento posterior. El aumento del injerto no mejora los resultados anatómicos de la reparación de la pared vaginal posterior.
- La reparación transvaginal de la pared vaginal posterior es superior al abordaje transanal.
- La exploración rectal antes y durante la reparación y antes del cierre vaginal es fundamental para la identificación de los defectos y la confirmación de la restauración de la anatomía normal.

Ambas paredes

- Es importante evaluar la cúpula vaginal mientras se determina el tratamiento del prolapso de la pared vaginal anterior o posterior. Por lo general, se necesita una suspensión apical en el momento de la reparación de la pared vaginal anterior y, a menudo, en el momento del prolapso de la pared vaginal posterior.

BIBLIOGRAFÍA

ANTERIOR

Beck RP, McCormick S, Nordstrom L. A 25-year experience with 519 anterior colporrhaphy procedures. *Obstet Gynecol* 1991;78(6):1011–1018.

Chen CH, Wu WY, Sheu BC, et al. Comparison of recurrence rates after anterior colporrhaphy for cystocele using three different surgical techniques. *Gynecol Obstet Invest* 2007;63(4):214–221.

Chmielewski L, Walters MD, Weber AM, Barber MD. Reanalysis of a randomized trial of 3 techniques of anterior colporrhaphy using clinically relevant definitions of success. *Am J Obstet Gynecol* 2011;205(1):69.e1–69.e8. doi:10.1016/j.ajog.2011.03.027.

Lensen EJ, Withagen MI, Kluivers KB, et al. Surgical treatment of pelvic organ prolapse: a historical review with emphasis on the anterior compartment. *Int Urogynecol J* 2013;24(10):1593–1602. doi:10.1007/s00192-013-2074-2.

Maher C. Anterior vaginal compartment surgery. *Int Urogynecol J* 2013;24(11):1791–1802. doi:10.1007/s00192-013-2170-3.

Maher C, Feiner B, Baessler K, et al. Surgery for women with anterior compartment prolapse. *Cochrane Database Syst Rev* 2016;(11):CD004014.

Morse AN, O'dell KK, Howard AE, et al. Midline anterior repair alone vs anterior repair plus vaginal paravaginal repair: a Comparison of anatomic and quality of life outcomes. *Int Urogynecol J Pelvic Floor Dysfunct* 2007;18(3):245–249.

Nguyen JN, Burchette RJ. Outcome after anterior vaginal prolapse repair: a randomized controlled trial. *Obstet Gynecol* 2008;111(4):891–898. doi:10.1097/AOG.0b013e31816a2489.

Tamanini JT, de Oliveira Souza Castro RC, Tamanini JM, et al. A prospective, randomized, controlled trial of the treatment of anterior vaginal wall prolapse: medium term followup. *J Urol* 2015;193(4):1298–1304.

Vergeldt TF, van Kuijk SM, Notten KJ, et al. Anatomical cystocele recurrence: development and internal validation of a prediction model. *Obstet Gynecol* 2016;127(2):341–347.

Weber AM, Walters MD, Piedmonte MR, Ballard LA. Anterior colporrhaphy: a randomized trial of three surgical techniques. *Am J Obstet Gynecol* 2001;185(6):1299–1304; discussion 1304–1306.

Weber AM, Walters MD. Anterior vaginal prolapse: review of anatomy and techniques of surgical repair. *Obstet Gynecol* 1997;89(2):311–318.

Young SB, Daman JJ, Bony LG. Vaginal paravaginal repair: Resultados *Am J Obstet Gynecol* 2001;185(6):1360–1366; discussion 1366–1367.

Zebede S, Smith AL, Lefevre R, et al. Reattachment of the endopelvic fascia to the apex during anterior colporrhaphy: does the type of suture matter? *Int Urogynecol J* 2013;24(1):141–145. doi:10.1007/s00192-012-1862-4.

POSTERIOR

Ballard AC, Parker-Autry CY, Markland AD, et al. Bowel preparation before vaginal prolapse surgery: a randomized controlled trial. *Obstet Gynecol* 2014;123(2 Pt 1):232–238. doi:10.1097/AOG.0000000000000081.

Bergman I, Söderberg MW, Kjaeldgaard A, Ek M. Does the choice of suture material matter in anterior and posterior colporrhaphy? *Int Urogynecol J* 2016;27(9):1357–1365. doi:10.1007/s00192-016-2981-0.

Christmann-Schmid C, Wierenga AP, Frischknecht E, Maher C. A prospective observational study of the classification of the perineum and evaluation of perineal repair at the time of posterior colporrhaphy. *Female Pelvic Med Reconstr Surg* 2016;22(6):453–459.

Dua A, Radley S, Brown S, et al. The effect of posterior colporrhaphy on anorectal function. *Int Urogynecol J* 2012;23(6):749–753. doi:10.1007/s00192-011-1603-0.

Ginger VA, Kobashi KC. Posterior compartment defect repair in vaginal surgery: update on surgical techniques. *Curr Urol Rep* 2007;8(5):387–393.

Glavind K, Christiansen AG. Site-specific colporrhaphy in posterior compartment pelvic organ prolapse. *Int Urogynecol J* 2016;27(5):735–739. doi:10.1007/s00192-015-2870-y.

Grimes CL, Lukacz ES. Posterior vaginal compartment prolapse and defecatory dysfunction: are they related? *Int Urogynecol J* 2012;23(5):537–551.

Grimes CL, Lukacz ES, Gantz MG, et al.; NICHD Pelvic Floor Disorders Network. What happens to the posterior compartment and bowel symptoms after sacrocolpopexy? evaluation of 5-year outcomes from E-CARE. *Female Pelvic*

Med Reconstr Surg 2014;20(5):261–266. doi:10.1097/SPV.0000000000000085.

Gustilo-Ashby AM, Paraiso MF, Jelovsek JE, et al. Bowel symptoms 1 year after surgery for prolapse: further analysis of a randomized trial of rectocele repair. Am J Obstet Gynecol 2007;197(1):76.e1–76.e5.

Hale DS, Fenner D. Consistently inconsistent, the posterior vaginal wall. Am J Obstet Gynecol 2016;214(3):314–320. doi:10.1016/j.ajog.2015.09.001.

Kaser DJ, Kinsler EL, Mackenzie TA, et al. Anatomic and functional outcomes of sacrocolpopexy with or without posterior colporrhaphy. Int Urogynecol J 2012;23(9):1215–1220. doi:10.1007/s00192-012-1695-1.

Kudish BI, Iglesia CB. Posterior wall prolapse and repair. Clin Obstet Gynecol 2010;53(1):59–71. doi:10.1097/GRF.0b013e3181cd41e3.

Link G, van Dooren IM, Wieringa NM. The extended reconstruction of the pubocervical layer appears superior to the simple plication of the bladder adventitia concerning anterior colporrhaphy: a description of two techniques in an observational retrospective analysis. Gynecol Obstet Invest 2011;72(4):274–280. doi:10.1159/000328741.

Madsen LD, Nüssler E, Kesmodel US, et al. Native-tissue repair of isolated primary rectocele compared with nonabsorbable mesh: patient-reported outcomes. Int Urogynecol J 2017;28(1):49–57. doi:10.1007/s00192-016-3072-y.

Marks BK, Goldman HB. What is the gold standard for posterior vaginal wall prolapse repair: mesh or native tissue? Curr Urol Rep 2012;13(3):216–221. doi:10.1007/s11934-012-0248-y.

Paraiso MF, Barber MD, Muir TW, Walters MD. Rectocele repair: a randomized trial of three surgical techniques including graft augmentation. Am J Obstet Gynecol 2006;195(6):1762–1771.

Richardson ML, Elliot CS, Sokol ER. Posterior compartment prolapse: aurogynecology perspective. Urol Clin North Am 2012;39(3):361–369. doi:10.1016/j.ucl.2012.06.005.

Rooney K, Kenton K, Mueller ER, et al. Advanced anterior vaginal wall prolapse is highly correlated with apical prolapse. Am J Obstet Gynecol 2006;195(6):1837–1840.

Siff LN, Barber MD. Native tissue prolapse repairs: comparative effectiveness trials. Obstet Gynecol Clin North Am 2016;43(1):69–81. doi:10.1016/j.ogc.2015.10.003.

Sung VW, et al. Porcine subintestinal submucosal graft augmentation for rectocele repair: a randomized controlled trial. Obstet Gynecol 2012;119(1):125–133.

van der Hagen SJ, van Gemert WG, Soeters PB, et al. Transvaginal posterior colporrhaphy combined with laparoscopic ventral mesh rectopexy for isolated Grade III rectocele: a prospective study of 27 patients. Colorectal Dis 2012;14(11):1398–1402. doi:10.1111/j.1463-1318.2012.03023.x.

Yau JL, Rahn DD, McIntire DD, et al. The natural history of posterior vaginal wall support after abdominal sacrocolpopexy with and without posterior colporrhaphy. Am J Obstet Gynecol 2007;196(5):e45–e47.

MISCELÁNEO

Haylen BT, Maher CF, Barber MD, et al. An International Urogynecological Association (IUGA)/International Continence Society (ICS) joint report on the terminology for female pelvic organ prolapse (POP). Int Urogynecol J 2016;27(4):655–684. doi:10.1007/s00192-016-3003-y.

Maher C, Feiner B, Baessler K, et al. Transvaginal mesh or grafts compared with native tissue repair for vaginal prolapse. Cochrane Database Syst Rev 2016;(2):CD012079. doi:10.1002/14651858.CD012079.

Cumulative incidence of a subsequent surgery after stress urinary incontinence and pelvic organ prolapse procedure. Obstet Gynecol 2017;129(6):1124–1130.

Wu JM, Matthews CA, Conover MM, et al. Lifetime risk of stress urinary incontinence or pelvic organ prolapse surgery. Obstet Gynecol 2014;123(6):1201–1206.

CAPÍTULO 30

CIRUGÍA PARA LA INCONTINENCIA URINARIA DE ESFUERZO Y CABESTRILLOS MEDIOURETRALES

Renée M. Ward

Introducción
Fisiopatología
Evaluación inicial
Antecedentes
Exploración física
Evaluación adicional

Tratamiento no quirúrgico
Tratamiento quirúrgico
Procedimientos con cabestrillos retropúbicos mediouretrales
Cabestrillo transobturador mediouretral
Complicaciones de los cabestrillos mediouretrales

Uretropexia retropúbica de Burch
Cabestrillo pubovaginal
Aumento de masa periuretral
Incontinencia oculta

INTRODUCCIÓN

La *incontinencia urinaria de esfuerzo* (IUE) se define como la pérdida involuntaria de orina debida a ejercicio o esfuerzos físicos, como toser, reír o estornudar, que causa molestias a las pacientes. Se confirma objetivamente observando fugas durante la tos o la maniobra de Valsalva. Es más frecuente a medida que las mujeres envejecen y se registra más en las de origen caucásico y mexicoamericanas en comparación con las afroamericanas.

A los 80 años de edad, el riesgo acumulado de una mujer de someterse a una cirugía para tratar una IUE es del 13.6%, con un riesgo anual de 3.8 por cada 1000 mujeres. El tratamiento quirúrgico y la prevalencia de la enfermedad siguen un patrón bimodal, alcanzando su punto máximo a mediados de la quinta y octava décadas de la vida. Solo alrededor del 25% de las mujeres con incontinencia urinaria buscan atención médica. Esto resalta la importancia de la detección de la incontinencia y de informar a las mujeres con síntomas que, aunque la incontinencia es frecuente, no es normal y existen tratamientos disponibles excelentes.

FISIOPATOLOGÍA

La fisiopatología de la IUE femenina es compleja y hasta el momento no se comprende por completo. Existen varios factores involucrados en el mecanismo de la continencia durante el esfuerzo que incluyen la función uretral, el soporte uretrovaginal y el grado de presión sobre la vejiga durante las maniobras desencadenantes (fuerza de la maniobra de Valsalva o toser mientras se comprime la vejiga). De estos, se ha demostrado que la función uretral, específicamente la presión máxima de cierre uretral, se relaciona más estrechamente con la IUE.

Sin embargo, los tratamientos actuales implican principalmente la restauración del soporte uretrovaginal. La uretra femenina se encuentra en una capa de soporte compuesta por la fascia endopélvica y la pared anterior de la vagina. Se obtiene soporte adicional a través de uniones laterales al arco tendinoso de la fascia pélvica y a los músculos elevadores del ano. El aumento de la presión abdominal, como ocurre durante la tos, comprime la uretra contra esta hamaca de soporte, lo que permite mantener la continencia. La importancia del complejo mediouretral se enfatizó con la teoría integral de Petros y Ulmsten, que ha llevado al desarrollo de los cabestrillos mediouretrales. La cirugía de cabestrillo mediouretral ha cambiado drásticamente la forma en la que se trata la IUE debido a su abordaje mínimamente invasivo, su baja tasa de morbilidad y sus altas tasas de éxito.

El concepto de "disfunción intrínseca del esfínter" se ha utilizado para describir un subtipo de IUE. Este término fue inicialmente acuñado por McGuire en la década de 1980. Desde entonces, se ha asociado con varias descripciones, a veces contradictorias. Algunos usan el término para describir la incontinencia urinaria tipo III, que se refiere a la IUE en ausencia de hipermovilidad uretrovesical significativa. Otros lo utilizan para describir una uretra de baja presión, con una presión de cierre uretral máxima inferior a 20 cm H_2O o una presión de punto de fuga abdominal inferior a 60 cm H_2O, independientemente de la movilidad. Un tercer esquema de clasificación describe la disfunción intrínseca del esfínter como un cuello de vejiga "abierto" durante el reposo, que puede documentarse durante la cistoscopia o una evaluación videourodinámica (**fig. 30-1**). Por último, un cuarto uso del término se refiere simplemente a la IUE grave, diagnosticada por síntomas subjetivos graves u objetivamente debido a fugas con volúmenes muy bajos de la vejiga. Históricamente, estas innumerables definiciones se han utilizado para estratificar a las mujeres a los tratamientos quirúrgicos más adecuados.

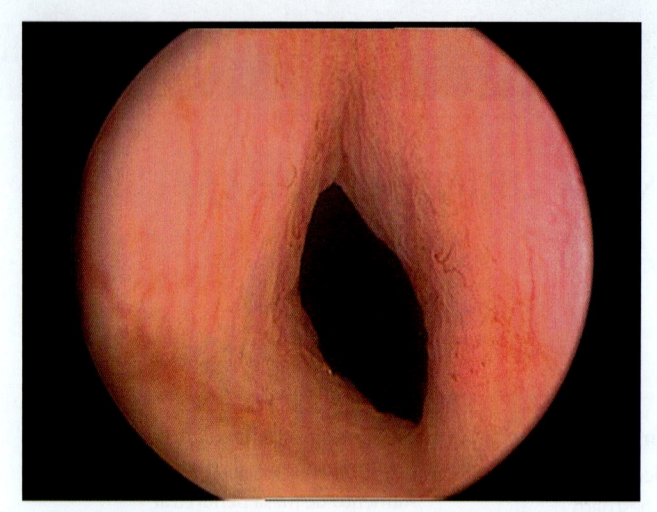

FIGURA 30-1 Fotografía de una uretroscopia que muestra una uretra disfuncional. El cuello de la vejiga está abierto durante el reposo. En una mujer con incontinencia de esfuerzo, este signo puede implicar una disfunción intrínseca del esfínter (Bent AE, Cundiff GW, Swift SE. *Ostergard's urogynecology and pelvic floor dysfunction*, 6th ed. Philadelphia, PA: Wolters Kluwer Health/Lippincott Williams & Wilkins, 2007. Reimpreso con autorización).

Con el advenimiento de los cabestrillos mediouretrales libres de tensión, que tienen altas tasas de éxito, incluso para muchas de estas poblaciones previamente difíciles de tratar el concepto se ha vuelto menos relevante clínicamente. La continuación en el uso de este concepto podría atribuirse, en parte, al reembolso de las aseguradoras, a la facturación y a los códigos de los hospitales.

EVALUACIÓN INICIAL

Antecedentes

Dado que la incontinencia urinaria es un problema sensible y muy personal, es imprescindible que la historia clínica se obtenga en un ambiente cómodo, donde la mujer se sienta segura y respetada. Las descripciones de fugas con tos, estornudos o actividad física de alto impacto sugieren IUE, pero también pueden presentarse otras quejas más matizadas. Las fugas con la torsión, al levantar objetos pesados, subir escaleras o incluso al ponerse de pie pueden sugerir IUE si no están precedidas por urgencia sensitiva. De hecho, tales asociaciones pueden indicar una IUE grave. Cuando hay quejas de incontinencia urinaria mixta (tanto IUE como incontinencia urinaria de urgencia), es útil determinar si predomina un componente. Un diario de micción puede ser útil. La retención urinaria también puede contribuir a la incontinencia durante las maniobras provocadoras de esfuerzo, pero se trata de manera diferente.

Es importante evaluar cómo afecta la incontinencia a la calidad de vida de la mujer. Cuando no provoca molestias, la IUE no requiere terapia. Sin embargo, cuando la fuga contribuye a reducir el nivel de actividad, la participación en actos sociales o si avergüenza a la paciente, se justifica la terapia. Aunque es frecuente y prevalente, la incontinencia no es normal y se debe informar a las pacientes que existen tratamientos conservadores y quirúrgicos eficaces.

Durante la elaboración de la historia, deben revisarse los medicamentos y tomar nota de aquellos que pueden afectar el sistema nervioso autónomo. Es necesario interrogar sobre terapias y cirugías previas para alteraciones de la vejiga, la pelvis y el intestino. Idealmente, se obtienen y revisan las notas quirúrgicas de cirugías pélvicas previas. Esto es muy relevante si en la cirugía previa se usó un implante permanente o malla.

Exploración física

La valoración física incluye una evaluación para detectar déficits neurológicos. La vejiga neurogénica constituye un conjunto único de alteraciones y, aunque puede presentarse junto con la IUE, por lo general debe ser tratada por un especialista. En el examen abdominal debe verificarse que no haya tumores o ascitis, ya que un proceso extrínseco podría exacerbar la IUE.

Los médicos acostumbrados a realizar un examen ginecológico general no tendrán dificultad para agregar los componentes necesarios para evaluar la incontinencia urinaria. Un abordaje simplificado para esta evaluación es dejar que la mujer orine antes de desvestirse. Una vez en la posición de litotomía, se puede realizar una prueba de esfuerzo con tos en posición supina con la vejiga vacía, seguida de una evaluación del residuo posmiccional mediante cateterismo o una ecografía de la vejiga (si no hay una confirmación objetiva de la IUE en esta visita, a futuro puede realizarse una prueba de esfuerzo de tos con la vejiga llena, especialmente si las terapias conservadoras iniciales no tienen éxito). La movilidad uretral se evalúa con un hisopo de algodón estéril lubricado, colocado en la uretra. A medida que la paciente se esfuerza o tose, se mide el ángulo formado por la torunda de algodón con respecto a la horizontal. La *hipermovilidad* (fig. 30-2) se define como un desplazamiento de 30° o más

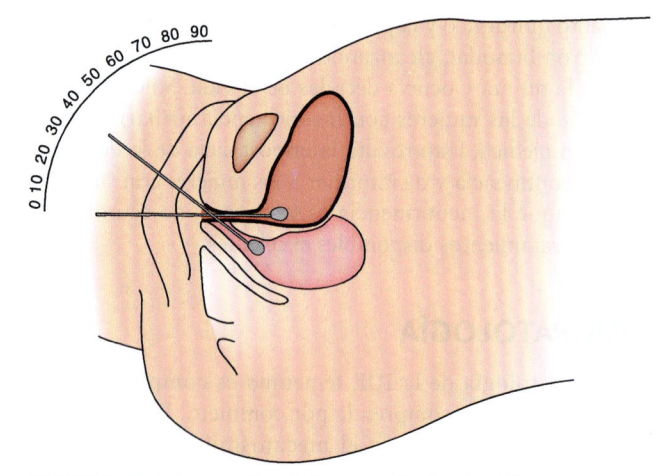

FIGURA 30-2 La prueba de la torunda de algodón muestra un ángulo de reposo cercano a 0° y un ángulo de tensión de aproximadamente 40°. Un ángulo de tensión superior a 30° sobre la horizontal se considera "hipermóvil" (Bent AE, Cundiff GW, Swift SE. *Ostergard's urogynecology and pelvic floor dysfunction*, 6th ed. Philadelphia, PA: Wolters Kluwer Health/Lippincott Williams & Wilkins, 2007. Reimpreso con autorización.

desde la horizontal durante el esfuerzo. Como alternativa, se puede medir la movilidad colocando la parte de madera estéril del hisopo de algodón en la sonda uretral mientras todavía está en la uretra después del cateterismo. Esto reduce a un mínimo la incomodidad de la prueba, pero se asocia con una ligera reducción en los grados de desplazamiento.

También deben examinarse la vulva y la uretra. La incontinencia grave puede causar rotura de la piel y vulvitis. Se examina la uretra en busca de un posible divertículo uretral, aunque, a menos que esté inflamado o sea grande, un divertículo puede ser difícil de detectar en el examen pélvico. Si se sospecha un divertículo, a menudo se puede extraer líquido lechoso de la uretra. Si está infectado, el divertículo estará sensible. Aunque los divertículos no son frecuentes, su identificación preoperatoria cambiará el plan de tratamiento. En caso de sospecha, se indica una evaluación adicional con una resonancia magnética pélvica, uretrografía de presión positiva con doble balón o cistouretroscopia.

Al igual que con cualquier buen historial y examen ginecológico, se presta atención a todos los órganos principales de la pelvis: vías urinarias, vías genitales y tubo digestivo inferior. Otra disfunción y patología pélvica, como un fibroma grande, masa pélvica o estreñimiento grave, pueden afectar la función urinaria. El prolapso de los órganos pélvicos se evalúa con una exploración con espéculo de una valva y maniobra de Valsalva. Cuando hay un prolapso significativo (hacia o más allá del himen), la normalización de la anatomía puede mejorar la función de la vejiga.

Evaluación adicional

Se necesitan pocos estudios de laboratorio para evaluar la incontinencia urinaria. El análisis de orina valora la presencia de piuria y hematuria; el urocultivo, la aparición de una infección. Algunas mujeres solo tendrán IUE durante una infección de las vías urinarias, y cuando se traten, sus síntomas desaparecerán. La hematuria con tira reactiva debe evaluarse con microscopia y urocultivo, con evaluación posterior según los hallazgos.

Puede ser útil que la paciente lleve un diario de micción. Se indica que registre el volumen de la ingesta de líquidos y el volumen de salida de orina durante un período de 2 días o más. Cada entrada registra la hora de un nuevo episodio: ingesta de líquido, micción o episodio de incontinencia. Al lado de cada episodio de incontinencia deberá registrarse si estuvo precedido por urgencia y qué actividad se estaba realizando cuando ocurrió. El diario puede ser útil para distinguir los episodios de urgencia y de esfuerzo y, en caso de poliuria, registrar el volumen consumido de bebidas con cafeína y la frecuencia y el volumen de la micción. Esto no solo ayuda a guiar al médico, sino que a menudo también proporciona información a la paciente sobre su micción y sobre sus hábitos de consumo de líquidos.

Los objetivos de una evaluación urodinámica son confirmar el diagnóstico de IUE, descartar alteraciones que podrían afectar el éxito del tratamiento e identificar cualquier aumento del riesgo de resultados adversos, como la retención. Antes de la terapia conservadora para la IUE no es necesaria una evaluación urodinámica. Incluso para aquellas que desean tratamiento quirúrgico, no siempre se necesita una evaluación urodinámica. Un estudio extenso, aleatorizado, bien realizado por Nager y cols. encontró que muchas mujeres con IUE no complicada y objetivamente confirmada probablemente no se beneficiarían de una evaluación urodinámica compleja. El estudio incluyó a mujeres con IUE o incontinencia urinaria mixta predominante por esfuerzo, prolapso de órganos pélvicos en estadio II o menor, sin cirugía previa de incontinencia, un residuo posmiccional inferior a 150 mL e hipermovilidad uretral (**tabla 30-1**). La evaluación básica de consultorio aplicada a todas las pacientes incluyó la valoración de los parámetros anteriores, un análisis o cultivo de orina y una prueba de esfuerzo provocadora (tos o Valsalva) en cualquier volumen de vejiga. Las mujeres fueron asignadas al azar para recibir una evaluación urodinámica compleja adicional. El tratamiento fue determinado por el cirujano, quien tuvo acceso a los resultados de las evaluaciones urodinámicas realizadas. Los resultados del estudio no sugirieron diferencias en la resolución de la IUE para las mujeres que se sometieron a la evaluación urodinámica en comparación con las que se sometieron solo a la evaluación básica en el consultorio. En el estudio, más del 93% de las participantes se sometieron a un cabestrillo mediouretral. El tratamiento quirúrgico no pareció verse afectado significativamente por la evaluación urodinámica en esta población de mujeres con IUE no complicada y objetivamente confirmada. Los resultados de este estudio sugieren que una evaluación simplificada en el consultorio es apropiada para el tratamiento quirúrgico de la IUE no complicada. Sin embargo, debe tenerse en cuenta que solo 1 375 de 4 083 (33%) mujeres examinadas para participar en este estudio cumplieron con los criterios de inclusión. Además, el médico puede tener razones adicionales para desear una evaluación urodinámica compleja, incluida la preocupación por la disfunción miccional o la necesidad de aclarar información objetiva si el historial no está claro. Dado que la mayoría de las mujeres en este estudio se sometieron a cabestrillos mediouretrales, los hallazgos pueden no aplicarse si se están considerando otras cirugías para la IUE, como una uretropexia retropúbica de Burch o un cabestrillo pubovaginal. Esto se debe en parte al aumento de la morbilidad de estos procedimientos, pero también refleja la necesidad de evaluar la función uretral y los beneficios relativos de las diferentes opciones terapéuticas, como se discutió en este capítulo.

TABLA 30-1

Criterios para el tratamiento quirúrgico de la incontinencia urinaria de esfuerzo sin evaluación urodinámica compleja

- Síntomas claros de incontinencia urinaria de esfuerzo (o incontinencia urinaria mixta predominantemente de esfuerzo)
- Volumen residual posmiccional < 150 mL
- Uretra hipermóvil
- "Prueba de esfuerzo" positiva con confirmación objetiva de pérdida de orina con la tos o maniobra de Valsalva
- Sin prolapso de órganos pélvicos > 1 cm más allá del himen durante la maniobra de Valsalva (prolapso en estadio II)
- Sin cirugía previa contra la incontinencia
- Sin antecedentes de cirugía pélvica radical o radiación
- Sin enfermedad neurológica

La cistomanometría simple puede proporcionar una evaluación diagnóstica valiosa adicional para las mujeres con IUE. Se coloca una sonda de goma roja en la uretra. Cuando se realiza inmediatamente después de la micción, mide el residuo posmiccional. Después de esto, se conecta una jeringa con punta de catéter a la sonda y la vejiga se llena de manera retrógrada con agua estéril o solución salina mediante llenado por gravedad. Se evalúan la sensaciones vesicales: *1)* la primera sensación de llenado de la vejiga (definida como la sensación cuando la mujer se da cuenta por primera vez del llenado de la vejiga; esto es distinto de la sensación de líquido frío), seguida de *2)* el primer deseo de orinar (definido como la primera sensación de querer orinar), *3)* deseo normal de orinar (definido como sensación que llevaría a la mujer a orinar en el próximo momento conveniente), *4)* fuerte deseo de orinar (definido como el deseo persistente de orinar sin temor a fugas) y *5)* la capacidad cistomanométrica máxima (definida como el volumen de la vejiga cuando la paciente siente que ya no puede retrasar la micción). Durante el llenado, debe observarse si la superficie del líquido instilado se eleva en ausencia de una maniobra de Valsalva evidente; esto sugiere una contracción involuntaria del músculo detrusor. Cuando la vejiga está llena, se retira la sonda y se pide a la paciente que tosa. La fuga demostrable sugiere IUE. Si la fuga se prolonga y se vacía toda la vejiga, debe considerarse que la tos provocó una contracción del detrusor.

Cuando es apropiado, una evaluación urodinámica compleja multicanal proporciona información adicional sobre la presión del detrusor y puede evaluar su hiperactividad, la distensibilidad de la vejiga y la disfunción miccional. Esta evaluación es particularmente importante en las mujeres con retención, procedimientos previos contra la incontinencia o trastornos neurológicos. La hiperactividad del detrusor no puede confirmarse solo con cistomanometría simple.

La cistoscopia solo se realiza si existe una preocupación por las anomalías de las vías urinarias inferiores.

TRATAMIENTO NO QUIRÚRGICO

Las opciones de tratamiento van desde la terapia conservadora hasta la cirugía. Las terapias conservadoras incluyen modificaciones de comportamiento y de estilo de vida, incluyendo la pérdida de peso, ejercicios musculares del piso pélvico y el uso de un pesario de continencia u otro dispositivo vaginal para mejorar el soporte uretral.

La pérdida de peso es una opción de tratamiento para la IUE entre las mujeres obesas, pero no debe impedir la discusión de otras terapias. En un estudio aleatorizado realizado por Subak y cols. en 338 mujeres con sobrepeso y obesidad, con un índice de masa corporal (IMC) basal de 36 kg/m^2, las que se sometieron a dieta, ejercicio y modificación del comportamiento tenían una pérdida media de peso del 8.0% (7.8 kg) en comparación con el 1.6% (1.5 kg) entre las controles con educación estructurada. El grupo de intervención tuvo una reducción del 47% en el número medio de episodios semanales de incontinencia en comparación con el 28% del grupo control ($p = 0.01$), con la mayoría del beneficio de una disminución en la IUE. Por desgracia, la pérdida de peso es difícil de mantener y un extenso estudio llevado a cabo por Phelan y cols., con seguimiento a largo plazo de más de 6 años, encontró que la reducción inicial en la IUE después de la pérdida de peso no pudo mantenerse a largo plazo, con tasas similares de IUE entre los controles y aquellas que habían perdido peso inicialmente. Entre las que mantuvieron las disminuciones en su IMC, persistió a largo plazo una menor prevalencia de incontinencia urinaria en general y de esfuerzo.

La rehabilitación del músculo pélvico es otra terapia no quirúrgica eficaz para la IUE. Dumoulin y cols. encontraron que las mujeres con IUE sometidas a terapia muscular del piso pélvico tienen 8 veces más probabilidades de curarse y 17 veces más probabilidades de mejorar o curarse que las controles. Las mujeres pueden iniciar por sí mismas los ejercicios musculares del piso pélvico, pero la mayoría logran resultados óptimos de la terapia trabajando con un fisioterapeuta del piso pélvico. Los ejercicios musculares exitosos del piso pélvico, también conocidos como *ejercicios de Kegel*, implican tanto un estiramiento interno como un levantamiento del piso pélvico, con atención a las fases de contracción y relajación del ejercicio. Los ejercicios rápidos y repetitivos fortalecen las fibras musculares de contracción rápida y las contracciones sostenidas optimizan la función de las fibras musculares de contracción lenta. Los ejercicios de respiración, la atención postural y ergonómica, así como la mecánica de cómo se sienta y se mueve la paciente afectan al piso pélvico. En el estudio *Ambulatory Treatments for Leakage Associated with Stress Incontinence* (ATLAS) de Richter y cols., a los 12 meses de seguimiento después de la terapia muscular del piso pélvico el 54% de las mujeres estaban satisfechas con el tratamiento y el 68% continuó realizando la terapia conductual. Una justificación del programa supervisado de ejercicios de los músculos pélvicos es que una mujer podría realizar por error maniobras de Valsalva o relajarse inadecuadamente entre los ejercicios, lo que ocasionaría lesión del piso pélvico o una gran disfunción del tono muscular. Los conos con peso pueden ayudar a algunas mujeres a aprender cómo realizar los ejercicios correctamente, pero estos no son más beneficiosos que la fisioterapia pélvica.

Los dispositivos vaginales pueden ser una terapia eficaz para la IUE. El dispositivo médico más utilizado es un pesario de continencia. Hay una variedad de tipos, desde anillos de continencia empleados únicamente para la incontinencia, hasta platos y anillos de continencia con soporte que también abordan el prolapso de los órganos pélvicos. La mayoría están elaborados con silicona y pueden tener bisagras internas para permitir el plegado y facilitar su colocación y extracción. Un proveedor médico realiza el ajuste. En un estudio aleatorizado de Richter, Burgio y cols., el 40% de las mujeres informaron estar "mucho mejor" o "totalmente mejor" después de usar un pesario de continencia y el 50% quedaron satisfechas con el tratamiento. A corto plazo, hubo un beneficio adicional de la terapia muscular concurrente del piso pélvico, pero estos beneficios acumulativos disminuyeron al año. Por desgracia, el término "pesario" tiene connotaciones que pueden limitar la disposición de las pacientes y los médicos para probar esta opción terapéutica, especialmente para las mujeres jóvenes. La aceptación puede mejorar resaltando que son dispositivos modernos que brindan soporte adicional a la uretra, por lo que funcionan como un aparato ortopédico, similar a un aparato deportivo utilizado para soportar una articulación lesionada. Las mujeres pueden optar por usar el dispositivo diariamente o solo durante actividades de alto impacto, como durante el ejercicio. Además, hay opciones que no requieren una visita a un profesional de la salud. Uresta® (Resilia Inc., New Brunswick, Canadá) es un pesario de continencia disponible en Internet, que viene con sus propias herramientas de ajuste. Impressa® (Kimberly-Clark Worldwide, Inc., Irving, Texas) es un dispositivo intravaginal desechable de venta libre diseñado para tener soporte adicional en las cavidades vaginales laterales, que se inserta como un tampón.

El reemplazo sistémico de estrógenos no debe recomendarse como tratamiento para la IUE. Las mujeres en terapia de estrógenos sistémicos tuvieron una incidencia casi dos veces mayor de IUE en comparación con las mujeres que tomaron un placebo. Esto se ha observado en varios estudios, incluidos los de Cody y Hendrix.

TRATAMIENTO QUIRÚRGICO

Como principio general, la cirugía para la IUE solo debe realizarse después de su confirmación objetiva y la ausencia confirmada de retención urinaria. Esto puede lograrse a través de una prueba de esfuerzo con tos positiva y un residuo posmiccional normal o durante una evaluación urodinámica compleja. En casos raros, como el de una atleta que solo tenga fugas durante actividades de alto impacto, que no pueden reproducirse en el consultorio, es posible obtener la confirmación objetiva de la IUE con una prueba de almohadilla de fenazopiridina (Pyridium®, Gemini Laboratories, LLC, Bridgewater, Nueva Jersey) durante la actividad desencadenante.

La cirugía más estudiada para la IUE es el cabestrillo mediouretral. Esto puede realizarse de dos maneras: retropúbica o transobturatriz, las cuales producen excelentes resultados y se han convertido en los pilares del tratamiento quirúrgico actual. En un estudio con cabestrillos mediouretrales (TOMUS), Richter y cols. encontraron un 85-90% de satisfacción de las pacientes después de los cabestrillos mediouretrales retropúbicos y transobturadores, y 80.8% y 77.7% de éxito objetivo, respectivamente. Compuesto de malla macroporosa de polipropileno tipo I, existe un excelente perfil de seguridad para este procedimiento durante un seguimiento de 17 años (Nilsson y cols.) y una revisión sistemática con una extensa evaluación de eventos adversos (Schimpf y cols.). La notificación de salud pública de la Food and Drug Administration (FDA) de 2011, con respecto a la malla quirúrgica uroginecológica, se centró en las inquietudes sobre la seguridad y la eficacia de la malla pélvica transvaginal utilizada para tratar el prolapso de órganos pélvicos y los cabestrillos de incisión única, distintos a los retropúbicos y transobturadores mediouretrales usados para la IUE. La FDA establece claramente que "la seguridad y eficacia de los cabestrillos de incisión múltiple están bien establecidas en los estudios clínicos que siguieron a las pacientes durante hasta 1 año". Varias organizaciones médicas señalan la seguridad y gran eficacia de los cabestrillos mediouretrales, incluyendo la American Urogynecologic Society, la Society of Urodynamics, Female Pelvic Medicine and Urogenital Reconstruction, el American College of Obstetricians and Gynecologists y la International Urogynecological Association.

Para los propósitos de este capítulo, el término *cabestrillo mediouretral* se referirá únicamente a cabestrillos retropúbicos y transobturadores de incisiones múltiples de longitud completa. Si bien los cabestrillos de incisión única, a veces llamados "minicabestrillos", también se colocan en la uretra media, carecen de un sitio de salida a través de la piel e implican una longitud de malla más corta. Existe una mayor diversidad en la forma en la que estos productos se unen a los tejidos pélvicos, lo que parece afectar la seguridad y la eficacia. Al menos un producto, que ya no está en el mercado, tenía una eficacia inferior a los cabestrillos mediouretrales de longitud completa. Algunos estudios aleatorizados han mostrado resultados comparables a los cabestrillos de longitud completa; sin embargo, se necesitan más datos de alta calidad para determinar los riesgos, beneficios y perfil de seguridad de esta clase de cabestrillos, especialmente dada la gran cantidad de datos de alta calidad que respaldan los cabestrillos de longitud completa.

Las otras opciones quirúrgicas incluyen un cabestrillo pubovaginal, uretropexia retropúbica de Burch y aumento de masa periuretral. El procedimiento de Marshall-Marchetti-Krantz es otra alternativa; no obstante, se ha abandonado en gran medida debido al riesgo de osteítis del pubis y a los malos resultados a largo plazo. No existe un papel en la práctica moderna para la plicatura de Kelly, la reparación anterior, la reparación paravaginal o las suspensiones con aguja para el tratamiento de la IUE.

Procedimientos con cabestrillos retropúbicos mediouretrales

Ulmsten y cols. introdujeron por primera vez los cabestrillos mediouretrales como cabestrillos de cinta vaginal sin tensión en 1996. Antes de esto se habían descrito más de 200 cirugías para IUE, muchas de las cuales eran parcialmente obstructivas y a menudo se centraron en el soporte del cuello de la vejiga con corrección quirúrgica de la hipermovilidad uretral. El desarrollo de los cabestrillos mediouretrales reflejó una mejor comprensión de la anatomía y la función del mecanismo de continencia urinaria de la mujer, como se describe en la teoría integral de Petros y Ulmsten (en 1990) y la hipótesis de la hamaca de DeLancey (en 1994). Una novedosa derivación de los procedimientos anteriores, los cabestrillos mediouretrales, proporcionan un respaldo de apoyo para la uretra sin ninguna tensión en la uretra o el cuello de la vejiga. Los estudios clínicos han sugerido que los cabestrillos mediouretrales se asocian con tasas sustancialmente más bajas de micción obstructiva, observada a menudo con los tratamientos quirúrgicos previos.

Si bien el conocimiento anatómico es esencial para cualquier cirugía, una característica única de los cabestrillos

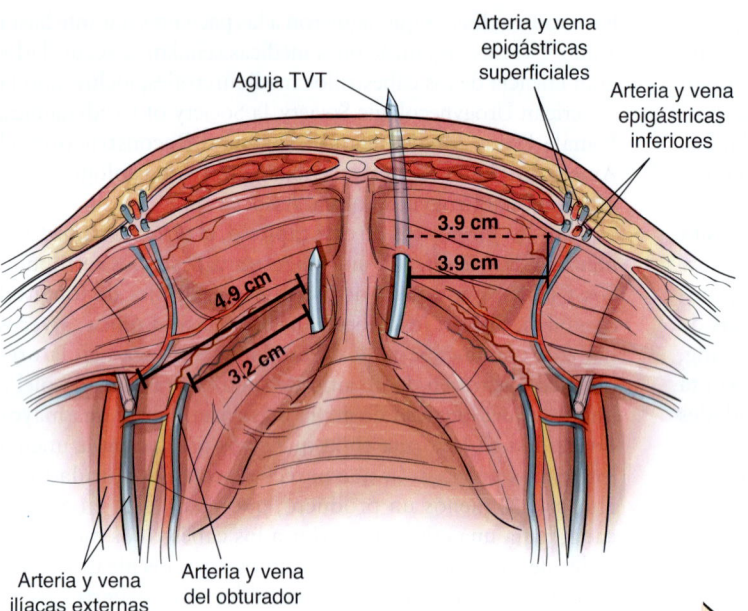

FIGURA 30-3 Trócares retropúbicos en el espacio de Retzius. Los trócares ingresan al espacio retropúbico aproximadamente 2-3 cm de la línea media. En esta posición son mediales a los vasos epigástricos inferiores, obturadores y obturadores accesorios. Se observa que las ramas púbicas de los vasos obturadores se desplazan medialmente a lo largo de la superficie del pubis.

mediouretrales es que los aspectos clave del procedimiento se realizan por vía percutánea y, por lo tanto, a ciegas. Así, el cirujano utiliza puntos de referencia externos y óseos para lograr una colocación segura del cabestrillo (fig. 30-3).

Los cabestrillos retropúbicos mediouretrales disponibles en el mercado consisten en una tira estrecha de malla de polipropileno y trócares rígidos para la inserción.

Se coloca un cabestrillo mediouretral retropúbico en posición de litotomía con Trendelenburg ligera (*véase* fig. 4-2). La vejiga se drena con una sonda de Foley, ya que esto reduce al mínimo el riesgo de lesiones en la vejiga. La ubicación de las incisiones suprapúbicas está marcada 2 cm lateral a la línea media. El nivel suprapúbico para la incisión se identifica al pasar un dedo por encima de la parte superior del hueso púbico. Mantener estas incisiones cerca del hueso púbico asegura, además, que la trayectoria del trócar se mantenga retropúbica (evitando la cavidad peritoneal). Una colocación más lateral aumentará el riesgo de lesión neurovascular. Si se realiza con anestesia local, se inyecta anestesia diluida, como la bupivacaína con epinefrina, en el espacio retropúbico con una aguja epidural, anestesiando a lo largo de la ruta de colocación del trócar (cuadro 30-1).

Se coloca un separador de Sims por vía vaginal. Se identifica la uretra media palpando el globo de la sonda de Foley en el cuello de la vejiga. Se colocan pinzas de Allis a 1 cm proximal al meato uretral y otra en el cuello de la vejiga (si se realiza con anestesia local, esta se aplica antes de colocar las pinzas de Allis). Se inyecta anestésico por las vías suburetral y parauretral seguido de una incisión de 1.5 cm en la uretra media (fig. 30-4A). La profundidad de la incisión determina la ubicación futura del cabestrillo. Debe ser lo suficientemente profunda como para evitar la futura exposición de la malla vaginal, pero mantenerse a una distancia segura de la luz de la uretra. La colocación en la uretra media es fundamental, como se señaló en un estudio de ecografía realizado

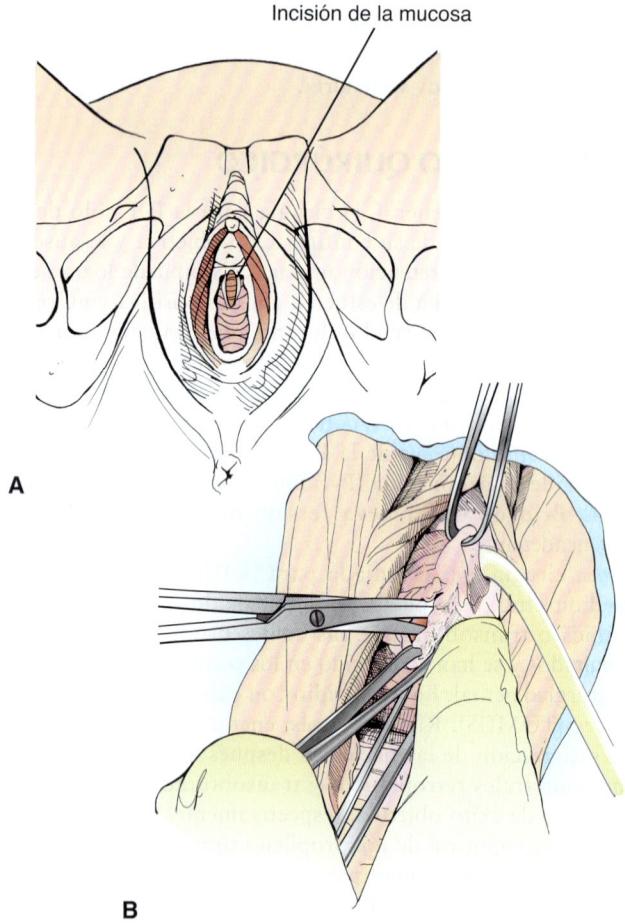

FIGURA 30-4 A. La incisión vaginal para un procedimiento de cabestrillo mediouretral es de aproximadamente 1.5 cm de longitud y se encuentra en la uretra media, típicamente a 1-1.5 cm del meato uretral. **B.** Para una cabestrillo mediouretral retropúbico se usan tijeras finas para disecar un túnel subepitelial, típicamente de 2 cm de longitud. Por lo general, el ángulo del túnel es de 45° dirigido hacia la unión de la rama púbica descendente y el pubis.

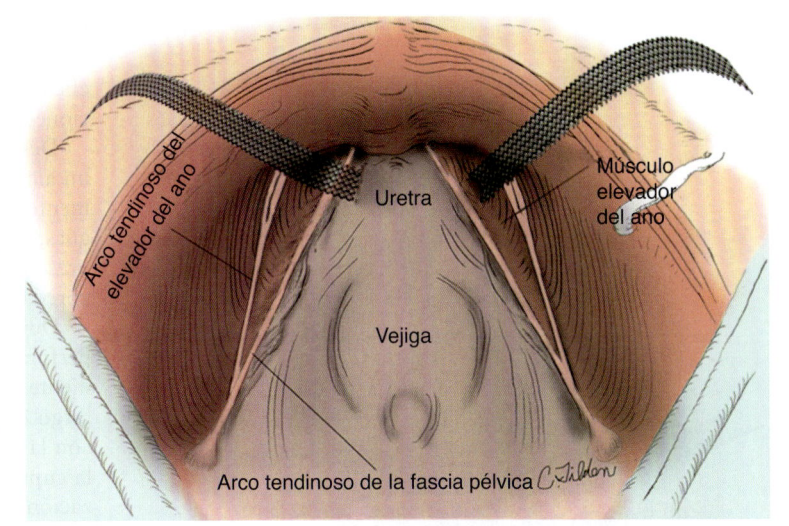

FIGURA 30-5 Ilustración del espacio retropúbico que muestra la ubicación de un cabestrillo retropúbico. El cabestrillo de la derecha pasa lateralmente al arco tendinoso de la fascia pélvica (ATFP), perforando el complejo del músculo elevador del ano. El cabestrillo de la izquierda está en la ubicación más típica, medial al ATFP. (Rahn DD, Marinis SI, Schaffer JI, et al. Anatomical path of the TVT: reassessing current teachings. *Am J Obstet Gynecol* 2006;195(6):1809–1813. Copyright © 2006 Elsevier. Reimpreso con autorización).

por Hegde y cols. Descubrieron que el fracaso del cabestrillo se relaciona con la colocación en lugares distintos a la uretra media (por lo tanto, si se realizan cirugías concomitantes, como una reparación anterior, hay que considerar colocar el cabestrillo a través de una incisión mediouretral de 1.5 cm, por separado, para reducir a un mínimo el riesgo de migración hacia el cuello de la vejiga).

Se pueden colocar pinzas de Allis adicionales en cualquier borde de la incisión para favorecer la contratracción. Usando tijeras de Metzenbaum, se crean túneles parauretrales de aproximadamente 2 cm de longitud que se detienen una vez que se hace contacto con el hueso púbico (fig. 30-4B). La contratracción durante esta disección se conserva mediante una tensión suave en las pinzas de Allis mientras se mantiene el dedo índice debajo del hueso púbico y contra el tejido vaginal. El resto de la disección se realiza con los trócares, ya que su forma permite al cirujano abrazar el hueso púbico y permanecer retroperitoneal, limitando así la disección innecesaria en el plexo vascular parauretral o la extensión al plexo de Santorini.

El catéter uretral rígido se pasa a través de la sonda de Foley, y el cuello de la vejiga se desvía del lado de la colocación del trócar, minimizando así el riesgo de lesión de la vejiga. Se retira el espéculo de Sims y se baja la cama para optimizar ergonómicamente la trayectoria y la palanca necesarias para el paso del trócar.

El paso seguro del trócar retropúbico requiere que el cirujano conozca en todo momento la ubicación exacta de la punta del instrumento, aunque su paso se realice a ciegas. Esto requiere ser consciente del ángulo y la trayectoria del trócar y el contacto continuo de su punta contra la parte posterior del hueso púbico a lo largo del paso de la aguja. Esto puede conceptualizarse en dos fases.

En la primera fase del paso del cabestrillo, el objetivo es perforar el espacio retropúbico en un lugar seguro (avascular). Esto se logra manteniendo el trócar dirigido hacia el tubérculo púbico, aproximadamente a 2 cm de la línea media y en línea con el hombro ipsilateral. Esto mantiene el trócar en una porción relativamente avascular del espacio retropúbico. En estudios cadavéricos, la distancia media desde el trócar a los vasos cercanos fue de 1.5-4.3 cm a los vasos del obturador, de 1.9-6.6 cm a los vasos epigástricos inferiores y de 2.9-6.2 cm a los vasos ilíacos externos (*véase* fig. 30-3). Si el trócar se dirige demasiado lateralmente, como lateral al hombro ipsilateral, puede perforarse la vena ilíaca externa. Los estudios cadavéricos revelan que con la colocación adecuada, el cabestrillo pasa medialmente al arco tendinoso de la fascia pélvica en la mayoría de los casos, pero el 25% de las veces pasa lateralmente al arco y perfora el músculo pubococcígeo (fig. 30-5). Antes de pasar, se debe confirmar que el trócar está haciendo contacto con el hueso púbico. No es seguro pasar el trócar sin esta retroalimentación táctil. Con una mano en el mango del trócar, la otra mano del cirujano apoya el dedo índice debajo del hueso púbico, con el pulgar y el índice apoyando la curva del trócar para favorecer el paso seguro y controlado a través del tejido periuretral (fig. 30-6).

En la segunda fase de la colocación del trócar, después de que la punta del instrumento ha ingresado al espacio retropúbico como se describió anteriormente, el objetivo es pasarlo a través del espacio retropúbico, inmediatamente a lo largo de la parte posterior del pubis, saliendo de la piel sin lesiones vasculares u orgánicas (fig. 30-7). Para lograr esto, se mantiene el contacto con el hueso a lo largo del paso retropúbico dejando la punta del trócar cercana a la parte posterior del hueso púbico. Esto se consigue bajando la mano que sostiene el trócar (y requiere que la altura de la cama no sea demasiado alta). Si el espéculo de Sims todavía está en su lugar, evitará el descenso óptimo de la mano del cirujano, ya que el trócar golpeará el espéculo. El trócar puede apuntar hacia la incisión suprapúbica en el lado ipsilateral. Después de pasar el trócar, se debe palpar con los dedos para confirmar que no hay perforación vaginal.

Como alternativa, los cabestrillos retropúbicos pueden colocarse con un abordaje de arriba hacia abajo, una técnica que se utiliza a menudo entre los urólogos, ya que imita la

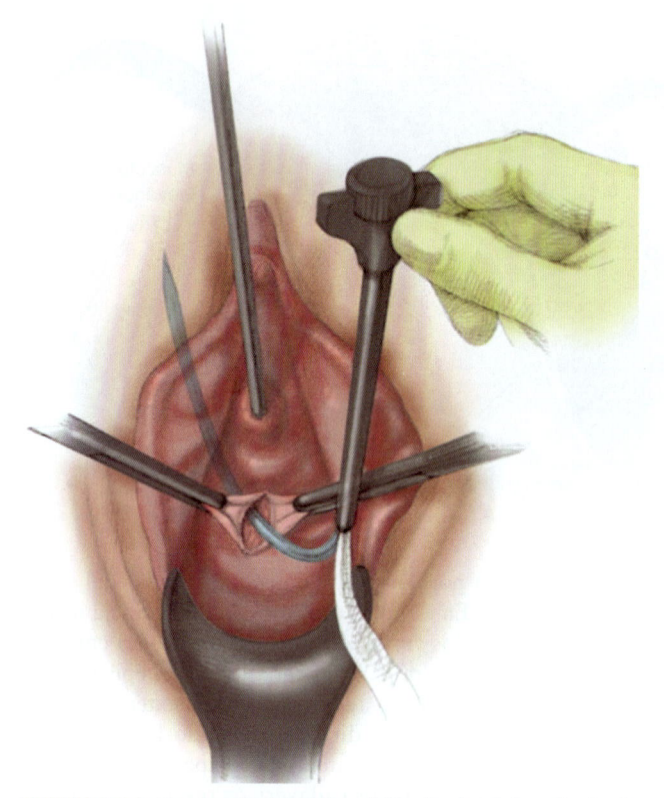

550 SECCIÓN VI CIRUGÍA PARA LAS ALTERACIONES DEL PISO PÉLVICO

FIGURA 30-6 Con la guía del catéter rígido desviando la vejiga hacia la izquierda, se inserta el trócar curvo en la posición retropúbica. El trócar perfora el espacio retropúbico en la unión de la rama púbica descendente y el pubis, inmediatamente a lo largo de la superficie del hueso.

trayectoria utilizada con las agujas Pereya y Stamey. Cabe destacar que el abordaje de arriba hacia abajo tiene menor eficacia y se asocia con mayor disfunción miccional, perforaciones de vejiga y exposiciones vaginales.

Después del paso del trócar, la cistoscopia se realiza con un alcance de 70° (fig. 30-8). La vejiga debe estar completamente llena (300-500 cc) para garantizar que no tenga pliegues, lo que podría ocultar la perforación de un trócar. Si se presenta una lesión en la vejiga, generalmente ocurre en la pared anterior y los trócares se pueden quitar y reemplazar.

Durante la cistoscopia, además de garantizar que no haya perforación con el trócar, el cirujano puede confirmar visualmente el paso retropúbico identificando las hendiduras a lo largo de la luz de la vejiga desde los trócares y su relación con la muesca de la sínfisis del pubis y la burbuja de aire en la cúpula de la vejiga. Con la colocación correcta, la visualización durante la cistoscopia revelará los trócares que pasan en dirección cefálica a la sínfisis, con la burbuja de aire cefálica a los trócares. Si se altera la relación entre estos puntos de referencia, como que la burbuja de aire sea caudal a la ubicación de los trócares, se debe estar al tanto de que el trócar no salga del espacio retropúbico y pueda permanecer intraperitoneal.

Una vez que se ha descartado la perforación de la vejiga con el trócar, se despliega el cabestrillo llevando los trócares completamente a través de la pared abdominal anterior y se cortan o separan del cabestrillo. Se levanta la mesa y se reemplaza el espéculo de Sims para garantizar una exposición adecuada de la uretra media al tensar el cabestrillo. Existen varias técnicas para garantizar que el cabestrillo se coloque adyacente a la uretra, pero no bajo tensión. Estas incluyen

---

CUADRO 30-1 PASOS DEL PROCEDIMIENTO

Cabestrillo mediouretral retropúbico

- Colocar a la paciente en los estribos de Allen.
- Colocar una sonda de Foley y drenar la vejiga.
- Hacer marcas suprapúbicas 2 cm laterales a la línea media, directamente sobre el hueso púbico.
- El espacio retropúbico puede inyectarse con anestésico local diluido para hidrodisección.
- Realizar una incisión de la pared vaginal anterior (1.5 cm) sobre la uretra media.
- Crear un túnel parauretral con tijeras de Metzenbaum, debajo de la pared vaginal, orientado a 45° (hacia la rama púbica descendente) hasta que las puntas de las tijeras entren en contacto con la superficie inferior del hueso púbico.
- Desviar la vejiga con una guía de catéter y bajar la cama.
- Colocar el trócar de inserción a través de la incisión vaginal y el túnel parauretral. La punta del trócar se guía para perforar en el espacio retropúbico mientras se mantiene el contacto con el hueso.
- El trócar se guía a través del espacio retropúbico mientras se mantiene el contacto de la punta del trócar con la parte posterior del hueso púbico. Esto se facilita bajando la mano que sostiene el mango del trócar. Apuntar hacia la incisión cutánea suprapúbica ipsilateral hasta que el trócar pase por este punto en la pared abdominal.
- Realizar la cistoscopia con el trócar en su lugar.
- El trócar se saca a través de la pared abdominal.
- Después de repetir el mismo procedimiento en el lado contralateral, se tensa el cabestrillo con un espaciador (como un dilatador 9 de Hegar) entre este y la uretra, y se retira la funda de plástico.
- Recortar los brazos del cabestrillo en la piel y cerrar las incisiones.
- Efectuar una prueba de vaciamiento antes del alta.

CAPÍTULO 30 CIRUGÍA PARA LA INCONTINENCIA URINARIA DE ESFUERZO Y CABESTRILLOS MEDIOURETRALES   551

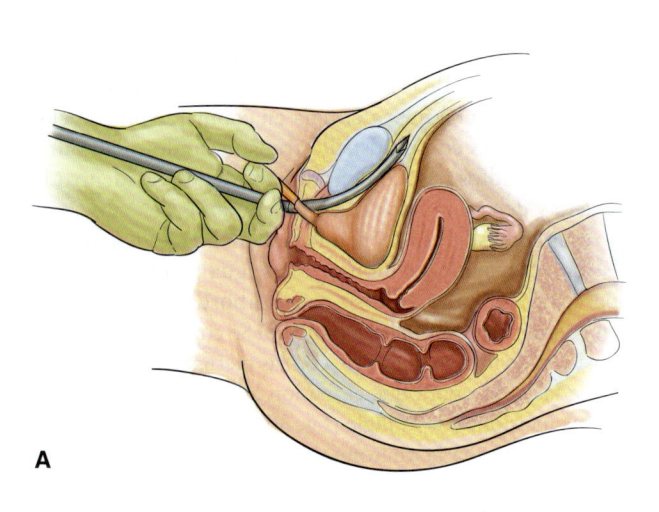

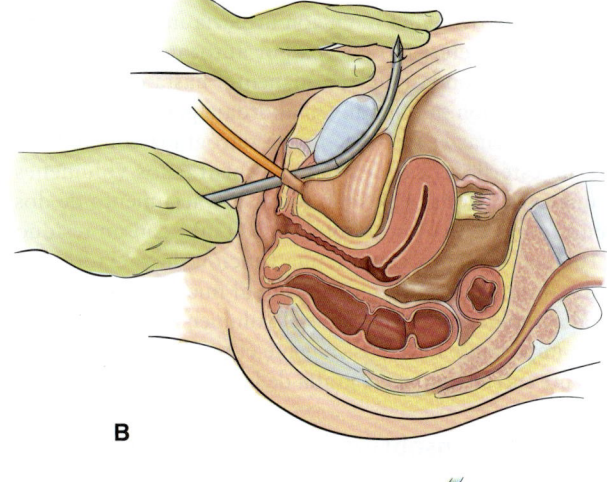

FIGURA 30-7 Inserción de cinta vaginal sin tensión. **A.** Guía vaginal de la aguja debajo de la rama púbica descendente a lo largo de la parte posterior de la sínfisis. **B.** Presión sobre la piel del abdomen para permitir que la aguja penetre en la piel abdominal. **C.** Ambas agujas atravesaron el espacio retropúbico y descansan sobre el abdomen (Klutke J, Klutke C. The promise of tension-free vaginal tape for SUI. *Contemporary Urology Archive.* 2000; October: Figuras 4, 6 y 7. Reimpreso con autorización).

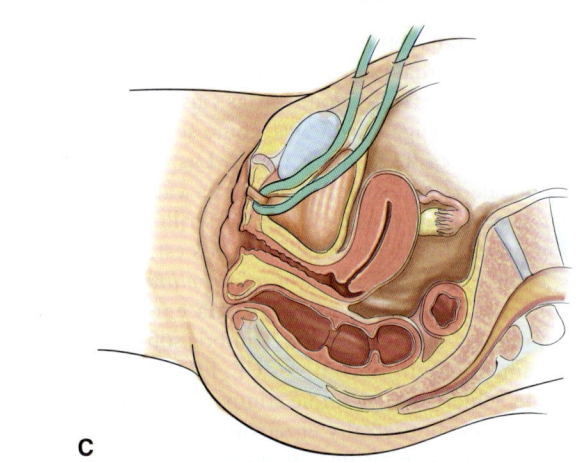

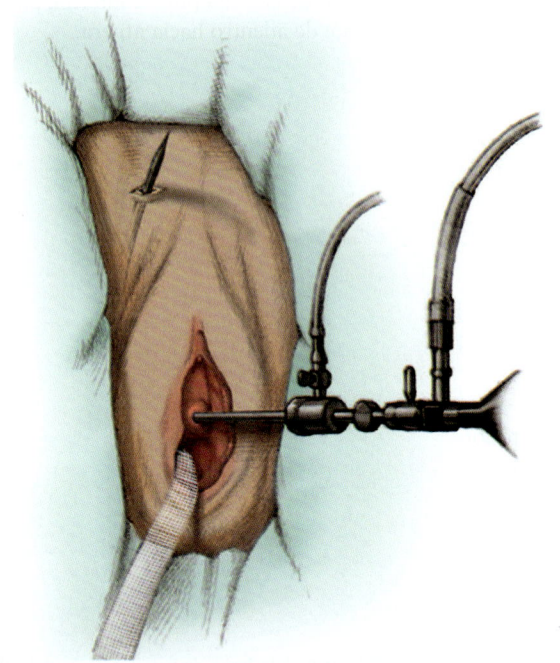

FIGURA 30-8 La cistoscopia se realiza con el trócar retropúbico en su lugar (Springer: Zubke W, Gruber IV, Gardanis K, et al. Tension-free vaginal tape (TVT): our modified technique—effective solutions for postoperative TVT correction. *Gynecol Surg* 2004;1(2):111–118. Copyright © 2004 Springer-Verlag Berlin/Heidelberg. Reimpreso con autorización).

tensar con unas pinzas de Kelly, tijeras de Mayo o un dilatador Hegar. Como alternativa, se puede sujetar un pequeño nudillo de cinta con una abrazadera de Babcock durante el tensado. La modalidad utilizada es menos importante que la adhesión a los principios de evitar la malla redundante en los túneles parauretrales y garantizar que el cabestrillo esté suelto y no bajo tensión. Por lo general, la tasa de liberación del cabestrillo secundaria a la obstrucción es más alta que su tasa de fracaso a causa de una colocación demasiado floja, lo que recalca la importancia de la colocación sin tensión. Con el espaciador o la pinza de Babcock en su lugar, se retiran las fundas de plástico transparente, lo que permite que los brazos del cabestrillo hagan contacto directo con los tejidos. Esto coloca el cabestrillo en su lugar, sin necesidad de suturas para asegurar la colocación. La incisión vaginal se cierra con sutura de absorción tardía sin suturas adheridas al cabestrillo. El exceso de malla suprapúbica se corta justo debajo de la piel y las incisiones se cierran con sutura o adhesivo quirúrgico para piel.

Prueba de micción postoperatoria

La retención urinaria temporal es frecuente después de un procedimiento de cabestrillo y puede verse afectada por el uso de anestesia epidural y cirugía simultánea del piso pélvico como una reparación anterior. Todas las pacientes deben tener una prueba de micción después de la cirugía. Si la paciente tiene una retención urinaria importante, será necesario el cateterismo (ya sea por autocateterismo intermitente o por sonda Foley permanente) hasta que se restablezca la función miccional. Un abordaje para la prueba de micción es llenar la vejiga de forma retrógrada con 300 mL de agua estéril, retirar la sonda y registrar los volúmenes residuales miccional y posmiccional. El vaciamiento de dos tercios o más del volumen total (≥ 200 mL) con un residuo de 100 mL o menos sugiere una función de vaciado adecuada. A menudo, el volumen residual miccional y posmiccional combinado es mayor que el volumen instilado, por lo que es importante medir físicamente el residuo posmiccional mediante cateterismo o ecografía de la vejiga.

Cabestrillo transobturador mediouretral

El abordaje transobturador se introdujo en 2001. Los beneficios de este abordaje son tasas más bajas de sangrado, perforación de la vejiga, infecciones de las vías urinarias, retención y síntomas de vejiga hiperactiva, como se señaló en una revisión sistemática de Schimpf y cols. Las desventajas son el aumento de la exposición de la malla vaginal y el regreso al quirófano por exposición del cabestrillo, lesión nerviosa, lesión ureteral y dolor en la ingle. Los estudios aleatorizados, como el TOMUS (*Trial of mid-urethral slings*), no han encontrado diferencias en la eficacia entre los abordajes retropúbico y transobturador, y ambos son excelentes para el tratamiento quirúrgico de la IUE. En un estudio aleatorizado de Schierlitz y cols. que comparó el cabestrillo transobturador mediouretral y el retropúbico en una población de 164 mujeres con disfunción intrínseca del esfínter, el 21% tenía IUE urodinámica persistente después de un cabestrillo retropúbico en comparación con el 45% después de un cabestrillo transobturador mediouretral a los 6 meses. A los 3 años, el 1.4% de las mujeres con cabestrillo retropúbico se sometieron a una nueva cirugía en comparación con el 20% de las mujeres con cabestrillo transobturador mediouretral. Varios estudios han comparado abordajes de adentro hacia afuera y de afuera hacia adentro, con tasas de éxito similares y resultados adversos con ambas modalidades (**cuadro 30-2**).

La colocación mediouretral es igualmente fundamental para un resultado exitoso con el abordaje transobturador en comparación con el retropúbico. Se coloca a la paciente en posición de litotomía dorsal, con las piernas lo suficientemente elevadas como para que el tendón aductor largo esté alejado de las incisiones de la ingle (**fig. 30-9**). Es esencial que el cirujano comprenda la anatomía del orificio obturador limitado medialmente por la rama púbica inferior. El haz neurovascular obturador pasa a través del conducto obturador en la cara superolateral del orificio obturador. Independientemente de si el cirujano elige el abordaje de adentro hacia afuera o de afuera hacia adentro, el pasaje del cabestrillo transobturador requiere trócares helicoidales. Estos trócares helicoidales abrazan la rama púbica inferior y pasan a lo largo de la cara medial del agujero obturador. El ángulo y la trayectoria del trócar también son esenciales para garantizar que el cabestrillo forme una "U" debajo de la uretra y no cuelgue bajo en la vagina, como la barra transversal de una "H". Las incisiones en la ingle deben estar cerca del nivel del clítoris y superiores al nivel del meato uretral. Un error habitual es rotar el trócar a lo largo de la curva natural de la aguja helicoidal, en lugar de guiar activamente la punta del trócar para que permanezca a lo largo de la rama púbica inferior, particularmente con un abordaje de adentro hacia afuera.

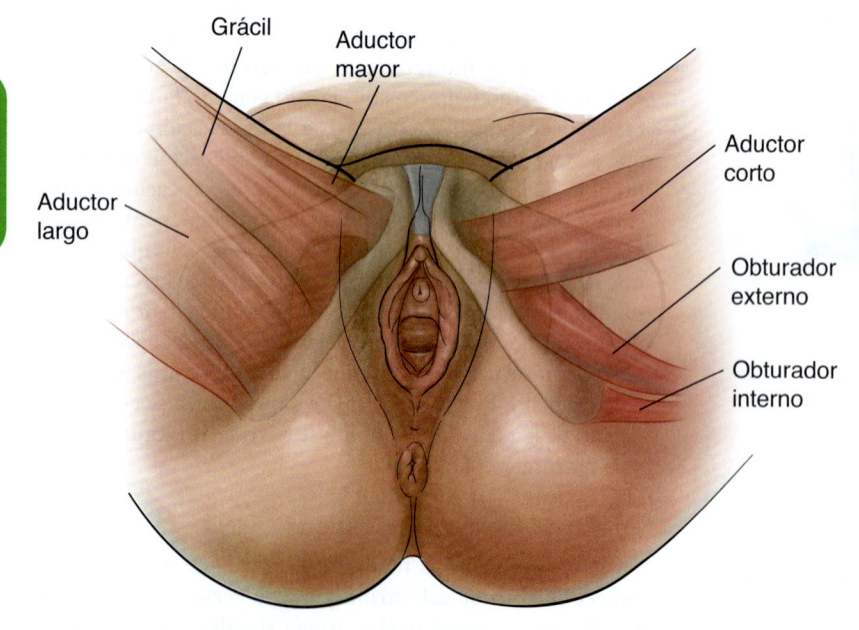

FIGURA 30-9 A lo largo de la trayectoria del cabestrillo transobturador, las estructuras potencialmente vulnerables incluyen los músculos del muslo medial, incluidos los músculos grácil, aductor corto, aductor largo y aductor mayor.

Dado que el espacio retropúbico se evita con un abordaje transobturador, no se necesita una guía de catéter uretral para desviar el cuello de la vejiga del trócar. Del mismo modo, no es necesario ajustar la palanca ni la altura de la cama durante el paso del trócar, ya que no se atraviesa dicho espacio retropúbico.

Similar al cabestrillo retropúbico, se coloca una sonda de Foley para garantizar que la vejiga esté vacía y la incisión mediouretral se realice de la misma manera. Se usan tijeras de Metzenbaum para crear túneles parauretrales al hueso púbico, similares al cabestrillo retropúbico.

Para un abordaje de afuera hacia adentro, la incisión mediouretral se extiende y se realiza una disección adicional con tijeras de Metzenbaum para permitir que el dedo del cirujano pase a lo largo del túnel parauretral y lateralmente para alcanzar la cara superior de la rama púbica inferior (fig. 30-10). A pesar de esta disección adicional, se aplica el mismo principio de que el cabestrillo debe desplegarse en la uretra media. A continuación, se realiza una incisión en la ingle a nivel del clítoris, debajo del tendón aductor largo e inmediatamente lateral a la rama púbica inferior. La punta del trócar helicoidal ingresa a la incisión en la ingle y hace contacto con la rama púbica inferior; luego abraza la parte posterior del hueso hasta que llega al dedo del cirujano en el túnel parauretral (figs. 30-10 y 30-11). El trócar pasa a través de la piel, el músculo grácil, el aductor corto, el obturador externo, la membrana obturatriz, el músculo obturador interno y sale a través de la fascia endopélvica periuretral (*véase* fig. 30-9). Se debe confirmar con los

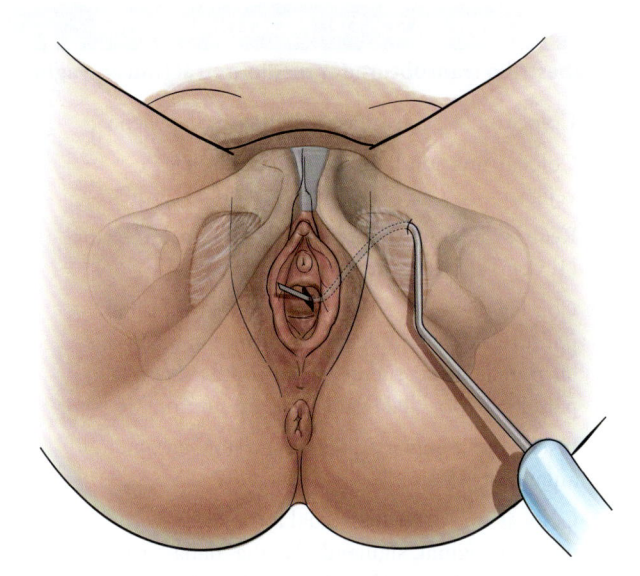

FIGURA 30-11 Cabestrillo transobturador muslo-vagina. Se muestra el paso de la aguja helicoidal, comenzando en una incisión en la piel de 5 mm creada aproximadamente 1 cm lateral al pliegue de la ingle y al nivel del clítoris. El dedo del cirujano, insertado a través de la incisión vaginal hacia la rama isquiopúbica, guía el trócar hacia la incisión vaginal.

dedos que no hay perforación vaginal. Se lleva el trócar a través de la incisión mediouretral y se sujeta el cabestrillo de malla, seguido del movimiento inverso del trócar para sacar la malla de la ingle. Lo anterior se hace bilateralmente (*véase* fig. 30-11).

Si se utiliza un abordaje de adentro hacia afuera, la incisión suburetral puede ser más pequeña, ya que el cirujano no necesita colocar un dedo en ella. Se pasa una guía alada en el túnel parauretral en un ángulo de 45° hasta que hace contacto con la rama púbica inferior. Algunos cirujanos hacen avanzar la guía alada a través de la membrana obturatriz, mientras que otros realizan esa porción de la disección con el trócar helicoidal. En cualquier abordaje se usa la guía alada para la colocación inicial del trócar. Después de retirar la guía alada, el trócar se pasa detrás de la rama púbica inferior y sale por la incisión de la ingle en la cara medial del agujero obturador. El trócar atraviesa la fascia endopélvica periuretral, el músculo obturador interno, la membrana obturatriz, el músculo obturador externo, el músculo aductor corto y el músculo grácil, y sale de la piel. Se evita el tendón del aductor largo (*véase* fig. 30-9). Al pasar el trócar helicoidal, es imperativo que el cirujano mantenga la punta del trócar a lo largo de la parte posterior de la rama púbica inferior. Para mantener este contacto, el cirujano empujará la punta del trócar contra el hueso. Si esto no se hace y el cirujano permite que el trócar pase a lo largo de la trayectoria natural de su forma helicoidal, existe el riesgo de lesiones en el haz neurovascular obturador. El paso óptimo de la aguja helicoidal implica que el mango comience en un ángulo de 45°, pero termine en posición vertical en un ángulo de 90° con el piso cuando el trócar sale de la ingle.

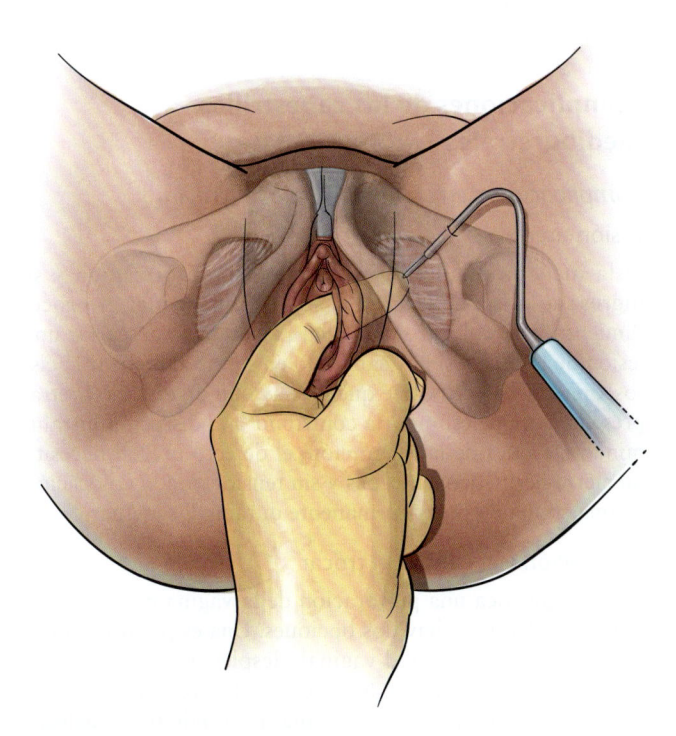

FIGURA 30-10 Se guía el trócar para el cabestrillo transobturador muslo-vagina hacia la incisión vaginal. El extremo del cabestrillo se unirá al trócar y luego se retira hacia la incisión de la piel.

CUADRO 30-2 PASOS DEL PROCEDIMIENTO

Cabestrillo transobturador mediouretral (muslo-vagina)

- Colocar a la paciente en los estribos de Allen.
- Colocar una sonda de Foley para drenar la vejiga.
- Realizar una incisión de la pared vaginal anterior (1.5 cm) sobre la uretra media.
- Con las tijeras de Metzenbaum, crear un túnel parauretral debajo de la pared vaginal hasta que las puntas de las tijeras hagan contacto con la pared superior de la rama púbica inferior.
- Insertar una guía alada en la incisión, en un ángulo de 45°.
- Colocar un trócar helicoidal a través de la incisión vaginal, siguiendo la guía alada hasta que perfore la membrana obturatriz. Retirar la guía alada.
- El mango se gira y se mueve hacia abajo a una posición vertical mientras se mantiene el contacto de la punta del trócar con la rama púbica inferior. El trócar sale por la cara medial del agujero obturador al nivel del clítoris.
- Repetir el mismo procedimiento en el lado contralateral.
- Tensar el cabestrillo con un espaciador (como un dilatador 9 de Hegar) entre el cabestrillo y la uretra.
- Efectuar una cistoscopia.
- Hacer una prueba de vaciamiento antes de dar de alta.

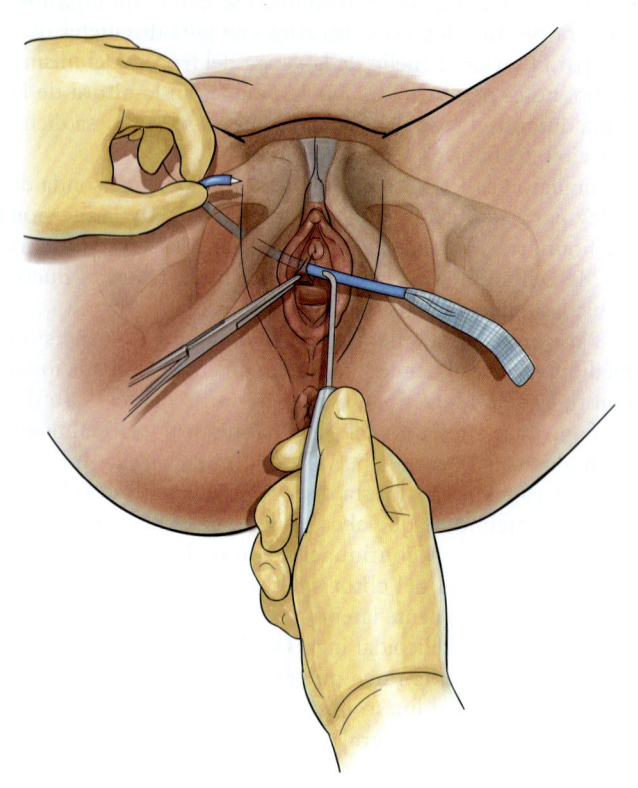

FIGURA 30-12 Cabestrillo transobturador vagina-muslo. Se muestra el paso de la aguja helicoidal que sale de la piel aproximadamente 1 cm lateral al pliegue de la ingle, alrededor de 2 cm por encima del meato uretral y paralela al clítoris.

El movimiento curvo de esta maniobra ayuda a mantener la punta del trócar contra la rama púbica inferior. El trócar sale a través de las incisiones en la ingle marcadas previamente (fig. 30-12).

Después del paso de los trócares, se realizan pasos similares a los de un cabestrillo retropúbico. Se efectúa una palpación vaginal para confirmar que no haya perforación del trócar. La cistoscopia se lleva a cabo con un alcance de 70°. La lesión de la vejiga puede ocurrir y ha ocurrido con un cabestrillo transobturador. Es imprescindible practicar una cistoscopia al momento del procedimiento, así como la visualización del flujo de salida ureteral bilateral. Después de la cistoscopia, se tensa el cabestrillo de manera similar a un retropúbico, se retiran las fundas de plástico y la incisión suburetral se cierra con una sutura de absorción tardía. El exceso de malla se extirpa en la ingle y estas incisiones se cierran con una sutura de absorción tardía o con pegamento para piel.

Complicaciones de los cabestrillos mediouretrales

Complicaciones en el momento de la cirugía

Lesión uretral

Si la incisión mediouretral es demasiado profunda y se ingresa a la luz de la uretra, se debe suspender el procedimiento y no colocar una malla. Es necesario descartar una lesión de la uretra si hay sangrado en su luz al realizar la cistoscopia. Debe verificarse que no haya un divertículo uretral presente, ya que eso podría contribuir a la disección intraluminal. Después de la reparación, el defecto uretral necesita un cierre hermético, en capas y sin tensión con la colocación de una sonda de Foley permanente durante 2 semanas.

Perforación vaginal con el trócar

Si se diagnostica una perforación de la vagina por trócar al momento del paso, hay dos opciones. Una es pasar el trócar más profundo a la pared vaginal, desplegar el cabestrillo y cerrar el defecto vaginal. Si no es posible volver a pasar el trócar a lo largo de un conducto más profundo o si el defecto se diagnostica después de que se ha desplegado el cabestrillo, debe considerarse quitar la malla y abortar el procedimiento. Si bien el cierre de la pared vaginal puede parecer satisfactorio en el quirófano, aumenta el riesgo de exposición futura a través del epitelio vaginal. Si se desarrolla una exposición vaginal, el riesgo de una revisión posterior del cabestrillo puede anular los beneficios de su colocación. Como tal, puede ser prudente no desplegar mallas después de la rotura de la pared vaginal y, en ese caso, el cirujano puede optar por reprogramar la cirugía planificada en una fecha futura.

Cistotomía

La perforación de la vejiga es más frecuente después de un cabestrillo mediouretral retropúbico en comparación con un cabestrillo transobturador: 4.5% frente a 0.6%, respectivamente, en un análisis Cochrane. Los estudios de LaSala y Zyczynski no encontraron secuelas a largo plazo si la cistotomía se identifica y se aborda intraoperatoriamente. Cuando se produce una perforación de la vejiga, el cirujano debe hacer una pausa para revalorar la anatomía y verificar que la perforación se limita a la vejiga. Durante la colocación de un cabestrillo retropúbico, es probable que el contacto de la punta del trócar no se haya mantenido a lo largo de la parte posterior del hueso púbico durante su paso. Ciertas comorbilidades pueden aumentar la probabilidad de perforación, como el aumento del IMC o la cicatrización secundaria a una cirugía retropúbica previa. Se retira el trócar y se reemplaza, seguido de una repetición de la cistoscopia y drenaje de Foley. La duración del drenaje de la vejiga en este contexto es controvertida. Algunas personas informan buenos resultados sin drenaje a largo plazo; sin embargo, son informes de casos aislados y dicho tratamiento no ha sido bien estudiado. En general, el riesgo de un episodio adverso, como el urinoma, la fístula o la posterior exposición de la malla en la vejiga, probablemente supera los inconvenientes a corto plazo del drenaje de la sonda de Foley.

Si se produce una cistotomía durante un procedimiento de cabestrillo retropúbico, en un lugar que no sea la cara anterior y cefálica de la vejiga, con frecuencia denominada coloquialmente "cúpula de la vejiga", la trayectoria del trócar debe evaluarse más a fondo. Si la lesión se encuentra en la porción inferior de la vejiga (incluido el trígono), el defecto vesical debe cerrarse por la vía quirúrgica, independientemente del pasaje retropúbico, transobturador o de incisión única.

Lesión vascular

Con un cabestrillo retropúbico, la principal preocupación es que el trócar puede desviarse lateralmente y dañar los vasos ilíacos externos (*véase* fig. 30-3). En tales casos, la hemorragia puede ser catastrófica. Por suerte, esta complicación puede evitarse siguiendo los principios quirúrgicos descritos en este capítulo. Si se encuentra una hemorragia intraoperatoria importante durante el procedimiento de colocación del cabestrillo retropúbico, es más probable que el sangrado provenga del plexo de Santorini. La hemorragia de este plexo puede provocar la formación de un hematoma. La compresión en el espacio retropúbico puede realizarse dejando la vejiga llena y pinzando la sonda de Foley durante 1 h en la sala de recuperación, con la compresa vaginal en su lugar. Después de 1 h se puede quitar la pinza de la sonda Foley y retirar la compresa. El riesgo de esta hemorragia puede reducirse al mínimo no disecando más allá del hueso púbico durante la disección parauretral inicial y verificando que el trócar abraza al pubis a medida que pasa a través del espacio retropúbico. Aproximadamente el 1% de las pacientes desarrollarán un hematoma retropúbico, pero la gran mayoría de ellos son asintomáticos y se resuelven espontáneamente.

Con un abordaje transobturador, la principal preocupación es la lesión de los vasos del obturador si la colocación del trócar es demasiado lateral al atravesar el agujero obturador. Esto se evita haciendo que la punta del trócar helicoidal abrace la rama púbica inferior durante el paso transobturador.

La hemorragia durante la disección parauretral es una molestia; sin embargo, a menos que haya una disección excesiva en el plexo vesicovaginal y el plexo de Santorini, rara vez es preocupante desde el punto de vista médico. Si la hemorragia es importante, debe considerarse la aplicación de Gelfoam® en los túneles disecados o presión. La hemorragia puede reducirse al mínimo y evitarse limitando la disección con las tijeras de Metzenbaum y deteniéndose cuando se hace contacto con el hueso púbico. La disección restante se realiza con el trócar, pues su forma facilita la disección a lo largo de la parte posterior del hueso púbico, evitando el plexo vascular profundo del hueso.

Complicaciones con manifestaciones tardías

Retención urinaria

La retención urinaria que dura más de unos pocos días puede ser el resultado de una obstrucción urinaria (p. ej., de un cabestrillo que está demasiado apretado) o puede deberse a un músculo detrusor débil. La gran mayoría de la retención urinaria *de novo* después de un procedimiento de cabestrillo mediouretral se debe a una obstrucción de la salida de la vejiga secundaria al cabestrillo. La revisión quirúrgica con corte transversal del cabestrillo en la línea media liberará esta obstrucción, con el 61% de las mujeres manteniendo la continencia después del corte transversal y otro 26% con continencia mejorada desde el inicio. Hay pocos datos para guiar el momento óptimo de la revisión del cabestrillo. Un abordaje recomendado es el corte transversal del cabestrillo (sin eliminación de la malla) si la retención urinaria persiste durante más de 3 semanas. Se debe considerar un período más prolongado de tratamiento expectante (con cateterismo) para las mujeres con antecedentes de músculo detrusor débil o que se sometieron a una corrección quirúrgica concurrente del prolapso de órganos pélvicos en estadio IV, ya que pueden tener un retraso de hasta varias semanas antes del retorno de la micción espontánea normal. Hay datos inadecuados para comentar sobre el aflojamiento del cabestrillo mediante tracción hacia abajo con un cistoscopio y, si se realiza, debe hacerse en el quirófano y no en el consultorio.

Exposición de la malla vaginal

La exposición de la malla vaginal puede ser más probable en el contexto de una lesión de la pared vaginal al momento de la colocación del cabestrillo, la rotura de la herida vaginal en el sitio de la incisión mediouretral, la incorporación del cabestrillo al cierre o su colocación superficial a lo largo de la pared vaginal. Esto último puede ocurrir si la incisión suburetral inicial y la posterior disección parauretral están demasiado cerca del epitelio vaginal. La tasa de esta complicación es baja: ocurre en el 2.1% de los abordajes retropúbicos y el 2.4% de los transobturadores, como se señaló en una revisión de Cochrane de 2017.

Las opciones de tratamiento incluyen estrógenos vaginales tópicos, recortar la malla en el consultorio, tratamiento quirúrgico y asesoramiento con espera vigilante. El estrógeno vaginal tópico tiene más probabilidades de éxito cuando la exposición es pequeña. Algunas exposiciones pequeñas pueden ser asintomáticas. La espera vigilante es apropiada después de dar información completa de la exposición a la paciente y en ausencia de infección, dispareunia o hemorragia molestas. Hay pocos datos sobre las consecuencias a largo plazo de la espera vigilante en las pacientes asintomáticas.

Puede ser necesaria la eliminación quirúrgica de la malla para tratar una exposición vaginal; sin embargo, si se extirpa una porción significativa del cabestrillo, puede reaparecer la incontinencia. En estas situaciones, debe considerarse consultar con un especialista (ya que las intervenciones múltiples conducen a problemas más complejos y aumentan el riesgo de desarrollar una uretra inmovilizada con IUE resistente al tratamiento). También hay informes de casos de tratamiento exitoso utilizando un trasplante autólogo de epitelio vaginal, pero solo debe realizarlo un cirujano o especialista experimentado.

Lesión intestinal

Puede ocurrir una lesión intestinal si el trócar sale del espacio retroperitoneal y entra en la cavidad peritoneal. El riesgo de esta complicación se limita manteniendo el trócar inmediatamente adyacente al hueso púbico durante su paso. Si se sospecha la entrada peritoneal del catéter, se requiere una evaluación abdominal inmediata. Los primeros signos y síntomas incluyen fiebre, dolor significativo o detección de aire intraperitoneal en las imágenes, aunque es posible la presentación tardía con sepsis. Se han informado muertes.

Dolor en la herida quirúrgica

El dolor postoperatorio persistente es una complicación poco frecuente después de los cabestrillos retropúbicos y transobturadores. Con un cabestrillo transobturador, la paciente puede tener dolor en la ingle relacionado con la malla que atraviesa los músculos obturador, grácil, aductor corto y aductor mayor. La dispareunia y el dolor vaginal pueden ocurrir cuando la malla se encuentra baja en la vagina, formando más una "H" que una "U".

Como se señaló en una revisión de Cochrane, los cabestrillos mediouretrales retropúbicos se asocian con menos dolor en la ingle, 1.3% frente a 6.4%, pero con más dolor suprapúbico, 2.9% frente a 0.8%, en comparación con los cabestrillos transobturadores. En una revisión sistemática con metaanálisis de Schimpf y cols., fue menos probable la aparición de dolor en los miembros inferiores después de colocar cabestrillos retropúbicos en comparación con los mediouretrales transobturadores (0.62% frente a 16%). La lesión nerviosa es más habitual después de colocar cabestrillos transobturadores frente a retropúbicos (0.61%, en comparación con 0.06%). La irritación del nervio obturador se presenta con dolor a lo largo de la pared medial del muslo y dificultad para la aducción de la pierna. Cuando está presente, el dolor posterior a un procedimiento de cabestrillo tiende a seguir el recorrido del cabestrillo. La mayoría de las mujeres con dolor causado por la malla experimentan alivio de los síntomas después de su resección.

La dispareunia *de novo* también es relativamente rara después de efectuar ambos tipos de cabestrillo, que varía del 0 al 1.6%. El dolor puede ser indicación de exposición a la malla o puede sugerir que la malla no está en la ubicación anatómica correcta. El dolor o la dispareunia persistentes merecen una evaluación con una exploración vaginal cuidadosa y cistoscopia (para garantizar que no haya erosión vesical o uretral asociada). Se sospecha dolor relacionado con la malla si el dolor puede reproducirse palpando la malla durante la exploración física. Los síntomas tienden a presentarse poco después de la cirugía; sin embargo, pueden empeorar progresivamente. Durante el asesoramiento preoperatorio es útil tener en cuenta que, en general, la función sexual mejora después de la colocación de los cabestrillos mediouretrales.

Polaquiuria de nueva aparición

La incidencia general de vejiga hiperactiva de nueva aparición después de colocar un cabestrillo mediouretral es de alrededor del 9-11%. Después de descartar una infección de las vías urinarias inferiores, la polaquiuria de nueva aparición puede relacionarse con la obstrucción de la salida de la vejiga. En las mujeres, la obstrucción leve de la salida vesical puede ser difícil de detectar en una evaluación urodinámica con un estudio de flujo de presión. Si la mujer se queja de pujo, el diagnóstico diferencial debe incluir la obstrucción y puede tratarse mediante el corte transversal del cabestrillo en la línea media, sin quitar la malla. La polaquiuria de nueva aparición también puede ocurrir sin ninguna obstrucción presente. De todas las mujeres con incontinencia urinaria mixta, el 84% experimentará mejoría o resolución de la incontinencia urinaria de urgencia después de la colocación del cabestrillo mediouretral.

Infecciones urinarias y en la herida quirúrgica

El American College of Obstetrics and Gynecology y la American Urological Association recomiendan la profilaxis antimicrobiana preoperatoria, como cefazolina, para disminuir la incidencia de infecciones de la herida quirúrgica. Las infecciones de la herida son poco frecuentes y ocurren en menos del 1% de las mujeres. Las infecciones de las vías urinarias se presentan después del 3-5% de los procedimientos de cabestrillo transobturador y del 10-11% de los mediouretrales retropúbicos. En comparación con otros tratamientos quirúrgicos para la IUE, los cabestrillos retropúbicos tienen la tasa más alta de infección postoperatoria de vías urinarias. La incidencia de infecciones de vías urinarias puede disminuir con el retiro temprano de la sonda de Foley, teniendo en cuenta que todas las mujeres necesitan una prueba de micción antes del alta.

Incontinencia después de cabestrillo mediouretral

El tratamiento exitoso de la IUE se ha definido utilizando varios criterios. El éxito subjetivo puede medirse con un cuestionario validado. El éxito objetivo puede valorarse con pruebas de almohadilla, prueba de esfuerzo con tos o resultados urodinámicos. También se ha utilizado la satisfacción de la paciente como una medida importante del éxito. La necesidad de un tratamiento adicional, como la cirugía repetida para la IUE, es otro criterio que se ha empleado para juzgar los resultados quirúrgicos.

Los cabestrillos mediouretrales tienen un gran éxito en el tratamiento de la IUE, con tasas de curación subjetivas similares a las de los cabestrillos transobturadores y retropúbicos (que van del 62-98% y del 71-97%, respectivamente), así como tasas objetivas similares entre estos dos abordajes, como se señala en una revisión de Cochrane. Algunas de las tasas de éxito más bajas provienen de estudios de la más alta calidad, debido en parte a los estrictos criterios de éxito utilizados, aunque estos mismos tienen puntajes de satisfacción de las pacientes del 85-90%.

En un gran estudio retrospectivo de cohortes, realizado por Wu y cols., menos del 6% de las mujeres que se sometieron a cirugía por IUE sola tuvieron otra cirugía posterior por IUE o prolapso de órganos pélvicos en los siguientes 5 años. Estas tasas son más bajas que los estudios previos y pueden reflejar mejores resultados a largo plazo desde la introducción de los cabestrillos mediouretrales. Otro estudio de cohorte realizado en Dinamarca por Hansen y cols. que evaluó a 5 820 mujeres encontró una tasa de reintervención del 5.7% después del cabestrillo mediouretral retropúbico y una tasa de reintervención del 8.7% después de los cabestrillos transobturadores mediouretrales a los 5 años, $p = 0.008$. No se encontraron diferencias en las tasas de reintervención entre los departamentos de bajo, mediano y alto volumen.

Factores de riesgo de fracaso quirúrgico

Hill y cols. descubrieron que el fracaso del cabestrillo se asocia con una prueba de esfuerzo con tos positiva preoperatoria a bajos volúmenes de la vejiga. Por cada 50 mL adicionales de volumen de la vejiga antes de la primera fuga de esfuerzo, las probabilidades de éxito del cabestrillo mejoraron 1.6 veces.

En el estudio TOMUS, las probabilidades de fracaso del cabestrillo mediouretral fueron 1.99 veces mayores (IC 95%: 1.14-3.47) con antecedentes de cirugía previa contra la incontinencia y 1.89 veces mayores (IC 95%: 1.16-3.05) cuando el desplazamiento máximo del hisopo fue inferior a 30°. El fracaso también fue más frecuente cuando hubo una mayor queja de polaquiuria y aumento de la incontinencia según lo determinado por el peso de la almohadilla. Los factores de riesgo de fracaso fueron similares entre los cabestrillos retropúbicos y los transobturadores.

Evaluación y tratamiento de la incontinencia persistente

Cuando haya incontinencia persistente, debe verificarse que no exista infección de las vías urinarias y que la fuga no esté relacionada con retención. Evaluar si los síntomas están asociados con esfuerzo o urgencia. Después de la cirugía, la incontinencia urinaria de urgencia no tratada es más frecuente que la IUE persistente. Cuando ocurre un fracaso verdadero del cabestrillo, a menudo se debe a que está demasiado flojo o a una colocación fuera de la uretra media.

Si la uretra es móvil y la evaluación urodinámica confirma una IUE persistente sin evidencia de obstrucción, repetir el procedimiento de cabestrillo aún puede tener éxito. Stav y cols. encontraron que los cabestrillos retropúbicos tienen más éxito que los transobturadores cuando se colocan después de un fracaso previo, pero tienen tasas de éxito más bajas que los cabestrillos primarios. Durante la colocación de un segundo cabestrillo, a menudo no se encuentra el anterior. Si se encuentra en la uretra media, puede considerarse extirpar la porción vaginal del primer cabestrillo en el momento de la colocación, especialmente si el anterior ya está ocupando la posición mediouretral. En un estudio retrospectivo de Kaiser Permanente realizado por Gaddi y cols., solo el 2.4% de 6 914 mujeres se sometieron a una reintervención por IUE después de un cabestrillo mediouretral. Las cirugías repetidas fueron un cabestrillo de incisión múltiple o de incisión simple o un agente de aumento de masa periuretral, con fracaso del 11.2% después de repetir la colocación de un cabestrillo y del 38.8% después de los procedimientos de aumento de masa periuretral, $p = 0.004$. El estudio no informó sobre la movilidad uretral antes de la reintervención. Si la uretra está inmovilizada, es poco probable que colocar de nuevo un cabestrillo mediouretral tenga éxito, y otras terapias, como un cabestrillo pubovaginal colocado en el cuello de la vejiga o la inyección de un agente de aumento de masa periuretral, son mejores opciones.

Uretropexia retropúbica de Burch

Antecedentes

Ward y Hilton, en su estudio aleatorizado centinela, descubrieron que la uretropexia retropúbica de Burch era tan eficaz como los cabestrillos mediouretrales retropúbicos a los 5 años de seguimiento, pero que también provocó un mayor número de episodios adversos, incluyendo mayores tasas de hemorragia, disfunción miccional postoperatoria y un tiempo quirúrgico más prolongado. Por lo tanto, en general no se prefiere la uretropexia retropúbica de Burch para el tratamiento quirúrgico de la IUE. Sin embargo, es una opción para mujeres que desean cirugías sin malla.

La uretropexia de Burch implica la colocación retropúbica de por lo menos dos suturas de suspensión permanente bilateral desde el ligamento de Cooper, conocido anatómicamente como el *ligamento iliopectíneo*, hasta la fascia endopélvica en el cuello de la vejiga. Se puede realizar de forma abierta o laparoscópica, con datos de 2 años que sugieren resultados similares entre estos abordajes. El procedimiento de Marshall-Marchetti-Krantz es una cirugía similar en la que las suturas de suspensión se unen al periostio del hueso púbico, no al ligamento de Cooper, pero no se recomienda debido al desarrollo de osteítis en el 0.7% de las pacientes.

Anatomía

Esta cirugía se realiza en el espacio retropúbico, también conocido como espacio o "cueva" de Retzius, uno de los espacios potenciales en la pelvis. En el abdomen, la entrada a este espacio se favorece dejando el peritoneo intacto y disecando a lo largo de la retracción del peritoneo adyacente al hueso púbico. El espacio está limitado anteriormente por

CUADRO 30-3 PASOS DEL PROCEDIMIENTO
Uretropexia de Burch abierta

- Colocar a la paciente en los estribos de Allen.
- Vaciar su vejiga.
- Crear una incisión abdominal transversal baja e ingresar al espacio retropúbico.
- Identificar el cuello de la vejiga, con una mano en la vagina y utilizando el balón de la sonda de Foley como guía.
- Levantar la fascia endopélvica lateral al cuello de la vejiga con un dedo en la vagina; desplazar de forma roma, en sentido medial y superior, el tejido y la vejiga suprayacentes.
- Colocar suturas permanentes a ambos lados del cuello de la vejiga con un segundo par de suturas colocadas al nivel de la uretra media.
- Colocar un brazo de cada sutura a través del ligamento de Cooper ipsilateral.
- Atar las suturas de tal manera que se vea que la fascia endopélvica se eleva ligeramente.
- Efectuar una cistoscopia.

las ramas púbicas superiores y lateralmente por los músculos obturadores internos y las ramas púbicas inferiores. La fascia endopélvica forma el piso del espacio y está unida lateralmente al arco tendinoso de la fascia pélvica. La uretra proximal y la vejiga descansan sobre la fascia endopélvica (fig. 30-13).

Varias estructuras vasculares están en estrecha proximidad anatómica. El curso de los vasos ilíacos externos es lateral al espacio retropúbico. El haz neurovascular obturador pasa a través de la cara lateral del espacio a lo largo del músculo obturador interno y sale de la pelvis a través del conducto obturador en la cara superolateral del agujero obturador. Si está presente, el vaso obturador aberrante es un vaso comunicante entre los vasos obturadores y los vasos ilíacos externos que se extiende a lo largo de la parte posterior de la rama púbica superior. Cuando se lesiona, puede producirse una hemorragia importante, cuyo sobrenombre es "corona mortis", que en latín significa "corona de la muerte". El plexo pudendo, o plexo de Santorini, se extiende a lo largo de la fascia endopélvica. También hay vasos iliopectíneos más pequeños que se extienden detrás de la parte posterior de la rama púbica superior.

Hay una tasa de fracaso más alta después de la uretropexia retropúbica de Burch si la paciente tiene una uretra de baja presión o falta de movilidad uretral. Ante esto, puede considerarse la evaluación de la función uretral con una evaluación urodinámica compleja (cuadro 30-3).

Técnica quirúrgica

Se recomienda una profilaxis antimicrobiana preoperatoria, como la cefazolina. La paciente se coloca en posición de litotomía dorsal baja para permitir el acceso tanto abdominal como vaginal durante el procedimiento. La cirugía se describió tradicionalmente con una técnica abierta y puede combinarse con otra cirugía abdominal, como una colposacropexia abdominal. Con el cambio hacia la cirugía de mínima invasión, la uretropexia retropúbica de Burch puede realizarse por vía laparoscópica o robótica. Los estudios han demostrado tasas de fracaso más altas cuando se utilizan atajos, como el uso de una sutura en lugar de dos en cada lado del cuello de la vejiga. Además, aunque se describe robóticamente, la técnica tradicional de hacer que el cirujano

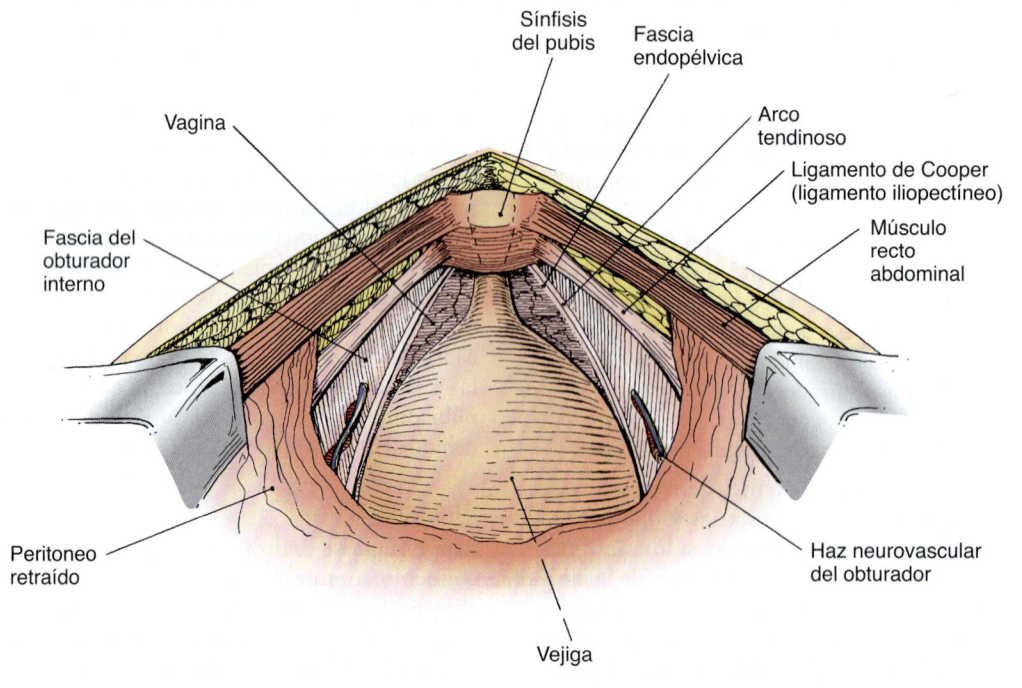

FIGURA 30-13 Puntos de referencia anatómicos en el espacio de Retzius.

coloque las suturas retropúbicas con una mano mientras pone la otra mano en la vagina para garantizar una colocación adecuada, requiere una modificación sustancial cuando se realiza con el robot.

Abordaje abdominal

Para una uretropexia retropúbica de Burch abdominal abierta, se coloca una sonda de Foley y se realiza una incisión abdominal. Se efectúa una disección preperitoneal roma a lo largo de la parte posterior de la sínfisis del pubis para entrar en el espacio potencial. La disección cortante solo es necesaria si hay cicatrices de un procedimiento retropúbico previo. Se puede usar un separador maleable.

Se identifican puntos de referencia anatómicos que incluyen la parte posterior del hueso púbico, el arco tendinoso, la fascia pélvica y la fascia endopélvica. Se debe identificar y evitar el haz neurovascular obturador, así como limitar el traumatismo en el plexo de Santorini en la fascia endopélvica. Se barre suavemente la vejiga medial y superiormente a fin de disecar y despejar la fascia endopélvica para colocar la sutura. Esto se ve facilitado por un dedo en la vagina que aplique contrapresión en la pared vaginal y la fascia endopélvica (fig. 30-14). Si se produce hemorragia en el plexo de Santorini, pueden ser útiles clips o suturas en forma de "8".

Se coloca una sutura permanente a través de la fascia endopélvica en el cuello de la vejiga. La sutura se pone mientras el cirujano coloca la otra mano en la vagina, manteniendo la tracción en la sonda de Foley al tiempo que levanta los tejidos vaginales para permitir la elevación de la fascia endopélvica. El cirujano sitúa la sutura en el punto elevado por el dedo en la vagina, idealmente 1-2 cm lateral al cuello de la vejiga. Esto garantiza una colocación óptima de la sutura en todo el grosor de la fascia endopélvica sin perforar el epitelio vaginal. Se aplica una segunda sutura distal a la primera, lateral a la uretra proximal. Por lo general, se coloca una sutura en forma de "8". La aguja se pasa a través del ligamento de Cooper, evitando el haz neurovascular obturador y

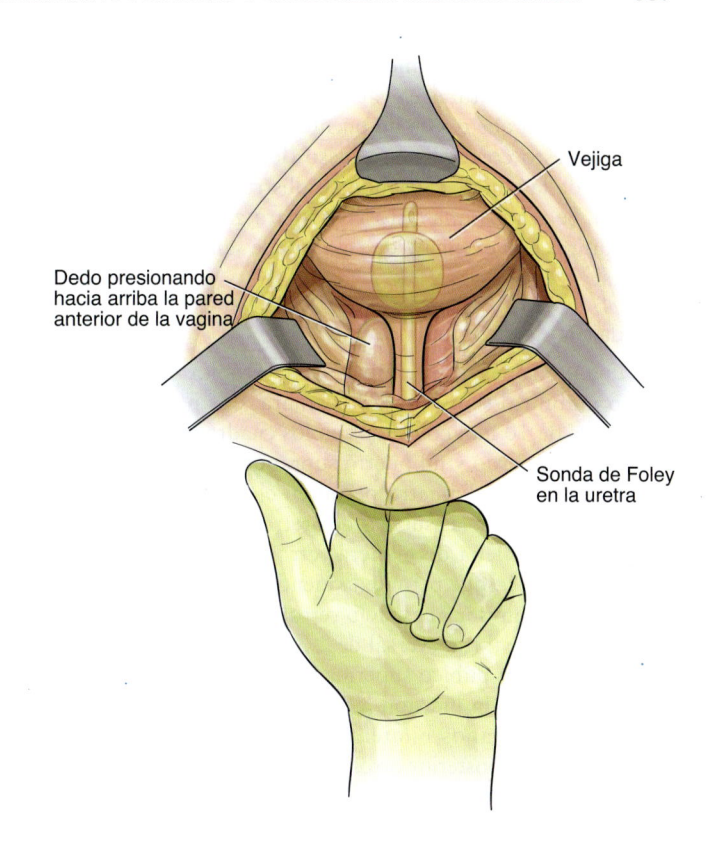

FIGURA 30-14 Disección de la vejiga medialmente para exponer la fascia endopélvica. El dedo de la mano en la vagina eleva esta estructura y el cirujano coloca una esponja (*sponge stick*) en el abdomen, empujándola en sentido medial y superior contra el dedo.

los vasos obturadores aberrantes. Ergonómicamente, es más fácil colocar la sutura a través del ligamento de Cooper mientras se mira hacia la cabeza de la paciente. Se ponen dos suturas a cada lado (fig. 30-15). Las suturas se atan mientras un asistente tiene un dedo en la vagina. Se deben atar las suturas

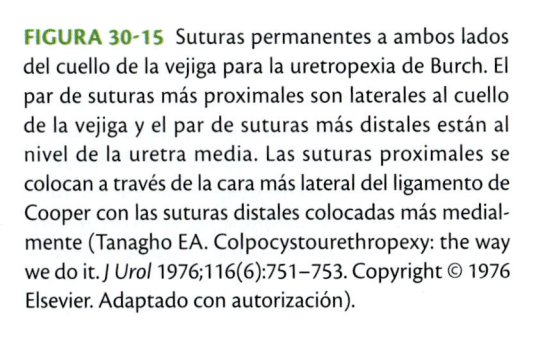

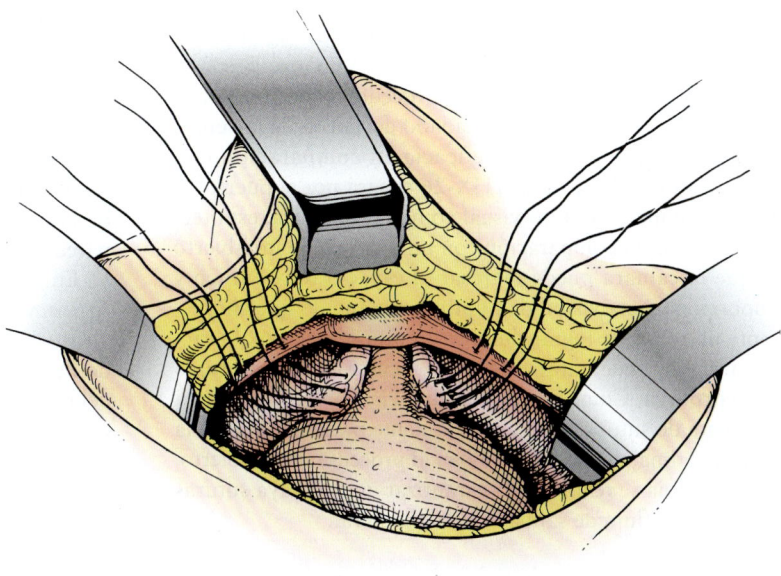

FIGURA 30-15 Suturas permanentes a ambos lados del cuello de la vejiga para la uretropexia de Burch. El par de suturas más proximales son laterales al cuello de la vejiga y el par de suturas más distales están al nivel de la uretra media. Las suturas proximales se colocan a través de la cara más lateral del ligamento de Cooper con las suturas distales colocadas más medialmente (Tanagho EA. Colpocystourethropexy: the way we do it. *J Urol* 1976;116(6):751–753. Copyright © 1976 Elsevier. Adaptado con autorización).

hasta que el asistente comience a sentir que el dedo vaginal se levanta. Estas suturas elevarán el cuello de la vejiga, pero es fundamental que quede un puente de sutura. Si se ata por completo, esto corregirá en exceso (levantará demasiado) el cuello de la vejiga, causando su obstrucción y retención urinaria. Se realiza una cistoscopia para garantizar que no haya suturas en la vejiga y que el flujo de salida ureteral sea bilateral.

Abordaje laparoscópico

Para una uretropexia retropúbica laparoscópica de Burch, el puerto umbilical se usa para la cámara, dos puertos laparoscópicos de 10 mm colocados en los cuadrantes inferiores derecho e izquierdo y un puerto suprapúbico de 5 mm. Los puertos de mayor diámetro permiten el paso directo de la aguja utilizada para las suturas de uretropexia.

La vejiga se llena de manera retrógrada a través de la sonda de Foley, lo que permite la identificación visual de sus bordes. Para ingresar al espacio retropúbico, se realiza una incisión peritoneal transversal de 2-3 cm, con electrobisturí, superior al hueso púbico superior y por arriba de la vejiga. Se debe extender la incisión lateralmente a los ligamentos umbilicales medianos bilateralmente y luego cambiar el ángulo inferior y posterior otros 1-2 cm para evitar los vasos epigástricos inferiores. En este punto, la vejiga se drena para reducir al mínimo el riesgo de lesión. El borde cortado del peritoneo se tira hacia abajo para crear una contratracción y visualizar el plano areolar para la disección. La disección roma se realiza con un Kittner laparoscópico hasta que se observan puntos de referencia: ramos púbicos superiores, arco tendinoso de la fascia pélvica y fascia endopélvica. Evitar el haz neurovascular obturador. El haz neurovascular obturador recorre el conducto obturador a lo largo de la pared pélvica en los aspectos laterales del espacio retropúbico. Cuando la paciente está en posición de litotomía, se ubicará alrededor de 4 cm directamente sobre la tuberosidad isquiática. La lesión vascular se evita manteniendo la disección dorsal a estos vasos y al nivel del arco tendinoso de la fascia pélvica. La fascia endopélvica se elimina con un Kittner por vía laparoscópica, asistida por una mano en la vagina que proporcione elevación de los tejidos vaginales.

Se coloca sutura permanente, como CV0 Gore-Tex®, en una ubicación idéntica a la de un procedimiento abierto. Se deben colocar dos suturas a cada lado del cuello de la vejiga, ya que esto ha mejorado la eficacia en comparación con una sola sutura. Una aguja THX-26 pasará por el puerto de 10 mm. De manera tanto visual como ergonómica, esta técnica es mejor en comparación con un procedimiento abierto porque la cámara puede ingresar al espacio retropúbico y proporcionar una visibilidad óptima, un ángulo que simplemente no se puede lograr durante un procedimiento abierto. Las suturas pueden atarse con una técnica intracorpórea o extracorpórea. Como en el procedimiento abierto, se desea un puente de sutura y se usa un asistente para determinar la tensión óptima, de manera análoga al procedimiento abierto. La cistoscopia se realiza para garantizar que no haya suturas en la vejiga y flujo de salida ureteral bilateral.

Complicaciones

Complicaciones intraoperatorias

Las dos complicaciones intraoperatorias principales son hemorragia o sutura en la vejiga. Ambas se limitan identificando puntos de referencia anatómicos y disecando suavemente la fascia endopélvica libre de tejido suprayacente. La tracción demasiado agresiva en la fascia endopélvica puede provocar hemorragias en el plexo de Santorini. La elevación con un dedo en la vagina tira del tejido endopélvico expuesto y es ideal para la disección roma con una pérdida de sangre mínima. Si se produce hemorragia, generalmente se puede manejar con clips o suturas en forma de "8". La familiaridad con la anatomía vascular del espacio retropúbico es esencial, ya que la lesión del obturador o los vasos obturadores aberrantes puede causar hemorragia. La disección óptima delinea el borde de la vejiga y despeja la fascia endopélvica, lo que favorece una buena colocación de sutura a través de su fascia y evita al mismo tiempo la vejiga. El balón de la sonda de Foley puede inflarse con 20 mL de líquido para ayudar aún más con la identificación del cuello de la vejiga. Si una sutura pasa a través de la vejiga, debe retirarse y reemplazarse.

Complicaciones tardías

Las infecciones de las vías urinarias ocurren en el 4-8% de las pacientes, con infecciones de la herida en el 7%. La retención urinaria temporal es frecuente, pero suele resolverse espontáneamente. La retención a largo plazo es poco habitual. Si hay IUE persistente, debe evaluarse la movilidad uretral y la retención urinaria. Si la uretra es móvil y no hay retención, se puede colocar un cabestrillo mediouretral después de una uretropexia retropúbica de Burch. Si la uretra ya no es móvil, debe considerarse la uretrólisis con el objetivo de restaurar la movilidad, un cabestrillo pubovaginal o un aumento de masa periuretral.

Se han descrito múltiples modificaciones a la uretropexia retropúbica de Burch. Los intentos de usar pernos vaginales, injertos u otras simplificaciones del procedimiento generalmente han conducido a mayores complicaciones y fracaso.

Cabestrillo pubovaginal

Un cabestrillo pubovaginal o suburetral se diferencia de uno mediouretral en que se coloca en el cuello de la vejiga y la uretra proximal mientras se eleva la unión uretrovesical mediante tracción suave. A menudo, se usa una tira fascial y se une a la fascia del recto con suturas permanentes. Durante el aumento de la presión abdominal, el movimiento hacia afuera de la pared abdominal se eleva y comprime la uretra (**cuadro 30-4**).

En el estudio *Stress Incontinence Surgical Treatment Efficacy* (SISTEr), 655 mujeres fueron asignadas de forma aleatorizada para someterse a una uretropexia retropúbica de Burch o a un cabestrillo pubovaginal de fascia autóloga del recto. Las tasas de éxito fueron más altas para las mujeres con el cabestrillo en una evaluación compuesta de la incontinencia general, con un 47% de éxito después de cabestrillos pubovaginales y 38% de éxito después de la uretropexia retropúbica de Burch a los 24 meses y 30.8% frente a 24.1%

de continencia general a los 5 años, respectivamente. Las tasas de éxito específicas de la IUE fueron del 66% frente al 49%, lo que favoreció a los cabestrillos pubovaginales a los 24 meses. A los 5 años, el 83% de las mujeres que recibieron un cabestrillo pubovaginal informaron satisfacción con su continencia en comparación con el 73% de las mujeres con uretropexia retropúbica de Burch, $p = 0.04$. Este beneficio fue compensado por una mayor morbilidad después de los cabestrillos pubovaginales, incluida una tasa de disfunción miccional del 6% que condujo a una revisión quirúrgica, que no se observó entre los procedimientos de Burch.

Los cabestrillos pubovaginales pueden colocarse con una variedad de materiales, con mayor frecuencia fascia autóloga de la vaina del recto o fascia lata, o un implante sintético. Si se usa una malla permanente, se prefiere el polipropileno macroporoso tipo I. El poliéster (Mersilene®) tiene una alta tasa de erosión que requiere eliminación quirúrgica y no se recomienda. Debido a la naturaleza trenzada del poliéster, se coloniza con bacterias después de la exposición vaginal con la consiguiente infección retropúbica. Los alotrasplantes y los heterotrasplantes biológicos se usan con menos frecuencia debido a la respuesta inflamatoria asociada y a la preocupación por peores resultados.

Para las mujeres con IUE grave y uretra inmóvil, los cabestrillos pubovaginales son una buena opción. Para las mujeres con uretra móvil, en un metaanálisis Schimpf y cols. observaron mejores resultados subjetivos y menos tiempo operatorio, pérdida de sangre, retención y síntomas de vejiga hiperactiva con los cabestrillos mediouretrales retropúbicos en comparación con los pubovaginales; no obstante, los datos son inadecuados para determinar cualquier diferencia en las tasas objetivas de éxito.

Se recomienda una terapia antimicrobiana profiláctica preoperatoria, como la cefazolina. Se realiza una incisión abdominal transversal a dos dedos por encima de la sínfisis del pubis (fig. 30-16). Una vez que se diseca la fascia, se entintan las medidas planificadas del alotrasplante con el objetivo de cosechar al menos 10 cm de largo por 2 cm de ancho, manteniendo dos traveses de dedo superiores a la sínfisis. Si se cosecha menos tejido, se puede colocar un cabestrillo, pero tendrá una eficacia menor y no se recomienda. La fascia se mantiene en solución salina estéril hasta su uso posterior en el procedimiento. El defecto fascial se diseca para reducir al mínimo la tensión en el cierre y luego se sutura cerca.

Vaginalmente, se realiza una incisión vertical de al menos 3 cm de longitud, centrada en el cuello de la vejiga. Se diseca el epitelio vaginal de la fascia endopélvica hasta que la disección llegue lateralmente y esté debajo de la rama púbica inferior. La vejiga se descomprime y la unión uretrovesical se identifica colocando una tracción suave sobre la sonda de Foley.

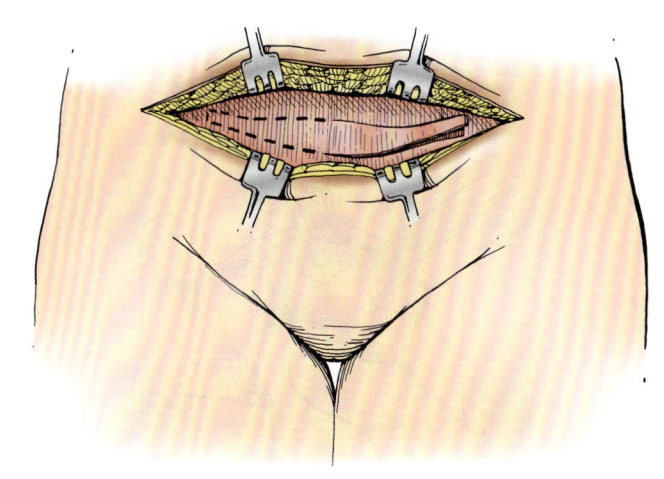

FIGURA 30-16 Incisión para la obtención de fascia del recto.

CUADRO 30-4 PASOS DEL PROCEDIMIENTO

Cabestrillo suburetral

- Colocar a la paciente en los estribos de Allen. Colocar una sonda de Foley y drenar la vejiga.
- Realizar una incisión abdominal transversal suprapúbica y continuar hasta la fascia. El cirujano puede optar por recolectar la fascia del recto en este punto.
- Eliminar la grasa subcutánea de la superficie de la fascia en el lugar donde los brazos del cabestrillo (o las suturas) pasarán a través de la fascia (por arriba de la sínfisis y 2 cm lateral a la línea media).
- Crear una incisión vaginal en la línea media y el epitelio vaginal, y disecar de la fascia endopélvica hacia la rama púbica inferior.
- Ingresar al espacio retropúbico y usar un dedo para desplazar de manera medial y superior la vejiga y la grasa retropúbica.
- Insertar un par de fórceps de empaquetado largos a través de la incisión abdominal, perforando el recto y entrando en el espacio retropúbico. El dedo del cirujano, situado en el espacio retropúbico a través de la vagina, se encuentra con la pinza de avance (limitando los riesgos potenciales de la entrada a ciegas).
- Pasar cada brazo del cabestrillo del campo vaginal al abdominal. La porción central del cabestrillo se pega al cuello de la vejiga para evitar el movimiento desde el sitio de colocación.
- Ajustar la tensión en los brazos del cabestrillo. Si la longitud del cabestrillo es suficiente, se suturan sus brazos a la fascia del recto. En caso contrario, se atan suturas permanentes a través del extremo de cada brazo del cabestrillo a la fascia del recto.
- Realizar una cistoscopia.

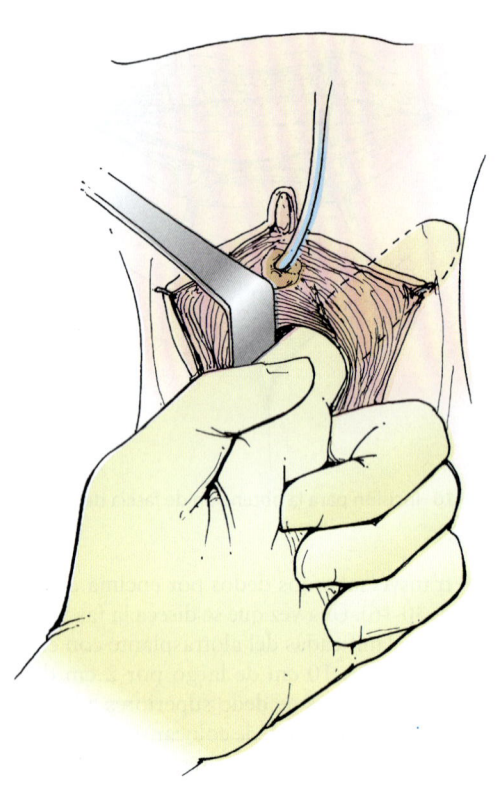

FIGURA 30-17 Perforación de la fascia endopélvica para abrir el espacio de Retzius y desplazar los tejidos periuretrales.

La uretra se protege y desplaza con la mano no dominante del cirujano, mientras que simultáneamente perfora la fascia endopélvica con tijeras de Metzenbaum, permaneciendo lateral a la uretra, directamente detrás de la sínfisis mientras apunta hacia el hombro ipsilateral. Esto permite la entrada al espacio retropúbico. Después, la disección roma digital elimina la grasa retropúbica del hueso (fig. 30-17).

Se colocan en el abdomen fórceps de compresión o una pinza de amígdalas a lo largo de la cara superior del pubis, 2 cm lateral a la línea media, y se pasa a través del espacio retropúbico con la guía del dedo colocado en la vagina (fig. 30-18). El brazo fascial se sujeta y se jala abdominalmente. Esto se repite en el lado contralateral. Si los brazos del cabestrillo no alcanzan la fascia de la pared abdominal, se pasan suturas permanentes a través de la cola de cada brazo y se llevan al abdomen. Se realiza una cistoscopia para garantizar que no haya lesiones de la vejiga o los uréteres.

En la vagina se sutura el cabestrillo debajo del cuello de la vejiga y la uretra proximal. Dados los beneficios de los cabestrillos mediouretrales para la disfunción miccional postoperatoria, algunos cirujanos han comenzado a colocar sus cabestrillos fasciales en la uretra media; sin embargo, si la uretra está inmóvil, se recomienda una ubicación en el cuello de la vejiga. Los brazos del cabestrillo se suturan a la fascia del recto (fig. 30-19) o sobre la fascia atando las suturas de suspensión. Se logra una ligera tensión atando sobre el dedo de un asistente o colocando un hisopo de algodón en la uretra y atando hasta que la unión uretrovesical esté en un ángulo de 0° con el plano horizontal. Las incisiones abdominales y vaginales restantes se cierran con sutura de absorción tardía. Por lo general, se mantiene a las pacientes durante

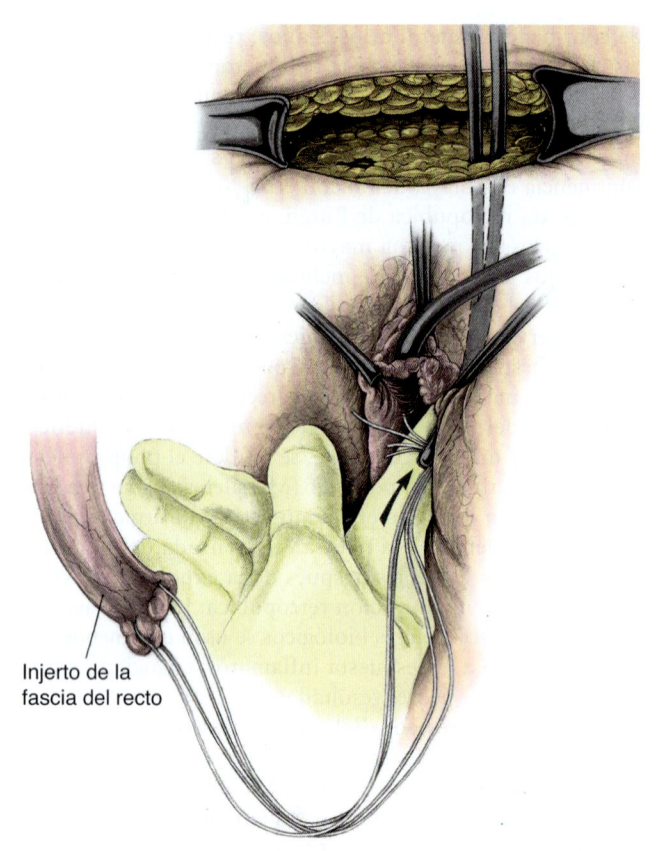

FIGURA 30-18 Paso del material al cabestrillo a través del espacio de Retzius desde el sitio vaginal al abdominal. Cabestrillo parcial de fascia del recto con suturas adheridas (Brubaker L. Suburethral sling procedures. *Oper Tech Gynecol Surg* 1997;2:48. Copyright © 1997 Elsevier. Reimpreso con autorización).

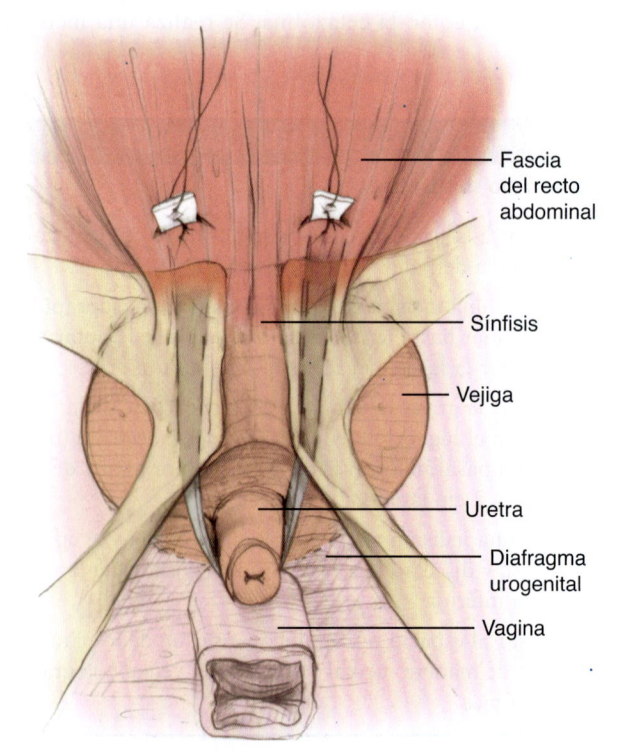

FIGURA 30-19 Cabestrillo colocado en la uretra proximal, que se extiende a través del espacio de Retzius, fijado a la fascia del recto.

toda la noche con una sonda de Foley y después se practica una prueba de micción.

Complicaciones

Complicaciones intraoperatorias

Las principales complicaciones intraoperatorias son la hemorragia retropúbica o la perforación de la vejiga. El sangrado retropúbico se trata mejor con presión. La cistoscopia es esencial para este procedimiento y también puede usarse para evaluar la obstrucción de la salida de la vejiga si el cabestrillo está demasiado apretado. Puede ocurrir perforación intestinal si la disección no permanece en el espacio de Retzius y se entra a la cavidad peritoneal.

Complicaciones postoperatorias

Las infecciones de las vías urinarias ocurren en aproximadamente el 4% de las mujeres y las infecciones de la herida en el 3%. La disfunción miccional es frecuente después de este procedimiento y las pacientes deben recibir asesoramiento adecuado sobre la tasa relativamente alta de retención urinaria. Se debe advertir a las pacientes que pueden requerir autocateterismo intermitente limpio después de la cirugía. Una obstrucción más sutil de la vejiga puede manifestarse como urgencia *de novo*. El vaciado incompleto de la vejiga puede provocar infecciones recurrentes de las vías urinarias. En el estudio SISTEr (*Stress Incontinence Surgical Treatment Efficacy*), el 6% de las mujeres requirieron revisión quirúrgica de su cabestrillo pubovaginal debido a retención. El 25% de las mujeres con un cabestrillo pubovaginal tuvieron una complicación de la herida, el 3% de las cuales requirió intervención quirúrgica similar a la observada en el brazo de uretropexia retropúbica de Burch del estudio. La formación de hematomas puede contribuir a problemas con la cicatrización de heridas y aumenta el riesgo de un absceso posterior. Si se usa una malla permanente, puede ocurrir exposición vaginal.

A los 5 años de seguimiento para el estudio SISTEr, menos mujeres con un cabestrillo pubovaginal se sometieron a un retratamiento quirúrgico en comparación con las que se sometieron a una uretropexia retropúbica de Burch, 2% frente a 12%, $p < 0.0001$.

Aumento de masa periuretral

Las sustancias para el aumento de la masa periuretral pueden inyectarse debajo de la mucosa uretral al nivel del cuello de la vejiga. Si bien el concepto de un procedimiento de mínima invasión que resulta en una mejor coaptación de la luz uretral es atractivo, esta técnica tiene mayores tasas de fracaso en comparación con otras intervenciones quirúrgicas. Se han informado tasas de curación del 24.8-36.9% de las mujeres en el seguimiento de 1 año y a menudo se necesitan inyecciones repetidas. Puede ser una opción exitosa en mujeres con uretra inmóvil (cuadro 30-5).

Se han utilizado varios materiales para aumentar la uretra. Los productos disponibles actualmente incluyen perlas pirolíticas recubiertas de carbono (Durasphere® [Coloplast; Minneapolis, MN]), partículas de silicona de polidimetilsiloxano (Macroplastique® [Cogentix Medical;

CUADRO 30-5 PASOS DEL PROCEDIMIENTO

Inyección transuretral para el aumento de la masa

- Este procedimiento se puede realizar en el consultorio o el quirófano.
- La paciente vacía su vejiga y se coloca en la posición de litotomía.
- Se puede aplicar gel anestésico tópico a la uretra.
- Inspeccionar la uretra usando un cistoscopio con una lente de 12° o 30°. Identificar el cuello de la vejiga y retirar el endoscopio para visualizar la uretra proximal.
- Inyectar la sustancia de aumento de masa deseada a través de una aguja apropiada (por lo general, de calibre 18-21), aproximadamente 2 cm distal al cuello de la vejiga.
- Los sitios de inyección habituales son las posiciones 3 y 9 de las manecillas del reloj.
- Inyectar el material de aumento de masa hasta el cierre visible de la luz uretral.
- Efectuar una prueba de micción antes de que la paciente salga de la clínica. Esto se puede favorecer dejando la vejiga llena con comodidad al final del procedimiento.

Minnetonka, MN]) e hidroxiapatita de calcio (Coaptite® [Boston Scientific; Marlborough, MA]). El colágeno bovino reticulado ya no está disponible. Las perlas recubiertas de carbono pueden migrar a los ganglios linfáticos. Se han abandonado muchos otros agentes debido a problemas de seguridad, como los implantes de copolímeros de alcohol vinílico. Este producto fue retirado voluntariamente del mercado debido a problemas de seguridad relacionados con las erosiones uretrales. La grasa autóloga no debe usarse y no es más eficaz que un placebo salino.

Aquí se describe un abordaje transuretral de cistoscopia (fig. 30-20), aunque las inyecciones también pueden realizarse periuretralmente. Debe verificarse que la paciente no tenga una infección de vías urinarias. El procedimiento puede realizarse en el consultorio o el quirófano. Para un procedimiento de consultorio, el anestésico puede ser con un gel de lidocaína transuretral, un bloqueo parauretral o ambos. Los antibióticos profilácticos de rutina no están indicados. Se utiliza un cistoscopio de 12° o 30°. Se avanza el endoscopio hacia la vejiga y la aguja pasa a través del puerto de trabajo. La aguja está cebada con el agente a inyectar. Luego, con agua estéril o solución salina fluyendo para dilatar la uretra y optimizar la visibilidad, se introducen el endoscopio y la aguja aproximadamente 2 cm en la uretra. La aguja se introduce en la posición de las 3 de las manecillas del reloj en un ángulo de 45° hasta que el bisel de la aguja esté cubierto de tejido, y luego se cambia el ángulo para que sea paralelo a la uretra y se avance a la uretra proximal. El material de aumento de masa se inyecta lentamente y después se mantiene la aguja en su lugar durante unos segundos adicionales para reducir al mínimo la extravasación del implante. Esto se repite en la

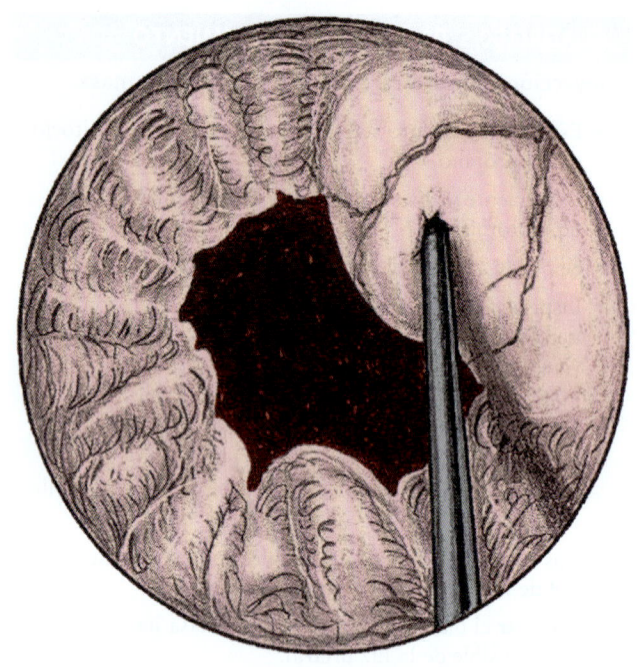

FIGURA 30-20 Colocación de la aguja transuretral en la submucosa uretral (Bent AE. Periurethral collagen injections. *Oper Tech Gynecol Surg* 1997;2:54. Copyright © 1997 Elsevier. Reimpreso con autorización).

posición de las 9 de las manecillas del reloj (fig. 30-21). Se retira el endoscopio. Puede haber retención urinaria, por lo que la paciente debe demostrar capacidad de micción antes del alta. Los síntomas de micción irritativa posteriores al procedimiento se pueden controlar con fenazopiridina.

Hay matices sutiles en la técnica de inyección con diferentes sustancias de aumento de masa. El fabricante de Macroplastique® recomienda tres inyecciones comenzando en la posición de las 6 de las manecillas del reloj y luego repitiendo a las 10 y 2 de las manecillas del reloj. El flujo se controla apretando el gatillo del dispositivo de administración de alta presión.

Complicaciones

Si la aguja no se coloca correctamente, puede perforar a través del cuello de la vejiga e inyectar el material en la luz de la vejiga, lo que produce material desperdiciado y ningún beneficio terapéutico. Si se ve material extravasado, hay que detener la inyección y volver a colocar la aguja. Algunas compañías han creado agujas con una abertura lateral, lo que permite que la inyección ocurra en la parte más profunda de la colocación de la aguja.

Otros eventos adversos incluyen retención urinaria, infección de vías urinarias, hematuria, incontinencia urinaria de urgencia *de novo*, extrusión del material de aumento de masa, reacciones inmunitarias y formación de granuloma. Si la paciente no logra orinar, se puede colocar una sonda de Foley pediátrica de 8 Fr durante la noche o la paciente puede realizar un autocateterismo intermitente limpio con una sonda de 8-12 Fr. Se utiliza una manipulación mínima y una sonda pequeña para reducir al mínimo la deformación y el desplazamiento del material de aumento de masa.

A menudo, se necesita una inyección repetida. Si no se obtiene un beneficio importante después de dos inyecciones, se pueden reconsiderar otras opciones de tratamiento, aunque no existe un límite superior absoluto en la cantidad de veces que puede administrarse una sustancia de aumento

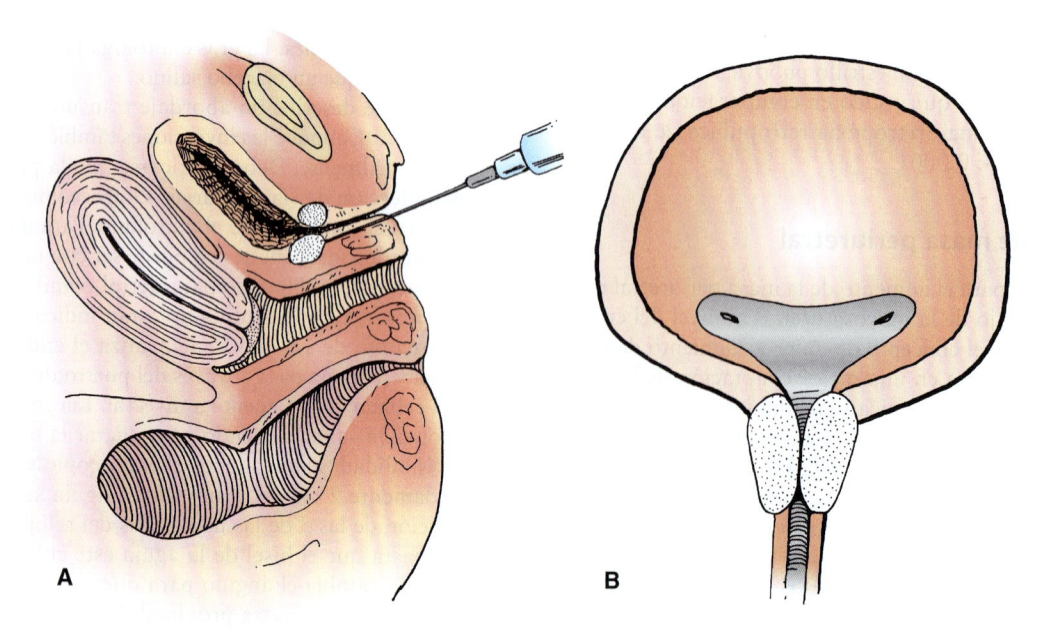

FIGURA 30-21 **A.** Inyección periuretral en el cuello de la vejiga. **B.** Aumento de masa del cuello de la vejiga y la uretra proximal.

de masa. La inyección excesiva de implantes en la uretra puede aumentar el riesgo de un evento adverso y puede comprometer la eficacia de otros abordajes quirúrgicos.

INCONTINENCIA OCULTA

La IUE oculta es una anomalía en la que el prolapso de los órganos pélvicos obstruye la uretra, ocultando así la presencia de una IUE subyacente. Se cree que este fenómeno es responsable del "desenmascaramiento" de la IUE después de la cirugía de prolapso en un 25-42% de las mujeres. De ellas, un tercio informan estar moderadamente molestas o muy molestas por la incontinencia. Las mujeres continentes sometidas a reparación quirúrgica del prolapso deben recibir asesoramiento sobre el potencial de IUE oculta.

La cirugía para la IUE puede realizarse en el momento de la cirugía para el prolapso y, por lo general, evitará la aparición de síntomas de IUE después de que este se corrija. Sin embargo, los beneficios de prevenir la IUE oculta deben equilibrarse con los riesgos de una cirugía adicional y una posible obstrucción, teniendo en cuenta que las pacientes pueden aceptar menos las consecuencias adversas después de un procedimiento profiláctico.

Existen tres abordajes diferentes para considerar y tratar la IUE oculta y el abordaje adoptado puede variar de acuerdo con las preferencias y preocupaciones de cada paciente particular. Una opción es valorar la IUE oculta antes de la cirugía, utilizando esta información para ayudar a guiar la toma de decisiones sobre un procedimiento profiláctico de continencia. Esto puede hacerse con la reducción del prolapso durante una prueba de esfuerzo con tos o una evaluación urodinámica, o haciendo que la paciente use un pesario. Otro abordaje es ofrecer una segunda cirugía por etapas si se presenta incontinencia molesta después de la corrección del prolapso. La tercera vía es realizar empíricamente una cirugía de continencia en todas las mujeres sometidas a reparación de prolapso. Esta última opción ha sido evaluada con estudios aleatorizados. Brubaker y cols. encontraron que una uretropexia retropúbica de Burch concomitante al momento de una colposacropexia abdominal disminuyó la IUE sintomática, con un 6.1% de IUE después de un procedimiento de Burch y un 24.5% entre las controles, sin diferencias en los eventos adversos o la morbilidad, aparte del aumento del tiempo quirúrgico para realizar el procedimiento de Burch. Wei y cols., en un estudio análogo para cirugía vaginal que evaluó los resultados después de un cabestrillo mediouretral profiláctico, en el momento de la reparación del prolapso vaginal, descubrieron que el cabestrillo profiláctico redujo la incontinencia urinaria postoperatoria del 43% en las controles al 27.3% en las mujeres sometidas a un procedimiento de cabestrillo. Esto se corresponde con la necesidad de tratar a 6.3 mujeres con un cabestrillo profiláctico para prevenir un caso de incontinencia urinaria. Aquellas que se sometieron a un cabestrillo mediouretral también tuvieron una mayor incidencia de eventos adversos (6.7% de riesgo de perforación de la vejiga con cabestrillo mediouretral frente a 0% en las controles, tasa de infección de vías urinarias del 31% frente al 18.3%, sangrado mayor en el 3.1% frente al 0%, respectivamente). En el año posterior a la cirugía de prolapso, el 2.4% de las mujeres con un cabestrillo tuvieron obstrucción urinaria que requirió revisión del cabestrillo, mientras que el 4.7% de las mujeres sin uno optó por un procedimiento contra la incontinencia. Estos estudios destacan la prevalencia de la IUE oculta y que deben tenerse en cuenta tanto los beneficios potenciales de un procedimiento profiláctico como los daños también potenciales.

PUNTOS CLAVE

- La incontinencia urinaria de esfuerzo (IUE) es un padecimiento frecuente.
- El asesoramiento sobre opciones de tratamiento eficaces incluye la discusión de las terapias conservadoras y quirúrgicas. Al año, más del 50% de las mujeres están satisfechas con el resultado de la terapia no quirúrgica.
- Los cabestrillos mediouretrales deberían ser el tratamiento quirúrgico de primera línea debido a su alta tasa de éxito y su baja morbilidad. Son la cirugía más estudiada para la IUE.
- La literatura médica especializada, la Food and Drug Administration (FDA) de los Estados Unidos y numerosas asociaciones médicas han afirmado la seguridad y la eficacia de la malla transvaginal en cabestrillos mediouretrales para el tratamiento de la IUE.
- Otras opciones quirúrgicas altamente eficaces para el tratamiento de la IUE incluyen la uretropexia retropúbica de Burch o un cabestrillo pubovaginal con fascia autóloga. Se debe informar a las pacientes que estos procedimientos se asocian con un tiempo de recuperación más prolongado y mayor pérdida de sangre y disfunción miccional postoperatoria que los cabestrillos mediouretrales.
- No se necesita una evaluación urodinámica compleja para todas las mujeres con IUE que buscan tratamiento quirúrgico con un cabestrillo mediouretral. Una evaluación básica en el consultorio será suficiente para la mayoría de las mujeres con IUE no complicada, objetivamente confirmada, que tienen un prolapso de órganos pélvicos en estadio II o menos, movilidad uretral, un residuo posmiccional de menos de 150 mL y ninguna cirugía previa contra la incontinencia.
- Las tasas de éxito con materiales de aumento de masa periuretral son inferiores a otras cirugías; sin embargo, pueden ser una buena opción si hay una movilidad uretral mínima o si la paciente es mala candidata a cirugía.
- La cistoscopia debe acompañar a todos los tratamientos quirúrgicos para la IUE.

BIBLIOGRAFÍA

Al-Mandeel H, Ross S, Robert M, Milne J. Incidence of stress urinary incontinence following vaginal repair of pelvic organ prolapse in objectively continent women. *Neurourol Urodyn* 2011;30(3):390–394.

Albo ME, Richter HE, Brubaker L, et al. Burch colposuspension versus fascial sling to reduce urinary stress incontinence. *N Engl J Med* 2007;356(21):2143–2155.

American Urogynecologic Society. Position statement: mesh midurethral slings for stress urinary incontinence. Updated 2018. https://www.augs.org/assets/1/6/AUGS-SUFU_MUS_Position_Statement.pdf

Brubaker L, Cundiff GW, Fine P, et al. Abdominal sacrocolpopexy with Burch colposuspension to reduce urinary stress incontinence. *N Engl J Med* 2006;354(15):1557–1566. http://doi.org/10.1056/NEJMoa054208.

Cody JD, Jacobs ML, Richardson K, et al. Oestrogen therapy for urinary incontinence in post-menopausal women. *Cochrane Database Syst Rev* 2012;10:CD001405.

Committee on Practice Bulletins—Gynecology and the American Urogynecologic Society. ACOG practice bulletin no. 155: urinary incontinence in women. *Obstet Gynecol* 2015;126(5):e66–e81.

Dean NM, Ellis G, Herbison GP, et al. Laparoscopic colposuspension for urinary incontinence in women. *Cochrane Database Syst Rev* 2017;(3):CD002239.

DeLancey JOL. Structural support of the urethra as it relates to stress urinary incontinence: the hammock hypothesis. *Am J Obstet Gynecol* 1994;170(5):1713–1723.

DeLancey JOL. Why do women have stress urinary incontinence? *Neurourol Urodyn* 2010;29(suppl 1):S13–S17. http://doi.org/10.1002/nau.20888.

Dooley Y, Kenton K, Cao G, et al. Urinary incontinence prevalence: results from the National Health and Nutrition Examination Survey. *J Urol* 2008;179(2):656–661.

Dumoulin C, Hay-Smith J, Habée-Séguin GM, Mercier J. Pelvic floor muscle training versus no treatment, or inactive control treatments, for urinary incontinence in women: a short version Cochrane systematic review with meta-analysis. *Neurourol Urodyn* 2015;34(4):300–308.

FDA Safety Communication: UPDATE on serious complications associated with transvaginal placement of surgical mesh for pelvic organ prolapse. http://www.fda.gov/MedicalDevices/Safety/AlertsandNotices/ucm262435.htm.2011

Ford AA, Rogerson L, Cody JD, et al. Mid-urethral sling operations for stress urinary incontinence in women. *Cochrane Database Syst Rev* 2017;7:CD006375.

Glazener CM, Cooper K, Mashayekhi A. Bladder neck needle suspension for urinary incontinence in women. *Cochrane Database Syst Rev* 2017;7(1):CD003636.

Hansen MF, Lose G, Kesmodel US, Gradel KO. Repeat surgery after failed midurethral slings: a nationwide cohort study, 1998–2007. *Int Urogynecol J* 2016;27(7):1013–1019.

Hay-Smith EJC, Herderschee R, Dumoulin C, Herbison GP. Comparisons of approaches to pelvic floor muscle training for urinary incontinence in women. *Cochrane Database Syst Rev* 2011;88(12):CD009508.

Haylen BT, de Ridder D, Freeman RM, et al. An International Urogynecological Association (IUGA)/International Continence Society (ICS) joint report on the terminology for female pelvic organ prolapse (POP). *Int Urogynecol J* 2010;21:5(26):537–551.

Hegde A, Nogueiras M, Aguilar VC, Davila GW. Dynamic assessment of sling function on transperineal ultrasound: does it correlate with outcomes 1 year following surgery? *Int Urogynecol J* 2017;28(6):857–864.

Hendrix SL, Cochrane BB, Nygaard IE, et al. Effects of estrogen with and without progestin on urinary incontinence. *JAMA* 2005;293(8):935–948.

Hill B, Fletcher S, Blume J, et al. Volume at first leak is associated with sling failure among women with stress urinary incontinence. *Female Pelvic Med Reconstr Surg* 2018;22(6):453–459.

Imamura M, Williams K, Wells M, McGrother C. Lifestyle interventions for the treatment of urinary incontinence in adults. *Cochrane Database Syst Rev* 2015;(29):CD004014. CD003505.

Jong K, Popat S, Christie A, Zimmern PE. Is pain relief after vaginal mesh and/or sling removal durable long term? *Int Urogynecol J* 2018;29(6):859–864.

Keltie K, Elneil S, Monga A, et al. Complications following vaginal mesh procedures for stress urinary incontinence: an 8 year study of 92,246 women. *Sci Rep* 2017;7(1):12015.

Kobashi KC, Albo ME, Dmochowski RR, et al. Surgical treatment of female stress urinary incontinence: AUA/SUFU guideline. *J Urol* 2017;198(4):875–883.

Kudish BI, Shveiky D, Iglesia CB, et al. A comparison of transobturator versus retropubic midurethral slings for mixed urinary incontinence. *Female Pelvic Med Reconstr Surg* 2010;16(2):113–120.

LaSala CA, Schimpf MO, Udoh E, et al. Outcome of tension-free vaginal tape procedure when complicated by intraoperative cystotomy. *Am J Obstet Gynecol* 2006;195(6):1857–1861.

Muir TW, Tulikangas PK, Fidela Paraiso M, Walters MD. The relationship of tension-free vaginal tape insertion and the vascular anatomy. *Obstet Gynecol* 2003;101(5 Pt 1):933–936.

Nager CW, Brubaker L, Litman HJ, et al. A randomized trial of urodynamic testing before stress-incontinence surgery. *N Engl J Med* 2012;366(21):1987–1997.

Nambiar A, Cody JD, Jeffery ST, Aluko P. Single-incision sling operations for urinary incontinence in women. *Cochrane Database Syst Rev* 2017;7(7):CD008709.

Nilsson CG, Palva K, Aarnio R, et al. Seventeen years' follow-up of the tension-free vaginal tape procedure for female stress urinary incontinence. *Int Urogynecol J* 2013;24(8):1265–1269.

Pergialiotis V, Mudiaga Z, Perrea DN, Doumouchtsis SK. De novo overactive bladder following midurethral sling procedures: a systematic review of the literature and meta-analysis. *Int Urogynecol J* 2017;28(11):1631–1638.

Petros PEP, Ulmsten UI. An integral theory of female urinary incontinence. *Acta Obstet Gynecol Scand* 1990;69(S153):7–31.

Phelan S, Kanaya AM, Ma Y, et al. Long-term prevalence and predictors of urinary incontinence among women in the Diabetes Prevention Program Outcomes Study. *Int J Urol* 2014;22(2):206–212.

Rahn DD, Marinis SI, Schaffer JI, Corton MM. Anatomical path of the tension-free vaginal tape: reassessing current teachings. *Am J Obstet Gynecol* 2006;195(6):1809–1813. http://doi.org/10.1016/j.ajog.2006.07.009.

Rardin CR, Rosenblatt PL, Kohli N, et al. Release of tension-free vaginal tape for the treatment of refractory postoperative voiding dysfunction. *Obstet Gynecol* 2002;100(5 Pt 1):898–902.

Rehman H, Bezerra CA, Bruschini H, et al. Traditional suburethral sling operations for urinary incontinence in women. *Cochrane Database Syst Rev* 2017;7(5):CD001754.

Richter HE, Albo ME, Zyczynski HM, et al. Retropubic versus transobturator midurethral slings for stress incontinence. *N Engl J Med* 2010;362(22):2066–2076. http://doi.org/10.1056/NEJMoa0912658.

Richter HE, Burgio KL, Brubaker L, et al. Continence pessary compared with behavioral therapy or combined therapy for stress incontinence: a randomized controlled trial. *Obstet Gynecol* 2010;115(3):609–617.

Richter HE, Litman HJ, Lukacz ES, et al. Demographic and clinical predictors of treatment failure one year after midurethral sling surgery. *Obstet Gynecol* 2011;117(4):913–921.

Schierlitz L, Dwyer PL, Rosamilia A, et al. Three-year follow-up of tension-free vaginal tape compared with transobturator tape in women with stress urinary incontinence and intrinsic sphincter deficiency. *Obstet Gynecol* 2012;119(2 Pt 1):321–327.

Schimpf MO, Abed H, Sanses T, et al. Graft and mesh use in transvaginal prolapse repair: a systematic review. *Obstet Gynecol* 2016;128(1):81–91.

Schimpf MO, Rahn DD, Wheeler TL, et al. Sling surgery for stress urinary incontinence in women: a systematic review and metaanalysis. *Am J Obstet Gynecol* 2014;211(1):71.e1–71.e27.

Stav K, Dwyer PL, Rosamilia A, et al. Repeat synthetic mid urethral sling procedure for women with recurrent stress urinary incontinence. *J Urol* 2010;183(1):241–246.

Subak LL, Wing R, West DS, et al. Weight loss to treat urinary incontinence in overweight and obese women. N Engl J Med 2009;*360(5):481–490.*

Swift S. Intrinsic sphincter deficiency: what is it and does it matter anymore? *Int Urogynecol J* 2013;24(2):183–184.

Tanagho EA. Colpocystourethropexy: the way we do it. *J Urol* 1976;116(6):751–753.

Ulmsten U, Henriksson L, Johnson P, Varhos G. An ambulatory surgical procedure under local anesthesia for treatment of female urinary incontinence. *Int Urogynecol J Pelvic Floor Dysfunct* 1996;7(2):81–85; discussion 85–86. [Epub ahead of print.]

Urinary Incontinence in Women. Urinary Incontinence in Women. *Female Pelvic Med Reconstr Surg* 2015;21(6):304–314.

Ward KL, Hilton P; UK and Ireland TVT Trial Group. Tension-free vaginal tape versus colposuspension for primary urodynamic stress incontinence: 5-year follow up. *BJOG* 2008;115(2):226–233.

Wei JT, Nygaard I, Richter HE, et al. A midurethral sling to reduce incontinence after vaginal prolapse repair. *N Engl J Med* 2012;366(25):2358–2367.

Cumulative incidence of a subsequent surgery after stress urinary incontinence and pelvic organ prolapse procedure. *Obstet Gynecol* 2017;129(6):1124–1130.

Wu JM, Matthews CA, Conover MM, et al. Lifetime risk of stress urinary incontinence or pelvic organ prolapse surgery. *Obstet Gynecol* 2014;123(6):1201–1206.

Ziv E, Stanton SL, Abarbanel J. Efficacy and safety of a novel disposable intravaginal device for treating stress urinary incontinence. *Am J Obstet Gynecol* 2008;198(5):594.e1–594.e7.

Zyczynski HM, Rickey L, Dyer KY, et al. Sexual activity and function in women more than 2 years after midurethral sling placement. *Am J Obstet Gynecol* 2012;207(5):421.e1–421.e6.

Zyczynski HM, Sirls LT, Greer WJ, et al. Findings of universal cystoscopy at incontinence surgery and their sequelae. *Am J Obstet Gynecol* 2014;210(5):480.e1–480.e8.

CAPÍTULO 31

Colpocleisis

Melinda G. Abernethy

Introducción

Consideraciones especiales para los procedimientos obliterantes

Evaluación preoperatoria
Valoración preoperatoria de mujeres mayores
Vigilancia endometrial y cervical previa a la colpocleisis de Le Fort
Evaluación para hidrouréter en mujeres con prolapso grave

Evaluación preoperatoria para la incontinencia de esfuerzo oculta

Consideración para una histerectomía concomitante

Colpocleisis de Le Fort

Colpocleisis más colpectomía

Miorrafia del músculo elevador y perineorrafia concomitantes

Consideraciones perioperatorias y postoperatorias

Complicaciones
Cistoscopia intraoperatoria
Tasas de éxito
Arrepentimiento y función sexual

Resumen

INTRODUCCIÓN

A las mujeres con prolapso de órganos pélvicos debe ofrecerse un pesario como terapia de primera línea; muchas mujeres elegirán este tratamiento. Los pesarios se pueden colocar con éxito en aproximadamente el 75% de las mujeres y pueden conducir a mejorías en la función fisiológica, el bienestar general y la imagen corporal entre las usuarias. Sin embargo, incluso entre las adaptaciones exitosas, las complicaciones vaginales y las visitas de atención médica adicionales conducirán a algunas pacientes a elegir la reparación quirúrgica. Esto puede incluir a mujeres de edad avanzada y a las que son malas candidatas a cirugía.

Se proyecta que entre 2012 y 2050 la población de adultos mayores de 65 años en los Estados Unidos se duplicará a un estimado de 83.7 millones, con un 63% de mujeres. Se espera que el grupo de mayor edad (> 85 años) triplique su tamaño a partir de 2012, llegando a más de 18 millones para 2050. Por lo tanto, se espera que aumente el número de mujeres mayores de 65 años de edad que se sometan a cirugía electiva. De hecho, las pacientes de esta edad constituyen actualmente más de la mitad del promedio de la práctica quirúrgica general.

Del mismo modo, aumentará la prevalencia de las afecciones crónicas relacionadas con la edad, incluidos los trastornos del piso pélvico. Según datos de población más recientes, se estima que aproximadamente el 50% de las mujeres de 80 años de edad han experimentado por lo menos un trastorno del piso pélvico. Utilizando las proyecciones del censo, se podría estimar que para 2050 aproximadamente 9 millones de mujeres en su octava década habrán experimentado un trastorno del piso pélvico.

Es probable que las pacientes mayores sanas toleren la cirugía, pero tienen un mayor riesgo de complicaciones perioperatorias debido a los cambios fisiológicos relacionados con la edad, incluyendo las funciones renal y pulmonar reducidas y el deterioro de la distensibilidad del ventrículo izquierdo. Las pacientes mayores de 65 años de edad tienen más probabilidades de experimentar complicaciones perioperatorias que incluyen infección, necesidad de transfusiones sanguíneas, eventos cardiovasculares y necesidad de someterse a una reintervención. Entre las mujeres sometidas a cirugía uroginecológica, las pacientes mayores de 80 años de edad tienen 10 veces más riesgo de muerte que las mujeres más jóvenes.

Para algunas mujeres, los procedimientos vaginales obliterantes proporcionan una excelente opción para la reparación quirúrgica del prolapso de los órganos pélvicos. La colpocleisis más colpectomía y la colpocleisis parcial de Le Fort son procedimientos mínimamente invasivos que obliteran eficazmente el conducto vaginal. Ambos procedimientos pueden realizarse bajo anestesia regional, lo que se asocia con una reducción en la incidencia de trombosis venosa profunda y mortalidad general a 30 días dentro de esta población. Además, la cirugía generalmente evita la entrada en la cavidad peritoneal y en general puede completarse en menos tiempo que muchos procedimientos reconstructivos vaginales, lo que limita el tiempo que pasan las pacientes en el quirófano y reduce el riesgo de episodios tromboembólicos cardiovasculares y venosos, anomalías electrolíticas y neuropatías.

CONSIDERACIONES ESPECIALES PARA LOS PROCEDIMIENTOS OBLITERANTES

La cirugía para el prolapso de los órganos pélvicos debe tener en cuenta las metas y objetivos de tratamiento específicos de las pacientes. La paciente para quien un procedimiento obliterante es apropiado debe ser elegible para someterse a una cirugía y debe comprender las implicaciones del procedimiento. Dada la obliteración del conducto vaginal, las candidatas a colpocleisis deben tener un riesgo bajo de desarrollar patología vaginal, cervical o endometrial y no tener enfermedad anexial conocida que requiera vigilancia mediante ecografía transvaginal. Después de la cirugía, el coito vaginal con penetración ya no es factible, por lo que la paciente debe estar segura de que ya no está interesada en esta actividad. Esto no significa que las pacientes no puedan participar en interacciones sexuales, ya que algunas mujeres mayores reportan vidas sexuales satisfactorias que no requieren ni incluyen la penetración vaginal. Según un extenso estudio nacional, alrededor del 25% de las mujeres sexualmente activas entre los 75 y 85 años de edad no suelen tener relaciones sexuales vaginales. Sin embargo, además de la función alterada de la vagina después de la cirugía, las pacientes también deben recibir asesoramiento sobre los cambios en su anatomía y cómo pueden afectar su sentido de la sexualidad.

La mayoría de las mujeres que se someten a colpocleisis tienen un prolapso de los órganos pélvicos en estadio avanzado, generalmente estadio IV según los criterios del *Pelvic Organ Prolapse Quantifications System* (POP-Q). El procedimiento es más fácil entre las mujeres con grados simétricos de eversión de la pared anterior y posterior, lo que permite la reparación ideal. Si bien es posible realizar una cirugía obliterante vaginal en mujeres con prolapso menos grave o asimétrico, es una operación más desafiante en este contexto y puede no tener resultados óptimos.

Aunque gran cantidad de mujeres que se someten a colpocleisis no son candidatas para cirugías reconstructivas más invasivas o anestesia general, la cirugía obliterante vaginal sigue siendo una opción para cualquier mujer bien asesorada que entienda los riesgos y beneficios asociados y desee una cirugía de mínima invasión con alta probabilidad de éxito y baja morbilidad sobre la permeabilidad vaginal.

EVALUACIÓN PREOPERATORIA

Valoración preoperatoria de mujeres mayores

Las comorbilidades preoperatorias como la insuficiencia cardíaca congestiva, las vasculopatías arteriales coronarias y periféricas, la enfermedad pulmonar obstructiva crónica, la hipertensión y la diabetes son más frecuentes entre la población de edad avanzada y deben tenerse en cuenta en la planificación preoperatoria. Por lo tanto, las mujeres mayores deben recibir una evaluación preoperatoria exhaustiva para optimizar el tratamiento de las comorbilidades. Dada la prevalencia del deterioro cognitivo y la demencia entre las pacientes mayores, también puede ser útil incluir una evaluación preoperatoria del estado cognitivo en las mujeres mayores de 65 años de edad. El deterioro cognitivo se asocia con mayor riesgo de delírium postoperatorio y afecta los resultados quirúrgicos, el estado funcional y la mortalidad subsecuentes. Del mismo modo, una valoración de la capacidad de toma de decisiones es importante antes del asesoramiento quirúrgico y la firma del consentimiento. El estado funcional o la capacidad para realizar actividades diarias está altamente relacionado con los resultados postoperatorios. Entre las pacientes mayores de 80 años de edad, el estado funcional predijo más fuertemente la mortalidad a los 30 días que la edad sola. La valoración de la fragilidad, la evaluación del estado nutricional, la optimización de la medicación, la garantía de un sistema de apoyo social y la verificación de la voluntad anticipada, así como un representante para tomar decisiones médicas también son aspectos importantes de la preparación preoperatoria para esta población de pacientes.

Vigilancia endometrial y cervical previa a la colpocleisis de Le Fort

La colpocleisis de Le Fort no debe realizarse en mujeres con alto riesgo de desarrollar patología cervical o endometrial. Esto se debe a que la vigilancia del cuello uterino y el útero es limitada después del procedimiento. Sin embargo, actualmente no existe una práctica estándar para la evaluación preoperatoria de la patología cervical o endometrial antes de una colpocleisis. Entre la población de mujeres sometidas a cirugía obliterante vaginal, el riesgo de diagnosticar patología oculta atípica, precancerosa o maligna en el momento de la cirugía es inferior al 1%. La evaluación endometrial preoperatoria de rutina, con ecografía transvaginal o biopsia endometrial no es rentable para las mujeres asintomáticas de bajo riesgo antes de la cirugía. El costo de realizar una ecografía o una biopsia endometrial de forma universal para detectar un caso de cáncer endometrial oculto es de USD 1.8 millones y USD 750 000, respectivamente. Sin embargo, dado que después de la colpocleisis de Le Fort es difícil evaluar síntomas como el sangrado posmenopáusico, la mayoría de los cirujanos del piso pélvico recomiendan valorar las vías genitales superiores antes de la cirugía obliterante. Esto generalmente implica una ecografía transvaginal preoperatoria para evaluar el grosor endometrial y los anexos. Para las mujeres con una franja endometrial de menos de 5 mm, el cirujano puede estar seguro de la ausencia de patología uterina. En caso de una banda endometrial engrosada, se recomienda una evaluación adicional. Esto se puede lograr con una biopsia endometrial preoperatoria o una dilatación y legrado concomitantes al momento de la colpocleisis. La dilatación universal y el legrado en el momento de la colpocleisis de Le Fort son otra opción para el cribado perioperatorio, aunque se sabe poco sobre la rentabilidad de esta estrategia. Además, cualquier hallazgo anómalo sería evidente solo después de la operación, con la posible necesidad de cirugía adicional. Ciertamente, para las mujeres con sangrado posmenopáusico la evaluación preoperatoria debe confirmar la ausencia de afecciones uterinas y cervicales.

Las recomendaciones actuales para la vigilancia cervical no incluyen frotis de Papanicoláu (Pap) regulares después de los 65 años de edad en mujeres sin antecedentes de citología anómala. Dadas las bajas tasas de infección por el virus del papiloma humano en esta población de mujeres, no es necesario el cribado cervical preoperatorio de rutina. Para las mujeres que requieren vigilancia de una afección de las vías superiores, como aquellas con antecedentes de afecciones preinvasoras del cuello uterino o el endometrio, se debe buscar un abordaje quirúrgico alternativo.

Evaluación para hidrouréter en mujeres con prolapso grave

Dado el mayor riesgo de retención urinaria asociada con el prolapso de órganos pélvicos en estadio avanzado, puede ser útil una evaluación radiológica preoperatoria para detectar hidronefrosis o hidrouréter antes de la reparación quirúrgica. Si bien su presencia no alteraría necesariamente el plan quirúrgico, el reconocimiento de la hidronefrosis y la evaluación posterior de la función renal pueden ser útiles para seguir la función renal después de la cirugía y guiar el tratamiento farmacológico perioperatorio.

Evaluación preoperatoria para la incontinencia de esfuerzo oculta

La incontinencia de esfuerzo oculta se analiza en el capítulo 30. Si bien la prevalencia de la incontinencia de esfuerzo oculta entre las mujeres sometidas a procedimientos de obliteración vaginal puede ser tan alta como del 48-78%, los datos para apoyar la colocación rutinaria de un cabestrillo mediouretral profiláctico son limitados. Muchos cirujanos recomiendan que se consideren las pruebas urodinámicas preoperatorias para evaluar la incontinencia de esfuerzo oculta. Sin embargo, una alternativa es pedir a la paciente que realice una maniobra de Valsalva con su prolapso reducido y con la vejiga cómodamente llena.

La retención urinaria crónica es frecuente entre las mujeres con prolapso grave y especialmente entre las de edad avanzada. Por lo tanto, el cirujano puede dudar en recomendar un cabestrillo mediouretral profiláctico en caso de vaciado incompleto de la vejiga. Sin embargo, la retención urinaria preoperatoria no debe impedir que el cirujano recomiende un procedimiento concomitante para el tratamiento de la incontinencia de esfuerzo o para prevenir la incontinencia de esfuerzo oculta. A pesar de la alta prevalencia de vaciado incompleto de la vejiga entre las mujeres sometidas a colpocleisis, las tasas postoperatorias de retención y disfunción miccional (volumen residual posmiccional de más de 100 mL) son bajas, incluso con la colocación de un cabestrillo mediouretal concomitante. De hecho, la mayoría de las pacientes con retención urinaria crónica experimentarán una normalización del vaciado de la vejiga después de la reparación de su prolapso avanzado y mostrarán una disminución posterior del volumen residual posmiccional. Las tasas de urgencia urinaria o polaquiuria *de novo* después de la cirugía parecen ser bajas, en un rango del 0-15%, en la mayoría de los estudios, y no aumentan con la colocación concomitante de un cabestrillo. Al igual que con otras cirugías de prolapso, la discusión sobre un procedimiento de cabestrillo por etapas frente a un procedimiento concomitante debe centrarse en la paciente, teniendo en cuenta sus percepciones y preferencias individuales.

CONSIDERACIÓN PARA UNA HISTERECTOMÍA CONCOMITANTE

La mayoría de los cirujanos no están a favor de realizar una histerectomía concomitante de rutina en el momento de la colpocleisis de Le Fort. Los tumores malignos ginecológicos después de la colpocleisis son poco frecuentes y la reducción del riesgo de cáncer se ve compensada por los riesgos perioperatorios adicionales. La histerectomía concomitante se ha asociado con mayores riesgos de hemorragia importante que requiere transfusión y con mayor tiempo quirúrgico, estancia hospitalaria, conversión a laparotomía, lesión intestinal o vesical y trombosis venosa profunda. Además, no mejora la reducción del prolapso, el alivio de los síntomas informados por la paciente o las tasas subjetivas de éxito. Un análisis de decisión reciente apoyó la recomendación de preservación uterina al momento de una colpocleisis entre mujeres mayores de 40 años de edad. Para las mujeres con una fuente uterina conocida de hemorragia posmenopáusica o con antecedentes de displasia cervical, debe considerarse seriamente la posibilidad de una histerectomía concomitante o un abordaje quirúrgico alternativo.

COLPOCLEISIS DE LE FORT

Descrita por primera vez por Leon Le Fort en 1877, la colpocleisis parcial de Le Fort se utiliza históricamente en el contexto de un prolapso uterovaginal grave y se completa dejando el útero *in situ*. El procedimiento se inicia colocando una sonda de Foley para drenar la vejiga y ayudar a delinear el cuello vesical. Después, se sujeta el cuello uterino con unas pinzas de Pozzi y se aplica tracción para evertir la vagina. Se utiliza un marcador o un instrumento electroquirúrgico para delinear las áreas que se van a desepitelizar tanto en sentido anterior como posterior (fig. 31-1). Anteriormente, se debe marcar un rectángulo de epitelio vaginal desde aproximadamente 2 cm distal al cuello uterino hasta el nivel del cuello de la vejiga. Una ligera tracción en la sonda de Foley ayudará a identificar el cuello de la vejiga, que debe estar aproximadamente a 4 cm del meato uretral externo. De manera similar, debe delinearse una imagen en espejo (o lo más cerca posible a una imagen en espejo) en la pared vaginal posterior. Es fundamental que estos rectángulos se seleccionen de manera que haya suficiente espacio proximal para el cuello uterino (p. ej., después de suturar los bordes proximales entre sí). Además, se debe dejar un conducto a cada lado de la vagina, con un diámetro que sea suficiente para permitir el drenaje de la sangre y las secreciones cervicales, pero lo suficientemente pequeño como para que el

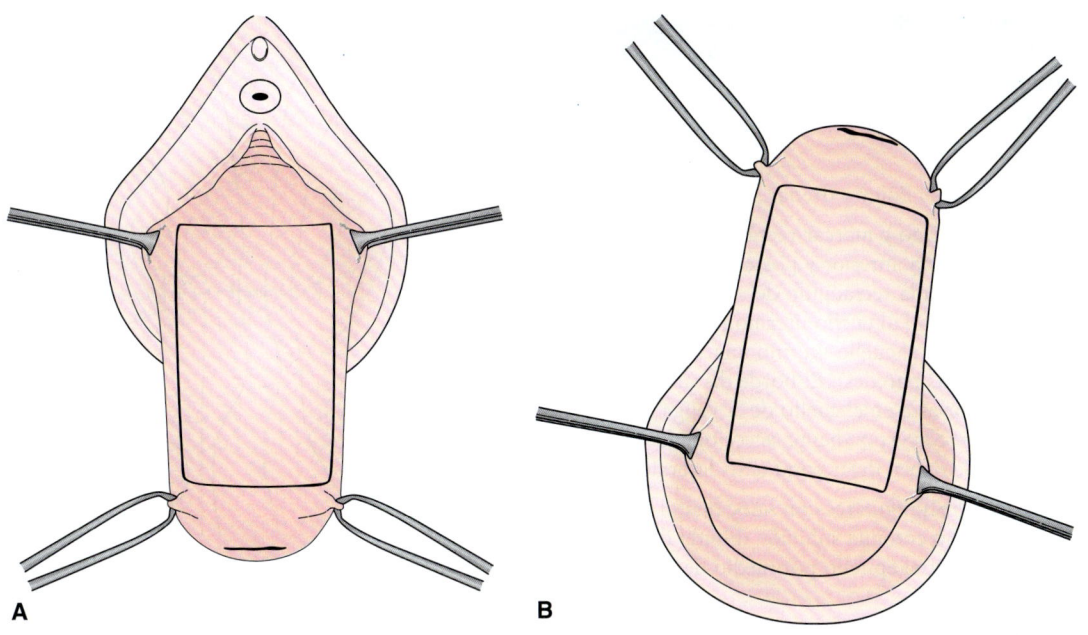

FIGURA 31-1 Los rectángulos de la mucosa vaginal están marcados en la vagina anterior (**A**) y en la vagina posterior (**B**). Lateralmente, se deja un espacio de 2 cm entre los rectángulos para permitir la creación de conductos de drenaje (Bent AE, Cundiff GW, Swift SE. *Ostergard's urogynecology and pelvic floor dysfunction*, 6th ed. Philadelphia, PA: Wolters Kluwer Health/Lippincott Williams & Wilkins, 2007. Reimpreso con autorización).

cuello uterino no pueda prolapsar a través del conducto. Se crea un conducto de alrededor de 1 cm de diámetro si se deja intacta una tira de 3 cm de epitelio vaginal, bilateralmente.

Las áreas descritas anteriormente se inyectan con lidocaína al 1% con epinefrina o con una solución diluida de vasopresina (20 unidades en 30 mL de solución salina estéril). Los segmentos marcados del epitelio vaginal se eliminan mediante disección cortante (fig. 31-2). El cirujano debe dejar la máxima cantidad de pared vaginal fibromuscular y tener cuidado para evitar lesiones rectales o entrar al peritoneo. Se puede utilizar un dedo en el recto para favorecer la disección o para asegurar la integridad rectal. Si se ingresa al peritoneo, el defecto puede cerrarse con suturas de absorción tardía de manera interrumpida y continuar la cirugía. La hemostasia es vital para la prevención de hematomas y para asegurar una cicatrización y aproximación adecuadas de los tejidos. Después de la extracción del epitelio, se puede utilizar un dispositivo electroquirúrgico monopolar o suturas pequeñas interrumpidas para lograr la hemostasia.

Las áreas desepitelizadas de las paredes vaginales anterior y posterior se suturan juntas con filas sucesivas de suturas de absorción tardía, interrumpidas, comenzando proximalmente (fig. 31-3). Con cada fila, la sutura lateral se coloca de manera que el nudo vaya creando bilateralmente túneles revestidos de epitelio. A medida que se colocan y atan filas sucesivas de suturas, el útero y la cúpula vaginal se vuelven gradualmente hacia adentro (fig. 31-4). Después de invertir la vagina, se pueden suturar los márgenes distales del rectángulo.

Con frecuencia, el procedimiento viene seguido por una miorrafia del músculo elevador distal y perineorrafia (como se describe más adelante), así como por un procedimiento contra la incontinencia si está indicado (cuadro 31-1).

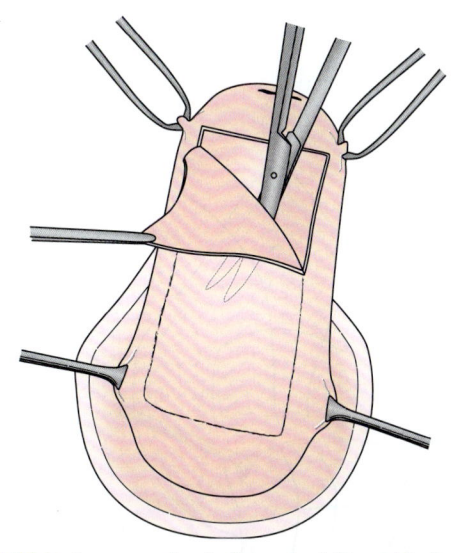

FIGURA 31-2 Se extrae el epitelio vaginal (Bent AE, Cundiff GW, Swift SE. *Ostergard's urogynecology and pelvic floor dysfunction*, 6th ed. Philadelphia, PA: Wolters Kluwer Health/Lippincott Williams & Wilkins, 2007. Reimpreso con autorización).

CUADRO 31-1 PASOS DEL PROCEDIMIENTO

Colpocleisis de Le Fort

- Colocar a la paciente en posición de litotomía alta.
- Insertar una sonda de Foley y drenar su vejiga.
- Sujetar el cuello uterino y marcar rectángulos simétricos en la vagina anterior y posterior. El borde proximal de cada rectángulo debe estar típicamente 2 cm distal al cuello uterino (a fin de dejar espacio para el cuello uterino una vez que se aproximen las paredes). El borde distal del rectángulo anterior está en el cuello de la vejiga, con una ubicación correspondiente seleccionada posteriormente. Se deben dejar conductos laterales.
- Inyectar las áreas rectangulares con lidocaína al 1% con epinefrina o con una solución diluida de vasopresina, y retirar el epitelio por medio de una disección cortante.
- Cerrar los bordes del rectángulo y la pared vaginal desnuda, en filas sucesivas, utilizando suturas interrumpidas de absorción tardía. Los nudos de las suturas laterales se convierten en túneles revestidos de epitelio.
- A medida que se colocan y atan filas sucesivas de sutura desde la vagina proximal hacia la distal, el útero y la cúpula vaginal se vuelven gradualmente hacia adentro.
- Realizar una cistoscopia para evaluar la permeabilidad ureteral y para descartar cualquier lesión de las vías urinarias inferiores.

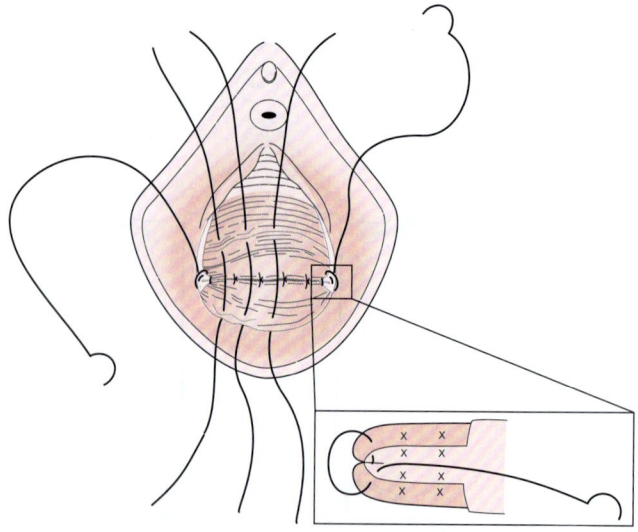

FIGURA 31-4 Se colocan suturas de absorción tardía en fila para volver a aproximar la muscular de la vagina. A medida que se coloca cada fila, la vagina se invierte de forma gradual. Lateralmente, se conservan los conductos de drenaje vaginal (Bent AE, Cundiff GW, Swift SE. *Ostergard's urogynecology and pelvic floor dysfunction*, 6th ed. Philadelphia, PA: Wolters Kluwer Health/Lippincott Williams & Wilkins, 2007. Reimpreso con autorización).

COLPOCLEISIS MÁS COLPECTOMÍA

Para las pacientes con prolapso de la cúpula después de una histerectomía que no desean tener relaciones sexuales con penetración vaginal, la colpocleisis más colpectomía puede ser una estrategia favorable de tratamiento quirúrgico. La distinción entre este abordaje y una colpocleisis de Le Fort es que la técnica anterior no requiere la creación de conductos de drenaje laterales (fig. 31-5). Por lo tanto, se elimina todo

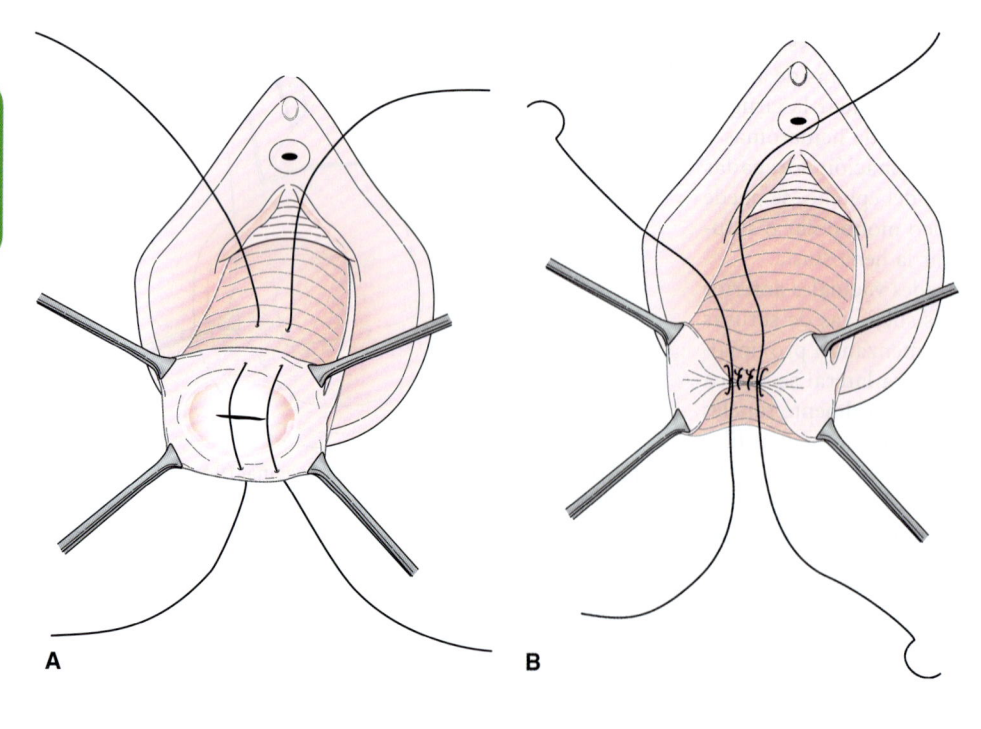

FIGURA 31-3 La colpocleisis se cierra en filas. **A.** La primera fila de suturas de absorción tardía, interrumpidas, se coloca a lo largo del borde proximal de la disección. **B.** A medida que se atan las suturas, los rectángulos resecados se juntan (Bent AE, Cundiff GW, Swift SE. *Ostergard's urogynecology and pelvic floor dysfunction*, 6th ed. Philadelphia, PA: Wolters Kluwer Health/Lippincott Williams & Wilkins, 2007. Reimpreso con autorización).

CAPÍTULO 31 **COLPOCLEISIS** 573

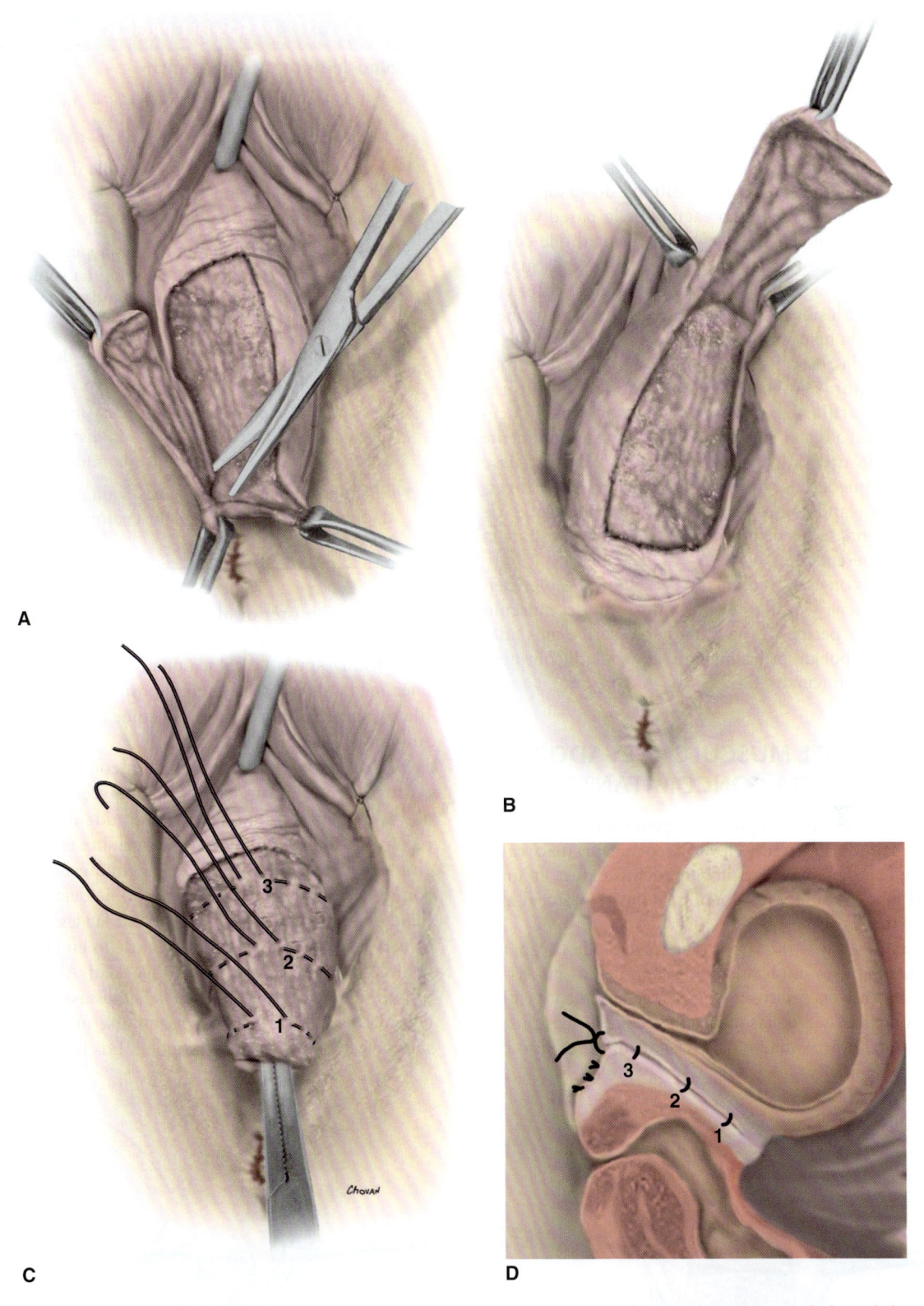

FIGURA 31-5 Colpocleisis completa más colpectomía. **A, B.** Después de la infiltración subcutánea con lidocaína o clorhidrato de bupivacaína en solución de epinefrina 1/200 000, se circunscribe la vagina mediante una incisión en el lugar del himen y se marca en cuadrantes. Se elimina cada cuadrante por medio de disección cortante. **C.** Se colocan suturas de absorción tardía en bolsa de tabaco. El borde principal del tejido blando se invierte con la punta de unas pinzas. Se atan las suturas en bolsa de tabaco *1* antes de *2* y *2* antes de *3* con inversión progresiva del tejido blando antes de atar cada sutura. **D.** La relación final se muestra en una sección transversal. Habitualmente, también se realiza una perineorrafia (Baggish MS, Karram MM. *Atlas of pelvic anatomy and gynecologic surgery*, 1st ed. Philadelphia, PA: Saunders; 2001. Copyright © 2001 Elsevier. Reimpreso con autorización).

el epitelio vaginal. El objetivo debe ser limitar la disección al segmento vaginal superior al cuello de la vejiga. Esto permitirá el acceso suburetral futuro si es necesario para la corrección de la incontinencia urinaria de esfuerzo concomitantemente o mediante un procedimiento por etapas. También se recomienda marcar la vagina en cuadrantes para ayudar en la infiltración sistemática de lidocaína al 1% con epinefrina o con una solución diluida de vasopresina, así como la escisión del epitelio vaginal de la pared vaginal fibromuscular endopélvica subyacente. Al igual que con el procedimiento de Le Fort, el cirujano debe dejar la mayor cantidad de pared vaginal fibromuscular y se debe tener cuidado para evitar lesiones rectales o la entrada al peritoneo. De igual modo, la hemostasia es vital.

Después de la resección del epitelio vaginal, se coloca una serie de suturas en bolsa de tabaco utilizando suturas de absorción tardía. Las suturas se atan en orden sucesivo de proximal a distal, invirtiendo la vagina gradualmente con cada nudo utilizado para reducir el prolapso (*véase* fig. 31-5). Se pueden usar pinzas para ayudar en la inversión del tejido blando antes de atar cada sutura. Después de invertir la vagina, se puede aproximar el margen distal de la incisión circunferencial.

Al igual que con el procedimiento de Le Fort, la colpocleisis a menudo viene seguida por una miorrafia del músculo elevador distal y perineorrafia (como se describe más adelante), así como por un procedimiento contra la incontinencia si está indicado (**cuadro 31-2**).

MIORRAFIA DEL MÚSCULO ELEVADOR Y PERINEORRAFIA CONCOMITANTES

Una vez completada la colpocleisis, generalmente se hace una miorrafia del músculo elevador y una perineorrafia (**fig. 31-6**). La adición de este procedimiento reduce en gran medida el hiato genital y proporciona soporte perineal a la vagina obliterada.

El procedimiento se inicia por demarcación de la reparación quirúrgica. Esto implica la colocación de dos pinzas de Allis lateralmente en el introito vaginal, generalmente en las posiciones de las 4 y 8 de las manecillas del reloj. Las pinzas de Allis pueden aproximarse para visualizar el tamaño del

---

CUADRO 31-2 PASOS DEL PROCEDIMIENTO

Colpocleisis más colpectomía

- Colocar a la paciente en posición de litotomía alta.
- Insertar una sonda de Foley y drenar su vejiga.
- Sujetar la cúpula vaginal. La vagina distal se marca circunferencialmente arriba del nivel del cuello de la vejiga y la vagina se divide en cuadrantes.
- Inyectar el tejido subcutáneo de la vagina con lidocaína al 1% con epinefrina o con una solución diluida de vasopresina. Retirar el epitelio de cada cuadrante por medio de disección cortante.
- Colocar una serie de puntos en bolsa de tabaco utilizando suturas de absorción tardía.
- Las suturas se colocan y se atan en orden sucesivo, desde la vagina proximal hacia la distal invirtiendo gradualmente la vagina con cada nudo.
- Efectuar una cistoscopia para evaluar la permeabilidad ureteral y para descartar cualquier lesión de las vías urinarias inferiores.

---

hiato genital posterior al procedimiento. Si bien una reducción agresiva es ideal, se debe tener cuidado para no obstruir la uretra. Después, se coloca una tercera pinza de Allis en la línea media de la pared vaginal posterior distal, en la última fila de suturas obliterantes. Se coloca una cuarta pinza de Allis en la línea media del perineo.

El diamante resultante se delinea con un marcador o dispositivo electroquirúrgico, y el área inyectada, con lidocaína al 1% con epinefrina o solución diluida de vasopresina (se recomiendan 20 unidades de vasopresina en 30 mL de solución salina estéril). El epitelio vaginal esbozado se extrae con disección cortante, con cuidado de dejar la mayor cantidad de tejido fibromuscular y evitar las lesiones rectales. Si es necesario, se puede colocar un dedo en el recto durante la disección para garantizar la integridad. Al igual que con el procedimiento de colpectomía, la hemostasia del área desepitelizada resulta vital y puede asegurarse utilizando un dispositivo electroquirúrgico monopolar. Los bordes laterales del

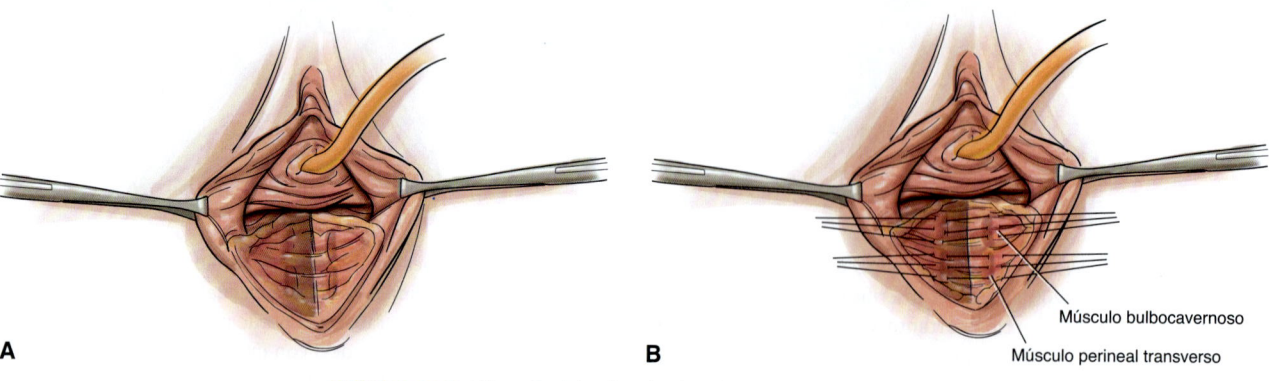

FIGURA 31-6 Miorrafia del músculo elevador y perineorrafia.

epitelio vaginal restante se desplazan lateralmente hasta que se identifica la cara medial de los músculos puborrectales. Usando dos o tres suturas de absorción tardía interrumpida (Vicryl® 0 o polidioxanona), se pliegan los músculos a través de la línea media.

La perineorrafia se inicia identificando los componentes del cuerpo perineal: los músculos bulbocavernosos, los músculos perineales transversales superficiales y los profundos. Se utilizan suturas interrumpidas de absorción tardía para volver a aproximar el músculo bulbocavernoso y los músculos perineales transversales en la línea media y recrear el cuerpo perineal. Aunque no se encuentra con frecuencia, si es necesario, el esfínter anal externo puede incorporarse a la reparación.

Después de la perineorrafia, las incisiones vaginales y perineales se cierran utilizando una sutura absorbible tardía de manera continua. Se debe completar una transición en el plano de reparación a nivel del introito posterior para mantener la alineación adecuada de las suturas. Se recomienda una sutura más profunda en la parte inferior de la incisión perineal, seguida de un cierre subcuticular ventral a la abertura vaginal. Esta técnica permite completar la sutura dentro de la vagina, evitando la colocación de nudos en el cuerpo perineal (**cuadro 31-3**).

CONSIDERACIONES PERIOPERATORIAS Y POSTOPERATORIAS

Complicaciones

Como en la mayoría de las cirugías pélvicas, la complicación más frecuentemente asociada con la cirugía obliterante vaginal es la infección urinaria postoperatoria, que ocurre en aproximadamente un tercio de los casos y representa el 80% de los episodios informados en un extenso estudio retrospectivo. Excluyendo las infecciones de las vías urinarias, las complicaciones perioperatorias son poco frecuentes. Los episodios adversos intraoperatorios importantes, que incluyen lesiones vasculares u orgánicas y hemorragias, son muy poco frecuentes, menos del 2%. Cabe destacar que un estudio de cohorte prospectivo encontró un aumento significativo de la hemorragia intraoperatoria durante la colpocleisis más colpectomía en comparación con la colpocleisis parcial de Le Fort, destacando la necesidad de una hemostasia estricta durante la resección de la mucosa vaginal. El riesgo de experimentar un episodio tromboembólico cardíaco, pulmonar o venoso importante es inferior al 1%; dichos eventos suelen asociarse con comorbilidades preexistentes. Los eventos adversos, incluyendo las infecciones postoperatorias, el regreso al quirófano o el ingreso a cuidados intensivos, también son poco frecuentes y parecen ser más bajos en los hospitales más grandes. La mortalidad general se estima en 1/400, incluso entre las pacientes muy ancianas.

Dadas las características anatómicas de las cirugías de obliteración vaginal, los procedimientos de colpocleisis se asocian con algunos riesgos poco habituales, pero únicos a largo plazo. En el procedimiento de Le Fort, donde el útero se deja *in situ*, los drenajes cervical y uterino dependen de los túneles laterales funcionales. En caso de drenaje inadecuado, ya sea de conductos ocluidos o de un cuello uterino estenosado, puede ocurrir piometra semanas o meses después de la cirugía. Esta complicación es poco frecuente, pero a menudo termina en la necesidad de una histerectomía. Por último, aunque anteriormente se discutió como una incidencia poco habitual, la colpocleisis de Le Fort puede impedir el diagnóstico oportuno de futuras afecciones cervicales o uterinas. Por lo tanto, teóricamente puede diagnosticarse una neoplasia maligna subsecuente en un estadio más avanzado.

También se ha observado en la literatura especializada el desarrollo postoperatorio de prolapso rectal. Se cree que este proceso se debe al desenmascaramiento del "prolapso rectal oculto", en el que el recto previamente se prolapsaba en la vagina a lo largo de la trayectoria de menor resistencia. Cuando ocurre, el prolapso rectal puede ser una afección debilitante que requiere reparación quirúrgica adicional.

Cistoscopia intraoperatoria

Después de finalizar la cirugía, es recomendable realizar una cistoscopia de rutina. Dada su ubicación anatómica en el contexto del prolapso avanzado, es posible obstruir el uréter con la colocación de suturas imbricadas o en bolsa de tabaco. Presente en alrededor del 2% de las cirugías, la obstrucción generalmente se remedia eliminando la sutura causante. Otras lesiones de la vejiga son extremadamente raras. En un gran

---

CUADRO 31-3 PASOS DEL PROCEDIMIENTO

Miorrafia del músculo elevador y perineorrafia

- Una vez completada la colpocleisis, colocar dos pinzas de Allis aproximadamente en las posiciones 4 y 8 de las manecillas del reloj en el introito, de modo que la aproximación de las pinzas dé como resultado una reducción significativa del hiato genital.
- Colocar una tercera pinza de Allis en la pared vaginal distal y una cuarta en la línea media en el cuerpo perineal.
- El área resultante en forma de diamante se inyecta con lidocaína al 1% con epinefrina o vasopresina diluida, y se elimina el epitelio con corte.
- Desplazar la pared vaginal posterior lateralmente para exponer la cara medial de los músculos puborrectales.
- Los músculos elevadores del ano se pliegan en la línea media usando suturas de absorción tardía.
- Utilizar suturas de absorción tardía interrumpidas para reconstruir el cuerpo perineal con cuidado para aproximar el músculo bulbocavernoso y los músculos perineales transversales.
- La piel vaginal y perineal vuelve a aproximarse con una sutura continua.

estudio entre 325 pacientes, solo se diagnosticaron dos lesiones de la vejiga y ambas estaban relacionadas con la perforación del trócar en el momento del procedimiento concomitante del cabestrillo. A pesar de la baja prevalencia de lesión ureteral o vesical, el diagnóstico intraoperatorio es primordial para el tratamiento adecuado y oportuno.

Tasas de éxito

Las tasas de éxito para la reducción del prolapso vaginal basadas en numerosas series de casos son excelentes, variando del 91 al 100%. Además, el vaciado incompleto de la vejiga y los síntomas obstructivos del intestino generalmente se alivian después de la cirugía. La satisfacción general después de la cirugía es alta, de alrededor del 90%. En una reciente y extensa serie de casos, de 325 mujeres seguidas durante 45 semanas (rango de 2-392 semanas) después de la colpocleisis de Le Fort, el 93% informó haber sido "curada" o haber "mejorado mucho" y se observó que el 98% tenía éxito anatómico definido como estadio 1 o menos de prolapso. Se observó un alivio significativo de los síntomas intestinales preoperatorios (incluyendo estreñimiento, defecación obstruida e incontinencia fecal), así como en la disfunción miccional y la retención urinaria. Una segunda serie grande sugirió una alta tasa de éxito objetivo, con el 73% de las pacientes demostrando soporte de etapas 0 o 1, 1 año después de la cirugía. El índice de masa corporal, las comorbilidades médicas, la histerectomía previa o la cirugía de prolapso, así como las puntuaciones preoperatorias de POP-Q, no parecen afectar las probabilidades de éxito. Sin embargo, en dos estudios se ha observado la asociación entre una mayor duración de los síntomas de prolapso antes de la reparación quirúrgica, así como en la longitud vaginal postoperatoria y el hiato genital con un mayor riesgo de recurrencia.

Arrepentimiento y función sexual

Con el asesoramiento preoperatorio apropiado, el arrepentimiento después de la cirugía obliterante de la vagina es bajo, entre el 2 y 9%, y por lo general se asocia con recurrencia del prolapso o con síntomas urinarios molestos. En promedio, más del 90% de las mujeres recomendarían la cirugía a otras. Pocas mujeres en la literatura especializada informan algún arrepentimiento con respecto a su pérdida de la función coital y la mayoría elegiría someterse a la cirugía nuevamente. En un estudio, el 85% de las mujeres informaron estar satisfechas con su función sexual después de la colpocleisis, independientemente de si tenían o no alguna actividad sexual. Si bien se han expresado preocupaciones con respecto a la imagen corporal y los efectos psicológicos de la anatomía vaginal alterada, un estudio reciente observó una mejoría significativa en las puntuaciones de la imagen corporal 24 semanas después de la cirugía. Además, el diálogo entre parejas con respecto a la disfunción sexual, a causa de la cirugía obliterante o limitaciones propias de la pareja, puede fomentar una mejor comunicación y el establecimiento de una "nueva normalidad sexual".

RESUMEN

Para las pacientes que ya no desean la función del coito vaginal o para quienes las cirugías reconstructivas más complicadas están contraindicadas debido a comorbilidades médicas o a limitaciones con el uso de anestésicos, los procedimientos de obliteración vaginal ofrecen opciones viables. Tanto la colpocleisis más colpectomía como la colpocleisis parcial de Le Fort se asocian con tasas altas de satisfacción de las pacientes, tasas bajas de recurrencia y un bajo perfil de riesgo perioperatorio. Entre las pacientes seleccionadas de manera cuidadosa, las tasas de arrepentimiento postoperatorio son aceptablemente bajas. Se debe realizar una miorrafia del músculo elevador y una perineorrafia concomitantes. En general, no se recomienda una histerectomía concurrente. Sin embargo, para las mujeres con factores de riesgo de patología endometrial o cervical, se debe buscar una histerectomía concomitante u opciones quirúrgicas alternativas. La evaluación preoperatoria debe tener en cuenta la edad avanzada de la mayoría de las pacientes elegibles, los efectos del prolapso avanzado en la vejiga y en la función renal, así como una evaluación de la necesidad de un procedimiento concomitante contra la incontinencia.

PUNTOS CLAVE

- La colpocleisis es un procedimiento eficaz para el tratamiento del prolapso de los órganos pélvicos para las mujeres que ya no desean tener relaciones sexuales con coito vaginal.
- Los riesgos perioperatorios son escasos y los eventos adversos graves son poco frecuentes.
- La histerectomía vaginal en el momento de la colpocleisis no mejora los resultados y puede aumentar los riesgos de complicaciones.
- La hemostasia intraoperatoria durante la resección de la mucosa vaginal es esencial.
- Se recomienda la miorrafia del elevador y la perineorrafia para proporcionar soporte perineal y ayudar a prevenir el prolapso recurrente.
- La colocación concomitante de un cabestrillo mediouretral puede realizarse en las pacientes apropiadas y se asocia con tasas bajas de disfunción miccional postoperatoria, a pesar de presentar volúmenes residuales posmiccionales antes de la cirugía.

BIBLIOGRAFÍA

Abbasy S, Kenton K. Obliterative procedures for pelvic organ prolapse. *Clin Obstet Gynecol* 2010;53:86–98.

Abbasy S, Lowenstein L, Pham T, et al. Urinary retention is uncommon after colpocleisis with concomitant mid-urethral sling. *Int Urogynecol J Pelvic Floor Dysfunct* 2009;20:213(216):245–249.

Bochenska K, Leader-Cramer A, Mueller M, et al. Perioperative complications following colpocleisis with and without concomitant vaginal hysterectomy. *Int Urogynecol J* 2017;28(11):1671–1675.

Cho MK, Moon JH, Kim CH. Factors associated with recurrence after colpocleisis for pelvic organ prolapse in elderly women. *Int J Surg* 2017;44:274–277.

Chow WB, Rosenthal RA, Merkow RP, et al. Optimal preoperative assessment of the geriatric surgical patient: a best practices guideline from the American College of Surgeons National Surgical Quality Improvement Program and the American Geriatrics Society. *J Am Coll Surg* 2012;215:453–466.

Clegg A, Young J, Iliffe S, et al. Frailty in elderly people. *Lancet* 2013;381:752–762.

Crisp CC, Book NM, Cunkleman JA, et al. Body image, regret, and satisfaction 24 weeks after colpocleisis: a multicenter study. *Female Pelvic Med Reconstr Surg* 2016; 22(3):132–135.

Duecy EE, McNanley AR, Buchsbaum GM. Sexuality and sexual activity in women after colpocleisis. *Int Urogynecol J* 2009;20(suppl 2):s83–s384.

Elkattah R, Brooks A, Huffaker RK. Gynecologic malignancies post Le Fort colpocleisis. *Case Rep Obstet Gynecol* 2014;2014:846745. doi:10.1155/2014/846745.

Fitzgerald MP, Richter HE, Bradley CS, et al. Pelvic support, pelvic symptoms, and patient satisfaction after colpocleisis. *Int Urogynecol J Pelvic Floor Dysfunct* 2008; 19:1603(1609):245–249.

Griebling TL. Vaginal pessaries for treatment of pelvic organ prolapse in elderly women. *Curr Opin Urol* 2016; 26(2):201–206.

Groban L, Kim S, Brooks A. Preoperative assessment of the older surgical patient: honing in on geriatric syndromes. *Clin Interv Aging* 2015;10:13–27.

Gutman RE, Bradley CS, Ye W, et al. Effects of colpocleisis on bowel symptoms among women with severe pelvic organ prolapse. *Int Urogynecol J* 2010;21:461(466):537–551.

Hales CM, Carroll MD, Fryar CD, Odgen CL. Prevalence of obesity among adults and youth: United States, 2015–2016. *NCHS Data Brief* 2017;288:1–8.

Hill AJ, Walters MD, Unger CA. Perioperative adverse events associated with colpocleisis for uterovaginal and posthysterectomy vaginal vault prolapse. *Am J Obstet Gynecol* 2016;214(4):501.e1–501e.6.

Jones K, Wang G, Romano R, et al. Colpocleisis: a survey of current practice patterns. *Female Pelvic Med Reconstr Surg* 2017; 23(4):276–280.

Jones KA, Zhuo Y, Solak S, et al. Hysterectomy at the time of colpocleisis: a decision analysis. *Int Urogynecol J* 2016; 27(5):805–810.

Kandadai P, Flynn M, Zweizig S, et al. Cost-utility of routine endometrial evaluation before Le Fort colpocleisis. *Female Pelvic Med Reconstr Surg* 2014;20(3):168–173.

Koski ME, Chow D, Bedestaini A, et al. Colpocleisis for advanced pelvic organ prolapse. *Urology* 2012;80:542–546.

Krissi H, Aviram A, Eitan R, et al. Risk factors for recurrence after Le Fort colpocleisis for severe pelvic organ prolapse in elderly women. *Int J Surg* 2015;20:75–79.

Lindau ST, Schumm LP, Laumann EO, et al. A study of sexuality and health among older adults in the United States. *N Engl J Med* 2007;357(8):762–774.

Maffetone PB, Laursen PB. The prevalence of overfat adults and children in the US. *Front Public Health* 2017;5:290.

Maher C, Feiner B, Baessler K, et al. Surgical management of pelvic organ prolapse in women. *Cochrane Database Syst Rev* 2010;(4):CD004014.

Makary MA, Segev DL, Pronovost PJ, et al. Frailty as a predictor of surgical outcomes in older patients. *J Am Coll Surg* 2010; 210:901–908.

McGory ML, Kao KK, Shekelle PG, et al. Developing quality indicators for elderly surgical patients. *Ann Surg* 2009; 250:338–347.

Mueller MG, Ellimootil C, Abernethy MG, et al. Colpocleisis: a safe, minimally invasive option for pelvic organ prolapse. *Female Pelvic Med Reconstr Surg* 2015;21(1):30–33.

Nygaard I, Barber MD, Burgio KL, et al. Prevalence of symptomatic pelvic floor disorders in US women. *JAMA* 2008; 300:1311–11.

Ortman JM, Velkoff VA. An Aging Nation: The Older Population in the United States. *Current population reports*. US Dept of Commerce Economics and Statistics Administration. US Census Bureau, 2014.

Quiroz LH, Gutman RE, Fagan MJ, et al. Partial colpocleisis for the treatment of sacrocolpopexy mesh erosions. *Int Urogynecol J Pelvic Floor Dysfunct* 2008;19: 261(3):245–249.

Racine AM, Fong TG, Gou Y, et al. Clinical outcomes in older surgical patients with mild cognitive impairment. *Alzheimers Dement* 2018;14(5):590–600. doi:10.1016/j.jalz.2017.10.010.

Robinson TN, Rosenthal RA. The ACS NSQIP Geriatric Surgery Pilot Project: improving care for older surgical patients. *Bull Am Coll Surg* 2014;99:21–23.

Smith AL, Karp DR, Lefevre R, et al. Le Fort colpocleisis and stress incontinence: weighing the risk of voiding dysfunction with sling placement. *Int Urogynecol J* 2011;22(11):1357–1362.

South M, Amundsen C. Overt rectal prolapse following repair of stage IV vaginal vault prolapse. *Int Urogynecol J Pelvic Floor Dysfunct* 2007;18:471(473):245–249.

Vig M, Bombieri L, Dua A, et al. Long-term follow-up after colpocleisis: regret, bowel, and bladder function. *Int Urogynecol J* 2014;25:811(815):537–551.

Vincent GK, Velkoff VA. *The next four decades: the older population in the United States: 2010 to 2050*. Washington, DC: US Department of Commerce, Economics and Statistics Administration, US Census Bureau, 2010.

Walters MD, Karram MM. *Urogynecology and reconstructive pelvic surgery*, 4th ed. Philadelphia, PA: Elsevier Saunders, 2015.

Woloski-Wruble AC, Oliel Y, Leefsma M, et al. Sexual activities, sexual and life satisfaction, and successful aging in women. *J Sex Med* 2010;7:2401–2410.

Wu JM, Vaughan CP, Goode PS, et al. Prevalence and trends of symptomatic pelvic floor disorders in US women. *Obstet Gynecol* 2014;123(1):141–148.

Zebede S, Smith AL, Plowright LN, et al. Obliterative Le Fort colpocleisis in a large group of elderly women. *Obstet Gynecol* 2013;121(2):279–284.

CAPÍTULO 32

Fístulas vesicovaginales y rectovaginales

Chi Chiung Grace Chen y Jaime Bashore Long

Introducción
Etiología y epidemiología
Fístulas obstétricas de las vías genitales inferiores
Fístulas no obstétricas de las vías genitales inferiores
Presentación clínica
Fístula de vías urinarias inferiores
Fístula rectovaginal

Diagnóstico y evaluación
Fístula de vías urinarias inferiores
Fístula rectovaginal
Tratamiento no quirúrgico y quirúrgico conservador de la fístula de vías genitales inferiores
Tratamiento conservador de la fístula de vías urinarias inferiores
Tratamiento conservador de la fístula rectovaginal

Tratamiento quirúrgico de las fístulas de vías genitales inferiores
Consideraciones perioperatorias
Principios generales de la reparación de fístulas
Abordaje quirúrgico para la reparación de las fístulas de vías urinarias inferiores
Reparación quirúrgica de las fístulas rectovaginales
Interposición de tejido

INTRODUCCIÓN

La *fístula* es una comunicación anómala que se forma entre dos superficies epitelizadas después de una lesión o inflamación. Las fístulas de las vías reproductivas inferiores (útero, cuello uterino, vagina) pueden desarrollarse hacia los órganos vecinos, incluidas las vías urinarias inferiores (vejiga, uretra, uréteres pélvicos) y el tuvo digestivo (recto, colon e intestino delgado) o hacia superficies externas, incluido el perineo y los labios (tabla 32-1). Las fístulas de las vías genitales inferiores se forman debido a una cicatrización anómala después del parto, cirugía, neoplasia maligna, radiación o enfermedades inflamatorias.

Es probable que las mujeres hayan sufrido fístulas de las vías genitales inferiores a lo largo de la historia de la humanidad, inicialmente como consecuencia del parto. Desde una perspectiva antropomórfica, los humanos experimentan un parto difícil sobre todo a causa de la evolución de una cabeza fetal relativamente grande en el contexto de una pelvis relativamente estrecha, como consecuencia de la biomecánica bípeda. Se han identificado hallazgos de fístulas vesicovaginales (FVV) en restos momificados del antiguo Egipto. Desde mediados del siglo XIX, la evolución del tratamiento quirúrgico de las fístulas urogenitales (según lo descrito por Marion Sims, Thomas Emmet, Howard Kelly y otros) ha tenido una influencia duradera en el desarrollo de nuestra especialidad. Sin embargo, las fístulas de las vías genitales inferiores siguen siendo una fuente de angustia para las pacientes y una situación clínica desafiante para los cirujanos.

Aunque la literatura médica publicada sobre las fístulas del las vías genitales inferiores es extensa, sigue dominada por series de casos retrospectivos y opiniones de expertos, con pocos estudios aleatorizados y controlados. Por lo tanto, es necesario considerar la información presentada en este capítulo en el contexto de estas limitaciones.

ETIOLOGÍA Y EPIDEMIOLOGÍA

Las fístulas pélvicas pueden ser consecuencia de un parto, cirugía pélvica, malignidad, irradiación, infección e inflamación. Esta sección separará las causas en obstétricas y no obstétricas para las fístulas de las vías urinarias inferiores y las fístulas rectovaginales (FRV).

Fístulas obstétricas de las vías genitales inferiores

En el trabajo de parto prolongado y obstruido, el vértice fetal de presentación comprime las paredes vaginales contra la sínfisis del pubis. Si esta presión está presente durante un período suficiente, puede conducir a un compromiso vascular. Asimismo, puede producirse una necrosis epitelial posterior de las paredes vaginales que se intervienen. En tales casos, las paredes vaginal, vesical, uretral, ureteral y rectal afectadas sufren necrosis y desprendimiento, creando así una comunicación anómala (a menudo grande) entre las vísceras adyacentes.

En entornos de bajos recursos, la causa más frecuente de las fístulas de vías urinarias inferiores es el parto prolongado y obstruido, que representa más del 80% de las fístulas en estas regiones. Estas circunstancias se han vuelto extremadamente raras en los países de mayores recursos debido a las mejorías en el acceso y la prestación de atención obstétrica especializada. Las condiciones que conducen a la formación de fístulas también pueden provocar cicatrices y estenosis vaginales, laceración y destrucción cervical, daño del nervio sacro (que puede afectar la movilidad) y lesión ureteral (que conduce a hidronefrosis y daño renal). La Organización Mundial de la Salud (OMS) estima que hay más de 2 millones de casos de fístula obstétrica no tratados en el África subsahariana y Asia, con 50 000-100 000 casos nuevos por año. En estas regiones del mundo, la incidencia se estima

TABLA 32-1
Clasificación anatómica de las fístulas de las vías genitales inferiores

TIPO DE FÍSTULA	VÍSCERAS[a]	COMENTARIOS
Vesicovaginal	Vejiga y vagina	
Uretrovaginal	Uretra y vagina	Pueden ser el resultado de la colocación de un cabestrillo suburetral o diverticulectomía uretral
Vesicouterina	Vejiga y útero	Síndrome de Youssef; pueden producirse después de una cesárea
Vesicocervical	Vejiga y cuello uterino	Pueden desarrollarse después de un cerclaje cervical
Ureterovaginal	Uréter y vagina	
Ureterouterina	Uréter y útero	
Anoperineal (fístula en el ano)	Conducto anal y piel perineal	Pueden producirse por abscesos de una glándula anal obstruida
Anovaginal	Conducto anal (debajo de la línea dentada, dentro de los primeros 3 cm del borde anal) y vagina	La afectación del esfínter anal externo es frecuente
Rectovaginal	Cefálica a la línea dentada	
Colovaginal	Por arriba del recto	A nivel del cuello uterino o el muñón vaginal; más frecuente después de una histerectomía
Enterovaginal	Intestino delgado y vagina	

[a]Pueden existir combinaciones de fístulas que afectan a cualquiera de las vísceras mencionadas.

en más de 120 casos por cada 100 000 nacimientos. Sin embargo, la precisión de estas estimaciones no está clara, ya que se sustentan principalmente en la extrapolación de estudios basados en hospitales, opiniones de expertos o encuestas poblacionales sin exámenes de confirmación.

Aunque los factores de riesgo para el desarrollo de la fístula aún no se comprenden en su totalidad, el prototipo aceptado con frecuencia de la paciente con fístula obstétrica es una joven de escasos recursos y malnutrida, de educación formal limitada, en un área rural, que da a luz sin la ayuda de un asistente de parto calificado. Los factores de riesgo más aceptados para el desarrollo de la fístula obstétrica incluyen estatura baja, edad materna joven (edad joven al casarse y embarazo y parto subsecuentes) y menor nivel educativo y socioeconómico. Las fístulas obstétricas todavía existen en entornos de recursos más bajos debido a las limitaciones en los sistemas de atención médica y en la prestación de servicios de salud para proporcionar acceso oportuno a la planificación familiar, la atención materna de calidad (incluida la atención especializada al nacer), la atención obstétrica de urgencia y el tratamiento de las fístulas.

Las fístulas también pueden ser el resultado de una lesión no reconocida de la vejiga en el momento de la cesárea, que puede ocurrir en entornos de recursos bajos y altos, y puede ser especialmente problemática en pacientes que han tenido un parto prolongado y obstruido. Estas mujeres corren el riesgo de desarrollar FVV y fístula vesicouterina. Esta última puede presentarse con incontinencia urinaria continua frecuente o con la tríada de continencia urinaria, amenorrea o hematuria cíclica/menouria (síndrome de Youssef), dependiendo de la funcionalidad del endometrio y la capacidad del cuello uterino para retener la orina dentro del útero.

Las fístulas de las vías urinarias inferiores también se han descrito como una complicación rara de los procedimientos obstétricos, como el parto vaginal instrumentado y el cerclaje cervical para el tratamiento de la insuficiencia del cuello uterino. Una serie de casos de 2012 y un análisis agrupado sugieren que los procedimientos cervicales previos (cerclaje previo o conización cervical), parto por cesárea previo y el uso de la técnica McDonald (que no implica una disección de la vejiga como con la técnica Shirodkar) también pueden participar en la formación de fístulas urogenitales en estos casos.

Las FRV suelen ser el resultado de un traumatismo obstétrico en entornos de recursos altos y bajos. En los entornos con menos recursos, las FRV son el resultado de un trabajo de parto obstruido y laceraciones perineales graves no reparadas, mientras que en entornos de recursos más altos, estas fístulas generalmente ocurren después de una lesión perineal grave no reconocida o de una infección y rotura de la reparación de la laceración. Alrededor del 5% de las laceraciones perineales de cuarto grado reparadas en el momento del parto darán lugar a infección y dehiscencia, con un porcentaje menor que progresará a FRV. Los factores de riesgo para las laceraciones perineales complejas incluyen primiparidad, episiotomía en la línea media, tamaño fetal más grande, mayor edad materna y parto vaginal instrumentado. Un gran estudio de población descubrió que la tasa de laceraciones perineales graves en los Estados Unidos está disminuyendo, del 6.35% en 1992 al 5.43% en 1997. En los Estados Unidos la incidencia general de FRV después del parto vaginal es del 0.1%. La tasa de reparación de la FVR ajustada por edad ha disminuido en las últimas décadas (3.0 por cada 100 000 mujeres en 1979 a 2.0 por cada 100 000 en 2006), paralelamente a la tasa decreciente de episiotomías y parto vaginal quirúrgico.

Fístulas no obstétricas de las vías genitales inferiores

Se han informado fístulas pélvicas no obstétricas como consecuencia de procedimientos ginecológicos, urológicos y quirúrgicos generales. La causa más frecuente de fístulas de las vías urinarias en entornos de recursos más altos es la cirugía pélvica, específicamente la histerectomía (80-83%), seguida de procedimientos obstétricos quirúrgicos (p. ej., cesárea, parto con fórceps, 8-10%), otra cirugía pélvica (5%) y radiación (3-5%). La incidencia general de fístulas de las vías urinarias inferiores después de la histerectomía es 1.0 por cada 1000 (intervalo de 0.8-3.0 por cada 1000). El abordaje laparoscópico/robótico y la histerectomía radical se asocian con incidencias más altas. Otras causas de fístula pélvica incluyen cáncer, radiación pélvica y afecciones inflamatorias crónicas, como la enfermedad intestinal inflamatoria.

Las fístulas pélvicas no obstétricas típicamente se asocian con una cicatrización anómala en el contexto de una lesión de la pared visceral y compromiso vascular y microvascular. Los modelos animales de fístulas revelan cambios histológicos que incluyen inflamación, fibrosis, reacción de células gigantes a cuerpos extraños y recanalización de trombos. El deterioro localizado de la cicatrización puede permitir la formación de un conducto epitelizado entre dos órganos adyacentes. Este puede ser el mecanismo para el desarrollo de las fístulas después de una lesión cortante o con electrobisturí en la víscera al momento de la cirugía pélvica. El compromiso microvascular también puede contribuir a las fístulas que se desarrollan después de la radiación, la infección local, así como a las alteraciones que pueden provocar una infección subaguda o inflamación crónica, como la enfermedad intestinal inflamatoria. Los materiales extraños implantados, como una malla permanente o sutura, pueden aumentar aún más el riesgo de desarrollar fístulas.

Es importante tener en cuenta que la lesión de una víscera con o sin compromiso vascular no siempre lleva a la formación de fístulas. Debe considerarse el conducto vesicocutáneo que inicialmente resulta de la extracción de un catéter suprapúbico permanente, que cicatriza sin más intervención. La región declive de la vejiga puede ser más propensa a la formación de fístulas debido a su mayor proximidad a la vagina y posiblemente por la presencia casi constante de orina en la parte inferior de la vejiga. Sin embargo, la evidencia experimental ha demostrado que no todas las lesiones en la parte inferior de la vejiga provocan la formación de FVV. Por ejemplo, en modelos animales de histerectomía, la formación de fístula *no* se produjo cuando se colocaron suturas absorbibles en forma de 8 que incorporaban el grosor completo de la pared de la vejiga y el muñón vaginal ni cuando se usó cauterización bipolar para dañar la base de la vejiga. Sin embargo, se observó la formación de fístulas después de una laceración de la vejiga inducida por cauterización monopolar. Cabe señalar que estos hallazgos pueden no ser generalizables para humanos sometidos a histerectomía debido a diferencias anatómicas. Aunque no hay estudios comparables en la literatura especializada sobre las FRV, está claro que los mecanismos involucrados en el desarrollo de las fístulas no obstétricas son más complejos que la supuesta "lesión no diagnosticada de víscera" o "sutura colocada inadvertidamente" y se necesitan mayores investigaciones sobre la fisiopatología.

Aunque son mucho menos frecuentes, las FRV también pueden ocurrir después de una cirugía rectal o ginecológica difícil, como histerectomía, hemorroidectomía, resección local de tumores rectales y resección rectal anterior baja, particularmente cuando el fondo de saco posterior esté obliterado. El riesgo de desarrollo de FRV también aumenta en el contexto de la diverticulitis sigmoidea y la histerectomía *previa*. Un estudio de cohorte de una población sueca demostró un riesgo relativo para las intervenciones quirúrgicas de la FRV de 4.0 (intervalo de confianza [IC] 95%: 3.5-4.7), 7.6 (IC 95%: 4.8-12.1) y 25.2 (IC 95%: 15.5-41.2) en el contexto de histerectomía sola, diverticulitis sin histerectomía e histerectomía con diverticulitis, respectivamente, en comparación con mujeres que no tuvieron ni histerectomía ni diverticulitis previa.

En ausencia de histerectomía concomitante, se cree que el riesgo de FVV y FRV después de la cirugía pélvica reconstructiva es bastante bajo. La mayor parte de la literatura especializada que aborda estas complicaciones asociadas con los procedimientos uroginecológicos consiste en informes de casos. Las causas poco frecuentes de fístulas incluyen pesarios vaginales descuidados, inyección de agentes distensores uretrales, miomectomía, embolización de la arteria uterina, resección con asa de la zona de transformación cervical por neoplasia intraepitelial cervical e interrupción voluntaria del embarazo.

Las neoplasias pélvicas (incluidos los tumores del aparato urinario, el conducto anal, el recto y los órganos genitales femeninos) y la radioterapia utilizada para tratar estos cánceres pueden provocar la formación inmediata o tardía de una fístula pélvica. Las fístulas pélvicas que se presentan temprano durante la radioterapia tienen más probabilidades de ser causadas por la necrosis del tumor, mientras que las fístulas que ocurren más tarde son provocadas por la lesión del tejido por radiación. Cuando las fístulas ocurren lejos del tratamiento inicial contra el cáncer, se debe sospechar cáncer recurrente. Las fístulas después de la radiación generalmente ocurren dentro de los 2 años y se cree que se producen debido a la endarteritis obliterante, que conduce a una perfusión tisular deteriorada, necrosis isquémica y desprendimiento de tejido. Esta vascularización deteriorada y la pérdida de los planos tisulares complican los intentos por reparar este tipo de fístula. La enfermedad intestinal inflamatoria, como la colitis ulcerosa o la enfermedad de Crohn, es otra causa importante de FRV. Las mujeres con enfermedad de Crohn tienen un 35% de riesgo de desarrollar una FRV.

PRESENTACIÓN CLÍNICA

Fístula de vías urinarias inferiores

La presentación clásica de la fístula de vías urinarias inferiores es la salida continua de orina o secreción acuosa por la vagina varios días o semanas después de la cirugía pélvica (cirugía ginecológica, urológica o general) o traumatismo obstétrico/trabajo de parto obstruido. Esto puede ocurrir en ausencia de urgencia urinaria, maniobras de Valsalva o cambios en la posición del cuerpo. También se deben considerar otras posibles causas de fuga urinaria postoperatoria (tabla 32-2).

TABLA 32-2
Diagnóstico diferencial de la incontinencia urinaria postoperatoria

- Fístula persistente/recurrente
- Fístula no reconocida (fístula[s] adicional[es] no reconocida[s] en el momento de la reparación)
- Incontinencia de esfuerzo
- Incontinencia de urgencia
- Incontinencia mixta
- Incontinencia por rebosamiento
- Secreción vaginal/erosión de la malla

En cualquier paciente con queja de fuga urinaria por la vagina se debe sospechar una lesión de vías urinarias inferiores y someterla a una investigación adicional que incluya un examen pélvico completo. El grado en el que se presenta la fuga depende principalmente de la ubicación y el tamaño de la fístula y del estado de los tejidos circundantes. Las pacientes pueden tener un espectro de fuga de verdaderamente continuo a intermitente (principalmente al llenarse la vejiga o con ciertas posiciones corporales). Por ejemplo, las mujeres con fístula vesicouterina pueden presentar varios síntomas, incluida la fuga urinaria continua o intermitente. También pueden presentarse con una tríada de síntomas que incluyen continencia urinaria, amenorrea y hematuria cíclica (síndrome de Youssef).

Las pacientes con fístula de vías urinarias inferiores, especialmente aquellas causadas por trabajo de parto obstruido, también pueden presentar dolor pélvico, dispareunia y sangrado vaginal irregular debido a la extensión de la isquemia local y el daño tisular posterior. Las pacientes pueden desarrollar cálculos en la vejiga por deshidratación, estasis urinaria, cuerpos extraños e infección urinaria. Cualquier fuga de orina significativa, incluso durante un período breve, puede provocar irritación importante de la vagina, la piel de la vulva o el perineo. En una serie de pacientes con fístula obstétrica se observaron síntomas de dermatitis en el 20% de los casos. La fuga urinaria continua prolongada también puede conducir a la cristalización del fosfato que precipita en la vagina y la vulva, irritando aún más el área. Como era de esperar, las mujeres con fístula, tanto iatrógena como obstétrica, experimentan una disminución de la calidad de vida en general, muchas de ellas presentan depresión y otras secuelas psicológicas.

Fístula rectovaginal

En ocasiones, se puede desarrollar FRV inmediatamente después de un traumatismo obstétrico. Con mayor frecuencia, estas fístulas aparecen de 7-10 días después del parto. La dehiscencia de una reparación primaria, reparación inadecuada o infección en el sitio primario puede explicar esta presentación tardía.

Las mujeres que padecen FRV informan con mayor frecuencia diversos grados de paso incontrolable de gases o heces desde la vagina. La presencia de flujo vaginal maloliente y suciedad fecal inadvertida en la ropa interior también son quejas habituales. Estos síntomas pueden ser más pronunciados cuando las deposiciones son de consistencia disminuida. Otros síntomas que sugieren FRV incluyen dispareunia, dolor perianal, irritación vaginal e infecciones recurrentes de las vías genitourinarias. Por lo general, los síntomas de las pacientes reflejan la ubicación, el tamaño y la etiología de la FRV. Ocasionalmente, una fístula pequeña puede ser asintomática.

DIAGNÓSTICO Y EVALUACIÓN

Es importante tener en cuenta que se han diseñado varios sistemas de clasificación de las fístulas de vías urinarias inferiores y FRV con la esperanza de tener un indicador pronóstico antes de la intervención. Hasta el momento, no existe un sistema de clasificación totalmente aceptado para ninguna fístula de vías genitales inferiores. Es importante destacar que, hasta ahora, se ha observado que la capacidad pronóstica de estos sistemas de clasificación es de moderada a baja. En lugar de utilizar arbitrariamente varios sistemas de clasificación se recomienda describir la fístula a detalle (*véase* tabla 32-1), con énfasis específico en la ubicación de la fístula en relación con la vejiga o puntos de referencia rectales.

Fístula de vías urinarias inferiores

A menudo, el diagnóstico de fístula no obstétrica de vías urinarias inferiores es sencillo; sin embargo, en ocasiones puede ser más complicado.

En todos los casos es esencial valorar cuidadosamente las condiciones del tejido circundante (p. ej., indurado, edematoso, necrosado, cicatrizado, fibrótico, etc.) y el grado de epitelización (p. ej., presencia de tejido de granulación, etc.). Otras características críticas son el número y el tamaño (diámetro) de la fístula y la ubicación en relación con los puntos de referencia de la vejiga (p. ej., uréter/cresta interurétrica, trígono, uretra/cuello de la vejiga, etc.). También es importante valorar la condición de la vagina y la ubicación de la fístula en relación con los puntos de referencia vaginales (p. ej., introito, muñón/cuello uterino, etc.). Además, es útil considerar la accesibilidad de la fístula para la reparación vaginal. En el caso de una fístula recurrente, el conocimiento del tratamiento conservador previo y la revisión de la descripción quirúrgica de los intentos de reparación anteriores pueden ser útiles para elegir la ruta, el tipo y el momento más apropiados de la reparación.

Por lo general, la exploración pélvica se realiza en la posición de litotomía dorsal, aunque a veces pueden ser necesarias las posiciones de navaja, genupectoral o lateral izquierda para visualizar mejor la fístula. Se inspeccionan los genitales externos, incluidos perineo y vulva, para detectar alteraciones que abarcan, entre otras, cicatrices, eritema, irritación, pérdida de continuidad y formación de costras por la exposición constante a la orina. Esto es importante, ya que el estado de esta área puede afectar la planificación quirúrgica, especialmente si se están considerando colgajos perineales o vulvares.

Se puede usar el espéculo completo para buscar la acumulación de orina, sobre todo si la fístula se encuentra en o cerca de la cúpula vaginal o el cuello uterino. En algunos casos, un flujo vaginal acuoso puede conducir a la sospecha de fístula. Si la fuente del líquido no es evidente, se puede obtener el líquido y determinar la concentración de creatinina. Otras causas de aumento de la secreción vaginal incluyen vaginitis, cáncer de tuba uterina y fístula peritoneal o linfática.

El uso de un espéculo de Sims o un espéculo dividido puede ayudar a evaluar mejor la vagina. Si hay arrugas del tejido y no se ve claramente el trayecto de la fístula, puede ser útil el uso de una sonda delgada (p. ej., dilatador del conducto lagrimal, buscador de orificio cervical, etc.). Es importante evaluar cuidadosamente todas las áreas de rugosidad vaginal, redundancia o arrugas, incluso si una fístula ya está identificada, ya que puede haber múltiples fístulas que pueden implicar a diferentes órganos. Por ejemplo, en una serie de 14 928 mujeres con fístula obstétrica, en Etiopía, el 13.2% tenía una fístula de vías urinarias inferiores y una FRV. Puede ser necesaria una biopsia para evaluar la recurrencia del tumor si hay antecedentes de neoplasia maligna pélvica.

Se realiza la exploración bimanual de la vagina para evaluar las características que pueden influir en la planificación quirúrgica, como la longitud vaginal; el aspecto del tejido vaginal, incluidas inflamación, infección o atrofia, y la presencia de estenosis vaginal o masas vaginales o pélvicas. En las pacientes con antecedentes sospechosos, en quienes no se visualiza una fístula de vías urinarias inferiores, se puede realizar una "prueba de tampón". Aunque se desconocen las sensibilidades y especificidades de esta y otras pruebas similares que se analizan a continuación, la instilación de agua o solución salina teñidas (p. ej., azul de metileno, colorante azul, etc.) en la vejiga generalmente mancha de azul un hisopo vaginal o tampón en presencia de una fístula vesical (p. ej., vesicovaginal, vesicocervical, vesicouterina, etc.). Puede haber resultados falsos positivos por fugas del meato uretral externo. Para reducir la posibilidad de una prueba falsa positiva, puede usarse una sonda de Foley transuretral para ocluir el meato uretral externo. Los hisopos vaginales que no están manchados pero sí húmedos pueden indicar una fístula ureteral. En este caso, la evaluación adicional de la sospecha de fístula ureterovaginal puede incluir una segunda fase en la que se administra fenazopiridina oral (mancha naranja) o azul de metileno intravenoso (mancha azul) con hisopo vaginal o tampón para identificar la fístula ureteral (p. ej., ureterovaginal, ureterocervical, ureterouterina, etc.). Las mujeres con FVV también deben evaluarse en busca de compromiso ureteral, ya que en una serie hasta el 12% de las pacientes con fístula vesical también tenían compromiso ureteral.

En raras ocasiones, si estos procedimientos de consultorio no son diagnósticos a pesar de los antecedentes evidentes, se pide a la paciente que tome fenazopiridina oral y use una serie de tampones en casa durante un período más largo con diversos grados de actividad física. Los tampones se colocan individualmente en bolsas de plástico y se llevan para su inspección. Se debe asesorar a la paciente sobre el uso cuidadoso de los tampones para descartar la posibilidad de contaminación del tinte durante su inserción o extracción.

Aunque la cistouretroscopia preoperatoria no siempre es necesaria antes de la reparación de una FVV, puede ser útil en casos sospechosos de fístula no obstétrica de vías urinarias inferiores para delimitar mejor el tamaño, el número de fístulas y la ubicación dentro de la vejiga, así como la proximidad a los uréteres, el trígono y el cuello de la vejiga. Además, se puede observar cualquier anomalía adicional dentro de la vejiga, como induración, edema, cicatrización, permeabilidad ureteral, cálculos y material extraño. Si no es posible la distensión con solución salina normal o agua durante la cistouretroscopia, debido al tamaño de la fístula, se puede colocar una sonda de Foley dentro del trayecto de la fístula o una compresa en la vagina para facilitar la distensión de la vejiga. Se puede realizar una biopsia de vejiga si hay una lesión sospechosa de malignidad o agentes infecciosos, como los de la tuberculosis. Ante la sospecha clínica de una fístula vesicouterina, la histeroscopia puede ser útil para establecer el diagnóstico.

Algunos han abogado por las pruebas urodinámicas antes de la reparación de una fístula de vías urinarias inferiores. Aunque se han informado alteraciones en la urodinámica preoperatoria en la mayoría de las pacientes con fístula de vías urinarias inferiores, no se ha demostrado que la evaluación urodinámica prevea de forma sistemática las afecciones de la vejiga después de la reparación de la fístula, como la incontinencia urinaria de esfuerzo. Además, como los autores no recomiendan la cirugía concomitante para la incontinencia de esfuerzo al momento de la reparación de la fístula, las pruebas urodinámicas preoperatorias tampoco están indicadas de manera rutinaria.

La evaluación de la afectación ureteral puede incluir la tomografía computarizada (TC), la pielografía (intravenosa o retrógrada) o la cistografía miccional. Estas modalidades de imagen pueden usarse para valorar el riñón y los uréteres. El pielograma retrógrado puede ser especialmente útil para evaluar el uréter distal si no es visible a través de otras modalidades de imagen. Además, posiblemente se requieran imágenes para delinear a fondo una fístula compleja con múltiples conductos y aberturas. La resonancia magnética (RM) se reservaría normalmente para contextos en los que otros estudios de imagen no identifican la fístula.

Fístula rectovaginal

La exploración física comienza con la inspección de manchas fecales alrededor del área perineal o heces y secreción fecaloide en la vagina. Similar a la FVV, se deben valorar la ubicación, el tamaño y el número de fístulas con un espéculo dividido. La granulación o rugosidad del tejido puede proporcionar pistas para ayudar a identificar la FRV. Colocar un dedo examinador en el recto también puede ayudar a delinear el trayecto de la fístula. La ruta de la fístula puede delimitarse mediante el paso de una sonda delgada desde la vagina a través del trayecto fistuloso hasta el conducto anal o rectal. Además, es importante tener en cuenta la ubicación de las FRV en relación con los puntos de referencia en el recto y el ano (p. ej., esfínter anal, línea dentada, etc.), así como la condición del recto y ano restantes. Se realiza la exploración bimanual de la vagina para evaluar la longitud, inflamación, masas o estenosis, que pueden influir en la planificación quirúrgica. También es útil que la paciente contraiga los músculos puborrectal y del esfínter anal externo para valorar su idoneidad, ya que varios estudios han demostrado que la lesión concomitante del esfínter es muy frecuente, sobre todo cuando un traumatismo obstétrico es la causa de la fístula.

También se debe examinar el cuerpo perineal, con cuidado para valorar la inflamación de los tejidos circundantes. La presencia de varias fístulas perianales debería llevar a la sospecha de enfermedad de Crohn.

En las pacientes con antecedentes compatibles con una fístula, pero en quienes no es posible identificar la FRV, se han descrito varias pruebas simples en el consultorio. Con la paciente en una posición ligera de Trendelenburg o con elevación de las caderas, se coloca un sonda de Foley de 20 Fr en el conducto anal. Después de distender el balón de la sonda de Foley hasta 5 mL, se instila aire a través de la sonda mientras se observa la vagina llena de agua o cubierta de jabón para detectar alguna salida de burbujas de aire proveniente del conducto anal. Del mismo modo, se puede realizar una prueba de tampón en la que se coloca un tampón en la vagina y se le aplica a la paciente un pequeño enema con agua o solución salina de color azul (p. ej., azul de metileno, colorante azul, etc.). En caso de fístula, se observa la coloración del tampón. Sin embargo, esta prueba puede ser negativa si la apertura de la fístula está en la parte más distal del conducto anal. En este caso, el tinte puede mezclarse con gel lubricante y se masajea a lo largo de la pared rectal anterior para evaluar una comunicación pequeña o distal.

Para la FRV, también se ha descrito que la vaginoscopia mejora la sensibilidad (87%) y la especificidad (100%) de la detección. La proctoscopia, la proctosigmoidoscopia o un espéculo anorrectal también pueden ser útiles para visualizar el trayecto fistuloso desde el lado rectal, así como para valorar cualquier otra anomalía de la mucosa.

Antes de la reparación quirúrgica de la FRV se debe considerar la ecografía endoanal. Este estudio permite una valoración objetiva del mecanismo del esfínter, fundamental en la planificación quirúrgica. Un estudio señaló que el 48% de las mujeres con FRV por causas obstétricas tienen incontinencia fecal concomitante. Si no se reconoce y repara dicha lesión del esfínter en el momento de la reparación de la FRV, puede producirse una incontinencia fecal continua, incluso si su reparación fue exitosa. La manometría anal no es tan sensible para identificar las lesiones del esfínter, pero puede desempeñar un papel en la evaluación de la distensibilidad del recto en las pacientes con FRV con enfermedad intestinal inflamatoria o radiación previa. Si el esfínter anal o el reservorio rectal están lesionados, la disminución de la sensación o el control pueden causar la pérdida continua de heces a través del recto en lugar de por la vagina. Además, en casos de FRV relacionadas con radiación o enfermedad de Crohn, el recto puede seguir sin distenderse y, por lo tanto, no funcionar como reservorio con normalidad. La incontinencia fecal de estas pacientes no está relacionada con defectos del esfínter anal y, en consecuencia, puede no ser susceptible de corrección quirúrgica.

También pueden ser necesarios estudios radiográficos para definir las fístulas sigmoidovaginales o aquellas asociadas con la enfermedad intestinal primaria. La causa de una FRV tan alta suele ser inflamatoria, incluyendo la diverticulitis y la enfermedad de Crohn. La lesión por radiación, la lesión traumática y el carcinoma son causas menos habituales. El paso de materia fecal o gas a través de la vagina, en ausencia de una comunicación rectal, debe llevar a sospechar una fístula que surge del colon sigmoide o del intestino delgado, como la fístula colovaginal o enterovaginal. La vaginografía con un medio de contraste soluble en agua puede ayudar a delimitar las comunicaciones altas, particularmente en la FRV del muñón vaginal posthisterectomía. Un enema de bario no es tan sensible para identificar estas fístulas, pero puede proporcionar información general sobre la salud general del colon. Una tomografía computarizada del abdomen y la pelvis con contraste oral puede ser útil si muestra contraste en la vagina. La resonancia magnética ha demostrado su utilidad como herramienta de diagnóstico para las FRV. En una pequeña revisión retrospectiva de 20 pacientes, los investigadores notaron que las imágenes de resonancia magnética identificaron correctamente las FRV en todas las pacientes con enfermedad clínicamente comprobada. Estos autores concluyeron que la resonancia magnética permitió la evaluación de las fístulas anovaginales, así como cualquier anomalía adicional, como abscesos asociados, trayectos de fístulas secundarias o daño del esfínter.

TRATAMIENTO NO QUIRÚRGICO Y QUIRÚRGICO CONSERVADOR DE LA FÍSTULA DE VÍAS GENITALES INFERIORES

El tratamiento de cualquier tipo de fístula pélvica debe incluir la atención de la dermatitis perineal y vulvar que puede haber resultado de la exposición constante a la orina o las heces. Los ungüentos tópicos, como el óxido de zinc y la dimeticona, pueden usarse para formar una barrera protectora para disminuir la irritación epitelial. Independientemente de la estrategia final de tratamiento, ya sea conservador o una cirugía más invasiva, la atención óptima de las mujeres con fístula pélvica debe incluir mejorar la nutrición para acelerar la cicatrización, así como optimizar las condiciones médicas existentes y alentar a dejar el hábito tabáquico. Además, los estrógenos vaginales, especialmente en mujeres posmenopáusicas, pueden ser de beneficio como complemento de estrategias conservadoras o en el período perioperatorio.

Tratamiento conservador de la fístula de vías urinarias inferiores

Para las mujeres con fístulas de vías urinarias inferiores, los síntomas pueden disminuirse colocando un diafragma anticonceptivo en la vagina. Se puede usar un catéter de Malecot insertado en el centro del diafragma (y conectado a una bolsa de recolección de orina) para recolectar la orina y evitar que contamine el perineo o la vulva. Para las fístulas ureterales que no son susceptibles de un ensayo de tratamiento conservador con colocación de endoprótesis (*stent*) ureteral, como se discute a continuación, se debe considerar que la colocación a intervalos de sondas de nefrostomía percutánea reduce la inflamación como preparación para la reparación quirúrgica.

Algunas fístulas de vías urinarias inferiores pueden sanar sin intervención quirúrgica. Sin embargo, no hay consenso o evidencia definitiva sobre las características de la fístula que son más susceptibles a estas terapias o sobre la duración del tratamiento. Habitualmente, se seleccionó el tratamiento conservador para las fístulas vesicales de menos de 10 mm, ubicadas por arriba del trígono, no relacionadas con malignidad y con evidencia mínima de epitelización (fístulas que se desarrollaron dentro de las 4-6 semanas de la lesión inicial). Según una revisión sistemática y un metaanálisis de 2017, el 3.6% de las mujeres se sometieron a un tratamiento conservador de la FVV después de una cirugía ginecológica, con una resolución exitosa del 67-100%.

La opción más conservadora es el drenaje vesical prolongado con una sonda de Foley transuretral. En la revisión mencionada, el 16% de las mujeres fueron tratadas inicialmente con drenaje por sonda (duración de 2-12 semanas); solo el 8% de estas mujeres tuvieron resolución de sus fístulas. En un gran estudio retrospectivo de 1716 mujeres con fístula obstétrica de vías urinarias inferiores, el drenaje continuo de la vejiga produjo el cierre de la fístula en el 15% de las pacientes. La mayoría de las mujeres tenían fístulas pequeñas y buscaron atención no más de 4-6 semanas después del parto. Por lo general, la sonda transuretral se deja en su lugar durante 4-6 semanas, especialmente si produce un drenaje mínimo o disminuido de la fístula (vagina). Del mismo modo, la colocación de una endoprótesis ureteral durante 6-8 semanas puede ser el tratamiento inicial para la fístula ureteral con evidencia de permeabilidad ureteral. Como se esperaba, la colocación de la endoprótesis puede ser más exitosa si la fístula ureteral se diagnostica temprano: en una serie, el 82% de las pacientes con fístula ureteral de menos de 1 mes experimentaron un cierre exitoso con la colocación de la endoprótesis ureteral frente al 33% de las pacientes con fístulas más crónicas. Después del cierre de la fístula y la extracción de la endoprótesis, se deben obtener imágenes radiológicas, como la pielografía retrógrada o intravenosa o la urografía por TC (p. ej., 1 mes después de la extracción de la endoprótesis), para evaluar la estenosis ureteral.

Otras opciones de tratamiento de mínima invasión para la fístula vesical incluyen el legrado, la electrofulguración y la ablación con láser. El objetivo de estas terapias es desepitelizar el trayecto de la fístula para promover la cicatrización (mientras la vejiga se drena continuamente). La mayoría de los estudios informaron tasas de éxito entre el 67 y 100%, pero las limitaciones de estos estudios son el pequeño número de pacientes observadas y el foco en fístulas pequeñas (≤ 4-5 mm) posteriores a cirugía ginecológica o radiación. Otros han informado la adición de varias sustancias para mejorar la cicatrización después de haber desepitelizado el trayecto de la fístula, incluida la introducción de pegamento de fibrina, cianoacrilato y colágeno bovino, así como la inyección de plasma y pegamento de fibrina autógena rico en plaquetas en el tejido vaginal circundante. Si bien la evidencia asociada con estas opciones quirúrgicas conservadoras es prometedora, sigue siendo escasa con períodos de seguimiento cortos. A pesar de estas limitaciones, siempre deben considerarse intentos de mínima invasión para el cierre de la fístula en las pacientes con una fístula pequeña y en las que son malas candidatas a cirugía.

Tratamiento conservador de la fístula rectovaginal

Las FRV secundarias a traumatismo obstétrico pueden sanar con un tratamiento conservador, mientras aquellas relacionadas con cáncer o una lesión por radiación tienen pocas posibilidades de curación sin intervención quirúrgica. Es importante destacar que las FRV con síntomas mínimos pueden no requerir reparación. Algunos casos pueden tratarse de forma indefinida con modificaciones en la dieta y suplementos de fibra para aumentar el volumen de las heces, lo que reduce el paso de suciedad a través del trayecto de la fístula. Una gran revisión retrospectiva multicéntrica encontró una alta tasa de curación con un tratamiento conservador (65%); sin embargo, solo se seleccionó un pequeño número de pacientes para esta modalidad. Muchas de estas FRV tratadas de forma conservadora (45%) tenían menos de 0.5 cm de diámetro. Las modalidades de tratamiento conservador fueron variables, pero incluyeron baños de asiento diarios, una variedad de antibióticos orales, desbridamiento de heridas y suplementos de fibra para aumentar el volumen de las heces. Otras terapias complementarias incluyeron estrógenos tópicos y fisioterapia. Otra opción de tratamiento no quirúrgico es la colocación de un setón, que es un cuerpo extraño (p. ej., sutura permanente, asa de vaso, etc.) que puede pasar a través del trayecto de la fístula. Si el setón se deja flojo, el trayecto fistuloso madurará y sanará lentamente, permitiendo que se drene cualquier absceso existente; si se aprieta, el cuerpo expulsará en algún momento el setón, creando así una fistulotomía que conducirá al cierre de la fístula. Los setones de corte sirven sobre todo para las fístulas anales, aunque la fibrosis resultante puede ser un problema debido a la interrupción del esfínter anal interno o externo cuando se crea la fistulotomía a medida que se cura la fístula. Los estudios sugieren que la eficacia del uso de setones en la reparación de FRV es decepcionante, con una tasa de curación exitosa tan baja como del 5%.

También se ha estudiado la instilación de pegamento de fibrina en el trayecto de fístulas anovaginales y rectovaginales con tasas de éxito variables (14-63%). Las recientes guías de práctica clínica presentadas por la American Society of Colon and Rectal Surgeons concluyeron que el pegamento de fibrina es un tratamiento relativamente ineficaz; sin embargo, algunos expertos lo han recomendado como complemento o adyuvante a las reparaciones quirúrgicas tradicionales, pero los datos sobre su eficacia son limitados.

La colocación de un tapón bioprotésico en el trayecto de una FRV es otra opción de mínima invasión. Típicamente, estos tapones anales son cilíndricos y consisten en una matriz de colágeno celular, como los derivados de la submucosa del intestino delgado porcino, y se han descrito para la reparación de las fístulas anovaginales y rectovaginales (fig. 32-1). Primero se desbrida el trayecto de la fístula y luego se fija el tapón con suturas o botones en ambos extremos de la abertura de la fístula. Los excedentes del tapón pueden extirparse de los extremos rectal y vaginal. El tapón promueve una respuesta inflamatoria que se reemplaza gradualmente por tejido cicatricial. Existe la preocupación de que los tapones bioprotésicos pueden ser menos exitosos en las fístulas anovaginales altas y las FRV porque sus trayectos tienden a ser más cortos (con menos tejido interpuesto entre la vagina y el ano/recto).

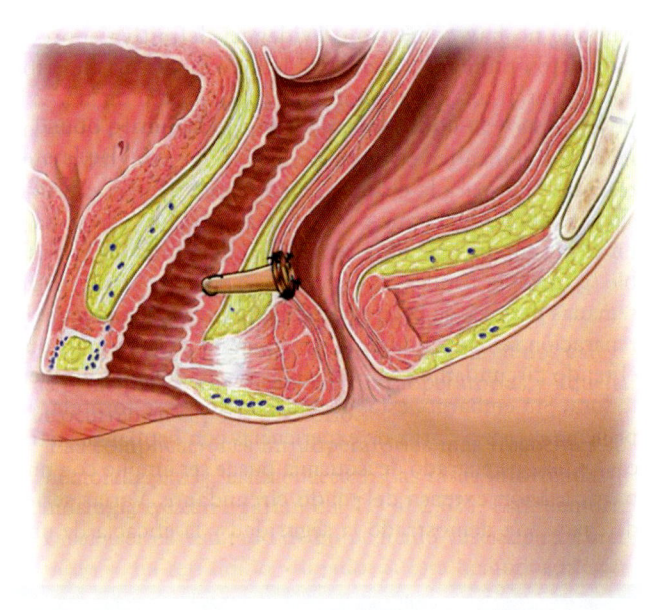

FIGURA 32-1 Tapones bioprotésicos. Tapón para fístula rectovaginal suturado en su sitio (Wexner SD, Fleshman JW. *Colon and rectal surgery: anorectal operations*, 1st ed. Philadelphia, PA: Wolters Kluwer Health/Lippincott Williams & Wilkins; 2012. Figura 10-10. Reimpreso con autorización).

En una serie de FRV relacionadas con enfermedad de Crohn, la tasa de éxito fue del 44%. En un estudio controlado aleatorizado de 2017, que comparó el colgajo de colágeno frente al colgajo de avance en la FRV no debida a enfermedad intestinal inflamatoria, las tasas de éxito fueron similares.

En los últimos años ha crecido el entusiasmo por el uso de inmunomoduladores y anticuerpos monoclonales para aumentar la capacidad del cuerpo para curar espontáneamente las fístulas asociadas con la enfermedad de Crohn, incluyendo metotrexato, 6-mercaptopurina e infliximab (tasas de cierre de hasta el 46%). Recientemente, la inyección intralesional en la pared vaginal de células madre alógenas también parece prometedora, al llevar a la curación del 60% de las FRV relacionadas con la enfermedad de Crohn.

TRATAMIENTO QUIRÚRGICO DE LAS FÍSTULAS DE VÍAS GENITALES INFERIORES

Cuando la terapia conservadora falla o la paciente no es candidata para tratamiento conservador, la reparación quirúrgica es la única alternativa para aliviar los síntomas. Al preparar a las pacientes para la corrección quirúrgica, es importante tener en cuenta que pueden tener cierto grado de frustración y ansiedad, especialmente si la causa de su fístula es iatrógena. Se deben explicar a la paciente todos los aspectos del riesgo quirúrgico antes de la reparación de la fístula, incluida la probabilidad de fracaso o recurrencia. Incluso en caso de una reparación anatómica exitosa, se debe comentar la aparición o persistencia de síntomas de las vías urinarias inferiores (p. ej., incontinencia, vejiga hiperactiva, disfunción miccional, dolor de vejiga) y rectales (p. ej., incontinencia, urgencia defecatoria, dolor rectal). También es importante explicar el curso de recuperación esperado; posible necesidad de imágenes radiológicas y otros procedimientos futuros, incluidos los quirúrgicos; posibles consecuencias adversas de los procedimientos asociados, como episiotomía o incisiones de Schuchardt, histerectomías y colostomías (en el caso de las FRV); desfiguración de colgajos e incomodidad por los drenajes intraabdominales o endoprótesis ureterales y las sondas suprapúbicas o transuretrales (en el caso de las fístulas de las vías urinarias inferiores) durante el proceso de curación.

El cirujano pélvico debe determinar el momento óptimo, la técnica y la vía de reparación, así como determinar qué técnica de sutura emplear, cuántas capas de cierre son suficientes para la reparación y si se necesita un injerto de interposición. También es importante tener en cuenta que existe cierta evidencia que respalda que el éxito de la reparación es más alto después de la reparación inicial: una revisión retrospectiva de 2 484 mujeres nigerianas con fístulas de vías urinarias inferiores (92.2% obstétricas) informó una tasa de curación quirúrgica del 81.2% para las mujeres que requirieron solo una cirugía frente al 65.0% para aquellas que requirieron dos o más cirugías. También se llegó a conclusiones similares en la literatura especializada sobre las FRV, aunque la mayoría de estas series de casos implicaron números más pequeños. Este hallazgo, junto con la falta de estudios clínicos definitivos que guíen a los médicos sobre los aspectos esenciales de la reparación quirúrgica, llevó a los autores a recomendar que este tipo de cirugías sean realizadas por especialistas con capacitación específica en esta área. Como tal, los principios quirúrgicos presentados a continuación tienen la intención de ser guías, y la estrategia de manejo exacta debe individualizarse en función de factores como comorbilidades de la paciente, origen de la fístula y hallazgos físicos relacionados con esta.

Consideraciones perioperatorias

El *American College of Obstetricians and Gynecologists 2018 Practice Bulletin* recomienda la profilaxis antibiótica para la colporrafia y la laparotomía, sin recomendaciones específicas sobre la cirugía para fístulas. Por lo general, se recomienda una dosis de antibióticos profilácticos con la reparación de la fístula. En la literatura obstétrica sobre fístulas de vías urinarias inferiores, aunque la profilaxis antibiótica no mejoró las tasas de éxito de la reparación en un estudio aleatorizado controlado con placebo de 79 mujeres, menos pacientes que recibieron antibióticos desarrollaron infección de vías urinarias en el día postoperatorio 10 (40% frente a 90%, razón de posibilidades [OR, *odds ratio*] 0.07, IC 95%: 0.01-0.55). La profilaxis antibiótica prolongada (continuada durante 7 días después de la cirugía) no está indicada.

En la bibliografía sobre FRV hay evidencia de que la dosis única de antibióticos intravenosos intraoperatorios de amplio espectro mejora las tasas de éxito de la reparación después de tratar laceraciones agudas del esfínter anal. No hay evidencia que respalde el uso de la profilaxis antibiótica postoperatoria. Los autores recomiendan la profilaxis antibiótica administrada en el momento de la cirugía sin el uso prolongado de antibióticos, a menos que haya evidencia de infección clínica en el momento de la reparación quirúrgica.

Se puede considerar la preparación mecánica preoperatoria del intestino específicamente para la reparación de la FRV. En la mañana de la operación, algunos expertos han recomendado administrar enemas de agua del grifo hasta que haya un paso de contenido transparente desde el recto. Sin embargo, la literatura reciente sobre colon y recto no respalda el uso de la preparación de intestinos antes de la cirugía intestinal, lo que pone en duda esta práctica en la reparación de la FRV. Como alternativa, los autores prefieren eliminar el contenido rectal con los dedos seguido de irrigación del recto usando un catéter de Malecot en el quirófano antes de la preparación antiséptica del campo quirúrgico y la posterior reparación. Se cree que esta práctica reduce la carga fecal y bacteriana, disminuyendo el riesgo de infección y dehiscencia de la herida después de la cirugía.

Principios generales de la reparación de fístulas

Una de las consideraciones quirúrgicas más importantes es cuándo realizar la reparación de la fístula (tabla 32-3).

Aunque no hay consenso o evidencia definitiva sobre el momento óptimo de reparación, la mayoría de los expertos considerarán una reparación quirúrgica dentro de las 72 h posteriores a la lesión inicial, siempre que no haya inflamación significativa en el tejido subyacente y no haya contraindicación para la cirugía. Durante este tiempo, el tejido suele ser flexible, lo que permite una disección adecuada y un cierre sin tensión. Si la reparación temprana no es posible (p. ej., si la fístula o la lesión no se detectan hasta días o semanas después de la cirugía primaria), tradicionalmente la reparación se retrasa durante varios meses para permitir que el tejido circundante sane adecuadamente de la lesión incitadora. Sin embargo, estas recomendaciones se formularon principalmente a partir de experiencias con fístulas obstétricas en las que el grado de isquemia puede ser amplio con una participación extensa del tejido circundante. Varias series de casos han demostrado la seguridad y la eficacia de una

TABLA 32-3
Principios quirúrgicos y consideraciones para la reparación de fístulas de vías genitales inferiores

PRINCIPIOS/CONSIDERACIONES[a]	COMENTARIOS
Evaluación preoperatoria	FVV: considerar la cistoscopia, imágenes radiológicas para determinar la ubicación de la fístula en relación con la uretra y el uréter (y si hay uréteres involucrados) FRV: considerar la ecografía endoanal para determinar la afectación del esfínter anal
Momento	Temprano (≤ 72 h después de la lesión) frente a tardío (sin período definido; no obstante, generalmente ≤ 12 semanas) El momento es individualizado: una vez que se optimiza la calidad del tejido (con base en exámenes periódicos); en caso de infección se trata y resuelve
Intentos de reparación	Mayor éxito con el primer intento y menor éxito con los intentos posteriores
Antibióticos	Dosis única administrada en el perioperatorio
Preparación intestinal (FRV)	Sin evidencia que respalde mejores resultados

Vía	FVV: transvaginal o transabdominal (laparoscópica, robótica)
	 La mayoría pueden cerrarse por vía transvaginal, excepto:
	     Exposición inadecuada
	     Necesidad de aumento de la vejiga
	     Necesidad de reimplantación ureteral
	     Necesidad de un procedimiento abdominal adicional
	 FRV: abordaje quirúrgico transvaginal, transanal o transabdominal (laparoscópico, robótico); considerar:
	     Estado del esfínter anal
	     Ubicación/accesibilidad de la fístula
	     Etiología/factores que la complican

Resección del trayecto fistuloso	Corte o resección mínimos, a menos que haya fibrosis/cicatrización
Cierre sin tensión	Desplazamiento adecuado de la fístula y del tejido circundante
Cierre hermético (FVV)	Llenado retrógrado de la vejiga después del cierre de la primera capa para confirmar que el cierre es hermético
Elección del material de sutura	Sutura de absorción tardía de forma interrumpida o continua
Cierre por capas	Dos o tres capas si es posible
Interposición de tejido o colgajo vascular	Colgajo vascular: colgajos de Martius, grácil, epiploico, peritoneal y epiploico del sigmoide Injerto de tejido: el injerto de submucosa de intestino delgado porcino y el injerto dérmico porcino acelular proporcionan suministro de sangre y una barrera tisular adicional, cierran el espacio muerto
Drenaje postoperatorio de la vejiga	7-10 días de drenaje continuo de la vejiga usando una sonda transuretral o suprapúbica

[a]Los principios y consideraciones quirúrgicas se aplican a todas las fístulas de vías genitales inferiores a menos que se indique lo contrario.
FRV, fístula rectovaginal; FVV, fístula vesicovaginal.

reparación más temprana (en unas pocas semanas) si no hay evidencia de infección, inflamación o necrosis concomitante en el lecho de tejido. En la revisión sistemática y el metaanálisis de 2017 sobre la atención de las FVV secundarias a cirugía ginecológica benigna, el éxito fue similar entre la cirugía dentro de las 12 semanas posteriores a la aparición de la fístula y la cirugía más de 12 semanas después del desarrollo de la fístula. Este principio también es aplicable a las fístulas obstétricas y las fístulas de lesiones por radiación, aunque la extensión más amplia de la lesión del tejido circundante puede requerir un retraso más largo antes de la reparación quirúrgica. Por lo tanto, el momento de la reparación de la fístula debe individualizarse y basarse en la exploración física del tejido circundante.

El principio anterior también se aplica a las FRV; sin embargo, dado que este tipo de fístulas a menudo pueden ir acompañadas de infección local y formación de abscesos, posiblemente se requieran el drenaje de estas colecciones (p. ej., con colocación de setones), la atención local (p. ej., baños de asiento, curación de heridas, desbridamiento y aumento del volumen de las heces para reducir la suciedad perineal, etc.) y antibióticos orales para optimizar la salud del tejido antes del tratamiento quirúrgico definitivo. La intervención quirúrgica dirigida puede emplearse una vez que la infección o absceso local se haya resuelto y haya una disminución de la inflamación del tejido circundante. Específicamente, para las fístulas asociadas con la enfermedad intestinal inflamatoria, es esencial optimizar el tratamiento de la enfermedad subyacente para mejorar las posibilidades de una reparación exitosa. Además, como se discutió anteriormente, el abordaje conservador solo puede conducir a la curación espontánea de la fístula.

Otro principio quirúrgico importante es la fistulotomía. En el artículo clásico de Sims que describe el tratamiento quirúrgico de las fístulas vesicales, enfatizó la necesidad de extirpar todo el tejido cicatricial dentro de la fístula y crear bordes de tejido fresco para la aproximación. Esto puede ser especialmente importante para las fístulas obstétricas debido a la extensión potencialmente más amplia del daño y la posterior fibrosis del tejido circundante. Las desventajas de extirpar el trayecto fistuloso incluyen aumentar el tamaño de la fístula, comprometiendo así el tamaño de la vejiga o el recto residual y aumentando el potencial de hemorragia que requiere cauterización, lo que puede afectar la curación. A pesar de estos principios originales, actualmente no hay consenso sobre si es necesario extirpar los márgenes de la fístula. En un estudio aleatorizado de 64 mujeres con FVV obstétricas que se sometieron a reparación vaginal con o sin resección del trayecto de la fístula, las tasas de éxito fueron similares (75% no resecado frente a 68% resecado). Sin embargo, estos hallazgos pueden no ser generalizables, ya que los autores no comentaron sobre la extensión de la fibrosis local y todas las mujeres se sometieron a reparación de la fístula vaginal con aumento de injerto de Martius. No hay evidencia de nivel I que aborde específicamente este tema en la literatura sobre las FRV. Por lo tanto, los autores recomiendan no recortar o irrigar mínimamente la vejiga o los bordes de la fístula rectal en general, a menos que sus bordes sean fibróticos y sea poco probable que sanen cuando vuelvan a aproximarse.

Los principios quirúrgicos adicionales recomendados por Sims y por los expertos actuales incluyen el desplazamiento amplio de la vejiga o el recto respecto al tejido circundante para crear un cierre libre de tensión de la fístula y el manejo atraumático de los tejidos para preservar el suministro vascular necesario para la curación posterior de la herida, que incluye el uso mínimo del electrocauterio. Algunos expertos han abogado por colocar las suturas fuera de la mucosa, excluyendo la capa mucosa de la vejiga o el recto. Sin embargo, en la práctica real puede no ser posible evitar la mucosa. Además, no hay evidencia definitiva para respaldar los beneficios de colocar las suturas fuera de la mucosa.

Por lo general, se usa sutura absorbible, en parte para reducir al mínimo las posibles complicaciones con la sutura permanente si se colocara a través de la mucosa (como la formación de cálculos en el caso de la fístula de vejiga). Como tampoco hay estudios que comparen diferentes tipos (monofilamento o multifilamento/trenzado, absorbible o permanente) o calibres de sutura, tal como Sims mencionó el uso de material de sutura fina (alambre de plata "reducido aproximadamente al tamaño de una crin de caballo"), los autores también recomiendan usar sutura de calibre fino, generalmente sutura 3-0 o 4-0 (p. ej., poliglactina 910) en la capa más cercana a la vejiga o la mucosa rectal, seguida de sutura de calibre más grueso del mismo tipo (2-0 o 3-0) en el tejido conjuntivo fibromuscular vesicovaginal o rectovaginal y en el epitelio vaginal.

Aunque Sims también describió un cierre de fístula de una sola capa y dejó el epitelio de la vagina abierto sin ninguna aproximación quirúrgica, la mayoría de los expertos ahora recomiendan el cierre en múltiples capas, principalmente para reducir la tensión colocada en la primera capa de cierre y agregar capas adicionales de tejido entre la vejiga o el recto y la vagina. Una revisión retrospectiva de 832 fístulas de vejiga que aborda el cierre de una capa frente a dos capas mostró tasas de éxito similares en ambos grupos. Otro de los detalles técnicos más debatidos es el uso de la técnica de cierre interrumpido o continuo, sin consenso claro o evidencia que respalde un método sobre el otro. Por lo general, los autores recomiendan el uso de la técnica de sutura continua, a menos que haya preocupación por la perfusión local del tejido que rodea la fístula.

Una de las consideraciones quirúrgicas más importantes es decidir la vía de reparación: transabdominal o transvaginal para las fístulas de vías urinarias inferiores, y transabdominal, transvaginal o transrectal para las FRV. En la revisión sistemática y el metaanálisis de 2017 sobre el tratamiento de las FVV, la mayoría de las mujeres se sometieron a cirugía transvaginal (39%) seguida de transabdominal (36%), laparoscópica-robótica (15%) y combinada transabdominal-transvaginal (3%). Las consideraciones sobre la vía óptima de la cirugía dependen de la accesibilidad de la fístula a través de la vía vaginal, la etiología de la fístula, el historial de reparaciones quirúrgicas previas y la experiencia del cirujano. Además, como muchos de estos procedimientos se llevan a cabo en entornos de recursos más bajos con pacientes bajo anestesia regional, las reparaciones vaginales pueden ser mejor toleradas por las pacientes en estas condiciones. Otras consideraciones importantes incluyen la necesidad de procedimientos concomitantes (p. ej., la necesidad de reimplantación ureteral abdominal en el caso de las FVV o la necesidad de reparación vaginal del esfínter anal en el caso de las FRV, etc.). En mayor medida, las reparaciones abdominales y las publicaciones sobre estos procedimientos describen abordajes que utilizan técnicas laparoscópicas o robóticas. Se prefiere el abordaje transvaginal, si es factible, ya que se asocia con beneficios para la paciente, incluyendo la disminución del tiempo de recuperación, la hospitalización y el costo; sin embargo, no hay evidencia clara de que una vía sea superior a otra en términos de los resultados de la reparación.

Otro factor a considerar antes de emprender una cirugía es si se necesita la interposición o colgajo de tejido al momento de la reparación de la fístula. Esta opción debe considerarse si la fístula es recurrente o resistente, si el tejido circundante presenta cicatrices extensas con vascularización deteriorada o si la fístula se origina por causas como trabajo de parto obstruido, radiación o infección previas. La justificación del uso de un colgajo es aumentar la vascularización en el área reparada interponiendo tejido sano y bien vascularizado o aumentar el área reparada y eliminar el espacio muerto potencial. Se han descrito varios colgajos vasculares para abordajes vaginales y abdominales. Estos incluyen el músculo grácil, la almohadilla adiposa labial o de Martius, el músculo recto abdominal, el epiplón, el peritoneo y la epiploica del sigmoide. En una revisión sistemática y metaanálisis de 2017, el 51.3% de las mujeres recibieron reparaciones con interposición de injerto. También se ha descrito la interposición de una variedad de materiales biológicos de injerto.

Abordaje quirúrgico para la reparación de las fístulas de vías urinarias inferiores

Abordaje vaginal para reparar las fístulas de vías urinarias inferiores

La mayoría de las fístulas de vejiga pueden repararse por vía transvaginal, pero posiblemente se requiera una exploración bajo anestesia para tomar esta determinación y confirmar que la fístula es accesible por vía vaginal. Se puede realizar una incisión de Schuchardt o episiotomía para facilitar el acceso a la fístula. Se puede colocar una sonda de Foley (6-30 Fr) en el trayecto de la fístula y se infla el balón en la vejiga. Se aplica tracción suave sobre la sonda para mejorar el acceso y la exposición de la fístula y el tejido circundante con el fin de facilitar la disección. Si el trayecto de la fístula tiene un diámetro demasiado pequeño para la colocación de una sonda a través del trayecto, se puede realizar una dilatación suave o colocar un catéter vascular de pequeño calibre con un balón inflable en la punta (p. ej., catéter para embolectomía arterial de Fogarty de 2-7 Fr [Edwards Lifesciences, Irvine, CA]). Algunos expertos recomiendan la inyección de solución salina normal o una solución hemostática diluida (p. ej., lidocaína con epinefrina, vasopresina) en el tejido que rodea la fístula para facilitar la disección y mantener la hemostasia local. La colocación de suturas en las cuatro esquinas del epitelio vaginal resulta clave para delinear los márgenes del área de disección prevista.

Por lo general, las fístulas simples y pequeñas cerca del ápice vaginal (p. ej., fístula posthisterectomía) pueden repararse utilizando la técnica de Latzko, mientras que las fístulas más grandes y complejas (p. ej., fístula de parto obstruido) pueden requerir una disección más extensa. En la técnica de colpocleisis parcial de Latzko, la vejiga se desplaza circunferencialmente del tejido circundante, pero el trayecto de la fístula no se extirpa, ya que se imbrica en la cavidad de la vejiga con el cierre de la fístula (fig. 32-2). Los pasos posteriores se realizan de la manera habitual, como se describe en la sección "Pasos del procedimiento" (cuadro 32-1).

Para las fístulas más grandes y complejas, pueden ser necesarias las técnicas de reparación de FVV tradicionales, que implican pasos similares a la técnica de Latzko, pero cuya disección es más extensa. Puede realizarse la resección del trayecto de la fístula si hay cicatrices extensas. Si se desea la interposición del colgajo entre la fístula reparada y la incisión vaginal, los colgajos de uso más frecuente por vía vaginal incluyen el de Martius y el peritoneal (véase sección "Interposición de tejidos").

Abordaje abdominal (abierto, laparoscópico, robótico) para reparar las fístulas de vías urinarias inferiores

La reparación de las FVV a través del abordaje abdominal está indicada para las fístulas que son inaccesibles a través de la vagina o si se necesitan procedimientos transabdominales concurrentes, incluido el reimplante ureteral. El abordaje abdominal de uso más frecuente consiste en ingresar a la cavidad peritoneal con o sin hacer una incisión en la vejiga para acceder al trayecto de la fístula (transperitoneal-transvesical, transperitoneal-extravesical). Otra técnica consiste en acceder al espacio retropúbico e ingresar en la vejiga a través de una cistotomía anterior para reparar la fístula (retropúbica-intravesical). Además de la cirugía abierta, se han utilizado técnicas mínimamente invasivas que incluyen laparoscopia, laparoscopia asistida por robot y laparoendoscopia de un solo sitio para estos abordajes.

La mayoría de las fístulas ureterales se tratan con éxito por vía abdominal (abierta, laparoscópica, robótica), con informes recientes de casos de reparaciones transvaginales en entornos de recursos más bajos. Los procedimientos exactos utilizados para reparar las fístulas ureterales o las lesiones ureterales dependen de la ubicación de la lesión y de la mejor manera de reparar esta área sin tensión. Por lo general, en la FVV, la lesión o la fístula se encuentra a lo largo del tercio distal del uréter y está indicada una ureteroneocistostomía (véase cap. 35 para una discusión más detallada).

Reparación de fístulas vesicovaginales transperitoneales (transvesicales y extravesicales)

El abordaje abdominal clásico, popularizado por O'Conor y Sokol, implica acceder a la vejiga por vía transperitoneal y luego crear dos valvas con la vejiga comenzando en su porción anterior hasta el trayecto de la fístula. Específicamente, una vez que se obtiene el acceso intraperitoneal por laparotomía, laparoscopia o por robot, la vejiga se diseca

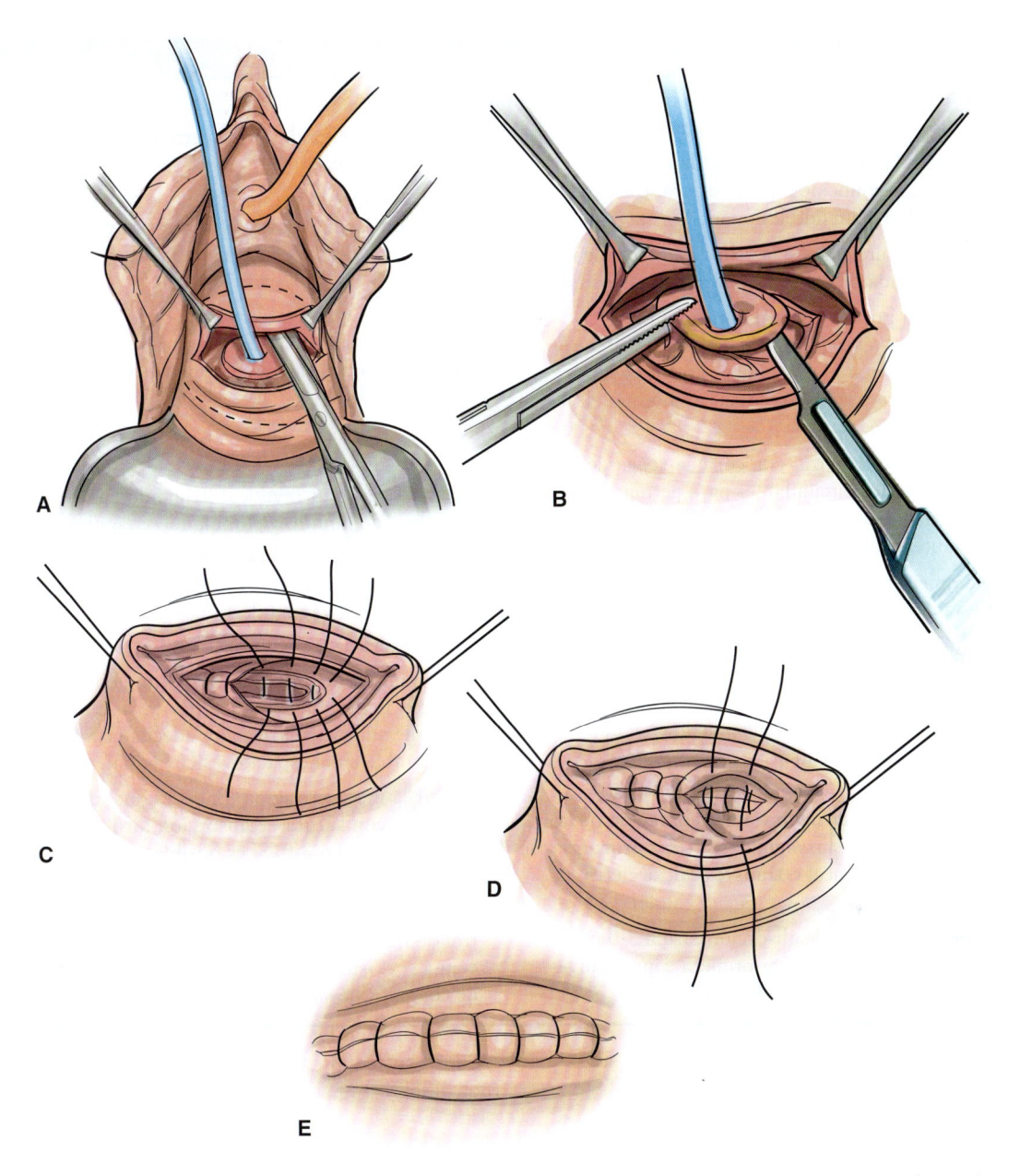

FIGURA 32-2 Reparación tradicional de una fístula vesicovaginal. **A.** Incisión inicial de un collar circunferencial alrededor de la abertura de la fístula. El epitelio vaginal se diseca radialmente con corte desde el collar. **B.** Si hay fibrosis, el trayecto de la fístula puede extirparse con corte, asegurándose de que se pueda volver a aproximar el tejido sano. Se debe evitar el corte excesivo, que aumenta la pérdida de tejido. **C.** Se usa sutura interrumpida o continua para cerrar la primera capa. Se colocan suturas a una distancia de aproximadamente 0.5 cm, dejando tejido suficiente para cerrar de forma segura el defecto. **D.** La segunda capa se imbrica sobre el cierre de la primera con sutura interrumpida o continua. **E.** Se cierra el epitelio vaginal después de garantizar una hemostasia adecuada en el espacio vesicovaginal.

verticalmente en la línea media (fig. 32-3). O'Conor y Sokol describieron originalmente comenzar la incisión de la vejiga en su porción anterior, pero es posible una incisión menos extensa (comenzar la incisión de la vejiga en una porción más inferior, más cerca del trayecto de la fístula, por lo que la cistotomía resultante es más pequeña [mini O'Conor]) y puede usarse de acuerdo con las circunstancias específicas y las preferencias del cirujano. La incisión se continúa hasta la vejiga posterior hasta que alcanza el espacio vesicovaginal. Se diseca bruscamente en el espacio vesicovaginal para separar la vejiga del tejido conjuntivo fibromuscular vesicovaginal subyacente hasta que la incisión de la vejiga

CUADRO 32-1 PASOS DEL PROCEDIMIENTO

Reparación de fístulas vesicovaginales

- Evaluar la fístula por vía cistoscópica y vaginal para valorar el tamaño, la ubicación en relación con los puntos de referencia conocidos (p. ej., uretra, trígono, uréteres) y la calidad del tejido lesionado.
- Colocar endoprótesis ureterales si la fístula está cerca de los uréteres. Insertar sonda de Foley transuretral si es posible.
- Acceder a la fístula por vía vaginal, intraperitoneal o transvesical (*véase* el texto para más detalles). Se debe tener cuidado para evitar el pinzamiento prolongado del tejido circundante y evitar o reducir al mínimo el uso del electrocauterio.
- Circundar la fístula y desplazar con corte la vejiga desde la vagina y otros tejidos circundantes para permitir un cierre sin tensión, teniendo en cuenta la ubicación de los uréteres constantemente.
- Extirpar cualquier área de fibrosis/cicatrización grave que pueda estar involucrada en el cierre de la fístula.
- Volver a evaluar la disección vesicovaginal para garantizar una separación adecuada de la vejiga de la vagina a fin de lograr una reparación sin tensión. Se necesita alrededor de 1 cm de tejido circunferencialmente más allá de los bordes de la fístula para permitir un cierre sin tensión.
- El orden del cierre depende de la vía de reparación de la FVV. Si la reparación es transvaginal, se cierra primero la vejiga; si es transperitoneal o transvesical, se cierra primero la vagina.
- Cerrar la vejiga con sutura de absorción tardía 3-0 o 4-0 interrumpida. Idealmente, esta primera capa incluye la lámina propia con o sin la mucosa vesical.
- Rellenar la vejiga de forma retrógrada para confirmar el cierre hermético.
- Imbricar sobre la primera capa de cierre con sutura de absorción tardía continua o interrumpida 2-0 o 3-0. Idealmente, esta segunda capa incluye la muscular de la vejiga.
- Puede hacerse una tercera capa que imbrique el peritoneo de la vejiga para reforzar aún más la reparación usando sutura de absorción tardía continua o interrumpida 2-0 o 3-0.
- Repetir la cistoscopia si es necesario para garantizar lo siguiente:
  - Hemostasia intravesical irrigando con pequeños volúmenes de líquido y eliminando coágulos de sangre que puedan obstruir el drenaje del catéter.
  - Confirmar aún más la integridad de la reparación buscando en la vagina derrames del líquido de cistoscopia.
  - Ausencia de lesión u obstrucción de los uréteres.
- Determinar si se necesita un injerto de interposición (*véase* el texto para más detalles) y, si se realiza, se debe asegurar una vascularización adecuada y una interposición estable en el espacio vesicovaginal.
- Cerrar la incisión vaginal (lado vaginal de la fístula) por separado con sutura de absorción tardía interrumpida o continua 2-0 o 3-0. Si es posible, evitar superponer líneas de sutura.
- Determinar si se necesita una sonda de Foley transuretral de tres vías para la irrigación postoperatoria de la vejiga si existe la preocupación de una mayor formación de coágulos de sangre al finalizar el caso.

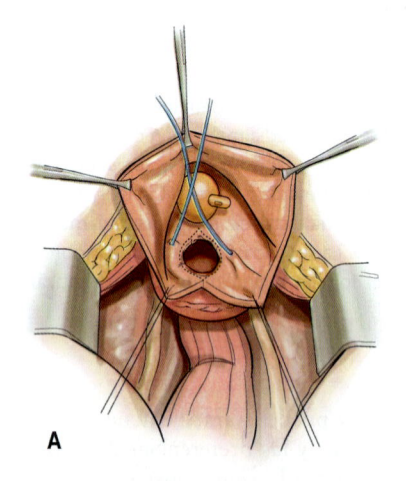

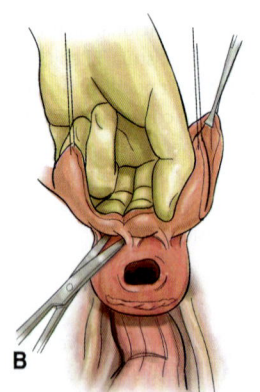

FIGURA 32-3 Reparación de fístula vesicovaginal transperitoneal-transvesical. **A.** Después de ingresar en la cavidad peritoneal, se realiza una incisión en la línea media en la vejiga anterior, que se extiende hacia atrás hasta llegar al trayecto de la fístula. Se pueden colocar endoprótesis ureterales si es necesario. **B.** La disección continúa en el espacio vesicovaginal distal (caudal) al trayecto de la fístula para permitir el cierre sin tensión circunferencialmente.

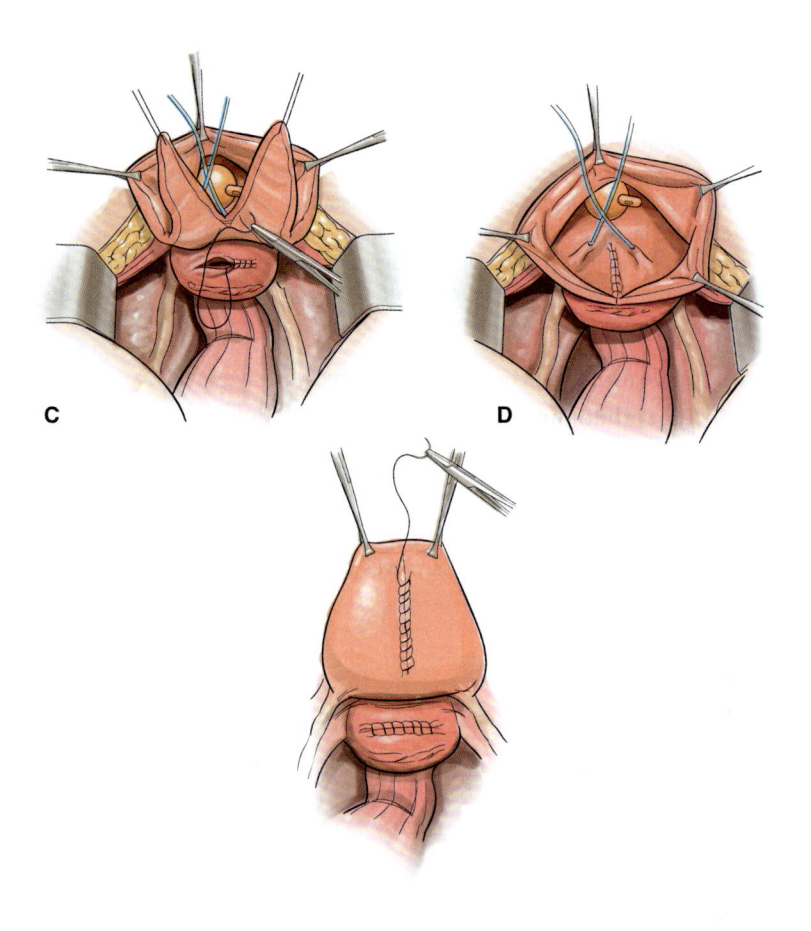

FIGURA 32-3 (*Continuación*) **C.** El epitelio vaginal se cierra con sutura interrumpida o continua. **D.** Por lo general, la vejiga se cierra con sutura interrumpida o continua en dos capas (la primera capa se muestra aquí). **E.** Se coloca una segunda capa con sutura interrumpida o continua (aquí se representa la sutura continua).

se pueda extender hasta el trayecto de la fístula. La vejiga se diseca aún más del tejido subyacente distal al trayecto de la fístula hasta que se desplace suficiente tejido de la vejiga para permitir el cierre sin tensión. Primero se cierra el epitelio vaginal. Se usa una segunda capa del tejido conjuntivo fibromuscular vesicovaginal para superponerla sobre la primera capa si es posible. Toda la incisión de la vejiga, que ahora incluye el trayecto de la fístula, se cierra en dos capas, comenzando con la capa de mucosa/lámina propia. Por lo general, la vagina y la vejiga se cierran en diferentes direcciones (p. ej., vagina horizontalmente, vejiga verticalmente).

Se llena la vejiga de forma retrógrada después del cierre de la primera capa para verificar la integridad de la vejiga. Si se desea la interposición del colgajo en el espacio vesicovaginal, los colgajos más utilizados abdominalmente incluyen el epiploico (fig. 32-4), el epiploico del sigmoide y el peritoneal. Antes de colocar un colgajo, se ponen suturas de anclaje en el tejido conjuntivo fibromuscular vesicovaginal después de cerrar la vagina pero antes del cierre de la vejiga. Una vez que se completa el cierre de la vejiga y se ha desarrollado el colgajo, estas suturas se unen al colgajo y se atan, fijando el colgajo al espacio vesicovaginal.

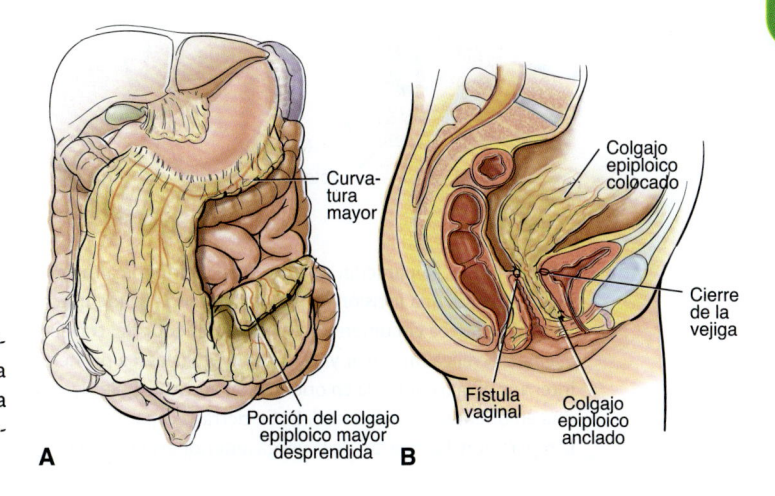

FIGURA 32-4 Colgajo epiploico. **A.** El epiplón se separa parcialmente fijando su vasculatura a la izquierda a lo largo de la curvatura mayor del estómago. **B.** Esto da como resultado una longitud adicional para que el colgajo alcance el espacio vesicovaginal y se ancle mediante sutura absorbible.

Dado que las técnicas laparoscópicas y robóticas se utilizan cada vez más para el cierre de fístulas, también se ha descrito un abordaje transperitoneal-extravesical. En este abordaje no hay una cistotomía separada en la vejiga; en su lugar, después de ingresar en la cavidad peritoneal, se realiza una disección directamente en el espacio vesicovaginal hasta que se alcanza el defecto de la vejiga (fístula) y se desplaza desde la vagina subyacente. La vejiga y la vagina se cierran como se indicó anteriormente, se evalúa la integridad de la vejiga y se coloca un colgajo interpuesto según la necesidad.

Reparación de fístula vesicovaginal retropúbica-intravesical

Un abordaje abdominal modificado, introducido por Landes, implica ingresar en la vejiga a través de una cistotomía anterior en el espacio retropúbico (en oposición a la cavidad peritoneal) sin extender la cistotomía hasta la fístula. Específicamente, el acceso retroperitoneal se obtiene por laparotomía, laparoscopia o a través de un robot. Si se utiliza un abordaje de laparotomía, se debe considerar una incisión en la pared abdominal de la línea media o una incisión de división muscular transversal, como una incisión de Cherney o Maylard, para favorecer la exposición. Una vez que se ingresa en el espacio retropúbico, se emplaza una incisión vertical en la vejiga anterior hasta que sea lo suficientemente grande como para visualizar la fístula a través de la cistotomía (fig. 32-5). Similar a un abordaje transvaginal, puede colocarse una sonda de Foley en el trayecto de la fístula a través de la cistotomía de la vejiga anterior y se infla el balón en la vagina. Se coloca una tracción suave sobre el catéter para mejorar el acceso y la exposición de la fístula y el tejido circundante para facilitar la disección. Si el trayecto de la fístula tiene un diámetro demasiado pequeño para permitir la colocación de una sonda, se puede realizar una dilatación suave, o se puede usar un catéter vascular de pequeño calibre con balón inflable en la punta. Intravesicalmente, se circunscribe y diseca la fístula del tejido circundante dentro

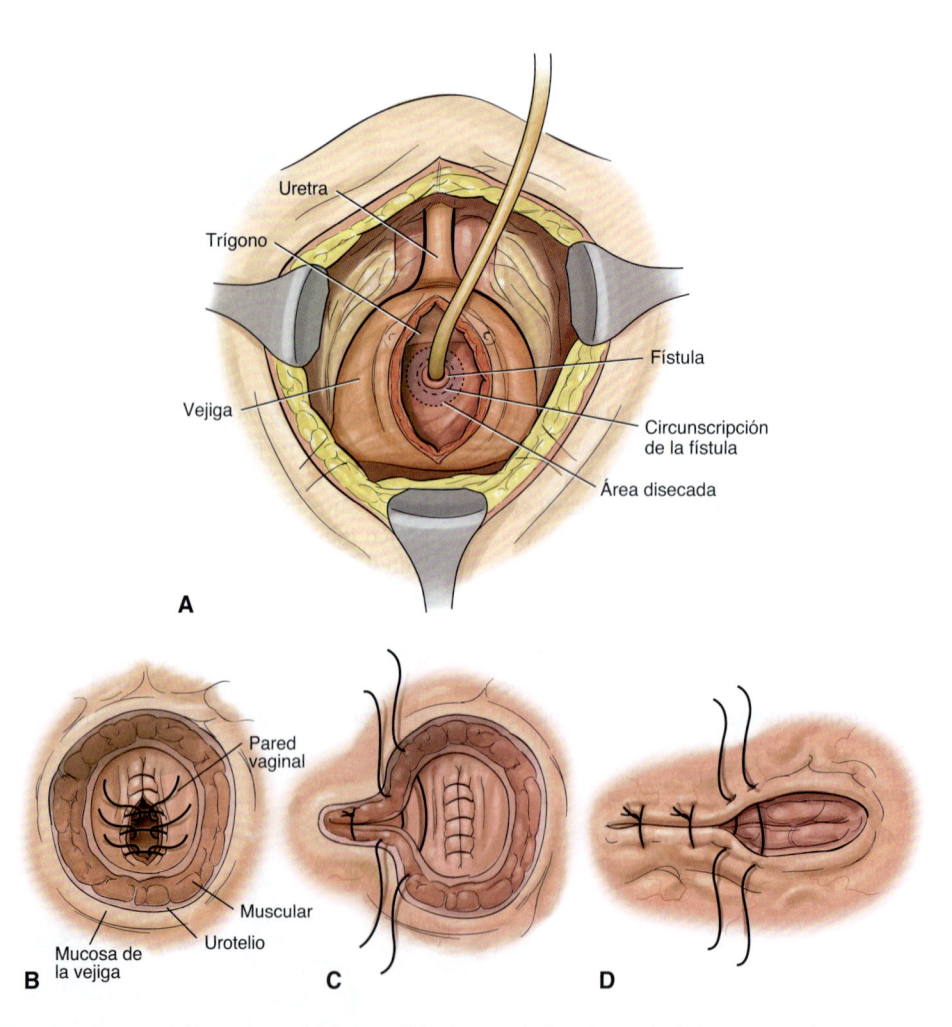

FIGURA 32-5 Reparación vesicovaginal retropúbica-intravesical. **A.** Después de ingresar en el espacio retropúbico, se realiza una incisión en la vejiga anterior. Se identifica y circunscribe la fístula, mientras el espacio vesicovaginal se diseca circunferencialmente alrededor del trayecto de la fístula. **B.** Se expone la fístula con el epitelio vaginal, la vejiga muscular y las capas uroteliales. La primera capa incorpora el epitelio vaginal mediante sutura interrumpida o continua en orientación vertical. **C.** Se cierra la vejiga muscular con sutura interrumpida o continua en orientación horizontal. **D.** Se cierra la capa urotelial con sutura interrumpida o continua para completar la reparación. La incisión de la vejiga anterior está cerrada.

del espacio vesicovaginal. El trayecto de la fístula puede extirparse o mantenerse *in situ* (como lo describió originalmente Landes) y el defecto puede cerrarse en capas comenzando por la capa vaginal. Por lo general, la vagina y la vejiga se cierran en diferentes direcciones (p. ej., la vagina se cierra verticalmente y la vejiga horizontalmente). Usando la cistotomía anterior, llenar la vejiga para verificar la integridad de la reparación de la fístula mientras se observa en el espacio retropúbico y transvaginalmente. Como alternativa, la integridad de la vejiga puede verificarse después de cerrar la cistotomía de la vejiga anterior rellenando la vejiga por vía retrógrada o cistoscópica.

Cuando la fístula afecta el uréter pélvico o está cerca del orificio ureteral, puede ser necesaria la ureteroneocistostomía. Esto se hace antes del cierre de la incisión de la vejiga. Para preservar la mayor longitud ureteral posible, el uréter debe separarse del tejido circundante y cortarse transversalmente lo más cerca posible de la vejiga o del sitio de la lesión. Si hay tensión en el sitio de reimplantación, se pueden realizar procedimientos adicionales, como una fijación del psoas o un colgajo de Boari-Ockerblad. Se coloca un catéter doble "J" y se deja durante 3-6 semanas. Se instala un drenaje Jackson-Pratt cerca del sitio de anastomosis y generalmente se deja durante la noche. Para más información sobre estos tipos de procedimientos *véase* el capítulo 35.

Las fístulas uretrovaginales que se encuentran cerca del meato uretral externo se pueden manejar con una meatotomía extendida donde la abertura de la fístula se extiende al meato uretral externo (similar a un procedimiento de Spence utilizado para marsupializar un divertículo uretral distal). Los bordes del tejido uretral se pueden suturar al epitelio vaginal. Para una fístula uretrovaginal más proximal (**fig. 32-6**), se coloca una sonda de Foley transuretral y se circunscribe la fístula (extendiendo la incisión longitudinalmente). La uretra se desplaza desde la vagina; esta disección puede extenderse lateralmente a las ramas púbicas posteriores descendentes y anteriormente al espacio retropúbico para desplazar la uretra de manera adecuada. El cirujano puede extirpar la fibrosis y cicatrización graves. El defecto uretral se cierra longitudinalmente con sutura de absorción tardía interrumpida 3-0 o 4-0 (alrededor de la sonda de Foley), con cuidado de no incluir la sonda en el cierre. Se colocan capas superpuestas adicionales utilizando el tejido periuretral previamente expuesto. Como la uretra y el tejido periuretral pueden ser delgados y tener un suministro sanguíneo limitado, también debe considerarse una interposición de colgajo que teóricamente proporcione soporte y vascularización adicionales, particularmente si hay cicatrices importantes o si la fístula fue recurrente o inducida por radiación. Si hay evidencia de cálculos o material extraño alrededor de la fístula uretrovaginal (p. ej., una fístula que resultó de un cabestrillo mediouretral de polipropileno erosionado), primero se deben quitar estos materiales.

Derivación urinaria para reparación de fístulas de vías urinarias inferiores

La mayoría de las pacientes que requieren derivación urinaria debido a fístulas inoperables de vías urinarias inferiores tienen vejigas no distensibles donde hay fibrosis extensa de la vejiga y el tejido circundante debido a lesiones como daño extenso por trabajo de parto obstruido o radiación pélvica. En tales casos, los conductos urinarios pueden ser continentes o incontinentes y construirse a partir de intestino delgado o grueso.

Atención postoperatoria después de la reparación de la fístula vesicovaginal

El drenaje transuretral o suprapúbico de la sonda es esencial para evitar ejercer tensión en la línea de sutura que de otro modo ocurriría con la vejiga llena. Se debe ejercer el criterio con respecto a la duración del drenaje, en función de la extensión de la lesión, su ubicación, la seguridad del cierre y cualquier factor que pueda afectar el proceso de curación normal, pero generalmente debe ser de 7-14 días. En la literatura sobre fístula obstétrica, hay dos estudios controlados aleatorizados que evalúan los resultados de la reparación de la fístula después de 7 frente a 14 días de sondaje vesical continuo postoperatorio y 10 frente a 14 días de drenaje vesical, que no mostraron diferencias significativas en los resultados de la reparación. El 11 de enero del 2018, la OMS recomendó una duración de drenaje de la vejiga de 7-10 días. Puede ser necesario el uso de medicamentos antimuscarínicos o supositorios de belladona y opio para reducir al mínimo las molestias asociadas con los espasmos de la vejiga durante el uso de la sonda. Además, algunos expertos recomiendan realizar una cistografía antes de retirar la sonda, y si no se demuestra el éxito de la reparación, la sonda puede dejarse en su lugar durante más tiempo para promover la cicatrización continua. Sin embargo, la utilidad de esta prueba adicional es incierta, ya que se ha informado de una FVV posterior a pesar de un cistograma aparentemente normal. Un estudio retrospectivo sobre lesión vesical relacionada con traumatismos concluyó que las reparaciones intraperitoneales simples de la vejiga no requieren cistogramas de seguimiento de rutina, mientras que todas las reparaciones intraperitoneales complejas y extraperitoneales requieren cistogramas de seguimiento.

Resultados quirúrgicos: fístula de vías urinarias inferiores

La mayor parte de la evidencia sobre los resultados quirúrgicos de las fístulas de vías urinarias inferiores proviene de series de casos en la literatura especializada sobre fístulas obstétricas. Aunque muchas de estas series de casos tienen grandes tamaños de muestra, los períodos de seguimiento habitualmente son cortos (semanas a meses), con pérdidas del seguimiento significativas. Las tasas de éxito informadas varían (75-95%) dependiendo de la técnica quirúrgica y la población de pacientes. La mayoría de las series informan tasas de éxito superiores al 80%, con las tasas más altas de éxito en la reparación inicial. Las características anatómicas asociadas con el fracaso de la reparación incluyen cicatrices vaginales graves, tamaño de vejiga residual pequeño (fístula grande), pérdida de la uretra, fístula circunferencial y tejido irradiado. Otros factores de riesgo informados que contribuyen al fracaso de la reparación incluyen la experiencia del cirujano, la disponibilidad local de centros de salud, la salud general de la paciente y el número de intentos de reparación. En una revisión sistemática de 2017 y un metaanálisis del tratamiento de las FVV posteriores a una cirugía ginecológica benigna, el 98.0% de las mujeres se sometieron a tratamiento quirúrgico con una tasa

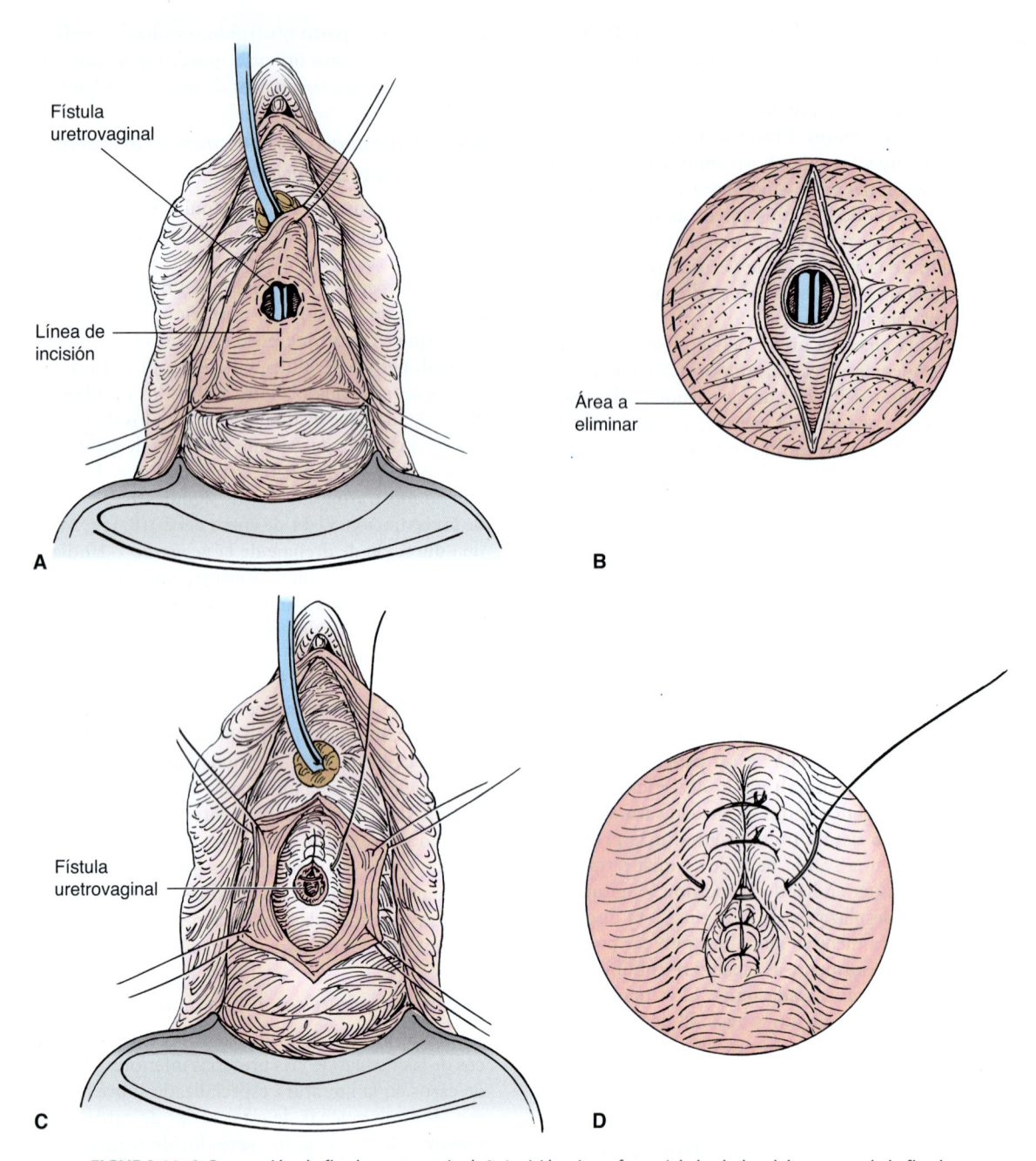

FIGURA 32-6 Reparación de fístula uretrovaginal. **A.** Incisión circunferencial alrededor del trayecto de la fístula con extensión hacia la línea media. **B.** La disección lateral adicional expone el tejido periuretral y permite el cierre sin tensión. **C.** Se usa sutura interrumpida para cerrar la primera capa. **D.** Se imbrica la segunda capa sobre la primera capa con sutura interrumpida. A veces es necesaria la transposición de la almohadilla de grasa de Martius para dar más soporte a estas reparaciones. De lo contrario, se cierra el epitelio vaginal para completar la reparación.

de éxito general del 98.0% (IC 95%: 96.1-99.3). Esta revisión sugiere tasas de éxito comparables independientemente del abordaje quirúrgico: reparación transvaginal (93.8% [IC 95%: 90.0-97.5]), transabdominal (97.1% [IC 95%: 94.6-99.2]), laparoscópica/robótica (98.8% [IC 95%: 96.9-100.0]) y transabdominal-transvaginal combinado (90.7% [IC 95%: 64.6-99.9]). Aproximadamente la mitad de estas pacientes (51.3%) recibieron injertos de interposición con tasas de éxito del 97.6% (IC 95%: 93.6-99.9). Las complicaciones pueden incluir íleo, fiebre, hemorragia intraoperatoria, infección de la herida, lesión intestinal y fístula vesicocolónica. Solo tres estudios informaron resultados a largo plazo, como la actividad sexual, y la mayoría de las mujeres (76%) refirieron ser sexualmente activas después de la cirugía.

Se han informado tasas de éxito para el abordaje transperitoneal-transvesical abdominal de entre el 86 y 100% para las fístulas benignas no irradiadas. En los datos agrupados de tres estudios que informaron variaciones de la técnica retroperitoneal-transvesical, con un total de 91 fístulas, la tasa de éxito fue del 100%. En una serie que comparó la experiencia de un centro entre abordajes vaginales y abdominales para la reparación de FVV supratrigonales, las tasas de reparación exitosa fueron comparables (94.8% frente a 100%, respectivamente, n = 48).

Se han publicado varias series de casos pequeñas sobre reparaciones laparoscópicas de FVV desde que Nezhat y cols. publicaron por primera vez un informe de caso sobre reparación laparoscópica de una FVV en 1994. La gran mayoría de las reparaciones laparoscópicas de las fístulas de vías urinarias inferiores son transperitoneales-transvesicales con la técnica de O'Conor tradicional o modificado (mini O'Conor). Las tasas de éxito informadas son comparables a las de los abordajes abiertos del 93-100%, con tasas de conversión a laparotomía del 8-12% y los beneficios inherentes de un abordaje de mínima invasión.

De manera similar, la experiencia en la literatura especializada sobre la reparación laparoscópica asistida por robot de FVV está dominada por pequeñas series de casos desde el primer informe de casos de Melamud y cols. en 2005. En una de las series de casos más grandes de 30 pacientes que se sometieron a reparación laparoscópica de FVV asistida por robot con colgajo epiploico, colgajo peritoneal o interposición epiploica sigmoidea, la tasa de éxito fue del 93.3% con un seguimiento medio de 38 semanas. En otro estudio retrospectivo que comparó la reparación laparoscópica abierta de FVV recurrentes (20 casos) frente a laparoscópica asistida por robot (12 casos), las tasas de éxito fueron estadísticamente similares (90% frente a 100%), con una disminución significativa de la hemorragia y la duración de la estancia hospitalaria en el grupo robótico. Una revisión sistemática de 2015 de las reparaciones transperitoneales laparoscópicas y asistidas por robot de FVV, que incluyó 44 estudios que consisten principalmente en series de casos e informes de casos con un equilibrio entre los abordajes transvesical y extravesical, mostró tasas de éxito generales que van del 80-100% con períodos de seguimiento de 1-74 meses. Los abordajes transvesical y extravesical dieron como resultado tasas de éxito comparables independientemente del número de capas utilizadas en el cierre de la fístula (simple frente a doble) o el uso de un colgajo de interposición. Cabe destacar que el 47.7% de los estudios describieron el llenado retrógrado de la vejiga con varios volúmenes para evaluar la integridad de la reparación. El llenado retrógrado de la vejiga se asoció con un ligero aumento en el éxito de la reparación (99.3% frente a 93.6%, riesgo relativo [RR] 1.06 [IC 95%: 1.01-1.12]).

Incontinencia urinaria

En pacientes que presentan síntomas de incontinencia urinaria después de una cirugía de fístula, es fundamental confirmar primero la ausencia de una fístula recurrente. Sin embargo, después del cierre exitoso de la FVV obstétrica, del 10-55% de las mujeres han informado incontinencia persistente. Los factores de riesgo asociados con la incontinencia en pacientes con una reparación exitosa de la fístula incluyen compromiso uretral (muchos expertos creen que se necesitan por lo menos 2 cm de uretra para preservar la continencia), vejiga pequeña contraída (fístula grande), aumento de cicatrices o fibrosis vaginal y fístulas recurrentes que han requerido múltiples reparaciones. Los hallazgos urodinámicos en pequeñas series de mujeres que informaron síntomas de incontinencia después de la reparación de la fístula incluyeron incontinencia de esfuerzo (31-56%), estrés e inestabilidad del detrusor (37-41%) y disfunción miccional (4-13%). En un estudio más grande y reciente de 149 pacientes después de una reparación de fístula que fueron remitidas para pruebas urodinámicas, como en otros estudios, la mayoría tenían incontinencia de esfuerzo (49% con incontinencia de esfuerzo; 43% con incontinencia de esfuerzo e hiperactividad del detrusor) y el 3% tenían solo hiperactividad del detrusor. Las mujeres con síntomas persistentes de incontinencia de esfuerzo después de la reparación de las fístulas obstétricas siguen siendo un desafío quirúrgico. Muchos tratamientos eficaces para la incontinencia de esfuerzo, incluidos los cabestrillos medouretrales, pueden ser ineficaces para esta población debido a la extensión de las cicatrices y el daño causado por trabajo de parto obstruido que conducen a una uretra cicatrizada y fija (84%) y pueden estar relativamente contraindicados debido al mayor riesgo de erosión de la malla (20%). El tratamiento quirúrgico informado para esta población ha incluido el uso de cabestrillos autólogos del músculo recto o la fascia lata, así como cabestrillos sintéticos, con tasas similares de mejoría sintomática (64-90%) pero un mayor riesgo de erosión de la malla en el grupo de cabestrillos sintéticos. También se informó la inyección periuretral de material distensor.

Reparación quirúrgica de las fístulas rectovaginales

Reparación abdominal: reparación de fístula rectovaginal alta

Para las fístulas en la cúpula de la vagina (fístula rectovaginal o colovaginal alta), generalmente se requiere un abordaje abdominal. Este último abordaje también permite la resección de la fístula del lado intestinal afectado, como en el caso de enfermedad diverticular, malignidad o fístula inducida por radiación. Además, un estudio de cohorte retrospectivo de 2017 de 107 pacientes que se sometieron a su primer intento quirúrgico de reparación de FRV encontró que aquellas que se sometieron a reparación abdominal tuvieron significativamente menos recurrencias al año después de la operación, independientemente de la etiología de la fístula (5% para abdominal frente a 45.4% para transvaginal/endorrectal).

Los abordajes de mínima invasión (p. ej., laparoscopia, robótico) pueden ser útiles. En general, las fístulas colovaginales y enterovaginales ocurren en pacientes con histerectomía previa cuando un absceso pélvico (por inflamación o infección intestinal, como el absceso diverticular) forma un trayecto fistuloso que se comunica con el muñón vaginal (**fig. 32-7**). Con menos frecuencia, este proceso puede provocar una fístula en la vejiga (fístula colovesical). La disección del trayecto de la fístula, seguida de la resección intestinal con reanastomosis primaria, es el abordaje más habitual. Algunos cirujanos también desbridarán y volverán a cerrar el muñón vaginal, aunque esta práctica es variable. La interposición de un colgajo epiploico (*véase* fig. 32-4) puede ser útil para evitar recurrencias.

Reparación transrectal o transvaginal: reparación de fístula rectovaginal de nivel medio

Las FRV de nivel medio se caracterizan por un perineo y esfínter anal intactos, con la fístula ubicada en el tercio inferior de la vagina. Estas fístulas pueden repararse exitosamente por

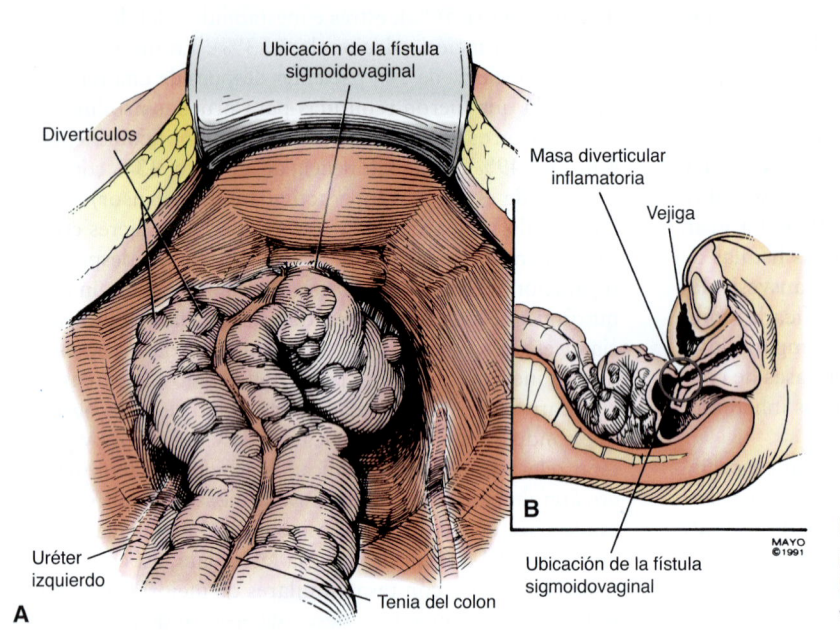

FIGURA 32-7 FRV alta. **A.** Sigmoide con múltiples divertículos y sitio de fístula sigmoidovaginal. **B.** Sitio de fístula sigmoidovaginal en el ápice de la vagina.

vía transrectal o transvaginal una vez que se ha eliminado la infección e inflamación del tejido. La mayoría de los ginecólogos realizarán un cierre transvaginal en capas con o sin resección del trayecto fistuloso (cuadro 32-2) según el grado de fibrosis y cicatrización local (principios de procedimiento similares a las reparaciones vaginales de las FVV). Por el contrario, la mayoría de los cirujanos colorrectales realizarán una reparación por colgajo de avance endorrectal utilizando un abordaje transrectal (fig. 32-8). Este último abordaje teóricamente tiene la ventaja de reparar el lado de mayor presión.

CUADRO 32-2 PASOS DEL PROCEDIMIENTO

Reparación transvaginal de la fístula rectovaginal

- Colocar a la paciente en posición de litotomía dorsal.
- Crear una incisión en la línea media con bisturí en la vagina posterior al nivel del trayecto fistuloso o, como alternativa, circunscribir la fístula. Esto permite el desplazamiento de la pared vaginal posterior desde la pared rectal anterior.
- Desplazar la vagina desde la pared rectal anterior circunferencialmente alrededor del trayecto de la fístula con una disección aguda utilizando una tracción suave en la pared vaginal y una contratracción en el trayecto de la fístula. El dedo índice no dominante del cirujano se puede colocar en el recto para ayudar a identificar la fístula, apoyar la pared rectal y facilitar la disección en el plano apropiado. También se puede colocar un dilatador de conducto lagrimal en el trayecto de la fístula para una mejor delimitación.
- Después de que haya suficiente tejido desplazado para lograr un cierre sin tensión, cerrar el recto con sutura de absorción tardía interrumpida o continua 3-0 o 4-0. Estas suturas pueden colocarse fuera de la mucosa y deben incluir una porción de la muscular y de la submucosa. Se debe tener cuidado para asegurar que todo el trayecto fistuloso esté cerrado al comenzar y terminar esta línea de sutura al menos 5 mm fuera del defecto evidente.
- Superponer, sobre la primera capa de cierre, sutura de absorción tardía interrumpida o continua 2-0 o 3-0, comenzando nuevamente 5 mm fuera de la línea de sutura anterior, invirtiendo así la primera línea de sutura en el recto. Es probable que esta capa incorpore el tejido conjuntivo fibromuscular rectovaginal.
- Si es posible, colocar una tercera capa de sutura de absorción tardía interrumpida o continua 2-0 superpuesta a la segunda capa.
- Determinar si se necesita un injerto de interposición (*véase* el texto para más detalles) y, si se realiza, verificar que haya una vascularización adecuada y una interposición estable en el espacio rectovaginal.
- Si están involucradas, las porciones inferiores del músculo puborrectal y el esfínter anal externo pueden plegarse para agregar una capa adicional en el cierre. Se debe tener cuidado de que la aproximación no se lleve superiormente tan lejos que produzca una banda transversal a través de la pared vaginal posterior, lo que puede conducir a dispareunia.
- Cerrar la incisión vaginal (lado vaginal de la fístula) por separado con sutura de absorción tardía interrumpida o continua 2-0 o 3-0. Si es posible, se debe evitar superponer líneas de sutura.

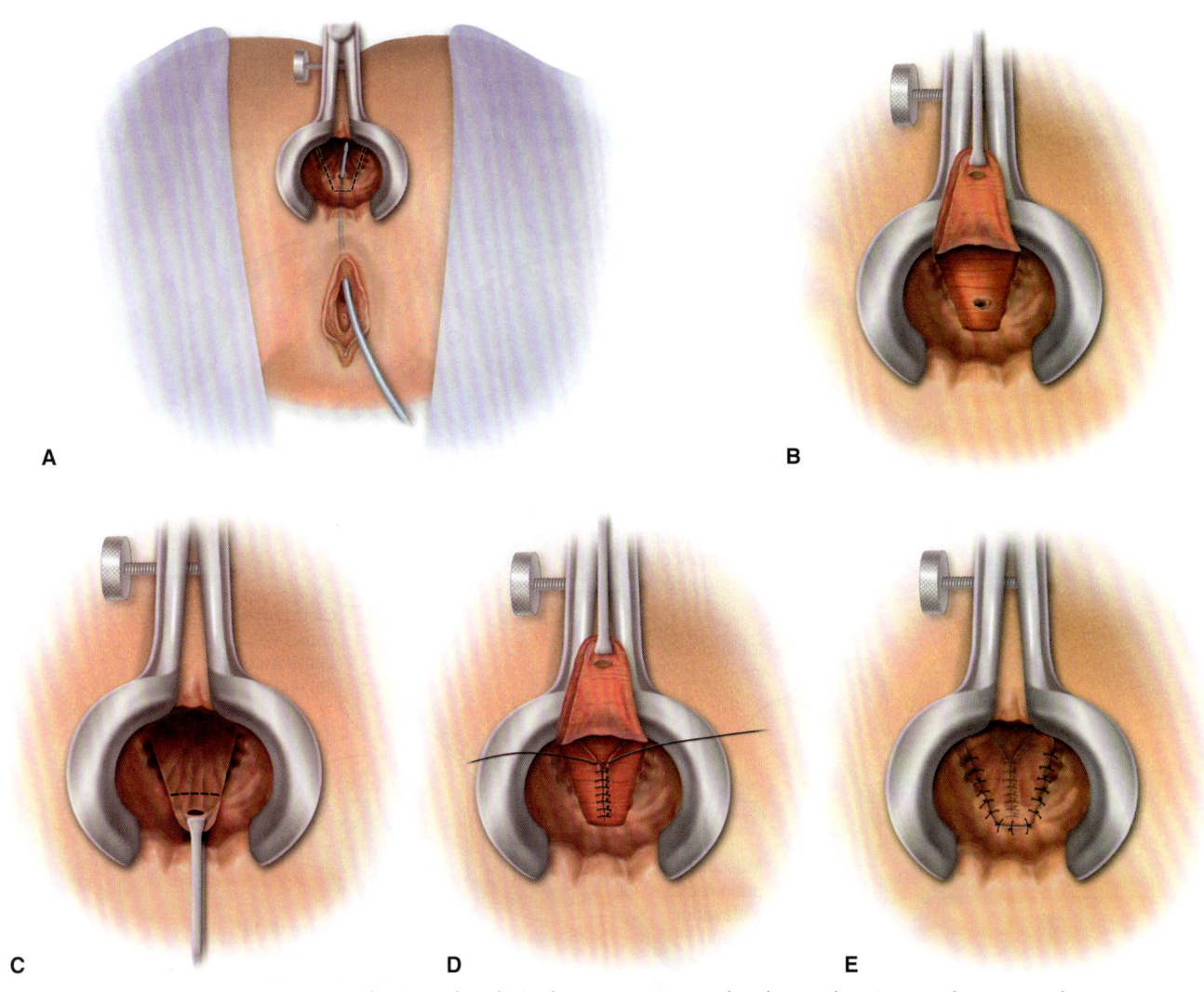

FIGURA 32-8 Procedimiento de colgajo de avance transrectal-endorrectal. **A.** Una sonda muestra el trayecto de la fístula rectovaginal. **B.** Se levanta un colgajo de mucosa rectal, submucosa y capa muscular circular. **C.** Desplazamiento adecuado del colgajo para evitar tensiones. **D.** Se vuelve a aproximar la pared muscular del recto sobre la fístula. **E.** Se extirpa el trayecto de la fístula y se avanza el colgajo y se sutura en su lugar (Wexner SD, Fleshman JW. *Colon and rectal surgery: anorectal operations*, 1st ed. Philadelphia, PA: Wolters Kluwer Health/Lippincott Williams & Wilkins; 2012. Figuras 10-2, 10-4, 10-5, 10-8 y 10-9. Reimpreso con autorización).

Los promotores del abordaje transvaginal citan un mejor acceso y exposición, una mejor vascularización del tejido y una recuperación más fácil (fig. 32-9).

Los colgajos endorrectales consisten en el colgajo de avance de la mucosa, el colgajo de avance anocutáneo, el colgajo de avance de espesor completo y otras variaciones de estas técnicas. Las técnicas transrectales también pueden incluir un cierre en capas, pero generalmenter utilizan el avance del colgajo endorrectal y el avance del colgajo anocutáneo. Las guías de práctica clínica en 2016 de la American Society of Colon and Rectal Surgeons todavía consideran que el colgajo de avance endorrectal es el procedimiento de elección para la mayoría de las FRV simples, citando tasas de éxito que oscilan entre el 41 y 78%. Sin embargo, una revisión sistemática de 2014 concluyó que, aunque hay muchos artículos que describen diferentes técnicas quirúrgicas, la escasez de ensayos de alta calidad y la falta de estudios controlados y aleatorizados hicieron imposible realizar un metaanálisis y recomendar un abordaje de forma definitiva.

Por lo tanto, la elección del abordaje se basa en gran medida en la capacitación y experiencia del cirujano, ya que ambas técnicas parecen tener tasas de éxito similares. Independientemente del abordaje quirúrgico, el trayecto de la fístula debe extirparse si hay fibrosis significativa. Además, se debe utilizar el aumento con un colgajo como el de Martius (*véase* sección "Interposición de tejidos") si existe preocupación por un riesgo de afectación vascular con la reparación. Se debe tener cuidado para mantener la hemostasia y el cierre del espacio muerto para reducir el riesgo de formación de hematoma que aumenta el riesgo de rotura de la herida.

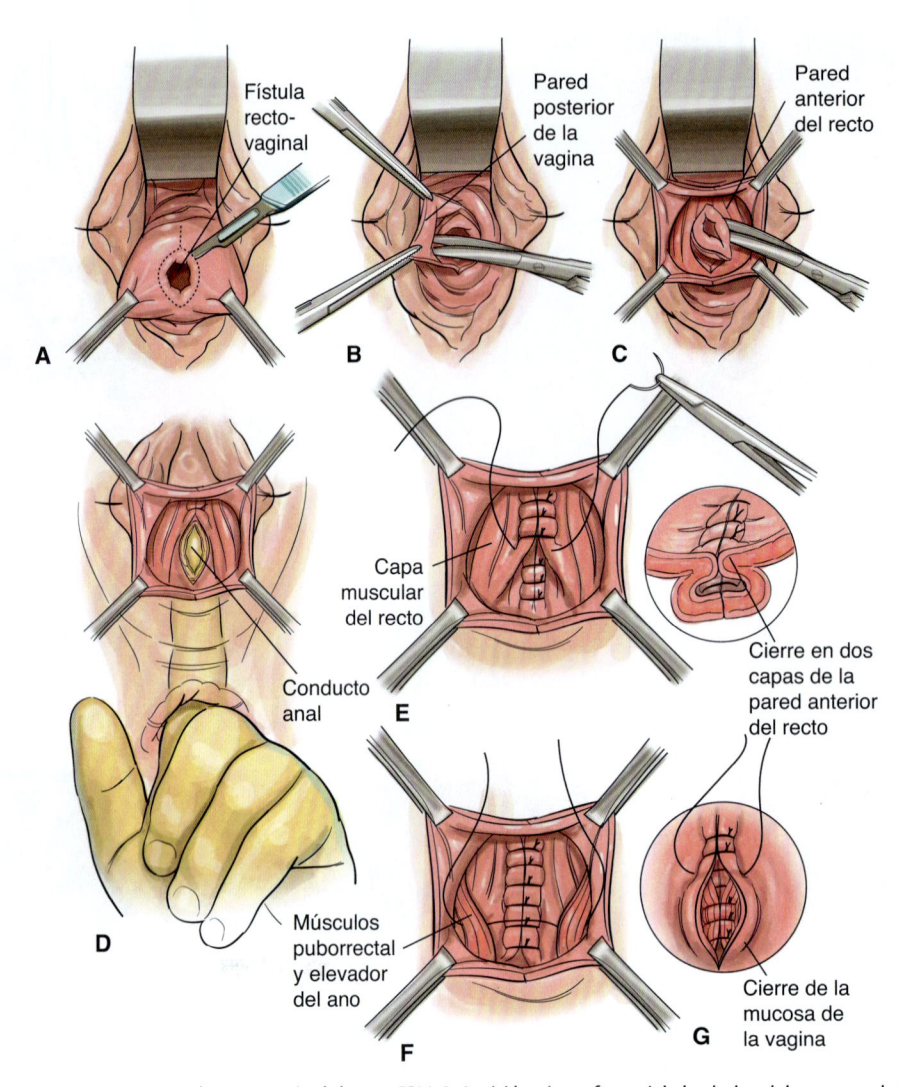

FIGURA 32-9 Reparación transvaginal de una FRV. **A.** Incisión circunferencial alrededor del trayecto de la fístula con extensión hacia la línea media. **B.** Incisión y desplazamiento de la vagina posterior desde la pared rectal anterior subyacente. **C.** Si hay fibrosis, el trayecto de la fístula puede disecarse con corte. **D.** Se usa sutura interrumpida o continua para cerrar la primera capa. **E.** La segunda capa se imbrica sobre el cierre de la primera con sutura interrumpida o continua. Esto puede incluir plicar el esfínter anal interno. **F.** Plicatura del músculo puborrectal y del esfínter externo (si corresponde). **G.** Aproximación del epitelio vaginal.

Reparación transrectal o transvaginal: reparación de fístula rectovaginal baja

Las FRV ubicadas en la porción inferior de la vagina y el conducto anal pueden abordarse con una reparación quirúrgica transvaginal o transrectal. De manera similar a la FRV de nivel medio, los ginecólogos generalmente usan un abordaje transvaginal, mientras que los cirujanos colorrectales prefieren la técnica transrectal. La técnica transvaginal permite un cierre en capas de la fístula y la esfinteroplastia si es necesario, con o sin una episioproctotomía. La episioproctotomía se asocia con excelentes tasas de éxito para el cierre de la fístula, que van del 78 al 100%. Además, este procedimiento, aunque más extenso que los colgajos de avance transvaginal y transrectal simples, se relaciona con mejores tasas de continencia.

Si la fístula es distal al esfínter anal, puede seleccionarse una fistulotomía transrectal simple; sin embargo, este procedimiento todavía puede comprometer la función del esfínter anal.

El procedimiento LIFT (fig. 32-10), descrito por primera vez en el año 1993, representa otra opción quirúrgica para el tratamiento de la fístula rectovaginal y muchos cirujanos colorrectales lo adoptaron rápidamente como una técnica de primera línea de preservación del esfínter desde que se simplificó en 2007. Este procedimiento implica la disección del plano interesfintérico avascular entre los esfínteres anales interno y externo. El trayecto de la fístula se identifica, se aísla y se divide en ambos lados entre las suturas. También se puede insertar material bioprotésico adicional si se desea para separar los extremos del trayecto dividido.

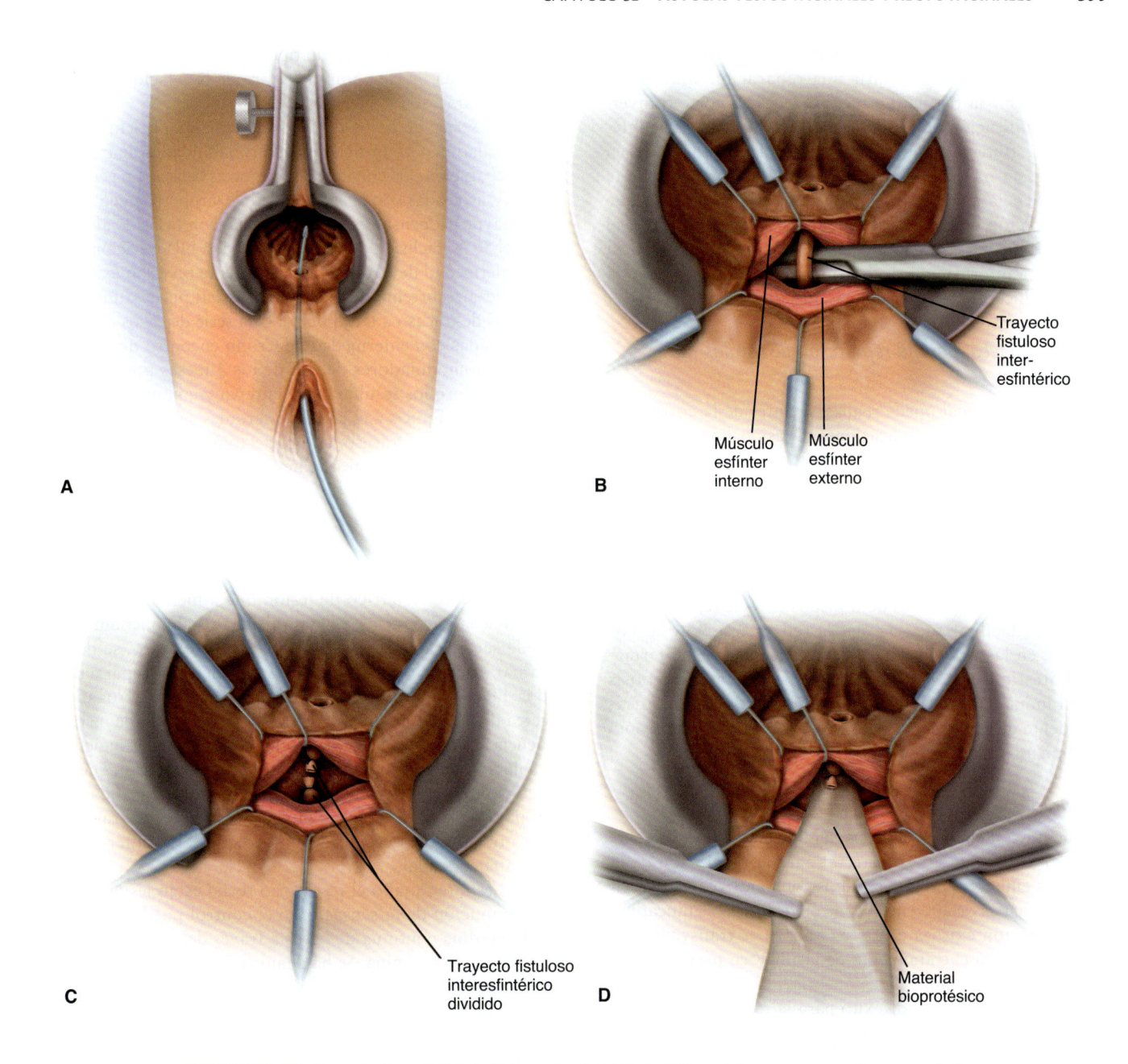

FIGURA 32-10 Procedimiento LIFT. **A.** El trayecto distal de la FRV se delinea con un catéter o sonda fina. **B.** Después de disecar el plano interesfintérico avascular entre los esfínteres anales interno y externo, se identifica y se aísla el trayecto de la fístula, representado como un *tubo naranja* con el fin de ilustrar la técnica. **C.** El trayecto se diseca entre suturas. **D.** Se puede insertar material bioprotésico entre los extremos separados del trayecto dividido. LIFT, ligation of intersphincteric fistula tract. (Wexner SD, Fleshman JW. *Colon and rectal surgery: anorectal operations*, 1st ed. Philadelphia, PA: Wolters Kluwer Health/Lippincott Williams & Wilkins; 2012. Figuras 10-11, 10-12, 10-13 y 10-14. Reimpreso con autorización).

Recientemente, ha habido un aumento en la popularidad del tratamiento de FRV bajas y perianales utilizando LIFT, particularmente porque el esfínter anal se preserva con esta técnica. Las revisiones sistemáticas del procedimiento LIFT en 2014 y 2015 informaron tasas de éxito prometedoras entre el 61 y 94%, con escasos informes de incontinencia fecal posterior.

Para la FRV en el tercio inferior de la vagina que tiene alteraciones concomitantes del cuerpo perineal y del esfínter, la mayoría de los ginecólogos prefieren la conversión del trayecto fistuloso por vía transvaginal a una laceración de cuarto grado mediante una episioproctotomía. Este procedimiento permite la extirpación de todo el trayecto fistuloso, si es necesario, seguido de una reparación similar a la de una nueva laceración perineal de cuarto grado (*véase* cap. 43). Tiene la ventaja de permitir una reparación simultánea del esfínter y la fístula. La técnica requiere corte tranversal y reunificación del esfínter anal externo y la parte inferior del esfínter interno. Una esfinteroplastia anal externa superpuesta o terminoterminal facilita la corrección de la incontinencia anal (*véase* cap. 43). Se ha demostrado que la reparación concomitante de un esfínter alterado en el momento de la reparación de la FRV mejora la continencia fecal. Esta información se comenta con mayor detalle en la sección "Incontinencia fecal" más adelante.

Derivación fecal para la reparación de fístulas rectovaginales

La derivación fecal puede realizarse antes de la corrección de la FRV para varias indicaciones. Ocasionalmente, la FRV puede estar acompañada de infección y absceso local. En tales casos, puede ser necesaria la derivación de las heces antes de reparar la fístula para lograr un control satisfactorio de los síntomas y optimizar la calidad del tejido. Además, algunos expertos recomiendan la derivación del flujo fecal en caso de fracaso de reparaciones anteriores o cuando se anticipan procedimientos de transposición de tejido de colgajo para facilitar todavía más la reparación exitosa. Por último, en las pacientes con fracaso recurrente, enfermedad intestinal inflamatoria perineal resistente, estenosis rectal inducida por radiación o continencia fecal significativamente deteriorada, se puede recurrir a un estoma como tratamiento definitivo.

Resultados quirúrgicos de la fístula rectovaginal

Se cuenta con experiencia considerable en los abordajes de colgajo transvaginal y transrectal para la reparación de la FRV; sin embargo, no hay estudios comparativos. Una revisión sistemática de 2009 no encontró diferencias significativas en la curación exitosa entre los abordajes transvaginal y transrectal para el tratamiento de las FRV en pacientes con enfermedad de Crohn.

En general, las tasas de éxito para la reparación parecen relacionarse más con el tipo de fístula que con el tipo de reparación. Una serie de casos de 184 procedimientos que incluyen los abordajes transrectal, transvaginal y transperineal, con y sin interposición del músculo grácil, realizados en 125 pacientes con FRV por diversas causas, encontró que la tasa de éxito general por procedimiento fue del 60%, sin diferencias en las tasas de recurrencia con base en el tipo de reparación. Sin embargo, las pacientes con enfermedad de Crohn fueron más propensas a los fracasos (44.2% de éxito por procedimiento, 78% de éxito final que necesitó un promedio de 1.8 procedimientos). Las pacientes con lesiones obstétricas tuvieron una tasa de éxito por procedimiento del 66.7% y una tasa de éxito eventual del 89%, que requirió un promedio de 1.3 procedimientos por paciente. En una cohorte retrospectiva más reciente de 88 mujeres que se sometieron a reparaciones transperineales de FRV, el único factor informado que se asoció significativamente con un mayor riesgo de fracaso fue una etiología no obstétrica. Este estudio difirió del estudio anterior en que tenía una cohorte obstétrica más grande (60%) y solo usaba un tipo de reparación, proporcionando así una imagen aún más clara de la relación entre la causa y el fracaso.

Estas series de casos demuestran que las pacientes con enfermedad de Crohn tienen más probabilidades de fracaso de la reparación que con las FRV por otras causas. En general, las FRV asociadas con la enfermedad de Crohn parecen tener una mayor propensión a la recurrencia, con tasas de alrededor del 50%. Incluso para las pacientes con FRV relacionadas con enfermedad de Crohn que inicialmente tuvieron éxito, la naturaleza recurrente de dicha enfermedad puede aumentar las tasas de fracaso a largo plazo. Una serie de casos de FRV relacionadas con enfermedad de Crohn encontró que el uso de inmunomoduladores dentro de los 3 meses previos a la cirugía mejoró los resultados de la reparación, mientras que el hábito tabáquico y el uso de esteroides se asociaron con tasas más altas de fracaso. La proctectomía es el tratamiento definitivo para las FRV resistentes relacionadas con enfermedad de Crohn.

Incontinencia fecal

La reparación de la FRV no garantiza la continencia. Debido al mecanismo obstétrico de lesión que a menudo conduce a la FRV, la incidencia de incontinencia fecal concomitante puede ser tan alta como del 50% y, por lo tanto, se debe evaluar la continencia fecal antes de iniciar la reparación de la FRV. Las pacientes con FRV deben ser interrogadas acerca de los síntomas de urgencia fecal y el grado de incontinencia. Estos síntomas adicionales con frecuencia sugieren la solución de continuidad del esfínter anal externo. Dicha alteración del esfínter anal puede afectar las recomendaciones de tratamiento. Muchas mujeres con FRV por traumatismo obstétrico presentarán un defecto del esfínter en la ecografía endoanal.

Si el esfínter anal o el reservorio rectal están lesionados, la disminución de la sensación o el control pueden provocar la pérdida continua de heces a través del recto en lugar de a través de la vagina. Se ha demostrado que la reparación concurrente de un esfínter roto en el momento de la reparación de la FRV mejora la continencia fecal. En una serie de casos de 52 mujeres sometidas a 62 reparaciones, los autores encontraron tasas de éxito del 41% frente al 80% a favor de la esfinteroplastia concurrente. Un análisis retrospectivo de 2011, de 87 pacientes sometidas a episioproctotomía con esfinteroplastia anal frente a colgajo de avance rectal para FRV obstétrica o criptoglandular, encontró una curación comparablemente exitosa (78% frente a 62%) pero defecación y función sexual mejores en el grupo de episioproctotomía (diferencias significativas). En concreto, en este último grupo el 50% de las pacientes tenían incontinencia fecal preoperatoria y solo el 8% informaron incontinencia fecal después de la operación. En el grupo de avance rectal no hubo cambios significativos en la incontinencia fecal preoperatoria y postoperatoria.

Además, en casos de FVR relacionados con radiación o enfermedad de Crohn, el recto puede no recuperar la distensibilidad y, por lo tanto, no funcionar como reservorio normal. La incontinencia fecal experimentada por estas pacientes no se relaciona con defectos del esfínter anal y, en

> **CUADRO 32-3 PASOS DEL PROCEDIMIENTO**
>
> **Desarrollo de colgajo fibrograso de Martius**
>
> - Cerrar la vejiga o la fístula rectal por vía vaginal, como se describió anteriormente.
> - Emplazar una incisión vertical de 6-10 cm sobre los labios mayores.
> - Profundizar la incisión con corte y de forma roma hasta el nivel de la almohadilla grasa, que puede sujetarse suavemente con unas pinzas de Babcock u otra pinza atraumática.
> - Aislar y desplazar con corte y de forma roma la almohadilla grasa labial o el músculo bulbocavernoso, con cuidado para mantener la hemostasia y preservar el suministro de sangre a la almohadilla superior o inferiormente. Durante la disección lateral y medial, se debe evitar ser demasiado superficial para evitar la retracción de la piel y la deformación secundaria del labio mayor.
> - Crear un túnel subcutáneo desde el labio mayor hasta el sitio de reparación debajo del labio y el epitelio vaginal con unas tijeras de Mayo curvas o unas pinzas curvas largas.
> - Guiar el extremo libre del colgajo a través del túnel subcutáneo anterior hasta el sitio de reparación con cuidado de no torcerlo.
> - Suturar el colgajo al tejido circundante sobre el sitio previamente reparado con sutura de absorción tardía interrumpida 2-0 o 3-0.
> - Controlar la hemostasia en el colgajo y los sitios donantes. Algunos cirujanos recomiendan el uso de un drenaje labial (Penrose o Jackson-Pratt), que generalmente se retira de 24-48 h después de la operación.
> - Cerrar la incisión vaginal con sutura de absorción tardía 2-0.
> - Colocar capas profundas de sutura para volver a aproximar el espacio muerto resultante en el labio mayor con sutura de absorción tardía interrumpida o continua 2-0 o 3-0.
> - Aproximar la piel labial con sutura de monofilamento absorbible interrumpida o continua 4-0.

consecuencia, puede no ser susceptible de corrección quirúrgica. La evaluación preoperatoria con manometría anorrectal puede proporcionar información útil a este respecto para ayudar en el asesoramiento de la paciente.

Interposición de tejido

La justificación de la interposición de tejidos durante la reparación de la fístula se analizó en detalle anteriormente (*véase* sección "Principios generales de la reparación de fístulas"). La mayoría de los cirujanos considerarán utilizar un colgajo adyuvante si la fístula es recurrente o resistente al tratamiento, si el tejido circundante presenta cicatrices extensas con vascularización deteriorada o si la fístula se origina por causas como trabajo de parto obstruido, radiación o infección previa. Se han descrito varios colgajos vasculares para los abordajes tanto vaginales como abdominales de la fístula de vías genitales inferiores. Los colgajos empleados durante la reparación vaginal incluyen músculo grácil, almohadilla de grasa labial o de Martius, músculo recto abdominal y peritoneo. Los colgajos empleados durante la reparación abdominal pueden ser de epiplón (*véase* fig. 32-4), peritoneo o epiploico sigmoideo.

Aunque las indicaciones para el aumento de colgajo no están del todo definidas, el injerto fibrograso de Martius, descrito por primera vez en 1928, es uno de los colgajos más utilizados para la reparación (potenciada con interposición de tejido vaginal) de las fístulas vesicales y rectales (cuadro 32-3). Este colgajo se deriva del músculo del labio mayor y de la grasa. Teóricamente, la mayor parte del suministro de sangre proviene desde abajo a través de la arteria pudenda interna; sin embargo, hay suficiente irrigación en ambas direcciones, dejando el punto de desprendimiento del colgajo a discreción del cirujano. Con mayor frecuencia se usa un desprendimiento inferior para las reparaciones de vejiga o uretra y uno superior para las reparaciones rectales.

En una pequeña serie de reparaciones obstétricas de fístulas uretrovaginales y vesicovaginales realizadas con colgajo de Martius, las tasas de éxito fueron altas (87% y 100%, respectivamente). La evidencia es contradictoria en cuanto a si este tipo de injerto realmente da como resultado mejores tasas de éxito: un estudio demuestra mayores tasas de éxito (70% frente a 90%) y otros estudios muestran tasas de éxito similares incluso en casos de fístulas recurrentes. Las complicaciones perioperatorias asociadas con el injerto de Martius son mínimas: un estudio informó complicaciones a largo plazo (seguimiento medio de 7 años), que incluyeron dolor (5%), entumecimiento (14%) y distorsión de los labios (7%).

Muchos expertos recomiendan el uso de un colgajo, como el injerto de Martius, para reparar las FVV inducidas por radiación. En una gran serie de 210 mujeres que se sometieron a reparación vaginal de FVV inducida por radiación, el 41% tuvo reparación vaginal potenciada con colgajo de Martius con una tasa de éxito de reparación inicial del 48% y una tasa de éxito acumulado (después de múltiples reparaciones) del 80%. Para las fístulas grandes o inducidas por radiación, se ha descrito una modificación miocutánea del injerto de Martius que incluye el músculo bulbocavernoso con o sin la piel labial.

Si una FVV es más cefálica y está cerca del ápice o cuello vaginal, se puede usar un colgajo peritoneal. En una serie con FVV complejas (> 2 cm, inducidas por radiación) o recurrentes reparadas por vía vaginal, la tasa de éxito con el aumento del injerto peritoneal fue del 96%, que fue similar a las tasas de éxito de las reparaciones de fístulas potenciadas con colgajo de Martius en la misma serie (97%).

Además, se han descrito otros pedículos, incluido el colgajo del músculo grácil, así como la formación de un tubo de músculo recto abdominal para su colocación suburetral (con un éxito del 100% en una pequeña serie de casos de seis pacientes con fracaso de la reparación de la fístula uretrovaginal con la transposición de Martius). Un pequeño estudio aleatorizado refirió tasas de éxito similares a los 3 meses entre reparaciones potenciadas con pegamento de fibrina frente a colgajo de Martius (68% contra 58%), con menor duración de la cirugía en el grupo de pegamento de fibrina.

De manera similar a las fístulas de las vías urinarias inferiores, se han utilizado varios colgajos e injertos biológicos para interponerse entre la pared vaginal y la mucosa rectal después de la reparación de una FRV, con evidencia limitada en cuanto a mejores tasas de éxito. Los injertos han incluido el músculo grácil y el colgajo fibrograso de Martius, así como una variedad de materiales biológicos. Numerosos expertos también recomiendan una ostomía de derivación como complemento de las reparaciones complejas potenciadas con colgajos musculares de FRV para optimizar el resultado.

El colgajo de Martius (fig. 32-11) es más útil para reparar las FRV de niveles bajo y medio en los 5 cm distales de la vagina. En una pequeña serie de 16 pacientes con FRV, con una media de 1.5 reparaciones previas, que se sometieron a varias reparaciones transvaginales y transrectales con colgajo de Martius, la FRV se reparó con éxito en 15 pacientes. Otra serie retrospectiva encontró una tasa de éxito del 65% en 20 pacientes en quienes se realizó reparación transvaginal de FRV con interposición de injerto de Martius, con una mediana de seguimiento de 29 meses. Las complicaciones incluyen dispareunia en hasta el 30% de las pacientes y rotura labial, dolor, entumecimiento y distorsión anatómica en hasta el 20% de los casos.

La interposición del músculo grácil ofrece una mayor cantidad de tejido vascularizado sano para facilitar la cicatrización del tejido. En este procedimiento, el músculo grácil se extrae del muslo, se desplaza en un pedículo proximal manteniendo su suministro de sangre femoral, se pasa a través de un túnel en la cara proximal del muslo hacia el perineo y se interpone entre el recto y la vagina. A pesar de las tasas de éxito prometedoras para las pacientes que generalmente han tenido fracaso con otras reparaciones, se observa una mayor morbilidad con este procedimiento. Una serie de casos informó recientemente sobre ocho pacientes que se sometieron a una transposición del músculo grácil para FRV recurrente después de un promedio de tres reparaciones fallidas previas. La etiología de la FRV fue enfermedad de Crohn en cinco casos, dos lesiones iatrógenas y una mujer tuvo una FRV relacionada con traumatismo obstétrico. Aunque la tasa de éxito fue alta (75%), el índice de dispareunia fue del 50%. Estas tasas de éxito y los resultados de la función sexual son coherentes con otras series similares.

Recientemente se han puesto a prueba los injertos biológicos como posibles complementos de la interposición para mejorar las tasas de cierre de las FRV. La ventaja de estos materiales es que no es necesaria la recolección de colgajos.

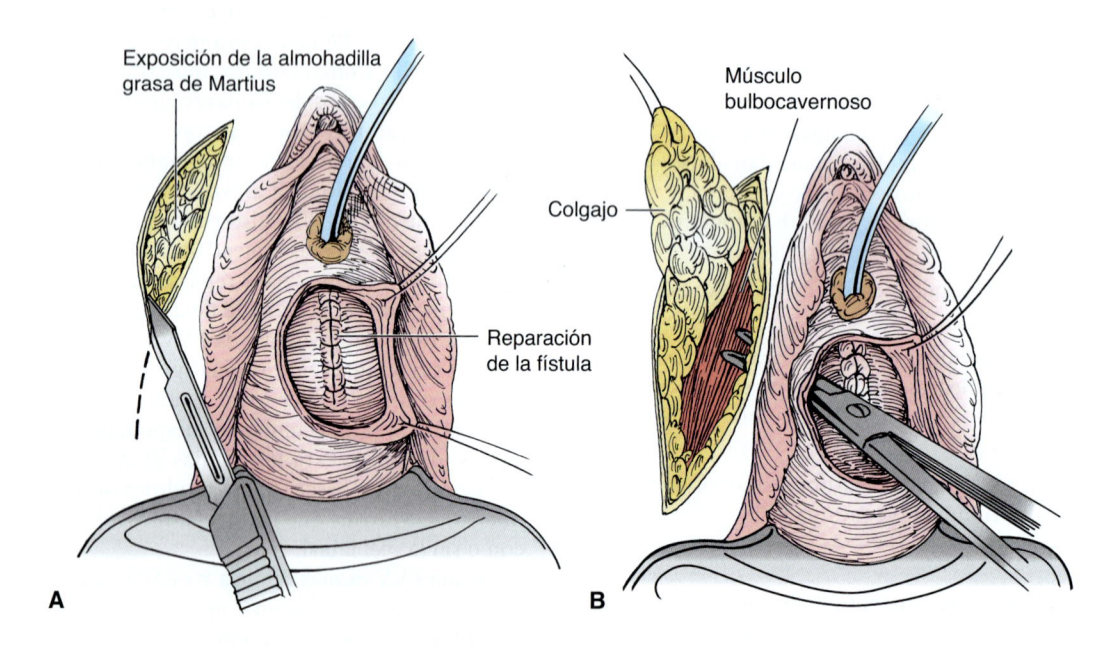

FIGURA 32-11 Transposición del colgajo fibrograso de Martius (bulbocavernoso). El colgajo que se muestra aquí sirve para potenciar la reparación de la vejiga, pero también puede usarse de manera similar para favorecer la reparación rectal. La almohadilla adiposa labial es irrigada anteriormente por ramas de las arterias pudenda y obturatriz externas y posteriormente por ramas de la arteria pudenda interna. Aunque tradicionalmente se pensaba que el suministro de sangre posterior era de mayor calidad, el injerto puede desplazarse hacia adelante o hacia atrás dependiendo de las necesidades del cirujano. Con mayor frecuencia, se utiliza un desprendimiento inferior para la pared vaginal anterior (reparación potenciada de la vejiga) y un desprendimiento superior para la pared vaginal posterior (reparación rectal potenciada). **A.** Se hace una incisión sobre la almohadilla de grasa labial (en el labio mayor) y se diseca de forma roma y con electrocauterización para garantizar una hemostasia adecuada y un suministro de sangre continuo desde el pedículo elegido. **B.** Una vez que se confirma el suministro de sangre y se separa parcialmente la almohadilla de grasa labial, se crea un túnel subcutáneo.

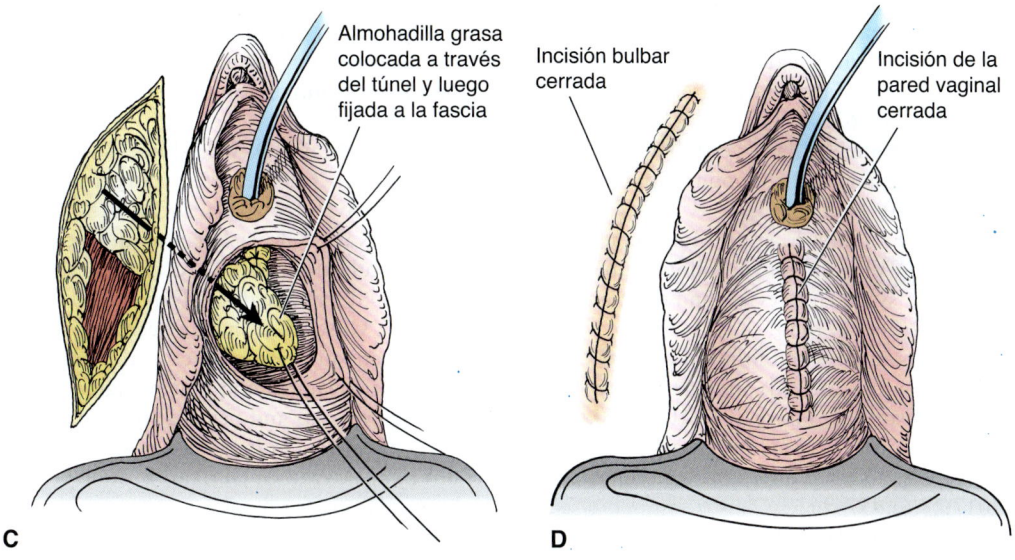

FIGURA 32-11 (*Continuación*) **C.** El injerto es guiado a través del túnel hasta el área previamente reparada. El injerto se ancla con sutura interrumpida. **D.** Se confirma la hemostasia del sitio donante; se cierran los labios mayores y las incisiones epiteliales vaginales.

Se han evaluado varios tipos diferentes de injertos en pequeñas series de casos o en informes de caso que incluyen el injerto dérmico porcino acelular, la submucosa de intestino delgado porcino y la matriz humana acelular. Aunque se desconoce la forma exacta en la que las bioprótesis favorecen la cicatrización después de la reparación de la FRV, los primeros informes de pequeñas series de reparaciones transvaginales potenciadas, principalmente, con submucosa de intestino delgado porcino mostraron resultados prometedores (p. ej., un éxito informado del 71%).

PUNTOS CLAVE

- En entornos de menores recursos, las fístulas de vías urinarias más bajas con mayor frecuencia son resultado del trabajo de parto obstruido, mientras que en entornos de mayores recursos, estas fístulas son iatrógenas, más a menudo resultado de complicaciones de la cirugía pélvica.
- Las fístulas rectovaginales suelen ser el resultado de un traumatismo obstétrico en entornos de recursos altos y bajos, pero otras causas importantes incluyen afecciones inflamatorias, como la enfermedad de Crohn y la cirugía pélvica.
- Antes del tratamiento quirúrgico de las posibles fístulas iatrógenas de vías urinarias bajas, se debe realizar una evaluación radiográfica de los uréteres.
- La incidencia de incontinencia fecal concomitante en las fístulas rectovaginales obstétricas es alta y, por lo tanto, debe realizarse una evaluación del esfínter anal antes de la intervención quirúrgica.
- Aunque se pueden considerar opciones de tratamiento conservador para las fístulas genitourinarias y rectovaginales, la mayoría de las fístulas pélvicas requerirán cirugía.

- Las vías de reparación de las fístulas de vejiga incluyen la transvaginal y la transabdominal (laparoscópica, robótica). La reparación vaginal suele ser el abordaje de reparación preferido, a menos que la fístula no sea accesible por vía vaginal o que la paciente requiera procedimientos abdominales concomitantes.
- Las vías de reparación de las fístulas rectovaginales incluyen la transvaginal, la transrectal o la transabdominal (laparoscópica, robótica). La vía elegida depende de la experiencia del cirujano; el estado del esfínter anal; la causa, el tamaño, la ubicación y la accesibilidad de la fístula; la necesidad de colgajos o derivación colorrectal y si las correcciones quirúrgicas anteriores han fallado.

BIBLIOGRAFÍA

Alkhatib AA, Santoro GA, Gorgun E. Tandem vaginoscopy with colonoscopy: a diagnostic technique for the assessment of colovaginal fistula. *Colorectal Dis* 2016; 18:483.

Altman D, Forsgren C, Hjern F, et al. Influence of hysterectomy on fistula formation in women with diverticulitis. *Br J Surg* 2010;97(2):251–257.

Altomare DF, Greco VJ, Tricomi N. Seton or glue for trans-sphincteric anal fistulae: a prospective randomized crossover clinical trial. *Colorectal Dis* 2010;13:82.

Andersen HK, Lewis SJ, Thomas S. Early enteral nutrition within 24h of colorectal surgery versus later commencement of feeding for postoperative complications. *Cochrane Database Syst Rev* 2006;(4):CD004080.

Ascher-Walsh CJ, Capes TL, Lo Y, et al. Sling procedures after repair of obstetric vesicovaginal fistula in Niamey, Niger. *Int Urogynecol J* 2010;21(11):1385–1390.

Barone MA, Widmer M, Arrowsmith S, et al. Breakdown of simple female genital fistula repair after 7 day versus 14 day postoperative bladder catheterisation: a randomised, controlled, open-label, non-inferiority trial. *Lancet* 2015;386(9988):56–62.

Blaivas JG, Heritz DM, Romanzi LJ. Early versus late repair of vesicovaginal fistulas: vaginal and abdominal approaches. *J Urol* 1995;153(4):1110–1112, 1113.

Bodner-Adler B, Hanzal E, Pablik E, et al. Management of vesicovaginal fistulas (VVFs) in women following benign gynaecologic surgery: a systematic review and meta-analysis. *PLoS One* 2017;12(2):e0171554.

Bondi J, Avdagic J, Karlbom U. A randomized clinical trial comparing collagen plug and advancement flap for trans-sphincteric anal fistula. *Br J Surg* 2017;104:1160.

Bora GS, Singh S, Mavuduru RS, et al. Robot-assisted vesicovaginal fistula repair: a safe and feasible technique. *Int Urogynecol J* 2017;28(6):957–962.

Brown HW, Wang L, Bunker CH, et al. Lower reproductive tract fistula repairs in inpatient US women 1979–2006. *Int Urogynecol J* 2012;23:403.

Byrnes JN, Schmitt JJ, Faustich BM, et al. Outcomes of rectovaginal fistula repair. *Female Pelvic Med Reconstr Surg* 2017;23:124.

Chen CCG, Karram MM. Lower urinary tract fistulas. En: Karram MM, Walters MD, eds. *Urogynecology and reconstructive pelvic surgery*, 4th ed. Philadelphia, PA: Saunders, 2015:602.

Corte H, Maggiori L, Treton X, et al. Rectovaginal fistula: what is the optimal strategy? An analysis of 79 patients undergoing 286 procedures. *Ann Surg* 2015;262:855.

Dogra PN, Nabi G. Laser welding of vesicovaginal fistula. *Int Urogynecol J Pelvic Floor Dysfunct* 2001;12(1):69–70.

Dwarkasing S, Hussain SM, Hop WC, et al. Anovaginal fistulas: evaluation with endoanal MR imaging. *Radiology* 2004;124:123.

Eilber KS, Kavaler E, Rodríguez LV, et al. Ten-year experience with transvaginal vesicovaginal fistula repair using tissue interposition. *J Urol* 2003;169(3):1033–1036.

El-Gazzaz G, Hull T, Mignanelli E, et al. Analysis of function and predictors of failure in women undergoing repair of Crohn's related rectovaginal fistula. *J Gastrointest Surg* 2010;14:824.

Ellis CN. Outcomes after repair of rectovaginal fistulas using bioprosthetics. *Dis Colon Rectum* 2008;51:1084.

Gajsek U, McArthur DR, Sagar PM. Long-term efficacy of the button fistula plug in the treatment of ileal pouch-vaginal and Crohn's-related rectovaginal fistulas. *Dis Colon Rectum* 2011;54:999.

Garcia-Arranz M, Herreros MD, Gonzalez-Gomez C. Treatment of Crohn's-related rectovaginal fistula with allogeneic expanded-adipose derived stem cells: a phase I-IIa clinical trial. *Stem Cells Transl Med* 2016;5:1441.

Gazala MA, Wexner SD. Management of rectovaginal fistulas and patient outcome. *Expert Rev Gastroenterol Hepatol* 2017;11:461–471.

Goh JT, Krause H, Tessema AB, et al. Urinary symptoms and urodynamics following obstetric genitourinary fistula repair. *Int Urogynecol J* 2013;24(6):947–951.

Gottgens KW, Smeets RR, Stassen LP. The disappointing quality of published studies on operative techniques for rectovaginal fistulas: a blueprint for a prospective multi-institutional study. *Dis Colon Rectum* 2014;57(7):888–898.

Güenaga KF, Matos D, Wille-Jørgensen P. Mechanical bowel preparation for elective colorectal surgery. *Cochrane Database Syst Rev* 2011;(9):CD001544.

Hong KD, Kang S, Kalaskar S, et al. Ligation of intersphincteric fistula tract (LIFT) to treat anal fistula: systematic review and meta-analysis. *Tech Coloproctol* 2014;18:685.

Horch RE, Gitsch G, Schultze-Seemann W. Bilateral pedicled myocutaneous vertical rectus abdominis muscle flaps to close vesicovaginal and pouch-vaginal fistulas with simultaneous vaginal and perineal reconstruction in irradiated pelvic wounds. *Urology* 2002;60(3):502–507.

Hull TL, El-Gazzaz G, Gurland B, et al. Surgeons should not hesitate to perform episioproctotomy for rectovaginal fistula secondary to cryptoglandular or obstetrical origin. *Dis Colon Rectum* 2011;54:1.

Karp NE, Kobernik EK, Berger MB, et al. Do the surgical outcomes of rectovaginal fistula repairs differ for obstetric and nonobstetric fistulas? a retrospective cohort study. *Female Pelvic Med Reconstr Surg* 2019;25:36–40.

Karram MM. Rectovaginal fistula and perineal breakdown. En: Karram MM, Walters MD, eds. *Urogynecology and reconstructive pelvic surgery*, 4th ed. Philadelphia, PA: Saunders, 2015:489.

Lee D, Dillon BE, Zimmern PE. Long-term morbidity of martius labial fat pad graft in vaginal reconstruction surgery. *Urology* 2013;82(6):1261–1266.

Lefevre JH, Bretagnol F, Maggiori L, et al. Operative results and quality of life after gracilis muscle transposition for recurrent rectovaginal fistula. *Dis Colon Rectum* 2009;52:1290.

Lowry AC. Management of rectovaginal fistula. *Semin Colon Rectal Surg* 2016;27:64.

Lusardi G, Lipp A, Shaw C. Antibiotic prophylaxis for short-term catheter bladder drainage in adults. *Cochrane Database Syst Rev* 2013;(7):CD005428.

Mahadevappa N, Gudage S, Senguttavan KV, et al. Laparoendoscopic single site surgery for extravesical repair of vesicovaginal fistula using conventional instruments: our initial experience. *Urol Ann* 2016;8(3):305–311.

McNevin MS, Lee PY, Bax TW. Martius flap: an adjunct for repair of complex, low rectovaginal fistula. *Am J Surg* 2007;193:597.

Miklos JR, Moore RD, Chinthakanan O. Laparoscopic and robotic-assisted vesicovaginal fistula repair: a systematic review of the literature. *J Minim Invasive Gynecol* 2015;22(5):727–736.

Muleta M, Rasmussen S, Kiserud T. Obstetric fistula in 14,928 Ethiopian women. *Acta Obstet Gynecol Scand* 2010;89(7):945–951.

Nardos R, Browning A, Chen CC. Risk factors that predict failure after vaginal repair of obstetric vesicovaginal fistulae. *Am J Obstet Gynecol* 2009;200(5):578.e1–578.e4.

Oakley SH, Brown HW, Yurteri-Kaplan L, et al. Practice patterns regarding management of rectovaginal fistulae: a multicenter review from the Fellows' Pelvic Research Network. *Female Pelvic Med Reconstr Surg* 2015;21:123.

Park SO, Hong KY, Park KJ. Treatment of rectovaginal fistula with gracilis muscle flap transposition: long-term follow-up. *Int J Colorectal Dis* 2017;32:1029.

Pinto R, Peterson T, Shawki S, et al. Are there predictors of outcomes following rectovaginal fistula repair? *Dis Colon Rectum* 2010;53:1240.

Pitel S, Lefevre JH, Parc Y, et al. Martius advancement flap for low rectovaginal fistula: short- and long-term results. *Colorectal Dis* 2011;13:e112.

Pshak T, Nikolavsky D, Terlecki R, et al. Is tissue interposition always necessary in transvaginal repair of benign, recurrent vesicovaginal fistulae? *Urology* 2013;82(3):707–712.

Pushkar DY, Dyakov VV, Kasyan GR. Management of radiation-induced vesicovaginal fistula. *Eur Urol* 2009;55(1):131–137.

Rizvi SJ, Gupta R, Patel S, et al. Modified laparoscopic abdominal vesico-vaginal fistula repair—"Mini-O'Conor" vesicotomy. *J Laparoendosc Adv Surg Tech A* 2010;20(1):13–15.

Rogers RG, Jeppson PC. Current diagnosis and management of pelvic fistulae in women. *Obstet Gynecol* 2016;128(3):635–650.

Ruffolo C, Scarpa M, Bassi N, et al. Systematic review on advancement flaps for rectovaginal fistula in Crohn's disease: transrectal vs. transvaginal approach. *Colorectal Dis* 2010;12:1183.

Safan A, Shaker H, Abdelaal A, et al. Fibrin glue versus martius flap interpositioning in the repair of complicated obstetric vesicovaginal fistula. A prospective multi-institution randomized trial. *Neurourol Urodyn* 2009;28(5):438–441.

Sirany AM, Nygaard RM, Morken JJ. The ligation of the intersphincteric fistula tract procedure for anal fistula: a mixed bag of results. *Dis Colon Rectum* 2015;58:604.

Skoczylas LC, Wallace PA, Burton FI. In-office placement of rectovaginal fistula plugs. *J Pelvic Med Surg* 2009;15:21.

Stock L, Basham E, Gossett DR, et al. Factors associated with wound complications in women with obstetric anal sphincter injuries (OASIS). *Am J Obstet Gynecol* 2013;208:327.

Sugrue J, Mantilla N, Abcarian A. Sphincter-sparing anal fistula repair: are we getting better? *Dis Colon Rectum* 2017;60:10.

Sværdborg M, Birke-Sørensen H, Bek KM, et al. A modified surgical technique for treatment of radiation-induced vesicovaginal fistulas. *Urology* 2012;79(4):950–954.

Teeluckdharry B, Gilmour D, Flowerdew G. Urinary tract injury at benign gynecologic surgery and the role of cystoscopy: a systematic review and meta-analysis. *Obstet Gynecol* 2015;126(6):1161–1169.

Vogel JD, Johnson EK, Morris AM. Clinical practice guideline for the management of anorectal abscess, fistula-in-ano, and rectovaginal fistula. *Dis Colon Rectum* 2016;59:12.

SECCIÓN VII

Tratamiento de alteraciones ginecológicas específicas

33 INFECCIONES POSTOPERATORIAS EN LA CIRUGÍA GINECOLÓGICA 608
Anna Powell y David E. Soper

34 CHOQUE PERIOPERATORIO EN LA PACIENTE GINECOLÓGICA 621
Arthur Jason Vaught

35 ATENCIÓN DE LAS LESIONES INTRAOPERATORIAS DE LAS VÍAS URINARIAS 633
E. James Wright

36 COMPLICACIONES QUIRÚRGICAS DEL TUBO DIGESTIVO 651
Mitchel Hoffman y Emmanuel E. Zervos

37 TRATAMIENTO QUIRÚRGICO DEL DOLOR PÉLVICO Y DE LA ENDOMETRIOSIS 671
Matthew T. Siedhoff y Erin T. Carey

38 TRATAMIENTO QUIRÚRGICO DE LA ENFERMEDAD PÉLVICA INFLAMATORIA 686
Matthew T. Siedhoff y Michelle Louie

39 TRATAMIENTO QUIRÚRGICO DEL EMBARAZO ECTÓPICO 695
Katharine O'Connell White y Paula M. Castaño

40 TRATAMIENTO QUIRÚRGICO DE LAS ANOMALÍAS DE LAS VÍAS REPRODUCTIVAS 714
Jennifer E. Dietrich

41 CIRUGÍA GINECOLÓGICA PEDIÁTRICA Y DE LA ADOLESCENTE 732
Geri Hewitt

CAPÍTULO 33

Infecciones postoperatorias en la cirugía ginecológica

Anna Powell y David E. Soper

Factores de riesgo para las infecciones de la herida quirúrgica
Factores de riesgo individuales
Factores de riesgo del procedimiento
Evaluación de la infección en el lecho quirúrgico
Evaluación de la fiebre
Exploración física
Pruebas de laboratorio

Estudios de imagen
Infección postoperatoria fuera de la herida quirúrgica
Infección de las vías urinarias
Neumonía
Colitis por *Clostridium difficile*
Tratamiento de las infecciones de la herida quirúrgica
Infecciones superficiales o incisionales

Infecciones profundas de la herida quirúrgica
Infecciones del espacio orgánico
Infecciones necrosantes
Infecciones del muñón vaginal
Tratamiento de infecciones vulvares
Hipersensibilidad a antibióticos

La infección de la herida quirúrgica (IHQ) es la complicación más frecuente de una cirugía en los Estados Unidos. Las IHQ representan el 29% de los reingresos después de la histerectomía, con un costo adicional de USD 5 086 por caso. Se cree que hasta el 60% de las IHQ son prevenibles. Las pacientes que padecen IHQ tienen un 60% más de probabilidades de ingresar a la unidad de cuidados intensivos y un riesgo de muerte de 2-11 veces mayor en comparación con aquellas sin IHQ. Por lo tanto, estudiar los métodos para prevenir las IHQ ayudará a disminuir la morbilidad y la mortalidad de las pacientes sometidas a una cirugía ginecológica.

La mayoría de las cirugías ginecológicas benignas se clasifican como cirugía "limpia" o "limpia pero contaminada" de acuerdo con los Centers for Disease Control and Prevention (CDC) en su clasificación de heridas quirúrgicas. Específicamente, en la cirugía ginecológica, no suele haber una comunicación entre las vías genitales y los sitios que habitualmente se consideran "estériles", como la cavidad intraabdominal sin contaminación (lesión intestinal). Durante la cirugía, la cavidad intraabdominal puede estar expuesta a la flora de la piel y urogenital, pero no a la flora gastrointestinal (a menos de que ocurra una lesión intestinal). Entre las histerectomías, el abordaje abdominal es el más frecuente (54%) y está asociado con casi el doble de episodios de IHQ en comparación con las técnicas de mínima invasión.

Diversas organizaciones han propuesto sistemas para definir, clasificar e informar las IHQ. La National Healthcare Safety Network (NHSN) es un sistema de vigilancia voluntario basado en Internet desarrollado por los CDC para rastrear las infecciones quirúrgicas intrahospitalarias (IQI). Las definiciones utilizadas por los CDC se enumeran en la **tabla 33-1**. El Joint Commission's Surgical Care Improvement Project (SCIP) inició en 2006 para disminuir las tasas de IHQ. Sin embargo, a pesar de este programa, los índices de IHQ no han mostrado una disminución drástica. Debido a este problema, el Council on Patient Safety in Women's Health Care (formado por el American College of Obstetricians and Gynecologists [ACOG]) estableció un grupo de trabajo de expertos para desarrollar guías de práctica clínica dirigidas a la prevención de las IHQ a nivel institucional. Su ejecución está orientada hacia un esfuerzo multidisciplinario en los servicios de cirugía ginecológica, incluidos los equipos de ginecología, anestesia y enfermería. Las recomendaciones propuestas por el panel serán revisadas a lo largo de este capítulo.

La revisión sistemática de los casos de IHQ a nivel tanto departamental como institucional es un componente importante de la mejoría de la calidad. Además de la evaluación de los resultados postoperatorios, cada institución debe considerar una revisión preoperatoria de las pacientes quirúrgicas de alto riesgo y crear un sistema para dar seguimiento, informar y analizar las IHQ a fin de facilitar el procesamiento de resultados y medidas de valoración. La revisión preoperatoria de las pacientes de alto riesgo puede ayudar a disminuir errores en la comunicación que a menudo son las principales causas de los episodios centinela de las IHQ. Tener un sistema de vigilancia de las IHQ facilita la identificación y la implementación de cambios. Diversas medidas de valoración pueden ayudar a dar seguimiento a la evolución de las pacientes, como el porcentaje de pacientes que recibieron la profilaxis antibiótica correcta, el momento en el que se inició, la suspensión postoperatoria adecuada y la educación de la paciente en el cuidado de sus heridas.

TABLA 33-1	
Clasificación de las IHQ (infección dentro de los 30 días de una cirugía)	
SITIO DE LA INFECCIÓN	**DESCRIPCIÓN**
Superficial o incisional	Afecta solo la piel y el tejido subcutáneo, y la paciente tiene por lo menos uno de los signos siguientes: • Secreción purulenta de la incisión superficial • Identificación de microorganismos en una muestra obtenida asépticamente, realizada con fines diagnósticos o terapéuticos • Incisión superficial abierta intencionalmente por la presencia de síntomas en la paciente (dolor, inflamación localizada, eritema o calor)
Incisional profunda	Afecta los tejidos blandos profundos de la incisión (fascia, músculos), y la paciente tiene por lo menos uno de los signos siguientes: • Secreción purulenta • Dehiscencia espontánea de la herida o abertura deliberada por el cirujano donde se identifique un microorganismo por métodos microbiológicos con fines diagnósticos o terapéuticos en el contexto de los síntomas de la paciente (fiebre > 38 °C, dolor o hipersensibilidad localizados) • Absceso u otra evidencia de infección en la incisión profunda identificada mediante estudios de imagen
Espacio orgánico	Afecta cualquier parte del cuerpo más profunda que el músculo y la fascia y la paciente tiene por lo menos uno de los signos siguientes: • Secreción purulenta de un drenaje colocado en el espacio orgánico • Identificación de microorganismos en un líquido o tejido obtenido asépticamente del espacio orgánico mediante pruebas microbiológicas con fines diagnósticos o terapéuticos • Detección de un absceso u otra evidencia de infección en el espacio orgánico mediante un examen anatómico, un estudio histopatológico o por imagen • Cumple con al menos un criterio para una infección específica del espacio orgánico en la histerectomía, por ejemplo, celulitis o absceso del muñón vaginal

FACTORES DE RIESGO PARA LAS INFECCIONES DE LA HERIDA QUIRÚRGICA

Para los procedimientos de histerectomía abdominal, los factores de riesgo asociados con IHQ incluyen diabetes, alta puntuación en escala de la American Society of Anesthesiologists (ASA), ser estudiante de medicina, menor número de camas por hospital o centros con menor volumen de cirugías, mayor edad, alteración en el índice de masa corporal (IMC) y si la indicación quirúrgica fue por malignidad. Los factores de riesgo adicionales relacionados con la paciente y el procedimiento se comentan en la siguiente sección y se resumen en la **tabla 33-2**.

Factores de riesgo individuales

Peso u obesidad

La obesidad está asociada con un mayor riesgo de IHQ. Al seleccionar los antibióticos profilácticos, las pacientes con obesidad pueden requerir una mayor dosis de antibióticos. Varios estudios han investigado la farmacocinética de los antibióticos preoperatorios en pacientes con obesidad para garantizar las concentraciones adecuadas en los tejidos. Históricamente, las pacientes con un IMC mayor de 35 a quienes se administró cefazolina intravenosa tenían concentraciones significativamente más bajas en suero y tejido adiposo en comparación con aquellas sin obesidad; por lo tanto, se recomienda la dosis de 2 g para las pacientes con un peso menor de 120 kg y una dosis de 3 g de cefazolina para aquellas con un peso mayor de 120 kg.

El riesgo de IHQ se ha relacionado independientemente con la profundidad de la herida subcutánea; en un metaanálisis realizado por Chelmow y cols. (2004), el cierre del tejido subcutáneo disminuyó el riesgo de IHQ en un 34% en las mujeres con una profundidad del tejido subcutáneo mayor de 2 cm. Un beneficio adicional del cierre subcutáneo fue la

TABLA 33-2	
Prácticas quirúrgicas óptimas para reducir el riesgo de IHQ	
MOMENTO	**PRÁCTICAS QUIRÚRGICAS ÓPTIMAS**
Preoperatorio	Evaluación y optimización de los factores de riesgo de la paciente para cirugía: • Tipo de cirugía (limpia, limpia pero contaminada, contaminada) • Control glucémico • Tratamiento de la obesidad • Estado de la *S. aureus* resistente a la meticilina • Estado inmunitario • Suspensión del hábito tabáquico
Intraoperatorio	• Profilaxis antibacteriana adecuada (con respecto a la elección y momento de administración) • Reducción al mínimo del tiempo operatorio • Normotermia • Hemostasia
Postoperatorio	• Corrección de la anemia • Control glucémico • Revisión sistemática de los casos de IHQ a nivel departamental e institucional para reducir las tasas de IHQ

disminución del riesgo de seroma postoperatorio de la herida, un factor de riesgo de IHQ.

Flora de la piel resistente a antibióticos

Aunque *Staphylococcus aureus* resistente a la meticilina (SARM) es un factor de riesgo para IHQ, estas infecciones son relativamente raras después de las cirugías ginecológicas. En un estudio de las tasas de IHQ para pacientes sometidas a histerectomía para cáncer de endometrio, el antecedente de colonización con SARM estaba asociado con una probabilidad relativa de 12.4 (1.2-127.3) para IHQ. Un estudio de cohorte prospectivo experimental con grupos cruzados comparó la detección rápida de SARM más el control de infección estándar con el control de infección estándar solo. El 5% de las participantes evaluadas fueron positivos para SARM ($n = 515$), y ninguna de las 115 que fueron identificadas preoperatoriamente y tratadas con la profilaxis antibiótica adecuada con actividad contra SARM tuvieron infecciones postoperatorias por esta causa. Si bien algunos estudios respaldan la cobertura contra SARM (si se identifica en la paciente antes de la cirugía), la detección universal para esta bacteria no se recomienda en la actualidad ni es rentable para la cirugía ginecológica. La antibioticoterapia universal contra SARM en las pacientes ginecológicas no se sustenta hoy en día en la literatura especializada. Si bien los estudios recientes han confirmado que la eliminación de *S. aureus* en las narinas anteriores disminuye las tasas de IHQ en pacientes quirúrgicos, parece más relevante en aquellos sometidos a cirugías cardíacas u ortopédicas. El cirujano debe considerar la profilaxis perioperatoria con un esquema terapéutico que contenga vancomicina para pacientes que vayan a someterse a cirugía ginecológica si tienen antecedentes de colonización o infección por SARM actual o previa.

Hábito tabáquico

Se ha demostrado que el hábito tabáquico aumenta el riesgo de complicaciones postoperatorias de la herida. Las probabilidades relativas de IHQ son 1.79 (intervalo de confianza [IC] 95%: 1.57-2.04) en los fumadores en comparación con los no fumadores. Sorensen y cols. (2012) crearon un modelo de cicatrización de heridas en 78 personas fumadoras sin otras enfermedades frente a no fumadoras realizando cuatro incisiones suturadas lateralmente al sacro y observándolos durante 15 semanas. En el grupo de los fumadores, el 12% desarrolló una IHQ en comparación con el 4% de los no fumadores. Los sujetos que dejaron de fumar al menos 4 semanas antes de la cirugía tuvieron un menor riesgo de desarrollar IHQ. Se debe asesorar a las pacientes sobre la suspensión del hábito tabáquico y se les debe recomendar que lo interrumpan varias semanas antes de la cirugía.

Vaginosis bacteriana

La vaginosis bacteriana (VB) es un crecimiento excesivo de la flora vaginal anaerobia mixta que produce flujo sintomático. Esta afección se asocia con un mayor riesgo de adquirir infecciones de transmisión sexual, complicaciones del embarazo e IHQ en el muñón vaginal después de la histerectomía.

El riesgo relativo (RR) para IHQ en presencia de VB es de 3.2 (1.5-6.7). Antes de la profilaxis antibiótica preoperatoria de rutina, las pacientes con VB o tricomonosis tenían mayor probabilidad que las controles de presentar celulitis, absceso o ambos en el muñón vaginal (RR 3.2, IC 95%: 1.5-6.7 para VB; RR 3.4, IC 95%: 1.6-7.1 para tricomonosis). En poblaciones con alta prevalencia de VB, es rentable ofrecer profilaxis antibiótica para VB a todas las pacientes en el momento de la cirugía (agregando metronidazol a los antibióticos preoperatorios). Sin embargo, si la prevalencia de VB es baja, se recomienda detectar la VB y tratarla antes de la cirugía.

La adición de antibióticos con cobertura para anaerobios en el preoperatorio está respaldada por un gran estudio de cohorte retrospectivo de la Michigan Surgical Quality Collaborative donde, en comparación con el uso de cefazolina y metronidazol, cefazolina sola u otra cefalosporina de segunda generación sola para pacientes sometidas a cualquier histerectomía (por indicación benigna o maligna), se asoció con una probabilidad significativamente mayor de IHQ (razón de posibilidades ajustada [aOR, *adjusted odds ratio*] 2.30, IC 95%: 1.06-4.99 para cefazolina sola y aOR 2.31, IC 95%: 1.21-4.41 para la cefalosporina de segunda generación). Este estudio se realizó en el contexto de la administración preoperatoria de antibióticos de rutina e informó una tasa general de IHQ del 1.8%.

Inmunodeficiencia

En una cohorte retrospectiva de 77 mujeres que vivían con VIH que se sometieron a una histerectomía, el 58% cumplió con los criterios para sida. Si bien las tasas generales de IHQ fueron altas (22%), los recuentos de CD4 preoperatorios no estuvieron asociados con las IHQ (aOR 0.99, IC 95%: 0.99-1.0).

Factores de riesgo del procedimiento

Preparación de la piel en el domicilio

En muchos centros, las pacientes reciben instrucciones para realizar una ducha de clorhexidina en casa antes de la cirugía. Sin embargo, una revisión Cochrane de 2015 concluyó que no observó un beneficio claro al usar clorhexidina sobre otros productos de lavado. Un estudio grande encontró una diferencia significativa a favor de la clorhexidina (RR 0.36, IC 95%: 0.17-0.79). Una limitación importante para la interpretación de estos resultados es que los lavados preoperatorios no fueron estandarizados y entre los ensayos probablemente hubo inconsistencias entre las intervenciones y los procedimientos de control. Las recomendaciones recientes del ACOG aconsejan un baño o ducha de cuerpo completo con jabón o una sustancia antiséptica la noche previa a la cirugía abdominal. Los autores recomiendan que las mujeres se duchen con una preparación de clorhexidina la noche anterior y la mañana de su cirugía.

Preparación de la piel en el quirófano

Para la preparación quirúrgica del abdomen se prefiere gluconato de clorhexidina al 4% más alcohol sobre la yodopovidona. En una gran cohorte retrospectiva, Uppal y cols. encontraron que la limpieza preoperatoria de la piel con clorhexidina y alcohol se asoció con una probabilidad 44% menor de desarrollar IHQ después de una histerectomía abdominal total (aOR 0.56, IC 95%: 0.37-0.85, $p = 0.01$). Las directrices recientes del ACOG sugieren recomendar un agente con base de alcohol para la preparación de la piel.

Además de la preparación de la piel abdominal, se recomienda la preparación vaginal y perineal para disminuir las IHQ asociadas con histerectomía. La preparación perineovaginal y la preparación de la piel abdominal deben realizarse con equipos y aplicadores separados, incluso si se usa el mismo producto antiséptico.

Existen datos limitados para las recomendaciones sobre la preparación vaginal, previa a histerectomía, con yodopovidona o gluconato de clorhexidina al 4%. Un estudio controlado y aleatorizado de 50 mujeres sometidas a histerectomía encontró que la clorhexidina era más eficaz que la yodopovidona para disminuir el recuento de colonias en el campo quirúrgico, pero una cohorte retrospectiva de 2009 de un registro de pacientes sueco no encontró diferencias entre las dos preparaciones vaginales con respecto a la disminución de las infecciones postoperatorias después de histerectomía abdominal o vaginal. Curiosamente, una preparación de solución salina por vía vaginal se asoció con un mayor riesgo de infecciones postoperatorias inmediatas (particularmente de las vías urinarias). Los CDC recomiendan en la actualidad las soluciones de clorhexidina con bajas concentraciones de alcohol que pueden usarse de manera segura como un antiséptico vaginal preoperatorio.

Antibióticos perioperatorios

Los estudios controlados y aleatorizados respaldan el uso de antibióticos preoperatorios para ciertos tipos de cirugía ginecológica. Ningún antibiótico en monoterapia es superior a otro. La profilaxis antimicrobiana usada antes de una cirugía para la prevención de IHQ debe cumplir con los siguientes criterios: segura de usar y con baja toxicidad; no se emplea como tratamiento de rutina; tiene un espectro de actividad apropiado; alcanza concentraciones útiles en tejidos relevantes; tiene corta duración y su administración es conveniente para el sitio quirúrgico. Sobre esta base, generalmente se prefieren los betalactámicos (*véase* tabla 2-4, "Régimen profiláctico antimicrobiano según el procedimiento"). La profilaxis con antibióticos betalactámicos se asocia con tasas más bajas de IHQ postoperatorias.

Para las pacientes con reacción de hipersensibilidad inmediata a antibióticos betalactámicos, se pueden considerar esquemas alternativos de tratamiento. Es importante aclarar la hipersensibilidad verdadera a betalactámicos frente a la intolerancia, ya que Uppal y cols. demostraron que los esquemas alternativos tienen mayores probabilidades de IHQ (OR 1.7, IC 95%: 1.27-2.07) en comparación con los esquemas betalactámicos estándar.

La profilaxis antibiótica funciona al aumentar la inmunidad natural, pero tiene una ventana de oportunidad estrecha; por lo tanto, el momento de administración perioperatoria de profilaxis antimicrobiana es de suma importancia. Idealmente, la administración debe ocurrir dentro de los 60 min de la incisión en la piel y a más tardar 15 min antes de la incisión o 120 min antes de la incisión para aquellos fármacos que requieren tiempos de infusión más lentos. Esta práctica permite que haya concentraciones adecuadas en el suero y el tejido al momento de la incisión en la piel. Al comparar la administración a los 120 min frente a otra a los 0-30 min antes de la incisión de la piel, aquella se asoció con una tasa de IHQ del 4.7% en comparación con el 1.6% de esta.

Classen y cols. (1992) evaluaron la importancia del momento adecuado de los antibióticos perioperatorios. La administración postoperatoria de antibióticos (3 h después de la incisión) se asoció con mayor riesgo de IHQ (OR 5.8, IC 95%: 2.4-13.8, $p = 0.0001$), seguida de la administración preoperatoria de más de 2 h antes de la incisión en la piel (OR 4.3, IC 95%: 1.8-10.4, $p = 0.0001$). No debe continuarse la profilaxis antimicrobiana después de la operación.

Durante la cirugía, la profilaxis antimicrobiana debe redosificarse en caso de hemorragia intraoperatoria excesiva (más de 1500 cc) o cirugía prolongada (mayor de 4 h). La vida media de la cefazolina es de 1.8 h, por lo que se debe administrar una segunda dosis si el tiempo quirúrgico se acerca a las 4 h. La pérdida de sangre en la cirugía se ha correlacionado con la concentración de cefazolina en los tejidos, y con una hemorragia mayor de 1500 cc, las concentraciones antibióticas disminuyeron de forma importante.

Normotermia

La anestesia influye drásticamente en la termorregulación durante la cirugía. Los anestésicos volátiles por inhalación, el propofol y los opiáceos deterioran los mecanismos de termorregulación, causando una redistribución periférica del calor corporal. La hipotermia central aumenta la vasoconstricción, lo que conduce a una disminución de la oxigenación de los tejidos y una función inmunitaria local deteriorada. Kurz y cols. (2008) demostraron que la tasa de IHQ disminuyó del 19% al 6% con el mantenimiento de la normotermia. Se pueden usar diversos métodos para mantener la normotermia, incluyendo el aire caliente forzado alrededor de la paciente y los líquidos intravenosos tibios. Como un ambiente cálido o una temperatura más alta en el quirófano pueden causar incomodidad al equipo quirúrgico, la temperatura más cálida del quirófano debe mantenerse durante la inducción de la anestesia, seguida por una disminución al iniciar el procedimiento. La temperatura corporal central de la paciente debe mantenerse por arriba de 36.5 °C.

Duración de la cirugía

La duración de la cirugía es un factor de riesgo importante para IHQ y está incluida en el índice de riesgo de la National Nosocomial Infection Surveillance. En una revisión del programa de datos del National Surgical Quality Improvement, Mahdi y cols. encontraron que una duración mayor de 180 min aumentó las probabilidades de IHQ por 1.8 (IC 95%: 1.2-2.6, $p = 0.002$), y la histerectomía laparoscópica con una duración de más de 180 min incrementó las probabilidades de IHQ por 2.2 (IC 95%: 1.01-4.9, p = 0.005). Pop-Vicas y cols. revisaron los resultados de 1531 histerectomías (incluidas las realizadas por tumores malignos ginecológicos) y encontraron que la mayor duración de la cirugía aumentaba las probabilidades de IHQ por 3.5 (IC 95%: 1.21-9.76, p = 0.02) después del ajuste por peso, mediana del índice de comorbilidad de Charlson, estado inmunosuprimido, ASA ≥ 3, procedimiento previo dentro de los últimos 60 días, histerectomía robótica o laparoscópica, afección intestinal, cuatro cirujanos o más presentes o siete o más catéteres/dispositivos invasivos y elección del antibiótico preoperatorio (cefazolina o clindamicina/gentamicina).

Protocolo de cierre abdominal

Se debe prestar especial atención al tipo de cierre abdominal, ya que varios pasos pueden incidir en el riesgo de IHQ. Se ha propuesto el cierre de la herida abdominal con instrumentos estériles sin uso previo. Kwaan y cols. (2016) investigaron esta situación al comparar el uso de instrumentos estériles no utilizados y el equipo para cierre fascial en comparación con la atención habitual. En general, no hubo una diferencia significativa en las tasas de IHQ a los 30 días, con cifras del 11% en el grupo del protocolo en comparación con el 12.4% que recibió la atención habitual (p = 0.85).

Se ha explorado el papel del tratamiento de heridas con presión negativa (THPN) para disminuir las tasas de IHQ. Se cree que el THPN disminuye la acumulación de líquido tisular subcutáneo y la formación de seromas. Sin embargo, la evidencia que respalda el uso de los dispositivos del THPN en las pacientes con alto riesgo de complicaciones postoperatorias de la herida es contradictoria. Existe evidencia publicada que desaconseja el empleo de grapas en la piel cuando esto sea posible.

Directrices perioperatorias

Johnson y cols. desarrollaron una serie de directrices perioperatorias de 10 intervenciones, pensadas para reducir las IHQ después de una cirugía ginecológica oncológica. Estas 10 intervenciones incluyen la educación de la paciente, la ducha con gluconato de clorhexidina al 4% previa a la cirugía, el lavado de abdomen con una compresa empapada con clorhexidina la mañana de la cirugía, la administración de antibióticos dentro de la hora antes de la incisión de la piel, la preparación de la piel en el área de la incisión con una solución de gluconato de clorhexidina al 2% o alcohol isopropílico al 70%, repetir la administración de cefazolina 3-4 h después de la incisión, usar bandeja de cierre estéril, cambio de guantes del personal para el cierre fascial y de la piel, quitar el vendaje 24-48 h después de la cirugía, alta hospitalaria con indicaciones para realizar baño con gluconato de clorhexidina al 4% posterior al retiro del vendaje, así como una llamada telefónica por enfermería. El grupo identificó una reducción general del riesgo relativo para IHQ del 82.4% (p = 0.1), en comparación con los controles históricos. Si bien es difícil aislar el impacto preciso de cada componente en el protocolo de este estudio en particular, estas intervenciones justifican una mayor investigación en el contexto de la cirugía ginecológica fuera de la oncología ginecológica.

EVALUACIÓN DE LA INFECCIÓN EN EL LECHO QUIRÚRGICO

Evaluación de la fiebre

La *fiebre postoperatoria* por lo regular se define como una temperatura mayor de 38 °C (100.4 °F) en dos ocasiones con al menos 4 h de diferencia o una temperatura única mayor o igual a 39 °C. La morbilidad febril es el efecto adverso más frecuentemente informado después de una histerectomía, y la fiebre fuera de las primeras 24 h posteriores a la cirugía requiere de una evaluación adicional. La fiebre postoperatoria ocurre con una incidencia estimada del 31-50%; sin embargo, no todas las fiebres postoperatorias son causadas por infecciones. En un estudio retrospectivo de Fanning y cols., menos del 10% de las pacientes ginecológicas que desarrollaron fiebre postoperatoria tenían una causa infecciosa. La fiebre es una manifestación fisiológica de infección e inflamación. La inflamación y la fagocitosis por macrófagos de la sangre extravasada son acontecimientos postoperatorios benignos y frecuentes implicados en la respuesta febril a la cirugía. Hasta el 72% de las fiebres postoperatorias ocurren dentro de las primeras 48 h (tabla 33-3).

Peipert y cols. encontraron que la fiebre era más frecuente después de la histerectomía abdominal frente a otras vías (aOR 2.7, IC 95%: 1.6-4.3) y estaba asociada con la hemorragia intraoperatoria mayor de 750 mL (OR 3.5, IC 95%: 1.8-6.8). Ambos factores aumentaron el riesgo de fiebre posterior a histerectomía después de ajustar para la edad, el IMC, el tiempo operatorio y la administración profiláctica de antibióticos.

Una anamnesis minuciosa ayudará a orientar la valoración y el diagnóstico. Los aspectos relevantes de la historia clínica incluyen factores de riesgo para IHQ, como las comorbilidades de la paciente, IMC, tipo de cirugía, presencia de SARM, clasificación quirúrgica de la herida, duración de la cirugía y profilaxis antimicrobiana y perioperatoria. También es relevante la evolución postoperatoria hasta ese momento y cualquier posible complicación quirúrgica.

Exploración física

La fiebre postoperatoria debe motivar al cirujano a considerar infecciones en otros aparatos y sistemas, incluyendo cabeza, cuello y garganta, vías respiratorias superiores e inferiores, sistema cardiovascular, tubo digestivo y vías urinarias, además del lecho quirúrgico. Las extremidades inferiores deben examinarse por la probabilidad de presentar tromboembolia venosa. En función del tiempo de inicio de la fiebre y la duración de los síntomas, los puertos intravenosos también deben evaluarse como posibles fuentes de infección. Además, se debe realizar un examen pélvico para evaluar el dolor a la palpación. Un examen rectovaginal es particularmente importante para evaluar la acumulación de líquido o de masas en, o cerca de, el fondo de saco. Debe evaluarse la herida quirúrgica (abdominal o vaginal) para detectar signos de seroma, hematoma, celulitis o dehiscencia fascial. Los hallazgos críticos pueden incluir eritema más allá de los bordes inmediatos de la sutura o de las grapas, drenaje

TABLA 33-3
Diagnóstico diferencial de fiebre postoperatoria

ÓRGANO/ SISTEMA	CAUSAS POTENCIALES DE FIEBRE POSTOPERATORIA	MOMENTO TÍPICO DEL POSTOPERATORIO	ABORDAJE CLÍNICO
Sistema nervioso central	Fiebre medicamentosa	Cualquiera	Revisar la lista de medicamentos y posibles interacciones; suspender los medicamentos problemáticos
Respiratorio	Neumonía	< 48 h	Espirometría de incentivo, ambulación temprana, evacuación pulmonar, radiografía de tórax, cultivo de esputo, antibióticos
Cardiovascular	Trombosis venosa profunda	> 72 h	Ecografía de compresión, anticoagulación
	Tromboflebitis pélvica séptica	> 72 h	
	Hematoma	Cualquiera	Estudios de imagen adicionales que incluyen tomografía computarizada o resonancia magnética; drenaje si la acumulación es grande/accesible
	Reacción a transfusión sanguínea	Inmediata hasta 24 h después de la transfusión	Administrar antihistamínicos, suspender transfusión
Genitourinario	Infección de vías urinarias	> 48 h	Retirar el catéter, examen general de orina, urocultivo, antibióticos
Infeccioso	Infecciones de herida quirúrgica Absceso Bacteriemia Sinusitis Hematoma infectado	> 72 h	
Iatrógeno	Infección relacionada con el catéter	Cualquiera	Retirar el catéter infectado
Psiquiátrico	Abstinencia/*delirium tremens*	> 72 h	Revisar la historia clínica de la paciente y uso de sustancias, consultar con psiquiatría, administrar benzodiazepinas

espontáneo o exprimible, masas fluctuantes o dolor desproporcionado. Si no se identifica un origen evidente, puede ser útil solicitar técnicas de imagen para descartar alguna alteración intraabdominal.

Pruebas de laboratorio

Una historia clínica minuciosa y la exploración física de la paciente pueden orientar sobre la necesidad de realizar pruebas de laboratorio o de imagen. Por ejemplo, Schwandt y cols. (2001) propusieron un algoritmo para el tratamiento postoperatorio de la fiebre. Recomendaron *1)* registrar la temperatura cada 4 h, *2)* evaluar a las pacientes con temperatura mayor de 38 °C mediante la historia clínica y la exploración física y *3)* evitar realizar pruebas, a menos de que se observen signos y síntomas anómalos. En esta cohorte prospectiva, el 27% de las pacientes presentaron fiebre postoperatoria después de una cirugía ginecológica mayor, pero solo el 11% de estas pacientes febriles cumplían con los criterios para realizar más pruebas en las que se obtuvieron mejores resultados. Específicamente, el 100% de las radiografías de tórax y el 80% de los urocultivos mostraron resultados anómalos, representando una mejoría franca en la probabilidad diagnóstica en comparación con una cohorte retrospectiva (con tasas del 6% y 10%, respectivamente). Algunas pacientes (7%) que no presentaban signos y síntomas fueron diagnosticadas con una infección de vías urinarias (IVU) cuando se les practicó un estudio de rutina, lo que sugiere que un abordaje más conservador de la fiebre postoperatoria no retrasa significativamente el diagnóstico y tratamiento de la infección.

Dentro de las primeras 72 h después de la cirugía, los hemocultivos son de poca utilidad clínica. Pueden considerarse en caso de fiebre elevada o persistente a pesar de la administración de antibióticos o si la paciente cuenta con criterios de septicemia. Para aquellas pacientes que cumplan con los criterios mencionados y que tengan un puerto central, se debe realizar por lo menos un hemocultivo del puerto con el objetivo de ayudar a evaluar si se encuentra infectado.

Cultivos bacterianos

Si la herida quirúrgica está abierta o presenta secreciones, se deben obtener muestras para cultivos bacterianos anaerobios y aerobios. Los antibióticos empíricos deben iniciarse si se han descartado otras causas no infecciosas de fiebre y seleccionarse para cubrir el microorganismo identificado en el cultivo. Para las infecciones más profundas, como la IHQ profunda o el absceso intraabdominal, se pueden solicitar cultivos de las muestras drenadas para orientar el tratamiento antibiótico.

Estudios de imagen

La ecografía, la tomografía computarizada (TC) o la resonancia magnética (RM) pueden ser útiles en circunstancias específicas. La ecografía puede servir para evaluar la presencia de derrame en el sitio de una incisión abdominal, o la pelvis en caso de derrame, absceso o hematoma. Las imágenes por TC del abdomen o la pelvis pueden permitir diagnosticar abscesos, lesiones ureterales o intestinales, así como un posible derrame pleural. La TC puede usarse para guiar un drenaje percutáneo.

INFECCIÓN POSTOPERATORIA FUERA DE LA HERIDA QUIRÚRGICA

Infección de las vías urinarias

Las infecciones de vías urinarias son una de las IQI más frecuentes, y del 70-80% son atribuibles a sondas urinarias permanentes. Hasta el 16% de los adultos hospitalizados tendrán una sonda urinaria durante su hospitalización. Los factores de riesgo para desarrollar una IVU incluyen la duración del sondaje, edad avanzada y que no se mantenga un sistema de drenaje cerrado. Cuando se sospecha de una IVU, se debe retirar la sonda permanente y obtener una muestra de orina para cultivo. Se pueden iniciar antibióticos de forma empírica y modificarlos dependiendo del resultado del cultivo. Un urocultivo se considera positivo si se identifican bacterias, con frecuencia bacilos gramnegativos aerobios, por ejemplo *Escherichia coli*, en una concentración mayor de 10^5 unidades formadoras de colonias. La infección de vías urinarias superiores debe sospecharse si hay fiebre, IVU inferiores y síntomas localizados (p. ej., dolor a la palpación en ángulo costovertebral en la exploración física).

Neumonía

La neumonía postoperatoria es una neumonía intrahospitalaria o asociada con el ventilador que se desarrolla de 48-72 h después de la operación (o después de la intubación endotraqueal). La neumonía intrahospitalaria es la segunda infección intrahospitalaria más frecuente (después de las IVU) y puede afectar significativamente la morbilidad y los costos hospitalarios de un paciente. La neumonía probablemente se desarrolle al reemplazar la flora normal del tubo digestivo y de las vías respiratorias del hospedero con patógenos, o en caso de broncoaspiración de material contaminado o de un sistema inmunitario deteriorado por enfermedad crítica, así como por la presencia de otros factores de riesgo. Las vías respiratorias del hospedero pueden ser vulnerables debido al tratamiento con antibióticos de amplio espectro, la profilaxis para úlcera gastroduodenal aguda y la presencia de dispositivos médicos (sondas nasogástricas o cánulas endotraqueales). Los factores de riesgo importantes incluyen edad, septicemia preoperatoria, tiempo quirúrgico prolongado (> percentil 75), uso actual de esteroides, antecedentes de enfermedad pulmonar obstructiva crónica (EPOC), cáncer, disnea, pérdida de peso mayor del 10%, antecedentes de insuficiencia cardíaca congestiva, insuficiencia renal o diálisis.

La neumonía intrahospitalaria en este contexto es típicamente polimicrobiana, pero puede atribuirse a aerobios gramnegativos.

Se debe sospechar neumonía postoperatoria cuando un paciente desarrolla un infiltrado pulmonar nuevo o progresivo, fiebre, leucocitosis y secreciones traqueobronquiales purulentas. La radiografía de tórax puede ser útil en esta situación, pero se deben obtener muestras para el cultivo de esputo cuando sea posible para guiar el tratamiento.

Colitis por *Clostridium difficile*

La infección por *Clostridium difficile* se ha convertido en una de las infecciones intrahospitalarias más graves. *C. difficile* es una bacteria grampositiva anaerobia capaz de producir esporas y toxinas, causando distintas manifestaciones clínicas que pueden incluir fiebre, dolor abdominal o distensión y diarrea líquida en la paciente postoperatoria. Se han publicado pocos datos que aborden específicamente la infección por *C. difficile* en las pacientes ginecológicas. Abdelsattar y cols. realizaron la identificación prospectiva de pacientes con infección por *C. difficile* confirmada por laboratorio en el 0.1% de las pacientes después de una cirugía ginecológica. En la regresión logística multivariante, la edad avanzada, la inmunosupresión crónica, la hipoalbuminemia y la septicemia preoperatoria se asociaron con infecciones por *C. difficile*, mientras que, de forma interesante, no se vinculó con antibióticos preoperatorios. Las pacientes quirúrgicas parecen tener el doble de carga para IQI en comparación con las pacientes hospitalizadas en servicios no quirúrgicos. Como se esperaba, las infecciones postoperatorias por *C. difficile* aumentaron significativamente el tiempo de hospitalización, las evaluaciones posteriores en el servicio de urgencias y los reingresos. El personal médico y los visitantes deben seguir las precauciones de contacto si se sospecha infección por *C. difficile*. Se debe realizar una reacción en cadena de la polimerasa (PCR, *polymerase chain reaction*) en una muestra de heces blandas para detectar infecciones por *C. difficile*. Los antibióticos que pueden contribuir al problema deben ser descontinuados mientras se administra un tratamiento empírico a la paciente con vancomicina, fidaxomicina o metronidazol por vía oral, dependiendo de la gravedad de la enfermedad.

TRATAMIENTO DE LAS INFECCIONES DE LA HERIDA QUIRÚRGICA

Las guías de la Infectious Disease Society of America (IDSA) para las infecciones de tejidos blandos y los abscesos intraabdominales son una fuente excelente de pautas basadas en la evidencia para el abordaje de las infecciones posquirúrgicas de las heridas. Es necesario valorar las infecciones de las heridas quirúrgicas cuando se presente fiebre durante más de 4 días después de la cirugía inicial y esta se acompañe de eritema o induración en la herida quirúrgica. Por lo general, y según la ubicación de la herida, esta debe abrirse o drenarse. Se debe iniciar el tratamiento empírico con antibióticos cuando la temperatura sea mayor de 38 °C, el recuento de leucocitos sea mayor de 12 000/mm^3 y exista eritema mayor de 5 cm, o cuando exista cualquier indicio de necrosis (cambio de coloración, escarificación o desprendimiento de tejido).

Infecciones superficiales o incisionales

Los signos de infección superficial de una herida incluyen eritema, secreción purulenta, dolor y edema. Las IHQ suelen desarrollarse después de las 48 h del postoperatorio. Se puede tratar de forma ambulatoria a aquellas pacientes que presentan celulitis en el sitio quirúrgico sin absceso o evidencia de fascitis necrosante. Debe considerarse el tratamiento intrahospitalario en los casos en los que las pacientes tengan enfermedades múltiples o cuando no toleren los esquemas orales de tratamiento antibiótico. Las IHQ pueden tratarse con cefalosporinas de segunda o tercera generación (cefazolina, ceftriaxona o cefoxitina), o con un inhibidor de la betalactamasa y penicilina (ampicilina-sulbactam, penicilina-tazobactam).

Infecciones profundas de la herida quirúrgica

En la cirugía ginecológica, las infecciones profundas de la herida quirúrgica comprenden aquellas que afectan el músculo o la fascia, pero no desarrollan un absceso intraabdominal. Los factores de riesgo demostrados en un análisis multivariante de las infecciones profundas incluyen clasificación de la ASA mayor o igual a 3 (aOR 1.81, IC 95%: 1.25-2.62), hábito tabáquico (aOR 1.99, IC 95%: 1.4-2.83), antecedentes de ictus con déficit neurológico (aOR 4.41, IC 95%: 1.54-12.65), anemia preoperatoria (aOR 1.72, IC 95%: 1.21-2.43) y obesidad de grado III (aOR 2.23, IC 95%: 1.43-3.49).

Deben considerarse la valoración y el tratamiento iniciales en los casos de infecciones quirúrgicas profundas de las pacientes hospitalizadas, pues pueden requerir de tratamiento con antibióticos parenterales. Es necesario considerar la hospitalización cuando las pacientes tengan fiebre mayor de 39 °C, no toleren los antibióticos orales, tengan inestabilidad hemodinámica o exista evidencia de un absceso intraabdominal o peritonitis.

Cuando sea posible, debe drenarse cualquier acumulación de líquidos, pues de esta manera se disminuye la carga bacteriana de la fuente de infección. Ello puede realizarse con métodos mínimamente invasivos de colocación de drenaje o al regresar a la paciente al quirófano para el desbridamiento e irrigación de la herida. En algunas ocasiones, la ubicación de la herida o las características individuales de la paciente limitan la colocación del drenaje o el reingreso al quirófano. No debe retrasarse el reingreso al quirófano en aquellas pacientes con enfermedades críticas. Es necesario ser cauteloso al emplear el tratamiento empírico con antibióticos y debe optarse por este solo cuando se hayan realizado esfuerzos para diagnosticar y tratar la IHQ profunda, pues la eliminación de la fuente infecciosa es más eficaz para mejorar el estado de la paciente. Cuando no disminuya la fiebre o no exista mejoría clínica, es necesario considerar estudios seriados de imagen para detectar la formación de un absceso tardío. Por lo general, los antibióticos parenterales se continúan durante 24-48 h hasta que la paciente no presente fiebre o sea evidente la mejoría clínica.

La fiebre postoperatoria de inicio temprano sugiere una infección por patógenos más agresivos, como los estreptococos (*Streptococcus pyogenes*) y los clostridios. En los casos en los que se presenta fiebre dentro de las primeras 96 h después de la cirugía, es útil obtener una tinción de Gram de material de la herida para descartar la presencia de estas bacterias capaces de causar necrosis posquirúrgica de progresión rápida. Si se identifica o sospecha cualquiera de estos dos microorganismos con la tinción de Gram, debe comenzarse el tratamiento con penicilina y clindamicina, y realizarse el desbridamiento urgente de la herida.

Los cultivos (aerobio/anaerobio) deben realizarse a partir de una sola muestra de al menos 1 mL de líquido o tejido. Se requieren de 1-10 mL de líquido para que la inoculación de la ampolleta de cultivo aerobio sea óptima para el desarrollo de bacterias aerobias y se deben utilizar al menos 0.5 mL para la tinción de Gram. Además, es indispensable obtener 0.5 mL de líquido o 0.5 g de tejido para el cultivo anaerobio (o 1-10 mL de líquido para inocular directamente la ampolleta de hemocultivo anaeróbico).

En los casos de infecciones quirúrgicas profundas que afectan el perineo, el tubo digestivo o las vías genitales de la mujer, los antibióticos que se recomiendan son *1)* cefalosporina y metronidazol, *2)* levofloxacino y metronidazol o *3)* un carbapenémico solo. La combinación de gentamicina y clindamicina suele utilizarse en los casos de infecciones ginecológicas y obstétricas. No obstante, la clindamicina no está recomendada como tratamiento de primera elección para los casos de abscesos intraabdominales, pues *Bacteroides fragilis*, un coliforme habitual en las infecciones intraabdominales, muestra cada vez más resistencia a este antibiótico.

Infecciones del espacio orgánico

Las IHQ del espacio orgánico pueden incluir las infecciones ováricas y los abscesos pélvicos. El 1% de las cirugías ginecológicas se complican con un absceso pélvico, y se considera que los abscesos se derivan de la superinfección de sangre, linfa, líquidos serosos y restos necróticos acumulados dentro de la pelvis inferior, en el área de la cúpula vaginal, y que esta infección progresa de manera ascendente a través de la vagina, la piel o el intestino.

El objetivo principal del tratamiento de las *infecciones del espacio orgánico* o *intraabdominales* es el control de la fuente infecciosa. El *control de la fuente infecciosa* es la disminución o la eliminación de la fuente de infección con la intención de acelerar la respuesta al tratamiento con antibióticos y la recuperación. Esta medida es especialmente relevante cuando se tratan los abscesos. Las pacientes con una infección intraabdominal pueden desarrollar dolor abdominal de inicio rápido, anorexia, náuseas, vómitos y estreñimiento, que pueden acompañarse de signos de inflamación como fiebre, taquicardia, taquipnea y dolor. Se prefiere la TC helicoidal frente a la ecografía cuando se valora una infección intraabdominal. Los factores clínicos que predicen la falta de control del origen de la infección intraabdominal son el retraso mayor de 24 h para la intervención inicial, la alta gravedad de la enfermedad, la edad mayor, la presencia de enfermedades concomitantes y el grado de disfunción orgánica, la hipoalbuminemia, la desnutrición, la peritonitis difusa, las neoplasias y no realizar un drenaje o desbridamiento apropiado. Debe considerarse la cirugía previa, pero por lo general el tratamiento se rige por 1) la profilaxis con antibióticos según la ubicación de la colección y la fuente más probable, 2) los cultivos del espacio orgánico o el absceso para determinar el espectro del tratamiento con antibióticos y 3) el control o la eliminación de la fuente para acortar el tiempo de tratamiento y disminuir el riesgo de persistencia. Algunos ejemplos del control de la fuente son abrir y desbridar la herida hasta los bordes sanos, drenar los abscesos y retirar el tejido infectado o los cuerpos extraños.

Las guías de la IDSA para las infecciones intraabdominales son una excelente fuente de información referente al tratamiento empírico con antibióticos para el abordaje postoperatorio inicial de una paciente en la que se sospecha una alteración intraabdominal. La mayoría de las cirugías ginecológicas implican múltiples microorganismos provenientes de la cúpula vaginal, y ello debe considerarse al momento de elegir el antibiótico de amplio espectro. Cuando se confirma un absceso intraabdominal mediante TC u otro método, se prefiere el drenaje percutáneo en lugar del drenaje quirúrgico, según las posibilidades. Sin embargo, el drenaje quirúrgico mediante laparotomía o laparoscopia llega a ser necesario cuando la acumulación de líquido es multilocalizada, lobulada o compleja, existe necrosis o no es posible acceder mediante la vía percutánea. Las pacientes hemodinámicamente estables con peritonitis (exploración física con dolor a la descompresión o vientre en tabla) pueden recibir el tratamiento empírico con antibióticos y ser vigiladas de manera estrecha hasta 24 h antes de realizar el drenaje. La cirugía suele ser el tratamiento más eficaz para los casos en los que se sospecha una rotura visceral o dehiscencia de la fascia. En algunas ocasiones, cuando no es posible la eliminación inicial de la fuente de la infección, es necesario considerar volver a explorar la zona o retrasar el cierre cutáneo y fascial.

El tratamiento empírico con antibióticos de las infecciones intraabdominales asociadas con la atención sanitaria debe incluir cobertura para aerobios y anaerobios gramnegativos, y debe basarse en la información local disponible sobre la susceptibilidad antibacteriana, pues cada vez existen más bacterias resistentes. Estos microorganismos pueden incluir gramnegativos no fermentadores (especies de *Pseudomonas aeruginosa* y *Acinetobacter*) y el espectro ampliado de microorganismos productores de betalactamasas (*Klebsiella* y *E. coli*). Las opciones farmacológicas incluyen un carbapenémico, piperacilina-tazobactam, ceftazidima-metronidazol y cefepima-metronidazol. El tratamiento con antibióticos suele durar de 4-7 días, aunque en ocasiones se prescribe un tratamiento de mayor duración cuando el control de la fuente es complicado. En algunas instancias, es necesario el tratamiento durante mucho más tiempo, como cuando existe una infección intraabdominal por especies de *Actinomyces*.

Es importante resaltar que en ocasiones es complicado valorar la relevancia de una acumulación de líquido durante el período postoperatorio inmediato. En algunas ocasiones, es normal encontrar trasudado pélvico tras la cirugía ginecológica. Suele presentarse una acumulación de líquido en la pelvis poco después de una histerectomía, que suele desaparecer dentro de las primeras 4-5 semanas postoperatorias. En una pequeña serie de casos, Hasson y cols. determinaron que estas acumulaciones no se relacionaron con alguna enfermedad febril.

El uso de algunas sustancias hemostáticas, como la celulosa oxidada regenerada, también puede producir un aspecto similar a un absceso en los estudios de imagen postoperatorios. No se comprende del todo el origen de este fenómeno; sin embargo, pero se postula que la celulosa oxidada forma una acumulación de material gelatinoso cuando se combina con la sangre, y que esta permite mayor agregación plaquetaria y mejor hemostasia quirúrgica. La celulosa oxidada regenerada suele absorberse dentro de los primeros 14 días, pero ello puede demorar hasta 4-8 semanas. A medida que la acumulación disminuye, puede llegar a atrapar aire y conferir a la región un aspecto de nivel hidroaéreo, que suele asociarse con un absceso. Algunas de las características en los estudios de imagen incluyen acumulación localizada de gas con un patrón lineal o puntiforme sin niveles hidroaéreos. Aunque se ha propuesto que la RM y la ecografía pueden utilizarse como métodos de diagnóstico alternativos para distinguir entre una sustancia hemostática y un absceso, también deben tomarse en cuenta las características clínicas de la paciente y el informe quirúrgico. Es importante comentar con el equipo de radiología que se ha utilizado una sustancia hemostática durante la cirugía.

Infecciones necrosantes

Como se mencionó antes en el texto, las infecciones quirúrgicas por *Streptococcus pyogenes* y especies de *Clostridium* se presentan dentro de las primeras 48 h después de la cirugía. Además de estas, algunas de las infecciones de mayor gravedad que pueden presentarse dentro de las primeras 48 h después de la cirugía incluyen el choque tóxico por estreptococos y las infecciones cutáneas necrosantes. Cuando se presentan estas alteraciones, debe realizarse el tratamiento quirúrgico intensivo de inmediato. Además, debe abrirse la herida para extraer o desbridar los tejidos infectados y necrosados e iniciar el tratamiento con antibióticos después de haber obtenido muestras para los cultivos de la herida. Una vez que se ha comenzado el tratamiento empírico con antibióticos, es posible tomar decisiones acerca de la antibioticoterapia con base en los resultados de los cultivos de la herida. Las pacientes con infecciones de progresión rápida requieren seguimiento estrecho y evaluación del posible tratamiento quirúrgico. Las infecciones necrosantes suelen ser polibacterianas, pero en ocasiones también son causadas por un solo agente, como *Streptococcus* del grupo A, *Aeromonas*, *Staphylococcus aureus* resistente a la meticilina y *Vibrio vulnificus*.

Estos microorganismos causan infecciones progresivas que pueden parecer lesiones benignas en un inicio y que evolucionan a toxicidad sistémica. Los factores que predisponen a estas infecciones son la diabetes, la arterioesclerosis, el edema o la estasis venosa y la administración intravenosa de medicamentos. Las infecciones necrosantes tienen una alta tasa de mortalidad (30-70%). El dolor grave que no es congruente con el aspecto de la herida suele ser el único signo. Todas las pacientes en las que se sospeche fascitis necrosante deben recibir una valoración quirúrgica y tratamiento empírico con antibióticos, preferentemente con penicilina y clindamicina si se trata de una fascitis necrosante por *estreptococos del grupo A*. No obstante, la mayoría de las veces, la fascitis necrosante es una infección polibacteriana (por aerobios y anaerobios). Los seis esquemas de antibióticos de amplio espectro son *1)* vancomicina y piperacilina-tazobactam, *2)* vancomicina y un carbapenémico, *3)* vancomicina y ceftriaxona-metronidazol, *4)* linezolid y piperacilina-tazobactam, *5)* linezolid y un carbapenémico y *6)* linezolid y ceftriaxona-metronidazol.

Otra de las causas, aunque poco frecuente, de fiebre y enfermedad sistémica temprana es el síndrome de choque tóxico de la herida, en el que la herida tiene un aspecto desproporcionadamente benigno en comparación con el estado clínico. Los hallazgos tempranos incluyen fiebre, hipotensión, pruebas de función hepática y renal anómalas, diarrea y eritrodermia. Puede haber descamación en etapas posteriores. El tratamiento adecuado incluye la incisión y el drenaje de la herida, la obtención de muestras para el cultivo y la administración del tratamiento frente a estafilococos.

Infecciones del muñón vaginal

Se estima que la celulitis del muñón vaginal representa del 2.5-6.25% de las IHQ posteriores a una histerectomía. En un gran estudio retrospectivo con análisis sistémico, las tasas de infección o absceso del muñón vaginal no diferían significativamente entre los abordajes laparoscópico frente a robótico (OR 1.34, IC 95%: 0.46-3.86, *p* = 0.59) vaginal frente a laparoscópico (OR 0.42, IC 95%: 0.15-1.22, *p* = 0.10) y vaginal frente a robótico (OR 0.57, IC 95%: 0.14-2.23).

Es probable que la celulitis o absceso del muñón vaginal tenga un cuadro con flujo vaginal y dolor pélvico, con o sin fiebre. La evaluación de una posible afectación del muñón vaginal debe empezar con una exploración física completa, que incluya la exploración con un espéculo vaginal estéril y la palpación bimanual rectovaginal. Las exploraciones con el espéculo y la bimanual pueden ayudar a visualizar una secreción purulenta, serosa o fecaloideo; estas pueden orientar al médico hacia una infección del muñón, seroma o conexión fistulosa con el intestino. Las imágenes mediante ecografía vaginal o TC pueden ayudar en este cuadro. Si existe una alta sospecha previa de formación de fístulas, es posible que se deban revisar con el radiólogo las imágenes de las modalidades especiales obtenidas por TC.

Se deben considerar la microscopia en fresco, una muestra de secreción vaginal para tinción de Gram y un cultivo. La vaginosis bacteriana puede ser diagnosticada fácilmente con una microscopia en fresco utilizando los criterios de Amsel. Se debe realizar un cultivo de la secreción vaginal antes de iniciar el tratamiento antibiótico. Aunque los resultados del cultivo inevitablemente incluirán la flora vaginal y en este contexto se esperan las infecciones polimicrobianas, la identificación de organismos particularmente virulentos como *Streptococcus* del grupo A o especies de *Clostridium* serían valiosas para la toma de decisiones clínicas.

Si se obtienen más imágenes y existe evidencia de un derrame o absceso dentro de la pelvis (o no hay evidencia de drenaje espontáneo), se debe considerar el drenaje percutáneo a través del muñón vaginal. La paciente puede ser llevada al quirófano para incisión y drenaje del muñón vaginal, que sería preferible a la colocación de un drenaje percutáneo en la sala de radiología intervencionista. Después de abrir el muñón (que puede lograrse a través del cierre previo en la mayoría de los casos) y extraer el derrame, se debe colocar un drenaje. Un drenaje Malecot® puede mantenerse en su posición de manera más eficiente que un drenaje simple (como el Jackson-Pratt), pero puede requerir una sutura de fijación para mantenerlo en posición en el muñón vaginal. Como alternativa, se puede usar una sonda de Foley con este propósito. El drenaje debe permanecer en su sitio hasta que se obtenga un cantidad mínima de secreción en el drenaje. Se pueden considerar las imágenes seriadas (ecografía) para asegurar que se ha drenado por completo el derrame antes de retirar el drenaje.

TRATAMIENTO DE INFECCIONES VULVARES

El diagnóstico y tratamiento de las infecciones vulvares implica pasos microbiológicos similares a los mencionados anteriormente. Las infecciones vulvares pueden ser particularmente complejas debido a la anatomía de la fascia subcutánea y del tejido graso que puede promover una rápida propagación de la infección. La diseminación puede ocurrir desde la fascia superficial del monte del pubis y los labios mayores hasta la fascia interior del muslo y la pared abdominal anterior. En la región interna de esta capa hay una fascia profunda que es continua con la fascia de Scarpa de la pared abdominal anterior. Un conocimiento sólido de las características anatómicas importantes puede ayudar a localizar una posible infección, como la ubicación de la apertura de las glándulas de Bartolino y de Skene en torno al introito.

La celulitis generalmente afecta más capas superficiales. Los factores de riesgo documentados para la celulitis vulvar se superponen con los factores de riesgo para IHQ, pero también incluyen embarazo, traumatismos, medidas de higiene vulvar (afeitado o depilación), así como traumatismos iatrógenos derivados de la cirugía o el parto.

Los diagnósticos diferenciales incluyen absceso de las glándulas de Bartolino o de Skene, celulitis, enfermedad de Crohn vulvar, hidradenitis supurativa e infección necrosante. Es importante tener un alto índice de sospecha para infecciones necrosantes, que pueden diseminarse rápidamente y presentar signos tardíos de infección (oscurecimiento de la piel, crepitación, trombosis superficial).

Los abscesos vulvares suelen ser polimicrobianos. Debido a la alta prevalencia de SARM, el tratamiento antimicrobiano debe incluir cobertura para este microorganismo. Se puede indicar tratamiento ambulatorio para una celulitis purulenta leve sin factores de riesgo; de lo contrario, se debe considerar el tratamiento antibiótico por vía intravenosa. Debe considerarse el tratamiento hospitalario para pacientes con diabetes mellitus concomitante. También se deben tener en cuenta la incisión y el drenaje mientras se evalúa la viabilidad del tejido.

Las alternativas para el tratamiento por vía oral incluyen trimetoprima-sulfametoxazol (dicloxacilina o cefalexina si presenta *Staphylococcus aureus* sensible a la meticilina [SASM]). Está indicado el tratamiento con vancomicina, daptomicina o linezolid por vía intravenosa para infecciones graves (o con nafcilina o cefazolina si presenta SASM). La celulitis no purulenta sin un absceso evidente puede ser tratada con una penicilina o con cefalosporina oral. Si los síntomas no se resuelven o si presenta celulitis moderada o grave con datos de enfermedad sistémica, se debe considerar el tratamiento con antibióticos por vía intravenosa y un posible desbridamiento quirúrgico. La elección de antibióticos intravenosos generalmente incluirá un antibiótico betalactámico de amplio espectro con cobertura adicional para SARM o anaerobios.

HIPERSENSIBILIDAD A ANTIBIÓTICOS

La alergia a la penicilina se informa en hasta un 15% de las personas hospitalizadas, pero más del 95% de quienes se evaluó por este motivo no tenían una verdadera alergia a penicilina o cefalosporina. Informar falsamente acerca de la alergia a la penicilina ocasiona un uso excesivo de antibióticos alternativos (como vancomicina, clindamicina, aminoglucósidos y aztreonam), que pueden ser menos eficaces clínicamente frente a la familia de los betalactámicos, más costosos y con una mayor cantidad de efectos adversos. Además, las pacientes que presentan alergia a la penicilina tienen una mayor probabilidad de portar SARM o *Enterococcus* resistente a la vancomicina. Blumenthal y cols. compararon las pruebas cutáneas estándar para alergia y una guía computarizada para la atención de rutina. En este estudio, las pruebas cutáneas dieron como resultado un aumento significativo en el uso seguro de la penicilina y de las cefalosporinas. Esta opción debe considerarse en las pacientes que informan alergia a la penicilina.

> **PUNTOS CLAVE**
>
> ■ Las infecciones de la herida quirúrgica son las complicaciones quirúrgicas más frecuentes y traen como resultado un incremento en el costo, la duración de la hospitalización y el riesgo de morbilidad y mortalidad.
> ■ La prevención es clave para el control de las infecciones en la herida quirúrgica y requiere de un esfuerzo conjunto entre el personal médico y de enfermería, entre otros.
> ■ En la cirugía ginecológica, la mayoría de las infecciones en la herida quirúrgica son polibacterianas y causadas por la flora bacteriana de la piel o la vagina de la paciente.
> ■ La evaluación postoperatoria de la paciente con fiebre debe incluir la valoración de la herida quirúrgica, así como las vías urinarias, respiratorias y el tubo digestivo.
> ■ El inicio de una infección de la herida quirúrgica dentro de las 48 h posteriores a la cirugía o con una diseminación rápida debe motivar una evaluación diagnóstica intensiva para descartar una infección necrosante.
> ■ Los abscesos pélvicos o del muñón vaginal postoperatorios deben drenarse y cultivarse para aumentar la eficacia del tratamiento antibiótico.
> ■ La mayoría de las pacientes con alergia a la penicilina no informan de una reacción de hipersensibilidad inmediata o dermatitis exfoliativa, que de otro modo podría impedir el uso de penicilina o una cefalosporina. Se debe tener cuidado para aclarar el tipo de reacción y considerar la realización de pruebas de alergia. Las pacientes que reciben profilaxis con antibióticos no betalactámicos tienen un mayor riesgo de infección de la herida quirúrgica.

BIBLIOGRAFÍA

Abdelsattar ZM, Krapohl G, Alrahmani L, et al. Postoperative burden of hospital-acquired *Clostridium difficile* infection. *Infect Control Hosp Epidemiol* 2015;36(1):40–46.

Badillo AT, Sarani B, Evans SR. Optimizing the use of blood cultures in the febrile postoperative patient. *J Am Coll Surg* 2002;194(4):477–487; quiz 554–476.

Bakkum-Gamez JN, Dowdy SC, Borah BJ, et al. Predictors and costs of surgical site infections in patients with endometrial cancer. *Gynecol Oncol* 2013;130(1):100–106.

Beigi RH, Bunge K, Song Y, Lee BY. Epidemiologic and economic effect of methicillin-resistant *Staphylococcus aureus* in obstetrics. *Obstet Gynecol* 2009;113(5):983–991.

Blumenthal KG, Wickner PG, Hurwitz S, et al. Tackling inpatient penicillin allergies: assessing tools for antimicrobial stewardship. *J Allergy Clin Immunol* 2017;140(1):154.e6–161.e6.

Bratzler DW, Dellinger EP, Olsen KM, et al. Clinical practice guidelines for antimicrobial prophylaxis in surgery. *Surg Infect (Larchmt)* 2013;14(1):73–156.

Chelmow D, Rodriguez EJ, Sabatini MM. Suture closure of subcutaneous fat and wound disruption after cesarean delivery: a meta-analysis. *Obstet Gynecol* 2004;103(5, Part 1):974–980.

Classen DC, Evans RS, Pestotnik SL, et al. The timing of prophylactic administration of antibiotics and the risk of surgical-wound infection. *N Engl J Med* 1992;326(5):281–286.

Cohen SH, Gerding DN, Johnson S, et al. Clinical practice guidelines for Clostridium difficile infection in adults: 2010 update by the society for healthcare epidemiology of America (SHEA) and the infectious diseases society of America (IDSA). *Infect Control Hosp Epidemiol* 2010;31(5):431–455.

Coleman JS, Green I, Scheib S, et al. Surgical site infections after hysterectomy among HIV-infected women in the HAART era: a single institution's experience from 1999–2012. *Am J Obstet Gynecol* 2014;210(2):117.e1–117.e7.

Culligan PJ, Kubik K, Murphy M, et al. A randomized trial that compared povidone iodine and chlorhexidine as antiseptics for vaginal hysterectomy. *Am J Obstet Gynecol* 2005;192(2):422–425.

De Wilde RL, Decleer W, Dittert B. Less vaginal cuff and pelvic infection after laparoscopic hysterectomy? *Am J Obstet Gynecol* 1996;175(6):1675–1676.

Fanning J, Neuhoff RA, Brewer JE, et al. Frequency and yield of postoperative fever evaluation. *Infect Dis Obstet Gynecol* 1998;6(6):252–255.

Harbarth S, Fankhauser C, Schrenzel J, et al. Universal screening for methicillin-resistant *Staphylococcus aureus* at hospital admission and nosocomial infection in surgical patients. *JAMA* 2008;299(10):1149–1157.

Hasson J, Maslovich S, Har-Toov J, et al. Post-hysterectomy pelvic fluid collection: is it associated with febrile morbidity? *BJOG* 2007;114(12):1566–1568.

Johnson MP, Kim SJ, Langstraat CL, et al. Using bundled interventions to reduce surgical site infection after major gynecologic cancer surgery. *Obstet Gynecol* 2016;127(6):1135–1144.

Kilpatrick CC, Alagkiozidis I, Orejuela FJ, et al. Factors complicating surgical management of the vulvar abscess. *J Reprod Med* 2010;55(3-4):139–142.

Kjolhede P, Halili S, Lofgren M. The influence of preoperative vaginal cleansing on postoperative infectious morbidity in abdominal total hysterectomy for benign indications. *Acta Obstet Gynecol Scand* 2009;88(4):408–416.

Kollef M. Prevention of postoperative pneumonia. *Hosp Physician* 2007;64:47–60.

Kurz A. Thermal care in the perioperative period. *Best Pract Res Clin Anaesthesiol* 2008;22(1):39–62.

Kwaan MR, Weight CJ, Carda SJ, et al. Abdominal closure protocol in colorectal, gynecologic oncology, and urology procedures: a randomized quality improvement trial. *Am J Surg* 2016;211(6):1077–1083.

Lake AG, McPencow AM, Dick-Biascoechea MA, et al. Surgical site infection after hysterectomy. *Am J Obstet Gynecol* 2013;209(5):490.e1–499.e1.

Lazenby GB, Soper DE. Prevention, diagnosis, and treatment of gynecologic surgical site infections. *Obstet Gynecol Clin North Am* 2010;37(3):379–386.

Lo E, Nicolle LE, Coffin SE, et al. Strategies to prevent catheter-associated urinary tract infections in acute care hospitals: 2014 update. *Infect Control Hosp Epidemiol* 2014;35(suppl 2):S32–S47.

Mackeen AD, Schuster M, Berghella V. Suture versus staples for skin closure after cesarean: a metaanalysis. *Am J Obstet Gynecol* 2015;212(5):621.e1–610.e1.

Maday KR, Hurt JB, Harrelson P, Porterfield J. Evaluating postoperative fever. *JAAPA* 2016;29(10):23–28.

Magill SS, Edwards JR, Bamberg W, et al. Multistate point-prevalence survey of health care-associated infections. *N Engl J Med* 2014;370(13):1198–1208.

Mahdi H, Goodrich S, Lockhart D, et al. Predictors of surgical site infection in women undergoing hysterectomy for benign gynecologic disease: a multicenter analysis using the national surgical quality improvement program data. *J Minim Invasive Gynecol* 2014;21(5):901–909.

McElligott KA, Havrilesky LJ, Myers ER. Preoperative screening strategies for bacterial vaginosis prior to elective hysterectomy: a cost comparison study. *Am J Obstet Gynecol* 2011;205(5):500.e501–500.e507.

Peipert JF, Weitzen S, Cruickshank C, et al. Risk factors for febrile morbidity after hysterectomy. *Obstet Gynecol* 2004;103(1): 86–91.

Pellegrini JE, Toledo P, Soper DE, et al. Consensus bundle on prevention of surgical site infections after major gynecologic surgery. *Obstet Gynecol* 2017;129(1):50–61.

Perencevich EN, Sands KE, Cosgrove SE, et al. Health and economic impact of surgical site infections diagnosed after hospital discharge. *Emerg Infect Dis* 2003;9(2):196–203.

Pop-Vicas A, Musuuza JS, Schmitz M, et al. Incidence and risk factors for surgical site infection post-hysterectomy in a tertiary care center. *Am J Infect Control* 2017;45(3): 284–287.

Schwandt A, Andrews SJ, Fanning J. Prospective analysis of a fever evaluation algorithm after major gynecologic surgery. *Am J Obstet Gynecol* 2001;184(6):1066–1067.

Solomkin JS, Mazuski JE, Baron EJ, et al. Guidelines for the selection of anti-infective agents for complicated intra-abdominal infections. *Clin Infect Dis* 2003;37(8):997–1005.

Soper DE, Bump RC, Hurt WG. Bacterial vaginosis and trichomoniasis vaginitis are risk factors for cuff cellulitis after abdominal hysterectomy. *Am J Obstet Gynecol* 1990;163(3):1016–1021; discussion:1021–1013.

Sorensen LT. Wound healing and infection in surgery. The clinical impact of smoking and smoking cessation: a systematic review and meta-analysis. *Arch Surg* 2012;147(4):373–383.

Stevens DL, Bisno AL, Chambers HF, et al. Practice guidelines for the diagnosis and management of skin and soft tissue infections: 2014 update by the Infectious Diseases Society of America. *Clin Infect Dis* 2014;59(2):e10–e52.

Swoboda SM, Merz C, Kostuik J, et al. Does intraoperative blood loss affect antibiotic serum and tissue concentrations? *Arch Surg* 1996;131(11):1165–1172.

Tam T, Harkins G, Dykes T, et al. Oxidized regenerated cellulose resembling vaginal cuff abscess. *JSLS* 2014;18(2): 353–356.

Theuer CP, Bongard FS, Klein SR. Are blood cultures effective in the evaluation of fever in perioperative patients? *Am J Surg* 1991;162(6):615–618; discussion: 618–619.

Till SR, Morgan DM, Bazzi AA, et al. Reducing surgical site infections after hysterectomy: metronidazole plus cefazolin compared with cephalosporin alone. *Am J Obstet Gynecol* 2017;217(2):187.e1–187.e11.

Uccella S, Ghezzi F, Mariani A, et al. Vaginal cuff closure after minimally invasive hysterectomy: our experience and systematic review of the literature. *Am J Obstet Gynecol* 2011;205(2):119.e1–119.e12.

Uppal S, Bazzi A, Reynolds RK, et al. Chlorhexidine-alcohol compared with povidone-iodine for preoperative topical antisepsis for abdominal hysterectomy. *Obstet Gynecol* 2017;130(2):319–327.

Uppal S, Harris J, Al-Niaimi A, et al. Prophylactic antibiotic choice and risk of surgical site infection after hysterectomy. *Obstet Gynecol* 2016;127(2):321–329.

Webster J, Osborne S. Preoperative bathing or showering with skin antiseptics to prevent surgical site infection. *Cochrane Database Syst Rev* 2015;(2):CD004985.

Wood SC. Clinical manifestations and therapeutic management of vulvar cellulitis and abscess: methicillin-resistant *staphylococcus aureus*, necrotizing fasciitis, bartholin abscess, crohn disease of the vulva, hidradenitis suppurativa. *Clin Obstet Gynecol* 2015;58(3):503–511.

Yu L, Kronen RJ, Simon LE, et al. Prophylactic negative-pressure wound therapy after cesarean is associated with reduced risk of surgical site infection: a systematic review and meta-analysis. *Am J Obstet Gynecol* 2018;218:200.e1–210.e1.

Capítulo 34

Choque perioperatorio en la paciente ginecológica

Arthur Jason Vaught

Clasificación del choque
Respuesta fisiológica al choque
Choque hipovolémico (hemorrágico)
Choque distributivo
Choque cardiogénico
Choque obstructivo
Complicaciones del choque

Vasodilatación
Coagulopatía
Disfunciones cardíacas y renales
Parámetros anómalos en el choque
Saturación venosa
Valoración del gasto cardíaco
Tratamiento del choque

Tratamiento del choque hemorrágico
Tratamiento del choque distributivo (debido a septicemia)
Tratamiento del choque cardiogénico
Tratamiento del choque obstructivo
Resumen

El *choque* se define como un estado de hipoperfusión orgánica y puede ser producido por diversas causas. Independientemente de la causa, el estado de choque contribuirá al estrés oxidativo, a la lesión celular y al síndrome de respuesta inflamatoria sistémica (SRIS), y potenciará u originará un síndrome de disfunción orgánica multisistémica (SDOM). Aunque el estado de choque tiene diversas etiologías, es importante delimitar la causa original de alteración en la perfusión. En este capítulo se comentan las causas, la fisiología celular y las alteraciones orgánicas provocadas por el estado de choque, la interacción con la inflamación y lesión de los órganos y las intervenciones terapéuticas.

CLASIFICACIÓN DEL CHOQUE

El choque es un estado de insuficiencia circulatoria que causa hipoperfusión orgánica o falta de oxígeno y energía en la célula llevando a un metabolismo anaeróbico (fig. 34-1). El choque puede ser diagnosticado por el cuadro clínico (p. ej., hipotensión, taquipnea, ausencia de pulsos distales), por estudios de laboratorio (p. ej., lactato) o hemodinámicos (catéter de Swan-Ganz, ecocardiografía transtorácica). La mayoría de los casos de choque se diagnostican y tratan usando información de estas tres fuentes. El choque se clasifica en cuatro diferentes categorías con base en la alteración fisiopatológica subyacente: hipovolémica, distributiva, cardiogénica y obstructiva. Las causas más frecuentes del *choque hipovolémico* incluyen hemorragia, deshidratación y pérdidas gastrointestinales (diarrea, vómitos). Las diversas causas de *choque distributivo* incluyen septicemia, lesión de la columna vertebral con choque neurogénico, insuficiencia suprarrenal, anafilaxia e isquemia o reperfusión. *El choque cardiogénico* puede ser producido por un infarto agudo de miocardio, lesiones valvulares graves y miopatías inducidas por isquemia o enfermedades víricas o inflamatorias. Las causas del *choque obstructivo* incluyen neumotórax a tensión, taponamiento cardíaco, pericarditis constrictiva y embolia pulmonar aguda.

El tratamiento del choque debe dirigirse hacia la patología subyacente, que varía entre y dentro de la clasificación. Aunque el choque puede ser inducido por una causa única, reconocer que coexisten múltiples etiologías y que un tipo de choque puede causar o exacerbar un segundo tipo resulta crucial para determinar el tratamiento adecuado (tabla 34-1).

RESPUESTA FISIOLÓGICA AL CHOQUE

La respuesta predominante al choque es preservar la homeostasis y perfundir los órganos vitales del cuerpo, el corazón y el cerebro. Este cambio circulatorio agudo se muestra en los diferentes tipos de choque. Ya sea que exista un aumento en el gasto cardíaco con disminución de la resistencia vascular sistémica (RVS) en el choque séptico o vasoconstricción periférica en los choques cardiogénico e hipovolémico, el cuerpo buscará mantener la perfusión central en un estado de estrés.

Choque hipovolémico (hemorrágico)

En el choque hipovolémico o hemorrágico, el cuerpo responde al colapso circulatorio aumentando la RVS en la

Modelo simplificado de estrés oxidativo en caso de septicemia, choque y traumatismos

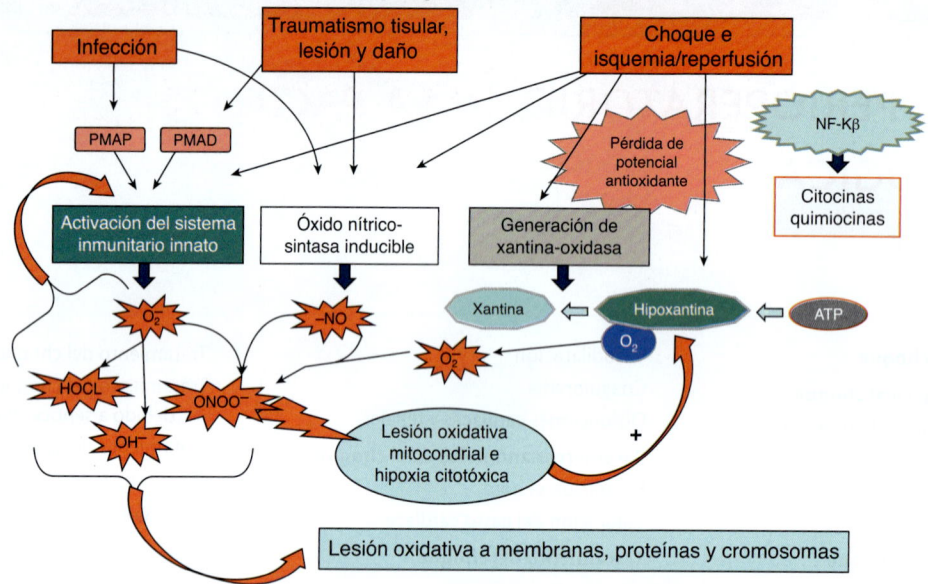

FIGURA 34-1 Este modelo simplificado de estrés oxidativo en la septicemia, el choque y el traumatismo muestra cómo se superpone la generación de oxidantes por estos factores. La infección, la lesión tisular y la lesión por isquemia o reperfusión activan el sistema inmunitario innato por la vía de reconocimiento de patrones moleculares por receptores tipo *Toll* en las células inmunitarias, que a su vez producen diversas especies oxidativas. Además, se incrementa la producción de óxido nítrico. El choque y la lesión por isquemia o reperfusión pueden afectar de manera irreversible la xantina-oxidasa, aumentando el estrés oxidativo. Finalmente, un estrés oxidativo celular importante puede causar lesión mitocondrial e hipoxia citopática. PMAD, patrones moleculares asociados con daño; PMAP, patrones moleculares asociados con patógenos. Especies oxidativas: HCl, ácido clorhídrico; NO, óxido nítrico; O_2^-, superóxido; OH^-, hidróxido; $ONOO^-$, peroxinitrito.

periferia y la frecuencia cardíaca para mantener el gasto cardíaco en ese estado de pérdida de volumen. El choque agudo hemorrágico se puede clasificar en cuatro clases. En el choque clase I, se ha perdido menos del 15% del volumen sanguíneo (aproximadamente 750 mL en una persona de 70 kg). En este punto de pérdida de sangre, un aumento en la contractilidad y frecuencia cardíacas puede mantener el gasto cardíaco y la perfusión orgánica. En el choque hemorrágico clase II, se ha perdido del 15-30% del volumen sanguíneo (alrededor de 1 500 mL en una persona de 70 kg). Con esta pérdida de sangre, los mecanismos compensatorios agudos de incremento en la frecuencia y contractilidad cardíacas ya no pueden mantener el gasto cardíaco. La vasoconstricción de los lechos vasculares periféricos y mesentéricos mantienen la presión arterial sistólica y un aumento en la presión diastólica, causando una presión del pulso disminuida. La clase III del choque hemorrágico se define como la pérdida sanguínea del 30-40% (mayor de 1 500 mL en una persona de 70 kg) del volumen sanguíneo total. Con este grado de pérdida sanguínea, el gasto cardíaco se altera gravemente y la vasoconstricción no puede mantener la presión sistólica. La presión de perfusión del cerebro y el corazón se encuentran alteradas. Se producen cambios en el estado mental y signos evidentes de choque. Los estudios de laboratorio demuestran metabolismo anaeróbico por la elevación del lactato y la disminución en el bicarbonato sérico, lesión renal aguda y aumento de las enzimas hepáticas por un choque hepático inminente. La clase IV del choque hemorrágico se define como una pérdida mayor del 40% del volumen sanguíneo. Con este grado de choque se manifiestan hipo-

TABLA 34-1	
Clasificación del choque	
TIPOS DE CHOQUE	**CAUSAS EN PACIENTES GINECOOBSTÉTRICAS**
Choque hipovolémico	Hemorragia, cetoacidosis diabética, deshidratación, hiperémesis gravídica
Choque obstructivo	Embolia pulmonar masiva, taponamiento cardíaco, neumotórax a tensión, síndrome de compartimento abdominal
Choque distributivo	Insuficiencia suprarrenal, septicemia, anafilaxia
Choque cardiogénico	Miocardiopatía en el periparto, infarto de miocardio, miocardiopatía inducida por estrés

TABLA 34-2
Clases de choque hipovolémico (hemorrágico)[a]

	CLASE I	CLASE II	CLASE III	CLASE IV
Pérdida de sangre (mL)	< 750	750-1500	1500-2000	> 2000
Pérdida de sangre (% volumen sanguíneo)	≤ 15%	15-30%	30-40%	≥ 40%
Frecuencia cardíaca	< 100	100-120	120-140	> 140
Presión arterial	Normal	Normal	Disminuida	Disminuida
Presión del pulso (mm Hg)	Normal o aumentada	Disminuida	Disminuida	Disminuida
Llenado capilar	Normal	Retrasado	Retrasado	Retrasado
Frecuencia respiratoria (rpm)	14-20	20-30	30-40	> 35
Gasto urinario (mL/h)	> 30	20-30	5-15	Imperceptible
SNC/estado mental	Ligeramente ansioso	Moderadamente ansioso	Ansioso, confundido	Confundido, letárgico
Reemplazo de volumen	Cristaloide	Cristaloide	Cristaloide y hemoderivados	Cristaloide y hemoderivados

[a]Se toma como base un individuo masculino de 70 kg.

tensión profunda, taquicardia y estado de consciencia gravemente deprimido (tabla 34-2).

Choque distributivo

En el choque distributivo existe una pérdida de la RVS con un aumento compensatorio de gasto cardíaco secundario a una elevación en la frecuencia cardíaca. El choque distributivo incluye el choque séptico, el choque neurogénico y la anafilaxia. Independientemente del tipo de choque distributivo, existe una pérdida de RVS.

De acuerdo con las guías 2016 de la Society of Critical Care Medicine, el choque séptico se describe como septicemia con hipotensión persistente y acidosis láctica a pesar de una reanimación con líquidos adecuada. En la septicemia, la pérdida de RVS suele ser secundaria a una pérdida de la regulación en la respuesta inflamatoria por citocinas proinflamatorias que causa una vasodilatación marcada y vasoparálisis. Esto se exacerba por la liberación de toxinas bacterianas como lipopolisacáridos y ácido lipoteicoico. Estas toxinas producen una cascada de mediadores que se unen de forma independiente a receptores tipo *Toll* en la vasculatura promoviendo el choque y la disfunción celular. Se intenta compensar a través de un aumento en el gasto cardíaco mediante la frecuencia cardíaca. Si persiste la hipotensión, el aumento en la frecuencia cardíaca no puede compensar la hipotensión, y entonces inicia el metabolismo anaeróbico.

Los cambios cardiovasculares en el choque neurogénico se caracterizan en general por bradicardia y una pérdida del tono vasomotor por la disminución de la RVS. La vasoparálisis en el choque neurogénico es secundaria a la pérdida del aporte vasomotor junto con una reducción del tono simpático con incremento simultáneo del tono parasimpático.

Mientras el choque séptico generalmente es causado por una infección, la forma neurogénica suele ser provocada por una lesión en la columna superior o por la implementación de un bloqueo neuroaxial. En cualquier circunstancia, el choque es profundo y lleva a una perfusión tisular inadecuada.

Choque cardiogénico

El *choque cardiogénico* se define como el fallo en la bomba cardíaca y la pérdida de gasto cardíaco con un aumento compensatorio en la RVS. Esto es producto de miocardiopatía, arritmia e insuficiencia valvular (p. ej., estenosis valvular o regurgitación grave). El componente clave para diagnosticar el fallo de la bomba cardíaca son una sospecha clínica elevada y las imágenes cardíacas. Es fundamental reconocer los factores de riesgo para el infarto de miocardio e insuficiencia cardíaca. La exploración física también es importante, ya que puede revelar ruidos cardíacos apagados, edema en extremidades inferiores, estertores pulmonares y un aumento en la distensión yugular venosa.

Choque obstructivo

El choque obstructivo sucede debido a la oposición del flujo de sangre en la bomba cardíaca. Esto puede ser causado por una embolia pulmonar masiva, taponamiento cardíaco con obliteración completa del ventrículo derecho o neumotórax a tensión. Como en la insuficiencia cardíaca (de bomba), la fisiología es muy similar a los casos de pérdida de gasto cardíaco e incremento compensatorio de la RVS. Como en la insuficiencia cardíaca, la exploración física y los factores de riesgo junto con los estudios de imagen son clave para el diagnóstico. En el cuadro 34-1 se presenta la viñeta clínica de una paciente con choque obstructivo.

CUADRO 34-1 VIÑETA CLÍNICA

Choque obstructivo. Paciente con embolia pulmonar

Mujer de 41 años de edad en el día tres postoperatorio de cesárea de término. Tiene antecedentes de hipertensión crónica y reinició sus medicamentos antihipertensivos un día antes. La paciente refiere palpitaciones que aumentan de intensidad y dificultad para respirar. Los signos vitales de la paciente son: temperatura de 37.5 °C, frecuencia cardíaca de 145 latidos por minuto, frecuencia respiratoria de 35 respiraciones por minuto y presión arterial de 145/80 mm Hg; la saturación de oxígeno es del 90% con una cánula nasal de 6 L.

PREGUNTA 1. ¿Cuál es el diagnóstico diferencial?

RESPUESTA. El diagnóstico diferencial incluye taquicardia por hipovolemia (hemorragia) y septicemia. Sin embargo, la constelación de taquicardia, taquipnea, estado posparto e hipoxemia puede ocasionar que el médico conceda a la tromboembolia venosa un lugar importante en la lista de diagnósticos diferenciales.

Se ordena una radiografía de tórax, que no es concluyente, y los estudios de laboratorio son:

CITOMETRÍA: leucocitos 11.5, hemoglobina 9.8, hematócrito 36, plaquetas 300 000.

QUÍMICA SANGUÍNEA: Na 138, K 4.1, Cl 104, bicarbonato 21, BUN 14, creatinina 0.9, glucosa 78.

PRUEBAS DE COAGULACIÓN: sin anomalías.

La exploración física revela que la paciente se encuentra alerta y orientada, pero ansiosa y taquipneica. La exploración pulmonar no tiene alteraciones. Tiene taquicardia y la electrocardiografía muestra taquicardia sinusal. Tiene distensión venosa yugular. Su abdomen conserva su sensibilidad y la incisión está limpia, seca e intacta. Tiene loquios normales y su fondo está firme y 3 cm debajo del ombligo. El examen de las extremidades muestra edema sin fóvea 1+, pero su pierna derecha presenta dolor en la pantorrilla y es mayor que la pierna izquierda.

PREGUNTA 2. ¿Cuál es el siguiente paso en el tratamiento?

RESPUESTA. El conjunto de signos y síntomas orientan a embolia pulmonar. Si la sospecha es lo suficientemente alta y no hay signos de sangrado, el beneficio de iniciar anticoagulación total puede ser mayor que el riesgo de esperar los estudios de imagen.

La paciente tiene una angio-TC que muestra una gran embolia pulmonar en silla de montar con dilatación del ventrículo derecho que indica esfuerzo ventricular derecho. Al regresar de su estudio de imagen, su presión arterial desciende a 75/50 mm Hg y no responde a reanimación hídrica. Se solicita una respuesta rápida, se transfiere a la paciente a la unidad de cuidados intensivos y se inician vasopresores; su presión arterial aumenta a 100/50 mm Hg. Sus saturaciones de oxígeno empeoran y es intubada. Su hemodinámica se mantiene estable con la intubación.

PREGUNTA 3. ¿Cuál es el diagnóstico más probable?

RESPUESTA. El diagnóstico más probable es una embolia pulmonar masiva que causa choque obstructivo. Con todos los tipos de obstrucción, el siguiente paso en el tratamiento es tratar el factor de obstrucción. Por desgracia, la paciente ha tenido una cirugía reciente y no es candidata para el activador tisular de plasminógeno (tPA, *tissue plasminogen activator*). Sin embargo, otras opciones incluyen el tPA guiado por catéter (infusión intravenosa de tPA, un trombolítico), la trombectomía por procedimiento y la trombectomía quirúrgica. Después de resolver el coágulo, la hemodinámica de la paciente debería mejorar siempre y cuando no persista la insuficiencia cardíaca derecha.

COMPLICACIONES DEL CHOQUE

La persistencia del estado de choque crea un aumento no lineal en la lesión oxidativa y activación de la cascada inflamatoria y del sistema inmunitario innato, incluso sin presentar septicemia. El aumento de la gravedad y la persistencia del choque producirán disfunción orgánica múltiple, culminando en el SDOM. Además, el choque también genera y aumenta la vasodilatación que causa un choque distributivo compuesto (mixto). La activación de la cascada inflamatoria y el subsecuente estado proinflamatorio producen cambios fisiológicos en la temperatura (p. ej. hipertermia [temperatura > 38 °C] o con menor frecuencia hipotermia [temperatura < 36 °C]), la frecuencia cardíaca (taquicardia con frecuencia cardíaca > 90), la ventilación por minuto (frecuencia respiratoria > 20) y cambios en el recuento leucocitario (leucocitosis > 12 000, desviación a la izquierda > 10% de células en banda o con menor frecuencia leucopenia con leucocitos < 4 000), con dos o más de estos cambios para definir el SRIS.

Vasodilatación

Durante el choque, la función del músculo liso vascular se altera ocasionando vasodilatación. La función del músculo liso se altera directamente por una pérdida en la producción de trifosfato de adenosina (ATP, *adenosine triphosphate*), con disminución del calcio citoplasmático, menor fosforilación de miosina y reducción en la contracción del músculo liso. La vasodilatación resultante se propaga por la sobreproducción de óxido nítrico-sintasa y el aumento subsecuente en la producción de óxido nítrico, lo que conduce a una relajación aún mayor del músculo liso vascular. Como resultado, la RVS fracasa y se produce el choque distributivo (o vasodilatador). Por lo tanto, un estado de choque distributivo puede desarrollarse secundario a otras formas de choque. El estado vasodilatado puede persistir durante días y requerir de agentes vasoconstrictores prolongados para asegurar una presión arterial media (PAM) adecuada a fin de garantizar la perfusión tisular. El aumento en la gravedad y duración de la hipoperfusión incrementa la magnitud de esta serie de acontecimientos. Los choques hipovolémico, obstructivo y cardiogénico pueden ocasionar un estado de choque distributivo o vasodilatador después de la reanimación. Después de la corrección del defecto fisiológico original subyacente (p. ej., choque hemorrágico), se puede requerir tratamiento subsecuente para corregir el componente vasodilatador en lugar de continuar solo con el reemplazo de volumen.

La hipoxia de los tejidos y la septicemia pueden ocasionar defectos en la producción de *vasopresina* por el hipotálamo y *cortisol* por las glándulas suprarrenales. Además, el uso de etomidato como agente de inducción para la intubación endotraqueal se asocia con frecuencia con un período de insuficiencia suprarrenal. Las deficiencias tanto de vasopresina como de cortisol producirán vasodilatación y choque distributivo resistente al soporte inótropo. Estas deficiencias coexistirán con el choque distributivo resultante de una vasodilatación inducida por óxido nítrico y pueden complicar la atención de otras formas de choque.

Coagulopatía

Aunque la pérdida de grandes volúmenes de sangre puede ocurrir sin desarrollar coagulopatías si se mantiene la normotensión, pueden desarrollarse coagulopatías con una pérdida de sangre mucho menor si se asocia con choque. La hipoxia tisular potencia directamente la coagulopatía, y el choque continuo empeorará las alteraciones provocadas por la hemorragia, la hipotermia y la infección. Existe una sobreposición significativa del sistema de coagulación, las vías de anticoagulación y fibrinolítica con el sistema inflamatorio, la hipoperfusión e hipoxia tisular potenciarán la alteración en las ramas pro- y anticoagulatorias del sistema de coagulación por medio de múltiples mecanismos. La hipoxia puede alterar directamente la liberación de factor tisular y la activación de la proteína C. Estos cambios se empalman y exacerban aquellos causados por hemorragia, hipotermia y septicemia. Por lo tanto, durante la reanimación y tratamiento de las pacientes en estado de choque, reconocer que la coagulopatía puede desarrollarse durante y exacerbarse por el estado de choque es importante para reducir al mínimo la posibilidad de potenciación de la hemorragia y complicaciones relacionadas con alteraciones en el sistema de coagulación.

Disfunciones cardíacas y renales

La disfunción cardíaca después de choque puede ser muy importante, pero no ser reconocida después de la reanimación. La insuficiencia cardíaca puede suceder incluso en pacientes jóvenes previamente sanas y es particularmente grave en aquellas de edad avanzada o con una cardiopatía subyacente. En reposo, el corazón tiene la razón de extracción de oxígeno más elevada de todos los órganos. La taquicardia que sucede como consecuencia del choque aumenta de forma importante la demanda de oxígeno por parte del corazón, a medida que disminuye el tiempo de perfusión diastólica. En los estados de choque, la presión de perfusión disminuida y el aumento en la demanda junto con un incremento en la frecuencia cardíaca crean rápidamente condiciones de hipoxemia, que requieren de metabolismo anaeróbico y un descenso en la producción de ATP. Las bombas de ATPasa de sodio/potasio (Na/K) y sodio/calcio (Na/Ca) se vuelven disfuncionales. Por lo tanto, se desarrolla inflamación celular, pérdida de contractilidad y disminución de la capacidad del corazón.

La función renal y la capacidad de concentración pueden estar gravemente alteradas durante períodos de choque compensado o descompensado. Para mantener la función normal, los riñones también requieren una generación constante de ATP. Los riñones concentran la orina manteniendo los gradientes de concentración dentro de la médula renal; es notable que, en condiciones normales, la médula renal es relativamente hipóxica. Cuando existe una perfusión limitada, las bombas de ATPasa no pueden mantener gradientes de concentración adecuados, y con la reperfusión, el gasto urinario se vuelve excesivo y está diluido. En consecuencia, la salida de orina por el riñón también representa una medida de perfusión adecuada después de un período de choque.

PARÁMETROS ANÓMALOS EN EL CHOQUE

El objetivo de las intervenciones terapéuticas para el choque, independientemente de su posible causa, consiste en restaurar la perfusión adecuada del tejido con la intención de limitar las lesiones celular y orgánica, ya que la hipoxia tisular sostenida es uno de los cofactores más importantes en el desarrollo de daño orgánico múltiple. La perfusión tisular depende del flujo de sangre oxigenada y de una presión de perfusión adecuada. Como se describió en secciones anteriores, la evaluación de la perfusión orgánica adecuada durante y después de la reanimación puede complicarse por cambios en la capacidad cardíaca, por la función y alteraciones en la función renal, así como por el choque distributivo que se desarrolla secundario a la hipoxia tisular.

No hay una sola medida que sea suficientemente sensible o específica en todos los casos para documentar la perfusión orgánica adecuada. En consecuencia, se requiere una serie de técnicas. Más adelante se proporciona una breve revisión de medidas frecuentemente utilizadas y se describen los casos en los que las medidas son adecuadas o inadecuadas.

Una manera de evaluar que la perfusión sea adecuada es valorar la acumulación de subproductos de perfusión inadecuada a través de la medición del *lactato sérico* o del *déficit de base* (DB). Las células con una perfusión inadecuada deben experimentar un metabolismo anaeróbico para continuar la producción de ATP. Los subproductos del metabolismo anaeróbico incluyen la producción de ácido láctico, así como la generación de otros ácidos generados por el metabolismo del ATP y la acumulación de ácidos usados en el proceso de respiración mitocondrial que contribuyen al DB. Aunque estas dos medidas son similares, tienen diferentes características y limitaciones. Adicionalmente, aunque pueden indicar una perfusión inadecuada, no señalan un defecto o defectos fisiológicos que contribuyan a la hipoxia tisular, como hipovolemia, disfunción cardíaca o choque distributivo. Por lo tanto, típicamente deben usarse en aquellos casos en los que se requiera información adicional que ayude a la valoración sobre el defecto subyacente.

Saturación venosa

Otra medida de la adecuada distribución y reanimación en las pacientes críticas es la saturación venosa de oxígeno como sustituto del equilibrio entre la entrega sistémica de oxígeno (DO_2), consumo global de oxígeno (VO_2) y fracción entregada de oxígeno que se consume (razón de extracción de oxígeno). A medida que aumenta el consumo de oxígeno con relación a su distribución, la razón de extracción aumenta y se refleja como una disminución en la saturación de oxígeno. En circunstancias normales, la extracción normal de oxígeno es aproximadamente del 30%, dejando la saturación de oxígeno en 70%. La medición más precisa de saturación venosa global es la saturación mixta de oxígeno venoso (SvO_2), el porcentaje de oxígeno unido a hemoglobina en la sangre que regresa al lado derecho del corazón, reflejando la sangre venosa de todas las porciones del cuerpo, incluido el seno coronario. Esta medida se obtiene a nivel de la arteria pulmonar y requiere la colocación de un catéter en la arteria pulmonar (CAP). Una alternativa es el uso de la saturación venosa de oxígeno ($ScvO_2$) por medio de una vía central ubicada en la vena cava superior o en la aurícula derecha. Las dos difieren ligeramente, y algunos datos sugieren que pueden no ser intercambiables. La $ScvO_2$ puede ser hasta un 6% más alta que la SvO_2, ya que la medición de esta última se realiza después de que la sangre se ha drenado de los senos coronarios. Sin embargo, las tendencias parecen reflejar adecuadamente la reanimación. Por lo general, los valores menores del 70% y 65% para $ScvO_2$ y SVO_2, respectivamente, reflejan un aumento en la extracción compensatoria. Los cambios en la SvO_2 y $ScvO_2$ suceden rápidamente; por lo tanto, la saturación venosa puede ser empleada como una evaluación en tiempo real de las maniobras de reanimación junto con el lactato sérico. El uso de la saturación venosa como guía de la reanimación en la septicemia y otras formas de choque ha demostrado mejorar los objetivos y resultados de reanimación, y puede ser más eficiente que el lactato en ciertos casos.

En el choque cardiogénico, la $ScvO_2$ y la SvO_2 son útiles al evaluar la necesidad de soporte inótropo, como dobutamina, epinefrina o isoprenalina. Algunos estudios han demostrado que el tratamiento médico para aumentar cronotropismo e inotropismo puede ser útil en casos de fallo de la bomba cardíaca y ayudar a recuperar la perfusión orgánica, en especial durante la diuresis en la sobrecarga hídrica. Las limitaciones para el uso de la saturación venosa incluyen los procedimiento invasivos para la colocación de un catéter pulmonar o de una línea central. Además, en las pacientes con cortocircuitos verdaderos (p. ej., con insuficiencia hepática) o con hipoxia citopática (debida a la menor producción de ATP), la extracción de oxígeno será menor y la saturación venosa puede estar arriba de lo normal.

Valoración del gasto cardíaco

La valoración del llenado y gasto cardíacos se utiliza con frecuencia para guiar la reanimación. Para mantener una distribución adecuada de oxígeno a los tejidos, el corazón debe mantener un gasto cardíaco correcto. El gasto del corazón está determinado por la frecuencia cardíaca y el volumen sistólico, y este último se determina por el llenado y la contractilidad. La presión venosa central (PVC), la presión de la arteria pulmonar, la presión capilar pulmonar (PCP), la variación de presión del pulso (VPP), la variación de volumen sistólico (VVS) y la ecocardiografía se han utilizado para estimar el llenado precarga y la respuesta a líquido. La *respuesta a los líquidos* suele definirse como un aumento del gasto cardíaco del 10-15% con un incremento asociado en la presión arterial y perfusión orgánica con administración de líquidos intravasculares. Los indicadores de respuesta a los líquidos se caracterizan como estáticos y dinámicos. Los índices o indicadores estáticos generalmente son la PVC y la PCP. Los índices dinámicos de respuesta a los líquidos son la VPP, la VVS y la colapsabilidad de la vena cava inferior (VCI) en la ecografía cardíaca. Recientemente, el empleo de la PVC y un CAP se encuentra en desuso como medida para guiar la reanimación con líquidos. La PVC no es confiable cuando se evalúa la respuesta a los líquidos en estudios, y en un gran metaanálisis, el CAP no cambió la mortalidad por todas las causas.

Mientras los índices estáticos de respuesta a los líquidos (p. ej., PVC) han demostrado no ser confiables para la evaluación de reanimación hídrica, los índices dinámicos como VPP, VVS y el colapso de la VCI son más prometedores. La VVS se mide por la diferencia de volumen sistólico durante la inspiración y espiración y luego se promedia. Una VVS mayor del 10% suele indicar respuesta a líquidos. La VPP se calcula como la diferencia entre la presión de pulso máximo y mínimo dividida entre la media durante una sola respiración. Esta debe promediarse entre 3 y 5 ciclos respiratorios. Una VPP mayor del 13% es un indicador de respuesta a los líquidos. Aunque estos índices dinámicos se están convirtiendo en excelentes medidas de llenado cardiovascular, hay algunas limitaciones para su uso.

TRATAMIENTO DEL CHOQUE

El tratamiento del choque debe estar dirigido a corregir el defecto (o defectos) fisiológico subyacente que contribuye a la perfusión orgánica inadecuada, como 1) hipovolemia, 2) vasodilatación o 3) disfunción cardíaca. Se debe dirigir la atención al tratamiento de la alteración subyacente (p. ej., histerectomía para la hemorragia posparto, antibióticos para septicemia, trombólisis para embolia pulmonar masiva). Los componentes inflamatorios secundarios del choque se desarrollan como resultado de la hipoxia tisular; por lo tanto, la corrección intensiva de la causa primaria subyacente del choque puede fracasar e incluso agravar los otros componentes del choque en la paciente complicada. La magnitud de cada uno de los diversos componentes cambia durante el curso de la enfermedad, por lo que es importante el reconocimiento de la naturaleza dinámica del proceso.

Mientras el tratamiento adecuado del defecto subyacente mejorará el estado de choque, el tratamiento incorrecto de la combinación de defectos fisiológicos puede empeorar la hipoperfusión y contribuir a otros problemas secundarios, como síndrome abdominal compartimental o sobrecarga aguda de volumen. Por ejemplo, el tratamiento de las pacientes con hipotensión debido a un bajo gasto cardíaco con fármacos vasoconstrictores incrementará la RVS y la presión arterial, pero de hecho disminuirá el gasto cardíaco y la distribución. Esta circunstancia puede suceder cuando el choque hemorrágico o la insuficiencia cardiogénica se tratan con dosis altas de vasopresores en lugar de atenderlos adecuadamente con hemoderivados o medicamentos para mejorar específicamente la función cardíaca.

Tratamiento del choque hemorrágico

La causa más frecuente de choque en la paciente obstétrica y ginecológica es la hemorragia. Los importantes avances para comprender la reanimación de estas pacientes han sido realizados principalmente a través de las modificaciones traumatológicas del tratamiento de hemorragias. Mientras las pacientes con pérdida limitada de sangre, de clases I y II del choque hemorrágico, pueden responder a la reanimación con cristaloides, aquellas con una hemorragia de mayor volumen requerirán sangre y tratamiento con hemoderivados. Las metas durante la reanimación de las pacientes en el choque hemorrágico buscan conseguir el reemplazo del volumen circulante adecuado y así evitar la coagulopatía, hipotermia, acidosis progresiva y administración excesiva de cristaloides.

Las pacientes con choque hemorrágico grave pueden tener alteraciones en el estado de consciencia y se debe realizar una valoración de la seguridad de su vía aérea y la capacidad para mantener la oxigenación y establecer una vía aérea adecuada. Se deben colocar dos vías de gran calibre (calibre 18 o superior) para asegurar la capacidad de proporcionar cristaloides y hemoderivados sin limitación del flujo y lisis celular por el catéter. Se deben realizar esfuerzos para mantener la normotermia de la paciente con el uso de líquidos tibios, dispositivos para calentamiento, circuitos de ventiladores calientes con la temperatura entre 38 y 40 °C, dispositivos de aire caliente forzado y mantener la temperatura ambiente entre 26.5 y 29 °C. Otras opciones de acceso se muestran en la **tabla 34-3**.

Las pacientes con hemorragias de hasta el 30% de su volumen pueden ser tratadas con reanimación con cristaloides sin necesariamente requerir hemoderivados, asumiendo que la hemorragia ha sido controlada y no presentan una cardiopatía preexistente. Las pacientes con una hemorragia mayor del 30% de volumen suelen requerir la administración de sangre y hemoderivados. El abordaje para la transfusión en una paciente con choque hemorrágico con pérdida sanguínea continua debe ser diferente que para aquellas con una gran hemorragia sin choque. Tradicionalmente, la reanimación por hemorragia se ha enfocado en reemplazar el volumen circulante con cristaloides y concentrados eritrocitarios (CE). En situaciones en las que la hemorragia se trata con reemplazo de líquidos y sangre sin limitaciones en el flujo sanguíneo (hemorragia isovolémica), la pérdida de sangre puede ser tratada sin el desarrollo de coagulopatía; deben administrarse otros hemoderivados, como plasma fresco congelado (PFC), crioprecipitados y plaquetas con base en análisis de laboratorio anómalos. Sin embargo, la presencia de choque e hipoxia tisular contribuye a la coagulopatía, y puede estar indicado el tratamiento empírico con otros componentes. La información, sobre todo de la literatura especializada sobre traumatismos en civiles y militares, sustenta un tratamiento en pacientes con hemorragia masiva que limita la reanimación con cristaloides y propone un reemplazo con hemoderivados a una razón aproximada de 1:1:1 de CE, PFC y plaquetas. Para lograr esto, la mayoría de los centros han desarrollado protocolos de transfusión masiva (PTM) para proporcionar las cantidades correctas de productos una vez que se activan. Los puntos de activación absolutos son difíciles de establecer para todas las pacientes. El uso de PTM debe considerarse en las pacientes con hemorragia continua (o riesgo de hemorragia continua) e hipotensión (presión sistólica menor de 90 mm Hg) después de dos unidades iniciales de CE. El uso de PTM debe considerarse en las pacientes

TABLA 34-3
Vías más frecuentemente utilizadas para el acceso central

TIPO DE VÍA	USO
Catéter central de triple luz	Acceso intravenoso para medicamentos y uso de vasopresores
Shiley no tunelizado (temporal)	Catéter de hemodiálisis
Catéter guía o Cordis®	Utilizado para la infusión rápida de sangre o líquido o para la administración de un catéter de arteria pulmonar (Swan)
Catéter de arteria pulmonar	Colocado a través de un catéter guía o Cordis®. Se utiliza para evaluar el estado y función del volumen cardíaco central

con hemorragia con acidosis grave, coagulopatía existente, trombocitopenia o hipotermia. El uso y tiempo de otros productos, como un crioprecipitado o factor recombinante VII, permanece como tema de debate y varía en la práctica. El uso de ácido tranexámico se ha vuelto popular y ha mostrado una disminución en la mortalidad cuando se ha utilizado para tratar hemorragias obstétricas. Véase el capítulo 8 para obtener información adicional sobre el PTM.

Tratamiento del choque distributivo (debido a septicemia)

La septicemia es la causa más frecuente de choque distributivo en la paciente obstétrica y ginecológica. En todas las causas de choque distributivo, el problema subyacente es una vasodilatación abrumadora que provoca una presión inadecuada de perfusión. Por lo tanto, la terapia debe dirigirse predominantemente a incrementar el tono vasomotor vascular al mismo tiempo que se restablece el volumen intravascular. Los fármacos terapéuticos y el tratamiento para alcanzar la vasoconstricción adecuada varían en función de la causa y se comentan más adelante.

La septicemia es un problema frecuente y una de las causas más habituales de enfermedad crítica en las poblaciones de pacientes de cirugía obstétrica y ginecológica. Los criterios diagnósticos de la septicemia han cambiado recientemente por las guías 2016 de la Society of Critical Care Medicine (SCCM). La septicemia ahora se considera un espectro de enfermedad, ya no como «grave» o «no grave». La septicemia por sí misma es una afección seria que pone en riesgo la vida y causa insuficiencia multiorgánica. La SCCM publicó las guías *Sepsis-3*, en donde se abandona la terminología de SRIS y en cambio recomienda emplear la escala de evaluación de insuficiencia orgánica secuencial (SOFA, *Sequential Organ Failure Assessment*) para evaluar la gravedad de la disfunción orgánica en una paciente con posible septicemia (tabla 34-4).

El tratamiento del *choque séptico* implica tres componentes críticos: *1)* control del origen, *2)* terapia antibiótica empírica apropiada y *3)* restauración de la perfusión celular a través de una reanimación intravascular y con vasopresores.

La importancia de un adecuado *control desde el origen* no puede exagerarse. La eliminación de los tejidos necrosados o infectados, el retiro de colecciones de líquido infectadas, la eliminación o control de conexiones intestinales y la reducción de la carga bacteriana son todos componentes de un control adecuado del origen. El diagnóstico anatómico específico de la fuente de infección debe buscarse ya sea estableciendo o excluyendo las fuentes potenciales dentro del diferencial tan pronto como sea posible, así como las intervenciones para establecer el control dentro de las 12 h posteriores al diagnóstico de septicemia, si es posible. Las pacientes críticamente enfermas que han atravesado los esfuerzos iniciales para establecer el control de la fuente y que a pesar de un curso apropiado de antibióticos no responden, deben ser evaluadas en busca de posible fallo del control de la fuente primaria, típicamente con imágenes diagnósticas como la tomografía computarizada.

El *tratamiento antibiótico empírico* oportuno y adecuado también es crítico en las pacientes con choque séptico. Los datos más importantes por observación demuestran que la cobertura antibiótica empírica inadecuada (inactiva para todos los patógenos) incrementa de manera relevante la mortalidad, a pesar de alternar el tratamiento tras llegar los resultados de las pruebas de sensibilidad. Por lo tanto, la cobertura antibiótica empírica amplia enfocada en cubrir todos los patógenos posibles puede iniciarse y suspenderse después de que los cultivos y la información sobre la sensibilidad estén disponibles. Los antibióticos deben iniciarse tan pronto como se sospeche choque séptico y septicemia, idealmente dentro de la primera hora. En un gran estudio observacional de las pacientes críticas con choque séptico, cada hora de demora del tratamiento antibiótico desde el inicio del choque se asoció con un aumento del 12% en la mortalidad. Se deben obtener los cultivos apropiados para permitir la suspensión de la terapia antibiótica, y el régimen debe limitarse a la menor cantidad de fármacos requerida para tratar a los patógenos involucrados. Como se refirió anteriormente, las pacientes que no responden al tratamiento de manera adecuada deben ser evaluadas por un control inadecuado de la fuente infecciosa en lugar de simplemente extender el tratamiento antibiótico más de 7 días.

TABLA 34-4
Escala de evaluación de insuficiencia orgánica secuencial (SOFA)

VARIABLES	0	1	2	3	4
Respiratorio (PaO_2/FIO_2)	> 400	≤ 400	≤ 300	≤ 200	≤ 100
Coagulación (plaquetas × $10^3/\mu L$)	> 150	≤ 150	≤ 100	≤ 50	≤ 20
Hepático (bilirrubina, mg/dL)	< 1.2	1.2-1.9	2.0-5.9	6.0-11.9	> 12.0
Cardiovascular	Sin hipotensión	PAM < 70 mm Hg	Dop ≤ 5	Dop > 5 Epi ≤ 0.1 NE ≤ 0.1	Dop > 15 Epi > 0.1 NE > 0.1
Sistema nervioso central	15	13-14	10-12	6-9	< 6
Renal (creatinina mg/dL)	< 1.2	1.2-1.9	2.0-3.4	3.5-4.9	> 5.0

PAM, presión arterial media; Dop, dopamina (µg/min); Epi, epinefrina (µg/kg/min); NE, norepinefrina (µg/kg/min). Society for Critical Care Medicine (2016).

El tercer componente crítico del tratamiento de las pacientes con choque séptico es la *restauración de la perfusión celular*. Las pacientes con septicemia tienen tanto pérdida de volumen como componentes vasodilatadores en su choque. Además, algunas pacientes tendrán la función cardíaca alterada. Mientras se realiza la reanimación, se debe evaluar el estado de volumen, la presión arterial, la función de los órganos y la perfusión orgánica para valorar la eficacia de la reanimación y proporcionar indicadores para ajustar el tratamiento.

Las metas de la reanimación incluyen:

- **PAM ≥ 65 mm Hg**
- Gasto urinario ≥ 0.5 mL/kg/h
- Normalización de la oxigenación tisular:
  - **Vena cava (vena cava superior) o saturación de oxígeno venosa mixta del 70% o 65%, respectivamente**
  - Normalización del lactato sérico

Reconocer que una comorbilidad preexistente y otras afecciones clínicas implican alterar los objetivos de valoración es importante para lograr una reanimación exitosa.

El tratamiento está dirigido a reemplazar los déficits de volumen mediante la reanimación con líquidos cristaloides con un volumen de 30 mL/kg. Se pueden requerir cristaloides adicionales con base en el análisis del estado del volumen. La reanimación con líquidos adicionales debe basarse en las evaluaciones continuas de la respuesta al volumen; sin embargo, la administración excesiva de cristaloides puede empeorar la lesión pulmonar aguda e incrementar el riesgo de síndrome abdominal compartimental. Las pacientes con requisitos grandes de líquidos pueden verse favorecidas por la infusión de albúmina. Aquellas con hipotensión e hipoperfusión después de una reanimación adecuada con líquidos se benefician de la adición de un vasopresor. La norepinefrina es el vasopresor de primera línea, ya que demuestra un mejor retorno de la perfusión esplácnica que otros fármacos. Las pacientes con función cardíaca deprimida pueden requerir la adición de un fármaco inótropo para lograr un gasto cardíaco adecuado. Se puede requerir epinefrina además o en lugar de la norepinefrina. Además, se pueden considerar fármacos inótropos alternativos en combinación con la norepinefrina, como dobutamina o milrinona. En la **tabla 34-5** se enumeran las dosis de los vasopresores e inotrópicos de uso frecuente.

Las pacientes con septicemia grave y choque séptico pueden desarrollar choque distributivo relacionado con deficiencia de vasopresina o insuficiencia suprarrenal. Las pacientes cuya presión arterial responda poco o que requieran altas dosis de norepinefrina pueden ser *deficientes de vasopresina*. La adición de una infusión de vasopresina a 0.03 unidades/min puede iniciarse con la determinación de la respuesta por una disminución de los requerimientos de norepinefrina. Debido a los efectos vasoconstrictores pronunciados de la vasopresina, este fármaco no debe usarse como primera línea, y las dosis arriba de las recomendadas deben usarse solo como tratamiento de rescate. Se puede desarrollar *insuficiencia suprarrenal* como resultado de la septicemia y puede ser causa de una respuesta inadecuada al tratamiento vasopresor. No se cuenta con un valor absoluto de hidrocortisona sérica que indique su producción adecuada o inadecuada.

TABLA 34-5

Vasopresores e inótropos

	DOSIS
Vasopresor	
Norepinefrina	0.01-1 μg/kg/min
Epinefrina	0.01-1 μg/kg/min
Fenilefrina	0.5-3 μg/kg/min
Vasopresina	0.01-0.03 unidad/min
Dopamina	1-15 μg/kg/min
Inótropo	
Dobutamina	1-20 μg/kg/min
Milrinona	0.1-0.75 μg/kg/min

Por lo tanto, se establece un diagnóstico presuntivo de insuficiencia suprarrenal cuando las pacientes no respondan al soporte vasopresor. Para el tratamiento, se administra hidrocortisona (50 mg cada 6 h) y se suspende cuando el soporte vasoactivo no se requiere más y cuando la presión arterial se normaliza. En el cuadro 34-2 se muestra una viñeta clínica que describe el tratamiento de una paciente con choque distributivo.

Hay otras alteraciones que pueden conducir a insuficiencia de vasopresina o suprarrenal. La hipoxia y el choque grave pueden contribuir a ambos. La evaluación de las concentraciones séricas de cortisol en estos casos aún es controvertida y es difícil establecer un valor absoluto de cortisol sérico para un estado dado.

Tratamiento del choque cardiogénico

La insuficiencia cardíaca aguda en obstetricia y ginecología no es una causa frecuente de choque. En los raros casos de que ocurra un choque cardiogénico, el tratamiento de la insuficiencia cardíaca es similar a cualquier otro, y depende del diagnóstico y la causa del fallo de la bomba. La exploración física, ecocardiografía, pruebas cardiovasculares (troponinas, péptido natriurético cerebral) y las imágenes son clave en el diagnóstico. La causa más frecuente de insuficiencia cardíaca posquirúrgica en las pacientes ginecológicas es el infarto de miocardio, para lo cual se debe solicitar una consulta con cardiología o cuidados intensivos. Para la paciente ginecoobstétrica, es clave la prevención *secundaria* de la isquemia miocárdica. Para aquellas con antecedentes de infarto de miocardio, se debe realizar una consulta con cardiología. Deben suspenderse los β-bloqueadores y otros medicamentos cardiovasculares para mantener una presión o perfusión arterial adecuadas. Si la paciente estaba tomando ácido acetilsalicílico por antecedentes de colocación de endoprótesis o intervenciones percutáneas, se debe continuar con el uso del fármaco en el preoperatorio y reiniciarse durante el postoperatorio si no hay probabilidad de sangrado.

> **CUADRO 34-2 VIÑETA CLÍNICA**
>
> **Choque distributivo debido a septicemia**
>
> Paciente de 22 años de edad en el quinto día postoperatorio de una extirpación laparoscópica de quiste ovárico. El curso postoperatorio transcurrió sin contratiempos y fue a casa en el día 1 postoperatorio. En los últimos dos días, ha presentado náuseas y vómitos sin poder tolerar la ingesta o los fármacos por vía oral. También ha experimentado dolor abdominal que empeora y ha estado letárgica.
>
> En urgencias, sus signos vitales son temperatura de 38.3 °C, frecuencia cardíaca de 125 lpm, presión arterial de 85/50 mm Hg y frecuencia respiratoria de 30 rpm. Se encuentra alerta y orientada, pero refiere que se siente cansada y desea poder descansar.
>
> Mientras estaba en urgencias, infunden 1 L de cristaloides y toman estudios de laboratorio, incluidos hemograma, química sanguínea, pruebas de coagulación y lactato. El electrocardiograma muestra taquicardia sinusal con frecuencia cardíaca de 125 lpm.
>
> **PREGUNTA 1. ¿Cuál es el diagnóstico más probable?**
>
> **RESPUESTA.** Aunque todas las formas de choque deben ser consideradas con un estado mental alterado, fiebre, hipotensión y taquipnea, se debe considerar la septicemia. Según las guías de la Society of Critical Care Medicine *Sepsis-3*, ella presenta los tres parámetros: estado mental alterado, presión arterial sistólica menor de 100 mm Hg y frecuencia respiratoria mayor de 22.
>
> Sus resultados de laboratorio son los siguientes:
>
> QUÍMICA SANGUÍNEA: Na 135, K 3.6, Cl 97, bicarbonato 16, BUN 18, creatinina 1.3, glucosa 133.
>
> HEMOGRAMA: leucocitos 28 000, hemoglobina 11.3, hematócrito 34, plaquetas 200 000, células en banda 25%.
>
> LACTATO: 4.3 mmol/L (normal < 2 mmol/L).
>
> PRUEBAS DE COAGULACIÓN: normales.
>
> **PREGUNTA 2. ¿Cuál es el siguiente paso en el tratamiento?**
>
> **RESPUESTA.** El siguiente paso recomendado en el tratamiento sería seguir las guías de la *Sepsis Campaign Bundle* para el choque séptico desarrollada por la Society of Critical Care Medicine (*Sepsis-3*). La paciente debe recibir una infusión con cristaloides a 30 mL/kg y antibióticos de amplio espectro, y se deben obtener cultivos de sangre. Sin embargo, no se deben retrasar los cultivos por más de 1 h para administrar antibióticos. Si la paciente permanece en choque con hipotensión mantenida y acidosis láctica y ha recibido una reanimación adecuada, se debe planificar el uso de vasopresores, acceso venoso central y admisión a cuidados intensivos.
>
> Después de dos bolos de 1 L de cristaloide, la presión arterial de la paciente aumenta a 115/64 con una disminución de la frecuencia cardíaca a 110 latidos por minuto. Es tratada con vancomicina y piperacilina/tazobactam y se han obtenido hemocultivos y urocultivos. La radiografía de tórax es normal.
>
> **PREGUNTA 3. ¿Cuál es el siguiente paso en el tratamiento?**
>
> **RESPUESTA.** El siguiente paso recomendado es investigar el origen de la infección y controlar la fuente. Debido a que la paciente está en el postoperatorio, sería recomendable evaluar alguna perforación visceral. Si se puede controlar el origen, se debe realizar tan pronto como sea posible.
>
> La paciente tiene una tomografía computarizada con contraste intravenoso que muestra datos de perforación de intestino delgado. Es llevada a cirugía para controlar el origen y reparar la perforación.

Tratamiento del choque obstructivo

La causa más frecuente de desarrollo de choque obstructivo en una paciente ginecoobstétrica es una embolia pulmonar masiva. Esto sucede debido al estado de hipercoagulabilidad del embarazo o a cáncer en la paciente ginecológica oncológica. Por esta razón, se debe iniciar heparina no fraccionada o de bajo peso molecular de forma profiláctica cuando haya poca probabilidad de hemorragia.

En el contexto de un episodio agudo de embolia pulmonar masiva o submasiva, se debe iniciar la terapia con heparina. Por desgracia, el tPA sistémico está contraindicado para la trombólisis por coágulo; sin embargo, se puede ofrecer la tpA guiada por catéter. En el contexto de choque obstructivo por una embolia pulmonar masiva, las decisiones rápidas, contundentes y multidisciplinarias son clave. Con frecuencia, estas pacientes requieren ser referidas a un nivel más alto de atención y consulta cardiotorácica. En otras formas de choque obstructivo, como taponamiento cardíaco y neumotórax a tensión, el tratamiento depende de la descompresión de la obstrucción mediante pericardiocentesis o colocación de una sonda torácica. Se recomienda la consulta apropiada y rápida.

RESUMEN

El choque persistente es un proceso autorreplicante y rápido. La terapia directa dirigida hacia los componentes contribuyentes apropiados es clave. La corrección temprana de la perfusión celular limita la disfunción orgánica y mejora los resultados.

PUNTOS CLAVE

- El *choque* es un estado de insuficiencia circulatoria y alteración e insuficiencia orgánica que suele clasificarse en hipovolémico, cardiogénico, obstructivo y distributivo.
- El choque se puede identificar a través de los hallazgos en la exploración física y los signos como taquicardia, bajo gasto urinario y estado mental alterado. Sin embargo, es imprescindible medir el lactato sérico y seguirlo hasta su resolución.
- El lactato sérico es específico para identificar la perfusión orgánica terminal y debe preferirse sobre el déficit de base. La falta de depuración del lactato es un signo incrementado de mortalidad. Su valor normal es menor de 2 mmol/L.
- El tratamiento del choque depende de la causa. El choque séptico requiere antibióticos y control de la etiología, mientras que el choque hipovolémico y el hemorrágico requieren de control de la pérdida de volumen y reanimación con líquidos. El choque obstructivo requiere resolución de la obstrucción circulatoria. El choque cardiogénico requerirá exploración cardíaca (ECG, ecocardiografía, pruebas de troponinas) y los auxiliares apropiados para ayudar al corazón y tratar el colapso cardiovascular.
- El uso de vasopresores depende de la causa del choque. El vasopresor de elección para el choque séptico y distributivo suele ser la noradrenalina. Sin embargo, su actividad β-agonista y α-agonista también lo hace eficaz para el tratamiento de los choques cardiogénico, obstructivo e hipovolémico.

BIBLIOGRAFÍA

Alvarado Sánchez JI, Amaya Zúñiga WF, Monge Garcia MI. Predictors to intravenous fluid responsiveness. *J Intensive Care Med* 2018;33(4):227–240.

American College of Surgeons Committee on Trauma. Shock. In: *Advanced trauma life support for doctors: ATLS student course manual*. Chicago, IL: American College of Surgeons, 2008:61.

Annane D, Bellissant E, Bollaert CE, et al. Corticosteroids in the treatment of severe sepsis and septic shock in adults: a systematic review. *JAMA* 2009;301:2362.

Bone RC, Balk RA, Cerra FB, et al. Definitions for sepsis and organ failure and guidelines for the use of innovative therapies in sepsis. The ACCP/SCCM Consensus Conference Committee American College of Chest Physicians/Society of Critical Care Medicine. *Chest* 1992;101:1644.

Callaway DW, Shapiro NI, Donnino MW, et al. Serum lactate and base deficit as predictors of mortality in normotensive elderly blunt trauma patients. *J Trauma* 2009;66:1040.

Cohen MJ. Towards hemostatic resuscitation: the changing understanding of acute traumatic biology, massive bleeding, and damage-control resuscitation. *Surg Clin North Am* 2012;92:877.

Cotton BA, Guillamondegui OD, Fleming SB, et al. Increased risk of adrenal insufficiency following etomidate exposure in critically injured patients. *Arch Surg* 2008;143:62.

Cotton BA, Reddy N, Hatch QM, et al. Damage control resuscitation is associated with a reduction in resuscitation volumes and improvement in survival in 390 damage control laparotomy patients. *Ann Surg* 2011;254:598.

De Backer D, Aldecoa C, Njimi H, et al. Dopamine versus norepinephrine in the treatment of septic shock: a meta-analysis*. *Crit Care Med* 2012;40:725.

Dellinger RP, Levy MM, Rhodes A, et al. Surviving sepsis campaign: international guidelines for management of severe sepsis and septic shock: 2012. *Crit Care Med* 2013;41:580.

Duchesne JC, McSwain NE Jr, Cotton BA, et al. Damage control resuscitation: the new face of damage control. *J Trauma* 2010;69:976.

Dunne JR, Tracy JK, Scalea TM, et al. Lactate and base deficit in trauma: does alcohol or drug use impair their predictive accuracy? *J Trauma* 2005;58:959.

Dutton RP. Resuscitative strategies to maintain homeostasis during damage control surgery. *Br J Surg* 2012;99(suppl 1):21.

Englehart MS, Schreiber MA. Measurement of acid–base resuscitation endpoints: lactate, base deficit, bicarbonate or what? *Curr Opin Crit Care* 2006;12:569.

Galkova K, Vrabelova M. Normalization of blood lactate as early end-points of polytrauma treatment. *Bratisl Lek Listy* 2013;114(11):637–641.

Guinn DA, Abel DE, Tomlinson MW. Early goal directed therapy for sepsis during pregnancy. *Obstet Gynecol Clin North Am* 2007;34:459.

Gurgel ST, do Nascimento PC Jr. Maintaining tissue perfusion in high-risk surgical patients: a systematic review of randomized clinical trials. *Anesth Analg* 2011;112:1384.

Holley A, Lukin W, Paratz J, et al. Review article: part two: goal-directed resuscitation—which goals? Perfusion targets. *Emerg Med Australas* 2012;24:127.

Sepsis Definitions Task Force. Developing a new definition and assessing new clinical criteria for septic shock: for the third international consensus definitions for sepsis and septic shock (Sepsis-3). *JAMA* 2016;315(8):755–787.

Jansen TC, van Bommel BJ, Schoonderbeek FJ, et al. Early lactate-guided therapy in intensive care unit patients: a multicenter, open-label, randomized controlled trial. *Am J Respir Crit Care Med* 2010;182:752.

Kearon C, Akl EA, Ornelas J, et al. Antithrombotic therapy for VTE disease: CHEST guideline and expert panel report. *Chest* 2016;149(2):315–352.

Konstantinides SV, Torbicki A, Agnelli G, et al. ESC guidelines on the diagnosis and management of acute pulmonary embolism. *Eur Heart J* 2014;35(43):3033–3069.

Kulik A, Ruel M, Jneid H, et al. Secondary prevention after coronary artery bypass graft surgery: a scientific statement from the American Heart Association. *Circulation* 2015;131(10):927–964.

Kumar A, Roberts D, Wood KE, et al. Duration of hypotension before initiation of effective antimicrobial therapy is the critical determinant of survival in human septic shock. *Crit Care Med* 2006;34:1589.

Levy RJ. Mitochondrial dysfunction, bioenergetic impairment, and metabolic down-regulation in sepsis. *Shock* 2007;28:24.

Marik CE, Baram M, Vahid B. Does central venous pressure predict fluid responsiveness? A systematic review of the literature and the tale of seven mares. *Chest* 2008;134(1): 172–178.

Marx G, Reinhart K. Venous oximetry. *Curr Opin Crit Care* 2006;12:263.

Mikkelsen ME, Miltiades AN, Gaieski DF, et al. Serum lactate is associated with mortality in severe sepsis independent of organ failure and shock. *Crit Care Med* 2009;37(5): 1670–1677.

Nduka OO, Parrillo JE. The pathophysiology of septic shock. *Crit Care Clin* 2009;25:677.

O'Keeffe SA, McGrath A, Ryan JM, et al. Management of a massive pulmonary embolism in a pregnant patient with mechanical fragmentation followed by delayed catheter-directed thrombolysis in the early postpartum period. *J Matern Fetal Neonatal Med* 2008;21(8):591–594.

Pacheco LD, Saade GR, Gei AF, et al. Cutting-edge advances in the medical management of obstetrical hemorrhage. *Am J Obstet Gynecol* 2011;205:526.

Pacheco LD, Saade GR, Costantine MM, et al. The role of massive transfusion protocols in obstetrics. *Am J Perinatol* 2013;30:1.

Pool R, Gomez H, Kellum JA. Mechanisms of organ dysfunction in sepsis. *Crit Care Clin* 2018;34(1):63–80.

Rajaram SS, Desai NK, Kalra A, et al. Pulmonary artery catheters for adult patients in intensive care. *Cochrane Database Syst Rev* 2013;(2):CD003408.

Rios FG, Risso-Vazquez A, Alvarez J, et al. Clinical characteristics and outcomes of obstetric patients admitted to the intensive care unit. *Int J Gynaecol Obstet* 2012;119:136.

Rivers EP, Ahrens T. Improving outcomes for severe sepsis and septic shock: tools for early identification of at-risk patients and treatment protocol implementation. *Crit Care Clin* 2008;24:S1.

Rivers EP, Coba V, Visbal A, et al. Management of sepsis: early resuscitation. *Clin Chest Med* 2008a;29:689.

Rivers EP, Coba V, Whitmill M. Early goal-directed therapy in severe sepsis and septic shock: a contemporary review of the literature. *Curr Opin Anaesthesiol* 2008b;21:128.

Rivers EP, Elkin R, Cannon CM. Counterpoint: should lactate clearance be substituted for central venous oxygen saturation as goals of early severe sepsis and septic shock therapy? *Chest* 2011;140:1408.

Rushing GD, Britt LD. Reperfusion injury after hemorrhage: a collective review. *Ann Surg* 2008;247:929.

Russell JA. Bench to bedside review. Vasopressin in the management of septic shock. *Crit Care* 2011;15(4):226.

Sagy M, Al-Qagaa Y, Kim P. Definitions of pathophysiology of sepsis. *Curr Probl Pediatr Adolesc Health Care* 2013;43(10):260–263.

Shah P, Cowger JA. Cardiogenic Shock. *Crit Care Clin* 2014; 30(3):391–412.

Shah MR, Hasselblad V, Stevenson LW, et al. Impact of the pulmonary artery catheter in critical ill patients: meta-analysis of randomized clinical trials. *JAMA* 2005;294(13):1664–1670.

Singer M. Cellular dysfunction in sepsis. *Clin Chest Med* 2008;4:655–660.

Vaught AJ. Critical care for the obstetrician and gynecologist: obstetric hemorrhage and disseminated intravascular coagulopathy. *Obstet Gynecol Clin North Am* 2016;43(4):611–622.

Vincent JL, De Backer D. Circulatory shock. *N Engl J Med* 2013;369(18):1726–1734.

Walley KR. Use of central venous oxygen saturation to guide therapy. *Am J Respir Crit Care Med* 2011;184:514.

Witiw CD, Fehlings MG. Acute spinal cord injury. *J Spinal Disord Tech* 2015;28(6):201–210.

WOMAN Trial Collaborators. Effect of early tranexamic acid administration on mortality, hysterectomy, and other morbidities in women with post-partum haemorrhage (WOMAN): an international, randomized, double blind, placebo-controlled. *Lancet* 2017;389(10084): 2015–2116.

CAPÍTULO 35

Atención de las lesiones intraoperatorias de las vías urinarias

E. James Wright

Introducción

Anatomía quirúrgica de los uréteres, la vejiga y la uretra
Uréteres
Vejiga
Uretra

Lesión de la vejiga durante la cirugía ginecológica
Histerectomía
Colposuspensión
Cirugía de reparación de prolapso

Cirugía de cabestrillo
Diagnóstico postoperatorio de la lesión vesical

Lesión del uréter en la cirugía ginecológica
Histerectomía
Cirugía ovárica
Cirugía retropúbica
Cirugía para prolapso vaginal
Cirugía pélvica radical

Lesión ureteral aguda

Diagnóstico intraoperatorio de la lesión ureteral
Diagnóstico postoperatorio de la lesión ureteral

Técnicas de reparación ureteral
Lesión ureteral aguda
Ureteroneocistostomía
Fijación al psoas
Colgajo de Boari
Interposición ureteroileal

Lesión de la vejiga durante la cirugía ginecológica

INTRODUCCIÓN

Las lesiones de las vías urinarias han sido reconocidas como posibles complicaciones de la cirugía ginecológica desde los inicios de nuestra disciplina. A través de los años, se han ofrecido diversas modificaciones de procedimientos quirúrgicos con el objetivo específico de disminuir la probabilidad de tales lesiones. A pesar de estos esfuerzos, se mantiene el riesgo de daño accidental a los uréteres, la vejiga y la uretra, y los cirujanos abdominopélvicos deben mantenerse atentos para evitar estos episodios y saber cómo identificarlos y repararlos para lograr un tratamiento eficaz.

La incidencia de lesión ureteral durante la cirugía ginecológica generalmente es del 1-2%, aunque varía en función de las características de la cirugía y la complejidad de la anatomía de la paciente. Ibeanu y cols. registraron lesiones de uréter en 15 de 839 histerectomías realizadas en un hospital escuela en el cual se utilizaba la cistoscopia universal (incidencia: 1.8%, intervalo de confianza (IC) 95%: 1.0-2.9). Por lo tanto, es importante que el ginecólogo conozca formas de reducir al mínimo estas complicaciones potenciales, así como ser experto en el diagnóstico y tratamiento si llegan a suceder estas lesiones. La lesión de la vejiga también es posible durante la cirugía pélvica, y un análisis reciente encontró que era tres veces más probable que la lesión ureteral. La vía en la que se lleva a cabo la cirugía pélvica puede afectar la probabilidad de lesión de las vías urinarias inferiores; las cirugías laparoscópicas y asistidas por laparoscopia son las que tienen el riesgo más alto.

Los objetivos de este capítulo son: *1)* describir la anatomía quirúrgica de los uréteres, la vejiga y la uretra e ilustrar las áreas de mayor riesgo de lesión durante la cirugía ginecológica, *2)* revisar los factores individuales involucrados en las lesiones ureterales, vesicales y uretrales durante la realización de procedimientos quirúrgicos ginecológicos específicos y *3)* resumir los principios básicos de prevención de lesiones y, si llegan a ocurrir, su reconocimiento y tratamiento.

ANATOMÍA QUIRÚRGICA DE LOS URÉTERES, LA VEJIGA Y LA URETRA

Uréteres

Cuando se observan en una sección transversal, los uréteres pueden dividirse en distintas capas: la luz, con el epitelio de transición; la mucosa (capa muscular), que está compuesta por fibras musculares lisas, longitudinales, circulares y espirales; y la adventicia, que contiene la red intercomunicada de vasos sanguíneos (fig. 35-1). El peritoneo cubre al uréter haciendo que se encuentre completamente retroperitoneal.

En los adultos normales, el uréter mide entre 25 y 30 cm de longitud desde la pelvis renal hasta el trígono de la vejiga. Por protocolo, el borde pélvico divide al uréter entre sus segmentos abdominal y pélvico; cada uno de estos componentes mide aproximadamente 12-15 cm de longitud.

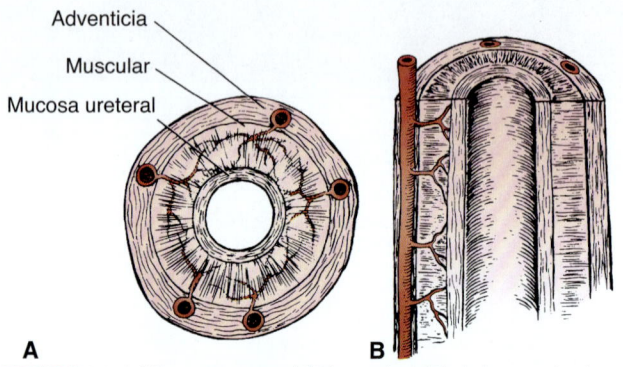

634 SECCIÓN VII TRATAMIENTO DE ALTERACIONES GINECOLÓGICAS ESPECÍFICAS

FIGURA 35-1 Vistas transversal **(A)** y sagital **(B)** de las arterias longitudinales y de las venas en la adventicia del uréter. Estas arterias y venas proporcionan la circulación colateral principal a lo largo del trayecto del uréter.

El uréter abdominal recorre la superficie ventral del músculo psoas y posterior a los vasos ováricos a nivel del borde pélvico (fig. 35-2). El uréter derecho se ubica ligeramente lateral a la vena cava inferior y desciende hacia la pelvis sobre la arteria ilíaca común aproximadamente en el sitio de la bifurcación de esta última. En raras ocasiones, el uréter derecho puede encontrarse sobre la vena cava; por lo tanto, si se está realizando una biopsia de ganglios paraaórticos, el uréter debe identificarse antes de retirar cualquier ganglio. El uréter izquierdo se localiza lateral a la aorta y posterior a la arteria mesentérica inferior, los vasos ováricos y el colon. El uréter izquierdo refleja al derecho en el borde pélvico y entra en la pelvis sobre la bifurcación de la arteria ilíaca común izquierda. El uréter izquierdo con frecuencia está oculto por el colon sigmoide y el borde pélvico.

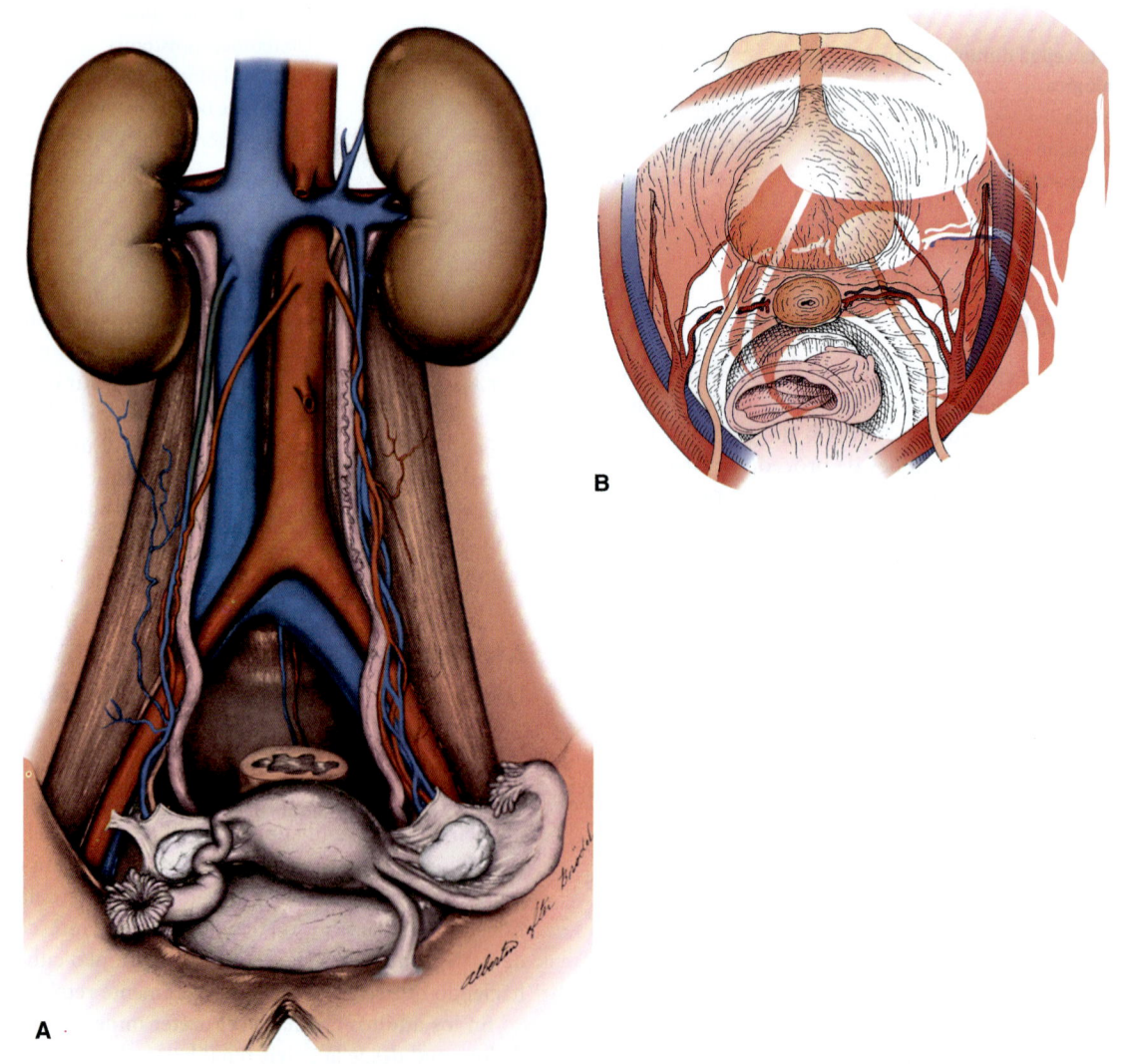

FIGURA 35-2 **A.** Porciones abdominal y pélvica del uréter; se muestra la relación con la aorta, el músculo psoas, la vena cava y la arteria y vena ilíacas comunes. **B.** Porción pélvica del uréter; se observa su curso a lo largo de la pared lateral de la pelvis y su relación con los vasos ilíacos comunes, los vasos hipogástricos, los ligamentos uterosacros, los vasos uterinos y el cuello uterino.

CAPÍTULO 35 ATENCIÓN DE LAS LESIONES INTRAOPERATORIAS DE LAS VÍAS URINARIAS 635

El trayecto de los uréteres mientras se aproximan a la vejiga en general es constante. Descienden hacia la pelvis lateral al sacro e inmediatamente ventral a la arteria ilíaca (hipogástrica) interna. Después, los uréteres discurren mediales a la arteria ilíaca interna y sus ramas anteriores. Luego pasan debajo de la arteria uterina, y esta relación con frecuencia se conoce como *agua bajo el puente*. En este punto, el uréter está a aproximadamente 1.5 cm lateral al cuello uterino, donde entra en los tejidos paracervicales. El uréter pasa a través de este tejido paracervical, con frecuencia conocido como "el túnel" del ligamento cardinal o pilar anterior de la la vejiga (también es conocido como el *túnel de Wertheim*). Pasando este túnel, el uréter avanza medial y anterior sobre el fondo de saco vaginal para entrar en el trígono de la vejiga.

En ausencia de cambios inflamatorios o adherencias, los uréteres pueden ser observados a través del peritoneo desde el borde pélvico hasta el tejido paracervical. Una vez que los uréteres han entrado por este puente, no pueden ser vistos o palpados fácilmente; si se requiere de su identificación, deben ser disecados y desplazados fuera de este tejido. Aunque la actividad peristáltica que se lleva a cabo en el uréter normal puede ser útil para su identificación, es habitual que el uréter tenga una parálisis transitoria después de cualquier grado de traumatismo. Por lo tanto, la capacidad para identificar el uréter con certeza se basa en entender su anatomía, no su motilidad. El uréter es único en cuanto a que produce una sensación de "chasquido" cuando se pasa a través de los dedos durante una laparotomía. Esto puede ser útil en las mujeres con obesidad en las que se dificulta la exposición. Este chasquido también permite seguir el uréter hasta el túnel sin tener que exponerlo. Esta técnica no es aplicable en los procedimientos laparoscópicos o asistidos por robot. En estos casos, la identificación del uréter mejora con una ampliación mediante la cámara; sin embargo, puede requerir cierta exposición quirúrgica para confirmar su trayecto.

A lo largo de su trayecto, la irrigación del uréter se origina de distintas regiones. Arriba del borde pélvico, la irrigación del uréter se deriva de los vasos mediales; distalmente, la irrigación se origina en los lados (fig. 35-3). Por tal motivo, cefálico al borde pélvico, la disección y desplazamiento del uréter debe abordarse desde su cara lateral, y lo opuesto es verdad distalmente al borde pélvico. El uréter es perfundido por una red profusa, con anastomosis dentro de la capa adventicia. Por lo tanto, el uréter es relativamente resistente a desvascularización. Sin embargo, estas lesiones pueden presentarse y ser difíciles de diagnosticar, ya que las secuelas pueden no ser evidentes hasta el período postoperatorio.

Vejiga

La vejiga se compone por un epitelio de transición especializado, un sincitio de músculo liso y una capa serosa externa fibrosa y grasa. Está limitada a la pelvis cuando se encuentra vacía, pero se mueve al abdomen cuando hay un aumento en la distensión. Al ocupar una posición preperitoneal, el área

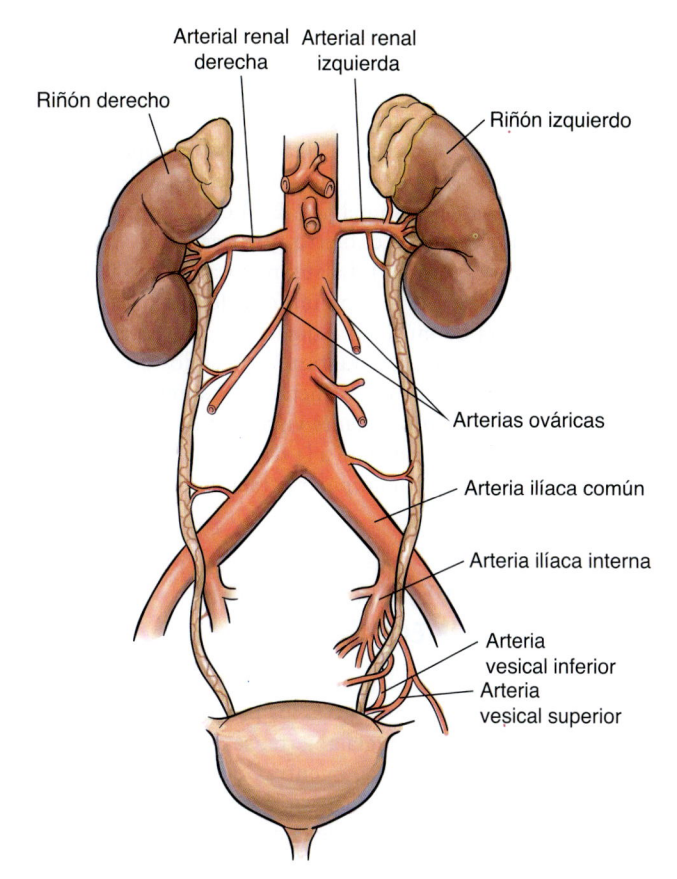

FIGURA 35-3 Irrigación del uréter.

posterior del domo de la vejiga es accesible desde el abdomen. El peritoneo visceral cubre la unión del útero, el cuello uterino superior y la vejiga posterior, formando el saco vesicouterino. La base de la vejiga se apoya en la vagina anterior, soportada por los ligamentos vaginales a la fascia del arco tendinoso pélvico desde la espina ciática hacia la rama púbica. Aunque el piso de la vejiga y la pared vaginal anterior se pueden separar, el plano de fusión de estas estructuras puede estar firmemente adherido.

La irrigación a la vejiga deriva principalmente de la arteria ilíaca interna (hipogástrica) a través de las arterias vesicales superior e inferior. La ramificación de estos vasos permite la redundancia y tienen un riesgo bajo de devascularización con la ligadura del pedículo.

El cuello vesical y la uretra proximal se encuentran al nivel de la sínfisis, con la arteria dorsal y la vena localizados en su superficie anterior. Se puede localizar una profusa red adicional de venas en la región lateral del cuello vesical a lo largo de la superficie anterior de la vagina.

Estas características vasculares y estructurales hacen que la vejiga se encuentre en riesgo de lesión durante la cirugía pélvica realizada por vía abdominal y vaginal, pero también le confieren una gran flexibilidad para su reparación y reconstrucción (cuadro 35-1).

Uretra

La uretra femenina atraviesa la parte inferior de la sínfisis del pubis, anclada por elementos de la fascia endopélvica (algunas veces conocidos como "ligamentos uteropélvicos") y por los elementos periureterales del elevador del ano y de la musculatura del piso pélvico. Está compuesta por un tejido epitelial distintivo cubierto por una capa vascular flexible (cuerpo esponjoso). La submucosa ureteral vascular está rodeada por una capa interna de músculo liso y una capa externa de músculo esquelético. Se piensa que el mecanismo de continencia está localizado en los dos tercios proximales y depende de las estructuras de soporte periureteral, así como de las propiedades viscoelásticas del epitelio. No se puede acceder fácilmente a la uretra desde el abordaje abdominal, pero puede manipularse fácilmente durante la cirugía vaginal.

LESIÓN DE LA VEJIGA DURANTE LA CIRUGÍA GINECOLÓGICA

El domo de la vejiga está en riesgo de perforación al momento de la laparotomía y con los procedimientos laparoscópicos. Durante la cirugía abierta, se asocia con mayor frecuencia a adherenciólisis, mientras que en los abordajes laparoscópicos se relaciona con la lesión por trócar. El vaciamiento de la vejiga antes de la colocación del trócar o antes de practicar una incisión a lo largo de la línea media es clave para evitar una lesión.

Histerectomía

La vejiga también se encuentra en riesgo de lesión durante la histerectomía, con el desplazamiento del cuello uterino y la colpotomía subsecuente. Asimismo, el cierre del muñón vaginal puede comprometer la base de la vejiga posterior en el pliegue vesicovaginal. Cada uno de estos episodios puede ocasionar la formación de una fístula vesicovaginal. La disección vesical correcta desde la vagina es de suma importancia para evitar esta lesión. Por lo general, esta disección inicia con la incisión del peritoneo en el pliegue vesicovaginal. La pared de la vejiga posterior puede entonces ser desplazada con una disección con bisturí o con el uso cauteloso del cauterio. La contratracción del tejido de la vejiga ayuda a definir el plano correcto. Si se requiere, la vejiga puede llenarse parcialmente para definir su borde posterior durante la disección. Es esencial tener la separación suficiente entre la vejiga y la vagina para facilitar la colpotomía y el cierre del muñón sin afectar la vejiga.

El reconocimiento intraoperatorio de la perforación de la vejiga permite una reparación aguda y evita la salida de orina o una fístula. Como se comentó previamente, todas las cirugías ginecológicas deben incluir una valoración final de la integridad de la vía urinaria para descartar cualquier lesión de los uréteres, la vejiga o la uretra.

La lesión de la vejiga puede sospecharse al observar hematuria, o en el caso de la cirugía laparoscópica, con la presencia de aire en la bolsa de recolección de la orina. La observación directa de la extravasación de orina en el abdomen

---

CUADRO 35-1 PASOS DEL PROCEDIMIENTO

Cierre de la cistotomía

- Identificar la lesión vesical asociada con la colpotomía durante la histerectomía.
- Desplazar de forma considerable la pared vaginal lejos de la vejiga y del sitio de la lesión.
- Cerrar la pared de la vejiga con una o dos capas de sutura absorbible (2-0, 3-0).
- Se puede utilizar una técnica de sutura continua o interrumpida. La primera capa es el grosor completo de la pared de la vejiga. La técnica de dos capas implica el cierre del epitelio y del detrusor seguido por el soporte seromuscular.
- Se debe interponer tejido entre la vejiga y la vagina usando grasa perivesical, epiplón o peritoneo.
- Si la cistotomía se encontrara durante la realización de una histerectomía, el cirujano podría cerrar el muñón vaginal en este punto (con sutura absorbible).
- Evaluar la integridad del cierre de la vejiga, así como la permeabilidad ureteral antes de completar la cirugía.
- Realizar descompresión vesical durante 7-10 días seguida de cistografía.

---

o la vagina con la distensión de la vejiga confirma la lesión vesical. La cistoscopia también puede ayudar a identificar la lesión vesical. Además de identificar la extravasación del líquido de la vejiga, también es importante para identificar cualquier material de sutura visible en la vejiga, como por el cierre del muñón vaginal. Esta circunstancia podría ayudar a la formación tardía de una fístula vesicovaginal mientras se disuelve el material de sutura, permitiendo la cicatrización del trayecto de la sutura hacia la vagina. Si el material es visible en la vejiga, se debe retirar, para luego apartar la pared de la vejiga y volver a suturar la colpotomía. La interposición de tejido puede ser útil como una protección adicional frente a la formación de una fístula.

A menudo, es viable la reparación intraoperatoria de la cistotomía. La clave principal de la reparación de la vejiga es un desplazamiento adecuado para lograr el acercamiento sin tensión de los tejidos (fig. 35-4). El cierre debe realizarse con una sutura absorbible (3-0, 2-0); se recomienda la interposición del tejidos para prevenir la formación de fístulas. La pared de la vejiga puede cerrarse en una o dos capas usando una técnica continua o interrumpida. El cierre en dos capas por lo regular incluye la aproximación inicial del epitelio y del detrusor, seguido de una segunda línea de sutura seromuscular. Las opciones de la interposición de tejido para separar la vejiga del muñón vaginal incluyen el epiplón, un colgajo de rotación peritoneal e incluso un segmento del tejido seroso fibroso y graso de la vejiga posterior.

Colposuspensión

Mientras el cuello de la vejiga se encuentre en la región proximal a la pared periuretral vaginal, es posible lesionar

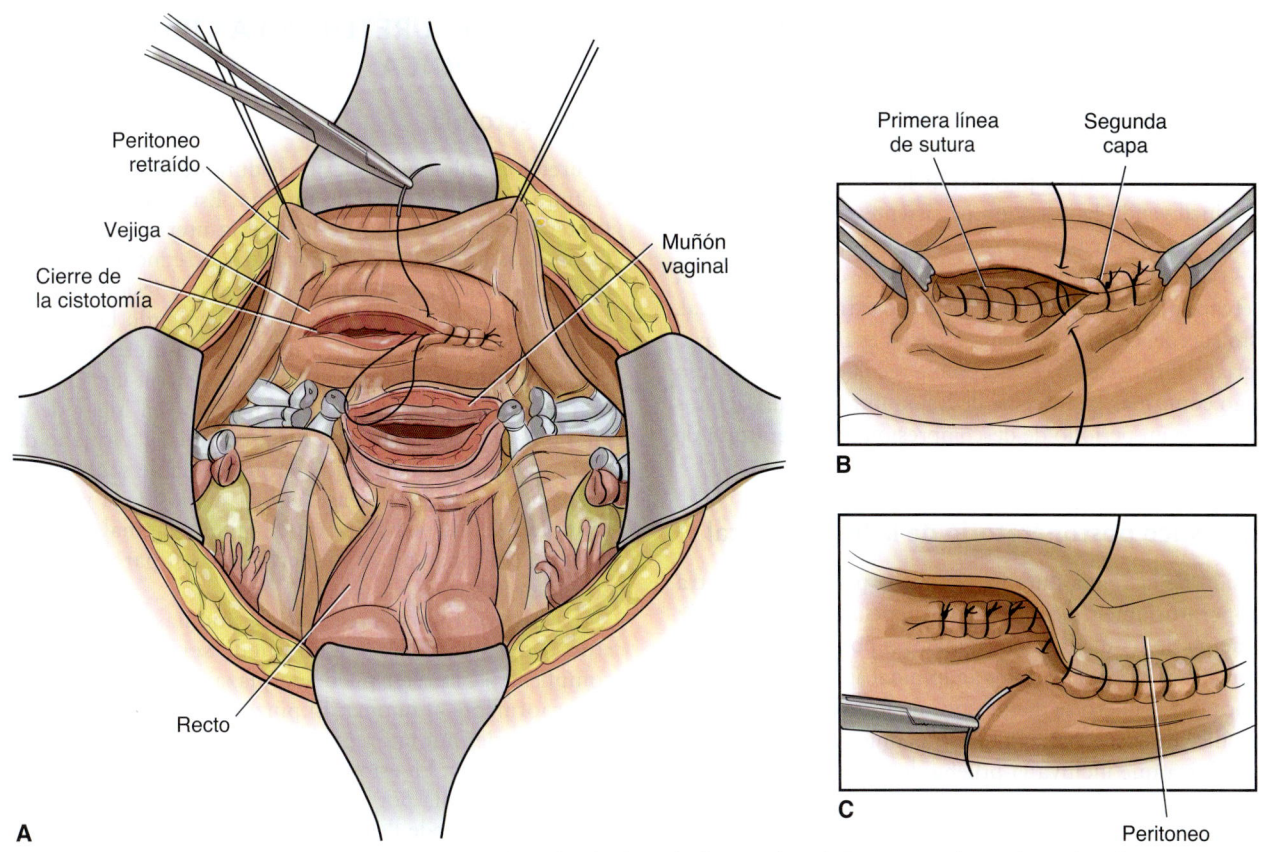

FIGURA 35-4 Reparación de cistotomía, realizada después de completar la histerectomía. **A.** El epitelio y la pared de la vejiga se cierran como una primera capa. **B.** Cierre de una segunda capa seromuscular. **C.** El peritoneo se cierra sobre la reparación de la cistotomía.

la vejiga durante la colposuspensión retropúbica por incontinencia de urgencia. A menudo, se utiliza material de sutura permanente para este procedimiento; es mejor identificar esta lesión intraoperatoriamente, ya que el reconocimiento tardío se asocia con infección recurrente, formación de cálculos y, en algunos casos, con fístula. La cistoscopia con visualización directa es óptima para descartar cuerpos extraños en la uretra o la vejiga. Si se identifican, permite el retiro de la suturas y su reemplazo. En ausencia de una laceración evidente de la vejiga, no es necesario el cierre de este órgano. Un período de descompresión postoperatoria de la vejiga puede ayudar, pero aparentemente no es esencial.

Cirugía de reparación de prolapso

La cirugía para corregir el prolapso incluye los abordajes abdominal y vaginal, y en ella se puede utilizar malla sintética o suturas. En todos los casos, la separación adecuada de la vejiga de la pared vaginal adyacente es el elemento esencial para evitar lesiones. El uso con criterio de la cauterización evita la lesión térmica de la pared vesical. La hidrodisección con solución salina puede ayudar también a la identificación y separación de los planos de tejido. Si la cistotomía sucede durante la reparación del prolapso, el cierre simple de la vejiga es adecuado en ausencia de malla sintética. Si se incorpora malla sintética en la reparación del prolapso, se recomienda el cierre de la vejiga con la interposición de tejido para reducir al mínimo el riesgo de interposición. No es necesario detener el procedimiento si se presenta una lesión de la vejiga, aunque depende del criterio del cirujano.

Con respecto al abordaje vaginal para la reparación del prolapso, los principios de identificación y tratamiento de la lesión vesical son similares y se recomiendan las siguientes precauciones. El riesgo de formación de fístula vesicovaginal es significativamente mayor con los procedimientos que incluyen colpotomía, y aún mayores con el uso de malla sintética. Se requiere el cierre meticuloso de la vejiga con interposición de tejido.

En caso de lesión vesical, se requiere de reparación con sutura e interposición de tejido; postoperatoriamente, se recomienda la descompresión de la vejiga en un período de 7-10 días. Se realiza una cistografía postoperatoria para descartar la extravasación de líquido.

Cirugía de cabestrillo

La colocación de cabestrillos en el cuello vesical o en la región medioureteral con un abordaje retropúbico puede llevar a la perforación de la vejiga. Los cabestrillos colocados usando el abordaje con transobturador (incluyendo "minicabestrillos" de una sola incisión) no atraviesan la pelvis y, por lo tanto, reducen el riesgo de lesión en la vejiga. Con mayor frecuencia, esto implica la perforación con un trócar precargado o un portador de sutura. No está claro si este riesgo es mayor con un abordaje "arriba-abajo". En general, se recomienda que la vejiga se descomprima durante la colocación del trócar o portador de sutura para reducir al mínimo la perforación. En cualquier caso, el reconocimiento intraoperatorio es clave para evitar las secuelas postoperatorias, incluyendo la infección persistente y la formación de cálculos. En estos casos, es rutinario realizar la cistoscopia para visualizar de forma directa el interior de la vejiga a fin de descartar la lesión por trócar o cuerpo extraño intravesical. Si esto sucede, el procedimiento esencial es retirar el trócar o material del cabestrillo. Es aceptable recolocar el cabestrillo y luego confirmar la ausencia de lesión intravesical. Algunos abogan por un período de descompresión postoperatoria de la vejiga, pero aparentemente no es esencial.

Diagnóstico postoperatorio de la lesión vesical

La lesión de la vejiga durante la cirugía pélvica se muestra postoperatoriamente como incontinencia continua por la formación de fístulas vesicovaginales o por la aparición de urinomas que ocasionan dolor abdominal agudo y peritonitis química. Lo primero se diagnostica de forma precisa por un alto índice de sospecha, una historia clínica precisa y exploración física que incluya la prueba de tampón. La paciente típicamente describirá incontinencia continua no asociada con urgencia o esfuerzo. Puede haber períodos secos con la posición supina o sentada. Este síntoma puede observarse inmediatamente después de la cirugía, pero puede presentarse de forma tardía a los 7-14 días postoperatorios si la causa es por lesión térmica o erosión por cuerpo extraño (sutura, malla), como se describió previamente. Los aspectos técnicos de la reparación de la fístula vesicovaginal se abordan en el capítulo 32. La gran mayoría de los casos pueden ser reparados por vía transvaginal con altas tasas de éxito e impacto mínimo en la paciente. La causa de la formación de urinomas postoperatorios por fuga urinaria intraabdominal o retroperitoneal se diagnostica con mayor precisión con una tomografía computarizada (TC) que incluya contraste intravenoso con imágenes seriadas para investigar la vejiga. Si el estudio no es concluyente, se puede incluir en el protocolo una cistografía por TC. Es importante evaluar los uréteres, así como la vejiga. En los casos en los que se haya colocado una malla sintética cerca de la vejiga, se puede incluir la cistoscopia para identificar cualquier cuerpo extraño vesical.

La descompresión de la vejiga es el tratamiento principal, con valoración para colocar un drenaje percutáneo. Como se estableció anteriormente, en el contexto de una lesión ureteral, está indicado colocar una endoprótesis (*stent*) o una sonda de nefrostomía. Si el urinoma no recibe tratamiento, se reabsorberá con el tiempo, pero la comodidad de la paciente y mitigar la infección pueden justificar una evacuación más rápida. La exploración abdominal no es necesaria en ausencia de sospecha de una lesión de vejiga concomitante o malla visible en la vejiga. Se realiza un cistograma de 7-10 días después de la descompresión de la vejiga para confirmar su resolución.

LESIÓN DEL URÉTER EN LA CIRUGÍA GINECOLÓGICA

Histerectomía

El uréter es vulnerable a lesiones durante las histerectomías cuando se incide la arteria uterina. Esto sucede porque el uréter pasa por debajo de la arteria uterina, lateral a los ligamentos uterosacros, mientras discurre medial y ventralmente para llegar a la vejiga. El riesgo de lesiones del uréter puede disminuirse al separar con cuidado la vejiga del cuello uterino, al realizar tracción en el útero durante la colocación de las pinzas y al pinzar la arteria uterina inmediatamente adyacente al cuello uterino (en lugar de más lateralmente). Al terminar la histerectomía, el cirujano debe estar vigilante cuando evalúe la presencia de sangrado por los pedículos, especialmente en los ángulos de la vagina. El sangrado de los pedículos o del ángulo vaginal debe controlarse con una sutura "superficial" 3-0 para no involucrar al uréter.

La histerectomía en el caso de miomas del cuello uterino o del ligamento ancho puede ser particularmente complicada. El uréter puede desplazarse anterior, lateral o posteriormente al mioma. El pinzamiento de los pedículos alrededor del mioma representa un riesgo importante de lesión del uréter. En estos casos, puede ser prudente realizar una miomectomía por incisión adyacente al útero o cuello uterino. Esto puede llevarse a cabo sin riesgo de lesionar el uréter al permanecer dentro de la cápsula miometrial. Puede haber sangrado, pero ya que se extrae el mioma, este sangrado es fácilmente controlado por pinzamiento adyacente al útero. En el raro caso en el que esto sea imposible, se debe identificar todo el trayecto del uréter antes de pinzar o cortar.

La lesión ureteral durante una histerectomía vaginal es sumamente rara. Hasta cierto punto, esto puede deberse a que la histerectomía vaginal en general no se realiza por afecciones que puedan dañar la anatomía ureteral, como endometriosis o neoplasias. Adicionalmente, el riesgo de lesión ureteral se reduce durante la histerectomía vaginal (comparada con la histerectomía abdominal o laparoscópica) debido a que la tracción del cuello uterino aleja el útero del uréter. La tensión del cuello uterino, por lo tanto, es crítica durante el pinzamiento de los pedículos.

Las lesiones ureterales que suceden durante la histerectomía laparoscópica pueden ser resultado de una lesión térmica. Al realizar una histerectomía laparoscópica, es imprescindible conocer la localización del uréter. Se puede visualizar a través del peritoneo; cuando no es visible, debe identificarse en el retroperitoneo y seguirse hasta el sitio de interés quirúrgico. Debe tenerse extremo cuidado con el cauterio cerca o arriba del uréter, ya que la dilatación térmica puede causar una lesión oculta que puede presentarse más de 2-5 días después de la cirugía.

Cirugía ovárica

La lesión ureteral durante la anexectomía merece una explicación específica. En especial en los casos de masa anexial y distorsión de la anatomía, el uréter es particularmente vulnerable, y en estos casos es cuando suele lesionarse el uréter. Estas lesiones pueden evitarse utilizando un abordaje retroperitoneal.

Todo cirujano pélvico debe ser capaz de entrar de forma rápida y con seguridad al retroperitoneo (que continúa en la pelvis profunda como el espacio pararrectal). Esta habilidad quirúrgica es necesaria para: *1)* acceder a los vasos pélvicos con el propósito de establecer la hemostasia y *2)* usar el retroperitoneo como un "espacio" libre de adherencias y afecciones en el cual operar. El acceso se obtiene con el segundo propósito. Cuando se ha desarrollado el espacio retroperitoneal, el uréter debe ser visible en la vaina medial del ligamento ancho.

Si la masa anexial se adhiere al peritoneo cubriendo el uréter, este puede separarse del peritoneo en la mayoría de los casos. Distal al borde pélvico, la disección debe abordarse en la región medial para reducir al mínimo el riesgo de desvascularizar el uréter. Ya que el uréter se ha desplazado y está libre de peligro, se puede realizar de forma segura la resección de la neoplasia y del peritoneo inflamado, cicatrizado o fibrótico (**fig. 35-5**). Existen casos raros en los que es imposible separar el uréter de la patología. En este contexto, el cirujano debe decidir entre dejar tejido residual en el uréter (arriesgando una obstrucción ureteral subsecuente) o resecar un segmento del uréter y hacer la reparación correspondiente.

Cirugía retropúbica

La lesión al uréter distal puede ocurrir al elevar las suturas de colposuspensión de Burch. El uréter también puede lesionarse al realizar un desplazamiento excesivo de la vejiga, que expone la superficie dorsal real de la vejiga en la cercanía del trígono, acercando el uréter al campo quirúrgico.

Existe una serie de pasos específicos que pueden llevarse a cabo para evitar estas lesiones. La disección hacia y a través del espacio de Retzius debe realizarse con visualización directa, permaneciendo tan cerca de la sínfisis del pubis como sea posible. La magnitud de la disección que se realiza sobre los tejidos paravaginales laterales debe mantenerse al mínimo necesario para garantizar la colocación precisa y apropiada de las suturas. Por último, la unión uretrovesical no debe elevarse excesivamente, ya que puede dañar no solo la uretra, sino también los uréteres en ciertas pacientes.

Cirugía para prolapso vaginal

El uréter puede ligarse inadvertidamente o dañarse durante la cirugía para corregir el prolapso. El riesgo aparentemente es mayor con la suspensión de los ligamentos uterosacros de la vagina. Barber y cols. refirieron una obstrucción ureteral en el 11% (5/46) de los casos de suspensión de ligamentos uterosacros (tratados con la liberación de las suturas de suspensión o reimplante ureteral). Karam informó lesión ureteral en 5/202 (2.4%) y Shull en 3/302 (1%).

Los estudios anatómicos de Buller demostraron que la distancia entre el uréter y el ligamento uterosacro es de 4.1 ± 0.6 cm en el origen sacro del ligamento uterosacro, disminuyendo a 0.9 ± 0.4 cm a medida que el ligamento uterosacro se aproxima al cuello uterino. Por lo tanto, se recomienda colocar las suturas de suspensión al nivel o ligeramente arriba de la espina ciática (en la porción intermedia del ligamento uterosacro) para reducir al mínimo el riesgo de lesión.

También se han informado lesiones ureterales con la suspensión sacroespinosa, el cabestrillo medioureteral y la colporrafia anterior. Por lo tanto, se recomienda que al finalizar

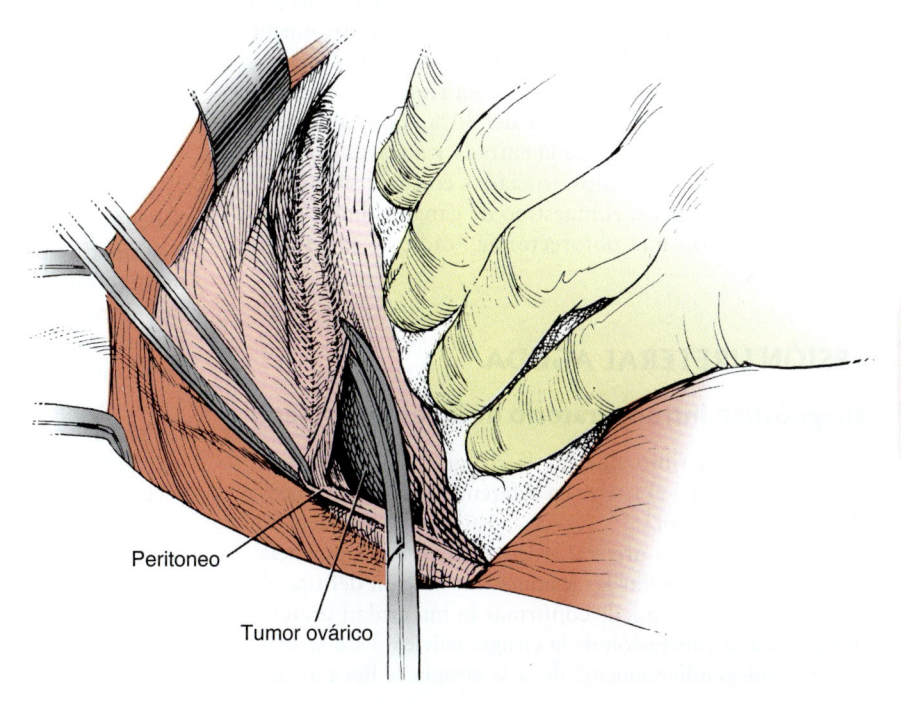

FIGURA 35-5 El uréter se separa del peritoneo para permitir la resección de la masa o remanente ovárico.

los procedimientos se confirme la permeabilidad ureteral (mediante una cistoscopia para valorar el flujo ureteral).

Cirugía pélvica radical

De todos los grupos de procedimientos quirúrgicos realizados, aquellos que se llevan a cabo para el tratamiento de neoplasias que afectan las vías genitales femeninas son los que tienen una mayor probabilidad de requerir cirugía ureteral intencional o de tener el mayor riesgo de lesión ureteral asociada. Es importante diferenciar entre una interrupción ureteral intencional y una lesión involuntaria o inadvertida. La histerectomía radical tipo IV de MD Anderson, una exenteración pélvica total o anterior, y la resección de una masa fija en la pared lateral de la pelvis que involucre el uréter pueden incluir una resección y reconstrucción ureteral por el tipo de procedimiento. Como resultado del origen de las neoplasias ginecológicas y de los procedimientos realizados para tratar estas enfermedades, se llegan a presentar lesiones ureterales intencionales y a veces accidentales. Adicionalmente, la necesidad de explorar los campos quirúrgicos que han sido radiados o con múltiples cirugías representan factores que ponen en riesgo a los uréteres. Es evidente que el cirujano pélvico radical no solo debe ser experto en la anatomía pélvica, sino también debe tener el criterio para establecer cuándo y cómo abordar un problema al mismo tiempo que reduce al mínimo la probabilidad de lesión.

¿Qué tan frecuentes son las lesiones ureterales asociadas con la cirugía pélvica radical? Algunos datos recientes de la *National Hospital Discharge Survey* sugieren que la lesión ureteral durante la histerectomía radical sucede en 7.7 por cada 1000 casos. Históricamente, la tasa promedio de lesión ureteral en el momento de una histerectomía radical es de aproximadamente el 1%, con una tasa similar de lesión vesical concomitante. Es interesante que estas tasas han sido constantes con el paso del tiempo y entre diferentes grupos quirúrgicos. En contraposición con estas tasas relativamente bajas de lesión ureteral, cuando la resección radical se realiza después de radioterapia, existe un riesgo asociado de disfunción ureteral de alrededor del 30%. La lesión ureteral ocurre a menudo cerca de la entrada y a través del túnel de Wertheim. Los episodios asociados con la disección de los ganglios linfáticos, el muestreo de ganglios linfáticos o cuando se realiza una ooforectomía "radical" son sumamente raros.

LESIÓN URETERAL AGUDA

Diagnóstico intraoperatorio de la lesión ureteral

Como ya se describió, durante la cirugía pélvica existe un riesgo de lesión en el uréter en diferentes puntos a lo largo de su trayecto (tabla 35-1 y fig. 35-6). Una comprensión clara de la anatomía ureteral y de sus variaciones potenciales es crítica para evitar las lesiones. En función del tipo de cirugía, el cirujano puede confirmar la integridad ureteral durante y a la conclusión de la cirugía pélvica. Esto se debe realizar independientemente de si la cirugía se lleva a cabo por abordaje vaginal, abierto, laparoscópico o asistido por robot. Ello puede requerir la visualización directa del uréter (o palpación en el caso de laparotomía). Para los procedimientos tanto abiertos como laparoscópicos, la apertura del peritoneo parietal puede ser necesaria en ciertos casos para permitir una inspección precisa o el desplazamiento y separación del sitio de interés quirúrgico. Esto es especialmente importante en el caso de enfermedades inflamatorias como endometriosis, neoplasias o adherencias previas a la cirugía.

Si se sospecha lesión ureteral, visualizar el peristaltismo no es suficiente para descartar oclusión o extravasación. La integridad ureteral puede ser confirmada durante una cirugía abdominal al observar el flujo de orina por vía cistoscópica. La administración intravenosa de un agente colorante (como índigo carmín, fluoresceína o azul de metileno) puede ayudar en este proceso. En la cirugía vaginal, la visualización directa de los segmentos ureterales en riesgo es poco probable. Por tal motivo, los autores abogan por una cistoscopia intraoperatoria para confirmar el flujo de orina de los orificios ureterales al término de los procedimientos transvaginales que involucren a la vagina anterior o apical. La confirmación del flujo ureteral puede facilitarse con la administración de un agente colorante intravenoso. Sin embargo, esto no siempre es necesario, ya que la diferencia en color y densidad relativa de la orina respecto al agua o la solución salina suele ser discernible. Después de los procedimientos abdominales, se puede realizar cistoscopia para confirmar la permeabilidad ureteral. El uso de un cistoscopio flexible puede facilitar la cistoscopia con la paciente en posición supina si es necesario.

En la medida de lo posible, las lesiones ureterales agudas se reconocen y se tratan mejor durante el intraoperatorio. Muchos de estos sucesos pueden depender de la colaboración y asistencia de colegas en urología, ginecología oncológica o uroginecología. Esto incluiría las decisiones con respecto al tipo de reparación y la decisión para proceder con una reparación intracorpórea frente a una conversión a laparotomía en el contexto de procedimientos vaginales, laparoscópicos o asistidos por robot. La reparación intraoperatoria exitosa de las lesiones ureterales reduce al mínimo el riesgo de secuelas, incluyendo estenosis, fístulas, pérdida de función renal y la necesidad de una nueva intervención.

Con el uso habitual de los dispositivos de cauterización en la cirugía pélvica, la lesión ureteral puede pasarse por alto hasta el período postoperatorio. Los dispositivos de cauterización deben ser utilizados con cuidado, ya que la difusión de energía térmica puede causar una lesión ureteral oculta que produzca estenosis tardía o una fuga de orina

TABLA 35-1
Sitios frecuentes de lesión ureteral

El ligamento cardinal, donde se cruza el uréter debajo de la arteria uterina
Túnel de Wertheim
Porción intramural del uréter
Dorsal al ligamento infundibulopélvico, cerca o en el borde pélvico
Pared lateral pélvica sobre el ligamento uterosacro

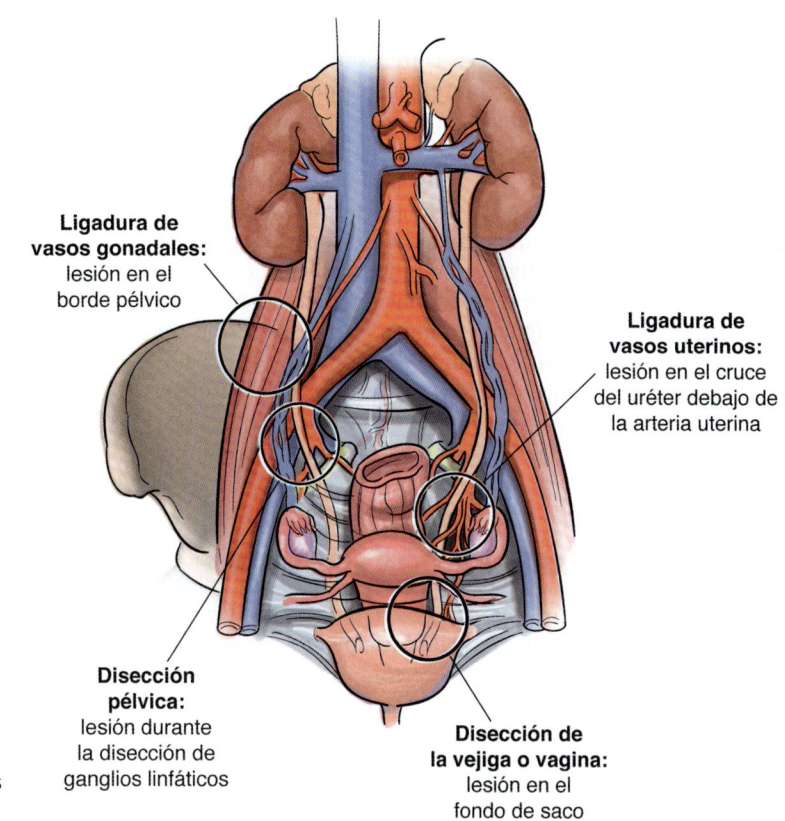

FIGURA 35-6 Durante la cirugía ginecológica, el uréter es más vulnerable a presentar lesión en estos sitios.

Ligadura de vasos gonadales: lesión en el borde pélvico

Ligadura de vasos uterinos: lesión en el cruce del uréter debajo de la arteria uterina

Disección pélvica: lesión durante la disección de ganglios linfáticos

Disección de la vejiga o vagina: lesión en el fondo de saco

perceptible días a meses después de la cirugía. Se debe tener un alto índice de sospecha durante el período postoperatorio para asegurar que exista un diagnóstico temprano y un tratamiento si es necesario.

No está claro si la endoprótesis ureteral preoperatoria ayuda a prevenir las lesiones de los uréteres. Los datos generalmente sugieren que la presencia de una endoprótesis ureteral facilita la identificación de una lesión si esta ocurre, en lugar de prevenirla.

Las complicaciones relacionadas con la colocación de la endoprótesis (incluyendo perforación ureteral, mala colocación de la endoprótesis, extravasación, hematuria y estenosis) son poco frecuentes. Sin embargo, la colocación preoperatoria de la endoprótesis se considera en casos complejos. En este contexto, la colocación de la endoprótesis puede ser particularmente difícil, con un aumento en la probabilidad de que haya complicaciones.

Diagnóstico postoperatorio de la lesión ureteral

Las secuelas de las lesiones ureterales no identificadas suelen presentarse en el período postoperatorio inmediato; sin embargo, pueden aparecer hasta varias semanas después de la cirugía. Esto es particularmente cierto para las lesiones térmicas que producen la fuga de orina en el peritoneo o retroperitoneo (p. ej., urinoma) o estenosis ureteral. Las manifestaciones más frecuentes del urinoma incluyen fiebre, leucocitosis inexplicable, peritonitis o salida de líquido vaginal (p. ej., a través de un muñón en recuperación). También puede haber hematuria. En raras ocasiones, puede haber un urinoma presente como una masa pélvica o abdominal. Debe recalcarse que los cambios en la creatinina sérica no son un índice confiable de lesión ureteral. Las elevaciones postoperatorias de este parámetro son indicación para realizar una mayor investigación, pero los valores normales no descartan adecuadamente la lesión ureteral.

El diagnóstico correcto de una lesión ureteral tardía depende principalmente de la realización de estudios de imagen apropiados, como tomografía computarizada con la administración de contraste intravenoso y obtención de imágenes tardías. Este estudio puede mostrar obstrucción ureteral, así como extravasación de orina. En las pacientes con dolor unilateral en el flanco durante el postoperatorio, se puede llevar a cabo una ecografía renal para evaluar una posible obstrucción (hidroureteronefrosis) o urinoma. Dicho estudio puede identificar estas alteraciones, pero puede pasar por alto una fuga de orina.

La ureteropielografía retrógrada también es útil en el diagnóstico y tratamiento inicial de una lesión ureteral. La inyección de contraste y la opacificación del uréter pueden definir el sitio y gravedad de la fuga u obstrucción y facilitan la posible colocación de una endoprótesis ureteral. Esto puede permitir el control y reabsorción del urinoma y, en muchos casos, la curación espontánea del uréter. Si no es posible poner la endoprótesis, se puede colocar una sonda de nefrostomía para facilitar el drenaje de orina y prevenir la lesión renal. Si hay un urinoma grande, se puede colocar un drenaje percutáneo. Cuando se requiera una cirugía para reparar la lesión ureteral, se debe realizar durante los primeros 3-7 días del postoperatorio. Después de esta período, la reconstrucción es óptima después de 6-8 semanas para permitir la resolución de la inflamación posquirúrgica.

En los casos en los que se presente drenaje vaginal de orina, es importante diferenciar entre lesión ureteral y lesión vesical. Es importante reconocer que es posible que estas lesiones sucedan simultáneamente. La vejiga puede llenarse a través de una sonda con azul de metileno diluido y colocar un tampón en la vagina. Si el tampón se mancha, indica una fístula vesicovaginal. En caso de que esta prueba inicial sea negativa, se puede administrar fenazopiridina oral o colorante intravenoso (índigo carmín, fluoresceína o azul de metileno) y repetir la prueba. La tinción del tampón indica una fístula ureteral vaginal. También es posible recolectar el líquido y analizar su contenido de creatinina. Si el valor es mayor que la concentración sérica, el líquido contiene orina. La orina típicamente tiene una concentración de creatinina mayor de 10 mg/dL. Los estudios de imagen seguirían para localizar el sitio de la lesión.

TÉCNICAS DE REPARACIÓN URETERAL

En la tabla 35-2 se enumeran los elementos más habituales asociados con la lesión ureteral. El tratamiento exitoso de la lesión quirúrgica ureteral requiere comprensión de la anatomía ureteral, así cómo del mecanismo de lesión. El uréter puede dividirse anatómicamente en tercios, con el segmento *superior* definido por la unión ureteropélvica (UUP) y los 5 cm proximales. En la porción alta del retroperitoneo, este segmento rara vez se lesiona durante la cirugía pélvica. El uréter *medio* se define como el segmento por debajo de la UUP hasta el borde pélvico. El uréter *inferior* incluye el segmento desde el borde pélvico hasta el orificio ureteral. La selección de la estrategia de reparación se basa en la ubicación de la lesión ureteral.

Los principios generales de la reparación ureteral incluyen una espatulación mayor o igual a 1 cm para crear una luz de calibre ancho, el desplazamiento juicioso del uréter para permitir una anastomosis libre de tensión y el uso de una sutura fina absorbible (4-0, 5-0) para reducir al mínimo la respuesta inflamatoria y estenosis subsecuentes. Típicamente, se coloca una endoprótesis en el uréter en el momento de la reconstrucción y un drenaje de succión cerca pero no en contacto con el punto de reparación. Se deja la endoprótesis por lo menos durante 14 días, ya que existe poca evidencia que sugiera que un período más largo con la endoprótesis sea necesario o útil. Las estrategias para la reparación ureteral se basan en la ubicación de la lesión y su mecanismo (tabla 35-3).

Lesión ureteral aguda

El uréter puede lesionarse por sección transversal, ligadura o conducción térmica. En los casos en los que el uréter tenga una sección transversal parcial, puede cerrarse holgadamente con una sutura fina absorbible (5-0) y colocar la endoprótesis. Esto aplica para toda su longitud. En estos casos, la colocación de la endoprótesis puede lograrse con una guía flexible utilizando cistoscopia flexible (la cistoscopia flexible es útil con la paciente en posición supina) o directamente a través de una cistotomía anterior pequeña. Por lo regular, la vejiga se drena durante 7-10 días después de la reparación.

En los casos de sección transversal ureteral completa, el nivel de la lesión debe guiar el método de reparación. En el uréter medio, la ureteroureterostomía es el procedimiento de elección. Los extremos distal y proximal del uréter se desplazan cuidadosamente con preservación de la adventicia y los vasos sanguíneos nutricios. Los extremos ureterales expuestos deben ser viables con un borde irrigado. Si se sospecha lesión térmica, los bordes involucrados deben desbridarse o resecarse hasta llegar al tejido sano. Los extremos del uréter se espatulan por lo menos 1 cm para permitir una anastomosis de calibre grueso libre de tensión (fig. 35-7). Se coloca la endoprótesis en el uréter después de completar la región posterior de la anastomosis usando una sutura fina absorbible para reducir al mínimo el riesgo de formación de estenosis. Con frecuencia, una endoprótesis o catéter doble "J" de 24-26 cm de longitud es suficiente. Esto se facilita al avanzar una guía en el uréter proximal y el sistema colector renal y colocar la endoprótesis sobre la guía. El extremo distal de la endoprótesis puede desenrollarse, insertarse en el uréter con fórceps y desplazar hacia la vejiga. Como alternativa, la vejiga puede ser abierta para insertar la guía en el orificio del uréter en el sitio de la lesión. La anastomosis puede

TABLA 35-3
Guías generales para el tratamiento de las lesiones ureterales identificadas en el momento de la cirugía

Ligadura ureteral: delegar, evaluar viabilidad, colocar la endoprótesis

Disección parcial: reparación primaria de la endoprótesis ureteral

Disección total
- Tercios medial y superior sin complicaciones: ureteroureterostomía sobre una endoprótesis
- Tercios medial y superior complicados: interposición ureteroileal
- Tercio inferior: ureteroneocistostomía con fijación al psoas sobre endoprótesis ureteral
- Lesión térmica: resección con tratamiento como en corte transversal

TABLA 35-2
Lesión ureteral asociada con cirugías ginecológicas: "elementos más habituales"

Sitio más habitual: en la ligadura del ligamento cardinal y en los vasos uterinos

Procedimiento más habitual: histerectomía abdominal simple

Tipo de lesión más habitual: obstrucción

"Actividad" más habitual que ocasiona heridas: intentos de lograr la hemostasia

Tipo de diagnóstico más habitual: ninguno (dividido 50-50 entre intraoperatorio y postoperatorio)

Secuelas a largo plazo más habituales: ninguna

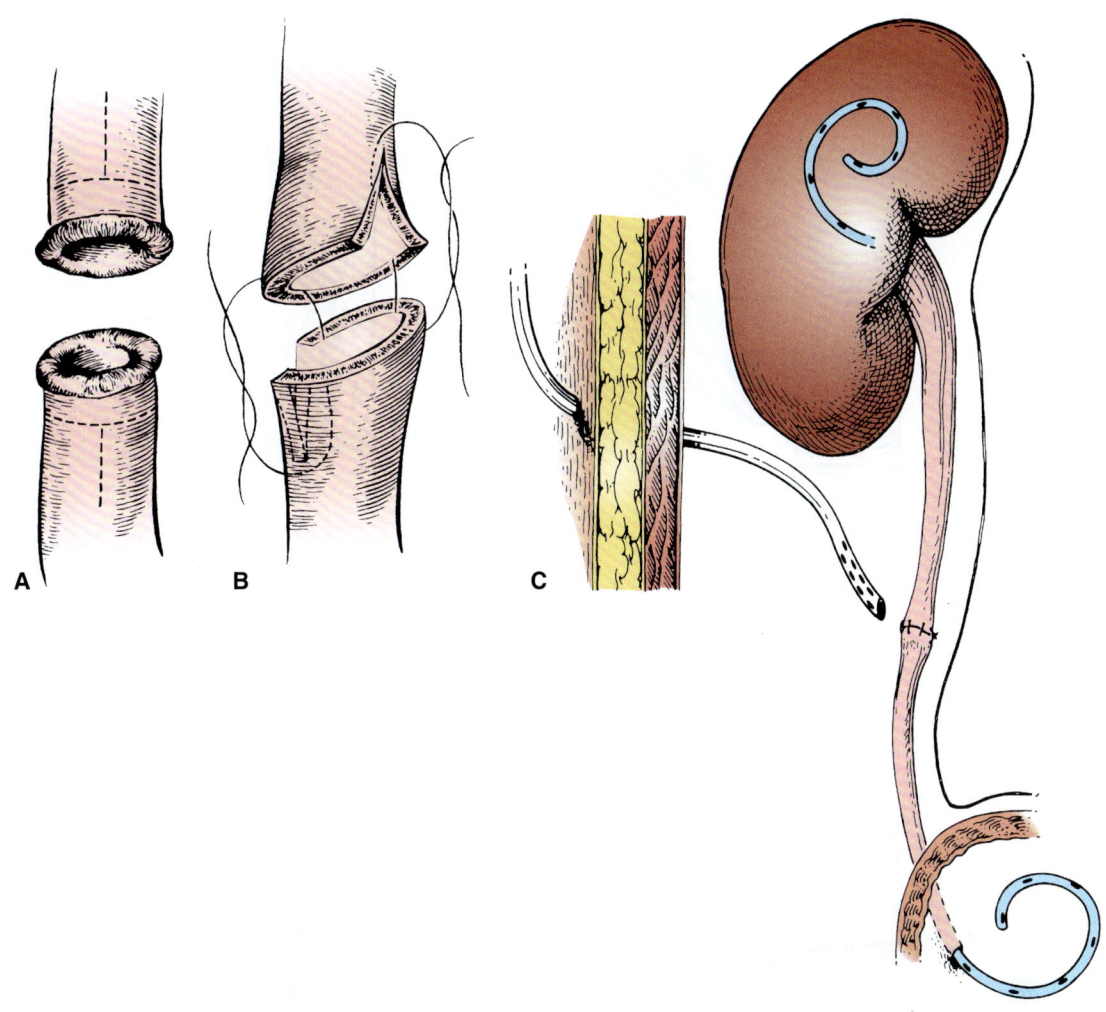

FIGURA 35-7 Ureteroureterostomía. **A.** Los extremos de los uréteres se cortan de forma oblicua y se anastomosan. **B.** Se utilizan suturas finas de absorción tardía para aproximar los extremos del uréter. **C.** La anastomosis se realiza sobre un catéter doble "J" o endoprótesis ureteral después de que se completa el tramo posterior. Se coloca una sonda de succión retroperitonealmente en el sitio de la anastomosis.

soportarse con una envoltura del epiplón si está disponible. Si la sección transversal se ha realizado en el uréter inferior, se puede elegir una ureteroneocistostomía.

Si se ha ligado el uréter, primero se realiza la liberación de la sutura o clip de constricción y se debe evaluar la integridad del sitio de lesión. Si el uréter no está deformado, puede seguirse un tratamiento conservador. Puede ser útil envolver el área lesionada con el epiplón para facilitar la curación. Este tipo de lesión puede estar asociada con una estenosis ureteral, y siempre debe considerarse la posibilidad de colocar una endoprótesis durante 10-14 días. En el uréter medio, si el sitio permanece blanco o tiene evidencia de lesión por aplastamiento, debe resecarse y repararse con una ureteroureterostomía en vez de una endoprótesis. Si la lesión sucede en el uréter distal, está indicada la ureteroneocistostomía directa o la reparación con fijación al psoas.

Una lesión térmica aguda evidente representa el desafío más grande, ya que la extensión del daño puede ser difícil de evaluar. Los autores recomiendan una resección amplia del uréter dañado y considerar una ureteroureterostomía solo si es posible realizar una anastomosis libre de tensión. De lo contrario, la lesión térmica aguda en el uréter medio debe repararse inmediatamente con neocistostomía y fijación al psoas (**cuadros 35-2** y **35-3**).

En ocasiones, la lesión intraoperatoria del uréter medio o superior puede requerir una reparación compleja debido a un espacio significativo entre el uréter proximal y la vejiga. Estas técnicas se revisan en las siguientes secciones y pueden incluir una reconstrucción con colgajo de Boari, una interposición ileal o un posible autotrasplante renal. Otra alternativa es la transureterostomía, con desplazamiento del uréter lesionado al lado contralateral para una anastomosis ureteral terminolateral (**fig. 35-8**). Aunque esta técnica puede ser eficaz, los críticos remarcan el riesgo de una estenosis subsecuente en el sitio de la reparación, poniendo ambos riñones en riesgo de obstrucción y compromiso funcional.

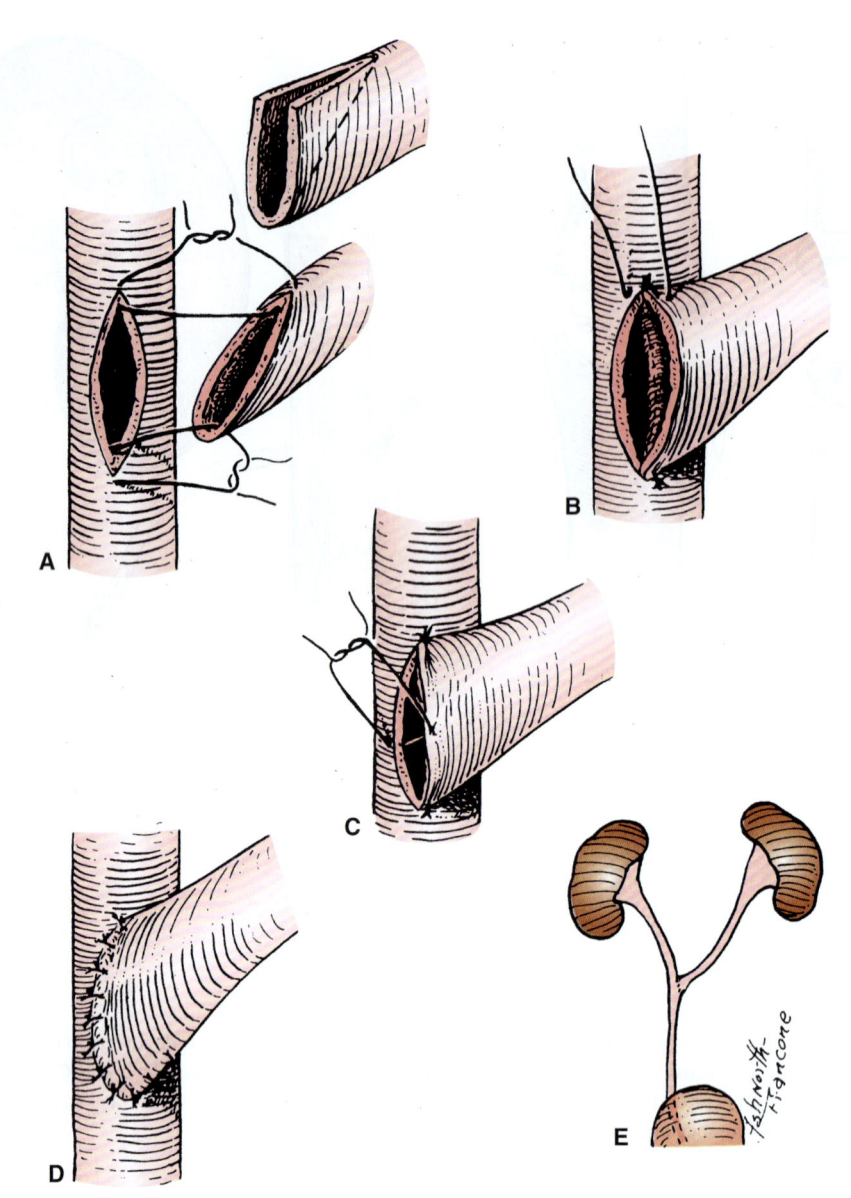

644 SECCIÓN VII TRATAMIENTO DE ALTERACIONES GINECOLÓGICAS ESPECÍFICAS

FIGURA 35-8 Transureteroureterostomía. El uréter lesionado se desplaza al lado contralateral para una anastomosis terminolateral. La anastomosis se logra con suturas interrumpidas de material fino absorbible. **A.** Espatulación ureteral y colocación de suturas separadas para ureterotomía. **B.** Fijación de pared posterior. **C.** Fijación de pared anterior. **D.** Anastomosis completa **E.** Transureteroureterostomía (TUU) de izquierda a derecha.

La transureteroureterostomía está contraindicada en las pacientes con antecedentes de formación de cálculos renales. En los casos que involucren defectos ureterales grandes, es recomendable ligar el uréter arriba del sitio de lesión y preparar la colocación de una sonda de nefrostomía en el postoperatorio. Esto permite una reparación por pasos después del asesoramiento adecuado a la paciente y evaluación adicional.

Ureteroneocistostomía

Las lesiones en el uréter distal pueden corregirse con una anastomosis directa a la vejiga. La técnica más simple es un reimplante para reflujo extravesical. El uréter distal se recorta y se espatula 1 cm. Se distiende la vejiga con solución salina a través de la sonda de Foley y se pinza el catéter. Esto permite la selección de un sitio de reimplante adecuado en la región posterolateral de la vejiga y la confirmación de que el uréter tiene una longitud adecuada para una anastomosis libre de tensión. Aunque puede parecer adecuado, se debe evitar la reimplantación del domo de la vejiga, ya que esta sección móvil puede ocasionar que el uréter se dañe durante el llenado, causando obstrucción.

En el sitio del reimplante se realiza una incisión con el cauterio de 1-2 cm en el peritoneo y el músculo detrusor (fig. 35-9). El músculo detrusor se puede liberar de la vejiga usando tijeras finas. Esto se facilita distendiendo la

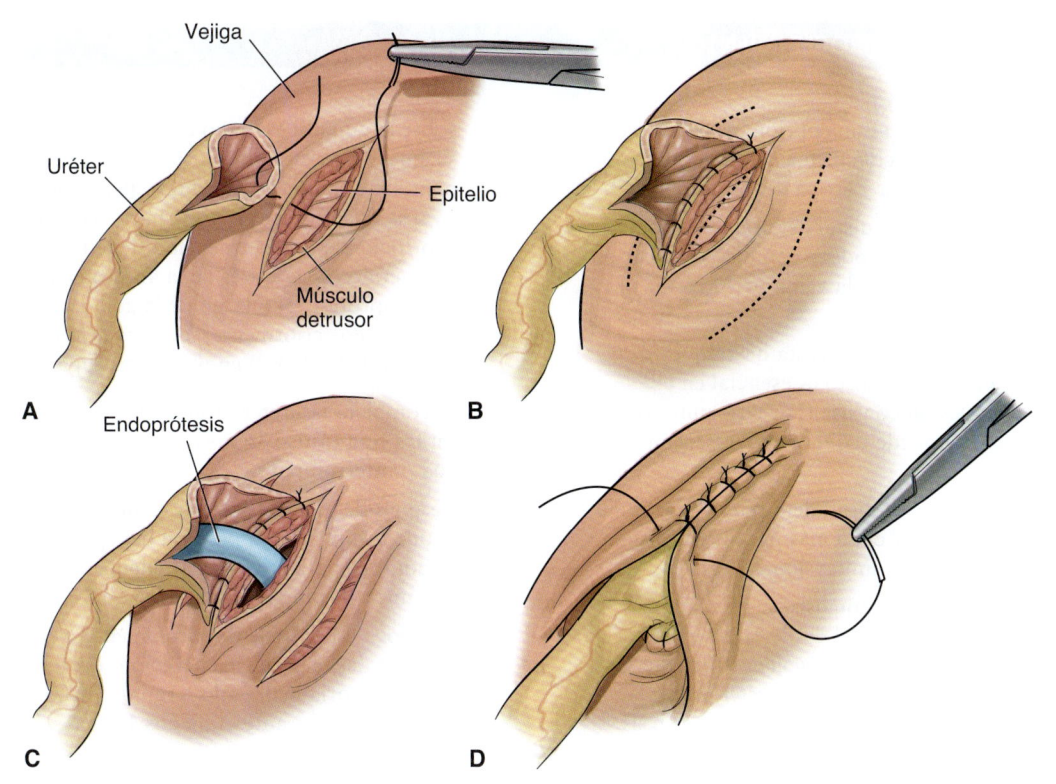

FIGURA 35-9 Técnica extravesical de la ureteroneocistostomía. **A.** El uréter distal se recorta y se espatula 1 cm. Se realiza una incisión en el músculo detrusor de 1-2 cm en la región posterolateral de la vejiga para exponer el epitelio. **B.** El tramo lateral de la anastomosis se completa antes de cortar el urotelio. **C.** Se realiza la incisión en el epitelio y se introduce una endoprótesis a través de la anastomosis. **D.** Se completa la anastomosis ureteral y se cierra la serosa sobre el uréter.

vejiga con solución salina. La sutura fina absorbible puede ser útil para completar la porción posterior de la anastomosis, incorporando el epitelio, el uréter y el músculo detrusor. Después, se realiza una incisión en el epitelio, permitiendo que la vejiga se descomprima. Se coloca una endoprótesis ureteral y se completa la anastomosis usando la endoprótesis como guía. La vejiga se vuelve a llenar para asegurar que la unión sea hermética, y la serosa y el peritoneo se cierran holgadamente sobre el uréter con una sutura fina absorbible para proporcionar mayor seguridad.

También es posible realizar la ureteroneocistostomía usando una técnica intravesical (fig. 35-10). Se realiza una cistotomía en la línea media y se identifica un lugar adecuado para el reimplante. Se crea una hendidura en la pared vesical y el uréter se transfiere al interior. El uréter puede madurarse hasta el grosor completo de la vejiga usando sutura fina absorbible.

Fijación al psoas

Las lesiones en el uréter medial arriba del borde pélvico pueden repararse al incorporar la fijación del psoas a la vejiga. Este procedimiento fija la vejiga al músculo psoas ipsilateral, permitiendo una ureteroneocistostomía libre de tensión. Se expone el músculo psoas abriendo el peritoneo posterior y se colocan tres suturas no absorbibles 2-0 en el vientre del músculo psoas. Los autores prefieren colocarlas paralelas

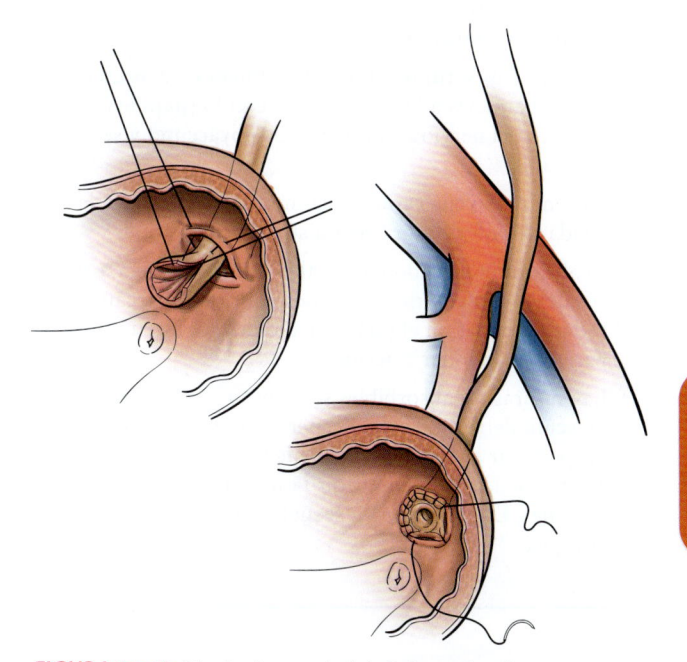

FIGURA 35-10 Técnica intravesical de Politano-Leadbetter para ureteroneocistostomía. Después de la cistotomía, se realiza una separación en la pared vesical. El uréter distal después se pasa a través de esta separación y se fija a la pared vesical usando sutura fina absorbible.

CUADRO 35-2 PASOS DEL PROCEDIMIENTO

Ureteroureterostomía

- La ureteroureterostomía es una opción adecuada para la lesión aguda de la porción media del uréter (debajo de la unión ureteropélvica y arriba del borde pélvico).
- Las porciones proximal y distal del uréter se separan de los ligamentos que los rodean con disección cortante procurando preservar la vaina periureteral y la irrigación periureteral.
- Se desbrida la luz ureteral expuesta hasta que se obtiene un borde sano. Esto es esencial en el contexto de una lesión contusa (por clip, pinza o sutura) o térmica y puede requerir una resección del tejido.
- Los extremos proximal y distal del uréter se espatulan usando tijeras finas de 1 cm o más para permitir una anastomosis sobrepuesta sin tensión.
- Antes de completar la anastomosis, se coloca una endoprótesis o catéter ureteral doble "J". Un catéter de 24-26 cm de longitud con frecuencia es suficiente. Esto se facilita al avanzar una guía en el uréter proximal y el sistema colector renal y colocar la endoprótesis sobre la guía. El extremo distal de la endoprótesis puede desenrollarse, insertarse en el uréter con pinzas y desplazarse hacia la vejiga. Como alternativa, se puede abrir la vejiga para insertar la guía en el orificio del uréter en el sitio de la lesión. Se puede obtener acceso a través de la anastomosis y colocar la endoprótesis a lo largo de la guía hacia el sistema colector. Posteriormente, se cierra la vejiga con sutura absorbible (2-0, 3-0) en una o dos capas.
- Se completa la ureteroureterostomía usando una sutura fina (4-0, 5-0) absorbible con la técnica continua o interrumpida.
- Después de que se completa la ureteroureterostomía, se puede disecar una porción del epiplón, si está disponible, para envolver alrededor del uréter a fin de minimizar las fugas y adherencias.
- Se coloca un drenaje de succión en la pelvis durante 2-3 días después de la reparación. La vejiga se drena postoperatoriamente a lo largo de 7-10 días y la endoprótesis durante al menos 14 días.

CUADRO 35-3 PASOS DEL PROCEDIMIENTO

Ureteroneocistostomía con fijación al psoas

- Cortar el peritoneo sobre el músculo psoas ipsilateral al nivel del borde pélvico.
- Colocar tres suturas 2-0 no absorbibles en el músculo psoas, paralelas a las fibras del músculo (para evitar lesiones del nervio genitofemoral subyacente) y se apartan.
- Distender la vejiga con solución salina a través de la sonda de Foley hasta llegar a su capacidad total.
- Realizar una incisión diagonalmente en la vejiga a través del domo anterior. Se colocan suturas abarcando todas las capas en el punto medio de esta incisión para proporcionar tracción.
- Las suturas no absorbibles se colocan a través del músculo detrusor. Se debe tener cuidado para evitar perforar el epitelio de la vejiga con las suturas ancladas a fin de impedir la formación de cálculos vesicales. Estas se atan en secuencia para anclar la vejiga.
- El cierre de la vejiga se realiza perpendicular a la incisión original. Si se desea, el cierre de la vejiga puede incorporar el sitio de la reimplantación ureteral sin la necesidad de disecar la neocistostomía.
- Antes de la implantación, el uréter proximal se corta, se desplaza y se espatula con una longitud de 1 cm. La anastomosis vesical ureteral se completa usando sutura fina absorbible con puntos libres de tensión. El resto de la pared de la vejiga se cierra usando sutura absorbible 2-0 o 3-0 en una o dos capas.
- La grasa perivesical y peritoneo puede cerrarse sobre la línea de sutura ureterovesical para proporcionar cobertura adicional.
- Antes de completar el cierre de la vejiga, se coloca una endoprótesis o catéter ureteral doble "J" de 24-26 cm de longitud dentro del uréter sobre una guía.
- En el postoperatorio, la pelvis se drena durante 2-3 días. En el mismo período, la vejiga se drena a lo largo de 7-10 días y la endoprótesis durante al menos 14 días.

a las fibras del músculo para evitar lesiones a los nervios genitofemoral y femoral subyacentes. La banda blanca del tendón menor del psoas puede servir como un buen anclaje. Estas suturas se mantienen a un lado y se distiende la vejiga para confirmar su correcta capacidad y movilidad. Se pueden separar ampliamente la fijaciones peritoneales a la vejiga para mejorar la movilidad necesaria. Los pedículos vasculares contralaterales pueden ser seccionados, pero esto no es de rutina. Se realiza una incisión perpendicular en la vejiga en dirección de la elongación sobre la superficie anterior para permitir que la porción posterolateral alcance el músculo psoas (fig. 35-11). Las suturas previamente colocadas se fijan a la porción posterior del detrusor para anclarse al músculo psoas, acortando el espacio hacia el uréter distal. Se debe tener cuidado de evitar perforar el epitelio de la vejiga con las suturas ancladas para prevenir la formación de cálculos vesicales. El cierre de la vejiga se realiza perpendicular a la incisión original. Si se desea, el cierre de la vejiga puede incorporar el sitio de la reimplantación ureteral sin la necesidad de disecar la neocistostomía.

Colgajo de Boari

Esta técnica puede usarse para la reparación de la lesión en la porción proximal del uréter medio. Se aprovecha más de forma tardía después de realizar estudios adicionales y ya que se ha asesorado a la paciente. Esto debe incluir un cistograma y un posible cistometrograma para asegurar la capacidad y distensibilidad vesicales adecuadas. La capacidad funcional y anatómica de la vejiga puede verse afectada después de una reconstrucción con colgajo de Boari, y las pacientes deben ser instruidas sobre estos resultados.

La vejiga se distiende y se debe medir el espacio entre el uréter y la vejiga. Se delinea un colgajo adecuado de base ancha (4-5 cm) a lo largo de una diagonal hacia el lado contralateral, originado desde el margen cefálico de la vejiga (fig. 35-12). La porción distal del colgajo no debe ser menor de 2-3 cm de ancho. El colgajo se eleva y se extiende hasta el uréter espatulado y se sutura hacia la sonda sobre un catéter de 16-18 Fr usando sutura absorbible (3-0, 4-0). Entonces, el uréter espatulado puede fijarse de forma terminoterminal a la sonda vesical con sutura fina absorbible. Se coloca una endoprótesis previo a la finalización y se coloca un drenaje pélvico. El defecto de

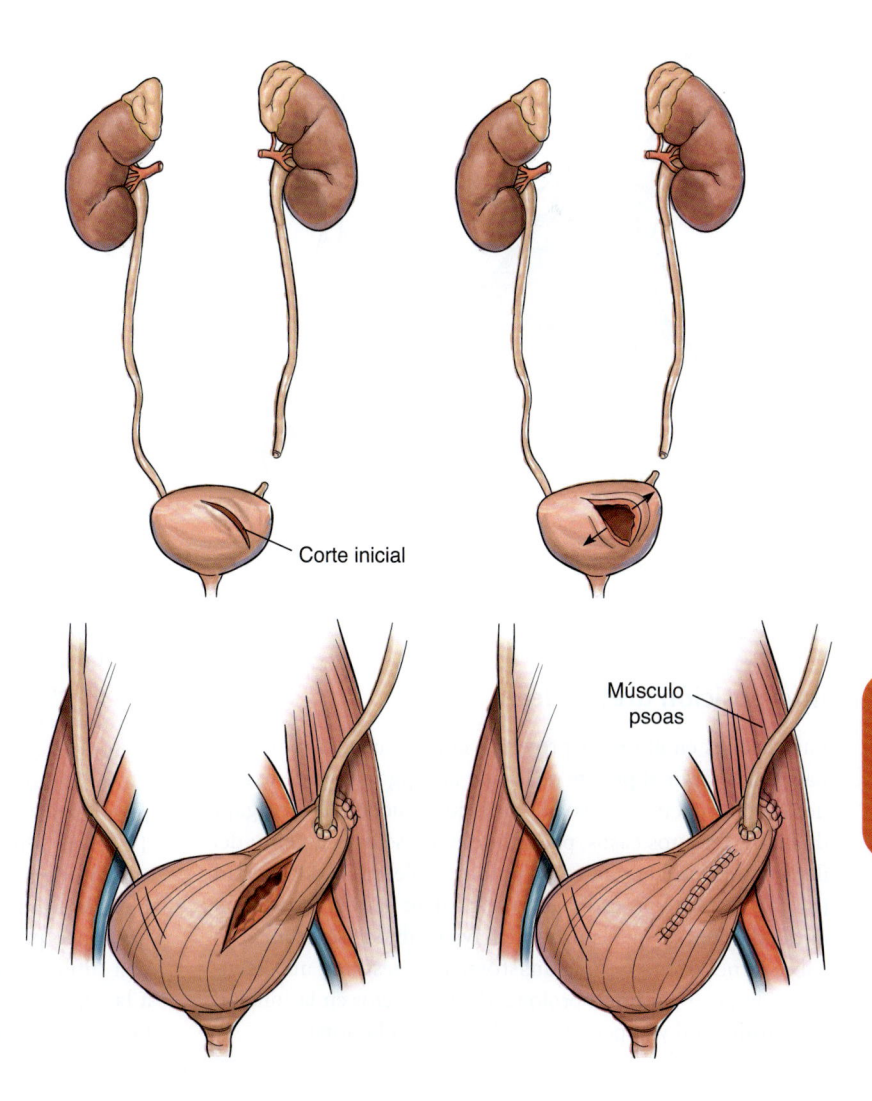

FIGURA 35-11 La elongación de la vejiga se realiza para permitir una ureteroneocistostomía sin tensión. La vejiga se ancla al músculo psoas ("fijación al psoas") para evitar la tensión.

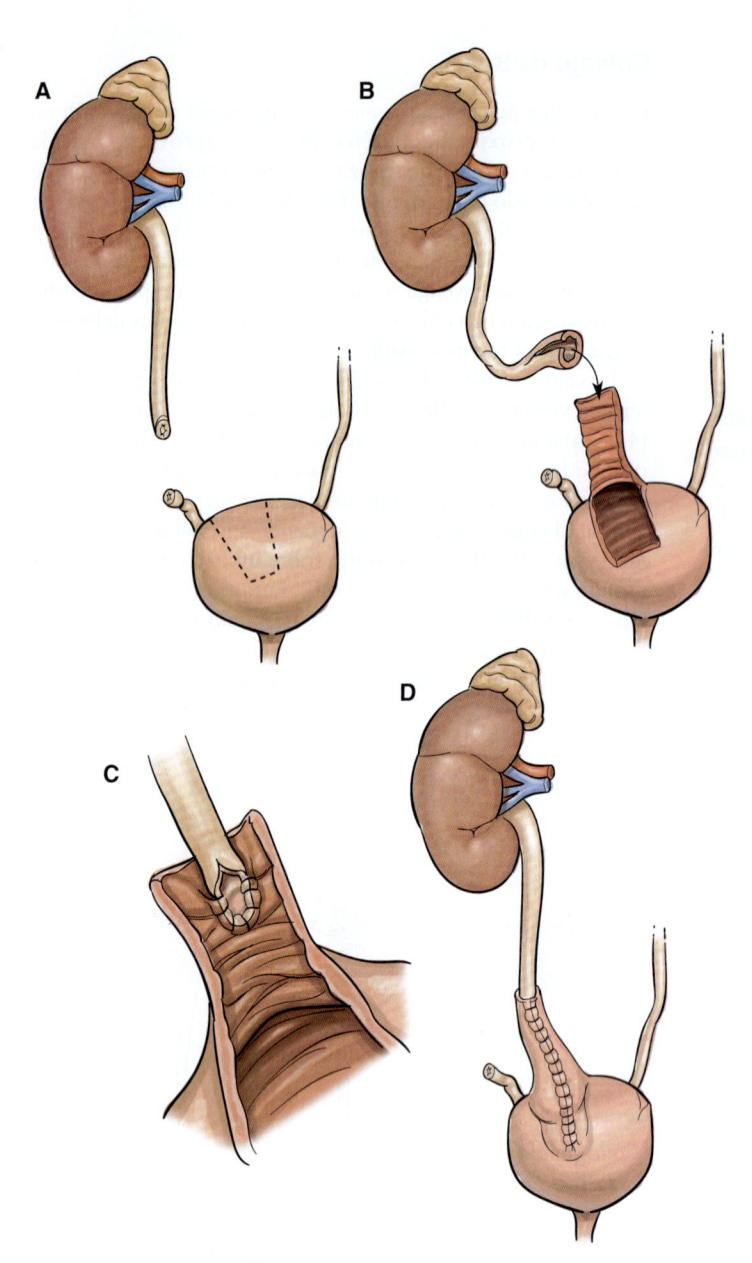

FIGURE 35-12 Confección de colgajo de Boari. Se realiza un colgajo de la vejiga con base ancha de hasta 10-15 cm. Con el colgajo se forma un tubo usando sutura absorbible sobre una sonda de 16-18 Fr. Se crea una anastomosis terminoterminal con el uréter espatulado. Se coloca una endoprótesis.

la vejiga se cierra y se debe drenar la vejiga con una sonda de Foley durante 7-10 días. La endoprótesis puede retirarse después de 2 semanas.

Interposición ureteroileal

Las lesiones en el uréter proximal con frecuencia requieren hacer más largo el puente de lo que la vejiga se puede extender con la fijación al psoas o una construcción del colgajo de Boari. En estos casos, puede interponerse un segmento del íleon entre el uréter y la vejiga para restablecer la continuidad (fig. 35-13). Este procedimiento se prefiere para la reparación tardía después de que la paciente haya recibido asesoramiento sobre la necesidad de una anastomosis intestinal, una recuperación postoperatoria prolongada, los efectos en la función renal ipsilateral y la persistencia de moco en la orina.

Después del desplazamiento y espatulación del uréter distal, se mide el espacio entre el uréter y la vejiga. Se puede incorporar una fijación al psoas en este procedimiento para acortar el segmento de intestino necesario para la cirugía. El uso del segmento ileal más corto posible reduce al mínimo las alteraciones metabólicas por la reabsorción de orina, así como la secreción mucosa con su vaciamiento.

Se identifica un segmento adecuado de íleon para hacer el puente sobre el defecto ureteral. Este segmento debe estar de 12-15 cm proximal a la válvula ileocecal para evitar la malabsorción. Se preserva el mesenterio del segmento ileal y se restablece la continuidad intestinal. Se acerca el uréter a través del peritoneo posterior y se anastomosa al íleon; se termina con una sutura absorbible fina sobre la endoprótesis y se extiende a la vejiga. El íleon es generalmente colocado con una orientación properistáltica para facilitar el drenaje de orina y

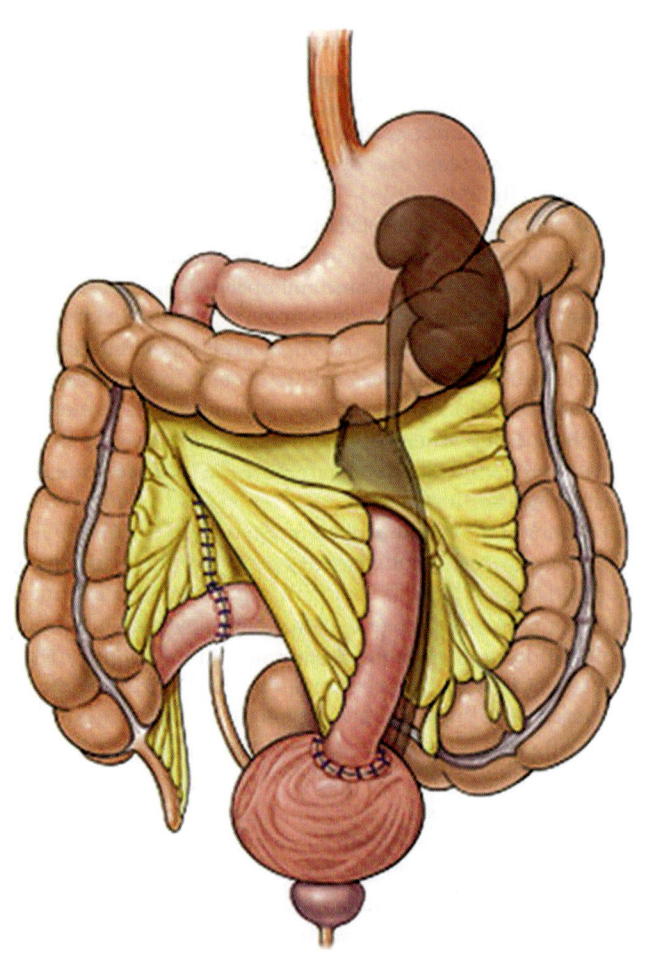

FIGURA 35-13 Interposición ileal.

minimizar el reflujo. Se completa una anastomosis ileovesical terminolateral sobre una endoprótesis ureteral. Se drena la pelvis en el postoperatorio. Se coloca una sonda de Foley durante 7-10 días y se obtiene un cistograma antes de retirarla para asegurar la ausencia de extravasación. Puede extraerse la endoprótesis después de 2 semanas.

LESIÓN DE LA VEJIGA DURANTE LA CIRUGÍA GINECOLÓGICA

No es habitual que la uretra se lesione durante la cirugía ginecológica general. Es principalmente durante los procedimientos para el tratamiento de incontinencia urinaria que se compromete la uretra. El diagnóstico de las lesiones de la uretra se realiza mejor en el intraoperatorio. La reparación inmediata reduce a un mínimo el riesgo de incontinencia, formación de cálculos en los casos de colocación de cabestrillo sintético, formación de fístulas o estenosis. Se debe realizar una cistoscopia de forma rutinaria durante los procedimientos para tratar la incontinencia urinaria. La extravasación de líquidos o un cuerpo extraño visible en la uretra son indicación de reparación uretral. Los principios fundamentales una vez más incluyen la separación adecuada de la vagina y el tejido que la rodea de la uretra, un cierre por primera intención libre de tensión con un material de sutura absorbible para asegurar un calibre mayor de 20 Fr, interposición de tejidos para minimizar la formación de fístulas y sondaje postoperatorio durante 7-10 días. La sutura absorbible de 3-0 a 4-0 es adecuada para la uretroplastia. Se recomienda la colocación de drenaje con sonda de Foley durante 7-10 días. Los estudios de imagen en el postoperatorio no se realizan de rutina para evaluar la reparación uretral.

PUNTOS CLAVE

- La lesión en las vías urinarias es una posible consecuencia de la cirugía pélvica. La mayoría de las lesiones pueden diagnosticarse en el intraoperatorio. La evaluación sistemática de la integridad de las vías urinarias debe ser parte del plan quirúrgico.
- La cistoscopia intraoperatoria usando instrumentos flexibles o rígidos puede ayudar al diagnóstico o exclusión de lesiones de vías urinarias.
- La identificación del mecanismo de lesión y su localización indica si se debe realizar una reparación inmediata o tardía.
- La cistotomía debe repararse con una sutura absorbible (3-0, 2-0). El desplazamiento debe ser suficiente para permitir un cierre sin tensión. Típicamente, se recomienda la interposición de tejidos.
- Los sitios más frecuentes de lesión ureteral se encuentran por debajo de los vasos uterinos cerca del ligamento cardinal y después del ligamento infundibulopélvico y el túnel de Wertheim.
- La reparación exitosa del uréter depende de un desplazamiento cuidadoso, espatulación amplia y el uso de sutura fina absorbible (4-0, 5-0) y endoprótesis temporal.
- Los signos y síntomas postoperatorios de la lesión ureteral pueden incluir dolor unilateral en el flanco, fiebre, íleo prolongado y derrame abdominal o pélvico (urinoma).

BIBLIOGRAFÍA

Brandes S, Coburn M, Armenakas NA, McAninch JW. Diagnosis and management of ureteric injury: an evidence-based analysis. *BJU Int* 2004;94:277–289.

Boxer RJ, Fritzsche P, Skinner DG, et al. Replacement of the ureter by small intestine: clinical application and results of the ileal ureter in 89 patients. *J Urol* 1979;121:728–731.

Buller JL, Thompson JR, Cundiff GW, et al. Uterosacral ligament: description of anatomic relationships to optimize surgical safety. *Obstet Gynecol* 2001;97:873–879.

Chi AM, Curran DS, Morgan DM, et al. Universal cystoscopy after benign hysterectomy: examining the effects of an institutional policy. *Obstet Gynecol* 2016;127(2):369–375.

Ehrlich RM, Skinner DG. Complications of transureteroureterostomy. *J Urol* 1975;113:467.

Eisenberg ML, Lee KL, Zumrutbas AE, et al. Long-term outcomes and late complications of laparoscopic nephrectomy with renal autotransplantation. *J Urol* 2008;179:240–243.

Elkins TE. Ureteral injury at time of abdominal hysterectomy for benign disease. *Oper Tech Gynecol Surg* 1998;3:108.

Frankman EA, Wang L, Bunker CH, Lowder JL. Lower urinary tract injury in women in the United States, 1979-2006. *Am J Obstet Gynecol* 2010;202(5):495.e1-495.e5.

Ibeanu OA, Chesson RR, Echols KT, et al. Urinary tract injury during hysterectomy based on universal cystoscopy. *Obstet Gynecol* 2009;113(1):6-10.

Kocot A, Kalogirou C, Vergho D, Riedmiller H. Long-term results of ileal ureteric replacement: a 25-year single-centre experience. *BJU Int* 2017;120(2):273-279.

Leonard F, Fotso A, Borghese B, et al. Ureteral complications from laparoscopic hysterectomy indicated for benign uterine pathologies: a 13-year experience in a continuous series of 1,300 patients. *Hum Reprod* 2007;22:2006-2011.

Mamik MM, Antosh D, White DE, et al. Risk factors for lower urinary tract injury at the time of hysterectomy for benign reasons. *Int Urogynecol J* 2014;25(8):1031-1036.

Mauck RJ, Hudak SJ, Terlecki RP, Morey AF. Central role of Boari bladder flap and downward nephropexy in upper ureteral reconstruction. *J Urol* 2011;186(4):1345-1349.

Minas V, Gul N, Aust T, et al. Urinary tract injuries in laparoscopic gynaecological surgery; prevention, recognition and management. *Obstet Gynaecol* 2014;16:19-28.

Musch M, Hohenhorst L, Pailliart A, et al. Robot-assisted reconstructive surgery of the distal ureter: single institution experience in 16 patients. *BJU Int* 2013;111(2):273-279. 773-783.

Ogan K, Abbott JT, Wilmot C, Pattaras JG. Laparoscopic ureteral reimplant for distal ureteral strictures. *JSLS* 2008;12:13-17.

Oh BR, Kwon DD, Park KS, et al. Late presentation of ureteral injury after laparoscopic surgery. *Obstet Gynecol* 2000;95:337.

Oliphant SS, Bochenska K, Tolge ME, et al. Maternal lower urinary tract injury at the time of Cesarean delivery. *Int Urogynecol J* 2014;25(12):1709-1714.

Ozdemir E, Ozturk U, Celen S, et al. Urinary complications of gynecologic surgery: iatrogenic urinary tract system injuries in obstetrics and gynecology operations. *Clin Exp Obstet Gynecol* 2011;38(3):217-220.

Papanikolaou A, Tsolakidis D, Theodoulidis V, et al. Surgery for ureteral repair after gynaecological procedures: a single tertiary centre experience. *Arch Gynecol Obstet* 2013;287:947-950.

Rao D, Yu H, Zhu H, Duan P. The diagnosis and treatment of iatrogenic ureteral and bladder injury caused by traditional gynaecology and obstetrics operation. *Arch Gynecol Obstet* 2012;285(3):763-765.

Rassweiler JJ, Gözen AS, Erdogru T, et al. Ureteral reimplantation for management of ureteral strictures: a retrospective comparison of laparoscopic and open techniques. *Eur Urol* 2007;51(2):512-522.

Riedmiller H, Becht E, Hertle L, et al. Psoas-hitch ureteroneocystostomy: experience with 181 cases. *Eur Urol* 1984;10:145-150.

Sandberg EM, Cohen SL, Hurwitz S, Einarsson JI. Utility of cystoscopy during hysterectomy. *Obstet Gynecol* 2012;120(6):1363-1370.

Satitniramai S, Manonai J. Urologic injuries during gynecologic surgery, a 10-year review. *J Obstet Gynaecol Res* 2017;43(3):557-563.

Seideman CA, Huckabay C, Smith KD, et al. Laparoscopic ureteral reimplantation: technique and outcomes. *J Urol* 2009;181:1742-1746.

Stav K, Dwyer PL, Rosamilia A, et al. Risk factors for trócar injury to the bladder during mid urethral sling procedures. *J Urol* 2009;182(1):174-179.

Steele AC, Goldwasser S, Karram M. Failure of intraoperative cystoscopy to identify partial ureteral obstruction. *Obstet Gynecol* 2000;96(5 Pt 2):847.

Tan-Kim J, Menefee SA, Reinsch CS, et al. Laparoscopic hysterectomy and urinary tract injury: experience in a health maintenance organization. *J Minim Invasive Gynecol* 2015;22(7):1278-1286.

Verduyckt FJ, Heesakkers JP, Debruyne FM. Long-term results of ileum interposition for ureteral obstruction. *Eur Urol* 2002;42:181-187.

Wolff B, Chartier-Kastler E, Mozer P, et al. Long-term functional outcomes after ileal ureter substitution: a single-center experience. *Urology* 2011;78(3):692-695.

Wong JMK, Bortoletto P, Tolentino J, et al. Urinary tract injury in gynecologic laparoscopy for benign indication: a systematic review. *Obstet Gynecol* 2018;131(1):100-108.

CAPÍTULO 36

Complicaciones quirúrgicas del tubo digestivo

Mitchel Hoffman y Emmanuel E. Zervos

Anatomía
Estómago
Intestino delgado
Intestino grueso

Cuidados de las lesiones intestinales
Enterotomía accidental
Lesión térmica

Abordaje de la obstrucción intestinal
Obstrucción benigna del intestino delgado
Obstrucción maligna del intestino

Cuidados de las fístulas

Perforación intestinal

Apendicitis aguda

Síndrome de Ogilvie (seudoobstrucción del colon)

Preparación preoperatoria del intestino
Consentimiento
Planificación de un estoma
Nutrición
Preparación intestinal

Procedimientos

Apendicectomía
Resección intestinal
Colectomía rectosigmoidea
Colostomía

Cuidados y complicaciones postoperatorios
Tratamiento de heridas
Complicaciones de la cirugía del intestino delgado
Complicaciones de la cirugía colorrectal
Complicaciones de la ostomía

La cavidad pélvica de la mujer es un espacio limitado ocupado por los genitales, las vías urinarias inferiores y el colon sigmoide. Anatómicamente, estas estructuras están estrechamente relacionadas. En la pelvis se encuentran otras porciones del tubo digestivo, como el ciego, el apéndice y el intestino delgado. No es poco frecuente que las enfermedades ginecológicas y las complicaciones resultantes de su tratamiento afecten las vías urinarias, el tubo digestivo o ambos. Del mismo modo, las enfermedades del tubo digestivo y de las vías urinarias pueden imitar a o influir en las enfermedades ginecológicas.

El cirujano debe estar preparado para el imprevisto de una lesión intestinal o de otra complicación intraabdominal en cualquier tipo de cirugía. Para el ginecólogo, las indicaciones más frecuentes para la cirugía intestinal incluyen la resección tumoral y la obstrucción intestinal. Los oncólogos también realizan cirugías de exenteración, derivación urinaria, reparación de fístulas y por daños graves al intestino secundarios a radiación. Se consulta a los cirujanos especialistas en reconstrucción de pelvis para reparar el prolapso rectal. En algunas ocasiones está indicada la resección intestinal por endometriosis infiltrante. En ciertas instancias, durante la cirugía de algún padecimiento presuntamente ginecológico, el cirujano puede hallar que el origen primario del padecimiento es intestinal y que debe tratarse quirúrgicamente.

ANATOMÍA

El conocimiento de la anatomía del tubo digestivo es esencial para la realización de cirugías digestivas y para el tratamiento de complicaciones intraoperatorias. La anatomía de interés se revisa a continuación.

Estómago

El esófago distal y el estómago son los órganos más importantes del tubo digestivo, se encuentran localizados por completo dentro de la cavidad abdominal. El esófago intraabdominal varía de 3-6 cm de longitud en condiciones anatómicas normales y se localiza en el epigastrio de la cavidad peritoneal. El estómago se divide anatómicamente en el cardias, la porción adyacente a la unión gastroesofágica; el fondo, la porción más grande del estómago, la cual es la parte del estómago que se extiende superiormente hacia el lado izquierdo del domo del diafragma; el cuerpo, y el antro pilórico, la porción del estómago entre la escotadura angular y el píloro. La escotadura angular es una porción del estómago que presenta una muesca en la región de la curvatura menor; se encuentra limitada por la vena prepilórica (de Mayo), que es una rama caudal de la vena gástrica derecha. El estómago es un derivado del intestino proximal y está irrigado por el tronco celíaco, la aorta torácica inferior y sus ramas colaterales, que tienen su origen en la arteria mesentérica superior (AMS) (fig. 36-1).

Intestino delgado

El intestino delgado mide aproximadamente 6 m de longitud. Desde el píloro del estómago, el duodeno desciende hacia el retroperitoneo en el ligamento de Treitz y surge

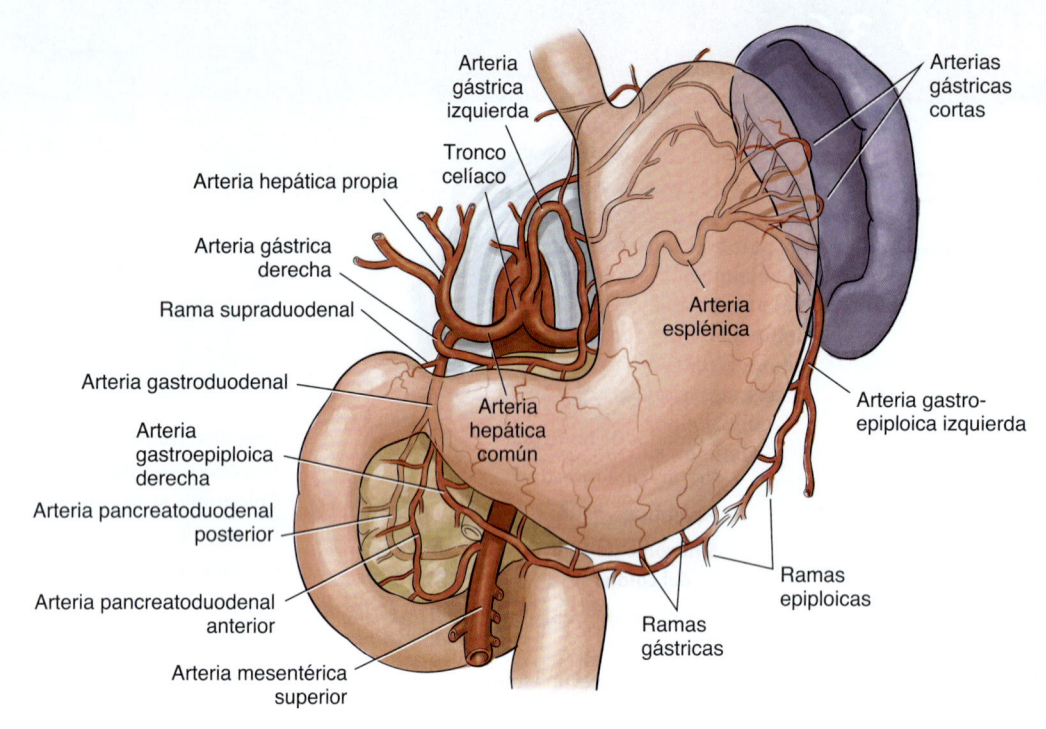

FIGURA 36-1 Irrigación del estómago.

nuevamente en la cavidad peritoneal como el yeyuno. El yeyuno mide aproximadamente 2.4 m de longitud y en un punto arbitrario inicia el íleon, que mide aproximadamente 3.6 m de longitud y termina en la unión ileocecal en el cuadrante inferior derecho de la cavidad peritoneal. En apariencia, el yeyuno es ligeramente más grueso, grande, vascular y oscuro que el íleon. La irrigación del yeyuno e íleon se deriva de la AMS (**fig. 36-2**). Los arcos vasculares intestinales son más numerosos en el íleon, ya que las ramas se bifurcan de una en el yeyuno hasta cuatro o cinco en el íleon. El mesenterio del intestino delgado tiene forma de abanico; se encuentra ubicado de forma oblicua sobre la pared abdominal posterior. Desde su inserción en el ligamento de Treitz, el mesenterio baja hacia la fosa ilíaca derecha.

Intestino grueso

El intestino grueso se extiende desde el ciego hasta el ano y mide aproximadamente 1.5 m de largo. La capa muscular externa del colon, que inicia en la base del apéndice y se fusiona en el recto, está dividida en tres bandas longitudinales conocidas como *tenias del colon*. El colon también presenta proyecciones pequeñas de grasa peritoneal, denominadas *apéndices epiploicos*. La irrigación del colon derecho (**fig. 36-3**) y del colon izquierdo (**fig. 36-4**) se deriva de las arterias mesentéricas superior e inferior, que forman una red colateral profusa dentro del mesenterio: el arco de Riolano (ramas proximales) y la arteria marginal de Drummond (ramas distales).

El apéndice surge cerca del ciego, distal a la unión ileocecal donde se originan las tenias del colon. Las adherencias provenientes desde el apéndice, ciego e íleon terminal hasta el peritoneo parietal se presentan con frecuencia y pueden ocultar el ligamento infundibulopélvico derecho, los anexos o el uréter. Desde el ciego en el cuadrante inferior derecho, el colon ascendente parcialmente peritonealizado se extiende hacia el ángulo hepático del colon (flexura hepática). La segunda porción del duodeno o "asa en C" está en contacto con el ángulo hepático, y se debe tener cuidado para evitar heridas al duodeno cuando se desplace el ángulo hepático o se extirpe esta sección del colon. De forma similar, el uréter derecho realiza su recorrido en el retroperitoneo, posterior al apéndice, íleon y ciego, y debe identificarse cuando se desplaza esta porción del colon, en especial durante una reintervención quirúrgica.

El colon transverso es el segmento colónico más largo y con mayor movilidad; se extiende desde el ángulo hepático hasta el esplénico. Se encuentra adherido al estómago por el ligamento gastrocólico, adyacente a la curvatura mayor del estómago y el mesocolon transverso/superficie ventral del colon. La disección cuidadosa del ligamento gastrocólico permite el acceso a la transcavidad de los epiplones y es necesaria para efectuar una omentectomía completa. De nuevo, se debe tener cuidado al desplazar esta sección del colon, ya que una tracción excesiva del ángulo esplénico puede causar una pérdida de la tensión en los ligamentos esplenocólicos y causar la rotura de la cápsula esplénica.

El colon descendente parcialmente cubierto por el peritoneo se extiende desde el ángulo esplénico hasta el colon sigmoide. La porción superior del colon descendente se encuentra proximal al riñón, el cual está más cercano al

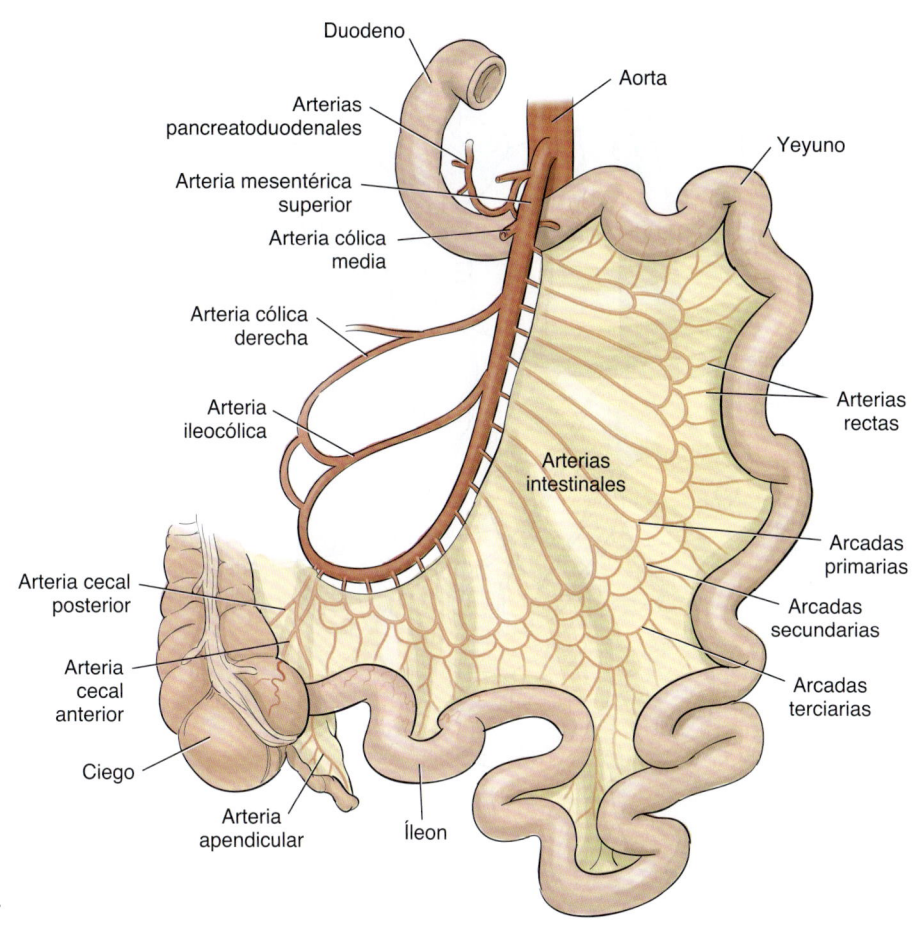

CAPÍTULO 36 **COMPLICACIONES QUIRÚRGICAS DEL TUBO DIGESTIVO** 653

FIGURA 36-2 Irrigación del yeyuno e íleon.

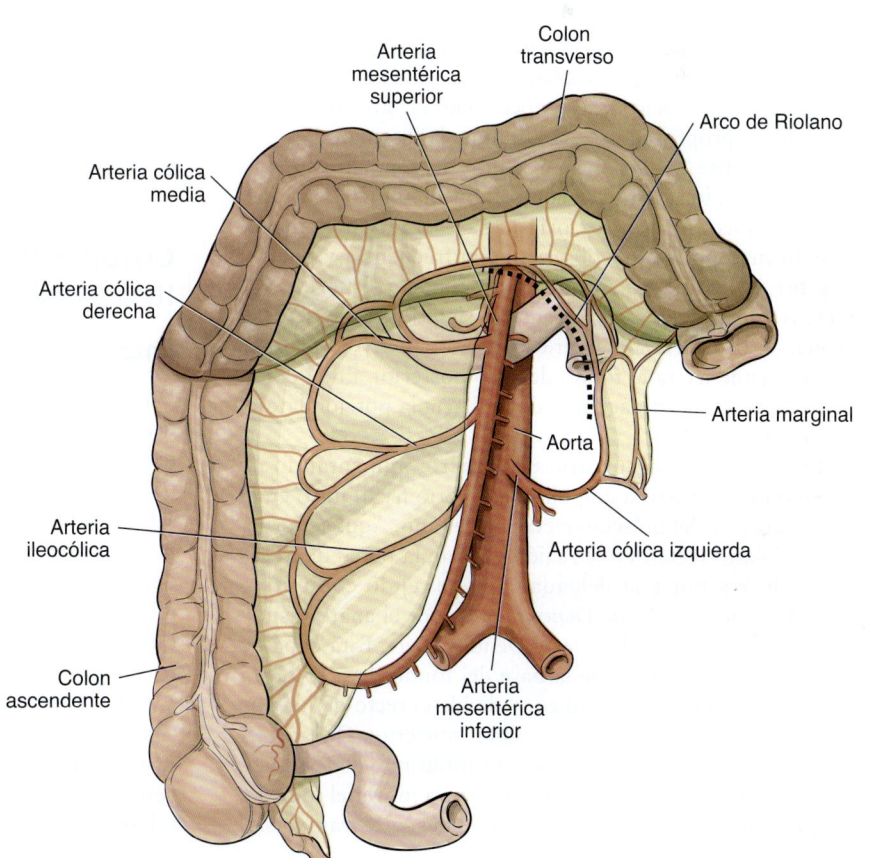

FIGURA 36-3 Irrigación del colón derecho y transverso.

VII

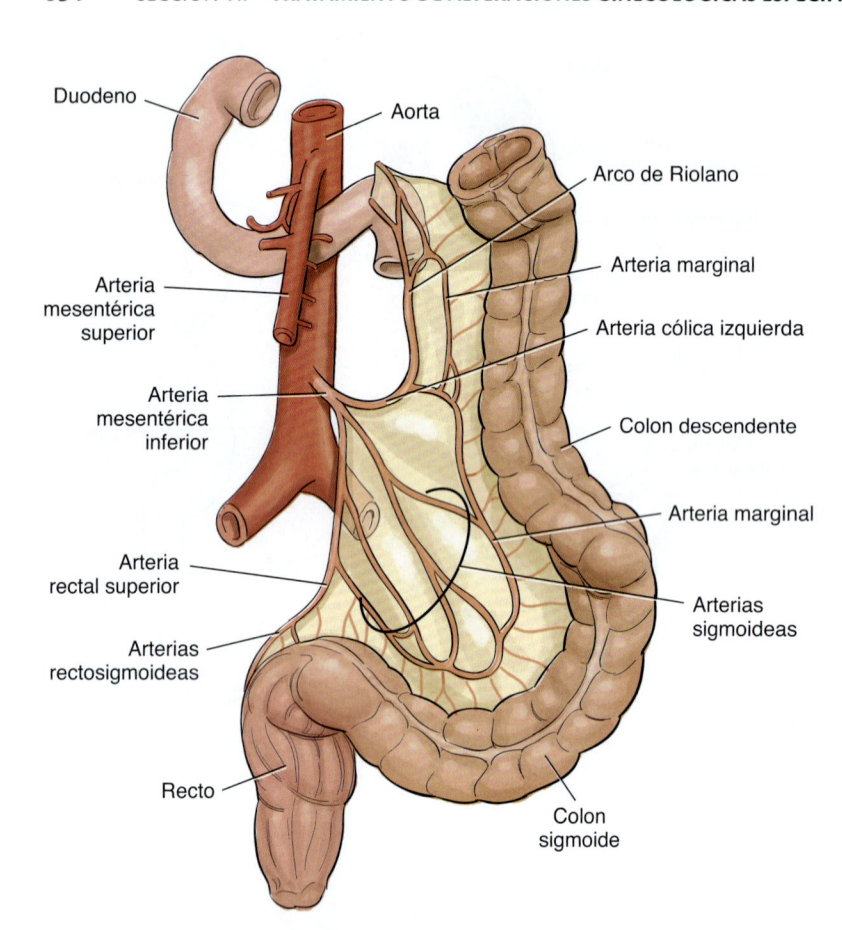

FIGURA 36-4 Irrigación del colón izquierdo.

plano correcto de disección cuando se desplaza el colon. La irrigación del ángulo esplénico es menos profusa y más variable; con frecuencia, se conoce como el "área marginal" y puede ser propensa a lesiones durante la disección.

En el borde de la pelvis, el colon descendente se convierte en el colon sigmoide, completamente móvil e intraperitoneal. Las adherencias originadas del colon sigmoide al peritoneo parietal se observan con frecuencia y pueden ocultar el ligamento infundibulopélvico izquierdo, los anexos y los uréteres. El mesenterio sigmoide (que tiene su origen en la arteria mesentérica inferior [AMI]) es profuso y se extiende hasta el fondo de saco posterior. En el colon rectosigmoide, la irrigación se dirige hacia la porción lateral del recto.

El recto sigue la curvatura del sacro, aumentando de tamaño para formar la ampolla (reservorio fecal) justo en la parte superior del músculo elevador del ano. Aquí se forma el ángulo anorrectal. En la región ventral, la pared del recto está cubierta por una delgada capa de tejido conjuntivo conocida como *fascia de Denonvilliers*, por el anatomista y cirujano francés Charles-Pierre Denonvilliers. Esta capa de la fascia se extiende desde la base del fondo de saco hasta el centro tendinoso del perineo, y divide el recto de los dos tercios inferiores de la pared vaginal posterior. Durante el desplazamiento cefálico de un tumor infiltrante de fondo de saco, la disección de esta fascia es útil para mover el tumor y así ganar longitud rectal adicional antes del corte transversal.

La irrigación del recto se origina de las ramas terminales de la AMI y de las ramas hemorroidales de las arterias ilíacas internas (hipogástricas) (fig. 36-5). Existen diversas anastomosis entre estos vasos a lo largo de la pared rectal y hacia la circulación portosistémica en la porción venosa.

CUIDADOS DE LAS LESIONES INTESTINALES

Enterotomía accidental

Durante la cirugía ginecológica, se pueden esperar lesiones ocasionales al tubo digestivo. Algunos padecimientos o ciertas cirugías pueden aumentar el riesgo de lesión, como las obliteraciones de fondo de saco posterior por endometriosis, salpingooforitis o tumores malignos, o procedimientos como la cirugía pélvica radical y la enterólisis extensa. La mayoría de las lesiones implican una rotura seromuscular sin complicaciones o una lesión de espesor completo o laceración, que se cierra con uno o dos planos de sutura. Las lesiones más importantes, como las enterotomías múltiples que están a corta distancia una de otra, tienen un mejor tratamiento con una resección intestinal y anastomosis simple.

Las lesiones de grosor completo del intestino delgado deben repararse perpendicularmente a la luz intestinal para evitar su obstrucción. Esto tiene menor importancia al cerrar

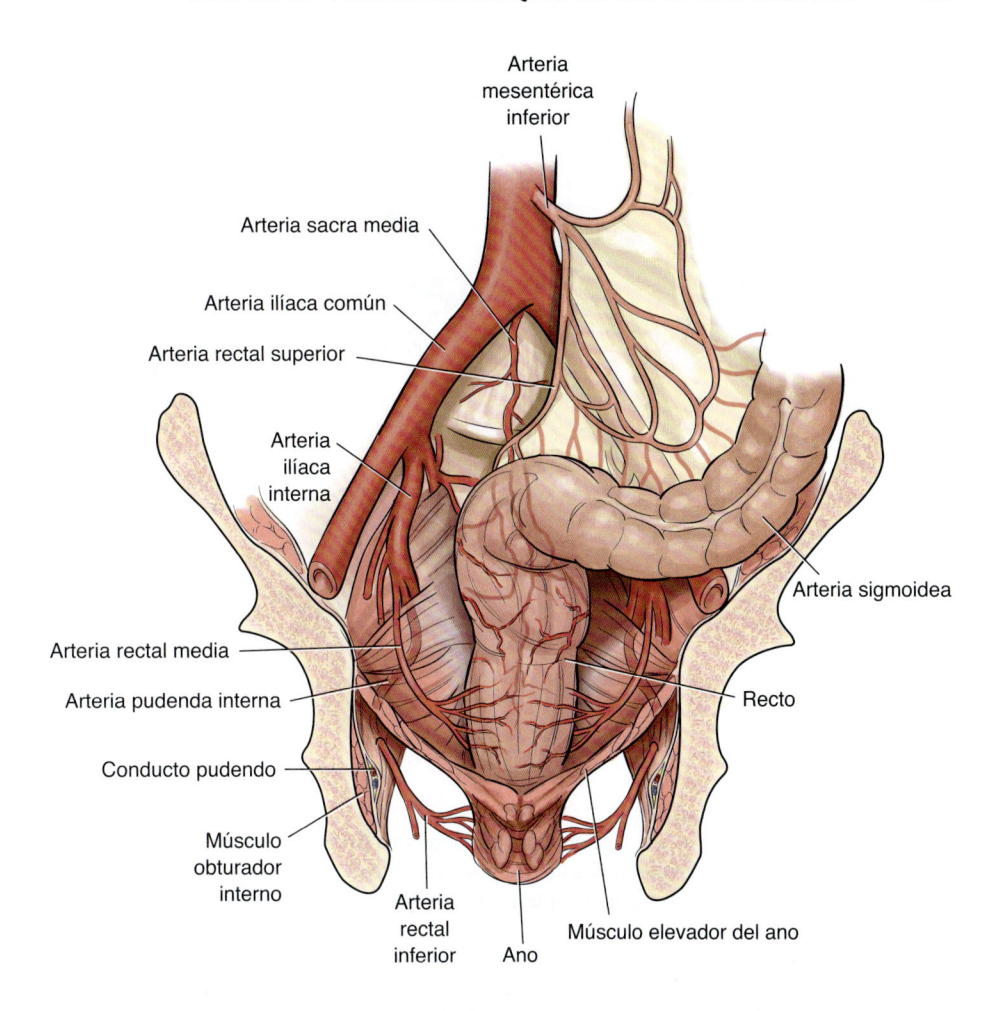

FIGURA 35-5 Irrigación del recto.

una colotomía debido a la mayor circunferencia de la luz del intestino grueso. Los principios fundamentales de la reparación incluyen el mantenimiento de una excelente irrigación, la ausencia de tensión, un cierre meticuloso con manipulación suave de los tejidos y una técnica de inversión que aproxime los tejidos sin estrangularlos. *Véase* la figura 36-6 para conocer los pasos de la reparación.

Lesión térmica

Es más probable que la lesión térmica intestinal durante la laparoscopia suceda con energía monopolar y puede ocurrir por vía directa, con energía de acoplamiento a otro instrumento o por alguna falla en el aislamiento del mango de un instrumento. El reconocimiento intraoperatorio de la lesión térmica monopolar se dificulta cuando la enterotomía de grosor total se genera debido a la aparente debilidad del intestino o por la salida del contenido intestinal. La lesión intestinal con laparoscopia bipolar es menos frecuente que con la monopolar y puede ser reconocida de inmediato o al retirar el dispositivo.

El tratamiento de la lesión térmica intestinal debe individualizarse de acuerdo con la impresión del cirujano sobre la extensión del daño. El tejido blanquecino y contraído debe ser considerado no viable. Puede haber al menos varios milímetros de daño menos visible más allá de la lesión aparente. Una quemadura por cauterización limitada y superficial, observada por el cirujano, por lo general no requiere tratamiento. Si existe preocupación, el área puede cerrarse con suturas seromusculares invertidas. Un daño térmico más sustantivo requiere de la resección de la capa seromuscular (incluyendo los bordes con aspecto normal) y su reparación.

ABORDAJE DE LA OBSTRUCCIÓN INTESTINAL

Obstrucción benigna del intestino delgado

El abordaje de la obstrucción intestinal presuntamente benigna que no está relacionada con cirugía incluye la identificación expedita de la ubicación y el grado de la obstrucción utilizando estudios de contraste después de una breve prueba (aproximadamente 3 días), con descompresión nasogástrica e hidratación intravenosa. Si la paciente permanece obstruida después de este período de prueba y el estudio de imagen con contraste confirma el sitio de obstrucción, se debe planificar la intervención quirúrgica.

En las pacientes con obstrucción posquirúrgica temprana, este algoritmo se modifica ligeramente debido a que existen posibles causas autolimitadas de obstrucción, como edema de

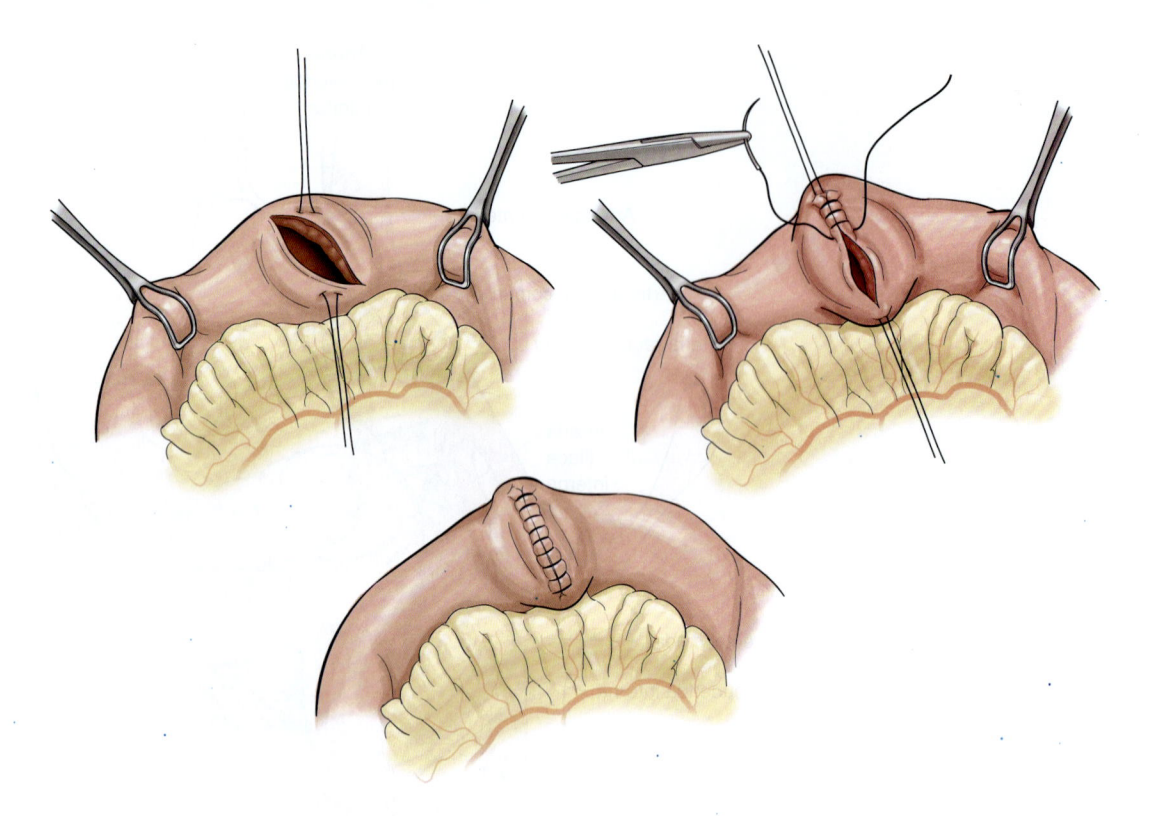

FIGURE 36-6 Reparación de una enterotomía simple. Las suturas se colocan con una separación de 2-3 mm y pueden ser continuas o interrumpidas. Se aceptan técnicas de uno o dos planos. Se utiliza Vicryl® (poliglactina 910) 3-0 para el primer plano con un segundo plano de seda 3-0 para las suturas seromusculares para envolver el primer plano.

la anastomosis, u otras complicaciones posquirúrgica reversibles, como absceso o íleo, que pueden ser tratadas sin cirugía. En general, si la obstrucción postoperatoria no se resuelve en las 2 semanas posteriores, se requiere de intervención quirúrgica. Las causas más frecuentes de obstrucción postoperatoria temprana que requieren una reintervención son adherencias, hernia interna y perforación intestinal limitada.

Obstrucción maligna del intestino

Hay diversas causas de obstrucción intestinal asociadas con cáncer, incluyendo tumores y adherencias postoperatorias y secundarias a radiación. Sin importar la causa en caso de obstrucción intestinal maligna, se debe hablar con las pacientes y sus familias para establecer los objetivos del tratamiento y asegurar que cada uno de los involucrados comprenda las implicaciones del tratamiento quirúrgico intensivo y el potencial de recuperación a largo plazo en el contexto de una esperanza de vida limitada.

En caso de ascitis y de un tumor intraabdominal de gran tamaño, un patrón de tipo íleo que sugiera obstrucción funcional, o cuando la paciente esté desnutrida (albúmina < 3 g/dL) o con mala condición general (ASA ≥ 3, clasificación ECOG de 2-5), es poco probable que el abordaje quirúrgico otorgue algún beneficio. La colocación de una sonda de gastrostomía percutánea puede brindar alivio sustancial y liberar a la paciente de la incomodidad de una sonda nasogástrica. Ciertas pacientes con cáncer de ovario avanzado y obstrucción persistente parecen beneficiarse de la intervención quirúrgica.

La obstrucción del intestino delgado posterior a radioterapia por cáncer ginecológico requiere de un abordaje más controlado basado en la experiencia con estas pacientes. Estas obstrucciones típicamente ocurren en el íleon terminal, aunque la lesión coexistente en el colon rectosigmoide es habitual. Por lo tanto, ambas áreas deben evaluarse antes de la cirugía. El tratamiento quirúrgico de las obstrucciones pequeñas secundarias a radiación sigue siendo polémico. Algunos expertos recomiendan la derivación de la obstrucción, mientras otros piensan que el intestino lesionado debe ser resecado con una reanastomosis quirúrgica primaria. La derivación simple implica la anastomosis laterolateral del intestino delgado proximal no afectado con una porción del colon relativamente no afectada por la radiación. Es la intervención quirúrgica más rápida y con menos complicaciones. Las ventajas incluyen la ausencia de disecciones extensas de asas apelmazadas de intestino para las que la disección presenta un riesgo potencial de lesión, así como la consecuente pelvis previamente radiada en carne viva. La anastomosis laterolateral asegura un adecuado aporte sanguíneo, evita la necesidad de una fístula mucosa y, en ocasiones, permite que el remanente de intestino proporcione cierta capacidad de absorción en los casos de obstrucción parcial. Esto último es de especial importancia cuando hay

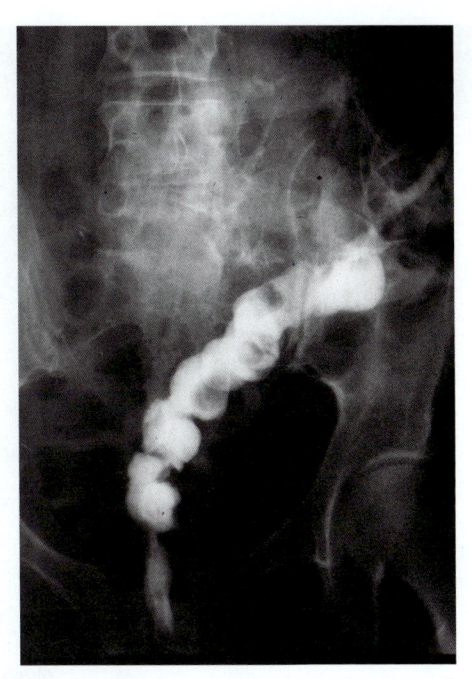

FIGURA 36-7 Estudio de contraste de una paciente sintomática con antecedente de radiación, que demuestra estenosis del colon rectosigmoide.

un muñón aferente. También reduce al mínimo el riesgo de lesionar otros órganos o estructuras, como el uréter o el sistema vascular. En general, los resultados de una derivación simple para estos pacientes son adecuados.

El cáncer ginecológico, en especial el de ovario, puede encapsular y obstruir parcialmente el colon sigmoide o transverso. Cuando se realiza la disección quirúrgica de esta enfermedad, se debe individualizar el tratamiento para la anastomosis del colon izquierdo. La estenosis del colon rectosigmoide relacionada con la radiación también puede causar obstrucción (fig. 36-7).

CUIDADOS DE LAS FÍSTULAS

Las causas para desarrollar una fístula intestinal asociadas con enfermedades ginecológicas benignas y malignas incluyen fracaso de la anastomosis, lesión quirúrgica oculta, incorporación del tejido en el cierre de la herida, enfermedad intestinal inflamatoria, erosión del tumor al tejido intestinal adyacente (p. ej., enterovaginal), necrosis por radiación de la pared intestinal, un intestino expuesto o afectado después de la dehiscencia fascial o cualquier combinación de estos factores. La mayoría de las fístulas comunican con la piel y pueden originarse en cualquier porción del tubo digestivo. El informe de la tasa de mortalidad total se encuentra entre el 5 y 20%, y la mayoría de las muertes son resultado de una septicemia descontrolada que puede estar asociada a desnutrición. La tasa de mortalidad aumenta significativamente con la presencia de fístulas del intestino delgado, enfermedad intestinal inflamatoria, cáncer o el antecedente de radiación abdominal.

Las fístulas entéricas en pacientes con cáncer ginecológico representan una población muy distinta. Buena parte de las pacientes tienen antecedentes de cáncer abdominal activo, radioterapia extensa, o ambos. La mayoría de las fístulas se desarrollan, al menos en parte, como consecuencia de estos factores. Un alto porcentaje de las fístulas en estos pacientes comunican con la vagina, y la mayoría se originan en el íleon terminal o colon rectosigmoide.

Una anastomosis deficiente del intestino delgado puede formar un conducto con la pared abdominal o vagina, causando una fístula enterocutánea o enterovaginal. Durante el proceso de formación de la fístula, la fuga intraabdominal de los contenidos intestinales puede causar peritonitis o la formación de abscesos, y en la mayoría de los casos puede continuar la fuga intraperitoneal. Se puede desarrollar septicemia descontrolada y está asociada con un incremento en la mortalidad.

El tratamiento inicial de las pacientes con una fístula de intestino delgado con alto gasto consiste en reposo intestinal, descompresión nasogástrica, líquidos de rehidratación, reemplazo de electrólitos, tratamiento local del gasto de la fístula para prevenir erosiones en la piel y control de septicemia. En el caso de una fuga en la cavidad, se puede tratar la sepsis mediante reposo intestinal y antibióticos, pero en algunos casos se requerirá drenaje del absceso y una rápida derivación proximal. Esta decisión debe estar basada en la respuesta de la paciente al tratamiento no quirúrgico, incluyendo la mejoría de la leucocitosis, el control de la fiebre, la disminución del dolor y el control del gasto de la fístula. La administración de alimentación parenteral total (APT) permitirá que la paciente realice el descanso intestinal completo y se facilite el cierre espontáneo de la fístula. Con la APT, mejora la condición general de la paciente y se puede dar tiempo para que disminuya la reacción inflamatoria del intestino y la cavidad peritoneal. Después de que se da tratamiento para la sepsis y las heridas locales, se puede reiniciar la alimentación oral o enteral (tabla 36-1).

Ya que se ha controlado la sepsis, se ha informado el cierre espontáneo de la fístula en el 30-60% de los casos, y casi todos los cierres espontáneos suceden dentro de las 4 semanas. Después de que la paciente se encuentra estable, se realiza una evaluación radiológica exhaustiva de la fístula y del remanente de intestino delgado y grueso. Un intento temprano de cierre de una fístula postoperatoria tiene poca probabilidad de éxito y una alta tasa de morbilidad. Se ha demostrado que el uso de somatostatina (u octreotida) disminuye el intervalo de cierre espontáneo, mejora la tasa de cierre espontáneo y reduce las secreciones gastrointestinales a través de la fístula.

TABLA 36-1
Tratamiento de la fístula de intestino delgado con alto gasto

- Reposo intestinal
- Descompresión nasogástrica
- Rehidratación
- Reemplazo de electrólitos
- Tratamiento local del gasto de la fístula
- Prevenir erosión de la piel
- Control de septicemia

Un metaanálisis que evalúo 14 estudios aleatorizados controlados respalda el uso temprano de somatostatina para facilitar el cierre de las fístulas. Sin embargo, la bibliografía es contradictoria en este sentido, y el uso de somatostatina con esta indicación es altamente variable dentro y entre instituciones.

Por desgracia, es poco probable que suceda el cierre espontáneo para la mayoría de las pacientes con cáncer ginecológico. Estos escenarios clínicos también incluirían la obstrucción intestinal distal a la fístula, cáncer en el sitio de la fístula, la localización de la fístula en un campo previamente radiado, la presencia de un cuerpo extraño, cicatrización del trayecto de la fístula, y una fístula relacionada con enfermedad intestinal inflamatoria. La nemotecnia F.R.I.E.N.D.S. ("amigo") se utiliza para recordar los factores que evitan el cierre espontáneo de las fístulas: cuerpo extraño (*Foreign body*), radiación (*Radiation*), inflamación (*Inflammation*), cicatrización (*Epithelialization*), neoplasia (*Neoplasm*), obstrucción distal (*Distal obstruction*) e intestino corto (≤ 2 cm) (*Short tract*).

Si no ha ocurrido el cierre espontáneo después de 4-5 semanas de recuperación, si las condiciones clínicas lo permiten, eventualmente se requerirá cirugía para restaurar la continuidad. La decisión de realizar cirugía en una fístula persistente depende de distintos factores, incluyendo la esperanza de vida de la paciente, el estado nutricio, el estado médico general y su capacidad para recuperarse de la fístula sin una intervención quirúrgica.

El tratamiento quirúrgico de las fístulas del intestino delgado debe ser individualizado. Las fístulas entre el intestino delgado y la vagina en pacientes con cáncer ginecológico con frecuencia deben ser derivadas, dejando en la pelvis las asas intestinales adheridas o afectadas por el tumor o la radiación. Como en el caso de la obstrucción, se sigue el trayecto del intestino delgado proximal sano lo más posible, evitando la disección de asas densamente adheridas a la pelvis. En este punto, el intestino delgado se diseca y anastomosa a una porción de intestino grueso relativamente sana.

Otros tipos de fístula halladas con frecuencia en las pacientes ginecológicas se originan del colon sigmoide o del recto y van a la vagina. Estas fístulas pueden desarrollarse como complicaciones de la cirugía (fuga tardía de una resección parcial o de segmento o de una lesión accidental) o radioterapia. Una mujer en la posmenopausia que presente una fístula colovaginal probablemente presente una diverticulitis perforada. Las mujeres pueden desarrollar una fístula intestinal hacia la vagina como resultado de enfermedad intestinal inflamatoria o cáncer colorrectal avanzado, aunque este último caso es poco frecuente. En las pacientes con cáncer ginecológico, una fístula colovaginal puede estar relacionada con la neoplasia, con frecuencia resultado de una obstrucción distal. Un gran porcentaje de estos casos se debe a lesiones por radiación o múltiples factores. Después de la recuperación en un corto plazo, se realiza una colostomía de derivación o terminal (si es permanente).

PERFORACIÓN INTESTINAL

El intestino perforado con fuga intraperitoneal es un hallazgo poco frecuente en las pacientes con enfermedades benignas y en aquellas con cáncer ginecológico. La complicación puede desarrollarse como consecuencia de necrosis secundaria a radiación (con frecuencia del íleon terminal o del colon sigmoide) (fig. 36-8), fuga de una anastomosis intestinal, lesión quirúrgica inadvertida o isquemia intestinal relacionada con obstrucción. Otras causas de perforación espontánea intestinal incluyen necrosis isquémica debido a insuficiencia vascular, úlcera perforada, vólvulo y estados inflamatorios graves. Cuando la perforación intestinal con fuga intraperitoneal es secundaria a una lesión por radiación, el diagnóstico con frecuencia se retrasa y la tasa de mortalidad es elevada. Si la perforación es localizada y limitada, sin que se extienda la contaminación peritoneal, se puede considerar la resección o derivación excluyente del intestino delgado.

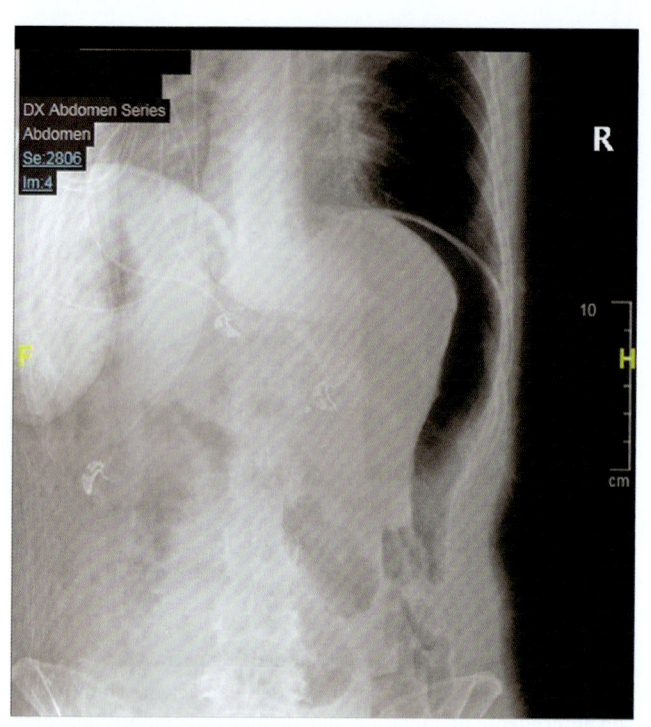

FIGURA 36-8 Perforación del íleon terminal secundaria a radiación. Radiografía simple de abdomen que muestra aire libre intraperitoneal.

APENDICITIS AGUDA

Debido a la sobreposición significativa de los síntomas presentes, la edad y enfermedad prodrómica, el diagnóstico de apendicitis aguda es una de las enfermedades gastrointestinales más difíciles de distinguir de las enfermedades ginecológicas. La presentación clínica clásica consiste en tres componentes: dolor periumbilical que se desplaza hacia el cuadrante inferior derecho, anorexia y náuseas o vómitos. La mayoría de los cirujanos preparados antes del uso generalizado de la tomografía computarizada (TC) también evaluaban la presencia de fiebre y leucocitosis para confirmar el diagnóstico de apendicitis. En una revisión de 71 pacientes con apendicitis y 167 pacientes con otro diagnóstico, se mencionan los siguientes signos en la TC compatibles con apendicitis: apéndice aumentado de tamaño (sensibilidad 93%;

especificidad 92%), pared apendicular engrosada (sensibilidad 66%; especificidad 96%), grasa periapendicular heterogénea (sensibilidad 87%; especificidad 74%) y pared apendicular con reforzamiento (sensibilidad 75%; especificidad 85%).

La ecografía tiene una utilidad similar para establecer el diagnóstico, con porcentajes de sensibilidad, especificidad y valores predictivos positivos y negativos que llegan a ser hasta del 99% en algunas series. Los resultados ecográficos congruentes con apendicitis incluyen un diámetro mayor de 6 mm, rigidez, presencia de apendicolitos, cambios en la grasa periapendicular o la incapacidad para visualizar el apéndice (hallazgo negativo). En las pacientes en las que el diagnóstico permanece incierto después de todos los estudios de imagen, el tratamiento temprano por el equipo de cirugía general para la exploración abdominal seriada y la exploración quirúrgica temprana son opciones aceptables.

SÍNDROME DE OGILVIE (SEUDOOBSTRUCCIÓN DEL COLON)

Las pacientes con síndrome de Ogilvie, también conocido como *seudoobstrucción aguda del colon*, presentan distensión abdominal, náuseas, vómitos y diarrea. Las radiografías simples muestran dilatación del ciego y colon derecho (fig. 36-9). El síndrome de Ogilvie rara vez sucede de forma espontánea y se asocia con una afección médica subyacente en más del 90% de los casos. En orden descendente de prevalencia estas incluyen traumatismos, septicemia, cardiopatía, enfermedad ginecológica, cirugía abdominopélvica reciente, trastornos neurológicos, cirugía ortopédica y enfermedades médicas y quirúrgicas diversas.

El síndrome de Ogilvie puede diferenciarse de la obstrucción mecánica intestinal y del megacolon tóxico mediante una TC o con un enema con ácido diatrizoico (Gastrografin®). En la ausencia de obstrucción mecánica, el tratamiento inicial consiste en medidas generales (p. ej., ayuno, líquidos por vía intravenosa, sonda nasogástrica, reemplazo de electrólitos); si no hay mejoría en 24-48 h, se administra neostigmina. La neostigmina, administrada en una dosis de 2 mg i.v., proporciona una mejoría rápida (3-30 min) en el 80-90% de las pacientes. Las mujeres con asma subyacente, infarto de miocardio o que se encuentren en tratamiento con β-bloqueadores deben ser tratadas con precaución, ya que el uso de neostigmina puede ocasionar bradicardia grave. Se debe tener preparada atropina y las pacientes deben permanecer con monitorización electrocardiográfica continua durante por lo menos 30 min después del tratamiento con neostigmina.

En aquellas pacientes que no respondan al tratamiento farmacológico, se debe buscar la descompresión del colon por endoscopia o con una sonda rectal, en especial si el diámetro del colon se aproxima a los 12 cm (tras los cuales la ley de Laplace predice una alta probabilidad de perforación espontánea). La descompresión quirúrgica rara vez es necesaria y se reserva para las pacientes con enfermedad resistente y alto riesgo de perforación del colon, o en quienes están inmunodeprimidas o con neutropenia, pues la perforación sería catastrófica.

PREPARACIÓN PREOPERATORIA DEL INTESTINO

Consentimiento

Cuando se planifica una cirugía mayor ginecológica, se puede anticipar una alta probabilidad de resección intestinal. Se debe obtener un consentimiento informado de la paciente para el tratamiento, en especial si se puede requerir de un estoma. En caso de que la paciente niegue rotundamente el consentimiento para un estoma, el médico debe respetar sus deseos, pero debe informarle sobre las posibilidades de que esto pueda comprometer los beneficios y objetivos de la operación.

Planificación de un estoma

El conocimiento práctico del manejo de estomas es importante si se planifica hacer una ostomía tanto para la comodidad de la paciente como para la funcionalidad de la ostomía. Los servicios de un especialista en estomas son muy útiles para la colocación óptima del estoma. En el preoperatorio, el especialista en estomas puede proporcionarle información y confianza a la paciente, preparándola mejor para el estoma postoperatorio. El especialista también puede sugerir los sitios óptimos para la ubicación del estoma. En algunas pacientes (delgadas, caquécticas, con torso corto) no hay un sitio óptimo para la colocación del estoma, y el que un especialista en este campo esté involucrado disminuirá la probabilidad de reintervención para revisar un estoma que cause molestias.

Para la ubicación del estoma, el abdomen debe inspeccionarse con cuidado con la paciente en posición supina, sentada y de pie. El cirujano debe observar la presencia de

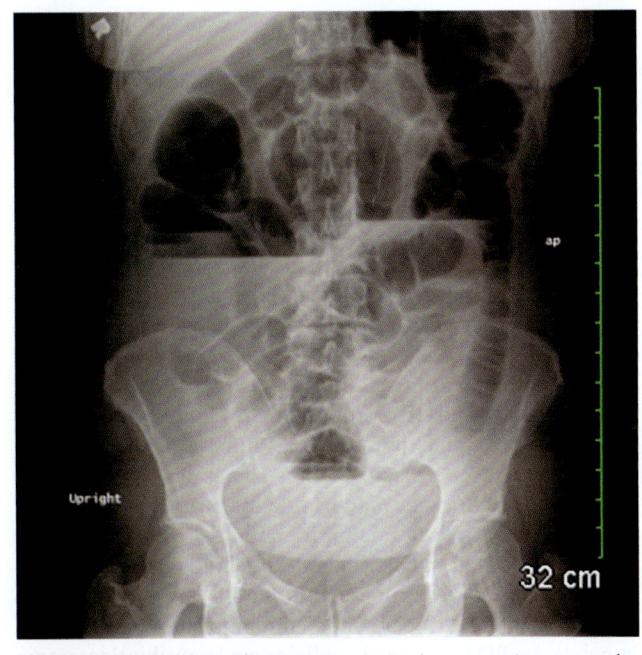

FIGURA 36-9 Radiografía postoperatoria de una paciente con síndrome de Ogilvie que muestra dilatación de todo el colon.

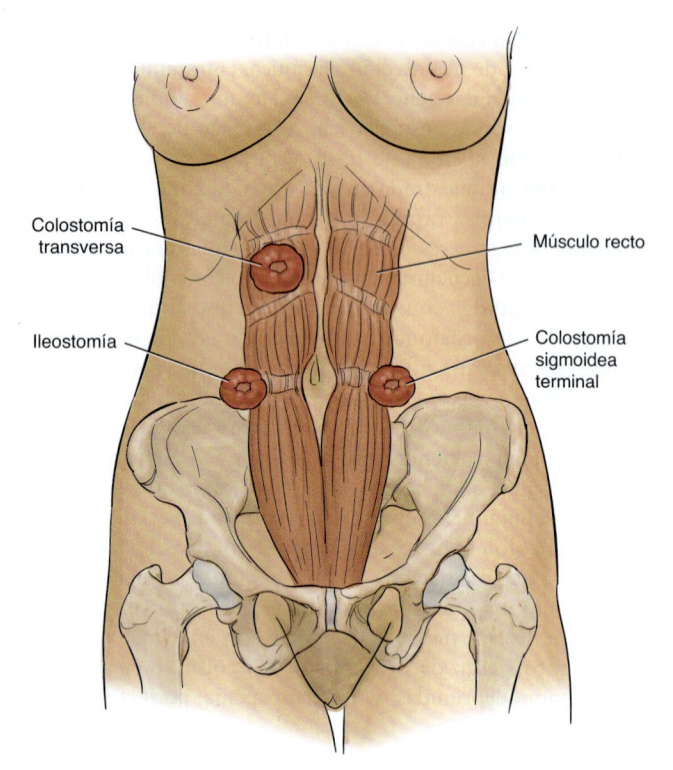

FIGURA 36-10 Ubicación de los estomas intestinales en la pared abdominal.

pliegues en la pared abdominal o puntos de referencia óseos que pudieran interferir con la aplicación segura del dispositivo del estoma. Idealmente, la ubicación del estoma es dentro de los límites del músculo recto del abdomen, con por lo menos 8 cm de piel lisa alrededor del estoma y que sea visible para la paciente. Un estoma en el abdomen inferior (p. ej., ileostomía o colostomía sigmoidea terminal) se coloca entre el ombligo y la cresta ilíaca anterosuperior, mientras que un estoma en el abdomen superior se colocan lateralmente al ombligo o en algún lugar entre el ombligo y la parrilla costal, como en una colostomía transversal (fig. 36-10). El estoma debe permanecer lejos de las eminencias óseas y de la línea del cinturón para evitar interferencias con la aplicación del dispositivo. Se marcan las posibles ubicaciones para el estoma, y en el quirófano antes de preparar el abdomen, la marca se preserva mediante un marcador quirúrgico o con una inyección intradérmica de tinte.

Nutrición

El estado nutricio de la mayoría de las pacientes será razonablemente bueno; sin embargo, algunas mujeres pueden beneficiarse de un soporte nutricional preoperatorio intensivo. Algunas de las pacientes que pueden presentar desnutrición grave son las adultas mayores y las personas con cáncer de ovario avanzado, historia reciente de pérdida significativa (más del 10%) de peso corporal, anorexia prolongada, debilidad generalizada e inanición, enfermedad hepática terminal y obstrucción intestinal de lenta progresión. Los datos clínicos en la exploración se emplean para corroborar la presencia de desnutrición grave e incluyen la inspección y los estudios de laboratorio. Recientemente, se ha observado que la sarcopenia, la pérdida de masa y función muscular evaluada por el grosor del músculo psoas a la altura de la tercera vértebra lumbar (ajustada a la altura de la paciente) en la TC, es predictiva de complicaciones quirúrgicas graves.

La decisión de otorgar un soporte nutricional preoperatorio depende de múltiples factores. Es poco probable que las pacientes con desnutrición leve a moderada se beneficien de esta intervención preoperatoria. Cuando se requiere de cirugía urgente o por neoplasia, no habrá un período adecuado para lograr un soporte nutricional preoperatorio significativo. Es más probable que las pacientes con desnutrición grave que van a tener cirugía extensa o que son adultas mayores se beneficien de este soporte. La tasa de complicaciones graves en las mujeres sometidas a cirugía intestinal puede reducirse con un soporte nutricional preoperatorio intensivo.

Cuando se tome la decisión de administrar soporte nutricional preoperatorio, el cirujano debe individualizar el uso de las vías enterales o parenterales. Se ha recomendado un período de 7-14 días de sobrealimentación. El soporte nutricional se continúa en el postoperatorio durante un período adecuado. Las pacientes hospitalizadas con obstrucción intestinal maligna se beneficiarán más de la APT, mientras que las pacientes desnutridas con función gastrointestinal normal deben alimentarse con suplementos por vía nasogástrica o nasoduodenal que pueden ser administrados de forma ambulatoria. La suplementación por vía nasogástrica tiene la ventaja de que puede realizarse cada 4-6 h y no requiere de una bomba de alimentación. La alimentación nasoduodenal disminuye el riesgo de broncoaspiración, en especial en pacientes con retraso en el vaciado gástrico, pero requiere de más recursos en el domicilio.

Preparación intestinal

El uso rutinario de la preparación intestinal mecánica (PIM) para pacientes a las que se les va a realizar colectomía ha sido debatida en los últimos años. Los cirujanos han reconocido las implicaciones de esta preparación potencialmente innecesaria en el equilibrio hídrico y de electrólitos, así como en la comodidad y conformidad de las pacientes. El uso generalizado de técnicas mejoradas de recuperación que excluyen la preparación intestinal mecánica con una terapia hídrica enfocada en resultados ha respaldado el empleo selectivo de la PIM.

Está ampliamente aceptado que las preparaciones intestinales indiscriminadas no proporcionan ventajas con respecto a la dehiscencia anastomótica o las infecciones de la herida quirúrgica (IHQ) en las pacientes sometidas a extirpación de colon derecho, y la mayoría de los cirujanos las evitan en este contexto. Para una extirpación del colon izquierdo, todavía se usa con frecuencia la PIM debido al estrecho espacio pélvico y al riesgo incrementado de absceso pélvico o septicemia que se asocia con la contaminación por heces en la pelvis. La PIM no tiene beneficios sin la antibioticoterapia conjunta, como con una base de neomicina y eritromicina tomada en intervalos el día previo a la cirugía. Algunos estudios han documentado una menor incidencia de IHQ con el uso de PIM y antibióticos por vía oral para profilaxis del tubo digestivo previa a cirugía de colon izquierdo, en especial si va a realizarse por laparotomía. Inherente a esta discusión está la presunción de que se administrarán antibióticos perioperatorios por vía intravenosa, de acuerdo con las guías del Surgical Quality Improvement Program (SQIP).

Para las pacientes que se someterán a cirugía para tratar una obstrucción intestinal, la preparación preoperatoria de la paciente con obstrucción intestinal inicia con una mejoría del equilibrio hidroelectrolítico y con descompresión gastrointestinal. Se coloca una sonda nasogástrica, se conecta a succión baja (continua o intermitente) y se evalúa la probabilidad de isquemia o necrosis de la pared intestinal con imágenes axiales (p. ej., enfisema intestinal, presencia de gas en la vena porta). Como ya se comentó, la obstrucción intestinal en las pacientes con cáncer ginecológico sucede en el contexto de ciertos escenarios clínicos. Algunas mujeres son candidatas a tratamiento quirúrgico intensivo cuando se considere necesario (p. ej., relacionado con adherencias), mientras otras no lo serán (p. ej., neoplasia avanzada intraabdominal recurrente).

Cuando una paciente tenga una obstrucción de intestino delgado que sea tratable mediante cirugía y cuando exista evidencia de daño en el intestino, se procederá a cirugía después de la corrección de la hipovolemia. También deben iniciarse antibióticos de amplio espectro en estas pacientes. Sin embargo, la mayoría de las personas con cáncer ginecológico que desarrollan una obstrucción del intestino delgado no requieren de una intervención quirúrgica precoz, y muchas merecen el intento de realizar un tratamiento conservador con la esperanza de que se resuelva la obstrucción. La "sonda intestinal larga" (Baker o Miller Abbott) rara vez es utilizada en la actualidad para el tratamiento de obstrucción intestinal, y se usa principalmente como prótesis intraluminal postoperatoria en pacientes sometidas a adherenciólisis y resección intestinal. La APT también debe recomendarse de forma individualizada. Después de la estabilización inicial, se deben realizar estudios radiológicos para evaluar la posibilidad de una obstrucción intestinal grande concomitante. En este caso, la intervención quirúrgica es necesaria y urgente.

PROCEDIMIENTOS

Apendicectomía

En las pacientes sin antecedentes quirúrgicos, casi todas las apendicectomías son por vía laparoscópica. Puede sospecharse apendicitis en el preoperatorio o encontrarse durante el curso de una laparoscopia diagnóstica. Las técnicas para apendicectomía abierta y laparoscópica son esencialmente las mismas.

La apendicitis no perforada (grados 1 y 2 de la AAST, American Association for the Surgery of Trauma) con la anatomía conservada es una cirugía relativamente sencilla.

Funcionan bien un puerto para cámara umbilical y dos puertos complementarios en el cuadrante inferior izquierdo. La paciente se coloca en posición de Trendelenburg y el ciego con el apéndice se identifica y desplaza cefálicamente. En la base apendicular se crea una ventana en el mesoapéndice y, al mismo tiempo que se retrae el apéndice para mostrar el mesoapéndice, se diseca usando energía o una carga de grapas apropiada para ligar la arteria apendicular. La base apendicular se separa después de la ligadura con sutura o con la engrapadora, usando una carga apropiada para el grosor del tejido. Después, el apéndice se retira en una bolsa de recolección a través del puerto umbilical. *Véase* la figura 36-11 para conocer los pasos de la resección laparoscópica del apéndice.

Resección intestinal

La cirugía inicia con una planificación cuidadosa de la disección y anastomosis, seguida del desplazamiento de la porción o porciones involucradas del intestino. Los extremos del intestino deben estar sanos para poder anastomosarse, tener adecuada irrigación y aproximarse entre sí sin tensión.

La irrigación del intestino delgado se origina en la AMS, con ramas que se extienden a través de un mesenterio profusamente irrigado. En el mesenterio, las ramas arteriales forman anastomosis primarias y arcadas secundarias; las arcadas terminales se ramifican en capilares (vasos rectos) que se extienden al intestino. La disección de un segmento de intestino delgado debe preservar las arcadas arteriales adecuadas, incluyendo los vasos rectos, para irrigar los segmentos restantes del intestino. La resección del intestino delgado en las pacientes con cáncer ginecológico generalmente no necesita estar asociada con resección amplia del mesenterio. Por lo tanto, la resección del mesenterio debe ser tan conservadora como sea posible.

Después de desplazar el intestino, el resto del campo quirúrgico se aísla con gasas húmedas para evitar que se contamine. En los puntos planificados para la resección intestinal, se coloca una pinza hemostática a través de un área avascular del mesenterio inmediatamente por debajo de la pared intestinal. Al mismo tiempo que se hace la resección intestinal, se diseca el peritoneo en ambos lados. En ese momento se lleva a cabo la disección hemostática. Una engrapadora gastrointestinal lineal o unas pinzas intestinales atraumáticas se colocan a través del intestino, dirigidas hacia el mesenterio, y ligeramente anguladas para darle ventaja al mesenterio. El intestino se divide con la engrapadora GIA® o entre las pinzas intestinales (fig. 36-12).

La resección del colon se realiza utilizando los mismos principios. Dependiendo del segmento, el desplazamiento del colon implica la incisión de las inserciones peritoneales lateral y caudalmente, su separación del epiplón y la división de los ángulos hepático y esplénico. Como se describió anteriormente, la irrigación al colon se deriva de ramas de las arterias mesentéricas superior e inferior. Estas ramas irrigan la anastomosis de la arteria marginal, que se extiende de la válvula ileocecal al colon sigmoide. Con la resección del colon, se deben preservar la arteria marginal y los

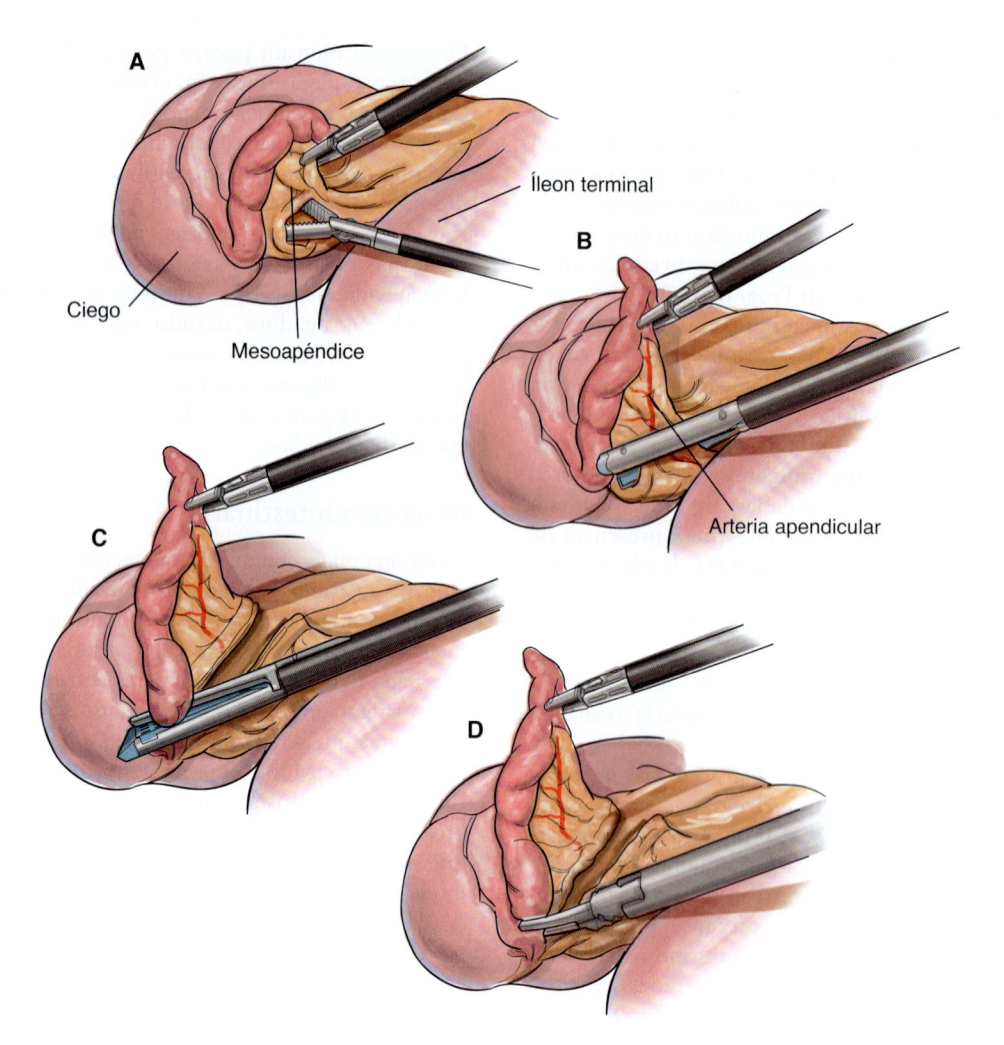

FIGURA 36-11 Pasos críticos de la apendicectomía laparoscópica. **A.** Crear una ventana en la base del apéndice usando pinzas romas. **B.** Dividir la base apendicular usando una engrapadora lineal GIA®. **C.** Disecar de forma completa el mesoapéndice con una engrapadora lineal (GIA®). **D.** Alternar el método de ligadura del mesoapéndice con un dispositivo de energía térmica.

vasos rectos que irrigan los dos segmentos restantes. Como en la resección del intestino delgado, la resección amplia del mesenterio y el colon en general no es necesaria en las pacientes con cáncer ginecológico. La excepción es el cáncer de ovario, que con frecuencia infiltra ampliamente el mesenterio colónico. En la resección de neoplasias primarias del colon, la regla general es extender la resección mesentérica hasta el primer vaso con nombre en las regiones proximal y distal a la enfermedad.

Colectomía rectosigmoidea

El rectosigmoide con frecuencia se reseca durante la cirugía citorreductora por cáncer de ovario. La resección de esta porción de intestino en las pacientes con cáncer ginecológico en ocasiones se realiza como un procedimiento aislado (p. ej., por complicaciones de la radioterapia), pero se lleva a cabo con mayor frecuencia en conjunto con una resección pélvica extensa por neoplasia. La irrigación del colon sigmoide y del recto superior se origina en la AMI, que se ramifica a través del mesenterio sigmoide. El resto del anorrecto recibe su irrigación a través de la arteria ilíaca interna (hipogástrica). El recto medial recibe su irrigación de la primera por la primera ramificación, la arteria hemorroidal medial, y la sangre llega al recto de forma anterolateral y a través de los ligamentos rectales laterales, los cuales también son el soporte principal de las estructuras desde el recto hasta el músculo elevador del ano. Estos ligamentos deben ligarse para lograr el desplazamiento del recto medio. Los estudios arteriográficos han documentado la presencia de una circulación colateral profusa con anastomosis entre las arterias rectales superior y media, y la experiencia quirúrgica moderna en esta región la ha confirmado.

La resección del colon rectosigmoide inicia con la división del colon sigmoide en un sitio determinado, seguido por la disección completa del mesenterio del colon sigmoide que se encuentra cefálico a la infiltración tumoral. En la base del mesenterio se encuentra la arteria rectal superior, que también

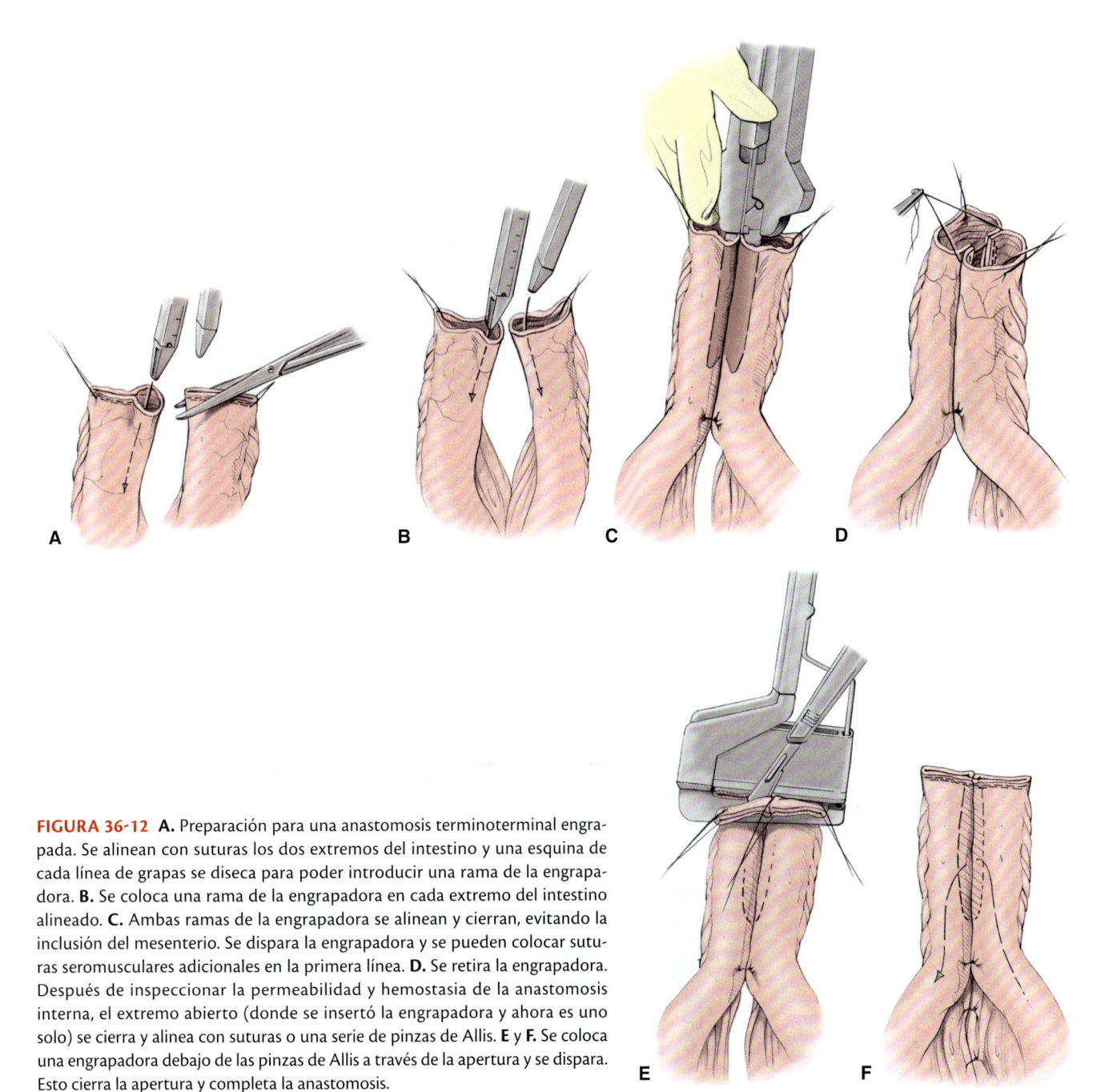

CAPÍTULO 36 **COMPLICACIONES QUIRÚRGICAS DEL TUBO DIGESTIVO** 663

FIGURA 36-12 A. Preparación para una anastomosis terminoterminal engrapada. Se alinean con suturas los dos extremos del intestino y una esquina de cada línea de grapas se diseca para poder introducir una rama de la engrapadora. **B.** Se coloca una rama de la engrapadora en cada extremo del intestino alineado. **C.** Ambas ramas de la engrapadora se alinean y cierran, evitando la inclusión del mesenterio. Se dispara la engrapadora y se pueden colocar suturas seromusculares adicionales en la primera línea. **D.** Se retira la engrapadora. Después de inspeccionar la permeabilidad y hemostasia de la anastomosis interna, el extremo abierto (donde se insertó la engrapadora y ahora es uno solo) se cierra y alinea con suturas o una serie de pinzas de Allis. **E** y **F.** Se coloca una engrapadora debajo de las pinzas de Allis a través de la apertura y se dispara. Esto cierra la apertura y completa la anastomosis.

se liga. Es importante retraer con cuidado los uréteres antes de este paso. Durante el desplazamiento de la pieza quirúrgica, los espacios pararrectales deben abrirse de forma cuidadosa pero extensa hasta los músculos elevadores. Se logra un mayor desplazamiento con la incisión del peritoneo pélvico posterior desde los puntos en los que se realizó la disección mesentérica anterior, para unirlos con los remanentes de la disección pélvica (frecuentemente son señalados por la extensión del tumor peritoneal). El recto se libera cuidadosamente del espacio presacro hasta los músculos elevadores, si es necesario. Dependiendo de las resecciones pélvicas adicionales que se realicen (p. ej., histerectomía, exenteración, etc.), se puede desarrollar el espacio rectovaginal y se tendrán que separar estructuras vasculares y de soporte adicionales (fig. 36-13).

Cuando se realiza la porción distal de la disección, el espécimen pélvico se desplaza para que el único remanente fijo sea el recto. Si es posible, esta porción del recto debe desplazarse para realizar anastomosis antes de la resección. En el plano de la sección transversal se limpia la grasa alrededor del recto. Una engrapadora, una sutura automática o una pinza de ángulo recto se coloca a través del recto en este nivel, y se completa el corte con el instrumento. Con frecuencia, la reanastamosis se realiza con una engrapadora para anastomosis terminoterminal (ATT) (fig. 36-14).

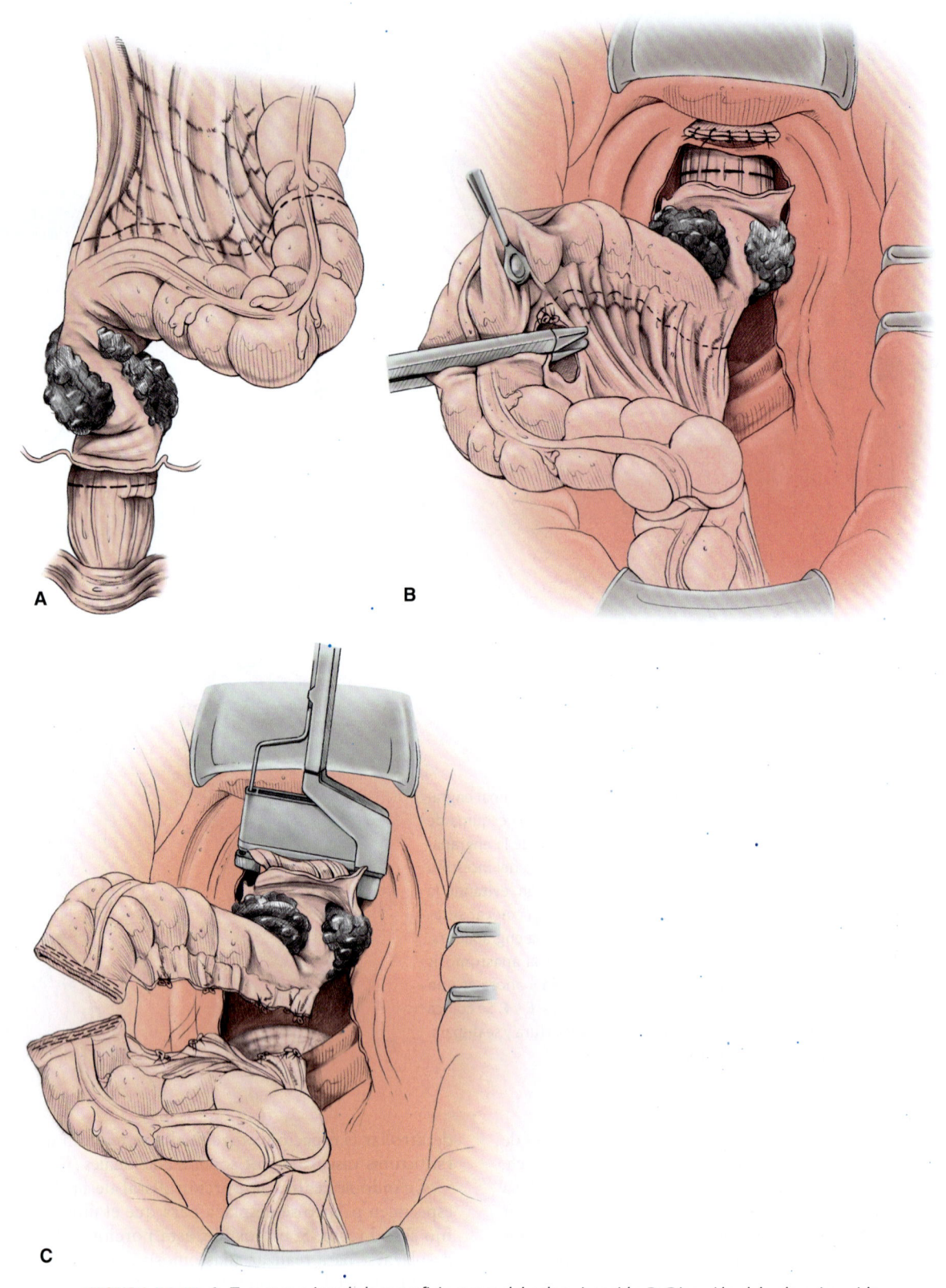

664　SECCIÓN VII　TRATAMIENTO DE ALTERACIONES GINECOLÓGICAS ESPECÍFICAS

FIGURA 36-13 A. Tumor que invade la superficie serosa del colon sigmoide. **B.** Disección del colon sigmoide cefálico al tumor como uno de los pasos preliminares para la resección pélvica extensa. La línea de la incisión pélvica peritoneal depende de la extensión del tumor. **C.** Todo el peritoneo pélvico que se extiende a través de los ligamentos infundibulopélvicos y del fondo de saco posterior se reseca en bloque con el colon rectosigmoide. En algunos casos, todo el peritoneo pélvico debe ser retirado, por lo que se requiere la disección adicional de las vías urinarias inferiores.

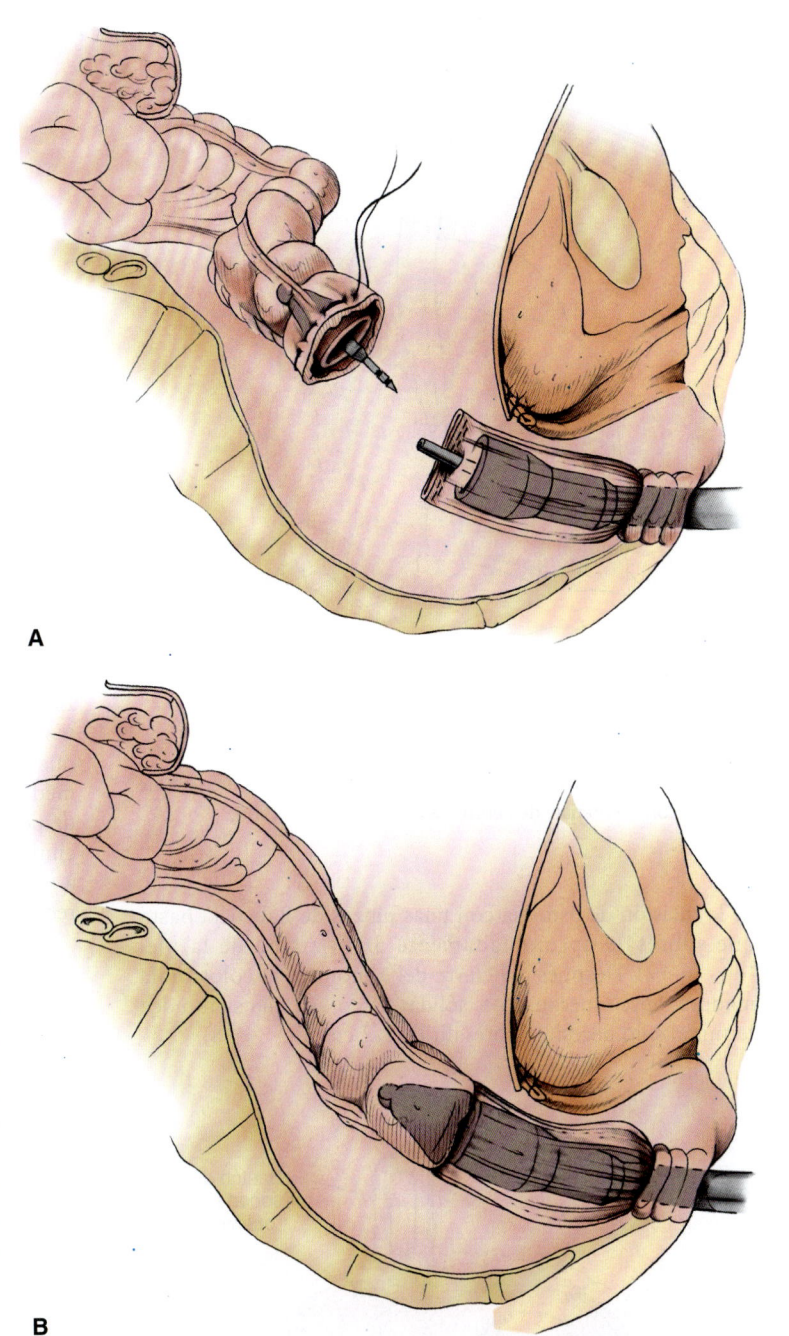

CAPÍTULO 36 **COMPLICACIONES QUIRÚRGICAS DEL TUBO DIGESTIVO** 665

FIGURA 36-14 Anastomosis terminoterminal con grapas. **A.** Una sutura en bolsa de tabaco sostiene el yunque y la punta dentro de la luz del colon sigmoide. Se coloca la engrapadora para anastomosis terminoterminal (ATT) transanalmente. La rotación en sentido de las manecillas del reloj de la tuerca central avanza el trócar punzante para perforar la punta del muñón rectal. En esta ilustración se ha retirado el trócar y el mango hueco de la engrapadora permanece en su sitio. **B.** La punta y el centro hueco del mango se colocan en su posición. La rotación posterior de la tuerca central de la engrapadora gira el sigmoide y el recto en direcciones opuestas. Se dispara la engrapadora y coloca las filas duales de grapas circulares mientras el bisturí transecta el núcleo central de tejido para completar la anastomosis.

Colostomía

Se puede realizar una colostomía ya sea del extremo cortado transversalmente del colon (sigmoide o descendente distal) o de una asa del colon (generalmente transverso). El principal objetivo de la colostomía de asa es la derivación temporal, mientras que la mayoría de las colostomías terminales suelen ser permanentes.

Para realizar una colostomía de asa, se elige una porción móvil del colon transverso y se coloca una asa del colon a través de una incisión circular en el cuadrante superior derecho o izquierdo. Para lograrlo, en ocasiones es necesario disecar el ángulo hepático o esplénico. Esta porción del colon se separa del epiplón y, en la medida de lo posible, se elimina la grasa. Se realiza una incisión en el mesenterio y se introduce y se fija un drenaje de Penrose. Después, el asa del colon pasa a través de la incisión de ostomía hasta que sobresale aproximadamente 5 cm arriba de la piel (fig. 36-15). Se coloca un puente de plástico a través de la incisión mesentérica sobre la piel para sostener el asa (fig. 36-16).

Se coloca una colostomía sigmoidea o descendente en la ubicación elegida en el cuadrante inferior izquierdo. Esta porción del colon se desplaza apropiadamente, y el extremo se limpia de grasa. Después, el asa del colon pasa a través

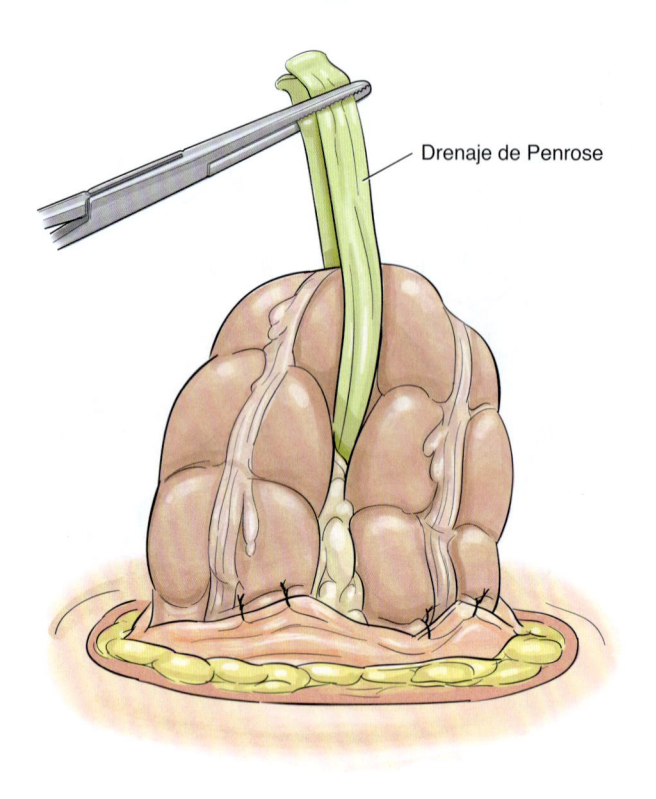

FIGURA 36-15 El asa del colon se sujeta a través de la incisión de ostomía con un drenaje de Penrose a través del mesenterio.

de la incisión de ostomía con unas pinzas de Babcock, hasta que sobresale aproximadamente 3 cm arriba de la piel (fig. 36-17). Después del cierre del abdomen, la colostomía madura. Si se esperan heces sólidas, la colostomía sigmoidea terminal solo necesita sobresalir de 1-2 cm (fig. 36-18).

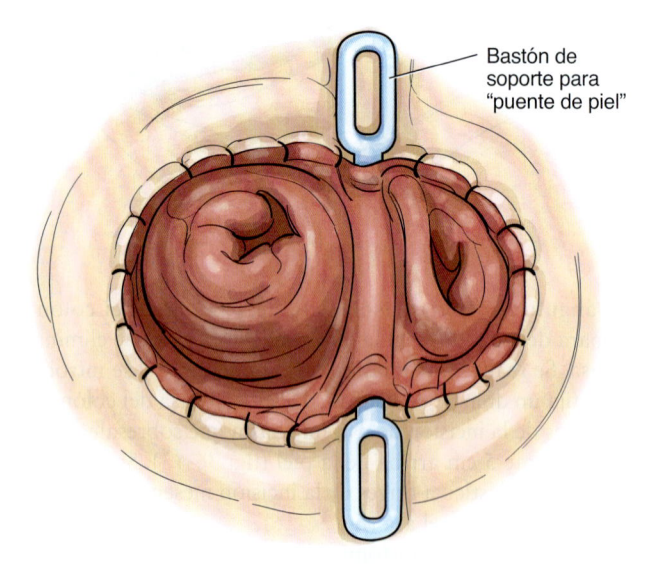

FIGURA 36-16 El drenaje de Penrose se ha reemplazado por un puente de piel para soporte. El asa ha sido parcialmente dividida y madurada en una colostomía.

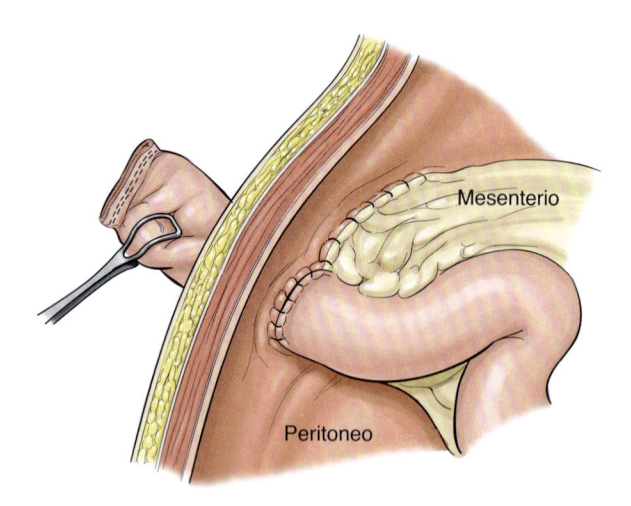

FIGURA 36-17 El extremo engrapado del colon se sujeta a través de la incisión de ostomía.

CUIDADOS Y COMPLICACIONES POSTOPERATORIOS

El abordaje postoperatorio de las pacientes con cirugía gastrointestinal ha evolucionado en los años recientes debido a que los hospitales y los cirujanos han adoptado las ventajas médicas de tiempos cortos de hospitalización y prevención de posibles complicaciones. En las pacientes que no pueden cumplir con una recuperación quirúrgica mejorada debido a un estado debilitado o desnutrido en el que se espera una recuperación prolongada de la función intestinal, se inicia o

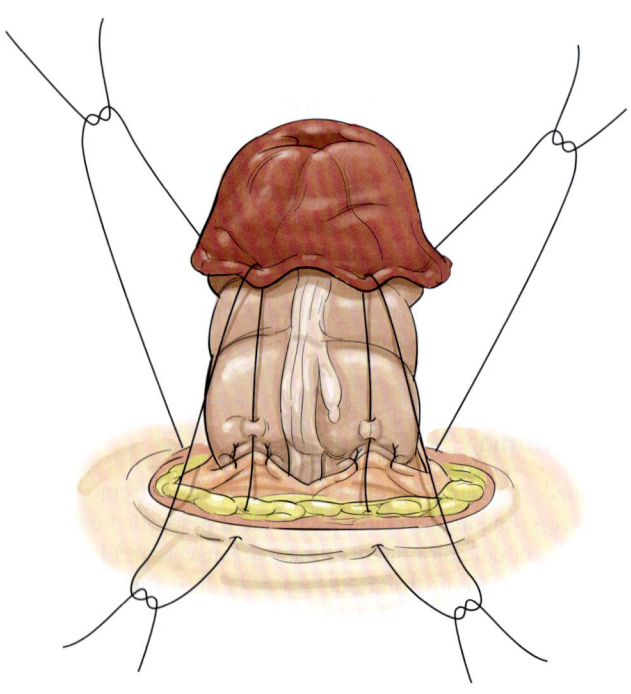

FIGURA 36-18 Las suturas colocadas para la maduración del extremo de la colostomía sobresaldrán de manera similar a la descrita para la ileostomía terminal.

se restablece la APT tan pronto como la paciente se encuentre estable.

Tratamiento de heridas

Las IHQ son indicadores de calidad de los hospitales y los cirujanos. Por tal motivo, se tienen estandarizados los protocolos para reducir al mínimo su aparición y se promueven en la mayoría de los hospitales. En los hospitales, las guías estandarizadas para disminuir las IHQ incluyen el uso de antibióticos perioperatorios, descontaminación intensiva de la piel previa a cirugía, preparación estandarizada de la piel con clorhexidina y alcohol, control perioperatorio estricto de la glucosa, mantener el ambiente quirúrgico en bajas temperaturas, uso de protectores para las heridas, cambio de ropa quirúrgica, guantes e instrumentos previo al cierre de la herida, mantenimiento de euglucemia y normotermia en el perioperatorio, retiro de las gasas estériles a las 48 h, limpieza diaria de la herida con clorhexidina y disminuir el umbral para curación por cierre primario o cierre primario diferido en las heridas contaminadas. Un estudio en un importante centro médico académico demostró la reducción de IHQ de 19% a 6% con la implementación de estas medidas.

Complicaciones de la cirugía del intestino delgado

Las complicaciones específicamente relacionadas con la resección de intestino delgado incluyen fuga en anastomosis con sus secuelas correspondientes, hemorragia, estenosis, hernia interna, insuficiencia de folatos o vitamina B_{12} y síndrome de intestino corto. La principal preocupación con respecto a las complicaciones en el período postoperatorio inmediato es que ocurra una fuga de la anastomosis. Es un problema potencialmente devastador que puede ocasionar septicemia y muerte. La fuga puede causar absceso intraabdominal, formación de fístulas o ambos. Algunos factores incrementan la probabilidad de fuga anastomótica, incluyendo radioterapia previa, carcinomatosis, desnutrición grave, peritonitis o sepsis intraabdominal y malas condiciones del intestino, como dilatación considerable o una reacción inflamatoria extensa.

El síndrome de intestino corto es un síndrome de malabsorción que ocurre debido a la longitud insuficiente del intestino delgado después de una resección intestinal extensa; ocasiona diversos problemas para la paciente. La capacidad de la paciente para adaptarse y mantener la homeostasis con el remanente de intestino delgado depende de varios factores, entre ellos la longitud y el segmento específico de intestino restante, la presencia de una válvula ileocecal, la longitud del colon intacto, la edad de la paciente (después de los 65 años hay una adaptación intestinal mínima) y factores hormonales. Se presentan problemas importantes cuando el remanente de intestino delgado es menor de 150 cm; algunos de ellos incluyen diarrea intensa, deshidratación, excoriación perianal o del estoma, desequilibrio electrolítico y desnutrición. Después de varios meses, ocurre la adaptación del intestino restante, con una mejoría variable de la diarrea y la desnutrición que depende de los factores antes mencionados. La hipersecreción intestinal sucede cuando el gasto por la ileostomía supera los 1.5-2 L en un período de 24 h. Algunas intervenciones que pueden mitigar la hipersecreción de los líquidos incluyen el uso de opiáceos con horario, cimetidina, fibra y fármacos antidiarreicos.

Otras complicaciones presentes en las pacientes con síndrome de intestino corto incluyen colelitiasis y nefrolitiasis. En el momento de la cirugía, si se preservan menos de 0.9 m de intestino delgado, en especial sin la presencia de una válvula ileocecal y de colon intactos, se debe evaluar si se debe usar el segmento como un estoma para mejorar la comodidad de la paciente, así como su libertad alimenticia.

En las pacientes que se espera que sean sobrevivientes dependientes de APT a largo plazo, se debe considerar la realización de una colecistectomía profiláctica. La alimentación de las pacientes con APT debe complementarse, tanto como sea posible, con alimentación oral o enteral. De acuerdo con la longitud del intestino funcional restante, la suplementación puede variar considerablemente de solo vitaminas a basarse por completo en APT.

Complicaciones de la cirugía colorrectal

La fuga anastomótica es la complicación más grave de la anastomosis colorrectal, con una incidencia registrada de aproximadamente el 5% de las pacientes, y tiene una mortalidad asociada que varía del 10-30%. Dependiendo del nivel de la anastomosis y del tiempo que haya pasado desde la cirugía, la fuga puede presentarse como peritonitis difusa y septicemia, peritonitis localizada, absceso o una fístula rectovaginal. Si hay duda clínica con respecto a la fuga, se debe realizar un enema suave con Gastrografin®. Se sospecha la presencia de fuga si se observa drenaje fecal o purulento en una sonda pélvica. Los cirujanos pueden colocar la sonda pélvica en una región alejada de la anastomosis. Dicha sonda colocada en el momento de la cirugía se retira generalmente después de 24-48 h. Si se observa una fuga sin datos clínicos o pequeña, localizada, y además la paciente se encuentra en buen estado, el drenaje debe permanecer en su lugar y se debe indicar reposo intestinal y APT con la esperanza de que ocurra una curación espontánea. La mayoría de las anastomosis clínicamente evidentes requieren una laparotomía rápida (urgente si la paciente tiene peritonitis) con resección de la anastomosis, formación de una colostomía proximal, irrigación del abdomen y cierre con un drenaje amplio del muñón rectal. Para las pacientes con factores de riesgo considerables para el desarrollo de una fuga, se debe evaluar la creación de una ostomía con derivación ("protectora") durante la cirugía.

Después de la anastomosis colorrectal, la paciente puede experimentar problemas con la función rectal, como incontinencia, tenesmo y cambios en la frecuencia de las evacuaciones. Es más frecuente que sucedan estas complicaciones con anastomosis distales al recto y, en particular, aquellas realizadas debajo del ángulo anorrectal. El tratamiento farmacológico de estas pacientes en general consiste en suplementos alimenticios (incluyendo formadores de heces), antidiarreicos (incluidos los opiáceos) y modificación de hábitos. Siempre y cuando se haya conservado un muñón rectal razonable, estos problemas se resolverán dentro de los 6 meses siguientes en la mayoría de las pacientes.

Complicaciones de la ostomía

Las complicaciones de la ileostomía y colostomía son similares. Una complicación única de la ileostomía es la compactación del bolo alimenticio, que sucede cerca del estoma. Puede ser difícil de diferenciar de la obstrucción mecánica del intestino delgado. En cualquier caso, el tratamiento inicial consiste en reposo intestinal con succión nasogástrica y líquidos intravenosos. Posteriormente, la ileostomía se irriga con cuidado en un intento de desalojar la compactación. Se puede aplicar un enema con aire para permitir la irrigación cuidadosa usando la gravedad en un estoma compactado de intestino delgado o grueso. Otras complicaciones frecuentes de la ostomía incluyen infección de la herida periestomal, problemas cutáneos periestomales, temas relacionados con la ubicación, isquemia, retracción, estenosis, prolapso, hernia periestomal y afectación por neoplasias. Los problemas cutáneos periestomales incluyen dermatitis de contacto, dermatitis micótica e hiperplasia. La atención en la aplicación y el retiro, evitar las fugas y el cuidado meticuloso de la piel pueden ayudar a evitar y resolver la mayoría de estos problemas. Un estoma mal ubicado hará que la colocación del dispositivo y los cuidados generales del estoma sean más complicados para la paciente y puede contribuir a los problemas de la piel.

La isquemia de la ostomía se observa con mayor frecuencia en una colostomía descendente y generalmente se desarrolla en el período postoperatorio. El estoma debe vigilarse durante las primeras 24 h, y si se observa más oscura o negra, debe evaluarse la extensión de la isquemia. Esto puede valorarse por medio de endoscopia o simplemente colocando un tubo de ensayo en el estoma e iluminando el lumen con una lámpara. Si la afectación es superficial, el tratamiento se debe hacer con cuidado de la herida local y con revisiones posteriores si son necesarias. La resección del estoma por debajo de la fascia y la estenosis son posibles consecuencias de la isquemia. La estenosis franca del estoma requiere de vigilancia y la reexploración inmediata si presenta retracción y necrosis.

La retracción significativa del estoma es más frecuente con una colostomía y sucede en aproximadamente el 3% de los casos. En los estomas retraídos pueden ocurrir fugas debajo del dispositivo del estoma. El tratamiento incluye liberar el estoma por completo para que pueda elevarse, sujetarse a la fascia y suturarlo a la piel. La estenosis significativa del estoma puede ser consecuencia de isquemia o infección o resultado de una inadecuada abertura de la piel o de la fascia. Esta complicación también sucede en aproximadamente el 3% de las pacientes de colostomía. Una dilatación cuidadosa inicial puede resolver este problema, pero la estenosis persistente requiere revisión. El mejor abordaje es la revisión local y la resección del tejido cicatricial estenosado.

El prolapso del estoma ocurre como consecuencia de una apertura fascial excesiva y a menudo afecta la porción proximal de una colostomía en asa transversal. En general, la revisión local con la resección del colon redundante, el cierre del defecto fascial y la fijación a la fascia es exitosa. Si la colostomía es temporal, el prolapso puede tratarse de forma conservadora.

En aproximadamente el 4% de las pacientes se desarrolla una hernia periestomal después de la colostomía y también es resultado de una apertura fascial excesiva. La hernia se repara por escisión del saco y cierre del defecto fascial (con malla si es necesario), aunque en ocasiones es necesaria la recolocación del estoma.

PUNTOS CLAVE

- El tratamiento de toda lesión intestinal térmica debe individualizarse de acuerdo con la impresión sobre la extensión del daño. El tejido blanquecino y contraído debe ser considerado no viable. Puede haber por lo menos varios milímetros de daño menos visible más allá de la lesión aparente.
- Las laceraciones del intestino delgado deben repararse perpendicularmente a la luz intestinal para evitar su obstrucción.
- Las quemaduras por cauterización limitada y superficial, observadas por el cirujano, por lo general no requieren tratamiento. De haber alguna preocupación, el área puede cerrarse con suturas seromusculares invertidas. El daño térmico más sustantivo requiere de la resección de la capa seromuscular (incluyendo los bordes con aspecto normal) y su reparación.
- Para una paciente con cáncer de ovario recurrente y obstrucción intestinal, la presencia de ascitis extensa, tumor intraabdominal voluminoso, un patrón de íleo o un mal estado general son indicaciones de que el tratamiento quirúrgico de la obstrucción tiene pocos beneficios. Se debe iniciar el tratamiento farmacológico de obstrucción intestinal.
- Durante el tratamiento conservador de la obstrucción de intestino delgado, si la paciente presenta datos de compromiso intestinal, debe ser llevada a cirugía. Sin embargo, si la paciente permanece estable y el intestino se descomprime adecuadamente, la situación no representa una urgencia. La paciente puede mantenerse en APT durante un período de 5-10 días para ayudar a que el intestino mejore y que la obstrucción se resuelva. Si el intestino no se descomprime a las 48-72 h, se debe proponer una cirugía.
- La cirugía inicia con una planificación cuidadosa de la disección y anastomosis, seguida del desplazamiento de la porción o porciones involucradas del intestino. Los extremos del intestino deben estar sanos para poder anastomosarse, tener una adecuada irrigación y aproximarse entre sí sin tensión.
- Después de una resección de intestino delgado extensa, la capacidad funcional del intestino puede disminuir, ocasionando diferentes problemas para

la paciente. Hay problemas importantes cuando el remanente de intestino delgado es menor de 1.5-3 m, incluyendo diarrea intensa, deshidratación, excoriación perianal o del estoma, desequilibrio electrolítico y desnutrición.

- La fuga anastomótica es la complicación más grave de la anastomosis colorrectal, con una incidencia registrada de aproximadamente el 5% de las pacientes y una mortalidad asociada que varía del 10-30%.
- Después de la colocación de un estoma de pared abdominal, el cuidado postoperatorio comienza en el quirófano. El cirujano debe responsabilizarse de la adecuada ubicación del dispositivo de ostomía. Esto es importante para evitar la contaminación de las incisiones y los efectos psicológicos que puede ocasionar una fuga temprana.

BIBLIOGRAFÍA

Alverdy JC, Hyman N, Gilbert J, et al. Preparing the bowel for surgery: learning from the past and planning for the future. *J Am Coll Surg* 2017;225:324–332.

Cannon JA, Altom LK, Deierhoi RJ, et al. Preoperative oral antibiotics reduce surgical site infection following elective colorectal resections. *Dis Colon Rectum* 2012;55:1160–1166.

Chi DS, Phaeton R, Miner TJ, et al. A prospective outcomes analysis of palliative procedures performed for malignant intestinal obstruction due to recurrent ovarian cancer. *Oncologist* 2009;14:835–839.

Choi D, Park H, Lee YR, et al. The most useful findings for diagnosing acute appendicitis on contrast-enhanced helical CT. *Acta Radiol* 2003;44:574–582.

Clarke-Pearson DL, DeLong ER, Chin N, et al. Intestinal obstruction in patients with ovarian cancer. Variables asociated with surgical complications and survival. *Arch Surg* 1988;123:42–45.

Dowdy SC, Nelson G. Enhanced recovery in gynecologic oncology—a sea change in preoperative management. *Gynecol Oncol* 2017;146:225–227.

Eskicioglu C, Forbes SS, Fenech DS, et al. Preoperative bowel preparation for patients undergoing elective colorectal surgery: a clinical practice guideline endorsed by the Canadian Society of Colon and Rectal Surgeons. *Can J Surg* 2010;53:385–395.

Feuer DJ, Broadley KE, Shepherd JH, et al. Surgery for the resolution of symptoms in malignant bowel obstruction in advanced gynaecological and gastrointestinal cancer. *Cochrane Database Syst Rev* 2000;(4):CD002764.

Hoffman MS, Roberts WS, Fiorica JV, et al. Severe radiation injury to the sigmoid colon. *J Gynecol Surg* 1996;12:191–195.

Hoskins WJ, Burke TW, Weiser EB, et al. Right hemicolectomy and ileal resection with primary reanastomosis for irradiation injury of the terminal ileum. *Gynecol Oncol* 1987;26:215–224.

Jutzi L, Russell D, Ho S, et al. The role of palliative colorectal stents in gynecologic malignancy. *Gynecol Oncol* 2014;134:566–569.

Kalogera E, Dowdy SC, Mariani A, et al. Utility of closed suction pelvic drains at time of large bowel resection for ovarian cancer. *Gynecol Oncol* 2012;126:391–396.

Kalogera E, Dowdy SC, Mariana A, et al. Multiple large bowel resections: potential risk factor for anastomotic leak. *Gynecol Oncol* 2013;130:213–218.

Kalogera E, Nitschmann CC, Dowdy SC, et al. A prospective algorithm to reduce anastomotic leaks after rectosigmoid resection for gynecologic malignancies. *Gynecol Oncol* 2017;144:343–347.

Kavanagh D, Neary P, Dodd JD, et al. Diagnosis and treatment of enterovesical fistulae. *Colorectal Dis* 2005;7:286–291.

Keenan JE, Speicher PJ, Thacker JK, et al. The preventive surgical site infection bundle in colorectal surgery: an effective approach to surgical site infection reduction and health care cost savings. *JAMA Surg* 2014;149:1045–1052.

Kucukmetin A, Naik R, Galaal K, et al. Palliative surgery versus medical management for bowel obstruction in ovarian cancer. *Cochrane Database Syst Rev* 2010;(7):CD007792.

Levenback C, Gershenson DM, McGehee R, et al. Enterovesical fistula following radiotherapy for gynecologic cancer. *Gynecol Oncol* 1994;52:296–300.

Mileski WJ, Joehl RJ, Rege RV, et al. Treatment of anastomotic leakage following low anterior colon resection. *Arch Surg* 1988;123:968–970.

Miralpeix E, Nick AM, Meyer LA, et al. A call for new standard of care in perioperative gynecologic oncology practice: impact of enhanced recovery after surgery (ERAS) programs. *Gynecol Oncol* 2016;141:371–378.

Obermair A, Simunovic M, Isenring L, et al. Nutrition interventions in patients with gynecologic cancers requiring surgery. *Gynecol Oncol* 2017;145:192–199.

Parks AG, Allen CL, Frank JD, et al. A method of treating post-irradiation rectovaginal fistulas. *Br J Surg* 1978;65:417–421.

Rahbour G, Siddiqui MR, Ullah MR, et al. A meta-analysis of outcomes following use of somatostatin and its analogues for the management of enterocutaneous fistulas. *Ann Surg* 2012;256:946–954.

Rath KS, Loseth D, Muscarella P, et al. Outcomes following percutaneous upper gastrointestinal decompressive tube placement for malignant bowel obstruction in ovarian cancer. *Gynecol Oncol* 2013;129:103–106.

Richardson DL, Mariani A, Cliby WA. Risk factors for anastomotic leak after recto-sigmoid resection for ovarian cancer. *Gynecol Oncol* 2006;103:667–672.

Schecter WP, Hirshberg A, Chang DS, et al. Enteric fistulas: principles of management. *J Am Coll Surg* 2009;209:484–491.

Shafer KE, Cohen AC, Wiebke EA. Novel approach to surgical repair of enterovaginal fistula in the irradiated pelvis. *Plast Reconstr Surg* 2012;130:385e–386e.

Shiomi A, Ito M, Maeda K, et al. Effects of a diverting stoma on symptomatic anastomotic leakage after low anterior resection for rectal cancer: a propensity score matching analysis of 1,014 consecutive patients. *J Am Coll Surg* 2015;220:186–194.

Tominaga K, Maetani I, Sato K, et al. Favorable long-term clinical outcome of uncovered D-weave stent placement as definitive palliative treatment for malignant colorectal obstruction. *Dis Colon Rectum* 2012;55:983–989.

Turina M, Mulhall AM, Mahid SS, et al. Frequency and surgical management of chronic complications related to pelvic radiation. *Arch Surg* 2008;143:46–52.

Turrentine FE, Denlinger CE, Simpson VB, et al. Morbidity, mortality, cost, and survival estimates of gastrointestinal anastomotic leaks. *J Am Coll Surg* 2015;220:195–206.

Vanek VW, Al-Salti M. Acute pseudo-obstruction of the colon (Ogilvie's syndrome). An analysis of 400 cases. *Dis Colon Rectum* 1986;29:203–210.

ESTUDIOS CLÁSICOS

Alvarado A. A practical score for the early diagnosis of acute appendicitis. *Ann Emerg Med* 1986;15:557–564.

Boronow RC. Management of radiation-induced vaginal fistulas. *Am J Obstet Gynecol* 1971;110:1–8.

Bricker EM, Johnston WD. Repair of postirradiation rectovaginal fistula and stricture. *Surg Gynecol Obstet* 1979;148:499–506.

Brooke BN. The management of an ileostomy—including its complications. *Lancet* 1952;263:102–104.

Fasth S, Hulten L, Fazio VW. Loop ileostomy—a superior diverting stoma in colorectal surgery. *World J Surg* 1984;8:401–407.

Nightingale JMD, Walker ER, Burnham WR, et al. Short bowel syndrome. *Digestion* 1990;45:77–83.

Smith JP. Complications related to the radiated gastrointestinal tract. In: Delgado G, Smith JP, eds. *Management of complications in gynecologic oncology*. New York: John Wiley & Sons, 1982:103.

Smith ST, Seski JC, Copeland LJ, et al. Surgical management of irradiation-induced small bowel damage. *Obstet Gynecol* 1985;65:563–567.

CAPÍTULO 37

Tratamiento quirúrgico del dolor pélvico y de la endometriosis

Matthew T. Siedhoff y Erin T. Carey

Historia de la cirugía y el dolor pélvico
Enfermedad de adherencias pélvicas
Endometriosis
Cirugía del piso pélvico
Cirugía para la endometriosis
Resección de implantes
Resección de lesiones en el fondo de saco

Tratamiento de los endometriomas ováricos
Tratamiento de la endometriosis rectal
Extirpación y resección de la endometriosis
Resección de los endometriomas vesicales
Tratamiento de la endometriosis apendicular

Neurectomía presacra
Endometriosis de la pared abdominal
Endometriosis extrapélvica
Resección de los vestigios ováricos
Suspensión uterina
Suspensiones uterinas y ováricas para prevenir las adherencias

HISTORIA DE LA CIRUGÍA Y EL DOLOR PÉLVICO

El dolor pélvico se ha asociado íntimamente con la endometriosis durante miles de años. Hipócrates identificó cuatro elementos que creía eran fuertemente sugerentes de enfermedad ginecológica benigna: alteraciones menstruales, presencia de dolor pélvico, asociación con infertilidad y mejoría de los síntomas con el embarazo.

Mientras la etiología del dolor pélvico fue observada intensamente durante siglos, no fue sino hasta la era de las autopsias que se identificaron la mayoría de las enfermedades de las vías reproductivas. Las modificaciones en el comportamiento y los tratamientos médicos, incluyendo los analgésicos, fueron usados ampliamente como tratamiento. La sangría en varias formas fue una de las principales terapias utilizadas durante siglos para el dolor pélvico y el relacionado con la menstruación. La aplicación de sanguijuelas se popularizó a fines del siglo XIX; se colocaban en los genitales externos, la vagina, el cuello uterino y el útero como forma habitual de tratamiento del dolor de la endometriosis.

Karl von Rokitansky, un patólogo austriaco, fue el primero en identificar la endometriosis microscópicamente en 1860. Thomas Cullen, cirujano del siglo XX, aclaró los hallazgos histopatológicos necesarios para el diagnóstico microscópico de la endometriosis: la identificación obligatoria de glándulas endometriales en muestras patológicas.

Cullen sugirió que las mujeres con enfermedad mínima podían beneficiarse de la menos peligrosa resección quirúrgica de las lesiones endometriósicas, mientras que la enfermedad más extensa podría recibir mayores beneficios de la histerectomía y salpingooforectomía bilateral. También describió la endometriosis de los aparatos genitourinario y gastrointestinal, y fue conocido por realizar resecciones intestinales para la endometriosis profunda infiltrante.

El "padre de la endometriosis", John Sampson, se inspiró originalmente por el trabajo de Cullen. Introdujo el término "endometriosis" en lugar de "adenomiomas" en una publicación fundamental de 1927. Además, descrita magistralmente en la misma publicación, estaba su teoría sobre la menstruación retrógrada y el subsecuente endometrio retrógrado en la cavidad abdominopélvica.

La transición de laparotomía a laparoscopia sucedió a finales del siglo XX, aunque la primera cirugía laparoscópica en humanos se realizó en 1910. El advenimiento de la laparoscopia fue particularmente bienvenido para aquellos quienes trataban el dolor pélvico, ya que permitía un procedimiento diagnóstico sin la morbilidad de la laparotomía. Esto fue recibido inicialmente con una gran emoción, ya que las afecciones como la endometriosis y las adherencias podían diagnosticarse y eventualmente tratarse de una forma mínimamente invasiva; sin embargo, con el tiempo, los profesionales que tratan el dolor pélvico han aprendido a poner estas afecciones dentro del contexto más amplio de las alteraciones generales con dolor centralizado.

Enfermedad de adherencias pélvicas

La enfermedad de adherencias pélvicas es una complicación conocida de la cirugía abdominopélvica y puede ocurrir por alteraciones inflamatorias de la pelvis, específicamente infecciones y endometriosis. La formación de adherencias ha sido asociada con obstrucción de intestino delgado, infertilidad, gran dificultad quirúrgica al momento de la reintervención y dolor pélvico crónico.

El tratamiento de las adherencias como causa primaria del dolor crónico resulta complicado. La decisión de proceder con la intervención quirúrgica requiere una evaluación cuidadosa de los riesgos y beneficios, ya que la intervención quirúrgica por sí sola puede llevar a la formación de adherencias adicionales. Una revisión sistemática reciente evaluó los resultados quirúrgicos entre el abordaje laparoscópico y el abierto para adherenciólisis en las pacientes que presentan obstrucción del intestino delgado asociado con obstrucción intestinal. Se evalúo a un total de 38 057 pacientes en 14 estudios comparativos, y la intervención laparoscópica se asoció con menos morbilidad y mortalidad y menos infecciones de la herida quirúrgica.

La enfermedad de adherencias gruesas, específicamente de lesiones vasculares asociadas con adherencias intestinales, es una causa importante de dolor. Una revisión sistemática reciente y un metaanálisis evaluaron el papel del tratamiento quirúrgico en el dolor crónico asociado con adherencias después de la cirugía ginecológica y general. Se incluyó un total de 13 estudios en la revisión. Se encontró que la adherenciólisis laparoscópica reduce el dolor en aproximadamente el 70% de las pacientes en el postoperatorio inmediato; sin embargo, existen muy pocos datos que sustenten el alivio del dolor a largo plazo.

Endometriosis

La endometriosis afecta a aproximadamente el 10% de las mujeres en edad reproductiva y se identifica con frecuencia en mujeres con dolor pélvico. Tradicionalmente descrita solo como una afección de dolor nociceptivo, la endometriosis ha sido asociada con la activación de mecanismos de dolor periféricos y centrales que contribuyen a la cronicidad de este síntoma. La hiperalgesia en los órganos de sistemas vecinos, llamada "sensibilización cruzada de órganos", también ha sido informada en modelos animales y humanos. El estadio de la enfermedad no se correlaciona con la gravedad o la intensidad del dolor, y el dolor persistente puede continuar a pesar de la resección de la zona afectada por la endometriosis o de la histerectomía.

El tratamiento quirúrgico de la endometriosis mejora los resultados del dolor y la fertilidad. La evaluación laparoscópica y el diagnóstico patológico de la endometriosis permanecen como el patrón de referencia. Cuando se identifican estas lesiones, se deben tratar en las pacientes sintomáticas. El procedimiento quirúrgico con el cual tratar estas lesiones sigue siendo materia de debate. Las dos formas de tratamiento más frecuentes son la ablación y fulguración de la lesión endometriósica mediante electrocirugía o la resección quirúrgica completa de las lesiones. La extirpación de las lesiones endometriósicas, tanto profundas infiltrantes como superficiales, conduce a un mayor alivio del dolor y síntomas de dispareunia en comparación con las terapias ablativas. La resección permite el tratamiento de la endometriosis sin importar la gravedad de la enfermedad o la profundidad de la lesión. Al tratar la enfermedad profunda infiltrante, es necesaria la disección extensa, y la profundidad de la enfermedad no puede ser delimitada por completo hasta que se identifica el tejido normal. Con la enfermedad profunda, la resección completa de la lesión da lugar a un mejor tratamiento de los síntomas.

Una revisión sistemática y metaanálisis reciente evaluó la bibliografía publicada sobre los resultados del dolor y comparó la ablación frente a la resección. Los estudios calificaron la extensión de la enfermedad usando la estadificación revisada de la American Society for Reproductive Medicine (rASRM), clasificando entre 1 y 3 para endometriosis tanto superficial como infiltrante profunda y excluyeron el estadio 4 de la enfermedad. Esta revisión presentaba diversas limitaciones, a saber, que solo tres estudios cumplían los criterios de inclusión y que, de estos, solo dos se pudieron incluir en el metaanálisis. En general, se observó una tendencia no significativa hacia los resultados de mejoría en el dolor en ambos tipos de lesiones y se recomendó realizar un estudio más grande a fin de identificar diferencias en los resultados. Se debe señalar que los cirujanos que tratan de forma rutinaria a pacientes con endometriosis por lo general no tratan la endometriosis profunda exclusivamente con técnicas ablativas. Por definición, el tratamiento quirúrgico adecuado debe incluir la resección de la enfermedad profunda infiltrante. Una revisión Cochrane del año 2008 evaluó dos estudios aleatorizados controlados y concluyó que existe evidencia moderada que sugiere que es más probable una mejoría en el dolor y la reducción de la recurrencia del endometrioma con la resección de la pared del quiste en comparación con su drenaje.

CIRUGÍA DEL PISO PÉLVICO

El dolor pélvico crónico es un padecimiento muy particular frecuentemente derivado de diferentes síntomas de múltiples sitios pélvicos (p. ej., intestino, vejiga, órganos reproductivos, peritoneo y piso pélvico). Al dolor contribuyen componentes del sistema nervioso periférico (respuesta tisular local a una patología) y del sistema nervioso central (procesamiento anómalo del dolor en las terminaciones centrales de sensibilización en el sistema nervioso central). Una característica determinante del dolor crónico es el procesamiento central aumentado, ya sea de la regulación negativa de las vías inhibidoras del dolor o la regulación positiva de las vías de amplificación. Cualquiera de estas deficiencias puede llevar a la intensificación de la lesión periférica.

Debe considerarse la disminución de la lesión somática y visceral, con esfuerzos específicos para disminuir el daño a los tejidos. Desde el punto de vista somático, esto significa una reducción del tamaño de la incisión, favoreciendo un abordaje quirúrgico mínimamente invasivo. Las vísceras abdominopélvicas y el peritoneo inervados por el sistema nervioso autónomo también están sujetos a manipulación tisular. Una técnica quirúrgica correcta, el respeto a los planos de tejidos y la disección cuidadosa reducirán al mínimo el daño visceral en la cirugía.

Como cirujano, es importante evaluar todas las causas posibles de dolor y usar los antecedentes y la exploración física para evaluar cuánto contribuye cada fuente potencial de dolor. Por ejemplo, en las pacientes que refieren dispareunia, puede haber focos diversos de dolor, y todos pueden contribuir a su presencia. Identificar la ubicación del dolor de la paciente delimita la posible causa y dirige el tratamiento. El dolor ante la penetración durante el coito puede originarse de la piel vulvar, el vestíbulo vulvar, atrofia genital, músculos del piso pélvico (p. ej., músculo elevador del ano) o de los nervios de la pelvis (p. ej., pudendo). La vestibulodinia provocada es un dolor en el vestíbulo caracterizado por dolor ante la presión (p. ej., coito, inserción de tampones, ropa apretada) y se trata con una combinación de medicamentos tópicos y sistémicos, así como terapia física y psicológica. En las mujeres en las que fallan estas medidas, la resección quirúrgica del vestíbulo (vestibulectomía) puede ofrecer alivio. La dispareunia profunda puede originarse directamente de la musculatura del piso pélvico, con radiación hacia la pelvis y el abdomen. Cuando los músculos del piso pélvico se identifican como una fuente de dolor ante la presión, sin importar los diagnósticos adicionales, puede ser beneficioso incorporar fisioterapia del piso pélvico como una opción primaria o adicional de tratamiento.

El dolor sexual profundo puede atribuirse a la posición uterina, ya que la retroversión puede limitar la elevación y el movimiento fuera de la pelvis que el útero puede realizar durante la excitación y la penetración profunda. El útero puede ser una fuente de dolor a la presión por sí mismo, como se ha visto en casos de adenomiosis. La dispareunia profunda puede extenderse más allá del útero y cuello uterino y puede tener múltiples orígenes en la pelvis femenina. El traumatismo causado por las lesiones endometriósicas infiltrantes profundas a los ligamentos uterosacros y tabique rectovaginal puede explicar el dolor percibido durante la penetración profunda. La comorbilidad asociada con síndromes dolorosos de la pelvis que presentan síntomas de dolor visceral (p. ej., síndrome de dolor vesical, síndrome de intestino irritable) o de hipersensibilidad general por el síndrome de dolor genitopélvico durante la penetración es otra causa de dispareunia profunda. Un síntoma con presentación aparentemente uniforme de dispareunia puede ser producto de la combinación de varias enfermedades contribuyentes, y la combinación de terapia farmacológica, física y quirúrgica puede ser necesaria para lograr un tratamiento óptimo.

El tratamiento de dolor pélvico se orienta mejor a través de modelos de toma de decisiones compartidos y con asesoramiento sobre las expectativas. Un abordaje integral y multidisciplinario del tratamiento del dolor debe incluir fármacos para la reducción del dolor central, intervención quirúrgica para la enfermedad periférica, terapia psicológica y fisioterapia.

CIRUGÍA PARA LA ENDOMETRIOSIS

El tratamiento quirúrgico para la endometriosis se guía por medio de una cuidadosa valoración de la paciente e incluye el registro meticuloso de los síntomas, los hallazgos físicos durante la exploración y las imágenes preoperatorias. Por ejemplo, se puede tener sospecha de la enfermedad rectovaginal por los antecedentes y detectar ganglios dolorosos en la exploración de la paciente con antecedentes de dispareunia profunda. Toda masa palpable se debe evaluar con estudios de imagen, frecuentemente con ecografía transvaginal. Los endometriomas tienen una apariencia clásica de "ecos de bajo nivel", que corresponde con el material hemorrágico en capas que se encuentra en la invaginación de tejido endometriósico recolectado en el ovario. Es importante estar alerta con los endometriomas durante el preoperatorio, en particular con las pacientes que buscan preservar la fertilidad. Aunque la resección conduce a la reducción del dolor, se asocia con compromiso de la reserva ovárica.

El uso de los estudios de imagen es importante para documentar la presencia de endometriosis. El contraste administrado por vía rectal o vaginal puede ayudar a identificar la fibrosis circundante y la extensión de la invasión hacia las capas del colon (serosa, muscular y mucosa). El abordaje de la resección depende de la extensión de la invasión (p. ej., resección por rasurado frente a resección discoide frente a resección segmentaria). Los endometriomas de vejiga también se pueden detectar por resonancia magnética (RM). Dependiendo de la experiencia del cirujano, puede ser necesario un abordaje en equipo en los casos graves de endometriosis. El cirujano ginecológico debe tener experiencia en la disección retroperitoneal de la enfermedad y en la liberación de adherencias, pero puede apoyarse con la asistencia de cirujanos colorrectales y urólogos para procedimientos como la resección intestinal y la anastomosis ureteral. En las pacientes con síntomas compatibles con endometriosis, se puede iniciar el tratamiento con el diagnóstico presuntivo sin la confirmación quirúrgica. El pilar del tratamiento farmacológico incluye el uso de antiinflamatorios no esteroideos y, en gran medida, la supresión hormonal. El mecanismo de supresión hormonal es la decidualización del tejido ectópico endometrial, previniendo la menstruación ectópica y la inflamación circundante subsecuente. Los tratamientos farmacológicos de uso más frecuente incluyen anticonceptivos orales combinados y progestágenos orales, inyectables, intrauterinos o implantables. Los derivados de testosterona, como el danazol, se usan con menos frecuencia por sus efectos secundarios androgénicos. Los inhibidores de aromatasa y los agonistas o antagonistas de hormona liberadora de gonadotropina (gonadoliberina) son otras opciones para el tratamiento del dolor asociado con endometriosis, pero su uso se limita por los efectos secundarios no deseados, como hipoestrogenismo, atrofia vaginal, pérdida de densidad ósea, síntomas vasomotores y cambios de humor. Estos se alivian solo en parte con terapias suplementarias para reducir la incidencia de efectos secundarios (típicamente noretisterona o anticonceptivos orales combinados) (tabla 37-1).

TABLA 37-1
Tratamiento farmacológico de endometriosis

Anticonceptivos orales
Progestágenos orales
Progestágenos inyectables
Progestágenos intrauterinos
Progestágenos implantables
Derivados de testosterona (danazol)
Inhibidores de aromatasa

Muchas pacientes requerirán cirugía debido a los síntomas que pueden persistir después de la reducción obtenida con tratamiento farmacológico. El tratamiento quirúrgico se realiza individualmente para cada paciente con base en los síntomas, las metas (p. ej., dolor o mejora de la fertilidad) y la gravedad de la enfermedad. Los implantes superficiales no se ajustan bien debido a la ubicación de los síntomas y no son visibles en ningún estudio de imagen. Hay pocos datos de buena calidad que sugieran que la resección de estos implantes sea mejor que otros métodos de eliminación, como la fulguración, y puede ayudar a mejorar el alivio de la dispareunia. Otros beneficios de la resección incluyen la obtención de la muestra para el diagnóstico por patología (confirmación de las glándulas y estroma dentro del tejido ectópico), una disminución teórica en el riesgo de recurrencia y evitar aquellos casos cuando lo que es visible en la superficie puede no reflejar la extensión real de la enfermedad. No es raro ver cambios sutiles en los ligamentos uterosacros que sugieran endometriosis y que, al ser extirpados y enviados a revisión por patología, muestren cambios que reflejen una enfermedad nodular más profunda. En casos avanzados las endometriosis fibrótica, nodular e inflamatoria requieren resección.

Resección de implantes

Para resecar los implantes de endometriosis, se debe tener experiencia con la disección retroperitoneal. Usando electrocirugía monopolar, ultrasónica o disección cortante, se abre el espacio retroperitoneal y se incide en el peritoneo sobre el implante. Una vez que se han desplazado los tejidos adyacentes, se puede extirpar el peritoneo con el implante. Si hay varios implantes dentro de las proximidades, pueden resecarse en bloque. Cuando las lesiones se superponen a estructuras vitales, los planos avasculares relevantes de la pelvis (pararrectal, paravesical, vesicovaginal, rectovaginal y el espacio de Retzius) se abren ampliamente. Si una lesión se superpone al uréter, se puede desplazar con disección roma siempre que sea sobre el trayecto pélvico, empujando y separando adyacente al uréter en lugar de directamente sobre él (fig. 37-1). De manera similar, las lesiones en la vejiga se extirpan haciendo primero una pequeña incisión en el peritoneo vesical que lo cubre y empujando suavemente la vejiga hacia abajo lejos de la lesión endometriósica (fig. 37-2 y cuadro 37-1).

> **CUADRO 37-1 PASOS DEL PROCEDIMIENTO**
>
> **Resección laparoscópica de implantes de endometriosis**
> - Elevar e incidir el peritoneo cerca del implante.
> - Disecar retroperitonealmente para proporcionar una distancia segura respecto a las estructuras vitales subyacentes.
> - Realizar ureterólisis según sea necesario usando una técnica de introducir y expandir.
> - Resecar la lesión y el peritoneo circundante con electrocirugía monopolar, ultrasonido o mediante incisión cortante.

Resección de lesiones en el fondo de saco

Para la endometriosis profundamente infiltrante, especialmente en el fondo de saco posterior, se recomienda abrir los espacios descritos anteriormente y disecar e identificar el uréter de forma rutinaria. Incluso en los casos graves de endometriosis, el trayecto del uréter sigue las marcas anatómicas normales, cruzando hacia la pelvis en la bifurcación de la arteria ilíaca común y recorriendo la vaina posteromedial del ligamento ancho antes de cruzar bajo la arteria uterina y entrar a la vejiga en el trígono. Sin embargo, la distorsión anatómica de los órganos puede hacer que el uréter se adhiera a las estructuras circundantes. Por ejemplo, la presencia de

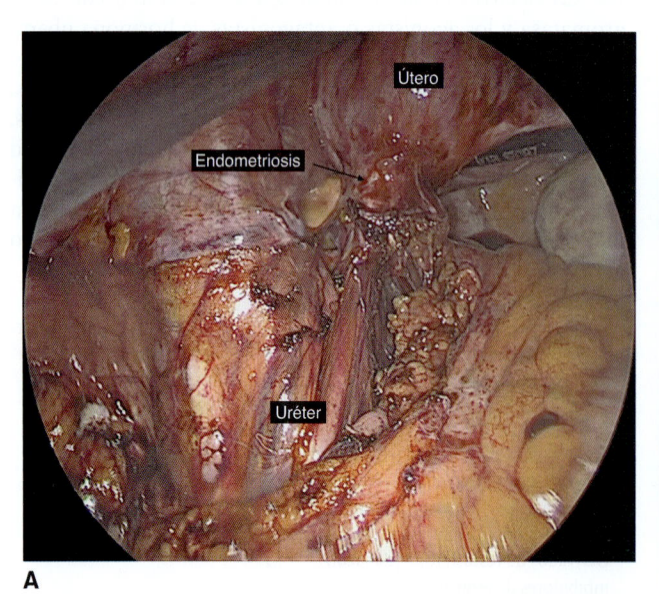

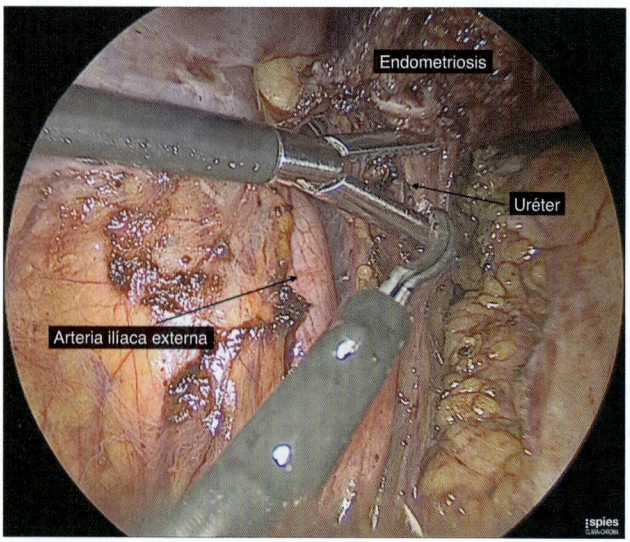

FIGURA 37-1 A. Nódulo de endometriosis sobre el uréter. **B.** El nódulo se desplaza lejos del uréter usando la técnica de disección roma con pinzas atraumáticas.

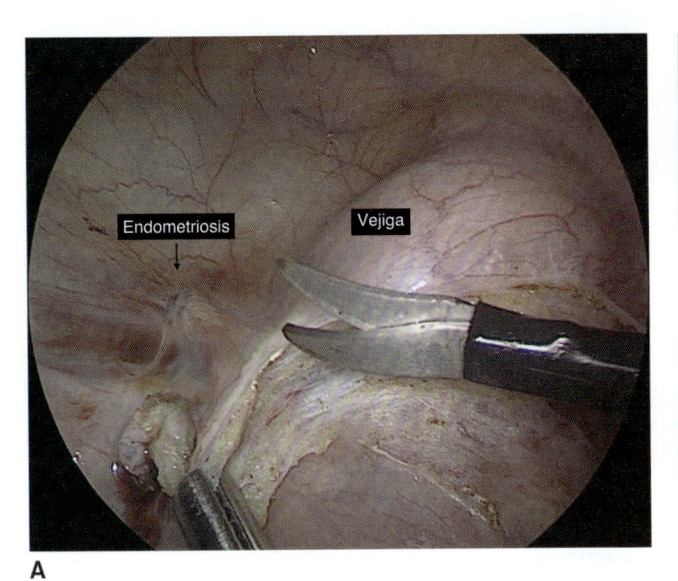

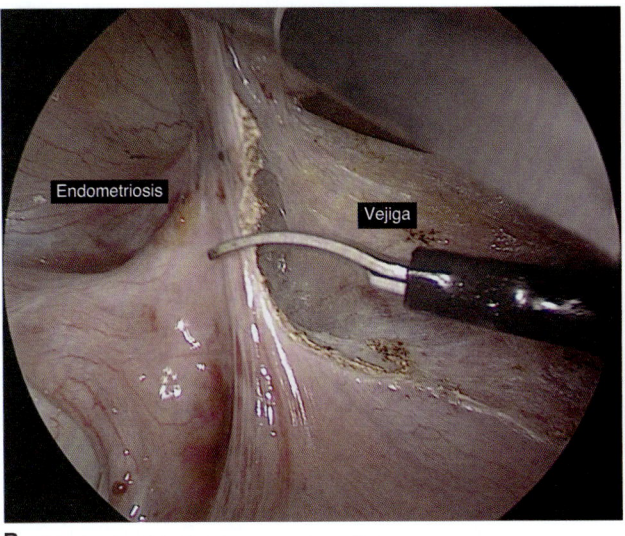

CAPÍTULO 37   TRATAMIENTO QUIRÚRGICO DEL DOLOR PÉLVICO Y DE LA ENDOMETRIOSIS   675

FIGURA 37-2 **A.** Las lesiones de endometriosis en la vejiga se extirpan al realizar primero una pequeña incisión en el peritoneo que la cubre y después (**B**) empujando con cuidado la vejiga hacia abajo lejos de la lesión endometriósica.

nódulos en el ligamento uterosacro puede causar adherencias ureterales y los endometriomas ováricos pueden hacer que el uréter se adhiera al margen inferior del ovario.

Para extirpar las lesiones en el fondo de saco, el espacio pararrectal se abre con una incisión lateral a los vasos gonadales. Estos se empujan medialmente y el espacio se abre con una técnica de introducir y expandir o por medio de un separador. El espacio en el que es más sencillo localizar el uréter es donde cruza hacia la pelvis en la bifurcación de la arteria ilíaca común, ya que es más superficial. El borde inferior del espacio pararrectal es donde la arteria uterina discurre hacia el ligamento cardinal. El origen de la arteria ilíaca interna se puede encontrar al seguir el uréter o la arteria ilíaca interna inferoposteriormente o trazando el ligamento umbilical medial (arteria umbilical obliterada) inferiormente junto con la pared abdominal anterior hacia la pelvis (**fig. 37-3A,B**). El espacio paravesical se abre desplazando la arteria vesical superior medialmente hacia la vejiga y el istmo del cuello uterino. Conocer esta disección es esencial para la cirugía de resección, pero puede ser útil incluso en la resección conservadora de la endometriosis profunda. Es importante obtener el control vascular, proteger el uréter y resecar toda la enfermedad endometriósica, que con frecuencia se encuentra a lo largo del ligamento cardinal además de sitios como el tabique rectovaginal.

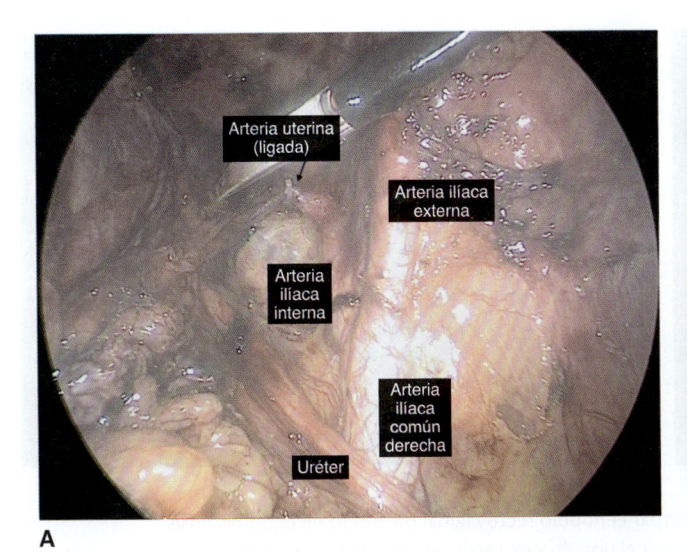

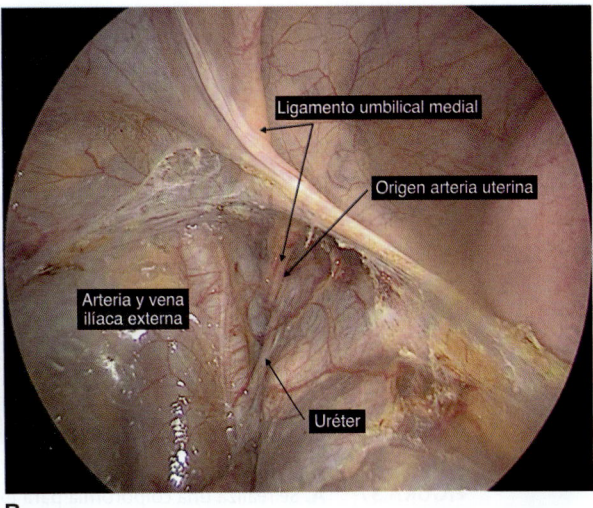

FIGURA 37-3 El origen de la arteria uterina puede encontrarse en (**A**) siguiendo el trayecto del uréter o de la arteria ilíaca inferoposteriormente o (**B**) trazando el ligamento medial (arteria uterina obliterada) inferiormente junto con la pared abdominal anterior hacia la pelvis.

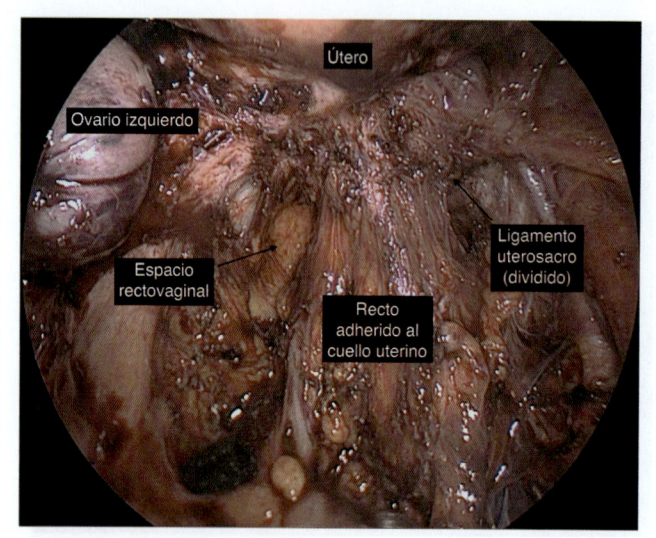

FIGURA 37-4 El acceso al fondo de saco posterior obliterado por endometriosis se logra seccionando los ligamentos uterosacros y disecando con el bisturí hacia el espacio rectovaginal, debajo de las adherencias endometriósicas.

Una de las ubicaciones más frecuentes para la endometriosis profunda es el fondo de saco posterior en el tabique rectovaginal. La fibrosis se puede extender profundamente hacia la pelvis en dirección a la placa elevadora, pero a menudo evita la porción retroperitoneal del recto. La mayoría de las adherencias entre el rectosigmoide y el útero con frecuencia están al nivel o justo debajo del cuello uterino y del ligamento uterosacro, y se extienden en dirección cefálica, dejando un plano normal, avascular, en la parte inferior de las adherencias. Como con las adherencias endometriósicas, estas se dividen mejor desarrollando primero espacios normales fuera de las adherencias. Para acceder al fondo de saco posterior, el ligamento uterosacro se puede dividir con disección roma hacia el espacio rectovaginal, debajo de las adherencias endometriósicas (fig. 37-4). El cirujano debe continuar desplazando el espacio rectovaginal por completo hacia la placa elevadora si es necesario, para definir los límites del tejido normal y encontrar un punto donde seccionar las adherencias endometriósicas entre el recto y cuello uterino. Se debe evitar iniciar la disección en las adherencias más gruesas y, en lugar de esto, se debe desplazar primero el espacio avascular circundante, ya que ello abrirá el espacio adecuado para la disección cortante para poder dividir las dos estructuras adherentes. La sección de estas adherencias debe lograrse con el bisturí cuando se encuentran cerca del conducto rectal, en donde se puede tolerar más secreción que en otras ubicaciones. Ya que la vagina y el recto se separan, se pueden usar suturas o agentes hemostáticos para detener el sangrado si persiste a pesar de la presión. Se debe evitar el uso de electrocirugía con este propósito, puesto que puede ocasionar lesiones en los tejidos rectales y perforación intestinal.

Ya que el recto se separa de la vagina, la endometriosis que afecta el cuello uterino y la vagina se puede resecar con electrocirugía ultrasónica o monopolar. En ocasiones, es necesario entrar a la vagina para extirpar la endometriosis en su totalidad. Si se crea una colpotomía, esta puede ser suturada con sutura de absorción tardía por vía laparoscópica o vaginal (fig. 37-5A,B).

Tratamiento de los endometriomas ováricos

Se han descrito diversas técnicas para tratar los endometriomas ováricos, incluyendo drenaje simple, ablación con láser y resección. Los autores prefieren la resección debido a la diferencia pequeña pero medible en el alivio del dolor y las recurrencias, así como en las tasas de embarazo espontáneo. La evidencia sugiere que el impacto en la reserva ovárica después de la resección del endometrioma es menor cuando se utilizan otras técnicas en lugar de la electroquirúrgica para obtener la hemostasia. Las alternativas para

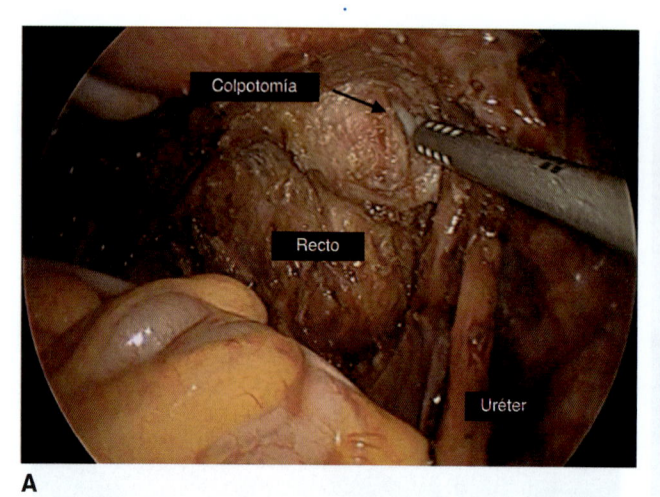

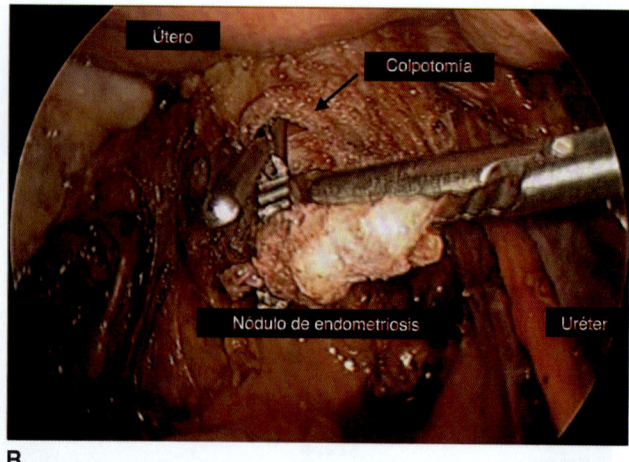

FIGURA 37-5 A. Se realiza una colpotomía para extirpar el nódulo rectovaginal profundo de endometriosis. **B.** Se introduce una pinza a través de la vagina para tomar el nódulo y extraerlo a través de la vagina. Se cierra la colpotomía con sutura de absorción tardía.

obtener hemostasia incluyen inyectar el quiste con vasopresina diluida (p. ej., 20 unidades en 50-100 mL de solución salina) antes de la disección y resección. Sin la vasoconstricción, este proceso puede causar un sangrado abundante y hacer que una resección de por sí desafiante se vuelva más complicada por la menor visibilidad. Debido a que los endometriomas no son "quistes" verdaderos con una pared circunferencial como los teratomas, por ejemplo, siempre hay que guardar un equilibrio entre eliminar la mayor cantidad de tejido endometriósico posible sin retirar pared ovárica normal en exceso. Los endometriomas son más fibróticos, adherentes y vasculares en su base y representan un mayor desafío cuando están multiloculados. Debido a que no tienen una pared quística verdadera, universalmente derraman su material hemorrágico "achocolatado". Puede ser útil usar un irrigador de succión para quitar mecánicamente el endometrioma del tejido ovárico, limpiando el líquido marrón al mismo tiempo que se separa la endometriosis del resto del ovario. Una vez que se reseca satisfactoriamente el endometrioma, puede suturarse para promover la hemostasia a fin de evitar los daños colaterales innecesarios al tejido ovárico normal con la electrocirugía (fig. 37-6A,B).

Tratamiento de la endometriosis rectal

La endometriosis del recto varía desde adherencias simples entre el recto y el cuello uterino hasta enfermedad nodular que afecta la serosa externa del recto, enfermedad que involucra la muscular y enfermedad de grosor completo que penetra en la mucosa rectal. Los casos más graves de estas formas de endometriosis rectal suelen requerir resección, ya sea con una engrapadora circular transanal para las lesiones pequeñas o por medio de resección segmentaria para las más grandes. La mayoría de los cirujanos ginecológicos operan con un cirujano colorrectal en estos casos. Para la endometriosis que afecta solo las capas superficiales del recto, se puede realizar una resección por rasurado o discoide. En estos casos, la endometriosis se reseca intensivamente hasta que se alcanza el tejido suave, y entonces el defecto se cierra perpendicularmente a la incisión para no estenosar la luz. La capa profunda se cierra con puntos interrumpidos de sutura de absorción tardía, mientras que la superficial se cierra con puntos superpuestos del mismo material o suturas no absorbibles, como las de nailon.

Después de realizar una disección o resección rectovaginal, se lleva a cabo una "prueba de burbujas" para revisar la integridad del intestino o del sitio de la anastomosis. Se coloca a la paciente en una posición nivelada o en Trendelenburg inversa y se llena la pelvis con una irrigación estéril. Se ocluye el rectosigmoide en el promontorio sacro comprimiendo manualmente o con un instrumento, y se introduce aire a través del ano para llenar el rectosigmoide. Esto se puede lograr con una jeringa de bulbo (Asepto®) o con un sigmoidoscopio rígido. Un rectosigmoide lleno de aire flotará en el líquido como la cámara de un neumático bajo el agua. Si surgen burbujas, existe una fuga rectal. El defecto debe localizarse y cerrarse y repetir la prueba para asegurar que el recto no presente fugas de aire.

Extirpación y resección de la endometriosis

Al realizar una cirugía para extirpar la endometriosis, se desarrollan los mismos espacios potenciales, pero el

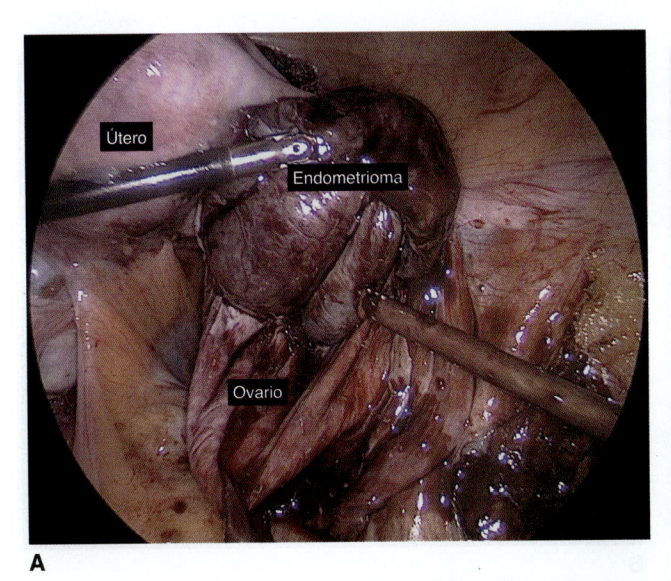

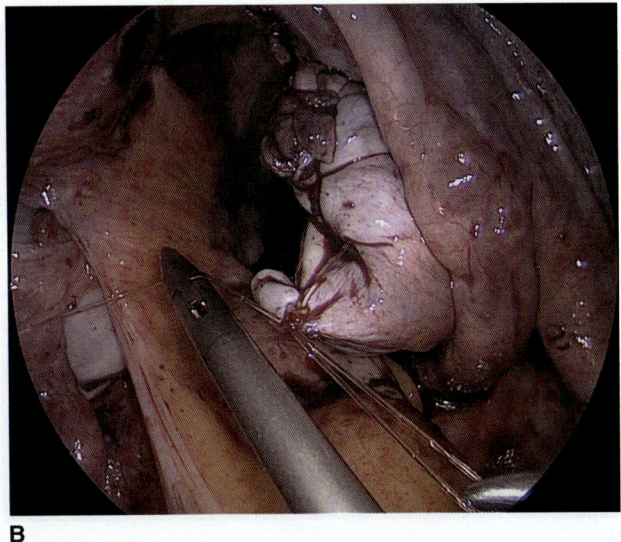

FIGURA 37-6 **A.** Puede ser útil un dispositivo de succión (*derecha*) para retirar mecánicamente el endometrioma del tejido ovárico, limpiando el líquido marrón al mismo tiempo que se separa la endometriosis del resto del ovario. **B.** Una vez que se reseca satisfactoriamente el endometrioma, puede suturarse para promover la hemostasia a fin de evitar los daños colaterales innecesarios al tejido ovárico normal con la electrocirugía.

control vascular se establece de forma temprana con ligaduras. En ocasiones, la endometriosis anexial puede llenar completamente y distorsionar los espacios pararrectal y paravesical, pero si el cirujano diseca lo suficiente en dirección cefálica, se pueden identificar y ligar pedículos gonadales libres. A la izquierda, el sigmoide se desplaza a lo largo de la línea blanca de Toldt, arriba de la pelvis hacia el abdomen. Los vasos ováricos izquierdos se pueden identificar y ligar a nivel de la bifurcación aórtica. Se reconoce más fácilmente el uréter en este sitio debido a que está a la misma profundidad que la arteria ilíaca externa (se encuentra más superficial en otras porciones de su trayecto pélvico). A veces, se tendrá que resecar el pedículo del mesenterio sigmoideo, donde puede aislarse de las adherencias endometriósicas. En este punto, se puede identificar y ligar la arteria uterina en la salida de la ilíaca interna con las técnicas descritas antes. Estos pasos se logran más fácilmente en la derecha porque ahí no interfiere el sigmoideo. Después de la ligadura de los vasos principales del útero y los ovarios, se completa la ureterólisis y se desarrolla el resto de los espacios pararrectal, paravesical y rectovaginal, dejando las adherencias gruesas para el paso final. Asegurar los pedículos vasculares ayuda primero con la hemostasia y luego a identificar el tejido que se va a resecar, ya que se oscurece mientras el tejido que se va a conservar (p. ej., intestino, vejiga) permanece bien vascularizado y rosado.

Resección de los endometriomas vesicales

La endometriosis puede formar implantes en la superficie de la vejiga o crear adherencias entre el útero y la vejiga, en ocasiones incluso tan arriba como el fondo uterino. En los casos avanzados de endometriosis vesical se puede formar un endometrioma y afectar la muscular y, en casos raros, el epitelio de la vejiga. La ubicación más frecuente para estos endometriomas de la vejiga es el domo, donde deben resecarse con una combinación de electrocirugía y disección roma. En ocasiones, puede ser útil desplazar el espacio de Retzius (retrovesical) para identificar mejor los bordes del endometrioma (fig. 37-7). En función del tamaño, la cistotomía resultante es cerrada en una, dos o tres capas, tal como con una cistotomía inadvertida. Tradicionalmente se han utilizado suturas trenzadas o monofilamento de absorción tardía de calibre 2-0 o 3-0 para el cierre de la cistotomía.

Tratamiento de la endometriosis apendicular

La incidencia de la endometriosis apendicular es variable. Una de las series más grandes incluyó a casi 400 mujeres e informó que el 10% de las pacientes con cualquier tipo de endometriosis pélvica tenían endometriosis apendicular concurrente, sin importar el aspecto del apéndice. Para aquellas con enfermedad profunda infiltrante, la prevalencia aumentó a casi el 40%. El impacto clínico de la endometriosis que afecta el apéndice se desconoce; sin embargo, se cuenta con razones para sustentar que si el retiro de los implantes en otras regiones reduce los síntomas del dolor, lo mismo podría ser cierto en los implantes del apéndice. Además, existen momentos en los que la inflamación de la endometriosis apendicular grave puede ocasionar una obstrucción intestinal que requiere ileocequectomía. No está claro qué casos progresan a obstrucción, pero debido al bajo riesgo de las complicaciones asociadas con la apendicectomía, retirar el apéndice de forma rutinaria al momento de la cirugía por endometriosis puede prevenir problemas relacionados con el desarrollo subsecuente de la endometriosis apendicular. Muchas pacientes con endometriosis tienen exacerbaciones agudas de dolor crónico que en ocasiones se confunden con los síntomas de apendicitis. Una apendicectomía durante una cirugía electiva para endometriosis puede eliminar el

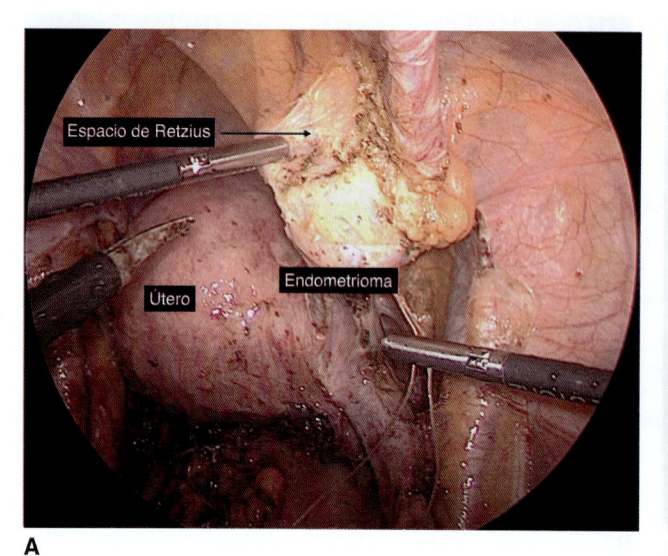

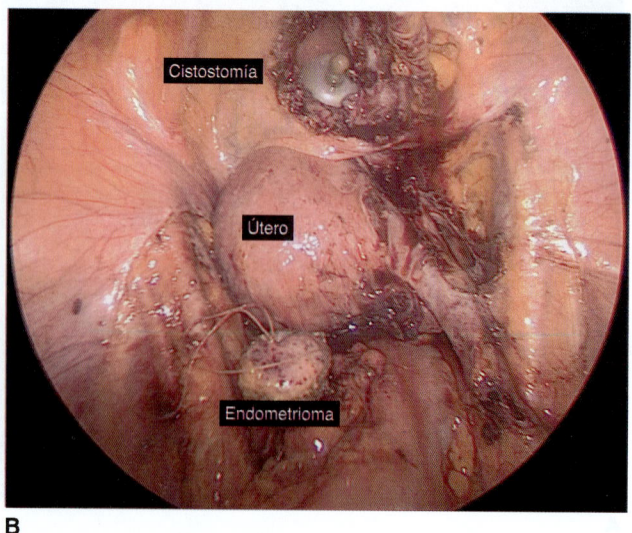

FIGURA 37-7 A. En ocasiones, puede ser útil desplazar el espacio de Retzius para identificar mejor los bordes del endometrioma. **B.** La cistotomía de grosor completo resultante se sutura entonces en capas sobrepuestas de sutura de absorción tardía.

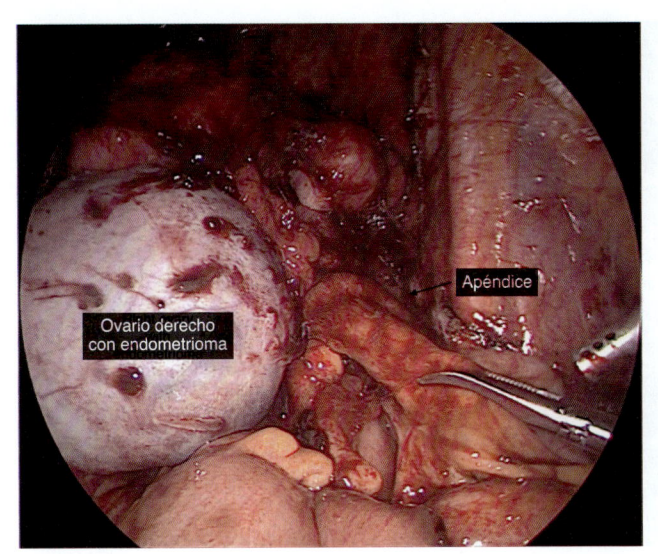

FIGURA 37-8 Con la endometriosis, la punta apendicular puede estar adherida a los anexos derechos. También puede estar adherida al fondo de saco profundo, al ligamento uterosacro derecho o al ciego cercano. En esta figura, la tracción del mesoapéndice con una pinza demuestra que la punta del apéndice está adherida a los anexos derechos.

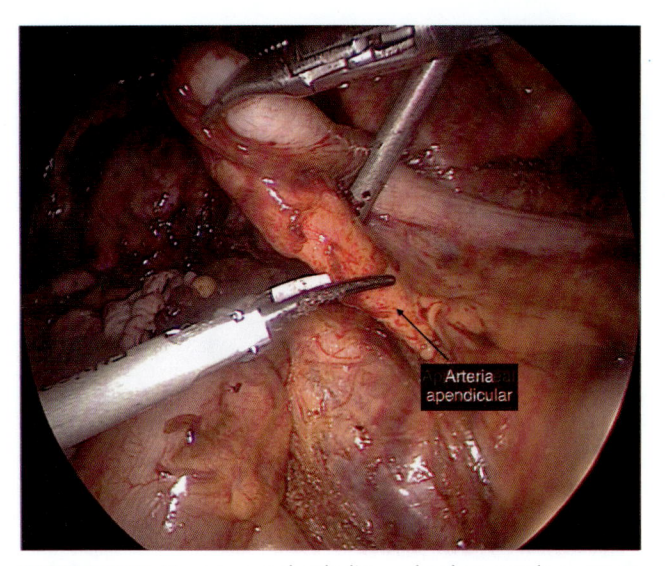

FIGURA 37-9 Una vez que el apéndice se desplaza, puede acercarse a la pelvis y disecarse de la arteria apendicular en el mesoapéndice con energía electroquirúrgica monopolar, bipolar o ultrasónica.

diagnóstico de apendicitis de los diagnósticos diferenciales en caso de dolor en el futuro.

La apendicectomía realizada en el momento de la cirugía por endometriosis es técnicamente más sencilla que resecar un apéndice en caso de apendicitis. Ante la presencia de endometriosis, el apéndice puede ser difícil de localizar y separar de las estructuras circundantes cuando se presentan adherencias fibróticas. La punta apendicular puede adherirse a los anexos derechos o en la profundidad del fondo de saco al ligamento uterosacro derecho (fig. 37-8) o el ciego cercano. Se debe tener cuidado al liberar el apéndice con disección cortante en estos casos. Una vez que se ha desplazado, se puede acercar a la pelvis y disecarse de la arteria apendicular del mesoapéndice con energía electroquirúrgica monopolar, bipolar o ultrasónica (fig. 37-9). Entonces se separa el mesoapéndice del apéndice usando el dispositivo de sellado o pinzando, dividiendo y ligando con sutura hasta la base del apéndice. Es útil emplear una engrapadora gastrointestinal en casos de apendicitis aguda o apendicitis perforada cuando el tejido está frágil por la infección activa. En ausencia de infección, una vez que el apéndice se ha aislado hasta su base, puede ligarse fácilmente con un dispositivo de asa endoscópica previamente atada de absorción tardía (p. ej., SurgiTie® [Medtronic, Minneapolis MN], EndoLoop® [Ethicon Endo-surgery, Somerville NJ]) y después dividirse con una de las fuentes de energía descritas antes (fig. 37-10A-C). Por lo general, el apéndice pasará directamente a través de un trócar de 10-12 mm, pero es prudente colocarlo en una bolsa para muestras a fin de reducir el riesgo de exposición al contenido intestinal de la cavidad abdominal. Si se utiliza una bolsa para muestra de 5 mm, el trócar asociado de 5 mm generalmente necesita retirarse y deberá extraerse el apéndice con su bolsa de muestra directamente por el sitio del puerto.

Neurectomía presacra

La neurectomía presacra es un procedimiento de denervación pélvica diseñado para atacar las fibras nerviosas aferentes que comunican el dolor desde el útero hasta la columna vertebral. Es eficaz en los casos de dolor de línea media uterina, dispareunia asociada con el útero y dismenorrea. Quizá la evidencia de mejor calidad que demuestra su utilidad viene de dos estudios aleatorizados de pacientes con endometriosis y dolor concurrente en la línea media. Aquellas que recibieron tratamiento con resección de la endometriosis más neurectomía presacra tuvieron un beneficio analgésico duradero hasta por 2 años después de la cirugía. Para las pacientes que no son candidatas al tratamiento hormonal para endometriosis debido a las contraindicaciones, fracaso previo o deseo de concebir, la neurectomía presacra puede disminuir eficazmente los síntomas dolorosos.

Para realizar una neurectomía presacra, el colon sigmoide se retrae lateralmente, ya sea por el asistente o suturando el epiplón y aproximando los extremos de la sutura afuera a través de la piel (fig. 37-11A,B). Con el sacro expuesto, se realiza una incisión en el peritoneo justo debajo de la bifurcación aórtica, como en la colpopexia. Se realiza la incisión peritoneal lateralmente al uréter a la derecha, la arteria mesentérica inferior a la izquierda y caudal justo después del promontorio sacro. El nervio hipogástrico superior puede identificarse entonces como una protuberancia sobre el sacro, elevarse y ligarse con energía monopolar, bipolar o ultrasónica. Se reseca el nervio dentro

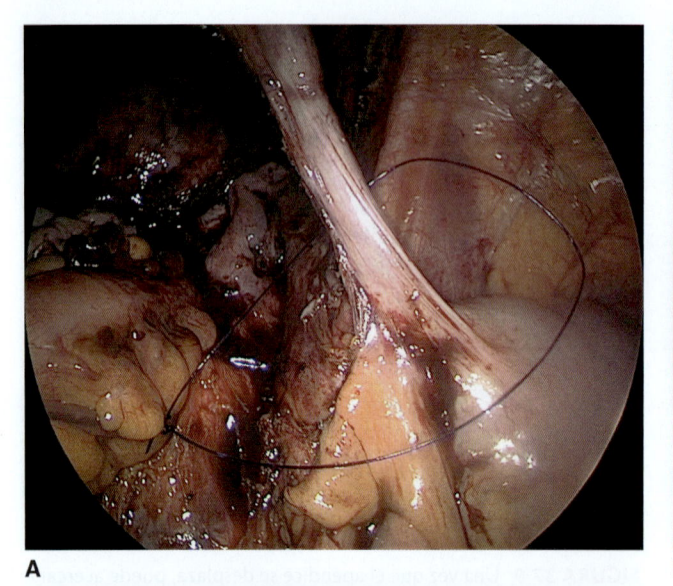

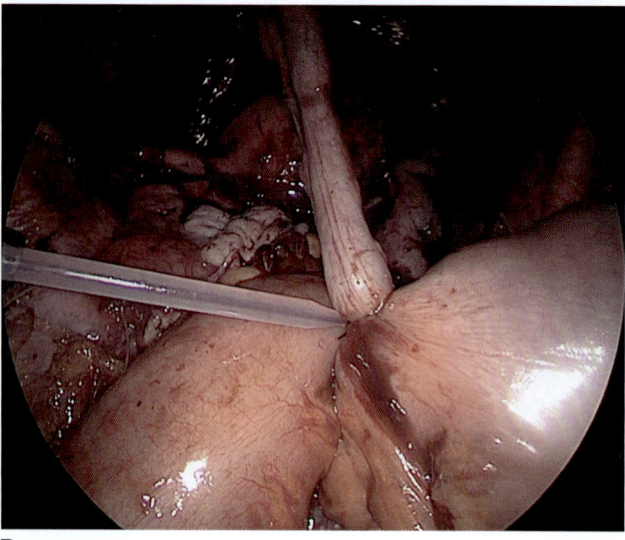

FIGURA 37-10 **A.** Se aisla el apéndice. **B.** Se realiza la ligadura con una sutura de absorción tardía preatada en un dispositivo de asa endoscópica. **C.** Se divide el apéndice con electrocirugía ultrasónica.

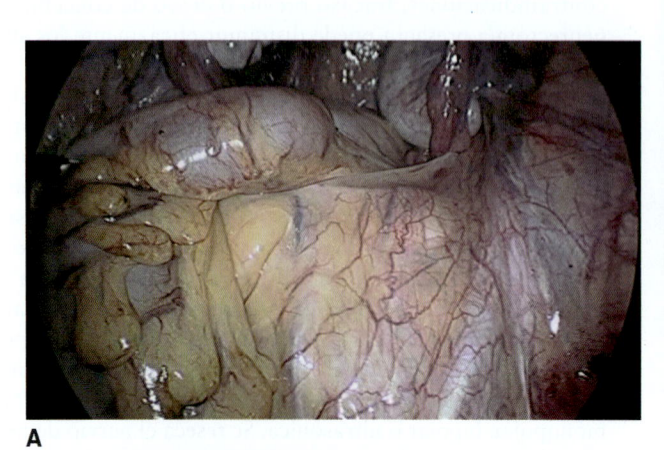

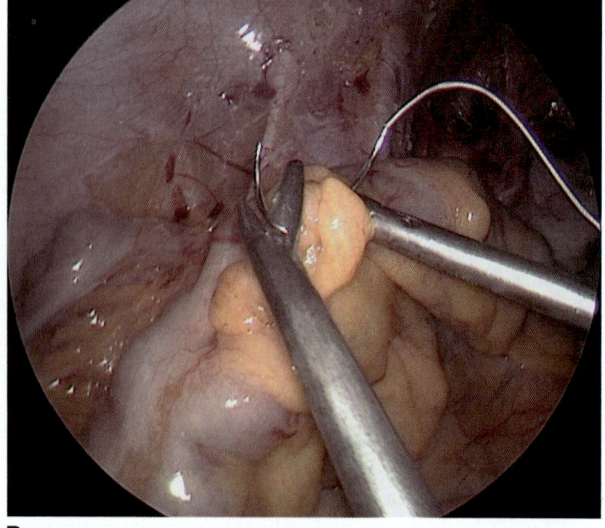

FIGURA 37-11 Se tracciona el colon sigmoide lateralmente, ya sea por el asistente (**A**) o al suturar el epiplón y aproximar los extremos de la sutura afuera a través de la piel (**B**).

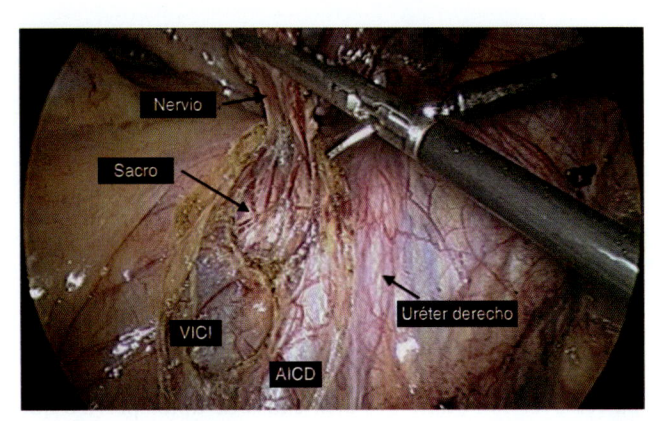

FIGURA 37-12 Se reseca el nervio dentro de los límites peritoneales creados en la disección inicial. AICD, arteria ilíaca común derecha; VICI, vena ilíaca común izquierda.

de los límites peritoneales creados en la disección inicial (fig. 37-12). Se debe enviar la pieza quirúrgica a un análisis patológico para comprobar que se extirpó tejido nervioso. Se debe tener cuidado para evitar lesiones a la vena ilíaca izquierda y la arteria media sacra, aunque la última no es un vaso especialmente grande o peligroso. La lesión de los plexos venosos sacros profundos puede causar hemorragia grave si resulta lesionada, y se debe tener cuidado al operar en esta área.

Endometriosis de la pared abdominal

También puede haber endometriosis localizada dentro del tejido subcutáneo de la pared abdominal. La presentación típica es dolor cíclico asociado con una masa dolorosa, frecuentemente cerca de la cicatriz de cesárea o del ombligo, aunque puede suceder en pacientes sin cirugía abdominal previa. Se realiza una incisión en la piel sobre el nódulo usando una porción de una incisión abdominal previa si hay una cerca. Los tejidos subcutáneos se separan hasta que se palpa el endometrioma. Se puede colocar una pinza afilada en el nódulo para obtener tracción y levantarlo. Se secciona la grasa circundante usando una combinación de electrocirugía monopolar y disección roma, moviendo la masa en todas direcciones hasta que se libere de la grasa circundante. Es prudente ser paciente con la disección para asegurarse de que toda la masa se ha extirpado, ya que puede reaparecer si los márgenes no están completos. Si se trabaja continuamente alrededor de cada porción de la masa utilizando electrocirugía y tracción, empezará a emerger como los miomas durante la miomectomía. Los bordes de un endometrioma de pared abdominal son fibróticos y fáciles de palpar, pero no son suaves como un mioma; sus bordes infiltran la grasa circundante con proyecciones digitiformes. Algunos abogan por programar la cirugía para la fase lútea tardía del ciclo menstrual, cuando estas masas son más prominentes, y un grupo describió el uso de la localización con aguja guiada por tomografía computarizada (TC) para encontrar los endometriomas pequeños en pacientes con obesidad. Después se cierra la pared abdominal como se realizaría en cualquier herida quirúrgica abdominal. Para las lesiones muy grandes, especialmente aquellas que se extienden a la fascia de la pared abdominal, se puede requerir la colocación de malla. En los casos más complejos, está indicada la coordinación con un cirujano general o plástico.

Endometriosis extrapélvica

La mayoría de los casos de endometriosis se presentan en la pelvis; sin embargo, esta puede encontrarse en sitios distantes como pulmón, cerebro, pared abdominal y tórax. Cuando los implantes crecen en la pleura parietal o en la pleura visceral, pueden manifestarse como implantes aislados o nódulos quísticos, como en otras partes del cuerpo. El neumotórax menstrual sucede en sincronía con la menstruación y se trata típicamente con aspiración y colocación de sonda pulmonar. La toracoscopia videoasistida puede identificar la endometriosis como la causa del colapso y ayudar a la resección de estas lesiones endometriósicas. Este abordaje también se utiliza para la reparación de defectos diafragmáticos y tratamiento del hemotórax si está presente. El papel de la pleurodesis es controvertido, pero debe considerarse en caso de neumotórax recurrente, que sucede hasta en un tercio de las pacientes con neumotórax asociado con endometriosis. Las pacientes con hemoptisis pueden requerir tratamiento broncoscópico o resección de los endometriomas pulmonares, o incluso lobectomía en casos graves de lesiones múltiples.

RESECCIÓN DE LOS VESTIGIOS OVÁRICOS

El síndrome de los vestigios ováricos se caracteriza por el crecimiento de tejido ovárico después de una ooforectomía putativa. Las pacientes pueden estar asintomáticas o, cuando presenten síntomas, se quejarán de dolor unilateral y rara vez de un tumor pélvico doloroso. Para las mujeres que se someten a una ooforectomía bilateral presuntiva, la ausencia de síntomas vasomotores puede indicar la aparición de tejido ovárico activo residual. Esto puede confirmarse evaluando la hormona foliculoestimulante o folitropina (FSH, *follicle-stimulating hormone*) y las concentraciones de estradiol (E2). Para las mujeres con tratamiento de reemplazo hormonal, se debe suspender 3-4 semanas antes para repetir la prueba de FSH y 48 h antes para medir los valores de estradiol. El hallazgo de concentraciones hormonales menopáusicas (FSH alto, E2 bajo) en mujeres posmenopáusicas no descarta la presencia de residuos de tejido ovárico, ya que no siempre son hormonalmente activos. No se esperaría que las mujeres premenopáusicas con antecedentes de ooforectomía unilateral con un tejido ovárico residual presenten síntomas vasomotores. En el preoperatorio, los restos hormonalmente activos se pueden estimular con citrato de clomifeno, esperando un posible aumento temporal en los síntomas del dolor. En ocasiones, los restos son palpables, pero se identifican con mayor frecuencia por imagen durante el diagnóstico de los síntomas dolorosos. Una masa quística observada en la ecografía, TC o RM en la región anexial donde la paciente ha tenido presuntamente una ooforectomía debe levantar sospecha de restos ováricos.

Los restos ováricos típicamente están rodeados por adherencias y son retroperitoneales. El crecimiento retroperitoneal quístico del tejido ovárico residual dentro de un espacio limitado causa dolor. Los restos ováricos se producen cuando el pedículo gonadal se divide muy cerca de su conexión con el ovario, dejando atrás tejido o restos de células ováricas dentro del ligamento infundibulopélvico. Los factores de riesgo para el desarrollo de restos ováricos incluyen realización de ooforectomía ante la presencia de adherencias anexiales, cirugía previa, infección o, más frecuentemente, endometriosis. Las adherencias y la fibrosis que rodean los endometriomas grandes pueden dificultar la distinción de las adherencias y el tejido ovárico, y este último puede pasar desapercibido en la pelvis al realizar la ooforectomía. Los ovarios afectados por endometriosis también se encuentran densamente adheridos a estructuras vitales como el sigmoide, la vejiga y los uréteres, así como los vasos ilíacos y uterinos, y cuando se resecan los endometriomas en estos casos se puede dejar una porción del ovario adherido.

Se pueden evitar los restos ováricos realizando una disección meticulosa y poniendo atención a los bordes ováricos. El peritoneo se abre lateralmente al ligamento infundibulopélvico y se desarrolla el espacio pararrectal. Esto permite la visualización del uréter, pero también la posibilidad de ligar los vasos ováricos distantes al hilio ovárico. En los casos de adherencias densas por infección o endometriosis, la disección retroperitoneal requerirá la creación de los espacios pararrectal y paravesical amplios. El desarrollo extenso de estos espacios facilitará la distinción entre el ovario endometriósico y las estructuras normales circundantes. La arteria uterina y el ligamento cardinal se pueden sacrificar con una ligadura en el origen de la arteria ilíaca en los casos de restos ováricos grandes profundamente incrustados.

Se recomienda una disección retroperitoneal cuando se retiren los restos ováricos para asegurar su resección completa. Se requiere ureterólisis y enterólisis en la mayoría de los casos, y la ligadura de la arteria uterina será necesaria en aproximadamente dos tercios de las pacientes. Los restos pequeños pueden ser difíciles de identificar. En estos casos, encontrar los vasos ováricos al nivel de la bifurcación aórtica y seguirlos caudalmente puede ser una estrategia de detección útil. Todo cirujano con experiencia importante en estas operaciones deberá buscar la extracción de los restos ováricos.

SUSPENSIÓN UTERINA

La retroversión uterina es otra causa de dolor pélvico que se manifiesta como dispareunia profunda. Claramente, para muchas mujeres, la retroversión es una variante anatómica inofensiva, pero para aquellas con dolor, cambiar la posición del útero a una posición axial o anterior puede aliviar la dispareunia al elevar el fondo doloroso fuera del fondo de saco posterior para permitir una mejor expansión vaginal como parte natural de la respuesta sexual. Esto puede ser especialmente cierto para mujeres con endometriosis en el fondo de saco posterior, donde la retroversión se combina con la inflamación y fibrosis coexistentes. Se han descrito varios métodos para la suspensión uterina en la literatura médica. El procedimiento Uplift® es uno de los abordajes más simples. Con este método, se colocan dos puertos de 5 mm en los cuadrantes inferiores externos del abdomen. Empezando en un lado, el puerto se retira y se introduce una sutura permanente monofilamento no reactiva como el politetrafluoroetileno (Gore-Tex®, W.L. Gore & Associates, Flagstaff, AZ) a través de la fascia con la guía de sutura (p. ej., Carter-Thomason, Cooper Surgical, Trumbull, CT). La guía de sutura se desplaza con la sutura adelante y atrás a través del ligamento redondo, en donde sale hacia el conducto inguinal hacia el cuerno uterino (fig. 37-13A,B). Se libera la sutura y se retira la guía. Luego se empuja la guía de sutura a través de la fascia hacia adelante y atrás, nuevamente a través del ligamento redondo, esta vez sin sutura.

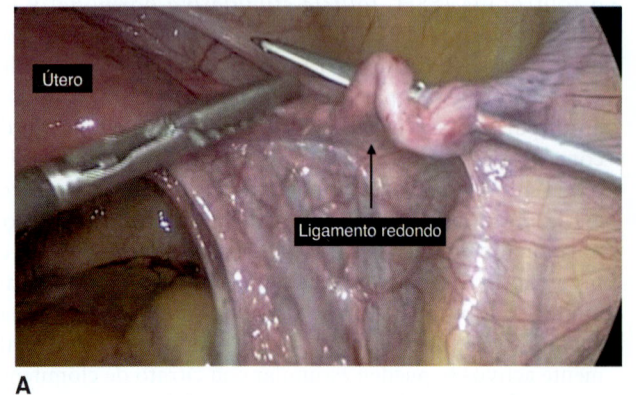

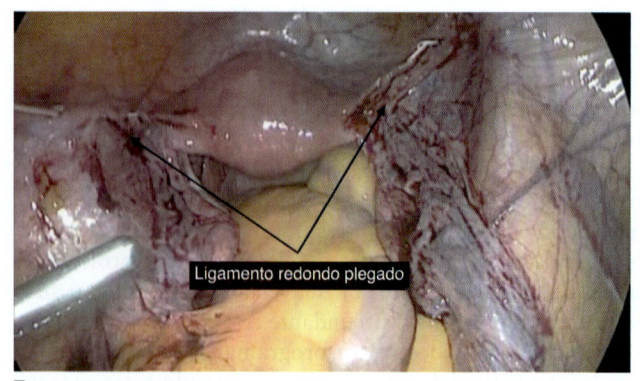

FIGURA 37-13 A. La guía de sutura se desplaza con la sutura hacia atrás y adelante a través del ligamento redondo, en donde sale hacia el conducto inguinal hacia el cuerno uterino. **B.** Con los dos ligamentos redondos plegados, los extremos de la sutura se atan a la fascia para que el útero quede suspendido a la misma distancia en ambos lados.

Cuando se llega al cuerno uterino, el extremo libre de la sutura se pinza y se jala a través del ligamento redondo y la fascia, plegando el ligamento redondo. Los extremos de la sutura se marcan afuera de la piel y se repiten los mismos pasos en el lado contralateral. Con los dos ligamentos redondos plegados, los extremos de la sutura se atan a la fascia para que el útero quede suspendido a la misma distancia en ambos lados. No se deben atar las suturas con mucha tensión, ya que el objetivo es la suspensión axial, no la anteversión extrema, y el exceso de tensión podría causar dolor. Se debe tener cuidado en mantener el nudo debajo del tejido subcutáneo. En raras ocasiones, la sutura puede causar compresión del nervio. Esto puede tratarse con inyecciones de anestesia local o extracción de la sutura. La extracción de la sutura puede requerir sedación para lograr la comodidad y generalmente es fácil de realizar, dado que el material no es reactivo. La colocación de estas suturas no ha demostrado afectar un futuro embarazo.

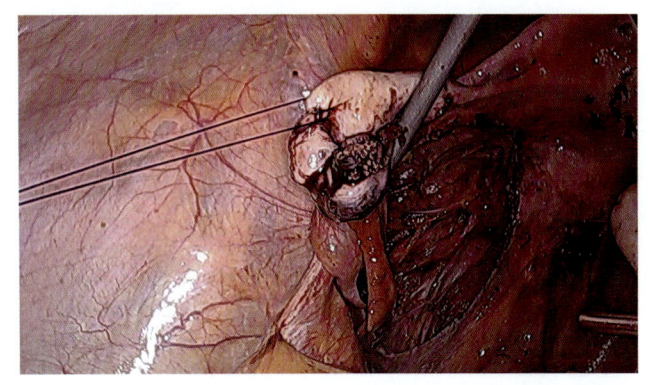

FIGURA 37-15 Para suspender el ovario, se coloca una sutura a través de la pared abdominal, por medio del ovario, y luego de regreso a través de la pared abdominal y se ata a la piel. La sutura se libera después de 72 h en el postoperatorio (cortesía de Cara King, DO, University of Wisconsin).

SUSPENSIONES UTERINAS Y OVÁRICAS PARA PREVENIR LAS ADHERENCIAS

Pueden ser útiles los manipuladores uterinos en la cirugía por endometriosis que involucre el fondo de saco posterior, al facilitar la anteversión y permitir la visualización y acceso a esta porción de la pelvis. En lugar de un manipulador, el útero y los ovarios se pueden suturar a la pared abdominal anterior para proporcionar la misma exposición. Además, la exploración rectovaginal se puede utilizar durante la cirugía para asegurarse de que la resección de la endometriosis nodular esté completa. Una sutura sintética colocada través de los ligamentos redondos, ovarios y útero puede anclar estas estructuras en el peritoneo justo arriba del margen cefálico de la vejiga (fig. 37-14). La sutura también puede atravesar el tejido y a través de la piel empleando una guía para sutura para suspender los órganos. De forma similar, una aguja recta puede pasar a través de la piel y pared abdominal por medio del tejido que va a suspenderse y después por la pared abdominal para ser atada a la piel. Esta técnica es más difícil en aquellas pacientes con grandes cantidades de tejido subcutáneo y con una pared abdominal gruesa.

Algunos recomiendan mantener la suspensión ovárica postoperatoria para prevenir la formación de adherencias en el fondo de saco posterior, después de la resección de endometriosis rectovaginal o endometriomas ováricos. Si la sutura utilizada atraviesa la pared abdominal como se describió anteriormente, puede atarse a la piel y liberarse después de 72 h, ya que se haya realizado la reperitonealización (fig. 37-15). Otra técnica involucra simplemente colocar una sutura de absorción tardía a través del ovario y atarla holgadamente al peritoneo lateral y arriba del ligamento redondo ipsilateral. Un estudio aleatorizado y controlado que evaluó esta estrategia demostró que realizar una suspensión ovárica condujo a una reducción significativa en las adherencias de fondo de saco posterior, en comparación con las que no tuvieron suspensión. La movilidad de los ovarios y el dolor a la presión ocultos para la intervención fueron medidas con ecografía. Aunque no hubo diferencias en la reducción general del dolor pélvico entre ambos grupos, la disminución en la dispareunia fue significativamente mayor en el grupo con suspensión ovárica.

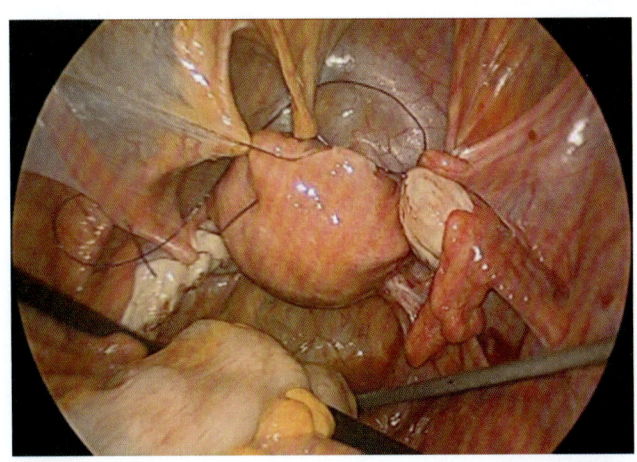

FIGURA 37-14 Una sutura sintética colocada través de los ligamentos redondos, ovarios y útero puede anclar estas estructuras al peritoneo justo arriba del margen cefálico de la vejiga.

PUNTOS CLAVE

- El dolor pélvico crónico probablemente se origina debido a una combinación de componentes patológicos periféricos (p. ej., endometriosis, adherencias) y un sistema de procesamiento central aberrante (amplificación de las vías de dolor e inhibición aberrante). La elección de la cirugía para el tratamiento del dolor pélvico debe considerarse con esta mayor comprensión de las fuentes del dolor.
- Las condiciones del dolor frecuentemente son multifactoriales con un síntoma de la paciente (p. ej., dispareunia) teniendo diversas explicaciones potenciales, como mialgia por tensión del piso pélvico, endometriosis rectovaginal,

vestibulodinia provocada y retroversión uterina. La decisión de seguir un tratamiento quirúrgico para el síntoma de dolor debe guiarse por la mejor valoración de la causa percibida.

- El uso preferencial de laparoscopia para el tratamiento de la endometriosis reducirá al mínimo el impacto del traumatismo quirúrgico.
- El tratamiento quirúrgico de la endometriosis es útil para establecer el diagnóstico cuando el tratamiento farmacológico ha fallado y para diagnosticar la enfermedad infiltrante profunda.
- La resección (extirpación) produce mejores resultados en comparación con la ablación (destrucción). En caso de endometriosis profunda infiltrante, la resección es el mejor tratamiento y el más eficaz.
- Se requiere de la disección retroperitoneal para completar la resección de la endometriosis. Al realizar la disección, es crítico identificar las estructuras vitales subyacentes, como los vasos pélvicos y los uréteres.
- La neurectomía presacra es un tratamiento eficaz junto con la resección de la endometriosis en pacientes con dolor que tiene un componente de la línea media.
- Los restos ováricos se producen cuando se intenta realizar la ooforectomía en casos de endometriosis avanzada o en otras alteraciones inflamatorias y la resección ovárica es incompleta. Los restos se previenen separando los vasos gonadales distantes del ovario y realizando una disección retroperitoneal para asegurar que el ovario se ha retirado en su totalidad.

BIBLIOGRAFÍA

ACOG Committee on Gynecologic Practice. ACOG Committee Opinion #323: elective coincidental appendectomy. *Obstet Gynecol* 2005;106(5 Pt 1):1141–1142.

Alifano M, Jablonski C, Kadiri H, et al. Catamenial and noncatamenial, endometriosis-related or nonendometriosis-related pneumothorax referred for surgery. *Am J Respir Crit Care Med* 2007;176(10):1048.

Arden D, Lee T. Laparoscopic excision of ovarian remnants: retrospective cohort study with long-term follow-up. *J Minim Invasive Gynecol* 2011;18(2):194–199.

Asgari Z, Rouholamin S, Hosseini R, et al. Comparing ovarian reserve after laparoscopic excision of endometriotic cysts and hemostasis achieved either by bipolar coagulation or suturing: a randomized clinical trial. *Arch Gynecol Obstet* 2016;293(5):1015–1022.

Ata B, Turkgeldi E, Seyhan A, Urman B. Effect of hemostatic method on ovarian reserve following laparoscopic endometrioma excision; comparison of suture, hemostatic sealant, and bipolar dessication. A systematic review and meta-analysis. *J Minim Invasive Gynecol* 2015;22(3):363–372.

Ata B, Uncu G. Impact of endometriomas and their removal on ovarian reserve. *Curr Opin Obstet Gynecol* 2015;27(3):235–241.

Batt RE. *A history of endometriosis*. Berlin: Springer, 2011.

Brawn J, Morotti M, Zondervan KT, et al. Central changes associated with chronic pelvic pain and endometriosis. *Hum Reprod Update* 2014;20:737–747.

Candiani GB, Fedele L, Vercellini P, et al. Presacral neurectomy for the treatment of pelvic pain associated with endometriosis: a controlled study. *Am J Obstet Gynecol* 1992;167(1):100–103.

Carter JE. Carter-Thomason uterine suspension and positioning by ligament investment, fixation and truncation. *J Reprod Med* 1999;44(5):417–422.

Chamsy D, King C, Lee T. The use of barbed suture for bladder and bowel repair. *J Minim Invasive Gynecol* 2015;22(4):648–652.

Chen I, Money D, Yong P, et al. An evaluation model for a multidisciplinary chronic pelvic pain clinic: application of the RE-AIM framework. *J Obstet Gynaecol Can* 2015;37(9):804–809.

Cohen SL, Vitonis AF, Einarsson JI. Updated hysterectomy surveillance and factors associated with minimally invasive hysterectomy. *JSLS*. 2014;18(3). pii: e2014.00096.

Dunselman GA, Vermeulen N, Becker C, et al; European Society of Human Reproduction and Embryology. ESHRE guideline: management of women with endometriosis. *Hum Reprod* 2014;29(3):400–412.

Ecker AM, Donnellan NM, Shepherd JP, Lee TT. Abdominal wall endometriosis: 12 years of experience at a large academic institution. *Am J Obstet Gynecol* 2014;211(4):363.e1–363.e5.

Ferrero S, Venturini PL, Gillott DJ, et al. Hemostasis by bipolar coagulation versus suture after surgical stripping of bilateral ovarian endometriomas: a randomized controlled trial. *J Minim Invasive Gynecol* 2012;19:722.

Gilman SL, King H, Porter R, et al. *Hysteria beyond Freud*. Berkeley, CA: California University Press, 1993.

Guerriero S, Alcázar JL, Pascual MA, et al. Deep infiltrating endometriosis: comparison between 2-dimensional ultrasonography (US), 3-dimensional US, and magnetic resonance imaging. *J Ultrasound Med* 2018;37:1511.

Hart RJ, Hickey M, Maouris P, Buckett W. Excisional surgery versus ablative surgery for ovarian endometriomata. *Cochrane Database Syst Rev* 2008;(2):CD004992.

Henzell H, Berzins K, Langford JP. Provoked vestibulodynia: current perspectives. *Int J Womens Health* 2017;9:631–642.

Howard FM. The role of laparoscopy in chronic pelvic pain: promise and pitfalls. *Obstet Gynecol Surv* 1993;48(6):357–387.

Howard FM. Chronic pelvic pain. *Obstet Gynecol* 2003;101(3):594–611.

Hsu AL, Sinaii N, Segars J, et al. Relating pelvic pain location to surgical findings of endometriosis. *Obstet Gynecol* 2011;118(2 Pt 1):223–230.

Hudélist G, Keckstein J, Wright JT. The migrating adenomyoma: past views on the etiology of adenomyosis and endometriosis. *Fertil Steril* 2009;92(5):1536–1543.

Malykhina AP. Neural mechanisms of pelvic organ cross-sensitization. *Neuroscience* 2007;149(3):660–672.

Manjon JM. Pregnancy after laparoscopic uterine suspension for the treatment of dyspareunia caused by a retroverted and retroflexed uterus. *J Minim Invasive Gynecol* 2007;14(4):506–508.

Moulder JK, Hobbs KA, Stavas J, Siedhoff MT. Computed tomography-guided preoperative localization of abdominal wall endometrioma. *Am J Obstet Gynecol* 2015;212(2):248.e1–248.e2.

Moulder JK, Siedhoff MT, Melvin KL, et al. Risk of appendiceal endometriosis among women with deep-infiltrating endometriosis. *Int J Gynaecol Obstet* 2017;139(2): 149–154.

Muzii L, Achilli C, Bergamini V, et al. Comparison between the stripping technique and the combined excisional/ablative technique for the treatment of bilateral ovarian endometriomas: a multicentre RCT. *Hum Reprod* 2016;31(2):339–344.

Muzii L, Di Tucci C, Di Feliciantonio M, et al. The effect of surgery for endometrioma on ovarian reserve evaluated by antral follicle count: a systematic review and meta-analysis. *Hum Reprod* 2014;29(10):2190–2198.

Nezhat C, Nezhat F, Nezhat C. Endometriosis: ancient disease, ancient treatments. *Fertil Steril* 2012;98(6 suppl):S1–S62.

Perry CP, Presthus J, Nieves A. Laparoscopic uterine suspension for pain relief: a multicenter study. *J Reprod Med* 2005;50(8):567–570.

Proctor ML, Latthe PM, Farquhar CM, et al. Surgical interruption of pelvic nerve pathways for primary and secondary dysmenorrhoea. *Cochrane Database Syst Rev* 2005;(4):CD001896.

Pundir J, Omanwa K, Kovoor E, et al. Laparoscopic excision versus ablation for endometriosis-associated pain: an updated systematic review and meta-analysis. *J Minim Invasive Gynecol* 2017;24(5):747–756.

Ramirez C, Donnellan N. Pelvic denervation procedures for dysmenorrhea. *Curr Opin Obstet Gynecol* 2017;29(4): 225–230.

Revised American Society for Reproductive Medicine classification of endometriosis: 1996. *Fertil Steril* 1997;67(5):817–821.

Sajid MS, Khawaja AH, Sains P, et al. A systematic review comparing laparoscopic vs open adhesiolysis in patients with adhesional small bowel obstruction. *Am J Surg* 2016;212(1):138–150.

Sallinen V, Wikström H, Victorzon M, et al. Laparoscopic versus open adhesiolysis for small bowel obstruction—a multicenter, prospective, randomized, controlled trial. *BMC Surg* 2014;14:77.

Seracchioli R, Di Donato N, Bertoldo V, et al. The role of ovarian suspension in endometriosis surgery: a randomized controlled trial. *J Minim Invasive Gynecol* 2014;21(6):1029–1035.

van den Beukel BA, de Ree R, van Leuven S, et al. Surgical treatment of adhesion-related chronic abdominal and pelvic pain after gynaecological and general surgery: a systematic review and meta-analysis. *Hum Reprod Update* 2017;23(3):276–288.

Vecchio R, MacFayden BV, Palazzo F. History of laparoscopic surgery. *Panminerva Med* 2000;42(1):87–90.

Vercellini P, Trespidi L, De Giorgi O, et al. Endometriosis and pelvic pain: relation to disease stage and localization. *Fertil Steril* 1996;65(2):299–304.

Warren JW, Morozov V, Howard FM. Could chronic pelvic pain be a functional somatic syndrome? *Am J Obstet Gynecol* 2011;205(3):199.e1–199.e5.

Yeung PP Jr, Shwayder J, Pasic RP. Laparoscopic management of endometriosis: comprehensive review of best evidence. *J Minim Invasive Gynecol* 2009;16(3):269–281.

Yong PJ. Deep dyspareunia in endometriosis: a proposed framework based on pain mechanisms and genito-pelvic pain penetration disorder. *Sex Med Rev* 2017;5(4):495–507.

Zullo F, Palomba S, Zupi E, et al. Long-term effectiveness of presacral neurectomy for the treatment of severe dysmenorrhea due to endometriosis. *J Am Assoc Gynecol Laparosc* 2004;11(1):23–28.

CAPÍTULO 38

Tratamiento quirúrgico de la enfermedad pélvica inflamatoria

Matthew T. Siedhoff y Michelle Louie

Etiología y epidemiología microbiana	**Antibioticoterapia**	Atención intraoperatoria
Factores de riesgo	**Drenaje percutáneo**	**Tratamiento quirúrgico diferido**
Presentación clínica	**Tratamiento quirúrgico**	**Atención de la herida**
Secuelas de la infección	Planificación preoperatoria	**Consideraciones postoperatorias**

Cada año, alrededor de 1 millón de mujeres solicitan consulta por una enfermedad pélvica inflamatoria (EPI) en los Estados Unidos. Una de cada siete mujeres tendrá un diagnóstico de EPI aguda durante su vida, y el 1-2% de las mujeres jóvenes sexualmente activas consultan por EPI cada año. La EPI incluye cualquier combinación de endometritis, salpingitis, absceso tuboovárico (ATO) y peritonitis pélvica. Aunque la mayoría de los casos pueden tratarse con antibioticoterapia, algunos requerirán tratamiento quirúrgico para su diagnóstico, control inicial de la causa o tratamiento de las secuelas a largo plazo.

ETIOLOGÍA Y EPIDEMIOLOGÍA MICROBIANA

La EPI es una infección polimicrobiana que aparece cuando los microorganismos de la vagina y el cuello uterino ascienden e infectan el útero, las tubas uterinas o la cavidad peritoneal. Aunque muchos casos se atribuyen a infecciones de transmisión sexual (ITS) por bacterias como *Neisseria gonorrhoeae* y *Chlamydia trachomatis*, menos de la mitad de las mujeres a las que se les diagnostica EPI dan positivo para cualquiera de estos microorganismos. En general, la flora vaginal, como *Gardnerella vaginalis*, *Haemophilus influenzae*, *Streptococcus agalactiae*, bacterias anaerobias (*Prevotella*, *Bacteroides*, *Peptococcus* y *Peptostreptococcus*), y los bacilos gramnegativos entéricos son los responsables del desarrollo de la EPI. Las especies de *Mycoplasma* y *Ureaplasma* también se asocian con EPI. Al igual que con la vaginosis bacteriana (VB), la alteración de la flora vaginal conduce a una pérdida de lactobacilos productores de peróxido de hidrógeno y al crecimiento excesivo de otros microorganismos endógenos, que pueden entonces acceder a las vías genitales superiores. En muchos casos, las pacientes pueden tener VB y EPI; se desconoce si la VB tiene un papel causal en el desarrollo de la EPI o si es el resultado del proceso patógeno. Dada la posibilidad de ITS y de consecuencias para la salud pública, las mujeres con EPI deben realizarse pruebas del virus de la inmunodeficiencia humana (VIH), *N. gonorrhoeae* y *C. trachomatis* en el momento del diagnóstico.

El 15% de los casos de EPI tienen su origen en la instrumentación a través de la barrera mucosa cervical durante procedimientos como la colocación de dispositivos intrauterinos (DIU), la histeroscopia, la histerosalpingografía y la cromopertubación. La atención meticulosa a la técnica aséptica y la profilaxis antibiótica adecuada son esenciales para prevenir la infección ascendente iatrógena. Con menos frecuencia, la EPI es causada por una infección descendente por la cavidad peritoneal, que incluye casos de enfermedad diverticular, enfermedad intestinal inflamatoria o absceso apendicular. Buscar causas abdominales de la EPI puede ayudar al diagnóstico y tratamiento adecuados y oportunos.

FACTORES DE RIESGO

La infección por *N. gonorrhoeae* y *C. trachomatis* es responsable de entre un tercio y la mitad de los casos de EPI. Los factores de riesgo para el desarrollo de una ITS incluyen la juventud, parejas sexuales nuevas o múltiples, parejas que tienen otras parejas sexuales simultáneas y la falta de uso constante del preservativo durante el coito. Los antecedentes de ITS o EPI previas, fumar y las duchas vaginales se asocian con el desarrollo de EPI.

La instrumentación de las vías genitales que atraviesa la barrera mucosa cervical también es un factor de riesgo para EPI. Los dispositivos intrauterinos no predisponen a un aumento del riesgo de EPI por sí mismos, aunque parece haber un pequeño aumento del riesgo de EPI dentro de los primeros 21 días después de la colocación. Los métodos anticonceptivos de barrera y los anticonceptivos orales se han asociado con una disminución en el riesgo y la gravedad de la EPI.

PRESENTACIÓN CLÍNICA

Las manifestaciones clínicas más frecuentes de la EPI incluyen dolor en la región abdominal inferior, sensibilidad al movimiento cervical, sensibilidad anexial, fiebre, secreción cervical y leucocitosis. Alrededor del 90% de las pacientes con EPI consultan por dolor en la región abdominal inferior. El dolor se describe como de reciente comienzo (< 7 días antes de la consulta), sordo, constante y que empeora con la actividad o el coito. Cerca de la mitad de las pacientes con EPI al inicio tienen temperatura y recuento leucocitario normales, y el 40% informa sangrado anómalo.

Los signos y síntomas de infección sistémica, como fiebre, leucocitosis, náuseas y vómitos, son más frecuentes con el ATO y la peritonitis. El 10% de las mujeres con EPI aguda presentan un ATO y otro 10% experimentan dolor en el cuadrante superior derecho, dolor pleurítico y sensibilidad excesiva en el cuadrante superior derecho, como resultado de la inflamación y de adherencias perihepáticas (síndrome de Fitz-Hugh y Curtis).

Los Centers for Disease Control and Prevention (CDC) de los Estados Unidos recomiendan requerimientos mínimos para el diagnóstico de EPI (fig. 38-1), en especial en las mujeres jóvenes sexualmente activas; ni los antecedentes ni la exploración física o de laboratorio son sensibles ni específicos para el diagnóstico. Así, de acuerdo con las pautas de los CDC, el tratamiento presuntivo para la EPI debe iniciarse en mujeres con riesgo de ITS que presentan dolor espontáneo y a la palpación en la región abdominal inferior durante el examen pélvico (dolor a la movilización cervical, dolor uterino o anexial) sin otra causa identificable.

Los CDC informaron que uno o más de los siguientes criterios adicionales se pueden usar para mejorar la especificidad de los criterios clínicos mínimos y para respaldar el diagnóstico de EPI: temperatura oral mayor de 38.3 °C,

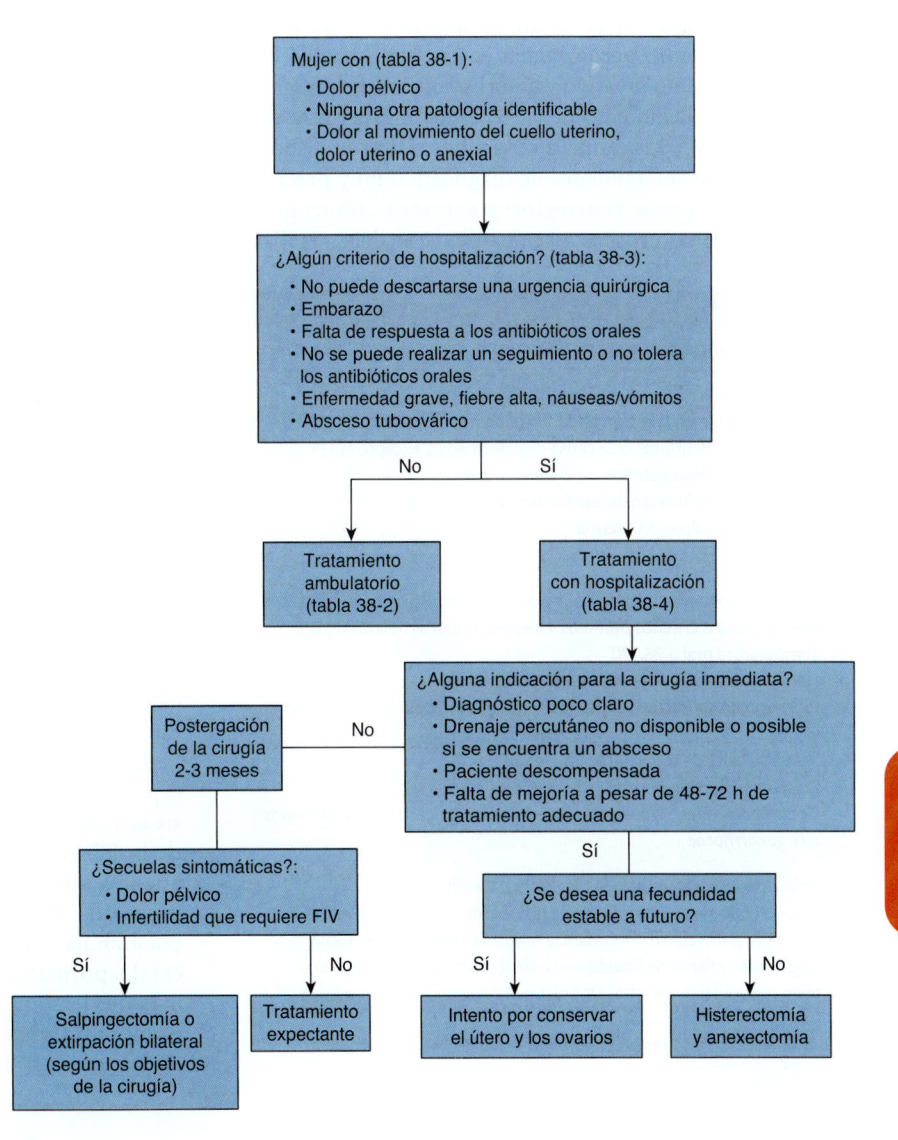

FIGURA 38-1 Algoritmo para el tratamiento de la enfermedad pélvica inflamatoria. FIV, fertilización *in vitro*.

secreción cervical mucopurulenta anómala o friabilidad cervical, presencia de cantidades abundantes de leucocitos en la microscopia salina de la secreción vaginal, velocidad de sedimentación globular alta, proteína C reactiva elevada y documentación de laboratorio de infección cervical por *N. gonorrhoeae* o *C. trachomatis*. Si el flujo cervical parece normal y no se observan leucocitos en la preparación húmeda del flujo vaginal, la EPI es poco probable y se deben considerar otras causas de dolor (tabla 38-1).

Las pruebas de diagnóstico más específicas para EPI incluyen biopsia endometrial con signos histopatológicos de endometritis; ecografía transvaginal o resonancia magnética (RM) que muestre tubas engrosadas y llenas de líquido con o sin líquido pélvico libre o complejo tuboovárico; estudios Doppler que sugieran infección pélvica (p. ej., hiperemia tubaria); o hallazgos laparoscópicos congruentes con EPI. La confirmación mediante biopsia endometrial, imágenes o laparoscopia puede estar indicada cuando el diagnóstico de EPI sea dudoso o cuando la paciente no responda al tratamiento.

Si bien realizar una culdocentesis para obtener líquido peritoneal purulento (con un recuento de leucocitos > 30 000 células/mL) puede ayudar en el diagnóstico de EPI, es un procedimiento invasivo y doloroso que puede presentar falsos positivos debido a otras infecciones intraperitoneales, como una apendicitis o una diverticulitis. Dada la disponibilidad de otras modalidades de diagnóstico muy precisas, la culdocentesis debe restringirse a entornos con recursos limitados. Algunas pruebas adicionales que se deben realizar cuando se sospecha o se confirma una EPI son la prueba de amplificación de ácido nucleico para *N. gonorrhoeae* y *C. trachomatis*, pruebas serológicas para VIH y pruebas de orina para embarazo.

SECUELAS DE LA INFECCIÓN

Una de cada cuatro mujeres que han tenido una salpingitis aguda presenta una o más secuelas a largo plazo. Debido al daño de los cilios tubarios que recubren las tubas uterinas y a las adherencias peritubarias e intratubarias, la EPI puede provocar secuelas reproductivas adversas importantes, que incluyen infertilidad, embarazo ectópico, EPI recurrente y dolor pélvico crónico. Hasta el 20% de las mujeres afectadas serán infértiles como resultado de la EPI. La probabilidad de embarazo ectópico aumenta de 6-10 veces en las pacientes con un episodio previo de salpingitis aguda. Por lo menos la mitad de los embarazos ectópicos se producen en tubas dañadas por salpingitis previas. El 20% de las mujeres presentan dolor pélvico crónico después de una salpingitis aguda debido a hidrosálpinx o adherencias pélvicas. Casi un tercio de las mujeres requieren una intervención quirúrgica por enfermedad persistente o dolor después de una EPI aguda. La muerte puede ocurrir en el 5-10% de los casos con ATO roto si el tratamiento se posterga o es inadecuado debido a un síndrome de dificultad respiratoria del adulto (SDRA).

ANTIBIOTICOTERAPIA

La antibioticoterapia rápida y adecuada puede reducir la mortalidad, la aparición y la gravedad de secuelas a largo plazo. Los antibióticos deben iniciarse tan pronto como se alcanza el diagnóstico presuntivo para prevenir la cicatrización irreversible de los órganos reproductivos. Además, las parejas sexuales dentro de los 60 días anteriores a la aparición de los síntomas de la paciente deben ser tratadas, incluso si son asintomáticas. Según las leyes locales, se puede implementar un tratamiento acelerado de la pareja y una mejor derivación de las pacientes para tratar a las parejas masculinas de mujeres que tienen infecciones por clamidias o gonococos. Se debe indicar a las pacientes que se abstengan de tener relaciones sexuales hasta que se hayan completado los antibióticos, los síntomas hayan desaparecido y las parejas sexuales hayan sido tratadas y también estén asintomáticas.

Los protocolos antibióticos empíricos son de amplio espectro para cubrir bacterias grampositivas, gramnegativas y anaerobias debido a la naturaleza polimicrobiana de la EPI. Los regímenes orales y parenterales tienen una eficacia similar en las pacientes con enfermedad leve o moderada. Para aquellas pacientes candidatas para la terapia ambulatoria, los CDC recomiendan una dosis única de cefalosporinas administrada por vía intramuscular (i.m.) más doxiciclina oral durante 14 días, con o sin metronidazol oral (tabla 38-2). La elección óptima de una cefalosporina no está clara; aunque la cefoxitina tiene una mejor

TABLA 38-1
Criterios diagnósticos para la EPI aguda

Criterios mínimos para el diagnóstico de EPI:
- Dolor pélvico o en la región abdominal inferior
- No se puede identificar otra causa de enfermedad, excepto la EPI
- Uno o más de los siguientes en el examen pélvico:
  - Dolor al movimiento del cuello uterino
  - Dolor a la palpación uterina
  - Dolor anexial

Los siguientes criterios adicionales se pueden utilizar para mejorar la especificidad de los criterios mínimos y respaldar un diagnóstico de EPI:
- Temperatura oral > 38.3 °C
- Flujo cervical o vaginal mucopurulento anómalo
- Presencia de abundantes leucocitos en la microscopia salina del flujo vaginal
- Velocidad alta de sedimentación globular
- Proteína C reactiva elevada
- Documentación de laboratorio de infección cervical por *C. trachomatis* o *N. gonorrhoeae*

Criterios más específicos para el diagnóstico de EPI:
- Biopsia endometrial con evidencia histopatológica de endometritis
- Ecografía transvaginal o resonancia magnética que muestra tubas engrosadas y llenas de líquido con o sin líquido pélvico libre o complejo tuboovárico, estudios Doppler que sugieren infección pélvica (p. ej., hiperemia tubaria)
- Anomalías laparoscópicas congruentes con EPI

TABLA 38-2

Régimen terapéutico recomendado por los CDC para el tratamiento ambulatorio de la EPI aguda

Ceftriaxona 250 mg i.m. en una sola dosis

MÁS

Doxiciclina 100 mg oral dos veces por día durante 14 días

CON O SIN

Metronidazol 500 mg oral dos veces por día durante 14 días

O

Cefoxitina 2 g i.m. en una sola dosis y probenecid 1 g oral de forma simultánea en una sola dosis

MÁS

Doxiciclina 100 mg oral dos veces por día durante 14 días

CON O SIN

Metronidazol 500 mg oral dos veces por día durante 14 días

O

Alguna otra cefalosporina de tercera generación parenteral (p. ej., ceftizoxima o cefotaxima)

MÁS

Doxiciclina 100 mg oral dos veces por día durante 14 días

CON O SIN

Metronidazol 500 mg oral dos veces por día durante 14 días

Regímenes orales alternativos (si una alergia impide el uso de la terapia con cefalosporinas, si la prevalencia comunitaria y el riesgo individual de gonorrea son bajos, y si el seguimiento es posible):

Fluoroquinolonas durante 14 días (levofloxacino 500 mg oral una vez por día, ofloxacino 400 mg dos veces por día, o moxifloxacino 400 mg oral una vez por día)

CON

Metronidazol 500 mg oral dos veces por día durante 14 días

TABLA 38-3

Criterios para la hospitalización de pacientes con EPI aguda

- No se pueden descartar urgencias quirúrgicas (como una apendicitis)
- La paciente está embarazada
- La paciente no responde clínicamente a la antibioticoterapia oral
- La paciente no puede respetar o tolerar un régimen oral ambulatorio
- La paciente tiene una enfermedad grave, náuseas y vómitos, o fiebre alta
- La paciente tiene un absceso tuboovárico

prevalencia comunitaria y el riesgo individual de gonorrea son bajos.

Se recomienda el tratamiento hospitalario según el criterio del médico tratante y si la paciente presenta alguno de los siguientes criterios: no se pueden descartar urgencias quirúrgicas, ATO, embarazo, enfermedad grave, náuseas y vómitos o fiebre alta, incapacidad para cumplir o tolerar un régimen ambulatorio oral, o falta de respuesta clínica a la terapia oral (tabla 38-3). Para la terapia parenteral (tabla 38-4), los CDC

TABLA 38-4

Régimen terapéutico recomendado por los CDC para el tratamiento en hospitalización de la EPI aguda

Cefotetán 2 g por vía intravenosa (i.v.) cada 12 h

MÁS

Doxiciclina 100 mg oral o i.v. cada 12 h

CON O SIN

Metronidazol 500 mg i.v. cada 12 h o clindamicina 900 mg i.v. cada 8 h

O

Cefotetán 2 g i.v. cada 6 h

MÁS

Doxiciclina 100 mg oral o i.v. cada 12 h

CON O SIN

Metronidazol 500 mg i.v. cada 12 h o clindamicina 900 mg i.v. cada 8 h

O

Clindamicina 900 mg i.v. cada 8 h

MÁS

Dosis de carga de gentamicina i.v. o i.m. (2 mg/kg de peso corporal) seguida de una dosis de mantenimiento (1.5 mg/kg) cada 8 h. Se puede sustituir por una dosis diaria única (3-5 mg/kg)

Regímenes parenterales alternativos:

Ampicilina o sulbactam 3 g i.v. cada 6 h

MÁS

Doxiciclina 100 mg oral o i.v. cada 12 h

cobertura anaerobia, la ceftriaxona tiene una mejor cobertura contra *N. gonorrhoeae*. Debido a la limitada cobertura contra anaerobios, en el caso de las pacientes ambulatorias puede agregarse metronidazol. El metronidazol también es eficaz para tratar la VB, que se asocia a menudo con la EPI. No se han publicado datos sobre el uso de cefalosporinas orales para el tratamiento de la EPI.

Debido a la aparición de *N. gonorrhoeae* resistentes a las fluoroquinolonas, los regímenes que solo incluyen una quinolona ya no se recomiendan para el tratamiento de la EPI. Cuando la terapia con cefalosporinas está contraindicada debido a una alergia, se puede considerar el uso de fluoroquinolonas con metronidazol durante 14 días si la recomiendan, nuevamente, un régimen con cefalosporinas más doxiciclina. Se debe agregar clindamicina o metronidazol para una cobertura anaerobia adicional cuando se diagnostica un ATO. Cuando sea posible, se recomienda la administración oral de doxiciclina debido a las molestias con la administración intravenosa. Si la paciente tiene una alergia grave a las penicilinas, se puede administrar un régimen alternativo con clindamicina y gentamicina. La terapia parenteral puede suspenderse 24-48 h después de la mejoría clínica, y la paciente puede ser dada de alta para completar 14 días de terapia con doxiciclina oral. Cuando se encuentra un ATO, se recomienda clindamicina o metronidazol con doxiciclina para completar el curso de 14 días debido a su cobertura anaerobia más eficaz. Como el riesgo de reactividad cruzada de la penicilina es insignificante entre la cefoxitina y todas las cefalosporinas de tercera generación, solo las pacientes con alergia grave a la penicilina (p. ej., anafilaxia, angioedema o urticaria) deben recibir regímenes alternativos. No hay evidencia suficiente que sugiera que las mujeres con VIH requieren un tratamiento más intensivo en la EPI; se pueden utilizar los mismos regímenes y criterios antibióticos para el tratamiento hospitalario.

Las pacientes con DIU deben ser hospitalizadas. No es necesario retirar el DIU; sin embargo, si no hay mejoría clínica dentro de las 48-72 h de iniciado el tratamiento, el médico debe considerar extraerlo.

DRENAJE PERCUTÁNEO

Las pacientes con signos de septicemia o con abscesos muy grandes en general necesitan un tratamiento quirúrgico urgente. La mayoría de estas pacientes requieren hospitalización durante 48-72 h con antibióticos parenterales antes del drenaje o la cirugía, y no deben realizarse estas intervenciones si no es necesario. El drenaje percutáneo guiado por tomografía computarizada (TC) ha ganado cierta popularidad, ya que puede evitar la necesidad de cirugía en algunas pacientes. Algunas series informaron tasas de éxito de entre el 70 y 100% con este método. Los estudios retrospectivos demuestran un beneficio potencial del drenaje percutáneo guiado por TC en comparación con los antibióticos solos, pero no hay estudios clínicos adecuados que comparen la eficacia del drenaje percutáneo guiado por imagen con la cirugía. El drenaje evita los riesgos asociados con la anestesia general y los riesgos de la cirugía en general, pero puede no ser efectivo en ciertos casos, como en las colecciones multiloculares. Las pacientes tratadas por vía percutánea pueden requerir más tiempo para resolver la infección, en comparación con las pacientes sometidas a extirpación. La mayoría de las pacientes con ATO que mejoran durante la fase aguda finalmente requerirán una operación. Se recomienda un retraso de 2-3 meses después del tratamiento con antibióticos, y la dificultad de la operación se reducirá significativamente. Las pacientes que no son candidatas para un drenaje percutáneo o que no mejoran con este requerirán

> **CUADRO 38-1 PASOS DEL PROCEDIMIENTO**
> **Drenaje laparoscópico**
>
> - Establecer un acceso laparoscópico y neumoperitoneo.
> - Colocar trócares auxiliares.
> - Examinar toda la pelvis, el abdomen inferior y el apéndice.
> - Obtener cultivos de líquido pélvico, las fimbrias y las tubas uterinas.
> - Usar un dispositivo de succión para desbridar y aspirar los exudados loculados.
> - Irrigar copiosamente con solución salina estéril o Ringer lactato, instilar y aspirar varios litros.
> - Colocar drenaje cerrado de succión (p. ej., Jackson-Pratt [JP], Blake o similar) con el extremo fenestrado en la porción declive de la pelvis o fondo de saco posterior y el extremo que se conecta al recipiente que sale a través de la incisión del trócar inferior.
> - Fijar el drenaje al sistema de aspiración y colocar un punto en la piel para fijar el drenaje.

cirugía. Otra opción para el drenaje es una laparoscopia (cuadro 38-1). Se debe considerar si el radiólogo no cree que pueda acceder al absceso debido a un intestino u otra estructura interpuesta. Otra situación en la que debe considerarse el drenaje laparoscópico es si la laparoscopia se realiza con propósitos diagnósticos y cuando se encuentra un absceso no sospechado.

TRATAMIENTO QUIRÚRGICO

Cuando el tratamiento médico del ATO ha fracasado y el drenaje no es posible, se recomienda la cirugía. En algunos casos en los que el diagnóstico es dudoso, se realiza una laparoscopia diagnóstica. Por ejemplo, una mujer en edad reproductiva no embarazada con dolor en el lado derecho y signos de infección abdominal podría beneficiarse de una laparoscopia para evaluar el apéndice y los anexos. La apendicectomía temprana evita secuelas infecciosas, como la rotura y la septicemia, así como una infección anexial secundaria. Si el apéndice es normal y hay signos de salpingitis, se debe obtener un cultivo del material purulento e irrigar la pelvis.

Planificación preoperatoria

La planificación preoperatoria debe incluir personal quirúrgico suficientemente calificado. La infección aguda se asocia con edema tisular, friabilidad y planos tisulares distorsionados (fig. 38-2). En el caso de un absceso grande, los cirujanos deben estar preparados para la disección de

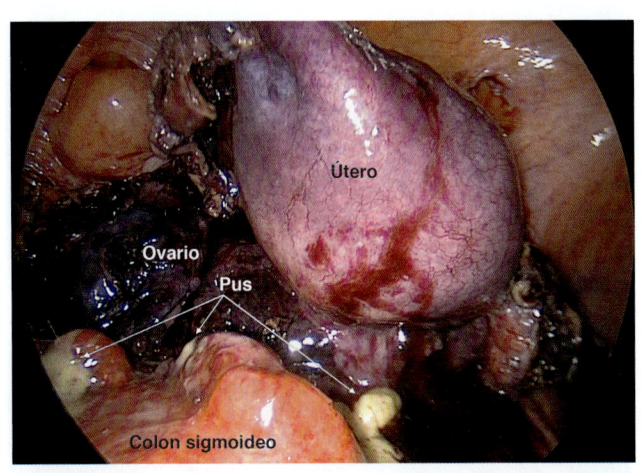

FIGURA 38-2 Histerectomía y anexectomía bilateral por EPI grave y ATO bilaterales. Los planos tisulares son difíciles de distinguir, friables, sanguinolentos y edematosos.

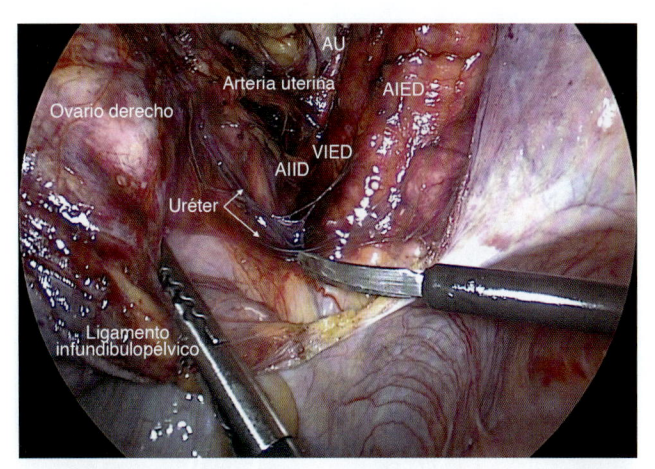

FIGURA 38-3 El uréter se puede liberar a lo largo de su curso pélvico con disección roma utilizando una técnica de "introducir y expandir" mientras se tracciona el anexo en dirección medial. AIED, arteria ilíaca externa derecha; AIID, arteria ilíaca interna derecha; AU, arteria umbilical; VIED, vena ilíaca externa derecha.

adherencias extensas que comprometen los intestinos delgado y grueso. Puede ser útil tener un ayudante general de cirujano. En general, una tuba uterina infectada estará dañada más allá del rescate en caso de un ATO; la preservación de la fertilidad se dirigiría a la conservación uterina y ovárica. Deben informarse a la paciente y su familia las posibles resecciones ováricas o uterinas antes de la cirugía durante el proceso de consentimiento informado.

Si se planifica una laparoscopia quirúrgica, debe realizarse con un cirujano que tenga experiencia en cirugía mínimamente invasiva. Sin embargo, este abordaje debe usarse con precaución, ya que es probable que sea insuficiente para producir una mejoría clínica significativa. Las pacientes sépticas pueden necesitar la resección del tejido afectado, anexectomía como mínimo, y posiblemente extirpación completa con histerectomía y extirpación de tubas y ovarios según la gravedad de la enfermedad. Completar dicho procedimiento por vía laparoscópica es bastante difícil debido a la distorsión de los planos tisulares y la escasa exposición. Estas operaciones pueden ser aún más difíciles que la cirugía por cáncer o la resección en casos de endometriosis avanzada porque el retroperitoneo es edematoso y se mancha fácilmente con sangre y pus. Los cirujanos sin amplia experiencia en laparoscopia deben ser poco exigentes para la conversión en laparotomía o utilizar esta vía desde el principio dada la complejidad de estas operaciones. A menudo, se recomienda usar una incisión mediana para tener una exposición adecuada. Si se necesita una mayor exposición, una incisión transversal puede ser insuficiente para ver toda la pelvis y la parte inferior del abdomen.

Atención intraoperatoria

Sin importar el abordaje, el procedimiento debe comenzar con una disección retroperitoneal. Como en cualquier caso con adherencias difíciles de resolver (p. ej., cirugía previa, endometriosis), abrir espacios retroperitoneales lejos de la patología y alejarse de las áreas difíciles facilitará la cirugía. Puede ser necesaria una ureterólisis. El sitio en donde es más fácil identificar el uréter es su ubicación más superficial, justo en el cruce hacia la pelvis a nivel de la bifurcación de la arteria ilíaca común en ilíacas interna y externa. Luego puede seguirse a lo largo de la pelvis con una disección roma usando la técnica de "introducir y expandir" mientras se separan los anexos en dirección medial (fig. 38-3).

Si se requiere la histerectomía, es útil ligar la arteria uterina en su origen en la arteria ilíaca interna (hipogástrica) (fig. 38-4), dado que un ATO grande puede ocupar gran parte de los espacios paravesicales y pararrectales. El origen de la arteria uterina se puede identificar disecando el uréter hasta donde cruza a través del túnel de Wertheim debajo del ligamento cardinal, disecando la ilíaca interna directamente a sus ramas terminales o siguiendo la arteria umbilical obliterada (ligamento umbilical medial) a lo largo de la pared abdominal anterior hacia la pelvis. Luego deben desplegarse ampliamente el resto de los espacios avasculares de la pelvis importantes para la histerectomía, como con cualquier cirugía difícil.

Los espacios paravesicales y pararrectales ya han sido desplegados cuando se disecaron los uréteres y ligaron las arterias uterinas en su origen, como ya se describió. El espacio vesicovaginal también debe desplegarse, en especial si se realiza una histerectomía total, ya que esto facilitará el cierre del manguito. Un desplazamiento insuficiente de la vejiga puede impedir que el cirujano extirpe todo el tejido infectado o tome cantidades insuficientes de tejido vaginal, lo que podría conducir a rotura del muñón y su dehiscencia, o producir una fístula vesicovaginal como una complicación más grave. Una disección amplia del espacio vesicovaginal

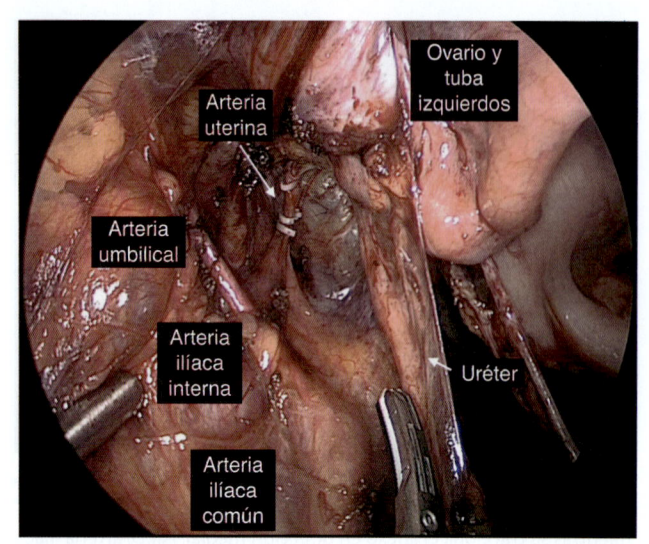

FIGURA 38-4 Ligadura de la arteria uterina en su origen en la arteria ilíaca interna. El origen de la arteria uterina se puede identificar disecando el uréter hasta donde cruza a través del túnel de Wertheim debajo del ligamento cardinal, disecando la ilíaca interna directamente hasta sus ramas terminales o siguiendo la arteria umbilical obliterada (ligamento umbilical medial) a lo largo de la pared abdominal anterior hacia la pelvis.

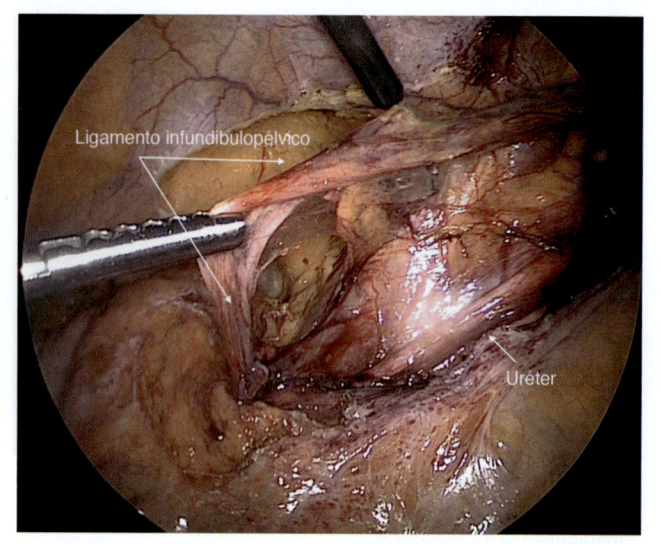

FIGURA 38-5 El ligamento infundibulopélvico se separa y aísla creando una ventana en la cara posterior del ligamento ancho.

también permite aislar la arteria uterina a nivel del cuello uterino, donde se seccionará. Este paso siempre es importante porque el uréter cruza la arteria uterina por fuera, a 1 o 2 cm.

Si se realiza una ooforectomía, el pedículo gonadal debe aislarse y seccionarse lejos del hilio ovárico. Se debe disecar el retroperitoneo y seccionar el ligamento infundibulopélvico (IP) lejos del ovario para evitar la lesión del uréter o dejar un remanente ovárico. Se realiza una incisión por fuera del ligamento IP y se diseca en dirección del reborde pélvico. El ligamento IP se separa en sentido medial y se aísla, creando una ventana en la cara posterior del ligamento ancho (fig. 38-5). Luego se identifica el uréter en el espacio pararrectal y se liga y secciona el ligamento IP. Si se va a conservar el útero, se seccionan la tuba uterina y el ligamento uteroovárico. En los casos normales, esto casi libera los anexos, pero en los casos de un ATO puede ser necesaria una adherenciólisis mucho mayor para separar el absceso del útero, la pared lateral, la vejiga, el intestino delgado o el sigmoides.

Si el objetivo es conservar la fertilidad, en general se preservan el útero y los ovarios. Es improbable que una tuba uterina afectada por una infección ascendente sea funcional, y el tratamiento quirúrgico incluye la salpingectomía, además del drenaje del absceso. Si una infección es lo suficientemente leve como para justificar la salpingectomía sola, el procedimiento es relativamente sencillo. En la laparoscopia se utiliza un dispositivo bipolar avanzado para separar el mesosálpinx desde las fimbrias hasta el cuerno. Si se realiza una laparotomía, se colocan unas pinzas de Kelly a lo largo del mesosálpinx y se secciona la tuba con electrobisturí o tijeras. Los pedículos resultantes se ligan con puntos de material absorbible.

Cuando se explora el abdomen de pacientes con EPI o un ATO, se debe prestar atención al apéndice. Sin duda, algunos casos de infección anexial son secundarios a una apendicitis, debido a su proximidad con la tuba y el ovario derechos. La endometriosis puede incluso hacer que el apéndice se adhiera a los anexos derechos, y la infección posterior podría producir un ATO. Independientemente de esto, las pacientes a menudo presentan síntomas superpuestos, y si hay alguna sospecha de una inflamación apendicular durante una cirugía para la EPI, la apendicectomía es un procedimiento simple que se puede agregar en la mayoría de los casos.

Para realizar una apendicectomía, se aísla la arteria apendicular, una rama de las arterias mesentéricas superior e ileocólica, y se liga el resto del mesoapéndice con electrocirugía (fig. 38-6). La base del apéndice se liga con puntos, una

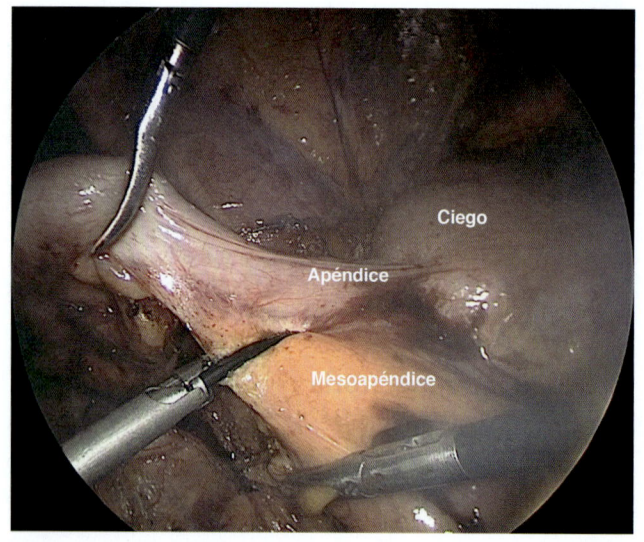

FIGURA 38-6 La arteria apendicular se aísla y se liga, y el resto del mesoapéndice se secciona con electrobisturí.

engrapadora o un dispositivo de asa con ligadura preparada extracorpórea (e.g., Endoloop®, Ethicon, Somerville, NJ).

Las adherencias intestinales deben resolverse con cuidado. El cirujano debe tener precaución de evitar una tracción excesiva de los tejidos, ya que están inflamados y edematosos. El intestino delgado es más delicado que el grueso, y la tensión más leve durante la disección puede causar una enterotomía o la rotura de la serosa. Si no es conveniente o factible repararlo de inmediato, es prudente colocar un punto para marcar el área que genera dudas, de modo de poder identificarla, inspeccionarla y repararla más adelante, una vez que se hayan extirpado el absceso o los órganos infectados. Si el área que ha quedado sin serosa es pequeña, no requieren reparación. Los desgarros grandes y las áreas extensas sin serosa que comprometen la muscular deben repararse con puntos separados, delicados, con material de absorción lenta, como el Vicryl® 3-0 (Ethicon, Somerville, New Jersey). Las enterotomías de toda la pared requieren un cierre en dos planos, y la resección segmentaria está indicada cuando más de un tercio de la circunferencia del intestino está comprometida. La resección también debe considerarse en el caso de desgarros serosos múltiples o una desvascularización generalizada del intestino delgado. El intestino grueso tolera más el daño, pero se aplican los mismos principios básicos. Se debe requerir muy poco para llamar a un cirujano general o de traumatología para asistencia en situaciones intestinales difíciles.

TRATAMIENTO QUIRÚRGICO DIFERIDO

Las pacientes con EPI leve, como una salpingitis, pueden no tener secuelas después del tratamiento con antibióticos y no requerir una cirugía; sin embargo, el hidrosálpinx es una complicación frecuente de la infección genital ascendente. Este se puede hallar en pacientes asintomáticas, pero el hidrosálpinx y la salpingitis crónica pueden causar dolor pélvico y requerir salpingectomía en el futuro. Un hidrosálpinx también se debe extirpar para mejorar las posibilidades de una fertilización *in vitro*. En las pacientes con un ATO, la cirugía debe realizarse 2 o 3 meses después de la antibioticoterapia. Aún se hallarán adherencias, pero estarán menos edematosas y friables, y los planos tisulares se podrán desplegar más fácilmente. La probabilidad de conservación del ovario aumenta significativamente si la infección aguda ha sido resuelta antes de la cirugía.

ATENCIÓN DE LA HERIDA

Después de la histerectomía por EPI, la colpotomía se puede cerrar de forma primaria con o sin drenaje. Cuando se realiza una resección intestinal o una reparación de las vías urinarias, se puede colocar un drenaje de Blake o de Jackson-Pratt para evitar la acumulación de sangre o pus cerca del muñón vaginal, o si se desea controlar los líquidos pélvicos postoperatorios. La necesidad de un drenaje intraperitoneal depende de la extensión y la duración de la infección, así como de factores quirúrgicos. Si se usa uno, el drenaje debe exteriorizarse por vía transvaginal a través del muñón o por una incisión en la piel del abdomen. Aunque históricamente el muñón vaginal se ha dejado abierto para que sirva de drenaje en el caso de una infección pélvica aguda, no hay evidencia sólida de que el cierre del muñón por segunda intención sea mejor que el cierre por primera intención. En las pacientes en quienes se realiza una laparotomía, el abdomen puede cerrarse por primera intención con un cierre en masa.

CONSIDERACIONES POSTOPERATORIAS

Debe considerarse seriamente trasladar a las pacientes con EPI a la unidad de cuidados intensivos o a la unidad de cuidados postoperatorios debido a los riesgos de choque séptico, bacteriemia y desequilibrios hidroelectrolíticos después de una cirugía por EPI. Las pacientes postoperatorias por una EPI tienen un mayor riesgo de desarrollar íleo, obstrucción intestinal, infección y dehiscencias de la herida quirúrgica, embolia pulmonar y coagulación intravascular diseminada en comparación con las pacientes postoperatorias comunes. En casos de septicemia grave, el compromiso renal y respiratorio puede complicar más la recuperación. Una vez que la paciente está clínicamente estable, puede ser trasladada al sector de hospitalización general.

El choque séptico debe tratarse con reposición con cristaloides, apoyo respiratorio y medicamentos vasoactivos si es necesario, además de antibióticos intravenosos de amplio espectro hasta que la paciente pueda tomar antibióticos por vía oral. Se recomiendan antibióticos de amplio espectro, y el régimen se puede refinar aún más al tener los resultados del antibiograma de la muestra quirúrgica. Finalmente, la paciente puede recibir antibióticos por vía oral. Los antibióticos se suspenden cuando la paciente muestra signos de resolución de la infección (no presenta fiebre, tiene un recuento de leucocitos normal, cumple con todos los objetivos postoperatorios). Los drenajes transvaginales o percutáneos se pueden retirar cuando la mejoría clínica lo permita o cuando el gasto del drenaje y las imágenes confirmen que no hay líquido remanente.

Las pacientes pueden ser dadas de alta cuando se encuentren estables y sin infección. En general, no necesitan completar un régimen antibiótico ambulatorio una vez que la fuente está totalmente controlada. Tras un procedimiento de conservación de la fertilidad, se debe completar un curso de 14 días de antibiótico que sí puede realizarse de forma ambulatoria.

PUNTOS CLAVE

- La enfermedad pélvica inflamatoria (EPI) incluye cervicitis, endometritis, salpingitis, absceso tuboovárico (ATO) y peritonitis, que se desarrollan por una infección ascendente de las vías genitales.
- Las EPI bacterianas son polimicrobianas, incluyen patógenos de transmisión sexual y flora vaginal normal y requieren tratamiento con antibióticos de amplio espectro.
- Las fluoroquinolonas no deben usarse para el tratamiento antibiótico de la EPI, excepto en casos de alergia

a las alternativas preferidas, o si la prevalencia comunitaria y el riesgo individual de gonorrea son bajos.

- Se recomienda el tratamiento hospitalario según el criterio del médico tratante y si la paciente presenta alguno de los siguientes criterios: no se puede descartar la urgencia quirúrgica, ATO, embarazo, enfermedad grave, náuseas y vómitos o fiebre alta, incapacidad para cumplir o tolerar un régimen ambulatorio oral, o falta de respuesta clínica a la terapia oral.
- El tratamiento quirúrgico de la EPI está indicado cuando el diagnóstico no está claro, para los ATO cuando el drenaje percutáneo no está disponible o no es factible, cuando la paciente se descompensa a pesar del tratamiento inicial adecuado, si no hay mejoría clínica durante 48-72 h o cuando la paciente no mejora a pesar de 48-72 h de antibióticos parenterales.
- En general, se requiere una salpingectomía unilateral cuando se planifique una cirugía para el tratamiento de la EPI (salpingitis o ATO) y en las pacientes estables que deseen preservar la fertilidad.
- Puede requerirse una extirpación, incluida una histerectomía o anexectomía bilateral, para controlar los casos más graves de ATO.
- De forma ideal, la cirugía por secuelas de una EPI, si es necesaria, debe postergarse de 2-3 meses tras un tratamiento ambulatorio exitoso.

BIBLIOGRAFÍA

Burnett AM, Anderson CP, Zwank MD. Laboratory-confirmed gonorrhea and/or chlamydia rates in clinically diagnosed pelvic inflammatory disease and cervicitis. *Am J Emerg Med* 2012;30:1114–1117.

Centers for Disease Control and Prevention. Sexually transmitted diseases: treatment guidelines. *MMWR Morb Mortal Wkly Rep* 2015;64:3.

Goharkhay N, Verma U, Maggiorotto F. Comparison of CT- or ultrasound-guided drainage with concomitant intravenous antibiotics vs. intravenous antibiotics alone in the management of tubo-ovarian abscesses. *Ultrasound Obstet Gynecol* 2007;29(1):65–69.

Grimes DA. Intrauterine device and upper-genital-tract infection. *Lancet* 2000;356:1013–1019.

Haggerty CL, Ness RB. Epidemiology, pathogenesis and treatment of pelvic inflammatory disease. *Expert Rev Anti Infect Ther* 2006;4:235–247.

Haggerty CL, Ness RB. Tratamiento quirúrgico de la enfermedad pélvica inflamatoria *Womens Health* 2008;4(4):383–397.

Hillier SL, Kiviat NB, Hawes SE, et al. Role of bacterial vaginosis-associated microorganisms in endometritis. *Am J Obstet Gynecol* 1996;175:435–441.

Johnson N, van Voorst S, Sowter MC, et al. Surgical treatment for tubal disease in women due to undergo in vitro fertilisation. *Cochrane Database Syst Rev* 2010;(1):CD002125.

Kreisel K, Torrone E, Bernstein K, et al. Prevalence of pelvic inflammatory disease in sexually experienced women of reproductive ge—United States, 2013–2014. *MMWR Morb Mortal Wkly Rep* 2017;66:80–83.

Lareau SM, Beigi RH. Pelvic inflammatory disease and tubo-ovarian abscess. *Infect Dis Clin North Am* 2008;22(4):693–708.

Leichliter JS, Chandra A, Sevgi OA. Correlates of self-reported pelvic inflammatory disease treatment in sexually experienced reproductive-aged women in the United States, 1995 and 2006–2010. *Sex Transm Dis* 2013;40:413–418.

Levenson RB, Pearson KM, Saokar A, et al. Image-guided drainage of tuboovarian abscesses of gastrointestinal or genitourinary origin: a retrospective analysis. *J Vasc Interv Radiol* 2011;22(5):678.

Mugo NR, Kiehlbauch JA, Nguti R, et al. Effect of human immunodeficiency virus-1 infection on treatment outcome of acute salpingitis. *Obstet Gynecol* 2006;107:807–812.

Ness RB, Hillier SL, Kip KE, et al. Bacterial vaginosis and risk of pelvic inflammatory disease. *Am J Obstet Gynecol* 2004;104:761.

Ness RB, Randall H, Richter HE, et al. Condom use and the risk of recurrent pelvic inflammatory disease, chronic pelvic pain, or infertility following an episode of pelvic inflammatory disease. *Am J Public Health* 2004;94:1327.

Ness RB, Soper DE, Holley RL, et al. Effectiveness of inpatient and outpatient treatment strategies for women with pelvic inflammatory disease: results from the Pelvic Inflammatory Disease Evaluation and Clinical Health (PEACH) randomized trial. *Am J Obstet Gynecol* 2002;186:929–937.

Sweet RL. Treatment of acute pelvic inflammatory disease. *Infect Dis Obstet Gynecol* 2011;2011:561909.

Sweet RL. Pelvic inflammatory disease: current concepts of diagnosis and management. *Curr Infect Dis Rep* 2012;14:194–203.

Tepper NK, Steenland MW, Gaffield ME, et al. Retention of intrauterine devices in women who acquire pelvic inflammatory disease: a systematic review. *Contraception* 2013;87:655–660.

CAPÍTULO 39

TRATAMIENTO QUIRÚRGICO DEL EMBARAZO ECTÓPICO

Katharine O'Connell White y Paula M. Castaño

Introducción
Factores de riesgo
Diagnóstico
Ecografía
Prueba de gonadotropina en suero
Aspiración diagnóstica

Laparoscopia diagnóstica
Embarazo tubario
Embarazo ectópico en la cicatriz de una cesárea
Embarazo intersticial
Embarazo ovárico

Embarazo cervical
Embarazo abdominal
Embarazo heterotópico
Embarazo en los cuernos rudimentarios (vestigiales)
Cuidados postoperatorios

INTRODUCCIÓN

El embarazo ectópico es la implantación de un óvulo fertilizado fuera de la cavidad uterina. Esta implantación puede ocurrir en cualquier parte de las vías reproductivas, más frecuentemente en la porción ampular de la tuba uterina o trompa de Falopio (fig. 39-1).

Las tasas de embarazo ectópico varían en función del numerador (embarazos ectópicos diagnosticados o aquellos que se diagnostican y tratan) y del denominador (todos los embarazos o solo los partos). Los análisis de una extensa base de datos sobre costos comerciales y la base de datos de los costos de Medicaid de 2002 a 2013 mostraron una tasa relativamente baja y estable de embarazo ectópico para las mujeres en edad reproductiva en los Estados Unidos (1-1.4% en proporción a todos los partos), aunque la tasa de embarazo ectópico aumentó sustancialmente con la edad.

La mortalidad materna por embarazo ectópico ha disminuido en los Estados Unidos y ahora es del 2.7% de las muertes relacionadas con el embarazo. Sin embargo, la morbilidad y la mortalidad siguen siendo altas entre las mujeres de minorías raciales y étnicas (comparada con la de las mujeres caucásicas), y entre las mujeres del estrato socioeconómico más bajo (que ya tienen una línea basal de riesgo más alta de complicaciones del embarazo). Estas disparidades pueden estar relacionadas en parte con el uso diferencial del tratamiento médico respecto al quirúrgico según etnia y seguro médico, y en términos más generales con las diferencias en el acceso a la atención.

Factores de riesgo

El factor de riesgo más frecuente es un embarazo ectópico previo. El riesgo de recurrencia del embarazo ectópico es aproximadamente del 10% después de un embarazo ectópico y aumenta por lo menos al 25% después de dos o más embarazos ectópicos previos. Otros factores de riesgo primarios incluyen daño a las tubas uterinas por enfermedad pélvica inflamatoria o cirugía tubaria previa (incluida la esterilización). Las mujeres no caucásicas tienen un riesgo mayor de embarazo ectópico. Los factores secundarios de riesgo incluyen edad mayor de 35 años, hábito tabáquico y múltiples compañeros sexuales durante la vida. Los resultados obstétricos previos de aborto espontáneo y aborto terapéutico no confieren un mayor riesgo de embarazo ectópico, tampoco la anticoncepción oral o el uso de anticoncepción de urgencia. El uso de dispositivos intrauterinos (DIU) es una protección global contra el embarazo ectópico, dado que la tasa de fracasos es de menos del 1%. Sin embargo, de los embarazos por fallo del DIU, entre el 25 y 50% son ectópicos. Los embarazos ectópicos en usuarias de DIU son más propensos a ubicarse en la tuba, los ovarios y el abdomen. Se presume que, si bien el DIU previene la implantación intrauterina, no protege frente a una implantación más distal. Incluso para las mujeres con tubas uterinas aparentemente sanas, el uso de técnicas de reproducción asistida, en especial la fertilización *in vitro*, aumenta el riesgo de embarazo ectópico. Es importante recordar que la mitad de las mujeres que presentan un embarazo ectópico no tienen factores de riesgo conocidos, por lo que el diagnóstico debe tenerse en cuenta en todas las mujeres en edad reproductiva que presentan síntomas.

DIAGNÓSTICO

Las mujeres con un embarazo ectópico pueden ser asintomáticas o presentar sangrado vaginal o dolor pélvico. Estos síntomas son inespecíficos; pueden ocurrir con un embarazo intrauterino viable o un aborto espontáneo y, por lo tanto, los síntomas por sí solos no pueden distinguir entre un embarazo normal y uno anómalo. Los calambres con

FIGURA 39-1 Sitios de embarazo ectópico. En la gran mayoría de las pacientes con un embarazo ectópico, el óvulo fecundado se implanta en una parte de la tuba uterina: las fimbrias, la ampolla o el istmo (modificado de Willis LM. *Health assessment made incredibly visual*, 3rd ed. Philadelphia, PA: Wolters Kluwer, 2016).

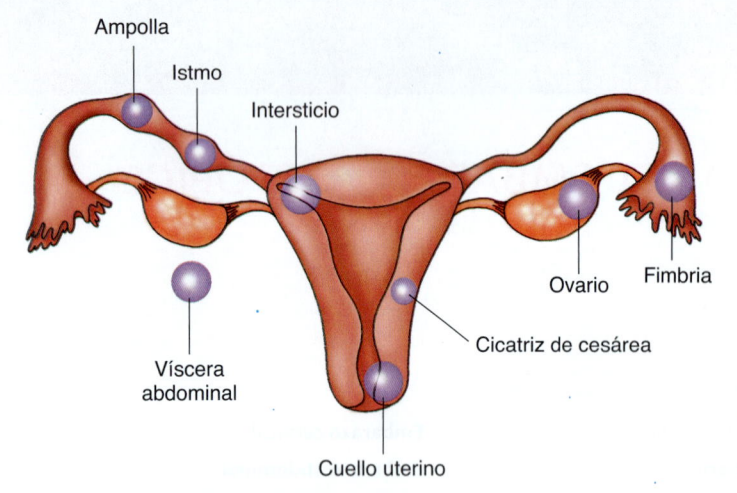

un embarazo ectópico pueden ser abdominales o pélvicos y difusos o lateralizados en el sector del embarazo anómalo. Las mujeres con estos síntomas deben considerarse en riesgo de embarazo ectópico hasta que se confirme dónde está localizado el embarazo. En el otro extremo del espectro, las mujeres con un embarazo ectópico roto pueden presentar dolor abdominal intenso, dolor a la descompresión y signos de choque, que incluyen hipotensión y taquicardia, por lo que requieren de cirugía de urgencia. Los estudios de detección de mujeres asintomáticas con embarazo ectópico no han demostrado ser rentables.

Ecografía

La ecografía es una herramienta invaluable para explorar la sospecha de embarazo ectópico, aunque se necesita un ecografista experimentado para realizar un examen cuidadoso de los anexos. Un embarazo intrauterino (EIU) debe ser visible a las 5 semanas de gestación. El saco gestacional aparecerá primero, seguido de un saco vitelino a las 5.5 semanas, y luego un embrión a las 6 semanas. Si el embarazo parece estar en el útero, se debe confirmar que el saco no está en el cuerno uterino, sobre la cicatriz de una cesárea previa o en el cuello uterino. La ecografía transvaginal (ETV) proporciona una mejor resolución del útero y los anexos que la imagen transabdominal. La sensibilidad de la ecografía transvaginal para el diagnóstico del embarazo ectópico varía del 73 al 93%, aunque depende de la edad gestacional del embrión y de la experiencia del ecografista.

Hay cuatro resultados posibles en una ecografía gestacional temprana (**fig. 39-2**):

1. *Embarazo intrauterino viable*. Presencia de un embrión con actividad cardíaca.
2. *Embarazo ectópico* (**fig. 39-3**). Los embarazos ectópicos pueden aparecer como una masa no quística, un anillo hiperecoico (signo de la rosquilla) o, con menos frecuencia, un saco gestacional extrauterino claro con o sin polo fetal y con o sin actividad cardíaca fetal.
3. *Embarazo intrauterino anómalo*. Se confirma un embarazo intrauterino (por la presencia de un saco gestacional con un saco vitelino), pero el embarazo parece anómalo, por ejemplo, un gran saco gestacional sin embrión o un embrión de más de 7 semanas sin actividad cardíaca.
4. *No diagnóstico, o embarazo de ubicación desconocida*. Incluye hallazgos inconclusos en la cavidad uterina o en los anexos. En la cavidad uterina puede encontrarse un "seudosaco gestacional", debido a un cilindro decidual, el cual puede confundirse con un saco amniótico; en ausencia de un saco vitelino, tales estructuras no pueden tomarse como diagnóstico de un embarazo intrauterino. Del 25-50% de las mujeres con un embarazo ectópico inicialmente consultan por un embarazo de ubicación desconocida, que no es un diagnóstico sino un estado temporal, antes de la determinación final de la ubicación del embarazo.

Prueba de gonadotropina en suero

Si no se puede visualizar la ubicación del embarazo en la ecografía, la concentración de la fracción β de la gonadotropina coriónica humana (hCG) en suero puede sugerir cuánto ha progresado el embarazo. Los hallazgos ecográficos de un embarazo intrauterino en desarrollo normal deben ser visibles mediante una ecografía transvaginal con una hCG de alrededor de 1500-2500 mUI/mL: la llamada "zona discriminatoria". Dadas las variaciones en las pruebas de hCG, el equipo ecográfico y la experiencia del ecografista, cada institución debe determinar sus propios umbrales discriminatorios para la detección ecográfica de un embarazo intrauterino.

Cuando la concentración inicial de hCG está *por debajo* de la zona discriminatoria, está indicado repetir la prueba de hCG en 48 h. Las concentraciones séricas de hCG aumentan de forma logarítmica al inicio del embarazo, hasta que alcanzan una meseta de aproximadamente 100 000 mUI/mL a las 10 semanas de gestación. El aumento esperado en el valor depende del nivel inicial; las concentraciones de hCG aumentarán más lentamente cuando el valor inicial sea alto (**tabla 39-1**). Los embarazos no viables, que pueden ser intrauterinos o ectópicos, tendrán tasas de incremento más lentas que estas estimaciones. Sin embargo, las tasas esperadas de aumento de hCG no descartan una gestación ectópica; alrededor del 50% de las mujeres con esta alteración

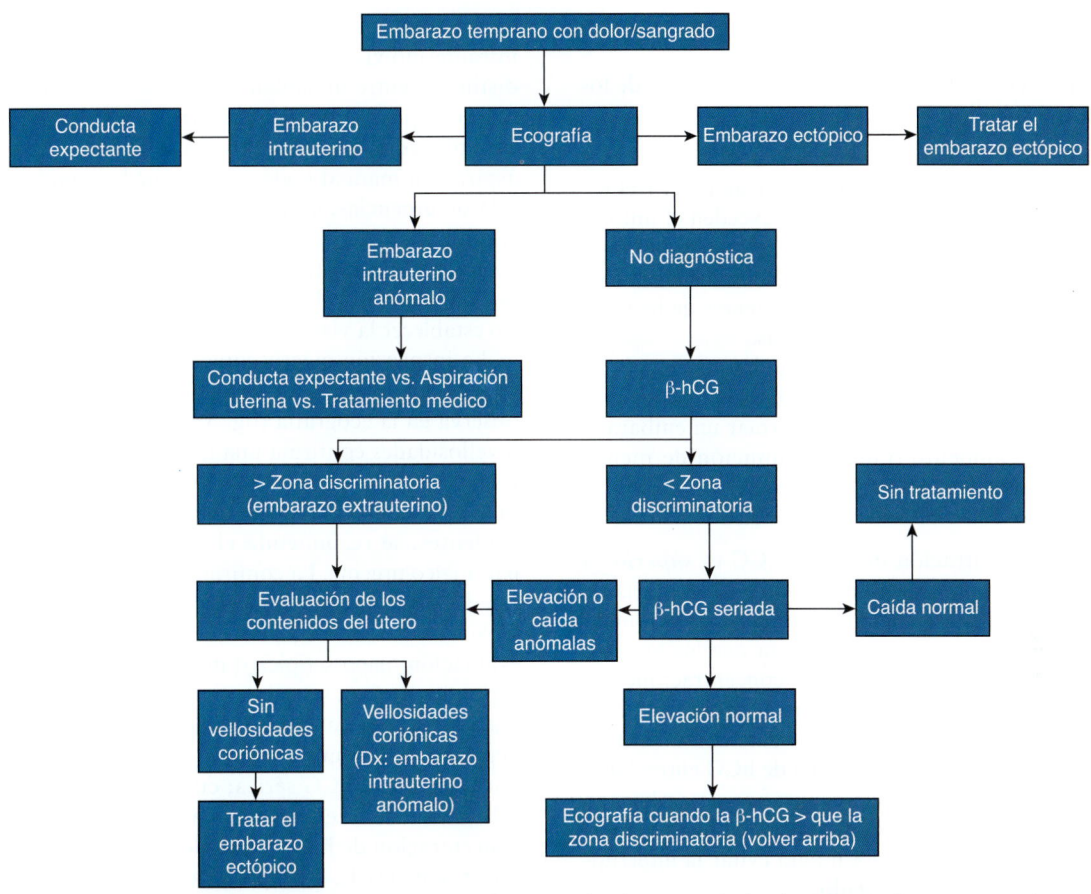

CAPÍTULO 39 TRATAMIENTO QUIRÚRGICO DEL EMBARAZO ECTÓPICO

FIGURA 39-2 Algoritmo para un embarazo de ubicación desconocida (Seeber BE, Barnhart KT. Ectopic pregnancy. *Obstet Gynecol* 2006;107(2):399–413. Copyright © 2006 by The American College of Obstetricians and Gynecologists. Reimpreso con autorización).

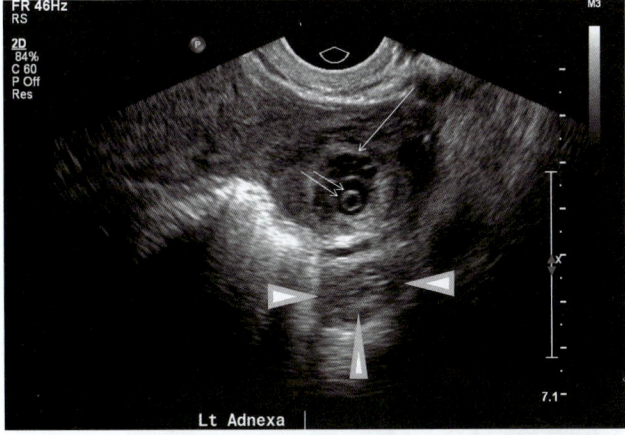

FIGURA 39-3 Embarazo ectópico tubario documentado mediante ecografía transvaginal. Imagen transversal de una ETV a través del anexo izquierdo que muestra un embarazo ectópico tubario con una masa quística extrauterina compleja que contiene el saco gestacional (*flecha*) y el saco vitelino (*flecha doble*) en el anexo izquierdo adyacente al ovario izquierdo (*puntas de flecha*). Obsérvese que el anillo del embarazo ectópico tubario es más ecogénico que el parénquima ovárico adyacente (Pope TL, Harris JH. *Harris & Harris' the radiology of emergency medicine*, 5th ed. Philadelphia, PA: Wolters Kluwer Health/Lippincott Williams & Wilkins, 2013. Figura 16.23B. Reimpreso con autorización).

TABLA 39-1
Tasa esperada de elevación de las concentraciones de hCG en embarazos tempranos

VALOR INICIAL DE hCG (mIU/ML)	1 DÍA DESPUÉS	2 DÍAS DESPUÉS	7 DÍAS DESPUÉS
100	1.37	1.84	6.43
500	1.29	1.64	4.28
1000	1.25	1.55	3.53
1500	1.23	1.49	3.12
2000	1.22	1.46	2.86
2500	1.20	1.43	2.66
3000	1.19	1.40	2.50
3500	1.18	1.38	2.38
4000	1.18	1.36	2.27
4500	1.17	1.35	2.17
5000	1.16	1.33	2.09

Los datos representan el aumento previsto (múltiplos del valor inicial) en el primer percentil para mujeres con embarazos intrauterinos en curso.
hCG, human chorionic gonadotropin (gonadotropina coriónica humana).
Barnhart KT. Differences in serum human chorionic gonadotropin rise in early pregnancy by race and value at presentation. *Obstet Gynecol* 2016;128(3):504–511. Copyright © 2016 by The American College of Obstetricians and Gynecologists. Reimpreso con autorización.

presentan concentraciones crecientes de hCG y un 50% presentan valores decrecientes de la hormona.

Repetir la prueba de hCG en 48 h dará lugar a uno de los siguientes tres resultados:

1. *Elevación esperada.* Si la concentración de hCG está aumentando como se esperaba, se puede repetir el estudio ecográfico cuando los valores exceden el umbral discriminatorio.
2. *Caída esperada.* Los embarazos intrauterinos anómalos deberán tener concentraciones decrecientes de hCG de aproximadamente el 21-35% en 2 días.
3. *Elevación y caída anómalas.* Cuando las concentraciones de hCG aumentan o disminuyen a un ritmo más lento de lo esperado, se puede confirmar un embarazo anormal. Un aumento o una disminución de menos del 10-15% pueden considerarse valores estancados y deben tratarse como un aumento o caída anómalos.

Cuando la concentración inicial de hCG es *superior* a la de la zona discriminatoria, la ausencia en la ecografía de un embarazo intrauterino sugiere una gestación anómala o ectópica. Es importante tener en cuenta que las mujeres con gestaciones múltiples pueden tener concentraciones de hCG muy superiores a 2 000 mUI/mL antes de visualizar un saco gestacional. En el caso de una paciente con un embarazo deseado, una concentración inicial de hCG entre 2 000 y 3 500 mUI/mL y sin evidencia ecográfica de embarazo intrauterino, aunque pueda sospecharse un embarazo anormal, se debe repetir la hCG en 48 h para evitar la interrupción de un embarazo normal deseado.

La concentración de progesterona sérica tiene una utilidad limitada, ya que no puede discriminar de manera confiable entre un aborto espontáneo y un embarazo ectópico, aunque un valor inferior a 5 ng/mL es diagnóstico de un embarazo anómalo.

Aspiración diagnóstica

Por lo tanto, un embarazo anormal puede diagnosticarse con una hCG inicial alta (superior a 3 500 mUI/mL) y sin embarazo visible en la ecografía, o pruebas de hCG en serie alteradas (valores en aumento, caída o estancamiento inapropiados). En el último caso, los valores de hCG pueden nunca alcanzar el umbral discriminatorio, pero un embarazo intrauterino viable puede descartarse razonablemente. Para distinguir entre un embarazo fallido temprano y un embarazo ectópico se puede realizar una aspiración con vacío. Este procedimiento diagnóstico se puede realizar mediante aspiración manual o eléctrica y puede completarse en una sala de urgencias, un entorno ambulatorio o un quirófano según la política institucional. La otra indicación para una aspiración diagnóstica en un embarazo de ubicación desconocida es cuando el embarazo no es deseado y no es necesario establecer la viabilidad antes de la interrupción.

La inspección macroscópica del tejido puede revelar un saco gestacional o vellosidades coriónicas, incluso si no se observa en la ecografía (**fig. 39-4**). La presencia de un saco o vellosidades confirma una gestación intrauterina, y no se requieren más estudios para un embarazo ectópico. Si un saco gestacional o vellosidades no son macroscópicamente evidentes, se recomienda el seguimiento con un examen patológico urgente. La confirmación de la presencia de vellosidades descartará un embarazo ectópico.

Si las vellosidades coriónicas no se confirman mediante la evaluación macroscópica o microscópica del contenido del aspirado uterino, se requieren más pruebas, ya que la evaluación patológica de las vellosidades puede ser falsamente negativa en un embarazo muy temprano. En este caso, se puede medir la hCG sérica; cuando se extraen células trofoblásticas del útero, confirmadas o no por inspección, la concentración de hCG probablemente disminuirá al menos un 15% en las 12-24 h posteriores a la aspiración. Si no se observan vellosidades confirmatorias, se debe seguir controlando la reducción de las concentraciones de hCG hasta que sean indetectables, ya que el riesgo de rotura de un embarazo ectópico sigue incluso con los valores bajos o decrecientes. Si las concentraciones de hCG se estabilizan o aumentan durante este lapso, es muy probable que se trate de un embarazo ectópico.

No se debe continuar controlando las concentraciones de hCG una vez que se ha identificado una tendencia anómala. Cuando las concentraciones de hCG en serie no aumentan a la tasa mínimamente esperada en la **tabla 39-1**, es más probable que se trate (en el 99% de los casos) de un aborto espontáneo o de una gestación ectópica. Las mediciones

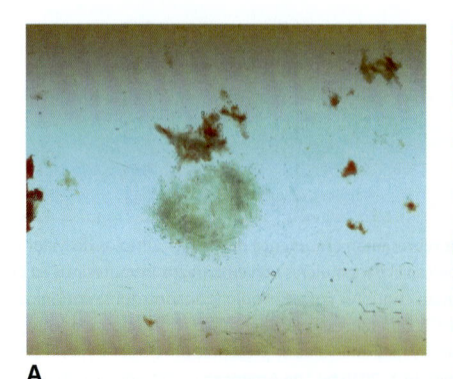

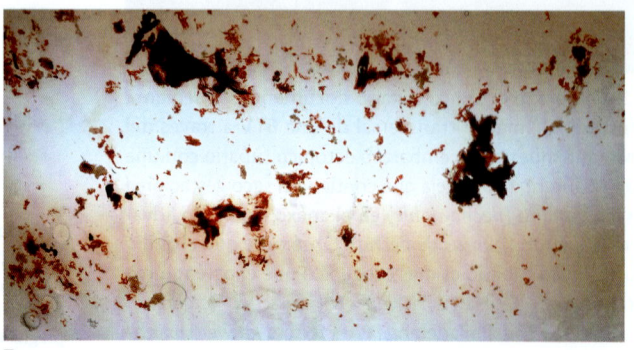

FIGURA 39-4. Aspiración diagnóstica. **A.** Aspiración uterina que muestra vellosidades coriónicas y un pequeño saco gestacional. **B.** Tejido desidual sin vellosidades coriónicas (imágenes cortesía de la Dra. Katharine White).

adicionales de las concentraciones séricas de hCG no contribuyen con el diagnóstico y pueden retrasar el reconocimiento de un embarazo ectópico.

Laparoscopia diagnóstica

La laparoscopia diagnóstica puede estar indicada en las pacientes que no desean esperar los resultados de las pruebas de suero adicionales, especialmente si se sospecha una masa anexial, o en personas que probablemente no cumplan con el seguimiento. Además, la cirugía es el tratamiento óptimo si hay signos peritoneales, sangre en el fondo de saco o cerca del hígado en la ecografía. Si no se observa un embarazo ectópico en la ecografía, se debe comentar a las pacientes sometidas a laparoscopia que la cirugía puede no representar un tratamiento definitivo (si el embarazo en sí no se puede observar y luego extirpar). Si la laparoscopia no establece un diagnóstico claro, se justifica un seguimiento continuo.

EMBARAZO TUBARIO

Los embarazos ectópicos se localizan con mayor frecuencia en las tubas uterinas y se tratan cada vez más con metotrexato (MTX). Los análisis de los datos de reclamaciones de seguros revelan que el tratamiento médico del embarazo ectópico ha aumentado, pasando del 15% en 2006 al 27% en 2015, con una disminución simultánea en el tratamiento quirúrgico. Se puede considerar el MTX intramuscular para pacientes hemodinámicamente estables, que no presentan contraindicaciones absolutas y están dispuestas a cumplir con la vigilancia continua hasta la resolución completa del embarazo. Las contraindicaciones absolutas para la terapia médica incluyen lactancia, inmunodeficiencia, hepatopatías, alteraciones hemáticas, enfermedad pulmonar intersticial, sensibilidad al MTX, úlcera péptica y disfunción renal. El tratamiento médico puede ser preferible en pacientes con contraindicaciones para la cirugía, como enfermedad grave de adherencias pélvicas y alteraciones asociadas.

El tratamiento quirúrgico es obligatorio cuando las pacientes muestran signos de inestabilidad hemodinámica. Los cirujanos deben tomar dos decisiones al determinar el abordaje quirúrgico óptimo para un embarazo tubario: el tipo de ingreso (laparoscopia frente a laparotomía) y el procedimiento específico (una salpingostomía tubaria "conservadora", fig. 39-5, frente a la más "radical" salpingectomía, fig. 39-6).

La laparoscopia es el abordaje quirúrgico óptimo cuando la realiza un cirujano experimentado, incluso en el caso de un embarazo ectópico roto. Cuando se comparó la salpingostomía mediante laparoscopia y laparotomía en estudios controlados aleatorizados, la laparoscopia tuvo como resultado un costo general más bajo con un tiempo quirúrgico más corto, una menor pérdida de sangre y una estancia y un tiempo de recuperación más cortos. La permeabilidad tubaria, el embarazo intrauterino posterior y las tasas de embarazo ectópico recurrente fueron similares para ambos tipos de entrada. La conversión de laparoscopia a laparotomía es rara: alrededor del 1% de los casos.

En una revisión sistemática de los resultados de fertilidad después de la salpingostomía frente a salpingectomía, dos estudios controlados aleatorizados reclutaron 575 mujeres; el embarazo intrauterino posterior y las tasas de embarazo ectópico recurrente a 24 y 36 meses fueron similares. La salpingostomía requiere conversión en salpingectomía en caso de sangrado intraoperatorio persistente en hasta el 20% de los casos. La salpingostomía también se asocia con un riesgo del 3-20% de trofoblasto persistente, que requiere control continuo, reoperaciones (4%) o administración de MTX.

El abordaje quirúrgico ideal depende de los antecedentes de la paciente y los deseos futuros de fertilidad, las preferencias de la paciente y del cirujano, así como de los hallazgos intraoperatorios. Como la salpingostomía no produce una

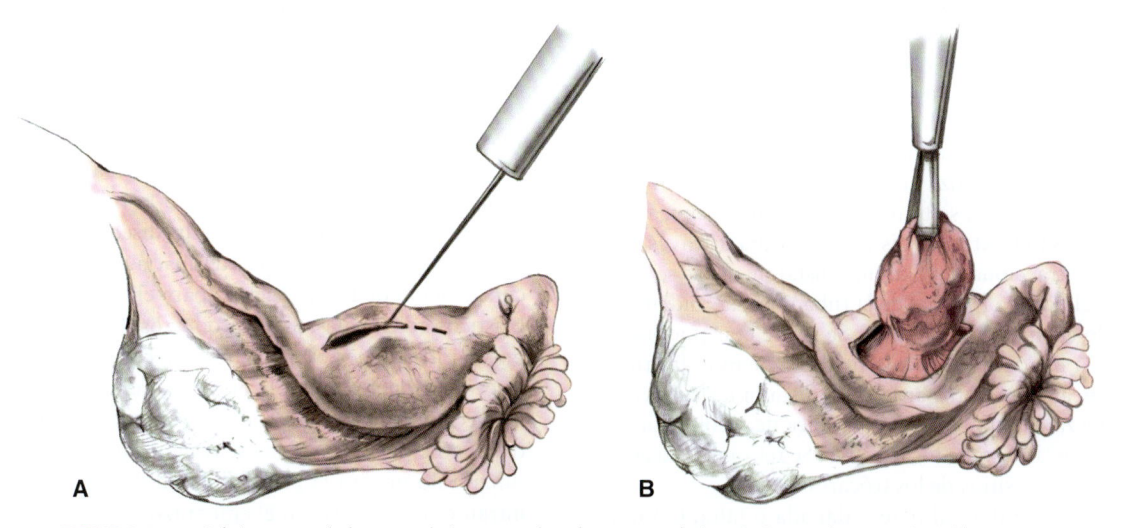

FIGURA 39-5 Salpingostomía laparoscópica para el embarazo ectópico. **A.** Se emplaza una incisión con un electrobisturí monopolar fino a lo largo del borde antimesentérico de la tuba uterina. **B.** La masa trofoblástica se extirpa con pinzas.

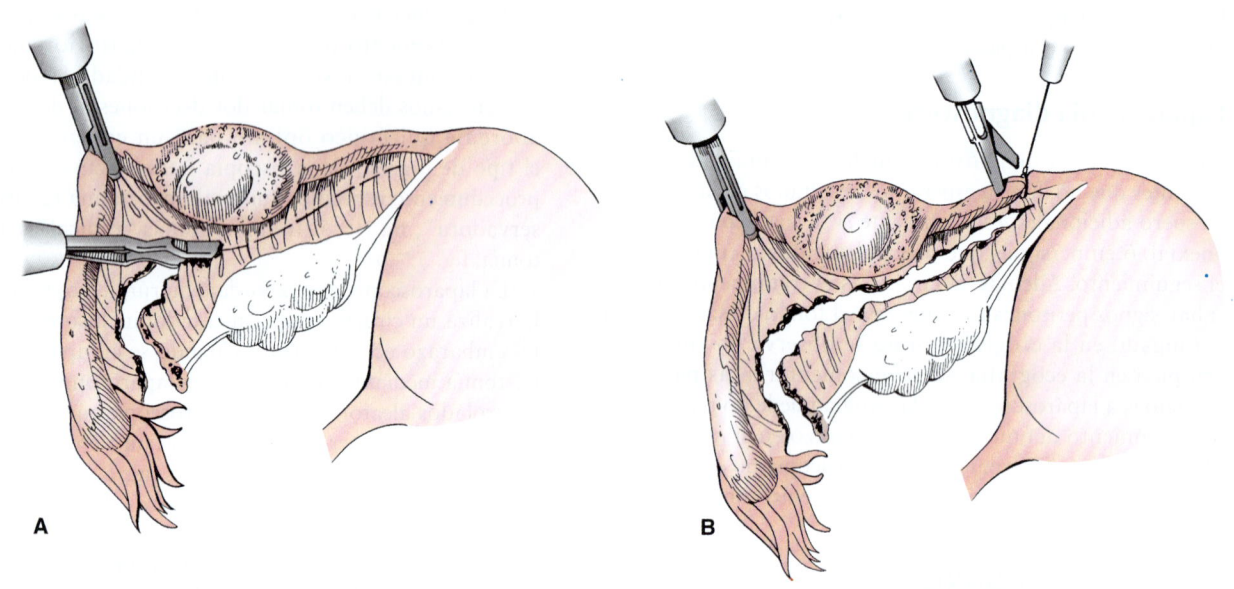

FIGURA 39-6 Técnicas de salpingectomía laparoscópica con cauterio bipolar y resección. **A.** Se diseca y corta el tejido de forma seriada a través del mesosálpinx hacia el istmo tubario con un dispositivo electroquirúrgico, cuidando de evitar comprometer la irrigación del ovario. **B.** Se pinza la tuba en su borde proximal, se diseca y se secciona.

mayor tasa de embarazo intrauterino espontáneo posterior y puede requerir la administración concurrente o ulterior de MTX para prevenir o controlar el tejido trofoblástico persistente, la salpingectomía laparoscópica es el abordaje quirúrgico preferido si la tuba contralateral parece sana. Esta preferencia se refleja en los datos de reclamos a los seguros de salud, que muestran un aumento en la salpingectomía en comparación con la salpingostomía del 87% en 2006 al 94% en 2015.

La técnica para la salpingectomía laparoscópica se resume en el cuadro 39-1. Después de ingresar en la cavidad abdominopélvica mediante el abordaje laparoscópico preferido, se toma el extremo distal de la tuba uterina con pinzas romas para exponer el mesosálpinx. Si es necesario, se debe realizar la adherenciólisis. Si se usa un dispositivo electroquirúrgico, se coloca a través del mesosálpinx, cerca de la tuba uterina para evitar el compromiso de la irrigación del ovario. Se realiza una disección y corte en serie en dirección del istmo tubario. Se pinza la tuba en su borde proximal, se diseca y se secciona. Si se usan ligaduras endoscópicas preligadas, se pasa el extremo distal de la tuba a través de la ligadura y se tracciona del extremo distal mientras se ajusta el nudo en el borde proximal de la tuba uterina, cuidando de incluir todo el embarazo ectópico. Se repite la maniobra con una segunda ligadura distal a la primera. Se usan las tijeras laparoscópicas para extirpar la tuba distal a las suturas. Se coloca la pieza en una bolsa endoscópica de recolección y se extrae a través de uno de los trócares. Se retira el instrumental y se cierran los sitios de los trócares.

Si la tuba contralateral parece dañada o falta, la salpingostomía laparoscópica representa un abordaje alternativo para la preservación de la fertilidad. Dada la elevada tasa de tejido trofoblástico persistente con este método, debe administrarse MTX sistémico profiláctico dentro de las 24 h posteriores a la cirugía y se deben controlar las concentraciones séricas de hCG hasta que no se puedan detectar.

La técnica para la salpingostomía laparoscópica se resume en el cuadro 39-1. Tras ingresar en la cavidad abdominopélvica mediante el abordaje laparoscópico preferido, se tracciona el extremo distal de la tuba con pinzas romas. Para reducir al mínimo la necesidad de electrocoagulación para hemostasia, se inyectan 5-10 mL de vasopresina, 5 unidades diluidas en 20 mL de solución salina normal, en el mesosálpinx proximal y distal al embarazo ectópico. Debido a su efecto vasoconstrictor, las contraindicaciones relativas de la vasopresina incluyen antecedentes de coronariopatías, insuficiencia cardíaca, nefritis crónica, migrañas, trastornos convulsivos y asma; se debe tener cuidado de no inyectar vasopresina directamente en los vasos sanguíneos. Se realiza una incisión para la salpingostomía en la parte más prominente del lado antimesentérico de la tuba uterina. Se usan presión, pinzas, aspiración o hidrodisección para separar el tejido trofoblástico de la pared tubaria. Se irriga la luz tubaria con solución de Ringer lactato para eliminar los restos trofoblásticos adicionales. Si los productos de la concepción no se pueden identificar claramente, se recogen los coágulos para su evaluación. Se coloca la pieza en una bolsa endoscópica de recolección y se extrae a través de uno de los trócares. Se controla la hemostasia mediante coagulación bipolar. La sutura tubaria no mejora la permeabilidad de la tuba, el embarazo intrauterino posterior o el embarazo ectópico recurrente. La tuba se deja cicatrizar por segunda intención. Se retira el instrumental y se cierran los sitios de los trócares.

CUADRO 39-1 PASOS DEL PROCEDIMIENTO

Salpingectomía vía laparoscópica

- Tomar el extremo distal de la tuba con pinzas atraumáticas para exponer el mesosálpinx.

Con un dispositivo electroquirúrgico

- Colocar el dispositivo electroquirúrgico a través del mesosálpinx distal, cerca de la tuba para evitar comprometer la irrigación del ovario.
- A medida que se avanza a través del mesosálpinx hacia el istmo tubario, se diseca y se secciona el tejido.
- Colocar una pinza en la tuba en su extremo proximal; se diseca y extirpa la tuba.

Con ligaduras endoscópicas preparadas

- Pasar el extremo distal de la tuba por la ligadura.
- Ajustar el nudo en el extremo proximal de la tuba uterina.
- Colocar una segunda ligadura distal a la primera.
- Extirpar la tuba distal a las suturas.
- Colocar la pieza en una bolsa endoscópica y extraerla.

Salpingostomía

- Tomar el extremo distal de la tuba con pinzas atraumáticas.
- Inyectar vasopresina diluida en el mesosálpinx.
- Emplazar una incisión lineal sobre el lado antimesentérico de la tuba distendida en el sitio donde se crea que está el embarazo ectópico.
- Extraer los productos de la concepción de forma roma usando presión, pinzas, aspiración e hidrodisección.
- Irrigar la luz tubaria con solución de Ringer lactato para terminar de eliminar los restos trofoblásticos.
- Si los productos de la concepción no se pueden identificar claramente, se recogen los coágulos para su evaluación.
- En una laparoscopia, la pieza se coloca en una bolsa endoscópica y se extrae.
- Controlar la hemostasia mediante coagulación bipolar.
- La tuba se deja cicatrizar por segunda intención.

La salpingostomía no debe realizarse en el contexto de un embarazo ectópico recurrente en la misma tuba, una tuba muy dañada o un embarazo ectópico en una mujer que ha completado la maternidad.

Cuando se opera a una mujer con un embarazo ectópico y antecedentes de un procedimiento previo de esterilización tubaria bilateral, la mejor práctica para reducir el riesgo de futuros embarazos ectópicos es realizar una salpingectomía total en los restos tubarios de ambos lados; se han confirmado fístulas tuboperitoneales en el lado contralateral.

Las pacientes con contraindicaciones para la laparoscopia, como una enfermedad de adherencias pélvicas grave, pueden ser adecuadas para el tratamiento mediante minilaparotomía, que se asocia con una tasa más baja de íleo e infección de la herida, un tiempo operatorio más corto y una hospitalización más breve que la laparotomía.

EMBARAZO ECTÓPICO EN LA CICATRIZ DE UNA CESÁREA

El embarazo en la cicatriz de una cesárea previa es un tipo raro de embarazo ectópico, hasta el 6% de todas las gestaciones ectópicas, que ocurre cuando un embarazo se implanta dentro del miometrio en el sitio de una histerotomía previa y puede ocurrir incluso después de una sola cesárea previa. El embarazo en la cicatriz de una cesárea es de particular preocupación, ya que las tasas de cesárea aumentan en todo el mundo. La incidencia del embarazo en la cicatriz de una cesárea es de 1 por cada 2216 partos y puede ser tan alta como 1 por cada 531 mujeres con una cesárea previa.

El diagnóstico es difícil, ya que un embarazo en la cicatriz de una cesárea previa puede confundirse con un embarazo normal de implantación baja, un embarazo ectópico cervical o un aborto espontáneo en progreso. Los criterios ecográficos, descritos por primera vez por Godin y cols. en 1997, incluyen (**fig. 39-7**) los siguientes:

- **Un útero y un conducto cervical vacíos**
- Un saco gestacional o tejido placentario en la pared anterior del istmo uterino
- Discontinuidad en la pared uterina anterior
- Ausencia o disminución del miometrio entre el saco gestacional o tejido placentario y la vejiga

Un criterio adicional es la presencia de flujo Doppler de color alrededor del saco gestacional.

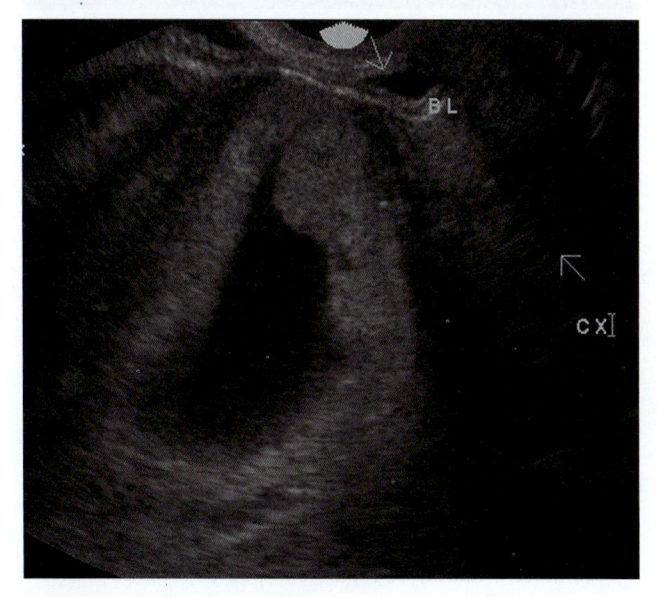

FIGURA 39-7 Imagen ecográfica de un embarazo ectópico en la cicatriz de una cesárea previa (imagen cortesía de la Dra. Paula Castaño). BL, *bladder lining* (borde vesical); CX, *cervix* (cuello uterino).

Timor-Tritsch y cols. evaluaron un criterio para ayudar a diferenciar el embarazo en la cicatriz de una cesárea y el embarazo intrauterino temprano: en embarazos de menos de 11 semanas de gestación, una ubicación baja del centro del saco gestacional en relación con el eje del punto medio del útero demuestra una alta precisión diagnóstica para el embarazo en la cicatriz de una cesárea. El diagnóstico preciso es clave, ya que un diagnóstico falso negativo puede provocar una morbilidad grave que incluye hemorragia, transfusiones de sangre, rotura uterina e histerectomía de urgencia.

Los objetivos del tratamiento son la prevención de complicaciones y la preservación de la fertilidad futura cuando se desee. La mayoría de las opciones terapéuticas publicadas son de series de casos. Aún no se ha determinado el mejor abordaje, pero los resultados de las revisiones sistemáticas indican que es preferible el tratamiento quirúrgico al médico (debido al riesgo de hemorragia, ya que el tejido trofoblástico vascularizado se degenera después del tratamiento médico). Dos abordajes quirúrgicos recomendados para el tratamiento del embarazo en la cicatriz de una cesárea son la histerotomía y la histeroscopia. Ambas requieren experiencia. La histerotomía, en especial por vía laparoscópica, es preferible porque permite la extracción del embarazo y la reparación del defecto miometrial. Es el abordaje quirúrgico preferido cuando el espesor de la pared miometrial entre el saco y la vejiga es menor de 3 mm y también es el abordaje obligatorio cuando se sospecha una rotura uterina. La histerotomía es exitosa en el 92% de los casos y tiene una tasa de histerectomía de menos del 2%.

La técnica para la resección laparoscópica de un embarazo ectópico en la cicatriz de una cesárea se resume en el **cuadro 39-2**. Tras ingresar en la cavidad abdominopélvica a través del abordaje laparoscópico preferido, se realiza una disección cortante y roma para liberar la vejiga de la cara anterior del útero al nivel del peritoneo vesicouterino. La ligadura de las ramas ascendentes de los vasos uterinos puede ayudar a controlar la hemostasia. Se identifican las áreas de la cicatriz de la cesárea y se realiza una histerotomía. Se extrae el tejido gestacional y se coloca la muestra en una bolsa endoscópica, la cual se extrae a través de un trócar laparoscópico. La serosa y el miometrio alrededor del sitio del embarazo se resecan hasta que se observa la anatomía normal. Se controla la hemostasia mediante coagulación bipolar. El defecto uterino se repara con puntos separados de material absorbible 0. Se retira el instrumental y se cierran los sitios de los trócares.

Las pacientes con contraindicaciones para la laparoscopia, como enfermedad grave de adherencias pélvicas, pueden ser tratadas con una histerotomía a través de minilaparotomía. Un abordaje transvaginal por medio de una colpotomía anterior parece prometedor, con una tasa de complicaciones inferior al 1% en series de casos limitadas, pero requiere un cirujano experto en intervenciones transvaginales; se necesita más investigación antes de que pueda recomendarse como un abordaje alternativo a la histerotomía.

Se puede considerar la histeroscopia cuando el grosor de la pared miometrial entre el saco y la vejiga es de 3 mm o mayor. La extirpación histeroscópica, con o sin guía ecográfica o laparoscópica, tiene tasas de complicaciones bajas del 3-20%, pero puede ser necesario un tratamiento secundario en el 17-61% de los casos.

La técnica para la cirugía histeroscópica comienza colocando a la paciente en posición de litotomía dorsal. Se introduce un histeroscopio para confirmar la ubicación del tejido gestacional. Los vasos del sitio de implantación se electrocoagulan con un electrodo rodante bipolar histeroscópico. Los contenidos uterinos se extraen o aspiran. Se vuelve a introducir el histeroscopio para confirmar que el tejido gestacional ha sido eliminado. Se controla la hemostasia con el electrodo de bola rodante. Se retira el instrumental y se coloca a la paciente en posición supina.

La literatura médica incluye informes de modalidades terapéuticas combinadas, y los tratamientos pueden evolucionar para incluir una combinación de abordajes menos invasivos además del tratamiento quirúrgico. A medida que el número de casos publicados de embarazo en la cicatriz de una cesárea aumenta cada año, los cirujanos deben revisar la bibliografía más reciente disponible para determinar si ha surgido una nueva modalidad como una alternativa razonable a la histerotomía o la histeroscopia.

Si bien se considera un procedimiento de último recurso, la histerectomía puede ser necesaria para las mujeres con hemorragia incontrolable, que no desean fertilidad futura o que tienen alteraciones uterinas para las cuales la histerectomía puede ser curativa (p. ej., miomas sintomáticos grandes o adenomiosis).

Como el embarazo en la cicatriz de una cesárea puede compartir la patogenia con una placenta patológicamente adherente, no es sorpresa que existan informes de partos exitosos después del tratamiento expectante del embarazo en la cicatriz de una cesárea. El tratamiento expectante es una

---

CUADRO 39-2 PASOS DEL PROCEDIMIENTO

Resección de un embarazo ectópico en la cicatriz de una cesárea previa por vía laparoscópica

- Liberar la vejiga de la cara anterior del útero en el nivel del peritoneo vesicouterino.
- Si se desea, se pueden ligar las ramas ascendentes de los vasos uterinos para un mejor control hemostático.
- Identificar y abrir el área del embarazo ectópico en la cicatriz.
- Extirpar el tejido gestacional.
- Retirar los productos de la concepción en una bolsa endoscópica.
- Delimitar el defecto que dejó el embarazo en la cicatriz y resecar la serosa y el miometrio alrededor hasta que se observe una anatomía normal.
- Controlar la hemostasia mediante coagulación bipolar.
- El defecto uterino se repara con puntos separados de material absorbible 0.

opción solo si la mujer acepta el enorme riesgo de morbilidad (54-70%), incluida la pérdida del embarazo y la pérdida de la fertilidad futura. El aborto espontáneo en mujeres bajo tratamiento expectante es frecuente, y a menudo se requiere una intervención de urgencia.

No se recomienda el tratamiento médico con MTX sistémico de forma exclusiva debido a su alta probabilidad de fracaso (75-91%), su tasa de complicaciones del 13-62% y su tasa de histerectomía del 4%. Del mismo modo, la embolización de la arteria uterina por sí sola tiene una alta tasa de fracasos (82%), una elevada tasa de complicaciones (80%), un posible impacto adverso en un embarazo posterior y exige un radiólogo intervencionista. La aspiración con vacío sola tiene tasas inaceptablemente altas de complicaciones (21-63%) e histerectomía (7%).

EMBARAZO INTERSTICIAL

El embarazo intersticial es una variante rara y difícil de diagnosticar del embarazo ectópico, que representa el 2-4% de todas las gestaciones ectópicas, con una tasa de mortalidad de hasta el 2.5%. La porción intramural de la tuba uterina es relativamente gruesa y tiene una capacidad significativamente mayor para expandirse antes de la rotura que la porción distal de la tuba. En consecuencia, un embarazo intersticial puede permanecer asintomático hasta las 7-16 semanas de gestación. La anastomosis vascular prominente de las arterias uterinas y ováricas en esta área aumenta los riesgos de morbilidad y mortalidad, por lo que una rotura puede provocar una hemorragia catastrófica. Los factores de riesgo para el embarazo intersticial son similares a los de cualquier gestación ectópica; el único factor de riesgo exclusivo del embarazo intersticial es una salpingectomía homolateral.

Los términos *embarazo cornual* y *embarazo intersticial* a menudo se usan indistintamente en la literatura médica y en la práctica clínica. La confusión aumenta porque la cirugía para un embarazo intersticial se llama *resección cornual*. Un embarazo *intersticial* se produce cuando el óvulo fecundado se implanta en la sección más proximal de la tuba uterina que está rodeada de miometrio. Un embarazo ectópico *cornual*, por otro lado, se refiere a un embarazo que se encuentra en la cavidad uterina superior y lateral. Dada la diferencia en el tratamiento y los resultados entre las dos ubicaciones del embarazo, los autores recomiendan que la designación "cornual" se reserve para embarazos intrauterinos ubicados en el cuerno de un útero unicorne o bicorne. Un término usado con menos frecuencia es *embarazo angular*, que se refiere a un tipo de embarazo intrauterino en el que la implantación se produce en los ángulos laterales del útero, medial al orificio interno de la tuba uterina. Una diferenciación entre el embarazo angular y el intersticial es que el primero se halla en dirección medial al ligamento redondo. Aunque muchos embarazos angulares darán lugar a abortos espontáneos, algunos llegarán a término, por lo que esta variante del embarazo no tiene la misma necesidad de intervención rápida que el embarazo intersticial.

La ecografía transvaginal de alta resolución permite el diagnóstico del embarazo intersticial en las gestaciones tempranas, a menudo antes de que aparezcan los síntomas (**fig. 39-8A-C**). Muchos autores han sugerido criterios ecográficos para el diagnóstico del embarazo intersticial (Ackerman y cols., 1993; Jafri y cols., 1987; Timor-Tritsch y cols., 1992), que incluyen los siguientes:

- **Ausencia de embarazo intrauterino**
- Un saco coriónico separado y al menos 1 cm del borde lateral de la cavidad uterina
- Una capa delgada de miometrio que rodea el saco gestacional y mide menos de 5 mm
- El "signo de la línea intersticial", una línea ecogénica que se extiende desde la cavidad endometrial hasta el cuerno uterino, adyacente a la masa o al saco gestacional (*véase* fig. 39-8C)

A pesar de estos criterios, el embarazo intersticial a menudo pasa inadvertido; en algunas series se pudo alcanzar el diagnóstico correcto antes de la cirugía en solo el 56-71% de los casos informados.

Hay muy pocos datos a largo plazo sobre la seguridad relativa o los resultados de la fertilidad para los abordajes conservadores o quirúrgicos.

En las pacientes hemodinámicamente estables con embarazo intersticial, el tratamiento quirúrgico recomendado por un cirujano laparoscópico experimentado es el abordaje conservador. El tratamiento quirúrgico también está indicado cuando la paciente no está interesada en el tratamiento médico, este ha fracasado o en casos de embarazo intersticial recurrente. La laparoscopia ofrece varias ventajas sobre la laparotomía, incluida una menor pérdida de sangre, una hospitalización más corta y una recuperación más rápida.

Un componente clave del abordaje mínimamente invasivo es el control hemostático, ya que la pérdida de sangre es mayor en los casos realizados sin técnicas dirigidas a reducir el sangrado. El otro componente clave es un cierre miometrial suficiente, tanto para lograr la hemostasia como para prevenir la rotura uterina en un embarazo posterior. Las suturas hemostáticas, ya sean en "8" o en saco de tabaco, lograrán el cierre miometrial en uno o dos planos.

El abordaje quirúrgico preferido para el embarazo intersticial es una cornuostomía laparoscópica (llamada así debido a la ubicación anatómica general del embarazo). Hay pocos estudios que comparen estas técnicas en términos de seguridad a corto plazo o resultados a largo plazo, incluido el riesgo relativo de rotura uterina en un embarazo posterior. En revisiones retrospectivas, la cornuostomía tiene resultados terapéuticos y de fertilidad comparables a los de la resección cornual, y el tiempo quirúrgico es significativamente más corto para los procedimientos de cornuostomía. Curiosamente, no hubo diferencias en la incidencia de embarazo intersticial persistente entre los grupos, lo que sugiere que la resección cornual no previene por completo el embarazo intersticial persistente.

Para realizar una cornuostomía laparoscópica, primero se inyecta vasopresina diluida circunferencialmente en el miometrio que rodea al embarazo ectópico hasta que se observa

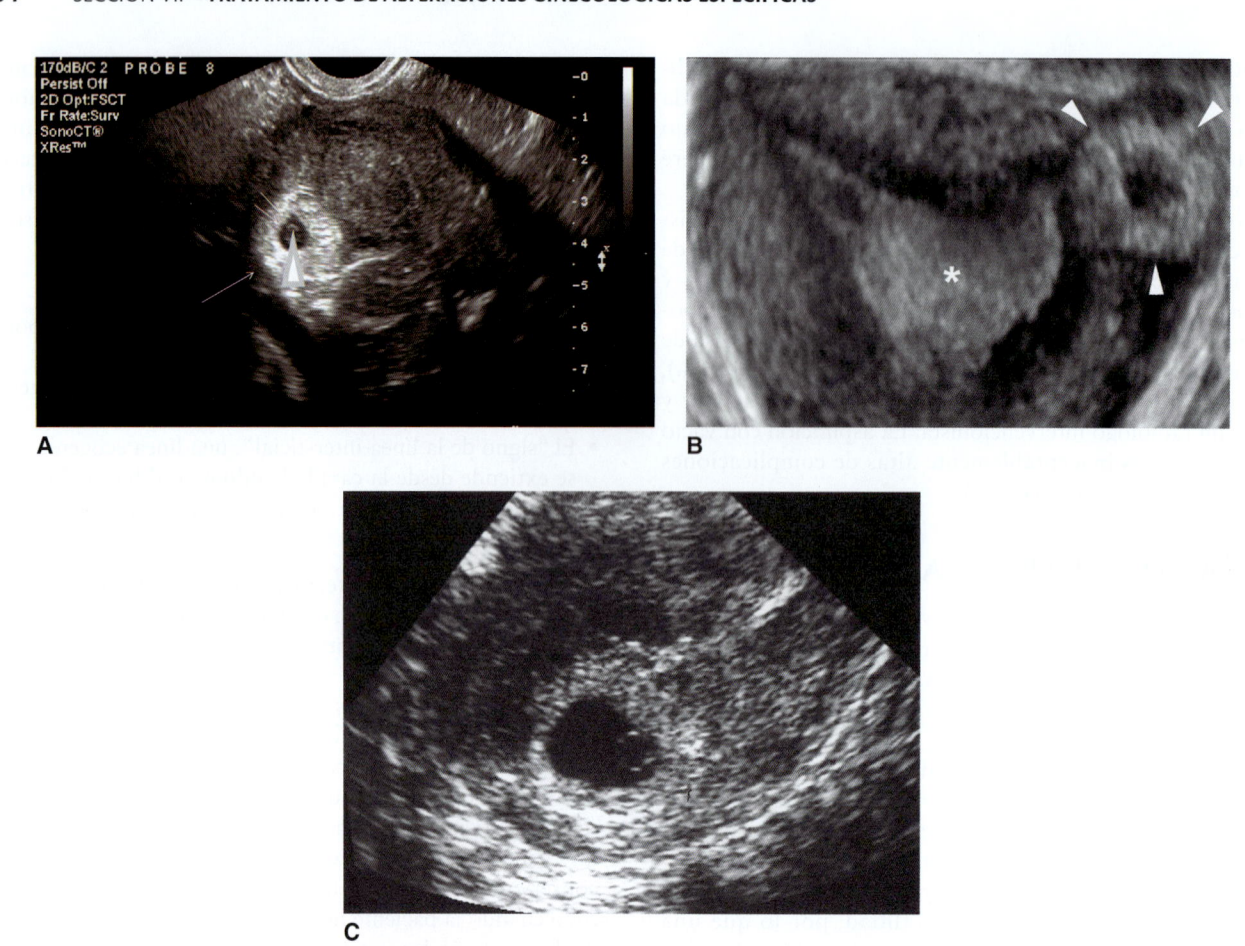

FIGURA 39-8 Imágenes ecográficas de embarazos intersticiales. **A.** Ectópico intersticial. Imagen transversal de ETV a través del fondo uterino superior que muestra un anillo ecogénico (*flecha*), el saco gestacional (*flecha doble*) y el saco vitelino (*punta de flecha*) de un embarazo ectópico dentro de la porción intersticial de la tuba uterina. Los signos ecográficos de un implante ectópico intersticial en este caso incluyen la ubicación extremadamente excéntrica del saco gestacional dentro del útero y la falta de un reborde discreto de miometrio alrededor del embarazo temprano (Pope TL, Harris JH. *Harris & Harris' the radiology of emergency medicine*, 5th ed. Philadelphia, PA: Wolters Kluwer Health/Lippincott Williams & Wilkins, 2013. Figura 16.23C. Reimpreso con autorización). **B.** La reconfiguración coronal de la ecografía 3D del útero muestra que el saco gestacional (*puntas de flecha*) se encuentra en el intersticio izquierdo, separado del endometrio en el cuerpo del útero (*asteriscos*) (Doubilet PM, Benson CB. *Atlas of ultrasound in obstetrics and gynecology*, 2nd ed. Philadelphia, PA: Wolters Kluwer Health/Lippincott Williams & Wilkins, 2011. Figura 29.2.3C. Reimpreso con autorización). **C.** Anillo muy ecogénico que rodea el saco gestacional ubicado excéntricamente en la periferia de la porción del fondo del útero. El miometrio se extiende de manera incompleta alrededor del anillo y el eco endometrial apunta directamente al anillo (signo de la línea intersticial) (cortesía de Maribel U. Lockwood. En: Benrubi GI. *Handbook of obstetric and gynecologic emergencies*, 4th ed. Philadelphia, PA: Wolters Kluwer Health/Lippincott Williams & Wilkins, 2010. Figura 28.21).

el blanqueamiento uterino. Los autores recomiendan la inyección de vasopresina, la mayoría de las veces 10-20 unidades diluidas en 30-100 mL de solución salina normal. Para los cirujanos que prefieren inyectar un volumen mayor, se informó la inyección de 150-250 mL de vasopresina altamente diluida, 20 unidades en 1000 mL. Después, se emplaza una incisión lineal en la parte más abultada sobre el eje largo del embarazo con tijeras monopolares. Se deben extraer todos los productos de la concepción con hidrodisección, pinzas de forcipresión o aspiración, luego irrigar la cavidad con alta presión hidrostática. Cualquier sangrado en la base del miometrio se puede controlar con cauterio bipolar según sea necesario. La incisión se cierra con puntos separados absorbibles: totales verticales, puntos en "8" o en saco de tabaco. Si el embarazo intersticial es pequeño y superficial, el miometrio puede cerrarse con una engrapadora quirúrgica.

No hay datos sobre los resultados respecto a la fertilidad entre la resección de la tuba uterina homolateral o su conservación. En los embarazos intersticiales grandes, a menudo será necesario extirpar la tuba y, en teoría, la salpingectomía puede reducir la recurrencia del embarazo ectópico en ese lado.

Se ha informado la persistencia del embarazo intersticial en el 4-17% de los casos después de la cirugía laparoscópica conservadora. Se recomienda el seguimiento de las concentraciones séricas de hCG; si estas aumentan o no disminuyen

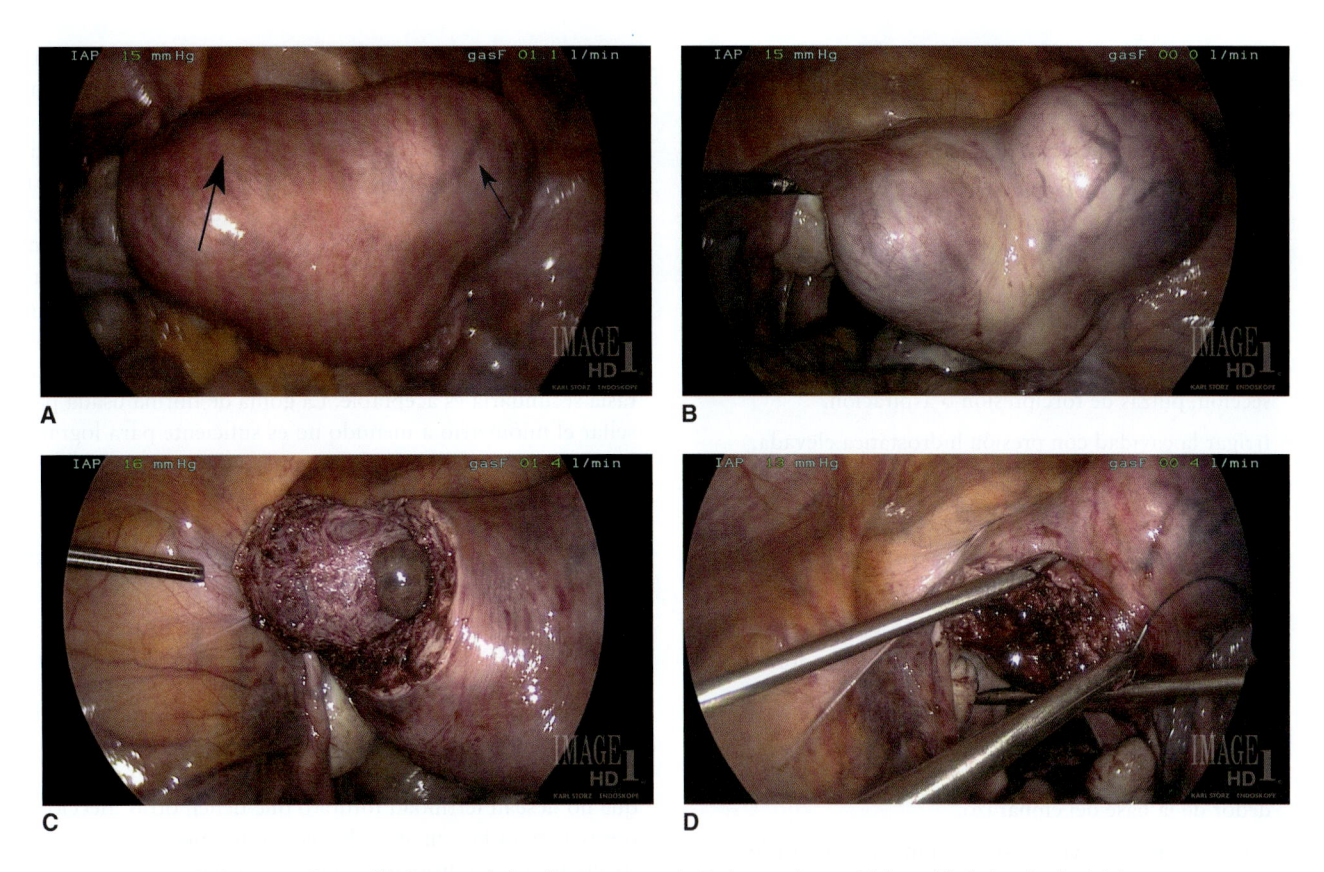

FIGURA 39-9 Resección laparoscópica de un cuerno. **A.** Embarazo intersticial en el lado izquierdo del útero (*flecha grande*); mioma uterino visible en el cuerno derecho (*flecha pequeña*). **B.** Blanqueamiento uterino después de la inyección de vasopresina. **C.** Extrusión del embarazo después de la incisión. **D.** Sutura laparoscópica de la incisión uterina (imágenes cortesía de la Dra. Nyia L. Noel).

adecuadamente después del procedimiento, el uso de MTX puede ser una alternativa a una nueva operación para las pacientes asintomáticas.

En embarazos intersticiales más grandes en los que una cornuostomía puede dar lugar a mucho tejido uterino no viable o tejido que es muy difícil de reaproximar, se puede realizar una resección cornual (fig. 39-9). Primero se coloca una jareta alrededor de la base del embarazo. Luego se inyecta circunferencialmente vasopresina diluida en el miometrio en la base del embarazo ectópico hasta que se observa el blanqueamiento uterino. Se emplaza una incisión alrededor del embarazo intersticial de manera circunferencial profunda con tijeras monopolares; debe ubicarse 1 o 2 cm por encima de la base del embarazo para tener suficiente serosa y miometrio para el cierre. Si es necesario, se pueden seccionar la tuba y el mesosálpinx homolaterales con electrobisturí. Deben extraerse todos los productos de la concepción y el miometrio circundante con una fuente de energía bipolar, bisturí armónico o un dispositivo de sellado de vasos bipolar electrotérmico, e introducirlos en una bolsa endoscópica. Una vez controlada la hemostasia, se puede completar la salpingectomía con electrocauterio. De vuelta en el sitio del embarazo ectópico, se deben desbridar los bordes tisulares si es necesario y controlar el sangrado con cauterio bipolar. El defecto miometrial se cierra en uno a tres planos con nudos intracorpóreos o extracorpóreos de material absorbible (puntos separados, en "8" o sutura continua).

Si el embarazo intersticial se diagnostica temprano y el saco gestacional es pequeño, el MTX sistémico o local es una opción, y se ha informado como tratamiento único o antes de un procedimiento quirúrgico.

El abordaje quirúrgico transcervical puede ser posible para ciertos embarazos intersticiales donde la continuidad del saco gestacional con la banda endometrial se puede visualizar por ecografía. Hay varios informes y pequeñas series de casos de dilatación y legrado o extracción utilizando diversos instrumentos colocados bajo guía ecográfica o histeroscópica: aspiración manual con vacío con una pequeña cánula flexible o rígida, pinzas de polipectomía curvas, cestas de recuperación de cálculos urinarios y pinzas de forcipresión histeroscópicas (a veces con guía ecográfica). Los abordajes guiados por laparoscopia incluyen legrado y el uso de resectoscopios. La consulta con especialistas en planificación familiar y endocrinología reproductiva puede ser invaluable cuando se evalúan a las pacientes para determinar si un abordaje transcervical es factible. Hay muy pocos datos sobre el riesgo de embarazo intersticial recurrente con los abordajes transcervicales, o si hay algún beneficio en términos de permeabilidad tubaria y embarazo ectópico recurrente.

CUADRO 39-3 PASOS DEL PROCEDIMIENTO

Cornuostomía por vía laparoscópica

- Inyectar vasopresina diluida en el miometrio alrededor del embarazo ectópico hasta que se observe el blanqueamiento uterino.
- Emplazar una incisión lineal en la parte más abultada sobre el eje largo del embarazo con tijeras monopolares.
- Extraer los productos de la concepción con hidrodisección, pinzas de forcipresión o aspiración.
- Irrigar la cavidad con presión hidrostática elevada.
- Controlar la hemostasia de la base con cauterio bipolar.
- La incisión se cierra con puntos separados absorbibles: totales verticales, puntos en "8" o en bolsa de tabaco.
- Si el embarazo intersticial es pequeño y superficial, el miometrio puede cerrarse con una engrapadora quirúrgica.

Resección cornual por vía laparoscópica

- Primero se coloca una sutura en bolsa de tabaco alrededor de la base del embarazo.
- Inyectar vasopresina diluida en el miometrio alrededor del embarazo ectópico hasta que se observe el blanqueamiento uterino.
- Si se desea, se pueden ligar las ramas ascendentes de los vasos uterinos.
- Emplazar una incisión alrededor del embarazo intersticial de manera circunferencial profunda con tijeras monopolares; debe ubicarse 1 o 2 cm por encima de la base del embarazo para tener suficiente serosa y miometrio para el cierre.
  - Si es necesario, se pueden seccionar la tuba y el mesosálpinx homolaterales con electrobisturí.
- Deben extraerse todos los productos de la concepción y el miometrio circundante con una fuente de energía bipolar, bisturí armónico o un dispositivo de sellado de vasos bipolar electrotérmico.
  - Si se desea, se puede realizar una salpingectomía con electrocauterio.
- Colocar la pieza en una bolsa endoscópica.
- Si es necesario, desbridar los bordes.
- Controlar la hemostasia mediante coagulación bipolar.
- El defecto miometrial se cierra en uno a tres planos con nudos intra- o extracorpóreos de material absorbible (puntos separados, en "8" o sutura continua).

En ocasiones, pueden estar indicadas técnicas hemostáticas alternativas distintas a la vasopresina. Si una paciente tiene una contraindicación para la vasopresina, se puede confeccionar una bolsa de tabaco alrededor de la base del embarazo intersticial mediante sutura laparoscópica para provocar la compresión vascular. Los autores no recomiendan la electrocoagulación o la goma de fibrina como técnicas para la hemostasia *primaria* durante un procedimiento quirúrgico para un embarazo intersticial. El uso excesivo de cauterio bipolar o bisturí armónico puede causar daño térmico al miometrio, aunque el uso prudente para la hemostasia secundaria es aceptable. La goma de fibrina usada para sellar el miometrio a menudo no es suficiente para lograr la hemostasia por la naturaleza extremadamente vascular de los embarazos intersticiales.

La laparotomía es un abordaje aceptable si no se tiene experiencia laparoscópica o cuando una paciente está hemodinámicamente inestable debido a una probable rotura uterina y no se puede realizar la laparoscopia a tiempo.

Si bien se considera el procedimiento de último recurso, la histerectomía puede ser necesaria en mujeres con hemorragia incontrolable o en embarazos intersticiales muy grandes en los que el cierre uterino no es técnicamente factible después de la cornuostomía o la resección en cuña. Las mujeres que no desean fertilidad futura o que tienen otras afecciones uterinas para las cuales la histerectomía puede ser curativa (p. ej., miomas sintomáticos grandes o adenomiosis) pueden elegir este método, incluso si no es una urgencia quirúrgica (cuadro 39-3).

EMBARAZO OVÁRICO

La incidencia de embarazos ováricos varía de 1:3 000 a 1:40 000 partos y representa del 1-3% de todos los embarazos ectópicos. La amplia difusión del DIU y las tecnologías reproductivas artificiales ha aumentado la proporción de embarazos ectópicos en el ovario.

El síntoma de presentación más frecuente es el dolor. La ecografía es cada vez más útil en el diagnóstico, y se debe sospechar un embarazo ectópico ovárico cuando la ecografía en una mujer embarazada no revela un embarazo intrauterino en el contexto de una masa ovárica compleja. Los criterios diagnósticos ecográficos propuestos por Comstock y cols. y por Ghi y cols. incluyen los siguientes:

- **Anillo ecogénico amplio con un área interna anecoica en la superficie del ovario**
- Más ecogenicidad del anillo que del ovario
- Presencia de una corteza ovárica alrededor de la masa

Un embarazo ectópico ovárico puede confundirse con un embarazo ectópico tubario, un cuerpo lúteo o un quiste hemorrágico en la ecografía. La ecografía 3D puede ayudar a la convencional a diferenciar un embarazo ectópico ovárico de quistes.

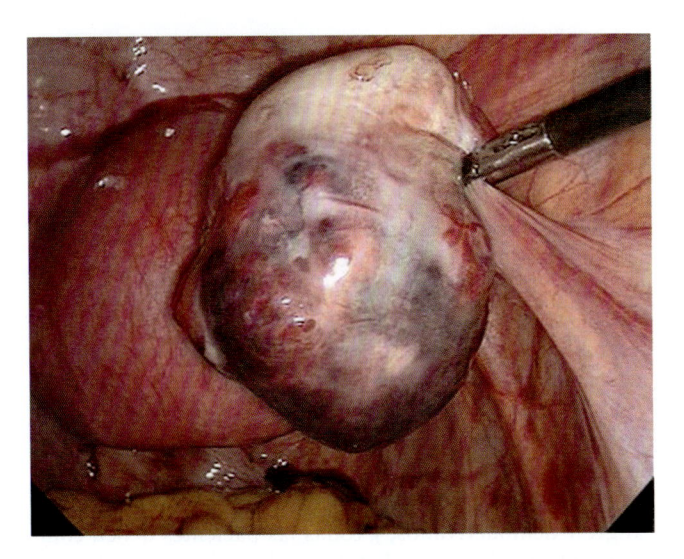

FIGURA 39-10 Imagen laparoscópica de un embarazo ovárico (Kraemer B, Kraemer E, Guengoer E, et al. Ovarian ectopic pregnancy: diagnosis, treatment, correlation to Carnegie stage 16 and review based on a clinical case. *Fertil Steril* 2009;92(1):392.e13–392.e15. Copyright © 2009 American Society for Reproductive Medicine. Reimpreso con autorización).

CUADRO 39-4 PASOS DEL PROCEDIMIENTO

Disección del trofoblasto por vía laparoscópica o por laparotomía

- Explorar la anatomía pélvica para descartar otras ubicaciones de embarazo ectópico.
- Tomar el ovario y disecar con maniobras romas y cortantes el área del ovario afectada usando tijeras o electrobisturí.
- Si la disección conservadora fracasa o se considera imposible, se realiza una incisión en cuña alrededor del embarazo con electrobisturí.
- Si es apropiado, se introduce la pieza en una bolsa endoscópica de recolección y se extrae.
- Controlar la hemostasia mediante coagulación bipolar.

El diagnóstico todavía se hace a menudo durante la cirugía (fig. 39-10) y se confirma después de la operación con los criterios de Spielberg (1878). Estos criterios son:

- **La tuba uterina y la fimbria están intactas y separadas del ovario.**
- El saco gestacional ocupa la posición normal del ovario.
- El ovario y el saco gestacional están conectados con el útero a través del ligamento uteroovárico.
- El tejido ovárico está fijado a la pieza del saco gestacional

Es preferible el tratamiento quirúrgico; el objetivo terapéutico principal es extraer el embarazo ectópico mientras se conserva el ovario. En comparación con el embarazo ectópico tubario, el tratamiento quirúrgico de la forma ovárica se asocia con una mayor pérdida de sangre, más transfusiones y una mayor estancia en el hospital. Las pacientes con signos de inestabilidad hemodinámica requieren un tratamiento quirúrgico, que es posible mediante laparoscopia por un cirujano experto. Esto se puede lograr por medio de la disección del trofoblasto del ovario o la resección de una cuña ovárica si la masa ectópica es grande. A menos que una paciente solicite la extirpación ovárica o tenga una patología ovárica homolateral coexistente, o que el cirujano encuentre sangrado excesivo, la ooforectomía rara vez está indicada.

La técnica de la disección laparoscópica del trofoblasto se resume en el cuadro 39-4. Después de ingresar a la cavidad abdominopélvica a través del abordaje laparoscópico preferido, se debe confirmar que el embarazo ectópico tenga una ubicación ovárica según los criterios de Spielberg. Se toma el ovario y se realiza una disección roma y cortante del área ovárica afectada usando tijeras o electrocauterio (bipolar, bisturí armónico o un dispositivo de sellado de vasos bipolar). Se coloca la pieza en una bolsa endoscópica y se extrae a través de uno de los trócares. El sangrado se controla con cauterio bipolar o puntos. Se retira el instrumental y se cierran los sitios de los trócares.

Si la disección conservadora no tiene éxito o el embarazo ectópico es grande, puede ser necesaria la resección ovárica en cuña. En este caso, el cirujano debe seguir los pasos iniciales para la disección, pero luego usa electrocauterio para incidir un área en forma de cuña alrededor del ectópico.

La resección o la disección quirúrgica conservadora pueden dar como resultado tejido trofoblástico remanente, el cual debe ser controlado cuantitativamente con β-hCG y tratado médicamente con MTX sistémico. El tratamiento médico primario con MTX sistémico puede considerarse en pacientes candidatas quirúrgicas de alto riesgo, aunque la tasa de fracaso es alta. Esta opción puede ser más eficaz a medida que mejore el diagnóstico ecográfico. El riesgo de recurrencia parece bajo, pero faltan datos sobre la fertilidad futura.

EMBARAZO CERVICAL

El embarazo cervical, la implantación del embarazo por debajo del nivel del orificio cervical interno, es una situación rara pero potencialmente mortal. La incidencia de embarazos cervicales varía de 1:1 000 a 1:18 000 embarazos y representa menos del 1% de todas las gestaciones ectópicas. Las vellosidades coriónicas pueden erosionarse fácilmente a través del estroma cervical, debido a la falta de una placa protectora decidual, lo que lleva a un sangrado catastrófico. Como la contracción del cuello uterino es deficiente debido a la falta de fibras musculares, la hemostasia es difícil de lograr una vez que comienza la hemorragia. En consecuencia, el diagnóstico temprano y correcto del embarazo cervical es esencial para poder implementar el tratamiento adecuado para reducir la morbilidad y la mortalidad maternas.

La incidencia del embarazo cervical ha aumentado en los últimos años, probablemente debido a la tecnología de reproducción asistida. Otros factores de riesgo incluyen instrumentación uterina o cervical previa, abortos inducidos, anomalías anatómicas (leiomiomas, sinequias), exposición a dietilestilbestrol, presencia de un DIU y cesárea previa.

La presentación más frecuente del embarazo cervical es sangrado vaginal indoloro después de un período de amenorrea, con un cuello uterino congestionado agrandado en el examen. Los embarazos cervicales ahora se diagnostican más rápidamente debido a la introducción de mejores modalidades diagnósticas y una mayor consciencia médica. Los criterios ecográficos de diagnóstico actualizados de Raskin y cols. (1978) y por Jurkovic y cols. (1996) (fig. 39-11) incluyen los siguientes:

- **Ausencia de embarazo intrauterino**
- Saco gestacional o textura placentaria presente dentro del cuello uterino debajo del orificio cervical interno o las arterias uterinas
- Cuello uterino dilatado y en forma de barril (que da una apariencia de "reloj de arena" al útero y el cuello uterino)
- Ausencia de un "signo de deslizamiento tisular" (cuando un saco gestacional en expulsión se desliza contra el conducto endocervical al presionar suavemente el cuello uterino con una sonda vaginal, lo que no ocurre con un embarazo cervical implantado)
- Presencia de flujo sanguíneo alrededor del saco gestacional con el Doppler color

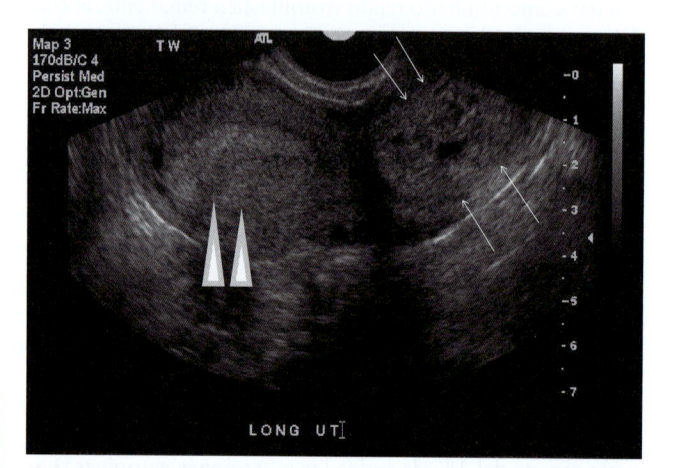

FIGURA 39-11 Imagen ecográfica de un embarazo cervical. La imagen longitudinal de una ETV a través del útero no muestra evidencia de un saco gestacional o un embarazo intrauterino temprano en la parte superior del útero, donde solo se ve endometrio ecogénico (*puntas de flecha*). Hay una masa compleja dentro del conducto cervical que representa la implantación cervical ectópica (*flechas*) (Pope TL, Harris JH. *Harris & Harris' the radiology of emergency medicine*, 5th ed. Philadelphia, PA: Wolters Kluwer Health/Lippincott Williams & Wilkins, 2013. Figura 16.23D. Reimpreso con autorización).

En la mayoría de los casos, la impresión ecográfica del embarazo cervical es correcta, y la resonancia magnética puede ser útil cuando la ecografía no es concluyente.

Los objetivos terapéuticos incluyen resolver el embarazo cervical, reducir la hemorragia y, en la mayoría de los casos, preservar la fertilidad. No hay consenso ni guías publicadas sobre la terapia óptima, ya que todos los informes publicados son retrospectivos. Para algunas pacientes puede ser preferible un abordaje quirúrgico planificado, ya sea debido a la falta de estabilidad hemodinámica o la falta de voluntad para aceptar los riesgos de los abordajes más conservadores.

En todos los casos, los cirujanos deben anticipar la posibilidad de un sangrado intenso, y deben tomar medidas preoperatorias para prevenir la hemorragia y reducir la morbilidad. Antes de cualquier procedimiento deben prepararse sangre y hemoderivados, y todas las pacientes deben comprender la posible necesidad de una histerectomía si los tratamientos menos invasivos fracasan.

Para el tratamiento del embarazo cervical los autores recomiendan un abordaje quirúrgico que minimice el riesgo de sangrado intenso y maximice las posibilidades de un embarazo futuro. El abordaje preoperatorio para el control del sangrado implica tratamiento médico para reducir la vascularidad de la masa; el abordaje más conservador es la embolización de la arteria uterina. Hay pocos datos sobre la fertilidad después de la embolización de la arteria uterina para el embarazo cervical, pero la fertilidad parece mejorar con el uso de fármacos embolizantes temporales.

La embolización debe ir seguida de la aspiración con vacío; la dilatación cervical a menudo es innecesaria y no se recomienda. La evacuación debe realizarse poco después de la embolización y antes del desarrollo de un flujo sanguíneo colateral, idealmente en 24-72 h, aunque se han informado intervalos de hasta 1 semana. La embolización preoperatoria reduce al mínimo el riesgo de sangrado masivo durante la cirugía, aunque las pacientes pueden requerir una transfusión de sangre mientras esperan el tratamiento. La menstruación debe regresar dentro de los 3 meses posteriores al tratamiento.

Para los embarazos cervicales pequeños en mujeres que desean evitar la cirugía, se pueden usar inyecciones locales o sistémicas de MTX; no hay informes que comparen los resultados después de la inyección local frente a la inyección sistémica. Casi la mitad de los embarazos cervicales viables requerirán una intervención adicional para resolver completamente el problema. Debido a las tasas de fracaso más altas, no se recomienda el tratamiento primario con MTX del embarazo cervical para las pacientes con concentraciones séricas de hCG de 10 000 mUI/mL o mayores, una edad gestacional de 9 semanas o más, presencia de latidos cardíacos fetales o longitud del vértice de la mesa a los glúteos de más de 10 mm. La embolización de la arteria uterina también puede usarse como una intervención única. Tanto para el MTX como para la embolización sin una evacuación planificada se recomienda el seguimiento de las concentraciones séricas de hCG y ecografías Doppler color para seguir la resolución de la masa vascular.

Para las mujeres con una intervención quirúrgica planificada que desean conservar la fertilidad y no se sienten cómodas con los efectos desconocidos de la embolización de la arteria uterina en la futura maternidad, se puede utilizar MTX o vasopresina como un complemento de la evacuación para reducir la pérdida de sangre. El MTX es más apropiado para las pacientes sin indicación urgente de intervención quirúrgica. La vasopresina puede agregarse al MTX o en lugar de él para los sacos gestacionales pequeños; la vasopresina puede inyectarse en el estroma cervical utilizando una aguja de 4 cm, calibre 21 o 22. Otras técnicas para reducir la irrigación del cuello uterino y, por lo tanto, el riesgo de hemorragia masiva incluyen la colocación de una sutura de cerclaje (que no se anuda a menos que sea necesario), la ligadura con puntos de las ramas cervicovaginales de la arteria uterina o las suturas cervicales.

En las mujeres con embarazos ectópicos cervicales que no tienen deseos de tener más hijos o que tienen otras alteraciones uterinas para las cuales la histerectomía puede ser curativa (p. ej., miomas sintomáticos grandes o adenomiosis), esta es un método razonable para evitar el riesgo de cirugía de urgencia y transfusiones de sangre. Alammari y cols. describieron una histerectomía vaginal exitosa para un embarazo cervical de 7 semanas. La histerectomía puede ser el único método factible para el embarazo cervical en el segundo o tercer trimestre o para aquellas mujeres que presentan una hemorragia intratable.

No es recomendable continuar con un legrado sin un abordaje previo para controlar la hemostasia porque la necesidad de histerectomía para el legrado solo puede llegar al 40%.

A pesar de las medidas preoperatorias para reducir la irrigación cervical, sigue existiendo la posibilidad de un sangrado grave. La compresión intracervical es la primera elección para controlar el sangrado poslegrado, como el uso de una sonda de Foley de 26 Fr con un balón de 30 mL que se deja inflado durante 12 h a 6 días. Después de inflar el balón, se debe considerar la colocación de sutura en bolsa de tabaco alrededor del orificio externo para evitar la expulsión. Zambrano y cols. describieron el uso de una sonda con dos balones que se ajusta a la longitud del cuello uterino antes de inflarlo, lo que permite la compresión desde el orificio interno hasta el externo, seguido de la inyección de ácido tranexámico. El empaquetamiento cervical con gasas puede ser la única opción disponible en sitios de bajos recursos. Si la embolización de la arteria uterina no se realizó antes de la operación, puede usarse en casos de sangrado persistente si está disponible; de lo contrario, puede estar indicada la histerectomía.

EMBARAZO ABDOMINAL

El embarazo abdominal es una forma rara de embarazo ectópico (1%) en la que el embarazo está implantado en la cavidad peritoneal. La incidencia es de 1:10 000 partos. La tasa de mortalidad para el embarazo ectópico abdominal es más de siete veces la de otros embarazos ectópicos y más de 90 veces la del embarazo intrauterino. La mortalidad perinatal es alta, de hasta el 25%. El diagnóstico y tratamiento tempranos son esenciales. La bibliografía para esta rara ubicación del embarazo consiste en informes de casos y pequeñas series de casos. Una revisión sistemática de embarazos abdominales menores de 20 semanas de gestación encontró 225 casos entre 1965 y 2009, con una tasa de mortalidad materna del 3%. Una revisión similar de embarazos a las 20 semanas o más de 1965 a 2012 halló 31 casos con una tasa de mortalidad materna superior al 22%.

Los factores de riesgo incluyen tecnologías de reproducción asistida, antecedentes de ectopia tubaria y antecedentes de cirugía tubaria. En la revisión sistemática, la incidencia de uso de DIU fue del 8% en las mujeres con embarazos abdominales de menos de 20 semanas.

El embarazo ectópico abdominal se puede diagnosticar mediante ecografía si se encuentra una cavidad uterina vacía y un saco gestacional extrauterino. Gerli y cols. (2004) sugirieron los siguientes criterios ecográficos para el diagnóstico de un embarazo abdominal temprano:

- **Ausencia de embarazo intrauterino**
- Ausencia de dilatación tubaria o de una masa anexial compleja
- Saco gestacional rodeado de asas intestinales y separado por peritoneo
- Saco que se mueve cuando la sonda transvaginal aplica una presión suave

En las gestaciones tardías, una presentación incorrecta, las anomalías y el oligohidramnios deben provocar sospechas sobre esta rara alteración. La resonancia magnética puede ayudar a localizar la placenta y las conexiones vasculares con las estructuras intraabdominales, lo que puede ser útil en la planificación quirúrgica. Los sitios más frecuentes de implantación de la placenta incluyen superficies peritoneales, útero y anexos, epiplón, intestino, hígado y pared abdominal. Las consideraciones preoperatorias para minimizar el riesgo de hemorragia y lesiones en otros órganos incluyen la experiencia del cirujano, hemoderivados disponibles, embolización angiográficas, sondaje ureteral y preparación intestinal.

El tratamiento de un embarazo abdominal suele ser quirúrgico, ya que las mujeres a menudo presentan sangrado intraabdominal; el 25% puede requerir una transfusión de sangre. En las gestaciones tempranas se prefiere la laparoscopia a la laparotomía por su tiempo quirúrgico más corto, su menor pérdida de sangre y su estadía más corta; la laparotomía es la única opción en gestaciones más tardías. Incluso con un diagnóstico temprano y un tratamiento laparoscópico, se puede producir hemorragia masiva. Al igual que con el tratamiento quirúrgico de otras ubicaciones de embarazo ectópico, la vasopresina puede ayudar a reducir al mínimo la pérdida de sangre. Como la vasoconstricción puede provocar necrosis, no se debe inyectar vasopresina en la pared intestinal. Hishikawa y cols. describieron el control del sangrado durante el tratamiento laparoscópico de un embarazo abdominal implantado en la pared posterior del útero. Inyectaron 3 mL de solución de vasopresina diluida (0.4 unidades/mL) en el saco gestacional y la pared uterina circundante para reducir el sangrado, y el saco gestacional se resecó con un bisturí ultrasónico.

Si se diagnostica el embarazo abdominal antes del sangrado, se puede intentar un tratamiento médico con cloruro de potasio (KCl) o MTX, aunque las tasas de fracaso se acercan al 50%. Los factores de predicción de éxito del tratamiento médico aún no son claros.

En la revisión sistemática de casos de más de 20 semanas de gestación, la mayoría se diagnosticaron en el momento del parto o el parto comenzó poco después del diagnóstico; en siete casos se usó una conducta expectante. La edad gestacional promedio en el momento del diagnóstico fue de 30 semanas y el promedio de la fecha de los partos fue de 33 semanas. Los sitios de implantación de la placenta más frecuentes fueron el útero y los anexos, seguidos por el intestino, el peritoneo, el hígado, el epiplón y la pared abdominal. Se informaron malformaciones y contracturas congénitas, pero la mayoría de los recién nacidos después del tiempo de viabilidad sobrevivieron (89%).

No hay una recomendación sobre si la placenta se debe dejar o extraer. Como la placenta no es intrauterina, no se puede confiar en la contracción uterina para detener el sangrado después de la extracción. En una revisión de embarazos abdominales tardíos, la placenta se dejó en su lugar, y a menudo se administró MTX oral. Si bien dejar la placenta *in situ* puede evitar una hemorragia masiva, puede infectarse o formar abscesos en casi el 67% de los casos, más aún después de la administración de MTX. Tras la inyección de MTX se produce una necrosis de la placenta, y esta puede servir como nido para la infección. Si se administra MTX después de las 28 semanas, es posible que ya no esté activa, dada la disminución de la actividad mitótica de las células placentarias. Las placentas dejadas *in situ* pueden requerir una reoperación o provocar tromboembolia y la muerte. Rahaman y cols. describieron la embolización arterial selectiva preoperatoria con esponja de gelatina para reducir el flujo sanguíneo placentario en un embarazo abdominal de 21 semanas con fijación en la pared abdominal anterior y el epiplón. El feto fue extraído a través de una minilaparotomía, y la placenta se dejó *in situ*. Se administró MTX sistémico cada 3 semanas durante cuatro dosis hasta que las concentraciones de hCG se volvieron negativas. La paciente tuvo una cesárea por un embarazo intrauterino 2 años después y en esta se pudo observar la placenta en involución del embarazo abdominal previo.

EMBARAZO HETEROTÓPICO

El riesgo de embarazo heterotópico, donde una gestación ectópica acompaña a una gestación intrauterina normal, varía de 1:4 000 a 1:30 000 embarazos y es tan alto como 1 de cada 100 embarazos resultantes de una fertilización *in vitro*. El diagnóstico puede postergarse por la falta de síntomas (y, en consecuencia, la falta de sospecha) y por confundir el embarazo ectópico con un quiste del cuerpo lúteo. La visualización de un embarazo intrauterino puede hacer que la examinación de las otras estructuras pélvicas sea menos minuciosa. Por tal motivo, el diagnóstico de los embarazos heterotópicos en general se posterga hasta que aparecen los síntomas clínicos.

La toma de decisiones compartida es vital cuando se planifica el tratamiento de un embarazo heterotópico. Las mujeres con un embarazo intrauterino deseado deben recibir asesoramiento sobre los riesgos y los beneficios de interrumpir ambos embarazos o intentar interrumpir solo la gestación ectópica, sabiendo que, con este abordaje, puede haber más riesgos para su salud y que, finalmente, puede perder ambos embarazos. Independientemente del abordaje quirúrgico, el riesgo para el embarazo intrauterino continúa; una serie de casos grande informó una tasa de pérdida del 31%. Si el embarazo intrauterino no es deseado, la interrupción de este puede realizarse junto con el procedimiento para el embarazo ectópico.

La mayoría de los embarazos heterotópicos presentan un embarazo tubario y uno intrauterino (fig. 39-12). El método recomendado es la extirpación laparoscópica del embarazo tubario mediante salpingectomía. La salpingostomía no es recomendable porque las concentraciones de hCG no pueden controlarse de forma confiable en el postoperatorio. Se puede utilizar una pinza de aro con una gaza dentro de la vagina en lugar de un manipulador uterino transcervical. A menos que se trate de un embarazo ectópico ovárico, se debe tener cuidado de no alterar el cuerpo lúteo.

Para los embarazos heterotópicos donde el embarazo ectópico no es tubario, el tratamiento es más complejo. Hay varios informes de resecciones abiertas o laparoscópicas de embarazos intersticiales con continuación exitosa de la gestación intrauterina viable. Tsakos y cols. presentaron una revisión de 44 embarazos cervicales heterotópicos. Las técnicas terapéuticas incluyeron varios mecanismos para controlar el sangrado antes (cerclaje alto de Shirodkar,

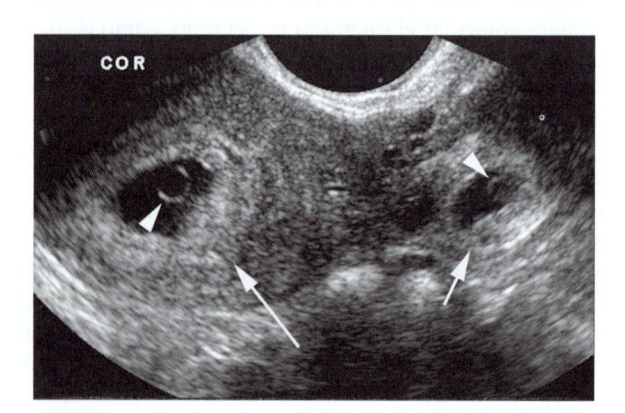

FIGURA 39-12 Imagen ecográfica de un embarazo heterotópico. La vista transvaginal coronal a través del útero y los anexos izquierdos muestra dos sacos gestacionales: uno ubicado ectópicamente en los anexos izquierdos (*flecha corta*) y uno dentro del útero (*flecha larga*). Esta imagen muestra los sacos vitelinos (*puntas de flecha*) tanto en el saco gestacional intrauterino como en el ectópico (Doubilet PM, Benson CB. *Atlas of ultrasound in obstetrics and gynecology*, 2nd ed. Philadelphia, PA: Wolters Kluwer Health/Lippincott Williams & Wilkins, 2011. Figura 29.6.1A. Reimpreso con autorización).

embolización angiográfica) y después (sonda de Foley, ligadura bilateral de las ramas descendentes de la arteria uterina cervical) de un procedimiento. La extracción del embarazo cervical se realizó mediante aspiración con vacío, legrado cervical, extracción con pinzas de forcipresión y ablación histeroscópica; muchos casos implicaron una combinación de técnicas. En 13 de los 14 embarazos cervicales heterotópicos tratados con KCl se conservó el embarazo intrauterino. Sin embargo, en la mayoría de los casos se informaron hemorragias prenatales e intraparto graves, incluidas tres histerectomías. Según los pocos datos existentes, un embarazo cervical heterotópico no debe dejarse *in situ* cuando se intenta continuar con el embarazo intrauterino.

Hay aún menos casos de embarazos heterotópicos en la cicatriz de una cesárea. Las complicaciones después de la reducción fetal con KCl incluyen placenta acreta y hemorragia masiva; además, existe un riesgo desconocido de rotura uterina con la presencia continua de tejido no viable del embarazo en el segmento uterino inferior. Vetter y cols. presentaron un caso tratado con una resección abierta del embarazo en la cicatriz después de la inyección de vasopresina. Se ha informado la resección laparoscópica con continuación del embarazo intrauterino; este caso se complicó por la difícil visualización del embarazo en la cicatriz y el sangrado intenso del lecho vascular después de la extracción. Para los embarazos más grandes en la cicatriz uterina, puede requerirse una resección en cuña. Los riesgos con cualquier extirpación van desde la extracción de muy poco tejido y la persistencia del embarazo ectópico hasta una resección demasiado profunda que ingresa en la cavidad uterina y amenaza la viabilidad del embarazo intrauterino.

En las mujeres con contraindicaciones relativas a la cirugía, la inyección de KCl en el saco puede ser útil y exitosa, pero sigue existiendo el riesgo de toxicidad para el otro embrión. Dados los efectos negativos conocidos o sospechados sobre el embarazo remanente, no se recomiendan el MTX ni la embolización de la arteria uterina.

EMBARAZO EN LOS CUERNOS RUDIMENTARIOS (VESTIGIALES)

El embarazo en un cuerno no comunicante es una variante rara de embarazo ectópico. La prevalencia de un útero unicorne en la población es del 0.1%. El cuerno rudimentario o vestigial puede comunicarse con la cavidad endometrial; más frecuentemente (70-90%), el cuerno no se ha fusionado con el útero unicorne, lo que deja un cuerno no comunicante. La implantación de un embarazo puede producirse en esa cavidad y su evolución obstétrica es variable.

La incidencia informada de embarazos en el cuerno rudimentario varía de 1:76 000 a 1:150 000. El diagnóstico temprano es crítico para prevenir la morbilidad y el riesgo de mortalidad por rotura uterina, ya que el miometrio es más fino de lo normal en los cuernos rudimentarios. El riesgo de rotura en el segundo o tercer trimestre es del 80-90%. Si estos embarazos continúan, tienen riesgo adicional de restricción del crecimiento, placenta acreta y percreta y muerte fetal.

A pesar de los avances en ecografía, la mitad de los casos de embarazo en un cuerno rudimentario se diagnostican después de la rotura uterina en el segundo o tercer trimestre. Los criterios ecográficos propuestos por Tsafrir y cols. (2005) y por Mavrelos y cols. (2007) para el diagnóstico en el primer trimestre del embarazo en un cuerno rudimentario incluyen los siguientes:

- **Útero asimétrico de aspecto bicorne**
- Ausencia de embarazo intrauterino
- Visualización de un saco gestacional móvil y separado del útero
- Falta de continuidad visual entre el conducto cervical y la luz del cuerno gestante
- Presencia de tejido miometrial alrededor del saco gestacional
- Hipervascularización típica de una placenta acreta

La sospecha de un embarazo en el cuerno rudimentario deberá motivar una evaluación adicional con ecografía 3D o resonancia magnética. Estas modalidades pueden confirmar el diagnóstico y delinear las estructuras uterinas internas y externas, lo cual es útil para la planificación preoperatoria. Las imágenes pueden determinar si el cuerno rudimentario está unido al útero unicorne a través de una banda ancha y vascular o a través de una estrecha y fibrosa.

El tratamiento tradicional del embarazo en un cuerno rudimentario ha sido la resección del cuerno gestante y la tuba uterina ipsilateral por laparotomía. Se ha descrito un abordaje laparoscópico que incluye la separación del cuerno gestante con electrocirugía, el cierre del defecto miometrial con puntos o endoengrapadora y la extracción del cuerno por fragmentación o una incisión vaginal.

Hay pocos datos sobre los resultados respecto a la fertilidad en mujeres sometidas a la resección de un cuerno rudimentario, aunque dichos datos no afectarían el tratamiento, ya que solo se recomienda un procedimiento quirúrgico. Los informes de casos de tratamiento conservador del embarazo en cuerno rudimentario (incluida la conservación de la tuba ipsilateral después de la resección del cuerno no grávido rudimentario y el tratamiento del cuerno rudimentario gestante con MTX sin resección del cuerno) establecen la recurrencia de un embarazo tubario o del cuerno rudimentario en los embarazos ulteriores.

CUIDADOS POSTOPERATORIOS

Las recomendaciones sobre el retorno a las actividades normales son similares a las instrucciones para la laparoscopia o la laparotomía realizada para otras indicaciones. Las pacientes con embarazos ectópicos requieren instrucciones postratamiento adicionales específicas. Es esperable el sangrado durante un promedio de 2 semanas y el retorno de la menstruación dentro de las 8 semanas.

En los embarazos ectópicos tratados mediante cirugía se debe esperar el informe de patología para guiar el control posterior. Si el examen patológico confirma un saco gestacional o vellosidades coriónicas, no se necesita mayor seguimiento, a menos que el cirujano tenga razones para sospechar que puede haber quedado tejido gestacional *in situ*. Si no se observan vellosidades en la pieza, se pueden controlar las concentraciones de hCG a las 24-48 h. Una vez que se ha confirmado una reducción inicial, las concentraciones séricas se pueden vigilar semanalmente hasta que no se puedan detectar.

Las pacientes que reciben solo tratamiento no quirúrgico, ya sea MTX, embolización de la arteria uterina u otros abordajes médicos, necesitan seguimiento de la hCG en suero. Una vez que se confirma que las concentraciones de hCG están disminuyendo adecuadamente, se pueden controlar semanalmente hasta que no se puedan detectar. Se debe asesorar a las pacientes acerca de que los embarazos ectópicos pueden romperse incluso con concentraciones bajas de hCG, por lo que la vigilancia continua debe considerarse una parte esencial del tratamiento.

No hay recomendaciones claras sobre el intervalo óptimo después del tratamiento de un embarazo ectópico. Después del tratamiento quirúrgico de los embarazos ectópicos de tubas y ovarios, no existen limitaciones para tratar de concebir. Según las instrucciones para las mujeres sometidas a miomectomías con alteración uterina significativa, después del tratamiento quirúrgico de los embarazos ectópicos intersticiales y de la cicatriz se deben esperar varios meses antes de intentar concebir; las recomendaciones para el intervalo hasta la concepción varían de 3-6 meses.

PUNTOS CLAVE

- La mitad de las mujeres con un embarazo ectópico no tienen factores de riesgo conocidos; el diagnóstico debe tenerse en cuenta en todas las mujeres en edad reproductiva que presenten síntomas y una prueba de embarazo positiva.
- En los embarazos de ubicación desconocida se deben vigilar de forma seriada las concentraciones de hCG sérica para determinar el patrón de aumento o disminución. Una vez que el embarazo se ha catalogado como no viable (debido a un aumento insuficiente, estabilización o disminución de las concentraciones de hCG), se justifica la aspiración diagnóstica o la laparoscopia para determinar la ubicación del embarazo.
- La aspiración con vacío puede acelerar el diagnóstico de un embarazo ectópico al confirmar la presencia o ausencia de vellosidades coriónicas en la cavidad uterina. En caso de que no haya vellosidades coriónicas en la aspiración, se debe sospechar un embarazo ectópico si las concentraciones de hCG no disminuyen por lo menos 15% de 12-24 h después del procedimiento.
- Para el tratamiento quirúrgico del embarazo ectópico tubario, la salpingectomía laparoscópica suele ser el abordaje preferido.
- Para evitar comprometer la irrigación del ovario durante la salpingectomía, se debe permanecer cerca de la tuba uterina durante la sección del mesosálpinx.
- Los abordajes quirúrgicos conservadores para los embarazos no tubarios son adecuados en aquellas pacientes hemodinámicamente estables que desean preservar la fertilidad.
- Los embarazos ectópicos no tubarios tienen un riesgo elevado de sangrado durante la extirpación. Los cirujanos deben considerar medidas preventivas para reducir el riesgo de hemorragia.
- Los avances en la tecnología y los criterios ecográficos permiten un diagnóstico temprano y un tratamiento más conservador de los embarazos ectópicos en las cicatrices de cesáreas previas, intersticiales, cervicales y abdominales, en los que el retraso en el diagnóstico puede tener resultados catastróficos.
- El tratamiento del embarazo heterotópico debe tener en cuenta el embarazo intrauterino.

BIBLIOGRAFÍA

ACOG practice bulletin No. 191: tubal ectopic pregnancy. *Obstet Gynecol* 2018;131:e91–e103.

Afifi Y, Mahmud A, Fatma A. Hemostatic techniques for laparoscopic management of cornual pregnancy: double-impact devascularization technique. *J Minim Invasive Gynecol* 2016;23:274–280.

Alammari R, Thibodeau R, Harmanli O. Vaginal hysterectomy for treatment of cervical ectopic pregnancy. *Obstet Gynecol* 2017;129:63–65.

Awonuga AO, Imudia AN, Shavell VI, et al. Failed female sterilization: a review of pathogenesis and subsequent contraceptive options. *J Reprod Med* 2009;54:541–547.

Barnhart KT. Ectopic pregnancy. *N Engl J Med* 2009;361:379–387.

Blancafort C, Graupera B, Pascual MÀ, et al. Diagnosis and laparoscopic management of a rudimentary horn pregnancy: role of three-dimensional ultrasound. *J Clin Ultrasound* 2017;45:112–115.

Chen H, Yang S, Fu J, et al. Outcomes of bilateral uterine artery chemoembolization in combination with surgical evacuation or systemic methotrexate for cervical pregnancy. *J Minim Invasive Gynecol* 2015;22:1029–1035.

Cheng X, Tian X, Yan Z, et al. Comparison of the fertility outcome of salpingotomy and salpingectomy in women with tubal pregnancy: a systematic review and meta-analysis. *PLoS One* 2016;11(3):e0152343.

Creanga AA, Syverson C, Seed K, et al. Pregnancy-related mortality in the United States, 2011–2013. *Obstet Gynecol* 2017;130:366–373.

Cucinella G, Calagna G, Rotolo S, et al. Interstitial pregnancy: a "road map" of surgical treatment based on a systematic review of the literature. *Gynecol Obstet Invest* 2014;78:141–149.

Doubilet PM. Ultrasound evaluation of the first trimester. *Radiol Clin North Am* 2014;52(6):1191–1199.

Doubilet PM, Benson CB, Bourne T, et al. Diagnostic criteria for nonviable pregnancy early in the first trimester. *N Engl J Med* 2013;369(15):1443–1451.

Fylstra DL. Cervical pregnancy: 13 cases treated with suction curettage and balloon tamponade. *Am J Obstet Gynecol* 2014;210:581.e1–581.e5.

Fox KA, Shamshirsaz AA, Carusi D, et al. Conservative management of morbidly adherent placenta; expert review. *Am J Obstet Gynecol* 2015;213:755–760.

Ghi T, Banfi A, Marconi R, et al. Three-dimensional sonographic diagnosis of ovarian pregnancy. *Ultrasound Obstet Gynecol* 2005;26:102–104.

Grindler NM, Ng J, Tocce K, et al. Considerations for management of interstitial ectopic pregnancies: two case reports. *J Med Case Rep* 2016;10:1–6.

Hajenius PJ, Mol F, Mol BWJ, et al. Interventions for tubal ectopic pregnancy. *Cochrane Database Syst Rev* 2007;(1):CD000324.

Hishikawa K, Fukuda T, Inoue H, et al. Laparoscopic management of abdominal pregnancy with local injection of vasopressin solution: a case report. *Am J Case Rep* 2016;17:637–640.

Hosni MM, Herath RP, Mumtaz R. Diagnostic and therapeutic dilemmas of cervical ectopic pregnancy. *Obstet Gynecol Surv* 2014;69:261–276.

Hsu JY, Chen L, Gumer AR, et al. Tratamiento quirúrgico del embarazo ectópico *Am J Obstet Gynecol* 2017;217:49.e1–49.e10.

Hu J, Tao X, Yin L, et al. Successful conservative treatment of cervical pregnancy with uterine artery embolization followed by curettage: a report of 19 cases. *BJOG* 2016;123:97–102.

Hymel JA, Hughes DS, Gehlot A, et al. Late abdominal pregnancies (≥20 weeks gestation): a review from 1965 to 2012. *Gynecol Obstet Invest* 2015;80:253–258.

Ishikawa H, Unno Y, Omoto A, et al. Local injection of diluted vasopressin followed by suction curettage for cervical ectopic pregnancy. *Eur J Obstet Gynecol Reprod Biol* 2016;207:173–177.

Kanat-Pektas M, Bodur S, Dundar O, et al. Systematic review: what is the best first-line approach for cesarean section ectopic pregnancy? *Taiwan J Obstet Gynecol* 2016;55:263–269.

Lai YJ, Lin CH, Hou WC, et al. Pregnancy in a noncommunicating rudimentary horn of a unicornuate uterus: prerupture diagnosis and management. *Taiwan J Obstet Gynecol* 2016;55:604–606.

Lee MH, Im SY, Kim MK, et al. Comparison of laparoscopic cornual resection and cornuotomy for interstitial pregnancy. *J Minim Invasive Gynecol* 2017;24:397–401.

Melcer Y, Maymon R, Vaknin Z, et al. Primary ovarian ectopic pregnancy: still a medical challenge. *J Reprod Med* 2016;61:58–62.

Moawad NS, Mahajan ST, Moniz MH, et al. Current diagnosis and treatment of interstitial pregnancy. *Am J Obstet Gynecol* 2010;202:15–29.

Mol F, van Mello NM, Strandell A, et al. Salpingotomy versus salpingectomy in women with tubal pregnancy (ESEP study): an open-label, multicentre, randomised controlled trial. *Lancet* 2014;383:1483–1489.

Odejinmi F, Rizzuto MI, Macrae R, et al. Diagnosis and laparoscopic management of 12 consecutive cases of ovarian pregnancy and review of literature. *J Minim Invasive Gynecol* 2009;16:354–359.

Poole A, Haas D, Magann EF. Early abdominal pregnancies: a systematic review of the literature. *Gynecol Obstet Invest* 2012;74:249–260.

Rahaman J, Berkowitz R, Mitty H. Minimally invasive management of an advanced abdominal pregnancy. *Obstet Gynecol* 2004;103:1064–1068.

Seeber BE, Barnhart KT. Ectopic pregnancy. *Obstet Gynecol* 2006;107(2):399–413.

Seow KM, Huang LW, Lin YH, et al. Cesarean scar pregnancy: issues in management. *Ultrasound Obstet Gynecol* 2004;23:247–253.

Shaunik A, Kulp J, Appleby DH, et al. Utility of dilation and curettage in the diagnosis of pregnancy of unknown location. *Am J Obstet Gynecol* 2011;204:130.e1–130.e6.

Shaw S, Hsu J, Chueh H, et al. Management of primary abdominal pregnancy: twelve years of experience in a medical centre. *Acta Obstet Gynecol Scand* 2007;86:1058–1062.

Stock L, Milad M. Surgical management of ectopic pregnancy. *Clin Obstet Gynecol* 2012;55:448–454.

Stulberg DB, Cain L, Dahlquist IH, et al. Ectopic pregnancy morbidity and mortality in low-income women, 2004–2008. *Hum Reprod* 2016;31:666–671.

Tao G, Patel C, Hoover KW. Updated estimates of ectopic pregnancy among commercially and medicaid-insured women in the United States, 2002–2013. *South Med J* 2017;110:18–24.

Timor-Tritsch IE, Monteagudo A. Unforeseen consequences of the increasing rate of cesarean deliveries: early placenta accreta and cesarean scar pregnancy. A review. *Am J Obstet Gynecol* 2012;207:14–29.

Timor-Tritsch IE, Monteagudo A, Bennett T, et al. A new minimally invasive treatment for cesarean scar pregnancy and cervical pregnancy. *Am J Obstet Gynecol* 2016;215:351.e1–351.e8.

Timor-Tritsch IE, Monteagudo A, Cali G, et al. Early sonographic differential diagnosis between intrauterine pregnancy and cesarean delivery scar pregnancy in the early first trimester. *Am J Obstet Gynecol* 2016;215:351.e1–351.e8.

Tsakos E, Tsagias N, Dafopoulos K. Suggested method for the management of heterotopic cervical pregnancy leading to term delivery of the intrauterine pregnancy: case report and literature review. *J Minim Invasive Gynecol* 2015;22:896–901.

van Mello NM, Mol F, Ankum WM, et al. Ectopic pregnancy: how the diagnostic and therapeutic management has changed. *Fertil Steril* 2012;98:1066–1073.

Vetter MH, Andrzejewski J, Murnane A, et al. Surgical management of a heterotopic cesarean scar pregnancy with preservation of an intrauterine pregnancy. *Obstet Gynecol* 2016;128:613–616.

Zambrano N, Reilly J, Moretti M, et al. Double balloon cervical ripening catheter for control of massive hemorrhage in a cervical ectopic pregnancy. *Case Rep Obstet Gynecol* 2017;2017:9396075.

CAPÍTULO 40

Tratamiento quirúrgico de las anomalías de las vías reproductivas

Jennifer E. Dietrich

Anomalías de las vías reproductivas
Anomalías clase I
Anomalías clase II
Anomalías clase III

Cirugía de las anomalías no obstructivas
Anomalías clase I
Anomalías clase II
Anomalías clase III
Anomalías clase IV
Anomalías clase V

Anomalías clase VI
Tratamiento de otras anomalías de las vías reproductivas
Otras alteraciones asociadas
Resumen

Antes de las 6 semanas de edad gestacional, en el embrión coexisten dos sistemas: de Müller y de Wolff. Entre las semanas 6 y 7 ocurre la diferenciación que permite la persistencia y desarrollo del sistema de Müller o bien su supresión. Como resultado del desarrollo de este se forman el útero, las tubas uterinas y la vagina superior. Alrededor de las 9 semanas de edad gestacional se forma el seno urogenital, que se convierte en un bulbo sinovaginal a las 15 semanas de edad gestacional. Con el tiempo, este se fusiona con el cordón vaginal para originar una placa vaginal que, a las 20-26 semanas de edad gestacional, forma un conducto. Aproximadamente el 7% de las niñas y mujeres jóvenes presentan alguna anomalía de las vías reproductivas.

Buttram y Gibbons definen varias categorías de alteración: las anomalías müllerianas obstructivas que requieren intervención quirúrgica y las anomalías müllerianas sin componente obstructivo. Las afecciones no obstructivas no están asociadas con anomalías de los genitales externos y la función ovárica no resulta afectada. El tiempo de presentación varía desde los primeros años de la adolescencia hasta la edad adulta. Las alteraciones obstructivas se presentarán de forma temprana en la vida reproductiva, alrededor de la menarquia o después de esta. Dichas pacientes presentan dolor y obstrucción de los conductos de Müller que se manifiesta como alteraciones menstruales. Las anomalías no obstructivas pueden aparecer durante la adolescencia y la pubertad tardía; sin embargo, se presentan con mayor frecuencia en mujeres adultas como un hallazgo incidental durante un procedimiento quirúrgico o durante un estudio de infertilidad. Estas pacientes son asintomáticas y pocas veces experimentan dolor. El tratamiento de las anomalías de las vías reproductivas es complejo y requiere que el médico conozca a profundidad la anatomía y tenga la destreza y seguridad para manejar tales afecciones debido al alto riesgo de complicaciones. La resonancia magnética (RM) es el estudio de referencia para la obtención de imágenes y confirmación de la anatomía, aunque la ecografía en 3D puede mostrar una sensibilidad similar (fig. 40-1).

ANOMALÍAS DE LAS VÍAS REPRODUCTIVAS

Es de mucha utilidad comprender las anomalías clasificándolas por clase. El sistema de clases fue creado por la American Fertility Society para identificar mejor el tipo de anomalía. Tanto las clases obstructivas como las no obstructivas se determinaron de acuerdo con el tipo de anomalía involucrada: defectos de fusión lateral o vertical, defectos de reabsorción y agenesia o atresia.

Anomalías clase I

Las anomalías clase I incluyen agenesia parcial o completa y disgenesia de útero, vagina, cuello uterino o de todas estas estructuras.

Atresia cervicovaginal

La atresia cervicovaginal es una anomalía poco frecuente que se manifiesta como ausencia de desarrollo vaginal, además de la falta parcial o completa de cuello uterino (fig. 40-2). Las pacientes jóvenes experimentan dolor después de la menarquia debido a una pequeña cavidad uterina que se llenará y dilatará durante 1-2 ciclos menstruales. A la exploración genital, las pacientes no tienen efecto de abultamiento y solo presentan un pequeño introito vaginal. Este es un diagnóstico particularmente difícil de establecer, por lo que

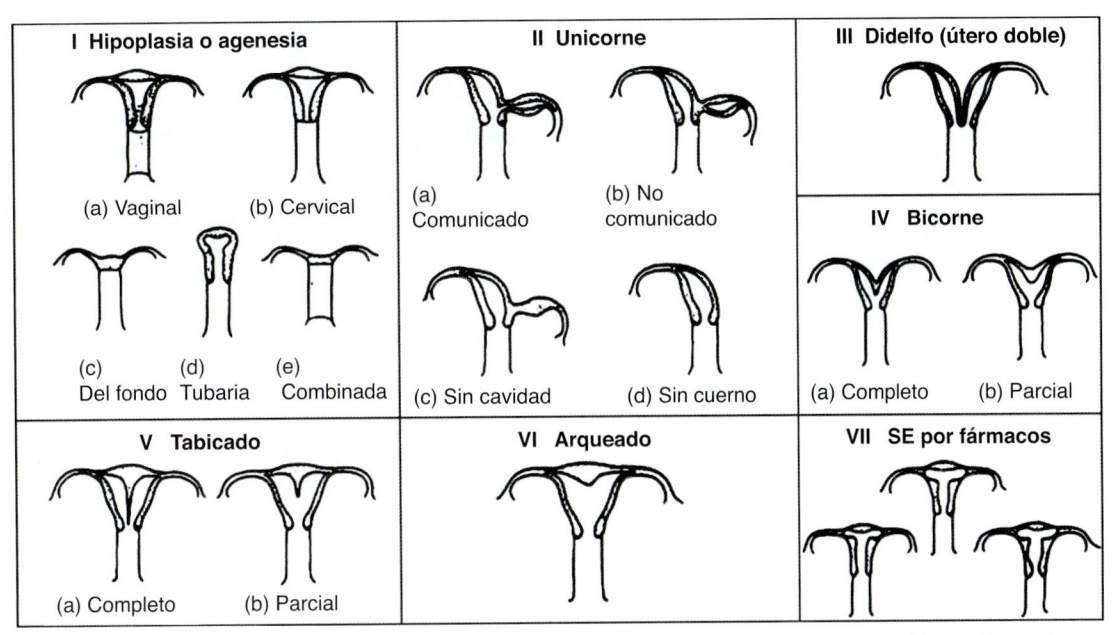

FIGURA 40-1 Clasificación de las anomalías müllerianas de la American Fertility Society. Las anomalías no obstructivas se muestran por clase (Buttram VC Jr, Gibbons WE. Müllerian anomalies: a proposed classification (An analysis of 144 cases). [Un análisis de 144 casos]. *Fertil Steril* 1979;32(1): 40–46. Copyright © 1979 American Society for Reproductive Medicine. Reimpreso con autorización). SE, separación endometrial.

es importante utilizar la RM pélvica para apoyar la sospecha. La hematometra debe ser evidente en la resonancia magnética (**fig. 40-3**). Sin embargo, ocasionalmente la porción más distal del segmento uterino inferior puede aparentar una pequeña vagina superior falsa frente a un truncamiento prematuro del cuello uterino o del segmento uterino inferior. Esta diferenciación es de gran importancia porque el tratamiento quirúrgico es muy diferente si hay tejido cervical en comparación con cuando está ausente. El cuello uterino tiene propiedades inmunitarias y musculares importantes que no se pueden incorporar. Si aún no se puede establecer el diagnóstico, hay algunas opciones que se pueden comentar con la paciente y su familia. Estas incluyen permitir que ocurran más ciclos menstruales para distender aún más el pequeño espacio obstruido. Algunas veces esto permite dilucidar el nivel donde comienza la agenesia o disgenesia: la vagina, el cuello uterino o el útero. Otra opción para las pacientes que no desean someterse a una intervención quirúrgica es la

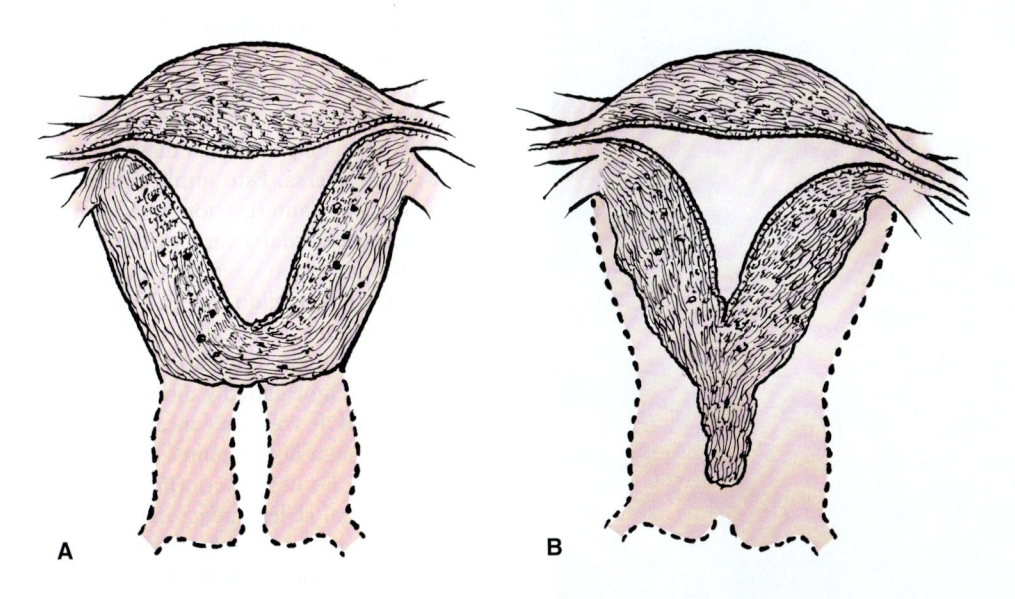

FIGURA 40-2 Variaciones en la atresia cervicovaginal congénita. **A.** El fondo del útero se observa sin cuello uterino. **B.** El cuerpo cervical consiste en una banda fibrosa de longitud y diámetro variables que pueden contener glándulas endocervicales.

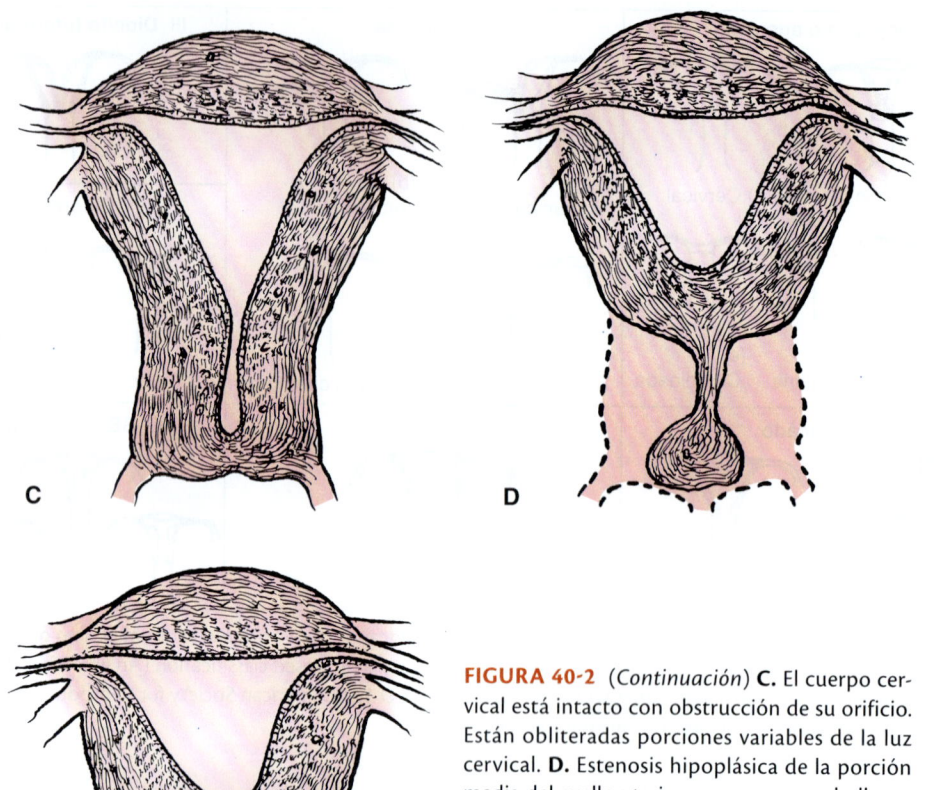

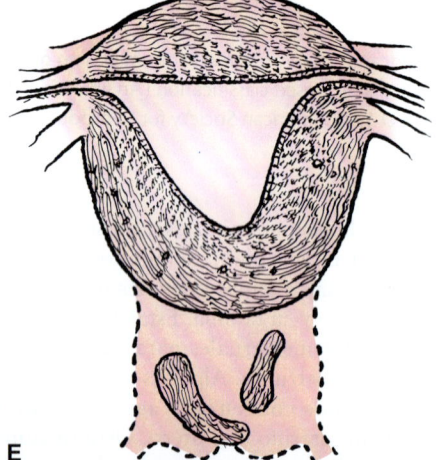

FIGURA 40-2 (*Continuación*) **C.** El cuerpo cervical está intacto con obstrucción de su orificio. Están obliteradas porciones variables de la luz cervical. **D.** Estenosis hipoplásica de la porción media del cuello uterino con una punta bulbosa. No se identifica la luz cervical. **E.** Fragmentos cervicales visibles donde hay porciones del cuello uterino sin conexión. La hipoplasia de la cavidad uterina puede estar asociada con la fragmentación del cordón cervical.

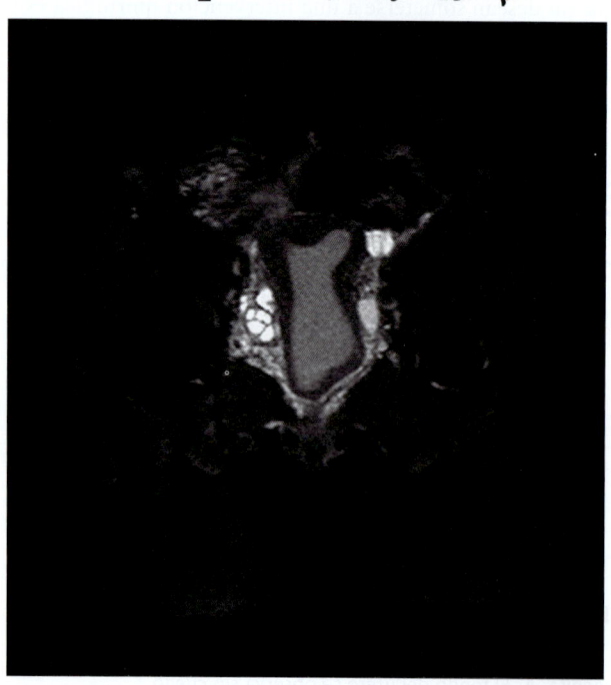

FIGURA 40-3 RM de atresia cervicovaginal. Útero remanente distorsionado con hematometra.

supresión menstrual con hormonas combinadas, inyecciones de progesterona o agonistas de hormona liberadora de gonadotropinas o gonadoliberina (GnRH, *gonadotropin-releasing hormone*).

Si la resonancia magnética no puede distinguir entre la atresia cervicovaginal y la atresia vaginal inferior, se puede considerar una laparoscopia diagnóstica, seguida de una histeroscopia inversa. Esto implica hacer una incisión con un dispositivo de cauterización en el fondo uterino, extraer el contenido menstrual y ver el útero internamente. Se pueden usar unas pinzas para extraer tejido en la porción más distal y determinar si el tejido cervical está presente o ausente.

Idealmente, se debe realizar una cirugía para anastomosar el útero y la vagina. Los estudios demuestran que este abordaje conlleva morbilidad y mortalidad elevadas. Debido a la imposibilidad de volver a conectar de manera segura el útero con la vagina, a las pacientes que están listas para la cirugía o que ya no desean continuar con la terapia de supresión menstrual se les puede ofrecer la extracción de restos uterinos. Cuando se planea extraer el remanente uterino, es importante establecer la proximidad de los uréteres al nivel de truncamiento uterino o cervical, ya que la anatomía con frecuencia se distorsiona y los uréteres pueden estar cerca del área de atresia. Dependiendo de los antecedentes quirúrgicos

> **CUADRO 40-1 PASOS DEL PROCEDIMIENTO**
>
> **Extracción del remanente uterino por vía laparoscópica en la atresia cervicovaginal (anomalía clase I)**
>
> **Extracción del remanente uterino**
> - Colocar una sonda en la uretra para disminuir el riesgo de lesiones.
> - Colocar endoprótesis ureterales para identificar uréteres.
> - Introducir el laparoscopio.
> - Identificar el remanente uterino y comenzar la extracción mediante ligadura y corte transversal del ligamento uteroovárico, el ligamento cardinal y la tuba uterina para permitir que la estructura anexial permanezca lateral.
> - Formar el colgajo de vejiga.
> - Continuar la ligadura y corte transversal de los vasos uterinos remanentes hasta alcanzar el área de atresia y extraerla por completo de la pelvis.

de la paciente, la extracción del remanente uterino de la línea media se puede lograr mediante laparotomía o laparoscopia, aunque en muchos casos se puede abordar fácilmente por vía laparoscópica. Es útil colocar endoprótesis (*stents*) ureterales antes de la extracción para mejorar la visibilidad o la sensación táctil durante la disección de la porción más distal del remanente a nivel de la obstrucción. Una vez separado el remanente uterino, puede extraerse mediante laparotomía, colocarlo dentro de una bolsa de recolección endoscópica, fragmentarlo y extraerlo a través del ombligo por vía laparoscópica (**cuadro 40-1**).

Los informes de caso en la literatura especializada han descrito el uso de injertos intestinales y de piel, o injertos porcinos, para la reconstrucción cervical. Los resultados a largo plazo aún no están disponibles para valorar la seguridad de estos abordajes.

Atresia vaginal inferior

Las anomalías clase I también incluyen la atresia vaginal inferior (**fig. 40-4A**). Esta anomalía ocurre cuando la porción mülleriana de la vagina no se canaliza adecuadamente con el seno urogenital o con la porción vaginal del seno urogenital. Las pacientes padecen amenorrea y dolor pélvico en la pubertad. Además, a la exploración física presentan un introito vaginal pequeño, ocasionalmente con algo de abultamiento; sin embargo, en esta anomalía no se observa el típico "matiz azul" que existe en el himen imperforado (**fig. 40-4B**). Una exploración rectal puede ser útil para determinar el nivel de obstrucción. Además, es importante obtener una resonancia magnética pélvica para valorar las vías reproductivas superiores y determinar la distancia entre los hematocolpos y el perineo.

Cuando la distancia desde la vagina atrésica hasta el perineo es de 3 cm o menor, se puede realizar una extracción vaginal directa. Si la distancia es mayor de 3 cm, el riesgo de estenosis vaginal es mayor después de la cirugía y será necesario modificar el abordaje. Todavía se puede intentar una extracción directa; sin embargo, si la vagina atrésica inferior no desciende dentro de la pelvis hacia el perineo, es necesario utilizar un injerto. Por lo tanto, es importante considerar la opción de dilatación vaginal prequirúrgica para estirar el introito y cerrar la distancia si es necesario. Una alternativa es utilizar injerto de tejido, aunque lo ideal es usar tejido vaginal local cuando sea posible. La cirugía incluye disección para llegar a la vagina abultada detrás del espacio fibroso y anastomosar el tejido vaginal estirado para cerrar la distancia desde el perineo hasta la vagina atrésica obstruida. Las posibles complicaciones incluyen lesiones intestinales y de vejiga. Es importante tener una comprensión clara de la anatomía y conocer la distancia desde el perineo para llegar a la protuberancia. La identificación de la región puede ser lo más desafiante y hay que considerar una serie de abordajes. Un examen rectal es útil para establecer la ubicación de la protuberancia. Cuando la distancia aún no es clara, puede ser útil tener disponible un equipo de ecografía en el quirófano. Esto es particularmente conveniente cuando la distancia entre la vagina atrésica y el perineo es mayor de 3 cm.

Al realizar un procedimiento de extracción se debe colocar una sonda de Foley en la uretra para identificar y asegurar que esta estructura esté lejos del campo de disección. Las suturas de tracción deben colocarse en cuatro cuadrantes del introito vaginal y a continuación se inserta una aguja espinal (aguja para anestesia epidural) en el centro. La identificación de líquido color marrón, cuando la jeringa se retira de la aguja, confirma haber incidido en el espacio correcto. Se utiliza un bisturí para cortar en direcciones laterales a partir del sitio marcado por la aguja. Una vez que el espacio es lo suficientemente amplio como para una succión, se colocan pinzas de Allis en el tejido de la mucosa vaginal y se sitúa la punta de succión en la cavidad vaginal para limpiar el hematocolpos. Se extrae la porción estrecha de la vagina que se abrió y la porción de vagina de calibre más ancho y de aspecto normal se une con el perineo por medio de suturas absorbibles con puntos separados (discontinuos) y de forma circunferencial (**cuadro 40-2**).

Atresia uterovaginal

El síndrome de Mayer-Rokitansky-Küster-Hauser (MRKH) se presenta en 1/5 000 jóvenes y por lo general se manifiesta como amenorrea sin dolor pélvico. Estas mujeres tienen un cariotipo 46,XX, agenesia vaginal y agenesia uterina.

De las pacientes con síndrome de MRKH, entre el 7 y 10% tendrán remanentes funcionales del cuerno uterino que a menudo se desplazan lateralmente (**fig. 40-5**). Al momento de realizar la laparoscopia, para extraer el remanente funcional, es frecuente ver una banda o cordón de tejido en la línea media entre la vejiga y el recto, en la región faltante del útero (**fig. 40-6**). Una vez que se ha establecido el diagnóstico de síndrome de MRKH, se puede conseguir un registro meticuloso respecto al dolor pélvico cíclico. En caso de episodios recurrentes de dolor pélvico, es útil obtener una resonancia magnética pélvica para determinar si se pueden visualizar

Útero con hematometra

Vagina obstruida con hematocolpos

Vagina atrésica

A

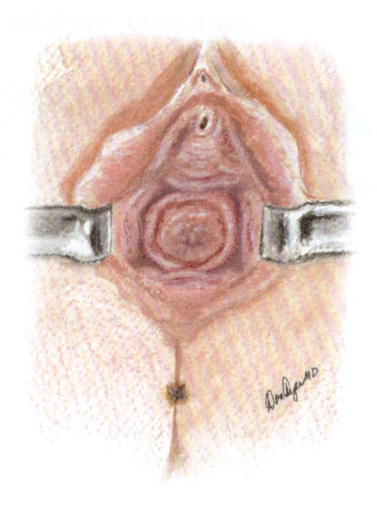

B. Introito vaginal

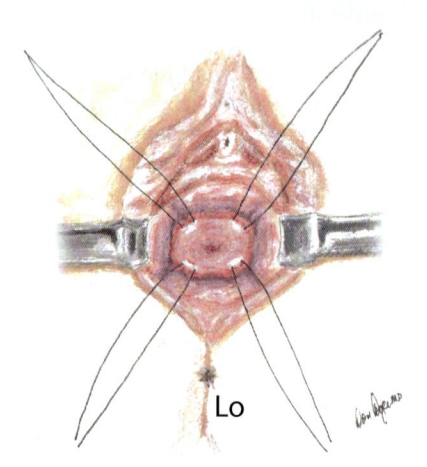

C. Suturas de tracción colocadas en cuatro cuadrantes

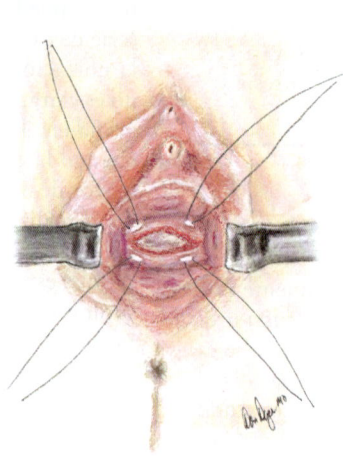

D. Tejido fibrótico localizado en la vagina atrésica después de realizar la incisión entre las suturas

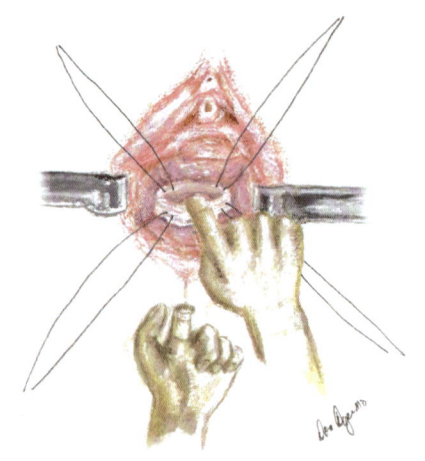

E. Disección roma del espacio fibroso hasta exponer la vagina atrésica abultada

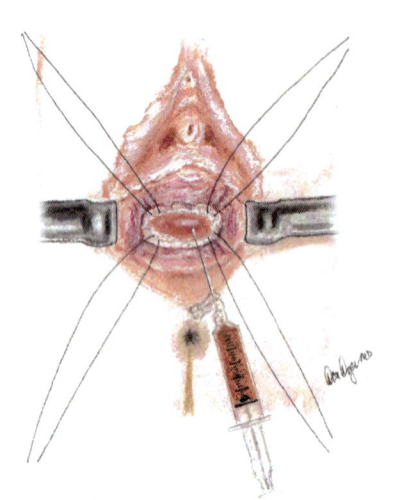

F. Localización de la vagina atrésica abultada y confirmación del sitio con la aguja

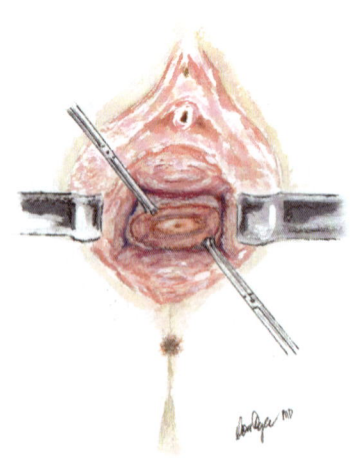

G. Apertura vaginal y sujección de los bordes de su mucosa

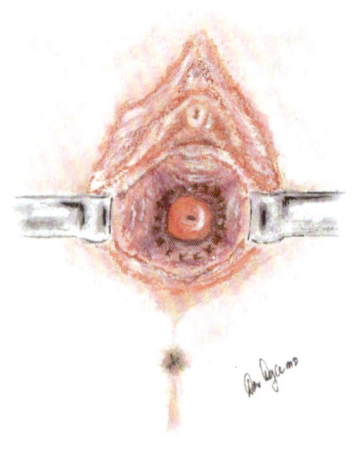

H. La mucosa de la vagina atrésica se atrae hacia el perineo y se sutura

FIGURA 40-4 **A.** RM sagital de la atresia vaginal inferior. **B.** Introito vaginal. **C.** Suturas de tracción en cuatro cuadrantes. **D.** Exposición del tejido fibroso del sitio vaginal atrésico. **E.** Disección roma del sitio fibroso. **F.** Confirmación del sitio mediante trazado con aguja. **G.** Sujeción de los bordes de la mucosa vaginal. **H.** Fijación de la mucosa vaginal con el perineo (ilustraciones redibujadas cortesía del Dr. Donald Dyer).

CUADRO 40-2 PASOS DEL PROCEDIMIENTO

Colpoplastia para la atresia vaginal inferior (anomalía clase I)

Extracción vaginal ≤ 3 cm

- Insertar sonda uretral para disminuir el riesgo de lesiones.
- Colocar suturas de tracción en el introito vaginal.
- Para distancias ≤ 3 cm del perineo, insertar una aguja espinal en el centro de las suturas de tracción y retirarla para confirmar la presencia de líquido de hematocolpos.
- Cortar en direcciones laterales a partir del sitio marcado por la aguja para exponer los bordes de la mucosa vaginal.
- Retirar la porción estrecha y atrésica con un dispositivo de cauterización.
- Usando pinzas de Allis en la mucosa vaginal, tirar de la mucosa hacia el perineo.
- Unir con sutura absorbible (Vicryl®) circunferencialmente con puntos separados.

---

los vestigios uterinos. No siempre es posible observar estos pequeños restos en su posición desplazada lateralmente. Si en los antecedentes se refiere una notable persistencia del dolor pélvico cíclico, se puede ofrecer la supresión menstrual como un abordaje inicial o se puede realizar una laparoscopia diagnóstica con resección quirúrgica de los vestigios. Estos pueden estar dentro de la pelvis, debajo del borde pélvico o en algunos casos por encima del borde pélvico. Se debe tener cuidado para visualizar los uréteres durante la extirpación de los restos mediante un dispositivo de sellado de vasos.

Anomalías clase II

Las anomalías clase II incluyen el útero unicorne, que ocurre en 1/5 400 mujeres jóvenes. Hasta el 90% de los casos están asociados con una tuba uterina rudimentaria, y de estos el 25% se asocian con una tuba uterina funcional no comunicante. Esta anomalía es parcialmente obstructiva, ya que los antecedentes revelan menstruaciones normales, pero los episodios de dolor pélvico empeoran progresivamente con el tiempo. En algunos casos es posible que la ecografía no pueda distinguir un remanente uterino obstruido de un quiste hemorrágico o de un mioma uterino; por lo tanto, es importante confirmar el diagnóstico con RM pélvica. En aquellas pacientes que estén listas para someterse a cirugía, la extracción se puede realizar por vía laparoscópica. Si se requiere distinguir entre un cuerno funcional no comunicante y uno comunicante, antes de la resección, se puede utilizar la cromopertubación. Durante la resección del cuerno uterino no comunicante es importante identificar y ligar los vasos uterinos remanentes.

Anomalías clase III

Esta clase implica una duplicación uterina pero, específicamente, el lado duplicado en esta situación incluye la presencia de una hemivagina con un tabique longitudinal obstruido. Esta anomalía se conoce como *hemivagina obstruida con anomalía renal ipsilateral* (HVOARI). Las pacientes presentarán antecedentes de menarquia normal y dolor pélvico que empeora progresivamente. Un pequeño subconjunto de pacientes tendrán una microperforación del tabique hemivaginal. En esta situación no es raro tener un diagnóstico retrasado, ya que ambos lados permitirán el flujo menstrual y el dolor pélvico puede no ser el síntoma de presentación. En cambio, algunas pacientes presentan flujo vaginal crónico o menstruaciones prolongadas. En raras ocasiones, aquellas que presentan una microperforación del tabique tienen riesgo de enfermedad pélvica inflamatoria. Para las adolescentes que presentan dolor pélvico es ideal obtener una ecografía seguida de la confirmación de la anomalía pélvica por RM. Confirmar la distancia del lado obstruido desde el perineo es tan importante como determinar el grosor del tabique.

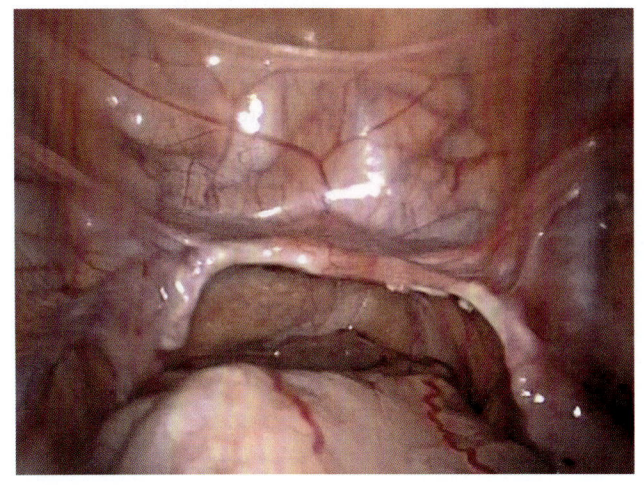

FIGURA 40-6 Cordón o banda atrésica de la línea media en el síndrome de MRKH.

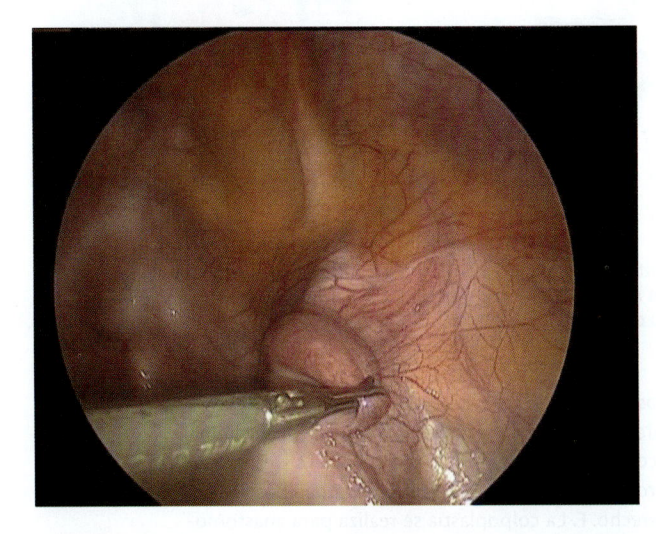

FIGURA 40-5 Síndrome de MRKH con remanente uterino visualizado por laparoscopia. El remanente se toma con pinzas de sujeción.

Esta alteración se asocia frecuentemente con anomalías renales ipsilaterales. Es importante valorar la anatomía urológica, ya que entre las pacientes diagnosticadas con riñón solitario el 9% pueden tener un uréter ectópico, en el cual hasta el 89% de los casos drenarán en el espacio hemivaginal. En esta situación, la intervención quirúrgica ginecológica debe planificarse junto con un urólogo. El abordaje quirúrgico para extirpar el tabique vaginal longitudinal obstruido requiere de un conocimiento detallado de la anatomía (**fig. 40-7**). Las posibles complicaciones incluyen lesiones intestinales y vesicales; por lo tanto, es importante conocer la distancia que hay desde el perineo hasta la hemivagina obstruida.

Se debe colocar una sonda de Foley en la uretra para identificar esta estructura y asegurarse de que esté lejos del campo de disección. Luego se coloca un espéculo o un separador de Deaver en la vagina para exponer el área de obstrucción. Usando suturas de tracción, los márgenes distales del tabique se marcan en las posiciones de las 12, 3, 6 y 9 de las manecillas del reloj. Al desplazar hacia afuera, distalmente, se puede colocar una aguja espinal de calibre 16 o 18 en el espacio obstruido para confirmar la presencia de

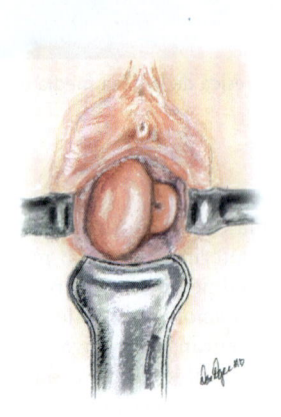

A. Protuberancia de la hemivagina derecha y cuello uterino izquierdo

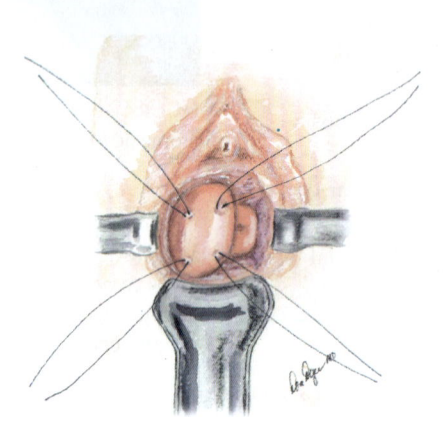

B. Suturas de tracción colocadas en la protuberancia hemivaginal

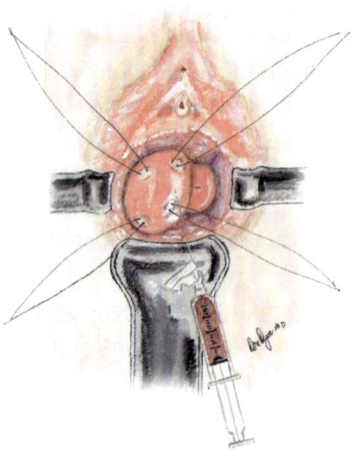

C. Trazado con la aguja del sitio hemivaginal y suturas de tracción

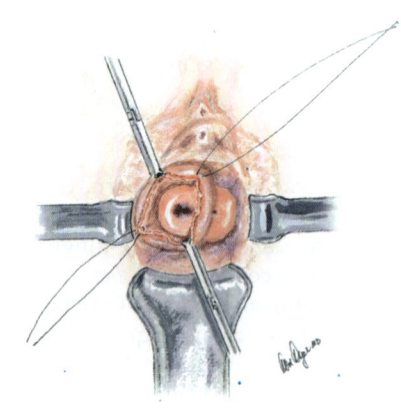

D. Después de la incisión lateral se sujetan los bordes del tabique y se remueve el hematocolpos

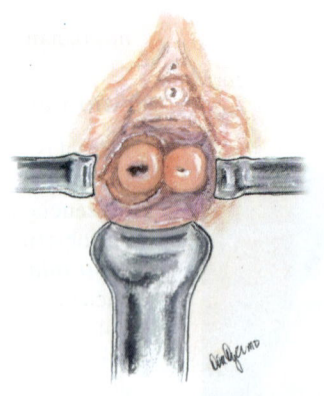

E. Una vez retirado el tabique, queda expuesto el cuello uterino derecho

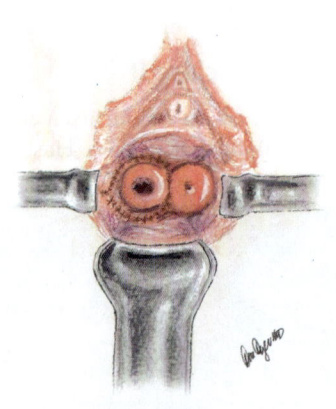

F. Colpoplastia para anastomosar la hemivagina derecha con la vagina izquierda normal

FIGURA 40-7 Resección del tabique vaginal longitudinal obstruido en un caso de HVOARI. **A.** Abultamiento de la hemivagina derecha y el cuello uterino izquierdo. **B.** Suturas de tracción colocadas en la protuberancia hemivaginal. **C.** Delimitación con aguja del espacio hemivaginal con las suturas de tracción colocadas. **D.** Después de la incisión lateral, se direcciona la aguja, se sostienen los bordes del tabique y se extrae el hematocolpos. **E.** Una vez que se retira el tabique, se expone el cuello uterino derecho. **F.** La colpoplastia se realiza para anastomosar la hemivagina derecha y permitir el desarrollo normal de la izquierda (ilustraciones redibujadas cortesía del Dr. Donald Dyer).

líquido de hematocolpos. Lo anterior corrobora que se ha encontrado el espacio correcto. Utilizando la aguja como guía, se usa un bisturí para hacer una incisión en el tabique y luego extenderla lateralmente. El borde del tabique se sujeta con pinzas de Allis mientras que el espacio lleno de hematocolpos se descomprime por succión. La abertura se agranda directamente con unas pinzas de Kelly. El exceso de tabique se elimina con el uso de un dispositivo de cauterización o un método tradicional de corte, sujeción y amarre. Con el exceso de tabique eliminado se colocan suturas, con puntos separados de forma circunferencial, para aproximar la hemivagina a la vagina normal y así anastomosarlas y crear una vagina en "Y". Es importante evitar surgetes continuos con las suturas, ya que al hacerlo se puede provocar la formación de una estenosis vaginal. También es importante verificar que se haya eliminado una cantidad suficiente de tabique para evitar la formación de estenosis, lo que lleva a una infección ascendente. Al final del procedimiento, los dos cuellos uterinos se deben visualizar por vía vaginal (*véase* fig. 40-7).

Cuando una microperforación en el tabique no permite la recolección del hematocolpos para crear un efecto de abultamiento, sus márgenes son difíciles de identificar, al igual que la distancia desde la proximidad hasta la vejiga y el recto. La colposcopia es muy útil para dilucidar la ubicación de la microperforación (fig. 40-8). Una vez que se ha determinado la ubicación de la microperforación, la abertura se puede canalizar con un dilatador o un balón de Foley. El balón es muy útil para atraer la vagina, ya que, al distenderlo, el margen de la cavidad queda delimitado. El balón también permite la identificación de un punto de partida para la resección del tabique. Rara vez puede ocurrir una microperforación a nivel del cuello uterino y no observarse en la vagina. Esto puede causar un diagnóstico tardío y requiere una histeroscopia para evaluar el conducto cervical. Para poder delimitar el espacio, se inyecta tinte azul u otro medio de tinte estéril para identificar alguna microperforación. De forma similar, una vez identificada la región, se realizan incisiones para agrandar la abertura seguidas de resecciones en serie del exceso de tejido de tabique, como se describió anteriormente. Finalmente, las suturas se colocan de forma circunferencial en puntos separados.

CIRUGÍA DE LAS ANOMALÍAS NO OBSTRUCTIVAS

Las alteraciones no obstructivas se presentan durante la adolescencia como una pubertad tardía sin síntomas obstructivos o en adultos jóvenes como un hallazgo incidental durante algún procedimiento quirúrgico o por un tratamiento de infertilidad. Las anomalías menstruales pueden ser menores o manifestarse al principio como amenorrea, abortos recurrentes, dispareunia u otra alteración reproductiva.

Anomalías clase I

Una de cada 5 000 mujeres va a presentar síndrome de MRKH o aplasia uterovaginal, un fenotipo 46,XX y un fenotipo femenino externo. La mayoría de las pacientes al principio experimentan amenorrea. Para el momento del diagnóstico es importante tratar las necesidades futuras. Esto debe enfocarse en temas de fertilidad, psicológicos y de alargamiento de la vagina con dilatación. La dilatación vaginal tiene más del 90% de éxito y fue descrita por primera vez por Frank en la década de 1930. La dilatación vaginal se recomienda como terapia inicial. No hay un tiempo específico para realizar la dilatación y esta dependerá de la madurez de la paciente y de su disposición. El procedimiento se realiza de forma progresiva y gradual para estirar el introito. Esta técnica fue complementada para incluir el método de Ingram en la década de 1980; se utilizó la gravedad como medición adicional por medio del uso de un asiento de bicicleta modificado con un dilatador vaginal. El principio esencial de la dilatación vaginal es similar al principio utilizado en la cirugía plástica para la elongación de tejidos, simplemente con expansión inversa e intermitente. La dilatación vaginal puede conseguirse con el transcurso de varios meses o inclusive años. Se recomienda a las pacientes que realicen dilataciones todos los días durante 30 min. Mientras se lleva a cabo la dilatación, las pacientes pueden escuchar música, tomar un baño caliente o ducharse para apoyar la flexibilidad del tejido vaginal, así como utilizar agentes tópicos como lidocaína en gel o estrógenos en crema. El proceso de la actividad sexual, con el tiempo, también puede contribuir al alargamiento vaginal.

Cuando no es eficaz la dilatación vaginal, la siguiente opción terapéutica es la reconstrucción quirúrgica del introito vaginal. Hay varias técnicas disponibles, por ejemplo, el procedimiento de McIndoe con sus variantes y el de Williams. La utilización de una técnica en particular se individualiza para cada tipo de paciente (e-Tabla 40-1). De cualquier forma, el objetivo principal de la cirugía consiste en que se localice el espacio neovaginal entre la vejiga y el recto para la colocación del injerto de tejido (piel de espesor parcial

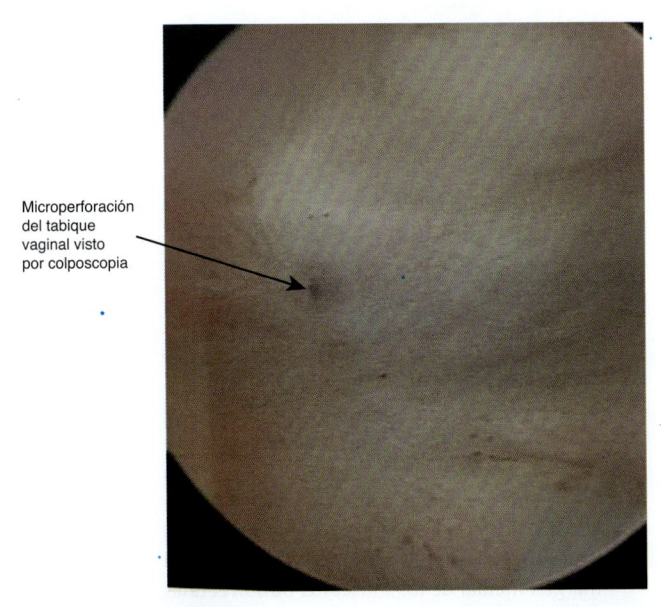

FIGURA 40-8 Colposcopia que muestra una microperforación. (Microperforación del tabique vaginal visto por colposcopia)

o completo, intestinos, colgajos labiales, mucosa bucal, peritoneo) (figs. 40-9 y 40-10).

El procedimiento de neovagina de Davydov utiliza peritoneo (fig. 40-11). Una modificación para el Davydov, en comparación con otras técnicas de injertos, consiste en cerrar el fondo de saco vaginal sobre el molde vaginal después de la disección del espacio neovaginal, ya que el espacio neovaginal desde el perineo se comunica con el abdomen hasta que el fondo se cierra. Antes de la disección de este espacio, se debe colocar un sonda de Foley en la uretra para identificarla y asegurarse de que permanezca lejos del campo de disección.

En el caso del procedimiento de Vecchietti se coloca en el perineo un dispositivo llamado "aceituna" ("oliva") que permite una dilatación progresiva desde una pequeña porción de la vagina natural, entre la vejiga y el recto. El espacio neovaginal se forma por medio de una tracción progresiva durante 4-7 días. Es importante confirmar si la distancia entre la uretra y el recto es suficiente para acomodar el ancho de la "aceituna". Las posibles complicaciones en todos los procedimientos de neovagina incluyen lesión intestinal y vesical; por lo tanto, es necesario tener una comprensión clara de la anatomía y de la estimación del espacio entre la vejiga y el recto, que es el espacio donde se acomodará la neovagina.

El trasplante uterino es la opción quirúrgica más nueva disponible para las mujeres que presentan esta anomalía. Cabe destacar que este procedimiento es aún experimental debido a los importantes riesgos de morbilidad para la donante y para la receptora.

No obstante, para las mujeres que viven en países donde la subrogación gestacional es ilegal, esta puede ser la única opción a considerar si se cumplen los estrictos criterios de inscripción en la investigación.

FIGURA 40-9 Procedimiento de McIndoe. A. Se realiza una incisión transversal en el ápice del introito vaginal. B. Por lo general, puede disecarse un conducto a cada lado del rafe medio y, así, dividirlo. La disección cuidadosa evita lesiones en la vejiga y el recto. C. Se diseca un espacio entre la uretra y la vejiga en sentido anterior y el recto en sentido posterior hasta alcanzar la superficie inferior del peritoneo. La incisión del margen medial de los músculos puborrectales agrandará la vagina en sentido lateral.

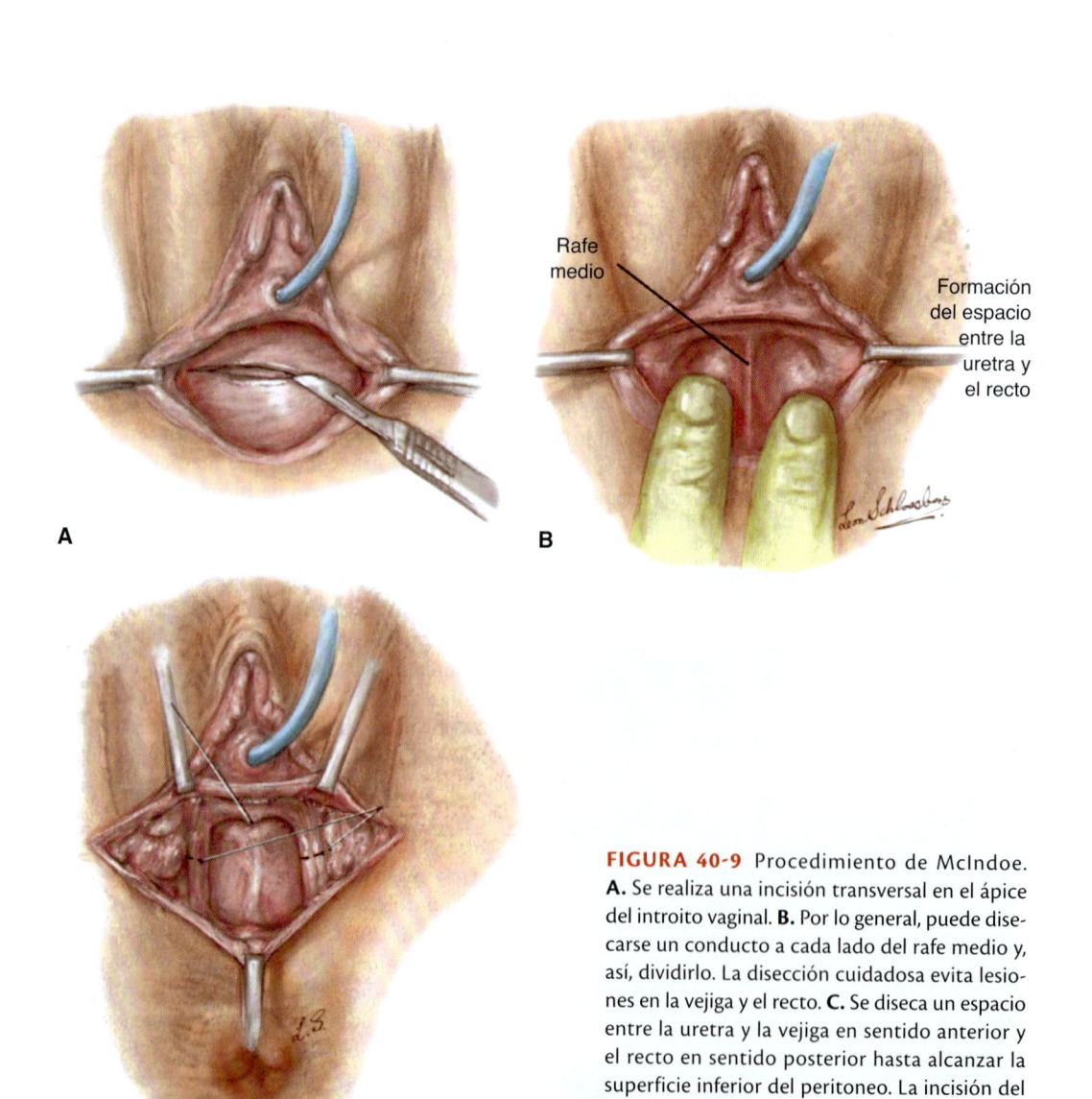

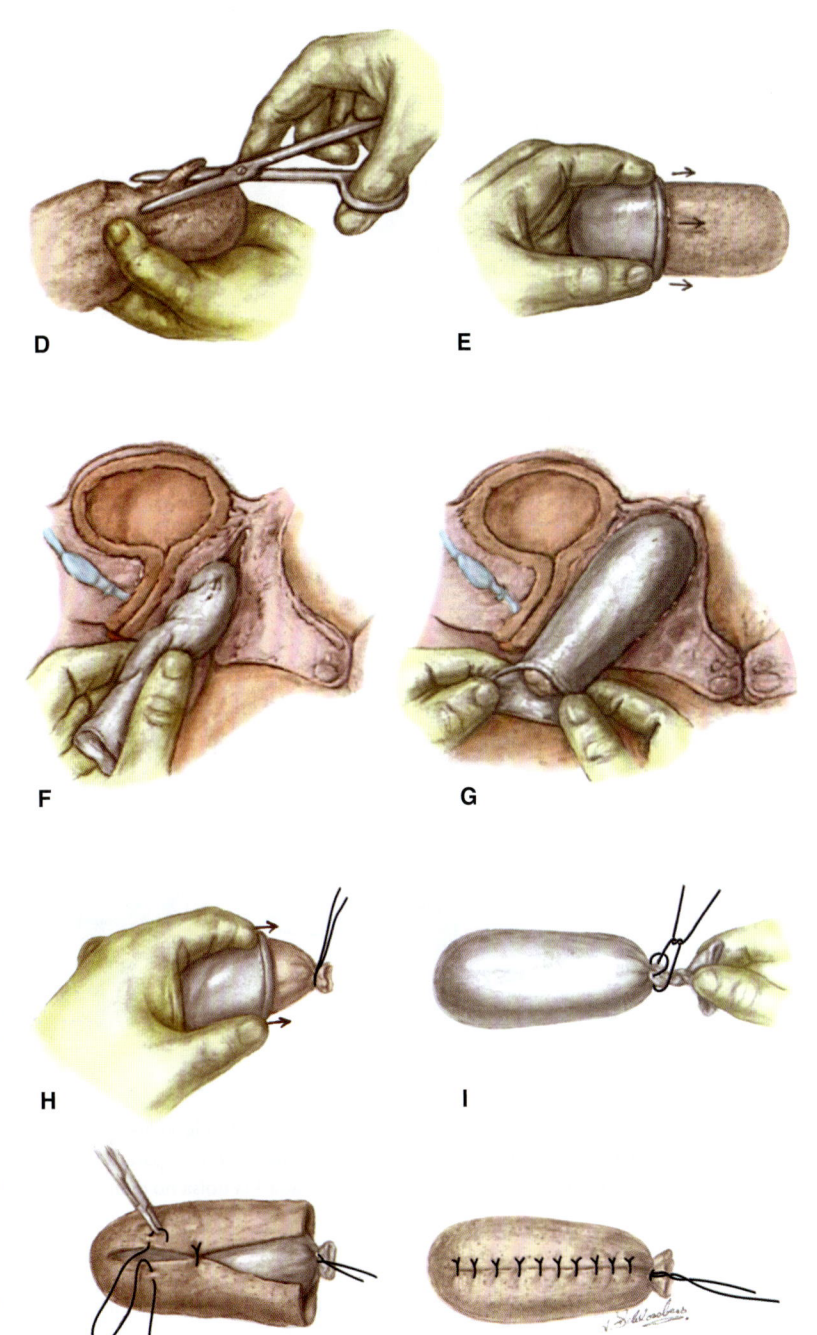

FIGURA 40-9 (*Continuación*) **D-K.** Recomendaciones para modificación de la técnica de McIndoe. **D.** Se corta un molde de un bloque de espuma de poliuretano. **E.** Se coloca un preservativo sobre el molde. **F.** El molde se comprime y se coloca en la vagina. **G.** Se permite que el aire expanda el molde y se adapte al espacio neovaginal. Se cierra el preservativo y se retira el molde. Se coloca un segundo preservativo sobre el molde (**H**) y se ata de forma segura (**I**). **J.** Luego se une el injerto sobre el molde con suturas no reactivas 5-0 en puntos separados. **K.** Las superficies inferiores de los bordes suturados del injerto se exteriorizan. El molde vaginal está listo para insertarse en la neovagina.

Anomalías clase II

Un pequeño porcentaje de pacientes con útero unicorne presentan un cuerno uterino no funcional o un cuerno funcional comunicante. En ambas situaciones, el dolor no suele ser el síntoma principal. El cuerno no funcional inclusive puede ser identificado como hallazgo incidental durante un estudio de imagen o durante alguna cirugía abdominal. Debido a que estas pacientes no presentan dolor, el remanente puede dejarse en su sitio sin requerir intervención invasiva. En el caso de un cuerno funcional comunicante, el riesgo de embarazo ectópico es de 1 en 76 000 y se recomienda la extracción del cuerno. Es frecuente que se pueda resecar por vía laparoscópica, seguido de un cierre excesivo del área de conexión anterior para cubrir el defecto una vez que se retira el cuerno.

Anomalías clase III

En esta categoría hay duplicación del útero y la vagina sin haber obstrucción y, en consecuencia, la presentación

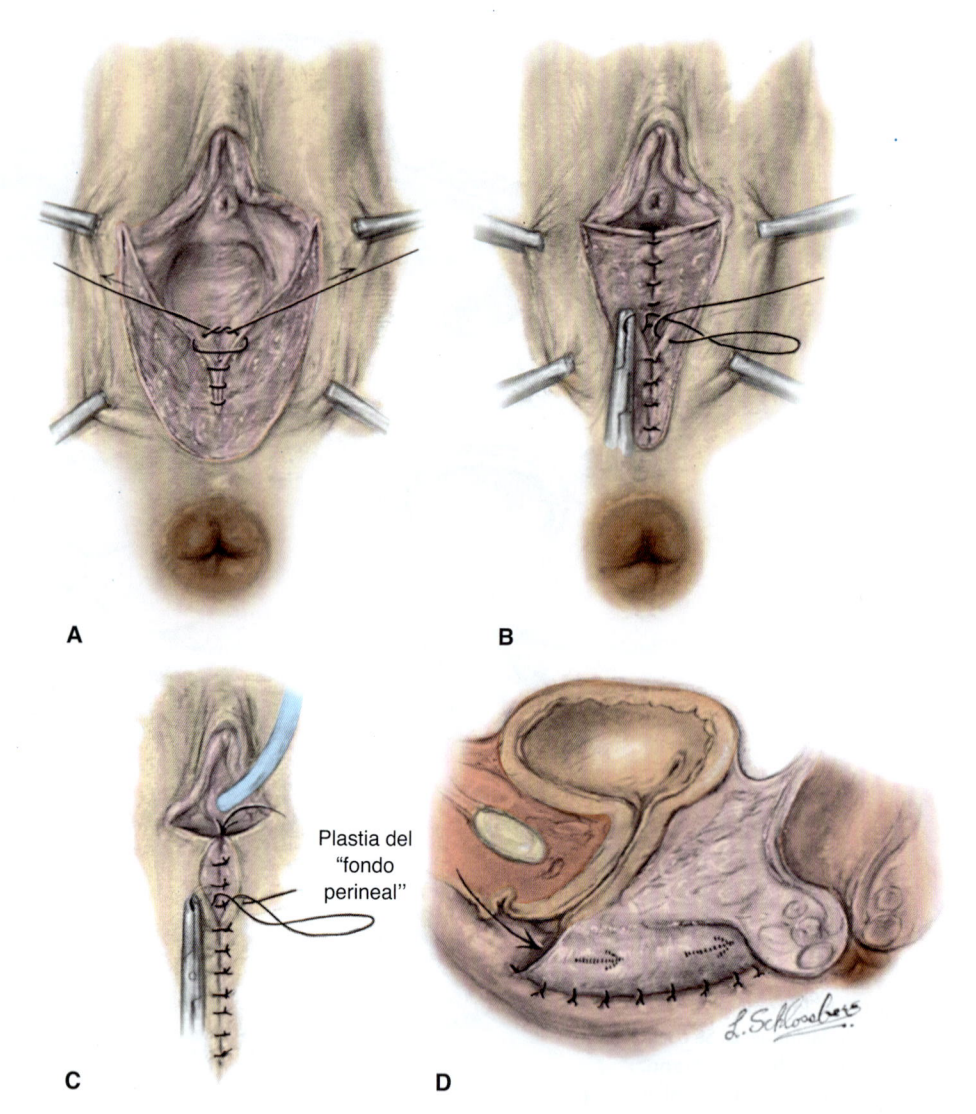

FIGURA 40-10 Colpoplastia de Williams. El tejido vulvar y perineal se suturan para crear una bolsa perineal. **A-C.** Se pueden usar suturas de ácido poliglicólico 3-0 para cerrar los márgenes tanto internos como externos de la piel y el tejido intermedio. **D.** La entrada a la bolsa no debe cubrir el meato uretral externo.

típica puede variar desde la ausencia de síntomas hasta la dificultad con la colocación de tampones o dispareunia debido a la presencia de un tabique vaginal longitudinal no obstruido.

Aunque se intentaron hace muchas décadas, los procedimientos de unificación, como el de Strassman (fig. 40-12), no mejoraron los resultados obstétricos. Debido a la morbilidad relacionada con el procedimiento mismo, esta práctica fue suspendida.

Para facilitar el uso del tampón o tratar la dispareunia, se puede extraer el tabique vaginal longitudinal. Esto se logra con la técnica de escisión con pinzas y corte o por resección con cauterización. Con la extracción de todo el tabique vaginal, las vaginas derecha e izquierda pueden unificarse. Puede ser útil colocar un tensor en uno de los cuellos uterinos para proporcionar tracción hacia abajo y facilitar el acceso a medida que se suturan los vértices. Comenzar de manera proximal al vértice vaginal es una opción para colocar suturas en puntos separados, uniendo la mucosa hemivaginal derecha e izquierda al ápice y en la pared vaginal anterior y en la posterior. Estas suturas se colocan aproximadamente con 1 cm de distancia entre sí. Otra opción consiste en comenzar distalmente en la pared vaginal anterior o posterior utilizando suturas en puntos separados; después, se deja un extremo de sutura referido con una pinza de hemostasia, lo que permite una mejor visualización del sitio más próximo para suturar. Es importante evitar surgetes continuos con estas suturas a fin de prevenir una estenosis vaginal. Es importante tener una comprensión clara de la dimensión del tabique longitudinal y su relación con el intestino y la vejiga para evitar lesiones en estas áreas (cuadro 40-3).

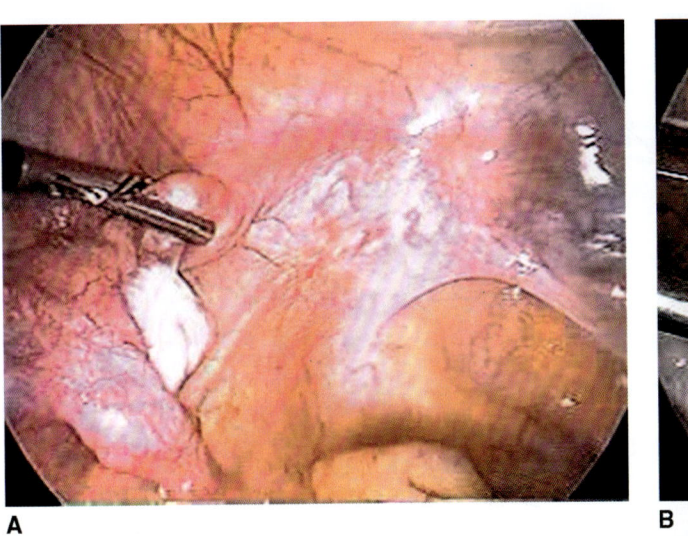

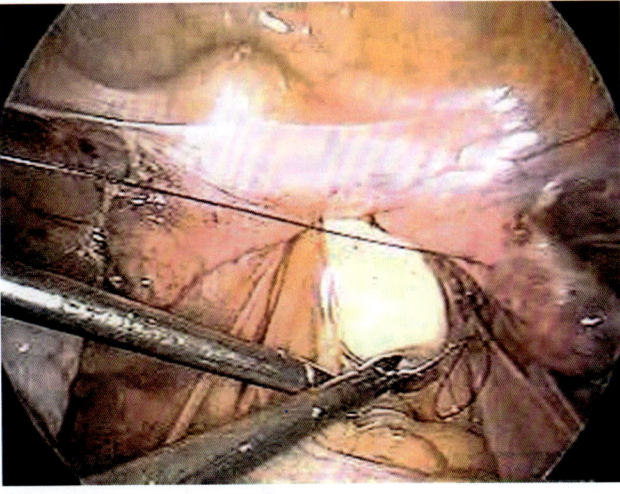

CAPÍTULO 40 **TRATAMIENTO QUIRÚRGICO DE LAS ANOMALÍAS DE LAS VÍAS REPRODUCTIVAS** 725

FIGURA 40-11 A. Remanente del cuerno uterino izquierdo en una paciente con síndrome de MRKH. **B.** Disección del espacio rectovesical completada con la colocación de un molde vaginal desde abajo. Esto permite planificar el cierre apical con peritoneo. **C.** Cierre de Davydov del ápice vaginal con cuernos uterinos remanentes atraídos medialmente para soporte apical.

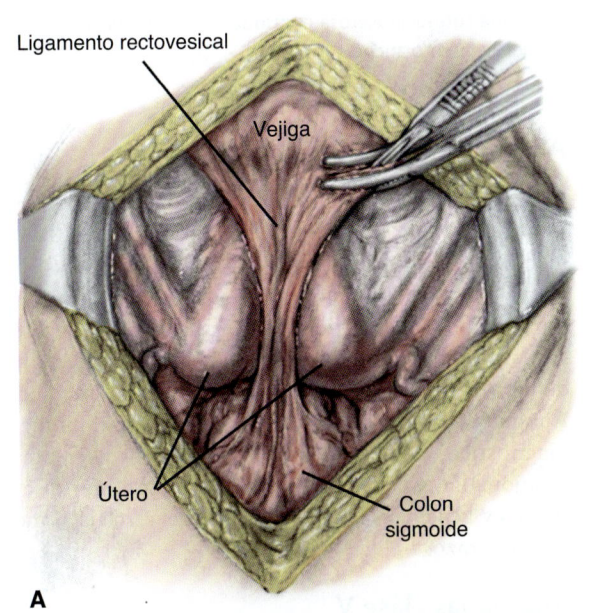

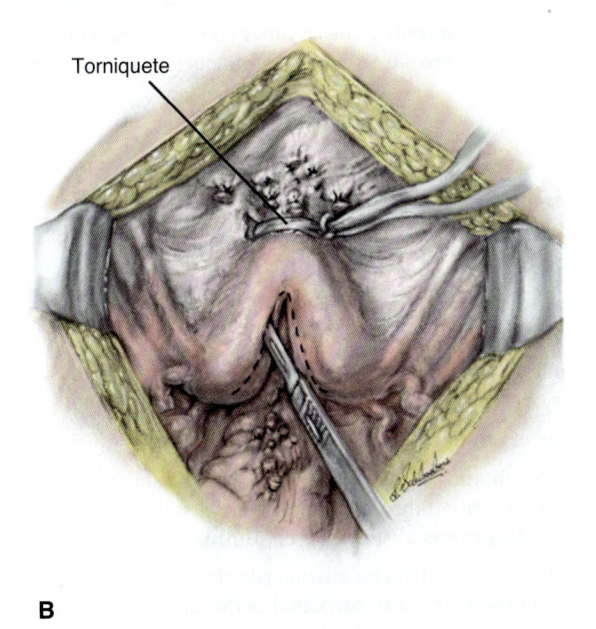

FIGURA 40-12 Unificación de Strassman. **A.** Si se encuentra un ligamento rectovesical, debe extraerse. **B.** Se realiza una incisión en el lado medial de cada hemicuerpo y se lleva lo suficientemente profundo como para entrar en la cavidad uterina. Los bordes del miometrio se evertirán para enfrentar sus lados opuestos.

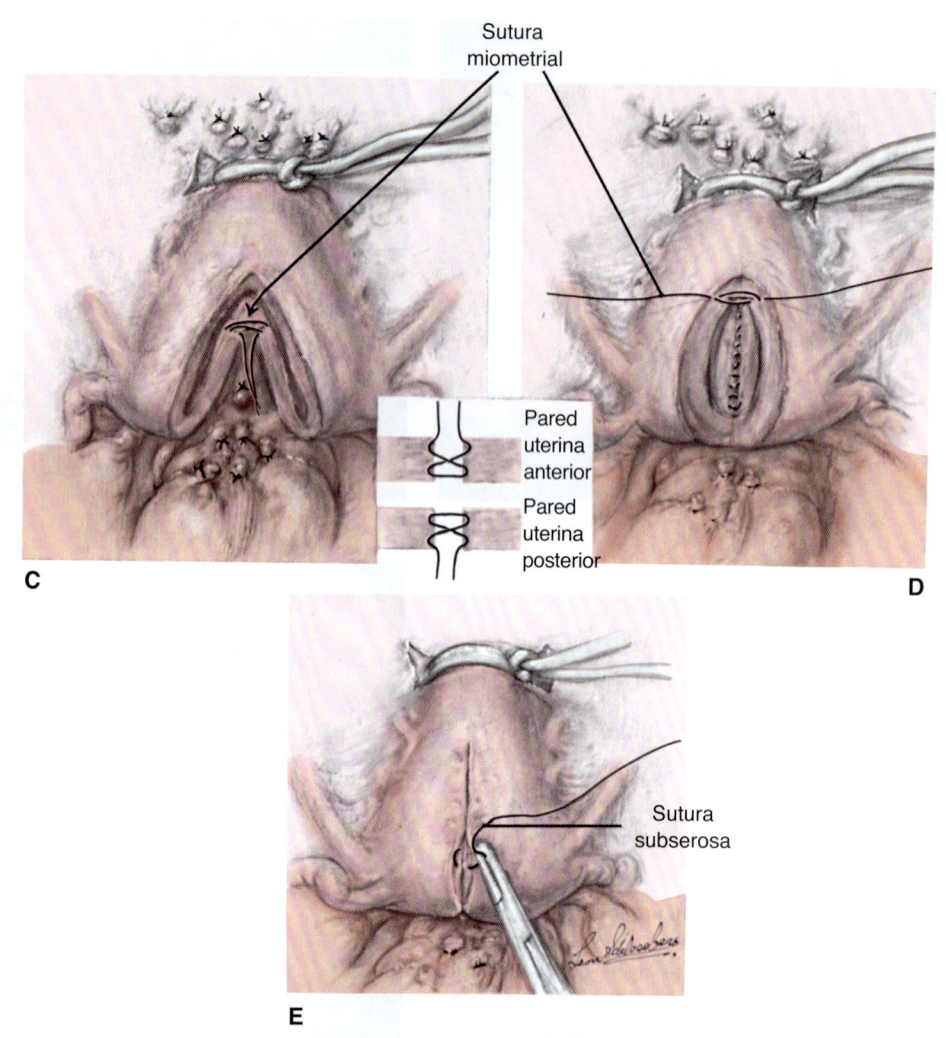

FIGURA 40-12 (*Continuación*) **C y D.** El miometrio se aproxima mediante el uso de suturas de ácido poliglicólico 3-0 verticales en puntos separados en forma de 8. Se debe evitar suturar demasiado cerca de la porción intersticial de las tubas uterinas. **E.** Para finalizar, se utiliza una sutura subserosa continua de ácido poliglicólico 5-0. Se quitan los torniquetes y se cierran los defectos del ligamento ancho.

CUADRO 40-3 PASOS DEL PROCEDIMIENTO

Vaginoplastia para tabique vaginal longitudinal

- Colocar una sonda de Foley en la uretra para identificarla.
- Reconocer los bordes del tabique proximal, distal, anterior y posterior.
- Cortar el tabique.
- Unir las mitades derecha e izquierda de la vagina en sentido anterior, tanto proximal como distalmente, utilizando suturas absorbibles en puntos separados.
- Unir las mitades derecha e izquierda de la vagina en sentido posterior, tanto proximal como distalmente, utilizando suturas absorbibles y puntos separados.
- Colocar un molde vaginal.

Anomalías clase IV

Las anomalías clase IV incluyen la duplicación del fondo del útero. Las técnicas de unificación, por ejemplo, las previamente recomendadas para el tratamiento del útero bicorne, como los procedimientos para útero didelfo, no mejoran los resultados obstétricos (*véase* fig. 40-12). Los datos han sugerido que las mujeres con este tipo de anomalía pueden tener un mayor riesgo de cuello uterino incompetente. Aunque no es necesario colocar un cerclaje al momento del diagnóstico, es importante aconsejar a las pacientes sobre su anomalía, ya que su obstetra puede necesitar discutir los riesgos y beneficios de la colocación del cerclaje al momento del embarazo.

Anomalías clase V

El útero tabicado es una razón por la que las mujeres deben ser valoradas por especialistas en infertilidad, específicamente

CAPÍTULO 40 TRATAMIENTO QUIRÚRGICO DE LAS ANOMALÍAS DE LAS VÍAS REPRODUCTIVAS

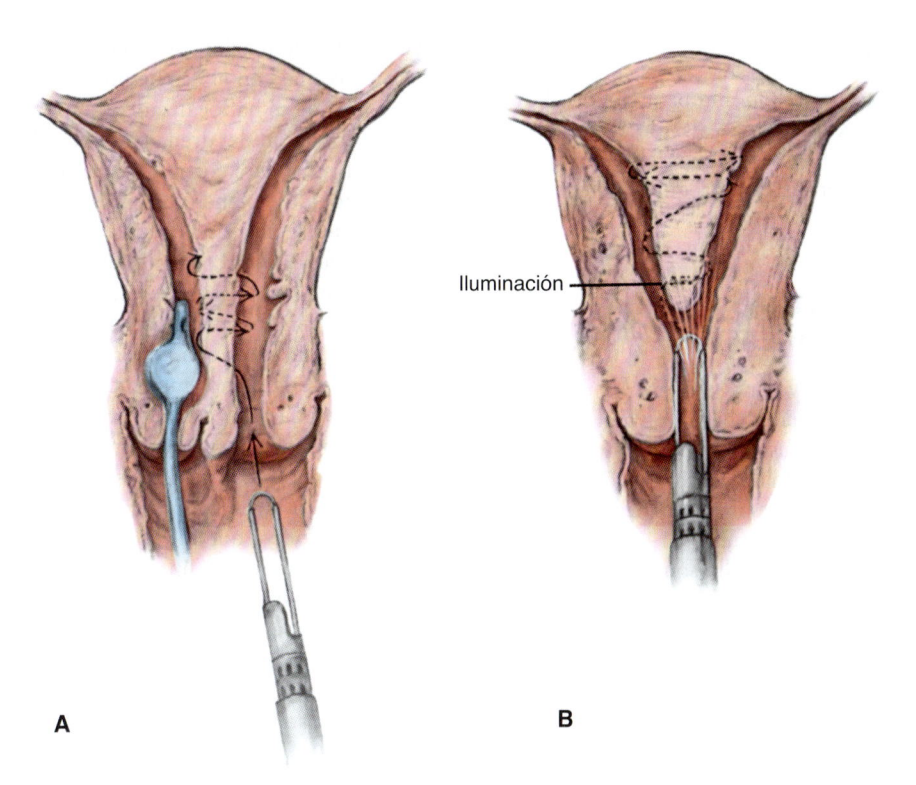

FIGURA 40-13 Resección histeroscópica del tabique uterino en los cuellos uterinos normal y *bicollis*. **A.** Se coloca una sonda de Foley en la cavidad de un útero tabicado completo (útero clase Va, American Fertility Society). El resectoscopio se inserta en la cavidad opuesta y se realiza una incisión en el tabique hasta que se visualice la sonda de Foley. El tabique puede cortarse fácilmente con el resectoscopio hasta que ambos orificios internos sean visibles. **B.** Útero tabicado con un solo cuello uterino. Se puede hacer una incisión en el tabique con la lupa recta del resectoscopio.

debido a la pérdida recurrente de embarazos. Los tabiques uterinos pueden ser completos, incluir al cuello uterino o ser parciales, en las porciones del fondo a la región media. El tratamiento más frecuente consiste en la extracción del tabique uterino por medio de histeroscopia con tijeras endoscópicas o un dispositivo de cauterización. La extracción del tabique permite mejores resultados para el embarazo y es un procedimiento bien tolerado por la mayoría de mujeres.

Es ideal extraer el tabique dentro del cuello uterino y el útero para permitir un acceso fácil en el futuro y mejorar los resultados del embarazo. La mayoría de las mujeres no presentan dolor u otros síntomas; por lo tanto, el momento para realizar el procedimiento es individualizado para cada paciente. Las posibles complicaciones incluyen sobrecarga de líquido relacionada con el uso del histeroscopio y daño cervical o perforación uterina cuando la posición exacta y la longitud del tabique uterino no se conocen bien.

Ha habido una gran variación en la práctica de la colocación de endoprótesis intrauterinas con balón después del procedimiento para prevenir la formación de adherencias. Un estudio aleatorizado evaluó el uso de endoprótesis con balón después de la resección histeroscópica y no encontró diferencias en los resultados uterinos a los 3 meses ni en los resultados reproductivos. Más recientemente, se realizó un estudio piloto para valorar la extracción del tabique por medio de láser. Esta técnica mostró resultados prometedores similares con el potencial de producir menos adherencias intrauterinas postoperatorias.

En raras ocasiones, el tabique uterino se asocia con un útero bífido (bicorne o *bicollis*) o un cuello uterino duplicado. En esta situación, para extraer el tabique uterino de manera adecuada, es necesario delimitar el espacio por medio de histeroscopia. Para la resección puede ser necesario colocar un balón de Foley en uno de los cuellos uterinos y facilitar la identificación de la porción más distal del tabique y, así, prevenir el daño de uno de los cuellos uterinos durante la resección histeroscópica (fig. 40-13 y cuadro 40-4).

CUADRO 40-4 PASOS DEL PROCEDIMIENTO

Tabique uterino clase V (parcial o completo)

Metroplastia histeroscópica
- Colocar una sonda de Foley en la uretra para su identificación.
- Realizar una histeroscopia diagnóstica para identificar los bordes proximal, distal, anterior y posterior del tabique.
- Si hay un útero *bicollis*, colocar un balón de Foley en un cuello uterino para identificar fácilmente los bordes del tabique.
- Realizar la resección del tabique por histeroscopia.
- Se puede colocar un balón intrauterino o elegir no usarlo.

Anomalías clase VI

El útero arqueado es un útero con una pequeña hendidura en el fondo que no se extiende más allá de 1 cm de profundidad en el miometrio. Esta es una variante normal, no produce alteraciones obstétricas y no requiere intervención quirúrgica.

TRATAMIENTO DE OTRAS ANOMALÍAS DE LAS VÍAS REPRODUCTIVAS

La presencia de un tabique vaginal transverso ocurre en 1/72 000 mujeres. Esto se produce debido a un mal desarrollo del seno urogenital, ya que se fusiona con estructuras müllerianas en lugar de un desarrollo anómalo del conducto. En esta situación, el tabique transversal puede localizarse en la vagina inferior, media o superior (fig. 40-14). Los tabiques ubicados en la vagina superior o media son los más frecuentes y también los más difíciles de reparar. El tabique puede ser delgado o grueso.

La resección implica principios similares a los ya mencionados en la sección sobre el tabique vaginal. Las suturas de tracción se colocan en los cuatro cuadrantes. Por medio de suturas de tensión, se puede ingresar al espacio vaginal más proximal con el uso de una aguja espinal de calibre 18. Una vez que se ha localizado el espacio correcto a través de la confirmación del drenaje del líquido de hematocolpos, se usa un bisturí para cortar la parte superior de la marca hecha por la aguja de manera transversal. Este espacio se extiende lateralmente con unas pinzas y se drena para visualizar el tabique y la mucosa vaginal más proximal. Los bordes del tabique se fijan y se resecan. Un tabique delgado puede extraerse principalmente con métodos tradicionales de corte, sujeción y amarre o con un dispositivo de cauterización. Una vez desplazada completamente, la vagina superior puede ser anastomosada a la vagina inferior utilizando suturas en puntos separados de forma circunferencial. Es importante evitar surgetes continuos con estas suturas para prevenir estenosis vaginal. Para un tabique vaginal grueso es importante conocer el espesor, ya que es recomendable abordar los tabiques mayores de 1 cm con una técnica de plastia en "Z", plastia en "Y" o plastia cruzada. Estas técnicas preservan el tejido del tabique revestido de mucosa reposicionándolo para alargar y ensanchar la vagina. También es importante colocar aquí las suturas de tracción. Mientras se mantiene el espacio distendido, se forman 3-4 colgajos distales y se elevan con el

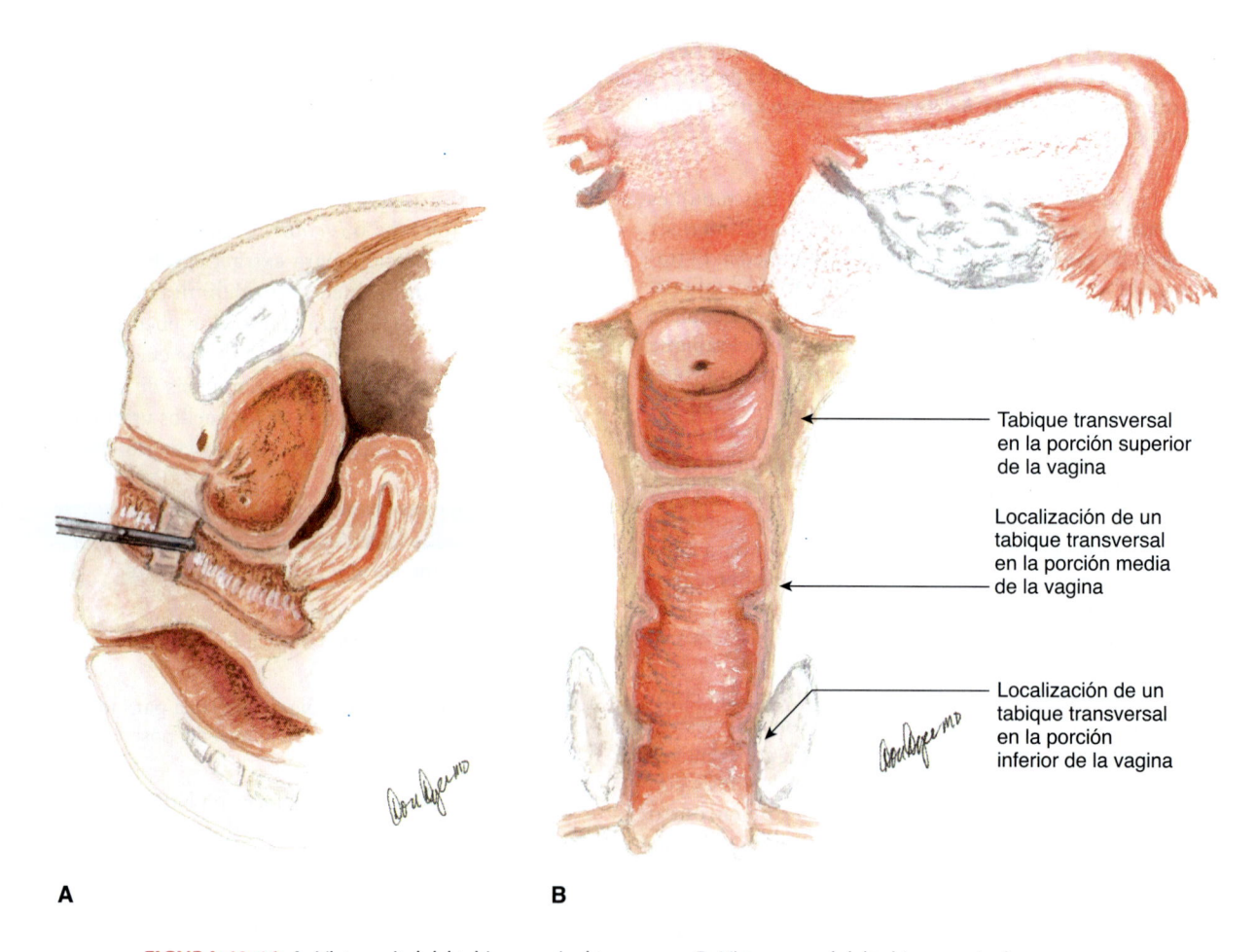

FIGURA 40-14 A. Vista sagital del tabique vaginal transverso. **B.** Vista coronal del tabique vaginal transverso (ilustraciones redibujadas cortesía del Dr. Donald Dyer).

abordaje en "Y", "Z" o signo de cruz, de modo que el grosor del tabique se divide por la mitad. Los colgajos se realizan del lado más proximal y el más distal por separado. Se giran hacia adentro, como se demuestra en el modo de signo de cruz, lo que alarga la vagina y con la interdigitación de las aletas la vagina se ensancha. Independientemente de la técnica utilizada, la resección de un tabique vaginal grueso aún conlleva el riesgo de estenosis posquirúrgica.

Una pequeña proporción de pacientes con tabique transversal pueden presentar una microperforación. Como no hay una protuberancia evidente para identificar los bordes del tabique, se debe realizar una vaginoscopia para valorar el espacio vaginal, observar a través del área del microperforado hacia la vagina superior y evaluar el grosor del tabique. Puede ser útil colocar un balón de Foley a través de la microperforación (fig. 40-15), lo que permite atraer el tabique. Esto facilita identificar los bordes del tabique para resecar completamente el tejido cuando es delgado y crear colgajos cuando es más grueso, como se describió anteriormente. Las posibles complicaciones incluyen lesiones intestinales y vesicales; por lo tanto, es importante tener una comprensión clara de la posición del tabique dentro de la vagina, así como de su grosor.

OTRAS ALTERACIONES ASOCIADAS

Las anomalías müllerianas y de las vías reproductivas también pueden presentarse con otras alteraciones anatómicas. Es importante conocer estas alteraciones para la planificación quirúrgica. Aproximadamente el 30-40% de las anomalías müllerianas se asocian con alteraciones urológicas. Esto es particularmente frecuente en las mujeres con HVOARI, ya que se observan afecciones urológicas entre el 75 y 80% de estas pacientes. En el 9% de los casos se puede encontrar un uréter ectópico. En estos casos es necesario tener una comprensión completa de la anatomía antes de la extracción del tabique uterino obstruido. Si está presente un uréter ectópico, abrir el tabique hemivaginal podría provocar una infección ascendente en el remanente renal del lado ipsilateral. También es importante involucrar a un urólogo si se sospecha la necesidad de programar la extracción del tabique junto con el riñón o uréter ectópico. La RM de estas anomalías puede ayudar a identificar alteraciones urológicas y sigue siendo el estudio de referencia.

Entre las pacientes con anomalías obstructivas de las vías reproductivas, se puede observar endometriosis en el 25-38% de los casos. Si bien los síntomas de las pacientes disminuirán después de la corrección de las alteraciones, la persistencia y el desarrollo de dolor crónico pueden indicar una endometriosis en evolución. Incluso entre las pacientes sometidas a una laparoscopia diagnóstica al momento de la corrección inicial, algunas pueden presentar después dolor pélvico crónico. Este patrón crónico de dolor debería incitar al médico a considerar también el desarrollo de endometriosis.

Los ovarios no descendidos también pueden asociarse con anomalías müllerianas. Esto puede ocurrir en el 17% de las mujeres con alteraciones de Müller confirmadas en comparación con el 3% de las mujeres con anatomía uterina normal. El tamaño de los ovarios no difiere entre los grupos. Es importante evaluar la ubicación de los anexos en las imágenes o durante la realización de una laparoscopia diagnóstica, ya que las pacientes con ovarios ubicados por encima del borde pélvico pueden experimentar dolor relacionado con la ovulación o la formación de quistes en una localización fuera de la región pélvica. Si bien puede observarse que los ovarios están mal posicionados, la irrigación sanguínea y su función son normales; por lo tanto, no se recomienda trasladarlos a la región pélvica. Es importante aconsejar a las pacientes sobre esta variación anatómica en caso de que requieran utilizar tecnología *in vitro* y se busque la concepción.

RESUMEN

Es importante reconocer las anomalías müllerianas y de las vías reproductivas. Las alteraciones de tipo obstructivo tienen una presentación más temprana, por lo general en la adolescencia. Las anomalías no obstructivas se presentan más tardíamente, durante la adolescencia, o de forma incidental durante una valoración de infertilidad. El tratamiento de estas alteraciones requiere que el personal médico esté familiarizado con ellas y con las afecciones asociadas. Es esencial conocer a profundidad la anatomía antes de la intervención quirúrgica. Tener en cuenta el riesgo potencial de complicaciones durante y después del tratamiento quirúrgico contribuye a obtener mejores resultados.

Sonda de Foley colocada a través de la microperforación de un tabique vaginal transverso

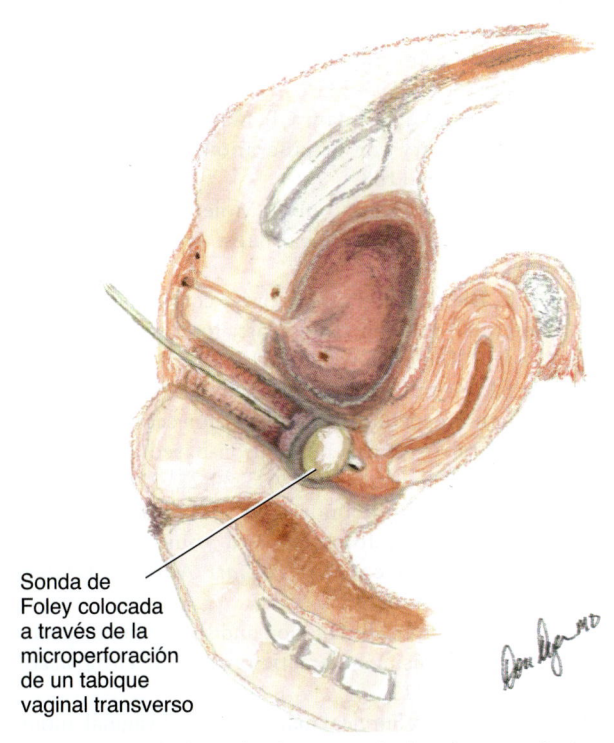

FIGURA 40-15 Colocación de una sonda de Foley a través de una microperforación para la tracción durante la resección quirúrgica de un tabique vaginal (ilustraciones redibujadas cortesía del Dr. Donald Dyer).

> **PUNTOS CLAVE**
>
> ■ Las pacientes con anomalías del aparato reproductor probablemente van a consultar primero a su ginecólogo. Es importante tener en cuenta que la amenorrea y el dolor en las pacientes jóvenes pueden ocurrir por anomalías en las vías reproductivas.
> ■ Las anomalías obstructivas se presentan típicamente durante la pubertad.
> ■ Las anomalías no obstructivas pueden detectarse en la pubertad, de manera incidental o al momento de un estudio de infertilidad.
> ■ El momento quirúrgico para abordar ciertas anomalías depende de la edad de presentación y de las preferencias de la paciente.
> ■ Las complicaciones quirúrgicas durante el tratamiento de estas anomalías se pueden reducir al mínimo con una planificación cuidadosa y un conocimiento detallado de la anatomía.

BIBLIOGRAFÍA

Abu Rafea BF, Vilos GA, Oraif AM, et al. Fertility and pregnancy outcomes following resectoscopic septum division with and without intrauterine balloon stenting: a randomized pilot study. *Ann Saudi Med* 2013;33(1):34–39.

Allen JW, Cardall S, Kittijarukhajorn M, Siegel CL. Incidence of ovarian maldescent in women with Müllerian duct anomalies: evaluation by MRI. *AJR Am J Roentgenol* 2012;198(4):W381–W385.

Arkoulis N, Kearns C, Deeny M, Telfer JRC. The interdigitating Y-plasty procedure for the correction of transverse vaginal septa. *BJOG* 2017;124:331–335.

Arvin J, Ashrafi M, Lotfi S, et al. Experimental uterus transplant in various models: review of surgical technique. *Exp Clin Transplant* 2018;16(2):119–126.

Bianchi S, Frontino G, Ciappina N, et al. Creation of a neovagina in Rokitansky syndrome: comparison between two laparoscopic techniques. *Fertil Steril* 2011;95(3):1098–100. e1–100.e3.

Buttram VC Jr, Gibbons WE. Müllerian anomalies: a proposed classification. An analysis of 144 cases. *Fertil Steril* 1979;32(1):40–46.

Chan JL, Levin PJ, Ford BP, et al. Vaginoplasty with an autologous buccal mucosa fenestrated graft in two patients with vaginal agenesis: a multidisciplinary approach and literature review. *J Minim Invasive Gynecol* 2017;24(4):670–676.

Committee on Adolescent Health Care. ACOG Committee Opinion No. 728. Mullerian agenesis: diagnosis, management, and treatment. *Obstet Gynecol* 2018;131(1):e35–e42.

Dietrich JE, Hertweck SP, Bond S. Undescended ovaries: a clinical review. *J Pediatr Adolesc Gynecol* 2007;20(2):57–60.

Dietrich JE, Millar DM, Quint EH. Obstructive reproductive tract anomalies. *J Pediatr Adolesc Gynecol* 2014;27(6):396–402.

Dietrich JE, Millar DM, Quint EH. Non-obstructive Müllerian anomalies. *J Pediatr Adolesc Gynecol* 2014;27(6):386–395.

Donnez J. Arcuate uterus: a legitimate pathological entity? *Fertil Steril* 2018;109(4):610.

Edmonds K. Management of vaginal agenesis. *Curr Opin Obstet Gynecol* 2013;25(5):382–387.

El Saman AM. Combined retropubic balloon vaginoplasty and laparoscopic canalization: a novel blend of techniques provides a minimally invasive treatment for cervicovaginal aplasia. *Am J Obstet Gynecol* 2009;201(3):333.e1–333.e5.

Friedman MA, Aguilar L, Heyward Q, et al. Screening for Müllerian anomalies in patients with unilateral renal agenesis: leveraging early detection to prevent complications. *J Pediatr Urol* 2018;14(2):144–149.

Gemer O, Simonovsky A, Huerta M, et al. A radiological study on the anatomical proximity of the ureters and the cervix. *Int Urogynecol J Pelvic Floor Dysfunct* 2007;18(9):991–995.

Graupera B, Pascual MA, Hereter L, et al. Accuracy of three-dimensional ultrasound compared with magnetic resonance imaging in diagnosis of Müllerian duct anomalies of the female genital tract. *Ultrasound Obstet Gynecol* 2015;46(5):616–622.

Hall-Craggs MA, Kirkham A, Creighton SM. Renal and urological abnormalities occurring with Müllerian anomalies. *J Pediatr Urol* 2013;9(1):27–32.

Karadaq B, Dilbaz B, Demir B, et al. Reproductive performance after hysteroscopic metroplasty in infertile women: complete versus partial uterine septum. *Clin Exp Obstet Gynecol* 2016;43(4):584–587.

Karateke A, Haliloglu B, Parlak O, et al. Intestinal vaginoplasty: seven years' experience of a tertiary center. *Fertil Steril* 2010;94(6):2312–2315.

Kirk EP, Chuong CJ, Coulam CB, Williams TJ. Pregnancy after metroplasty for uterine anomalies. *Fertil Steril* 1993;59(6):1164–1168.

Lanza H, Balestrelli J, Pastoni D, Molero JF. Vaginoplasty technique using vulvoperineal flaps. *Aesthetic Plast Surg* 2014;38(1):164–168.

Mansouri R, Dietrich JE. Post-operative course and complications after pull-through vaginoplasty for distal vaginal atresia. *J Pediatr Adolesc Gynecol* 2015;28(6):433–436.

Mastrolla SA, Baumfeld Y, Hershkovitz R, et al. Bicornuate uterus is an independent risk factor for cervical os insufficiency: a retrospective population-based cohort study. *J Matern Fetal Neonatal Med* 2017;30(22):2705–2710.

Matalliotakis M, Goulielmos GN, Matalliotaki C, et al. Endometriosis in adolescent and young girls: report on a series of 55 cases. *J Pediatr Adolesc Gynecol* 2017;30(5):568–570.

McQuillan SK, Grover SR. Dilation and surgical management in vaginal agenesis: a systematic review. *Int Urogynecol J* 2014;25(3):299–311.

Miller RJ, Breech LL. Surgical management of vaginal anomalies. *Clin Obstet Gynecol* 2008;51(2):223–236.

Nappi L, Pontis A, Sorrentino F, et al. Hysteroscopic metroplasty for the septate uterus with diode laser: a pilot study. *Eur J Obstet Gynecol Reprod Biol* 2016;206:32–35.

Oelschlager AM, Debiec K, Appelbaum H. Primary vaginal dilation for vaginal agenesis: strategies to anticipate challenges and optimize outcomes. *Curr Opin Obstet Gynecol* 2016;28(5):345–349.

Olpin JD, Moeni A, Willmore RJ, Heilbrun ME. MR imaging of Müllerian Fusion anomalies. *Magn Reson Imaging Clin N Am* 2017;25(3):563–575.

Rall K, Schickner MC, Barresi G, et al. Laparoscopically assisted neovaginoplasty in vaginal agenesis: a long term outcome study in 240 patients. *J Pediatr Adolesc Gynecol* 2014;27(6):379–385.

Rock JA, Schlaff WD, Zacur HA, Jones HW Jr. The clinical management of congenital absence of the uterine cervix. *Int J Gynaecol Obstet* 1984;22(3):231–235.

Sanchez-Ferrer ML, Prieto-Sanchez MT, Sanchez Del Campo F. Variations in clinic presentation of unicornuate uterus with non-communicating rudimentary horn (class IIB of the American Fertility Society classification). *Taiwan J Obstet Gynecol* 2018;57(1):110–114.

Santos XM, Dietrich JE. Obstructed hemivagina with ipsilateral renal anomaly. *J Pediatr Adolesc Gynecol* 2016;29(1):7–10.

Sardesai SP, Debade R, Chitale V. Double cross plasty for management of transverse vaginal septum: A 20-year retrospective review of our experience. *J Obstet Gynaecol India* 2015;65(3):181–185.

Silviera SA, Laufer MR. Persistence of endometriosis after correction of an obstructed reproductive tract anomaly. *J Pediatr Adolesc Gynecol* 2013;26(4):e93–e94.

Smith NA, Laufer MR. Obstructed hemivagina and ipsilateral renal anomaly (OHVIRA) syndrome: management and follow-up. *Fertil Steril* 87(4):918–922.

Spitzer RF, Kives S, Allen LM. Case series of laparoscopically resected noncommunicating functional horns. *J Pediatr Adolesc Gynecol* 22(1):e23–e28.

Will MA, Marsh CA, Smorgick N, et al. Surgical Pearls: laparoscopic removal of uterine remnants in patients with Mayer-Rokitansky-Kuster-Hauser syndrome. *J Pediatr Adolesc Gynecol* 2013;26(4):224–227.

Williams CE, Nakhal RS, Hall-Craggs MA, et al. Transverse vaginal septae: management and long-term outcomes. *BJOG* 2014;121(13):1653–1658.

Wozniakowska E, Torres A, Milart P, et al. Delayed diagnosis of Herlyn-Werner-Wunderlich syndrome due to microperforation and pyocolpos in obstructed vaginal canal. *J Pediatr Adolesc Gynecol* 2014;27(4):e79–e81.

Yassin A, Munaza S, Mohammed A. Tale of rudimentary horn pregnancy: case reports and literature review. *J Matern Fetal Neonatal Med* 2017;16:1–6.

CAPÍTULO 41

CIRUGÍA GINECOLÓGICA PEDIÁTRICA Y DE LA ADOLESCENTE

Geri Hewitt

Cuidados perioperatorios	Laparoscopia en las pacientes pediátricas y adolescentes	Quistes paratubarios
Exploración bajo anestesia y colposcopia	Cirugía anexial	Tratamiento de la torsión anexial
Tratamiento de las variantes del himen	Preservación ovárica	Ooforopexia
Tratamiento de las lesiones genitales	Quistectomía ovárica	

Brindar atención ginecológica a niñas y adolescentes ofrece tanto desafíos únicos como grandes recompensas. En comparación con el cuidado de las pacientes adultas, las diferencias más significativas en el cuidado de los grupos más jóvenes son el desarrollo psicosocial, el consentimiento, la anatomía y la fisiología. Los especialistas en obstetricia y ginecología están bien preparados para tratar diversas afecciones ginecológicas frecuentes que se pueden presentar tanto en la juventud como en la adolescencia. Ya sea por atender necesidades de la salud reproductiva de esta población, entusiasmo por las pacientes y sus diagnósticos o por una necesidad basada en la falta de recursos locales, los especialistas en obstetricia y ginecología son esenciales para esta población particular y sus familias.

CUIDADOS PERIOPERATORIOS

El asesoramiento preoperatorio de pacientes jóvenes y sus familias antes de una cirugía debe incluir una discusión sobre indicaciones, riesgos, beneficios e intervenciones médicas o quirúrgicas alternativas. Si bien las leyes varían de un lugar a otro, la mayoría reconocen los 18 años como la edad de madurez, y cuando la paciente es menor de edad, se requiere el permiso de los padres o un tutor legal designado por un tribunal antes de recibir atención médica. Idealmente, la deliberación previa a la cirugía debe contemplar tanto al progenitor o tutor como a la paciente (según el desarrollo apropiado) e incluir la conformidad del adulto y la autorización de la menor (tabla 41-1). Se puede dar una consideración especial respecto al consentimiento a las pacientes embarazadas menores de 18 años de edad, aquellas con discapacidades del desarrollo mayores de 18 años o menores emancipadas. Debido a la variabilidad que hay de un lugar a otro, los servicios de apoyo, tales como trabajo social o asesoría legal, pueden ser necesarios para aclarar el consentimiento apropiado en situaciones complejas. El impacto que cualquier intervención quirúrgica puede tener en la fertilidad futura a menudo es preocupante y debe abordarse de manera proactiva. Si la cirugía planificada tiene un riesgo significativo de disminución de la fertilidad o de esterilización, puede ser útil la participación de un comité institucional de ética.

Según la paciente y el procedimiento, el entorno puede ser un consultorio, una clínica, una unidad de cirugía ambulatoria o un quirófano en un hospital pediátrico o para adultos. Las ventajas de asistir a un centro pediátrico incluyen la disponibilidad de instrumental de tamaño adecuado, anestesiólogos y personal familiarizado con la atención perioperatoria de jóvenes y adolescentes, equipos postoperatorios específicos de dolor para niños, acceso a especialistas en pediatría y otros apoyos apropiados para la educación y el desarrollo.

Numerosos aspectos de la planificación quirúrgica son muy similares a los de la práctica en adultos. Si bien las niñas mayores de 3 años deben permanecer en ayuno preoperatorio (APO) al menos 8 h antes de la sedación o anestesia, esto puede modificarse a intervalos más cortos en pacientes más jóvenes. La consulta con anestesiología sobre la duración del APO es importante y variará con la edad de la paciente.

El riesgo de desarrollar tromboembolia venosa (TEV) en el perioperatorio es significativamente menor en la población pediátrica. Los dispositivos de compresión secuencial se pueden usar con bajo riesgo y los algoritmos propuestos generalmente evitan la quimioprofilaxis en las pacientes menores de 14 años de edad. Para las personas que se consideran de alto riesgo por sus antecedentes personales o hereditarios, se administra quimioprofilaxis y los medicamentos apropiados. Los intervalos de dosificación y el seguimiento se describen en las *American College of Chest Physicians Evidence-Based Clinical Practice Guidelines*.

TABLA 41-1
Autorización y consentimiento quirúrgicos

AUTORIZACIÓN	CONSENTIMIENTO
Es el acuerdo del menor con el procedimiento médico en circunstancias en las que no está legalmente autorizado o carece de la comprensión suficiente para dar su consentimiento de manera competente	Es la aprobación del padre o representante legal de un menor

TABLA 41-2
Dosis pediátricas de antibióticos profilácticos preoperatorios

ANTIBIÓTICOS	DOSIS PEDIÁTRICA	DOSIS DEL ADULTO
Cefazolina	30 mg/kg	2 g
Cefoxitina	40 mg/kg	2 g
Cefotetán	40 mg/kg	2 g
Ceftriaxona	50-75 mg/kg	2 g
Ampicilina con sulbactam	50 mg/kg (dosis de ampicilina)	3 g
Vancomicina	15 mg/kg	15 mg/kg

El uso de antibióticos profilácticos para disminuir las infecciones de la herida quirúrgica (IHQ) en niños y adolescentes sigue indicaciones similares a las de la población adulta, excepto por las dosis, que se calculan en miligramos por kilogramo de peso de la paciente (tabla 41-2). Sin embargo, la dosificación pediátrica nunca debe exceder las dosis recomendadas para adultos. Por lo general, la recomendación comprende una dosis única de cefalosporina de primera o segunda generación administrada dentro de los 60 min anteriores a la incisión. Habitualmente, una dosis es suficiente, pero se pueden requerir dosis adicionales en función de la vida media del antibiótico, la duración del procedimiento y en casos con pérdida excesiva de sangre. Para las pacientes de 5-12 años de edad que requieren una sonda de Foley durante la cirugía, un calibre de 10 Fr es apropiado, y las pacientes mayores de 12 años de edad suelen tolerar bien el calibre 12 Fr.

Menos de la mitad de todas las pacientes sometidas a cirugía refieren una adecuada disminución del dolor, lo que hace necesario desarrollar guías para tratar el dolor postoperatorio. Antes de la operación, tanto las pacientes como los miembros de la familia deben recibir educación sobre el dolor postoperatorio esperado, la valoración apropiada del desarrollo de la gravedad del dolor y las opciones adecuadas de control y tratamiento. La analgesia multimodal, usando diversos medicamentos analgésicos y técnicas combinadas con intervenciones no farmacológicas, debe usarse para controlar el dolor postoperatorio en niñas y adolescentes. Se prefieren los fármacos orales a los intravenosos y se deben evitar los intramusculares. Si se requieren fármacos por vía intravenosa, se prefiere la analgesia controlada por la paciente (ACP). Los antiinflamatorios no esteroideos (AINE), en ausencia de cualquier contraindicación, son una parte importante del abordaje multimodal, así como de la infiltración quirúrgica específica del sitio con un anestésico local de acción prolongada.

EXPLORACIÓN BAJO ANESTESIA Y COLPOSCOPIA

La vulvovaginitis es la razón más frecuente por la que una niña prepuberal se presenta a un ginecólogo para su evaluación. La exploración del perineo, el himen y la parte inferior de la vagina habitualmente se puede realizar con paciencia en el consultorio, con apoyo de los padres, la posición correcta y distracción. Además, es viable realizar una citología o frotis vaginal al momento de este examen. Sin embargo, algunos síntomas o afecciones requieren una evaluación más completa de todas las vías genitales inferiores, incluyendo la vagina superior y el cuello uterino. Las situaciones más frecuentes que requieren valoración de toda la región inferior incluyen sangrado, traumatismo distal al himen, sospecha de un cuerpo extraño y flujo vaginal persistente. Las alteraciones congénitas, como las anomalías müllerianas, la persistencia del seno urogenital y las malformaciones cloacales, también requieren valoración de la parte superior de la vagina. Sin embargo, una valoración completa se realiza de manera más eficaz y menos traumática durante la exploración bajo anestesia (EBA) con colposcopia (tabla 41-3).

La EBA con colposcopia es un método efectivo y seguro para valorar las vías inferiores en las niñas y adolescentes que requieren anestesia para una exploración completa. Se realiza en una sala de procedimientos o quirófano con sedación o anestesia general auxiliado por un anestesiólogo. Todos los ginecólogos deben tener las habilidades y el equipo para llevar a cabo este procedimiento. La colposcopia requiere tres equipos: un endoscopio (histeroscopio o cistoscopio pediátrico) con cámara (u ocular), una fuente de luz y solución salina normal. Las pinzas de sujeción para la extracción de cuerpos extraños y los hisopos vaginales para la recolección de muestras también deben estar a la mano (fig. 41-1).

Después de conseguir el nivel apropiado de anestesia, se realiza una inspección cuidadosa de los genitales externos, sujetando los labios mayores y levantándolos suavemente para observar el clítoris, la uretra, el himen y la parte inferior de la vagina. Luego se coloca el colposcopio en el introito con cuidado, para evitar traumatismos en el himen. Con una mano sosteniendo el colposcopio, la otra mano debe comprimir cuidadosamente el tejido vulvar alrededor del endoscopio mientras se introduce solución salina en la vagina. A continuación, se avanza el colposcopio bajo visualización mientras la vagina se llena y expande con la solución salina. Se pueden explorar toda la vagina y el cuello uterino (fig. 41-2). En las pacientes prepúberes, es importante guiar el colposcopio en dirección posterior para ver el cuello uterino, que suele estar al ras de la vagina. Se pueden utilizar pinzas para extraer objetos extraños, irrigar la vagina y, una vez completada la colposcopia, se pueden

TABLA 41-3
Indicaciones para la evaluación de la vagina superior y el cuello uterino por colposcopia

1. Sangrado vaginal
2. Persistencia de flujo vaginal
3. Sospecha de cuerpo extraño
4. Traumatismo más allá del himen
5. Alteración congénita (seno urogenital, malformación cloacal, alteraciones del desarrollo sexual, anomalías müllerianas, tabique vaginal)
6. Seguimiento después de la intervención

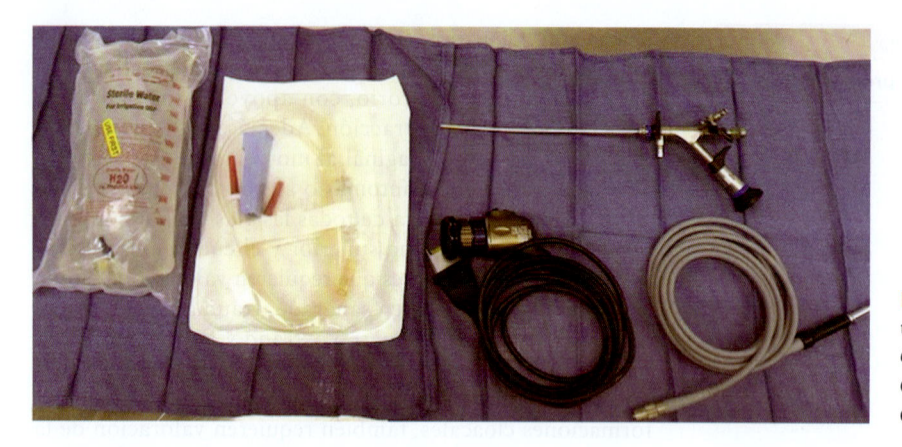

FIGURA 41-1 Equipo de colposcopia (cortesía de Geri D. Hewitt, Jefe, Department of Obstetrics and Gynecology, General Division Obstetrics and Gynecology, Nationwide Children's Hospital, Columbus, Ohio).

obtener muestras vaginales. Posponer la recolección de los hisopos vaginales hasta completar la colposcopia evita visualizar sangrados o abrasiones iatrógenas durante el procedimiento (cuadro 41-1).

TRATAMIENTO DE LAS VARIANTES DEL HIMEN

Se observa una gran variedad en las formas de un himen normal, que incluyen el anular, el creciente y el fimbriado o redundante. Los fallos en la perforación del tejido himeneal durante el período perinatal pueden dar origen a una serie de variantes como el himen imperforado, microperforado o tabicado, que suelen requerir corrección mediante intervención quirúrgica. Las variantes del himen pueden limitar la salida del flujo menstrual, así como el uso de tampones o la comodidad para tener actividad sexual vaginal con penetración (fig. 41-3).

El himen imperforado es la anomalía vaginal obstructiva más frecuente, con una incidencia estimada de 1 en 1000 a 1 en 10 000. El himen imperforado puede presentarse en el período neonatal acompañado de una protuberancia himeneal secundaria a mucocolpos debido al efecto de los estrógenos maternos. Típicamente, los mucocolpos neonatales se resuelven en 1-2 semanas por la disminución de la exposición a los estrógenos maternos y no se requiere intervención. La reparación quirúrgica debe retrasarse hasta mucho después de que se establezca la telarquia, el inicio del desarrollo de las mamas, ya que la producción de estrógenos aumenta durante este período y facilitará la cicatrización. Los mucocolpos secundarios al himen imperforado que ocasionan retención urinaria son una indicación excepcional para una intervención más temprana. Se debe evitar la aspiración de mucosa vaginal o sangre a través de un himen imperforado debido al riesgo de provocar infecciones ascendentes.

La corrección quirúrgica definitiva (himenectomía) para el himen imperforado debe realizarse después de que la telarquia esté bien establecida, pero idealmente antes de que la paciente experimente la menarquia. La menarquia con incapacidad para la salida del flujo menstrual ocasiona dolor pélvico cíclico y provoca hematocolpos y eventualmente hematometra. Si la hematometra se vuelve suficientemente grande, también puede ocurrir estreñimiento o retención urinaria. Si no se corrige, la menstruación retrógrada resultante puede causar endometriosis y adherencias. La evaluación preoperatoria debe incluir ecografía o resonancia magnética pélvicas para confirmar el diagnóstico y descartar otros tipos de obstrucción vaginal, así como para confirmar la anatomía renal y mülleriana.

La himenectomía se debe realizar en una sala de procedimientos o quirófano con anestesia general, aunque podría considerarse la anestesia regional o la sedación. La paciente debe colocarse en posición de litotomía dorsal alta, y después de la preparación perineal, se debe usar una sonda de Foley principalmente para identificar la uretra

CUADRO 41-1 PASOS DEL PROCEDIMIENTO

Exploración bajo anestesia con colposcopia

- Realizar la exploración genital externa.
- Colocar el colposcopio, evitando traumatismos en el himen.
- Comprimir el tejido vulvar alrededor del colposcopio.
- Llenar la vagina con solución salina para expandirla.
- Avanzar el colposcopio para visualizar completamente la vagina y el cuello uterino.
- Tomar muestras.

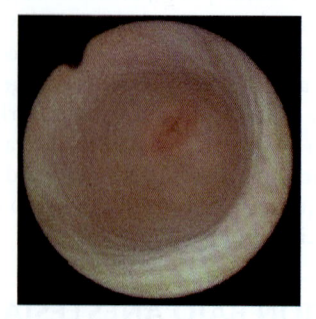

FIGURA 41-2 Vista completa de la vagina y del cuello uterino durante una colposcopia (cortesía de Geri D. Hewitt, Jefe, Department of Obstetrics and Gynecology, General Division Obstetrics and Gynecology, Nationwide Children's Hospital, Columbus, Ohio).

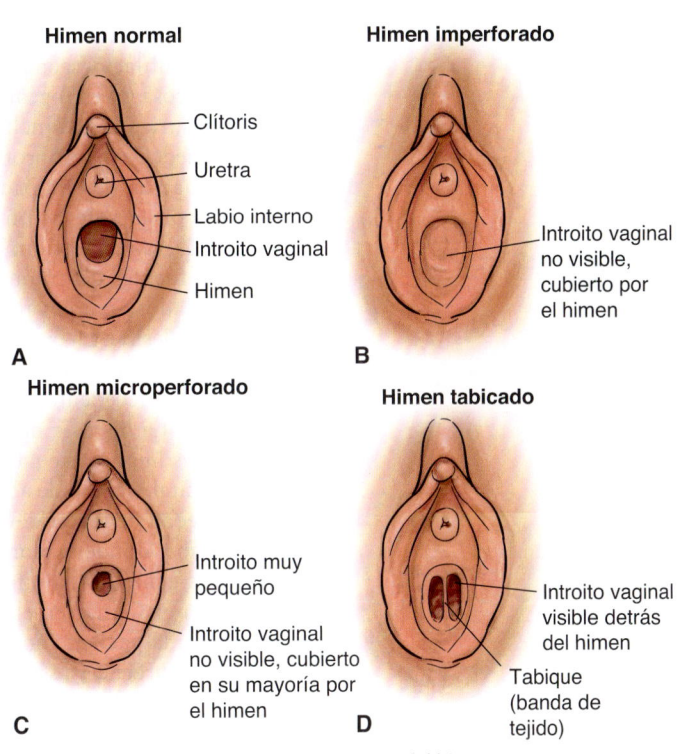

CAPÍTULO 41 CIRUGÍA GINECOLÓGICA PEDIÁTRICA Y DE LA ADOLESCENTE   735

FIGURA 41-3 Variantes del himen.

y disminuir la probabilidad de lesión. Si no se observa fácilmente una membrana himeneal abultada (fig. 41-4), se coloca una mano de forma transabdominal en el fondo uterino y se aplica algo de presión para facilitar la identificación del himen. Se pueden colocar suturas fijas en el tejido himeneal a ambos lados del sitio de incisión propuesto para la tracción. La incisión en el tejido del himen se puede realizar con electrocauterización o disección fina. Si ha ocurrido la menarquia, con frecuencia hay grandes cantidades de sangre menstrual que a menudo obstruyen el dispositivo de succión, por lo que es útil tener otro dispositivo disponible. Una vez que se ha cortado el himen y se ha entrado a la vagina, se debe extirpar el tejido himeneal para formar una abertura vaginal adecuada (dejar entrar al menos un dígito fácilmente). Si bien se han descrito incisiones cruzadas o estrelladas en el himen para aliviar la obstrucción, a partir de los informes sobre reparaciones espontáneas de la imperforación, la mayoría de los autores sugieren la extirpación completa del tejido del himen. El anillo himeneal se repara con sutura absorbible 4-0 en puntos interrumpidos para lograr la hemostasia y evitar la cicatrización. Se puede colocar un anestésico local para aliviar el dolor postoperatorio. Se debe evitar la aspiración o el drenaje preoperatorio para disminuir la probabilidad de una infección ascendente, particularmente en presencia de hematometra. Las variantes del himen microperforado y cribiformes se reparan de manera similar (cuadro 41-2).

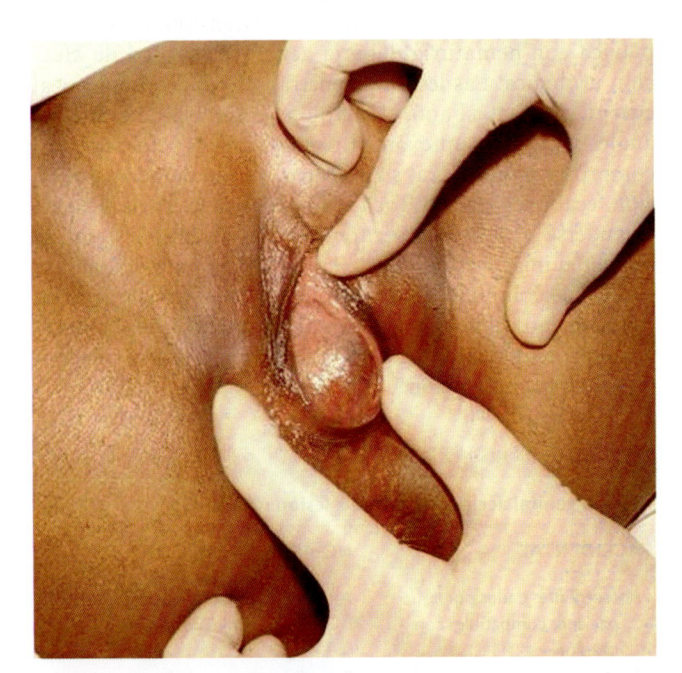

FIGURA 41-4 Himen completamente imperforado con membrana himeneal abultada (cortesía del North American Society of Pediatric and Adolescent Gynecology CDROM).

CUADRO 41-2 PASOS DEL PROCEDIMIENTO

Himenectomía

- Si el himen está imperforado, realizar una ecografía preoperatoria para confirmar la anatomía.
- Sondar la uretra para disminuir el riesgo de lesión.
- Extraer el exceso de tejido himeneal.
- Conseguir la hemostasia con puntos interrumpidos de sutura absorbible.

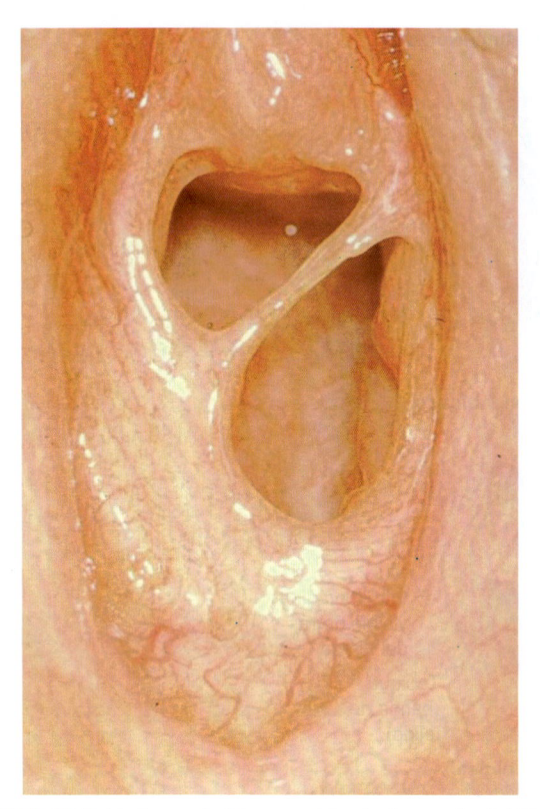

FIGURA 41-5 Variante de himen tabicado (cortesía del North American Society of Pediatric and Adolescent Gynecology CDROM).

Las variantes himeneales tabicadas a veces se pueden corregir en el consultorio con anestesia local si la adolescente es madura y cooperativa (fig. 41-5). La evaluación debe incluir la colocación de un hisopo detrás del tabique para confirmar la variante himeneal tabicada y diferenciarla de un tabique vaginal longitudinal. Dejar el hisopo durante el procedimiento puede ser muy útil para la exposición. Después de la infiltración con lidocaína al 1%, los bordes inferior y superior del tabique del himen se deben aproximar con sutura absorbible y el exceso de himen se puede extraer cortando con tijeras o bisturí. Si es necesario, se puede utilizar nitrato de plata para una hemostasia adicional.

TRATAMIENTO DE LAS LESIONES GENITALES

Las lesiones genitales pediátricas representan menos del 1% de las lesiones pediátricas generales. Las lesiones genitales son más frecuentes y menos graves en las niñas en comparación con los niños. Estas pueden ser accidentales o no accidentales. Las lesiones genitales accidentales en niñas y adolescentes incluyen lesiones a horcajadas (el tipo más frecuente), caídas, accidentes de tránsito, mordeduras de animales, quemaduras por baterías u otros agentes cáusticos, fracturas pélvicas, patinaje y otros accidentes de "fracturas" y lesiones por insuflación vaginal, asociadas con el agua de alta presión que ingresa a la vagina como en los accidentes de *jet ski* y parques acuáticos. Las lesiones no accidentales incluyen las relacionadas con el abuso sexual, la actividad sexual consensuada y la mutilación genital femenina. Los genitales externos y la mucosa no estrogénica de las niñas prepúberes están muy vascularizados, e incluso las lesiones relativamente menores pueden sangrar profusamente.

La evaluación de una paciente con traumatismo genital comienza con la valoración de los signos vitales, las vías respiratorias, la respiración, la circulación y exploración de los sitios y fuentes del traumatismo. Se realiza una historia clínica cuidadosa para evaluar la posibilidad de abuso y el alcance de la lesión. La corroboración de un testigo ocular, si está disponible, es importante. El médico siempre debe evaluar que los antecedentes sean congruentes con los hallazgos clínicos. La historia dada por la niña o adolescente es el factor más importante para determinar la etiología de las lesiones genitales como de abuso o accidentales (tabla 41-4).

La gravedad de la lesión y la cantidad de sangrado determinan cómo y dónde explorar a la paciente. La mayoría de las lesiones genitales en niñas y adolescentes son menores y se pueden examinar en el consultorio o en el servicio de urgencias. Si la paciente no puede tolerar la exploración en el servicio de urgencias, se puede administrar sedación consciente leve. Sin embargo, la mayoría de los expertos están de acuerdo con que la anestesia general en un quirófano es la mejor manera de evaluar por completo la extensión de una lesión genital, y se debe considerar si hay un sangrado vaginal considerable, traumatismo himeneal, cualquier cuestión por una lesión vaginal penetrante o incapacidad para valorar la extensión de la lesión en su totalidad (p. ej., hematoma vulvar grande o laceración extensa). Durante la EBA, la colposcopia permite visualizar todo el conducto vaginal.

Si la lesión genital es grave, pueden estar implicados otros sistemas de órganos. El sondaje urinario o la cistoscopia están indicados cuando se sospecha una alteración urológica según la ubicación, el tipo o su extensión. La fractura pélvica con hematuria debería generar sospecha de afección urológica. Las lesiones penetrantes pueden implicar al cuerpo perineal, el ano, el recto o el complejo de esfínteres anales y requerir un examen rectal o una proctoscopia. El compromiso anorrectal significativo puede requerir derivación fecal y reparación. Toda lesión penetrante vaginal puede extenderse a la cavidad peritoneal y causar daño visceral; se requieren imágenes pélvicas o laparoscopia para determinar el alcance completo de la alteración. Cada vez que hay un traumatismo genital, la cuestión primordial es que el antecedente proporcionado sea compatible con las lesiones encontradas en la exploración.

TABLA 41-4
Lesión genital accidental frente a lesión no accidental

ACCIDENTAL	NO ACCIDENTAL
Antecedentes dados por la paciente compatibles con la lesión	Antecedentes dados por la paciente no compatibles con la lesión
Testigo confiable que apoya los antecedentes	Episodio no presenciado Retraso en buscar la ayuda

La gran mayoría de las lesiones genitales son leves y puede indicarse tratamiento conservador sin intervención quirúrgica. Los requisitos previos para el tratamiento conservador son la capacidad de evacuar espontáneamente, sangrado mínimo y una valoración satisfactoria de la extensión de la lesión durante la exploración. Las lesiones genitales no himeneales que producen abrasiones, equimosis, edema, hematomas, petequias, ampollas de sangre y laceraciones superficiales se resuelven espontáneamente en unos días a un par de semanas, por lo general sin cicatrices ni cambios o daños permanentes. Las medidas conservadoras incluyen baños de asiento y actividad física reducida durante 48-72 h para promover la cicatrización.

Las lesiones genitales extensas requieren reparación quirúrgica para controlar el sangrado, restaurar la función o la anatomía, o prevenir infecciones o necrosis tisular. El tratamiento está guiado por el tipo y alcance de la lesión. Se debe realizar el desbridamiento del tejido no viable y la irrigación de heridas con solución salina y antisépticos. Si no hay infección presente, las heridas pueden suturarse y cerrarse con seguridad.

Las indicaciones para el cierre de las heridas incluyen heridas punzantes o perforaciones profundas, heridas contaminadas, pequeñas lesiones antiestéticas por mordeduras de animales, cavidades de abscesos y acudir después de un retraso significativo desde que ocurrió la lesión. Debe recurrirse al cierre de primera intención tardío en las heridas no complicadas que se presentan 18 h después del incidente. Cuando se planifica un cierre tardío, el área se limpia y se desbrida de material extraño. Después del período de espera de 4-5 días, si hay tejido de granulación limpio, la herida puede cerrarse. Las laceraciones deben cerrarse, en capas si es necesario, con sutura absorbible.

Los hematomas muy grandes o en expansión a veces requieren evacuación para disminuir la posibilidad de necrosis tisular por presión o infección secundaria. Al llevar a cabo una incisión en hematomas vulvares grandes, se debe realizar a lo largo de la superficie de la mucosa medial cerca del introito vaginal. Después de abrir el hematoma, el lecho se desbrida de coágulos y tejido no vascularizado, se consigue hemostasia, se coloca un drenaje de sistema cerrado que sale de la piel en posición suspendida y luego se cierra la piel. El drenaje previene la acumulación de sangre, disminuye el dolor, reduce el riesgo de crecimiento bacteriano y, en la mayoría de los casos, puede retirarse después de 24 h.

Las pacientes que experimentan lesiones genitales requieren seguimiento para documentar la curación. La reparación de la lesión genital puede estar asociada con complicaciones como infección de la herida, dehiscencia y fístulas. Muchos autores sugieren usar cremas de estrógenos después de la operación para promover la cicatrización de los tejidos. El tiempo y extensión de la exploración realizada en el seguimiento deben individualizarse dependiendo de la lesión y su reparación, desde una exploración en el consultorio en 3-4 días hasta otra EBA con colposcopia semanas o meses después (**cuadro 41-3**).

> **CUADRO 41-3 PASOS DEL PROCEDIMIENTO**
>
> **Tratamiento inicial de las lesiones genitales**
>
> - Estabilizar a la paciente.
> - Conseguir los antecedentes para determinar si son congruentes con la lesión.
> - Explorar para valorar la extensión de la lesión.
> - Si no es posible el tratamiento conservador, realizar reparación quirúrgica.
> - Consultar con urología, cirugía u ortopedia si se requiere.
> - Realizar seguimiento mediante exploración para evaluar la cicatrización.

LAPAROSCOPIA EN LAS PACIENTES PEDIÁTRICAS Y ADOLESCENTES

La laparoscopia se ha convertido en el abordaje quirúrgico convencional para muchas afecciones ginecológicas en las pacientes pediátricas y adolescentes, como endometriosis, masas anexiales benignas, sospecha de torsión anexial y algunas anomalías müllerianas. Las ventajas de la cirugía laparoscópica en comparación con el abordaje abierto convencional son similares en el grupo de edad pediátrica y adolescente e incluyen una mejor estética, mayor aumento que mejora la visibilidad, disminución del dolor postoperatorio y estancias hospitalarias más cortas.

Si bien muchas pacientes adolescentes son del tamaño de un adulto, existen varias consideraciones técnicas al realizar la laparoscopia en pacientes pediátricas, que incluyen la posición de la paciente, el acceso peritoneal, la tolerancia a la presión intraabdominal, los sitios de incisión y el tamaño de los puertos e instrumentos (**fig. 41-6**). La posición de la paciente debe imitar la de la persona adulta, con acceso

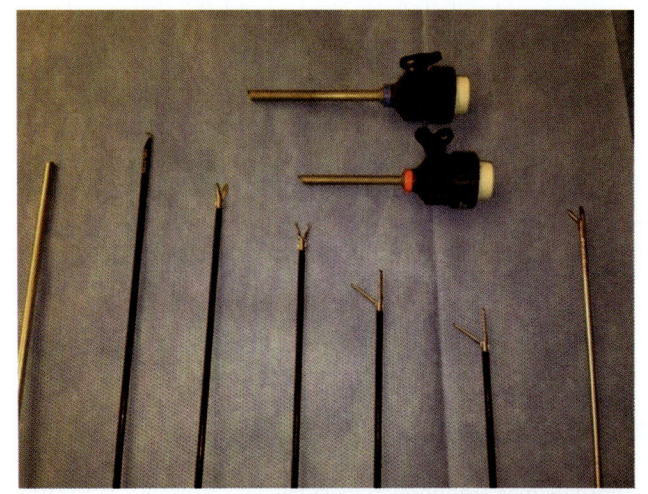

FIGURA 41-6 Equipo para laparoscopia pediátrica. Instrumentos de 2, 3 y 5 mm disponibles (cortesía de Karen Diefenbach, MD. Nationwide Children's Hospital, Columbus, Ohio).

a la vagina para la manipulación uterina. La manipulación del útero se puede lograr con un dedo en la pared vaginal posterior o con un pequeño dilatador cervical unido a una pinza de un solo diente colocada en el borde anterior del cuello uterino. Las pacientes que son suficientemente grandes deben colocarse en posición de litotomía dorsal con las piernas en los estribos de Allen; si las pacientes son demasiado pequeñas, se pueden colocar en posición supina en posición de ancas de rana para el acceso vaginal. Al doblar los brazos (con el pulgar apuntando hacia delante para evitar el daño del nervio mediano), se ofrece más espacio para el cirujano. Se debe colocar una sonda de Foley de tamaño pediátrico para drenar la vejiga en todo el procedimiento, no solo para mejorar la visualización, sino también para ayudar al equipo de anestesiología a controlar el requerimiento de líquidos. La preparación vaginal se realiza con una esponja en solución de preparación si fuera necesario. Como alternativa, se puede introducir una jeringa de Toomey llena de solución de preparación a través de la abertura himeneal para irrigar la vagina.

Como en las pacientes adultas, el acceso peritoneal se puede lograr por medio de una gran variedad de métodos que incluyen aguja de Veress, entrada directa de trócar, entrada visual directa usando un trócar Visiport® u Optiview®, o entrada abierta. Debido a que es la porción más delgada de la pared abdominal, por lo general se recomienda la entrada a través del punto medio del ombligo. Dado que no hay evidencia en la literatura médica que compare directamente las tasas de complicaciones entre los diversos métodos de ingreso en las pacientes pediátricas, el método se elige de acuerdo con la experiencia y preferencia del cirujano. Una revisión Cochrane (realizada solo en pacientes adultos) no mostró diferencias en las tasas de complicaciones relacionadas con la entrada entre varios métodos. Las pacientes pediátricas típicamente son delgadas, con una distancia significativamente menor entre el ombligo y el borde pélvico. El cuidado y la comprensión de estas diferencias anatómicas es esencial para evitar lesiones de los grandes vasos o intestinos relacionadas con la entrada.

La insuflación en el grupo de edad pediátrica se basa en el tamaño y la edad de la paciente, el hábito corporal y el acceso de la pared abdominal. La pared abdominal pediátrica es menos resistente y más flexible en comparación con la de los adultos, lo que dificulta la colocación del trócar y aumenta el riesgo de lesiones en otras estructuras intraabdominales. Las tasas de insuflación deben comenzar con un flujo bajo para evitar la respuesta vagal y luego aumentar solo lo necesario para superar la pérdida por fugas o succión. Las tasas de flujo promedio para comenzar en bebés deben ser de 1 L/min y en todos los demás de 1-2 L/min. Las presiones intraabdominales recomendadas son de 8-10 mm Hg en lactantes (0-2 años), de 10-12 mm Hg en niños (2-10 años) y de 15 mm Hg en adolescentes (> 10 años) (tabla 41-5).

Los puertos accesorios laterales deben colocarse bajo visualización directa y en la pared abdominal más arriba de lo que sería típico en pacientes adultos, para permitir un abordaje más ergonómico de la pelvis y disminuir la probabilidad de lesionar la vejiga (fig. 41-7). Los cirujanos deben utilizar los puertos más pequeños necesarios para completar el procedimiento previsto. Actualmente, hay disponibles puertos de 2, 3, 5 y 10 mm. Si bien las bolsas de recolección de muestras a menudo requieren puertos de 5 mm, muchos instrumentos como disectores, tijeras, separadores con autosujeción e instrumentación bipolar están disponibles en tamaños de 2, 3 y 5 mm. Los tamaños de los equipos ópticos varían y no hay pérdida significativa de calidad visual con el uso de una lente más pequeña de 4 o 5 mm.

TABLA 41-5

Recomendaciones para la presión intraabdominal durante la laparoscopia con base en la edad

EDAD (AÑOS)	PRESIÓN (mm Hg)
0-2	8-10
2-10	10-12
> 10	15

La cirugía laparoscópica de incisión única se ha utilizado con éxito para el tratamiento de la patología anexial. Utilizando esta técnica, las pacientes se han sometido con éxito a cistectomía, salpingooforectomía, detorsión, biopsia anexial y ooforopexia. La cirugía laparoscópica de incisión única utiliza una sola incisión umbilical con tres trócares colocados a través de esta incisión de forma triangular. Las ventajas teóricas de la cirugía laparoscópica de incisión única incluyen un menor número de incisiones de trócares, menor riesgo de lesiones por entrada de trócares a las estructuras intestinales o vasculares y una mejor estética. Un posible inconveniente de este método es cruzar los instrumentos cuando se trabaja en la pelvis. En los padecimientos ginecológicos pediátricos y de la adolescencia se necesita una amplia experiencia para determinar si la cirugía laparoscópica de incisión única ofrece mayores ventajas que la cirugía laparoscópica tradicional.

CIRUGÍA ANEXIAL

Las masas anexiales en niñas y mujeres jóvenes representan una amplia gama de etiologías, que incluyen padecimientos benignos y malignos del ovario o la tuba uterina. Las pacientes pueden presentar síntomas que van desde dolor intenso y grave, como en la torsión anexial, hasta estar completamente asintomáticas, como al hallar masas incidentalmente durante estudios de imagen por afecciones no relacionadas. La gran mayoría de las masas anexiales observadas en niñas y mujeres jóvenes son benignas. En las pacientes jóvenes diagnosticadas con neoplasias ováricas, el 10-20% son malignas.

Dos tendencias importantes en el tratamiento de las masas anexiales en niñas y mujeres jóvenes son un mayor uso de la laparoscopia y un mayor énfasis en la cirugía de preservación ovárica en los procesos benignos. Si bien no existe un estándar de atención universalmente aceptado, muchos autores han informado sobre sus experiencias al usar una estratificación de riesgo preoperatoria con imágenes radiológicas y

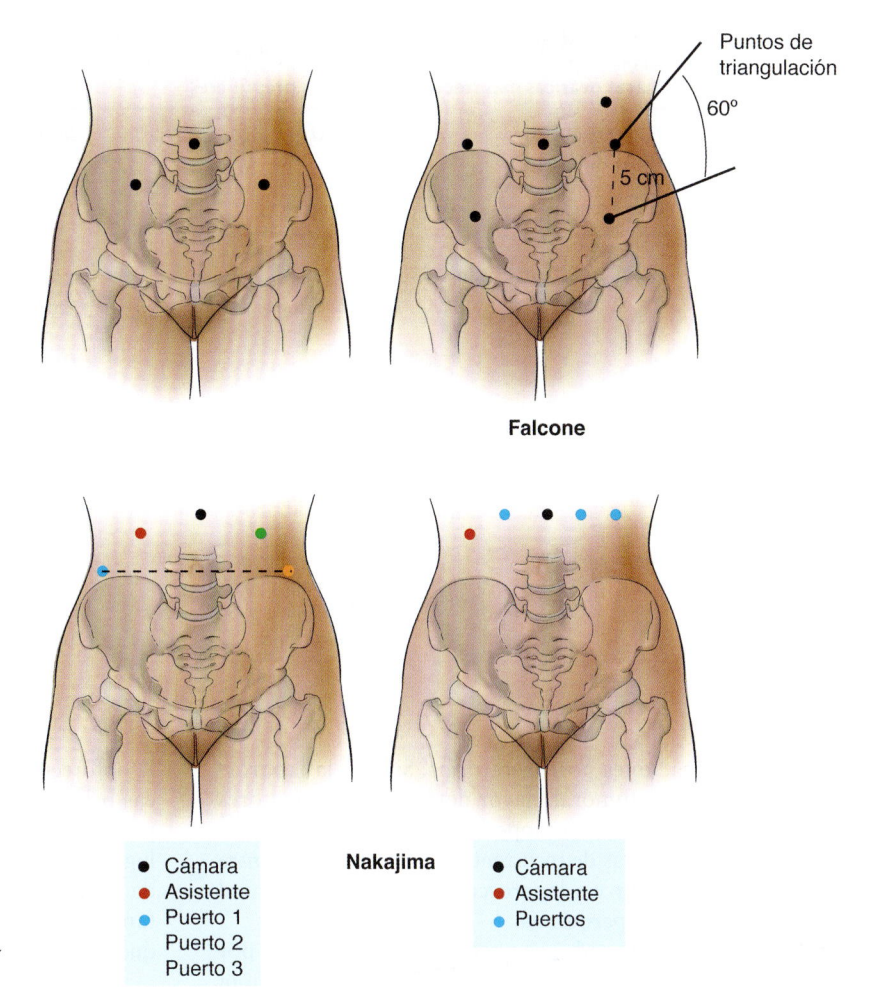

FIGURA 41-7 Colocación de los puertos laparoscópicos en la paciente pediátrica.

marcadores tumorales séricos en niñas y mujeres jóvenes que presentan una masa anexial.

El objetivo de la estratificación de riesgo preoperatorio es identificar a las pacientes con riesgo de malignidad, asegurando un tratamiento quirúrgico apropiado considerando la ooforectomía y la preparación quirúrgica. Los factores de riesgo asociados con neoplasia maligna incluyen varios hallazgos radiológicos, como tumores de mayor tamaño, complejidad, presencia de tabiques gruesos, componentes sólidos o papilas, así como hallazgos de laboratorio, como marcadores tumorales séricos elevados. Rogers y cols. encontraron en su serie de 126 pacientes menores de 18 años de edad que con un umbral de más de 8 cm y la complejidad de la masa se identificaron todas las neoplasias malignas. Papic y cols., en su serie de 150 pacientes, concluyeron que los tumores menores de 10 cm, principalmente quísticos y con marcadores tumorales negativos, eran en su mayoría benignos. Aldrink y cols. informaron que la implementación de un algoritmo multidisciplinario disminuyó de manera segura la probabilidad de realizar una ooforectomía para la enfermedad ovárica benigna cuando se tratan adecuadamente las neoplasias ováricas (tabla 41-6).

En ausencia de una urgencia quirúrgica grave, como sospecha de torsión anexial o hemoperitoneo, las pacientes deben completar una estratificación de riesgo preoperatoria para valorar el riesgo de malignidad y determinar la necesidad y tipo de intervención quirúrgica. Si la estratificación de riesgo preoperatoria sugiere un bajo riesgo de malignidad, la cistectomía ovárica es la intervención quirúrgica preferida.

El abordaje quirúrgico depende del tamaño de la masa, el hábito corporal de la paciente y la preferencia o experiencia del cirujano. Varios autores informaron el éxito de la cistectomía ovárica laparoscópica para la enfermedad ovárica benigna. Dural y cols. y Reiger y cols. informaron series de pacientes sometidas a cirugía laparoscópica anexial con escasas complicaciones. Un argumento en contra del abordaje laparoscópico para la cistectomía ovárica ha sido la preocupación por la rotura del quiste durante el procedimiento y las consiguientes complicaciones, como peritonitis química, recurrencia, aumento de la estadificación de tumores malignos, formación de adherencias o infertilidad. Yousef y cols. realizaron un seguimiento de las pacientes después de la cirugía por enfermedad ovárica benigna y maligna y no encontraron diferencias en las tasas de recurrencia al comparar a las pacientes con y sin rotura de quiste intraoperatorio. Childress y cols. describieron una serie de 144 pacientes tratadas con quistectomía por teratomas quísticos benignos. La mayoría de las pacientes (106/144) se sometieron a laparoscopia y la mayor parte de esos casos tuvieron derrames intraoperatorios del contenido del quiste, con reportes de

TABLA 41-6
Masas ováricas más frecuentes en niñas prepúberes

TIPO DE MASA OVÁRICA	BENIGNO	MALIGNO
Quiste simple	Quiste folicular Quiste de cuerpo lúteo	
Tumor de células germinales	Teratoma quístico benigno Gonadoblastoma	Teratoma inmaduro Teratoma quístico maduro con transformación maligna Disgerminoma Tumor de saco vitelino Carcinoma embrionario Poliembrioma
Tumor estromal	Tecoma Fibroma	Tumor de células de la granulosa tipo juvenil Tumor de células de Sertoli-Leydig
Tumor epitelial	Cistoadenoma seroso de ovario Cistoadenoma mucinoso Endometrioma Tumor de Brenner	Cistoadenocarcinoma seroso Adenocarcinoma mucinoso Tumor epitelial limítrofe Tumor de Brenner maligno

pocas complicaciones postoperatorias. Si bien la laparoscopia y el tamaño tumoral mayor de 5 cm fueron factores de riesgo para la rotura intraoperatoria del quiste, no hubo diferencias en las tasas de recurrencia o reintervención entre el grupo tratado por vía laparoscópica comparado con el grupo tratado por laparotomía.

Las masas más grandes se pueden tratar con éxito por minilaparotomía y descompresión de la masa antes de la quistectomía. Trotman y cols. compararon 44 pacientes sometidas a minilaparotomía o laparoscopia por lesiones anexiales benignas y no observaron diferencias en el tiempo de recuperación postoperatorio. El tamaño medio de los quistes fue de 15.5 cm para el grupo de minilaparotomía y de 6.0 cm para el de laparoscopia.

Preservación ovárica

Existe una variabilidad significativa respecto al tratamiento de las masas ováricas en niñas y mujeres jóvenes. La preservación ovárica es una prioridad en esta población. La gran mayoría de las masas ováricas en niñas y mujeres jóvenes son quistes o neoplasias benignas que no requieren ooforectomía. Berger-Chen y cols. informaron que el 40% de las niñas menores de 18 años de edad con enfermedad ovárica benigna fueron tratadas con una ooforectomía. En su serie, las niñas con enfermedad ovárica benigna mayores de 12 años de edad y tratadas por un ginecólogo tenían más probabilidades de someterse a una quistectomía ovárica en comparación con la ooforectomía. Bergeron y cols. refirieron que los ginecólogos fueron significativamente más propensos a realizar una quistectomía ovárica (80%) en comparación con los cirujanos (68%) en 194 pacientes menores de 21 años de edad con enfermedad ovárica benigna. González y cols. identificaron varios factores de riesgo para la ooforectomía como tratamiento para las neoplasias ováricas benignas, incluyendo la ausencia de un ginecólogo en el personal, la cirugía realizada por un cirujano pediátrico en lugar de un ginecólogo y la admisión directa desde el servicio de urgencias. Los ginecólogos desempeñan un papel importante en la defensa de la preservación ovárica en pacientes que requieren cirugía para masas anexiales.

Quistectomía ovárica

Independientemente del abordaje quirúrgico, la técnica para realizar una quistectomía ovárica es similar a la realización de una quistectomía para preservar la fertilidad en la paciente adulta. El objetivo del procedimiento es separar y eliminar todo el quiste del tejido ovárico superpuesto. Se realiza una incisión en el tejido ovárico, ya sea cortando o con electrobisturí, debajo del plano ecuatorial del quiste y más cerca de la porción normal del ovario, generalmente cerca del hilio. Idealmente, esta incisión no debería entrar en la cavidad del quiste (fig. 41-8A). Una vez que se identifica el plano entre el ovario y el quiste subyacente, la hidrodisección (con el irrigador o aspirador laparoscópico) es útil para separar aún más los planos del tejido. Usando pinzas atraumáticas, el ovario superpuesto se despega del quiste subyacente mediante tracción. Para los quistes muy grandes con bajo riesgo de malignidad, estos se pueden romper y descomprimir a propósito para facilitar la separación y la extracción. Una vez que el quiste se ha extirpado por completo, se debe examinar el ovario para asegurar la hemostasia. Si bien esta se puede obtener con sutura, electrocauterización o fármacos hemostáticos, no es necesario volver a aproximar o cerrar el tejido ovárico restante (fig. 41-8B). Hay datos limitados que sugieren que la quistectomía ovárica puede tener un impacto negativo tanto a corto como a largo plazos en la

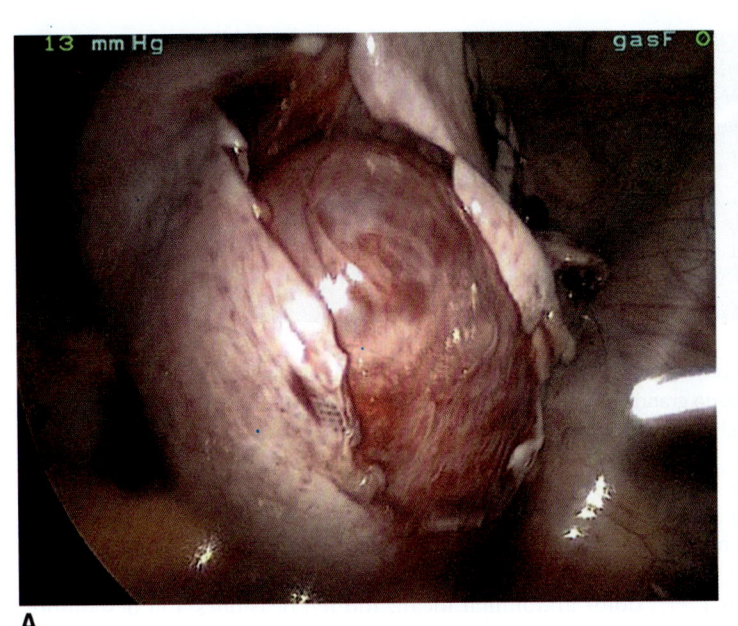

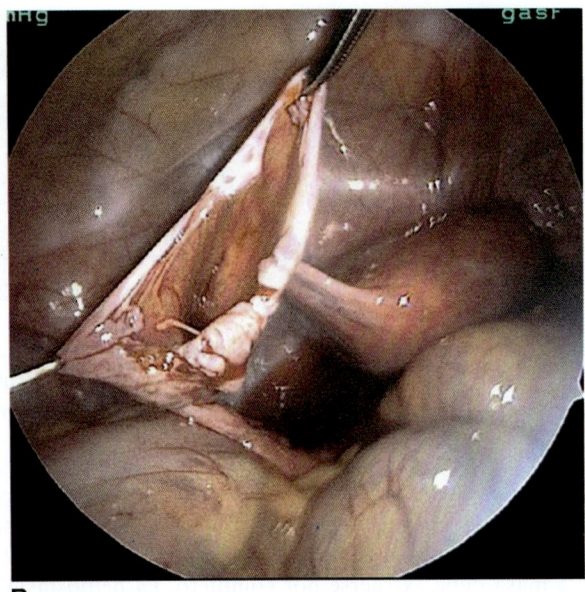

FIGURA 41-8 A. Quistectomía ovárica. La incisión ovárica se lleva a cabo sin romper el quiste subyacente y se forma un plano entre el tejido ovárico suprayacente y el quiste ovárico. **B.** Tejido ovárico hemostático después de la extracción del quiste ovárico (cortesía de Geri D. Hewitt, Jefe, Department of Obstetrics and Gynecology, General Division Obstetrics and Gynecology, Nationwide Children's Hospital, Columbus, Ohio).

reserva ovárica, según lo medido por el recuento de folículos antrales y las concentraciones de hormona antimülleriana. Para disminuir el impacto negativo potencial sobre la reserva ovárica, se debe tener cuidado al manipular el ovario y usar con moderación la electrocauterización (cuadro 41-4).

Quistes paratubarios

Los quistes paratubarios (QPT), también llamados *quistes paraováricos*, son remanentes de los conductos paramesonéfricos o mesonéfricos y están asociados con la obesidad y con la hiperandrogenicidad. Los QPT surgen en el ligamento ancho entre la tuba uterina y el ovario. Se observan con mayor frecuencia en adolescentes y pueden estar mediados por hormonas. Los QPT pueden variar su tamaño desde pequeños (< 1 cm) (fig. 41-9A) hasta grandes (> 8 cm) (fig. 41-9B) y las pacientes presentan una amplia gama de síntomas, desde dolor agudo con torsión hasta una sensación de presión sorda y dolorosa debido al efecto de masa, o también pueden ser completamente asintomáticas. El diagnóstico preoperatorio puede ser difícil, ya que Muolokwu y cols. informaron en sus series que solo el 30% de los QPT fueron identificados antes de la cirugía. Por ecografía, los QPT aparecen como lesiones uniloculares y anecoicas o hipoecoicas. El diagnóstico diferencial preoperatorio incluye quiste ovárico, QPT, quiste mesentérico y linfangioma abdominal o pélvico. La resonancia magnética pélvica es útil para el diagnóstico de los QPT, particularmente si la masa se describe como un quiste homogéneo cerca del ligamento redondo ipsilateral o del útero o si los ovarios normales se pueden ver claramente separados de la masa. La incidencia de una verdadera neoplasia asociada con QPT es del 2-3% e incluye adenocarcinoma quístico, carcinoma papilar y neoplasias serosas papilares. La estratificación preoperatoria del riesgo de malignidad debe completarse cuando no haya indicación de intervención quirúrgica de urgencia, como torsión, hemorragia o perforación.

El objetivo de la intervención quirúrgica es la eliminación completa de la masa con preservación de la función tubaria. Dependiendo del tamaño de la masa, tanto la laparoscopia como la minilaparotomía con descompresión del quiste son métodos quirúrgicos bien descritos. Al ingresar al peritoneo, el primer paso es confirmar que la masa es un QPT e identificar ambos ovarios normales. La tuba uterina debe identificarse en el extremo fimbriado, lo que puede ser un desafío si la masa es grande y la tuba está distorsionada. Con los QPT muy grandes puede ser más fácil encontrar los extremos de la tuba uterina y volver al cuerno del útero. Luego se puede hacer una incisión en el ligamento ancho, lejos de

---

CUADRO 41-4 PASOS DEL PROCEDIMIENTO

Quistectomía ovárica

- Realizar evaluación completa del riesgo preoperatorio.
- Determinar el abordaje quirúrgico.
- Incidir en la corteza ovárica que recubre la masa.
- Formar un plano entre el quiste y el ovario. Se puede utilizar hidrodisección.
- Extraer el quiste.
- Asegurar la hemostasia del tejido ovárico con electrocauterio o sutura.

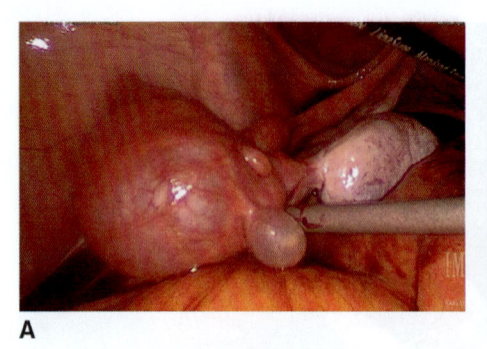

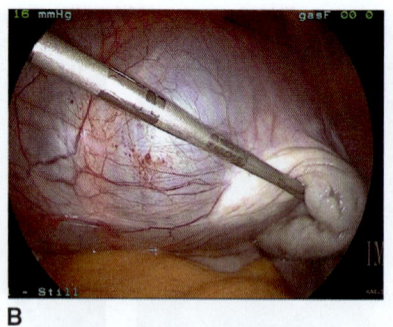

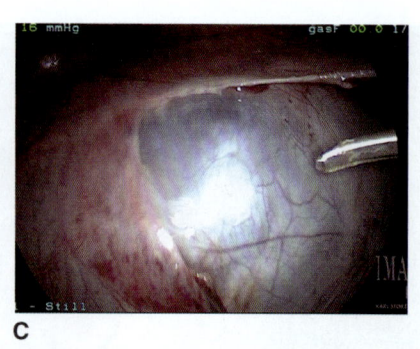

FIGURA 41-9 A. Quistes paratubarios. **B.** Quiste paratubario grande junto a un ovario normal. **C.** Incisión en el ligamento ancho y disección del quiste paratubario grande subyacente (cortesía de Geri D. Hewitt, Jefe del Department of Obstetrics and Gynecology, General Division Obstetrics and Gynecology, Nationwide Children's Hospital, Columbus, Ohio).

la tuba para evitar la sección o lesión, y se puede separar el plano tisular entre el quiste subyacente y el ligamento ancho superpuesto, ya sea con hidrodisección o corte (**fig. 41-9C**). La masa debe extraerse por completo. La hemostasia del ligamento amplio se puede lograr con electrocauterización o sutura. Con los QPT muy grandes, puede ser necesario ingresar y descomprimir la masa para facilitar la extracción.

TRATAMIENTO DE LA TORSIÓN ANEXIAL

La torsión anexial es una urgencia quirúrgica con una incidencia de 4.9 por cada 100 000 mujeres menores de 20 años. La torsión anexial generalmente implica la torsión tanto de la tuba como del ovario, con una menor probabilidad de torsión ovárica o tubaria aisladas. La mayoría de las torsiones anexiales se deben a una patología anexial que incluye teratomas quísticos benignos o quistes ováricos hemorrágicos y, con menor frecuencia, QPT, cistoadenomas o hidrosálpinx. La torsión de anexos normales es más frecuente antes de la menarquia, con la hipótesis de que el útero es relativamente más pequeño y los ligamentos uteroováricos más largos en comparación con las mujeres adultas (**cuadro 41-5**).

La torsión anexial es un diagnóstico clínico y requiere un alto índice de sospecha, ya que no existe un estudio de laboratorio o imagen que lo descarte o confirme. Las pacientes generalmente se quejan de dolor abdominal o pélvico agudo, a veces acompañado de náuseas, vómitos o anorexia. Los hallazgos físicos pueden incluir taquicardia, fiebre baja y dolor abdominal localizado (en ocasiones a la descompresión). La ecografía pélvica transabdominal con Doppler a color permite valorar el flujo sanguíneo desde y hacia los anexos; es la herramienta radiológica más útil para evaluar a pacientes con sospecha de torsión anexial. Por desgracia, la presencia o ausencia de flujo Doppler no confirma ni descarta el diagnóstico de torsión. Los hallazgos ecográficos que aumentan la sospecha de torsión anexial incluyen agrandamiento asimétrico o unilateral del ovario, agrandamiento heterogéneo de un ovario por edema, presencia de una masa anexial simple o compleja, flujo disminuido o ausente en el Doppler a color, folículos desplazados periféricamente debido a edema estromal por isquemia, medialización del ovario, desplazamiento del útero desde la línea media, líquido pélvico libre y el signo de remolino, definido como torsión del pedículo ovárico que causa torsión de los vasos.

Las pacientes con sospecha de torsión anexial requieren intervención quirúrgica inmediata, habitualmente laparoscopia diagnóstica. En las mujeres con sospecha de torsión, el objetivo de la cirugía es el alivio de los síntomas, la confirmación del diagnóstico y la preservación ovárica. La intervención quirúrgica inmediata es importante para disminuir la probabilidad de daño anexial irreversible, incluida la necrosis ovárica.

Tradicionalmente, el riesgo de pasar por alto una neoplasia maligna subyacente, la tromboembolia después de la detorsión y la creencia de que los anexos negros y hemorrágicos están irreversiblemente dañados eran argumentos a favor de realizar una ooforectomía si la torsión se diagnosticaba intraoperatoriamente. Por suerte, las neoplasias ováricas son poco frecuentes en pacientes jóvenes y el riesgo de presentar una en el momento de la torsión anexial se estima en un 2%. Si la apariencia del ovario sugiere malignidad, se debe realizar una biopsia en el momento de la detorsión. La tromboembolia fue solo una preocupación teórica, ya que la incidencia de embolia pulmonar al momento de la torsión anexial es del 0.2%. Por último, incluso los ovarios negros y hemorrágicos que no cambian de color después de la detorsión muestran desarrollo folicular y flujo Doppler normal a las 6 semanas después de la detorsión. El tratamiento actual de la torsión anexial es conservador y

---

CUADRO 41-5 PASOS DEL PROCEDIMIENTO
Extracción de quistes paratubarios

- Confirmar el diagnóstico por la identificación de ovarios normales.
- Verificar la localización de la tuba uterina y el extremo fimbriado.
- Realizar una incisión en el ligamento ancho sobre el quiste paratubario.
- Separar el quiste del ligamento ancho suprayacente por medio de corte o hidrodisección.
- Extirpar el quiste paratubario.
- Conseguir la hemostasia del ligamento ancho con sutura o electrocauterio.

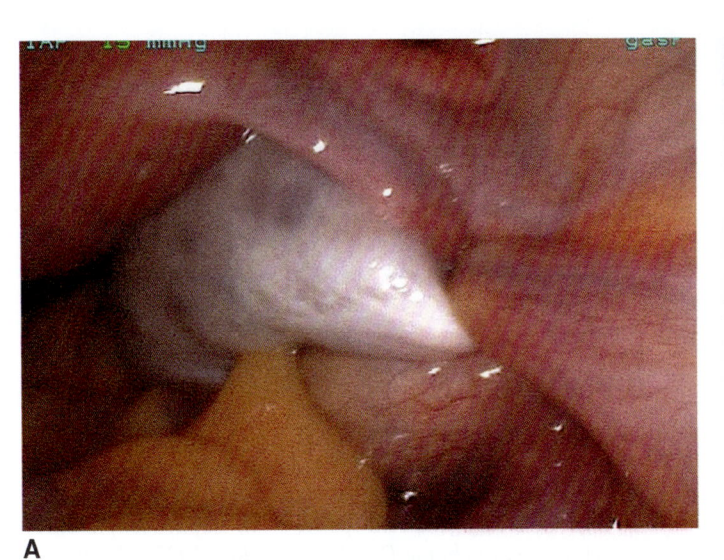

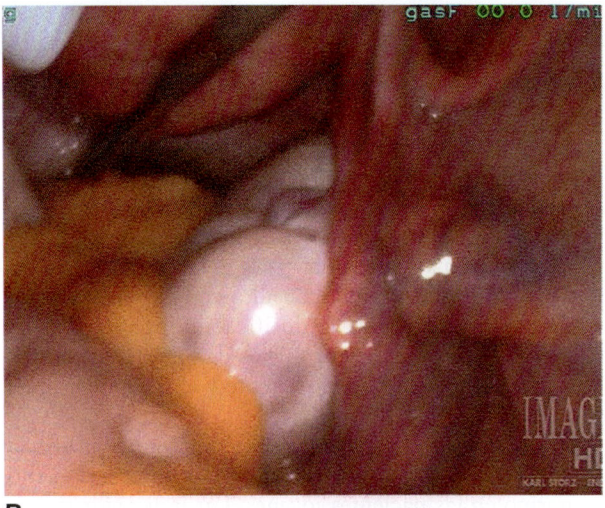

FIGURA 41-10 A. Torsión anexial. El ovario parece hinchado, ennegrecido y hemorrágico debido a la torsión. **B.** Detorsión anexial completa. El ovario ha vuelto a su aspecto normal y la hinchazón ha disminuido (cortesía de Geri D. Hewitt, Jefe, Department of Obstetrics and Gynecology, General Division Obstetrics and Gynecology, Nationwide Children's Hospital, Columbus, Ohio).

el primer paso implica la detorsión de los anexos. Si hay una masa presente, se realiza una quistectomía para prevenir las recurrencias. Si el ovario presenta edema o hemorragia a tal grado que la quistectomía ovárica no es factible durante la laparoscopia inicial y la detorsión, se puede realizar al menos 6 semanas después como un procedimiento por etapas. A pesar de la aceptación universal en la literatura médica de la intervención conservadora para mujeres premenopáusicas con torsión anexial, muchas pacientes todavía están siendo tratadas con ooforectomía (fig. 41-10A,B). Campbell y cols. informaron sobre 1 151 pacientes de 18 años de edad o menos en el Pediatric Health Information System (PHIS) que fueron tratadas por torsión anexial en los 5 años anteriores al 31 de diciembre de 2011 y encontraron que el 38% se sometió a una ooforectomía (cuadro 41-6).

El riesgo de recurrencia de torsión anexial es aproximadamente del 5%. El riesgo de recurrencia puede ser mayor en las pacientes con torsión de anexos normales. Como resultado directo del tratamiento conservador de la torsión anexial, más pacientes pueden estar en riesgo potencial de torsión recurrente. Si bien se ha demostrado que la eliminación de una masa anexial ipsilateral disminuye el riesgo de recurrencia, el papel de la ooforopexia sigue siendo controvertido y no elimina por completo el riesgo de recurrencia.

CUADRO 41-6 PASOS DEL PROCEDIMIENTO

Tratamiento de la torsión anexial

- Detorsión de anexos.
- Realizar quistectomía ovárica si se observa alguna masa sospechosa.
- Tomar biopsia del ovario si hay sospecha de malignidad.
- Considerar la ooforopexia.

Ooforopexia

La ooforopexia es una técnica quirúrgica que limita la movilidad ovárica y reduce la probabilidad de mayor torsión anexial. Las dudas que rodean la ooforopexia incluyen el análisis de riesgos y beneficios potenciales, la selección de pacientes, así como el momento y el tipo de procedimiento. Si bien no hay recomendaciones definitivas respecto a la ooforopexia y los datos de seguimiento a largo plazo no están disponibles, el mayor apoyo para realizar la ooforopexia es en los casos que implican torsión de anexos normales, torsión recurrente, torsión bilateral y para el ovario contralateral cuando el ovario torcido fue retirado. Sin embargo, los riesgos de este procedimiento incluyen un posible impacto negativo sobre la fertilidad y la interferencia con el suministro de sangre tubaria y compromiso de la función tubaria o la comunicación tuboovárica. Si bien la realización de la ooforopexia en el momento de la cirugía original para la torsión disminuye la probabilidad de una cirugía adicional, retrasar el procedimiento puede permitir un asesoramiento más completo con las pacientes y sus familiares y ofrecer ventajas técnicas si los anexos son muy edematosos durante la cirugía original.

Hay dos tipos generales de procedimientos de ooforopexia: los que acortan el ligamento uteroovárico y los que fijan el ovario a las estructuras adyacentes. Hacen faltan datos comparativos de eficacia y seguridad entre los dos tipos de procedimiento. La plicatura del ligamento úteroovárico puede proporcionar la ventaja de restaurar la longitud normal del ligamento y disminuir la alteración de la comunicación tuboovárica. Como alternativa, el ovario puede fijarse a la pared lateral de la pelvis, al ligamento redondo ipsilateral o a la cara posterior del fondo uterino. La mayoría de los autores recomiendan emplear sutura absorbible al momento de la ooforopexia. Ambos procedimientos se pueden realizar por vía laparoscópica.

PUNTOS CLAVE

- Si bien hay variabilidad en las leyes, la mayoría requieren el consentimiento de un progenitor o tutor para la atención médica, incluidos los procedimientos quirúrgicos para pacientes menores de 18 años de edad. Según el grado de desarrollo, las pacientes menores deben incluirse en el asesoramiento preoperatorio y considerar su autorización.
- Se debe solicitar una consulta con expertos pediátricos con respecto a la dosificación profiláctica de antibióticos, el APO, la profilaxis de TEV, la instrumentación, la posición de la paciente y el tratamiento del dolor postoperatorio.
- El examen bajo anestesia con colposcopia se utiliza para evaluar la parte superior de la vagina y el cuello uterino en las pacientes jóvenes. Las indicaciones más frecuentes son sangrado, flujo vaginal persistente, traumatismo más allá del himen, sospecha de cuerpos extraños y diversas afecciones congénitas.
- Las variantes del himen se reparan idealmente después de la telarquia mediante la resección del tejido excesivo del himen y logrando la hemostasia con puntos interrumpidos de sutura absorbible. Algunas anomalías del himen pueden repararse en el consultorio usando anestesia local.
- Las lesiones genitales son el resultado de causas accidentales y no accidentales. La evaluación debe centrarse en descartar el abuso y valorar la extensión de la lesión. Los requisitos previos para el tratamiento conservador son la capacidad de evacuar espontáneamente, sangrado mínimo y una valoración satisfactoria de la extensión de la lesión durante la exploración. La reparación de lesiones extensas puede implicar múltiples órganos y requerir colaboración con otros especialistas.
- La laparoscopia realizada en el grupo de edad pediátrica requiere instrumentos más pequeños, atención adicional al ingreso, tasas más bajas de insuflación y presiones intraabdominales más bajas.
- Los ginecólogos son importantes defensores de la preservación ovárica y deben trabajar en colaboración con los cirujanos para promover la evaluación preoperatoria del riesgo de malignidad en las pacientes que presentan masas anexiales, de las cuales la gran mayoría son benignas. Una proporción significativa de niñas y mujeres jóvenes todavía se someten a una ooforectomía innecesaria por afecciones benignas. La quistectomía ovárica se debe realizar cuando haya bajo riesgo de malignidad ovárica.
- Los quistes paratubarios son más frecuentes en las adolescentes con obesidad y son poco habituales antes de la menarquia. Los quistes paratubarios deben extirparse por completo, con cuidado para evitar lesiones en la tuba uterina. Las pacientes pueden ser asintomáticas o presentar torsión anexial o tubaria.
- La torsión anexial debe tratarse de forma conservadora con detorsión y no con ooforectomía, ya que el riesgo de malignidad subyacente, episodios tromboembólicos, necrosis y sepsis ovárica es muy bajo. Si hay una masa ovárica presente, la quistectomía ovárica se debe realizar en el momento de la detorsión.
- La ooforopexia sigue siendo controvertida, pero es ampliamente aceptada en casos de torsión recurrente, torsión bilateral, torsión de anexos normales y si el ovario contralateral ha sido extirpado. Los dos tipos de ooforopexia descritos son los que acortan el ligamento uteroovárico y los que fijan el ovario a las estructuras circundantes.

BIBLIOGRAFÍA

Abbas PI, Dietrich JE, Francis JA, et al. Ovarian-sparing surgery in pediatric benign ovarian tumors. *J Pediatr Adolesc Gynecol* 2016;29:506–510.

Ahmad G, Duffy JM, Phillips K, et al. Laparoscopic entry techniques. *Cochrane Database Syst Rev* 2008;2:1–29.

Alammari R, Lightfoot M, Hye-Chun H. Impact of cystectomy on ovarian reserve: review of the literature. *J Minim Invasive Gynecol* 2016;24:247–257.

Aldrink JH, Gonzalez DO, Sales S, et al. Using quality improvement methodology to improve ovarian salvage for benign ovarian masses. *J Pediatr Surg* 2017. pii: S0022-3468(17)30638-3. doi:10.1016/j.jpedsurg.2017.10.016. [Epub ahead of print.]

Asare E, Greenberg S, Szabo S, et al. Giant paratubario cyst in adolescence: case report, modified minimal access surgical technique, and literature review. *J Pediatr Adolesc Gynecol* 2015;28:e143–e145.

Benjamins L. Genital trauma in pediatric and adolescent females. *J Pediatr Adolesc Gynecol* 2009;22:129–133.

Berger-Chen S, Herzog TJ, Lewin SN, et al. Access to conservative surgical therapy for adolescents with benign ovarian masses. *Obstet Gynecol* 2012;119(2 Pt 1):270–275.

Bergeron LM, Bishop KC, Heofgen HR, et al. Surgical management of benign adnexal masses in the pediatric/adolescent population: an 11-year review. *J Pediatr Adolesc Gynecol* 2017;30:123–127.

Bertozzi M, Esposito C, Vella C, et al. Pediatric ovarian torsion and its recurrence: a multicenter study. *J Pediatr Adolesc Gynecol* 2016;30:413–417.

Biscette S, Yoost J, Hertweck P, et al. Laparoscopy in pregnancy and the pediatric patient. *Obstet Gynecol Clin North Am* 2011;28:757–776.

Broach A, Mansuria S, Sanfilippo J. Pediatric and adolescent gynecologic laparoscopy. *Clin Obstet Gynecol* 2009;52(3):380–389.

Campbell B, Austin D, Kahn O, et al. Current trends in the surgical treatment of pediatric ovarian torsion: we can do better. *J Pediatr Surg* 2015;50:1374–1377.

Casal P, Kojima Y. Robotic-assisted laparoscopic surgery in pediatric urology: an update. *Scand J Surg* 2009;98:110–119.

Casey J, Bjurlin M, Cheng E. Pediatric genital injury: an analysis of the National Electronic Injury Surveillance System. *Urology* 2013;82:1125–1131.

Casey J, Yunker A, Anderson A. Gynecologic surgery in the pediatric and adolescent populations: review of perioperative and operative considerations. *J Minim Invasive Gynecol* 2016;23(7):1033–1039.

Childress K, Dietrich J. Pediatric ovarian torsion. *Surg Clin North Am* 2017;97:209–221.

Childress K, Perez-Milicua G, Hakin J, et al. Intraoperative rupture of ovarian dermoid cysts in the pediatric and adolescent population: should this change your surgical management? *J Pediatr Adolesc Gynecol* 2017;30(6):636–640.

Cho R, Gordon D, Leoon-Casasola O, et al. Management of postoperative pain: a clinical practice guideline from the American Pain Society, the American Society of Regional Anesthesia and Pain Medicine, and the American Society of Anesthesiologists' Committee on Regional Anesthesia, Executive Committee, and Administrative Council. *J Pain* 2016;27(2):131–157.

Comeau I, Hubner N, Kives S, et al. Rates and technique for oophoropexy in pediatric ovarian torsion: a single-institution case series. *J Pediatr Adolesc Gynecol* 2016;30:418–421.

Dural O, Yasa C, Bastu E, et al. Laparoscopic outcomes of adnexal surgery in older children and adolescents. *J Pediatr Adolesc Gynecol* 2017;30:128–131.

Gonzalez DO, Cooper JN, Aldrink JH, et al. Variability in surgical management of benign ovarian neoplasms in children. *J Pediatr Surg* 2017;52(6):944–950.

Herman AJ, Kluivers KB, Winjnen MH, et al. Diagnosis and treatment of adnexal masses in children and adolescents. *Obstet Gynecol* 2015;125:611–615.

Herman H, Shalev A, Ginat S, et al. Clinical characteristics of adnexal torsion in premenarchal patients. *Arch Gynecol Obstet* 2016;293:603–608.

Jones J, Worthington R. Genital and anal injuries requiring surgical repair in females less than 21 years of age. *J Pediatr Adolesc Gynecol* 2008;21:207–211.

Kiseli M, Caglar G, Cengiz S, et al. Clinical diagnosis and complications of paratubario cysts: review of the literature and report of uncommon presentations. *Arch Gynecol Obstet* 2012;285:1563–1569.

Litz C, Danielson PD, Chandler NM. Single incision laparoscopic surgery for pediatric adnexal pathology. *J Pediatr Surg* 2014;49:1156–1158.

Madenci AL, Levine B, Laufer MR, et al. Preoperative risk stratification of children with ovarian tumors. *J Pediatr Surg* 2016;51:1507–1512.

McCann J, Miyamoto S, Boyle C, et al. Healing of nonhymenal genial injuries in prepubertal and adolescent girls: a descriptive study. *Pediatrics* 2007;120:1000–1011.

Merritt D. Genital trauma in prepubertal girls and adolescents. *Curr Opin Obstet Gynecol* 2011;23:307–314.

Merritt D. Genital trauma in the pediatric and adolescent female. *Obstet Gynecol Clin North Am* 2009;36:85–98.

Michelotti B, Segura BJ, Sau I, et al. Surgical management of ovarian disease in infants, children, and adolescents: a 15-year review. *J Laparoendosc Adv Surg Tech A* 2010;20:261–264.

Miller R, Breech, L. Surgical correction of vaginal anomalies. *Clin Obstet Gynecol* 2008;51(2):223–236.

Muolokwu E, Sanchez J, Bercaw J, et al. The incidence and surgical management of the paratubario cysts in a pediatric and adolescent population. *J Pediatr Surg* 2011;46: 2161–2163.

Muolokwu E, Sanchez J, Bercaw J, et al. Paratubario cysts, obesity, and hyperandrogenism. *J Pediatr Surg* 2011;46:2164–2167.

Nakhal RS, Wood D, Creighton SM. The role of examination under anesthesia (EUA) and vaginoscopy in pediatric and adolescent gynecology: a retrospective review. *J Pediatr Adolesc Gynecol* 2012;25:64–66.

Ossman AME, El-Masy YI, El-Namoury MM, et al. Spontaneous reformation of imperforate hymen after repeated hymenectomy. *J Pediatr Adolesc Gynecol* 2016;29: e63–e65.

Papic JD, Finnell SM, Slaven JE, et al. Predictors of ovarian malignancy in children: overcoming clinical barriers to ovarian preservation. *J Pediatr Surg* 2014;49:144–148.

Peters A, Rindos N, Lee T. Hemostasis during ovarian cystectomy: systematic review of the impact of suturing versus surgical energy on ovarian function. *J Minim Invasive Gynecol* 2016;24:235–246.

Quint EH, McCarthy JD, Smith YR. Vaginal surgery for congenital anomalies. *Clin Obstet Gynecol* 2010;53(1): 115–124.

Reiger M, Santos X, Sangi-Haghpeykar H, et al. Laparoscopic outcomes for pelvic pathology in children and adolescents among patients presenting to the pediatric and adolescent gynecology service. *J Pediatr Adolesc Gynecol* 2015;28:157–162.

Rogers EM, Cubides GC, Lacy J, et al. Preoperative risk stratification of adnexal masses: can we predict the optimal surgical management? *J Pediatr Adolesc Gynecol* 2014;27:125–128.

Saxena A, Petnechazy T, Schalamon J, et al. Giant paraovarian cyst in adolescent female: presentation and laparoscopic management. *Eur J Pediatr* 2008;167:487–488.

Smorhick N, Melcer Y, Sari-Meth T, et al. High risk of recurrent torsion in premenarchal girls with torsion of normal adnexa. *Fertil Steril* 2016;105:1561–1565.

Spinelli C, Piscioneri J, Strambi S. Adnexal torsion in adolescents: update and review of the literature. *Curr Opin Obstet Gynecol* 2015;27:320–325.

Spitzer F, Kives S, Caccia N. Retrospective review of unintentional female genital trauma at a pediatric referral center. *Pediatr Emerg Care* 2008;24:831–835.

Tomaszewski J, Casella D, Turner R, et al. Pediatric laparoscopic and robot-assisted laparoscopic surgery: technical considerations. *J Endourol* 2012;26(6):602–613.

Trotman G, Foley C, Taylor J, et al. Postoperative outcomes among pediatric and adolescent patients undergoing mini-laparotomy vs laparoscopy in the management of adnexal lesions. *J Pediatr Adolesc Gynecol* 2017;30(6):632–635.

Tsafrir Z, Azem F, Hasson J, et al. Risk factors, symptoms, and treatment of ovarian torsion in children: the twelve-year experience of one center. *J Minim Invasive Gynecol* 2012;19:29–33.

Yousef Y, Pucci V, Emil S. The relationship between intraoperative rupture and recurrence of pediatric ovarian neoplasms: preliminary observations. *J Pediatr Adolesc Gynecol* 2016;29(2):111–116.

SECCIÓN VIII

Cirugía para complicaciones obstétricas

42 **CIRUGÍA PARA HEMORRAGIAS OBSTÉTRICAS** 748
Jason D. Wright y Annette Perez-Delboy

43 **REPARACIÓN DE EPISIOTOMÍAS Y LACERACIONES PERINEALES COMPLICADAS** 765
Dana R. Gossett y Christina Lewicky-Gaupp

CAPÍTULO 42

Cirugía para hemorragias obstétricas

Jason D. Wright y Annette Perez-Delboy

Preparación para una posible hemorragia
Preparación de sistemas
Equipos multidisciplinarios y centros especializados en placenta acreta
Diagnóstico y evaluación de la hemorragia posparto
Traumatismos
Tejido
Tono
Trombina
Maniobras quirúrgicas de preservación uterina

Ligadura de la arteria uterina
Suturas de compresión uterina
Ligadura de la arteria hipogástrica
Histerectomía periparto
Histerectomía por sospecha de placenta acreta
Histerectomía por placenta acreta no prevista
Histerectomía de urgencia
Consideraciones perioperatorias
Programación del parto
Colocación retrógrada de una endoprótesis ureteral

Uso de catéteres intravasculares
Tratamiento intraoperatorio de la hemorragia
Terapia con hemoderivados
Transfusión autóloga intraoperatoria
Fármacos hemostáticos
Compresión aórtica
Empaquetamiento pélvico
Complicaciones y resultados de la histerectomía periparto
Tratamiento conservador de la placenta acreta

La hemorragia posparto (HPP) es una de las causas más frecuentes de mortalidad materna. En los Estados Unidos, la incidencia de HPP es del 3% o 125 000 partos por año. La HPP representa el 10% de las muertes maternas en los Estados Unidos y el 25% de las muertes maternas en los países en desarrollo. La mayor frecuencia de HPP en los países en desarrollo se debe a la falta de disponibilidad generalizada de fármacos uterotónicos. Se estima que aproximadamente 140 000 mujeres en todo el mundo mueren cada año por HPP.

Entre las diversas causas de la HPP están la atonía uterina, anomalías de la placentación (placenta acreta) y laceraciones de las vías genitales. El peso al nacer, la inducción y la estimulación del parto, la corioamnionitis, la utilización de sulfato de magnesio y los antecedentes maternos de hemorragia obstétrica previa están asociados con un mayor riesgo de HPP. Las mujeres embarazadas que previamente han experimentado HPP tienen un 15% de probabilidad de recurrencia con su segundo embarazo y un 22% de riesgo con su tercer embarazo. En los Estados Unidos se estima que las histerectomías periparto se realizan en el 0.08% de todos los partos.

PREPARACIÓN PARA UNA POSIBLE HEMORRAGIA

Preparación de sistemas

Cada unidad de labor y parto debe tener protocolos para el tratamiento de la hemorragia obstétrica. Para crear consciencia y promover la preparación, la iniciativa Safe Motherhood (SMI) y el American College of Obstetricians and Gynecologists (ACOG) han desarrollado un conjunto de guías sobre hemorragia obstétrica que describe un abordaje de tratamiento estandarizado para esta alteración. Los elementos clave de este abordaje incluyen reconocimiento y prevención, respuesta, preparación, aprendizaje de sistemas y elaboración de informes.

La evaluación de riesgos implica un análisis cuidadoso del riesgo de hemorragia obstétrica de cada paciente. El proceso de evaluación de riesgos es dinámico, tiene su comienzo en el período prenatal y se realiza al ingresar a labor y parto y nuevamente en el período intraparto para determinar la necesidad de contar con hemoderivados (tabla 42-1). Las pacientes con factores de riesgo de placenta acreta deben someterse a estudios de imagen para documentar la ubicación de la placenta y, si es necesario, transferir la atención a un centro con experiencia en el tratamiento de la placenta acreta. Tanto la ecografía como la resonancia magnética (RM) se usan ampliamente para diagnosticar la placenta acreta.

Un componente importante de la preparación preoperatoria es la implementación de un protocolo de transfusión masiva (tabla 42-2). El protocolo debe incluir instrucciones detalladas sobre la disponibilidad de hemoderivados y sobre cómo activar y llevar a cabo el protocolo. Todas las unidades de labor y parto deben tener un carrito de hemorragia con los medicamentos (tabla 42-3) e instrumentos (tabla 42-4) necesarios para el tratamiento de la hemorragia en el momento del parto vaginal y por cesárea. Debe implementarse un protocolo detallado de hemorragia para las mujeres que experimentan ese problema (tabla 42-5). La SMI recomienda un protocolo por etapas según la gravedad de

TABLA 42-1
Valoración del riesgo para hemorragia obstétrica

MOMENTO DE LA VALORACIÓN	CATEGORÍA DE RIESGO	CARACTERÍSTICAS	ACCIÓN
Prenatal		• Sospecha de placenta previa, acreta, increta o percreta • Índice de masa corporal antes del embarazo > 50 kg/m^2 • Anomalía hemorrágica clínicamente importante • Otro riesgo médico o quirúrgico	• Transferencia al nivel de atención adecuado para el parto
Admisión a labor y parto	Medio	• Cesárea previa, cirugía uterina, laparotomía múltiple • Gestación múltiple • > 4 nacimientos previos • Hemorragia obstétrica previa • Leiomioma grande • Peso fetal estimado > 4 000 g • Obesidad (IMC > 40 kg/m^2) • Hematócrito < 30%	• Tipificación y tamizado
	Alto	• Placenta previa o placenta baja • Sospecha de placenta acreta o percreta • Recuento de plaquetas < 70 000 • Hemorragia activa • Coagulopatía conocida • Dos o más factores de riesgo medio	• Tipificación y pruebas cruzadas
Intraparto	Medio	• Corioamnionitis • Oxitocina prolongada > 24 h • Segunda etapa prolongada • Sulfato de magnesio	• Tipificación y tamizado
	Alto	• Hemorragia reciente o activa • Dos o más factores de riesgo medio	• Tipificación y pruebas cruzadas

Fleischer A, Meirowitz N. Care bundles for management of obstetrical hemorrhage. *Semin Perinatol* 2016;40(2):99–108. Copyright © 2016 Elsevier. Reimpreso con autorización.

TABLA 42-2
Consideraciones del protocolo de transfusión masiva

Elementos del protocolo que se determinarán en cada institución
- Cómo activar el protocolo de transfusión masiva (PTM)
- Número telefónico y ubicación del banco de sangre
- Protocolo de liberación de urgencia comprensible tanto para el personal del banco de sangre como para el equipo solicitante
- Planificación de cómo se suministrará la sangre para la labor y el parto
- Determinación de cómo se obtendrán hemoderivados adicionales
- Mecanismo para obtener series de datos de laboratorio

Paciente con hemorragia actual y en riesgo de volverse incontrolable
- Activar PTM (tener el número de teléfono disponible)
- Pruebas de laboratorio para enfermería/anestesia: tipificación y pruebas cruzadas, hemoglobina, recuento de plaquetas, tiempos de protrombina y de tromboplastina parcial, fibrinógeno, gasometría arterial

Necesidad inmediata de transfusión
- Administrar de 2-4 unidades de concentrados eritrocitarios (CE) O negativos ("protocolo de liberación de urgencia")
- Obtener un paquete de transfusión masiva: 6 unidades de CE, 4 unidades de plasma fresco congelado, 1 paquete de plaquetas con aféresis

Fleischer A, Meirowitz N. Care bundles for management of obstetrical hemorrhage. *Semin Perinatol* 2016;40(2):99–108. Copyright © 2016 Elsevier. Reimpreso con autorización.

la hemorragia con base en la pérdida de sangre, los signos vitales y los valores de laboratorio.

Cada episodio de hemorragia obstétrica es una oportunidad para mejorar casos futuros. Se alienta la formación de equipos para pacientes de alto riesgo. Deben realizarse informes posteriores para identificar problemas del sistema. Cada unidad debe evaluar sus resultados y sus parámetros.

TABLA 42-3
Fármacos uterotónicos para el tratamiento de la hemorragia posparto

FÁRMACO	DOSIS
Oxitocina	10-40 unidades por solución de 500-1000 mL
Metilergonovina	0.2 mg i.m. (puede repetirse)
15-metil PGF2a	250 µg i.m. (puede repetirse cada 15 min, máximo 8 dosis)
Misoprostol	800-1000 µg vía rectal 600 µg vía oral 800 µg sublingual

TABLA 42-4
Instrumentos para el carro de hemorragia obstétrica

PARTO VAGINAL	CESÁREA O LAPAROTOMÍA
Separadores vaginales y espéculo largo	Bandeja de histerectomía
Instrumentos largos (agujas, tijeras, pinzas de Kelly, pinzas de esponja)	Sutura intestinal crómica o simple 1-0 y destornillador de aguja recta recargable para sutura de compresión uterina
Balón intrauterino	Balón intrauterino
Cureta Banjo	Instrucciones de procedimiento (colocación de balón, sutura de compresión, ligadura vascular)
Instrucciones de procedimiento (colocación del balón)	

Fleischer A, Meirowitz N. Care bundles for management of obstetrical hemorrhage. *Semin Perinatol* 2016;40(2):99–108. Copyright © 2016 Elsevier. Reimpreso con autorización.

Equipos multidisciplinarios y centros especializados en placenta acreta

La placenta acreta es una de las causas más frecuentes de HPP. La preparación y la planificación preoperatorias son esenciales para reducir la morbilidad asociada con el parto. La participación de un equipo multidisciplinario de expertos en el cuidado de mujeres con placenta acreta se ha asociado con mejores resultados. El equipo multidisciplinario incluye obstetras, expertos en medicina maternofetal, oncólogos ginecológicos, anestesistas, urólogos, cirujanos vasculares, pediatras, especialistas en cuidados intensivos y enfermeras. Las reuniones del equipo preoperatorio pueden facilitar la planificación quirúrgica y permitir la coordinación de la atención.

Muchos expertos recomiendan la derivación de mujeres con sospecha de placenta acreta a centros especializados. Los estudios han observado una disminución de la mortalidad perioperatoria en las mujeres con placenta acreta cuando recibieron atención en este tipo de centros. Los criterios para derivar a un centro de referencia incluyen la disponibilidad de un equipo multidisciplinario, instalaciones y servicios de cuidados intensivos (incluidos cuidados intensivos quirúrgicos y neonatales y radiología intervencionista) y servicios de hematología. Las pacientes con sospecha de placenta acreta o una combinación de factores clínicos que la ponen en alto riesgo de placenta acreta deben ser transferidas a un centro de referencia (tabla 42-6).

DIAGNÓSTICO Y EVALUACIÓN DE LA HEMORRAGIA POSPARTO

La estimación de la pérdida de sangre en el parto es subjetiva y, a menudo, imprecisa porque los cuidadores subestiman

TABLA 42-5
Protocolo de hemorragia obstétrica de la iniciativa Safe Motherhood Initiative (SMI)

	ETAPA 1	ETAPA 2	ETAPA 3	ETAPA 4
Definición	• Pérdida estimada de sangre (PES) > 500 mL para parto vaginal o > 1000 mL para parto por cesárea • Signos vitales y valores de laboratorio normales	• PES continua hasta 1500 mL • > 2 uterotónicos con signos vitales y valores de laboratorio normales	• PES continua > 1500 mL o 2 unidades de CE administradas • Pacientes con riesgo de hemorragia oculta o coagulopatía • Todo signo vital, valor de laboratorio, oliguria anómalos	• Colapso cardiovascular (hemorragia masiva, choque hipovolémico profundo, embolia de líquido amniótico)
Etapas iniciales	• Asegurar el acceso i.v. de 16 o 18 G • Aumentar el líquido i.v. (cristaloide) • Insertar sonda urinaria • Masaje del fondo	• Activar ayuda adicional • Colocar el segundo acceso i.v. (16-18 G) • Obtener valores de laboratorio (biometría hemática, estudios de coagulación, fibrinógeno) • Preparar quirófano	• Activar ayuda adicional • Mover a quirófano • Anunciar estado clínico (signos vitales, pérdida de sangre, etiología) • Resumir y comunicar el plan	• Activar recursos adicionales
Medicamentos	• Aumentar la oxitocina, uterotónicos adicionales	• Continuar con los medicamentos de la etapa 1	• Continuar con los medicamentos de la etapa 1	• Soporte vital cardiovascular avanzado (ACLS, *Advanced Cardiac Life Support*)
Banco de sangre	• Tipificar y hacer pruebas cruzadas para dos unidades de concentrados eritrocitarios (CE)	• Obtener 2 unidades de CE (no esperar valores de laboratorio) • Preparar 2 unidades de PFC	• Iniciar el protocolo de transfusión masiva (agregar crioprecipitado)	• Transfusión masiva agresiva simultánea
Acción	• Determinar causa y tratar • Preparar quirófano si está clínicamente indicado (optimizar la visibilidad o exploración)	• Escalar la terapia para la hemostasia	• Alcanzar la hemostasia, intervenciones basadas en la causa	• Intervención quirúrgica inmediata para garantizar la hemostasia (histerectomía)

PFC, plasma fresco congelado. Fuente: Fleischer A, Meirowitz N. Care bundles for management of obstetrical hemorrhage. *Semin Perinatol* 2016;40(2):99–108.

TABLA 42-6
Criterios para la clasificación de los centros especializados en placenta acreta y directrices de derivación

Criterios sugeridos para el centro especializado en placenta acreta

Equipo multidisciplinario	• Médico u obstetra experimentado en medicina maternofetal • Expertos en imagen (ecografía) • Cirujano pélvico (ginecólogo oncólogo, uroginecólogo) • Anestesiólogo (anestesia obstétrica o cardíaca) • Urólogo • Cirujano general o traumatólogo • Radiólogo intervencionista • Neonatólogo
Unidad de cuidados intensivos e instalaciones	• Radiología intervencionista • Unidad de cuidados intensivos quirúrgicos y médicos (disponibilidad de intensivista las 24 h) • Unidad de cuidados intensivos neonatales (edad gestacional apropiada para recién nacidos)
Servicios de hematología	• Habilidades para transfusión masiva • Recuperación celular y perfusionista • Experiencia y acceso a hemoderivados alternativos • Orientación de especialistas en medicina de transfusiones o patólogos de bancos de sangre

Criterios para la consideración del parto en un centro especializado en placenta acreta

- Sospecha de placenta acreta en ecografía
- Placenta previa con apariencia anómala en la ecografía
- Placenta previa con > 3 cesáreas previas
- Antecedentes de cesárea clásica y placentación anterior
- Antecedentes de ablación endometrial o radiación pélvica
- Incapacidad para evaluar o descartar adecuadamente los hallazgos sospechosos de placenta acreta en mujeres con factores de riesgo
- Cualquier otro motivo de sospecha de placenta acreta

Silver RM, Fox KA, Barton JR, et al. Center of excellence for placenta accreta. *Am J Obstet Gynecol* 2015;212(5):561–568. Copyright © 2015 Elsevier. Reimpreso con autorización.

constantemente la pérdida real. En 2011 se creó la iniciativa ACOG reVITALize para estandarizar la terminología, la redacción y la documentación de la HPP. La *hemorragia posparto* se definió como una pérdida de sangre de más de 1000 mL, independientemente del modo de parto, acompañada de signos o síntomas de hipovolemia dentro de las 24 h posteriores al proceso de nacimiento.

La etiología de la HPP se clasifica como una de "las cuatro T": tono (atonía uterina), tejido (tejido retenido, coágulos), traumatismos (laceración, rotura, inversión) y trombina (coagulopatía). Una vez que se reconoce la HPP, el primer paso importante es mantener la calma y solicitar asistencia de profesionales obstétricos, enfermeras y anestesiólogos adicionales. El reconocimiento temprano y una respuesta rápida y coordinada a la HPP pueden reducir la morbilidad materna. Un abordaje estandarizado para el tratamiento de la HPP es esencial. Este abordaje debe incluir una evaluación exhaustiva y sistemática del útero, el cuello uterino, la vulva y el perineo para identificar la fuente de la hemorragia.

Traumatismos

Laceraciones

Las laceraciones de las vías genitales inferiores, incluyendo el perineo, la vagina y el cuello uterino, pueden causar una HPP considerable. Otras causas traumáticas de HPP incluyen la extensión de las incisiones uterinas en el momento del parto por cesárea, laceraciones uterinas, rotura uterina e inversión uterina.

Los hematomas que se desarrollan de manera aguda no deben drenarse si se controla la hemorragia, porque esto puede provocar una pérdida de sangre significativa de los vasos sangrantes que a menudo son difíciles de identificar. Los hematomas que continúan expandiéndose o conducen a hipovolemia requieren intervención. Se debe considerar la embolización arterial selectiva en las pacientes que son hemodinámicamente estables pero que continúan experimentando hemorragia lenta persistente y en quienes han fracasado las terapias menos invasivas. Las tasas de éxito de embolización informadas son de hasta el 89%. La embolización arterial debe considerarse fuertemente como una alternativa a la histerectomía en la paciente que desea preservar la fertilidad. La evacuación, el control de la fuente hemorrágica y el empaquetamiento son otras opciones de tratamiento y están indicadas en pacientes hemodinámicamente inestables o que no son susceptibles de embolización. Se puede observar o drenar un hematoma estable.

Rotura uterina

La rotura uterina es poco frecuente y tiene lugar en 1 de cada 20 000 embarazos en los Estados Unidos. Se asocia con una cuantiosa morbilidad materna y fetal. La rotura uterina es más habitual en las mujeres que se han sometido a un parto por cesárea previo; sin embargo, también es posible en mujeres con útero sin cicatrices. La rotura uterina en las mujeres con un útero sin cicatrices a menudo tiene lugar debido a un traumatismo. En aquellas con útero cicatrizado, la rotura ocurre durante una prueba de parto. El signo clásico de la rotura uterina es el sufrimiento fetal junto con la pérdida de la estación fetal, ya que el feto sobresale por el sitio de la rotura. Si se sospecha rotura uterina, la paciente debe ser llevada a una laparotomía de urgencia con planes de parto por cesárea. Una rotura uterina verdadera generalmente requiere histerectomía para controlar la hemorragia del sitio de rotura. En algunas mujeres sin hemorragia que están estabilizadas, la cicatriz uterina puede repararse en capas. Se debe realizar una inspección cuidadosa de las vísceras circundantes, particularmente la vejiga, para garantizar que no se haya producido daño traumático.

Inversión uterina

La inversión uterina es una urgencia obstétrica poco habitual que conduce a un choque hipovolémico y se estima que tiene lugar en 1 de cada 20 000 partos. La inversión uterina se diagnostica cuando el fondo desciende a través del cuello uterino en el momento del parto, esencialmente volviendo el útero al revés. El objetivo del tratamiento es devolver el útero a su posición anatómica correcta, controlar la HPP y prevenir la inversión recurrente. La inversión uterina debe corregirse con prontitud. Para recolocar el útero, se suspenden los medicamentos uterotónicos y se administran terbutalina, sulfato de magnesio, agentes anestésicos por inhalación y nitroglicerina para relajar el útero.

La maniobra de Johnson es la técnica más frecuente para recolocar el útero manualmente. Se inserta una mano dentro de la vagina y el fondo uterino se empuja a lo largo del eje largo de la vagina hacia el ombligo, con presión hacia arriba para ayudarlo a regresar a la posición correcta. La pronta intervención es crítica, ya que el segmento uterino inferior y el cuello uterino se contraerán rápidamente y crearán un anillo de constricción, lo que dificultará progresivamente la reubicación manual. Si un anillo de constricción es palpable, se debe aplicar presión a la parte del fondo más cercana a la constricción. Si no se tiene éxito, se realiza una laparotomía para regresar el útero a la cavidad abdominal. El procedimiento de Huntington es otra opción de tratamiento donde el miometrio se sujeta con pinzas de Babcock o de Allis y se aplica una tracción progresiva hacia arriba hasta que se revierta la inversión. El procedimiento de Haultain consiste en hacer una incisión en la superficie posterior del cuello uterino para aumentar su tamaño y permitir la reducción manual de la inversión uterina. Después de la recolocación del útero, se repara la incisión cervical. El riesgo de recurrencia de la inversión uterina en un futuro embarazo es bajo, pero se presenta en 1 de cada 26 partos posteriores. Una vez en su lugar el útero, la mano introducida debe permanecer en su lugar hasta que el útero se contraiga para evitar una inversión recurrente. Si la inversión se produce antes de la separación placentaria, nunca debe intenetarse extraer la placenta antes de recolocar el útero, ya que podría aumentar la pérdida de sangre.

Tejido

La separación tardía de la placenta o la retención de tejido placentario conduce a HPP en el 2% de los partos. Suponiendo que no hay evidencia de placenta acreta, el primer paso para eliminar una placenta retenida es jalar el cordón de forma controlada y suave, lo que a menudo conduce a la separación exitosa de una placenta adherida. La maniobra de Brandt-Andrews se puede realizar colocando una mano en el abdomen para fijar el fondo uterino y evitar la inversión del útero, mientras que la otra mano ejerce una tracción sostenida hacia abajo paralela a la dirección del canal de parto en el cordón umbilical. La técnica del molino de viento consiste en una tracción y rotación continuas del cordón umbilical de 360°, de manera que sea perpendicular a la dirección del canal de parto al nivel del introito. Esta técnica es exitosa en el 86% de los casos, reduciendo el tiempo de parto de la placenta y de la anestesia general. Si no se logra retirar la placenta, se puede administrar oxitocina o prostaglandina $F_{2\alpha}$; sin embargo, se debe evitar la ergometrina, ya que constriñe el cuello uterino y dificulta la extracción manual.

Tono

La atonía uterina, o la incapacidad del útero para contraerse, representa del 70-80% de los casos de HPP y se estima que complica 1 de cada 40 nacimientos. El tratamiento inicial de la atonía uterina consiste en la compresión bimanual del útero y la administración de fármacos uterotónicos. La compresión bimanual del útero estimula el tono y permite la expulsión de coágulos. La técnica consiste en colocar una mano por vía vaginal en el fondo de saco anterior mientras que la otra mano masajea el fondo abdominal. La oxitocina se administra de forma rutinaria durante la tercera etapa del parto. Si la hemorragia no responde a la oxitocina, se debe administrar un segundo fármaco uterotónico. Los medicamentos uterotónicos de segunda línea, como metilergotamina, 15-metil prostaglandina $F_{2\alpha}$ y misoprostol, deben administrarse en secuencia hasta que se obtenga un efecto terapéutico. El uso de uterotónicos junto con la compresión bimanual controla la mayoría de los casos de HPP asociados con atonía. Si estas intervenciones no tienen éxito, se necesitarán maniobras adicionales. El taponamiento uterino puede ser útil para ayudar a aumentar el tono uterino.

El taponamiento uterino se puede lograr con una sonda de Foley con balón de 30-50 mL, una sonda esofágica de Sengstaken-Blakemore con un balón de 50 mL, un balón de Bakri o empaquetamiento uterino. En una revisión de los procedimientos quirúrgicos utilizados para tratar la HPP, Doumouchtsis informó una tasa de éxito general del 84%. Las ventajas de este método incluyen evitar la laparotomía y la extracción indolora con la identificación rápida de casos fallidos. El balón es más costoso y no siempre está disponible; por lo tanto, el empaquetamiento con gasa es una solución más simple. La técnica adecuada requiere empaquetar firmemente el útero comenzando por el fondo y colocando una gasa o Kerlix® usando pinzas de esponja hasta alcanzar el cuello uterino. La gasa se empapa en 5 000 unidades de trombina en 5 mL de solución salina estéril para mejorar la coagulación. Se administran antibióticos intravenosos de amplio espectro mientras se encuentra colocado el empaquetamiento. Todos los dispositivos utilizados para taponar el útero se retiran dentro de las 24 h o antes, según la determinación del médico. Los dispositivos de sonda con balón, como el balón de Bakri, tienen una luz patente que permite el vaciado del útero y la medición directa de la pérdida de sangre. Si la hemorragia continúa, se debe proceder a la laparotomía. Se puede intentar un procedimiento de conservación uterina y, si no tiene éxito, se debe realizar una histerectomía periparto.

Trombina

Si la fuente de la hemorragia no es evidente o si se observa hemorragia alrededor de una venopunción o sitios de catéter, entonces debe descartarse una coagulopatía. Un tubo de coagulación de trombina (prueba de retracción del coágulo) revelará una interrupción grave en la coagulación en cuestión de minutos. Las pruebas de laboratorio útiles incluyen tiempo de protrombina, tiempo de tromboplastina parcial, recuento de plaquetas, fibrinógeno y valores de productos de degradación de fibrina. El médico debe tener en cuenta que el dímero D puede presentar anomalías durante el embarazo, incluso en las pacientes sin coagulopatía; por lo tanto, medir este indicador no es útil para el diagnóstico de trombosis. La anticoagulación, la preeclampsia grave, el síndrome HELLP, la coagulación intravascular diseminada, el desprendimiento, la embolia de líquido amniótico, la muerte fetal, la septicemia y la coagulopatía hereditaria se asocian con HPP. Se debe identificar el origen de la coagulopatía e iniciar medidas de tratamiento específicas.

MANIOBRAS QUIRÚRGICAS DE PRESERVACIÓN UTERINA

Si fracasan las maniobras anteriores, el cirujano debe realizar procedimientos quirúrgicos de preservación uterina cuando la paciente desee seguir siendo fértil. La laparotomía debe realizarse rápidamente en las mujeres con hemorragia después del parto vaginal. Se ha demostrado que los procedimientos tales como la ligadura de la arteria uterina (sutura de O'Leary), la compresión de la arteria uterina y la ligadura de la arteria hipogástrica disminuyen la HPP. Sin embargo, si se identifica placenta acreta, la histerectomía periparto debe iniciarse sin demora.

Ligadura de la arteria uterina

La ligadura de la vasculatura uterina es un abordaje para disminuir la hemorragia. Debe realizarse cuando se produzca hemorragia debido a atonía uterina, laceraciones del segmento uterino inferior o hemorragia de la arteria uterina. La ligadura de la arteria uterina también se llama *sutura de O'Leary*. Esta se lleva a cabo ligando la arteria y la vena uterinas en el segmento uterino inferior de 2-3 cm por debajo del nivel de la incisión uterina transversal con una sutura absorbible, como la poliglactina (Vicryl®). También se puede colocar una sutura más arriba en el útero, de 2-3 cm medial y perpendicular a los vasos uterinos a través del miometrio (fig. 42-1). El objetivo es disminuir la presión del pulso de la sangre que fluye hacia el útero al destruir las ramas y vasos ascendentes intramiometriales a través del ligamento ancho. Es imperativo que la vejiga se avance antes de colocar esta sutura para evitar lesiones vesicales (fig. 42-2).

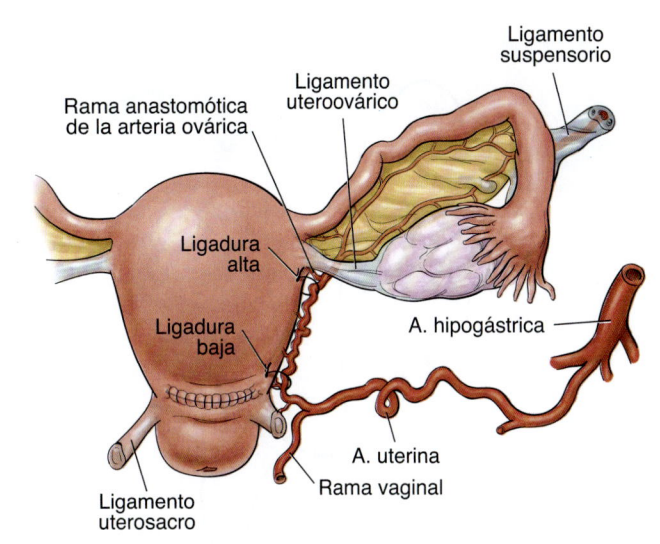

La ligadura de la arteria uterina para el tratamiento de la HPP tiene una tasa de éxito del 90%. Esta técnica es más útil cuando la hemorragia se origina en el segmento uterino inferior. La ligadura de la arteria uterina es un tratamiento eficaz para la hemorragia de extensiones o laceraciones del segmento inferior.

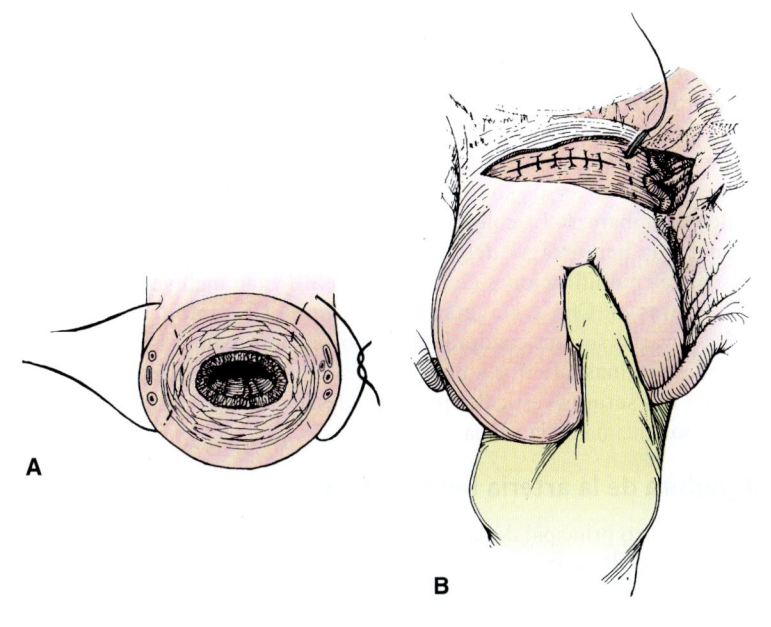

FIGURA 42-1 Ligadura de la arteria uterina.

FIGURA 42-2 Ligadura de la arteria uterina. **A.** Vista lateral que muestra la colocación de la ligadura. **B.** Relación anatómica de la ligadura con la pared uterina y los vasos (Floyd RC, Morrison JC. Postpartum hemorrhage. En: Plauche WC, Morrison JC, O'Sullivan MJ, eds. Surgical obstetrics, 1st ed. Philadelphia, PA: WB Saunders; 1992:272. Copyright © 1992 Elsevier. Reimpreso con autorización).

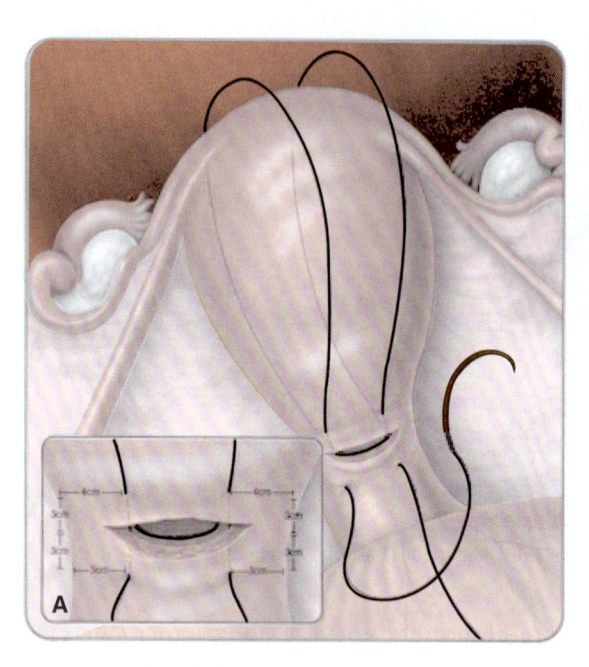

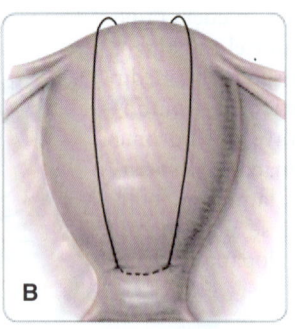

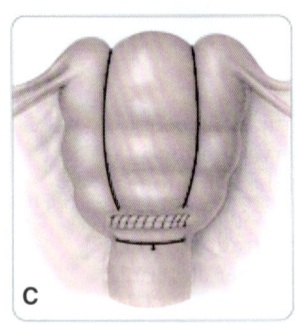

FIGURA 42-3 Técnica de colocación de suturas B-Lynch. **A.** La toma inicial se coloca anteriormente en ángulo respecto a la incisión uterina (*recuadro*). **B.** Después de colocar la sutura anterior de B-Lynch, la sutura se pasa sobre el fondo, se toma una porción transversal profunda en el segmento uterino inferoposterior y la sutura se vuelve a pasar por encima del fondo. **C.** La sutura se ata para proporcionar compresión al útero.

Suturas de compresión uterina

La colocación de suturas de compresión uterina está indicada cuando se produce una hemorragia debido a atonía uterina. Un tipo de sutura de compresión, la sutura de B-Lynch, es relativamente simple y segura de realizar (fig. 42-3). Se utiliza una aguja grande de Mayo con una sutura absorbible 1-0, como la de poliglactina (Vicryl®). La sutura se coloca verticalmente, 3 cm por debajo de la incisión uterina, y sale del útero 3 cm por encima de la incisión en el segmento anterior lateral inferior. Luego, el punto se toma verticalmente y se enrolla sobre el fondo y vuelve a ingresar en la cavidad uterina inferior horizontalmente a través de la pared posterior al mismo nivel de la sutura anterior. La sutura luego se cruza hacia el otro lado del segmento uterino inferior, sale a través de la pared posterior y se enrolla sobre el fondo para ingresar al segmento uterino inferior lateral anterior opuesto y paralelo a las tomas iniciales. Los extremos libres se jalan firmemente y se atan de manera segura para comprimir el útero. La colocación de suturas de compresión no tiene efectos adversos sobre la fertilidad futura o el resultado del embarazo. La colocación de una sutura de B-Lynch resuelve la hemorragia debida a atonía en el 80% de los casos. Las modificaciones de la sutura de B-Lynch incluyen las suturas de Cho y Hayman. La sutura de Cho implica colocar varias suturas cuadradas para volver a aproximar las paredes uterinas anterior y posterior. La sutura de Hayman coloca dos suturas verticales paralelas desde el fondo hasta justo por encima de la vejiga.

Ligadura de la arteria hipogástrica

El suministro principal de sangre al útero y la pelvis proviene de la arteria ilíaca interna, también llamada *arteria hipogástrica*. La ligadura de la arteria hipogástrica (LAHG) se realiza para disminuir la hemorragia debido a la atonía uterina u otras fuentes de hemorragia del útero y su vasculatura. La ligadura bilateral de esta arteria controla eficazmente la hemorragia al disminuir la presión del pulso hacia el útero hasta en un 85%; es importante que la LAHG se realice bilateralmente para disminuir adecuadamente la presión sistólica hacia el útero. Para obtener detalles sobre cómo llevar a cabo la LAHG, *véase* el capítulo 8. Este procedimiento controla eficazmente la hemorragia en el 50% de las pacientes; sin embargo, es técnicamente difícil de realizar. Muchos obstetras tienen poca o ninguna experiencia con este procedimiento, especialmente en presencia de una urgencia quirúrgica, y pueden requerir la asistencia de un ginecólogo oncólogo. Las posibles complicaciones de la LAHG incluyen laceración de la vena ilíaca, ligadura inadvertida de la arteria ilíaca externa, lesión ureteral y hemorragia importante.

HISTERECTOMÍA PERIPARTO

Las indicaciones más frecuentes para realizar una histerectomía periparto son la placenta acreta y la atonía uterina. Otras indicaciones incluyen rotura uterina, laceraciones o extensión de la histerotomía, infección, atonía debida a leiomioma y malignidad no diagnosticada. El abordaje de la histerectomía periparto se basa en la indicación y la urgencia del procedimiento.

Histerectomía por sospecha de placenta acreta

La placenta acreta se puede diagnosticar antes, en el momento o después del parto. Cuando se diagnostica la placenta acreta en el período anterior al parto, se puede programar y realizar una histerectomía de manera controlada. El parto en un entorno controlado permite la preparación y planificación preoperatorias y la activación de recursos apropiados y personal de apoyo. Para permitir el acceso a la vagina e identificar claramente el cuello uterino, las pacientes deben colocarse en posición de litotomía en preparación para la histerectomía. Para las pacientes con una placenta adherida mórbida, se recomienda una incisión abdominal vertical en la línea media. La incisión en la línea media permite el desplazamiento del útero grávido y optimiza la exposición a las paredes laterales de la pelvis (cuadro 42-1).

Después de ingresar en el abdomen, el útero debe inspeccionarse visualmente para confirmar la invasión placentaria. La atención se centra en la vejiga y los parametrios, y debe evaluarse la posible invasión a estos órganos adyacentes. La ecografía se puede realizar antes de la cirugía o intraoperatoriamente para identificar la posición de la placenta y planificar el sitio de la histerotomía para el parto. Siempre que sea posible, la histerotomía debe realizarse lejos de la placenta para evitar la interrupción del lecho placentario. Esto puede requerir una histerotomía del fondo uterino o de la pared posterior del útero. Después del parto y la sujeción del cordón umbilical, se evalúa la placenta. Si no hay evidencia de invasión placentaria, la placenta se puede extraer manualmente. Si hay evidencia clara de invasión placentaria, se debe tomar la decisión de proceder con la histerectomía. En este escenario, la placenta se deja *in situ* y se cierra la histerotomía. El útero debe elevarse y ponerse bajo tracción mientras se coloca un separador con autosujeción y los contenidos abdominales se empaquetan para maximizar la exposición.

A medida que se inicia la histerectomía, se debe tener cuidado para evitar la interrupción de la placenta. Idealmente, la vejiga y las estructuras circundantes se pueden disecar lejos de la placenta y fijar los pedículos vasculares con una interrupción mínima de la placenta. La histerectomía se inicia incidiendo el peritoneo pélvico lateral o seccionando el ligamento redondo para acceder al retroperitoneo. El peritoneo debe abrirse ampliamente paralelo al ligamento infundibulopélvico. Los espacios paravesical y pararrectal se abren para permitir la identificación de los uréteres y los vasos pélvicos principales. La colocación de endoprótesis (*stents*) ureterales retrógradas en el preoperatorio facilita la identificación de los uréteres al momento de la histerectomía y puede reducir la incidencia de lesión ureteral. La colocación de endoprótesis ureterales se asoció con una reducción en la morbilidad temprana y disminuyó la tasa de lesión ureteral del 7% al 0%. La colocación de una endoprótesis ureteral es particularmente útil en las mujeres con invasión lateral de la placenta en los parametrios.

Después de la identificación de los uréteres, los ligamentos uteroováricos se cortan y los ovarios se conservan y empaquetan. Se realiza una incisión en el peritoneo vesicouterino y se diseca la vejiga de la fascia endopélvica. La vejiga es el sitio más frecuente de invasión placentaria, y a menudo hay una vasculatura prominente entre la vejiga y la placenta. La vejiga se separa y se diseca de la placenta o el segmento uterino inferior lo más bajo posible, idealmente a un nivel por debajo de la placenta.

Después de desplazar la vejiga, se fijan las arterias uterinas. En las mujeres con invasión placentaria, las paredes del útero a menudo son delgadas y están debilitadas, por lo que la colocación de las pinzas debe realizarse con cuidado. La ligadura de los vasos uterinos y sus ramas dentro del retroperitoneo puede ayudar a disminuir la hemorragia. El uso de dispositivos de sellado de vasos bipolares es útil para dividir los pedículos vasculares. La disección del ligamento cardinal y las ramas vasculares debe continuarse hasta que el útero se libere por debajo del nivel de la invasión placentaria.

Una vez que la disección está debajo de la placenta, se amputa el útero y se completa el resto de la histerectomía de manera rutinaria. Realizar una histerectomía subtotal puede ser más rápido; sin embargo, a menudo se requiere

---

CUADRO 42-1 PASOS DEL PROCEDIMIENTO

Histerectomía periparto por sospecha de placenta acreta

- Preparación preoperatoria y planificación por parte de un equipo multidisciplinario.
- El parto se programa generalmente entre las 34 y 36 semanas de gestación.
- Se debe considerar la colocación de catéteres vasculares para embolización u oclusión con balón antes de la operación si se espera sangrado abundante.
- La paciente se coloca en posición de litotomía y se establece el acceso vascular.
- Toda la dotación de personal y hemoderivados deben estar disponibles antes del inicio del procedimiento.
- Se puede considerar la cistoscopia con colocación de endoprótesis ureterales retrógrados.
- Se realizan la laparotomía y la histerotomía lejos del lecho placentario.
- El sitio de histerotomía se cierra sin alteración de la placenta y esta se deja *in situ*.
- Los espacios retroperitoneales se abren, los ligamentos uteroováricos se seccionan y el ligamento cardinal se diseca hacia las arterias uterinas.
- El peritoneo vesicouterino se abre y la vejiga se desplaza lejos del útero y el lecho placentario.
- Las arterias uterinas se seccionan y se fijan los vasos al útero. El útero se coloca en tracción y la disección continúa debajo de la placenta. Si es necesario, se puede amputar el fondo del útero y la placenta para facilitar la visualización y finalización de la histerectomía.
- Se extirpan el cuello uterino y el resto del segmento uterino inferior, y se cierra el muñón vaginal.
- Se pueden aplicar fármacos hemostáticos tópicos al lecho quirúrgico, según sea necesario.

la extracción de todo el segmento uterino inferior y el cuello uterino para lograr la hemostasia. Varios estudios no han encontrado diferencias en la morbilidad y los tiempos quirúrgicos entre los dos procedimientos. Si la placenta invade la vejiga, se debe realizar una resección parcial de la vejiga y puede requerir la asistencia de un urólogo.

El exudado a lo largo de la pared posterior de la vejiga, la vagina y las paredes laterales de la pelvis es frecuente en las mujeres con placenta acreta. En este escenario, se puede aplicar uno de los hemostáticos disponibles en el mercado. Antes del cierre del abdomen, se debe determinar la integridad de los uréteres y la vejiga.

Histerectomía por placenta acreta no prevista

La placenta acreta puede pasar inadvertida y diagnosticarse solo al momento del parto. Si la placenta acreta se identifica en el momento de la laparotomía, el tratamiento depende de si hay hemorragia y de la estabilidad de la paciente (fig. 42-4). Si no hay hemorragia y la paciente está estable, es

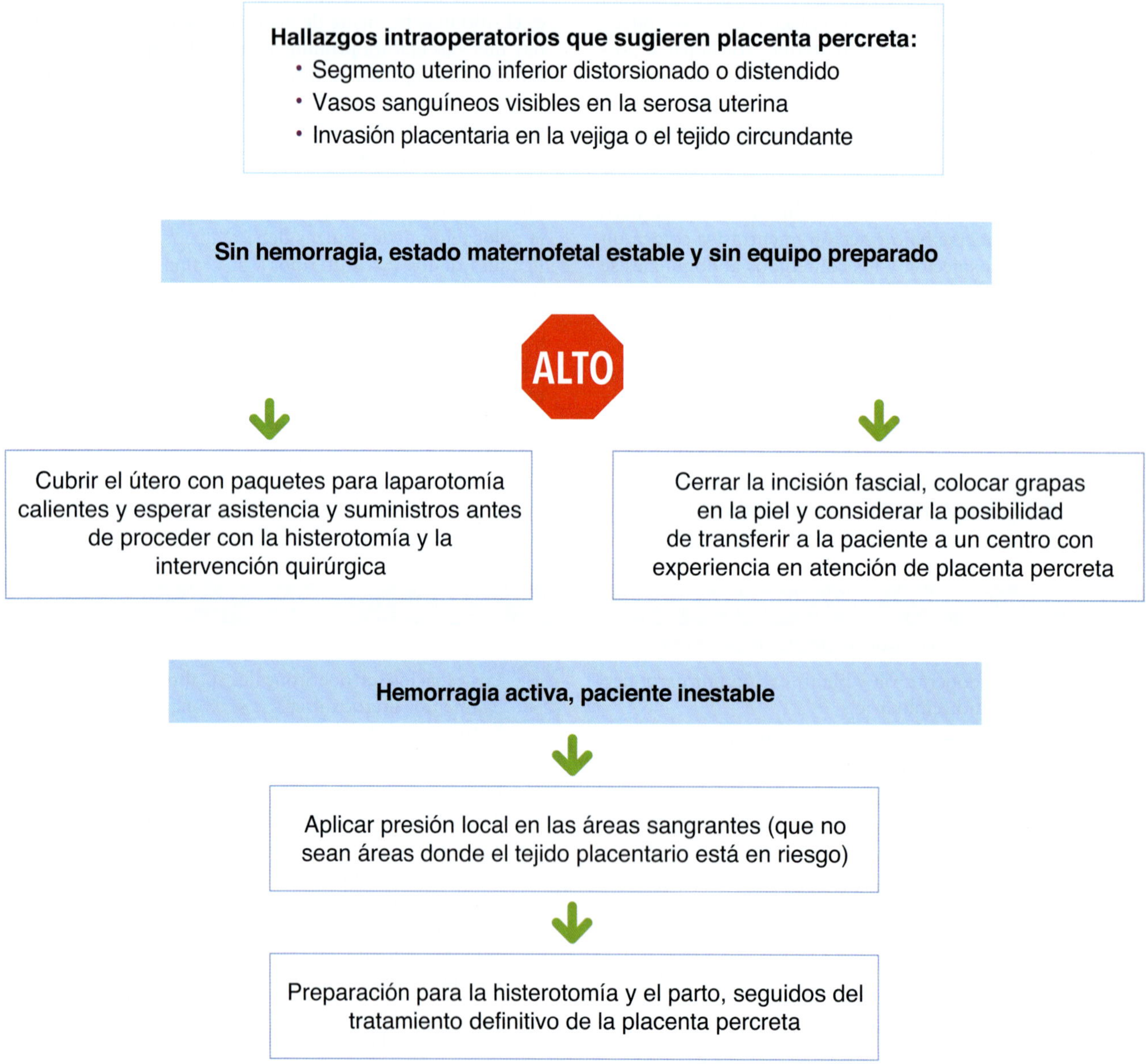

Hallazgos intraoperatorios que sugieren placenta percreta:
- Segmento uterino inferior distorsionado o distendido
- Vasos sanguíneos visibles en la serosa uterina
- Invasión placentaria en la vejiga o el tejido circundante

Sin hemorragia, estado maternofetal estable y sin equipo preparado

ALTO

Cubrir el útero con paquetes para laparotomía calientes y esperar asistencia y suministros antes de proceder con la histerotomía y la intervención quirúrgica

Cerrar la incisión fascial, colocar grapas en la piel y considerar la posibilidad de transferir a la paciente a un centro con experiencia en atención de placenta percreta

Hemorragia activa, paciente inestable

Aplicar presión local en las áreas sangrantes (que no sean áreas donde el tejido placentario está en riesgo)

Preparación para la histerotomía y el parto, seguidos del tratamiento definitivo de la placenta percreta

FIGURA 42-4 Algoritmo ACOG para el tratamiento de placenta acreta no sospechada descubierta durante la laparotomía antes del parto (American College of Obstetricians and Gynecologists. Morbidly Adherent Placenta Guidance Document. https://www.acog.org/About-ACOG/ACOG-Districts/District-II/SMI-OB-Hemorrhage. Revisado en febrero de 2019. Consultado el 29 de marzo de 2019. Reimpreso con autorización).

necesario prepararse para una posible hemorragia. Se debe solicitar asistencia quirúrgica, hemoderivados e instrumentos para cirugía mayor. Los hemoderivados deben llevarse al quirófano. Como alternativa, si los recursos institucionales no son suficientes para manejar de manera segura a una paciente con placenta acreta, el procedimiento puede abortarse y cerrarse la fascia, y la paciente puede ser trasladada a un centro de referencia de placenta acreta.

Por desgracia, la identificación de una placenta acreta insospechada después del parto a menudo va acompañada de hemorragia y requiere esfuerzos expeditos para minimizarla (fig. 42-5). Se debe realizar una evaluación inmediata de la placenta y, al mismo tiempo, movilizar rápidamente recursos que incluyen hemoderivados, otros especialistas quirúrgicos y apoyo de enfermería y de anestesia. La conversión a anestesia general debe considerarse seriamente. Para maximizar la exposición, una incisión de Pfannenstiel puede convertirse en Maylard o Cherney. La placenta debe dejarse *in situ*, se cierra la histerotomía y se lleva a cabo la histerectomía como se describió anteriormente. Se pueden considerar alternativas a la histerectomía como la LAHG en algunas situaciones (*véase* fig. 42-5).

Histerectomía de urgencia

La histerectomía periparto de urgencia se requiere con mayor frecuencia en las mujeres con atonía uterina o placenta acreta no diagnosticada (cuadro 42-2).

PIDA AYUDA
- Ginecólogos oncólogos
- Especialistas en bancos de sangre (*para activar el protocolo de transfusión masiva*)
- Cirujanos con experiencia en placenta acreta
- Especialistas en cuidados intensivos
- Radiólogos intervencionistas (*deben considerarse*)
- Cirujanos vasculares (*deben considerarse*)
- Anestesiólogos

⬇

Considerar extender la incisión a Maylard o Cherney, si es necesario

⬇

Mantener a la paciente abrigada

⬇

Considerar la conversión a anestesia general

⬇

Cerrar rápidamente la histerotomía y proceder con la histerectomía

⬇

Evaluar la ubicación y el alcance de la invasión placentaria visualmente y con ecografía

⬇

Evaluar la presencia de hemorragia activa intraabdominal y vaginal

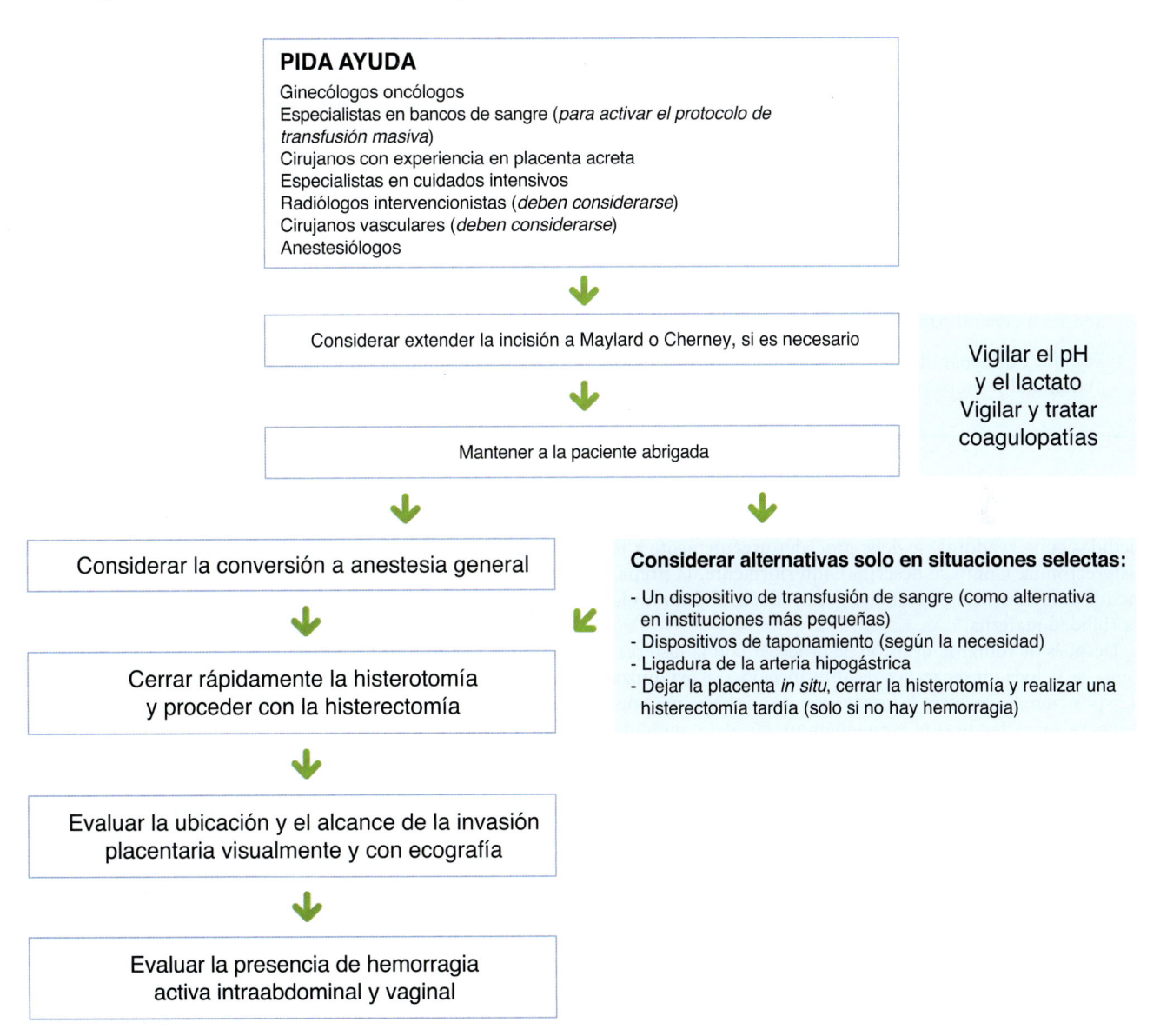

Vigilar el pH y el lactato
Vigilar y tratar coagulopatías

Considerar alternativas solo en situaciones selectas:
- Un dispositivo de transfusión de sangre (como alternativa en instituciones más pequeñas)
- Dispositivos de taponamiento (según la necesidad)
- Ligadura de la arteria hipogástrica
- Dejar la placenta *in situ*, cerrar la histerotomía y realizar una histerectomía tardía (solo si no hay hemorragia)

FIGURA 42-5 Algoritmo ACOG para el tratamiento de la placenta acreta previamente no sospechada descubierta después del parto (Silver RM, Fox KA, Barton JR, et al. Center of excellence for placenta accreta. *Am J Obstet Gynecol* 2015;212:561. En: American College of Obstetricians and Gynecologists. Morbidly Adherent Placenta Guidance Document. https://www.acog.org/About-ACOG/ACOG-Districts/District-II/SMI-OB-Hemorrhage. Revisado en febrero de 2019. Consultado el 29 de marzo de 2019. Adaptado con autorización).

CUADRO 42-2 PASOS DEL PROCEDIMIENTO

Histerectomía periparto de urgencia

- Los equipos de anestesia y enfermería son notificados inmediatamente cuando la histerectomía está planificada.
- Se deben activar recursos adicionales que incluyen enfermería, anestesia y respaldo quirúrgico.
- Si existe un protocolo de hemorragia obstétrica, debe activarse.
- Se debe obtener acceso vascular adicional y se deben conseguir y preparar hemoderivados. Se debe abrir instrumentación quirúrgica adicional para la realización de la histerectomía si aún no está disponible.
- Se debe realizar una evaluación rápida para determinar la fuente de la hemorragia.
- Si se cree que la hemorragia se origina por atonía uterina, se deben considerar técnicas conservadoras de conservación uterina. Si se piensa que la hemorragia se debe a placenta acreta, el equipo quirúrgico debe proceder rápidamente a la histerectomía.
- Si es necesario, se debe intubar a la paciente e inducir anestesia general para facilitar el procedimiento.
- Se coloca un separador con autosujeción y el contenido abdominal se empaqueta con esponjas de laparotomía.
- La histerotomía debe cerrarse si aún no se realizó en el momento del parto por cesárea.
- El útero se sujeta con dos pinzas, se coloca bajo tracción y se eleva.
- Los ligamentos redondos se seccionan, se abre el retroperitoneo y se identifican los uréteres.
- Los ligamentos uteroováricos se sujetan y se seccionan.
- El peritoneo vesicouterino y la vejiga se desplazan.
- En caso de que la hemorragia sea muy abundante, los pedículos vasculares se pueden sujetar y cortar con las pinzas en su lugar con el propósito acceder de manera rápida a la arteria uterina. Una vez que se han fijado las arterias uterinas, se puede estabilizar a la paciente y obtener asistencia quirúrgica adicional de ser necesario.
- El peritoneo vesicouterino se abre y la vejiga se desplaza lejos del útero.
- Los pedículos vasculares se pueden sujetar, cortar y atar. Si se utilizó la técnica de pinzar-cortar-soltar, los pedículos se pueden fijar una vez que se obtiene la hemostasia.
- Se amputa el útero (histerectomía total o subtotal) y se cierra el muñón vaginal o el cuello uterino.

Cuando la atonía y la hemorragia persisten a pesar de las medidas conservadoras, se debe proceder urgentemente a la histerectomía. Como se describió anteriormente, la preparación preoperatoria es esencial para reducir al mínimo la morbilidad materna.

Después de tomar la decisión de proceder con la histerectomía, se coloca un separador de autosujeción y se maximiza la exposición. Se requiere la conversión de anestesia regional a general para facilitar el empaquetamiento del contenido abdominal y aumentar al máximo la exposición. Se colocan dos pinzas de Kelly grandes en el cordón uterino, y el útero se eleva y se coloca en tracción. La histerotomía utilizada para el parto se cierra con sutura continua cerrada. Si la vejiga no se ha desplazado antes del parto por cesárea, se debe seccionar del segmento uterino inferior. Los ligamentos redondos se ligan y se seccionan. Luego se abre el peritoneo vesicouterino. El uréter debe identificarse visualmente o por palpación.

Si la hemorragia es considerable, las arterias uterinas deben asegurarse inmediatamente. Para controlar de manera expedita los vasos uterinos, los autores prefieren la técnica de "pinzamiento-corte-caída", donde los pedículos uterinos se sujetan y cortan y luego se dejan ligar después de controlar la hemorragia. La histerectomía comienza con pinzamiento y corte transversal del ligamento uteroovárico (fig. 42-6). Se crea una ventana a través de la vaina posterior del ligamento ancho para facilitar la colocación de la pinza. Los vasos uterinos se aseguran con una pinza de Heaney o Zeppelin. Se puede colocar una pinza de Kelly a lo largo del útero para evitar la "hemorragia posterior" antes del corte transversal de los pedículos uterinos. Los vasos uterinos se aseguran con suturas absorbibles sintéticas del 0 (fig. 42-7). Después de asegurar la vasculatura uterina, se pueden atar los pedículos previamente seccionados.

Después de asegurar los vasos uterinos, la hemorragia generalmente disminuye. La vejiga debe inspeccionarse y desplazarse aún más si es necesario. El ligamento cardinal se sujeta con pinzas rectas (Ballentine o Zeppelin), se secciona y se sutura. El procedimiento continúa hasta que se alcanza el ligamento uterosacro, que también se sujeta, se corta y se sutura. Si el cuello uterino está dilatado, puede ser difícil de identificar. El segmento uterino inferior y el cuello uterino se pueden pellizcar entre el dedo y el pulgar para delinear mejor el cuello, o un asistente puede colocar una mano en la vagina para definir mejor los bordes cervicales. La vejiga se desplaza aún más. Las pinzas de Heaney o Zeppelin se colocan debajo del cuello uterino y se amputa la pieza uterina (fig. 42-8). Si la hemorragia es estable, realizar una histerectomía subtotal es una opción razonable.

Después de la extracción del útero, el muñón vaginal se cierra mediante una sutura en forma de 8 con material absorbible sintético del 0. La vejiga y los uréteres

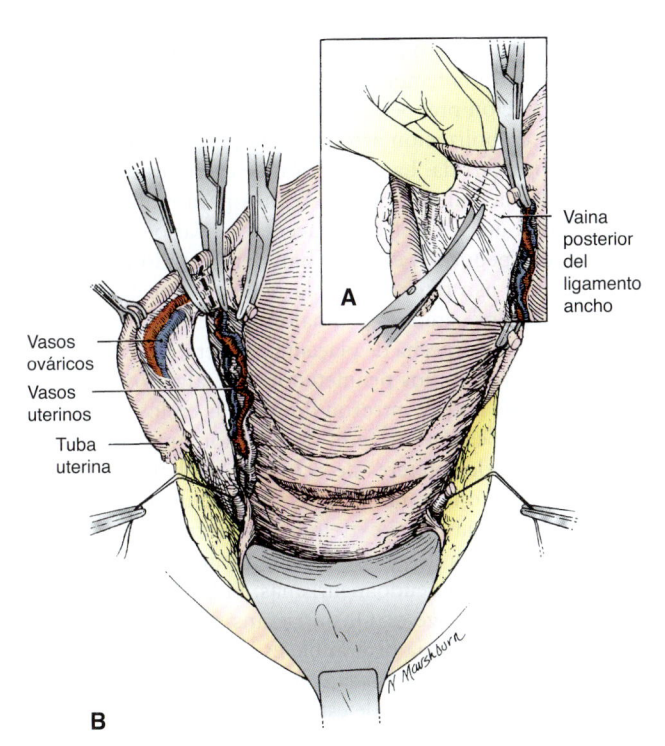

FIGURA 42-6 A. La vaina posterior del ligamento ancho adyacente al útero es perforada justo debajo de la tuba uterina, los ligamentos uteroováricos y los vasos ováricos. **B.** Estos se sujetan doblemente cerca del útero y se cortan (Cunningham FG, MacDonald PC, Gant NF, et al. Caesarean section and caesarean hysterectomy. En: Cunningham FG, ed. *Williams obstetrics*, 19th ed. Norwalk, CT: Appleton & Lange, 1993:591; autorización otorgada a través de Copyright Clearance Center, Inc. Reimpreso con autorización de McGraw-Hill Education).

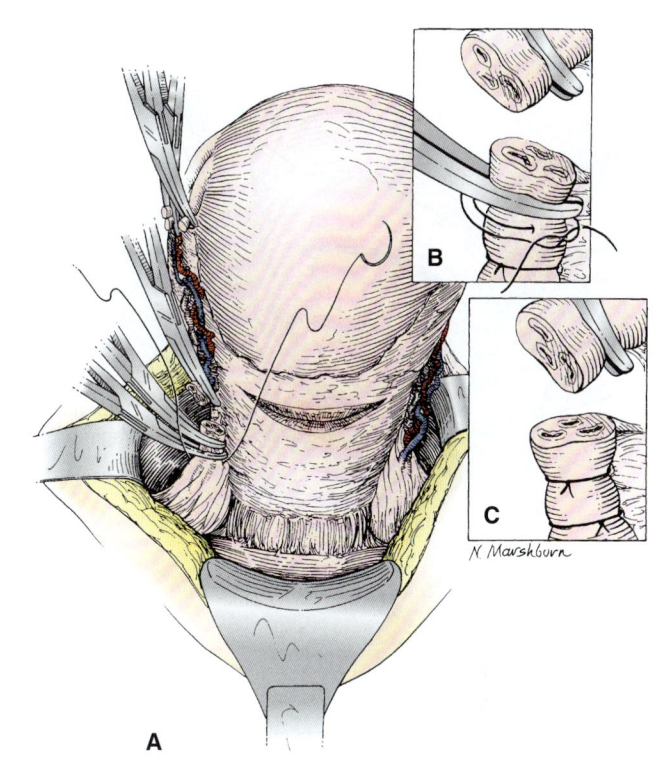

FIGURA 42-7 A. La arteria uterina y las venas en ambos lados se sujetan por partida doble inmediatamente adyacentes al útero y se seccionan. **B y C.** El pedículo vascular se liga con doble sutura (Cunningham FG, MacDonald PC, Gant NF, et al. Caesarean section and caesarean hysterectomy. En: Cunningham FG, ed. *Williams obstetrics*, 19th ed. Norwalk, CT: Appleton & Lange, 1993:591; autorización otorgada a través de Copyright Clearance Center, Inc. Reimpreso con autorización de McGraw-Hill Education).

se deben volver a inspeccionar. En caso de exudación en el lecho quirúrgico, se pueden aplicar fármacos hemostáticos tópicos. Una vez que se ha obtenido la hemostasia, se cierra el abdomen.

CONSIDERACIONES PERIOPERATORIAS

Programación del parto

Además del equipo de atención, la ubicación del parto es una consideración importante para las mujeres con sospecha de placenta acreta. Dada la naturaleza compleja del procedimiento quirúrgico, muchos centros optan por realizar estos procedimientos en el quirófano principal y no en la unidad de labor y parto. Independientemente de la ubicación elegida, deben estar disponibles instrumentos de cirugía vascular mayor y separadores de autosujeción. El personal de enfermería debe estar familiarizado con las cirugías abdominales y pélvicas mayores. Debido a la creciente incidencia de la placenta acreta, incluso si los procedimientos electivos no se realizan en la unidad de labor y parto de un hospital, las bandejas y el equipo deben estar disponibles en el piso de labor y parto para el manejo de casos inesperados y de urgencia.

Los resultados de las mujeres con placenta acreta mejoran cuando el parto se realiza de manera controlada. Con este fin, generalmente se recomienda el parto prematuro programado para aumentar la probabilidad de tener un parto de manera controlada. En un informe, el 93% de las pacientes con placenta acreta presentaron hemorragia que requirió parto a las 35 semanas. Un análisis de decisión que incluyó la morbilidad materna y neonatal encontró que el parto programado a las 34 semanas de gestación optimizó los resultados. Esta estrategia parece factible, ya que un estudio de mujeres con placenta acreta no encontró un aumento significativo en la morbilidad neonatal en aquellas que se sometieron a un parto planificado a las 34-35 semanas de gestación. El momento del parto debe individualizarse en función del grado de sospecha de placentación anómala, la gravedad de la invasión placentaria, los riesgos quirúrgicos y el estado tanto materno como fetal.

Colocación retrógrada de una endoprótesis ureteral

La lesión de las vías genitourinarias es una complicación importante del tratamiento quirúrgico de la placenta acreta. La placenta invade más frecuentemente la pared anterior del útero y también puede invadir la vejiga. La cistotomía involuntaria

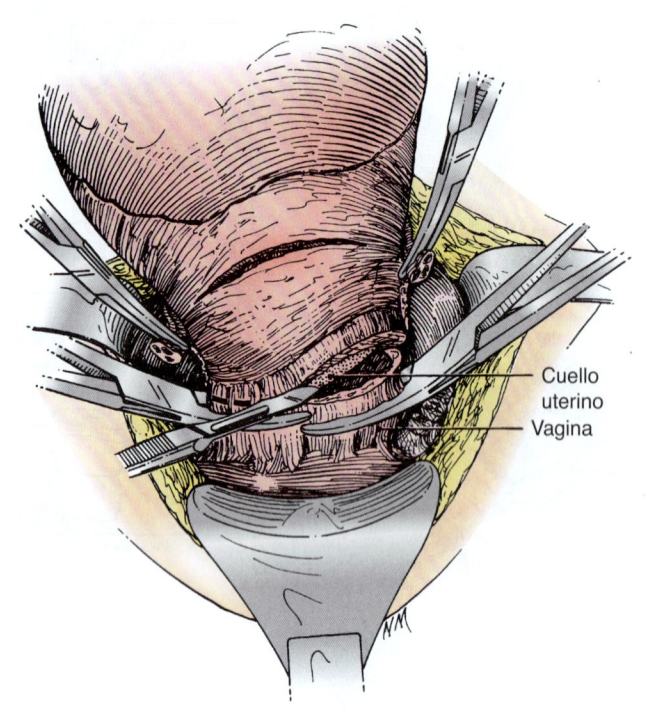

FIGURA 42-8 Se introduce una pinza curva a través del fondo vaginal lateral por debajo del nivel del cuello uterino, y el tejido se incide medialmente hasta el punto de las pinzas (Cunningham FG, MacDonald PC, Gant NF, et al. Caesarean section and caesarean hysterectomy. En: Cunningham FG, ed. *Williams obstetrics*, 19th ed. Norwalk, CT: Appleton & Lange, 1993:591; autorización otorgada a través de Copyright Clearance Center, Inc. Reimpreso con autorización de McGraw-Hill Education).

es frecuente y tiene lugar en el 15% de las mujeres sometidas a histerectomía periparto por placenta acreta. Del mismo modo, la lesión ureteral es relativamente frecuente y tiene lugar en el 2-6% de las pacientes. La invasión de la placenta en el tejido parametrial lateral al útero aumenta significativamente el riesgo de lesión ureteral. Los uréteres a menudo son difíciles de visualizar debido al tamaño del útero grávido y a la presencia de hemorragia en el momento del parto.

La colocación de endoprótesis (*stents*) ureterales retrógradas facilita la identificación de los uréteres y reduce el riesgo de lesión ureteral. Un estudio encontró que la colocación de endoprótesis ureterales antes de la histerectomía periparto se asoció con una reducción no significativa en la tasa de lesión ureteral (0% frente a 7%), pero una reducción estadísticamente significativa en la morbilidad temprana (18% frente a 55%). Si se utilizan, las endoprótesis ureterales se pueden colocar cistoscópicamente antes de la laparotomía.

Uso de catéteres intravasculares

Los catéteres intravasculares, ya sea para la oclusión temporal con balón o para la embolización arterial, se pueden insertar para minimizar la hemorragia en el momento de la histerectomía periparto para la placenta acreta. Estos catéteres se pueden colocar mediante radiología intervencionista o cirugía vascular. Los catéteres generalmente se colocan en la arteria ilíaca interna o la arteria uterina después de la canulación de la arteria femoral.

La colocación preoperatoria de catéteres de oclusión con balón o la embolización arterial de la placenta acreta sigue siendo controvertida. La colocación de catéteres de oclusión con balón o la embolización se realiza para reducir el flujo sanguíneo al útero y al lecho placentario. Varios estudios de viabilidad y pequeños ensayos han demostrado un posible beneficio del uso temporal de la oclusión con balón. Los beneficios de los catéteres con balón pueden ser mayores en las mujeres con sospecha de placenta percreta. Sin embargo, a pesar de los resultados prometedores de algunos estudios, otros informes no encontraron diferencias en los resultados cuando se colocaron catéteres de oclusión antes del parto. La colocación de catéteres de oclusión con balón se asocia con complicaciones importantes que incluyen trombosis arterial e isquemia de las extremidades, necrosis de la vejiga y el recto, isquemia del nervio ciático, formación de hematomas y desarrollo de seudoaneurismas. El boletín de práctica del American College of Obstetricians and Gynecologists afirma que la evidencia disponible es insuficiente para recomendar la colocación de un catéter de oclusión profiláctica o una embolización. El uso de estos dispositivos está limitado a pacientes en quienes se espera un hemorragia considerable. La embolización de la arteria uterina también se puede realizar en mujeres con HPP después del parto vaginal o en aquellas que se someten a un tratamiento conservador con histerectomía tardía.

TRATAMIENTO INTRAOPERATORIO DE LA HEMORRAGIA

Terapia con hemoderivados

La pérdida de sangre durante la histerectomía periparto puede ser considerable y producirse rápidamente. Para reducir al mínimo la morbilidad, debe haber disponibles protocolos de transfusión en la unidad de labor y parto, como los protocolos de transfusión masiva utilizados para casos de traumatismo. Para las pacientes con placenta acreta conocida, los hemoderivados deben estar en la sala durante el parto. La estimación clínica de la pérdida de sangre (PES) quirúrgica es notoriamente inexacta; por lo tanto, es prudente el inicio temprano de la transfusión durante la histerectomía periparto. Además de la hemorragia en el campo quirúrgico, puede producirse una pérdida de sangre significativa por vía vaginal. Se debe mantener una comunicación clara con el equipo de anestesia y el personal del quirófano durante todo el procedimiento.

Históricamente, las prácticas de transfusión se basaban en la transfusión de 1 unidad de plasma fresco congelado (PFC) por cada 3 unidades de concentrado eritrocitario (CE). Las plaquetas generalmente se recomiendan después de 10 unidades de CE. Los datos de los estudios de traumatismo sugieren que la transfusión de una mayor proporción de PFC y plaquetas frente a CE se asocia con un menor desarrollo de coagulopatía secundaria y mejores resultados. Si bien faltan datos en obstetricia, ahora se recomienda una relación de transfusión de 1 unidad de PFC y 1 unidad de plaquetas por cada unidad de CE para el choque hemorrágico. En casos de hemorragia grave, se debe activar el protocolo institucional de transfusión masiva. *Véanse* los capítulos 8 y 34 para información adicional sobre la atención de la hemorragia.

Transfusión autóloga intraoperatoria

Los dispositivos de recuperación de sangre autóloga intraoperatoria (recuperación celular) reciclan la sangre del campo quirúrgico para su reutilización en la paciente durante la cirugía. El rescate intraoperatorio y la reinfusión de sangre autóloga proporcionan acceso inmediato a la sangre, son menos costosos que la sangre homóloga y reducen los riesgos infecciosos. Hay dos preocupaciones potenciales sobre el uso de la recuperación celular en la población obstétrica. Primero, la sangre recuperada puede contener desechos fetales y causar reacciones a la transfusión; sin embargo, las reacciones adversas de las transfusiones autólogas no se han confirmado. En segundo lugar, existe la posibilidad de la isoinmunización contra antígenos como Duffy, Kell y Kidd. A pesar de esta preocupación, numerosos estudios en obstetricia han demostrado la seguridad de la transfusión autóloga intraoperatoria. Actualmente, el American College of Obstetrics and Gynecology recomienda el uso de la recuperación de sangre intraoperatoria para su uso en mujeres grávidas durante el parto cuando se anticipa una transfusión masiva. *Véase* el capítulo 8 para información adicional sobre el uso de la recuperación celular.

Fármacos hemostáticos

Los fármacos hemostáticos tópicos se pueden aplicar a un lecho quirúrgico para promover la hemostasia y disminuir la hemorragia. Dichos fármacos incluyen métodos físicos como colágeno, productos de gelatina y celulosa. Los métodos físicos promueven la adherencia plaquetaria y la formación de un coágulo. Otros fármacos hemostáticos son sustancias biológicas como la fibrina o la trombina. En general, estos funcionan mejor cuando hay hemorragia o exudación lenta.

El factor VII activado recombinante (rFVIIa) es una sustancia hemostática que promueve la coagulación en presencia de factor tisular en los sitios de hemorragia. Este fármaco está aprobado para el tratamiento de la hemorragia en pacientes con hemofilia A, pero su uso se ha descrito para promover la hemostasia en una gran variedad de situaciones. Existen varios informes sobre el uso de rFVIIa para mujeres con hemorragia obstétrica, y un informe describe la disminución del problema en más del 80% de las mujeres. A pesar del éxito potencial del medicamento, debe usarse con precaución, ya que se ha asociado con complicaciones tromboembólicas y tiene un alto costo (miles de dólares) por dosis. *Véase* el capítulo 8 para información adicional sobre el uso de fármacos hemostáticos.

Compresión aórtica

En casos de hemorragia masiva, el flujo sanguíneo a la pelvis se reduce al mínimo ocluyendo la aorta descendente. La oclusión aórtica se logra mediante compresión manual o sujeción cruzada de la aorta. Como alternativa, se puede colocar un dispositivo de oclusión con balón endovascular a través de la arteria femoral dentro de la aorta para la oclusión temporal, una oclusión con balón endovascular reanimante de la aorta (REBOA, *resuscitative endovascular balloon occlusion of the aorta*). El tiempo de oclusión aórtica debe reducirse al mínimo, ya que la trombosis distal y la isquemia son posibles efectos secundarios.

Empaquetamiento pélvico

En las pacientes en quienes la hemorragia no se puede controlar con técnicas estándar, se considera el empaquetamiento abdominal. Se considera el empaquetamiento si persiste una hemorragia significativa después de la histerectomía o si la paciente no está hemodinámicamente estable como para someterse a una histerectomía. Las esponjas de laparotomía se pueden usar para el empaquetamiento y el abdomen se cierra con las esponjas *in situ*. Se han descrito numerosas modificaciones del empaquetamiento, como el tipo paracaídas, hongo o sombrilla, en el que una bolsa llena de esponjas de gasa se coloca bajo tracción en la pelvis con un peso atravesado por la vagina. Las pacientes en quienes se coloca el empaquetamiento pélvico pueden permanecer intubadas y generalmente se vuelven a explorar a las 24-48 h. La coagulopatía subyacente debe corregirse intensivamente antes de la reexploración. *Véase* el capítulo 8 para información adicional sobre el uso del empaquetamiento pélvico.

COMPLICACIONES Y RESULTADOS DE LA HISTERECTOMÍA PERIPARTO

La histerectomía periparto se asocia con una morbilidad sustancial y una tasa de mortalidad del 1-7%. En comparación con la histerectomía no obstétrica, la histerectomía periparto se asocia con tasas más altas de complicaciones intraoperatorias y postoperatorias.

La hemorragia es la complicación más frecuentemente asociada con la histerectomía periparto. Más del 80% de las mujeres que se someten a histerectomía periparto por placenta acreta requerirán transfusión. Un informe de mujeres que se sometieron a histerectomía periparto en el Reino Unido describió un requerimiento de transfusión promedio de 10 unidades de CE y 4 unidades de PFC. En un estudio de 77 pacientes con placenta acreta que se realizaron histerectomía se observó una pérdida media de sangre de 3 L, con una media de transfusión de 5 unidades de CE. En esta serie, el 42% de las mujeres tenían una pérdida de sangre de 5 L o más, y el 13% tuvo una pérdida de sangre superior a 10 L.

Las vías genitourinarias también están en riesgo de lesiones durante la histerectomía periparto, especialmente cuando el procedimiento se realiza para la placenta acreta. La lesión de la vejiga tiene lugar en hasta un tercio de las mujeres sometidas a histerectomía periparto, mientras que la lesión ureteral puede producirse en hasta el 7% de los casos. El área más frecuente de afectación placentaria en mujeres con placenta acreta es la pared anterior del útero, que coloca a la vejiga en un riesgo particular de lesión. Las mujeres con placenta percreta con invasión de tejido placentario en el parametrio tienen mayor riesgo de lesión de los uréteres.

TABLA 42-7
Complicaciones de la histerectomía periparto
Hemorragia
Lesión a la vejiga
Lesión al uréter
Lesión vascular
Lesión intestinal
Complicaciones de la herida
Episodio tromboembólico
Admisión a la unidad de cuidados intensivos
Reexploración

Las mujeres que se someten a histerectomía periparto también tienen un mayor riesgo de lesión gastrointestinal, lesión vascular, complicaciones de la herida, episodios tromboembólicos, complicaciones infecciosas y admisión a la unidad de cuidados intensivos (tabla 42-7). La tasa de reexploración quirúrgica después de la histerectomía periparto varía del 4-33%. En una serie, aproximadamente el 75% de los casos requirieron la nueva intervención para controlar aún más la hemorragia, mientras que el resto de las reexploraciones se realizaron para reparar el daño a otros órganos durante la histerectomía.

TRATAMIENTO CONSERVADOR DE LA PLACENTA ACRETA

El tratamiento conservador de la placenta acreta se refiere a los abordajes en los que se evita la histerectomía. Este abordaje generalmente se utiliza cuando la morbilidad de la histerectomía primaria se considera demasiado grande, a menudo en mujeres con placenta percreta. Como alternativa, este abordaje puede considerarse en mujeres que desean tener hijos en el futuro.

El abordaje empleado con mayor frecuencia para el tratamiento conservador de la placenta acreta es dejar la placenta *in situ*. En este escenario, la planificación y configuración preoperatorias es similar a la de una histerectomía periparto anticipada para la placenta acreta. La histerotomía se realiza lejos de la placenta, el neonato entregado y el cordón umbilical sujeto y seccionado, y la histerotomía se cierra. Esta técnica solo es factible si la placenta no se altera y no hay hemorragia. En caso de sangrado, se debe iniciar la histerectomía periparto inmediata. La embolización de la arteria pélvica puede considerarse en el momento del parto para intentar disminuir el suministro de sangre y promover la reabsorción placentaria. Del mismo modo, algunos centros recomiendan el uso de metotrexato para facilitar la reabsorción placentaria.

Cuando se preserva la placenta, se puede permitir que se reabsorba espontáneamente o se puede planificar una histerectomía tardía. El tiempo promedio para la resolución placentaria es de 6 meses. El momento ideal para realizar la histerectomía tardía es incierto. El procedimiento se puede programar de 4-8 semanas después del parto. Para las pacientes en quienes la placenta se deja *in situ*, las complicaciones como la hemorragia, la endomiometritis y otras infecciones y la coagulopatía son relativamente frecuentes y a menudo requieren histerectomía. Los resultados del tratamiento conservador con la placenta son muy variables. En una serie europea, el 78% de las mujeres conservaron el útero. La mayoría de los centros en los Estados Unidos que utilizan este abordaje han notado tasas mucho más bajas de retención uterina. Casi un tercio de las mujeres que preservaron su útero y concibieron en el futuro tendrán una placenta acreta recurrente.

Hay otros abordajes disponibles para preservar el útero en las mujeres con placenta acreta. En algunos casos muy bien seleccionados, puede considerarse la resección en bloque de la pared uterina y la placenta. Esto es más apropiado en las mujeres con áreas limitadas de invasión placentaria. La resección a veces se puede realizar por vía histeroscópica. El abordaje preferido y la idoneidad de estas técnicas depende en gran medida del escenario clínico.

PUNTOS CLAVE

- Las unidades de labor y parto deben tener protocolos establecidos para el tratamiento de la hemorragia obstétrica.
- Las mujeres con placenta acreta deben ser tratadas por un equipo multidisciplinario y en centros especializados en la atención de esta alteración.
- La ligadura de la arteria uterina es el primer procedimiento quirúrgico realizado en mujeres con atonía uterina. La colocación de suturas de compresión uterina es otra opción de tratamiento para la atención de la atonía uterina y la hemorragia persistente.
- La identificación preoperatoria de la placenta acreta y el parto programado con una planificación adecuada reducen la morbilidad.
- En las mujeres con placenta acreta, la histerectomía periparto puede salvarles la vida y no debe retrasarse.
- La histerectomía tardía debe considerarse en algunas mujeres con placenta acreta, particularmente aquellas con placenta percreta, para reducir la morbilidad.

BIBLIOGRAFÍA

Achneck HE, Sileshi B, Jamiolkowski RM, et al. A comprehensive review of topical hemostatic agents: efficacy and recommendations for use. *Ann Surg* 2010;251(2):217–228.

Alfirevic Z, Elbourne D, Pavord S, et al. Use of recombinant activated factor VII in primary postpartum hemorrhage: the Northern European registry 2000-2004. *Obstet Gynecol* 2007;110(6):1270–1278.

Allam J, Cox M, Yentis SM. Cell salvage in obstetrics. *Int J Obstet Anesth* 2008;17(1):37–45.

Baskett TF. Acute uterine inversion: a review of 40 cases. *J Obstet Gynaecol Can* 2002;24(12):953–956.

Berkley EM, Abuhamad AZ. Prenatal diagnosis of placenta accreta: is sonography all we need? *J Ultrasound Med* 2013;32(8):1345–1350.

Bodner LJ, Nosher JL, Gribbin C, et al. Balloon-assisted occlusion of the internal iliac arteries in patients with placenta accreta/percreta. *Cardiovasc Intervent Radiol* 2006;29(3):354–361.

Bowman ZS, Eller AG, Kennedy AM, et al. Interobserver variability of sonography for prediction of placenta accreta. *J Ultrasound Med* 2014;33(12):2153–2158.

Cali G, Forlani F, Giambanco L, et al. Prophylactic use of intravascular balloon catheters in women with placenta accreta, increta and percreta. *Eur J Obstet Gynecol Reprod Biol* 2014;179:36–41.

Carnevale FC, Kondo MM, de Oliveira Sousa W Jr, et al. Perioperative temporary occlusion of the internal iliac arteries as prophylaxis in cesarean section at risk of hemorrhage in placenta accreta. *Cardiovasc Intervent Radiol* 2011;34(4):758–764.

Catling S. Blood conservation techniques in obstetrics: a UK perspective. *Int J Obstet Anesth* 2007;16(3):241–249.

Committee on Obstetric Practice. Committee opinion no 529: placenta accreta. *Obstet Gynecol* 2012;120(1):207–211.

Creanga AA, Syverson C, Seed K, Callaghan WM. Pregnancy-related mortality in the United States, 2011-2013. *Obstet Gynecol* 2017;130(2):366–373.

Doumouchtsis SK, Papageorghiou AT, Arulkumaran S. Systematic review of conservative management of postpartum hemorrhage: what to do when medical treatment fails. *Obstet Gynecol Surv* 2007;62(8):540–547.

Eller AG, Bennett MA, Sharshiner M, et al. Maternal morbidity in cases of placenta accreta managed by a multidisciplinary care team compared with standard obstetric care. *Obstet Gynecol* 2011;117(2 Pt 1):331–337.

Eller AG, Porter TF, Soisson P, Silver RM. Optimal management strategies for placenta accreta. *BJOG* 2009;116(5):648–654.

Familiari A, Liberati M, Lim P, et al. Diagnostic accuracy of magnetic resonance imaging in detecting the severity of abnormal invasive placenta: a systematic review and meta-analysis. *Acta Obstet Gynecol Scand* 2018;97:507.

Fleischer A, Meirowitz N. Care bundles for management of obstetrical hemorrhage. *Semin Perinatol* 2016;40(2):99–108.

Ford JB, Roberts CL, Bell JC, et al. Postpartum haemorrhage occurrence and recurrence: a population-based study. *Med J Aust* 2007;187(7):391–393.

Fox KA, Shamshirsaz AA, Carusi D, et al. Conservative management of morbidly adherent placenta: expert review. *Am J Obstet Gynecol* 2015;213(6):755–760.

Gizzo S, Saccardi C, Patrelli TS, et al. Fertility rate and subsequent pregnancy outcomes after conservative surgical techniques in postpartum hemorrhage: 15 years of literature. *Fertil Steril* 2013;99(7):2097–2107.

Holcomb JB, Wade CE, Michalek JE, et al. Increased plasma and platelet to red blood cell ratios improves outcome in 466 massively transfused civilian trauma patients. *Ann Surg* 2008;248(3):447–458.

Homcha BE, Mets EJ, Goldenberg MDF, et al. Development and assessment of pictorial guide for improved accuracy of visual blood loss estimation in cesarean delivery. *Simul Healthc* 2017;12(5):314–318.

Howard RJ, Straughn JM Jr, Huh WK, Rouse DJ. Pelvic umbrella pack for refractory obstetric hemorrhage secondary to posterior uterine rupture. *Obstet Gynecol* 2002;100(5 Pt 2):1061–1063.

Kaya B, Guralp O, Tuten A, et al. Which uterine sparing technique should be used for uterine atony during cesarean section? The Bakri balloon or the B-Lynch suture? *Arch Gynecol Obstet* 2016;294(3):511–517.

Knight M; UKOSS. Peripartum hysterectomy in the UK: management and outcomes of the associated haemorrhage. *BJOG* 2007;114(11):1380–1387.

Langdana F, Geary M, Haw W, Keane D. Peripartum hysterectomy in the 1990s: any new lessons? *J Obstet Gynaecol* 2001;21(2):121–123.

Lax A, Prince MR, Mennitt KW, et al. The value of specific MRI features in the evaluation of suspected placental invasion. *Magn Reson Imaging* 2007;25(1):87–93.

Lin Y, Stanworth S, Birchall J, et al. Use of recombinant factor VIIa for the prevention and treatment of bleeding in patients without hemophilia: a systematic review and meta-analysis. *CMAJ* 2011;183(1):E9–E19.

Menard MK, Main EK, Currigan SM. Executive summary of the reVITALize initiative: standardizing obstetric data definitions. *Obstet Gynecol* 2014;124(1):150–153.

Mok M, Heidemann B, Dundas K, et al. Interventional radiology in women with suspected placenta accreta undergoing caesarean section. *Int J Obstet Anesth* 2008;17(3):255–261.

Morrison JJ, Galgon RE, Jansen JO, et al. A systematic review of the use of resuscitative endovascular balloon occlusion of the aorta in the management of hemorrhagic shock. *J Trauma Acute Care Surg* 2016;80(2):324–334.

Napolitano LM. Resuscitative endovascular balloon occlusion of the aorta: indications, outcomes, and training. *Crit Care Clin* 2017;33(1):55–70.

O'Brien JM, Barton JR, Donaldson ES. The management of placenta percreta: conservative and operative strategies. *Am J Obstet Gynecol* 1996;175(6):1632–1638.

O'Leary JA. Uterine artery ligation in the control of postcesarean hemorrhage. *J Reprod Med* 1995;40(3):189–193.

Pilloni E, Alemanno MG, Gaglioti P, et al. Accuracy of ultrasound in antenatal diagnosis of placental attachment disorders. *Ultrasound Obstet Gynecol* 2016;47(3):302–307.

Practice Bulletin No. 183 summary: postpartum hemorrhage. *Obstet Gynecol* 2017;130(4):923–925.

Publications Committee SfM-FM, Belfort MA. Placenta accreta. *Am J Obstet Gynecol* 2010;203(5):430–439.

Pursifull NF, Morey AF. Tissue glues and nonsuturing techniques. *Curr Opin Urol* 2007;17(6):396–401.

Qasim Z, Brenner M, Menaker J, Scalea T. Resuscitative endovascular balloon occlusion of the aorta. *Resuscitation* 2015;96:275–279.

Robinson BK, Grobman WA. Effectiveness of timing strategies for delivery of individuals with placenta previa and accreta. *Obstet Gynecol* 2010;116(4):835–842.

Say L, Chou D, Gemmill A, et al. Global causes of maternal death: a WHO systematic analysis. *Lancet Glob Health* 2014;2(6):e323–e333.

Sharp KW, Locicero RJ. Abdominal packing for surgically uncontrollable hemorrhage. *Ann Surg* 1992;215(5):467–474; discussion 474–465.

Shellhaas CS, Gilbert S, Landon MB, et al. The frequency and complication rates of hysterectomy accompanying cesarean delivery. *Obstet Gynecol* 2009;114(2 Pt 1):224–229.

Silver RM, Fox KA, Barton JR, et al. Center of excellence for placenta accreta. *Am J Obstet Gynecol* 2015;212(5):561–568.

Silver RM, Landon MB, Rouse DJ, et al. Maternal morbidity associated with multiple repeat cesarean deliveries. *Obstet Gynecol* 2006;107(6):1226–1232.

Sullivan I, Faulds J, Ralph C. Contamination of salvaged maternal blood by amniotic fluid and fetal red cells during elective Caesarean section. *Br J Anaesth* 2008;101(2):225–229.

Teare J, Evans E, Belli A, Wendler R. Sciatic nerve ischaemia after iliac artery occlusion balloon catheter placement for placenta percreta. *Int J Obstet Anesth* 2014;23(2):178–181.

Warshak CR, Ramos GA, Eskander R, et al. Effect of predelivery diagnosis in 99 consecutive cases of placenta accreta. *Obstet Gynecol* 2010;115(1):65–69.

Waters JH, Biscotti C, Potter PS, Phillipson E. Amniotic fluid removal during cell salvage in the cesarean section patient. *Anesthesiology* 2000;92(6):1531–1536.

Whiteman MK, Kuklina E, Hillis SD, et al. Incidence and determinants of peripartum hysterectomy. *Obstet Gynecol* 2006;108(6):1486–1492.

Witteveen T, van Stralen G, Zwart J, van Roosmalen J. Puerperal uterine inversion in the Netherlands: a nationwide cohort study. *Acta Obstet Gynecol Scand* 2013;92(3):334–337.

Wright JD, Bonanno C, Shah M, et al. Histerectomía periparto *Obstet Gynecol* 2010;116(2 Pt 1):429–434.

Wright JD, Bonanno C, Shah M, et al. Morbidity and mortality of peripartum hysterectomy. *Obstet Gynecol* 2010;115(6):1187–1193.

Wright JD, Herzog TJ, Shah M, et al. Regionalization of care for obstetric hemorrhage and its effect on maternal mortality. *Obstet Gynecol* 2010;115(6):1194–1200.

Wright JD, Pri-Paz S, Herzog TJ, et al. Predictors of massive blood loss in women with placenta accreta. *Am J Obstet Gynecol* 2011;205(1):38.e1–38.e6.

Wysham WZ, Roque DR, Soper JT. Use of topical hemostatic agents in gynecologic surgery. *Obstet Gynecol Surv* 2014;69(9):557–563.

Yucel O, Ozdemir I, Yucel N, Somunkiran A. Emergency peripartum hysterectomy: a 9-year review. *Arch Gynecol Obstet* 2006;274(2):84–87.

CAPÍTULO 43

Reparación de episiotomías y laceraciones perineales complicadas

Dana R. Gossett y Christina Lewicky-Gaupp

Episiotomía	Reparación primaria de la episiotomía	**Lesiones obstétricas del esfínter anal**
Incidencia	**Complicaciones de la episiotomía**	Incidencia y factores de riesgo
Indicaciones	Extensión	Técnica de reparación primaria
Episiotomías mediolateral y de línea media	Hematoma	Complicaciones
Técnica: episiotomía mediolateral	Infección y dehiscencia	Reparación tardía

EPISIOTOMÍA

La *episiotomía* es una incisión quirúrgica del cuerpo perineal realizada para facilitar el parto vaginal. Se describió por primera vez en 1742 y se introdujo en la práctica obstétrica estadounidense en el siglo XIX. Sin embargo, se hizo mucho más frecuente en ese país después de 1920, cuando el destacado obstetra Joseph DeLee la promovió en una conferencia histórica impartida en la American Gynecologic Society. DeLee se pronunció a favor de la episiotomía mediolateral en todas las mujeres nulíparas, así como de las "pinzas profilácticas" para el parto. Entre los fundamentos de la episiotomía se cuentan el acortamiento de la segunda etapa del parto, la preservación del piso pélvico, la prevención del prolapso uterino y la prevención de la "rotura del tabique vesicovaginal, así como la larga lista de secuelas". También argumentó que, al acelerar el parto, los obstetras podrían reducir la tasa de daño a los recién nacidos a corto y largo plazos.

Incidencia

A fines de la década de 1970, la episiotomía se realizaba en el 63% de todos los partos vaginales en los Estados Unidos, con tasas más altas entre las mujeres nulíparas. Sin embargo, los médicos comenzaron a cuestionar los supuestos beneficios tanto para la madre como para el recién nacido durante las décadas de 1970 y 1980. Como resultado, la incidencia de la episiotomía ha disminuido significativamente. La tasa de episiotomía contemporánea en los Estados Unidos está actualmente entre el 10 y 15%.

Indicaciones

La justificación inicial para el uso de la episiotomía incluyó mejores resultados neonatales y la disminución del traumatismo en el piso pélvico materno. Sin embargo, estos supuestos beneficios no han sido confirmados por la evidencia. ¿Cuáles son, entonces, las indicaciones actuales para la realización de la episiotomía? Quedan dos indicaciones convincentes, que benefician al feto en una situación de urgencia. Primero, la episiotomía puede ser valiosa para tratar una bradicardia fetal, que tiene lugar cuando el feto está coronando y la realización de la episiotomía puede acelerar el parto. En segundo lugar, la episiotomía puede ser útil en el tratamiento de una distocia de hombros, a fin de permitir un mayor espacio para que la mano del partero realice maniobras correctivas de rotación u otras. Es importante tener en cuenta que la episiotomía por sí sola no corregirá la distocia de hombros, ya que el mayor espacio del tejido blando no descomprimirá el hombro anterior del arco púbico materno; por lo tanto, la episiotomía es útil solo cuando el operador considera que necesita espacio adicional para las maniobras necesarias.

Episiotomías mediolateral y de línea media

Cuando la episiotomía se considera clínicamente necesaria, la evidencia disponible sugiere que la incisión mediolateral tiene menos riesgo de lesión del esfínter anal que la episiotomía de línea media. Históricamente, la episiotomía mediolateral se ha asociado con un mayor riesgo de dispareunia que la de línea media. La episiotomía mediolateral también puede causar mayor pérdida de sangre y mayor riesgo de formación de hematoma perineal, además de que puede ser técnicamente más difícil de reparar. Sin embargo, ningún estudio extenso de alta calidad ha comparado directamente las dos técnicas. Un estudio reciente evaluó el dolor del piso pélvico y la dispareunia en un grupo no aleatorio de mujeres después del parto con episiotomía. Los investigadores no encontraron diferencias en el dolor en el día 1 posparto o 3 meses después del parto, y no hubo diferencias en la dispareunia informada, según la técnica de episiotomía. Por lo tanto, es posible que sea necesario reconsiderar las razones históricas a favor del abordaje de línea media, y un estudio adicional que compare directamente las técnicas sería útil para comprender los riesgos y beneficios relativos de cada una.

La razón de los datos contradictorios respecto a los resultados perineales después de la episiotomía mediolateral puede ser que muchos procedimientos "mediolaterales" se realizan de manera incorrecta. Diversos estudios en el Reino Unido han mostrado lagunas en las técnicas de episiotomía en médicos y parteras. Un estudio realizado en 2003 demostró que solo el 46% de los médicos y el 33% de las parteras pudieron trazar el diagrama de una episiotomía "ideal" (por lo menos a 40° de la línea media). Un estudio posterior examinó las episiotomías "mediolaterales" previstas después de la reparación y encontró que solo el 22% de las episiotomías realizadas por médicos eran mediolaterales (entre 40 y 60° fuera de la línea media); ninguna de las que fueron llevadas a cabo por parteras fue mediolateral. La verdadera episiotomía mediolateral comienza en la línea media (posición de las 7 en punto reloj del introito vaginal) y se extiende posterolateralmente a un mínimo de 45° desde la línea media. Es importante recordar que el perineo está distendido alrededor de la cabeza fetal en el momento de la coronación y, por lo tanto, el ángulo está distorsionado. Por esta razón, el ángulo de la incisión parecerá ser de aproximadamente 60° cuando se realiza la incisión. Un trabajo más reciente ha mostrado mejorías en el conocimiento técnico, pero todavía una amplia variación en el ángulo previsto de la episiotomía mediolateral.

Técnica: episiotomía mediolateral

La mayoría de las parteras diestras realizan una episiotomía mediolateral derecha. La incisión debe hacerse comenzando en la posición de las 7 en punto y extendiéndose hacia la tuberosidad isquiática. El ángulo de la incisión debe ser de aproximadamente 60° con respecto a la línea media del perineo distendido. La incisión se realiza con tijeras rectas o curvas, con la cuchilla interna dentro del introito vaginal y la cuchilla externa a lo largo del perineo. La longitud de la incisión se basa en el criterio del operador en cuanto al espacio adicional necesario para realizar el parto; en promedio, esto es entre 2.5 y 3 cm.

Las recomendaciones sobre el momento de la episiotomía no han sido objeto de un estudio riguroso y se basan en gran medida en la opinión de expertos. La mayoría de estas recomendaciones datan de la época en la que se recomendaba la episiotomía de rutina, y los expertos abogaban por la episiotomía "temprana", antes del coronamiento de la cabeza fetal. Sin embargo, en la era moderna del uso restrictivo de la episiotomía, las indicaciones para este procedimiento generalmente no surgen sino hasta que se produce la coronación. Un estudio que evaluó los riesgos de la episiotomía antes y después de la coronación no mostró diferencias en la pérdida de sangre, el dolor, el resultado anatómico, la lesión

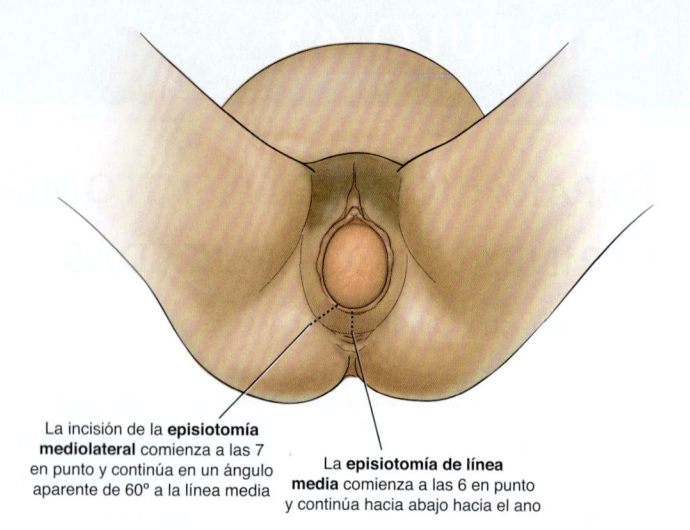

FIGURA 43-1 Episiotomías mediolateral y de línea media. La episiotomía de línea media comienza a las 6 en punto y continúa hacia abajo hacia el ano. La episiotomía mediolateral comienza en la posición de las 7 en punto y continúa en un ángulo aparente de 60° desde la línea media.

del esfínter anal, la función sexual o la incontinencia anal. En la mayoría de los casos, la episiotomía ahora se realiza una vez que la cabeza está coronando (3-4 cm visibles con una contracción).

La ubicación de las incisiones para la episiotomía mediolateral y la de línea media se ilustra en la figura 43-1. Dada la clara asociación de la episiotomía de línea media con las mayores tasas de laceración del esfínter anal, se debe considerar seriamente un abordaje mediolateral.

Reparación primaria de la episiotomía

El uso de la sutura de poliglactina de absorción rápida 2-0 se asocia con menos dolor que el de poliglactina convencional y una menor necesidad de retirar la sutura extruida o persistente durante el proceso de cicatrización. La reparación de una episiotomía no complicada se realiza de manera similar a la reparación de una laceración perineal espontánea de segundo grado (fig. 43-2). Primero, se coloca una puntada de anclaje en el vértice vaginal de la episiotomía y se ata. La mucosa vaginal y el tejido submucoso se aproximan de forma continua y cerrada al nivel del anillo himeneal; el anillo himeneal se debe volver a aproximar con la misma sutura. A continuación, la fascia y los músculos (perineo transverso y bulboesponjoso) se reparan con una sutura no cerrada. El resultado anatómico puede ser mejor con suturas interrumpidas en comparación con la sutura continua, aunque esto lleva más tiempo y puede estar asociado con más dolor posparto. Se puede requerir una capa de sutura adicional y más superficial para aproximar de manera óptima los bordes de la piel. Finalmente, se cierra la piel perineal con sutura absorbible 3-0 o 4-0 de forma subcuticular (cuadro 43-1).

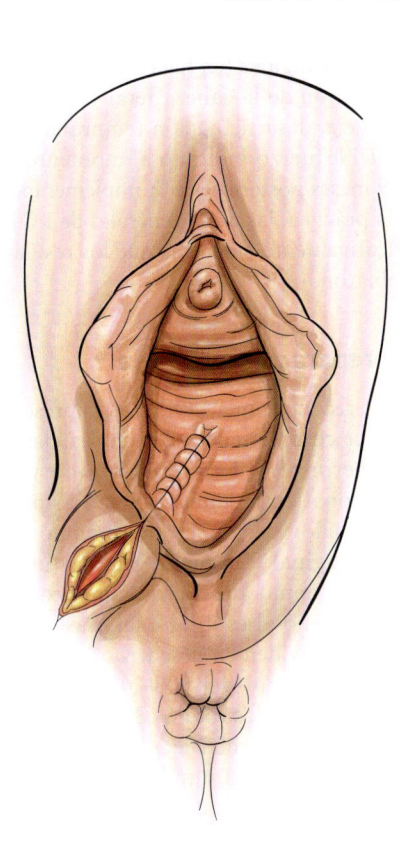

FIGURA 43-2 Reparación de episiotomía mediolateral. La mucosa vaginal se ha vuelto a aproximar y se ha reparado el anillo himeneal. La capa muscular debe ser reparada a continuación.

COMPLICACIONES DE LA EPISIOTOMÍA

Extensión

Una episiotomía realizada correctamente proporciona el equivalente anatómico de una laceración perineal de segundo grado: incisión en la mucosa vaginal y en la piel perineal, así

CUADRO 43-1 PASOS DEL PROCEDIMIENTO

Reparación primaria de una episiotomía

- Identificar el ápice de la incisión vaginal. Cerrar la mucosa vaginal al anillo himeneal con una sutura continua cerrada de material absorbible 2-0.
- Cerrar la fascia y los músculos del piso pélvico con sutura absorbible 2-0. El resultado anatómico puede ser mejor con suturas interrumpidas en comparación con la sutura continua, pero esta última es más rápida y puede causar menos dolor.
- Se puede requerir una capa de sutura adicional y más superficial para aproximar de manera óptima los bordes de la piel.
- Finalmente, cerrar la piel perineal con sutura absorbible 3-0 o 4-0 de forma subcuticular.

como en la musculatura subyacente. Sin embargo, como ya se señaló, puede ocurrir extensión al esfínter anal, lo que produce una extensión de tercer o cuarto grado de la episiotomía. Las tasas de lesión del esfínter varían tanto con los factores de la paciente como con las variables obstétricas. Los factores de riesgo conocidos de la paciente para la lesión del esfínter incluyen raza caucásica o asiática, nuliparidad, edad mayor de 30 años, mayor peso al nacer y posición occipital posterior. Además, una segunda etapa del trabajo de parto demasiado larga, el parto vaginal instrumentado (fórceps, vacío) y la episiotomía de línea media aumentan el riesgo de lesiones del esfínter. Más adelante en este capítulo hay mayor información sobre la reparación de las lesiones del esfínter.

Hematoma

La episiotomía mediolateral se asocia con mayor pérdida de sangre que la de línea media; esto se debe al corte transversal del tejido muscular y posiblemente de las arterias labiales mediales laterales o los vasos pudendos internos. La presencia de estos vasos aumenta el riesgo de formación de hematoma después de completar la reparación. Los hematomas pequeños se pueden tratar de forma conservadora con control del dolor, aplicación tópica de hielo y observación minuciosa para garantizar que el hematoma no continúe expandiéndose. Los hematomas grandes o en expansión requerirán retirar la reparación de la episiotomía, evacuar el hematoma y una reparación secundaria. Aunque identificar un vaso con sangrado activo es poco frecuente al momento de evacuar el hematoma, si se identifica un vaso, debe ligarse antes del cierre secundario.

Infección y dehiscencia

La infección y la dehiscencia después de una episiotomía sin complicaciones es poco frecuente. No se requiere profilaxis antibiótica para la episiotomía que no se ha extendido. Cuando se produce la extensión hacia el esfínter anal, esto se trata de manera similar a una lesión espontánea del esfínter (se aborda más adelante).

LESIONES OBSTÉTRICAS DEL ESFÍNTER ANAL

Incidencia y factores de riesgo

La incidencia general de las lesiones obstétricas del esfínter anal (LOEA) después del parto es variable en la bibliografía médica. Sin embargo, la incidencia de LOEA clínicamente detectables alcanza hasta el 7% después de la episiotomía mediolateral y hasta el 17% después de la de línea media. Además, existen numerosos factores de riesgo bien definidos para esta complicación. Algunos de estos factores son modificables, mientras que otros no. En el estudio prospectivo de cohorte *Childbirth and Pelvic Symptoms* (CAPS) de 407 mujeres con LOEA y 390 sin ella, Fitzgerald y cols. descubrieron que el parto vaginal asistido por vacío se asoció con un aumento de las probabilidades relativas de LOEA (razón de probabilidades [OR, *odds ratio*] de 6.3), mientras que los fórceps aumentaron las probabilidades más de diez veces (OR 13.6). En un metaanálisis de 2014, de 22 estudios de cohortes, Pergialiotis encontró que los lactantes más pesados (diferencia media de 192.88 g [IC 95%: 139.80-245.96]), anestesia epidural (OR 1.95 [IC 95%: 1.63-2.32]), etnia asiática (OR 2.74 [IC 95%: 1.31-5.72]), posición occipital persistente (OR 3.09 [IC 95%: 1.81-5.29]), parto vaginal instrumentado (OR 5.10 [IC 95%: 3.33-7.83]) y episiotomía (OR 3.82 [IC 95%: 1.96-7.42]) fueron todos factores de riesgo significativos para presentar LOEA. Numerosos estudios han demostrado de manera similar que los partos vaginales asistidos con fórceps, la presentación occipital posterior y la episiotomía de línea media son factores de riesgo modificables para LOEA, mientras que la nuliparidad, la segunda etapa de trabajo de parto prolongada, los lactantes de más de 4 kg, la edad materna avanzada y la etnia asiática o india son factores de riesgo no modificables.

La adopción de "mejores prácticas" puede conducir a una reducción de las LOEA. En un estudio publicado en 2008, Hirsch y cols. implementaron varios cambios en la práctica para disminuir la tasa de LOEA en un importante hospital de especialidades en Illinois. En el transcurso de unos pocos meses, los médicos parteros modificaron sus prácticas para incluir lo siguiente: mayor utilización de extracción por vacío que el parto con fórceps, conversión de la posición occipital posterior a posiciones anteriores, empleo de episiotomías mediolaterales restringidas (en lugar de las de línea media) si es necesario, flexión de la cabeza fetal y mantenimiento de la tracción del eje, desarticulación temprana de los fórceps y reducción del esfuerzo materno al momento de la expulsión. En los 9 meses posteriores a la implementación de estos cambios en la práctica, las tasas generales de LOEA disminuyeron significativamente, mientras que los resultados neonatales no cambiaron.

Técnica de reparación primaria

Una vez que se reconoce una LOEA, es imprescindible identificar el alcance completo de la lesión. La clasificación del traumatismo perineal se ha estandarizado y adoptado a nivel tanto nacional como internacional. Esta clasificación define una laceración de primer grado como la que afecta solo al epitelio vaginal o la piel perineal y una laceración de segundo grado como aquella que implica a los músculos perineales pero no al esfínter anal. Las laceraciones de tercer grado se subdividen en desgarros 3a, 3b y 3c. En una lesión 3a, se rasga menos del 50% del grosor del esfínter externo, mientras que en las roturas 3b se rasga más del 50% del grosor del esfínter externo (fig. 43-3A). En una rotura 3c, el esfínter anal interno (EAI) también se rasga. Una laceración de cuarto grado implica cualquier laceración de tercer grado, así como el desgarro del epitelio anal (fig. 43-3B).

Una vez que se ha producido una rotura, el examen rectal es de suma importancia, como lo es la identificación de

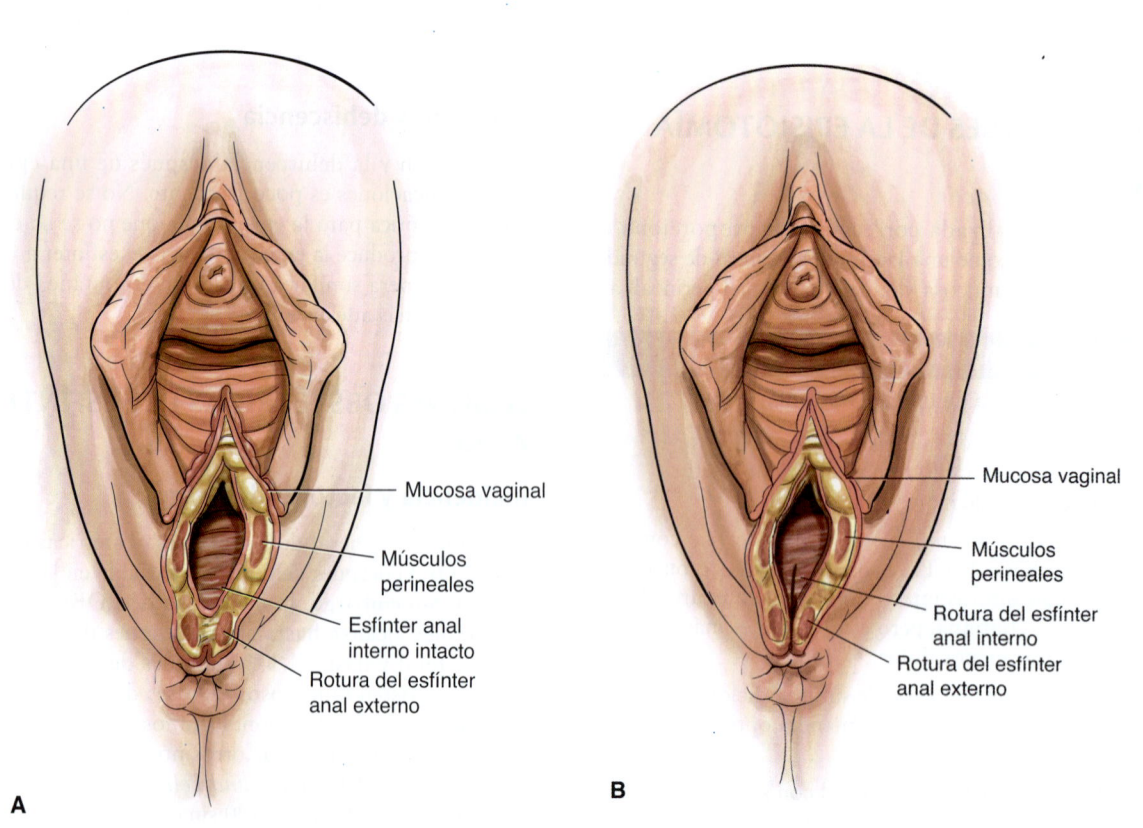

FIGURA 43-3 A. Laceración de tercer grado. Como más del 50% del esfínter anal externo presenta lesión, pero el esfínter interno permanece intacto, se considera una laceración 3b. **B.** Laceración de cuarto grado. El esfínter anal externo, el esfínter anal interno y la mucosa rectal están desgarrados.

todas las estructuras involucradas en la LOEA. El entorno quirúrgico óptimo para esta evaluación incluye buena iluminación, equipo quirúrgico estéril y apropiado, buen control del dolor materno y médicos experimentados. A menudo, esto se puede lograr en la sala de partos; sin embargo, si esto no es posible, la paciente debe ser trasladada a quirófano.

Si la laceración es de cuarto grado, primero se debe identificar y reparar la mucosa rectal. Para esta parte de la reparación, se recomienda el uso de una sutura de monofilamento absorbible (Monocryl® 2-0 o 3-0); en general, la mucosa debe repararse de manera continua. En seguida, si bien puede ser difícil de identificar en algunos casos, se debe tener cuidado para encontrar y reparar el EAI. Este último es una continuación del músculo liso circular del intestino y termina alrededor de 6-8 mm proximal al margen anal en la unión de la parte superficial y subcutánea del esfínter anal externo (EAE). Se observa más blanco. Con pinzas de Allis para tomar los extremos del músculo desgarrado, se puede usar sutura absorbible tardía, como la polidioxanona 3-0 o 4-0, para repararla de manera continua. Se considera que la reparación del EAI es importante, ya que ayuda de forma considerable a mantener la presión anal en reposo y es crítico para la continencia.

A continuación se realiza la reparación del EAE. Usando nuevamente las pinzas de Allis, se identifican y toman los bordes desgarrados del músculo. A menudo, los bordes se retraen cuando se rompe el músculo. El EAE mide aproximadamente 3-4 cm de largo y es más grueso que el EAI. Su aspecto es más rojo carnoso. Una vez que se identifican los extremos del esfínter, hay dos métodos de reparación primaria: terminoterminal y de bordes superpuestos.

Hasta la fecha, todavía existe cierto debate sobre cuál de los métodos anteriores es mejor para reparar el EAE. Históricamente, la aproximación terminoterminal fue más popular en la sala de partos, mientras que la técnica de superposición sigue siendo el método más utilizado para el tratamiento quirúrgico de la laceración crónica del esfínter en el contexto de la incontinencia fecal más adelante en la vida. En 2002, Fitzpatrick asignó aleatoriamente a 112 pacientes primíparas que sufrieron LOEA para reparaciones terminoterminal o por superposición. A los 3 meses, no hubo diferencia en el dolor perineal o en la continencia fecal entre ambos grupos. En una revisión Cochrane de 2013, Fernando y cols. describieron seis ensayos aleatorizados de más de 550 mujeres que compararon ambas técnicas. Nuevamente, no se encontraron diferencias entre los grupos en cuanto a dolor perineal, dispareunia o incontinencia de flatos. Al año después de la reparación, menos mujeres informaron problemas de incontinencia (riesgo relativo [RR] 0.26 [IC 95%: 0.09-0.79]); sin embargo, esto fue solo en un ensayo de 41 mujeres, y esta diferencia ya no era evidente a los 3 años. Dados estos hallazgos, estas dos técnicas pueden considerarse equivalentes.

Reparación terminoterminal

Este método probablemente se emplea con mayor frecuencia en la sala de partos y se prefiere para la reparación de laceraciones 3a y 3b. Para lograr esta reparación, los extremos del esfínter retraídos lateralmente se sujetan (generalmente a las 3 y 9 en punto) con pinzas de Allis. Es importante incorporar la vaina fascial que rodea el esfínter en la reparación.

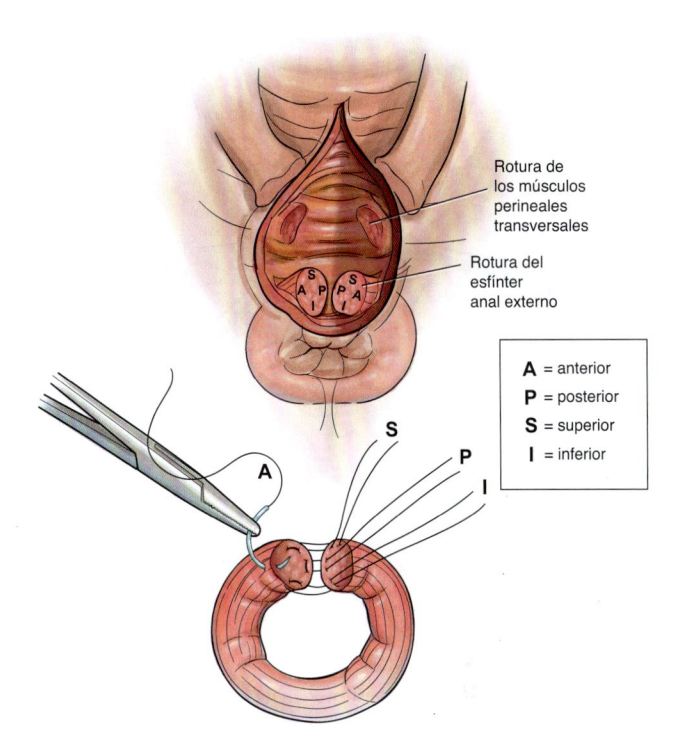

FIGURA 43-4 Reparación terminoterminal del esfínter anal externo. Los extremos del esfínter roto se sujetan con pinzas de Allis, con cuidado de incluir la vaina fascial. El esfínter se vuelve a aproximar con tres o cuatro suturas, comenzando con la superficie profunda ("inferior"), después la superficie posterior, luego la superior y por último la anterior. Se prefiere una sutura absorbible tardía como la polidioxanona 2-0.

Utilizando la sutura en 8, el esfínter debe aproximarse con una sutura absorbible tardía, como la polidioxanona 2-0. La sutura absorbible tardía, que conserva su resistencia a la tracción durante más tiempo, permite una buena cicatrización del tejido de la fascia y el músculo. Se recomienda la colocación de la primera sutura posterior, luego inferior, después superior y finalmente anterior (fig. 43-4).

Reparación mediante superposición

Esta técnica se puede utilizar si todo el esfínter está comprometido (LOEA 3c o de cuarto grado). Una vez que los extremos del esfínter se identifican y se toman con pinzas de Allis, el músculo se desplaza lateralmente mediante disección cortante. El desplazamiento del músculo a partir de la grasa isquiorrectal debe permitir al menos 2 cm de superposición de los dos extremos del esfínter. Similar a la reparación terminoterminal, se deben usar suturas de polidioxanona 2-0 para volver a aproximar el esfínter en forma de "chaleco sobre pantalón" (*vest over pants suture*). Deben colocarse tres o cuatro suturas de colchonero, aproximando los bordes profundos y superficiales de los músculos (fig. 43-5).

Tratamiento posparto

Independientemente de qué método se utilice para reparar el EAE, una vez que el esfínter esté unido, el resto de la reparación debe proceder como se describió anteriormente en la reparación primaria de la episiotomía. Se recomienda

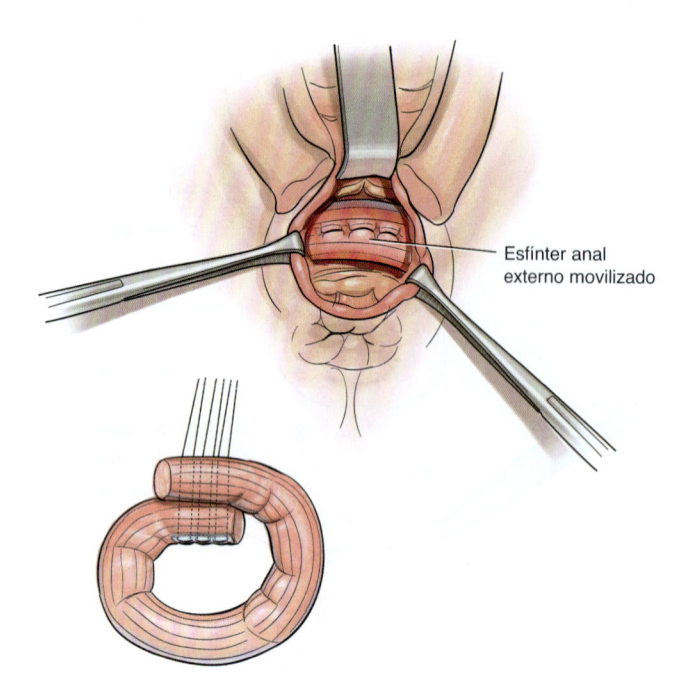

FIGURA 43-5 Reparación del esfínter anal externo mediante superposición. Para las laceraciones 3c o de cuarto grado, se puede realizar una superposición. Los extremos del esfínter se sujetan con pinzas de Allis; el músculo se desplaza lateralmente mediante disección cortante, para permitir al menos 2 cm de superposición de los dos extremos del esfínter. Se deben usar suturas de polidioxanona 2-0 para volver a aproximar el esfínter con la forma "chaleco sobre pantalón", superponiendo un extremo sobre el otro antes de suturar. Deben colocarse tres o cuatro suturas de colchonero, volviendo a aproximar los bordes profundos y superficiales del esfínter.

la irrigación abundante de la herida para disminuir la carga bacteriana.

Antibióticos

Hasta la fecha, solo hay un ensayo aleatorizado que analiza la eficacia de los antibióticos en el momento de la reparación de LOEA para disminuir infecciones de la herida. Sin embargo, tanto los antibióticos intraoperatorios como los postoperatorios se recomiendan y recetan con frecuencia, ya que es bien sabido que estas laceraciones son más propensas a complicaciones infecciosas (*véase* más adelante). La mayoría de los expertos recomiendan la administración de una cefalosporina intravenosa en el momento de la reparación y pueden prescribir metronidazol oral y amoxicilina-clavulanato durante los 5-7 días posteriores.

Cuidados del perineo

Si bien no existen pautas basadas en la evidencia para un buen cuidado del perineo después de las LOEA, los baños de asiento dos veces al día con inmersión perineal en agua tibia pueden ser benéficos no solo para el control del dolor sino también para mantener el área limpia y facilitar la cicatrización. En general, se recomienda la inmersión durante 10-15 min por sesión, con un secado adecuado posteriormente. Si no se puede acceder fácilmente a una tina, el uso de una ducha de mano también puede ser útil. Se recomienda el uso de una botella perineal después de la evacuación intestinal.

Seguimiento

Una práctica cada vez más frecuente es programar a las mujeres que padecen LOEA para una consulta de seguimiento poco después del parto, en lugar de esperar hasta las 6 semanas posteriores. En algunos entornos, una clínica con experiencia en cuidados perineales puede proporcionar recursos adicionales, incluyendo procedimientos de diagnóstico (ecografía intraanal, manometría) y fisioterapia del piso pélvico. Estas mujeres pueden beneficiarse de una atención especializada, ya que corren el riesgo de complicaciones.

Complicaciones

Infección y dehiscencia de la herida

En un estudio prospectivo publicado recientemente sobre más de 260 mujeres con LOEA, el 20% fueron diagnosticadas con una infección de la herida dentro de las 2 semanas posteriores al parto y el 25% presentaron dehiscencias. En esta población, el parto vaginal instrumentado aumentó el riesgo de complicaciones de la herida (OR 2.54 [IC 95%: 1.32-4.87]), mientras que los antibióticos intraparto proporcionaron protección (OR 0.5 [IC 95%: 0.27-0.94]).

Incontinencia fecal

Las tasas de las incontinencias anal (IA) y fecal (IF) después de LOEA son variables; sin embargo, no son insignificantes. Después de una LOEA, las mujeres tienen un mayor riesgo de incontinencia de heces, incontinencia de flatos y tenesmo fecal. La incontinencia anal (pérdida de flatos y heces) es más frecuente que la incontinencia fecal (tabla 43-1) y puede provocar más angustia por síntomas específicos y un impacto negativo en la calidad de vida.

Fístula rectovaginal

La fístula rectovaginal es una consecuencia potencialmente devastadora de las LOEA. Si bien la causa más frecuente de las fístulas rectovaginales en los países desarrollados es el traumatismo obstétrico, por suerte, siguen siendo raras. La incidencia de las fístulas después de una laceración de cuarto grado es del 0.4-3%. Es probable que muchas fístulas sean el resultado de no reconocer la extensión completa de la lesión original en el momento del parto o de complicaciones como

TABLA 43-1

Incontinencia anal después de LOEA

AUTOR	AÑO	N	SEGUIMIENTO	IA	IF
Dave	2016	178	3 m	59%	15%
Richter	2015	442	6 m	25%	9%
Pollack	2004	242	5 a	54%	4%
Fenner	2003	165	9 m	30%	
DeLeeuw	2001	125	14 a	31%	
Nygaard	1997	29	30 a	59%	28%

Incontinencia anal (IA) media ≈ 35%; incontinencia fecal (IF) media ≈ 10%.

infección de la herida, formación de hematomas y dehiscencias en el período posparto.

Reparación tardía

En el pasado, las dehiscencias de la reparación de las LOEA se trataban de manera conservadora durante varios meses, posponiendo la reparación quirúrgica mientras el tejido cicatrizaba y la inflamación disminuía. Sin embargo, la reparación tardía se asocia con consecuencias importantes para la salud materna, como dolor, incontinencia fecal y disfunción sexual. Por lo tanto, la práctica actual enfatiza la reparación temprana si no hay infección. Sin embargo, antes de intentar el cierre es importante preparar la herida para su reparación. En la experiencia de los autores, el desbridamiento de la herida se puede lograr con éxito en el consultorio mediante la eliminación de todo el tejido necrosado y la sutura, remojándolos con una gasa con yodoformo dos veces al día y brindando cuidados intensivos al perineo con baños de asiento. Se deben usar antibióticos de amplio espectro si la herida está infectada. Una vez que la herida está libre de exudado e infección, se puede intentar una reparación secundaria. Si bien la preparación mecánica del intestino puede ser útil antes de la operación, hay pocos datos sobre su pertinencia en este caso. Una vez en el quirófano, la reparación se realiza de la manera estándar descrita anteriormente. En este contexto, se puede utilizar una técnica superpuesta o terminoterminal, según la experiencia del médico. Es fundamental que todos los tejidos se desplacen lo suficiente como para permitir una reparación sin tensión. Después de la operación, se pueden usar ablandadores de heces. Sin embargo, se debe evitar la diarrea. El uso rutinario de antibióticos orales no está respaldado por estudios basados en evidencia, pero los autores recomiendan cefalosporina intravenosa en el momento de la reparación y 5-7 días de metronidazol oral y amoxicilina-clavulanato postoperatorios. En varias series de casos publicadas, la reparación de dehiscencias de LOEA se realizó dentro de las 2 semanas posteriores a la reparación inicial, y la gran mayoría de las pacientes se recuperaron satisfactoriamente. Cabe destacar que, en un estudio más reciente realizado por Lewicky-Gaupp y cols., la mayoría de las pacientes con dehiscencia de LOEA optaron por un tratamiento conservador y la cicatrización de la herida por segunda intención con cuidados intensivos del perineo (baños dos veces al día y cambios de la curación de la herida). Si bien los resultados a largo plazo de estas pacientes aún no se publican, los resultados iniciales son alentadores.

BIBLIOGRAFÍA

Arona AJ, et al. Early secondary repair of third- and fourth-degree perineal lacerations after outpatient wound preparation. *Obstet Gynecol* 1995;86(2):294–296.

Benavides L, et al. The impact of occiput posterior fetal head position on the risk of anal sphincter injury in forceps-assisted vaginal deliveries. *Am J Obstet Gynecol* 2005;192(5):1702–1706.

Burrell M, et al. Risk factors for obstetric anal sphincter injuries and postpartum anal and urinary incontinence: a case-control trial. *Int Urogynecol J* 2015;26(3): 383–389.

Carroli G, Mignini L. Episiotomy for vaginal birth. *Cochrane Database Syst Rev* 2009;(1):CD000081.

Cleary-Goldman J, Robinson JN. The role of episiotomy in current obstetric practice. *Semin Perinatol* 2003;27:3–12.

DeLee J. The prophylactic forceps operation. *Am J Obstet Gynecol* 1920;1(1):34–44.

Duggal N, et al. Antibiotic prophylaxis for prevention of postpartum perineal wound complications: a randomized controlled trial. *Obstet Gynecol* 2008;111(6):1268–1273.

Fenner DE, et al. Fecal and urinary incontinence after vaginal delivery with anal sphincter disruption in an obstetrics unit in the United States. *Am J Obstet Gynecol* 2003;189(6):1543–1549; discussion 1549–1550.

Fernando RJ, et al. Management of obstetric anal sphincter injury: a systematic review & national practice survey. *BMC Health Serv Res* 2002;2(1):9.

Fernando RJ, et al. Methods of repair for obstetric anal sphincter injury. *Cochrane Database Syst Rev* 2013;(12):CD002866.

Fitzpatrick M, et al. A randomized clinical trial comparing primary overlap with approximation repair of third-degree obstetric tears. *Am J Obstet Gynecol* 2000;183(5):1220–1224.

Fitzgerald MP, et al. Risk factors for anal sphincter tear during vaginal delivery. *Obstet Gynecol* 2007;109(1):29–34.

Fodstad K, Staff AC, Laine K. Effect of different episiotomy techniques on perineal pain and sexual activity 3 months after delivery. *Int Urogynecol J* 2014;25(12):1629–1637.

Hankins GD, et al. Early repair of episiotomy dehiscence. *Obstet Gynecol* 1990;75(1):48–51.

Hartmann K, et al. Outcomes of routine episiotomy: a systematic review. *JAMA* 2005;293(17):2141–2148.

Hirsch E, et al. Reducing high-order perineal laceration during operative vaginal delivery. *Am J Obstet Gynecol* 2008;198(6):668.e1–688.e5.

Homsi R, et al. Episiotomy: risks of dehiscence and rectovaginal fistula. *Obstet Gynecol Surv* 1994;49(12):803–808.

Kettle C, Dowswell T, Ismail KM. Continuous and interrupted suturing techniques for repair of episiotomy or second-degree tears. *Cochrane Database Syst Rev* 2012;11:CD000947.

Lappen JR, Gossett DR. Changes in episiotomy rates: evidence-based medicine in practice. *Expert Rev Obstet Gynecol* 2010;5(3):301–309.

Leroux N, Bujold E. Impact of chromic catgut versus polyglactin 910 versus fast-absorbing polyglactin 910 sutures for perineal repair: a randomized, controlled trial. *Am J Obstet Gynecol* 2006;194(6):1585–1590.

Lewicky-Gaupp C, et al. Wound complications after obstetric anal sphincter injuries. *Obstet Gynecol* 2015;125(5):1088–1093.

Ma K, Byrd L. Episiotomy: what angle do you cut to the midline? *Eur J Obstet Gynecol Reprod Biol* 2017;213:102–106.

Meyer I, et al. The differential impact of flatal incontinence in women with anal versus fecal incontinence. *Female Pelvic Med Reconstr Surg* 2015;21(6):339–342.

Nordenstam J, et al. Immediate or delayed repair of obstetric anal sphincter tears-a randomised controlled trial. *BJOG* 2008;115(7):857–865.

Norton C, Christensen J, Butler U. Anal incontinence. En: *Incontinence*. Plymouth, UK: Health Publications Ltd, 2005:984–1044.

Ould F. *Treatise of midwifery in three parts*. Dublin: Nelson and Connor, 1742.

Parks AG, McPartlin JF. Late repair of injuries of the anal sphincter. *Proc R Soc Med* 1971;64(12):1187–1189.

Pergialiotis V, et al. Risk factors for severe perineal lacerations during childbirth. *Int J Gynaecol Obstet* 2014;125(1):6–14.

Ponkey SE, et al. Persistent fetal occiput posterior position: obstetric outcomes. *Obstet Gynecol* 2003;101(5 Pt 1):915–920.

Rogers RG, Jeppson PC. Current diagnosis and management of pelvic fistulae in women. *Obstet Gynecol* 2016;128(3):635–650.

Royal College of Obstetricians & Gynaecologists. *Management of third and fourth degree perineal tears following vaginal delivery*. Guideline no 29. London: RCOG Press, 2015.

Rusavy Z, Karbanova J, Kalis V. Timing of episiotomy and outcome of a non-instrumental vaginal delivery. *Acta Obstet Gynecol Scand* 2016;95(2):190–196.

Sultan AH. Editorial: obstetrical perineal injury and anal incontinence. *Clin Risk* 2007;5(6):193–196.

Sultan AH, et al. Third degree obstetric anal sphincter tears: risk factors and outcome of primary repair. *BMJ* 1994;308(6933):887–891.

Sultan AH, et al. *Perineal and anal sphincter trauma diagnosis and clinical management*. London: Springer-Verlag London Limited, 2007.

Sultan AH, Thakar R. Lower genital tract and anal sphincter trauma. *Best Pract Res Clin Obstet Gynaecol* 2002;16(1):99–115.

Tetzschner T, et al. Anal and urinary incontinence in women with obstetric anal sphincter rupture. *Br J Obstet Gynaecol* 1996;103(10):1034–1040.

Thacker SB, Banta HD. Benefits and risks of episiotomy: an interpretative review of the English language literature, 1860–1980. *Obstet Gynecol Surv* 1983;38(6):322–338.

Uustal Fornell E, Wingren G, Kjolhede P. Factors associated with pelvic floor dysfunction with emphasis on urinary and fecal incontinence and genital prolapse: an epidemiological study. *Acta Obstet Gynecol Scand* 2004;83(4):383–389.

Varner MW. Episiotomy: techniques and indications. *Clin Obstet Gynecol* 1986;29:309–317.

Wong KW, et al. Mediolateral episiotomy: are trained midwives and doctors approaching it from a different angle? *Eur J Obstet Gynecol Reprod Biol* 2014;174:46–50.

ÍNDICE ALFABÉTICO DE MATERIAS

Nota: el número de página seguido por una *f* indica una figura y seguido por una *t* indica una tabla.

A

Abdominoplastia, cirugía abdominal, 140-141, 142*f*
Ablación, técnicas
  ablación endometrial, cirugía histeroscópica, 247-249
  displasia cervical
    crioterapia, 406-407, 407*f*
    láser de dióxido de carbono, tratamiento, 407
    ventajas, 406
  vulvar, 280-281
    crioterapia, 280, 280b, 281*t*
    láser de dióxido de carbono, ablación, 280-281, 281b
Ablación endometrial
  biopsia, 247
  bipolar no resectoscópica, 121
  eficacia y complicaciones, 248
  histeroscopia, técnica, 248-249, 249*f*
  primera generación, 247
  segunda generación, 247, 247*t*
Abordaje alternativo, laparoscopia, 179-180, 179*f*
Aborto
  complicaciones quirúrgicas
    cáncer, 269
    hematometra, 268
    hemorragia, 267
    infección, 269
    lesión cervical, 268
    mortalidad, 269-270
    perforación uterina, 268
    resultados adversos sobre la función reproductiva, 269
    salud mental, 269
    sensibilización Rh, 269
    tejido retenido, 268-269
  inducido (*véase* Aborto inducido)
  leyes altamente restrictivas, 270
Aborto autoinducido, 257
Aborto espontáneo. *Véase* Aborto
  primer trimestre
    definición, 255
    diagnóstico, 256
    epidemiología, 255-256
    tratamiento, 256-257
Aborto espontáneo del primer trimestre
  definición, 255
  diagnóstico, 256
  epidemiología
    estado de salud materno, 255-256
    factores de riesgo, 255
    factores del entorno, 255
    factores demográficos, 255-256
  tratamiento
    asesoramiento preoperatorio, 256
    clínico, 256
    expectante, 256
    médico, 256-257
    quirúrgico, 257
Aborto ilegal. *Véase* Aborto inducido
Aborto inducido
  primer trimestre
    asesoramiento preoperatorio, 257-258
    aspiración uterina quirúrgica, 258-263, 259*f*, 260*f*, 261*f*, 262*f*
    epidemiología, 257
    evaluación preoperatoria, 258
    farmacológico, 263
    marco legal, 257
    profilaxis farmacológica, 258, 258*t*
  segundo trimestre (*véase* Aborto inducido del segundo trimestre)
Aborto inducido del primer trimestre
  asesoramiento preoperatorio, 257-258
  aspiración uterina quirúrgica, 258-263, 261b
    aspiración eléctrica, 261-262, 262*f*
    aspiración manual, 261, 262*f*
    bloqueo paracervical, 259, 259*f*
    colocación de pinzas, 259, 260*f*
    dilatación cervical mecánica, 259-260, 260*f*
    dolor, tratamiento, 259
    ecografía, 259
    finalización del procedimiento, valoración, 262-263, 262*f*
    preparación cervical, 258-259
  epidemiología, 257
  evaluación preoperatoria, 258
  farmacológico, 263
  marco legal, 257
  profilaxis farmacológica, 258, 258*t*
Aborto inducido del segundo trimestre
  dilatación y evacuación, procedimiento, 265-267
    colocación de pinzas, 266
    dilatación cervical mecánica (activa), 265
    dilatación cervical mecánica (pasiva), 267
    dilatación manual rápida, 265
    evacuación, 267
    guía ecográfica, 266
    preparación cervical, 265-266, 265*f*, 266*f*
    productos, inspección, 267
    quirófano, reingreso, 266
  epidemiología, 263-264
  fármacos preoperatorios y preparación
    antibióticos, 264
    ayuno preoperatorio, 264
    dolor y ansiedad, control, 264-265
    hemorragia, prevención, 265
    tromboembolia venosa, prevención, 264
    vasopresina, administración, 265
  tratamiento, 263-264
    asesoramiento, 264
    dilatación y evacuación, 263-264, 264b
    histerotomía, 264
    inducción del parto, métodos, 263-264
Abscesos vulvares, 618
Accesorios quirúrgicos, cirugía laparoscópica, 176, 176*f*
Ácido acetilsalicílico, tratamiento antiplaquetario en la paciente ginecológica, 53
Acoplamiento, plataformas Si® y Xi®, 191-192
Acoplamiento capacitivo/capacitancia, electrocirugía, 17-118, 117*f*, 118*f*
Acoplamiento directo, electrocirugía, 117
Activación abierta, electrocirugía, 116-117
Adenocarcinoma, 448
  de células claras, 448
  de claras vítreas, 448
Adenomiomas, 671
Adherencias
  dilatación y legrado, 226
  disección de fondo de saco posterior, 184-185
  extensas, lisis, disecciones oncológicas radicales, 196
  intrauterinas
    cirugía histeroscópica, 244-246, 244*f*
    dilatación y legrado, 226
    sinequias uterinas, 244
  pélvicas, enfermedad, 671-672
Adherenciólisis (liberación de adherencias), 183-184
  cirugía histeroscópica, adherencias intrauterinas, 244-246
Afroamericanas, glándula de Bartolino, 277
Agregación plaquetaria, pruebas, 156, 163
Aguja de Veress
  colocación intraabdominal, 180
  desechable, 175*f*
Aguja THX-26, 560
Agujas quirúrgicas, 102
Aislamiento, falla, electrocirugía, 117
Alimentación parenteral total, 209-210
Alpha, 53
American Association of Gynecologic Laparoscopists (AAGL), 329, 387
American College of Obstetricians and Gynecologists (ACOG), 387
American College of Surgeons National Surgical Quality Improvement Program, 80
American Congress of Obstetricians and Gynecologists (ACOG), 236-237, 251-252
Amperímetro, uso, 119
Ampolla, anatomía, 27

Ampolla rectal, 27
Amputación de cuello uterino, 397f
Anastomosis terminoterminal, medidor, 416, 481, 515-516, 515f
Anestesia. *Véase también* Anestesia local; Atención postoperatoria
　atención cuidadosa, 61
　efectos, 204-205, 204t
　esterilización tubaria, 288-289
Anestesia epidural, 70-71
Anestesia general, 65-69, 66t
　anestesia epidural, 70-71
　anestesia raquídea, 70
　bloqueo nervioso periférico, 71
　cirugías abdominales y torácicas, 68
　fase de mantenimiento, 68, 68t
　inducción, 65-66
　manejo de la vía aérea, 67-68
　recuperación postoperatoria, 69, 70t
　recuperación y evolución postoperatorias, 68-69, 69t
Anestesia local, 60-61
　arteria femoral, cateterismo, 170-171, 170f
　dilatación y legrado, 220
Anestesia raquídea, 70
Anestesiólogos, 60, 61t
Anexos uterinos
　ovarios, 23f
　tubas uterinas, 24
Anillo himeneal, 12, 16, 33
Ano
　anatomía, 27
　lesiones perianales y vulvares, 414-415
Anomalías ginecológicas relacionadas con la edad, 43
Anomalías müllerianas, clasificación de la American Fertility Society, 714, 715f
　anomalías no obstructivas, cirugía
　　clase I, 721-722
　　clase II, 723
　　clase III, 723-724
　　clase IV, 726
　　clase V, 726-727
　　clase VI, 728
　anomalías obstructivas, cirugía
　　clase I, 714-719
　　clase II, 719
　　clase III, 719-721
Antagonistas de los canales de calcio, 53
Antagonistas de los receptores de la angiotensina II, 53
Antiagregantes plaquetarios, tratamiento a largo plazo, 53
Antibióticos
　aborto inducido, 258, 258t
　　del primer trimestre, 258, 258t
　atención preoperatoria, 49
　cabestrillo pubovaginal, 561
　dilatación y legrado, 219
　infecciones de la herida quirúrgica, 733
　profilácticos, paciente ginecológica, 49
Anticoagulación, 218
　atención de la paciente, 226
Anticoagulantes, tromboembolia venosa
　anticoagulantes orales directos, 214
　fondaparinux, 214

heparina de bajo peso molecular, 214
heparina no fraccionada, 214
warfarina, 214
Anticonceptivos orales, 54
Antiinflamatorios no esteroideos (AINE), 54, 131, 201, 220, 300
Anudado intracorpóreo, 182f
Aorta
　compresión en la hemorragia, 761
　espacio retroperitoneal, anatomía, 34-40, 35f
　hemorragia, 168-169
　hemorragia pélvica, control, 160-169
Apendicectomía, 476, 661, 662f
　cáncer de ovario, 481
　laparoscópica, 661, 662f
Apendicitis aguda, 658-659
Apnea obstructiva del sueño, anomalías ginecológicas, 44, 45t
Arco eléctrico, 115
Arco tendinoso de la fascia pélvica (ATFP), 549f
Arteria hipogástrica
　disección, 460-462, 461f
　ligadura, 106-107, 164-165, 754
Arteria ovárica, ligadura, 166, 166b, 166f
Arteria uterina
　disección, 460-462, 461f
　ligadura, 166, 166f, 166b, 753, 753f
Arterias ilíaca interna y uterina, ligadura, 106-107, 107f
Asa de Roeder, 177f
Ascitis, 450-451
Asesoramiento preoperatorio, 219
Asma, fármacos, 53
Atelectasias, 205, 205t
Atención de anestesia supervisada, 61
Atonía uterina, 752
Atresia
　cervicovaginal, 714-717, 715f-716f, 717b
　uterovaginal, 717-719, 719f
　vaginal inferior, 717, 718f, 719b
Aumento de masa periuretral, 563-565
　abordaje transuretral, cistoscopia, 563-564, 564f
　complicaciones, 564-565
　cuello vesical, inyección periuretral, 563-564, 564f
　productos, 563

B

Banda de silicona, oclusión tubaria, 297, 297f
Baños de asiento, labioplastia, 284
Benjamin Franklin, 110
Biopsia de vejiga, 582
Biopsia en sacabocados, 274, 275f
　de Keyes, 274, 275f
Biopsia endometrial, dilatación y legrado, 222-224, 224f
Biopsia excisional, 275, 276f
Biopsia por afeitado, 274-275
Biopsia vulvar
　alteraciones hemorrágicas, mujeres, 273
　anestesia local, 273
　　limitantes, 274, 274t
　atención postoperatoria, 276

complicaciones, 275
definición, 273
indicación, 273, 273t
materiales y equipo, 273-274
neoplasia intraepitelial vulvar, 418
pasos, 275b
suministros, 273-274, 274t
técnica, 274t
　biopsia en sacabocados, 274, 275f
　biopsia excisional, 275, 276f
　biopsia por afeitado, 274-275
Bisturí armónico, 98
Bisturíes, 91-92, 92f
Bland-Sutton, John, 364
Bloqueador neuromuscular, fármaco, 66-67, 66t
β-Bloqueadores, 53
Bloqueadores H2, 54
Bloqueadores neuromusculares, fármacos, 66-67, 66t
Bloqueo nervioso periférico, 71
Borde pélvico y espacio pararrectal, disección, 105-106
Breisky-Navratil, separador, 496, 503-504, 503f-504f, 515-516
Bulbos del vestíbulo, 14, 37-38

C

Cabestrillo pubovaginal, 560-563
　cistoscopia, 562
　complicaciones intraoperatorias, 563
　complicaciones postoperatorias, 563
　fascia endopélvica, preparación, 562f
　incontinencia de esfuerzo, estudio *Surgical Treatment Efficacy*, 560-561
　poliéster, 561
　procedimiento, 561b
　tratamiento profiláctico antimicrobiano, 561
Cabestrillo transobturador mediouretral
　incontinencia urinaria de esfuerzo, 552-554
　　cabestrillo transobturador muslo-vagina, 553, 553f
　　cabestrillo transobturador vagina-muslo, 553-554, 554f
　　colocación mediouretral, 552
　procedimiento, 554b
Cabestrillo transobturador muslo-vagina, 553, 553f
Cabestrillo transobturador vagina-muslo, 553-554, 554f
Cabestrillos mediouretrales, complicaciones
　cistotomía, 555
　dolor, herida quirúrgica, 556
　falla quirúrgica, factores de riesgo, 557
　incontinencia, 556-557
　incontinencia persistente, evaluación y tratamiento, 557
　infecciones, herida quirúrgica y urinarias, 556
　lesión intestinal, 556
　lesión uretral, 554
　lesión vascular, 555
　malla vaginal, exposición, 555-556
　polaquiuria de nueva aparición, 556
　retención urinaria, 555

ÍNDICE ALFABÉTICO DE MATERIAS **775**

vagina, perforación por trócar, 554-555
Cabestrillos retropúbicos mediouretrales, procedimientos
   incontinencia urinaria de esfuerzo, 547-552
      catéter rígido, 549, 550f
      cinta vaginal libre de tensión, colocación, 549, 551f
      cistoscopia, 550, 551f
      espacio de Retzius, trócares retropúbicos, 547, 548f
      espacio retropúbico, 549, 549f
      incisión vaginal, 548-549, 548f
      micción postoperatoria, prueba, 551-552
   procedimiento, 550b
Cabestrillos vesicales, cirugía, 637-638
Calor (energía térmica), 121-123
Cáncer. *Véanse* los tipos específicos de cáncer
Cáncer de cuello uterino. *Véase* Neoplasia intraepitelial cervical (NIC)
   adenocarcinoma y carcinoma epidermoide, 448
   carcinoma cervicouterino, estadificación, 451t
   complicaciones urológicas
      uréteres, tratamiento, 466-467
      vejiga, tratamiento, 465-466
   disfunción rectal, 467
   enfermedad ganglionar, repercusión, 451-452
   estadificación y evaluación pretratamiento, 452-453, 453t
   exenteración pélvica
      abordaje quirúrgico, 468-469
      colocación y preparación, 468
      procedimiento, 469b
   FIGO, clasificación, 449f-450f
   histerectomía radical
      arteria hipogástrica, arteria uterina, disección de vejiga y uréter, 460-462, 461f
      cierre vaginal, 464
      espacios paravesical y pararrectal, formación, 459
      exploración abdominal, 458
      ganglios linfáticos, valoración, 465
      indicación, 456t
      ligamento cardinal, disección, 462-464, 462f, 463f, 464f
      posición, 457-458
      tipos, 457t
      transposición ovárica, 465
   infección, 467-468
   invasor, 450-451
   neuropatía, 467
   presentación clínica, 450-452
   procedimiento, 464b
   tipo histológico, 448
   tratamiento quirúrgico
      conización cervical, 453
      histerectomía simple con evaluación de los ganglios linfáticos, 454
      traquelectomía abdominal radical conservadora de la fertilidad y conización, 454-455

trombosis venosa y embolia pulmonar, 467
Cáncer de endometrio
   características pronósticas, 433, 435t
   cirugía mínimamente invasiva, 432
   FIGO, sistema de estadificación, 434f
      cambios significativos, 433
      cirugía mínimamente invasiva, 439-440, 440b
      cuerpo uterino, 432-433, 433t
      histerectomía, 436-437
      linfadenectomía, 436, 438-439, 438f
      patrón de diseminación, 436
      sarcomas uterinos, 433, 435t
      valoración perioperatoria y preparación, 437
   ganglios centinela (identificación), 432
      abordaje quirúrgico, 441-443
      detección precisa, 441
      distribución, 442f
      ganglios linfáticos, algoritmo de valoración, 443, 443f
      inyección, 441, 441f
      objetivo, 441
      pasos, 443b
      patología, 443
   hiperplasia endometrial
      características, 433-434
      criterios diagnósticos, 433-434, 435t
      histerectomía, 434-435
      jerarquía de cuatro niveles, 433-434
      malignidad, riesgo, 434
      ooforectomía, 434-435
      progestágeno, tratamiento, 436
   histología, 432, 433t
   histología no endometrioide, 445
   metástasis, 444
   no diagnosticado, 446
   obesidad, alteraciones relacionadas, 443-445, 444f
   preservación ovárica, 444-445
   sarcomas uterinos, 445
   síndrome de Lynch, 445-446
   subgrupos, 432
   tasa de mortalidad, 432
   tipos I y II, tumores, 432
   tratamiento, 432, 444
Cáncer de ovario, 472
   apendicectomía y citorreducción, 481
   cirugía, 475-476
      cáncer de ovario, estadificación FIGO, 476t
      estadificación quirúrgica, cáncer de ovario temprano, 475, 476t
      tumores de células del estroma de los cordones sexuales, 488
      tumores de células germinales, 487-488
   cirugía paliativa
      gastrostomía, sonda, colocación, 487, 487f
      obstrucción intestinal, tratamiento, 486-487
   cirugía preservadora de la fertilidad, 477, 477t
   cirugía primaria citorreductora, 477-478
   clasificación histológica, 473t
   diagnóstico en el embarazo, 488
   enfermedad recurrente, cirugía, 486

   esplenectomía, 484, 484f
   evaluación preoperatoria, 474-475
   exploración, 478
   factores, 473t
   factores de riesgo, 472-473
   hígado, resección/biopsia, 485
   intestino delgado/íleon y ciego, resección, 481
   linfadenectomía, 480-481
   omentectomía, 482, 483f
   presentación, 473-474
   puerto intraperitoneal, colocación, 485
   quimioterapia neoadyuvante, cirugía citorreductora diferida, 486
   rectosigmoide, resección, 481
   sustancia inhibidora mülleriana, 485-486
   tumor diafragmático, resección, 482-484
   tumor pélvico, resección y ooforectomía radical, 478-480
   tumores, bajo potencial maligno, 488
   tratamiento quirúrgico, 472
   vías urinarias, resección, 482
Cáncer de vulva, 414
   cirugía, 419-425
      carcinoma epidermoide invasor, 419, 420f
      cirugía ultrarradical, 425-426
      ganglio centinela inguinofemoral (identificación), 425, 426b, 426f
      incisión en bloque (mariposa), 419
      linfadenectomía inguinofemoral, 423-425, 424f, 425b
      resección en bloque clásica, 419, 420f
      resección uretral, 422-423
      tratamiento, 423, 423f
      vulvectomía radical, 419-422, 420f, 421f, 422f, 423b
   enfermedad posmenopáusica, 414
   FIGO, estadificación, 414, 415t
   subtipos histológicos, 414, 415t
   tratamiento, 419
   VIH, 414
Canulación, histeroscopia, tubas uterinas, 246, 246f
Capa musculoaponeurótica, pared pélvica abdominal
   fascia transversal, 6
   flanco, músculos, 3,4
   músculos recto abdominal y piramidal, 3
   ombligo, 6,7
   peritoneo, 6
   vaina de los rectos, 4-6, 5f
   vejiga, retracción, 6
Capacidad de ejercicio, 45-47
Capacidad funcional, determinación, 45-47, 45t
Capio®, dispositivo, 529
Capnotórax, 74-75
Caprini, modelo, evaluación del riesgo, 50, 51t
   tromboembolia venosa, prevención, 51t
Carcinoma basocelular, cirugía, 428
Carcinoma epidermoide, 448
   invasor, 420f, 423f
Carcinoma *in situ*
   vaginal, 415t
   vulvar, 418f

Carcinoma verrugoso, 428, 448
Carcinomas adenoescamosos, 448
Cardiopatía
   complicaciones ginecológicas, atención postoperatoria, 43-44
      estenosis aórtica, 203
      estenosis mitral, 204
      hipertensión, 203
      infarto de miocardio, 204
      prolapso mitral, 204
      valvulopatía, 203-204
Carro del lado de la paciente, sistema quirúrgico daVinci®, 190, 190f
Catéter de Malecot, 583
Catéter de Word, 277-278, 277f
Catéter Fogarty, embolectomía arterial, 588
Catéter uretral rígido, 549
Cátgut
   crómico, 101
   simple, 100-101
Cauterización bipolar, 191
Cavitación, 122-123
Cefazolina, 556, 558-559
Center for Medicare and Medicaid Services, 61
Chlamydia, 50
Choque. *Véanse también* Hipovolemia; Choque hipovolémico; Choque séptico
   anomalías, 625-626
      llenado cardíaco, función y respuesta a hidroterapia, valoración, 626
      saturación venosa, 626
   clasificación, 621, 622t, 622f
   complicaciones
      coagulopatía, 625
      disfunción cardíaca, 625
      disfunción renal, 625
      SRIS, 621
      vasodilatación, 624-625
   definición, 621
   etiología, 621
   respuesta fisiológica, 621-623
      choque hipovolémico/hemorrágico, 621-623, 623t
      tratamiento, 621, 627-630, 627t, 628t, 629t, 630b
Choque cardiogénico, 621, 623
   tratamiento, 629
Choque distributivo, 621, 623
Choque hemorrágico. *Véase también* Choque hipovolémico
   agudo, 621-623
   clase I, 621-623
   clase II, 621-623
   clase III, 621-623
   clase IV, 621-623
   pérdida sanguínea, estimación, 623t
   tratamiento, 627-628
Choque hipovolémico, 621-623, 623t
Choque obstructivo, 621, 623, 624b
Choque séptico
   guías, 623
   tratamiento, 628-629
Cicatrización de la herida, 128-131, 129f
   células implicadas, 130t
   clasificación, 132t
   fase hemostática, 128-129
   fase inflamatoria, 129-130
   proliferación, 130-131
   remodelación y maduración, 131
Cierre por capas, técnica de Smead-Jones, 147-148, 147f
Cilindro vaginal, 454
Circuito, 110
Circuito eléctrico bipolar
   definición, 112-113
   electrocirugía, 112-113, 114f
Circuito eléctrico monopolar
   definición, 112, 113f
   electrocirugía, 112-113, 113f
   seguridad de la paciente
      acoplamiento capacitivo, 117-118, 117f, 118f
      acoplamiento directo, 117
      activación abierta, 116-117
      aislamiento, falla, 117
      electrodo activo, monitorización, 118, 118f
Circuitos electroquirúrgicos
   circuitos monopolares *vs.* bipolares, 112-113, 113f
   efectos sobre el tejido, 114-116, 114t
   ondas continuas *vs.* interrumpidas, 113-114, 114t
Cirugía
   cáncer de vagina, 417
   enfermedad vaginal preinvasora, 414
      biopsia vaginal, 414-415
      vaporización con CO_2, 416
      colpectomía, 416, 417b
      NIV de alto grado, 417
      resección, 417-418
   enfermedad vulvar preinvasora
      biopsia vulvar, 418
      vaporización con CO_2, 418
      vulvectomía simple, 418-419, 419b, 420f
   glándulas de Bartolino
      abscesos, 276-277
      carcinomas, 277
      incisión y drenaje con catéter de Word, 277-278, 277b
      marsupialización, 278-279, 278f
      material para la colocación, 277, 277b
      quistes, 276
      resección, 279-280, 279t, 279f, 280t
      ubicación, 276, 276f
   neoplasias vulvares
      carcinoma basocelular, 428
      carcinoma verrugoso, 428
      enfermedad de Paget, 426-427, 427f
      glándula de Bartolino, carcinoma, 427-428
      melanoma maligno, 427, 427f
      sarcomas, 428
   vulvodinia
      dolor vulvar crónico, 281
      hisopado, 281-282
      resección, 282
      vestibulectomía, 281-282, 282b
Cirugía, complicaciones
   aborto
      cáncer, 269
      hematometra, 268
      hemorragia, 267
      infección, 269
      lesión cervical, 268
      mortalidad, 269-270
      perforación uterina, 268
      resultados adversos sobre la función reproductiva, 269
      salud mental, 269
      sensibilización Rh, 269
      tejido retenido, 268-269
Cirugía abdominal
   histerectomía
      abdominoplastia, 378
      abordaje quirúrgico, 365-366
      antecedentes, 364-365
      apendicectomía, 378
      atención postoperatoria, 379
      culdoplastia, 378
      evaluación y atención preoperatoria, 366
      histerectomía supracervical (parcial) *vs.* completa (total), 377
      incidencia, 365
      indicaciones, 365
      perspectivas, 365
      riesgo perioperatorio, disminución, 379-381
      técnica, 367-377, 369f, 370f, 371f, 372f, 373f, 374f, 375f, 376f, 377f
   incisiones transversales
      desventajas, 132
      espacio de Retzius, 133-137, 135f-136f
      incisión de Cherney, 133-137, 135f-136f
      incisión de Küstner, 133, 135f
      incisión de Maylard, 137-138, 137f, 138f
      incisión de Pfannenstiel, 132-133, 134f
   incisiones verticales
      incisión medial, 138-140, 139f
      incisión paramedial, 140
   técnicas de incisión
      incisiones transversales, 132-138
      incisiones verticales, 138-140
      pacientes con obesidad, 140-141
Cirugía citorreductora diferida, cáncer de ovario, 486
Cirugía citorreductora primaria, 480b
   cáncer de ovario, 477-478
Cirugía citorreductora secundaria, 486
Cirugía colorrectal, tubo digestivo, complicaciones quirúrgicas, 667-668
Cirugía de mínima invasión, 189
   antecedentes, 387-388
   cáncer de endometrio, 440b
      histerectomía, 439-440
      linfadenectomía, 440
   cáncer de ovario, 485-486
Cirugía electiva, 156, 157t
Cirugía ginecológica. *Véase* Incisión, técnicas; Atención postoperatoria; Atención
Cirugía intestinal
   consentimiento, 659
   estado nutricional, 660
   estomas intestinales, 659-660, 660f
   preparación intestinal mecánica, 660-661
Cirugía ovárica
   abordaje de mínima invasión, 307-308
   abordaje quirúrgico, 739-740

cistectomía ovárica, 740-741
diatermia ovárica, 320, 320*f*
estratificación preoperatoria del riesgo, 739
etiología, 738
fertilidad, 311-313
indicaciones, 307
masas de mayor tamaño, 740
minilaparotomía, 307-308
obstrucción tubaria, 313-320, 315*f*-316*f*
preservación ovárica, 740
quistes paratubarios, 741
reanastomosis tubaria, 317-319, 317*f*-318*f*
torsión ovárica/hemoperitoneo, 739
transposición ovárica, 319-320, 319*f*
tratamiento, 738-739
uréter, 638-639, 639*f*
Cirugía pélvica radical, uréter, 640
Cirugía preservadora de la fertilidad, cáncer de ovario, 477, 477*t*
Cirugía retropúbica
uréter, 639
Cirugía robótica
acoplamiento, plataformas Si® y Xi®, 191-192
daVinci®, sistema quirúrgico (*véase* daVinci®, sistema quirúrgico)
extracción de tejidos, 193
fascia, cierre, 194
ginecología
disección fina, procedimientos, 195-196
pacientes de gran tamaño, enfermedades, 196
procedimientos dependientes de suturas, 194-195
limitaciones, 189
simulador integrado de alta fidelidad, 193
Cirugías laparoscópicas/robóticas, impregnación anestésica
anestesia, complicaciones perioperatorias, 74-75, 74*t*
CO_2, 73, 73*t*
métodos de recuperación mejorada, 75
optimización de la ventilación, 73-74
posición, 73
posición de Trendelenburg inclinada, 73
resistencia vascular, 73
Cistectomía ovárica, 740-741, 741*f*
bolsa de contención, 310-311, 310*f*
endometrioma, 310-311
hemostasia meticulosa, 308-309
laparoscópica, 309-310, 309*f*-310*f*
pasos, 309*b*
quistes dermoides, 310-311
Cistectomía parcial, 482
Cistectomía preservadora de la fertilidad, 740-741
Cistografía por tomografía computarizada, 480
Cistoscopia, 507, 529, 546, 550, 551*f*
histerectomía vaginal, 357
intraoperatoria, colpocleisis, 575-576
Cistotomía, cabestrillos mediouretrales, complicaciones, 555
Cistouretrografía en collar de cuentas, anatomía vaginal, 22*f*
Cistouretroscopia, 582
Citología cervical, 219*t*

Clasificación de Seddon, lesión nerviosa
axonotmesis, 80
neurapraxia, 80
neurotmesis, 80
Clip con resorte, oclusión tubaria, 295-296, 296*f*
Clítoris
anatomía, 13-14, 15*f*
drenaje linfático, 16-17, 16*f*
nervio dorsal, 15-16
Clopidogrel, 53
Clorhexidina, preparación vaginal, 527
CO_2, 73, 73*t*
Coagulación
agregación plaquetaria, pruebas, 156, 163
estado, 156, 157*t*
esterilización tubaria
coagulación bipolar, 294-295, 295*b*, 295*f*
coagulación unipolar, 295
factores de la coagulación, 156-158
hemoderivados durante la cirugía
sangre y hemoderivados, 156
transfusiones, cirugía, 156-158
hemorragia intraoperatoria, tratamiento
áreas de alto riesgo, 168-169
fármacos hemostáticos, 163-164
hemostasia, procedimientos, 164-167
preparación para la cirugía, 160-161
tratamiento quirúrgico, 161-163, 162*b*
hemorragia postoperatoria
embolización arterial, 170-171, 170*f*
reintervención, 169-170
transfusión sanguínea
autóloga, 159-160
riesgos, 159, 159*t*
vasculatura, 170-171
Coagulación bipolar, esterilización tubaria, 294-295, 295*b*, 295*f*
Coagulación unipolar, esterilización tubaria, 295
Coagulador de haz de argón, 119, 119*f*
Colectomía rectosigmoidea, 662-663, 664*f*-665*f*
Colgajo transrectal-endorrectal, avance, 595-597, 597*f*-598*f*
Colgajo de Boari, confección, 647-648, 648*f*
Colgajo de Martius, 597
Colgajo epiploico, 588-591, 591*f*
Colgajo fibrograso de Martius, 601*b*
transposición, 602, 602*f*-603*f*
Colon rectosigmoide, resección, cáncer de ovario, 481
Colon sigmoide, 468-469
Colostomía, 665-666, 666*f*
en asa transversal, 487
en doble cañón de escopeta, 469
Colpectomía, 416, 417*b*
Colpocleisis
arrepentimiento/función sexual, 576
cistoscopia intraoperatoria, 575-576
colpectomía, 572-574, 573*f*, 574*b*
colpocleisis de Le Fort, 570-571, 571*f*, 572*f*
mucosa vaginal, rectángulos, 570-571, 571*f*
procedimiento, 571, 572*b*

puntos separados, suturas absorbibles, 571, 572*f*
resección del epitelio vaginal, 571, 571*f*
vigilancia endometrial/cervical, 569-570
complicaciones, 575
evaluación preoperatoria
colpocleisis de Le Fort, vigilancia endometrial/cervical, 569-570
hidrouréter, 570
incontinencia de esfuerzo oculta, 570
mujeres mayores, evaluación preoperatoria, 569
histerectomía concomitante, 570
miorrafia del músculo elevador y perineorrafia concomitante, 574-575, 574*f*, 575*b*
procedimientos obliterantes, 568-569
vaginales, 568
prolapso de los órganos pélvicos, 568
tasas de éxito o fracaso, 576
Colpocleisis de Le Fort
mucosa vaginal, rectángulos, 570-571, 571*f*
procedimiento, 571, 572*b*
puntos separados, suturas absorbibles, 571, 572*f*
resección del epitelio vaginal, 571, 571*f*
vigilancia endometrial/cervical, 569-570
Colpocleisis más colpectomía, 572-574, 573*f*, 574*b*
Colpopexia/histeropexia anterior con malla, 506-508, 507*f*, 508*b*
Colpoplastia de Williams, 721-722, 724*f*
Colporrafia
anatomía y función
compartimento anterior, soporte, 523-524, 525*f*
niveles de soporte de DeLancey, 523, 524*f*
anterior, 527-529, 528*f*
atención postoperatoria, 539-540
enterocele, reparación
enterocele abdominal, reparaciones, 539
enterocele vaginal, reparaciones, 539
evaluación
análisis de diagnóstico inmediato, 526
antecedentes, 524-525
exploración física, 525-526
media posterior tradicional, 538
posterior, 533-536, 535*f*-536*f*
prolapso de la pared vaginal, síntomas asociados, 522-523
prolapso de las paredes vaginales anterior y posterior, 522
resultados, 540
tratamiento inicial, 526-527
tratamiento quirúrgico, 527
abordaje transanal, 537-538
abordaje vaginal, con injerto, 538
colporrafia posterior, 533-536, 535*f*-536*f*
colposacroperineopexia, 538
compartimento anterior, injerto, 531-533, 532*f*, 533*b*
pared vaginal anterior, reparación de prolapso, procedimientos, 527-531

Colporrafia (*cont.*)
    pared vaginal posterior, reparación de prolapso, procedimientos, 533
    Procedimiento STARR (resección rectal transanal mediante engrapado), 538
    reparación de localización específica, 536-537, 538f
Colposacroperineopexia, 519, 538
Colposacropexia, 513
    abdominal, 195, 195f
    abordaje de mínima invasión, 518-519
    asistida por robot, 195, 195f
    colposacroperineopexia, 519, 538
    complicaciones, 520
    consideraciones postoperatorias, 519
    consideraciones preoperatorias, 513
    indicaciones, 520
    laparoscópica, 518
    procedimiento, 514b
    resultados, 519-520
    robótica, 518
    sacrohisteropexia, 519
    técnica quirúrgica, 514-518
        cúpula vaginal, disección, 515-516, 515f, 516f
        malla, fijación, 516-518, 516f, 517f, 518f
        promontorio sacro, disección, 514-515, 514f
Colposcopia
    equipo, 733, 734f
    fístulas rectovaginales, 583
    microperforación, 721, 721f
    vagina y cuello uterino, 733-734, 734f
Colposuspensión, vejiga, 636-637
Compartimento anterior
    colporrafia, 523-524, 525f
    reparación, 531-533, 532f, 533b
Complejo músculo coccígeo-ligamento sacroespinoso (CSE), 501-502, 502f
Complicaciones intraoperatorias
    uréter
        anatomía quirúrgica, 633-635, 634f, 635f
        cirugía ovárica, 638-639, 639f
        cirugía pélvica radical, 640
        cirugía retropúbica, 639
        colgajo de Boari, confección, 647-648, 648f
        diagnóstico intraoperatorio, 640-641, 640t, 641f
        diagnóstico postoperatorio, 641-642
        elementos frecuentes, 642
        histerectomía, 638
        incidencia, 633
        interposición ureter-íleon, 648-649, 649f
        lesión ureteral aguda, 642-644, 643f, 644f
        lesión, localización y mecanismo, 642, 642t
        prolapso vaginal, 639-640
        psoas, fijación, 645-647, 646b, 647f
        ureteroneocistostomía, 644-645, 645f, 646b
    uretra
        anatomía quirúrgica, 636
        cirugía ginecológica, 649
    vejiga
        anatomía quirúrgica, 635
        cabestrillo, cirugía, 637-638
        colposuspensión, 636-637
        diagnóstico postoperatorio, 638
        histerectomía, 636, 637f
        prolapso, reparación, 637
Complicaciones oculares, 75
Complicaciones por lesiones térmicas
    cirugía con láser, 241-242
    electrocirugía, 241-242
Complicaciones quirúrgicas, electrocirugía, 251-252
Compresión uterina, suturas, 754, 754f
Conducto de Alcock, 14-15, 14f
Conducto de Nuck, 10, 11
Conducto pudendo (Alcock), 14-15, 14f
Conización cervical, 453
Conización quirúrgica con bisturí, displasia cervical, 407-408, 408f, 409b
Consola quirúrgica, sistema quirúrgico daVinci®, 189-190, 190f
Control hídrico y tratamiento con hemoderivados, impregnación anestésica
    hemorragia intraoperatoria, 71-73
    líquidos, administración perioperatoria, 71, 72t
Coronariopatía, valoración cardíaca perioperatoria, 45, 47f
Corriente alterna (CA)
    fuerzas, 110
    radiofrecuencia, 110
Corriente, densidad
    definición, 110
    electrocirugía, 112, 113f
Corticoesteroides, 53-54
Creatinina, atención preoperatoria, paciente ginecológica, 48
Crioterapia, 406-407
    lesión vulvar, 280, 280b, 281t, 406-407
    tratamiento del cáncer de cuello uterino, 406-407
Cromopertubación, 174
Crura, 13-14, 18-19
Cuello uterino
    histeroscopia diagnóstica, 239-240
    lesión, dilatación y legrado, 225
Cuestionario STOP-Bang: *Screening Tool for Obstructive Sleep Apnea*, 44, 45t
Cuidados postoperatorios
    cardiopatía, 43-44
        estenosis aórtica, 203
        estenosis mitral, 204
        hipertensión, 203
        infarto de miocardio, 204
        prolapso mitral, 204
        valvulopatía, 203-204
    colporrafia, 539-540
    embarazo ectópico, 711-712
    enterocele, reparación, 539-540
    ginecología (*véase* Ginecología, atención postoperatoria)
    histerectomía abdominal, 379
    histerectomía vaginal, 361-362
    tubo digestivo, complicaciones
        alimentación parenteral total, 209-210
        fármacos antieméticos, 207, 208t
        íleo postoperatorio, 207-208
        intestino delgado, obstrucción, 208-209
        náuseas y vómitos postoperatorios, 207
Cuidados preoperatorios
    creatinina, paciente ginecológica, 48
    diabetes, paciente ginecológica, 44
    electrocardiograma, paciente ginecológica, 48
    embarazo, 48
    infecciones, 49-50
    obesidad, 140
Cuidados preoperatorios de la paciente ginecológica
    ácido acetilsalicílico, 53
    antibióticos profilácticos, 49
    anticoagulación perioperatoria, tratamiento, 52-53
    anticuerpos, tipificación y pruebas cruzadas, 48
    asesoramiento, 43
    Chlamydia, 50
    creatinina, 48
    diabetes, 44
    dolor crónico, pacientes, 52
    electrocardiograma, 48
    electrólitos y creatinina, 48
    embarazo, pruebas, 48
    endocarditis infecciosa, 50
    estrategias perioperatorias, factores de riesgo, 48-53
    estudio POISE, 48-49
    evento adverso cardíaco, 48-49
    factores de riesgo, control, 48-53
    factores de riesgo específicos, 46
    fármacos, 53-55
    glucemia, control, 50
    gonorrea, 50
    hematócrito, pruebas, 46
    hemorragia, 51-52
    hígado, pruebas, 48
    infección, 49-50
    infecciones del sitio quirúrgico, 49-50
    insuficiencia suprarrenal, perioperatoria, 53-54
    preparación del sitio quirúrgico, afeitado, 50
    preparación intestinal, 50-51
        electrocardiograma, 48
        hemograma, 46
        pruebas de coagulación, 46-48
        radiografía de tórax, 46
    pruebas cardíacas, 46-48
    pulmones, pruebas, 48
    riesgo quirúrgico, 43-47
    sistema de recuperación mejorada, 55, 55t-56t
    suplementos herbolarios y nutricionales, 54-55
    transfusión, 51-52
    trombosis venosa, prevención, 50
    uroginecología, procedimientos, 49-50
    vaginosis bacteriana, 50
    warfarina, 52-53
    yodopovidona, 50
Culdoplastia de Halban, 517f, 539

ÍNDICE ALFABÉTICO DE MATERIAS

Culdoplastia de McCall, 494-496, 509
   enterocele vaginal, reparaciones, 539
Culdoplastia de Moschowitz, 539
Culdoplastia posterior. *Véase* Culdoplastia de McCall
Cúpula vaginal, disección, 515-516, 515*f*, 516*f*

D

daVinci®, sistema quirúrgico
   componentes
      carro de cabecera, 190, 190*f*
      consola quirúrgica, 189-190, 190*f*
      EndoWrist®, instrumental, 190-191, 190*f*
      Vision®, sistema, 191
      elección de instrumental, 190
Defecación obstruida, 522-523
Defecografía, 526
Dehiscencia de la herida, 132, 150-152
   evisceración, 150-152
   incisión, tipos, 150-151
   patogenia, 150
   tratamiento, 151
DEIC. *Véase* Dispositivo electrónico implantable cardíaco 125-126
Delírium, postoperatorio, 202-203
   diagnóstico, 202-203
   evaluación de la paciente, 203
   factores de riesgo, 202-203, 203*t*
   tratamiento, 203
Derivación fecal, reparación quirúrgica, fístulas rectovaginales, RVFs, 600
Derivación urinaria, vías urinarias inferiores, fístula, 593
Desecación, definición, 113-114
Desfibrilador implantable cardíaco, tratamiento, 126
Desnitrogenación, 67
Diabetes, atención preoperatoria, paciente ginecológica, 44
Diafragma, resección tumoral, cáncer de ovario, 482-484
Diafragma urogenital, 18
Diagnóstico, procedimientos, histeroscopia, 239-240, 240*b*, 240*f*
Diálisis, anomalías ginecológicas, 45
Dieta, 201
Dietilestilbestrol, 448
Digoxina, 54
Dilatación cervical, dilatación y legrado, 221-222, 221*f*-222*f*
Dilatación y legrado
   agarre manual total, 223*f*
   anestesia local, 220
   anestesia regional/general, 220
   antibióticos profilácticos, 219
   asesoramiento preoperatorio, 219
   biopsia endometrial, 222-224, 224*f*
   colocación de la paciente, 220
   complicaciones inmediatas
      hemorragia, 224
      lesión cervical, 225
      perforación uterina, 224-225
   complicaciones tardías
      adherencias intrauterinas, 226
      hemorragia, 225
      infección, 225-226
   contraindicaciones, 218
   dilatación cervical, 221-222, 222*f*
   dilatadores de Hegar, 222*f*
   dilatadores de Pratt, 222*f*
   EndoSampler®, 224*f*
   evaluación preoperatoria
      antecedentes, 218-219
      exploración física, 219
   exploración pélvica, 221
   Flexisound®, 221, 221*f*-222*f*
   histeroscopia, papel, 224
   imagen, papel, 219-220
   indicaciones, 218, 219*t*
   legrado, 222, 223*f*
   legras uterinas de Sims, 223*f*
   Os Finder®, 222*f*
   pinzas de un diente, 221, 221*f*
   pinzas para pólipos, 223*f*
   Pipelle®, 224*f*
   preparación y visualización, 221
   tratamiento de pacientes en anticoagulación, 226
Dilatadores cervicales, 96
   Laminaria®, 265-266, 266*f*
   osmóticos, 265, 265*f*
Dilatadores uterinos, 218
Dióxido de carbono, medios, histeroscopia, 238
Disección, técnicas, 103
Disección cortante, 183
Disección de fondo de saco posterior, 184-185
Disección roma, 104, 105*f*
   con tijera cerrada, 104, 104*f*
Disfunción miccional, cabestrillo pubovaginal, 563
Disfunción rectal, 467
Dispareunia de nueva aparición, 556
Displasia cervical
   comparación de métodos, 411
   embarazo, 412
   extirpación, técnicas, 407
      atención postoperatoria, 410-411
      complicaciones, 411-412
      conización quirúrgica, procedimiento, 407-408, 408*f*, 409*b*
      factores de riesgo, 412*t*
      procedimiento de resección electroquirúrgica con asa, 408-410, 409*t*, 409*f*, 410*f*, 411*b*
      resultados obstétricos, 412*t*
   indicaciones para pacientes, 412
   procedimientos ablativos
      crioterapia, 406-407, 407*f*
      láser de dióxido de carbono, tratamiento, 407
      ventajas, 406
      virus del papiloma humano, 406
Dispositivo electrónico implantable cardíaco (DEIC), 125-126
   atención preoperatoria, 126
   efectos adversos, 126
Dispositivo electroquirúrgico, 479
Dispositivo intrauterino (DIU), anticonceptivo, 218
Dispositivos de engrapado, 97-98, 97*f*, 176
Dispositivos de succión, 96-97
Dispositivos endomecánicos, 176, 177*f*
Dispositivos implantables, electrocirugía, 125-126
Distensión, medios, histeroscopia
   medios gaseosos, 238
   procedimientos quirúrgicos, 240-241, 241*b*
Diuréticos, 54
Dolor, tratamiento postoperatorio
   catecolaminas, 200
   fentanilo, 201
   fisiología, 200-201
   hidromorfona, 201
   morfina, 201
   no opiáceos, fármacos, 201, 201*t*
   opiáceos, fármacos, 201, 201*t*
   valoración preoperatoria, 200
Dolor pélvico
   adherencias pélvicas, enfermedad, 671-672
   antecedentes, 671
   cirugía, 672-673
   etiología, 671
   ovarios, vestigios, resección, 681-682
   suspensión ovárica, 683, 683*f*
   suspensión uterina, 682-683, 682*f*, 683*f*
Drenaje
   activo, 148
   pasivo, 148
Drenaje de Blake, 148
Drenaje de catéter transuretral/suprapúbico, 593
Drenaje de Jackson-Pratt, 148, 593
Duplicación vaginal sin obstrucción, 726*b*

E

Ecografía
   embarazo cervical, 708, 708*f*
   embarazo de cuernos vestigiales, 711
   embarazo ectópico abdominal, 709
   embarazo ectópico sobre cicatriz de cesárea, 701, 701*f*
   embarazo ectópico, diagnóstico, 696
   embarazo heterotópico, 710, 710*f*
   embarazo intersticial, 703, 704*f*
   embarazo ovárico, 706
   endoanal, 583
   endovaginal, embarazo ectópico tubario, 696, 697*f*
   histeroscopia uterina, cirugía, 243-244
   leiomioma uterino, 325
Edema pulmonar, 205-206
Efecto farádico, 110, 125
Eje vaginal, 22*f*
Ejercicios de Kegel, 546
Electricidad
   flujo, 110
   medicina, 110
   uso, 109-110
Electrocardiograma, atención preoperatoria, paciente ginecológica, 48
Electrocauterios, 109-110
   monopolares, 191
Electrocirugía
   circuitos
      circuitos monopolares *vs.* bipolares, 112-113, 113*f*
      efectos sobre el tejido, 114-116, 114*t*

Electrocirugía (cont.)
    ondas continuas vs. interrumpidas, 113-114, 114t
    complicaciones, 251-252
    daños, 126-127
    definición, 110
    desarrollo, 109-110
    dispositivos implantables, 125-126
    embarazo, 125
    historia, 109-110
    perforaciones corporales y prótesis, 125
    principios, 110-111, 111f
    seguridad de la paciente
        acoplamiento capacitivo, 117-118, 117f, 118f
        acoplamiento directo, 117
        activación abierta, 116-117
        aislamiento, falla, 117
        electrodo activo, monitorización, 118, 118f
        instrumentos bipolares, 119-120
    usos
        ablación bipolar endometrial, 121, 122f
        histeroscopia instrumentada, 120-121
Electrocirugía bipolar, 112-113, 114f
    instrumentos
        primera generación, 119
        segunda generación, 119-120
Electrodo activo, monitorización, 118, 118f
Electrodo bipolar, histeroscopia, 233, 235f
    Versapoint®, 233, 235f
Electrodo de aguja, 160-161
Electrodo de retorno
    electrodo dispersivo, 111-112
    vigilancia, 112
Electrodo en balón
    ablación endometrial, 248-249, 249f
    histeroscopia, 233f
Electrodo en barril, histeroscopia, 233f
Electrodo monopolar, histeroscopia, 233
Electrodos dispersivos (almohadillas de retorno), 111-112, 112f
Electrólitos, 202
    anomalías, atención preoperatoria, paciente ginecológica, 48
    séricos, 202
Embarazo. *Véanse también* Parto; Embarazo ectópico
    atención preoperatoria, 48
    displasia cervical, 412
    electrocirugía, 125
    esterilización, después de, 303
Embarazo cervical, 707-709, 708f
Embarazo de cuernos vestigiales, 711
Embarazo ectópico
    atención postoperatoria, 711-712
    diagnóstico
        aspiración diagnóstica, 698-699, 698f
        ecografía transvaginal, 696, 697f
        hCG sérica, prueba, 696-698, 697t
        laparoscopia diagnóstica, 699
        mujeres asintomáticas, detección temprana, 695-696
    DIU, 695
    embarazo cervical, 707-709, 708f
    embarazo de cuernos vestigiales, 711
    embarazo ectópico abdominal, 709-710
    embarazo ectópico sobre cicatriz de cesárea, 701-703, 701f, 702b
    embarazo heterotópico, 710-711, 710f
    embarazo intersticial
        asintomático, 703
        diagnóstico, 703
        ecografía, 703, 704f
        embarazo cornual, 703
        factores de riesgo, 703
        frente a angular, 703
        morbilidad y morbilidad, 703
        persistencia, 704-705
        tratamiento quirúrgico, 703-706, 705f
    embarazo ovárico, 706-707, 707b, 707f
    embarazo tubario, 699-701, 699f-700f, 701b
    factores de riesgo, 695
    mortalidad materna, 695
    tasas, 695
    ubicaciones, 695, 696f
Embarazo ectópico abdominal
    atención, 709
    diagnóstico, 709
    estudios de caso, 710
    factores de riesgo, 709
    incidencia, 709
    mortalidad perinatal, 709
    necrosis placentaria, 710
    resonancia magnética, 709
Embarazo ectópico de cicatriz de cesárea, 701-703, 701f, 702b
Embarazo ectópico ovárico
    ecografía, criterios diagnósticos, 706
    incidencia, 706
    laparoscopia, 707, 707f
    síntomas, 706
    tratamiento quirúrgico, 707
Embarazo ectópico tubario, 699-701, 699f-700f, 701b
Embarazo heterotópico, 710-711, 710f
Embarazo intersticial
    asintomático, 703
    diagnóstico, 703
    ecografía, 703, 704f
    embarazo cornual, 703
    factores de riesgo, 703
    frente a angular, 703
    morbilidad y mortalidad, 703
    pegamento de fibrina, 706
    persistencia, 704-705
    tratamiento quirúrgico
        abordaje de mínima invasión, 703
        abordaje transcervical, 705-706
        cornuostomía laparoscópica, 703-704
        laparotomía, 706
        resección cornual laparoscópica, 705, 705f
Embarazo intrauterino, pérdida. *Véase* Aborto espontáneo
Embolia gaseosa, histeroscopia instrumentada, complicaciones, 251-252
Embolia pulmonar, 467
Embolización
    arterial, 170-171, 170f
    de la arteria uterina, 325
    intravascular, 170-171
Empaquetamiento pélvico, hemorragia, 761
Endocarditis infecciosa, 50
Endometriomas
    ováricos, 676-677, 677f
    vesicales, resección, endometriosis, 678, 678f
Endometriosis
    ablación/fulguración, 672
    cirugía robótica, 195
    diagnóstico patológico, 672
    dolor y fertilidad, resultados, 672
    en el apéndice, 678-679, 679f-680f
    evaluación laparoscópica, 672
    extrapélvica, 681
    pared abdominal, 681
    rectal, 677
    tratamiento quirúrgico
        endometriomas ováricos, 676-677, 677f
        endometriomas vesicales, resección, 678, 678f
        endometriosis, pared abdominal, 681
        endometriosis apendicular, 678-679, 679f-680f
        endometriosis extrapélvica, 681
        endometriosis rectal, 677
        fondo de saco, resección de lesiones, 674-676, 675f, 676f
        implantes, resección, 674, 674f-675f
        neurectomía presacra, 679-681, 680f-681f
        resección y extirpación, 677-678
        terapia hormonal, 673, 673t
Energía
    dispositivos de suministro, 177
    cinética, 110
    ultrasónica, instrumental, 191
Enfermedad de Crohn, 600
    fístulas rectovaginales por enfermedad de Crohn, 584
Enfermedad de la tiroides, hemorragia menstrual, 325
Enfermedad de Paget, 426-427, 427f
Enfermedad de von Willebrand, 158t, 218
Enfermedad intestinal inflamatoria, 580
Enfermedad pélvica inflamatoria (EPI), tratamiento quirúrgico
    algoritmo, 687, 687f
    antibióticos, 688-690, 689t
    atención intraoperatoria, 691-693, 691f, 692f
    consideraciones postoperatorias, 693
    diagnóstico, 688t
    drenaje percutáneo, 690, 690b
    epidemiología microbiana, 686
    etiología, 686
    factores de riesgo, 686-687
    heridas, atención, 693
    infección, secuelas, 688
    manifestaciones clínicas, 687
    planificación preoperatoria, 690-691, 691f
    tratamiento quirúrgico tardío, 693
Enfermedad vulvar benigna, tratamiento, 273
Enfisema subcutáneo, 75
Enterocele, reparación, 523, 524f
    abdominal, 539
    anatomía y función
        compartimento anterior, soporte, 523-524, 525f

niveles de soporte de DeLancey, 523, 524*f*
atención postoperatoria, 539-540
evaluación
   análisis de diagnóstico inmediato, 526
   antecedentes, 524-525
   exploración física, 525-526
prolapso de la pared vaginal, síntomas asociados, 522-523
prolapso de las paredes vaginales anterior y posterior, 522
resultados, 540
tratamiento inicial, 526-527
tratamiento quirúrgico
   abordaje transanal, 537-538
   colporrafia posterior, 533-536, 535*f*-536*f*
   colposacroperineopexia, 538
   compartimento anterior, injerto, 531-533, 532*f*, 533*b*
   pared vaginal anterior, reparación de prolapso, procedimientos, 527-531
   pared vaginal posterior, reparación de prolapso, procedimientos, 533
   procedimiento STARR (resección rectal transanal mediante engrapado), 538
   reparación de localización específica, 536-537, 538*f*
   vaginal, 539
Empaquetamiento quirúrgico, ligadura vascular, 166, 167*f*
Episioproctotomía, 598
Episiotomía, 578
   complicaciones
      extensión, 581-582
      hematoma, 582-583
      infección y dehiscencia, 583-585
   episiotomía de línea media, 579-580
   episiotomía mediolateral, 579-581, 585*f*
   episiotomía, reparación primaria, 580-581, 589*f*, 590*b*
   incidencia, 578-580
   indicaciones, 578-579
   lesiones obstétricas del esfínter anal (LOEA)
      antibióticos, 588-595
      fístula rectovaginal, 593
      incidencia y factores de riesgo, 584-585
      incontinencia fecal, 579*t*, 593
      infección y deterioro de la herida, 592-593
      perineo, cuidados, 588
      reparación primaria, técnica, 585-603, 590*f*-591*f*
      reparación superpuesta, 586-588, 592*f*
      reparación tardía, 593-595
      reparación terminoterminal, 585-586, 591*f*
      seguimiento, 588-593
      tratamiento posparto, 590
Equipo, falla, complicaciones de la histeroscopia instrumentada, 252
Equivalentes metabólicos, 45
ERV. *Véase* Espacio rectovaginal
Esfínter, disfunción intrínseca, 543-544
Esfínter anal, 19-20, 19*f*
   externo (EAE), 580
   interno (EAI), 580
Espacio de Retzius prevesical, 29*f*, 32

Espacio de Retzius/espacio retropúbico, disección, 107, 133-137, 135*f*-136*f*
Espacio pararrectal, 459, 479*t*
   hemorragia, 168
   hemorragia pélvica, control, 168
Espacio paravesical, 459, 479*t*
   disección, 107-108
Espacio presacro
   disección, 107
   espacios retroperitoneales y pared pélvica lateral, 35-38, 36*f*
   hemorragia, 169
   hemorragia pélvica, control, 169
Espacio rectovaginal, 29*f*, 33, 463-464, 479, 479*t*, 501*f*, 516*f*
Espacio retroperitoneal pélvico
   uréter pélvico, 10*f*, 39
   vasos ilíacos internos, 38-39, 38*f*, 39*t*
Espacio retropúbico, 479*t*, 549*f*
   hemorragia, 168
Espacio vesicocervical, 33
Espacio vesicovaginal, 33, 479*t*
Espacios retroperitoneales
   espacio presacro, 35-38, 36*f*
   espacio retroperitoneal pélvico
      uréter pélvico, 10*f*, 39
      vasos ilíacos internos, 38-39, 38*f*, 39*t*
   estructuras, 34-35, 35*f*
   vasos linfáticos, 39-40
Espéculo de Sims/hojas separadas, 582
Esplenectomía, cáncer de ovario, 484, 484*f*
Estatinas, 54
Estenosis
   aórtica, 203
   mitral, 204
Esterilización
   eficacia, 302-303
   embarazo, tasas, 288, 289*t*
   histeroscopia, 246-247
   minilaparotomía, 289-293
   seguridad, 303
Esterilización, arrepentimiento
   definición, 303
   esterilización tubaria, 305
Esterilización tubaria, 173
   arrepentimiento, 304-305
   cambios menstruales, 304
   cirugía laparoscópica, 293-298
      aguja de Veress, 294
      anestesia general, 293
      coagulación bipolar, 294-295, 295*b*, 295*f*
      coagulación unipolar, 295
      colocación de la paciente, 293
      complicaciones, 297-298, 298*t*
      incisión, 293-294
      obstrucción tubaria, métodos no térmicos, 295-297, 296*f*, 297*f*
   cirugías histeroscópicas, 298-300, 298*f*
      complicaciones, 300, 300*t*
      microinsertos, 299*b*
   complicaciones tardías y a largo plazo, 303-304
   dolor pélvico, 304
   embarazo tardío, 303-304
   estudio CREST, 303
   reacciones alérgicas e hipersensibilidad, 304
   riesgo ectópico, 304

eficacia, 302-303
evaluación preoperatoria, 288-289
diferida, 290-292
   método de Parkland, 291, 292*f*
   procedimiento de Pomeroy modificado, 290-291, 291*f*
método de Parkland, 291, 292*f*
minilaparotomía, 289-293
   complicaciones, 292-293
   morbilidad, 289-290
perspectivas históricas, 288
posparto, 290
salpingectomía bilateral, 300-302
   cesárea, 301
   complicaciones, 302
   diferida, 301-302
   posparto, 301
   seguridad, 303
Estómago, 651, 652*f*
Estreñimiento, 522-523
Estribos
   con botas, 83-84, 84*f*
   en bastón, 84, 85*f*
Estructuras eréctiles, inervación autónoma, 16
Estudio POISE, 48-49
European Society of Hysteroscopy (ESH), 329, 329*t*
Evaluación cardíaca, atención preoperatoria, pacientes ginecológicas, 46-48
   electrocardiograma, 48
   hemograma, 46
   pruebas de coagulación, 46-48
   radiografía de tórax, 46
Evaluación de la vía aérea, 62-63
Eventración, 150-152
Evisceración, herida, 150-152
   cierre por segunda intención, 151*f*
Exploración pélvica retroperitoneal, 105-108
Extirpación, endometriosis, 677-678
Extracción tisular, laparoscopia quirúrgica, 181, 181*f*

F

Fármacos, tratamiento perioperatorio, 53-55
Fascia, cierre, 194
   dispositivos, laparoscopia, 181-183, 183*f*
Fascia, dehiscencia, 132
Fascia de Camper, 2, 3*t*, 13*t*, 39*t*
Fascia de Colles, 13
Fascia de Denonvilliers, 30-31, 523
Fascia de Scarpa, 13
Fascia endopélvica, 492, 523
   definición, 28, 32
Fascia perirrectal, 523
Fascia pubocervical, 523
Fascia rectovaginal, 30-31, 523
Fascia transversal, 6
   espacio prevesical, 32-33
   pared abdominal anterior, 6*f*, 8
Fenazopiridina, 582
Fibras de Luschka, 22
FIGO. *Véase* International Federation of Gynecology and Obstetrics (FIGO)
Fístula rectovaginal, reparación
   alta, 595, 596*f*
   baja, 598-600, 599*f*
   media, 595-597, 597*f*-598*f*

Fístula transperitoneal, reparación, fístula de vías urinarias inferiores, 588-592, 590f-591f
Fístula vesicovaginal retropúbica intravesical, reparación, 592-593, 592f, 594f
Fístulas, tratamiento, 657-658, 657t
Fístulas no obstétricas, vías genitales inferiores, 579-580
Fístulas obstétricas, vías genitales inferiores, 578-579
Fístulas rectovaginales, 578, 593
   diagnóstico y evaluación, 582-583
   etiología y epidemiología, 578-580
      fístulas no obstétricas, vías genitales inferiores, 579-580
      fístulas obstétricas, vías genitales inferiores, 578-579
   interposición tisular, 601-603, 602f-603f
   presentación clínica, 581
   reparación quirúrgica
      derivación fecal, 600
      fístula rectovaginal baja, reparación, 598-600, 599f
      fístula rectovaginal media, reparación, 595-597, 597f-598f
      incontinencia fecal, 600-601
      reparación abdominal, 595, 596f
      reparación transvaginal, procedimiento, 596b
      resultados quirúrgicos, 600
   tratamiento conservador, 584-585
Fístulas uretrovaginales, 593, 594f
Fístulas vesicovaginales, 578
   diagnóstico y evaluación, 581-582
   etiología y epidemiología, 578-580
      fístulas no obstétricas, vías genitales inferiores, 579-580
      fístulas obstétricas, vías genitales inferiores, 578-579
   fístula de vías genitales inferiores, tratamiento quirúrgico, 578, 579t, 585-603
      consideraciones perioperatorias, 585-586
      reparación de fístulas, principios, 586-588, 586t
   interposición tisular, 601-603, 602f-603f
   presentación clínica, 580-581, 581t
   procedimiento, 590b
   reparación, 589f, 593
   reparación quirúrgica, 580-581, 581t
      abordaje abdominal, 588-593
      abordaje vaginal, 588
      derivación urinaria, para reparación, 593
      diagnóstico y evaluación, 581-582
      fístula transperitoneal, reparación, 588-592, 590f-591f
      fístula vesicovaginal, reparación, atención postoperatoria, 593
      fístula vesicovaginal retropúbica intravesical, reparación, 592-593, 592f, 594f
      incontinencia urinaria, 595
      resultados quirúrgicos, 593-595
      tasas de éxito, 594-595
      tratamiento conservador, 583-584

Flanco, músculos, 3,4
Fondo de saco, anomalías, 479
   endometriosis, resección, 674-676, 675f, 676f
   pélvico
      anterior y posterior, 32
      espacio retropúbico/prevesical, 29f, 32-33
      espacio retrovaginal, 29f, 33
      espacio vesicovaginal y vesicocervical, 33
      ligamento sacroespinoso y agujero ciático mayor, 33-34, 33f
Fondo de saco anterior, 174
Fondos de saco vesicouterino y rectouterino, 32, 32f
Fosa isquiorrectal, 12f, 504-505
Fosa obturatriz
   hemorragia, 168
   hemorragia pélvica, control, 168
Fosa oval, ganglios linfáticos, 17
Fragilidad, 46
Fragmentación, técnica, 359
FRV. *Véase* Fístulas rectovaginales
Fulguración, 113-115
Función hepática, pruebas, atención preoperatoria, paciente ginecológica, 48
FVV. *Véase* Fístulas vesicovaginales (FVV)

G
Ganglio de Frankenhäuser, 25, 37-38
Ganglio sentinela, 451
   cáncer de endometrio, 432
      abordaje quirúrgico, 441-443
      detección precisa, 441
      distribución, 442f
      ganglios linfáticos, algoritmo de valoración, 443, 443f
      inyección, 441, 441f
      objetivo, 441
      pasos, 443b
      patología, 443
   cáncer de vagina, 417
   histerectomía radical, 465
Ganglios linfáticos pélvicos, valoración, 456
Gastrostomía, colocación, cáncer de ovario, 487, 487f
Generador de luz, halógeno, histeroscopia, 229
Genitales
   anatomía externa, 415f
   externos, 10, 11f-12f
   irrigación y drenaje linfático, 23f, 24-25
   lesiones
      accidental *vs.* intencionada, 736, 736t
      cierre de heridas, indicaciones, 737
      reparación, 737
      reparación quirúrgica, 737
      sin afectación al himen, 737
      tratamiento, 736-737, 737b
Ginecología, atención postoperatoria
   atención postoperatoria inmediata
      deambulación temprana, 200
      dieta, 201
      dolor, tratamiento, 200-201
      expansión pulmonar intensiva, 200
      líquidos y electrólitos, 202
      registro intraoperatorio anestésico, 200

   atención postoperatoria intermedia
      complicaciones cardíacas, 203-204
      complicaciones gastrointestinales
      complicaciones pulmonares, 204-207
      complicaciones renales y desequilibrios electrolíticos, 210-211
      cuidado de heridas, 212
      delírium postoperatorio, 202-203
      transfusión postoperatoria, 211-212
      tromboembolia venosa, 212-215
Ginecología de la adolescente
   asesoramiento preoperatorio, 732
   atención perioperatoria, 732-733
   cirugía ovárica, 738-742
   consentimiento quirúrgico, 732, 732t
   exploración bajo anestesia y colposcopia, 733-734
   insuflación, 738
   laparoscopia
      abordaje peritoneal, 738
      colocación de la paciente, 737-738
      equipo, 737-738, 737f
      insuflación, 738
      laparoscopia, incisión simple, 738
      preparación vaginal, 737-738
      presión intraabdominal, 738, 738t
      ventajas, 737
   lesiones genitales, tratamiento, 736-737
   planificación quirúrgica, 732
   quimioprofilaxis, 732
   torsión ovárica, tratamiento, 742-743
   tromboembolia venosa, 732
   variantes himeneales, tratamiento, 734-736
Ginecología pediátrica
   asesoramiento preoperatorio, 732
   atención perioperatoria, 732-733
   cirugía ovárica, 738-742
   consentimiento quirúrgico, 732, 732t
   exploración bajo anestesia y colposcopia, 733-734
   insuflación, 738
   laparoscopia
      abordaje peritoneal, 738
      colocación de la paciente, 737-738
      equipo, 737-738, 737f
      insuflación, 738
      laparoscopia, incisión simple, 738
      preparación vaginal, 737-738
      presión intraabdominal, 738, 738t
      ventajas, 737
   lesiones genitales, tratamiento, 736-737
   planificación quirúrgica, 732
   quimioprofilaxis, 732
   torsión ovárica, tratamiento, 742-743
   tromboembolia venosa, 732
   variantes himeneales, tratamiento, 734-736
Ginecología pediátrica y adolescente
   asesoramiento preoperatorio, 732
   atención perioperatoria, 732-733
   cirugía ovárica, 738-742
   consentimiento quirúrgico, 732, 732t
   exploración bajo anestesia y colposcopia, 733-734
   insuflación, 738
   laparoscopia

abordaje peritoneal, 738
colocación de la paciente, 737-738
equipo, 737-738, 737f
insuflación, 738
preparación vaginal, 737-738
presión intraabdominal, 738, 738t
ventajas, 737
lesiones genitales, tratamiento, 736-737
planificación quirúrgica, 732
quimioprofilaxis, 732
torsión ovárica, tratamiento, 742-743
tromboembolia venosa, 732
variantes himeneales, tratamiento, 734-736
Glándula(s) de Bartolino
abscesos, 276-277
anatomía, 12, 14
carcinomas, 277, 427-428
incisión y drenaje con catéter de Word, 277-278, 277b
marsupialización, 278-279, 278f
material para la colocación, 277, 277b
quistes, 276
resección, 279-280, 279t, 279f, 280t
ubicación, 276, 276f
vestibular mayor, 12, 14
Glándulas sudoríparas
apocrinas, 13
ecrinas, 13
región vulvar, 13
Glicina, solución de baja viscosidad, histeroscopia, 237t, 238
Glucemia, control, paciente ginecológica, 50
Gonadotropina coriónica humana β (β-hCG)
embarazo ectópico, 696-698, 697t
resección quirúrgica/disección, 707
Gonorrea, 50
Gore-tex®, 560
Guías de agujas, 93-94, 94f

H

Hábito tabáquico, alteraciones ginecológicas, 45
Haz neurovascular obturador, 552, 558-560
Hematócrito, atención preoperatoria, paciente ginecológica, 46
Hematoma, 582-583
pélvico, histerectomía vaginal, complicaciones, 361
Hemivagina, obstrucción, anomalía renal ipsilateral, 719-720, 720f
Hemoderivados, 158, 158t
tratamiento, hemorragia, 760-761
Hemorragia, 51-52
aborto, complicaciones quirúrgicas, 267
áreas de alto riesgo, 168-169
atención, 169-171
atención intraoperatoria
compresión aórtica, 761
empaquetamiento pélvico, 761
fármacos hemostáticos, 761
hemoderivados, tratamiento, 760-761
recuperación de sangre intraoperatoria, 761
cirugías histeroscópicas, 251
complicaciones (*véase* Hemorragia pélvica)
dilatación y legrado, 224-225

factores de la coagulación y plaquetas, 156
fármacos hemostáticos, 163-164, 163t
histerectomía vaginal, complicaciones, 361
lesión, histerectomía vaginal, complicaciones, 361
riesgo, valoración preoperatoria, 156
Hemorragia arterial, pelvis, 161
Hemorragia intraoperatoria, 709
control pélvico
áreas de alto riesgo, 168-169
fármacos hemostáticos, 163-164
hemostasia, procedimientos, 164-167
preparación para la cirugía, 160-161
tratamiento quirúrgico, 161-163
histeroscopia, 251
Hemorragia obstétrica, cirugía
consideraciones perioperatorias
catéteres intravasculares, 760
endoprótesis ureteral, colocación retrógrada, 759-760
momento del parto, 759
hemorragia posparto
diagnóstico y evaluación, 750-753
etiología, 751
fármacos uterotónicos, 748-749, 749t
placenta acreta, 750, 762
histerectomía periparto
complicaciones y resultados, 761-762, 762t
histerectomía periparto de urgencia, 757-759
placenta acreta, no prevista, 756-757
placenta acreta, sospecha, 754-756
informes, 749
instrumental, 748-749, 750t
preservación uterina, maniobras quirúrgicas, 753-754
Safe Motherhood Initiative Obstetric Hemorrhage Protocol, 748-749, 750t
sistemas, preparación, 748-749
transfusión masiva, consideraciones, 748-749, 749t
tratamiento intraoperatorio, 760-761
valoración del riesgo, 748, 749t
Hemorragia pélvica
agregación plaquetaria, pruebas, 156, 163
factores de la coagulación, 156-158
hemoderivados durante la cirugía, 156-158
sangre y hemoderivados, 156
transfusiones, cirugía, 156-158
factores de la coagulación, 156-158
hemorragia intraoperatoria, tratamiento
áreas de alto riesgo, 168-169
fármacos hemostáticos, 163-164
hemostasia, procedimientos, 164-167
preparación para la cirugía, 160-161
tratamiento quirúrgico, 161-163, 162b
hemorragia postoperatoria
embolización arterial, 170-171, 170f
reintervención, 169-170
hemorragia, riesgo, valoración preoperatoria, 156
transfusión sanguínea
autóloga, 159-160
riesgos, 159, 159t
vasculatura, 170-171

vigilancia postoperatoria, hemorragia intraoperatoria, 158-159
Hemorragia posparto
causas, 748
consideraciones perioperatorias, 759-760
diagnóstico y evaluación, 750-753
frecuencia, 748
histerectomía periparto, 754-759
placenta acreta, 750, 762
preservación uterina, maniobras quirúrgicas, 753-754
tejidos, 752
tono, 752
tratamiento intraoperatorio, 760-761
traumatismo
inversión uterina, 751-752
laceraciones, vías genitales inferiores, 751
rotura uterina, 751
trombina, 752-753
Hemorragia postoperatoria, 169-171
embolización arterial, 170-171, 170f
reintervención, 169-170
Hemorragia uterina anómala, 328
Hemorragia venosa, pelvis, 161-162
arteria hipogástrica derecha, ligadura, 161-162, 162f
digitopresión, 162
Hemostasia, 128-129, 571
dispositivos mecánicos, 98
pinzas, 94
fármacos, 163-164, 163t, 761
biológicamente activos, 163t, 164
exudación venosa no específica, 163, 163t
matriz seca, 163, 163t
métodos físicos, 163, 163t
parche sellador de fibrina EVARREST®, 164
selladores de fibrina, 163t, 164
sustancias fluidas, 163t, 164
procedimientos
arteria hipogástrica, ligadura, 164-165
arterias ovárica y uterina, ligadura, 166
empaquetamiento quirúrgico, 166
ovarios, ligadura, 165-166
Herida
ginecología, atención postoperatoria, 212
incisiones abdominales, clasificación, 132t
Herida, dehiscencia, 132, 150-152
evisceración, 150-152
incisión, tipos, 150-151
patogenia, 150
tratamiento, 151
Heridas, remodelación y maduración, 131
Hernia
incisional, 152
interna, 208-209
Hertz (Hz), 111
Hidrodisección, 105, 183-184
Hidrouréter, 570
Hígado, resección/biopsia, cáncer de ovario, 485
Himen tabicado, variantes, 736, 736f
Hipercalemia, 211
Hipernatremia, 211
Hiperplasia atípica, 433-434
compleja (HAC), 434

Hipertensión, 203
    anomalías ginecológicas, 44
Hipertermia maligna, 64
Hipocalemia, 211
Hipoglucemiantes orales, 54
Hipolipemiantes no estatinas, 54
Hipotermia, cirugía pélvica laparoscópica, 75
Hipovolemia, 625-627
Hisopado, 544f
Histerectomía, 493-494
    concomitante, 570
    pinzas, 94, 96f
    placenta acreta, no prevista, 756-757, 756f, 757f
    placenta acreta, sospecha, 754-756, 755b
    uréter, 638
    vejiga, 636, 637f
Histerectomía abdominal
    abdominoplastia, 378
    abordaje quirúrgico, 365-366
    anillos de separadores de Bookwalter, 368
    antecedentes, 364-365
    apendicectomía, 378
    atención postoperatoria, 379
    culdoplastia, 378
    desafíos
        fondo de saco, obliteración, 378
        mioma cervical y ecografía laparoscópica, 378-379
    evaluación y atención preoperatoria, 366
        anemia preoperatoria, 366-367
        estudios de imagen pélvicos, 366
        exploración abdominopélvica, 366
        exploración física, 366
        proceso de toma de decisiones, 366
        tamaño uterino, 366-367
    exploración bajo anestesia, 367
    histerectomía supracervical (parcial) vs. completa (total), 377
    incidencia, 365
    incisiones transversales, 367-368
    incisiones verticales, 367-368
    indicaciones, 365
    perspectivas, 365
    riesgo perioperatorio, 379-381
        adherencias, complicaciones relacionadas, 382
        adherencias, prevención, 380-381
        anomalías metabólicas, 383
        cistoscopia universal, 380
        embarazo no deseado/anticoncepción, 382
        endoprótesis ureteral, 380
        enfermedad cardiovascular, 383
        estudiantes y efectos de la enseñanza, 383-384, 384f
        función sexual, 382
        hemorragia, reducción, técnica, 380
        incontinencia, síntomas, 382-383
        lesión gastrointestinal, 382
        menopausia, 383
        mortalidad, 383
        neuropatía posquirúrgica, 382
        prolapso, 383
        rehospitalización, 383
    separadores de panículo nuevos, 368
    separadores estáticos, 368
    sonda de Foley, colocación, 367
    técnica
        amputación, 374
        arterias uterinas, disección completa, 373-374, 373f
        disección con tijeras, 372, 372f
        histerectomía supracervical, 376, 376b, 377f
        ligamento ancho, incisión, 368-369
        ligamento cardinal, pedículos, 374-375, 375f
        ligamento infundibulopélvico, fijación, 370f, 371
        ligamento redondo, 368, 369f
        manga cerrada, técnica, 375-376
        muñón cervical, cierre, 376-377, 377f
        pedículo uteroovárico, aislamiento, 371-372, 371f
        pedículo, corte, 371-372, 371f
        peritoneo, apertura, 368-369, 370f
        pinzas de Heaney, desplazamiento, 371-372, 371f
        pinzas de Heaney curvas, colocación, 373f, 374, 374b, 376f
        puntos en forma de "8", 375-376
        retroperitoneo, apertura y disección, 369b
        salpingooforectomía, 370-371
        sutura absorbible, colocación, 374, 374f
        uréter, identificación, 368-369, 370f
        vejiga, disección, 372-373, 372f, 373b
        ventana, creación con tijeras, 370-371, 370f
Histerectomía laparoscópica supracervical, 387
    antecedentes, 388
    colocación de la paciente, 390-391
    equipo, preparación, 391
    pacientes, elección y preparación, 390
    procedimientos quirúrgicos
        colpotomía, 397-399, 397f, 398f
        cuerpo uterino y vasos, 396-397, 396f
        estructuras anexas, 394-396, 394f-395f
        extracción uterina, 399
        fragmentación electromecánica, 399
        muñón vaginal, cierre, 399-401, 400f
        pasos, 400b
    puertos, colocación, 391-393, 392f
    tasa de mortalidad, 388
    ventajas, 389
Histerectomía laparoscópica total asistida por robot, 387
    colocación de la paciente, 390-391
    complicaciones, 388
    equipo, preparación, 391
    pacientes, elección y preparación, 390
    procedimientos quirúrgicos
        colpotomía, 397-399, 397f, 398f
        cuerpo uterino y vasos, 396-397, 396f
        estructuras anexas, 394-396, 394f-395f
        extracción uterina, 399
        fragmentación electromecánica, 399
        muñón vaginal, cierre, 399-401, 400f
        pasos, 400b
    procedimientos urológicos y cardíacos, 388
    puertos, colocación, 391-393, 392f
    ventajas, 389-390

vs. abordajes histeroscópicos abierto y laparoscópico, 388
Histerectomía periparto
    complicaciones y resultados, 761-762
    histerectomía periparto de urgencia, 757-759, 758b
    placenta acreta, no prevista, 756-757, 756f, 757f
    placenta acreta, sospecha, 754-756, 755b
Histerectomía periparto de urgencia, 757-759, 758b
Histerectomía radical preservadora de nervios, 463-464
Histerectomía simple con evaluación de los ganglios linfáticos, 454
Histerectomía total, 378
Histerectomía total laparoscópica, 387
    antecedentes, 387-388
    colocación de la paciente, 390-391
    desafíos, 388
    equipo, preparación, 391
    fracaso, 387-388
    manipulación uterina, 393, 393f
    pacientes, elección y preparación, 390
    procedimientos quirúrgicos
        colpotomía, 397-399, 397f, 398f
        cuerpo uterino y vasos, 396-397, 396f
        estructuras anexas, 394-396, 394f-395f
        extracción uterina, 399
        fragmentación electromecánica, 399
        muñón vaginal, cierre, 399-401, 400f
        pasos, 400b
    puertos, colocación, 391-393, 392f
    ventajas, 388-389
Histerectomía total vaginal, 387
Histerectomía vaginal
    alargamiento cervical, 358, 359f
    anexectomía, 360-361
    atención postoperatoria, 361-362
    colpotomía anterior compleja, 360-361
        disección cortante, 358
        disección inferior a cesárea, 358, 358f
        instrumental romo, 358
        llenado retrógrado, vejiga, 358
    complicaciones, 361
    consideraciones intraoperatorias
        anestesia local preventiva, 351
        cistoscopia, 357
        colocación de la paciente, 352
        colpotomía anterior, 354-355, 354f
        colpotomía posterior, 353-354, 353f
        consideraciones ergonómicas, 352
        culdoplastia de McCall, 357
        hemostasia, evaluación, 356-357, 356f
        incisión vaginal, 352-353, 353f
        inserciones ligamentosas, separadas, 355, 355f
        muñón vaginal, cierre, 357
        principios básicos, 351-352
        suministro de sangre seguro, 355-356
    desafíos, 357
    descenso mínimo, 359
    enucleación intramiometrial, técnica, 359, 360f
    incisión, 359
    indicaciones, 348-351
    pasos, 349b
    perspectivas históricas, 348

preparación preoperatoria, 351
salpingooforectomía, técnica, 360-361
técnica bivalva, 359, 359f
útero aumentado de tamaño, 358-359
ventajas, 348, 349t
vía de administración preferida, 348
Histeropexia
   sacroespinosa, 505-506, 506b, 506f
   uterosacra, 499-500
   vaginal, estudios comparativos, 509
Histerosalpingografía, 314
Histeroscopia, 224
   ablación endometrial, 247-249, 247t, 249f
   adherencias intrauterinas, 244-246, 245f
   aguja de corte, 233, 233f
   antecedentes históricos, 228
   cámara endoscópica de microchip, 229
   cirugía, 228
   cirugías histeroscópicas, 242-243
   clasificación, 228-229
   complicaciones, 250-252
      embolia gaseosa, 251-252
      equipo, falla, 252
      hemorragia intraoperatoria y postoperatoria, 251
      infección, 252
      perforación uterina, 250-251, 250f
      sobrecarga hídrica, 251
      visibilidad mala, campo quirúrgico, 251
   con generador de luz de tungsteno, 229
   consideraciones preoperatorias
      contraindicaciones, 238
      factores de riesgo, 238
      maduración cervical, 239
      misoprostol, 239
      vasopresina, administración, 239
   consultorio, 239
   dispositivo intrauterino, extracción, 249-250
   dispositivos electroquirúrgicos y láser, 241-242
   electrodo bipolar Versapoint®, 233, 235f
   electrodo en asa cortante, 232-233, 233f
   electrodos monopolares, 233
   esterilización, 246-247
   esterilización tubaria, 298-300, 298f
      complicaciones, 300, 300t
      microinsertos, 299b
   fragmentadores, preparación, 233-235, 235f-236f
   generadores de luz, 229
   ginecología mínimamente invasiva
   histeroscopio flexible, 236, 236f
   intervenciones postoperatorias, 252
   medios de distensión
      baja viscosidad, 236-237
      campo quirúrgico, 236
      medios gaseosos, 238
      medios líquidos, 237-238
      tipos, 236, 237t
   medios líquido de Hyskon®, 237t, 238
   medios líquidos de alta viscosidad, 237t, 238
   miomectomía, técnicas, 241b, 242
   modelos basados en sistemas informáticos, 228, 229f
   pinzas de agarre, 233, 234f
   pólipos uterinos, 240f, 243

   resectoscopio, 232-233, 232f
   sinequias uterinas, 244
   técnica de afeitado, 242, 242f
   técnicas diagnósticas, 239-240, 240b, 240f
   telescopios, 229, 230f, 231f
   terminología, 228
   tuba uterina, canulación, 246, 246f
   útero tabicado, 243-244, 243f-244f
   vaina de diagnóstico, 229-230
   vainas quirúrgicas, 230-232, 232f
Histeroscopia, técnica
   ablación con balón, 120-121
   complicaciones, 121
   resección con asa endometrial, 120-121
Histeroscopia en consultorio, 239
Histeroscopia instrumentada, 120-121
   ablación endometrial, 247-249, 247t, 249f
   adherencias intrauterinas, 244-246, 245f
   dispositivo intrauterino, extracción, 249-250
   dispositivos electroquirúrgicos y láser, 241-242
   esterilización, 246-247
   lesiones intrauterinas, biopsia, 249-250
   miomectomía, 241b, 242
   pasos, 241b
   pólipos uterinos, 240f, 243
   tuba uterina, canulación, 246, 246f
   útero tabicado, 243-244, 243f-244f
Histeroscopio flexible, diseño e instrumentación, 236, 236f
HLT-AR. *Véase* Histerectomía laparoscópica total asistida por robot
Hormona liberadora de gonadotropina (GnRH), análogos, 366-367
Humo quirúrgico, electrocirugía, 126-127

I

Íleo, postoperatorio
   deambulación temprana, 207
   goma, mascar, 207-208
   mecanismo, 207
   obstrucción postoperatoria, diagnóstico diferencial, 209t
   radiografías abdominales, 208
   tratamiento, 208
Imagen, sistemas, laparoscopia quirúrgica, 175, 175f
Impedancia (ohmios), 111-112
   tisular, 116
Implantes, resección, endometriosis, 674, 674f-675f
Impregnación anestésica
   anestesia general
      abordaje de la vía aérea, 67-68
      anestesia epidural, 70-71
      anestesia raquídea, 70
      bloqueo nervioso periférico, 71
      cirugías abdominales y torácicas, 68
      fase de mantenimiento, 68, 68t
      inducción, 65-66
      recuperación postoperatoria, 69, 70t
      recuperación y evolución postoperatoria, 68-69, 69t
      cirugías laparoscópicas/robóticas
         anestesia, complicaciones perioperatorias, 74-75, 74t
         CO, 73, 73t

         métodos de recuperación mejorada, 75
         optimización de la ventilación, 73-74
         posición, 73
         posición de Trendelenburg pronunciada, 73
         resistencia vascular, 73
   continuidad de la consciencia, 61
   control hídrico y tratamiento con hemoderivados, 71-73
   fármacos antagonistas neuromusculares, 66, 66t
   fármacos inductores, 65-66, 66t
   modelos de atención perioperatoria, 60
   profundidades de la sedación, 62t
   valoración y optimización preoperatoria, 61-64
      envejecimiento, 64
      evaluación de la vía aérea, 62-63
      guías de ayuno perioperatorio, 63, 63t
      pacientes de alto riesgo, 63-64
      valoración del riesgo, 61-62, 63t
   vigilancia avanzada, 64-65, 65t
Incendio, electrocirugía, 126
Incisión
   de Cherney, 133-137, 135f-136f
   de Küstner, 133, 135f
   de Maylard, 137-138, 137f, 138f
   de Maylard-Bardenheuer, 137-138, 137f, 138f
   de Pfannenstiel, 132-133, 134f
   de Schuchardt, 142-143, 143f
   en "J", cavidad abdominal, 137f
   medial, 138-140, 139f, 141
   paramedial, 140
   única, cirugía laparoscópica, 191-192
Incisión, técnicas, 129f
   cierre primario tardío y por segunda intención, 148-149
   drenajes, 148
   heridas, cicatrización, fisiología, 128-131
   incisiones abdominales transversales
      desventajas, 132
      espacio de Retzius, 133-137, 135f-136f
      incisión de Cherney, 133-137, 135f-136f
      incisión de Küstner, 133, 135f
      incisión de Maylard, 137-138, 137f, 138f
      incisión de Pfannenstiel, 132-133, 134f
   incisiones abdominales verticales
      incisión medial, 138-140, 139f
      incisión paramedial, 140
   pacientes con obesidad, 140-141
   suturas, 143-145, 144t
Incisiones abdominales
   incisiones transversales
      desventajas, 132
      espacio de Retzius, 133-137, 135f-136f
      incisión de Cherney, 133-137, 135f-136f
      incisión de Küstner, 133, 135f
      incisión de Maylard, 137-138, 137f, 138f
Incisiones abdominales (*cont.*)
   incisión de Pfannenstiel, 132-133, 134f
   incisiones verticales
      incisión medial, 138-140, 139f
      incisión paramedial, 140
   pacientes con obesidad, 140-141

Incisiones transversales
  desventajas, 132
  espacio de Retzius, 133-137, 135f-136f
  incisión de Cherney, 133-137, 135f-136f
  incisión de Küstner, 133, 135f
  incisión de Maylard, 137-138, 137f, 138f
  incisión de Pfannenstiel, 132-133, 134f
Incisiones verticales, 139f
  cierre, 146-150, 147f
    cierre, técnica interrumpida de Smead-Jones, 147-148, 147f
    cierre primario tardío y por segunda intención, 148-149
    drenajes, 148
    presión negativa, tratamiento de heridas, 150
    técnica de sutura, 146
    tratamiento de heridas con presión negativa, 149-150, 149f
  incisión medial, 138-140
  incisión paramedial, 140
Incontinencia. *Véase* Incontinencia anal; Incontinencia urinaria de esfuerzo
Incontinencia anal
  anatomía funcional
    esfínter anal externo (*Véase* Esfínter anal externo)
    esfínter anal interno (*Véase* Esfínter anal interno)
  esfinteroplastia anal externa, 599-600
Incontinencia de esfuerzo oculta, 513
  colpocleisis, 570
Incontinencia fecal
  fístulas rectovaginales, 583, 600-601
  LOEA, 579t, 593
Incontinencia persistente, 557
Incontinencia urinaria, vías urinarias inferiores, fístula, 595
Incontinencia urinaria de esfuerzo, 543
  cabestrillos mediouretrales, complicaciones
    cistotomía, 555
    dolor, sitio quirúrgico, 556
    falla quirúrgica, factores de riesgo, 557
    incontinencia, 556-557
    incontinencia persistente, evaluación y tratamiento, 557
    infecciones del sitio quirúrgico, 556
    lesión intestinal, 556
    lesión vascular, 555
    lesiones, uretra, 554
    malla vaginal, exposición, 555-556
    retención urinaria, 555
    polaquiuria de nueva aparición, 556
    vagina, perforación por trócar, 554-555
    vías urinarias, infecciones, 556
  fisiopatología, 543-544
  incontinencia urinaria de esfuerzo, 565
  oculta, 565
  tratamiento no quirúrgico, 546-547
  tratamiento quirúrgico, 547-565
    aumento de masa periuretral, 563-565, 563b, 564f
    cabestrillo pubovaginal, 560-563, 561f, 561b, 562f
    cabestrillo transobturador mediouretral, 552-554, 552f, 553f, 554f
    cabestrillos retropúbicos mediouretrales, procedimientos, 547-552, 548f, 550f, 551f
    lesiones, uretra, 554
    uretropexia retropúbica de Burch, 557-560, 558f, 559f
  valoración inicial, 544-546
    antecedentes, 544
    evaluación adicional, 545-546
    exploración física, 544-545, 544f
Índice biespectral, 65
Inestabilidad de microsatélites, 432
Infarto de miocardio, 204
Infección
  aborto, complicaciones quirúrgicas, 269
Infección de la herida quirúrgica
  antibióticos, hipersensibilidad, 618
  cabestrillos mediouretrales, complicaciones, 556
  cirugía limpia y limpia pero contaminada, 608
  clasificación, 608, 609t
  costo, 608
  evaluación
    cultivos bacterianos, 613
    exploración física, 612-613
    fiebre, 612, 613t
    imagen, 614
    pruebas de laboratorio, 613-614
  factores de riesgo del procedimiento
    antibióticos perioperatorios, 609t, 611
    cierre abdominal, protocolo, 612
    cirugía, duración, 611-612
    normotermia, 611
    preparación cutánea domiciliaria, 610-612
    preparación cutánea en quirófano, 610-611
    procedimientos perioperatorios, 612
  factores de riesgo individuales, 609t
    hábito tabáquico, 610
    inmunodeficiencia, 610
    peso/obesidad, 609
    Staphylococcus aureus resistente a la meticilina, 610
    vaginosis bacteriana, 610
  infección, vulva, 617-618
  infección postoperatoria
    Clostridium difficile, infección, 614
    neumonía, 614
    vías urinarias, infecciones, 614
  niños y adolescentes
    antibióticos, dosis, 733, 733t
    antibióticos profilácticos, 733
  pacientes de alto riesgo, 608
  resultados postoperatorios, evaluación, 608
  tratamiento
    infección de la herida quirúrgica profunda, 609t, 615
    infección superficial/incisional, 609t, 615
    infección, muñón vaginal, 617
    infecciones del espacio orgánico/intraabdominales, 609t, 615-616
    infecciones necrosantes, 616-617
Infecciones
  cáncer de cuello uterino, 467-468
  dilatación y legrado, 225-226
  histerectomía vaginal, complicaciones, 361
  histeroscopia instrumentada, complicaciones, 252
  sitio quirúrgico, atención preoperatoria, 49-50
Infecciones de vías urinarias
  cabestrillo pubovaginal, 563
  cabestrillos mediouretrales, complicaciones, 556
Infecciones del espacio orgánico, 615-616
Infecciones intraabdominales, 615-616
Infecciones profundas de la herida quirúrgico, 615
Inflamación, 129-130
Inhibidores de la bomba de protones, 54
Inhibidores de la ECA, 53
Injerto, técnicas y materiales. *Véanse* las técnicas con injerto específicas
Instrumental electroquirúrgico bipolar, tecnología VIO®, 120
Instrumental eléctrico monopolar y bipolar, 184
Instrumental EndoWrist®, sistema daVinci®, 190-191, 190f
Instrumental histeroscópico estándar, 233, 234f
Insuficiencia respiratoria, 206-207
Insuficiencia suprarrenal, atención perioperatoria, 53-54
Insuflación, sistemas de, laparoscopia quirúrgica, 175, 175f
Insuflación de bajo flujo, 180
Insulina, 54
International Federation of Gynecology and Obstetrics (FIGO), 432
Interposición ileal, 648-649, 649f
Interposición uréter-íleon, 648-649, 649f
Intestino, preparación mecánica, 660-661
Intestino delgado, 651-652, 653f
  cirugía, tubo digestivo, 667
  obstrucción, 208-209, 209t
Intestino delgado/íleon y ciego, resección cáncer de ovario, 481
Intestino grueso, anatomía, 652-654, 653f-654f
Introducir y expandir, técnica, 104, 104f
Intubación, 67-68
  endotraqueal y soporte ventilatorio, 207
Inversión uterina, hemorragia posparto, 751-752
Inyección cervical, (identificación) de ganglio centinela, cáncer de endometrio, 441, 441f
Irrigación, vías urinarias, 23f, 24-25

L

Labioplastia, 284b
  atención postoperatoria, 284
  contraindicaciones relativas, 282
  indicaciones médicas, 282
  labios menores, reducción de tamaño, 282
  resección de bordes, técnica, 282-283, 283f
  resección en cuña, 283, 284f
Labios, resección de bordes, 282-283, 283f

Labios mayores
　apófisis grasa digitiforme, 13
　comisura anterior, 10,11
　ganglios linfáticos, 16
　glándulas sebáceas holocrinas, 13
　tejido subcutáneo, 13, 23-24
Labios menores, 11, 13
　técnicas reductoras, 283*f*
Laceraciones arteriales, 161
Laceraciones de tercer grado, 580, 590*f*-591*f*
Laparoscopia
　abordaje abdominal, 178
　acoplamiento capacitivo, 117
　acoplamiento directo, 117
　antecedentes, 173
　complicaciones, 185-188
　　hernia de la herida del trócar, 188
　　lesión gastrointestinal, 186-187
　　lesiones nerviosas, 187-188
　　vasos, lesiones, 185
　　vías urinarias, lesión, 185-186
　diagnóstica, 173-174, 174*t*
　embarazo ectópico, 699
　　embarazo ectópico sobre cicatriz de cesárea, 702, 702b
　　laparoscopia diagnóstica, 699
　　salpingectomía, 700, 700*f*, 701b
　　salpingostomía, 699-700, 699*f*-700*f*, 701b
　embarazo intersticial
　　cornuostomía, 703-704, 706
　　resección cornual, 705, 705*f*, 706b
　embarazo ovárico, 707
　esterilización tubaria, 293-298
　　aguja de Veress, 294
　　anestesia general, 293
　　coagulación bipolar, 294-295, 295b, 295*f*
　　coagulación unipolar, 295
　　colocación de la paciente, 293
　　complicaciones, 297-298, 298*t*
　　incisión, 293-294
　　obstrucción tubaria, métodos no térmicos, 295-297, 296*f*, 297*f*
　histeroscopia, 241, 243-244
　quirúrgica (*véase* Laparoscopia quirúrgica)
Laparoscopia diagnóstica, 173-174, 174*t*
Laparoscopia quirúrgica
　abordaje abdominal, 178
　abordaje umbilical, 178-179, 178*f*-179*f*
　accesorios, 176, 176*f*
　colocación de la paciente, 178
　dispositivos endomecánicos, 176, 177*f*
　energía, dispositivos de suministro, 177
　extracción de tejido, 181, 181*f*
　fascia, cierre, 181-183, 183*f*
　instrumentación quirúrgica, 175-176, 176*f*
　procedimientos, 183-185
　sistemas de imagen, 175, 175*f*
　sistemas de insuflación, 175, 175*f*
　sitio de entrada alternativo, 179-180, 179*f*
　sitio quirúrgico, 177, 177*f*
　sutura laparoscópica, 181, 182*f*
　trócar secundario, colocación, 180-181, 180*f*
Laparoscopia robótica, estadificación del cáncer de endometrio, 439

Laparotomía. *Véase también* Minilaparotomía
　catéter, colocación, 341-343, 341*f*
　cavidad uterina, ingreso por disección, 341-343, 343*f*
　cierre, 341-343, 343*f*
　incisión, 341-343, 341*f*-344*f*
　miomas
　　disección, 341-343, 342*f*
　　escisión, 341-343, 344*f*-345*f*
　　extracción, 341-343, 343*f*
　pinza vascular, colocación, 341-343, 341*f*
　preparación preoperatoria, 341
　seudocápsula, identificación, 341-343, 342*f*
　vasopresina, administración, 341-343, 342*f*
Láser, energía, 123-124
Láser, tecnología
　CO_2, 124
　granate de itrio y aluminio con neodimio (Nd-YAG), láser, 124
　historia, 123
　láser de argón y tintanilofosfato de potasio (KTP), 124-125
　principios, 123-124
　seguridad, medidas, 125
　tipos, 124-125, 124*t*
　usos, 124-125
Láser de argón y tintanilofosfato de potasio (KTP), 124-125
Láser de dióxido de carbono, técnicas, 124
　displasia cervical, 407
　lesiones vulvares, tratamiento, 281
Láser de granate de itrio y aluminio con neodimio (Nd-YAG), 124
LEEP. *Véase* Procedimiento de escisión electroquirúrgica con asa
Legras, cuello uterino y útero, 96
Leiomioma, 10-11, 11*f*-12*f*
Leiomioma uterino
　FIGO, clasificación, 324, 325*f*
　incidencia, 324, 325*t*
　investigación preoperatoria, 324-326
　miomectomía quirúrgica (*véase* Miomectomía)
　prevalencia, características asociadas, 324, 325*t*
　síntomas, 324
　tratamiento, 324
　tratamiento no quirúrgico
　　moduladores del receptor de progesterona, 326
　　técnica termoablativa, 326
　　tratamiento expectante, 326
　　tratamiento farmacológico, 326
Lesión intestinal
　cabestrillos mediouretrales, complicaciones, 556
　histerectomía vaginal, complicaciones, 361
　tratamiento
　　enterotomía accidental, 654-655, 656*f*
　　lesión térmica, 655
Lesión nerviosa periférica
　anatomía nerviosa y relaciones, 79-80
　clasificación de Seddon, 80
　factores de riesgo, 80
　incidencia, 78-79
　miembro inferior, 78

　miembro superior, 78-79
Lesión por estiramiento, laparoscopia, Trendelenburg pronunciada, 87
Lesión ureteral aguda, 642-644, 643*f*, 644*f*
Lesión vascular
　cabestrillos mediouretrales, complicaciones, 555
　complicaciones laparoscópicas, 185
Lesión vulvar, 273
Lesiones intrauterinas, biopsia histeroscópica, 249-250
Lesiones obstétricas del esfínter anal (LOEA)
　antibióticos, 588-595
　fístula rectovaginal, 593
　incidencia y factores de riesgo, 584-585
　incontinencia fecal, 579*t*, 593
　infección y deterioro de la herida, 592-593
　perineo, cuidados, 588
　reparación primaria, técnica, 585-603, 590*f*-591*f*
　reparación superpuesta, 586-588, 592*f*
　reparación tardía, 593-595
　reparación terminoterminal, 585-586, 591*f*
　seguimiento, 588-593
　tratamiento posparto, 590
Lesiones precursoras, 414
Ley de Ohm, 111*f*
Levantar e incidir, 103, 104*f*
Ligadura de la vía interesfintérica fistulosa, 598-599, 599*f*
Ligamento ancho, anatomía, 23-24, 23*f*, 24*f*
Ligamento cardinal, disección, 462-464, 462*f*, 463*f*, 464*f*
Ligamento de Cooper, 557
Ligamento iliopectíneo, 557
Ligamento sacroespinoso, 502*f*
　fijación, 500-505, 501*f*, 504*f*, 505b, 508-509
　región, 33-34, 33*f*
Ligamentos infundibulopélvicos, 479
Ligamentos uretropélvicos, 636
Ligamentos uterosacros, 25, 28, 30, 463-464
　suspensión, 496-499, 497*f*-498*f*, 499b, 508-509
LigaSure®, instrumentos electroquirúrgicos bipolares, 120
Linfadenectomía, 451, 454, 465
　cáncer de endometrio, 436, 438-439, 438*f*
　cáncer de ovario, 480-481
　paraaórtica, obesidad, 444
Líquidos, 202, 202*t*
Lungren, Samuel Smith, 288

M

Malla vaginal, exposición, 555-556
Maniobra de Johnson, hemorragia posparto, 752
Manipulador uterino, 454
Manitol, solución de baja viscosidad, histeroscopia, 238
Manometría anal, 526, 583
Marshall-Marchetti-Krantz, procedimiento, 547, 557
Marsupialización, glándulas de Bartolino, 278-279, 278*f*

Materiales naturales, granate de itrio y aluminio con neodimio (Nd-YAG), láser, 124
Medidor de anastomosis terminoterminal, 481
Medios líquidos de baja viscosidad, histeroscopia, 236-238, 237*t*
Medios líquidos, histeroscopia
 alta viscosidad, 237*t*, 238
 baja viscosidad, 236-238, 237*t*
Melanoma, vulva, 427, 427*f*
Mesovario, 23-24
Método de Pomeroy, esterilización tubaria, 290-291, 291*f*
Miembro inferior
 implicaciones clínicas y tratamiento, 84-85
 lesiones nerviosas, prevención, posición, 83-84
  estribos con bota, 83-84, 84*f*
  estribos en bastón, 84, 85*f*
  separadores, hojas estáticas, 84
 plexo lumbosacro, anatomía, 80-83
Miembro superior, 78-79
 anatomía del plexo braquial, 85-87
 implicaciones clínicas y tratamiento, 88
 lesión nerviosa, prevención, colocación, 87-88
  apoyabrazos, 87-88, 87*f*
  miembros superiores fijos, 88, 88*f*
  posicionamiento de cabeza, 88
Minicabestrillos, 547
Minilaparotomía
 esterilización tubaria, 289-293
  complicaciones, 292-293
   esterilización tubaria diferida, 290-292, 291*f*
   esterilización tubaria posparto, 290
   morbilidad, 289-290
 miomectomía laparoscópica, 336
 ovarios, alteraciones, 307-308
Mioma intramural, enucleación, 194*f*
Mioma necrótico prolapsado, 344*f*-345*f*
Miomas, extracción, técnica ExCite®, 193, 193*f*
Miomectomía
 cirugía, indicaciones, 326-327
 citorreductora, 378-379
 hemorragia intraoperatoria, disminución
  dispositivo ultrasónico, 328
  medidas médicas perioperatorias, 327*t*
  torniquetes mecánicos, 328
 histeroscópica (*véase* Miomectomía histeroscópica)
 laparoscópica (*véase* Miomectomía laparoscópica)
 laparotomía (*véase* Laparotomía)
 mujeres asintomáticas, 324, 325*t*
 robótica
  cierre, 340-341, 341*f*
  colocación de pinzas, 340-341, 340*f*
  enucleación, 340-341, 340*f*
  estudios observacionales, 339
  hemostasia, 340-341
  incisión, 340-341
  instrumentación, 339-340
  laparoscopia convencional, 340
  seudocápsula, identificación, 338, 341*f*
  vasopresina, administración, 340-341
  ventajas, 339
 síntomas, 324, 325*t*
 vaginal
  cierre cervical, 345
  endoasas laparoscópicas, 345
  etiología, 344
  evaluación preoperatoria, 344
  hemorragia vaginal, 344
  histeroscopia, 344
  incisión, 345
  instrumental, colocación intraoperatoria, 345, 345*f*
  pinza de Lahey, colocación, 344, 345*f*
  síntomas, 344
  vasopresina, administración, 344
 vs. arteria uterina, embolización, 326
Miomectomía histeroscópica, 328-330
 abordaje instrumentado con electrocirugía
  asa de metal, 332
  asas bipolares, 332
  ecografía con solución salina, 333
  energía eléctrica, 332, 333*f*
  generador bipolar, histeroscopios bipolares, 331, 331*f*-332*f*
  instrumento estándar, 331, 332*f*
  medios líquidos no iónicos, 333
  resectoscopio bipolar ensamblado, 331, 332*f*
  seudocápsula, 332-333
  sistema automático de gestión de líquidos, 333
 complicaciones, 335-336
 hemorragia uterina anómala, 328
 instrumentación, 331
 pasos, 335*b*
 preparación
  ecografía con solución salina, 329, 329*f*
  sistema de clasificación ESH, 329, 329*t*
 principios generales, 330-334
 recomendaciones postoperatorias, 334-335, 335*t*
 síntomas preocupantes, 335*t*
 sistemas de recuperación de tejidos, 334-336, 340*f*-341*f*
 vaporización, 333-334
Miomectomía laparoscópica
 barreras antiadherentes, 338-339
 bolsa de contención, 338, 339*f*
 características, 336
 cierre, 338, 339*f*
 colocación de la paciente, 336
 dispositivo GelPort®, 338
 estudios clínicos aleatorizados, 336
 extracción de tejidos, 338
 incisión, 337, 338*f*
 instrumentación, 336
 minilaparotomía, 336
 puertos, colocación, 336, 337*f*
 recurrencia, 336
 resultados perioperatorios, 336
 rotura uterina, embarazo, 336
 sistema de contención suprapúbico, 338, 338*f*-339*f*
 suturas, 336-337
 torniquete, 337
 vasopresina, administración, 337, 337*f*-338*f*
Miomectomía laparoscópica robótica
 cierre, 340-341, 341*f*
 colocación de pinzas, 340-341, 340*f*
 enucleación, 340-341, 340*f*
 estudios observacionales, 339
 hemostasia, 340-341
 incisión, 340-341
 instrumentación, 339-340
 laparoscopia convencional, 340
 seudocápsula, identificación, 338, 341*f*
 vasopresina, administración, 340-341
 ventajas, 339
Miomectomía vaginal
 cierre cervical, 345
 endoasas laparoscópicas, 345
 etiología, 344
 evaluación preoperatoria, 344
 hemorragia vaginal, 344
 histeroscopia, 344
 incisión, 345
 instrumental, colocación intraoperatoria, 345, 345*f*
 pinza de Lahey, colocación, 344, 345*f*
 síntomas, 344
 vasopresina, administración, 344
Miorrafia del músculo elevador, 574-575, 574*f*, 575*b*
Misoprostol, 239
Modo BLEND (electrocauterio), 113
Monte (del pubis), 7, 10-11
Motilidad, alteraciones, 523
Muestreo endometrial, indicaciones, 219*t*
Muscular de la vagina, 22
Músculo del esfínter uretral, 18-19
Músculo elevador del ano
 fibras de Luschka, 22
 incontinencia de esfuerzo, mecanismo, 31-32
 músculos, 20-21
 pared pélvica, 35-37
 porciones pubococcígea y puborrectal, 18-19
Músculo grácil, interposición, 602
Músculo iliococcígeo, 20
Músculos elevadores del ano, porciones pubococcígea y puborrectal, 18-19
Músculos pélvicos, rehabilitación, 546
Músculos perineales transversales superficiales, 13-14, 19
Músculos piramidales, 133
Músculos recto abdominal y piramidal, 3
Muslo, compartimento medial, 17

N

National Healthcare Safety Network (NHSN), 608
National Surgical Quality Improvement Program (NSQIP), 45
Náuseas y vómitos postoperatorios, 207
Necrosis tubular renal, 210-211
Neoplasia intraepitelial cervical (NIC), 418
Neoplasia intraepitelial endometrial (NIE), 433-434
 terapia hormonal, 435-436, 436*t*
Neoplasia intraepitelial vaginal, 414

biopsia vaginal, 414-415
colpectomía, 416, 417b
vaporización con láser de CO$_2$, 416
Neoplasia intraepitelial vulvar, 280, 414
biopsia vulvar, 418
carcinoma vulvar *in situ* (NIV III), 417
resección quirúrgica, 417
vaporización con láser de CO$_2$, 418
vulvectomía simple, 418-419, 419b, 420f
vulvectomía total simple, 418
Neoplasias pélvicas, 580
Neoplasias vulvares
carcinoma basocelular, 428
carcinoma verrugoso, 428
enfermedad de Paget, 426-427, 427f
glándula de Bartolino, carcinoma, 427-428
melanoma maligno, 427, 427f
sarcomas, 428
Neovagina, procedimiento de Davydov, 722, 725f
Nervio anal inferior (rectal), 16
Nervio ciático, 82-83
Nervio cubital, 86
Nervio femoral, 82
anatomía vulvar, 9, 10f
cutáneo lateral, 82
Nervio genitofemoral, 9
Nervio mediano, 86-87
Nervio obturador, 9, 82
lesiones, 467
Nervio periférico
anatomía, 79, 79f
lesiones, compresión y estiramiento, 79
Nervio perineal, 16
Nervio peroneo común, 83
Nervio pudendo, 83
ramos terminales, 15-16, 15f
perineo, 12f, 14
vasos, 12f, 14-15
Nervio radial, 87
Nervios autónomos, anatomía pélvica, 30, 37
Nervios iliohipogástricos, 81-82, 133
Nervios ilioinguinales, 81-82, 133
Nervios, lesión, 556
complicaciones laparoscópicas, 187-188
Neumonía, 206
Neumonía intrahospitalaria
algoritmo, 206, 207f
tratamiento, 206, 206t
Neurectomía presacra, endometriosis, 679-681, 680f-681f
Neuropatía, 467
ciática, 187
femoral, 187
obturatriz, 187
periférica, cirugía ginecológica, 78
Nudo extracorpóreo
bajanudos de Clarke, 182f
nudo corredizo, 182f
Nudos, 145
deslizantes, 103
quirúrgicos, 102-103, 103f
Nutrición
alimentación parenteral total (*véase* Alimentación parenteral total [APT])

pacientes débiles, 46

O

OASIS. *Véase* Lesiones obstétricas del esfínter anal (LOEA)
Obesidad
abdominoplastia, 140-141
anomalías ginecológicas, 44
cuidados postoperatorios, 140
cuidados preoperatorios, 140
cáncer de endometrio, 443-445, 444f
enfermedades relacionadas, 64
incisión medial, 140, 141f
paniculectomía, 140-141
prevalencia, 140
técnicas intraoperatorias, 140
Obstrucción del colon, 487
Obstrucción intestinal, 486-487, 655-656
maligna, 656-657, 657f
obstrucción benigna del intestino delgado
Oclusión tubaria, métodos no térmicos, 295
clips con resorte, 295-296, 296f
método con banda de silicona, 297, 297f
método del clip de Filshie, 296, 296f
Ombligo, 6,7
abordaje, laparoscopia quirúrgica, 178-179, 178f-179f
Omentectomía, cáncer de ovario, 482, 483f
Onda
continua *vs.* interrumpida, 113-114
efectos y contacto tisular, 114-116
sinusoidal, 110, 113-115
sinusoidal continua (OSC), 113-114, 114f
Ondas interrumpidas, corriente eléctrica, 113-114, 114f
Ooforectomía
durante la histerectomía vaginal, 360-361
radical, 478-480
Ooforopexia, 743
Ostomía, tubo digestivo, 668
Ovario(s)
drenaje linfático, 25
ligadura, 165-166
masas, mujeres prepúberes, 740t
no descendidos, 729
polo lateral, 23
preservación, 740
vagina y útero, 25
vestigios, resección, 681-682

P

Paniculectomía, incisiones, 140-141, 142f
Paquetes globulares, 211-212
Paracolpio, anatomía, 30
Parametrio, 30
Pared abdominal
anatomía, 3t, 8f, 9f
capa musculoaponeurótica
fascia transversal, 6
flanco, músculos, 3,4
músculos recto abdominal y piramidal, 3
ombligo, 6,7
peritoneo, 6
vaina de los rectos, 4-6, 5f
vejiga, retracción, 6
capas, 3t

inervación y vascularización
nervios, 8-9, 9f
vasos, 7
piel y tejido subcutáneo, 2
Pared abdominal, irrigación e inervación
nervios, 8-9, 9f
vasos, 7
Pared lateral y retroperitoneo, disección, 184
Parto
cesárea, 288
salpingectomía bilateral, 301
vaginal
esterilización posparto, 288
minilaparotomía, 289
perforación uterina, 268
Pegamento de fibrina, fístulas anales y vaginales, 584
Pelvis, planos de disección y tejido conjuntivo
corte transversal, 28, 29f
espacio prevesical, 29f, 32-33
espacio retropúbico, 29f, 32-33
espacio retrovaginal, 29f, 33
espacio vesicovaginal y vesicocervical, 33
fondos de saco, anterior y posterior, 32, 32f
región del ligamento sacroespinoso, 33-34, 33f
tejido conjuntivo pélvico
inserción vaginal y espacios quirúrgicos extraperitoneales, 29f, 30-31
ligamentos uterinos, 29-30, 29f
uretra, soportes, 31-32, 31f
Pelvis femenina, medicina y cirugía reconstructiva, 524-525
Pérdida de peso, 546
Perforación uterina
aborto, complicaciones quirúrgicas, 268
dilatación y legrado, 224-225
histeroscopia instrumentada, complicaciones, 250-251, 250f
histeroscopia quirúrgica, 250-251, 250f
Perforaciones corporales e implantes protésicos, electrocirugía, 125
Perineo
compartimento superficial, 12f, 13-14
cuerpo perineal, 12f, 19
membrana y cuerpo perineales, 19
nervio pudendo, 12f, 14
piso pélvico, 18
tejidos eréctiles, 16
tendón central, 19
triángulo anterior, capas, 13t
Perineoplastia
complicaciones, 286
indicación, 284
técnica, 284-286, 285f
Perineorrafia, 534, 534f, 538, 574-575, 574f, 575b
Perineotomía, incisiones, 141-143
Peritoneo, 6
del fondo de saco posterior, 454
Pesario de continencia, 546-547
Piel, tejido subcutáneo, pared pélvica abdominal, 2
Pielograma retrógrado, 582

Pinzamiento-corte-ligadura, técnica, 758
Pinzas
  con cremallera, 94
  de Babcock, 94
  de dientes de cocodrilo, 234f
  de disección, 93, 93f
  de esponja/anillos, 95-96
  de forcipresión (*clamps*), 94
  de Heaney/Heaney-Ballentine, 94
  de Kocher, 94
  de Mixter, 94-95
  de Stone, largas y curvas, 96
  de tejido, 94, 95f
  de Zeppelin, 94
  hemostáticas, 94
  histeroscopia instrumentada, 233, 234f
  intestinales, 94
Piso pélvico
  anatomía, 18f
  ano, 27
  colon sigmoide, 27
  cuerpo perineal, 12f, 19
  disfunción (*véase* Incontinencia anal)
  elevador del ano y pared pélvica, 35-37
  esfínteres anales, 19-20, 19f
  estructuras genitales
    estructuras ováricas y ligamento ancho, 23-24, 23f, 24f
    útero, 22-23
    vagina, 21-22, 22f
  fosa isquioanal, 12f, 19
  irrigación y drenaje linfático, vías genitales, 23f, 24-25
  membrana perineal, 18-19, 18f
  músculos elevadores del ano, 20-21, 20f
  recto, 27
  triángulo posterior, 12f, 19
  vías urinarias
    uréter, 25
    uretra, 26-27
    vejiga, 25-26
Placa elevadora, 21, 27, 30
Placenta acreta
  histerectomía periparto, sin sospecha, 756-757, 756f, 757f
  histerectomía periparto, sospecha, 754-756, 755b
  histerotomía, 762
  Multidisciplinary Teams and Centers of Excellence, 750, 751t
  oclusión con balón, catéteres/embolización arterial, 760
  resección en bloque, pared uterina y placenta, 762
  tratamiento conservador, 762
Plasma, tecnología cinética, 120
Plexo braquial, anatomía, miembro superior
  lesión de plexos, 87
  nervio cubital, 86
  nervio mediano, 86-87
  nervio radial, 87
  raíces nerviosas y puntos de vulnerabilidad, 86-87
Plexo braquial, lesiones, 187-188
Plexo hipogástrico
  inferior, 16, 26-27, 37-38
  superior, 36f, 37

Plexo lumbosacro, anatomía
  miembro inferior
    nervio ciático, 82-83
    nervio femoral, 82
    nervio femoral cutáneo lateral, 82
    nervio obturador, 82
    nervio peroneo común, 83
    nervio pudendo, 83
    nervios iliohipogástrico e ilioinguinal, 81-82
    raíces nerviosas y punto de vulnerabilidad, 81-83, 81t
  plexos braquiales, 78
Plexo pélvico, 37-38
Plexos, lesiones, 87
Plexos lumbosacro y braquial, 78
Poliéster, 561
Pólipos uterinos, histeroscopia, 240f, 243
Potencia, concepto, 111
Preoxigenación, 67
Preparación intestinal, 50-51
Preservación uterina, 493-494
  procedimientos quirúrgicos
    arteria hipogástrica, ligadura, 754
    arteria uterina, ligadura, 753, 753f
    compresión uterina, suturas, 754, 754f
Presión de pulso, variación, 65
Presión intraarterial, vigilancia, 64-65, 65t
Presión negativa, tratamiento de heridas, 149-150, 149f
  cerrada, 150
Procedimiento de escisión electroquirúrgica con asa (EEA), 408-410
  antecedentes, 408-409
  asas, tamaño y elección, 409-410, 409f
  equipo, 409t
  espéculo aislado, introducción, 409-410
  fármacos, 409
  hemostasia, 410
  lesión pequeña, escisión, 410f
  paciente ambulatoria, 408-409
  pasos, 411b
  resección, profundidad, 410
  ventajas, 408-409
  ver y tratar, estrategia, 408-409
Procedimiento de McIndoe, 721-722, 722f-723f
Procedimiento de Vecchietti, 722
Procedimientos dependientes de suturas, cirugía robótica en ginecología, 194-195
Prolapso de la pared vaginal anterior, reparación (colporrafia), 527-531
  colporrafia anterior, 527-529, 528f
  reparación paravaginal abdominal, 529-531, 531f
  reparación vaginal paravaginal, 529, 530f
Prolapso de órganos pélvicos, 492, 513
  cuantificación, 526
  factores de riesgo, 492-493
  preservación uterina *vs.* histerectomía, 493-494
  prevalencia, 492
  reparación, elección, 510
  resultados comparativos
    colpopexia vaginal con malla *vs.* suspensión del ligamento uterosacro, 509

    culdoplastia de McCall *vs.* suspensión del ligamento uterosacro, 509
    histeropexia vaginal, estudios comparativos, 509
    suspensión del ligamento uterosacro *vs.* fijación del ligamento sacroespinoso, 508-509
  suspensión transvaginal apical, procedimientos, 494-508
    colpopexia/histeropexia anterior con malla, 506-508, 507f, 508b
    culdoplastia de McCall, 494-496, 495f-496f
    histeropexia sacroespinosa, 505-506, 506b, 506f
    histeropexia uterosacra, 499-500
    ligamento sacroespinoso, fijación, 500-505, 501f, 504f, 505b
    ligamento uterosacro, suspensión, 496-499, 497f-498f, 499b
Prolapso de pared vaginal
  colporrafia, 522
  posterior, 524
    colporrafia, procedimientos, 533
  síntomas asociados, 522-523
Prolapso vaginal, 639-640
Prolapso vesical, reparación, 637
Proliferación, cicatrización de heridas, 130-131
Promontorio sacro, disección, 514-515, 514f
Prueba de tampones, 582-583
Pruebas de esfuerzo, 43
Psoas, fijación, 645-647, 646b, 647f
Puerto intraperitoneal, colocación, cáncer de ovario, 485
Puerto robótico de cuatro brazos, colocación, 192f
Puerto robótico de tres brazos, colocación, 191f-192f
Puerto único, cirugía robótica, 192f
Pulmón, complicaciones postoperatorias, cirugía ginecológica
  anestesia, efectos, 204-205, 204t
  atelectasias, 205, 205t
  edema pulmonar, 205-206
  insuficiencia respiratoria, 206-207
  intubación endotraqueal y soporte ventilatorio, 207
  neumonía, 206
  neumonía intrahospitalaria, 206, 206t
Pulmón, pruebas, atención preoperatoria paciente ginecológica, 48
Pulmones. *Véase* Insuficiencia respiratoria

Q

Quimioterapia neoadyuvante, cáncer de ovario, 486
Quistes paratubarios, 741, 742f

R

Radiofrecuencia, 110
Ramas isquiopúbicas, 10, 13-14, 18, 30f
Ramas púbicas, 13, 19, 32-33
Reanastomosis tubaria, 194, 194f
Receptores α-adrenérgicos, anatomía de la vejiga, 25

Reconstrucción pélvica. *Véanse* los procedimientos específicos de reconstrucción
Reconstrucción vulvar, 428
   colgajos, 428-429, 429f
   injertos de piel, 428
   planificación preoperatoria, 428
Recuperación de sangre intraoperatoria, hemorragia, 761
Recuperación quirúrgica mejorada, 64, 75
   guías, paciente ginecológica, 55, 55t-56t
   vía, 666-667
Reducción del cáncer, cáncer de ovario, 481
Región anorrectal, mujeres, 19f
Reintervención, hemorragia postoperatoria, 169-170
Reparación de localización específica, 536-537, 538f
Reparación paravaginal abdominal, 529-531, 531f
Reparación superpuesta, LOEA, 586-588, 592f
Reparación terminoterminal, LOEA, 585-586
Reparación transrectal/transvaginal, 595-597, 597f-598f
Reparación vaginal paravaginal, 529, 530f
Resección histeroscópica bipolar, dispositivos, 121
Resección histeroscópica del tabique uterino, 726-727, 727f
Resección intestinal, 661-662, 663f, 671
Resección rectal transanal engrapada, 538
Resectoscopio, 232-233, 232f
Resistencia, 111
Resonancia magnética (RM)
   arteria uterina, embolización, 325
   cavidad abdominal, 328
   embarazo ectópico abdominal, 709
   mioma intracavitario, 329f
   pélvico, 242-243
   tromboembolia venosa, 213
Retención urinaria, 555
   crónica, 570
Ringer lactato, histeroscopia, 237-238, 237t
Riñón, complicaciones
   desequilibrios electrolíticos, 211
   oliguria prerrenal, 210-211, 210t
RM. *Véase* Resonancia magnética
Robots quirúrgicos, 189
Rotura uterina
   hemorragia posparto, 751
   histeroscopia quirúrgica, 250-251, 250f

S

Sacrohisteropexia, 519
Safe Motherhood Initiative (SMI), protocolo para hemorragia obstétrica, 748-749, 750t
Salpingectomía
   embarazo ectópico
     laparoscópica, 699, 700f
     tubaria, 699-700, 701b, 710, 712
   esterilización tubaria bilateral, 300-302
     cesárea, 301
     complicaciones, 302
     diferida, 301-302
     posparto, 301

salpingostomía, 699
Salpingectomía bilateral, esterilización tubaria, 300-302
   cesárea, 301
   complicaciones, 302
   diferida, 301-302
   posparto, 301
Salpingooforectomía, estructuras ováricas, 394-396, 394f-395f
Salpingostomía
   embarazo ectópico, 699f-700f, 700
   procedimiento, 701
   vs. salpingectomía, 699
Sarcomas, 428
   uterinos, 445
Seguridad y calidad, aborto, 257
Separador(es)
   abdominales, 98, 99f
   de Bookwalter, 100
   de Deaver, 98
   de mano, 98, 99f
   de O'Connor-O'Sullivan, 98-100
   de Parker-Langenbeck, 98
   de Sims, 239-240, 240b, 548-549
   de tiroides, 98
   en bayoneta, 98
   estático, 98-100, 99f
   hojas estáticas, 84
   Lone Star®, 527
   venosos, 98
Setones de corte, 584
Seudoobstrucción colónica aguda. *Véase* Síndrome de Ogilvie
Simulador integrado de alta fidelidad, 193
Simulador robótico de realidad virtual de alta definición, 193, 193f
Síndrome de cáncer colorrectal no polipósico hereditario (SCCNPH), 445
Síndrome de los vestigios ováricos, 681-682
Síndrome de Lynch, 445-446
Síndrome de
   Mayer-Rokitansky-Küster-Hauser
   amenorrea indolora, 717
   cordón/banda atrésica de la línea media, 717-719, 719f
   cuernos uterinos, vestigios, 717-719, 719f
Síndrome de Ogilvie, 659, 659f
Sinequias uterinas
   factores de riesgo, 244
   tratamiento, 244
Sistema de ablación endometrial global NovaSure®, 122f
Sistema de administración de anestesia (SAA), 60-61, 62f
Sistema de gradación de Cormack-Lehane, 67f
Sistema electroquirúrgico bipolar controlado por tejido, 184-185
Sistema Encision® (antes ElectroShield®), 118, 118f
Sistema laparoscópico de fusión vascular EnSeal®, electrocirugía, 120
Sistema Vision®, daVinci®, sistema quirúrgico, 191
Sobrecarga hídrica, complicaciones de la histeroscopia instrumentada, 251
Solución salina, histeroscopia, 237-238

Sonda de Foley, 527, 588
Sorbitol, solución de baja densidad, histeroscopia, 237t, 238, 251
Suplementos herbolarios y nutricionales, paciente ginecológica, 54-55
Suspensión apical transvaginal, procedimientos, prolapso de órganos pélvicos, 494-508
   colpopexia/histeropexia anterior con malla, 506-508, 507f, 508b
   culdoplastia de McCall, 494-496, 495f-496f
   histeropexia sacroespinosa, 505-506, 506b, 506f
   histeropexia uterosacra, 499-500
   ligamento sacroespinoso, fijación, 500-505, 501f, 504f, 505b
   ligamento uterosacro, suspensión, 496-499, 497f-498f, 499b
Suspensión ovárica, 683, 683f
Suspensión uterina, 682-683, 682f, 683f
Sutura de polidioxanona, 140, 144t
Suturas, 143-145, 144t
   absorbible natural, 100-101
   absorbibles/no absorbibles, 145
   agujas quirúrgicas, 102
   barbadas sintéticas, 102
   características del material, 143, 144t
   cátgut, 100-101
   de ácido poliglicólico, 138f
   European Pharmacopoeia, 145
   laparoscópicas, laparoscopia quirúrgica, 181, 182f
   materiales naturales y sintéticos, 100
   metálicas, 102
   monofilamento sintético absorbible, 101
   multifilamento, 145
   no absorbibles, incisiones abdominales, 145
   nudos, 145
   nudos quirúrgicos, 102-103
   permanente natural, 101
   rigidez y flexibilidad, 145
   suturas metálicas, 102
   suturas sintéticas, 101
     permanentes, 101-102
   tensión de tracción, 145
   tipos, 143
   US Pharmacopeia (USP), 145
Suturas absorbibles
   naturales, 100-101
   puntos interrumpidos, suturas absorbibles, 571, 572f
Suturas sintéticas
   monofilamento absorbible, 101
   permanentes, 101-102
     suturas barbadas, 102
   trenzadas absorbibles, 101

T

Tabique uterino (parcial/completo), 727b
Tabique vaginal transversal, 728-729, 728f
Taponamiento uterino, 752
Tapones bioprotésicos, 584
Técnica de enucleación por fragmentación, 360f
Técnica de Latzko, 588
Técnica de McDonald, 579

Técnica ExCite®
  mioma, extracción, 193, 193f
  preparación, 193f
Técnica intravesical de Politano-Leadbetter, 645f
Técnicas de escisión
  marsupialización, quistes del conducto de Bartolino, 279-280, 279f
Técnicas de escisión, displasia cervical, 407
  atención postoperatoria, 410-411
  complicaciones, 411-412
  conización quirúrgica, procedimiento
    anestesia, 407
    costo, 407
    incisión, 407-408
    legrado endocervical, 407-408
    pasos, 409b
    técnica de Sturmdorf, sutura en colchón, 408, 408f
    ventajas, 407
  factores de riesgo, 412t
  procedimiento de escisión electroquirúrgica con asa, 408-410, 409t, 409f, 410f, 411b
  resultados obstétricos, 412t
Tecnología EnSeal®, instrumentos electroquirúrgicos bipolares, 120
Tecnología ultrasónica, 121-123
Tejido conjuntivo pélvico
  inserción vaginal y espacios quirúrgicos extraperitoneales, 29f, 30-31
  ligamentos uterinos, 29-30, 29f
  soportes uretrales, 31-32, 31f
Tejido, efectos
  electrodo, forma, 116, 116f
  electrodos dispersivos, colocación, 116
  forma de onda y contacto tisular, 114-116, 114t
  impedancia tisular, 116
Tejidos, extracción, 193
Telescopios
  histeroscopia, 229, 230f, 231f
  laparoscopia, 175f
Terapia con hemoderivados, coagulación
  sangre y hemoderivados, 156
  transfusiones, cirugía, 156-158
Terapia de reemplazo hormonal, 54
Terapia hormonal, neoplasia intraepitelial endometrial, 436t
TEV. Véase Tromboembolia venosa
Tiempo de permanencia, 123
Tiempo de protrombina (TP), 158
Tiempo de tromboplastina parcial activado (TTPa), 158
Tijeras, 92-93, 93f
Torsión ovárica, tratamiento, 742-743, 743f
Trabajo de parto. Véase Parto
Transcavidad de los epiplones, 482-484
Transfusión, 51-52
Transfusión masiva, protocolo, 157, 157t
Transfusión postoperatoria, atención postoperatoria
  crioprecipitado, 212
  eritrocitos, 211-212
  plaquetas, 212
  pruebas cruzadas, 211
Transfusión sanguínea, 72-73, 72t

autóloga, hemorragia pélvica, 159-160
coagulación
  autóloga, 159-160
  riesgos, 159, 159t
Transfusiones plaquetarias, 212
Transposición ovárica, histerectomía radical, 465
Transureteroureterostomía, 644f
Traquelectomía abdominal radical, 455f-456f
Traquelectomía abdominal radical conservadora de la fertilidad, 454-455
Trasplante uterino, 722
Triángulo femoral, drenaje linfático, 16f, 17
Trócar de Hasson, colocación, 179f
Trócar, colocación, laparoscopia, 180-181, 180f
Trócar, hernia, laparoscopia, complicaciones, 188
Trócar secundario, colocación, laparoscopia quirúrgica, 180-181, 180f
Trombina, hemorragia posparto, 752-753
Tromboembolia venosa, 475
  anticoagulantes
    anticoagulantes orales directos, 214
    fondaparinux, 214
    heparina de bajo peso molecular, 214
    heparina no fraccionada, 214
    warfarina, 214
  Caprini, escala de riesgo, 51t
  diagnóstico, 212-214
  ecografía Doppler doble, 214
  prevención, guías clínicas, 52t
  radiografía de tórax, 213
  tomografía computarizada, 214
  tratamiento, 214-215
  tratamiento farmacológico, 215
Trombosis venosa, 467
  prevención, 50
Tubas uterinas
  anatomía, 23
  canulación, histeroscopia, 246, 246f
  extremo distal, 23
  masas, 307
Tubo digestivo, complicaciones, 186-187
  anatomía
    estómago, 651, 652f
    intestino delgado, 651-652, 653f
    intestino grueso, 652-654, 653f-654f
  apendicitis aguda, 658-659
  atención y complicaciones postoperatorias
    cirugía colorrectal, 667-668
    heridas, atención, 667
    intestino delgado, cirugía, 667
    ostomía, 668
  cirugía intestinal
    consentimiento, 659
    estado nutricional, 660
    estomas intestinales, 659-660, 660f
    preparación intestinal mecánica, 660-661
  fístulas, tratamiento, 657-658, 657t
  ginecología, atención postoperatoria
    alimentación parenteral total, 209-210
    fármacos antieméticos, 207, 208t
    íleo postoperatorio, 207-208
    intestino delgado, obstrucción, 208-209
    náuseas y vómitos postoperatorios

lesión intestinal, tratamiento
  enterotomía accidental, 654-655, 656f
  lesión térmica, 655
obstrucción intestinal, tratamiento
  maligna, 656-657, 657f
  obstrucción benigna del intestino delgado, 655-656
perforación intestinal, 658
procedimientos
  apendicectomía, 661, 662f
  colectomía rectosigmoidea, 662-663, 664f-665f
  colostomía, 665-666, 666f
  resección intestinal, 661-662, 663f
síndrome de Ogilvie, 659, 659f
Tumor. Véanse los tipos específicos de tumores
Tumores de células del estroma de los cordones sexuales, 488
Tumores de células germinales, 487-488
Tumores ováricos. Véase Cáncer de ovario
Tumores ováricos benignos, tratamiento
  cistectomía ovárica
    bolsa de extracción, 310-311, 310f
    endometrioma, 310-311
    hemostasia meticulosa, 308-309
    laparoscópica, 309-310, 309f-310f
    pasos, 309b
    quistes dermoides, 310-311
  ooforectomía, 311-313
    incisión vaginal, 311-312
    laparoscópica, 311-312, 311f-312f
    pasos, 312b

U
U.S. Pharmacopeia (USP), 100
Unidades electroquirúrgicas (generadores), 111-112, 111f
  electrodos dispersivos (almohadillas de retorno), 111-112, 112f
  modo BLEND, 113
  salida, 111, 111f
Unificación de Strassman, 725f-726f, 726
UPLIFT®, procedimiento, 682-683
Uréter
  anatomía quirúrgica, 633-635, 634f, 635f
  cirugía ginecológica
    cirugía ovárica, 638-639, 639f
    cirugía pélvica radical, 640
    cirugía retropúbica, 639
    histerectomía, 638
    prolapso vaginal, 639-640
  diagnóstico intraoperatorio, 640-641, 640t, 641f
  diagnóstico postoperatorio, 641-642
  disección, 460-462, 461f
  incidencia, 633
  técnicas
    colgajo de Boari, confección, 647-648, 648f
    elementos frecuentes, 642
    interposición uréter-íleon, 648-649, 649f
    lesión ureteral aguda, 642-644, 643f, 644f
    lesión, localización y mecanismo, 642, 642t

ÍNDICE ALFABÉTICO DE MATERIAS 793

psoas, fijación, 645-647, 646b, 647f
ureteroneocistostomía, 644-645, 645f, 646b
Ureteroneocistostomía, 644-645, 645f, 646b
técnica extravesical, 645f
Ureteroureterostomía, 643f
Uretra
anatomía, 18f, 26-27
anatomía quirúrgica, 636
cirugía ginecológica, 649
lesiones, 554
orificio vaginal, 21-22
vasos linfáticos, 16
Uretropexia retropúbica de Burch
abordaje abdominal, 559-560, 559f
anatomía, 557-558
antecedentes, 557
complicaciones intraoperatorias, 560
complicaciones tardías, 560
espacio de Retzius, referencias anatómicas, 557-558, 558f
procedimiento, 558b
técnica quirúrgica, 558-560
Urgencia urinaria de nueva aparición, 556
Urodinámica, 526
Uroginecología, procedimientos, 49-50
Útero. *Véase también* Anomalías uterinas
amputación, 396f, 398f
tabicado, 243-244, 243f-244f
Útero tabicado, cirugía histeroscópica, 243-244, 243f-244f

V

Vagina
cáncer, 417
esterilización posparto, 288
estructura, 22f, 23-24
FIGO, clasificación, carcinoma, 414, 415t
perforación por trócar, 554-555
tejido conjuntivo, inserciones, 29f, 30-31
Vaginosis bacteriana (VB), 50, 610
Vaina de los rectos, 4-6, 5f
Vaina diagnóstica, histeroscopia, 229-235, 235f-236f
Vaina quirúrgica, histeroscopia, 229-235, 235f-236f
Valoración con imagen. *Véanse* las técnicas específicas
Válvula mitral, prolapso, 204
Valvulopatía, 203-204
Vaporización
definición, 113-114
desecación, 121
Variantes himeneales
corrección quirúrgica definitiva, 734
estrógenos maternos, efecto, 734
himen imperforado, 734
completo con membrana abultada, 734-735, 735f
himen tabicado, variantes, 736, 736f
tratamiento, 734-736, 735f
Vasculatura, 170-171
Vasopresina, solución diluida, 528-529

Vasos ilíacos
circunflejos superficiales, 17, 35
externos, 34-35, 38
hemorragia, 168
internos, 14, 34-35, 37-39
Vasos linfáticos
espacios retroperitoneales y pared pélvica lateral, 34-40
ganglios superficiales, 17
vulva, 25
Vatios (potencia), 111, 120-121
Vejiga
anatomía, 25-26, 26f
anatomía quirúrgica, 635
cirugía ginecológica
cabestrillo, cirugía, 637-638
colposuspensión, 636-637
diagnóstico postoperatorio, 638
histerectomía, 636, 637f
prolapso, reparación, 637
disección, 460-462, 461f
lesión, 554
retracción, 6
Vena cava, hemorragia, 168-169
Vena femoral, anatomía vulvar, 17
Vena safena magna, 17
Vestíbulo, 14, 16
alteraciones (*véase* Vulvodinia)
ubicación, 281
Vía de salida mülleriana, anomalías
anomalías anatómicas, 729
anomalías no obstructivas, cirugía
clase I, 721-722
clase II, 723
clase III, 723-724
clase IV, 726
clase V, 726-727
clase VI, 728
anomalías obstructivas, cirugía
clase I, 714-719
clase II, 719
clase III, 719-721
anomalías urológicas, 729
endometriosis, 729
no obstructivas, 729
obstructivas, 729
ovarios no descendidos, 729
suturas de tracción, 728-729
tabique vaginal transversal, 728-729, 728f
tratamiento, 728-729
Vía genital inferior, laceraciones, hemorragia posparto, 751
Vías genitales inferiores, fístula, 578, 579t
tratamiento quirúrgico, 585-603
consideraciones perioperatorias, 585-586
reparación de fístulas, principios, 586-588, 586t
Vías urinarias inferiores, fístula, 580-581, 581t
abordaje abdominal, 588-593
abordaje vaginal, 588
derivación urinaria, para reparación, 593

diagnóstico y evaluación, 581-582
fístula transperitoneal, reparación, 588-592, 590f-591f
fístula vesicovaginal retropúbica intravesical, reparación, 592-593, 592f, 594f
fístula vesicovaginal, reparación, atención postoperatoria, 593
incontinencia urinaria, 595
resultados quirúrgicos, 593-595
tasas de éxito, 594-595
tratamiento conservador, 583-584
Vías urinarias, lesión
complicaciones laparoscópicas, 185-186
histerectomía vaginal, complicaciones, 361
Virus del papiloma humano (VPH), 414
Vísceras, lesión, histerectomía vaginal, complicaciones, 361
Vísceras pélvicas, 21-27
colon sigmoide y recto, 27
estructuras genitales, 21-25
vías urinarias, 25-27
Vulva
anatomía, 10-11, 11f-12f
capas, 13
compartimento superior, 12f, 13-14
drenaje linfático, 16-17, 16f
FIGO, clasificación, carcinoma, 414, 415t
glándulas sudoríparas, ecrinas, 13
nervio y vasos pudendos, 12f, 14-15
tejidos subcutáneos, 10-13, 11f-12f
Vulva, procedimientos ablativos
crioterapia, 280, 280b, 281t
láser de dióxido de carbono, ablación, 280-281, 281b
Vulvectomía radical, cáncer de vulva, 419-422, 420f, 421f, 422f
Vulvodinia
dolor vulvar crónico, 281
hisopado, 281-282
resección, 282
vestibulectomía, 281-282, 282b

Vulvovaginitis, 733, 733t

W

Warfarina, paciente ginecológica, atención preoperatoria, 52-53

X

Xenón, generador de luz, histeroscopia, 229

Y

Yodopovidona, atención preoperatoria, paciente ginecológica, 50

Z

Zona de transformación, resección con asa grande. *Véase* Procedimiento de excisión electroquirúrgica con asa

—